Handbuch Rezeptfreie Medikamente

Handbuch **Rezeptfreie Medikamente**

Über 1 900 Mittel für Sie bewertet

Annette Bopp **Vera Herbst**

Schlussgutachter Arzneimittelbewertungen
Professor Dr. Gerd Glaeske und Dr. Judith Günther

Stiftung Warentest

Zu diesem Buch

Erkältungen, ein aufgeschlagenes Knie, Durchfall, Fieber, tränende Augen – nahezu zwei Drittel der Menschen in Deutschland gehen bei solchen gesundheitlichen Problemen zunächst in die Apotheke und nicht zum Arzt. Etwa 80 Prozent der rund 790 Mio. Packungen apothekenpflichtiger Arzneimittel, die in der Apotheke ohne Rezept zu haben sind, werden in Deutschland im Rahmen einer Selbstbehandlung gekauft, knapp 20 Prozent dieser Mittel werden verordnet. An rezeptpflichtigen Mitteln wurden im Jahr 2010 etwa 730 Mio. Packungen verkauft. Der Apothekenumsatz für rezeptfreie Medikamente lag bei 6 Mrd. Euro, der Gesamtumsatz bei rund 40 Mrd. Euro.

Die gesetzlichen Krankenkassen bezahlen nichtverschreibungspflichtige Medikamente nur in zwei Situationen: Sie werden für Kinder bis zum 12. Lebensjahr – bei Kindern mit Entwicklungsstörungen bis zum 18. Lebensjahr – verordnet, oder das Medikament gehört zu den in einer Liste veröffentlichten Ausnahmen. In allen anderen Fällen sind diese Mittel nicht als Standardtherapie für Erkrankungen, die einer ärztlichen Behandlung bedürfen, anerkannt. Möchte ein Arzt aber, dass Sie die Behandlung mit einem derartigen Medikament unterstützen, kann er es auf einem »grünen Rezept« notieren. Dieses lösen Sie wie die üblichen Kassenrezepte in der Apotheke ein, müssen die Arzneimittel aber selbst bezahlen.

Eine Selbstbehandlung ohne ärztlichen Rat setzt einige Kenntnisse voraus. Sie sollten von den Beschwerden sicher auf eine definierte Krankheit oder Störung schließen können. Es sollte gewiss sein, dass eine medikamentöse Behandlung erforderlich ist und dass das Problem mit verschreibungsfreien Arzneimitteln tatsächlich behandelt werden kann. Wenn Sie davon überzeugt sind, können Sie sich in der Apotheke beraten lassen, welcher Wirkstoff für Ihre individuellen Bedingungen am besten geeignet ist. Und letztlich sollten Sie – auch hierbei unterstützt von den Apothekenmitarbeitern – rechtzeitig entscheiden, wann Sie die Selbstbehandlung beenden und einen Arzt aufsuchen.

Im Folgenden werden die meistverkauften nichtverschreibungspflichtigen Arzneimittel für die Anwendungsbereiche besprochen, für die die Hersteller sie auf den Markt gebracht haben. Wenn Sie diese Arzneimittel ohne ärztliche Kontrolle einnehmen, müssen Sie Einschränkungen und Grenzen sorgfältig beachten, damit Sie sich nicht schaden.

Das HANDBUCH REZEPTFREIE MEDIKAMENTE stellt von Herstellerinteressen unabhängige, wissenschaftlich abgesicherte Bewertungen bereit. Diese Beurteilungen werden in regelmäßigen Abständen aktualisiert. Das Handbuch dient nicht dazu, unkritisch die Selbstbehandlung mit Medikamenten zu fördern. Es verweist aber auch nicht sofort an den Arzt, sondern greift das Bedürfnis auf, das Befinden selbst aktiv zu verbessern. Es zeigt Möglichkeiten und Grenzen der Selbstbehandlung auf und leitet zu einem verantwortungsbewussten Umgang mit Arzneimitteln an.

So nutzen Sie dieses Buch

Das HANDBUCH REZEPTFREIE MEDIKAMENTE ist nach Krankheitsbildern aufgebaut. Diese sind nach Organen beziehungsweise Funktionssystemen des Körpers geordnet.

Jedes Kapitel beschreibt Anzeichen und Beschwerden sowie Ursachen eines Krankheitsbilds. Den Schwerpunkt bilden die Behandlungsmöglichkeiten mit Medikamenten, wobei Wirkstoffgruppen beziehungsweise einzelne Wirkstoffe detailliert dargestellt werden. Am Ende des jeweiligen Krankheitsbilds sind die im Text beschriebenen Medikamente in einer Tabelle alphabetisch aufgelistet und bewertet. Die Tabellen enthalten auch Angaben über die Darreichungsform der Präparate, die kleinste Packungsgröße und deren Preis.

Werden für mehrere eng verwandte Anwendungsgebiete die gleichen Wirkstoffe und Präparate eingesetzt, gibt es eine gemeinsame Arzneimitteltabelle. Die Bewertung erfolgt jedoch für jedes Krankheitsbild gesondert.

Darüber hinaus finden sich in diesem Buch Informationen zu Vitaminen, den gängigsten Mineralstoffen und Spurenelementen. Da hierzu keine Markterhebung für die meistverkauften Mittel durchgeführt wurde, sind keine Markennamen angegeben. Auch eine produktbezogene Bewertung fehlt, weil diese Präparate für viele Zwecke eingesetzt werden. Dementsprechend gibt es für dieses Kapitel auch keine Tabelle mit Kurzbewertungen.

Am Ende des Buches findet sich die »Ausnahmeliste«. Sie gibt an, welche nichtverschreibungspflichtigen Arzneimittel Ärzte bei welchen Erkrankungen doch zulasten der Krankenkassen verordnen dürfen.

Den Abschluss bildet ein ausführliches Stichwortverzeichnis mit allen besprochenen Präparaten (Handelsnamen) sowie Wirkstoffen und den entsprechenden Seitenverweisen. Es ist durchaus möglich, dass Sie ein bestimmtes Präparat, zu dem Sie Informationen suchen, dort nicht finden. Dann gehört es nicht zu den meistgekauften und wird infolgedessen nicht besprochen. Es kann aber sein, dass im Buch ein Produkt besprochen wird, das den gleichen Wirkstoff enthält wie das von Ihnen gesuchte Mittel und das für die gleiche Krankheit eingesetzt wird, nur trägt es einen anderen Namen. Um ein wirkstoffgleiches Mittel zu finden, müssen Sie zunächst einmal den Inhaltsstoff Ihres Präparats ermitteln. Sie finden diesen auf der Verpackung oder in der Packungsbeilage. Dann können Sie den Wirkstoffnamen im Stichwortverzeichnis nachschlagen. Findet sich eine Wirkstoffbeschreibung, müssen Sie als nächstes schauen, ob das besprochene Produkt auch für die Krankheit bewertet wird, für die Sie Ihr Mittel anwenden wollen. In aller Regel steht in den ersten Absätzen der Wirkstoffbeschreibung, für welches Anwendungsgebiet das Mittel bewertet wird. Stimmen Wirkstoff und Anwendungsgebiet des besprochenen Mittels mit dem überein, wofür Sie Informationen suchen, gelten die gemachten Angaben auch für Ihr Präparat.

Zur Schreibweise

Die Schreibweise von Arzneistoffen ist auch in der wissenschaftlichen Literatur nicht einheitlich. Acetylsalicylsäure zum Beispiel wird oft nicht mit »c«, sondern mit »z« geschrieben, also Azetylsalizylsäure. Bei den Antibiotika haben sich ebenfalls oft »z« und »k« gegen das aus dem Lateinischen stammende »c« durchgesetzt. Häufig wird auch ein »y« gegen ein »i« ausgetauscht, zum Beispiel bei Ciclosporin, das früher Cyclosporin geschrieben wurde.
Die Stiftung Warentest folgt weitgehend der modernen »z-k-i-Schreibweise«.

Die Gliederung im Detail

Anzeichen und Beschwerden

Es werden die typischen und häufig auftretenden Anzeichen und Beschwerden für das jeweilige Krankheitsbild genannt. Da es aber nicht möglich ist, jedes eventuelle Symptom und jede Begleiterscheinung aufzuführen, sollte sich jeder, der Zweifel hat, ob seine Eigendiagnose richtig ist, sicherheitshalber an einen Arzt wenden. Sie können auch die Apothekenmitarbeiter zur Unterstützung heranziehen.

Ursachen

Hier wird beschrieben, worauf die Krankheit oder die Beschwerden zurückzuführen sind.

Vorbeugung

Unter dieser Überschrift werden die Möglichkeiten genannt, wie sich dem besprochenen Gesundheitsproblem vorbeugen lässt. Oftmals überschneiden sich diese Tipps mit den »Allgemeinen Maßnahmen«, mit denen sich Beschwerden und Symptome der Erkrankung lindern lassen.

Allgemeine Maßnahmen

Hierunter wird aufgeführt, was getan werden kann, bevor Medikamente eingesetzt werden. Es werden Hausmittel genannt, die Beschwerden lindern und Krankheiten schneller abklingen lassen, wie Wadenwickel bei Fieber. Außerdem finden sich Empfehlungen zu Veränderungen im alltäglichen Verhalten, wie zum Beispiel Maßnahmen, die bei Schlafstörungen hilfreich sein können. Darüber hinaus gibt es Krankheiten, bei denen nichtmedikamentöse Maßnahmen die Basis der Behandlung sind. Bei arteriellen Durchblutungsstörungen ist es zum Beispiel das Gehtraining. Auch Beratung, Verhaltenstraining und psychotherapeutische Verfahren können genannt sein, wenn sie zum Behandlungskonzept gehören oder zum Behandlungserfolg beitragen können.

Wann zum Arzt?

Die Stiftung Warentest vertritt die Ansicht, dass eine Reihe von Beschwerden unbedingt ärztlich abgeklärt werden muss – unabhängig davon, ob es rezeptfreie Mittel gibt, mit denen diese Beschwerden behandelt werden können. Auch wenn gesundheitliche Störungen zum ersten Mal auftreten und nicht sicher einzuordnen sind, sollten Sie das ärztlich abklären lassen, bevor Sie Medikamente anwenden. Sind die Diagnose gestellt und die Therapie festgelegt, können Sie sich in der Folgezeit selbst behandeln. Dabei müssen Sie allerdings die Grenzen für die Dosierung der Medikamente und die Dauer ihrer Einnahme beachten.
Darüber hinaus ist in dieser Rubrik angegeben, wann bei Beschwerden, die eine Zeit lang selbst behandelt wurden, der Arzt aufgesucht werden sollte. Etwa dann, wenn die Beschwerden nach einer definierten Zeit nicht vergangen sind, wenn sie sich verschlimmert haben oder andere hinzugekommen sind.
Dieser Abschnitt enthält auch einen Hinweis darauf, bei welchen Indikationen und unter welchen Voraussetzungen die gesetzlichen Krankenversicherungen die besprochenen rezeptfreien Medikamente bezahlen. Von diesen Ausnahmen abgesehen dürfen sie die Kosten für verschreibungsfreie Arzneimittel nicht übernehmen.
Bei der Selbstbehandlung von Kindern sollten sie besonders zurückhaltend und vorsichtig sein. Ein als »geeignet« bewertetes Medikament kann – richtig dosiert – die

Zeit bis zur ärztlichen Therapie überbrücken. Für eine länger dauernde Behandlung und in Zweifelsfällen sollten Sie sich jedoch lieber an einen Arzt wenden. Ähnliches gilt für schwangere und stillende Frauen, da die meisten Medikamente für sie nicht geprüft sind und sich auf das Ungeborene oder den Säugling auswirken können.

Behandlung mit Medikamenten

Unter dieser Überschrift wird eine Art Behandlungsplan erstellt. Darin werden die bei dem jeweiligen Krankheitsbild laut Marktauswahl (→ Seite 27) der Stiftung Warentest meistgekauften Arzneimittel kurz dargestellt und bewertet. Im Allgemeinen werden die »geeigneten« Wirkstoffe zuerst genannt, danach folgen solche, die »auch geeignet« oder »mit Einschränkung geeignet« sind, abschließend die »wenig geeigneten« Inhaltsstoffe. Wie die Bewertungen zustande kommen, lesen Sie unter »Grundlagen der Bewertung« (→ Seite 27).

Anthroposophische, homöopathische und traditionell angewendete Mittel

Zu den meistverkauften Mitteln gehören auch Präparate der anthroposophischen und homöopathischen Therapierichtung sowie Mittel, die als »traditionell angewendet« zugelassen sind. Für sie gelten andere Zulassungsbedingungen als für die übrigen Arzneimittel. Aufgrund dieses besonderen Status wurden die Mittel hier nicht bewertet. Näheres dazu lesen Sie unter »Anthroposophische Arzneimittel« (→ Seite 21), »Homöopathische Arzneimittel« (→ Seite 20) und »Traditionell angewendete Mittel« (→ Seite 20).

Wirkstoffbeschreibung

Die Wirkstoffbeschreibungen sind alphabetisch geordnet. Die Substanzen oder Substanzgruppen werden also nicht in der Reihenfolge besprochen, wie sie unter »Behandlung mit Medikamenten« genannt sind. Chemisch definierte Präparate mit einem einzigen Wirkstoff (Monopräparate) führen die Aufzählung an, gefolgt von pflanzlichen Monopräparaten. Danach werden chemisch definierte Präparate mit mehreren Wirkstoffen (Kombinationsmittel) besprochen, wiederum gefolgt von pflanzlichen Mitteln dieser Kategorie. Wenn möglich, sind ähnliche Arzneistoffe in Wirkstoffgruppen zusammengefasst.
Die Wirkstoffbeschreibung beginnt in der Regel mit einer Erläuterung, wie der Arzneistoff im Körper wirkt. Diese Wirkung bedeutet nicht zwangsläufig, dass ein Mittel eine bestimmte Krankheit wirklich positiv beeinflusst. Ob und in welchem Maß das gelingt, muss in klinischen Studien zur therapeutischen Wirksamkeit geprüft werden. Näheres zum Unterschied von Wirkung und therapeutischer Wirksamkeit lesen Sie unter »Nachweis der therapeutischen Wirksamkeit« (→ Seite 28).
Die Gutachterinnen und Gutachter der Stiftung Warentest haben die Ergebnisse solcher klinischen Studien ausgewertet und danach die therapeutische Wirksamkeit der Arzneistoffe gemäß der Anwendungsbereiche beurteilt, für die die Mittel zugelassen sind. Demnach kann die therapeutische Wirksamkeit »ausreichend nachgewiesen«, »noch nicht ausreichend nachgewiesen« oder »nicht ausreichend nachgewiesen« sein. Welche Anforderungen dabei zu erfüllen sind, lesen Sie unter »Grundlagen der Bewertung« (→ Seite 27).

Anwendung

Unter dieser Überschrift finden sich Hinweise zur Anwendung des jeweiligen Arzneimittels. Sind aufgrund von möglichen unerwünschten Wirkungen bestimmte Kontrolluntersuchungen, zum Beispiel der Blutwerte, nötig, ist das an dieser Stelle vermerkt.
Die Dosierungsangaben gelten für Erwachsene. Die Angaben für Kinder finden Sie unter »Hinweise für Kinder und Jugendliche unter 18 Jahren«. Besonderheiten bei der Dosierung für Menschen über 60 Jahre stehen bei »Hinweise für ältere Menschen«.
Tabletten, Kapseln und Dragees sollten Sie immer zusammen mit einem großen Glas Wasser einnehmen. Zum einen rutschen die Mittel dann besser durch die Speiseröhre, zum anderen wird der Wirkstoff im Magen sofort verdünnt und belastet die Magenschleimhaut nicht so stark. Darüber hinaus tritt er im Dünndarm schneller ins Blut über. Das beschleunigt seine Wirkung. Medikamente sollten Sie keinesfalls mit einem alkoholischen Getränk einnehmen. Die Wechselwirkungen zwischen Alkohol und Arzneisubstanzen sind vielfältig und oft nicht zu überschauen. Auch Grapefruitsaft, Tee und Milch eignen sich dafür nicht, weil sie die Aufnahme einiger Wirkstoffe beeinflussen können.
Wenn es Ihnen schwerfällt, Tabletten oder Kapseln zu schlucken, können Sie ein Stück Banane kauen, den Brei gemeinsam mit dem Medikament hinunterschlucken und ein Glas Wasser nachtrinken. Bleibt das Schlucken trotzdem schwierig, sollten Sie sich in der Apotheke oder beim Arzt nach anderen Zubereitungsformen erkundigen. Viele Arzneistoffe gibt es auch als Lösungen oder Pflaster. Aus Letzteren gelangen die Wirkstoffe über die Haut in den Körper.

Tabletten teilen

Manchmal sollen Tabletten geteilt werden. Versuchen Sie jedoch, eine Tablette durchzuschneiden, bricht sie meist in ungleiche Stücke. Dann ist nicht mehr davon auszugehen, dass die richtige Dosis des Arzneistoffs eingenommen wird. So kann es zu riskanten Unter- oder Überdosierungen kommen. Besorgen Sie sich darum besser in der Apotheke einen speziellen Tablettenteiler, mit dem Sie Tabletten sauber halbieren können. Im Übrigen ist der Rat, Tabletten zu teilen, nur ganz selten sinnvoll und notwendig. Üblicherweise gibt es die jeweils erforderlichen Dosierungen als »fertiges« Arzneimittel.

Tabletten ist nicht unbedingt anzusehen, ob sie unbedenklich geteilt werden dürfen. Einkerbungen sind dafür kein sicheres Zeichen. Sie können auch als Verzierung oder Unterscheidungsmerkmal dienen. Wenn Sie unsicher sind, ob Sie eine Tablette teilen dürfen, fragen Sie in der Apotheke nach.

Eine Reihe von Tabletten darf grundsätzlich nicht geteilt werden. Filmtabletten beispielsweise haben einen Überzug, der den Wirkstoff vor Licht, Luft und Feuchtigkeit schützen soll. Bei Tabletten, deren Wirkstoff erst im Dünndarm aufgenommen werden soll, soll der Überzug verhindern, dass sie schon im Magen verdaut werden. Filmüberzüge können auch dafür sorgen, dass der Wirkstoff verzögert (retardiert) freigesetzt wird. Ein anderes Beispiel sind Manteltabletten. Sie setzen Wirkstoffe aus der äußeren Schicht rasch, aus dem inneren Kern dagegen nur langsam frei. Wenn Sie solche Produkte teilen, zerstören Sie die Schutzschicht oder den Tablettenaufbau. Dann kann die Wirkung der Substanz beeinträchtigt oder gar aufgehoben werden. Auf diese Weise können unabsehbare unerwünschte Wirkungen auftreten oder die Behandlung schlägt völlig fehl.

Bei Kapseln ist der Wirkstoff von einer Gelatinehülle umschlossen, Dragees sind häufig mit einer Zuckerschicht überzogen. Auch solche Umhüllungen dürfen Sie nicht zerschneiden oder aufbrechen.

Achtung

Manche Medikamente können für bestimmte Personengruppen problematisch sein. Dann gelten spezielle Warnhinweise:

- Personen mit Anfallleiden, Leberkrankheiten und Alkoholproblemen werden vor alkoholhaltigen Mitteln gewarnt, weil ihnen schon eine geringe Menge Alkohol gefährlich werden kann.
- Enthält ein Mittel Parabene, gibt es einen entsprechenden Warnhinweis für Personen, die auf diese Konservierungsstoffe allergisch reagieren.
- Macht ein Wirkstoff die Haut empfindlicher für UV-Strahlen, findet sich hier eine entsprechende Warnung.

Gegenanzeigen

Unter manchen Bedingungen dürfen Sie bestimmte Medikamente nicht anwenden. Werden diese Gegenanzeigen (Kontraindikationen) nicht berücksichtigt, kann die Behandlung erhebliche Risiken bergen. Allerdings werden nicht alle im Beipackzettel aufgeführten Kontraindikationen genannt. Die Stiftung Warentest beschränkt sich auf klinisch relevante Angaben und auf Umstände, die bei einer ambulanten Behandlung bedeutsam sein können.

Da die in diesem Buch besprochenen Mittel ohne ärztliche Verordnung angewendet werden können, müssen Sie selbst beurteilen, ob eine der aufgeführten Gegenanzeigen für Sie zutrifft. Wenn Sie sich nicht sicher sind, sollten Sie einen Arzt oder Apotheker zurate ziehen, bevor Sie das Medikament anwenden.

Manche Wirkstoffe können bei bestimmten Voraussetzungen trotz solcher Gegenanzeigen angewendet werden (relative Kontraindikation). Allerdings kann das nur ein Arzt entscheiden. Dieser muss zudem Nutzen und Risiken ganz besonders sorgfältig abgewogen haben, gegebenenfalls die Dosierung anpassen oder häufiger Kontrolluntersuchungen vornehmen.

Wenn Sie auf einen Wirkstoff bereits einmal allergisch reagiert haben, müssen Sie Arzneimittel mit dieser Substanz meiden. Dieser grundsätzliche Hinweis wird nicht bei jedem Arzneistoff erneut gegeben. Überprüfen Sie daher gegebenenfalls die chemischen Bezeichnungen in Ihrem Allergiepass und vergleichen Sie diese mit den Inhaltsstoffen des Arzneimittels. Hierfür können Sie in der Apotheke Hilfe bekommen.

Wechselwirkungen mit Medikamenten

Wenden Sie mehrere Arzneimittel gleichzeitig an, kann das eine die Wirkung des anderen abschwächen oder verstärken, unerwünschte Wirkungen können stärker oder häufiger auftreten, es können sich aber auch ganz andere Effekte einstellen. Manche Wechselwirkungen sind so gravierend, dass die Wirkstoffe keinesfalls zusammen angewendet werden dürfen.

Möglicherweise sind hier deutlich weniger Wechselwirkungen aufgeführt als in der Packungsbeilage. Dort nennen die Arzneimittelhersteller aus haftungsrechtlichen Gründen alle Wechselwirkungen, die im Zusammenhang mit dem Wirkstoff jemals beschrieben worden sind – auch solche, die in der Praxis für die Behandlung wenig bedeutsam sind. Der hier vorliegende Text beschränkt sich deshalb in erster Linie auf jene Wechselwirkungen, die in der ambulanten Behandlung relevant sind oder gravierende Folgen haben können.

Beim Kauf von Arzneimitteln oder beim Einlösen eines Rezepts sollten Sie in der Apotheke immer angeben, welche anderen Arzneimittel Sie außerdem regelmäßig anwenden. Auch Nahrungsergänzungsmittel, diätetische Lebensmittel und selbst gekaufte Arzneimittel sollten Sie erwähnen. So lässt sich prüfen, ob es bei der Einnahme des neuen Mittels gefährliche Wechselwirkungen geben kann.

Die Wechselwirkungen sind in zwei Kategorien unterteilt. In der ersten Kategorie finden Sie Wechselwirkungen zwischen Arzneimitteln, die je nach individueller Situation bedeutsam sein können oder durch einfache Maßnahmen vermeidbar sind.

▶ Unbedingt beachten

Die hierunter aufgeführten Wechselwirkungen können sich gefährlich auswirken. Sie müssen in jedem Fall Maßnahmen nach sich ziehen. Manchmal können solche Wechselwirkungen sogar lebensgefährliche Folgen haben, zum Beispiel, wenn eine Substanz die Wirkung einer anderen erheblich verstärkt oder abschwächt. Wenn das gefährlich werden kann, finden sich spezielle Hinweise.

Mittel zur Blutzuckersenkung: verstärkte Wirkung

Typ-2-Diabetes wird oft mit blutzuckersenkenden Tabletten behandelt. Wird die Wirkung dieser Mittel durch andere Medikamente verstärkt, kann der Zuckergehalt des Blutes übermäßig absinken und es entsteht eine Unterzuckerung (Hypoglykämie). Anzeichen dafür sind unter anderem Schweißausbrüche, Herzrasen, Verhaltensauffälligkeiten (z. B. Aggressivität, grundlose Heiterkeit), Sprech- und Gangstörungen ähnlich denen von Betrunkenen (z. B. Lallen, Stolpern, Torkeln) sowie Taubheitsgefühle an Mund, Händen und Beinen. Wird die Unterzuckerung nicht sofort behoben, droht Bewusstseinsverlust bis hin zum Koma.

Besonders problematisch können Unterzuckerungen werden, wenn gleichzeitig Betablocker (bei hohem Blutdruck, zur Vorbeugung einer Migräne) eingenommen werden, da diese die Symptome der Unterzuckerung verschleiern können.

Wenn Sie Medikamente einnehmen müssen, die die Wirkung von blutzuckersenkenden Tabletten verstärken, sollte der Arzt deren Dosis gegebenenfalls verringern. Besonders zu Beginn einer Kombinationsbehandlung sollten Sie den Blutzucker häufiger als sonst kontrollieren oder in der Praxis überprüfen lassen.

Mittel zur Blutverdünnung: verstärkte Wirkung

Wer ein erhöhtes Risiko für die Entstehung von Blutgerinnseln hat (z. B. bei Herzrhythmusstörungen, bei künstlichen Herzklappen), muss Medikamente einnehmen, die die Gerinnungsneigung des Blutes herabsetzen (Cumarine wie Phenprocoumon und Warfarin, Handelsnamen z. B. *Falithrom, Marcumar, Coumadin*). Die Dosierung dieser Mittel muss sehr genau eingestellt und dann beibehalten werden. Ist die Dosis zu niedrig, kann das Thromboserisiko gefährlich hoch bleiben. Wirkt das gerinnungshemmende Mittel zu stark, kann es spontan zu inneren, unter Umständen lebensbedrohlichen Blutungen kommen. Problematisch sind diese vor allem im Gehirn, in den Nieren und im Magen-Darm-Trakt.

Eine Reihe von Arzneimitteln kann die Wirkung der Cumarine auf unterschiedliche Art und Weise verstärken:

- Bestimmte Substanzen beeinträchtigen die Produktion von arzneimittelabbauenden Enzymen in der Leber. Fehlt es an solchen Enzymen, bleiben die gerinnungshemmenden Wirkstoffe länger im Blut und können länger und stärker wirken.
- Andere Arzneistoffe verdrängen die gerinnungshemmenden Wirkstoffe aus einer Bindung an jene Eiweißstoffe, mit denen sie im Blut transportiert werden. In dieser Form sind die Wirkstoffe noch unwirksam. Wird die Bindung aber durch andere Medikamente früher gelöst oder wird mehr abgelöst, wirken die gerinnungshemmenden Mittel rascher und stärker.
- Antibiotika können Darmbakterien, die Vitamin K bilden, schädigen. Vitamin K ist an der Blutgerinnung maßgeblich beteiligt. Die Wirkung gerinnungshemmender Mittel ist darauf ausgerichtet, die Bildung von Vitamin K zu behindern. Ist aufgrund der Antibiotika weniger Vitamin K vorhanden, genügt eine geringere Menge Cumarine, um die Blutgerinnung zu hemmen.
- Azetylsalizylsäure (bei Schmerzen, arteriellen Durchblutungsstörungen, koronarer Herzkrankheit) sowie Clopidogrel und Ticlopidin (bei arteriellen Durchblutungsstörungen) setzen die Gerinnungsfähigkeit des Blutes ebenfalls herab, allerdings auf andere Weise als Cumarine. Die Mittel verstärken sich gegenseitig in ihrer Wirkung.

Wenn Sie zusätzlich zu gerinnungshemmenden Mitteln Medikamente einnehmen müssen, die zu Wechselwirkungen mit diesen führen können, müssen Sie sowohl zu Beginn der Behandlung als auch danach die Gerinnungszeit des Blutes mehrfach entweder selbst kontrollieren oder vom Arzt überprüfen lassen. Eventuell muss die Dosierung der gerinnungshemmenden Mittel den Bedingungen angepasst werden.

Mittel bei Herzrhythmusstörungen: verstärkte Wirkung

Medikamente gegen Herzrhythmusstörungen sollen den Herzschlag stabilisieren. Wird ihre Wirkung durch andere Arzneimittel verstärkt, zum Beispiel durch Abführmittel (bei Verstopfung) oder Diuretika wie Chlortalidon und Furosemid (bei hohem Blutdruck), kann sich der Herzschlag verlangsamen oder das Herz arbeitet unkoordiniert. Akut sind solche Veränderungen meist nicht zu bemerken, halten sie aber an, können Bewusstseinsstörungen bis hin zur Ohnmacht vorkommen.

Bei einer solchen Behandlung muss die Herzfunktion mittels EKG überwacht werden. Sind Rhythmusstörungen erkennbar, muss der Arzt die Dosierung anpassen. Ist das nicht möglich oder lassen sich die Rhythmusstörun-

gen dadurch nicht beheben, muss unter Umständen ein Herzschrittmacher eingepflanzt werden.
Darüber hinaus gibt es Medikamente, die ihrerseits Herzrhythmusstörungen auslösen können. Meist kommt das aber erst zum Tragen, wenn sie relativ hoch dosiert werden. Werden jedoch zwei dieser Wirkstoffe gemeinsam eingenommen, verstärken sich die rhythmusstörenden Effekte gegenseitig und es können unter Umständen lebensgefährliche Herzrhythmusstörungen auftreten. Diese Wirkstoffe dürfen daher nicht miteinander kombiniert werden. Arzneistoffe mit diesen Eigenschaften sind beispielsweise Flecainid und Amiodaron (bei Herzrhythmusstörungen), Moxifloxazin (bei bakteriellen Infektionen), Terfenadin (bei Allergien), Diphenhydramin (bei Schlafstörungen), Pimozid (bei Schizophrenien und anderen Psychosen).

Mittel bei Herzrhythmusstörungen: verringerte Wirkung

Damit Medikamente den Herzrhythmus stabilisieren können, müssen sie in ausreichender Menge ins Blut gelangen. Nehmen Sie gleichzeitig Arzneimittel wie beispielsweise Antazida (bei Sodbrennen) oder Kohletabletten (bei Durchfall) ein, ist das nicht gewährleistet. Diese Mittel sollten Sie deshalb nicht gleichzeitig verwenden. Zwischen der Einnahme dieser Mittel und der der herzwirksamen Medikamente sollten mindestens zwei Stunden liegen.
Außerdem muss die Herzfunktion regelmäßig mittels EKG überwacht werden. Zeigen sich dabei Rhythmusstörungen, muss der Arzt die Dosierung der Arzneimittel anpassen.

Mittel bei Herzschwäche: verstärkte Wirkung

Eine Herzschwäche wird gegebenenfalls mit Digitalis-Wirkstoffen (Herzglykosiden) behandelt. Dazu gehören die Wirkstoffe Digitoxin, Digoxin und andere.
Wenn andere Medikamente (z. B. Abführmittel) die Wirkung der Herzglykoside verstärken, können Herzrhythmusstörungen auftreten. Diese Veränderungen bahnen sich über längere Zeit an und können dann akut zu Ohnmachtsanfällen führen. Warnzeichen für eine solche Entwicklung sind Magen-Darm-Beschwerden wie Übelkeit, Erbrechen und Durchfall, aber auch Sehstörungen (gelbe Flecken oder blinde Stellen im Gesichtsfeld), Schwindel und Müdigkeit.
Vor allem in den ersten Wochen einer solchen kombinierten Medikamentengabe – bei Amiodaron (bei Herzrhythmusstörungen) sogar noch länger – müssen Sie sorgfältig auf die oben genannten Symptome achten. Unter Umständen ist es notwendig, dass der Arzt die Konzentration der Digitalis-Wirkstoffe im Blut bestimmt und deren Dosierung anpasst. Lässt sich das Ganze nicht zufriedenstellend regeln, muss eines der beiden Mittel abgesetzt werden.

Mittel bei Herzschwäche: verringerte Wirkung

Digitalis-Wirkstoffe unterstützen die Funktion eines schwachen Herzens. Wird ihre Wirkung durch andere Medikamente beeinträchtigt, reicht die Schlagkraft des Herzens unter Umständen nicht mehr aus, um den Körper ausreichend mit Blut und Sauerstoff zu versorgen. In der Folge können Herzrhythmusstörungen auftreten. Dann sollte der Arzt die Konzentration der Digitalis-Wirkstoffe und des Mineralstoffs Kalium im Blut bestimmen, denn Kalium beeinflusst die Wirkung der Digitalis-Wirkstoffe. Gegebenenfalls muss dann die Dosis der Digitalis-Wirkstoffe angepasst werden.

Mittel bei Epilepsien: verringerte Wirkung

Medikamente gegen Epilepsien sollen Krampfanfälle verhindern. Wenn eine Zusatzmedikation die Konzentration der Antiepileptika verringert, können erneut Krampfanfälle auftreten. Dann sollte der Arzt die Konzentration der Epilepsiemittel im Blut bestimmen und die Therapie entsprechend anpassen.

Mittel zur Empfängnisverhütung: verringerte Wirkung

Wenn Frauen Medikamente einnehmen, die die Wirkung von hormonellen Verhütungsmitteln verringern, kann dies eine ungewollte Schwangerschaft nach sich ziehen. Gefährlich wird das, wenn eine Schwangerschaft für eine Frau aufgrund ihrer gesundheitlichen Situation ein Risiko darstellt.
Müssen Sie die Mittel nur vorübergehend kombinieren, sollten Sie in dieser Zeit andere Verhütungsmittel wie Kondom, Diaphragma, spermientötende Cremes oder Scheidenzäpfchen anwenden. Handelt es sich um eine länger dauernde Therapie, kommt auch die Spirale infrage.

Antibiotika/Virustatika: verringerte Wirkung

Antibiotika töten Bakterien ab oder hemmen ihre Vermehrung. Werden sie durch andere Medikamente in ihrer Wirkung beeinträchtigt, können sich die krankmachenden Erreger weiterhin vermehren. Damit verschlimmert sich die Krankheit, schlimmstenfalls kann es zur Blutvergiftung kommen. Während einer Behandlung mit Antibiotika sollten Sie deshalb keine solchen Mittel einnehmen.
Mit Virustatika werden Infektionen behandelt, die durch Viren ausgelöst wurden (z. B. Hepatitis). Wirken diese Mittel unzureichend, können sich die Viren weiterhin vermehren und die Infektion kann sich verschlimmern. Zudem können die Viren gegen diese Wirkstoffe schneller resistent werden. Eine Kombination mit Medikamenten, die die Wirkung von Virustatika schwächen, sollte vermieden werden.

Wechselwirkungen mit Speisen und Getränken

Manche Nahrungsmittel können die Aufnahme eines Arzneistoffs aus dem Magen-Darm-Trakt behindern, andere machen ihn unwirksam oder verstärken seine Wirkung. Solche Wechselwirkungen sind zum Beispiel zwischen bestimmten Arzneimitteln und Grapefruitsaft oder -früchten, Tee und Milch bekannt.

Arzneimittel und alkoholhaltige Getränke passen ebenfalls nicht zusammen. Die Wechselwirkungen zwischen Alkohol und Arzneistoffen sind vielfältig und oft nicht zu überschauen.

Um Wechselwirkungen auszuschließen, sollten Sie Arzneimittel grundsätzlich mit einem Glas Leitungswasser einnehmen.

Unerwünschte Wirkungen

Jedes Medikament kann unerwünschte Wirkungen – weniger genau als Nebenwirkungen bezeichnet – hervorrufen. Dabei handelt es sich oft um Effekte, die durch den Wirkmechanismus erklärbar und dosisabhängig sind. Typische Beispiele hierfür sind Müdigkeit und kalte Hände bei der Anwendung von Betablockern (bei hohem Blutdruck) oder ein beschleunigter Puls und Zittrigkeit durch Beta-Sympathomimetika (bei Asthma). Wird die Dosierung verringert, treten viele unerwünschte Wirkungen nur noch schwach oder gar nicht auf.

Einige unerwünschte Wirkungen sind aber selbst durch eine Dosisreduktion nicht zu vermeiden. Sie sind in Kauf zu nehmen, wenn der zu erwartende Nutzen der Arzneimittelanwendung die möglichen unerwünschten Wirkungen deutlich überwiegt. Dabei spielt auch die Schwere der Erkrankung eine Rolle. Bei einer Erkältung fallen Nebenwirkungen sicher stärker ins Gewicht als bei einer Lungenentzündung.

Auch Nebenwirkungen, die auf einer individuellen Empfindlichkeit beruhen, lassen sich durch eine Dosisreduktion nicht immer verhindern. Beispiele sind allergische Reaktionen auf Arzneimittel oder Leberschäden durch Medikamente.

Unerwünschte Wirkungen von Arzneimitteln sind häufig der Grund für Arztbesuche oder Krankenhauseinweisungen. Wissenschaftliche Untersuchungen ergaben, dass mehr als 1 von 20 Krankenhauseinweisungen mit einer Arzneimittelnebenwirkung zusammenhängt. Arzneimittel sicher anzuwenden bedeutet daher: Vor der Behandlung müssen der zu erwartende Nutzen und die möglichen Risiken individuell abgewogen werden; während der Therapie sollten Sie wissen, welche Nebenwirkungen auftreten und woran Sie sie erkennen können und wie Sie sich verhalten sollen.

Die Häufigkeitsangaben für unerwünschte Wirkungen, die sich in den Beipackzetteln von Medikamenten finden, beruhen vor allem auf Beobachtungen im Rahmen von klinischen Studien. Dabei bedeutet:

- Sehr häufig: Die unerwünschte Wirkung wurde bei mehr als 10 von 100 Behandelten beobachtet.
- Häufig: 1 bis 10 von 100 Behandelten sind betroffen.
- Gelegentlich: 1 von 100 bis 1 von 1 000 Behandelten müssen mit dieser unerwünschten Wirkung rechnen.
- Selten: Diese unerwünschte Wirkung macht sich bei 1 von 1 000 bis 1 von 10 000 Behandelten bemerkbar.
- Sehr selten: Diese unerwünschte Wirkung kommt bei weniger als 1 von 10 000 Behandelten vor.
- Einzelfälle: Die Nebenwirkung tritt äußerst selten auf.

Was tun? – Hier bekommen Sie Hilfe

Die Stiftung Warentest ordnet die unerwünschten Wirkungen nicht nach ihrer Häufigkeit, sondern nach der Bedeutung, die sie für die Anwender haben können, und nach ihrer Gefährlichkeit. Sie bekommen Hinweise, wie Sie sich bei den jeweiligen Symptomen verhalten sollen. Nebenwirkungen bei der Anwendung von Medikamenten, die der Arzt empfohlen hat, sollten Sie generell mit ihm besprechen. Dann kann er die Therapie gegebenenfalls verändern oder die Dosierung anpassen. Keinesfalls sollten Sie ein solches Arzneimittel eigenmächtig absetzen und dieses dem Arzt womöglich noch verschweigen. Das birgt die Gefahr, dass er ein anderes Mittel verordnet, weil er annimmt, das erste habe nicht ausreichend gewirkt.

Ärzte und Arzneimittelhersteller sind zudem auf Ihre Mithilfe angewiesen, damit Nebenwirkungen an die Überwachungsbehörde gemeldet und Nutzen und Risiken künftig besser eingeschätzt werden können. Wenn Sie also den Verdacht haben, dass Beschwerden auf einer Arzneimittelnebenwirkung beruhen, sollten Sie dies einem Arzt oder Apotheker mitteilen.

▶ Keine Maßnahmen erforderlich

Unter dieser Überschrift stehen Nebenwirkungen, die nicht schwerwiegend sind und meist von selbst wieder verschwinden, spätestens, wenn Sie das Arzneimittel absetzen. Bei einer solchen unerwünschten Wirkung brauchen Sie sich üblicherweise keine Sorgen zu machen und auch den Arzt nicht aufzusuchen.

▶ Muss beobachtet werden

Bei Nebenwirkungen, die hier eingeordnet sind, heißt es, wachsam zu sein. Wenden Sie das Mittel ohne ärztlichen Rat an, sollten Sie es absetzen. Bessern sich die Beschwerden einige Tage danach nicht merklich, sollten Sie einen Arzt zurate ziehen. Hat ein Arzt zur Anwendung des Medikaments geraten, sollten Sie ihn beim nächsten Kontakt auf die Beschwerden hinweisen.

▶ Sofort zum Arzt

Hier sind bedrohliche Symptome genannt, die Sie sofort zum Arzt führen oder Nahestehende veranlassen sollten, den Notarzt (Telefon 112) zu rufen.

Symptome als Nebenwirkung erkennen

Es ist nicht leicht, eine unerwünschte Wirkung von einem möglichen neuen Symptom der Erkrankung abzugrenzen. Doch einige unerwünschte Reaktionen auf Arzneimittel sind sehr typisch. Treten diese bei einem bestimmten Mittel auf, finden Sie im Text einen Verweis auf die nachfolgenden Erklärungen.

Symptom: Hauterscheinungen

Die meisten unerwünschten Wirkungen an der Haut zeigen sich als allergische Reaktion, meistens als Rötung, juckender Ausschlag, Pusteln bis hin zu großen Blasen. Leichte Hautreaktionen sind sehr häufig und verschwinden oft noch während der Behandlung von selbst, spätestens nach Absetzen der Medikamente.

In den Beipackzetteln einiger Medikamente finden sich die Begriffe Lyell-Syndrom (oder toxische epidermale Nekrolyse), Stevens-Johnson-Syndrom und Erythema multiforme. Bei diesen Hauterkrankungen bilden sich große Blasen wie bei einer schweren Verbrennung. Diese unerwünschten Wirkungen, die nur für wenige Arzneimittel beschrieben sind, treten höchstens bei 1 von 1 000 000 Behandelten auf, sind aber oft lebensbedrohlich.

Wer jemals eine solche schwerwiegende Hauterkrankung entwickelt hat, muss die auslösenden Mittel zukünftig strikt meiden.

Symptom: Allergien auf Arzneimittel

Grundsätzlich kann jedes Arzneimittel eine Allergie auslösen. Schwache allergische Reaktionen äußern sich meist mit einem juckenden Hautausschlag. Wird das Mittel abgesetzt, verschwindet der Ausschlag wieder. Kommen Sie allerdings ein zweites Mal mit dem Arzneimittel in Kontakt, fällt die allergische Reaktion meist sehr viel heftiger aus.

Bezeichnend für eine heftige allergische Reaktion sind kalter Schweiß, Schwindel, Benommenheit, Übelkeit, Nesselfieber, Schwellungen im Gesicht und an den Schleimhäuten, Atemnot und Kreislaufzusammenbruch. Wenn derartige Beschwerden einsetzen, muss sofort der Notarzt (Telefon 112) gerufen werden. Ein solcher anaphylaktischer Schock muss unverzüglich mit kreislaufstabilisierenden Mitteln und Kortisonspritzen behandelt werden. Schwellen die Schleimhäute in den Atemwegen weiter an, droht Ersticken. Bricht der Kreislauf völlig zusammen, muss sofort beatmet werden, damit das Gehirn und lebenswichtige Organe durchblutet bleiben.

Wer nach der Anwendung eines Wirkstoffs einmal eine derart lebensbedrohliche Situation erlebt hat, darf dieses Medikament nie wieder anwenden. Auch andere Arzneistoffe aus der gleichen Wirkstoffgruppe sind unbedingt zu meiden.

Symptom: Müdigkeit und andere Befindlichkeitsstörungen

Eine andere typische unerwünschte Wirkung sind Befindlichkeitsstörungen wie Müdigkeit, Abgeschlagenheit und Kopfschmerzen. Diese unspezifischen Symptome können verschiedene Ursachen haben. Beispielsweise rufen viele Antibiotika solche Beschwerden hervor. Diese können aber auch Folge der Infektionskrankheit selbst sein, gegen die die Antibiotika verordnet wurden. Besondere Maßnahmen sind dabei nicht erforderlich.

Müdigkeit kann allerdings auch Zeichen für eine Blutarmut sein, die beobachtet werden sollte. Je nachdem, wie belastend die Müdigkeit ist und mit welchem Arzneimittel ihr Auftreten verbunden ist, ist sie bei den Angaben zu »Unerwünschte Wirkungen« in unterschiedlichen Kategorien zu finden.

Symptom: Schwindel

Schwindel wird ebenfalls häufig als unerwünschte Wirkung beschrieben und kann in verschiedenen Kategorien auftauchen, je nachdem, auf welcher Ursache er beruht:

- Er kann einsetzen, wenn der Blutdruck beim Aufstehen aus dem Sitzen oder Liegen plötzlich stark absinkt. Diese Form von Schwindel ist harmlos und lässt sich vermeiden, wenn Sie langsam aufstehen. Meist vergehen die Schwindelgefühle innerhalb kurzer Zeit von selbst.
- Schwindel kann darauf beruhen, dass ein Medikament das Gleichgewichtsorgan im Innenohr geschädigt hat. Wenn die Schwindelgefühle anhalten, sich verstärken oder mehrfach auftreten, sollten Sie dies dem Arzt berichten. Meist ist es dann notwendig, die Therapie abzubrechen.
- Darüber hinaus kann Schwindel im Zusammenhang mit Herzrhythmusstörungen auftreten. Bei unregelmäßigem Herzschlag kann es »Aussetzer« geben, in deren Folge das Gehirn für kurze Zeit nicht ausreichend mit sauerstoffreichem Blut versorgt ist. Dieses Zeichen müssen Sie sehr ernst nehmen und sofort einen Arzt aufsuchen.
- Weiterhin kann Schwindel eine Nebenwirkung vieler Medikamente sein, die bei Krankheiten des Nervensystems und der Psyche eingesetzt werden. Das kann unterschiedliche Gründe haben und muss im Einzelfall besprochen werden. Informieren Sie davon in jedem Fall einen Arzt.

Symptom: Veränderungen des Blutbilds

Blutbildveränderungen können Sie kaum selbst erkennen. Besteht ein solches Risiko, muss der Arzt das Blut untersuchen lassen. In der Rubrik »Anwendung« wird deshalb auf notwendige Kontrolluntersuchungen hingewiesen. Die Veränderungen (manchmal auch als Blutbildungsstörungen bezeichnet) können die roten (Erythrozyten) und weißen Blutkörperchen (Leukozyten) sowie die Blutplättchen (Thrombozyten) betreffen. Medikamente können die Neubildung dieser Blutzellen im Knochenmark stören, einen vermehrten Abbau der Blutkörperchen bewirken oder einen Blutverlust verursachen. Je nachdem, welche Blutzellen betroffen sind, zeigen sich unterschiedliche Symptome:

- Mangelt es an roten Blutkörperchen (Anämie), wird das Gesicht auffallend blass und die feinen Adern in der Bindehaut der Augen treten nur noch blassrosa hervor. Gleichzeitig besteht eine ausgeprägte Müdigkeit. Sind Blutungen im Magen-Darm-Trakt die Ursache für die Blutarmut, färbt sich der Stuhl pechschwarz oder es sind auf dem Stuhl kleine Mengen geronnenes Blut zu sehen.
- Werden rote Blutkörperchen vermehrt abgebaut, kann sich die Haut gelb verfärben, was sich wiederum am Auge erkennen lässt: Die Bindehaut wird gelb.
- Sind zu wenig weiße Blutkörperchen vorhanden, zeigt sich das in einer erhöhten Infektanfälligkeit, häufig auch durch Fieber, Halsschmerzen und eitrige Mandeln.
- Sinkt die Anzahl der Blutplättchen ab, erhöht sich die Gefahr für Blutungen. Dann bluten selbst kleine Verletzungen auffällig lange, oder es bilden sich flohstichartige Einblutungen in der Haut (Petechien) oder es blutet sogar in Gelenke und Körperhöhlen. Das kann zu sehr großen Blutergüssen (Hämatome) führen, die unter Umständen operativ entfernt werden müssen. Andernfalls kann das umgebende Gewebe beziehungsweise das Gelenk durch den Druck des Blutergusses und eine eventuell entstehende Entzündung in Mitleidenschaft gezogen werden.

Bei diesen Symptomen, insbesondere Anzeichen für einen Mangel an weißen Blutkörperchen, sollten Sie bald einen Arzt aufsuchen.

Symptom: Leberschäden

Schäden an der Leber erkennen Sie selbst meist erst sehr spät. Wenn Sie ein Medikament einnehmen, das die Leber schädigen kann, sollte der Arzt deshalb immer die Leberwerte im Blut kontrollieren. Dann lassen sich Leberfunktionsstörungen meist so rechtzeitig erkennen, dass es genügt, das Medikament abzusetzen, um Schlimmeres zu verhüten. Eine akute Leberentzündung äußert sich mit unspezifischen Allgemeinsymptomen wie Übelkeit, eventuell Erbrechen und Darmbeschwerden (Blähungen, Druckgefühl). Möglicherweise verfärben sich der Urin dunkel und der Stuhl hell. Derartiges sollte Sie zum Arzt führen. Hat sich bereits eine Gelbsucht entwickelt (erkennbar an einer gelb verfärbten Augenbindehaut), eventuell begleitet von starkem Juckreiz am ganzen Körper, müssen Sie sofort zum Arzt gehen.

Symptom: Nierenschäden

Ob ein Medikament die Nierenfunktion stört, erkennt der Arzt am ehesten, wenn er im Blut den Gehalt von Kreatinin und Harnstoff bestimmt.

Anzeichen einer schweren Nierenschädigung können Schmerzen im Bereich der Nieren sein. Häufig wird dann nur wenig Urin ausgeschieden. Bei solchen Anzeichen sollten Sie den Arzt aufsuchen.

Symptom: Herzrhythmusstörungen

Eine Reihe von Arzneimitteln kann sich auf das Herz und dessen Schlagrhythmus auswirken. Beschleunigt sich der Puls, entsteht häufig das Gefühl von Herzrasen. Ein unregelmäßiger Puls beruht oft auf Herzstolpern mit Aussetzern, nicht selten entstehen auch Schwindelgefühle bis hin zur Ohnmacht. Bei solchen Beschwerden sollten Sie einen Arzt aufsuchen.

Insbesondere bei Frauen – Torsade de pointes

Manche Medikamente können – insbesondere bei Frauen und bei bereits vorgeschädigtem Herzen – eine spezielle Form von Herzrhythmusstörungen (Torsade de pointes) auslösen. Sie ist sehr gefährlich, weil sie häufig Kammerflimmern auslöst. Dabei schlagen die Herzkammern extrem schnell (weit über 300-mal in der Minute), was dazu führt, dass kein Blut mehr in den Kreislauf gepumpt wird. Dieses Kammerflimmern mündet innerhalb weniger Minuten in einen Herzstillstand. Ist bei einem Medikament diese gefährliche Störwirkung angegeben, müssen Sie bei den geringsten Anzeichen für Herzrhythmusstörungen sofort einen Arzt aufsuchen.

Symptom: Depressionen

Üblicherweise rechnet man nicht mit depressiven Verstimmungen als Nebenwirkung einer Arzneimittelbehandlung und führt die Beschwerden eher auf eine Depressionserkrankung zurück. Die Symptome sind die Gleichen wie bei der entsprechenden psychischen Erkrankung. Sie verschwinden aber meist, wenn das Arzneimittel abgesetzt wird.

Hinweise

Für Kinder und Jugendliche unter 18 Jahren

Für viele Arzneimittel fehlen klinisch-pharmakologische Daten für die Anwendung bei Kindern. Sie bekommen also vielfach Medikamente, ohne dass ihr Einsatz bei die-

ser Altersgruppe geprüft und dafür zugelassen wurde (Off-label-use). Auch die Dosierungsangaben beruhen oft auf Erfahrungen, nicht auf Prüfergebnissen.
Dieser Missstand beginnt sich nur langsam zu ändern. Seit Januar 2007 verpflichtet eine EU-Verordnung die pharmazeutischen Hersteller zu klinischen Prüfungen an Kindern, wenn ein neuer Wirkstoff für die Kinderheilkunde medizinisch notwendig ist. Wird für bereits zugelassene Wirkstoffe eine Erweiterung der Anwendungsgebiete beantragt, muss der Hersteller Untersuchungen an Kindern nachreichen. Von dieser Regelung sind lediglich Wirkstoffe ausgenommen, die bei Kindern ohnehin nicht eingesetzt werden. Legen die Firmen entsprechende Studiendaten vor, verlängert sich der Patentschutz für diese Wirkstoffe um ein halbes Jahr. Bis Mitte Mai 2011 waren etwa 210 Mittel speziell für Kinder zugelassen.
Auch für nicht mehr patentgeschützte Wirkstoffe hat die EU Anreize geschaffen, um die Datenlage für die Anwendung bei Kindern zu verbessern. Legt ein Hersteller für einen solchen Wirkstoff Studiendaten an Kindern vor, die zur Zulassung führen, darf er sein Mittel als »für die pädiatrische Verwendung zugelassen« kennzeichnen und mit einem hochgestellten »P« von namensgleichen Produkten abgrenzen. Außerdem erhält er ein zehnjähriges exklusives Vermarktungsrecht für die Anwendung bei Kindern. In dieser Zeit dürfen andere Hersteller Präparate mit dem gleichen Wirkstoff nicht für die Anwendung bei Kindern anbieten.
Medikamente sollten für Kinder gemäß den Angaben in diesem Buch oder der Packungsbeilage dosiert werden. Es ist nicht sinnvoll, die Erwachsenendosis »irgendwie« für Kinder umzurechnen. Arzneimittel können bei Kindern nämlich nicht nur stärker, sondern grundsätzlich anders wirken als bei Erwachsenen.
Für die Dosierung spielt es unter anderem eine Rolle, wie viel Wasser der Körper enthält und ob es sich vornehmlich innerhalb oder außerhalb der Zellen befindet. Bei Neugeborenen befindet sich etwa die Hälfte des Körperwassers außerhalb der Zellen, bei Erwachsenen ist es rund ein Drittel. Dementsprechend müssen Arzneimittel, die sich im Flüssigkeitsraum verteilen, bei Kindern im Verhältnis höher dosiert werden als bei Erwachsenen. Genau umgekehrt verhält es sich mit Arzneistoffen, die sich im Fettgewebe verteilen.
Viele Kinder tun sich schwer, Tabletten zu schlucken. Werden die Tabletten jedoch zerrieben, zerkleinert oder aufgelöst, damit das Kind sie besser einnehmen kann, verändert sich unter Umständen ihre Wirksamkeit. Teilen Sie die Tabletten, um dem Kind eine geringere Dosis geben zu können, ist nicht garantiert, dass der Wirkstoff gleichmäßig auf die Bruchstücke aufgeteilt ist. Nähere Erläuterungen hierzu lesen Sie unter »Tabletten teilen« (→ Seite 9). Säfte und Tropfen lassen sich besser dosieren und Kinder können sie besser einnehmen.
Zäpfchen werden in Deutschland für Kinder gern verwendet. Aus ihnen wird der Wirkstoff aber oft nur unzuverlässig in den Körper aufgenommen, sodass sich schlecht abschätzen lässt, wie viel nun tatsächlich zum Einsatz kommt.
Auf Mittel, die Alkohol enthalten, wird in dieser Rubrik speziell hingewiesen, damit Sie auf andere Zubereitungsformen ausweichen können. Die geringe Alkoholmenge, die sich bei bestimmungsgemäßem Gebrauch solcher Medikamente im Blut findet, schadet Kindern zwar nicht, es ist aber nicht wünschenswert, dass sie sich mit der Einnahme solcher Arzneimittel an den Geschmack von Alkohol gewöhnen.

Für Schwangerschaft und Stillzeit

Viele Wirkstoffe können aus dem Blut der Frau in den Kreislauf des ungeborenen Kindes gelangen und dessen Entwicklung beeinträchtigen oder das Kind schädigen. In der Stillzeit können Arzneistoffe über die Muttermilch den Säugling erreichen. Um die Risiken gering zu halten, sollten Arzneimittel in dieser Zeit nur angewendet werden, wenn es unbedingt erforderlich ist. Manche Therapien müssen allerdings auch in der Schwangerschaft fortgesetzt werden, um die Gesundheit der Frau, manchmal auch die des Kindes nicht zu gefährden. Als schwangere Frau sollten Sie jede Einnahme eines neuen Arzneimittels mit einem Arzt besprechen. Bei einer notwendigen Behandlung sollte geprüft werden, ob Sie das bisher verwendete Arzneimittel weiterhin anwenden können oder ob es bessere Möglichkeiten gibt. In jedem Fall sind Wirkstoffe zu bevorzugen, die schon lange im Gebrauch sind und deren Auswirkungen man gut überschaut. Außerdem sollten die Wirkstoffe so gering wie möglich dosiert werden.
Aussagen zur Anwendung von Arzneimitteln in Schwangerschaft und Stillzeit, die auf in dieser Zeit gezielt durchgeführten klinischen Studien beruhen, gibt es nicht. Aus ethischen Gründen werden derartige Studien nicht durchgeführt. Die meisten Aussagen beruhen auf zufälligen Beobachtungen und Erfahrungen, die gemeldet und zusammengetragen wurden. Die Angaben in diesem Buch gründen sich auf die Datensammlung des Pharmakovigilanz- und Beratungszentrums für Embryonaltoxikologie in Berlin. Dieses Institut betreibt eine Datenbank, die unter www.embryotox.de im Internet abrufbar ist.
Die Angabe »Über die Risiken einer Anwendung in der Schwangerschaft gibt es keine ausreichenden Erkenntnisse« bedeutet, dass in der veröffentlichten internationalen und nationalen Fachliteratur keine verwertbaren

Aussagen zu finden sind. Sicherheitshalber sollten Sie das Mittel dann nicht anwenden.
Möglicherweise weichen die Aussagen in dieser Rubrik von den Angaben in der Packungsbeilage ab. Der Grund sind juristische Erwägungen: Solange der Hersteller keine Studien zur unbedenklichen Anwendung in der Schwangerschaft vorlegen kann, wird er sich mit Einnahmeempfehlungen zurückhalten, um bei einem eventuellen Schaden nicht haftbar gemacht werden zu können. Auf Mittel, die Alkohol enthalten, wird hier speziell hingewiesen, weil sich der Konsum von Alkohol in der Schwangerschaft negativ auf die Entwicklung des Kindes auswirken kann und sich nicht angeben lässt, bis zu welcher Grenze Alkohol in dieser Zeit erwiesenermaßen risikolos ist.

Keine Panik

Erst zwei, drei Wochen nach der Empfängnis ist aufgrund der ausbleibenden Menstruation zu vermuten, dass Sie schwanger sind. Falls Sie in dieser Zeit Medikamente eingenommen haben, brauchen Sie sich in aller Regel kaum Sorgen zu machen – selbst dann nicht, wenn es sich um ein Arzneimittel handelt, das Sie in der Schwangerschaft besser nicht einnehmen sollten. In den ersten zwei Wochen ist der Embryo noch nicht mit Ihrem Blutkreislauf verbunden. Erst danach können Arzneistoffe aus Ihrem Blut in das des Kindes übertreten. Ausgenommen hiervon sind Arzneistoffe mit besonders langer Wirkdauer, wie die verschreibungspflichtigen Retinoide zum Einnehmen bei Akne.
Wenn Sie aufgrund einer chronischen Erkrankung regelmäßig Medikamente einnehmen und schwanger werden wollen, sollten Sie dies frühzeitig mit dem Arzt besprechen. Manchmal ist es möglich, statt des bisherigen Medikaments zu einem zu wechseln, mit dem viel Erfahrungen vorliegen und dessen Risiko für ein sich entwickelndes Kind gering ist. Wenn Sie ungeplant schwanger geworden sind und regelmäßig Arzneimittel einnehmen, sollten Sie Ihren Arzt möglichst bald über Ihre Schwangerschaft informieren und das weitere Vorgehen mit ihm besprechen. Besteht ein begründeter Verdacht auf Komplikationen, kann der Frauenarzt oder die Gynäkologin entsprechende Untersuchungen veranlassen.

Für ältere Menschen

Bei vielen älteren Personen müssen Arzneimittel geringer dosiert werden. Der Grund ist, dass die meisten Arzneistoffe vornehmlich in der Leber abgebaut und über die Nieren ausgeschieden werden. Bei etwa einem Drittel bis der Hälfte der Menschen über 60 Jahre arbeiten Leber und Nieren jedoch nur noch eingeschränkt. Wenn außerdem noch Herz- oder Kreislauferkrankungen vorliegen, ist besondere Vorsicht geboten.

Zur Verkehrstüchtigkeit

Der Einfluss von Medikamenten auf die Verkehrstüchtigkeit ist oft stärker als vermutet. Manche machen müde, andere verursachen Schwindel, wieder andere beeinträchtigen das Sehvermögen, die Konzentrationsfähigkeit sowie die Fähigkeit, überraschende Situationen schnell zu erfassen und angemessen zu reagieren.
Der Hinweis, dass ein Mittel die Verkehrstüchtigkeit beeinträchtigt, ist unbedingt ernst zu nehmen, damit Sie sich und andere Verkehrsteilnehmer nicht gefährden. Das gilt auch für Radfahrer und unter Umständen sogar für Fußgänger.
Ferner ist zu bedenken, dass der Versicherungsschutz verloren gehen kann, wenn der Unfallverursacher Arzneimittel eingenommen hat, die die Reaktionsfähigkeit beeinträchtigen.
Die gleichen Vorbehalte gelten auch für Einschränkungen am Arbeitsplatz, zum Beispiel beim Bedienen von Maschinen und bei Arbeiten, die Sie ohne festen Halt verrichten.

Was sind Arzneimittel?

Tabletten, Tropfen, Salben, Zäpfchen und Ähnliches können zu einer von fünf Kategorien gehören: Es kann sich um Arzneimittel, Medizinprodukte, Nahrungsergänzungsmittel, Lebensmittel oder Kosmetika handeln. Die Unterschiede sind schwer zu erkennen, wirken sich aber unter anderem darauf aus, wo Sie das Produkt kaufen können, ob es seine Wirksamkeit zur Behandlung einer Erkrankung wissenschaftlich nachweisen musste und welche Informationen mit ihm übermittelt werden dürfen oder müssen.

Arzneimittel

1978 trat in Deutschland das noch immer geltende Arzneimittelgesetz (AMG) in Kraft. Es definiert unter anderem, was ein Arzneimittel ist, wie es beschaffen sein und welche Voraussetzungen es erfüllen muss, bevor es zugelassen werden kann. Erst nach der Zulassung darf es in den Handel kommen. Im Zuständigkeitsbereich des Bundesinstituts für Arzneimittel und Medizinprodukte

(BfArM) gibt es derzeit (06. Mai 2011) 59 846 Präparate. Der überwiegende Teil der Zulassungen entfällt auf gängige Arzneimittel. Daneben gibt es 6 902 sogenannte Standardzulassungen und 3 898 Registrierungen oder Nachregistrierungen. Hierunter fallen vor allem homöopathische Mittel ohne genaue Angabe, bei welcher Erkrankung die Mittel eingesetzt werden sollen.

Die meisten Mittel sind rezeptpflichtig (40 344). Darüber hinaus gibt es 17 331 nichtrezeptpflichtige Medikamente. Beide Gruppen sind apothekenpflichtig, können also nur über Apotheken bezogen werden. Nur 2 170 Mittel gibt es auch in Supermärkten und Drogeriemärkten.

Entwicklung von Arzneimitteln

Die meisten großen Pharmafirmen prüfen jährlich hunderttausende von Substanzen auf ihre Eignung als Arzneimittel. Bestätigen sich die Erwartungen in Laborversuchen, folgen Untersuchungen an Tieren. Erweist sich der Wirkstoff hierbei als gut verträglich und wenig giftig, schließen sich klinische Versuche an Menschen an. An gesunden Freiwilligen wird geprüft, wie der menschliche Körper auf den Wirkstoff reagiert (Phase I). Später wird die Substanz an einer kleinen Gruppe von Menschen mit der Krankheit, gegen die das Mittel eingesetzt werden soll, erforscht. Dabei sollen die Wirkung nachgewiesen, die unerwünschten Wirkungen erfasst und herausgefunden werden, welche Dosis am besten wirkt (Phase II). Im nächsten Schritt soll sich die klinische Wirksamkeit der Substanz bei einer größeren Gruppe von Patienten erweisen (Phase III). Das geschieht in der Regel im Vergleich zu einem Scheinmedikament (Placebo). Manchmal werden als Vergleich auch gängige Wirkstoffe herangezogen. Außerdem wird geprüft, ob die erkennbaren Risiken in einem vertretbaren Verhältnis zur Wirksamkeit stehen. Nach Abschluss dieser drei Prüfphasen beantragen die Hersteller die Zulassung des Präparats beim Bundesinstitut für Arzneimittel und Medizinprodukte (BfArM).

Nach der Zulassung können die Erfahrungen bei der Anwendung des Arzneimittels in der Praxis systematisch gesammelt werden (wissenschaftliche Anwendungsbeobachtungen), um Hinweise zur Einnahme und Verträglichkeit des neuen Arzneimittels bei großen Patientengruppen zu bekommen. Es können auch Studien zur Sicherheit gemacht werden (Phase IV). Allerdings sind die Pharmahersteller dazu nicht verpflichtet.

Nebenwirkungen, die bislang noch nicht bekannt waren, sollen dem BfArM gemeldet werden, egal, ob sie in Deutschland oder an anderen Orten der Welt beobachtet wurden. Hierfür ist auch die aktive Mitarbeit der Patienten, Apotheker und Ärzte notwendig.

Von den ersten Laborversuchen bis zum Abschluss der Phase-III-Prüfungen und der Zulassung vergehen durchschnittlich zehn bis zwölf Jahre. Die übliche Patentschutzzeit beträgt 20 Jahre. Ein Hersteller hat nach den Prüfungen also in der Regel zwischen acht und zehn Jahre Zeit, sein Arzneimittel ohne Konkurrenz durch Mittel, die den gleichen Wirkstoff enthalten, zu vermarkten (Erstanmelder). Näheres zu wirkstoffgleichen Präparaten lesen Sie unter »Generika« (→ Seite 19).

Nutzenbewertung von Arzneimitteln

Seit Januar 2011 ist das Arzneimittelmarkt-Neuordnungsgesetz (AMNOG) in Kraft. Dieses sieht unter anderem vor, dass für neue Arzneimittel innerhalb von drei Monaten nach der Zulassung der Nutzen bewertet wird. Für diese Bewertung ist das Institut für Qualität und Wirtschaftlichkeit im Gesundheitswesen (IQWIG) zuständig. Das Ergebnis einer Nutzenbewertung wirkt sich darauf aus, welchen Preis die Krankenkassen für das neue Medikament bezahlen.

Zulassung

Für die Zulassung eines Arzneimittels muss der Hersteller beim Bundesinstitut für Arzneimittel und Medizinprodukte (BfArM) Unterlagen über Wirksamkeit, Unbedenklichkeit und pharmazeutische Qualität einreichen. Danach entscheidet das Amt, ob die Anforderungen für die Zulassung in Deutschland erfüllt sind.

Seit 1995 können die Unternehmen die Zulassung auch bei der europäischen Zulassungsbehörde EMA (European Medicines Agency) in London beantragen. Eine solche Zulassungsentscheidung im Rahmen eines zentralisierten Zulassungsverfahrens gilt dann in allen EU-Ländern gleichermaßen.

Ein nach dem Arzneimittelgesetz zugelassenes Präparat erkennen Sie an seiner »Zul.-Nr.« auf der Packung.

Registrierung

Bevor das derzeit gültige Arzneimittelgesetz 1978 in Kraft trat, wurden Arzneimittel nicht zugelassen, sondern registriert – erkennbar an einer »Reg.-Nr.« auf der Verpackung. Ein Wirksamkeitsnachweis wurde nicht gefordert. Damit erfüllen diese Altarzneimittel nicht mehr die Ansprüche, die heute an Arzneimittel gestellt werden. Solche Präparate sind nur noch vereinzelt im Handel, wenn über den Antrag des Herstellers, das Produkt »nachzuzulassen«, noch nicht entschieden ist. Ihr Erkennungsmerkmal ist unter anderem folgende Bemerkung in der Packungsbeilage: »Dieses Arzneimittel ist nach den gesetzlichen Übergangsvorschriften im Verkehr. Die behördliche Prüfung auf pharmazeutische Qualität, Wirksamkeit und Unbedenklichkeit ist noch nicht abgeschlossen.«

Nach neuem Recht registrierte Arzneimittel gibt es heute nur noch in drei Bereichen: Homöopathische und anthroposophische Arzneimittel, die keine konkreten Indikationen zur Behandlung angeben, und »traditionelle pflanzliche Arzneimittel« beziehungsweise nach der neuen EU-Richtlinie »traditional use«. Alle anderen neuen Arzneimittel benötigen eine Zulassung.

Generika

Nach Ablauf der Patentschutzzeit kann jeder Hersteller den Arzneistoff lizenzfrei zu einem eigenen Produkt verarbeiten (Zweitanmelder). Auch diese Mittel (Generika) müssen vom BfArM geprüft und zugelassen werden. Allerdings gelten für sie erleichterte Bedingungen, weil der Wirkstoff vom Erstanmelder schon beschrieben und ausführlich untersucht wurde.

Das Originalpräparat und die Produkte, die verschiedene Zweitanmelder auf den Markt bringen, enthalten den gleichen Wirkstoff. Sie sind gleichwertig im Hinblick darauf, wann, in welcher Menge, wie schnell und wie lange der Arzneistoff im Körper wirkt. Für diese Bioverfügbarkeit hat das BfArM allgemein gültige Standards definiert, auf die Generika überprüft werden müssen. Bei kritischen Arzneistoffen, beispielsweise bei vielen Mitteln zur Behandlung von hohem Blutdruck, müssen auch Studien am Menschen zeigen, dass das Generikum mit einem Originalprodukt therapeutisch gleichwertig ist (Bioäquivalenz). Erst dann sind die Voraussetzungen für einen unproblematischen Austausch gegen ein zumeist deutlich teureres Erstanbieterprodukt gegeben.

Hinsichtlich des Herstellungsvorgangs des Produkts und eventuell auch der Hilfsstoffe, die notwendig sind, um zum Beispiel aus dem Wirkstoff eine Tablette zu machen, unterscheiden sich das Originalpräparat und die wirkstoffgleichen Generika der verschiedenen Hersteller meist. Die genauen Rezepturen sind Firmengeheimnis. Sie brauchen weder für das Originalpräparat noch die Nachfolgemittel detailliert offengelegt zu werden.

Diese Hilfsstoffe können vereinzelt zur Ursache von Unverträglichkeitsreaktionen werden. Beispielsweise kann jemand Durchfall bekommen, der den Milchzucker in einer Tablettensorte nicht verträgt. Oder jemand reagiert allergisch auf den Farbstoff von Tabletten und bekommt Hautausschlag.

Vor allem bei ärztlich angeratenen Dauermedikationen kann es – wenn Sie auf preiswerte Generika Wert legen – vorkommen, dass Sie in der Apotheke zwar wirkstoffgleiche, in Farbe und Aussehen aber doch unterschiedliche Produkte erhalten. Um Verunsicherungen zu vermeiden, können Sie sich eine Art Medikamentenplan erstellen. In diesem halten Sie die Namen der Arzneimittel und ihren Wirkstoff fest und notieren, wann Sie welches Mittel in welcher Dosierung anwenden sollen. Dieser Plan ist regelmäßig zu aktualisieren.

Pflanzliche Arzneimittel

Pflanzliche Arzneimittel (Phytotherapeutika, Phytopharmaka) werden mit Wasser, Alkohol oder anderen Lösungsmitteln aus Pflanzen extrahiert, teilweise konzentriert, getrocknet oder auf andere Weise verarbeitet. Es handelt sich dabei meist um Gesamtextrakte mit verschiedenen Inhaltsstoffen. Einige Mittel sind auf den Gehalt eines bestimmten Inhaltsstoffs beziehungsweise einer Gruppe von Inhaltsstoffen standardisiert. Es gibt auch patentierte Extrakte mit stets gleicher Zusammensetzung. Mit ihnen können – wie mit chemisch-synthetischen Wirkstoffen – vergleichende klinische Studien durchgeführt werden. Die Standardisierung trägt dazu bei, Pflanzenextrakte mit gleichbleibender Qualität herzustellen.

Wegen der unterschiedlichen Zusammensetzung der Gesamtextrakte kann nicht selbstverständlich von einem Mittel auf ein anderes geschlossen werden. Auch Studienergebnisse sind nicht komplett von einem Mittel auf andere übertragbar. Dementsprechend können die Bewertungen von pflanzlichen Arzneimitteln unterschiedlich ausfallen, obwohl die Produkte von der gleichen Pflanze als Grundsubstanz ausgehen. Deshalb ist es bei Pflanzenmitteln auch nicht ohne Weiteres möglich, ein Produkt gegen ein preiswerteres auszutauschen.

Zulassung und Registrierung von pflanzlichen Arzneimitteln

Hinsichtlich des Nachweises von Wirksamkeit und Unbedenklichkeit ist das Arzneimittelgesetz bei pflanzlichen Mitteln weniger anspruchsvoll als bei chemisch definierten Medikamenten. Es akzeptiert für die Zulassung auch die mit diesen Pflanzen seit Langem gemachte Erfahrung.

Das BfArM hat das Erkenntnismaterial über Arzneistoffe, die schon seit langer Zeit in Gebrauch sind, aufbereiten lassen. So entstanden Zusammenfassungen (Monographien), auf die sich die Hersteller von pflanzlichen Mitteln bei der Zulassung ihrer Produkte berufen konnten. Allerdings erfüllen diese Unterlagen nicht immer die Anforderungen, die heutzutage an einen Wirksamkeitsnachweis von Arzneimitteln gestellt werden. Meist werden vor allem Wirkungen beschrieben; Aussagen zur therapeutischen Wirksamkeit (→ Seite 28) fehlen hingegen. Dieser Umstand bleibt dem Verbraucher jedoch verborgen. Das Produkt mit einer solchen Zulassung trägt, wie alle anderen auch, eine »Zul.-Nr.«.

Im April 2004 hat das Europäische Parlament eine Richtlinie veröffentlicht, die die Zulassungsverfahren von Pflanzenmitteln europaweit vereinheitlicht. Sie hat bewirkt, dass nun eine für ganz Europa einheitliche Beurteilung von Pflanzen erarbeitet wird. Gemäß dieser

Richtlinie können Pflanzenmittel einer von drei Kategorien zugeordnet werden.

- Die Hersteller können für ihr Produkt einen eigenständigen Zulassungsantrag stellen. Diese Produkte tragen eine »Zul.-Nr.«.
- Das Produkt kann als Mittel mit »well established use« – also mit gut belegter Anwendungsweise – zugelassen werden. Auch diese Produkte erhalten eine »Zul.-Nr.«.
- Das Produkt kann als Mittel für »traditional use« – also als traditionelles Pflanzenmittel – registriert werden. Das Kennzeichen ist eine »Reg.-Nr.«.

Für die beiden letztgenannten Kategorien werden Listen erstellt, auf die die Hersteller beim Antrag auf Marktzugang Bezug nehmen können.

Dabei können verschiedene Zubereitungsformen einer Pflanze durchaus in unterschiedlichen Kategorien erscheinen. Baldrianextrakt wird beispielsweise der Kategorie »well established use« zugeordnet, wohingegen Baldriantinktur zum »traditional use« gehört.

Entsprechend dieser Richtlinie dürfen seit Mai 2011 pflanzliche Arzneimittel im europäischen Raum nur noch vertrieben werden, wenn sie entweder zugelassen oder registriert sind.

»Traditionell angewendete« Mittel

Große Erleichterungen bei der Zulassung gestand das BfArM einer Auswahl von Wirkstoffen zu, die bereits vor 1978 freiverkäuflich auf dem Markt waren, wenn es gegen ihre Anwendung keine Bedenken gab und ihre Sicherheit nicht angezweifelt wurde. Wenn der Hersteller eine ordnungsgemäße Produktion zusichert und lediglich eines der vom Gesetzgeber vorgegebenen unspezifisch formulierten Anwendungsgebiete beansprucht (»zur Stärkung oder Kräftigung«, »zur Unterstützung der Organfunktion«, »zur Besserung des Befindens«, »zur Vorbeugung«, »als mild wirksames Arzneimittel«), können diese Mittel ohne Wirksamkeitsnachweis, zum Beispiel auf der Basis eidesstattlicher Erklärungen zur Wirkung, zugelassen werden. Auf ihrer Verpackung muss dann eine dieser Formulierungen hinsichtlich der Anwendungsgebiete abgedruckt sein.

Zu erkennen sind diese Produkte an dem Hinweis: »Traditionell angewendet ...«

Ab 2004 konnten die Hersteller diese Mittel dem neuen EU-Recht anpassen. Entweder sie brachten die notwendigen Unterlagen bei und beantragten eine Zulassung oder sie entschieden sich für eine Registrierung. Diese Umstellung ist noch im Gange. Nach ihrem Abschluss erhalten die als traditionelle pflanzliche Arzneimittel registrierten Produkte eine »Reg.-Nr.«. Die bisherige Zulassungsnummer wird gestrichen. In der Anwendungsbeschreibung bleibt weiterhin erkennbar, dass es sich um ein »langjährig verwendetes, traditionelles pflanzliches Arzneimittel« handelt.

Somit verzichtet der Gesetzgeber bei diesen Präparaten auf einen Wirksamkeitsnachweis anhand von klinischen Studien. Da für die Bewertung der therapeutischen Wirksamkeit eines Arzneimittels durch die Stiftung Warentest klinische Studien jedoch unabdingbar sind, werden traditionelle Mittel – sofern sie in der Marktauswahl sind – genannt, aber nicht bewertet.

Standardzulassung

Eine weitere Möglichkeit, ein Arzneimittel für den deutschen Markt zuzulassen, bietet die Standardzulassung. Hersteller, die sich darauf beziehen, brauchen die jeweiligen Mittel nicht mehr einzeln zuzulassen. Vielmehr hat der Gesetzgeber für bestimmte Rezepturen – darunter zahlreiche Teezubereitungen – Zusammensetzung, Anwendungsgebiete sowie notwendige Angaben für Verbraucher in einer Verordnung festgelegt. Diese wird von einem Sachverständigenrat in Zusammenarbeit mit der deutschen Arzneimittelzulassungsbehörde erlassen, jedoch nicht regelmäßig aktualisiert. Es kann also sein, dass sich die Inhalte auf einen veralteten Erkenntnisstand beziehen.

Erkennbar sind Standardzulassungen an einer Zulassungsnummer mit auffällig vielen 9en bei den letzten fünf Ziffern. Informationen darüber, welche Zubereitungen eine Standardzulassung haben, finden Sie auf den Webseiten des BfArM (www.bfarm.de) unter dem Stichwort »Standardzulassung«.

Mehr als die Hälfte dieser Standardzulassungen sind freiverkäufliche Mittel, die nicht über Apotheken vertrieben werden müssen, sondern auch im Lebensmittelhandel und in Drogeriemärkten angeboten werden dürfen.

Produkte, deren Zulassungsnummer auf 00.00 endet, wurden demgegenüber vom Hersteller individuell beim BfArM zugelassen. Zu diesen gehören beispielweise bestimmte Arzneitees. Sie enthalten nicht mehr als drei wirksame Komponenten, sind in der Regel höher dosiert als die Präparate der Standardzulassung und enthalten eine ausführliche Gebrauchsinformation.

Homöopathische Arzneimittel

Die Homöopathie wurde von dem Arzt Samuel Hahnemann (1755–1843) eingeführt. Anders als sonst in der Medizin werden bei einer homöopathischen Behandlung Arzneistoffe ausgewählt, die die gleichen Symptome hervorrufen können wie die Krankheit selbst (Ähnlichkeitsregel): Das Mittel, das Fieber auslösen kann, soll Fieber senken. Nach homöopathischer Auffassung regt das Mittel im Körper eine künstliche Krankheit an, die die zu heilende übertönt (»Similia similibus curentur«).

Die klassische Homöopathie behandelt mit stark verdünnten Wirkstoffen in sehr geringer Dosierung. Ihre ganz individuell ausgewählten Mittel sollen nichts bekämpfen, sondern vielmehr den Körper anregen, sich wieder selbst zu regulieren. Die Arzneimittel der Homöopathie werden entsprechend den Hahnemann-Prinzipien, wie sie im »Homöopathischen Arzneibuch« niedergelegt sind, hergestellt. Die Mittel entstehen aus den »Ursubstanzen« von Mineralsalzen, Pflanzen, Tieren und Krankheitsprodukten. In einem genau vorgeschriebenen Verdünnungsvorgang wird die Lösung viele Male auf besondere Weise verschüttelt. Die Homöopathen nennen diesen Vorgang »dynamisieren« oder »potenzieren«.
Bei einem Mittel in D6 kommen auf einen Teil Ursubstanz 1 000 000 Teile Lösungsmittel. Ab D24 beziehungsweise C12 kann die Verdünnung dann – gemäß einem Grundgesetz der Chemie – kein Molekül der Ausgangssubstanz mehr enthalten. Naturwissenschaftlich betrachtet kann dann auch nichts mehr wirken. Für die Anwender beruht die Wirksamkeit der Homöopathie aber ohnehin nicht auf der in den Mitteln enthaltenen Materie, sondern auf energetischen Prozessen.
Das Arzneimittelgesetz stellt an homöopathische Arzneimittel nicht dieselben Anforderungen wie an sonstige Mittel. Die meisten brauchen nicht zugelassen zu werden. Für Mittel mit verschreibungsfreien Inhaltsstoffen und für solche, deren verschreibungspflichtiger Inhaltsstoff in einer Verdünnungsstufe ab D4 eingesetzt wird, genügt es, wenn der Hersteller Qualität, Unbedenklichkeit und die Herstellung nach dem »Homöopathischen Arzneibuch« nachweist. Ein Nachweis der Wirksamkeit wird nicht gefordert. Die Mittel werden registriert, Indikationsangaben darf es nicht geben. Nur Mittel mit verschreibungspflichtigen Inhaltsstoffen bis D3 sowie solche, die Angaben zu ihrer Indikation machen, müssen zugelassen werden. Das sind vor allem Produkte, in denen mehrere Einzelstoffe in meist niedriger Verdünnungsstufe miteinander kombiniert sind. Für die Zulassung müssen auch sie ihre Wirksamkeit plausibel machen.
Der Einsatz von homöopathischen Präparaten im Rahmen des besonderen Denkgebäudes dieser Therapierichtung ist mit dem anderer Arzneimittel nicht zu vergleichen. Aus diesem Grund hat die Stiftung Warentest diese Präparate nicht bewertet.
Für die Behandlung von Kindern oder von Personen, die Alkohol meiden müssen, sei darauf hingewiesen, dass flüssige homöopathische Einzelmittel in der Regel mehr als 50 Prozent Alkohol enthalten. Auch Kombinationsmittel sind meist alkoholhaltig.

Anthroposophische Arzneimittel

Die anthroposophische Medizin beruht auf Anregungen des Philosophen Dr. Rudolf Steiner (1861–1925) und der holländischen Ärztin Dr. Ita Wegman (1876–1943). Sie stellt ein Gesamtkonzept aus mehreren verschiedenen Therapieformen dar, von denen die Behandlung mit Arzneimitteln nur einen Teil ausmacht.
Für anthroposophische Arzneimittel werden mineralische, pflanzliche, metallische und tierische Ausgangsstoffe verwendet, die teilweise homöopathisch verdünnt oder in speziellen Verfahren aufbereitet werden. Einige Grundstoffe, aber auch die Verarbeitungsprozesse, die Auswahl und Anwendung der Mittel sind in der sonstigen pharmazeutischen Praxis nicht gebräuchlich und lassen sich nur aus dem Gesamtkonzept der anthroposophischen Medizin heraus erklären. In klinischen Studien gewonnene Wirksamkeitsnachweise im üblichen Sinn gibt es nur für wenige anthroposophische Arzneimittel. Wie die Homöopathen gehen auch anthroposophische Ärzte davon aus, dass ihre Mittel nicht durch die in ihnen enthaltene Materie allein wirken, sondern vor allem aufgrund ihrer speziellen Dynamik.
Hinsichtlich ihrer Verkehrsfähigkeit werden an anthroposophische Arzneimittel die gleichen Anforderungen gestellt wie an homöopathische Arzneimittel (→ Seite 20).
Der Einsatz anthroposophischer Präparate im Rahmen des besonderen Denkgebäudes dieser Therapierichtung ist mit dem anderer Arzneimittel nicht zu vergleichen. Aus diesem Grund hat die Stiftung Warentest diese Präparate nicht bewertet.
Für die Behandlung von Kindern oder von Personen, die Alkohol meiden müssen, sei noch darauf hingewiesen, dass viele flüssige Zubereitungen der anthroposophischen Medizin Alkohol enthalten.

Medizinprodukte

Was ein Medizinprodukt ist, definiert das Medizinproduktegesetz (MPG): medizinische Instrumente, Geräte, Apparate sowie Stoffe oder Zubereitungen aus Stoffen, die am Menschen angewendet werden sollen, deren Wirkung aber auf andere Art und Weise zustande kommt als bei Arzneimitteln.
Medizinprodukte können zum Beispiel physikalisch wirken. Sie dürfen keine pharmakologische Wirkung haben oder etwa in immunologische Vorgänge oder den Stoffwechsel des Menschen eingreifen.
Manche Medizinprodukte werden für die gleichen Anwendungsbereiche angeboten wie Arzneimittel. Solche Medizinprodukte in arzneimitteltypischen Darreichungsformen sind äußerlich von Arzneimitteln kaum zu unterscheiden. Zu den arzneimittelähnlichen Medi-

zinprodukten gehören beispielsweise Nasentropfen mit physiologischer Kochsalzlösung (bei Schnupfen), Augentropfen mit Filmbildnern (bei trockenen Augen) und Bestandteile aus Schalentierpanzern zum Einnehmen (bei Übergewicht).

Ein Medizinprodukt muss einige gesetzlich geregelte technische und medizinische Anforderungen erfüllen. Überprüft wird dies durch eine vom Bundesinstitut für Arzneimittel und Medizinprodukte benannte Stelle. Die Erfüllung dieser Anforderungen und die Sicherheit eines Medizinprodukts werden durch das vom Hersteller auf der Verpackung angebrachte CE-Zeichen bestätigt. Erst mit diesem CE-Zeichen darf das Mittel als Medizinprodukt in den Handel gebracht werden. Medizinprodukte in arzneimitteltypischer Darreichungsform sind in der Regel ohne Verschreibung erhältlich. Ob sie apothekenpflichtig sind, richtet sich nach den Inhaltsstoffen.

Das Prüfverfahren für Medizinprodukte unterscheidet sich deutlich von dem für Arzneimittel. Damit ein Medizinprodukt in den Handel gebracht werden kann, müssen bei der zuständigen Behörde Daten aus der wissenschaftlichen Literatur eingereicht werden. Diese betreffen die vorgesehene Anwendung des Medizinprodukts und seine möglichen unerwünschten Wirkungen sowie die bei der bestimmungsgemäßen Anwendung eingesetzten Techniken. Diese Literaturdaten müssen in einem schriftlichen Bericht zusammengefasst und in Bezug auf das Medizinprodukt »kritisch« gewürdigt werden. Der Hersteller von Medizinprodukten in arzneimitteltypischer Darreichungsform kann eigene klinische Prüfungen durchführen, ist dazu aber nicht verpflichtet. Damit ermöglicht der Gesetzgeber derartigen Medizinprodukten einen leichteren Marktzugang als Arzneimitteln, die bei den gleichen Indikationen eingesetzt werden.

Aufgrund der gesetzlichen Bestimmungen kann die Beurteilung der therapeutischen Wirksamkeit von arzneimittelähnlichen Medizinprodukten deutlich schwieriger sein als die von Arzneimitteln. Solche Medizinprodukte brauchen nämlich nicht aufzuschlüsseln, was ihre wirksamen Bestandteile und was Hilfsstoffe sind. Für die einzelnen Inhaltsstoffe müssen keine Mengenangaben gemacht werden. Selbst wenn Medizinprodukte wie Arzneimittel angewendet werden, ist der Hersteller nicht verpflichtet, eigene klinische Studien zur therapeutischen Wirksamkeit vorzulegen. Damit ist die Beschreibung derartiger Medizinprodukte weniger transparent als die von Arzneimitteln.

Aus Sicht der Stiftung Warentest sollten sich die Anforderungen an die therapeutische Wirksamkeit bei arzneimittelähnlichen Medizinprodukten und Arzneimitteln aber nicht unterscheiden, denn die Verbraucherinnen und Verbraucher erwarten bei der Anwendung einen Nutzen – egal, um welche Art von Produkt es sich handelt. Dies gilt vor allem, wenn Arzneimittel und Medizinprodukte, die wie Arzneimittel aussehen, das gleiche Indikationsgebiet beanspruchen oder für das gleiche Krankheitsgebiet eingesetzt werden. Der Nutzen lässt sich aber nur anhand von klinischen Studien beurteilen, die zudem bestimmte Qualitätskriterien erfüllen.

Um eine verbraucherorientierte Nutzenbewertung abgeben zu können, geht die Stiftung Warentest bei ihrer Bewertung für Medizinprodukte in arzneimitteltypischer Darreichungsform über die gesetzlichen Anforderungen hinaus. Sie bewertet Medizinprodukte in arzneimitteltypischer Darreichungsform und zugelassene Arzneimittel, wenn sie das gleiche Indikationsgebiet beanspruchen, in vergleichbarer Weise nach den vorliegenden klinischen Studien. Näheres hierzu lesen Sie unter »Grundlagen der Bewertung« (→ Seite 27).

Neben der Beurteilung von arzneimittelähnlichen Medizinprodukten im Rahmen der Handbücher MEDIKAMENTE und REZEPTFREIE MEDIKAMENTE sowie von www.medikamente-im-test.de behält sich die Stiftung Warentest weitergehende Prüfungen, beispielsweise in Form von Laboruntersuchungen oder Handhabungsprüfungen im Zusammenhang mit vergleichenden Produkttests, vor.

Nahrungsergänzungsmittel

Viele Mittel mit Vitaminen, Mineralstoffen und Spurenelementen sind als Nahrungsergänzungsmittel im Handel. Rechtlich gesehen handelt es sich dabei um Lebensmittel, denen aber – anders als gewöhnlichen Lebensmitteln – spezielle Verbraucherhinweise beigegeben sind. Auch gegenüber Arzneimitteln unterscheiden sie sich. Es ist festgelegt, welche Vitamin- und Mineralstoffverbindungen enthalten sein dürfen und – bei einigen Mitteln – in welcher Menge. Nahrungsergänzungsmittel sind weder zugelassen noch registriert, ihre Inhaltsstoffe müssen Wirksamkeit und Unbedenklichkeit nicht nachgewiesen haben, Risiken und Nebenwirkungen oder Dosierungen müssen nicht angegeben werden. Im Gegenzug ist es den Herstellern nicht erlaubt zu behaupten, dass ein Mittel bestimmte Wirkungen entfaltet. Es darf auch nicht der Anschein erweckt werden, es handele sich um ein Arzneimittel. Der Unterschied soll an einem Kalziumpräparat verdeutlicht werden. Wird es »zur Ergänzung der üblichen Ernährung« angeboten, ist es ein Nahrungsergänzungsmittel. »Wirkt vorbeugend gegen Osteoporose« ist hingegen eine gesundheitsbezogene Aussage. Ein Präparat mit dieser Angabe darf nur verkauft werden, wenn es als Arzneimittel zugelassen ist. In der Praxis zeigt sich aber, dass die Hersteller Nahrungsergän-

zungsmittel dennoch oft mit gesundheitsbezogenen Versprechen bewerben. Beispielsweise ist der Aufdruck »Für die Knochengesundheit« auf der Packung eines Nahrungsergänzungsmittels für einen medizinischen Laien leicht mit der Indikationsaussage »Wirkt vorbeugend gegen Osteoporose« zu verwechseln, die aber für zugelassene Arzneimittel reserviert ist.
Verkauft werden Nahrungsergänzungsmittel sowohl in der Apotheke als auch in Supermärkten, Drogeriemärkten, Bioläden und vielen anderen Geschäften.
In anderen Ländern, allen voran den USA, fasst man den Begriff eines Nahrungsergänzungsmittels sehr viel weiter als in Deutschland. Viele dieser Präparate müssten, um in Deutschland rechtmäßig verkauft werden zu dürfen, als Arzneimittel zugelassen werden. Da das aber nicht geschehen ist, sind diese Mittel unkontrolliert und illegal im Handel. Als importierte Produkte finden sie sich immer wieder im Handel; zusätzlich werden sie vom Hersteller direkt oder über das Internet vertrieben.
Unter folgenden Voraussetzungen sollten Nahrungsergänzungsmittel nicht verwendet werden:

- Auf der Verpackung ist keine Zusammensetzung angegeben.
- Es fehlt die Anschrift des Herstellers oder Vertreibers.
- Es ist nur eine ausländische Adresse genannt.
- Mit dem Kauf des Produkts werden Versprechungen verbunden.
- Das Mittel wird auf einer privaten Vertriebsschiene zum Beispiel in der Arztpraxis, beim Heilpraktiker, in einer Beratungsstelle oder von anderen im Gesundheitsbetrieb tätigen Personen zum Kauf angeboten.

Beipackzettel

Allen zugelassenen Arzneimitteln liegt eine Gebrauchsinformation mit gesetzlich vorgeschriebenen Angaben bei. Die Formulierungen in diesem Beipackzettel beruhen also auch auf juristischen Erwägungen. Das hat dazu geführt, dass solche Packungsbeilagen oft unverständlich sind. Ihrem eigentlichen Zweck, die Verbraucherinnen und Verbraucher zu informieren und für eine bestimmungsgemäße und sichere Anwendung von Arzneimitteln zu sorgen, werden sie oft kaum gerecht.

Medikamente aus dem Internet

Seit 2004 ist deutschen Apotheken erlaubt, was die Kollegen im europäischen Ausland schon länger tun: Arzneimittel versenden. Das Gesetz fordert, dass dieser Handel von qualifiziertem Personal abgewickelt und die Rezeptpflicht beachtet wird. Viele dieser Apotheken haben Internetseiten für Informationen und Bestellungen. Diese Versandapotheken werden genauso überwacht wie alle anderen Apotheken. Bestellt werden können rezeptfreie wie auch rezeptpflichtige Arzneimittel. Bei der Order rezeptpflichtiger Mittel muss eine ärztliche Verordnung vorgelegt werden. Bezahlt wird über Kreditkarte, Bankeinzug oder Rechnung. Die so bestellten Arzneimittel werden per Post zugestellt. Diese Versandapotheken dürfen nicht gleichgesetzt werden mit dubiosen Versandunternehmen oder Händlern, die auch im Internet ihre Dienste anbieten.
Der Handel mit Arzneimitteln über das Internet außerhalb von Versandapotheken ist zurzeit noch ein weitgehend unkontrollierter Raum. Oft sind die Quellen, aus denen diese Produkte stammen, kaum auszumachen. Die Mittel werden ohne fachliche Überwachung abgegeben; eine qualifizierte Beratung gibt es nicht. Mitunter werden verschreibungspflichtige Medikamente sogar ohne Rezept geliefert. Ein Anspruch auf Haftung für durch Medikamente verursachte Gesundheitsschäden lässt sich kaum durchsetzen, weil die Lieferanten nicht identifizierbar sind. Hersteller und Vertreiber bleiben weitgehend anonym und können morgen wieder aus dem Internet verschwunden sein. Hinzu kommt, dass der Anteil der gefälschten Arzneimittel weltweit ansteigt. Ende 2009 gab die Europäische Union bekannt, dass bei gezielten Zollkontrollen in allen Mitgliedsländern innerhalb von zwei Monaten 34 Millionen gefälschte Tabletten sichergestellt wurden.
Die Probleme sind vielfältig: Die Mittel enthalten nicht den Wirkstoff, der auf der Packung angegeben ist, in ihnen finden sich über den gewünschten Wirkstoff hinaus andere, problematische Substanzen, die Dosierung ist zu hoch oder zu niedrig oder die Wirkstoffe sind von zweifelhafter Qualität.

Mit Rezept, rezeptfrei oder freiverkäuflich

Viele Arzneimittel sind rezeptpflichtig (verschreibungspflichtig). Sie dürfen nur von Ärzten verordnet und nur über Apotheken abgegeben werden. Ob ein Arzneimittel rezeptpflichtig ist, entscheidet ein Expertengremium beim BfArM. Wenn sich ein Mittel jahrelang als sicher erwiesen hat, kann es aus der Rezeptpflicht entlassen werden. Manchmal – wie zum Beispiel bei Diclofenac und Ibuprofen – geschieht das nur für eine niedrige Do-

sierung; in der höheren Dosierung bleibt das Mittel weiterhin verschreibungspflichtig.
Aber auch das Umgekehrte ist möglich: Eine bislang rezeptfreie Substanz kann unter Rezeptpflicht gestellt werden – entweder generell oder nur für eine bestimmte Dosierung und Menge. Ein Beispiel dafür liefert Paracetamol, das Leberschäden hervorrufen kann. Es ist seit 1. April 2009 rezeptpflichtig, wenn alle Tabletten einer Packung zusammengerechnet mehr als 10 Gramm Wirkstoff enthalten.
Neue Wirkstoffe, über die bislang wenig bekannt ist, werden grundsätzlich für zunächst fünf Jahre der Rezeptpflicht unterstellt, auch wenn eng verwandte Wirkstoffe bereits aus der Verschreibungspflicht entlassen wurden.
Nichtrezeptpflichtige Arzneimittel sind, wenn sie von einer entsprechenden Kommission beim BfArM als apothekenpflichtig eingestuft wurden, nur in Apotheken erhältlich. Dieser Status hängt meist davon ab, ob das Mittel bekannte oder denkbare Risiken hat. Auch solche Mittel können von Ärzten verordnet werden – allerdings nicht zulasten der gesetzlichen Krankenversicherungen, es sei denn, es handelt sich um Kinder und Jugendliche bis zum 12. Lebensjahr, Jugendliche mit Entwicklungsstörungen bis zum 18. Lebensjahr oder um definierte Ausnahmen bei Erwachsenen. Möchte ein Arzt jedoch, dass Sie die Behandlung mit einem derartigen Medikament unterstützen, kann er es auf einem »grünen Rezept« notieren. Dieses lösen Sie wie die üblichen Kassenrezepte in der Apotheke ein, müssen die Arzneimittel aber selbst bezahlen.
Freiverkäufliche Mittel enthalten schwach wirksame Bestandteile oder gängige Arzneistoffe in sehr geringer Dosierung, mit denen Beschwerden unbedenklich gelindert werden können, für die weder eine ärztliche Diagnose noch eine Beratung durch Apothekenpersonal für notwendig erachtet wird. Meist handelt es sich um Pflanzenextrakte, Kräutertees, Vitamine oder Mineralstoffe, die nicht bei definierten Krankheiten oder Störungen eingesetzt werden. Sie können auch in Drogerie- und Supermärkten vertrieben werden.

Preise

Den Preis für rezeptfrei erhältliche Arzneimittel und Medizinprodukte kann jede Apotheke frei kalkulieren. Preisvergleiche können sich also durchaus lohnen.
Wird ein nichtrezeptpflichtiges Mittel ausnahmsweise verordnet – siehe »Ausnahmeliste« → Seite 658 –, wird auf den Apothekeneinkaufspreis eine gesetzlich geregelte Apothekenmarge aufgeschlagen.

Aus eigener Tasche

Für Erwachsene und Jugendliche ab dem 12. Lebensjahr dürfen Ärzte zulasten der gesetzlichen Krankenkassen nur verschreibungspflichtige Arzneimittel verordnen. Von dieser Regelung sind 45 Wirkstoffe beziehungsweise Wirkstoffgruppen ausgenommen, die für bestimmte Anwendungsbereiche weiterhin verordnet werden dürfen. Sie sind in einer »Ausnahmeliste« (→ Seite 658) aufgeführt.
Für Kinder bis zum 12. Lebensjahr und Jugendliche mit Entwicklungsstörungen bis zum 18. Lebensjahr dürfen nichtrezeptpflichtige Mittel weiterhin verordnet werden.
Wenn Ärzte ihren Patienten den Namen rezeptfreier Medikamente aufschreiben wollen, zu deren Anwendung sie raten, können sie dies auf dem grünen Rezept tun. In der Apotheke signalisiert das grüne Rezept: Dieses Mittel wird unter ärztlicher Kontrolle eingenommen, aber vom Versicherten selbst bezahlt.

Arzneimittelformen

Wie verlässlich ein Arzneimittel wirkt, wird auch durch die Art beeinflusst, wie es verabreicht wird. Am gebräuchlichsten sind feste oder flüssige Zubereitungen, die geschluckt werden (perorale Anwendung). Bei der Behandlung von Kindern greifen viele Eltern gern zu Zäpfchen (Suppositorien, rektale Anwendung). Ein Medikament direkt in den Körper zu spritzen (Injektion, parenterale Anwendung) bleibt in der Regel Ärzten vorbehalten. Bei diesen drei Anwendungsarten wird das Medikament vom Blutkreislauf aufgenommen und verteilt sich mit dem Blut im ganzen Körper (systemische Anwendung). Es wirkt nicht nur am Ort des Problems, also beispielsweise nicht nur am Zahn, wenn ein Schmerzmittel gegen Zahnschmerzen eingenommen wird, sondern im gesamten Organismus. Auch die unerwünschten Wirkungen bleiben nicht auf den Ort der Anwendung beschränkt. So kann zum Beispiel ein Schmerzmittel, das als Zäpfchen angewendet wird, den Magen schädigen, obwohl das Medikament selbst nicht in den Magen gelangt ist.
Die Wirkung lokal angewendeter Arzneimittel, beispielsweise von Salben oder Augentropfen, ist vornehmlich auf eine Stelle begrenzt. Je nach Wirkstoff und Beschaffenheit der Haut kann aber trotzdem etwas von der Substanz in den Blutkreislauf gelangen und erwünschte und unerwünschte Wirkungen im ganzen Körper entfalten.

Allerdings fallen diese Nebenwirkungen meist weniger stark aus.
Pflaster, die auf die Haut geklebt werden, können je nach Sorte im gesamten Körper oder lokal wirken. Manche Pflaster sind so beschaffen, dass sich der Wirkstoff über das Blut im ganzen Körper verteilt. Zu diesen gehören beispielsweise Nikotinpflaster, wie sie zur Raucherentwöhnung eingesetzt werden. Andere sollen vornehmlich an dem Ort wirken, an dem sie aufgeklebt werden. Zu diesen gehören die sogenannten Rheumapflaster.
Nachfolgend die Charakteristika einiger Arzneiformen:

- Dragees, Tabletten, Kapseln enthalten die Menge Arzneistoff, die üblicherweise als Einzeldosis eingenommen werden soll.
- Retardprodukte sind so aufgebaut, dass im Körper über längere Zeit kontinuierlich eine bestimmte Menge Arzneistoff zur Wirkung kommt, obwohl man das Produkt nur ein- oder zweimal am Tag schluckt. Um diese lange Wirkdauer zu erreichen, gibt es eine Vielzahl verschiedener Techniken. Der Nachteil von Retardprodukten ist, dass man bei arzneimittelbedingten Problemen die Wirkung nicht so schnell stoppen kann.
- Brausetabletten oder -granulat lösen sich in Wasser rasch auf. Sie wirken etwas schneller als Tabletten und sind meist besser verträglich, weil der Wirkstoff bereits gelöst und mit viel Wasser im Magen ankommt.
- Lutschtabletten sollen eine möglichst anhaltende Einwirkung des Arzneistoffs auf die Mund- und Rachenschleimhaut gewährleisten. Darum sollen diese Tabletten nicht aktiv gelutscht werden, sondern langsam im Mund zergehen.
- Säfte schmecken durch den Zusatz von Süßungsmitteln süß. Darum werden sie Kindern besonders gern gegeben. Doch Achtung: Säfte können Alkohol enthalten. Um das Medikament exakt dosieren zu können, liegt den meisten Produkten ein Messlöffel oder -becher bei. Dieser sollte unbedingt benutzt werden, denn die im Haushalt vorhandenen Tee- oder Esslöffel fassen unterschiedliche Mengen. Der Messlöffel oder -becher sollte immer bei dem Medikament, für das er gedacht ist, bleiben. Verschiedene Präparate können unterschiedliche Messgefäße haben, die auch unterschiedliche Mengen aufnehmen. Bei einer Verwechslung kann es leicht zu Unter- oder Überdosierungen kommen.
- Suspensionen enthalten den Wirkstoff mit Flüssigkeit gemischt, aber nicht in ihr gelöst. Bei einer Suspension zum Einnehmen lässt sich der Wirkstoff nur dann einigermaßen exakt dosieren, wenn der Bodensatz, der den Wirkstoff enthält, vor dem Abmessen der Arzneimenge jedes Mal gut aufgeschüttelt wird.
- Tropfen enthalten die Arzneistoffe gelöst, meist in Wasser oder Alkohol. Ihre Wirkung setzt rasch ein. Tropfen kann man zwar individuell dosieren, aber kaum exakt. Wer Alkohol meiden muss oder will, sollte auf den Alkoholgehalt achten.
- Arzneipflaster zur Anwendung von hochwirksamen Arzneistoffen im gesamten Körper, zum Beispiel von Nikotin bei der Raucherentwöhnung, sind komplex aufgebaute Zubereitungsformen. Dieser Aufbau garantiert, dass von dem Wirkstoff kontinuierlich eine festgelegte Menge abgegeben wird, die Haut durchdringt und in den Blutkreislauf gelangt. Von diesen Pflastern gibt es im Wesentlichen zwei Arten: TTS-Membranpflaster und Matrixpflaster. TTS ist die Abkürzung für Transdermale Therapeutische Systeme. Diese Pflaster dürfen nur so angewendet werden, wie es der Beipackzettel angibt. TTS-Membranpflaster beispielsweise verlieren an Wirksamkeit, wenn sie durchgeschnitten werden.
- Tees werden aus getrockneten Pflanzenteilen (sortenrein oder als Mischungen) mit Wasser zubereitet. Es gibt sie lose als Blättertee, in Filterbeutel abgepackt und als lösliche Tees. Pulvertee besteht aus gefriergetrockneten Pflanzenextrakten mit genau bemessenem Wirkstoffgehalt. Pulvertee kann im Kontakt mit Feuchtigkeit leicht klumpen. Seine Wirksamkeit beeinträchtigt das nicht. Vielmehr stellen gefriergetrocknete Pulvertees eine besonders empfehlenswerte Teezubereitung dar. Bei Granulattees werden die Pflanzenextrakte auf ein Trägermaterial aufgebracht. Diese Tees können sehr viel Zucker und/oder Eiweiß enthalten.
- Zäpfchen enthalten den Wirkstoff meist in eine Fettmasse eingearbeitet, die bei Körpertemperatur schmilzt. Sie sollen entweder direkt am Ort wirken, wie beispielsweise Hämorrhoidenmittel, oder ihr Arzneistoff soll sich auf dem Blutweg im ganzen Körper verteilen. Zäpfchen können hilfreich sein, wenn jemand nicht schlucken kann oder bei heftigem Erbrechen das Medikament nicht ins Blut aufgenommen werden kann. Allerdings treten die Wirkstoffe aus der Zäpfchenmasse und über den Darm nicht sicher und nicht komplett ins Blut über, sodass die Wirkung unsicher werden kann. Besonders bei Kindern kann das Einführen eines Zäpfchens Stuhlgang auslösen. Dann ist noch unsicherer, wie viel von dem Wirkstoff ins Blut gelangt. Wenn Zäpfchen vor der Anwendung schmelzen und dann wieder fest werden, kann es sein, dass sie sich nach dem Einführen deutlich schlechter auflösen und ihre Wirkung noch unsicherer wird.
- Salben bestehen aus Fettstoffen und können viel oder wenig Wasser enthalten. Sie können so aufgebaut sein, dass sie nicht in die Haut einziehen und oberflächlich wirken, oder sie können den eingearbeiteten Wirkstoff bis in tiefere Hautschichten transportieren, sodass er in den Blutkreislauf aufgenommen werden kann. Eine Sal-

be, die einen Fettfilm bildet, reduziert die Feuchtigkeitsabgabe der Haut. Sie eignet sich, um trockene Haut zu pflegen.

- Pasten sind Salben mit mehr als 10 Prozent Feststoffen. Sie sind recht zäh und sollen die Haut abdecken. Ein wunder Babypo kann zum Beispiel mit einer Zinkpaste geschützt werden.
- Cremes enthalten relativ viel Wasser. Abhängig davon, wie die Creme aufgebaut ist, haftet sie gut auf der Haut und pflegt sie, oder sie lässt sich leicht und ohne zu fetten auftragen, kühlt dabei ein wenig, weil ein Teil des in ihr enthaltenen Wassers auf der Haut verdunstet, trocknet aber die Haut aus. Aufgrund des hohen Wassergehalts können sich Bakterien in Cremes gut vermehren. Um das zu verhindern, enthalten die meisten Cremes Konservierungsmittel.
- Lotionen sind Cremes mit sehr großem Wasseranteil. Weil sie so dünnflüssig sind, lassen sie sich besonders auf größeren Hautflächen leicht verteilen. Auch sie enthalten meist Konservierungsmittel.
- Gele sind Flüssigkeiten, die mit Hilfsmitteln in eine halbfeste Form (Gelee) überführt worden sind. Sie sind in der Regel fettfrei und können mit Wasser leicht abgewaschen werden. Die auf der Haut verdunstende Flüssigkeit kühlt; dieser Effekt lässt sich noch steigern, wenn das Gel Alkohol enthält. Ein Gel entzieht der Haut Feuchtigkeit und wirkt so abschwellend. Gele können so aufgebaut sein, dass die eingearbeiteten Arzneistoffe recht tief in die Haut eindringen.
- Pflaster zur lokalen Anwendung, zum Beispiel bei Rheuma, enthalten den Wirkstoff in einer Klebemasse. Aus dieser wird er kontinuierlich an die Haut abgegeben.

Umgang mit Arzneimitteln

Haltbarkeit

Arzneimittel sind nur begrenzt haltbar. Darum ist auf dem Behältnis und der Verpackung aller Medikamente das Datum aufgedruckt, bis wann das ungeöffnete Mittel verwendbar ist. Wie lange ein flüssiges Arzneimittel nach Anbruch noch angewendet werden darf, ist in der Packungsbeilage beschrieben.

Im Allgemeinen ist zwar davon auszugehen, dass sich Arzneistoffe nicht mit der Zeit in gesundheitsschädliche Produkte verwandeln, doch sie können an Wirkung verlieren. Flüssigkeiten können außerdem verderben, Salben und Cremes können ranzig werden oder sich in ihre Bestandteile auftrennen. Ist das Verfalldatum überschritten, sollten Sie das Präparat besser nicht mehr verwenden. Für die Eigenschaften des Mittels ist der Hersteller danach nicht mehr verantwortlich.

Unabhängig vom Verfalldatum sollten Sie ein Arzneimittel vor der Anwendung anschauen und es aussortieren, wenn Sie eines der folgenden Zeichen bemerken:

- Tabletten haben dunkle Flecken bekommen.
- Dragees sind nicht mehr gleichmäßig gefärbt oder rissig.
- In einer eigentlich klaren Flüssigkeit schweben Flocken oder es hat sich etwas am Boden abgesetzt.
- Salben oder Cremes sind eingetrocknet oder haben sich verflüssigt.
- Zäpfchen haben glitzernde, kristalline Auflagerungen.

Aufbewahrung

Arzneimittel sollen kühl, dunkel und trocken aufbewahrt werden, manche Arzneimittel gehören sogar in den Kühlschrank. Der geeignete Platz für einen Arzneimittelschrank ist das Schlafzimmer oder ein ungeheizter Nebenraum der Wohnung. Im Badezimmer oder in der Küche kann es zu feucht und zu warm werden; beides setzt Medikamenten zu.

In einem Haushalt mit Kindern sollte der Medikamentenschrank abschließbar sein. Das gilt auch dort, wo Kinder ab und zu einmal zu Besuch sind.

Die kindersichere Aufbewahrung wird häufig vernachlässigt, wenn die Mittel gerade in Gebrauch sind, um ein krankes Kind zu kurieren. Da liegen dann Zäpfchen griffbereit in der Nachttischschublade und die Dose mit dem Einreibemittel bei Erkältungen steht neben dem Bett. Das kann gefährlich werden. Eine glitzernde Aluverpackung von Zäpfchen weckt vielleicht die Neugier des Kindes; viele Erkältungssalben enthalten Menthol, das bei Kindern einen Stimmritzenkrampf auslösen kann, wenn es um die Nase herum aufgetragen wird.

Wenn ein Kind versehentlich Medikamente geschluckt hat, wenden Sie sich am besten an die regionalen Giftinformationszentralen. Die Telefonnummer finden Sie im regionalen Telefonbuch; im Internet erhalten Sie die Angabe, indem Sie als Suchbegriff »Giftinformationszentren« eingeben.

Medikamentenreste sollten unbedingt mitsamt der Gebrauchsinformation in der Verpackung aufbewahrt werden, damit Sie später nachschauen können, wofür sich die Mittel eignen und wie sie richtig dosiert werden. Am besten notieren Sie auf der Verpackung, für wen das Mittel gedacht war. Halten Sie auch das Anbruchdatum fest, da manche Arzneimittel nach dem Öffnen nur noch begrenzte Zeit anwendbar sind. Dies gilt insbesondere für Tropfen und Saftzubereitungen.

Den Verschluss von Flaschen mit Tropfen und Saft sollten Sie immer gut zudrehen. Wenn Flüssigkeit verdunstet, wird die Lösung konzentrierter und enthält bei der üblichen Dosierung mehr Wirkstoff als sonst.

Entsorgung

Medikamente, die entsorgt werden sollen, bringen Sie am besten in eine Apotheke, die bereit ist, Altarzneimittel anzunehmen und sie ordnungsgemäß zu beseitigen. Meistens entstehen Ihnen dafür keine Kosten.
In haushaltsüblichen Mengen dürfen Arzneimittel auch mit dem Hausmüll entsorgt werden. Dazu geben Sie sie in Zeitungspapier eingewickelt in den Restmüll. Geht der Müll in eine Verbrennungsanlage, werden unbrauchbare Arzneimittel auf umweltverträgliche Art beseitigt.
Über die Kanalisation sollten Sie Arzneimittel nicht entsorgen, weil sie dann das Grundwasser belasten können. Quecksilberhaltige Fieberthermometer sollten Sie bei einer Sammelstelle für Sonderabfälle abgeben. Seit April 2009 können Sie im Bereich der EU solche Thermometer nicht mehr kaufen.

Methodisches Vorgehen

Auswahl der beschriebenen Mittel

Die Stiftung Warentest hat durch ein im Arzneimittelbereich tätiges Marktforschungsunternehmen Menge und Art der zwischen Juli 2009 und Juni 2010 rezeptfrei verkauften Produkte ermitteln lassen. Ein Expertenkreis, der der Stiftung Warentest beratend zur Seite steht, benannte 81 Produktgruppen, die in der Selbstmedikation erfahrungsgemäß eine große Rolle spielen. Für diese Gruppen wurden die 25 am häufigsten verkauften Produkte festgestellt. In die Auswertung wurden neben Arzneimitteln auch Medizinprodukte und andere Gesundheitsmittel aufgenommen, wenn sie in der jeweiligen Produktgruppe eine relativ große Bedeutung haben.
Aus dieser Auswahl wurden die Produkte besprochen und bewertet, die innerhalb ihrer Gruppe einen mindestens 1-prozentigen Marktanteil an den Packungsverkäufen hatten.
Darüber hinaus finden sich die Präparate, die in der zuletzt erschienenen Auflage des HANDBUCHS REZEPTFREIE MEDIKAMENTE bereits bewertet wurden und weiterhin auf dem Markt sind, auch in dieser Ausgabe.
Von den aufgeführten Produkten wurden alle Zubereitungsformen, also Tabletten, Salbe, Tropfen und so weiter in die Bewertung aufgenommen. Das ist notwendig, weil sie zum Teil unterschiedliche Anwendungsgebiete beanspruchen. Darüber hinaus kann es sein, dass beispielsweise alkoholhaltige Tropfen anders beurteilt werden als die Dragees des namensgleichen Präparats. Oder es können Augentropfen einmal mit, einmal ohne Konservierungsstoffe im Handel sein, was sich dann auf die Bewertung auswirkt.
Das Buch enthält auch Informationen zu Vitaminen, Mineralstoffen und Spurenelementen. Da diese Präparate für verschiedene Zwecke eingesetzt werden, werden hier keine Markennamen genannt, und es wird auch keine anwendungsbezogene Bewertung abgegeben.
Drei Gruppen von Präparaten, die in der Marktauswahl mit erscheinen, sind nicht besprochen worden. Näheres dazu lesen Sie unter »Anthroposophische Arzneimittel« (→ Seite 21), »Homöopathische Arzneimittel« (→ Seite 20) und »Traditionell angewendete Mittel« (→ Seite 20).
Mittel, die bis zum 1. Juni 2011 aus dem Handel gezogen wurden, finden sich in dieser Ausgabe nicht mehr.

Grundlagen der Bewertung

Bewertet werden Arzneimittel und Medizinprodukte in arzneimitteltypischen Darreichungsformen. Letztere werden aus Gründen der besseren Lesbarkeit im Folgenden kurz als »Medizinprodukte« bezeichnet. Basis dieser Bewertung ist die veröffentlichte wissenschaftliche Fachliteratur. Hierzu gehören allgemein anerkannte und aktuelle klinisch-pharmakologische und medizinisch-therapeutische Standardwerke, die Auskunft geben über Anwendungsbereiche und Dosierungsempfehlungen sowie Hinweise, die zur Bewertung der jeweiligen Wirkstoffe und einzelner Arzneimittel notwendig sind.
Gleichrangig zur Standardliteratur wurden veröffentlichte und geeignete klinische Studien ausgewertet (kapitelweise zwischen April 2010 und April 2011), um die Aktualität der Bewertung sicherzustellen. Diese Primärliteratur wurde aber nur dann herangezogen, wenn die Studien in anerkannten medizinischen Zeitschriften veröffentlicht wurden, in denen vor der Veröffentlichung ein Expertengremium (Review Board) die Qualität der Publikation geprüft hat.
Die Eignung der jeweiligen Arzneimittel und Medizinprodukte wurde für die Anwendungsbereiche bewertet, die der Hersteller für sein Produkt beansprucht. Die Bewertung wurde auch mit Blick auf die übrigen in dem jeweiligen Anwendungsbereich angebotenen Arzneimittel vorgenommen sowie daraufhin, ob in dem Anwendungsbereich die Therapie mit einem Arzneimittel oder Medizinprodukt überhaupt sinnvoll und notwendig ist.
Die Produktangaben der besprochenen Mittel stammen aus folgenden Quellen und wurden in der genannten Reihenfolge herangezogen:

- AMInfo DVD-Rote Liste®/FachInfo, in der zum Zeitpunkt der Erfassung aktuellen Ausgabe

- Fachinformation oder Beipackzettel von der Internetseite des pharmazeutischen Herstellers
- Zum Zeitpunkt der Erfassung über eine öffentliche Apotheke bezogene Packungsbeilage des Produkts.

Wirkung und Wirksamkeit

Die pharmakologische Wirkung eines Medikaments beziehungsweise die physikalischen Wirkungen eines Medizinprodukts und deren therapeutische Wirksamkeit sind nicht das Gleiche. Die pharmakologische Wirkung beschreibt, wie das Mittel Körperfunktionen beeinflusst: Es hemmt zum Beispiel ein Enzym, blockiert bestimmte Bindungsstellen oder behindert die Blutgerinnung. Dieses lässt sich biochemisch messen und nachweisen. Die physikalische Wirkung eines Medizinprodukts beschreibt, welche Effekte das Mittel in einer Versuchsanordnung gehabt hat, beispielsweise im Labor. So wurde etwa festgestellt, dass bestimmte Moleküle an der Oberfläche des Medizinprodukts haften bleiben oder dass das Medizinprodukt in kleinste Öffnungen eindringen kann. Die klinische oder therapeutische Wirksamkeit gibt an, was sich bei den Anwendern konkret verbessert. Medikamente können beispielsweise die Krankheitsdauer verkürzen oder verhindern, dass eine Krankheit überhaupt auftritt. Das gilt auch für Medizinprodukte, die wie Arzneimittel eingesetzt werden.

Nachweis der therapeutischen Wirksamkeit

Ein wichtiges Kriterium bei der Bewertung von Medikamenten nach den Grundsätzen der Stiftung Warentest ist der Nachweis der therapeutischen Wirksamkeit, der für synthetische Arzneimittel ebenso gefordert wird wie für Pflanzenmittel und Medizinprodukte. Darüber hinaus müssen die Risiken und Wechselwirkungen der Produkte bekannt sein. Ist das nicht oder noch nicht ausreichend der Fall, schlägt sich das in der Bewertung nieder.
Die therapeutischen Wirksamkeit gilt für die Gutachterinnen und Gutachter der Stiftung Warentest nur dann als erbracht, wenn mehrere Institutionen unabhängig voneinander unter wissenschaftlich anerkannten und reproduzierbaren Bedingungen in kontrollierten Studien zu vergleichbar positiven Ergebnissen gelangt sind. Bei der Bewertung der Mittel werden auch die Gutachten des Instituts für Qualität und Wirtschaftlichkeit im Gesundheitswesen (IQWiG) berücksichtigt. Klinische Studien, die von den Gutachterinnen und Gutachtern für die Bewertung herangezogen werden, müssen

- prospektiv
- randomisiert
- kontrolliert
- mit vorab definierten und der Fragestellung angemessenen Endpunkten sowie
- mit einer angemessenen statistischen Auswertung versehen sein.

Dabei bedeutet prospektiv, dass die Studien als Verlaufsstudien »in die Zukunft« ausgerichtet und geplant sind. In diesen Studien werden die Auswirkungen eines Arzneimittels auf die Behandelten direkt beobachtet und begleitend dokumentiert. Randomisiert bedeutet, dass die Studienteilnehmer den Behandlungsgruppen nach dem Zufallsprinzip zugeteilt wurden. Weder Arzt noch Teilnehmer bestimmen also darüber, wer während der Studie welche Behandlung bekommt. Als kontrolliert gelten Studien, in denen eine Patientengruppe das neu zu prüfende Arzneimittel beziehungsweise Medizinprodukt (Verum) erhält und weitere Patientengruppen ein bereits lange in seinem Nutzen bestätigtes, gleichartig wirksames (Standard) oder ein wirkstofffreies Mittel (Placebo). Aus den Unterschieden in den therapeutischen Effekten – sowohl bezüglich der erwünschten als auch der unerwünschten Wirkungen – können dann die therapeutische Wirksamkeit und gegebenenfalls auch der Stellenwert des geprüften Mittels bei der Therapie der jeweiligen Krankheit insgesamt bestimmt werden. Prüfungen ohne Kontrollgruppe können zum Nachweis einer therapeutischen Wirksamkeit nicht anerkannt werden. Ausgenommen sind davon lediglich Krebstherapien, bei denen sich eine Behandlung im Vergleich zu einer Scheinbehandlung aus ethischen Gründen verbietet. Eine besonders sichere Basis zur Bewertung bieten Doppelblindstudien, in denen über den gesamten Studienzeitraum weder den Ärzten noch den Studienteilnehmern bekannt ist, mit welchem Medikament ein Patient behandelt wird.
Die untersuchte Fragestellung muss klinisch und therapeutisch relevant und vorab definiert sein. Effekte, die sich nachträglich zeigen, können nicht als nachgewiesen gelten, wenn nicht von Beginn an geplant war, dieser Frage in dieser Studie nachzugehen. Außerdem müssen die untersuchten Endpunkte der Fragestellung angemessen sein. Bei einer Studie zu einem blutdrucksenkenden Mittel sind sinnvolle Endpunkte beispielsweise die Fragen, ob das Mittel Folgeerkrankungen des hohen Blutdrucks wie Herzinfarkt und Schlaganfall verhindern kann und ob die Behandlung das Risiko verringert, im Studienzeitraum zu versterben.
Für die statistische Auswertung gibt es internationale Übereinkünfte. Danach kann ein Wirksamkeitsnachweis nur als erbracht gelten, wenn aufgrund der Statistik die Irrtumswahrscheinlichkeit für das Ergebnis unter 5 Prozent liegt. Dabei ist die klinische Relevanz höher zu bewerten als die alleinige statistische Signifikanz. Deshalb reichen auch statistisch gesicherte Ergebnisse von Effekten, deren medizinisch-therapeutischer Nutzen umstritten ist, zum Nachweis einer therapeutischen Wirksamkeit nicht aus.

Doppelblindstudie und Placeboeffekt

Die therapeutische Wirksamkeit eines Arzneimittels beziehungsweise eines Medizinprodukts wird in Doppelblindstudien geprüft. Dabei werden die Testpersonen nach dem Zufallsprinzip auf zwei Gruppen verteilt. Die einen erhalten den zu prüfenden Arzneistoff beziehungsweise das zu prüfende Medizinprodukt, die anderen bekommen ein Mittel, das sich äußerlich von dem Medikament beziehungsweise Medizinprodukt nicht unterscheidet, aber keinen Wirkstoff beziehungsweise wirksamen Bestandteil enthält – ein Scheinmittel (Placebo). Weder Patienten noch Ärzte wissen, wer das richtige und wer das Scheinmittel erhält. Alles andere jedoch, was zur Behandlung dazugehört, ist bei beiden Gruppen gleich: zum Beispiel die Art der Betreuung durch die Ärzte und die Zeit, die sie für die Behandlung aufwenden. Erst wenn die Effekte der Therapie ermittelt und dokumentiert sind, wird aufgedeckt, wer den Arzneistoff/das Medizinprodukt und wer das Scheinmittel bekam.

Mit dieser Vorgehensweise soll geklärt werden, welcher Anteil der beschriebenen Effekte wirklich dem Arzneimittel/ Medizinprodukt zuzuschreiben ist und welcher auf dem gesamten Prozess des Behandelns beruht. Schließlich kann bereits das Gefühl, behandelt zu werden, Beschwerden lindern, und die Hoffnung, dass nun alles besser wird, kann die Heilung vorantreiben. All dies gehört zum Placeboeffekt dazu. Das Ausmaß des Placeboeffekts schwankt je nach Art der Krankheit und Anordnung der Studie zwischen 20 und 70 Prozent. Das bedeutet, dass die Behandlung die Krankheit bei 20 bis 70 von 100 Patienten bessert, ohne dass das auf die spezifische Wirkung des Medikaments/Medizinprodukts zurückgeht.

Besondere Anforderungen an Kombinationspräparate

In Kombinationspräparaten liegen mehrere Wirkstoffe in einem bestimmten festgelegten Mischungsverhältnis vor. Das ist gegenüber Arzneimitteln mit nur einem Wirkstoff nur selten von Vorteil, denn in der Regel müssen die Wirkstoffe individuell dosiert werden. Für die Bewertung solcher festgelegten Kombinationen muss daher zunächst die Zweckmäßigkeit der Mischung der einzelnen Komponenten beurteilt werden. Fällt diese nicht positiv aus, erübrigt sich ein Wirksamkeitsnachweis, da die jeweilige Kombination grundsätzlich nicht als sinnvolles Arzneimittel anerkannt werden kann, gleich, in welchem Anwendungsbereich.

Für die Bewertung von festen Kombinationen haben sich international als Standard die sogenannten Crout-Kriterien bewährt. J. R. Crout war in den 1970er-Jahren Direktor der US-amerikanischen Zulassungsbehörde Food and Drug Administration. Die Crout-Kriterien tragen den Erfordernissen der praktischen Anwendung von Arzneimitteln Rechnung. Sie werden der Forderung nach Unbedenklichkeit und Sicherheit von Arzneimitteln ebenso gerecht wie dem Problem des Missbrauchs und möglichen Vorteilen im Hinblick auf die richtige Anwendung (Compliance, Adherence).

Wenn zum Beispiel mehrere Wirkstoffe nebeneinander eingesetzt werden müssen, kann es einfacher sein, sie in einem Kombinationspräparat einzunehmen. Daher ist es auch keineswegs die Absicht der Crout-Kriterien, jegliche Anwendung von Kombinationspräparaten zu verhindern. Vielmehr gibt es Indikationsbereiche, in denen sie wichtig und sinnvoll sind, zum Beispiel bei hohem Blutdruck, zur Empfängnisverhütung und bei starken Schmerzen.

Nach den Crout-Kriterien gelten Kombinationspräparate als sinnvoll, wenn nachgewiesen ist, dass

- jeder einzelne Inhaltsstoff in Bezug auf das beanspruchte Anwendungsgebiet therapeutisch wirksam ist und
- die Dosierung jedes einzelnen Inhaltsstoffs im Hinblick auf Höchstdosierung, Anwendungshäufigkeit und -dauer so bemessen ist, dass eine nennenswerte Patientenanzahl einer solchen festgelegten Kombination bedarf und sie wirksam und unbedenklich (im Sinne des Verhältnisses von Nutzen zu Risiko) ist und
- die zugefügten Inhaltsstoffe die Wirksamkeit und/oder Unbedenklichkeit des Hauptinhaltsstoffs erhöhen oder die Möglichkeit des Missbrauchs des Hauptinhaltsstoffs verringern oder
- die fixe Kombination von Inhaltsstoffen einen größeren therapeutischen Effekt hervorruft oder größere Unbedenklichkeit bietet als jeder einzelne Inhaltsstoff für sich.

Diese Aspekte sind im deutschen Arzneimittelgesetz berücksichtigt. Es fordert für Arzneimittel, die mehr als einen arzneilich wirksamen Bestandteil enthalten, eine ausreichende Begründung dafür, dass jeder dieser Bestandteile einen Beitrag zur positiven Beurteilung leistet. Die Gutachterinnen und Gutachter der Stiftung Warentest haben die Crout-Kriterien angewendet, um Kombinationspräparate auf ihre zweckmäßige Zusammensetzung hin zu prüfen. Erst bei einem positiven Ergebnis dieser Prüfung kommt die möglicherweise nachgewiesene therapeutische Wirksamkeit des Mittels für die Behandlung zum Tragen. Ein Beispiel: Dass eine Kombination aus zwei Schmerzwirkstoffen schmerzdämpfend wirkt, ist zu erwarten. Aber die Frage, ob es sinnvoll ist, diese Substanzen miteinander zu kombinieren, muss mit Hilfe der Crout-Kriterien geprüft werden. Die Antwort spiegelt sich in den Bewertungen der einzelnen Kombinationspräparate wider.

Diese Kriterien gelten aus Sicht der Stiftung Warentest für Präparate mit chemisch-synthetischen Wirkstoffen und für Präparate mit Pflanzenextrakten gleichermaßen. Vor allem, wenn für einzelne Komponenten Negativbewertungen vorliegen, müssen vergleichende klinische Studien nachweisen, dass die Kombination mit der negativ bewerteten Komponente ein therapeutisch besseres Ergebnis erzielt als eine Kombination ohne sie. Nur dann kann ein therapeutischer Wert der Kombination möglicherweise anerkannt werden.

Die Crout-Kriterien wurden für Arzneimittel mit verschiedenen Wirkstoffen und unterschiedlichen pharmakologischen Eigenschaften entwickelt. Da aber bei Medizinprodukten, die wie Arzneimittel angewendet werden, vornehmlich von einer physikalischen Wirkung auszugehen ist, müssen die Crout-Kriterien für die Bewertung bei Medizinprodukten angepasst werden. Finden sich in der Produktinformation eines Medizinprodukts Aussagen zu verschiedenen wirksamen Bestandteilen, werden die Crout-Kriterien wie oben beschrieben angewendet. Wenn in der Produktinformation eines Medizinprodukts verschiedene Inhaltsstoffe genannt werden, die wirksamen Bestandteile aber nicht klar benannt sind, geht die Stiftung Warentest von einer Kombination aus. Wenn es sich um eine Kombination aus unbedenklichen Einzelkomponenten handelt, müssen mehrere Institutionen unabhängig voneinander unter wissenschaftlich anerkannten und reproduzierbaren Bedingungen in kontrollierten Studien – wie unter »Nachweis der therapeutischen Wirksamkeit« (→ Seite 28) beschrieben – zu gleichartigen Ergebnissen gelangt sein. Wenn die Kombination aber einen oder mehrere Bestandteile enthält, für den oder die Probleme bei der Wirksamkeit oder Verträglichkeit bekannt sind, muss hierfür gemäß den Crout-Kriterien ein eigener Nutzen nachgewiesen werden.

Unterschiede zu anderen Beurteilungen

Es ist denkbar, dass mit anderen Methoden, anderen Prüfkriterien oder aufgrund der Beschränkung auf die Zulassungsanforderungen des Arzneimittel- oder Medizinproduktegesetzes andere Beurteilungen zustande kommen als die der Stiftung Warentest. Dies kann sich auch auf die Arbeit des Bundesinstituts für Arzneimittel und Medizinprodukte beziehen, das unter Betrachtung der Daten zu Einzelarzneimitteln Zulassungsentscheidungen trifft beziehungsweise den Marktzugang von Medizinprodukten regelt.

Damit geht die Bewertung der Stiftung Warentest über die Entscheidungen des BfArM hinaus. Das BfArM berücksichtigt bei der Zulassung eines Arzneimittels vor allem den Nachweis von Wirksamkeit, Unbedenklichkeit und pharmazeutischer Qualität sowie gegebenenfalls die Zweckmäßigkeit einer Kombination. Medizinprodukte dürfen in Verkehr gebracht werden, wenn grundlegende Voraussetzungen erfüllt sind und sie mit einer CE-Kennzeichnung versehen sind. Die Zulassungsbehörde darf weder prüfen, ob neue Mittel in Relation zum bereits vorhandenen Markt aus therapeutischen Gründen erforderlich sind (Verbot der Bedürfnisprüfung), noch welchen Rang sie unter den Alternativen einnehmen.

Für eine adäquate Verbraucherinformation müssen die Bewertungen der Stiftung Warentest manchmal strenger gefasst werden, als sie sich aus den Informationen des BfArM ableiten lassen. Im Vordergrund steht für die Stiftung Warentest die Beschreibung des zu erwartenden Nutzens einzelner Arzneimittel in Bezug auf den Gesamtmarkt. Damit können die Verbraucherinnen und Verbraucher besser beurteilen, welche der angebotenen Arzneimittel und Medizinprodukte in bestimmten Anwendungsbereichen am besten geeignet sind und welchen möglichen therapeutischen Nutzen sie im Vergleich zu anderen Präparaten haben. Gleichfalls geht es häufig um die grundsätzliche Frage, ob eine medikamentöse Behandlung überhaupt erforderlich ist.

Für bestimmte Arzneimittelgruppen lässt die hier beschriebene Methodik eine positive Bewertung kaum zu. Ein Beispiel sind viele Pflanzenmittel, für die nur vereinzeltes Erfahrungswissen und andere kaum nachprüfbare Therapieberichte vorliegen, die zudem in Zeitschriften unterschiedlicher Qualität veröffentlicht worden sind.

Bezug der Bewertung auf das Anwendungsgebiet

Alle Produkte werden grundsätzlich nur für Anwendungsgebiete bewertet, für die sie laut Herstellerangaben eingesetzt werden sollen. Wenn ein Präparat mehrere Anwendungsgebiete aufführt, kann es allerdings sein, dass nicht alle diese Indikationen berücksichtigt werden.

Im Idealfall sind die Bezeichnung der Krankheit oder Störung, die der Hersteller in der Packungsbeilage angibt, und die, unter der der Wirkstoff hier abgehandelt wird, identisch. Häufig sind die Verhältnisse aber weniger eindeutig. Viele Hersteller fassen die Indikationsansprüche für ihre Produkte sehr viel weiter, als dies die Anwendungsgebiete dieses Buches zulassen. Wenn in der Fachinformation einer Salbe mit Heparin steht »Zur unterstützenden Behandlung bei akuten Schwellungszuständen nach stumpfen Traumen (zum Beispiel Zerrung, Prellung, Quetschung, Bluterguss, Verstauchung), oberflächlicher Venenentzündung, sofern diese nicht durch Kompression behandelt werden kann«, wird dieses Mittel sowohl im Abschnitt »Bewegungssystem« bei »Prellung, Zerrung, Verstauchung« als auch im Abschnitt »Herz und Kreislauf« bei »Venenerkrankungen« besprochen und dafür bewertet. Nennt ein heparinhaltiges Produkt aber darüber hinaus noch Frostschäden (z. B. »Frostbeulen«) als Anwendungsgebiet, bleibt das unberücksichtigt, weil dieses Krankheitsbild nicht beschrieben wird.

Bei einer Reihe von älteren Präparaten verwenden die Hersteller für die Anwendungsbereiche auch Umschreibungen und viele unterschiedliche Bezeichnungen. Diese wurden im Buch unter einer verständlichen Überschrift zusammengefasst. Für neuere Präparate, bei denen der Hersteller bekanntgeben und belegen muss, für welche Anwendungsgebiete er das Mittel in den Handel bringen will, sind diese in der Packungsbeilage explizit genannt.

Nun geben aber bei Weitem nicht alle Hersteller für einen bestimmten Wirkstoff die gleichen Indikationen an. Manche Hersteller entscheiden sich, die Anwendungsgebiete ihres Produkts neu zu formulieren. Dann können Präparate im Handel sein, die zwar den gleichen Wirkstoff enthalten, dafür aber unterschiedliche Indikationen angeben. Möglicherweise werden diese Mittel dann aufgrund dieser Differenz unterschiedlich bewertet.

Die Bewertung

Die Stiftung Warentest hat mit Unterstützung ausgewiesener Fachleute alle aufgeführten Medikamente und Medizinprodukte bewertet. Dabei wurden bei Arzneimitteln nur jene Inhaltsstoffe berücksichtigt, die der Hersteller als »arzneilich wirksame Bestandteile« angibt. Hilfsstoffe, die zum Beispiel notwendig sind, um Tabletten herzustellen, gingen in die Bewertung nicht mit ein. Von dieser Regel gibt es eine Ausnahme: Augen- und Nasentropfen sind häufig mit Konservierungsmitteln versetzt. Diese können an den Schleimhäuten von Augen und Nase unerwünschte Wirkungen auslösen oder die Schleimhaut schädigen. Daher wurden »geeignete« Augentropfen um eine Stufe auf »auch geeignet« abgewertet, wenn sie Konservierungsmittel enthalten. Das Gleiche gilt für Nasentropfen und -sprays, die den Konservierungsstoff Benzalkoniumchlorid enthalten – zumal fast immer vergleichbare Produkte ohne Konservierungsmittel zur Verfügung stehen.

Bei der Kennzeichnung von Medizinprodukten fordert der Gesetzgeber keine Auftrennung der enthaltenen Substanzen in Wirk- und Hilfsstoffe. Wenn sich in der Produktinformation eines Medizinprodukts keine Aussage zum wirksamen Bestandteil findet, wird bei der Bewertung von einer Kombination ausgegangen.

Die Bewertung beruht auf vier Stufen

Geeignet für die Behandlung des jeweiligen Krankheitsbilds sind Mittel, deren therapeutische Wirksamkeit bei der betreffenden Indikation ausreichend nachgewiesen ist, die ein positives Nutzen-Risiko-Verhältnis und einen hohen Erprobungsgrad aufweisen. Der therapeutische Nutzen dieser Mittel wird als hoch angesehen, sie gehören bei dieser Indikation zu den Standardtherapeutika, soweit solche definiert werden können. Geeignet sind auch Mittel mit mehr als einem Wirkstoff, wenn sich die Wirkstoffe sinnvoll ergänzen. Medizinprodukte, bei denen von einer Kombination ausgegangen werden muss, sind geeignet, wenn für die Verträglichkeit der Einzelbestandteile und die therapeutische Wirksamkeit der Kombination ausreichende Belege vorliegen.

Auch geeignet sind Mittel, deren therapeutische Wirksamkeit ebenfalls nachgewiesen ist, die aber noch nicht so lange erprobt sind wie die als »geeignet« bewerteten. In diese Kategorie fallen vor allem neue und weniger gut untersuchte Wirkstoffe aus bereits bekannten Wirkstoffgruppen. Mit der gleichen Bewertung werden Arzneimittel versehen, die zum Beispiel Konservierungsstoffe enthalten, wenn allgemein die Überzeugung vorherrscht, dass Mittel ohne Konservierungsstoffe die geeignete Alternative darstellen. Dies kann in ähnlicher Weise auch für andere Zusatzstoffe gelten. In diese Bewertungskategorie fallen auch Mittel, die zwar noch immer als Standardpräparate gelten, in der Zwischenzeit aber von neuen, besser verträglichen Mitteln in ihrem Rang als Mittel der ersten Wahl abgelöst wurden.

Mit Einschränkung geeignet sind Mittel, die zwar therapeutisch wirksam sind, aber im Vergleich zu Standardtherapeutika ein höheres oder nicht gut einschätzbares Risiko bergen. Sie zählen daher bei den besprochenen Krankheitsbildern nicht zu den Standardmitteln und werden nur unter bestimmten Bedingungen verwendet (z. B. bei ausgewählten oder besonders schwerwiegenden Krankheitskonstellationen). Diese Bewertung erhalten auch jene Mittel, für die aus einigen wenigen Studien positive Ergebnisse vorliegen, deren therapeutische Wirksamkeit aber noch nicht zweifelsfrei nachgewiesen ist, sodass weitere Studien erforderlich sind. Darüber hinaus gilt diese Bewertung für Medikamente, deren therapeutische Wirksamkeit geringer ist als die der besser bewerteten Mittel. Mit Einschränkung geeignet sind auch solche Mittel, die ein breites Anwendungsgebiet beanspruchen, deren therapeutische Wirksamkeit aber nur für ein Teilgebiet oder eine bestimmte Gruppe von Patienten belegt ist.

Wenig geeignet sind Mittel, deren therapeutische Wirksamkeit nicht ausreichend belegt ist, die nicht ausreichend dosiert sind und/oder deren therapeutische Wirksamkeit im Verhältnis zu den Risiken zu gering ist, sodass die wahrscheinlichen Risiken mehr Gewicht haben als der mögliche Nutzen.

Wenig geeignet sind darüber hinaus Mittel mit mehr als einem Wirkstoff, wenn sich die Wirkstoffe nicht sinnvoll ergänzen oder keinen oder keinen zusätzlichen therapeutischen Nutzen aufweisen.
Wenn der Arzt Ihnen ein Mittel verschrieben hat, das in diesem Handbuch mit »wenig geeignet« bewertet ist, sollten Sie dieses Mittel nicht absetzen, ohne vorher mit dem Arzt gesprochen zu haben. Sie sollten vielmehr mit ihm gemeinsam überlegen, ob nicht ein anderes Mittel eventuell sinnvoller ist.

Erläuterungen zu den Tabellenspalten

Handelsname/Darreichungsform
In dieser Spalte sind die Präparate alphabetisch geordnet. Von den meisten Präparaten gibt es verschiedene Anwendungsformen (z. B. Tabletten, Tropfen, Creme) und diese manchmal noch in unterschiedlichen Stärken.
Alle diese Varianten sind zwischen zwei fett gedruckten Querstrichen untereinander gelistet, siehe auch »Auswahl der beschriebenen Arzneimittel« (→ Seite 27).
Die hier genannten Abkürzungen bedeuten:
FIP-Einheit: FIP-Einheiten sind von der Internationalen Pharmazeutischen Vereinigung (Fédération Internationale Pharmaceutique) definierte spezielle Einheiten für Enzyme.
Kbe: Koloniebildende Einheit. Mit dieser Messgröße können Mikroorganismen mengenmäßig erfasst werden.
I.E.: Internationale Einheiten sind Messgrößen bestimmter medizinisch verwendeter Wirkstoffe wie z. B. Vitamine und Hormone.

Zusammensetzung
Bei innerlich oder im Mund-Rachenraum anzuwendenden Mitteln ist in dieser Spalte der Alkoholgehalt angegeben (z. B. »Enthält 20 % Alkohol«).
Viele Präparate enthalten Konservierungsmittel Diese werden aufgeführt, wenn sie aufgrund der speziellen Anwendungsform (z. B. in Augen- oder Nasentropfen) besonders häufig unerwünschte Wirkungen hervorrufen können. Das trifft z. B. für den Konservierungsstoff Benzalkonium zu. Konservierungsmittel aus der Gruppe der Parabene sind immer angegeben.

Unverb. Preis in Euro
In den Tabellen werden die Preise angegeben, die die Lauer-Taxe, eine Zusammenstellung von Daten über Fertigarzneimittel und andere apothekenübliche Waren (Stand 1. Juni 2011) nennt. Bei Mitteln, für die die Lauer-Taxe keinen Verkaufspreis ausweist, wurden die Zirka-Preise folgendermaßen berechnet: Einkaufspreis gemäß der Lauer-Taxe plus 30 Prozent Apothekenaufschlag plus 19 Prozent Mehrwertsteuer. Bei Mitteln, für die die Lauer-Taxe keinen Einkaufspreis ausweist, werden die Apothekeneinkaufspreise beim pharmazeutischen Großhandel erfragt und die Zirka-Preise entsprechend berechnet.

Bewertung
Diese Spalte enthält die Bewertungen der Präparate, bezogen auf ihre Eignung für das vom Hersteller beanspruchte Anwendungsgebiet.

Haut, Haare

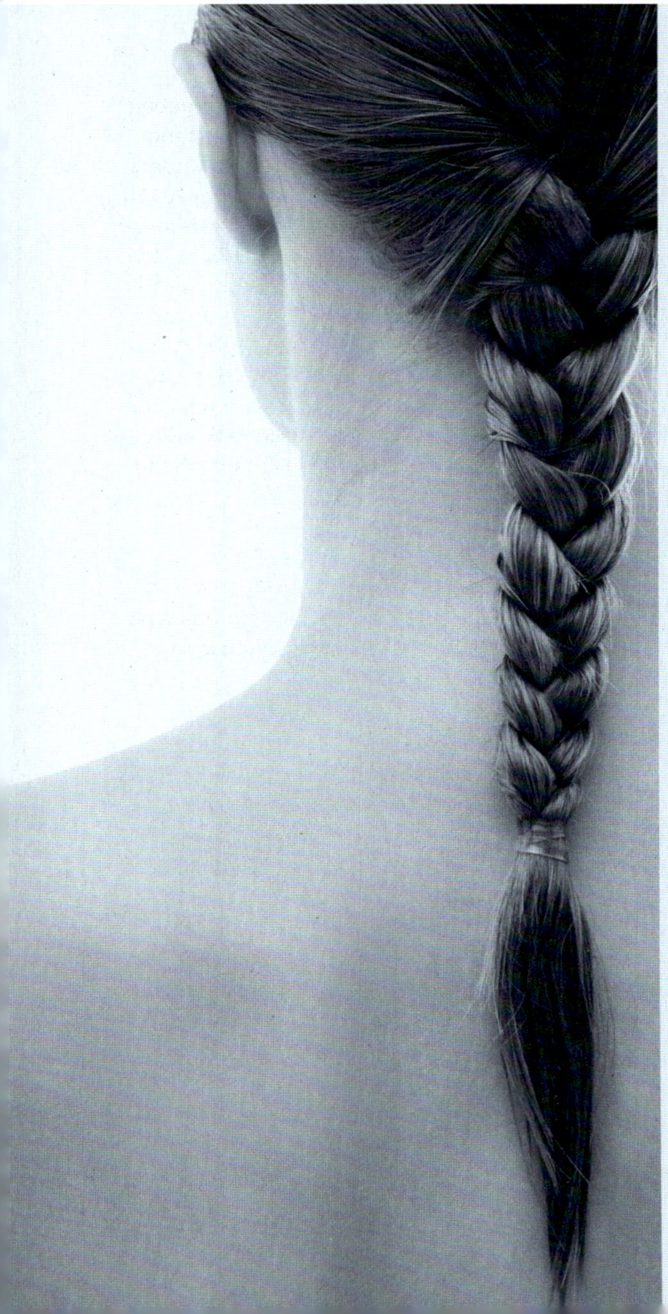

In diesem Kapitel geht es um die medikamentöse Behandlung verschiedener Krankheitsbilder und Beschwerden an Haut und Haaren. Dazu gehören die häufig im Jugendalter, aber oft auch noch bei Erwachsenen auftretende Akne (→ Seite 35) sowie der weit verbreitete Lippenherpes (→ Seite 42), aber auch Juckreiz, Ekzem (→ Seite 46), trockene Haut (→ Seite 56), Sonnenbrand (→ Seite 62) und Insektenstiche (→ Seite 66). Pilzerkrankungen betreffen die Haut an den Füßen (→ Seite 70) und im Windelbereich (→ Seite 72) sowie die Finger- und Fußnägel (→ Seite 71). Für viele Menschen extrem lästig ist übermäßiges Schwitzen (→ Seite 101), gegen das es ebenso wie gegen Abszess (→ Seite 105) und Haarausfall (→ Seite 113) keine geeigneten Mittel gibt, lediglich zur unterstützenden Behandlung kommen einige Produkte infrage. Hühneraugen und Warzen (→ Seite 107) können mit säurehaltigen Präparaten zum Verschwinden gebracht werden. Besprochen werden darüber hinaus Mittel zur Hautdesinfektion (→ Seite 85) und Wundpflege (→ Seite 94) sowie Präparate, die bei Läusebefall (→ Seite 116) und Krätze (→ Seite 127) eingesetzt werden.

Äußerlich anzuwendende Arzneimittel

Hautkrankheiten werden meist äußerlich behandelt – mit Gel, Schüttelmixtur, Lotion, Creme, Salbe oder Fettsalbe. In der genannten Reihenfolge steigt der Fettgehalt an, und der Wassergehalt nimmt ab. Pasten enthalten zusätzlich Feststoffe (z. B. schwer lösliche Salze, Pulver, Puder). Wasserreiche Zubereitungen wie Gele trocknen die Haut aus und kühlen, indem das Wasser verdunstet.
Eine Schüttelmixtur enthält feste, in der Flüssigkeit nicht lösliche Bestandteile, zum Beispiel Zinkoxid. Die Feststoffe müssen vor Gebrauch aufgeschüttelt werden. Wenn der Wasseranteil auf der Haut verdunstet, bleibt eine puderige Schicht zurück, die leicht austrocknend und kühlend wirkt.
Lotionen gibt es in zwei verschiedenen Formen: als Wasser-in-Öl- oder als Öl-in-Wasser-Emulsion, je nachdem, ob der wässrige oder der ölige Anteil die äußere Phase bildet. Öl-in-Wasser-Emulsionen sind gut abwaschbar, weil sich die äußere Phase gut mit dem Wasser vermischt, sie enthalten aber in der Regel relativ wenig Fett. Ist die Emulsion für besonders trockene Haut gedacht, sollte eher eine Wasser-in-Öl-Emulsion mit einem höheren Fettanteil verwendet werden. Bei solchen Emulsionen kann der Wasseranteil nicht verdunsten, weil hier das Fett die äußere Phase bildet.
Noch mehr Fett steckt in einer Creme, Salbe oder Fettsalbe. Pasten sind in Abhängigkeit von ihrem Gehalt an Feststoffen mehr oder weniger gut verstreichbar. Sie bilden eine schützende, weiße, undurchsichtige Schicht auf der Haut.
Welche Zubereitung sich am besten eignet, hängt davon ab, ob und wie die Haut geschädigt ist. Auf akute, nässende Ekzeme und Entzündungen sollten nur wässrige Lösungen oder Schüttelmixturen aufgebracht werden. Trockene Haut dagegen wird eher mit Creme oder Salbe behandelt, um ihr Fett und damit Feuchtigkeit zuzuführen.
Salben haften gut auf der Haut und wirken lange ein, bilden aber oft eine unangenehm fettige Schicht. Cremes ziehen schnell ein und wirken kürzer. Das sollte man bei der Anwendung berücksichtigen und Cremes eher tagsüber, Salben dagegen vorwiegend abends auftragen.

Wie sie wirken
Sofern die Haut nicht geschädigt ist, dringen die Substanzen eines äußerlich anzuwendenden Mittels überwiegend in die oberen Hautschichten ein und erreichen den Blutkreislauf nur in geringen Mengen. Deshalb wirken äußerlich anzuwendende Mittel normalerweise nicht im ganzen Körper (systemisch) und haben oft auch weniger unerwünschte Wirkungen im Organismus als Mittel zum Einnehmen. Nur wenn die Haut entzündet oder verletzt ist, wenn ein Ekzem vorliegt oder die behandelte Hautstelle mit einem luftundurchlässigen Verband (Okklusivverband) abgedichtet wird, ist das »Tor« zu den tiefer gelegenen Hautschichten und damit auch zu den Blutgefäßen weiter offen.
Bei äußerlich anzuwendenden Mitteln ist hingegen das Risiko, dass die Haut auf Arznei- oder Hilfsstoffe allergisch reagiert, größer als bei innerlich angewendeten Mitteln. Es nimmt mit der Dauer der Behandlung zu und ist bei geschädigter Haut am größten. Der jeweilige Wirk- oder Hilfsstoff kann dann auch als Bestandteil von Tabletten, Dragees oder Kapseln allergische Reaktionen auslösen. Die Substanzen dürfen zukünftig nie wieder angewendet werden, weil sonst eine schwere allergische Reaktion bis hin zum Schock einsetzen kann.
Um einen Arzneistoff äußerlich anzuwenden, wird er in eine Grundlage eingearbeitet. Schon diese allein weist eine Wirkung auf, ohne einen arzneilichen Wirkstoff zu enthalten. So kann zum Beispiel ein Gel kühlen und dadurch Juckreiz lindern, ohne dass ein juckreizstillender Wirkstoff vorhanden sein muss. Ein anderes Beispiel ist Harnstoff. Er kommt in der oberflächlichen Hornschicht vor und trägt dazu bei, den Wasserhaushalt der Haut zu regulieren. Vielen Kosmetika oder Cremes ist eine geringe Menge Harnstoff zugesetzt, um die Feuchtigkeit der Hornschicht zu erhöhen. In höherer Konzentration dient er als Arzneimittel, um eine unerwünschte Verhornung zu vermeiden oder eine Hornschicht abzulösen (z. B. bei Nagelpilzen).
Auch Salizylsäure oder Milchsäure tragen dazu bei, dass die obere Hornschicht der Haut aufgeschlossen wird und die Wirkstoffe tiefer in die Haut eindringen können.
Wirkstofffreie Creme- oder Salbengrundlagen (Basiscremes oder -salben) pflegen die Haut, wenn kein Wirkstoff benötigt wird (z. B. bei Neurodermitis in der Zeit, in der keine kortisonhal-

tigen Mittel angewendet werden). Sie werden auch eingesetzt, um trockene Haut zu fetten.

Bei Kindern
Bei Säuglingen und Kleinkindern ist die Haut generell dünner und durchlässiger, auch für Wirkstoffe von Arzneimitteln. Auch ist die Körperoberfläche im Verhältnis zum Körpergewicht größer als bei Erwachsenen. Medikamente, die auf die Haut aufgetragen werden, können deshalb leichter unerwünschte Wirkungen hervorrufen, und zwar nicht nur an der Haut, sondern im ganzen Organismus.

Akne

Akne ist eine Erkrankung der Talgdrüsen in der Haut. Am bekanntesten ist die »Pubertätsakne« der 13- bis 20-Jährigen (Acne vulgaris). Etwa drei von vier Teenagern sind davon betroffen. Akne kann aber auch bis ins Erwachsenenalter bestehen bleiben oder dann erst auftreten. Unreine Haut ist noch nicht unbedingt ein Zeichen von Akne. Bei einer Akne finden sich zahllose Mitesser, Knötchen und mehr oder weniger entzündete Pusteln. Je nach Schweregrad werden drei Akneformen unterschieden:

- Leichte Akne (Acne comedonica) ist gekennzeichnet durch viele Mitesser (Komedonen), die sich aber nur selten entzünden.
- Mittelschwere Akne (Acne papulopustulosa) zeigt sich durch zahlreiche gerötete Knötchen (Papeln) und mit Eiter gefüllte Hautbläschen (Pusteln) sowie Mitesser.
- Bei schwerer Akne (Acne conglobata) ist die Haut mit vielen Pusteln und stark entzündeten Knoten übersät.

Die »Mallorca-Akne« hat mit den hier aufgeführten Akneformen nichts zu tun, sondern ist eine Unverträglichkeitsreaktion der Haut auf Bestandteile in Sonnenschutzmitteln in Kombination mit Sonneneinstrahlung.

Bei Kindern
Bei Säuglingen kann in den ersten Lebenstagen eine Neugeborenenakne auftreten.

Anzeichen und Beschwerden

Mitesser, Papeln und Pusteln – vor allem auf Gesicht, Dekolletee und Rücken – sind die deutlichsten Anzeichen einer Akne.

Viele Mitesser haben einen schwarzen Punkt in der Mitte (offene Mitesser oder Blackheads). Dies ist die Spitze des Pfropfes aus Melanin (schwarzes Pigment), Hornzellen und Fett, der aus den Talgdrüsen an die Hautoberfläche dringt. Bei offenen Mitessern kann das Zellgemisch nach außen abfließen, sie lassen sich relativ leicht ausdrücken. Bei geschlossenen Mitessern (Whiteheads) schimmert der Talg weißlich durch die Haut. Sie bilden sich mitunter bereits Monate oder Jahre vor dem eigentlichen »Aufblühen« der Akne. Diese Art von Mitessern dürfen keinesfalls ausgedrückt werden, weil sie keine Öffnung haben und die Haut sich durch das Quetschen und Drücken leicht entzündet.

Alle Mitesser enthalten Propionibakterien (Propionibacterium acnes), die aus Fett Fettsäuren bilden und entzündungsfördernde Stoffe freisetzen, die im umgebenden Gewebe eine Entzündung auslösen können. Aus den harmlos aussehenden Pickeln können dann innerhalb kurzer Zeit gerötete Knötchen oder eitrige Pusteln werden.

Bei Kindern
Bei der Neugeborenenakne ist die Gesichtshaut in den ersten Tagen mit zahllosen kleinen Pickelchen oder Püstelchen übersät.

Ursachen

Akne kann verschiedene Ursachen haben. Häufig entsteht sie, weil zahlreiche Hornzellen den Kanal, der von der Talgdrüse zur Hautoberfläche führt, verstopfen und den dort gebildeten Talg zurückhalten. In dem gestauten Fettpfropfen können sich Propionibakterien gut vermehren. Die Masse aus Fett, Hornzellen, weißen Blutkörperchen und Bakterien bläht die Talgdrüse langsam auf, bis sie dem Druck nicht mehr standhält und sich ihr Inhalt in das umgebende Gewebe entleert.

Die Talgproduktion wird vornehmlich durch männliche Sexualhormone (Androgene, zum Beispiel Testosteron) gesteuert. Diese werden sowohl bei Mädchen als auch bei Jungen in der Pubertät gebildet, wenn die Keimdrüsen ihre Funktion aufnehmen. Gleichzeitig erhöht sich die Aktivität eines bestimmten Enzyms (5-Alpha-Reduktase) an den Talgdrüsen, wodurch sich das relativ schwach wirksame Testosteron in das stark wirksame Dihydrotestosteron umwandelt. Dieses regt die Talgdrüsenfunktion stark an, sodass zu viel Fett produziert wird.

Wenn die Haut bei Mädchen und Frauen in der zweiten Zyklushälfte pickelig wird, liegt es meist an Veränderungen im Hormonhaushalt. Dann steigt der Anteil des Gelbkörperhormons Progesteron, der des Östrogens sinkt. Da Östrogen die Talgproduktion eher bremst, Progesteron sie jedoch fördert, können sich leichter Pickel bilden.

Umweltgifte und manche Stoffe in Kosmetika können die Talgdrüse so stark verändern, dass sich eine Akne ausbildet.

Auch Medikamente können eine Akne auslösen. Dazu gehören zum Beispiel Tabletten mit Jodid (bei Schilddrüsenunterfunktion), Lithium (bei Depressionen), Ciclosporin (bei Rheuma, nach Organtransplantationen), kortisonhaltige Mittel (bei Entzündungen), die Vitamine B_6 und B_{12} (bei Neuropathien, Vitaminmangel), Gestagene (zur Empfängnisverhütung, bei Wechseljahrsbeschwerden), GnRH-Analoga (bei Myomen, Endometriose), Androgene (bei hormonellen Störungen bei Männern) und Anabolika (zur Erhöhung der Muskelmasse), Phenobarbital und Phenytoin (bei Epilepsien), Methotrexat (bei Krebs, rheumatoider Arthritis), Rifampizin (bei Tuberkulose). Eine medikamentös bedingte Akne kann in wenigen Tagen entstehen und tritt nicht nur im Gesicht auf, sondern auch an sonst eher unüblichen Stellen wie Armen, Beinen oder Rumpf.

Wenn Sie häufig und viel Milch trinken oder Milchprodukte essen, kann dies möglicherweise ebenfalls Akne fördern.

Bei Kindern

Die Neugeborenenakne ist eine Reaktion der empfindlichen Säuglingshaut auf die mütterlichen Hormone, die das Kind schnell wieder abbaut. Daher bessert sich die Neugeborenenakne nach einiger Zeit von selbst.

Allgemeine Maßnahmen

Pickel dürfen Sie nicht ausquetschen, sondern nur fachgerecht ausdrücken (lassen), weil sie sonst ihren Inhalt durch feine Risse in die tieferen Schichten der Haut abgeben und die Akne dann erst richtig aufblüht. Da aber letztlich jeder, der an Akne leidet, an den Pickeln herumdrückt, sollen hier einige Hinweise für eine »Aknetoilette« gegeben werden:

- Weichen Sie zunächst den betroffenen Hautbereich mit einer heißen Kompresse zehn Minuten lang auf.
- Mitesser dürfen Sie mit einem »Komedonenquetscher« ausdrücken.
- Wenn kein solches Gerät zur Hand ist, drücken Sie den Pickel – wenn überhaupt – sanft und aus der Tiefe heraus mit den weichen Fingerkuppen aus. Benutzen Sie dafür keinesfalls spitze Fingernägel!
- Heben Sie bei eitrigen Pusteln den Eiterdeckel mit einer Pinzette ab und entfernen Sie den Eiter mit einem Papiertuch, ohne zu quetschen.
- Desinfizieren Sie die Haut nach jeder Behandlung (zum Beispiel mit 70-prozentigem Alkohol).

Eine solche »Aknetoilette« können Sie auch von Fachleuten vornehmen lassen, zum Beispiel von einer dermatologisch ausgebildeten Kosmetikerin.

Für die tägliche Reinigung genügen lauwarmes Wasser und auf den pH-Wert der Haut abgestimmte Waschlotionen.

Tagescreme und Make-up sollten möglichst wenig Fett enthalten. Benutzen Sie vorzugsweise Präparate auf wässriger Grundlage, weil diese die Hautporen nicht verstopfen.

Als Sonnenschutzmittel verwenden Sie am besten eine Milch oder ein Gel; Öl und Creme enthalten zu viel Fett.

Bei Kindern

Die Pickelchen auf der Haut von Neugeborenen sollten Sie in Ruhe lassen, sie heilen von selbst ab.

Wann zum Arzt?

Wenn sich die Akne mit den nachfolgend als »geeignet« bezeichneten Mitteln innerhalb von vier bis acht Wochen nicht deutlich bessert, sollten Sie einen Hautarzt aufsuchen. Auch wenn sich eitrige Pusteln bilden, sollten Sie die Behandlung besser einem Arzt überlassen.

Behandlung mit Medikamenten

Eine leichte bis mittelschwere Akne können Sie selbst behandeln. Die meisten Mittel werden äußerlich angewendet und sollen verhindern, dass sich neue Pickel und Mitesser bilden. Dafür müssen Sie sie allerdings regelmäßig benutzen.

Chemische Schälmittel (→ Seite 37) mit Benzoylperoxid trocknen die Haut aus, tragen oberflächliche Hautschuppen im Talgdrüsengang ab und wirken antientzündlich. Mittel mit Benzoylperoxid gibt es in verschiedenen Konzentrationen: Die 3- bis 5-prozentigen Mittel sind geeignet bei leichter bis mittelschwerer Akne. Die stark hautreizende 10-prozentige Konzentration sollte nur bei schwerer Akne und nur auf ärztliche Anordnung eingesetzt werden, unter diesen Umständen sind die Mittel zur Behandlung geeignet.

Salizylsäure schält die Haut in Abhängigkeit von der verwendeten Konzentration. Mittel mit einer Konzentration unter zwei Prozent sind zur Behandlung von Akne wenig geeignet. Dazu gehört auch das hier besprochene *AknefugLiquid*.

Die Kombination: Chemisches Schälmittel + Antipilzmittel (→ Seite 40) ist bei Akne wenig geeignet. Der Zusatz eines Antipilzmittels (Miconazol) zu dem Schälmittel Benzoylperoxid ist bei Akne nicht erforderlich. Auch ist nicht ausreichend nachgewiesen, dass das Kombinationsmittel besser wirkt als Benzoylperoxid alleine.

Eine Kombination aus zwei Antiseptika (→ Seite 39) enthält waschaktive Substanzen, die den Fettfilm auf der Haut entfernen und sie zusätzlich etwas austrocknen. Für die Hautreinigung bei Akne ist das Mittel geeignet, den Verlauf der Akne beeinflusst die Seife allerdings nicht.

Schieferöl (→ Seite 38) als Creme beziehungsweise Lotion angewendet oder als Tabletten (→ Seite 39) eingenommen, soll antientzündlich und antibakteriell wirken. Die therapeutische Wirksamkeit bei Akne ist jedoch nicht ausreichend belegt, die Mittel gelten als »wenig geeignet«.

Anthroposophische, homöopathische und traditionell angewendete Mittel

Zu den meistgekauften Mitteln gehören auch *WalaAkne Kapseln* und *WalaAkne Wasser*. Dabei handelt es sich um Präparate der anthroposophischen Therapierichtung. Ebenfalls zu den meistgekauften Mitteln gehört *Aknederm Salbe Neu* mit Schieferöl und Zinkoxid. Dabei handelt es sich um ein Präparat, das von der Arzneimittelbehörde als »traditionell angewendet« zugelassen wurde.

All diese Mittel lassen sich nach den Grundsätzen dieses Buches nicht bewerten. Sie werden deshalb nicht näher besprochen. Allgemeine Informationen zu der genannten Therapierichtung finden Sie unter »Anthroposophische Arzneimittel« (→ Seite 21). Was »traditionell angewendete« Präparate sind, lesen Sie unter »Traditionell angewendete Mittel« (→ Seite 20).

Alles Aberglaube

Immer noch ranken sich kuriose Mythen und Legenden um die Frage, wodurch eine Akne begünstigt oder ausgelöst wird. Schokolade steht ebenso im Verdacht wie Nüsse, Kartoffelchips, Cola, Currywurst und Gänseschmalz. Das alles entbehrt jedoch jeglicher Grundlage. Akne ist auch kein Zeichen von mangelnder Hygiene. Im Gegenteil: Aggressive Seifen oder hochprozentige alkoholhaltige Lösungen reizen die Haut sehr, trocknen sie extrem aus und der Säureschutzmantel wird zerstört. Dadurch wird die Haut erst recht empfindlich.

Chemische Schälmittel

Benzoylperoxid

Aknefug Oxid, Akneroxid, Benzaknen, BENZOYT, Brevoxyl, CORDES BPO, Marduk, PanOxyl, Sanoxit

Salizylsäure

Aknefug Liquid

Benzoylperoxid trocknet fettige Haut aus und tötet Entzündungskeime ab, die am Entstehen von Pickeln beteiligt sind. Darüber hinaus weist es eine leichte Schälwirkung auf und reizt die Haut.

Bei leichter bis mittelschwerer Akne genügen 1- bis 5-prozentige Präparate, deren therapeutische Wirksamkeit ist belegt, die Mittel sind zur Behandlung dieser Aknestadien geeignet. Die 10-prozentigen Mittel sind vergleichsweise hoch konzentriert und sollten nur bei schwerer Akne eingesetzt werden, und auch nur dann, wenn ein Hautarzt dies ausdrücklich befürwortet.

Salizylsäure weicht die obersten Hautschichten etwas auf. Mitesser lassen sich dann leichter öffnen und ausdrücken. Das gelingt jedoch erst bei Salizylsäure-Konzentrationen von über 2 Prozent. *Aknefug Liquid* ist nur eine 1-prozentige Lösung und deshalb wenig geeignet. Präparate mit Benzoylperoxid sind vorzuziehen.

Anwendung

Bei der Anwendung müssen Sie die Umgebung von Augen, Nasenlöchern und Mund aussparen, weil beide Wirkstoffe die Schleimhäute reizen.

Benzoylperoxid: Mittel mit diesem Wirkstoff gibt es in verschiedenen Konzentrationen und Zubereitungen (Creme, Gel, Emulsion, Suspension). Getönte Mittel können Sie wie Make-up benutzen, sie decken die Hautunreinheiten ab. Welches Präparat für Sie richtig ist, hängt davon ab, wie ausgeprägt die Akne ist. Wässrige Lösungen reizen die Haut weniger als alkoholische.

Sie tragen Creme, Lösung oder Gel ein- bis zweimal täglich auf die betroffene Haut auf, am besten tagsüber. Wenn Sie eher trockene Haut haben, sollten Sie das Mittel sehr sparsam verwenden und nicht öfter als einmal täglich. Auf offene Hautstellen dürfen Sie die Mittel nicht auftragen, weil sich dann das Allergierisiko erhöht.

Zu Beginn der Behandlung kann sich die Akne vorübergehend verschlimmern. Aber schon nach ein bis zwei Wochen ist die Haut nicht mehr so fettig, nach etwa vier bis sechs Wochen sollte sich die Zahl der Mitesser und Pusteln verringert haben.

Die Mittel können Sie – wenn Ihre Haut das verträgt – so lange anwenden, bis Sie kaum noch Pickel haben, auch wenn die Behandlung Jahre dauern sollte. Trocknet der Wirkstoff die Haut mit der Zeit zu sehr aus, können Sie eine mehrwöchige Behandlungspause einlegen und danach – wenn nötig – erneut beginnen.

Achtung

Benzoylperoxid: Dieses Mittel macht die Haut empfindlicher für UV-Licht. Sie sollten daher keine Sonnenbäder nehmen und auch kein Solarium besuchen. Bei starker Sonneneinstrahlung sollten Sie die Haut mit Sunblockern schützen.

Benzoylperoxid bleicht bunte Wäsche und Kleidung, wenn diese damit in Berührung kommen. Auch Haut und Haare können vorübergehend heller werden.

Gegenanzeigen

Benzoylperoxid: Wenn Sie Neurodermitis haben, sollten Sie das Mittel nur in niedrigen Konzentrationen und erst nach Rücksprache mit einem Arzt anwenden, weil es die meist sowieso schon sehr trockene Haut zu stark austrocknen und damit empfindlicher machen kann.

Salizylsäure: Patienten mit eingeschränkter Nierenfunktion dürfen dieses Mittel nicht häufiger als drei Tage hintereinander und nur auf kleinen, handtellergroßen Hautflächen auftragen.

Wechselwirkungen mit Medikamenten

Benzoylperoxid: Dieses Mittel dürfen Sie nicht mit anderen stark hautreizenden Aknemitteln kombinieren, weil Benzoylperoxid sehr reaktionsfreudig ist und andere Wirkstoffe zersetzen kann. Wenn Sie es mit anderen Wirkstoffen kombinieren wollen – z. B. mit dem verschreibungspflichtigen Tretinoin –, müssen Sie diese in großem zeitlichem Abstand anwenden, also zum Beispiel Benzoylperoxid morgens und Tretinoin abends.

Salizylsäure: Dieses Mittel dürfen Sie nicht gleichzeitig mit den verschreibungspflichtigen Wirkstoffen Tretinoin oder Isotretinoin anwenden. Da Salizylsäure die Haut für andere Substanzen durchlässiger macht, nimmt diese die Wirkstoffe dann in zu großen Mengen auf, was starke Hautreizungen nach sich ziehen kann.

Unerwünschte Wirkungen

▶ **Keine Maßnahmen erforderlich**

Benzoylperoxid: Bei der ersten Anwendung kann ein leichtes Brennen auftreten, und die Haut kann sich warm anfühlen.

Die Haut kann trocken werden, sich schuppen oder sich schälen. Meist gibt sich das wieder.

Salizylsäure: Aufgrund der Schälwirkung kann die Haut sich röten und brennen.

▶ **Muss beobachtet werden**

Benzoylperoxid: Gelegentlich (bei 3 von 100 Behandelten) kommt es vor, dass die Haut brennt und sich rötet, weil das Mittel sie zu stark reizt. Dann sollten Sie eine geringere Konzentration wählen und eine Behandlungspause einlegen. Benutzen Sie das Mittel anschließend nur alle zwei Tage. Bessern sich die Symptome nicht, sollten Sie einen Hautarzt aufsuchen.

Bildet sich zusätzlich ein Hautausschlag, reagieren Sie auf den Wirkstoff vermutlich allergisch. Dann sollten Sie das Mittel absetzen. Haben sich die Hauterscheinungen (→ Seite 14) auch einige Tage danach nicht merklich gebessert, sollten Sie einen Arzt aufsuchen.

Salizylsäure: Ist die Haut nach einer Woche immer noch stark gereizt und gerötet oder bilden sich juckende Bläschen, reagieren Sie vermutlich allergisch auf den Wirkstoff. Sie sollten das Mittel dann absetzen. Haben sich die Hauterscheinungen (→ Seite 14) auch einige Tage danach nicht merklich gebessert, sollten Sie einen Arzt aufsuchen. Solche Allergien werden aber nur in sehr seltenen Einzelfällen beobachtet.

Hinweise

Für Kinder und Jugendliche unter 18 Jahren

Bei Kindern unter vier Jahren darf Benzoylperoxid nicht angewendet werden.

Für Schwangerschaft und Stillzeit

Benzoylperoxid: Der Wirkstoff wird in der Haut zu Benzoesäure umgewandelt und in den Blutkreislauf aufgenommen. Bei großflächiger Anwendung kann dies eine Gefahr für das ungeborene Kind darstellen. Auf kleinen Hautflächen, zum Beispiel punktuell im Gesicht, können Sie das Mittel aber benutzen. Im letzten Schwangerschaftsmonat sollten Sie auf die Anwendung besser ganz verzichten.

Salizylsäure: Dieses Mittel sollten Sie in der Schwangerschaft nur nach Rücksprache mit einem Arzt und nur auf höchstens handtellergroßen Flächen (unter 10 cm^2) anwenden.

Beide Wirkstoffe sollten Sie in der Stillzeit nicht auf der Brust anwenden.

Schieferöl (äußerlich)

Natrium-bituminosulfonat
AKNICHTHOL

Schieferöl (Natrium-bituminosulfonat) soll entzündungshemmend und antibakteriell wirken. Die therapeutische Wirksamkeit bei Akne ist jedoch nicht ausreichend nachgewiesen, auch kann Schieferöl die Haut irritieren. Das Mittel ist zur Behandlung einer leichten oder mittelschweren Akne deshalb wenig geeignet. Als Schälmittel ist Benzoylperoxid (→ Seite 37) vorzuziehen.

Anwendung

Beim Auftragen müssen Sie die Umgebung von Nasenlöchern, Mund und Augen aussparen, weil Schieferöl die Schleimhäute stark reizt.
Länger als zwölf Wochen sollten Sie das Mittel nicht anwenden.

Achtung

Wechselwirkungen mit Medikamenten

Schieferöl kann die Aufnahme anderer Wirkstoffe über die Haut verstärken. Da das Mittel ohnehin als »wenig geeignet« erachtet wird, sollten Sie es nicht verwenden, wenn Sie die Akne zusätzlich mit anderen Mitteln behandeln.

Unerwünschte Wirkungen

▶ **Keine Maßnahmen erforderlich**

Die Haut kann sich röten und brennen.

▶ **Muss beobachtet werden**

Bei mehr als 1 von 1 000 Anwendern, aber weniger als 1 von 100 Anwendern können Hautreizungen mit heftigem Juckreiz, Brennen und Rötungen auftreten. Dann sollten Sie das Mittel absetzen. Haben sich die Hauterscheinungen (→ Seite 14) auch einige Tage danach nicht merklich gebessert, sollten Sie einen Arzt aufsuchen.

Hinweise

Für Schwangerschaft und Stillzeit

Zur Anwendung in Schwangerschaft und Stillzeit liegen keine ausreichenden Erkenntnisse vor. Da das Mittel ohnehin als »wenig geeignet« gilt, sollten Sie darauf verzichten.

Schieferöl (innerlich)

Natrium-bituminosulfonat
ICHTHRALETTEN

Natrium-bituminosulfonat ist ein Schieferöl, das entzündungshemmend und antibakteriell wirken soll. Die therapeutische Wirksamkeit bei Akne ist jedoch nicht ausreichend nachgewiesen und das Mittel deshalb wenig geeignet.

Anwendung

Länger als sechs Wochen sollten Sie das Mittel nicht anwenden.

Achtung

Wechselwirkungen mit Medikamenten

Wenn Sie tetrazyklinhaltige Mittel (Antibiotika, die bei Akne häufig verordnet werden) anwenden müssen, dürfen Sie die Schieferöl-Tabletten nur in einem Abstand von mindestens drei Stunden dazu einnehmen, weil Schieferöl die Antibiotika unwirksam macht.

Unerwünschte Wirkungen

▶ **Keine Maßnahmen erforderlich**

Es können leichte Magen-Darm-Beschwerden auftreten.

▶ **Muss beobachtet werden**

Wird Ihnen nach der Einnahme des Mittels übel oder müssen Sie erbrechen, sollten Sie das Mittel absetzen und einen Arzt aufsuchen.
Wenn starke Hautreizungen auftreten, sollten Sie das Mittel absetzen und einen Hautarzt aufsuchen, damit die Symptome gegebenenfalls behandelt werden können.

Hinweise

Für Schwangerschaft und Stillzeit

Über die Risiken einer Anwendung in Schwangerschaft und Stillzeit gibt es keine Erkenntnisse. Da das Mittel ohnehin als »wenig geeignet« erachtet wird, sollten Sie darauf verzichten.

Kombination: Zwei Antiseptika

Ammoniumdodecylsulfat + Dodecylbenzolsulfonsäure
Dermowas

Dieses Mittel enthält zwei waschaktive chemische Substanzen (Tenside), die sowohl reinigend wie auch antibakteriell wirken. Damit wird der Fettfilm auf der Haut entfernt und die Haut etwas ausgetrocknet, auch sollen die entzündungsauslösenden Propionibakterien in den Aknepusteln in ihrer Vermehrung gebremst werden. Für die Hautreinigung bei Akne ist das Mittel geeignet.

Anwendung

Verdünnen Sie das Konzentrat vor der Anwendung, indem Sie zwei Milliliter (= ein halber Teelöffel) in einem Liter warmem Wasser lösen. Tränken Sie einen Waschlappen oder ein Baumwolltaschentuch mit der Flüssigkeit und legen Sie Lappen oder Tuch dann als feuchte Kompresse auf die unreinen Hautstellen.

Nach kurzer Einwirkzeit (zirka eine Minute) nehmen Sie die Kompresse ab und waschen die Haut mit lauwarmem Wasser gründlich ab. Diese Prozedur machen Sie ein- bis dreimal täglich.

Unerwünschte Wirkungen

▶ **Keine Maßnahmen erforderlich**

Gelegentlich kann die Lösung die Haut zu stark austrocknen und ein Spannungsgefühl verursachen. Dann sollten Sie sie nur alle zwei Tage anwenden und/oder die Dosis verringern.

▶ **Muss beobachtet werden**

Ist die Haut stark gereizt und gerötet oder bilden sich juckende Bläschen, reagieren Sie vermutlich allergisch auf einen der Wirkstoffe. Sie sollten das Mittel dann absetzen. Haben sich die Hauterscheinungen (→ Seite 14) auch einige Tage danach nicht merklich gebessert, sollten Sie einen Arzt aufsuchen.

Kombination: Chemisches Schälmittel + Antipilzmittel

Benzoylperoxid + Miconazol
Widmer ACNE PLUS

In diesem Präparat ist das chemische Schälmittel Benzoylperoxid mit dem pilztötenden Wirkstoff Miconazol kombiniert. Benzoylperoxid trocknet fettige Haut aus und tötet Entzündungskeime ab. Darüber hinaus weist es eine leichte Schälwirkung auf und reizt die Haut. Die therapeutische Wirksamkeit bei leichter bis mittelschwerer Akne ist belegt.
Miconazol tötet in erster Linie Pilze ab. Reicht Benzoylperoxid allein nicht aus, um die Akne zu bessern, bedarf es keiner pilztötenden Substanz, sondern eher eines wirksamen antibakteriellen Wirkstoffs (z. B. Erythromyzin, verschreibungspflichtig). Da nicht ausreichend nachgewiesen ist, dass die Kombination aus Benzoylperoxid und Miconazol bei Akne besser wirkt als Benzoylperoxid allein, gilt das Mittel als »wenig geeignet«.
Alle weiteren Angaben und Hinweise finden Sie unter chemische Schälmittel (→ Seite 37).

Akne

Handelsname Darreichungsform	**Zusammensetzung pro 1 ml/1 g oder wie angegeben bzw. pro abgeteilte Einheit**	**Unverb. Preis in Euro/kleinste Packung**	**Bewertung**
Hinweise zu den Tabellenspalten → Seite 32, zur Auswahl der Arzneimittel → Seite 27, zur Grundlage der Bewertung → Seiten 27, 31			
Aknefug Liquid 1 % Lösung	**Salizylsäure** 10 mg	14,99/100 ml	**Wenig geeignet** bei Akne, weil Salizylsäure als Schälmittel erst in einer Konzentration ab 2 Prozent sinnvoll ist. → Seite 37
Aknefug Oxid mild 3 %	**Benzoylperoxid** 30 mg	4,75/25 g	**Geeignet** bei leichter bis mittelschwerer Akne. → Seite 37
5 %	50 mg	5,19/25 g	
10 % Gel	100 mg	8,78/50 g	**Geeignet** bei schwerer Akne. Anwendung nur nach ärztlicher Verordnung. → Seite 37
Aknefug Oxid Wash Suspension	40 mg	11,28/20 g	**Geeignet** bei leichter bis mittelschwerer Akne. → Seite 37
Akneroxid Gel 50 mg/g	**Benzoylperoxid** 50 mg	7,79/50 g	**Geeignet** bei leichter bis mittelschwerer Akne. → Seite 37
100 mg/g Gel	100 mg	8,75/50 g	**Geeignet** bei schwerer Akne. Anwendung nur nach ärztlicher Verordnung. → Seite 37
Akneroxid L Suspension 40 mg/g Suspension	40 mg	11,27/100 g	**Geeignet** bei leichter bis mittelschwerer Akne. → Seite 37
AKNICHTHOL Creme Creme	**Natrium-bituminosulfonat** 10 mg	13,45/25 g	**Wenig geeignet** bei Akne, weil die therapeutische Wirksamkeit nicht ausreichend nachgewiesen ist. → Seite 38
AKNICHTHOL soft Lotio	10 mg	14,23/30 g	
AKNICHTHOL Lotion Lotion	10 mg	14,23/30 g	

Akne Fortsetzung

Handelsname Darreichungsform	Zusammensetzung pro 1 ml/1 g oder wie angegeben bzw. pro abgeteilte Einheit	Unverb. Preis in Euro/kleinste Packung	Bewertung
Hinweise zu den Tabellenspalten → Seite 32, zur Auswahl der Arzneimittel → Seite 27, zur Grundlage der Bewertung → Seiten 27, 31			
Benzaknen 5	**Benzoylperoxid** 50 mg	6,97/25 g	**Geeignet** bei leichter bis mittelschwerer Akne. → Seite 37
10 Gel	100 mg	6,97/25 g	**Geeignet** bei schwerer Akne. Anwendung nur nach ärztlicher Verordnung. → Seite 37
Benzaknen W Suspension	50 mg	9,97/50 g	**Geeignet** bei leichter bis mittelschwerer Akne. → Seite 37
BENZOYT 5 %	**Benzoylperoxid** 50 mg	7,18/50 g	**Geeignet** bei leichter bis mittelschwerer Akne. → Seite 37
10 % Creme	100 mg	8,63/50 g	**Geeignet** bei schwerer Akne. Anwendung nur nach ärztlicher Verordnung. → Seite 37
Brevoxyl 4 % Creme Creme	**Benzoylperoxid** 40 mg	9,70/40 g	**Geeignet** bei leichter bis mittelschwerer Akne. → Seite 37
CORDES BPO 3 % **5 %** **10 %** Gel	**Benzoylperoxid** 30 mg 50 mg 100 mg	5,32/30 g 5,81/30 g 6,50/30 g	**Geeignet** bei leichter bis mittelschwerer Akne. → Seite 37 **Geeignet** bei schwerer Akne. Anwendung nur nach ärztlicher Verordnung. → Seite 37
Dermowas Konzentrat Konzentrat	**Ammoniumdodecylsulfat** 200 mg **+ Dodecylbenzolsulfonsäure** 127,5 mg	12,61/100 ml	**Geeignet** zum Reinigen der Haut bei Akne. → Seite 39
ICHTHRALETTEN magensaftresistente Tabletten	**Natrium-bituminosulfonat** 200 mg	16,61/60 Stück	**Wenig geeignet** bei Akne, weil die therapeutische Wirksamkeit nicht ausreichend nachgewiesen ist. → Seite 39
Marduk farblos Gel	**Benzoylperoxid** 50 mg	6,62/40 g	**Geeignet** bei leichter bis mittelschwerer Akne. → Seite 37
PanOxyl mild 2,5 **5** Creme	**Benzoylperoxid** 25 mg 50 mg	6,12/40 g 6,84/40 g	**Geeignet** bei leichter bis mittelschwerer Akne. → Seite 37
PanOxyl W 10 Emulsion	100 mg	13,14/100 ml	**Geeignet** bei schwerer Akne. Anwendung nur nach ärztlicher Verordnung. → Seite 37
Sanoxit 5 %	**Benzoylperoxid** 50 mg	8,95/50 g	**Geeignet** bei leichter bis mittelschwerer Akne. → Seite 37
10 % Gel	100 mg	9,96/50 g	**Geeignet** bei schwerer Akne. Anwendung nur nach ärztlicher Verordnung. → Seite 37
Widmer ACNE PLUS Creme Creme	**Miconazolnitrat** 20 mg **+ Benzoylperoxid** 50 mg	10,98/20 g	**Wenig geeignet** bei Akne, weil nicht ausreichend nachgewiesen ist, dass das Kombinationsmittel wirksamer ist als Benzoylperoxid allein. → Seite 40

Lippenherpes

Nahezu 9 von 10 Menschen tragen Herpesviren in sich, aber nur jeder Fünfte bis jeder Zweite hat hin und wieder Probleme damit. Infektionen mit Herpesviren betreffen meist den Mund (Herpes labialis) oder den Genitalbereich (Herpes genitalis), können aber überall auf Haut und Schleimhäuten auftreten.
Hier wird nur die medikamentöse Behandlung von Lippenherpes besprochen. Näheres zu Herpes genitalis lesen Sie im HANDBUCH MEDIKAMENTE der Stiftung Warentest oder im Internet unter www.medikamente-im-test.de.

Anzeichen und Beschwerden

Die Stelle, an der sich später die Lippenbläschen zeigen, beginnt zu jucken und zu kribbeln. Nach einigen Stunden oder auch erst nach ein bis zwei Tagen bilden sich kleine Bläschen, die mit einer klaren, später auch eitrigen Flüssigkeit gefüllt sind. Wenn sie aufplatzen, entstehen kleine schmerzhafte Wundflächen. Sie verkrusten und heilen innerhalb von fünf bis zehn Tagen ab. Häufig schwellen die Lymphknoten am Hals etwas an.

Bei Kindern

Bei Kindern unter sechs Jahren können zahlreiche Bläschen in der gesamten Mundhöhle auftreten (Stomatitis aphthosa).

Ursachen

Lippenherpes wird von Herpes-simplex-Viren Typ I hervorgerufen. Die Viren dringen über kleine Hautverletzungen oder die Schleimhaut ein. Die Erstinfektion verläuft meist unbemerkt im Kindesalter zwischen dem ersten und fünften Lebensjahr. Danach wandern die Viren über Nervenbahnen zu nahe gelegenen Nervenknoten. Dort ruhen sie – in Schach gehalten vom körpereigenen Immunsystem. Haben sie sich einmal eingenistet, bleiben sie dort ein Leben lang, sodass die Infektion jederzeit erneut aufflammen kann.
Bestimmte Anlässe wie starke seelische Anspannung, Sonnenlicht, Fieber, akute Erkältung, Menstruation oder eine durch Krankheit beziehungsweise Medikamente (z. B. kortisonhaltige Mittel) geschwächte Immunabwehr bringen die Viren wieder an die Hautoberfläche, wo sich dann erneut die typischen Bläschen zeigen. Es handelt sich also nicht um eine erneute Infektion mit den Krankheitserregern, sondern vielmehr um eine Aktivierung der bereits im Körper befindlichen Viren.
Herpesviren sind sehr ansteckend. Die Flüssigkeit in offenen Bläschen enthält zahllose Viren, die bei jedem Hautkontakt weitergegeben werden (z. B. beim Küssen).

Vorbeugung

Wenn Sie wissen, dass Sonnenlicht bei Ihnen einen Herpesausschlag fördert, sollten Sie in der Mundregion und auf die Lippen Sunblocker auftragen, um die UV-Strahlen abzuhalten.

Allgemeine Maßnahmen

Aufgeplatzte und noch nicht verkrustete Bläschen sollten Sie möglichst nicht berühren, weil sich die Stelle sonst leicht entzünden kann.
Sobald sich die Bläschen zeigen, sollten Sie jeglichen Mundkontakt vermeiden, damit Sie niemanden anstecken.
Sie können die Bläschen mit hochprozentigem Alkohol (z. B. Myrrhentinktur) betupfen, das lindert den Juckreiz, kühlt und trocknet die Bläschen rascher aus.
Fett- und zinkhaltige Pasten an den Wundrändern tragen dazu bei, dass die Wundränder nicht so sehr spannen.
Sie können die Bläschen auch mit einem Hydrokolloidpflaster abdecken. Sie heilen damit zwar nicht merklich schneller ab, aber man sieht sie nicht so und sie schmerzen weniger.

Wann zum Arzt?

Wenn die Herpesinfektion zum ersten Mal auftritt, sehr ausgedehnt ist und sich nicht nur auf den Mund beschränkt oder wenn sie länger als zehn Tage anhält, sollten Sie einen Arzt aufsuchen. Möglicherweise sind dann virusabtötende Mittel zum Einnehmen sinnvoll. Informationen über diese rezeptpflichtigen Präparate finden Sie im HANDBUCH MEDIKAMENTE der Stiftung Warentest oder im Internet unter www.medikamente-im-test.de.
Wenn Ihr Immunsystem nach einer Organtransplantation stark geschwächt ist oder Sie an Aids erkrankt sind, sollten Sie Lippenherpes immer ärztlich behandeln lassen.

Bei Kindern

Erkrankt ein Kind in den ersten fünf Lebensjahren an Herpes und will aufgrund der schmerzhaften Bläschen am Mund nicht mehr essen und trinken, sollte es ärztlich behandelt werden.

Behandlung mit Medikamenten

Eine leichte Herpesinfektion im Mundbereich lässt sich ohne Medikamente überstehen. Nach fünf bis zehn Tagen ist die Haut in aller Regel wieder verheilt – mit oder ohne Arzneimittel.
Cremes mit virushemmenden Substanzen (→ Seite 43), Melisse (→ Seite 44), Zinksulfat (→ Seite 44) oder einer Kombination aus Zinksulfat + Heparin (→ Seite 45) können den Verlauf kaum beeinflussen – auch nicht,

wenn die Cremes sehr früh aufgetragen werden. Die Viren lassen sich damit auch nicht aus ihren Nestern in den Nervenknoten vertreiben. Alle diese Mittel sind deshalb für die Behandlung von Lippenherpes wenig geeignet. Das gilt auch für den seit 2008 zugelassenen Wirkstoff Docosanol (→ nachfolgend).

Docosanol

ERAZABAN

Docosanol ist eine alkoholische Substanz, die verhindern soll, dass sich die Viren in die Hautzellen einnisten und vermehren. Auf diese Weise soll Docosanol die mit der Infektion verbundenen Beschwerden (Juckreiz, Schmerzen, Stechen) lindern und bewirken, dass die Herpesbläschen schneller wieder verschwinden.

Die Effekte sind jedoch nur gering: Juckreiz und Schmerzen können sich zwar etwas bessern, die Bläschen verschwinden aber selbst bei frühzeitiger Anwendung bestenfalls nur einen halben bis einen Tag früher als mit wirkstofffreier Salbe. Das Mittel ist deshalb zur Behandlung von Lippenherpes wenig geeignet.

Anwendung

Wenn die Creme überhaupt etwas bewirken soll, müssen Sie sie sofort beim ersten Kribbeln und möglichst oft (fünf- bis sechsmal täglich) auftragen. Dafür benutzen Sie am besten ein Wattestäbchen, damit Sie keine Keime in die Wunde tragen und die Viren nicht mit den Fingern oder der Tube an andere Stellen verschleppen. Aus dem gleichen Grund sollten Sie sich anschließend sorgfältig die Hände waschen.

Achtung

Achten Sie darauf, dass die Creme über Ihre Finger nicht mit den Augen in Berührung kommt.

Unerwünschte Wirkungen

▶ **Muss beobachtet werden**

Wenn der Juckreiz sich an der behandelten Stelle verstärkt und sich vermehrt Bläschen bilden, reagieren Sie vermutlich auf den Wirkstoff allergisch. Dann sollten Sie das Mittel absetzen und nicht weiter anwenden. Haben sich die Hauterscheinungen (→ Seite 14) auch einige Tage danach nicht merklich gebessert, sollten Sie einen Arzt aufsuchen.

Hinweise

Für Kinder und Jugendliche unter 18 Jahren

Mangels Erfahrung sollten Kinder unter zwölf Jahren nicht mit dem Mittel behandelt werden. Jugendliche unter 18 Jahren sollten das Mittel nur nach Rücksprache mit einem Arzt anwenden.

Für Schwangerschaft und Stillzeit

Obwohl nur wenige Erfahrungen zur Anwendung in Schwangerschaft und Stillzeit vorliegen, können Sie das Mittel in dieser Zeit anwenden. Es dürfte nur in vernachlässigbar geringen Mengen in den Blutkreislauf gelangen.

Virushemmende Substanzen

Aciclovir

ACERPES, Acic, Aciclobeta, Aciclo-CT, Aciclostad, Aciclovir 1A Pharma, Aciclovir AL, Aciclovir Heumann, Aciclovir-ratiopharm, Zovirax

Penciclovir

Fenistil Pencivir

Aciclovir und Penciclovir wirken nicht selbst gegen die Viren. Vielmehr müssen die Wirkstoffe zunächst von einem Enzym des Virus und dann noch einmal von einem Enzym der befallenen Zelle aktiviert werden. Erst die so entstandene Substanz verhindert, dass sich Herpesviren vermehren.

Selbst wenn sie schon frühestmöglich, beim ersten Kribbeln, angewendet werden, können die Mittel die Zeit, in der die Herpesbläschen oder -krusten bestehen, nicht wesentlich verkürzen. Die Wirkstoffe dringen nicht tief genug in die Haut ein und gelangen auch nicht bis in die Nervenknoten, von denen die Herpesinfektion ausgeht. Juckreiz und Schmerzen können sich zwar etwas bessern, die Bläschen verschwinden aber selbst bei frühzeitiger Anwendung nur einen halben bis einen Tag früher als mit wirkstofffreier Salbe.

Deshalb sind Aciclovir und Penciclovir zur Behandlung von Lippenherpes wenig geeignet.

Anwendung

Wenn die Creme überhaupt etwas bewirken soll, müssen Sie sie sofort beim ersten Kribbeln und möglichst oft (fünf- bis sechsmal täglich, bei Penciclovir sogar noch häufiger) auftragen. Wenn Sie mehrmals hintereinander vergessen, die Creme aufzutragen, ist der Behandlungserfolg gefährdet. Haben sich bereits Bläschen gebildet, nutzt die Creme nichts mehr.

Zum Auftragen benutzen Sie am besten ein Wattestäbchen, damit Sie keine Keime in die Wunde tragen und die Viren nicht mit den Fingern oder der Tube an andere Stellen verschleppen. Aus dem gleichen Grund sollten Sie sich anschließend sorgfältig die Hände waschen.

Fenistil Pencivir bei Lippenherpes getönte Creme ist hautfarben wie Make-up und deckt die roten Stellen deshalb gut ab.

Achtung

Sie dürfen die Creme nicht in den Mund bekommen, weil die Wirkstoffe die Schleimhaut stark reizen.

Unerwünschte Wirkungen

▶ **Keine Maßnahmen erforderlich**

Bei fast jedem Dritten brennt die Haut beim Auftragen der Creme. Auch Juckreiz und Hautausschlag können vorkommen.

▶ **Muss beobachtet werden**

Wenn der Juckreiz sich an der behandelten Stelle verstärkt und sich vermehrt Bläschen bilden, reagieren Sie vermutlich auf den Wirkstoff allergisch. Dann sollten Sie das Mittel absetzen und nicht weiter anwenden. Haben sich die Hauterscheinungen (→ Seite 14) auch einige Tage danach nicht merklich gebessert, sollten Sie einen Arzt aufsuchen.

Hinweise

Für Kinder und Jugendliche unter 18 Jahren

Kinder sollten Sie nicht ohne Rücksprache mit einem Arzt mit Aciclovir oder Penciclovir behandeln.

Für Schwangerschaft und Stillzeit

Sie sollten die Mittel besser nicht anwenden, zumal ein deutlicher Effekt ohnehin nicht zu erwarten ist.

Melisse

Lomaherpan

Laborversuchen zufolge soll Melissenextrakt Herpesviren bekämpfen können. Zur Anwendung bei Menschen liegen erst wenige Studien vor. Sie zeigen, dass mit der Creme nur sehr geringfügige Effekte zu erwarten sind. Die therapeutische Wirksamkeit von Melissenextrakt gilt deshalb als nicht ausreichend nachgewiesen, zur Linderung von herpesbedingten Schmerzen und Juckreiz ist das Mittel wenig geeignet.

Anwendung

Wenn Sie die Creme anwenden wollen, sollten Sie beim Auftragen ein Wattestäbchen benutzen und dieses anschließend wegwerfen. So können Sie verhindern, dass andere Keime in die Wunde eindringen oder Herpesviren auf andere Hautregionen übertragen werden.

Unerwünschte Wirkungen

▶ **Muss beobachtet werden**

Wenn sich die Haut rötet, brennt, juckt und sich Bläschen bilden, vertragen Sie vermutlich das Mittel nicht. Dann sollten Sie das Mittel absetzen. Haben sich die Hauterscheinungen (→ Seite 14) auch einige Tage danach nicht merklich gebessert, sollten Sie einen Arzt aufsuchen. Das Risiko für eine solche Unverträglichkeitsreaktion ist etwas erhöht, wenn Sie auf Lippenblütler-Gewächse allergisch reagieren.

Hinweise

Für Kinder und Jugendliche unter 18 Jahren

Zur Anwendung bei Kleinkindern unter einem Jahr liegen keine Erfahrungen vor. Sie sollten deshalb nicht mit der Salbe behandelt werden.

Zinksulfat

Virudermin

Zinksulfat trocknet die Haut etwas aus und wirkt leicht zusammenziehend (adstringierend). Auf diese Weise können sich die mit Herpesbläschen verbundenen Beschwerden etwas bessern. Möglicherweise wirkt Zinksulfat auch virusabtötend. Da die therapeutische Wirksamkeit jedoch nicht ausreichend nachgewiesen ist, ist das Gel zur Behandlung von Lippenherpes wenig geeignet.

Anwendung

Wenn Sie die Creme anwenden wollen, sollten Sie beim Auftragen ein Wattestäbchen benutzen und dieses anschließend wegwerfen. So können Sie verhindern, dass andere Keime in die Wunde eindringen oder Herpesviren auf andere Hautregionen übertragen werden.

Unerwünschte Wirkungen

▶ **Keine Maßnahmen erforderlich**

Das Mittel kann die Haut etwas austrocknen, sodass sie vorübergehend etwas spannt.

Kombination

Zinksulfat + Heparin
Widmer LIPACTIN

Dieses Mittel enthält zusätzlich zu dem die Haut austrocknenden Zinksulfat die Substanz Heparin. Heparin hemmt normalerweise die Blutgerinnung, kann aber auch virusabtötend wirken und verhindern, dass sich Wasseransammlungen und Blasen bilden. Die therapeutische Wirksamkeit dieser Kombination bei Lippenherpes ist jedoch nicht ausreichend nachgewiesen, das Mittel gilt deshalb als »wenig geeignet«.

Anwendung

Wenn Sie die Creme anwenden wollen, sollten Sie beim Auftragen ein Wattestäbchen benutzen und dieses anschließend wegwerfen. So können Sie verhindern, dass andere Keime in die Wunde eindringen oder Herpesviren auf andere Hautregionen übertragen werden.

Unerwünschte Wirkungen

▶ **Keine Maßnahmen erforderlich**

Beim Auftragen kann die Haut vorübergehend etwas brennen.

▶ **Muss beobachtet werden**

Wenn die Haut sich verstärkt rötet und juckt, reagieren Sie vermutlich allergisch auf das Mittel. Dann sollten Sie es absetzen. Sind die Hauterscheinungen (→ Seite 14) einige Tage später nicht deutlich abgeklungen, sollten Sie einen Arzt aufsuchen.

Hinweise

Für Kinder und Jugendliche unter 18 Jahren

Bei Kindern unter sechs Jahren dürfen Sie dieses Mittel nicht anwenden.

Lippenherpes

Handelsname Darreichungsform	**Zusammensetzung pro 1 ml/1 g oder wie angegeben bzw. pro abgeteilte Einheit**	**Unverb. Preis in Euro/kleinste Packung**	**Bewertung**
Hinweise zu den Tabellenspalten → Seite 32, zur Auswahl der Arzneimittel → Seite 27, zur Grundlage der Bewertung → Seiten 27, 31			
ACERPES Creme	Aciclovir 50 mg	4,01/2 g	**Wenig geeignet** zur Linderung von Schmerzen und Juckreiz bei Lippenherpes, weil die therapeutische Wirksamkeit selbst bei rascher Anwendung nur gering ist. → Seite 43
Acic Creme bei Lippenherpes Creme	Aciclovir 50 mg	4,59/2 g	
Aciclobeta Lippenherpes Creme Creme	Aciclovir 50 mg	4,45/2 g	
Aciclo-CT Creme	Aciclovir 50 mg	4,57/2 g	
Aciclostad Creme gegen Lippenherpes Creme	Aciclovir 50 mg	4,57/2 g	
Aciclovir akut Creme – 1A-Pharma Creme	Aciclovir 50 mg	3,78/2 g	
Aciclovir AL Creme Creme	Aciclovir 50 mg	3,78/2 g	
Aciclovir Heumann Creme Creme	Aciclovir 50 mg	4,64/2 g	
Aciclovir-ratiopharm Lippenherpescreme Creme	Aciclovir 50 mg	4,59/2 g	
ERAZABAN Creme	Docosanol 100 mg	8,95/2 g	

Lippenherpes Fortsetzung

Handelsname Darreichungsform	**Zusammensetzung pro 1 ml/1 g oder wie angegeben bzw. pro abgeteilte Einheit**	**Unverb. Preis in Euro/kleinste Packung**	**Bewertung**
Fenistil Pencivir bei Lippenherpes	**Penciclovir** 10 mg	8,75/2 g	**Wenig geeignet** zur Linderung von Schmerzen und Juckreiz bei Lippenherpes, weil die therapeutische Wirksamkeit selbst bei rascher Anwendung nur gering ist. → Seite 43
Fenistil Pencivir bei Lippenherpes getönte Creme Creme	10 mg	8,95/2 g	
Lomaherpan Creme	**Auszug aus Melissenblättern** 10 mg	7,72/5 g	**Wenig geeignet** zur Linderung von Schmerzen und Juckreiz bei Lippenherpes, weil die therapeutische Wirksamkeit selbst bei rascher Anwendung nur gering ist. → Seite 44
Virudermin Gel	**Zinksulfat** 10 mg	5,20/5 g	**Wenig geeignet** bei Lippenherpes, weil die therapeutische Wirksamkeit nicht ausreichend nachgewiesen ist. → Seite 44
Widmer LIPACTIN Gel	**Zinksulfat** 5 mg + **Heparin-Natrium** 175 I.E.	7,96/3 g	**Wenig geeignet** bei Lippenherpes, weil die therapeutische Wirksamkeit der Kombination nicht ausreichend nachgewiesen ist. → Seite 45
Zovirax Lippenherpescreme Creme	**Aciclovir** 50 mg	8,98/2 g	**Wenig geeignet** zur Linderung von Schmerzen und Juckreiz bei Lippenherpes, weil die therapeutische Wirksamkeit selbst bei rascher Anwendung nur gering ist. → Seite 43

Hinweise zu den Tabellenspalten → Seite 32, zur Auswahl der Arzneimittel → Seite 27, zur Grundlage der Bewertung → Seiten 27, 31

Juckreiz, Ekzem

Juckreiz ist keine Krankheit, sondern immer das Symptom einer Erkrankung, zum Beispiel Windpocken, Allergien, Insektenstiche.
Ein Ekzem ist ein entzündlicher Hautausschlag, der verschiedene Ursachen haben kann. Fast jedes Ekzem ist mit quälendem Juckreiz verbunden. Es kann in jedem Lebensalter auftreten und von einem Tag auf den anderen entstehen, ohne vorherige Warnzeichen. So kann es zum Beispiel sein, dass eine bestimmte Substanz jahrelang keine Probleme macht und dann plötzlich nicht mehr vertragen wird. Die Haut reagiert mit einer Entzündung, und es entsteht ein Kontaktekzem oder eine Kontaktdermatitis. Wie lange es dauert, bis eine solche Sensibilisierung in Gang gesetzt wird, hängt davon ab, wie stark oder schwach das Allergen oder die Substanz (Noxe) ist.
Reagiert die Haut empfindlich auf eine bestimmte Substanz, spricht man von einem toxischen Kontaktekzem; ist der auslösende Stoff ein Allergen, wird die Hautreaktion als allergisches Kontaktekzem bezeichnet.
Bei Kindern
Bei Babys kann in den ersten drei Monaten nach der Geburt ein seborrhoisches Ekzem auftreten, das kaum juckt und überwiegend auf den Kopf des Säuglings begrenzt bleibt (Gneis).

Anzeichen und Beschwerden

Starker Juckreiz kann die ganze Hautoberfläche erfassen oder nur an einzelnen Stellen auftreten. Als Nebenwirkung von Medikamenten oder Begleiterscheinung von Krankheiten entsteht Juckreiz meist am ganzen Körper.
Bei einem Ekzem entzündet sich die Haut – typisches Anzeichen dafür ist, dass sich die Haut rötet. Eine solche Entzündung ist von einer ganzen Kaskade von Reaktionen gekennzeichnet:

- Die kleinen Blutgefäße (Kapillaren) weiten sich, das ist der Grund für die Hautrötung.
- Es bilden sich viele weiße Blutkörperchen, und es werden entzündungsfördernde Stoffe (Zytokine) produziert.
- Das Gewebe lagert Wasser ein und schwillt an.
- In den oberen Hautschichten wird die Zellteilung angekurbelt, wodurch sich die Haut verdickt und schuppt.
- Häufig bilden sich kleine Bläschen, die leicht aufplatzen und offene, nässende Stellen hinterlassen. Sie überziehen sich innerhalb weniger Tage mit einer brüchigen, dünnen Kruste.
- Die Haut juckt stark.

Handelt es sich um ein Kontaktekzem und können Sie den Auslöser hierfür (Noxe) meiden, heilt dieser Hautausschlag innerhalb von ein bis zwei Wochen ab. Die Haut schuppt dabei meist etwas.
Lässt sich der Kontakt mit der Noxe nicht vermeiden oder wird die Ursache für das Ekzem nicht gefunden, kann sich der Ausschlag verschlimmern und chronisch werden. Die Haut verdickt sich dann, juckt anhaltend und schuppt. Häufig reißt sie etwas ein, sodass immer wieder kleine Wunden entstehen.

Neurodermitis – das »endogene« Ekzem

Einen Hautausschlag, der nicht durch äußere Einflüsse, sondern durch innere Auslöser verursacht wird, nennt man »endogenes« (innerlich bedingtes) Ekzem oder Neurodermitis. Diese Krankheit beginnt fast immer schon bei Kindern: Im ersten und zweiten Lebensjahr (4 bis 24 Monate) zeigen sich zunächst kleine rote Flecken im Gesicht, vornehmlich auf den Wangen, die etwas erhaben sind. Durch Vergrößerung und Zusammenfließen entstehen größere Flächen, die häufig kleine Schuppen tragen und heftig jucken. Später treten Bläschen auf. Zunächst ist das Gesicht betroffen, im Verlauf greift die Erkrankung auf Hals, Nacken, Ellenbeugen und Kniekehlen sowie in schweren Fällen auf den ganzen Körper über.
Bei Erwachsenen nässt die entzündete Haut meist nicht mehr (trockenes Ekzem). Häufig beginnt der juckende Ausschlag in Hautfalten, zum Beispiel hinter dem Ohr, am Hals, an den Fußgelenken, in der Kniekehle, unter dem Arm, in den Ellenbeugen.
Vor allem nachts ist der Juckreiz äußerst quälend, sodass die betroffenen Stellen oftmals aufgekratzt werden. Die nässenden, leicht blutigen Wunden bilden einen guten Nährboden für Bakterien und Pilze. Dann infiziert sich die Haut, und auf den offenen Stellen entsteht ein eitriger Belag, der den Heilungsprozess verzögert.
Der Verlauf einer Neurodermitis ist uneinheitlich und individuell verschieden. Ab dem dritten bis vierten Lebensjahr lassen die Hautausschläge oft etwas nach und können bis zur Pubertät oder danach auch ganz verschwinden. Eine Neurodermitis sollten Sie keinesfalls selbst behandeln.

Ursachen

Juckreiz kann nicht nur auf ein Ekzem, sondern auf viele verschiedene Ursachen zurückgehen, beispielsweise:

- Sie sind von einem Insekt gestochen worden (Mücke, Zecke, Floh).
- Die Haut ist zu trocken.
- Sie haben Parasiten, z. B. Läuse (→ Seite 116).
- Die Haut ist mit Pilzen oder Bakterien infiziert.
- Sie haben Neurodermitis.
- Sie haben Windpocken.
- Die Leber- oder Nierenfunktion ist gestört.
- Sie haben Diabetes.
- Sie leiden an chronisch-myeloischer Leukämie.
- Sie vertragen ein Arzneimittel nicht. Besonders häufig kommt das ausgerechnet bei Mitteln vor, die Juckreiz abmildern sollen, zum Beispiel bei äußerlich anzuwendenden Antihistaminika (→ Seite 49) oder örtlich betäubenden Mitteln (→ Seite 51).

Ein Ekzem bildet sich infolge einer Entzündung in den oberflächlichen Hautschichten. Auslöser für eine solche entzündliche Reaktion können hautreizende Stoffe (Noxen) oder allergieauslösende Substanzen sein (z. B. Schwermetalle wie Nickel in Modeschmuck, Piercings und Knöpfen, Chemikalien wie Weichmacher in Kunststoffen, Farb- und Konservierungsmittel, chemische UV-Filter in Sonnenschutzmitteln, aber auch Kosmetika, Parfum und Medikamente).
Auch Chemikalien oder hautreizende Substanzen, mit denen Sie am Arbeitsplatz (→ Seite 49) umgehen müssen, können ein Ekzem auslösen.

Allgemeine Maßnahmen

Einem allergischen Kontaktekzem entziehen Sie die Grundlage, wenn Sie den Auslöser meiden, vorausgesetzt, er lässt sich ermitteln.
Feuchtkalte Umschläge können die gereizte Haut beruhigen. Bis der Ausschlag abgeklungen ist, können Sie den Juckreiz »umleiten«, indem Sie die Haut in der gesunden Umgebung des Ausschlags kneifen und drücken.
An nässenden Hautstellen können Sie Umschläge mit schwarzem Tee machen. Der Tee enthält Gerbstoffe, die die Hautoberfläche zusammenziehen und somit etwas austrocknen.
Bei sehr starkem Juckreiz kann ein mit Waschleder bezogenes Stück Holz (»Kratzklötzchen«), auf dem anstelle der Haut gekratzt werden darf, Erleichterung verschaffen (vor allem Kindern). Das Verbot, sich zu kratzen, schürt den Juckreiz nur noch mehr.
Vermeiden Sie alles, was die Haut austrocknet: ausgedehnte Sonnenbäder (im Freien oder im Solarium), Schaumbäder, Seife, Duschgel. Pflegen Sie die Haut mit

Produkten, die weder Duftstoffe noch Konservierungsmittel enthalten. Beide lösen leichter Allergien aus. Hochflorige Stoffe und Fasern (Wolle, Angora, Mohär) reizen empfindliche Haut. Ratsamer sind glatt gebügelte Baumwolle und Seide.

Wichtig ist die Hautpflege: Baden Sie alle zwei bis drei Tage (in schweren Fällen seltener) mit rückfettenden Badezusätzen, pflegen Sie möglichst die ganze Haut ein- bis zweimal täglich mit einer Fettcreme oder -lotion. Schneiden Sie die Fingernägel kurz, verzichten Sie auf Seife oder Kosmetika (stark verschmutzte Haut reinigen Sie mit einem Öllä̈ppchen).

Wann zum Arzt?

Bevor Sie den Juckreiz mit einem Medikament behandeln, sollten Sie wissen, worauf er zurückzuführen ist. Haben Sie Zweifel an der Eindeutigkeit der Ursache oder lässt der Juckreiz nach zwei bis drei Tagen der Selbstbehandlung nicht nach, sollten Sie einen Arzt zurate ziehen.

Unter folgenden Bedingungen sollten Sie sofort einen Arzt aufsuchen:

- Das Ekzem umfasst große Hautflächen.
- Das Ekzem betrifft die Haut am Auge.
- Die Haut hat sich stark entzündet, es zeigen sich schmieriggelbliche Beläge.
- Sie haben den Verdacht, dass es sich um eine Neurodermitis handeln könnte.

Bei bestimmten schwerwiegenden, blasenbildenden Hauterkrankungen, die den ganzen Körper erfassen (z. B. Epidermolysis bullosa hereditaria, Pemphigus), kann der Arzt rezeptfreie örtlich betäubende Mittel auch zulasten der gesetzlichen Krankenkassen verordnen. Näheres hierzu finden Sie in der »Ausnahmeliste« (→ Seite 658).

Bei Kindern

Wenn bei einem Kind Juckreiz und/oder ein Ekzem auftreten, sollten Sie es immer einem Arzt vorstellen.

Behandlung mit Medikamenten

Trockene Haut, die häufig juckt, pflegen Sie mit einer harnstoffhaltigen oder wirkstofffreien, feuchtigkeitsspendenden Lotion, vorzugsweise mit einer Wasser-in-Öl-Zubereitung. Näheres zu diesen Mitteln erfahren Sie unter »Trockene Haut« (→ Seite 56).

Juckreiz in Folge einer Allergie kann mit Antihistaminika zum Einnehmen (→ Seite 564) behandelt werden.

Weiche Zinkpaste (→ Seite 52) ist geeignet, um das Abheilen eines Ekzems zu unterstützen und den Juckreiz zu lindern.

Mittel mit synthetischem Gerbstoff (→ Seite 51) wirken leicht entzündungshemmend und sind ebenfalls geeignet, um Schmerzen und Juckreiz zu lindern.

Kortisonhaltige Mittel (→ Seite 49) lassen Entzündungen und Ekzeme rasch abheilen, sollten aber auf großen Hautflächen und über einen längeren Zeitraum (mehr als zwei Wochen) nicht ohne ärztlichen Rat angewendet werden. Unter diesen Voraussetzungen sind die Mittel zur Behandlung von Ekzemen geeignet.

Das örtlich betäubende Mittel (→ Seite 51) Polidocanol macht die Hautoberfläche unempfindlich, sodass der Juckreiz nachlässt. Um den mit einem Ekzem verbundenen Juckreiz zu lindern, ist das Mittel geeignet. Der früher häufig eingesetzte örtlich betäubende Wirkstoff Bufexamac wurde mittlerweile wegen seines hohen Allergierisikos aus dem Handel genommen.

Äußerlich anzuwendende Gele mit Antihistaminika (→ Seite 49) kühlen zwar beim Auftragen. Der Juckreiz kann damit aber nur kurze Zeit unterdrückt werden. Da diese Mittel selbst Allergien auslösen können und ihre therapeutische Wirksamkeit nicht ausreichend nachgewiesen ist, sind sie bei Juckreiz und Ekzem wenig geeignet.

Das Öl aus Samen der Nachtkerze (→ Seite 53) wird als Kapsel eingenommen und soll den Juckreiz bei Neurodermitis lindern. Die therapeutische Wirksamkeit ist jedoch nicht ausreichend nachgewiesen, Mittel mit Nachtkerzenöl gelten deshalb als »wenig geeignet« und können allenfalls unterstützend zu anderen, geeigneten Mitteln eingesetzt werden oder wenn diese nicht angewendet werden können.

Auszüge aus Bittersüß (→ Seite 52) und Kamille (→ Seite 53) sind bei Juckreiz und Ekzem wenig geeignet, weil die therapeutische Wirksamkeit nicht ausreichend nachgewiesen ist. Sie können allenfalls unterstützend eingesetzt werden.

Wenden Sie die Cremes und Salben im Intimbereich an, sollten Sie beachten, dass einige Präparate die Reißfestigkeit von Latexkondomen (→ Seite 394) beeinträchtigen können.

Anthroposophische, homöopathische und traditionell angewendete Mittel

Zu den meistgekauften Mitteln gehören auch *Dermaplant* Salbe, *Ekzevowen derma*, *FideSan* und *Halicar*. Dabei handelt es sich um homöopathische Präparate. Ebenfalls zu den meistgekauften Mitteln gehören *Dermatodoron Salbe*, *Rosatum Heilsalbe* und *Wecesin*. Bei diesen Mitteln handelt es sich um Präparate der anthroposophischen Therapierichtung. All diese Mittel lassen sich nach den Grundsätzen dieses Buches nicht bewerten. Sie werden deshalb nicht näher besprochen. Allgemeine Informationen zu den genannten Therapierichtungen Anthroposophie und Homöopathie finden Sie unter »Anthroposophische Arzneimittel« (→ Seite 21) und »Homöopathische Arzneimittel« (→ Seite 20).

Beruflich bedingte Ekzeme

Nicht selten lösen spezielle Umgebungsbedingungen am Arbeitsplatz Ekzeme aus, wie zum Beispiel das Hantieren mit Chemikalien oder hautreizenden Substanzen (z. B. bei Friseuren, Laboranten). Bei Verdacht auf eine beruflich bedingte Hauterkrankung sollten Sie einen Hautarzt aufsuchen. In diesem Fall wird keine Praxisgebühr erhoben, eine Überweisung ist nicht erforderlich.
Verschleppte beruflich bedingte Ekzeme, die nicht behandelt werden, können schlimmstenfalls eine Arbeitsunfähigkeit nach sich ziehen. Erhärtet sich der Verdacht, kann die weitere Behandlung zulasten der gesetzlichen Unfallversicherung erfolgen.

Antihistaminika (äußerlich)

Chlorphenoxamin
Systral
Dimetinden
Fenistil

Antihistaminika sind chemisch ähnlich aufgebaut wie das körpereigene Histamin. Histamin ist ein Gewebehormon, das aus bestimmten weißen Blutkörperchen, den Mastzellen, freigesetzt wird, wenn der Körper mit einer Substanz in Berührung kommt, die er nicht verträgt. Ein Überschuss an Histaminen führt zu Entzündung, Juckreiz und Ekzem.
Antihistaminika besetzen die Bindestellen für Histamin im Gewebe und blockieren damit die Unverträglichkeitsreaktion. Wenn es sich um eine allergische Hauterkrankung handelt, gelingt dies allerdings nur, wenn die Mittel als Tabletten eingenommen werden, siehe unter »Antihistaminika zum Einnehmen« (→ Seite 564). Äußerlich aufzutragende Antihistaminika dringen nicht schnell und tief genug in die Haut ein. Wenn die Mittel dennoch Juckreiz lindern können, so beruht das eher auf dem Kühleffekt des Gels oder der Creme.
Da die Mittel selbst Allergien auslösen können, sind sie zur Behandlung von Juckreiz und Ekzem wenig geeignet.

Anwendung

Beide Mittel dürfen Sie nicht am Auge oder in Augennähe oder in der Umgebung von Schleimhäuten (Nase, Mund) anwenden. Auch auf entzündete, nässende und offene Hautstellen oder Blasen dürfen Sie sie nicht auftragen.

Achtung

Beide Mittel enthalten als Konservierungsmittel Parabene. Wenn Sie auf Parastoffe (→ Seite 551) allergisch reagieren, dürfen Sie diese Mittel nicht anwenden.

Unerwünschte Wirkungen

▶ **Muss beobachtet werden**

Wenn die Haut sich verstärkt rötet und juckt, reagieren Sie vermutlich allergisch auf das Mittel. Dann sollten Sie es absetzen. Sind die Hauterscheinungen (→ Seite 14) einige Tage später nicht deutlich abgeklungen, sollten Sie einen Arzt aufsuchen.

Hinweise

Für Kinder und Jugendliche unter 18 Jahren

Bei Kindern unter zwei Jahren dürfen Sie die Mittel nicht auf größeren Hautflächen anwenden, weil ihre Haut im Vergleich zu Erwachsenen durchlässiger ist, auch für Arzneistoffe. Dadurch besteht ein höheres Risiko für Allergien und unerwünschte Wirkungen im gesamten Organismus. Näheres hierzu lesen Sie unter »Unerwünschte Wirkungen« bei »Antihistaminika zum Einnehmen« (→ Seite 565) im Kapitel »Allergien«. Da die Mittel ohnehin als »wenig geeignet« erachtet werden, sollten Sie generell auf ihre Anwendung verzichten.

Für Schwangerschaft und Stillzeit

Es gibt keine Hinweise, dass die Mittel das Ungeborene schädigen könnten, wenn Sie sie während der Schwangerschaft anwenden. Insbesondere während der ersten drei Monate sollten Sie die Präparate aber nicht großflächig auftragen. Während der Stillzeit sollten Sie sie nicht auf der Brust anwenden.

Hydrokortison (äußerlich)

Ebenol, Fenistil Hydrocort, Linola Akut, Muni, Soventol HydroCort, Systral Hydrocort

Hydrokortison entspricht dem körpereigenen Kortisol, das in den Nebennierenrinden produziert wird. Dieses Hormon wird immer dann ausgeschüttet, wenn der Körper einer großen Belastung ausgesetzt ist. Es sorgt dafür, dass Immun- und Entzündungsreaktionen nicht übermäßig heftig verlaufen. Damit schaltet es aber gleichzeitig auch die Warnzeichen aus, die normalerweise anzeigen, dass der Körper mit etwas konfrontiert wird, was ihm nicht gut tut. Und es verhindert die körpereigenen Reaktionen auf Krankheitserreger, die dazu beitragen, dass sich diese im Körper nicht ausbreiten.

Kortison dringt gut durch die Haut in den Blutkreislauf ein und entfaltet deshalb seine Wirkung nicht nur an der Haut, sondern im ganzen Körper – wenngleich in deutlich geringerem Umfang als bei Tabletten oder Spritzen. Wieviel Kortison aus Creme oder Emulsion ins Blut gelangt, hängt von der Stärke des Wirkstoffs, seiner Zubereitung, den Zusätzen, dem Ausmaß der Hauterkrankung und der Hautdicke ab.

Die Substanzen – medizinisch auch als Glukokortikoide bezeichnet – gibt es in vier Wirkklassen von Klasse 1 (schwach wirkend) bis Klasse 4 (sehr stark wirkend). Hydrokortison gehört zu den schwach wirkenden Substanzen und ist als einziges Kortison zum Auftragen auf die Haut rezeptfrei erhältlich. Alle anderen Wirkstoffe aus dieser Substanzklasse sind verschreibungspflichtig. Was Sie zu diesen Mitteln wissen müssen, lesen Sie im HANDBUCH MEDIKAMENTE der Stiftung Warentest oder im Internet unter www.medikamente-im-test.de.

Je dünner die Haut ist, desto stärker wirkt Kortison. Im Genitalbereich beispielsweise oder an der Innenseite der Oberarme ist die Haut besonders dünn, an der Oberseite der Oberschenkel besonders dick.

In *Ebenol 0,5%* Creme/Spray, *Fenistil Hydrocort Creme/Spray 0,5%*, *Soventol HydroSpray 0,5%*, *Soventol HydroCort 0,5%* Creme sowie in *Systral Hydrocort 0,5% Creme* ist Hydrokortison mit 5 Milligramm höher dosiert als in den anderen Präparaten und wirkt stärker. Bei diesen Mitteln sollten Sie die Anwendungsbeschränkungen besonders strikt berücksichtigen.

Die therapeutische Wirksamkeit von Hydrokortison bei Ekzemen ist erwiesen. Juckreiz und Entzündung lassen rasch nach. Für eine zeitlich begrenzte Anwendung (maximal zwei Wochen) sind die Mittel geeignet.

Anwendung

Sie tragen Creme, Emulsion oder Spray zwei- bis dreimal täglich dünn auf die betroffene Hautstelle auf. Bessern sich die Beschwerden, wenden Sie die Mittel nur noch einmal täglich oder alle zwei Tage an und setzen sie dann ganz ab.

Länger als zwei Wochen sollten Sie kortisonhaltige Präparate nicht anwenden. Sind die Symptome dann nicht verschwunden oder treten sie erneut auf, sollten Sie einen Arzt aufsuchen.

Im Gesicht sollten Sie Hydrokortison nicht ohne Rücksprache mit einem Arzt anwenden. Große Hautflächen (z. B. ganzer Rücken oder Bauch) sollten Sie damit ebenfalls nicht behandeln.

Achtung

Gegenanzeigen

Unter folgenden Bedingungen dürfen Sie die Mittel nicht anwenden:

- Es besteht eine bakterielle Hautentzündung.
- Es handelt sich bei dem Ausschlag um eine Impfreaktion, Pilzinfektion oder »Kupferfinne« (Rosazea).
- Juckreiz und Hautausschlag sind durch Windpocken oder eine Gürtelrose (Zoster) bedingt.
- Der Hautausschlag betrifft den Windelbereich.
- Bei einem Riss im Trommelfell dürfen Sie die Mittel nicht am Ohr anwenden.

Unerwünschte Wirkungen

Bei Hydrokortison treten die nachfolgenden Nebenwirkungen nur sehr selten auf, vorausgesetzt, Sie wenden es nur kurzzeitig an. Wollen Sie Hydrokortison länger einsetzen, sollten Sie das nicht ohne ärztlichen Rat tun. Am größten ist die Gefahr für Nebenwirkungen bei Säuglingen und Kleinkindern, weil deren Haut besonders durchlässig ist.

▶ **Keine Maßnahmen erforderlich**

Aufgrund von Pigmentveränderungen kann die Haut blasser oder dunkler werden. Diese Erscheinung bildet sich wieder zurück, wenn Sie das Mittel absetzen.

▶ **Muss beobachtet werden**

Wenn die Haut sich verstärkt rötet und juckt, reagieren Sie vermutlich allergisch auf das Mittel. Dann sollten Sie es absetzen. Sind die Hauterscheinungen (→ Seite 14) einige Tage später nicht deutlich abgeklungen, sollten Sie einen Arzt aufsuchen.

Wenn Sie Hydrokortison auf großen Flächen oder unter einem Verband anwenden, kann der Wirkstoff verstärkt in den Blutkreislauf gelangen und den Hormonhaushalt beeinflussen. Wenn Sie Diabetes haben, kann es dann schwieriger werden, den Blutzucker zu regulieren.

Wenn sich auf der Haut zahlreiche Pickel zeigen, ähnlich wie bei einer Akne, wenn sich eine bereits bestehende Akne verschlimmert, oder wenn eine Pilz- oder Herpesinfektion auftritt, sollten Sie das Mittel absetzen und die weitere Therapie mit einem Arzt besprechen. Solche Veränderungen kommen vor, wenn Sie Hydrokortison zu lange oder zu oft anwenden.

Hinweise

Für Kinder und Jugendliche unter 18 Jahren

Säuglinge und Kinder unter sechs Jahren dürfen nicht ohne Rücksprache mit einem Arzt mit diesen Mitteln behandelt werden. Auch bei älteren Kindern sollten Sie die Mittel nur nach Rücksprache mit einem Kinderarzt einsetzen.

Für Schwangerschaft und Stillzeit

Hydrokortison können auch Schwangere anwenden, allerdings nicht in den ersten drei Monaten und nicht auf großen Hautflächen. Sicherheitshalber sollten Sie vorher Rücksprache mit einem Arzt halten.
Wenn Sie stillen, dürfen Sie die Mittel nicht an der Brust anwenden.

Warum Sie kortisonhaltige Mittel mit Bedacht anwenden sollten

Wenn Sie kortisonhaltige Salbe sofort bei jedem Juckreiz oder jeder kleinen Entzündung auftragen, unterdrücken Sie ein Warnzeichen des Körpers. Sie können also nicht herausfinden, warum der Körper diese Signale aussendet. Sobald Sie die Salbe weglassen, treten Juckreiz und Entzündung erneut auf – und so geraten Sie in eine Spirale, aus der es kaum einen Ausweg gibt. Sie müssen die Salbe immer wieder anwenden, und gerade dieser langfristige Gebrauch ist bei kortisonhaltigen Mitteln nicht ratsam.
Es ist also nötig, dass Sie erst einmal nach der Ursache forschen. Finden Sie diese nicht heraus oder sind Sie unsicher, ob es sich zum Beispiel um ein Ekzem oder eine Pilzinfektion handelt, sollten Sie einen Arzt aufsuchen. Haben Sie mit Kortison die Krankheitsanzeichen bereits unterdrückt, fehlen dem Arzt wichtige Anhaltspunkte für eine korrekte Diagnose.

Örtlich betäubendes Mittel

Polidocanol
Anaesthesulf

Polidocanol ist ein oberflächlich betäubendes Mittel. Es verringert die Empfindlichkeit der Nervenenden und -fasern für Schmerz-, Kälte-, Wärme- und Druckreize. Schmerzen und Juckreiz sind dann weniger zu spüren.
Zur Behandlung von Juckreiz, auch im Zusammenhang mit Windpocken, ist das Mittel geeignet.

Anwendung

Die Lotion tragen Sie nach Bedarf auf die betroffenen Hautstellen auf (vor der Anwendung gut schütteln). Achten Sie darauf, dass das Mittel nicht ins Auge gelangt, weil es die Schleimhaut reizen kann.

Unerwünschte Wirkungen

▶ **Keine Maßnahmen erforderlich**

Die Haut kann sich röten und brennen.

▶ **Muss beobachtet werden**

Wenn die Haut sich verstärkt rötet und juckt, reagieren Sie vermutlich allergisch auf das Mittel. Dann sollten Sie es absetzen. Sind die Hauterscheinungen (→ Seite 14) einige Tage später nicht deutlich abgeklungen, sollten Sie einen Arzt aufsuchen.

Hinweise

Für Schwangerschaft und Stillzeit

Stillende Frauen dürfen das Mittel nicht an der Brust anwenden.

Synthetischer Gerbstoff (äußerlich)

Delagil, Tannolact, Tannosynt

Synthetischer Gerbstoff wirkt leicht entzündungshemmend und dämpft den Juckreiz. Er bewirkt, dass die an der Hautoberfläche vorhandenen Eiweißstoffe an den wunden Hautstellen gerinnen und sich eine Art künstlicher Schorf bildet. Dadurch zieht sich die Haut etwas zusammen (adstringierende Wirkung). Sie gibt dann weniger Schweiß und Flüssigkeit ab, sodass nässende Wunden trocknen.
Die therapeutische Wirksamkeit bei leichten Hautentzündungen und juckenden Hauterkrankungen ist erwiesen. Zur Behandlung der damit einhergehenden Beschwerden sind gerbstoffhaltige Mittel geeignet.

Anwendung

Die verschiedenen Zubereitungsformen wenden Sie je nach Hautzustand an. Lotion und Creme sind angebracht, wenn die Haut nicht nässt. Die Lotion müssen Sie vor der Anwendung gut schütteln, damit sich die Wirkstoffe in der Lösung verteilen.
Pulver als Badezusatz kommt bei allen Hautausschlägen infrage. Nach dem Bad sollten Sie die Haut

mit einem Handtuch nur leicht trockentupfen, nicht reiben. Seife dürfen Sie nicht gleichzeitig verwenden, weil der Gerbstoff dann nicht mehr wirkt.
In der Umgebung der Augen dürfen Sie keine Gerbstoffe anwenden. Wenn etwas ins Auge geraten ist, müssen Sie das Auge 10 bis 15 Minuten lang mit klarem Wasser spülen und anschließend möglichst bald einen Augenarzt aufsuchen. Nach der Anwendung der Mittel sollten Sie sich sorgfältig die Hände waschen, damit nicht über die Finger etwas ins Auge gerät.
Alle Präparate wenden Sie nach Bedarf an.

Achtung

Badezusatz: Bei größeren Hautverletzungen, fieberhaften oder infektiösen Erkrankungen sowie bei Herzschwäche und hohem Blutdruck dürfen Sie keine warmen Vollbäder nehmen oder sollten vorher Rücksprache mit einem Arzt halten.
Außerdem müssen Sie darauf achten, dass die Wanne kein Metall enthält, sondern voll emailliert oder aus Kunststoff ist. Wenn Gerbstoff mit Metall in Berührung kommt, kann dieses sich verfärben.

Tannolact Fettcreme und *Tannosynt Lotio* enthalten als Konservierungsmittel Parabene. Wenn Sie auf Parastoffe (→ Seite 551) allergisch reagieren, dürfen Sie diese Mittel nicht anwenden.

Unerwünschte Wirkungen

▶ **Keine Maßnahmen erforderlich**

Die Haut kann sich röten und brennen. Auch kann die Creme die Haut stark austrocknen.

▶ **Muss beobachtet werden**

Wenn die Haut sich verstärkt rötet und juckt, reagieren Sie vermutlich allergisch auf das Mittel. Dann sollten Sie es absetzen. Sind die Hauterscheinungen (→ Seite 14) einige Tage später nicht deutlich abgeklungen, sollten Sie einen Arzt aufsuchen.

Hinweise

Für Kinder und Jugendliche unter 18 Jahren

Vor allem bei Kleinkindern muss sorgfältig darauf geachtet werden, dass die Stoffe nicht ins Auge gelangen.

Zinkpaste

Zinkoxid
Zinkpaste LAW, Zinkpaste weich BW

Zinkoxid unterstützt die Wundheilung, indem es die Hautoberfläche etwas zusammenzieht und dadurch den Wundbereich »abdichtet«. Die Wunde nässt dann nicht mehr so sehr und kann sich besser verschließen und heilen. Dadurch lässt auch der Juckreiz nach. Zur unterstützenden Behandlung bei Ekzemen sind weiche Pasten mit Zinkoxid geeignet.

Anwendung

Sie tragen die Paste ein- bis mehrmals täglich dünn auf die betroffenen Hautstellen auf und decken sie eventuell mit etwas Mull ab.

Achtung

Zinkoxid kann die Wirkung anderer äußerlich aufzutragender Wirkstoffe einschränken. Wenn Sie noch andere Wirkstoffe auf die Haut auftragen wollen, müssen Sie die Zinkpaste vorher abwaschen – sonst kann das andere Mittel nicht in die Haut eindringen. Stark nässende Hautbereiche sollten Sie nicht mit Zinkpaste behandeln.

Unerwünschte Wirkungen

▶ **Keine Maßnahmen erforderlich**

Wenn Sie die Salbe auf stark entzündeter Haut auftragen, kann sie vorübergehend etwas brennen.
Bei Daueranwendung kann die Haut trocken und damit auch etwas rauer werden. Das Hautbild normalisiert sich wieder, wenn Sie die Zinkpaste nicht mehr einsetzen.

Pflanzliches Mittel

Bittersüß (äußerlich/innerlich)
Cefabene

Der Extrakt aus Bittersüß (Dulcamara) enthält Stoffe, die Juckreiz stillen und Entzündungen hemmen sollen. Da die therapeutische Wirksamkeit nicht ausreichend nachgewiesen ist, gelten die Mittel als »wenig geeignet« und können allenfalls unterstützend eingesetzt werden.

Achtung

Cefabene Tropfen enthalten Alkohol. Personen mit Alkoholproblemen dürfen dieses Mittel nicht einnehmen. Auch Leberkranke und Menschen mit Anfallleiden sollten den Alkoholgehalt berücksichtigen. Darüber hinaus kann Alkohol die Wirkung vieler Arzneimittel (z. B. Schlaf- und Beruhigungsmittel, Psychopharmaka, starke Schmerzmittel, einige Mittel bei hohem Blutdruck) verstärken.

Unerwünschte Wirkungen

▶ **Keine Maßnahmen erforderlich**

Cefabene Salbe: Aufgrund des Alkoholgehalts können sich offene Hautstellen nach dem Auftragen der Salbe vorübergehend röten und brennen.

Hinweise

Für Kinder und Jugendliche unter 18 Jahren

Cefabene Tropfen: Bedenken Sie, dass die Tropfen Alkohol enthalten. Mittel ohne Alkohol sind vorzuziehen.

Für Schwangerschaft und Stillzeit

Cefabene Tropfen: Bedenken Sie, dass die Tropfen Alkohol enthalten. Mittel ohne Alkohol sind vorzuziehen.

Pflanzliches Mittel

Kamille
Hewekzem novo Heilsalbe N

Extrakte aus der Kamille sollen die Wundheilung fördern, Entzündungen lindern sowie Bakterien und Pilze bekämpfen. Es liegen jedoch kaum Studien vor, die diese Effekte bei Ekzemen und juckenden Hauterkrankungen überprüfen. Die therapeutische Wirksamkeit ist deshalb nicht ausreichend nachgewiesen, das Präparat gilt als »wenig geeignet«. Sie können es allenfalls als unterstützende Maßnahme zur Hautpflege einsetzen.

Achtung

Gegenanzeigen

Wenn Sie auf Korbblütlergewächse, zu denen auch die Kamille gehört, allergisch reagieren, dürfen Sie das Mittel nicht anwenden.

Unerwünschte Wirkungen

▶ **Muss beobachtet werden**

In Einzelfällen kann es nach dem Auftragen der Salbe zu einem Kontaktekzem kommen. Wenn die Haut sich verstärkt rötet und juckt, sollten Sie das Mittel absetzen. Sind die Hauterscheinungen (→ Seite 14) einige Tage später nicht deutlich abgeklungen, sollten Sie einen Arzt aufsuchen.

Pflanzliches Mittel

Nachtkerzenöl (innerlich)
Epogam

Dieses Mittel wird vorwiegend eingesetzt, um den im Rahmen einer Neurodermitis auftretenden Juckreiz zu lindern. Das Öl aus den Samen der Nachtkerze enthält etwa 10 Prozent Gamma-Linolensäure. Diese ungesättigte Fettsäure bildet der Körper normalerweise selbst. Es wird vermutet, dass dies bei einer Neurodermitis nicht in ausreichender Menge geschieht, sodass ein Mangel an Gamma-Linolensäure auftritt, der dazu beiträgt, dass sich die Neurodermitis nicht bessert. Dieser Mangel soll mit dem Präparat ausgeglichen werden.

Bisher ließ sich jedoch nicht überzeugend nachweisen, dass sich Entzündung und Juckreiz mit Nachtkerzenöl bessern lassen, weshalb das Mittel als »wenig geeignet« erachtet wird. Sie können es allenfalls unterstützend anwenden, wenn geeignete Mittel nicht angewendet werden können oder nicht ausreichend wirken.

Anwendung

Wenn es Ihnen schwer fällt, die Kapseln zu schlucken, können Sie sie auch mit einer Nadel aufstechen und das Öl ins Essen geben oder direkt in den Mund träufeln. Ein Behandlungseffekt stellt sich frühestens nach acht bis zwölf Wochen ein.

Achtung

Wenn Sie an Epilepsie leiden, sollten Sie vor der Einnahme von *Epogam* Rücksprache mit einem Arzt halten, weil Nachtkerzenöl das Risiko für einen epileptischen Anfall erhöhen kann.

Wechselwirkungen mit Medikamenten

Wenn Sie Mittel gegen Schizophrenie einnehmen (Phenothiazine), kann Nachtkerzenöl möglicherweise epileptische Anfälle auslösen. In diesen Fällen sollten Sie vor der Einnahme Rücksprache mit einem Arzt halten.

Unerwünschte Wirkungen

▶ **Keine Maßnahmen erforderlich**

Bei weniger als 1 von 10 Behandelten können vorübergehend Übelkeit, Verdauungsstörungen und Kopfschmerzen auftreten.

▶ **Muss beobachtet werden**

Bei weniger als 1 von 100 Behandelten kann sich der Zustand der Haut während der Behandlung verschlechtern. Die Haut rötet sich dann und brennt stärker als sonst. Kommt starker Juckreiz hinzu oder bilden sich Bläschen, reagieren Sie vermutlich allergisch auf Nachtkerzenöl. Dann sollten Sie das Mittel absetzen. Sind die Hauterscheinungen (→ Seite 14) einige Tage später nicht deutlich abgeklungen, sollten Sie einen Arzt aufsuchen.

In sehr seltenen Fällen kann sich die Körpertemperatur erhöhen. Dieses leichte Fieber geht wieder zurück, wenn Sie das Mittel absetzen.

▶ Sofort zum Arzt

Wenn starker Hautausschlag, Juckreiz, Herzrasen, Atemnot, Schwäche und Schwindel auftreten, müssen Sie die Anwendung sofort abbrechen und unverzüglich den Notarzt (Telefon 112) rufen, weil es sich um eine lebensbedrohliche Allergie (→ Seite 14) handeln kann.

Hinweise

Für Kinder und Jugendliche unter 18 Jahren

Bei Kindern unter einem Jahr sollte das Mittel mangels Erfahrung nicht angewendet werden.

Kinder mit Epilepsie sollten sorgfältig beobachtet werden, wenn sie Nachtkerzenöl einnehmen.

Für Schwangerschaft und Stillzeit

In den ersten drei Schwangerschaftsmonaten sollten Sie das Mittel nur nach Rücksprache mit einem Arzt anwenden.

Eine Einnahme in der Stillzeit ist unbedenklich.

Juckreiz, Ekzem

Handelsname Darreichungsform	**Zusammensetzung pro 1 ml/1 g oder wie angegeben bzw. pro abgeteilte Einheit**	**Unverb. Preis in Euro/kleinste Packung**	**Bewertung**
Hinweise zu den Tabellenspalten → Seite 32, zur Auswahl der Arzneimittel → Seite 27, zur Grundlage der Bewertung → Seiten 27, 31			
Anaesthesulf Lotion	**Polidocanol** 80 mg	6,90/50 g	**Geeignet** bei Juckreiz. → Seite 51
Cefabene Filmtabletten Filmtabletten	**Auszug aus Bittersüßstängel** 200 mg	17,50/50 Stück	**Wenig geeignet** bei Ekzem, weil die therapeutische Wirksamkeit nicht ausreichend nachgewiesen ist. Allenfalls unterstützend anzuwenden. → Seite 52
Cefabene Salbe Salbe	100 mg	9,97/25 g	
Cefabene Tropfen Tropfen	700 mg *Enthält 26 % Alkohol*	16,40/50 ml	
Delagil Creme Creme	**Synthetischer Gerbstoff** 4 mg	4,80/20 g	**Geeignet** bei leichten Hautentzündungen und juckenden Hauterkrankungen. → Seite 51
Delagil Pulver Pulverbeutel	4 g	5,90/5 x 10 g	
Ebenol Creme	**Hydrokortison** 2,5 mg	7,49/25 g	**Geeignet** bei Juckreiz und Ekzem zur zeitlich und örtlich begrenzten Anwendung (nicht länger als zwei Wochen). → Seite 49
Ebenol leicht 0,25 %	2,5 mg	6,93/25 g	
Ebenol 0,5 % Creme Creme	5 mg	7,49/15 g	
Ebenol Spray 0,25 % **0,5 %** Spray	2,5 mg 5 mg	9,90/30 ml 9,90/30 ml	
Epogam	**Nachtkerzensamenöl** 500 mg	62,38/240 Stück	**Wenig geeignet** bei Juckreiz und Ekzem, weil die therapeutische Wirksamkeit nicht ausreichend nachgewiesen ist. Allenfalls zur unterstützenden Behandlung, wenn geeignete Mittel nicht angewendet werden können oder nicht ausreichend wirken. → Seite 53
Epogam 1 000 Kapseln	1 000 mg	64,90/120 Stück	
Fenistil Gel Gel	**Dimetindenmaleat** 1 mg (Konservierungsmittel: Parabene)	5,20/20 g	**Wenig geeignet** bei Juckreiz und Ekzem, weil die therapeutische Wirksamkeit nicht ausreichend nachgewiesen ist und der Wirkstoff selbst Allergien auslösen kann. → Seite 49

Juckreiz, Ekzem Fortsetzung

Handelsname Darreichungsform	**Zusammensetzung pro 1 ml/1 g oder wie angegeben bzw. pro abgeteilte Einheit**	**Unverb. Preis in Euro/kleinste Packung**	**Bewertung**
Hinweise zu den Tabellenspalten → Seite 32, zur Auswahl der Arzneimittel → Seite 27, zur Grundlage der Bewertung → Seiten 27, 31			
Fenistil Hydrocort Creme 0,25 % Creme	**Hydrokortison** 2,5 mg	6,50/20 g	**Geeignet** bei Juckreiz und Ekzem zur zeitlich und örtlich begrenzten Anwendung (nicht länger als zwei Wochen). → Seite 49
Fenistil Hydrocort Spray 0,5 % Lösung	5 mg	9,90/30 ml	
Fenistil Hydrocort Creme 0,5 % bei mäßigstarken Hautentzündungen Creme	5 mg	7,49/15 g	
Hewekzem novo Heilsalbe N Salbe	**Kamillenblütenöl** 10 mg	8,23/40 g	**Wenig geeignet** bei Ekzem, weil die therapeutische Wirksamkeit nicht ausreichend nachgewiesen ist. Allenfalls als unterstützende Maßnahme zur Hautpflege. → Seite 53
Linola Akut 0,25% **0,5%** Creme	**Hydrokortison** 2,5 mg 5 mg	6,50/20 g 6,97/15 g	**Geeignet** bei Juckreiz und Ekzem zur zeitlich und örtlich begrenzten Anwendung (nicht länger als zwei Wochen). → Seite 49
Muni 0,5% HC	**Hydrokortison** 5 mg	3,55/5 g	
Muni HC Hydrocortison Creme 0,5 % Creme	5 mg	12,95/30 g	
Soventol HydroCort 0,25% **0,5%** Creme	**Hydrokortisonazetat** 2,5 mg 5 mg	6,50/20 g 7,49/15 g	
Soventol HydroSpray 0,5% Lösung	**Hydrokortison** 5 mg	9,90/30 ml	
Systral Creme	**Chlorphenoxamin-hydrochlorid** 15 mg (Konservierungsmittel: Parabene)	4,45/20 g	**Wenig geeignet** bei Juckreiz und Ekzem, weil die therapeutische Wirksamkeit nicht ausreichend nachgewiesen ist und der Wirkstoff selbst Allergien auslösen kann. → Seite 49
Systral Hydrocort 0,5 % Creme	**Hydrokortison** 5 mg	2,99/5 g	**Geeignet** bei Juckreiz und Ekzem zur zeitlich und örtlich begrenzten Anwendung (nicht länger als zwei Wochen). → Seite 49
Systral Hydrocort 0,25 % Emulsion Emulsion	2,5 mg	6,50/25 ml	
Tannolact Fettcreme 0,4 %	**Synthetischer Gerbstoff** 4 mg (Konservierungsmittel: Parabene)	4,95/20 g	**Geeignet** bei leichten Hautentzündungen und juckenden Hauterkrankungen. → Seite 51
Tannolact Creme 1 % Creme	10 mg	4,95/20 g	
Tannolact Lotio 1 % Lotion	10 mg	5,96/75 g	
Tannolact Pulver 40 % Pulver	4 g	11,97/10 Stück	
Tannosynt flüssig Bad	**Synthetischer Gerbstoff** 400 mg	10,58/100 g	
Tannosynt Creme Creme	10 mg	5,09/20 g	
Tannosynt Lotio Lotion	10 mg (Konservierungsmittel: Parabene)	8,71/100 g	
Zinkpaste LAW Paste	**Zinkoxid** 200 mg	3,45/50 g	**Geeignet** zur unterstützenden Behandlung bei Ekzemen. → Seite 52
Zinkpaste weich BW Paste	**Zinkoxid** 300 mg	3,80/50 ml	

Trockene Haut

Die Haut hält sich normalerweise selbst elastisch und geschmeidig, indem sie Wasser im Gewebe einlagert und Talg produziert. Wie viel Fett sie bildet, hängt meist von erblichen und hormonellen Voraussetzungen ab. Verschiedene Faktoren können dazu führen, dass die Haut unangenehm trocken ist.

Anzeichen und Beschwerden

Die Haut ist matt, rau, spröde, schuppt und juckt leicht. Oft spannt sie auch etwas.

Ursachen

Trockene Haut kann verschiedene Ursachen haben:

- Viele Menschen haben von Natur aus trockene Haut, wenn diese wenig Talg bildet.
- Die Haut kann im Zusammenhang mit Krankheiten trocken werden, zum Beispiel bei Neurodermitis und Schuppenflechte.
- Wenn im Alter die Hormonproduktion nachlässt, wird weniger Talg produziert, wodurch sich die Fähigkeit der Haut, Wasser zu binden, verringert.
- Zu viel Sonne und UV-Licht in Solarien trocknen die Haut ebenfalls aus.
- In überheizten oder klimatisierten Räumen mit geringer Luftfeuchtigkeit wird der Haut mehr Flüssigkeit entzogen.
- Zu häufiges Duschen und Baden in heißem Wasser sowie die Verwendung von Seife, Schaumbad oder Waschlotionen entziehen der Haut Fett.

Allgemeine Maßnahmen

Duschen Sie nur alle zwei Tage mit nicht zu heißem Wasser und waschen Sie sich zwischendurch mit einem Waschlappen, das beeinträchtigt die Hygiene nicht. Benutzen Sie dabei Babyseife oder Syndets mit einem hohen Anteil an rückfettenden Substanzen.

Wichtig ist die Pflege der Haut nach dem Waschen: Wenn Sie zu trockener Haut neigen, pflegen Sie diese mit Cremes und Lotionen, die einen hohen Fettanteil haben (Wasser-in-Öl-Emulsion). Rissige Haut oder Hornhaut an den Fersen braucht stark fetthaltige Salben, die sie gleichzeitig auch feucht halten (z. B. mit Glyzerin oder Harnstoff).

Trinken Sie genügend: zwei bis drei Liter täglich sollten es sein.

Grünpflanzen in den Räumen sorgen für eine höhere Luftfeuchtigkeit. Feuchte Tücher über den Heizkörpern haben einen ähnlichen Effekt.

Wann zum Arzt?

Wenn die Haut stark schuppt und mit den als geeignet eingestuften Präparaten nicht wieder geschmeidig wird, sollten Sie einen Hautarzt aufsuchen.

Bei Ichthyose, einer schwerwiegenden, schuppenden Hauterkrankung, die den ganzen Körper erfasst, kann der Arzt rezeptfreie harnstoffhaltige Mittel auch zulasten der gesetzlichen Krankenkassen verordnen. Voraussetzung ist aber, dass keine andere therapeutische Alternative besteht und der Harnstoffgehalt in den Präparaten mindestens 5 Prozent beträgt. Näheres hierzu finden Sie in der »Ausnahmeliste« (→ Seite 658).

Behandlung mit Medikamenten

Rückfettende Cremes und Salben (→ Seite 58), die keine bestimmten Wirkstoffe enthalten, sind zur Behandlung von trockener Haut geeignet. Ob eine Öl-in-Wasser- oder eine Wasser-in-Öl-Emulsion sinnvoller ist, richtet sich nach dem Hauttyp, siehe dazu auch »Äußerlich anzuwendende Arzneimittel« (→ Seite 34). Salben sind vor allem bei trockener Haut geeignet, Fettsalben bei sehr trockener und rissiger Haut, Cremes eher bei rauen Hautstellen.

Harnstoffhaltige Cremes und Salben (→ Seite 57) erhöhen die Fähigkeit der Haut, Feuchtigkeit zu binden, und sind deshalb ebenfalls geeignet, trockene Haut zu pflegen. Die Kombination Harnstoff + örtlich betäubendes Mittel (→ Seite 59) bringt keine Vorteile für die Hautpflege, der örtlich betäubende Wirkstoff kann jedoch bei starkem Juckreiz lindernd wirken.

Ölbäder (→ Seite 57) sind zur Pflege von trockener und leicht schuppender Haut geeignet, aber nur, wenn das nach dem Baden auf der Haut befindliche Öl nicht mit dem Handtuch wieder abgerieben wird. Die Kombination Ölbad + örtlich betäubendes Mittel (→ Seite 59) ist nur mit Einschränkung geeignet, weil nicht gesichert ist, dass der Zusatz des örtlich betäubenden Wirkstoffs die therapeutische Wirksamkeit erhöht.

Äußerlich aufzutragendes Nachtkerzenöl (→ Seite 59) ist zur Pflege trockener Haut geeignet. Wirkstofffreie Präparate wie *Alfason Basis Cresa*, *Asche Basis Creme/Lotion/Fettsalbe/Salbe*, *Dermatop Basis Creme/Salbe/Fettsalbe*, *Neribas Creme/Fettsalbe/Salbe*, *Wolff Basiscreme* eignen sich ebenfalls zur Pflege der Haut. Sie sind jedoch Kosmetika, keine Arzneimittel.

Wenn Sie die Präparate im Intimbereich anwenden, beachten Sie auch die Hinweise zur »Anwendung von Kondomen und Diaphragmen« (→ Seite 394).

Anthroposophische, homöopathische und traditionell angewendete Mittel

Ebenfalls zu den meistgekauften Mitteln gehören *Lenicet Salbe* mit zwei Aluminiumverbindungen und *Vaselin*

Salbe LAW mit weißem Vaselin. Dabei handelt es sich um Präparate, die von der Arzneimittelbehörde als »traditionell angewendet« zugelassen wurden. Alle diese Mittel lassen sich nach den Grundsätzen dieses Buches nicht bewerten und werden deshalb nicht näher besprochen. Allgemeine Informationen zu derartigen Mitteln finden Sie unter »Anthroposophische Mittel« (→ Seite 21) und »Traditionell angewendete Mittel« (→ Seite 20).

Harnstoffhaltige Cremes und Salben

Harnstoff
Basodexan, ELACUTAN, Hyanit N, Linola Urea, Nubral, Widmer Carbamid
Harnstoff + hautpflegende Substanzen
Remederm

Harnstoff erhöht den Feuchtigkeitsgehalt der Haut und trägt dazu bei, sie weich und geschmeidig zu erhalten. Außerdem verstärkt Harnstoff das Eindringen anderer Wirkstoffe in die Haut, was beispielsweise bei *Remederm* genutzt wird, um verschiedene weitere hautpflegende Substanzen (Vitamin A, Vitamin E und Dexpanthenol) besser eindringen zu lassen. Diese Eigenschaft von Harnstoff lässt sich auch nutzen, um die Wirkung bestimmter Arzneistoffe bei der Therapie von Hauterkrankungen zu verstärken (z. B. bei Neurodermitis, Schuppenflechte).
Zur Pflege von trockener Haut sind alle harnstoffhaltigen Mittel geeignet.

Anwendung

Sie cremen die Haut täglich ein- bis zweimal dünn ein. Achten Sie darauf, dass die Mittel nicht in die Augen gelangen, weil sie die Schleimhaut reizen können. Harnstoff macht die Haut »durchlässiger« für alle Stoffe, die auf die Haut aufgetragen werden. Kosmetika sollten Sie daher in einem Abstand von zirka einer Stunde anwenden.

Achtung

Nubral Creme: Dieses Präparat enthält als Konservierungsmittel Parabene. Wenn Sie auf Parastoffe (→ Seite 551) allergisch reagieren, dürfen Sie dieses Mittel nicht anwenden.

Gegenanzeigen

Auf entzündete oder verletzte Haut dürfen Sie harnstoffhaltige Cremes nicht auftragen.
Wenn Ihre Nierenfunktion gestört ist, dürfen Sie das Mittel nicht auf großen Körperflächen anwenden (z. B. ganzer Rücken).

Unerwünschte Wirkungen

► **Keine Maßnahmen erforderlich**

Die Haut kann sich röten, brennen und schuppen, vor allem an entzündeten Stellen. Wenn die Harnstoffkonzentration über 10 Prozent liegt, kann das Brennen schmerzhaft sein. *Linola Urea* sowie *Widmer Carbamid* haben eine Harnstoffkonzentration von 12 Prozent, die von *Remederm* liegt bei 3 Prozent. Alle anderen Mittel weisen einen Harnstoffgehalt von 10 Prozent auf.

► **Muss beobachtet werden**

Wenn die Haut weiterhin gerötet bleibt und juckt und sich zusätzlich ein Hautausschlag mit Bläschen bildet, vertragen Sie vermutlich das Mittel nicht. Dann sollten Sie es absetzen. Sind die Hauterscheinungen (→ Seite 14) einige Tage später nicht deutlich abgeklungen, sollten Sie einen Arzt aufsuchen.

Ölbäder

Sojabohnenöl
Balneum Hermal
Erdnussöl + Paraffin
Balneum Hermal F
Paraffin + rückfettende Substanzen
Linola Fett N Ölbad

Badezusätze mit Ölen aus Sojabohnen oder Erdnüssen oder aus Paraffin fetten die Haut beim Baden und Duschen. Sie überziehen sie mit einem hauchdünnen Fettfilm, der verhindert, dass sich natürliche Substanzen, die die Feuchtigkeit in der Haut binden, aus der Hornschicht der Haut lösen. Die Haut juckt dann weniger und trocknet auch nicht so rasch aus. Paraffin hat zusätzlich einen leicht reinigenden Effekt. Zur Pflege von trockener Haut sind Ölbäder geeignet.

Anwendung

Sie geben das Ölbad in dünnem Strahl direkt in das einlaufende Wasser, damit sich die Öltröpfchen besser verteilen. Die Wassertemperatur sollte bei 32 °C liegen, das beruhigt die Hautnerven und hat die beste rückfettende Wirkung. Mit jedem Grad mehr nimmt dieser Effekt ab. Wärmer als 36 °C sollte das Wasser auf keinen Fall sein.
Sie können das Ölbad auch unverdünnt auf die angefeuchtete Haut auftragen, müssen es dann aber anschließend gut abduschen, damit keine Reste von Detergenzien auf der Haut bleiben. Das sind Stoffe, die die Oberflächenspannung des Wassers herabsetzen, damit sich die Fettbestandteile besser verteilen.

Es genügt, wenn Sie das Ölbad alle zwei bis drei Tage anwenden.
Seife und Syndets dürfen Sie nicht gleichzeitig anwenden, weil sie die rückfettende Wirkung des Ölbads aufheben.
Nach dem Bad sollten Sie sich nicht mit dem Handtuch abrubbeln – sonst landet der dünne Fettfilm aus dem Badewasser meist im Frottee anstatt auf der Haut. Es reicht, wenn Sie die Nässe vorsichtig etwas abtupfen und die Haut ansonsten an der Luft trocknen lassen.

Achtung

Alle Ölbäder machen die Bade- oder Duschwanne sehr glitschig! Es besteht erhöhte Rutschgefahr.
Wenn Sie an Neurodermitis leiden, sollten Sie nicht häufiger als einmal wöchentlich baden, da sonst die Haut zu stark austrocknet.

Balneum Hermal F: Wenn Sie auf Erdnüsse allergisch reagieren, sollten Sie einen Badezusatz ohne Erdnussöl verwenden.

Gegenanzeigen

Unter folgenden Bedingungen dürfen Sie ein Vollbad nur nach Rücksprache mit einem Arzt nehmen:

- Es bestehen ausgedehnte Hautverletzungen.
- Sie haben eine akute Hautkrankheit.
- Sie haben Fieber oder eine infektiöse Erkrankung.
- Ihr Herz ist geschwächt (Herzinsuffizienz).
- Ihr Blutdruck ist erhöht.

Unerwünschte Wirkungen

▶ **Muss beobachtet werden**

Wenn die Haut sich rötet und juckt und sich ein Hautausschlag mit Bläschen bildet, vertragen Sie vermutlich den Badezusatz nicht. Dann sollten Sie das Mittel absetzen. Sind die Hauterscheinungen (→ Seite 14) einige Tage später nicht deutlich abgeklungen, sollten Sie einen Arzt aufsuchen.

Rückfettende Cremes und Salben

Ungesättigte Fettsäuren
Linola Creme/ Linola Fett Creme
Vaselin + Paraffin
ESSEX Basissalbe
Vaselin + Paraffin + andere Substanzen
ESSEX Basiscreme
Vaselin + Wachs + andere Substanzen
Hautpflegesalbe W/L SR

Diese Cremes und Salben enthalten keine pharmakologischen Wirkstoffe. Ob eine Öl-in-Wasser-(Creme) oder eine Wasser-in-Öl-Emulsion (Salbe) sinnvoller ist, richtet sich nach der Beschaffenheit der Haut:

- Eine Creme stellt eine Öl-in-Wasser-Emulsion dar und eignet sich mit ihrem hohen Wasseranteil vor allem zur Pflege von rauen Hautstellen sowie bei nässenden Hauterkrankungen (z. B. Ekzem). Cremes sind leicht abwaschbar und wirken auch etwas kühlend.
- Eine Salbe ist eine Wasser-in-Öl-Emulsion mit einem hohen Fettanteil und ist somit eher für die Pflege von trockener Haut geeignet.
- Eine Fettsalbe stellt eine Salbengrundlage ohne Wasserzusatz dar. Sie deckt die Oberfläche gut ab und eignet sich zur Pflege von sehr trockener Haut.

Einige Produkte enthalten aufgrund des hohen Wasseranteils Konservierungsmittel. Diese Zusätze können bei sehr empfindlicher Haut Allergien auslösen (siehe unter »Unerwünschte Wirkungen«).

Anwendung

Sie tragen Creme, Fettcreme oder Salbe nach Bedarf auf die Haut auf.

Achtung

Linola Creme: Dieses Mittel enthält als Konservierungsmittel Parabene. Wenn Sie auf Parastoffe (→ Seite 551) allergisch reagieren, dürfen Sie dieses Mittel nicht anwenden.

Unerwünschte Wirkungen

▶ **Keine Maßnahmen erforderlich**

Die Haut kann sich vorübergehend röten und etwas brennen.

▶ **Muss beobachtet werden**

Selten kann sich während der Anwendung ein allergisches Kontaktekzem ausbilden. Wenn die Haut sich verstärkt rötet und juckt, reagieren Sie vermutlich allergisch auf das Mittel. Dann sollten Sie es absetzen. Sind die Hauterscheinungen (→ Seite 14) einige Tage später nicht deutlich abgeklungen, sollten Sie einen Arzt aufsuchen.

Hinweise

Für Schwangerschaft und Stillzeit

In der Stillzeit sollten Sie die Mittel nicht auf der Brust anwenden, damit der Säugling keine Creme- oder Salbenbestandteile mit der Muttermilch aufnimmt.

Pflanzliches Mittel

Nachtkerzenöl (äußerlich)
Linola Gamma

Diese Creme ist eine Öl-in-Wasser-Emulsion mit einem hohen Feuchtigkeitsgehalt. Nachtkerzensamenöl soll einen schützenden Fettfilm auf der Haut bilden und trockene, spröde Haut weich und geschmeidig machen. Zur Pflege von trockener Haut ist das Mittel geeignet.
Die Creme wird häufig zur Behandlung von trockener Haut bei Neurodermitis empfohlen. Bisher ist in klinischen Studien jedoch nicht ausreichend untersucht, ob der Zusatz von Nachtkerzensamenöl die Wirksamkeit einer reinen Salbengrundlage bei Neurodermitis spezifisch verbessert.

Anwendung

Sie tragen die Creme täglich nach Bedarf auf. Die Umgebung der Augen sollten Sie aussparen.

Achtung

Während Sie das Mittel anwenden, sollten Sie die Haut vorsichtshalber nicht der Sonne aussetzen oder ein Solarium besuchen, da keine Studien darüber vorliegen, ob das Mittel die Haut für UV-Strahlen empfindlicher macht.
Die Creme enthält als Konservierungsmittel Parabene. Wenn Sie auf Parastoffe (→ Seite 551) allergisch reagieren, dürfen Sie das Mittel nicht anwenden.

Gegenanzeigen

Auf verletzte Haut dürfen Sie das Mittel nicht auftragen.

Wechselwirkungen mit Medikamenten

Derzeit ist unbekannt, in welchem Ausmaß Nachtkerzensamenöl durch die Haut in den Blutkreislauf gelangt. Das Risiko, dass das Öl in nennenswerten Mengen in den Organismus aufgenommen wird, ist erst bei großflächiger Anwendung gegeben. Innerlich aufgenommenes Nachtkerzenöl kann möglicherweise epileptische Anfälle begünstigen. Wenn Sie unter Epilepsie leiden, sollten Sie vor der Anwendung des Mittels Rücksprache mit einem Arzt halten.

Unerwünschte Wirkungen

- **Keine Maßnahmen erforderlich**
  Gelegentlich kann sich die Haut etwas röten oder brennen.
- **Muss beobachtet werden**
  Bildet sich ein Hautausschlag, reagieren Sie vermutlich allergisch auf das Mittel. Eine solche Allergie kann manchmal auch erst einige Zeit nach der Anwendung auftreten. Dann sollten Sie das Mittel absetzen. Sind die Hauterscheinungen (→ Seite 14) einige Tage später nicht deutlich abgeklungen, sollten Sie einen Arzt aufsuchen.

Hinweise

Für Schwangerschaft und Stillzeit

In der Stillzeit sollten Sie die Creme nicht auf der Brust anwenden, damit der Säugling die Creme nicht mit der Muttermilch aufnimmt.

Kombination: Ölbad + örtlich betäubendes Mittel

Sojabohnenöl + Polidocanol
Balneum Hermal Plus

Dieser Badezusatz enthält zusätzlich zu Sojaöl noch das örtlich betäubende Mittel Polidocanol. Der durch trockene Haut bedingte Juckreiz soll sich dadurch noch rascher und nachhaltiger bessern. In einem Wannenbad erreicht Polidocanol aber nicht die nötige Konzentration, um tatsächlich juckreizstillend zu wirken. Es ist sehr fraglich, ob die Wirkung dieses Badezusatzes über die des reinen Ölbades hinausgeht. Das Mittel ist deshalb zur Pflege trockener Haut mit Einschränkung geeignet.
Alle weiteren Angaben finden Sie unter »Ölbäder« (→ Seite 57). Zusätzlich ist zu beachten:

Anwendung

Achten Sie beim Baden darauf, dass das Mittel nicht in die Augen gelangt, weil es die Bindehaut reizen kann.

Kombination: Harnstoff + örtlich betäubendes Mittel

Harnstoff + Polidocanol
Optiderm

Polidocanol ist ein oberflächlich betäubender Wirkstoff. Er verringert die Empfindlichkeit der Nervenenden und -fasern für Schmerz-, Kälte-, Wärme- und Druckreize. Schmerzen und Juckreiz sind dann weniger stark zu spüren.
Harnstoff erhöht den Feuchtigkeitsgehalt der Haut und trägt dazu bei, sie weich und geschmeidig zu erhalten. Die Kombination beider Wirkstoffe ist nütz-

lich, wenn die Haut infolge des Juckreizes wundgekratzt ist oder um juckende Haut feucht zu halten. Für diesen Zweck ist das Mittel geeignet.

Alle weiteren Angaben finden Sie unter »harnstoffhaltige Cremes und Salben« (→ Seite 57).

Trockene Haut

Handelsname Darreichungsform	**Zusammensetzung pro 1 ml/1 g oder wie angegeben bzw. pro abgeteilte Einheit**	**Unverb. Preis in Euro/kleinste Packung**	**Bewertung**
Hinweise zu den Tabellenspalten → Seite 32, zur Auswahl der Arzneimittel → Seite 27, zur Grundlage der Bewertung → Seiten 27, 31			
Balneum Hermal	**Sojabohnenöl** 847,5 mg	9,90/200 ml	**Geeignet** zur Pflege trockener Haut. → Seite 57
Balneum Hermal F	**Erdnussöl** 464,5 mg + **dünnflüssiges Paraffin** 470 mg	10,20/200 ml	
Balneum Hermal Plus Bad	**Sojabohnenöl** 829,5 mg + **Polidocanol** 150 mg	10,50/200 ml	**Mit Einschränkung geeignet** zur Pflege trockener Haut, weil der Zusatz von Polidocanol die therapeutische Wirksamkeit gegenüber einem Ölbad allein nicht sicher verbessert. → Seite 59
Basodexan Fettcreme	**Harnstoff** 100 mg	7,34/50 g	**Geeignet** zur Pflege trockener Haut. → Seite 57
Basodexan Softcreme Creme	100 mg	7,34/50 g	
Basodexan Salbe Salbe	100 mg	7,34/50 g	**Geeignet** zur Pflege sehr trockener Haut. → Seite 57
ELACUTAN Creme	**Harnstoff** 100 mg	7,21/50 g	**Geeignet** zur Pflege trockener Haut. → Seite 57
ELACUTAN Fettcreme 10 % Creme	100 mg	7,21/50 g	
ESSEX Basiscreme Creme	**Dickflüssiges Paraffin** + **weißes Vaselin** + **Cetylstearylalkohol** + **Cetomacrogol 1000** + **Chlorocresol** + **Natrium-dihydrogenphosphat** + **Phosphorsäure 85 %** + **gereinigtes Wasser** keine Mengenangabe	7,00/50 g	**Geeignet** zur Pflege von nässenden und rauen Hautstellen. → Seite 58
ESSEX Basissalbe Salbe	**Dickflüssiges Paraffin** + **weißes Vaselin** keine Mengenangabe	7,00/50 g	**Geeignet** zur Pflege sehr trockener Haut. → Seite 58
Hautpflegesalbe W/L SR Salbe	**Ammoniaklösung 10%** + **Cetylpalmitat** + **dünnflüssiges Wachs** + **Erdnussöl** + **Ethanol 90%** + **gelbes Vaselin** + **Sorbitantrioleat** + **weiches Paraffin** + **Zitronensäure** + **gereinigtes Wasser** keine Mengenangabe (Konservierungsmittel: Parabene)	4,69/50 g	**Geeignet** zur Pflege trockener Haut. Medizinprodukt. → Seite 58
Hyanit N Salbe	**Harnstoff** 100 mg	16,41/100 g	**Geeignet** zur Pflege trockener Haut. → Seite 57
Linola Fett	**Ungesättigte Fettsäuren** 8,15 mg	8,53/50 g	**Geeignet** zur Pflege trockener Haut. → Seite 58
Linola Creme Creme	5 mg (Konservierungsmittel: Parabene)	8,20/50 g	**Geeignet** zur Pflege von nässenden und rauen Hautstellen. → Seite 58

Trockene Haut Fortsetzung

Handelsname Darreichungsform	Zusammensetzung pro 1 ml/1 g oder wie angegeben bzw. pro abgeteilte Einheit	Unverb. Preis in Euro/kleinste Packung	Bewertung
Hinweise zu den Tabellenspalten → Seite 32, zur Auswahl der Arzneimittel → Seite 27, zur Grundlage der Bewertung → Seiten 27, 31			
Linola Gamma	**Nachtkerzensamenöl** 200 mg (Konservierungsmittel: Parabene)	11,17/50 g	**Geeignet** zur Pflege trockener Haut. → Seite 59
Linola Urea Creme	**Harnstoff** 120 mg	7,40/50 g	**Geeignet** zur Pflege trockener Haut. → Seite 57
Linola Fett N Ölbad Bad	**Isopropylmyristat-Derivat** 440 mg + **Macrogol-laurylether** 60 mg + **dickflüssiges Paraffin** 480 mg + **Poly(oxypropylen)-Derivat** 10 mg	9,81/200 ml	
Nubral Creme Creme	**Harnstoff** 100 mg (Konservierungsmittel: Parabene)	11,96/75 g	**Geeignet** zur Pflege trockener Haut. → Seite 57
Optiderm Creme Creme	**Harnstoff** 50 mg + **Polidocanol** 30 mg	9,79/50 g	**Geeignet** bei trockener, juckender Haut. → Seite 59
Optiderm Lotion Emulsion	**Harnstoff** 50 mg + **Polidocanol** 30 mg	16,89/100 g	
Remederm Creme	**Harnstoff** 30 mg + **Aluminiumdistearat** 8 mg + **Butandiol** 25 mg + **Dexpanthenol** 20 mg + **Dibutyladipat** 10 mg + **Distearyl-hydrogenzitrat** 28 mg + **Glyzerinmonooleat** 15,75 mg + **Glyzerinmonostearat** 8,75 mg + **Hartparaffin** 26 mg + **Isopropylmyristat** 32 mg + **Milchsäure** 2 mg + **Vitamin A** 5,3 mg + **Ölsäuredecylester** 75 mg + **dünnflüssiges Paraffin** 12,25 mg + **Pentaerythritdikokosfettsäureester** 28 mg + **Polyethylenwachs** 1,75 mg + **Propylenglykol** 26,75 mg + **Sorbitansesquioleat** 23,5 mg + **Sorbitol-Lösung 70 %** 25 mg + **Vitamin E** 10 mg + **weißes Vaselin** 17,25 mg + **gebleichtes Wachs** 14 mg	8,46/75 g	**Geeignet** zur Pflege trockener Haut. → Seite 57
Widmer Carbamid Creme Creme	**Harnstoff** 120 mg	13,76/100 g	

Sonnenbrand

Sonnenlicht enthält lang- und kurzwellige Strahlen. Die langwelligen Infrarotstrahlen sind vor allem wärmend, die kurzwelligen dagegen sind relativ aggressiv und können die Haut schädigen. Problematisch sind vor allem Strahlen jenseits des violetten Farbspektrums, die deshalb auch ultraviolette (UV-) Strahlen genannt werden. Dieses UV-Licht wird je nach Wellenlänge in UV-A und UV-B unterteilt. UV-B-Strahlen sind die gefährlicheren, weil sie noch energiereicher als UV-A-Strahlen sind.
Treffen UV-Strahlen auf die Haut, regen sie in den Pigmentzellen die Bildung des braunen Farbstoffs Melanin an, den diese an die obere Hautschicht abgeben. Melanin wird dort eingelagert, um einen Teil des Lichts zu binden – die Haut wird braun. Außerdem verdickt sich die Oberhaut und bildet somit eine »Lichtschwiele«. Der braune Farbstoff absorbiert einen Teil der Strahlung, die Lichtschwiele schwächt sie zusätzlich ab, beides schützt die unteren Hautschichten vor den energiereichen und damit auch gefährlichen UV-Strahlen.
UV-Strahlung schädigt die Haut, indem sie das Erbmaterial der Zellen verändert, aggressive Sauerstoffteilchen (»freie Radikale«) freisetzt und Bindegewebsfasern (Kollagen) in der Haut abbaut. Normalerweise kann die Haut solche Schäden selbst reparieren. Wird sie aber einem Übermaß an UV-Strahlen ausgesetzt, gelingt dies nicht mehr, und es können bleibende Schäden auftreten.
Je häufiger die Haut verbrennt, desto größer ist die Gefahr, dass sie dauerhaft geschädigt wird, und das bedeutet: Das Risiko für Hautkrebs steigt. Besonders gefährdet sind Kinder sowie blonde und rothaarige Menschen mit heller Haut und/oder vielen Leberflecken.

Anzeichen und Beschwerden

Die Haut wird rot, spannt und schmerzt. Ist sie stark verbrannt, bilden sich Brandblasen.

Ursachen

Ein Sonnenbrand entsteht, wenn die Haut zu lange intensiver Sonneneinstrahlung ausgesetzt war.
Auslöser sind vor allem die energiereichen UV-B-Strahlen.
Bestimmte Medikamente machen die Haut empfindlicher für UV-Strahlen. Dazu gehören bestimmte Antibiotika (z. B. Tetrazykline wie Doxyzyklin), Rheumamittel (Oxicame, Cox-2-Hemmer), Johanniskraut (bei depressiven Stimmungen) sowie das Schmerzmittel Ketoprofen. Solange Sie diese Mittel einnehmen, sollten Sie direktes Sonnenlicht meiden oder die Haut mit einem Sunblocker schützen.

Vorbeugung

Vor 11 Uhr und nach 16 Uhr treffen die Sonnenstrahlen in einem weniger steilen Winkel auf die Erde als in der Zeit dazwischen, was ihre Energie abschwächt. Damit sinkt auch die Gefahr für einen Sonnenbrand.
Schützen Sie die Haut möglichst mit einem Sonnenschutzmittel mit hohem Lichtschutzfaktor, das sowohl UV-A- als auch UV-B-Strahlen abhält.
Aber Vorsicht – die Wirkung all dieser Mittel hat ihre Grenzen. Auch mit Sunblocker sollten Sie sich nicht der prallen Sonne aussetzen und sich generell nicht länger als zwei bis drei Stunden in der Sonne aufhalten.
Vor allem Kinder dürfen Sie nicht unbekleidet in der Sonne spielen lassen. Ein leichtes T-Shirt und Shorts oder Hosen aus Baumwolle, ein Sonnenhut und eine Sonnenbrille schützen Haut, Kopf und Augen. Allerdings lassen die meisten Kleidungsstücke immer noch eine Restmenge an UV-Strahlung durch. Bei der Sonnenbrille sollten Sie darauf achten, dass die Gläser nachgewiesenermaßen UV-Strahlen abhalten (dafür gibt es ein Qualitätssiegel).
Im Winter, wenn Schnee liegt, gelten für den Sonnenschutz noch strengere Regeln als im Sommer, weil die Haut im Winter nur wenig UV-Strahlung gewöhnt ist. Hinzu kommt, dass der Schnee die Sonne zusätzlich reflektiert und aufgrund der kalten Temperaturen die Intensität der Sonneneinstrahlung häufig unterschätzt wird. Beim Wintersport sowie beim Sonnenbad in der Wintersonne ist deshalb eine gut haftende Sonnencreme wichtig. Lotionen, Milch, Hydro- oder Lipogele sind in dieser Jahreszeit weniger geeignet, siehe auch unter »Creme, Milch, Gel oder Öl – und welcher Lichtschutzfaktor?« (→ nachfolgend). Für Nasenrücken und Lippen sind fettreiche Salben mit hohen Lichtschutzfaktoren ratsam, damit die Haut nicht austrocknet und rissig wird. Die Lippen lassen sich auch mit Zinksalbe (Pasta zinci mollis) vor einem Sonnenbrand schützen.

Creme, Milch, Gel oder Öl – und welcher Lichtschutzfaktor?

Der Lichtschutzfaktor bezieht sich nur auf UV-B-Strahlen und wird inzwischen europaweit von den meisten Herstellern einheitlich bestimmt (nur bei Produkten aus den USA kann es noch eine Wertangabe geben, die nicht mit der europäischen übereinstimmt). Er besagt, wie viel länger man in der Sonne bleiben kann, bevor ein Sonnenbrand entsteht. Beispiel: Ungeschützt rötet sich die Haut nach zehn Minuten, eingecremt mit einer Sonnenmilch mit Schutzfaktor 8 also erst nach 80 Minuten.
Das funktioniert aber nur etwa bis Faktor 15.

Produkte mit höheren Lichtschutzfaktoren halten die UV-Strahlen nicht mehr wesentlich besser ab (Ausnahme: Sunblocker). Und: Wenn man länger als zwei bis drei Stunden in der Sonne liegt, zerstören die UV-Strahlen trotz des Sonnenschutzmittels das körpereigene Reparatursystem für Zellschäden, sodass sich die Gefahr für Hautkrebs auch ohne Sonnenbrand erhöht.
Den Angaben für die Schutzfaktoren sollten Sie ohnehin nur bedingt trauen: Die Hersteller tragen das Sonnenschutzmittel beim Test oft unverhältnismäßig dick auf, und jede Haut reagiert anders, je nachdem, ob sie von Natur aus sehr hell oder leicht braun ist. Nach zwei Drittel der erlaubten Zeit sollten Sie deshalb in den Schatten wechseln. Bedenken Sie dabei aber, dass auch im Schatten durch Streustrahlung noch reichlich UV-Strahlen vorhanden sind. Auch dort dürfen Sie also auf Sonnenschutzmittel nicht verzichten.
Mehrfaches Auftragen verlängert die maximale Schutzdauer der Mittel nicht, sondern hilft lediglich, diese aufrecht zu erhalten. Um dies an einem Beispiel zu verdeutlichen: Wenn durch ein Sonnenschutzmittel mit Schutzfaktor 20 die Zeit für »gefahrloses Sonnen« theoretisch von 5 Minuten auf 100 Minuten verlängert wird, dann kann durch ein wiederholtes Auftragen die Zeit nicht auf insgesamt 200 Minuten verlängert werden. Wenn das Sonnenschutzmittel durch Schwitzen, Baden oder Abtrocknen mit dem Handtuch nicht mehr vorhanden ist, sollten Sie die Haut jedoch erneut eincremen, damit die angestrebte Schutzdauer überhaupt erreicht werden kann.
Welches Produkt für welchen Zweck am besten geeignet ist, hängt von verschiedenen Faktoren ab:

- Cremes (Öl-in-Wasser-Zubereitungen) sind die meistverwendeten Sonnenschutzmittel. Sie lassen sich leicht auftragen und verteilen, im Vergleich zu Wasser-in-Öl-Zubereitungen aber auch leicht wieder abwaschen. Die Mittel sind geeignet für Personen mit normaler Haut oder Mischhaut. Wenn sie einen hohen Anteil an Mikropigmenten aufweisen, schützen sie am besten.
- Fast annähernd so gut wirkt Sonnenmilch, wird aber noch leichter abgeschwitzt oder im Wasser gelöst (selbst wasserfeste Produkte). Nach dem Baden und Abtrocknen muss die Sonnenmilch deshalb immer neu aufgetragen werden.
- Hydrogele enthalten überwiegend chemische Lichtfilter, schirmen die UV-Strahlen also nicht vollständig ab und werden im Wasser leicht abgewaschen. Da sie kein Fett enthalten, eignen sie sich vor allem für Personen mit stark fettender Haut oder Akne.
- Fetthaltige Gele (Lipogele) sind wasserabweisend und deshalb besonders günstig für Personen, die Wassersport betreiben, sowie bei trockener Haut. Ähnliches gilt für Wasser-in-Öl-Zubereitungen, die ebenfalls Wasser abweisen und bei trockener Haut günstig sind.
- Mit Ölen lassen sich nur niedrige Lichtschutzfaktoren erzielen, weil das Lichtschutzmittel schlecht aus dem Öl in die Haut eindringt. Sie schützen am wenigsten. Außerdem vermindert ein geschlossener Ölfilm auf der Haut das freie Verdunsten von Schweiß und stört so den Wärme- und Flüssigkeitsaustausch.

Das Bundesinstitut für Risikobewertung warnt vor der chemischen UV-Filtersubstanz 4-MBC (3-(4-Methylbenzyliden)-DL-campher), weil nicht erwiesen ist, dass dieser Lichtschutzfaktor gesundheitlich unbedenklich ist. Achten Sie also beim Kauf eines Sonnenschutzmittels darauf, dass es diese Filtersubstanz nicht enthält. Generell sollten Sie Sonnenschutzmittel nicht zu sparsam auftragen, sonst wird die angegebene Schutzwirkung nicht erreicht.

Allgemeine Maßnahmen

Sie können feuchtkalte Umschläge mit reinem Wasser oder Essigwasser machen und die Haut auf diese Weise kühlen. Essig wirkt zusammenziehend auf die Blutgefäße und mildert so die Entzündung ab.
Wasserhaltige Gele, After-Sun-Produkte oder Pflegeemulsionen, auch solche mit dem Zusatz von Dexpanthenol zur Hautpflege, wirken kühlend und beruhigend auf die Haut und halten sie feucht.
Auch eine Jogurt- oder Quarkkompresse beruhigt die durch einen Sonnenbrand gereizte und schmerzende Haut. Tragen Sie Jogurt oder Quark fingerdick auf ein Baumwolltuch auf und bedecken Sie damit die geröteten Hautstellen. Mit einem trockenen Frotteehandtuch abdecken. Sobald sich die Kompresse erwärmt hat, die Auflage erneuern.
Ratsam ist es auch, viel zu trinken, weil der Körper – wie bei jeder Verbrennung – einen erhöhten Flüssigkeitsbedarf hat.

Nach einem Sonnenbrand sollten Sie die Sonne meiden, bis sich die Haut vollständig regeneriert hat und nicht mehr gerötet ist.

Wann zum Arzt?

Wenn Fieber, Schüttelfrost und Übelkeit auftreten, liegt der Verdacht auf einen Hitzschlag nahe. Dann sollten Sie möglichst rasch einen Arzt aufsuchen oder rufen. Wenn sich auf der Haut Blasen bilden, hat die Sonne die Haut sehr stark verbrannt. Auch dann sollten Sie einen Arzt um Rat fragen.

Behandlung mit Medikamenten

Wenn der Sonnenbrand stark schmerzt oder mit Fieber einhergeht, können in den ersten ein bis zwei Tagen einfache Schmerzmittel wie Azetylsalizylsäure (→ Seite 589), Ibuprofen oder Diclofenac (→ Seite 592) eingenommen werden.

Kortisonhaltige Mittel (→ Seite 65) in Form von Gel- oder Cremezubereitungen sind geeignet, um die verbrannte Haut zu kühlen. Außerdem dämpfen sie die Entzündung und lassen einen Sonnenbrand rasch abklingen. Salben mit diesen Wirkstoffen sind zur Behandlung eines Sonnenbrands nur mit Einschränkung geeignet, weil sie die Haut zu stark abdecken und so einen Hitzestau auslösen können.

Äußerlich anzuwendende Antihistaminika (→ nachfolgend) als Gel kühlen zwar die Haut nach einem Sonnenbrand. Dennoch sind sie ebenso wie die Cremes wenig geeignet, weil die therapeutische Wirksamkeit nicht ausreichend nachgewiesen ist und die Mittel leicht Allergien auslösen können.

Anthroposophische, homöopathische und traditionell angewendete Mittel

Zu den meistgekauften Mitteln gehört auch *Combudoron Flüssigkeit*. Dabei handelt es sich um ein anthroposophisches Präparat, das sich nach den Grundsätzen dieses Buches nicht bewerten lässt und deshalb nicht näher besprochen wird. Allgemeine Informationen dazu finden Sie unter »Anthroposophische Arzneimittel« (→ Seite 21).

Antihistaminika (äußerlich)

Chlorphenoxamin
- Systral

Dimetinden
- Fenistil

Antihistaminika sollen bei Sonnenbrand die entzündliche Hautreaktion dämpfen. Die Wirkstoffe dringen jedoch schlecht in die Haut ein und können leicht Allergien auslösen. Die Wirkung der Creme oder des Gels beruht vor allem auf deren Kühleffekt. Da die therapeutische Wirksamkeit der Mittel nicht ausreichend nachgewiesen ist, sind sie bei Sonnenbrand wenig geeignet.

Anwendung

Gel oder Creme dürfen Sie nicht am Auge oder in Augennähe oder in der Umgebung von Schleimhäuten (Nase, Mund) anwenden. Auch auf entzündete, nässende und offene Hautstellen oder Blasen dürfen Sie sie nicht auftragen.

Achtung

Beide Präparate enthalten als Konservierungsmittel Parabene. Wenn Sie auf Parastoffe (→ Seite 551) allergisch reagieren, dürfen Sie diese Mittel nicht anwenden.

Unerwünschte Wirkungen

▶ Muss beobachtet werden

Wenn die Haut sich verstärkt rötet und juckt, reagieren Sie vermutlich allergisch auf das Mittel. Dann sollten Sie es absetzen. Sind die Hauterscheinungen (→ Seite 14) einige Tage später nicht deutlich abgeklungen, sollten Sie einen Arzt aufsuchen.

Hinweise

Für Kinder und Jugendliche unter 18 Jahren

Bei Kindern unter zwei Jahren dürfen Sie die Mittel nicht auf größeren Hautflächen anwenden, weil ihre Haut im Vergleich zu Erwachsenen durchlässiger ist, auch für Arzneistoffe. Dadurch besteht ein höheres Risiko für Allergien und unerwünschte Wirkungen im gesamten Organismus. Näheres hierzu lesen Sie unter »Unerwünschte Wirkungen« bei »Antihistaminika zum Einnehmen« (→ Seite 565) im Kapitel »Allergien«. Da die Mittel ohnehin als »wenig geeignet« erachtet werden, sollten Sie generell auf ihre Anwendung verzichten.

Für Schwangerschaft und Stillzeit

Es gibt keine Hinweise, dass die Mittel das Ungeborene schädigen könnten, wenn Sie diese während der Schwangerschaft anwenden. Insbesondere während der ersten drei Monate sollten Sie die Präparate aber nicht großflächig auftragen. Während der Stillzeit sollten Sie die Mittel nicht auf der Brust anwenden.

Hydrokortison (äußerlich)

Ebenol, Fenistil Hydrocort, Linola Akut

Hydrokortison ist ein schwach wirkendes Kortison. Es dämpft die Entzündungsreaktion der Haut und ist zur kurzzeitigen Behandlung von Sonnenbrand geeignet.

Anwendung

Sie tragen die Creme nach Bedarf auf die betroffenen Hautflächen auf. Achten Sie darauf, dass sie nicht in die Augen gelangt.

Länger als zwei Wochen dürfen Sie kortisonhaltige Präparate nicht anwenden. Bei einem Sonnenbrand dürfen Sie die Creme auch auf größere Hautflächen auftragen (z. B. ganzer Rücken oder Bauch), da ein einfacher Sonnenbrand schon nach einigen Tagen abgeklungen ist.

Achtung

Gegenanzeigen

Unter folgenden Bedingungen dürfen Sie die Mittel nicht anwenden:

- Es besteht auf der verbrannten Hautstelle gleichzeitig eine bakterielle Hautentzündung.
- Sie oder ein zu behandelndes Kind haben Windpocken oder eine Gürtelrose (Zoster).
- Es besteht an den zu behandelnden Hautstellen eine Pilzinfektion oder eine »Kupferfinne« (Rosazea).

Unerwünschte Wirkungen

Bei dem schwach wirkenden Hydrokortison treten die nachfolgenden Nebenwirkungen nur sehr selten auf, vorausgesetzt, Sie wenden die Creme nur kurzzeitig an (nicht länger als zwei Wochen). Am größten ist die Gefahr für Nebenwirkungen bei Säuglingen und Kleinkindern, weil deren Haut besonders durchlässig ist.

► **Keine Maßnahmen erforderlich**

Aufgrund von Pigmentveränderungen kann die Haut blasser oder dunkler werden. Diese Erscheinung bildet sich wieder zurück, wenn Sie die Creme nicht mehr verwenden.

► **Muss beobachtet werden**

Wenn die Haut sich verstärkt rötet und juckt, reagieren Sie vermutlich allergisch auf den Wirkstoff. Dann sollten Sie die Creme nicht weiter verwenden. Sind die Hauterscheinungen (→ Seite 14) einige Tage später nicht deutlich abgeklungen, sollten Sie einen Arzt aufsuchen.

Lassen die Beschwerden nach dem Absetzen des Mittels auch nach einigen Tagen nicht merklich nach, sollten Sie einen Arzt aufsuchen.

Wenn Sie Hydrokortison auf großen Flächen oder unter einem Verband anwenden, kann der Wirkstoff verstärkt in den Blutkreislauf gelangen und den Hormonhaushalt beeinflussen. Wenn Sie Diabetes haben, kann es dann schwieriger werden, den Blutzucker zu regulieren.

Wenn sich auf der Haut zahlreiche Pickel zeigen, ähnlich wie bei einer Akne, wenn sich eine bereits bestehende Akne verschlimmert, oder wenn eine Pilz- oder Herpesinfektion auftritt, sollten Sie die Creme absetzen und die weitere Therapie mit einem Arzt besprechen. Solche Veränderungen kommen vor, wenn Sie Hydrokortison zu lange oder zu oft anwenden.

Hinweise

Für Kinder und Jugendliche unter 18 Jahren

Bei Säuglingen und Kindern unter sechs Jahren dürfen Sie die Mittel nur nach Rücksprache mit einem Arzt anwenden.

Für Schwangerschaft und Stillzeit

Hydrokortison können auch Schwangere anwenden, allerdings nicht in den ersten drei Monaten und nicht auf großen Hautflächen. Sicherheitshalber sollten Sie vorher Rücksprache mit einem Arzt halten.

Wenn Sie stillen, dürfen Sie die Mittel nicht an der Brust anwenden.

Sonnenbrand

Handelsname Darreichungsform	**Zusammensetzung pro 1 ml/1 g oder wie angegeben bzw. pro abgeteilte Einheit**	**Unverb. Preis in Euro/kleinste Packung**	**Bewertung**
Ebenol 0,25 % Creme Creme	**Hydrokortison** 2,5 mg	7,49/25 g	**Geeignet** bei Entzündungen der Haut wie beispielsweise Sonnenbrand, zur zeitlich und örtlich begrenzten Anwendung (nicht länger als zwei Wochen). → Seite 65
Fenistil Gel Gel	**Dimetindenmaleat** 1 mg (Konservierungsmittel: Parabene)	5,20/20 g	**Wenig geeignet** bei Sonnenbrand, weil die therapeutische Wirksamkeit nicht ausreichend nachgewiesen ist und der Wirkstoff Allergien auslösen kann. Das Gel hat einen kühlenden Effekt. → Seite 64
Fenistil Hydrocort Creme 0,25 % Creme	**Hydrokortison** 2,5 mg	6,50/20 g	**Geeignet** bei Entzündungen der Haut wie beispielsweise Sonnenbrand, zur zeitlich und örtlich begrenzten Anwendung (nicht länger als zwei Wochen). → Seite 65
Linola Akut 0,25% Creme	**Hydrokortison** 2,5 mg	6,50/20 g	**Geeignet** bei Entzündungen der Haut wie beispielsweise Sonnenbrand, zur zeitlich und örtlich begrenzten Anwendung (nicht länger als zwei Wochen). → Seite 65
Systral Creme Creme	**Chlorphenoxamin-hydrochlorid** 15 mg (Konservierungsmittel: Parabene)	4,45/20 g	**Wenig geeignet** bei Sonnenbrand, weil die therapeutische Wirksamkeit nicht ausreichend nachgewiesen ist und der Wirkstoff Allergien auslösen kann. → Seite 64

Hinweise zu den Tabellenspalten → Seite 32, zur Auswahl der Arzneimittel → Seite 27, zur Grundlage der Bewertung → Seiten 27, 31

Insektenstiche

Stechlustige Mücken und Bremsen können einem die schönsten Sommertage verleiden. Vor allem in feuchtwarmer Umgebung fühlen sie sich wohl, zum Beispiel in der Nähe von Tümpeln, Teichen oder feuchten Stellen in Wiesen und im Wald. Besonders stechfreudig sind sie an Gewittertagen mit hoher Luftfeuchtigkeit sowie morgens und abends während der Dämmerung.
Zecken lauern im Unterholz und Gebüsch bis ein Meter Höhe, an Waldrändern, Lichtungen oder Bächen. Auch auf ungemähten Wiesen und in Gärten können Zecken vorkommen. Sie werden im Vorbeigehen unbemerkt abgestreift und lassen sich auf der Haut nieder.

Anzeichen und Beschwerden

Wenn Mücken oder Bremsen zustechen, rötet sich die Haut an der Einstichstelle, und es entsteht eine heftig juckende Quaddel, die sich innerhalb einiger Tage zurückbildet.
Einen Zeckenstich spüren Sie meist nicht. Erst wenn Sie die Haut absuchen, erkennen Sie die Zecke an einem ein bis zwei Millimeter großen schwarzen Punkt. Hat sie sich mit Blut voll gesogen, ist sie erheblich dicker (bis zu zehn Millimeter) und fällt wieder von der Haut ab. Zurück bleibt ein winziger blutiger Fleck, der manchmal etwas juckt und ansonsten rasch verheilt.
Es besteht ein relativ hohes Risiko, dass Zecken bestimmte Bakterien (Borrelien) übertragen, die eine Haut-, Hirnhaut- und Gelenkentzündung hervorrufen können (Lyme-Borreliose). Etwa jede dritte Zecke in Europa ist mit Borrelien infiziert.
Sehr viel seltener werden mit dem Speichel der Zecken Viren übertragen, die eine Gehirnentzündung (Frühsommer-Meningo-Enzephalitis, abgekürzt FSME) auslösen. Diese Zecken kommen nur in bestimmten Landstrichen häufig vor.

Bei Kindern

Bei Kindern stehen nach einem Stich einer mit Borrelien infizierten Zecke Fieber, Kopfschmerzen sowie eine plötzlich auftretende einseitige Lähmung des Gesichtsmuskels im Vordergrund.
Eine FSME-Infektion verläuft bei Kindern im Vergleich zu Erwachsenen in der Regel deutlich leichter und bis zu einem Alter von 14 Jahren meist ohne bleibende Schäden.

Ursachen

Mücken, Bremsen und Zecken saugen mit ihrem Stechrüssel Blut aus den oberen Hautschichten. Der dabei abgegebene Speichel enthält Stoffe, die die Haut reizen und den teilweise heftigen Juckreiz auslösen.

Vorbeugung

Insektenabwehrmittel (→ Seite 68), auch Repellents genannt, enthalten Stoffe, die Insekten abschrecken. Dann lassen sie sich oft gar nicht erst auf der Haut nieder. Mücken, Bremsen und Zecken lassen sich damit gleichermaßen fernhalten. Einen hundertprozentig zuverlässigen Schutz bieten diese Mittel aber nicht.
Leichte Sommerkleidung, die Arme und Beine bedeckt, macht es Mücken und Bremsen schwer, eine freie Hautstelle zu finden, an der sie zustechen können. Ein Moskitonetz über dem Bett oder Fliegengitter vor den Fenstern halten die Mücken nachts fern und garantieren einen ungestörten Schlaf.
Beim Picknick sollten Sie Süßigkeiten, Wurst oder Fleisch nicht offen stehen lassen, weil solche Speisen Bienen und vor allem Wespen anlocken.
Bienen, Wespen und Hornissen sollten Sie nicht mit hastigen Bewegungen verscheuchen, das macht die Tiere nur aggressiv und erhöht ihre Stechfreudigkeit.
In Rollladenkästen, alten Bäumen und unter Dachgiebeln nisten sich Wespen und Hornissen besonders gerne ein. Stochern Sie dort aber nicht ungeschützt herum, um die Nester zu entfernen. Ein plötzlich aufgeschreckter Schwarm ist besonders aggressiv.
Laufen Sie möglichst nicht mit bloßen Beinen in hohem Gras, durch Farnwedel oder durchs Unterholz. Dort lauern Zecken – sie lassen sich nicht, wie viele immer noch meinen, von Bäumen fallen. Wenn Sie bei einer Wanderung feste Schuhe, Socken oder Kniestrümpfe und lange Hosen tragen, sind Sie bis zu einem gewissen Maß geschützt. Allerdings können die Zecken auch auf der Kleidung entlang wandern, bis sie eine Stelle finden, an der die Haut nicht bedeckt ist.
Eine Impfung schützt nicht vor dem Zeckenstich, sondern nur vor einer FSME, und auch das nur begrenzt. Die Impfung empfiehlt sich wegen der damit verbundenen Risiken nur, wenn Sie im Frühjahr oder Sommer in einem Gebiet wandern oder zelten, in dem Zecken häufig mit FSME-Erregern infiziert sind (z. B. südliches Hessen, Bayern, Österreich, Schwäbische Alb, Schwarzwald, Vogesen). Sie ist bei Kindern ebenso wie bei Erwachsenen möglich.

Allgemeine Maßnahmen

Ein Tropfen Spucke kann den starken Juckreiz lindern. Ähnliche Dienste leistet ein Eiswürfel, mit dem Sie kurz über den Stich streichen, oder Sie legen für fünf Minuten eine Scheibe Zitrone oder Zwiebel auf die Stichstelle.
Wenn Sie die Haut um den Mückenstich herum zwischen zwei Fingern etwas kneifen oder mit den Fingernägeln eindrücken, lässt der Juckreiz ebenfalls etwas nach.
Nicht kratzen! Das Kratzen reizt die Haut und verschlimmert den Juckreiz eher, als dass es ihn lindert. Wird die Haut blutig gekratzt, kann sich die Wunde infizieren.
Suchen Sie bei sich selbst beziehungsweise bei Kindern nach einem Spaziergang oder einer Wanderung immer die gesamte Hautoberfläche (nicht nur die unbedeckten Hautstellen) auf Zecken ab, auch Haaransatz, Kopf, Achselhöhlen, Kniekehlen und die Genitalregion. Wenn Sie das Tier innerhalb von zwölf Stunden nach dem Zustechen entfernen können, ist das Risiko klein, dass es mit dem Speichel schon Borrelien übertragen hat. FSME-Viren werden dagegen sofort übertragen.

Eine Zecke entfernen – aber richtig

Wenn Sie eine Zecke auf der Haut entdecken, sollten Sie sie so schnell wie möglich entfernen. Hat sich das Insekt noch nicht länger als zwölf Stunden auf der Haut niedergelassen, ist die Wahrscheinlichkeit gering, dass es schon Borrelien übertragen hat.
Am einfachsten lässt sich das Tier entfernen, indem Sie es mit einer Pinzette möglichst dicht über der Haut fassen und vorsichtig herausziehen. Nicht quetschen! Sie können auch ein Vereisungsspray aufsprühen, das die Zecke sofort betäubt. Sie lässt sich dann noch leichter abziehen.
Benutzen Sie kein Öl und keinen Klebstoff, um das Insekt zu ersticken – in solchen Stresssituationen gibt die Zecke vermehrt Speichel ab, und das Infektionsrisiko steigt. Ein in der Haut zurückgebliebener Stechrüssel bedeutet jedoch meist keine Gefahr.

Wann zum Arzt?

Wenn die Haut um einen Insekten- oder Zeckenstich stark anschwillt, sich entzündet und eitert, sollten Sie einen Arzt aufsuchen.
Bildet sich an der Stichstelle ein großer roter Fleck oder ein Bereich mit einem runden roten Rand (Erythem), besteht der Verdacht, dass eine Zecke Borrelien übertragen

hat. Beobachten Sie den Bereich um den Zeckenstich und die Haut am ganzen Körper genau, oft entwickelt sich das Erythem erst ein bis zwei Wochen nach dem Stich und möglicherweise auch an einer Stelle, die weitab von der Stichstelle liegt. Sobald Sie einen solchen Fleck bemerken, müssen Sie sich unverzüglich in ärztliche Behandlung begeben. Auch wenn Sie nach einem Zeckenstich unerklärliche Schmerzen in einem Gelenk spüren, wenn ein Gelenk anschwillt oder wenn Sie Kopfschmerzen und Fieber bekommen, sollten Sie sofort einen Arzt aufsuchen.

Eine Lyme-Borreliose muss so schnell wie möglich mit Antibiotika behandelt werden. Nähere Informationen dazu finden Sie im HANDBUCH MEDIKAMENTE der Stiftung Warentest oder im Internet unter www.medikamente-im-test.de.

Behandlung mit Medikamenten

Äußerlich anzuwendende Gele mit Antihistaminika (→ Seite 69) sind wenig geeignet, weil der Wirkstoff nicht schnell und tief genug in die Haut eindringt. Der juckreizlindernde Effekt beruht in erster Linie auf der kühlenden Wirkung des Gels.

Anthroposophische, homöopathische und traditionell angewendete Mittel

Zu den meistgekauften Mitteln gehört auch *Combudoron Flüssigkeit*. Dabei handelt es sich um ein anthroposophisches Präparat, das sich nach den Grundsätzen dieses Buches nicht bewerten lässt und deshalb nicht näher besprochen wird. Allgemeine Informationen dazu finden Sie unter »Anthroposophische Arzneimittel« (→ Seite 21).

Insektenabwehrmittel

Gegen Insektenstiche können Sie sich schützen, indem Sie Flüssigkeiten mit Insekten abschreckenden Inhaltsstoffen auf die Haut auftragen. Zu diesen Mitteln gehören:

- *Anti Brumm Forte, Azaron before* Tropen Gel, *Nobite* Hautschutzgel/-spray und *Parazeet Spray tropische Gebiete* mit dem Wirkstoff Diethyltoluamid (DEET)
- *Autan Active/Family, Autan Protection Plus Spray/Zeckenschutzspray, Nobite Sensitive* und *Parazeet Spray Europäische Länder* mit dem Wirkstoff Icaridin (Hydroxy-isobutyl-piperidin-carboxylat, auch Bayrepel® genannt)
- *Anti Brumm Naturel, Insectfree Anti Insekten Gel, Insectfree Anti Mücken Spray* und *Insectfree Anti Zecken Spray* mit Para-Menthan-3,8-Diol (PMD).
- *Zedan SP* mit einer Mischung aus ätherischen Ölen wie Nelkenöl (mit Eugenol) und Palmarosaöl (mit Geraniol)

Bei diesen Präparaten handelt es sich nicht um Arzneimittel, für ihren Vertrieb ist keine Zulassung erforderlich. Sie lassen sich deshalb nicht nach den hier angelegten Maßstäben für Medikamente bewerten. Nachfolgend geben wir Ihnen einen Überblick über die derzeitigen Erkenntnisse zu diesen Mitteln.

Der wissenschaftlichen Literatur zufolge schützen Präparate mit DEET, Icaridin und Para-Menthan-3,8-Diol am besten gegen Insektenstiche . Diese Wirkstoffe sind vor allem angezeigt, wenn Insekten abgewehrt werden sollen, die Krankheiten übertragen (z. B. Moskitos mit Malaria-Erregern, Zecken mit Erregern für Frühsommer-Meningoenzephalitis oder Borreliose). Die Schutzwirkung dieser Mittel hält bis zu acht Stunden vor, wie lange genau, hängt ab von der Wirkstoffkonzentration, den Umgebungsbedingungen (Temperatur, Luftfeuchtigkeit, Wind), vom Schwitzen und von der Art der Insekten .

Für DEET liegen die längsten praktischen Erfahrungen vor. Es wehrt sowohl tag- wie auch nachtaktive Stechinsekten gut ab. Deshalb wird DEET vor allem in malariagefährdeten Gebieten empfohlen, um Anopheles-Mücken abzuwehren, die Malaria-Erreger übertragen. DEET hat jedoch den Nachteil, dass es gut durch die Haut in den Blutkreislauf eindringt und dann unerwünschte Wirkungen auf das Nervensystem entfalten kann (z. B. Taubheitsgefühle und Kribbeln, bei großflächiger Anwendung auch Hirnschädigungen und Krampfanfälle). Wenn Sie andere Medikamente auf der Haut anwenden, die das Eindringen von Wirkstoffen in die Haut erleichtern (z. B. harnstoffhaltige Hautpflegemittel, salizylsäurehaltige Mittel), oder wenn Sie das Mittel auf großen Flächen auftragen (z. B. ganzer Oberkörper), besteht ein höheres Risiko, dass DEET Nervenschäden hervorruft. Auch sollten Sie darauf achten, dass Sie Sprühnebel aus Sprays nicht einatmen. DEET kann sowohl die Haut reizen, als auch Kunstfasern, Uhrenarmbänder und lackierte Flächen angreifen. In Schwangerschaft und Stillzeit sowie bei Kindern unter drei Jahren sollten Sie DEET nicht anwenden.

Wenn Sie DEET zusammen mit einem Sonnenschutzmittel, das chemische Filtersubstanzen enthält, anwenden, sollten Sie dieses zuerst auf-

tragen, und dann erst das Insektenabwehrmittel. Zu beachten ist, dass Sie dann kürzer als gewohnt in der Sonne bleiben dürfen, weil DEET die Wirkung des Sonnenschutzmittels um bis zu ein Drittel verringern kann.
In Gebieten, die nicht malariagefährdet sind, sowie in Deutschland und Europa ist der Wirkstoff Icaridin vorzuziehen, nicht zuletzt wegen des angenehmeren Geruchs, vor allem aber wegen seiner besseren Verträglichkeit. Die bisher vorliegenden klinischen Untersuchungen legen nahe, dass Icaridin ähnlich gut und zuverlässig wirkt wie DEET.
PMD wird aus dem ätherischen Öl einer chinesischen Eukalyptusart (Eucalyptus maculata citriodon) gewonnen. Nach einem aktuellen Test der Stiftung Warentest, in dem 21 verschiedene Mittel zur Mückenabwehr überprüft wurden, ist es in seiner Wirkung mit Icaridin vergleichbar. Auch gilt das Mittel als gut verträglich.
Andere Mückenschutzmittel mit ätherischen Ölen riechen zwar deutlich besser als die chemischen Produkte, wirken aber weniger sicher und deutlich kürzer als diese.
Alle Mittel dürfen Sie nicht auf offenen Hautstellen oder in der Nähe von Schleimhäuten anwenden. Wenn die Haut sich nach dem Auftragen rötet, juckt und schuppt, sollten Sie das Mittel absetzen. Dann reagieren Sie vermutlich allergisch auf die darin enthaltenen Stoffe.
Wegen der möglicherweise giftigen Wirkung müssen Sie alle Mittel außerhalb der Reichweite von Kinderhänden aufbewahren.

Antihistaminika (äußerlich)

Bamipin
- Soventol

Chlorphenoxamin
- Systral

Dimetinden
- Fenistil

Tripelennamin
- AZARON

Antihistaminikahaltige Gele können bei Insektenstichen den Juckreiz lindern – allerdings nicht aufgrund des darin enthaltenen Wirkstoffs, sondern weil das Gel auf der Haut verdunstet und diese dabei kühlt. Antihistaminika selbst dringen nicht ausreichend tief in die Haut ein, eine juckreizdämpfende Wirkung ist nicht zu erwarten, die therapeutische Wirksamkeit ist nicht ausreichend nachgewiesen. Die Mittel sind bei Insektenstichen deshalb wenig geeignet.
Da die Mittel nur kurze Zeit (drei bis vier Tage) und punktförmig angewendet werden, besteht kaum die Gefahr, dass Sie auf die Wirkstoffe allergisch reagieren, was bei längerer Anwendung auf größeren Hautflächen eher vorkommt.

Anwendung

Am Auge, in Augennähe oder in der Umgebung von Schleimhäuten dürfen Sie die Mittel nicht anwenden. Auf entzündete, nässende und offene Hautstellen oder Blasen dürfen Sie sie ebenfalls nicht auftragen.

Achtung

Fenistil Gel und *Systral Creme* enthalten als Konservierungsmittel Parabene. Wenn Sie auf Parastoffe (→ Seite 551) allergisch reagieren, dürfen Sie diese Mittel nicht anwenden.

Unerwünschte Wirkungen

► Muss beobachtet werden

Wenn die Haut sich verstärkt rötet und juckt, reagieren Sie vermutlich allergisch auf das Mittel. Dann sollten Sie es absetzen. Sind die Hauterscheinungen (→ Seite 14) einige Tage später nicht deutlich abgeklungen, sollten Sie einen Arzt aufsuchen.

Hinweise

Für Kinder und Jugendliche unter 18 Jahren

Bei Kindern unter zwei Jahren dürfen Sie die Mittel nicht auf größeren Hautflächen anwenden, weil ihre Haut im Vergleich zu Erwachsenen durchlässiger ist, auch für Arzneistoffe. Dadurch besteht ein höheres Risiko für Allergien und unerwünschte Wirkungen im gesamten Organismus. Näheres hierzu lesen Sie unter »Unerwünschte Wirkungen« bei »Antihistaminika zum Einnehmen« (→ Seite 565) im Kapitel »Allergien«. Da die Mittel ohnehin als »wenig geeignet« erachtet werden, sollten Sie generell auf ihre Anwendung verzichten.

Für Schwangerschaft und Stillzeit

Es gibt keine Hinweise, dass die Mittel das Ungeborene schädigen könnten, wenn Sie sie während der Schwangerschaft anwenden. Insbesondere während der ersten drei Monate sollten Sie die Präparate aber nicht großflächig auftragen. Während der Stillzeit sollten Sie die Mittel nicht auf der Brust anwenden.

Insektenstiche

Handelsname Darreichungsform	**Zusammensetzung pro 1 ml/1 g oder wie angegeben bzw. pro abgeteilte Einheit**	**Unverb. Preis in Euro/kleinste Packung**	**Bewertung**
AZARON Stift	**Tripelennamin-hydrochlorid** 20 mg	7,25/5,75 g	**Wenig geeignet** bei Insektenstichen, weil die therapeutische Wirksamkeit nicht ausreichend nachgewiesen ist. → Seite 69
Fenistil Gel Gel	**Dimetindenmaleat** 1 mg (Konservierungsmittel: Parabene)	5,20/20 g	**Wenig geeignet** bei Insektenstichen, weil die therapeutische Wirksamkeit nicht ausreichend nachgewiesen ist. Das Gel an sich wirkt bereits kühlend und lindert den Juckreiz. → Seite 69
Soventol Gel Gel	**Bamipinlaktat** 20 mg	4,91/20 g	
Systral Creme Creme	**Chlorphenoxamin-hydrochlorid** 15 mg (Konservierungsmittel: Parabene)	4,45/20 g	**Wenig geeignet** bei Insektenstichen, weil die therapeutische Wirksamkeit nicht ausreichend nachgewiesen ist. → Seite 69

Hinweise zu den Tabellenspalten → Seite 32, zur Auswahl der Arzneimittel → Seite 27, zur Grundlage der Bewertung → Seiten 27, 31

Fußpilz

Pilze finden sich auch bei gesunden Menschen auf Haut und Schleimhäuten, allerdings in so geringer Menge, dass man davon normalerweise nichts spürt und nicht erkrankt. Erst wenn der Säureschutzmantel der Haut zerstört oder die Haut durch Wasser aufgeweicht wird, können Pilze in die Haut eindringen und sich stark vermehren. Besonders häufig geschieht das in den Zwischenräumen der Zehen, weil sich dort Feuchtigkeit sammelt. Ein feuchtwarmes Milieu und aufgequollene Haut bieten Pilzsporen einen idealen Nährboden, auf dem sie gut auskeimen können.

Anzeichen und Beschwerden

Fußpilz tritt meist in den Zehenzwischenräumen auf. Die betroffenen Stellen erscheinen weißlich und aufgequollen. Die Haut reißt ein und schuppt in den Randbezirken dieser Risse ab. Die Stellen können jucken und nässen, was das Wachstum der Pilze zusätzlich fördert.

Ursachen

Es gibt verschiedene Arten von Hautpilzen, Auslöser von Fußpilz sind fast immer Pilze aus der Gruppe der Fadenpilze (Dermatophyten) und nur selten Hefepilze (Candida).

Vorbeugung

In Schwimmbad, Sauna, Fitness-Center und Hotelzimmer sollten Sie nicht barfuß gehen, weil dabei mit Pilzsporen behaftete Hautschuppen anderer Menschen an Ihren Füßen hängen bleiben, sodass Sie sich infizieren können. Benutzen Sie Bade-, Sport- und Hausschuhe. Fußduschen in Schwimmbädern spülen zwar solche Hautschuppen ab, die Desinfektionsmittel in der Sprühflüssigkeit können den Pilzen allerdings nichts anhaben. Sie müssen die Füße also trotzdem immer sorgfältig abtrocknen – am besten mit einem Föhn –, um zu vermeiden, dass sich Pilze in die feuchten Stellen einnisten.
An juckenden Pilzherden sollten Sie nicht kratzen – unter den Fingernägeln verschleppen Sie die Pilzsporen sonst auf andere Hautbereiche.

Allgemeine Maßnahmen

Wenn Sie die Zehenzwischenräume trocken halten, finden Pilze schlechte Wachstumsbedingungen vor. Sie sollten deshalb darauf achten, dass Sie die Füße nach dem Waschen immer sorgfältig abtrocknen.
Pilze vertragen kein saures Milieu. Wenn Sie also dafür sorgen, dass der Säureschutzmantel der Haut intakt bleibt, tragen Sie dazu bei, dass Pilze keinen guten Nährboden haben. Verzichten Sie deshalb auf normale Seifen und benutzen Sie stattdessen pH-neutrale Syndets.
Schuhe und Strümpfe sollten aus atmungsaktiven Materialien bestehen, damit die Feuchtigkeit nach außen abgegeben werden kann. Kunstfasern ohne diese Eigenschaften stauen die Feuchtigkeit auf der Haut, wodurch diese aufweicht. Dabei wird der Säureschutzmantel zerstört – Pilzsporen können sich dann leichter einnisten, auskeimen und ausbreiten.
Socken und Strümpfe sollten Sie täglich wechseln und bei 60 °C waschen, um daran haftende Pilze abzutöten.

Wann zum Arzt?

Wenn Sie noch nie Fußpilz gehabt haben und nicht sicher sind, dass die juckenden Stellen tatsächlich auf eine Fußpilzinfektion zurückzuführen sind, sollten Sie einen Arzt aufsuchen. Die Haut zwischen den Zehen kann auch durch Feuchtigkeit aufquellen und sich weißlich verfärben – bedingt beispielsweise durch ein ungünstiges Mikroklima in verschiedenem Schuhwerk (Sportschuhe). Nicht immer verbirgt sich dahinter eine Pilzinfektion. Flammt die Infektion erneut auf oder tritt sie später noch einmal in Erscheinung und sind Sie sich aufgrund der Symptome sicher, dass es sich um Fußpilz handelt, können Sie die Mittel auch ohne ärztlichen Rat anwenden.

Wenn sich die Beschwerden nach zweiwöchiger konsequenter Anwendung der Pilzmittel nicht gebessert haben, sollten Sie einen Arzt aufsuchen. Mittel zur Behandlung von Pilzinfektionen der Haut werden nicht von der gesetzlichen Krankenkasse bezahlt, mit Ausnahme von Nystatin, wenn Patienten behandelt werden, deren Immunsystem nur eingeschränkt funktioniert. Näheres hierzu finden Sie in der »Ausnahmeliste« (→ Seite 658).

Behandlung mit Medikamenten

Fußpilz sollten Sie mit Pilzmitteln behandeln, die gegen verschiedene Pilztypen gleichermaßen wirksam sind. Geeignet sind dafür die Wirkstoffe Bifonazol, Clotrimazol, Econazol und Miconazol aus der Gruppe der Imidazole (→ Seite 76).

Der Zusatz von Zinkoxid bewirkt, dass die Haut etwas austrocknet und schützt sie gleichzeitig. Deshalb sind auch die imidazolhaltigen Kombinationen aus Antipilzmittel + Zinkoxid (→ Seite 78) bei Fußpilz geeignet. Ebenfalls geeignet sind Mittel aus der Gruppe der Allylamine (→ Seite 73) oder der Wirkstoff Amorolfin (→ Seite 74). Die Wirksamkeit entspricht im Großen und Ganzen den Mitteln aus der Gruppe der Imidazole. Präparate mit dem Wirkstoff Nystatin (→ Seite 77) wirken nur gegen Hefepilze und sind sinnvoll, wenn ein Arzt festgestellt hat, dass die Infektion tatsächlich auf Hefepilze (Candida) zurückgeht. Das gilt auch für Präparate mit einem nystatinhaltigen Antipilzmittel + Zinkoxid (→ Seite 78).

Der Wirkstoff Tolnaftat (→ Seite 78) wirkt nur gegen Fadenpilze. Hat ein Arzt festgestellt, dass es sich bei der Pilzinfektion um eine Fadenpilzinfektion handelt, ist Tolnaftat geeignet.

Angeboten werden auch Mittel mit dem Wirkstoff Dequalinium (→ Seite 76), der eigentlich ein Desinfektionsmittel ist. Als Antipilzmittel ist diese Substanz wenig geeignet, weil sie zu unspezifisch wirkt. Imidazolhaltige Mittel sind vorzuziehen.

Antipilzmittel als Puder sollten Sie nur zur Nachbehandlung anwenden, wenn die Infektion selbst bereits abgeklungen ist. Parallel dazu können Sie den Puder einige Wochen lang in die Schuhe streuen, um dort noch vorhandene Pilze abzutöten.

Grundsätzlich müssen Sie Pilzinfektionen – je nachdem, welchen Wirkstoff Sie anwenden und ob der Fußpilz zwischen den Zehen oder an der Fußsohle sitzt – noch etwa ein bis zwei Wochen weiterbehandeln, auch wenn die Pilze schon verschwunden sind und die Haut verheilt ist. Wenn Sie dies nicht berücksichtigen, besteht die Gefahr, dass die Infektion immer wieder von Neuem aufflackert.

Nagelpilz

Pilze können sich auf, in und unter den Nägeln einnisten. Meist sind die Fußnägel dafür anfälliger als die Fingernägel, vor allem wenn Sie in Ihren Schuhen häufig schwitzen und die Nägel dadurch etwas weich werden.

Anzeichen und Beschwerden

Die Nägel verfärben sich gelblich braun, werden brüchig und reißen leicht ein. Manchmal lösen sie sich etwas vom Untergrund ab, sodass Sie den Nagelputzer tief unter den Nagel schieben können, ohne dass dies schmerzhaft wäre.

Ursachen

Wenn Nagelhaut oder -bett durch Risse oder Schnitte verletzt sind, können Pilze eindringen und sich vermehren. Auch wenn die Nägel durch zu viel Feuchtigkeit (z. B. Schweißfüße) aufquellen, finden Pilze gute Wachstumsbedingungen vor.

Allgemeine Maßnahmen

Schneiden Sie Fuß- und Fingernägel kurz und säubern Sie sie regelmäßig. Da die Behandlung von Nagelpilzen meist sehr langwierig ist und Fußnägel manchmal schwer zu erreichen sind, sollten Sie gegebenenfalls regelmäßig zur medizinischen Fußpflege gehen.

Wann zum Arzt?

Eine Nagelpilzinfektion können Sie schwer selbst erkennen und behandeln, weil das Pilzgeflecht den gesamten Nagel bis tief in das Nagelbett hinein durchziehen kann, ohne dass Sie dies sehen. Wenn Sie Anzeichen für eine Nagelpilzinfektion finden, sollten Sie besser gleich einen Arzt aufsuchen. Das gilt vor allem, wenn Sie Medikamente einnehmen müssen, die das Immunsystem unterdrücken (z. B. Ciclosporin, bei Rheuma und nach Organtransplantationen), oder wenn Sie mit Zellgiften behandelt werden (Zytostatika, bei Krebs), an Aids erkrankt sind oder Diabetes haben.

Behandlung mit Medikamenten

Wenn nur wenige Nägel betroffen sind – maximal fünf gleichzeitig – und Sie den Pilz zweifelsfrei und sehr frühzeitig erkennen, können Sie versuchen, ihn mit äußerlich anzuwendenden Mitteln zu bekämpfen. Allerdings ist nicht unbedingt garantiert, dass der Wirkstoff tief genug in den Nagel eindringt. Wenn der Nagel vor dem Auftragen des Arzneimittels mithilfe von Nagelfeilen oder Schleifpapier abgefeilt wird, lässt sich das Eindringen des Wirkstoffs jedoch verbessern. Alternativ kann auch eine 40-prozentige Harnstoffcreme aufgetragen werden, um den Nagel aufzuweichen.
Für eine solche Behandlung – insbesondere im Frühstadium einer Nagelpilzinfektion – eignen sich die Wirkstoffe Ciclopirox (→ Seite 75) und Amorolfin (→ Seite 74), die Sie als Nagellack auftragen. Der Lack dringt gut in den Nagel ein, muss aber regelmäßig angewendet werden, damit die Wirkstoffkonzentration im Nagel ständig aufrechterhalten bleibt. Meist dauert es Monate, bis der Nagel pilzfrei nachgewachsen ist. Anschließend sollten Sie den Lack noch weitere vier Wochen lang konsequent auftragen, damit sich nicht erneut ein Pilz einnistet. Sie können ihn auch in großen Abständen immer wieder einmal anwenden, um weiterem Pilzbefall vorzubeugen.
Kombinationen mit Harnstoff (→ Seite 79) sind zur Behandlung von Nagelpilzen ebenfalls geeignet. Der Zusatz von Harnstoff zu dem Antipilzmittel Bifonazol trägt dazu bei, den Wirkstoff tiefer in den Nagel eindringen zu lassen. Das Präparat *Onychomal* enthält keinen pilztötenden Wirkstoff, sondern nur Harnstoff und hautpflegende Substanzen. Es ist zum Ablösen der pilzbefallenen Nägel mit Einschränkung geeignet, weil noch nicht ausreichend nachgewiesen ist, ob die Dosierung von Harnstoff mit 20 Prozent genügt, um den Nagel aufzuweichen.
Für eine alleinige Anwendung von Imidazolen (→ Seite 76) sowie eines Gels mit dem Wirkstoff Naftifin aus der Gruppe der Allylamine (→ Seite 73) ist die therapeutische Wirksamkeit bei der Behandlung von Nagelpilzen nicht ausreichend nachgewiesen. Es ist nicht klar, ob die Mittel überhaupt tief genug in den Nagel eindringen können und die Pilznester unter dem Nagel erreichen. Werden diese nicht zuverlässig abgetötet, wächst das Pilzgeflecht schon bald wieder nach, sodass selbst eine monatelange Anwendung nicht den erwünschten Erfolg hat. Diese Mittel sind daher – wenn sie als einzige eingesetzt werden – für die Behandlung eines Nagelpilzes wenig geeignet. Sie sind allenfalls anzuwenden, um Pilznester am Nagelboden zu bekämpfen, wenn der Nagel vorher mit harnstoffhaltigen Salben aufgeweicht wurde. Vier Wochen nach Abschluss der Behandlung sollte ein Hautarzt einen Abstrich vom Nagel nehmen, um eine Pilzkultur anzulegen. Damit kann er überprüfen, ob der Pilz tatsächlich vollständig verschwunden ist. Früher sollte diese Untersuchung nicht erfolgen, weil sonst Rückstände der Antipilzmittel das Ergebnis verfälschen können.
Meist genügt es nicht, den Pilzbefall allein mit äußerlich anzuwendenden Mitteln zu bekämpfen. Dies gilt vor allem, wenn mehr als fünf Nägel zugleich befallen sind oder wenn der Pilz sich über mehr als ein Drittel bis über die Hälfte des Nagels ausgedehnt hat. Dann ist es sinnvoller, die Infektion mit pilztötenden Mitteln zum Einnehmen zu behandeln. Informationen zu diesen rezeptpflichtigen Präparaten finden Sie im HANDBUCH MEDIKAMENTE der Stiftung Warentest oder im Internet unter www.medikamente-im-test.de.

Pilz im Windelbereich

Viele Babys oder auch Erwachsene, die Windeln tragen müssen (z. B. wegen einer Inkontinenz), haben irgendwann einmal entzündete Haut im Windelbereich (Windeldermatitis), vor allem, wenn die Vorlage nicht häufig genug gewechselt wird und Stoffe aus dem Urin die Haut reizen. Auf dieser Grundlage kann eine Pilzinfektion im Windelbereich entstehen. Denn die feuchtwarme Hülle einer nassen Windel bietet Pilzen, die in geringer Anzahl auf gesunder Haut siedeln, einen idealen Nährboden. Sie können sich dann stark vermehren und breiten sich über den gesamten Windelbereich aus.

Anzeichen und Beschwerden

Wenn sich die Haut unter einer Windel am Gesäß rötet, bedeutet das noch nicht, dass sich Pilze eingenistet haben. Meist ist sie nur gereizt. Hinweise auf eine Pilzinfektion sind Juckreiz und schuppende, gerötete Hautränder. Auch kann sich die Haut entzünden und sehr berührungsempfindlich sein. Häufig bilden sich kleine Bläschen oder Krusten.
Deutliche Hinweise auf eine Pilzinfektion sind: anhaltende Hautrötung mit relativ scharf abgegrenztem dunkelrotem, schuppendem Rand, gerötete Leistenfalten, Durchfall.

Ursachen

Nasse Windeln weichen die Haut auf. Die feuchte Haut kann dann den alkalischen Urin nicht mehr gut abpuffern. Aus dem Urin entsteht stark hautreizender Ammoniak, der den Säureschutzmantel der Haut zerstört und so ideale Voraussetzungen schafft, dass sich Pilze ansiedeln. Vor allem Hefepilze (Candida) können sich in diesem Milieu gut vermehren. Sie sind die häufigsten Verursacher einer Pilzinfektion im Windelbereich.

Allgemeine Maßnahmen

Gerötete, gereizte Haut unter der Windel beruhigt sich, wenn Sie die Windeln oft wechseln, damit die Haut möglichst trocken bleibt. Ist sie sehr stark gerötet und entzündet, sollten Sie sie nach dem Waschen oder Baden vorsichtig trockentupfen, trockenfächeln oder einfach an der Luft trocknen lassen. Je häufiger Sie die Windel weglassen können, desto besser.
Entzündete Haut können Sie auch mit einem Quarkumschlag beruhigen: Quark messerrückendick auf die geröteten Hautstellen streichen und anschließend normal wickeln. Sie können auch zirka 200 Gramm Quark einfach in die Windel packen und damit wickeln – die Masse drückt sich dabei von allein an die Haut.
Bei empfindlicher Haut sollten Sie auf Obstsäfte verzichten (Ausnahme: Bananensaft). Diese können die Haut gerade im Windelbereich reizen und Pilzinfektionen begünstigen.

Wann zum Arzt?

Wenn Sie noch nie eine Pilzinfektion im Windelbereich gesehen haben, sollten Sie die wunden Stellen erst einmal einem Arzt zeigen, bevor Sie den Ausschlag selbst behandeln. Später werden Sie die typischen Anzeichen aus Erfahrung kennen.
Tritt die Hautreizung trotz der allgemeinen Maßnahmen ständig wieder auf, oder ist der Ausschlag nach sieben bis zehn Tagen immer noch nicht abgeklungen, sollten Sie einen Arzt aufsuchen.
Wenn die Haut trotz Behandlung mit geeigneten Mitteln auch nach drei bis fünf Tagen weiterhin stark gerötet ist und schmerzt, sollten Sie ebenfalls einen Arzt aufsuchen.

Behandlung mit Medikamenten

Hefepilze können Sie am besten mit Nystatin (→ Seite 77) bekämpfen, das speziell gegen diese Pilzart gut wirkt. Manche Nystatinpräparate enthalten zusätzlich Zinkoxid, das die Haut etwas austrocknet und sie vor hautreizenden Stoffen aus dem Urin schützt. Die Kombination aus einem nystatinhaltigen Antipilzmittel + Zinkoxid (→ Seite 78) ist deshalb bei einer Pilzinfektion im Windelbereich sinnvoll.
Auch Bäder, Puder und Lotionen mit synthetischem Gerbstoff (→ Seite 77) können die pilzbedingte Entzündung lindern und den Juckreiz dämpfen. Da sie die Pilze jedoch nicht ursächlich bekämpfen, sollten Sie sie nur ergänzend zu Nystatin einsetzen.
Andere Wirkstoffe gegen Pilze wie Imidazole (→ Seite 76) und Allylamine (→ nachfolgend) sind bei einem Windelausschlag nur sinnvoll, wenn ein Arzt festgestellt hat, dass der Hautausschlag nicht auf Hefepilze zurückzuführen ist. Für die Selbstbehandlung einer Pilzinfektion im Windelbereich sind diese Mittel deshalb mit Einschränkung geeignet.

Salbe, Lotion, Gel, Spray oder Puder?

Welche Zubereitung eines Antipilzmittels für die Behandlung am günstigsten ist, hängt davon ab, welche Körperstelle betroffen ist:

- An den Füßen sind Spray, Lösung, Creme und Gel leicht aufzutragen und erreichen auch Hautfalten.
- An behaarten Stellen sind Lösung oder Spray sinnvoll, weil die Haare damit nicht verschmieren oder verkleben.
- Im Windelbereich sollten abdeckende Pasten verwendet werden, weil sie die Haut vor dem Feuchtwerden schützen.

Grundsätzlich gilt: Auf nässenden Stellen flüssige Mittel verwenden (Lösung, Spray), auf trockenen feste (Salbe, Creme, Puder). Puder sollten Sie nur zur Nachbehandlung anwenden, wenn die akute Pilzinfektion bereits abgeklungen ist, denn er haftet nicht so gut auf der Haut. Bei Fußpilz können Sie zum Beispiel die Schuhe damit auspudern, um neuen Pilzinfektionen vorzubeugen. Länger als einige Monate sollte dies aber nicht geschehen, weil die Pilze gegen die Wirkstoffe unempfindlich werden können.

Allylamine

Naftifin
exoderil
Terbinafin
Lamisil

Zu dieser Wirkstoffgruppe gehören die Substanzen Naftifin und Terbinafin, die beide gegen Hautpilze wirken.
Naftifin wird lokal bei Haut- und Nagelpilzen angewendet. Zur Behandlung von Hautpilzen wie Fußpilz ist das Mittel geeignet. Bei pilzbedingtem Windelaus-

schlag ist das Mittel nur mit Einschränkung geeignet, weil bei solchen Pilzinfektionen das gegen Hefepilze wirkende Nystatin (→ Seite 77) in aller Regel ausreicht. Bei Nagelpilzen ist die therapeutische Wirksamkeit nicht ausreichend nachgewiesen. Auch ist unklar, ob der Wirkstoff im nicht vorbehandelten Nagel tief genug eindringt, um das Pilzgeflecht zu erreichen. Zur Behandlung von Nagelpilzen ist Naftifin deshalb wenig geeignet und kann allenfalls angewendet werden, wenn der Nagel vorher mit anderen Mitteln aufgeweicht und vorsichtig abgetragen wurde. Terbinafin hemmt das Wachstum von Hefepilzen, andere Pilzarten werden abgetötet. Gleichzeitig wirkt es gegen einige Bakterienarten. Zur Behandlung von Fußpilz ist Terbinafin geeignet. Bei pilzbedingtem Windelausschlag ist das Mittel jedoch nur mit Einschränkung geeignet, weil bei solchen Pilzinfektionen das gegen Hefepilze wirkende Nystatin (→ Seite 77) in aller Regel ausreicht.

Anwendung

Sie tragen Gel, Creme oder Spray ein- bis zweimal täglich auf die betroffenen Hautstellen oder Nägel auf. Wenn sich der Fußpilz in den Zehenzwischenräumen eingenistet hat, müssen Sie Creme oder Gel über eine Woche hinweg auftragen, auch wenn der Pilz schon vorher verschwunden scheint. Sind die Fußsohlen oder andere Hautbezirke betroffen, müssen Sie diese mindestens zwei Wochen lang behandeln.

Wenn Sie sehr empfindliche Haut haben, sollten Sie statt der Creme besser das Gel oder den Spray anwenden, weil diese keine Hilfsstoffe wie Cetyl- oder Stearylalkohol enthalten, die die Haut leicht reizen können. Gel und Spray sollten Sie jedoch nicht am Auge oder in der Nähe von Schleimhäuten anwenden, weil sie Alkohol enthalten, der die Schleimhäute reizt und ein unangenehmes Brennen hervorruft.

Unerwünschte Wirkungen

► **Keine Maßnahmen erforderlich**

Bei 1 bis 10 von 1 000 mit Terbinafin Behandelten rötet sich die Haut, juckt und brennt. Bei Naftifin kann dies bei mehr als 1 von 100 der Fall sein.

Die Haut kann sehr trocken werden – bei Terbinafin gilt das für weniger als 1 von 100, bei Naftifin für etwa 3 von 100 Behandelten.

► **Muss beobachtet werden**

Wenn die Haut sich verstärkt rötet und juckt und sich ein Hautausschlag mit Bläschen bildet, reagieren Sie vermutlich allergisch auf das Mittel. Dann sollten Sie es absetzen. Sind die Hauterscheinungen (→ Seite 14) einige Tage später nicht deutlich abgeklungen, sollten Sie einen Arzt aufsuchen.

Hinweise

Für Kinder und Jugendliche unter 18 Jahren

Lamisil Creme: Mangels Erfahrungen sollten Sie dieses Mittel nicht bei Kindern unter fünf Jahren anwenden.

Lamisil Dermgel/Spray: Dieses Mittel sollten Sie mangels Erfahrungen bei Kindern nicht anwenden.

Für Schwangerschaft und Stillzeit

In der Stillzeit dürfen Sie die Mittel nicht auf der Brust auftragen.

Amorolfin

Loceryl

Amorolfin wirkt gegen alle Pilzarten gleichermaßen gut, die therapeutische Wirksamkeit ist ausreichend belegt. Der Lack wird bei Nagelpilzen eingesetzt, die Creme bei Pilzinfektionen der Haut, zum Beispiel bei Fußpilz. Für die Anwendung bei diesen Pilzerkrankungen ist Amorolfin geeignet. Bei Pilzinfektionen im Windelbereich ist die Creme nur mit Einschränkung geeignet, weil diese Pilzerkrankungen meist auf Hefepilze zurückgehen, die vorwiegend mit Nystatin (→ Seite 77) behandelt werden sollten.

Anwendung

Creme: Sie tragen die Creme einmal täglich auf die betroffenen Stellen auf. Sie sollten sie nicht weniger als zwei, aber auch nicht länger als sechs Wochen anwenden.

Lack: Den Lack zur Behandlung der Nägel tragen Sie ein- bis zweimal wöchentlich auf. Die Nageloberfläche feilen Sie vorher an, damit der Lack besser eindringt. Feilen zur einmaligen Anwendung liegen der Packung bei. Sie können zum Feilen auch herkömmliches Schleifpapier (120er Körnung) verwenden. Schleifpapier und Feile müssen Sie ebenso wie den Schleifstaub anschließend wegwerfen, damit Sie die Pilzsporen nicht weitertragen. Wenn Ihnen das Anfeilen selbst nicht gut gelingt (z. B. bei Zehennägeln), sollten Sie eine andere Person darum bitten.

Bevor Sie eine neue Lackschicht auftragen, beseitigen Sie die alte Schicht mit den der Packung beiliegenden Alkoholtupfern oder herkömmlichem Nagellackentferner. Die Therapie setzen Sie so lange fort, bis der Nagel pilzfrei nachwächst.

Unerwünschte Wirkungen

▶ **Keine Maßnahmen erforderlich**

Die Haut kann sich röten, jucken, brennen. Der Nagellack kann den Nagel verfärben und das Nagelbett reizen.

▶ **Muss beobachtet werden**

Bilden sich auf der Haut oder am Nagelrand kleine Bläschen, reagieren Sie vermutlich allergisch auf das Mittel. Dann sollten Sie es absetzen. Sind die Hauterscheinungen (→ Seite 14) einige Tage später nicht deutlich abgeklungen, sollten Sie einen Arzt aufsuchen.

Hinweise

Für Kinder und Jugendliche unter 18 Jahren

Über die Risiken einer Anwendung bei Säuglingen und Kindern gibt es keine Erkenntnisse. Sicherheitshalber sollten sie nicht mit Amorolfin behandelt werden.

Für Schwangerschaft und Stillzeit

Es liegen keine Erfahrungen über die Anwendung in Schwangerschaft und Stillzeit vor. Sie sollten Amorolfin deshalb besser nicht anwenden.

Ciclopirox

Ciclopirox Winthrop Nagellack, Ciclopoli, Nagel Batrafen

Ciclopirox hemmt das Pilzwachstum ähnlich gut wie Imidazole. Das Mittel wird vor allem bei Nagelpilzen eingesetzt, weil es als Lack aufgetragen werden kann. Dadurch verbleibt der antimykotische Wirkstoff lange auf der Nageloberfläche. Das ist besonders bei der langwierigen Behandlung von Nagelpilzen vorteilhaft. Die therapeutische Wirksamkeit – insbesondere im Frühstadium der Erkrankung – ist gut belegt, das Mittel zur äußerlichen Behandlung von Nagelpilzinfektionen geeignet. Das gilt sowohl für den wasserlöslichen Lack (*Ciclopoli*) als auch für Lacke mit Lösungsmitteln.

Anwendung

Lösungsmittelhaltige Lacke tragen Sie in den ersten vier Wochen der Behandlung alle zwei Tage auf, im folgenden Monat alle drei Tage, danach nur noch einmal in der Woche, bis der Nagel schließlich gesund nachgewachsen ist.

Bevor Sie den Lack zum ersten Mal aufpinseln, feilen Sie die Nageloberfläche mit den der Packung beiliegenden Einweg-Nagelfeilen oder Schleifpapier (120er Körnung) etwas an, damit der Wirkstoff besser eindringt. Wenn Ihnen das selbst nicht gut gelingt – zum Beispiel bei Fußnägeln –, sollten Sie eine andere Person darum bitten. Das Schleifpapier werfen Sie anschließend weg, ebenso den Schleifstaub, beides kann Pilzsporen enthalten. Bevor Sie die nächste Lackschicht aufbringen, entfernen Sie die vorherige mit den der Packung beigelegten Alkoholtupfern oder normalem Nagellackentferner und feilen anschließend die Nageloberfläche wie beschrieben an. Erst danach pinseln Sie die neue Lackschicht auf den Nagel.

Wasserlöslichen Lack (*Ciclipoli*) tragen Sie einmal täglich auf, und zwar sowohl auf der ganzen Nagelplatte als auch noch 5 Millimeter darüber hinaus auf die umgebende Haut und unter den freien Nagelrand. Nach etwa einer halben Minute ist er trocken. Nehmen Sie vorher ein kurzes Fußbad oder waschen Sie die Füße, das genügt, um den Nagel etwas aufzuweichen. Anzufeilen brauchen Sie die Nägel nicht. Wurde der Lack aus Versehen durch Wasser oder Schweiß entfernt, können Sie ihn erneut auftragen. Behandeln Sie die Nägel am besten abends vor dem Schlafengehen, weil der Lack mindestens sechs Stunden lang nicht abgewaschen werden darf.

Bei der Behandlung müssen Sie viel Geduld aufbringen. Nagelpilze sind sehr hartnäckig und lassen sich nur bekämpfen, wenn Sie das Mittel konsequent und langfristig anwenden – bei Fingernägeln etwa sechs Monate, bei Zehennägeln neun bis zwölf Monate lang. Wenn der Nagel dann immer noch nicht pilzfrei nachgewachsen ist, sollten Sie einen Arzt aufsuchen. Dann ist vermutlich eine Behandlung mit verschreibungspflichtigen Tabletten angezeigt.

Unerwünschte Wirkungen

▶ **Keine Maßnahmen erforderlich**

Die Haut um den Nagel herum kann sich bei Kontakt mit dem Lack röten, jucken und brennen.

▶ **Muss beobachtet werden**

Bilden sich auf der Haut um den Nagel Bläschen oder ein schmerzhafter, juckender Ausschlag, reagieren Sie vermutlich allergisch auf das Mittel. Dann sollten Sie es absetzen. Sind die Hauterscheinungen (→ Seite 14) einige Tage später nicht deutlich abgeklungen, sollten Sie einen Arzt aufsuchen.

Hinweise

Für Kinder und Jugendliche unter 18 Jahren

Mangels Erfahrungen sollten Sie den Wirkstoff bei Kindern nicht anwenden.

Für Schwangerschaft und Stillzeit

Über die Risiken einer Anwendung in Schwangerschaft und Stillzeit gibt es keine Erkenntnisse. Sicherheitshalber sollten Sie das Mittel nicht anwenden.

Dequalinium

Evazol

Dequalinium ist ein desinfizierender Wirkstoff, der verschiedene Arten von Bakterien und Pilzen abtötet. Er wird auch bei Pilzinfektionen an der Haut eingesetzt, wirkt aber weniger spezifisch als andere Antipilzmittel, zum Beispiel Imidazole (→ nachfolgend). Diese sind bei Haut- und Fußpilzinfektionen vorzuziehen. Dequalinium ist deshalb zur Behandlung von Pilzinfektionen wenig geeignet.

Unerwünschte Wirkungen

▶ **Sofort zum Arzt**

In seltenen Fällen (bei weniger als 1 von 1 000 Behandelten) kann der Wirkstoff die Haut oder Schleimhaut so schädigen, dass sie abstirbt. Das zeigt sich daran, dass sich die Haut oder Schleimhaut weißlich verfärbt und sich scharf von dem übrigen gesunden Gewebe abgrenzt. Wenn Sie derartige Hautveränderungen feststellen, sollten Sie das Mittel nicht mehr anwenden und unverzüglich einen Arzt aufsuchen.

Imidazole

Bifonazol
BIFOMYK, Bifon, Canesten EXTRA, Mycospor
Clotrimazol
Antifungol HEXAL, Canesten, Canifug, Cloderm, Clotrimazol AL, Clotrimazol-CT, Clotrimazol Heumann, cutistad, Fungizid-ratiopharm, Gilt, MYKO CORDES, Mykohaug C
Econazol
Epi-Pevaryl
Ketoconazol
Nizoral
Miconazol
Daktar, Micotar
Sertaconazol
Mykosert, Zalain

Zu den Imidazolen gehören die Wirkstoffe Bifonazol, Clotrimazol, Econazol, Ketoconazol, Miconazol und Sertaconazol. In niedriger Konzentration hemmen Imidazole das Wachstum der Pilze, in hoher töten sie sie ab. Sie wirken gegen viele Pilzarten gleichermaßen. Zur Behandlung von Fußpilz sind alle Wirkstoffe geeignet.

Bei Nagelpilzinfektionen ist die therapeutische Wirksamkeit von Imidazolen als Creme oder Lösung nicht ausreichend nachgewiesen. Es ist unklar, ob die Wirkstoffe überhaupt tief genug in den Nagel eindringen und die Pilznester unter dem Nagel erreichen. Werden diese nicht zuverlässig abgetötet, wächst das Pilzgeflecht aus tief im Nagelbett befindlichen Nestern wieder nach, sodass selbst eine monatelange Anwendung nicht den erwünschten Erfolg hat. Aus diesem Grund sind Imidazole als Creme oder Lösung bei Nagelpilzen wenig geeignet, es sei denn der Nagel wurde vorher mit harnstoffhaltigen Salben aufgeweicht und vorsichtig abgetragen.

Pilzinfektionen im Windelbereich gehen meist auf Hefepilze (Candida) zurück. Bei dieser Pilzart genügt es oft, Nystatin (→ Seite 77) anzuwenden, das spezifisch gegen Hefepilze wirkt. Reicht dessen Wirkung nicht aus oder hat ein Arzt festgestellt, dass die Infektion nicht auf Hefepilze zurückgeht, können auch die gegen mehrere Pilzarten gleichermaßen wirksamen Imidazole angewendet werden.

Die therapeutische Wirksamkeit aller Substanzen ist ausreichend belegt.

Anwendung

Die Präparate gibt es als Creme, Lösung, Pumpspray oder Puder. Puder sollten Sie nur zur Nachbehandlung anwenden, wenn die Haut nicht mehr nässt, sonst verklumpt der Puder und wirkt nicht breitflächig genug.

Fußpilz: Sie tragen das Mittel ein- bis zweimal täglich auf die sorgfältig abgetrockneten Füße auf, vor allem in den Zwischenräumen der Zehen. Auch wenn kein Pilzherd mehr zu sehen ist, sollten Sie die Anwendung noch zwei Wochen lang fortsetzen, um einem erneuten Pilzbefall vorzubeugen. Länger als drei Monate hintereinander sollten Sie die Mittel jedoch nicht anwenden. Ist der Fußpilz dann immer noch vorhanden, sollten Sie mit einem Arzt besprechen, ob die Pilzinfektion mit Tabletten bekämpft werden sollte.

Nagelpilz: Sie tragen das Mittel ein- bis zweimal täglich auf den betroffenen Nagel auf und massieren es zwei Minuten lang ein. Vorher sollten Sie den Nagel mit Schleifpapier (120er Körnung) bearbeiten oder mit harnstoffhaltigen Salben aufweichen und vorsichtig abtragen. So wird der Nagel dünner und kann das Antipilz-Mittel besser aufnehmen. Den Schleifstaub müssen Sie sorgfältig zusammenfegen und gemeinsam mit dem Schleifpapier entsorgen, sonst können die Pilze auf andere Personen übertragen werden. Da die Pilze oft sehr hartnäckig sind, müssen Sie die Behandlung noch mindestens zwei Wochen fortsetzen, auch wenn kein Pilzbefall mehr erkennbar ist und der Nagel gesund nachgewachsen ist.

Achtung

Econazol, Ketoconazol: Diese Mittel dürfen Sie nicht am Auge anwenden, weil sie die Schleimhaut stark reizen. Wenn das Auge dennoch mit dem Wirkstoff in Kontakt gekommen ist, müssen Sie es sofort mit klarem Wasser gut ausspülen. Wenn Sie danach noch weiterhin Beschwerden haben, müssen Sie einen Augenarzt aufsuchen.

Einige Mittel enthalten als Konservierungsmittel Parabene (siehe Tabelle). Wenn Sie auf Parastoffe (→ Seite 551) allergisch reagieren, dürfen Sie diese Mittel nicht anwenden.

Wechselwirkungen mit Medikamenten

Imidazolhaltige Präparate sollten Sie nicht gleichzeitig mit anderen pilztötenden Wirkstoffen (z. B. Nystatin) anwenden, weil beide dann schlechter wirken.

Unerwünschte Wirkungen

- **Keine Maßnahmen erforderlich**

  Die Haut kann sich röten, brennen oder jucken.
- **Muss beobachtet werden**

  Wenn die Haut sich verstärkt rötet und juckt, reagieren Sie vermutlich allergisch auf das Mittel. Dann sollten Sie es absetzen. Sind die Hauterscheinungen (→ Seite 14) einige Tage später nicht deutlich abgeklungen, sollten Sie einen Arzt aufsuchen.

Hinweise

Für Schwangerschaft und Stillzeit

Für die Anwendung in der Schwangerschaft liegen mit Clotrimazol die meisten Erfahrungen vor.

In der Stillzeit dürfen Sie die Mittel nicht auf der Brust anwenden, damit der Säugling die Wirkstoffe nicht mit der Muttermilch aufnimmt.

Nystatin

Biofanal, Candio-Hermal, Lederlind, Moronal, Mykundex mono, Nystaderm, Nystatin »Lederle«

Nystatin hemmt in niedrigen Konzentrationen das Wachstum der Pilze, in hohen tötet es die Pilze ab. Es wirkt nur gegen Hefepilze (z. B. Candida albicans), die häufigsten Verursacher von Pilzinfektionen im Windelbereich, nicht jedoch gegen Infektionen mit Fadenpilzen, wie zum Beispiel Fußpilz. Der Wirkstoff wird nicht in den Blutkreislauf aufgenommen und kann deshalb auch schon bei Neugeborenen und Säuglingen angewendet werden.

Die therapeutische Wirksamkeit bei Hefepilzinfektionen ist gut belegt. Für diesen Anwendungsbereich ist das Mittel geeignet. Bei Fußpilz dagegen ist Nystatin ohne vorherige ärztliche Diagnose wenig geeignet, weil diese Pilzinfektion selten auf Hefepilze zurückgeht.

Anwendung

Sie tragen das Mittel auf die gesäuberte Haut auf, bei einer Windeldermatitis bei jedem Windelwechsel. Ist der Ausschlag abgeklungen, müssen Sie die Creme noch weitere drei bis fünf Tage lang anwenden, um einem Rückfall vorzubeugen.

Achtung

Nystaderm Creme: Dieses Mittel enthält als Konservierungsmittel Parabene. Wenn Sie auf Parastoffe (→ Seite 551) allergisch reagieren, dürfen Sie es nicht anwenden.

Wechselwirkungen mit Medikamenten

Nystatinhaltige Präparate sollten Sie nicht gleichzeitig mit anderen Antipilzmitteln (z. B. Imidazole) anwenden, weil beide dann schlechter wirken.

Unerwünschte Wirkungen

- **Muss beobachtet werden**

  Sehr selten (bei 1 von 1 000 Behandelten) kommt es vor, dass die Haut sich verstärkt rötet und juckt. Dann reagieren Sie vermutlich auf das Mittel allergisch, und Sie sollten es absetzen. Sind die Hauterscheinungen (→ Seite 14) einige Tage später nicht deutlich abgeklungen, sollten Sie einen Arzt aufsuchen.

Synthetischer Gerbstoff (äußerlich)

Tannolact, Tannosynt

Synthetischer Gerbstoff bewirkt, dass die an der Hautoberfläche vorhandenen Eiweißstoffe an den wunden Hautstellen gerinnen und sich eine Art künstlicher Schorf bildet. Dadurch zieht sich die Haut etwas zusammen (adstringierende Wirkung), Bakterien und Pilzen wird der Nährboden entzogen. Der Gerbstoff wirkt also nicht direkt gegen Pilze, sondern wirkt leicht antientzündlich, dämpft den Juckreiz und stabilisiert die Haut. Zur unterstützenden Behandlung einer Pilzinfektion – immer nur zusätzlich zu Antipilzmitteln, z. B. Nystatin (→ Seite 77) – ist synthetischer Gerbstoff geeignet.

Anwendung

Sie waschen die Haut bei jedem Wickeln mit gerbstoffhaltigem Wasser ab oder baden das Gesäß darin. Seife dürfen Sie nicht gleichzeitig verwenden, weil der Gerbstoff dann nicht mehr wirkt. Anschließend lassen Sie die Haut an der Luft trocknen oder föhnen sie trocken (am Föhn Kaltstufe einstellen).

Lotion und Creme verteilen Sie bei jedem Windelwechsel dünn auf den betroffenen Hautstellen. Die Lotion müssen Sie vor der Anwendung gut schütteln, damit sich die Wirkstoffe in der Lösung verteilen. Waschen Sie sich die Hände anschließend sorgfältig, damit Sie das Mittel nicht versehentlich ins Auge reiben.

Achtung

Badezusatz: Bei größeren Hautverletzungen, fieberhaften oder infektiösen Erkrankungen sowie bei Herzschwäche und hohem Blutdruck dürfen Sie keine warmen Vollbäder nehmen oder müssen vorher Rücksprache mit einem Arzt halten.

Außerdem müssen Sie darauf achten, dass die Wanne kein Metall enthält, sondern voll emailliert oder aus Kunststoff ist. Wenn Gerbstoff mit Metall in Berührung kommt, kann es sich verfärben.

Unerwünschte Wirkungen

▶ **Keine Maßnahmen erforderlich**

Die Haut kann sich röten und brennen. Die Creme kann die Haut stark austrocknen.

▶ **Muss beobachtet werden**

Wenn die Haut gerötet bleibt und juckt und sich zusätzlich Bläschen auf der Haut bilden, reagieren Sie vermutlich allergisch auf das Mittel. Dann sollten Sie es absetzen. Sind die Hauterscheinungen (→ Seite 14) einige Tage später nicht deutlich abgeklungen, sollten Sie einen Arzt aufsuchen.

Hinweise

Für Kinder und Jugendliche unter 18 Jahren

Vor allem bei Kleinkindern müssen Sie sorgfältig darauf achten, dass die Präparate nicht ins Auge gelangen.

Tolnaftat

Tonoftal

Tolnaftat wirkt nur gegen Fadenpilze, die häufig, aber nicht immer die Ursache für Fußpilz sind. Dafür ist die therapeutische Wirksamkeit ausreichend nachgewiesen. Aber nur ein Arzt kann sicher erkennen, ob der Fußpilz tatsächlich auf Fadenpilze zurückgeht. Imidazole oder Terbinafin sollten vorgezogen werden, weil sie gegen verschiedene Pilzarten wirken und die Datenlage für diese Wirkstoffe umfangreicher ist. Auch steht noch nicht fest, dass Tolnaftat bei Fußpilz diesen Mitteln wirklich ebenbürtig ist.

Anwendung

Sie tragen die Creme zwei bis vier Wochen lang ein- bis zweimal täglich auf die betroffenen Hautstellen auf. Am Auge oder in der Nähe von Schleimhäuten sollten Sie das Mittel nicht anwenden, weil es die Schleimhäute reizt und ein unangenehmes Brennen hervorruft.

Unerwünschte Wirkungen

▶ **Keine Maßnahmen erforderlich**

Die Haut kann sich röten, brennen und jucken.

▶ **Muss beobachtet werden**

Das Präparat enthält verschiedene Hilfsstoffe, die Allergien auslösen können. Bilden sich auf der Haut Bläschen oder ein schmerzhafter, juckender Ausschlag, reagieren Sie vermutlich allergisch auf das Mittel. Dann sollten Sie es absetzen. Sind die Hauterscheinungen (→ Seite 14) einige Tage später nicht deutlich abgeklungen, sollten Sie einen Arzt aufsuchen.

Hinweise

Für Schwangerschaft und Stillzeit

Während der Stillzeit sollten Sie das Mittel nicht auf der Brust anwenden.

Kombinationen: Antipilzmittel + Zinkoxid

Clotrimazol + Zinkoxid
Antifungol HEXAL Heilpaste
Miconazol + Zinkoxid
INFECTOSOOR Zinksalbe
Nystatin + Zinkoxid
Multilind, Mykoderm Heilsalbe mit Nystatin und Zinkoxid, Mykundex Heilsalbe

In diesen Präparaten ist den pilzabtötenden Wirkstoffen Clotrimazol oder Miconazol (beide aus der Gruppe der Imidazole) beziehungsweise Nystatin zusätzlich Zinkoxid beigefügt, das die Haut etwas austrocknet. Bei Pilzinfektionen ist das vorteilhaft, weil es das Abheilen der entzündeten Haut unterstützt.

Die nystatinhaltigen Mittel werden vorzugsweise bei Pilzinfektionen im Windelbereich eingesetzt, da diese in der Regel durch Hefepilze hervorgerufen werden und Nystatin speziell gegen diese Pilze gut wirkt. Für diesen Anwendungsbereich sind die Mittel geeignet. Bei Fußpilz dagegen ist Nystatin ohne vorherige ärztliche Diagnose wenig geeignet, weil diese Pilzinfektion selten auf Hefepilze zurückgeht.

Die imidazolhaltigen Präparate wirken als Breitspektrum-Antipilzmittel und werden vornehmlich bei Fuß- und Hautpilzinfektionen eingesetzt. Zur Behandlung von Fußpilz sind sie geeignet, bei Pilzinfektionen im Windelbereich sind sie nur mit Einschränkung geeignet, weil diese vorwiegend auf Hefepilze zurückgehen, die mit Nystatin gut behandelt werden können. Ein Breitspektrum-Antipilzmittel ist dafür meist nicht erforderlich.

Anwendung

Sie tragen die Creme mehrmals täglich auf die betroffenen Hautstellen auf. Wenn Sie eine Pilzinfektion im Windelbereich damit behandeln, cremen Sie die Haut bei jedem Windelwechsel neu ein.

Achtung

Wechselwirkungen mit Medikamenten

Wenden Sie die Mittel nicht gleichzeitig mit anderen Antipilzmitteln an, weil die Wirkstoffe sich dann gegenseitig in ihrer Wirksamkeit behindern.

Unerwünschte Wirkungen

▶ **Keine Maßnahmen erforderlich**

Die Haut kann sich röten, jucken oder brennen.

▶ **Muss beobachtet werden**

Wenn die Haut sich verstärkt rötet und juckt, reagieren Sie vermutlich allergisch auf das Mittel. Dann sollten Sie es absetzen. Sind die Hauterscheinungen (→ Seite 14) einige Tage später nicht deutlich abgeklungen, sollten Sie einen Arzt aufsuchen.

Hinweise

Für Schwangerschaft und Stillzeit

In der Stillzeit dürfen Sie die Mittel nicht auf der Brust anwenden.

Kombinationen mit Harnstoff

Bifonazol + Harnstoff
  Canesten EXTRA Nagelset
Harnstoff + hautpflegende Substanzen
  Onychomal

Canesten EXTRA Nagelset: Mithilfe von Harnstoff (in einer Konzentration von 40 Prozent) kann der pilzabtötende Wirkstoff Bifonazol besser in den Nagel eindringen und sich der Nagel leichter ablösen. Zur Behandlung von Nagelpilzen ist das Präparat geeignet.

Onychomal: Harnstoff verändert die Struktur und Eigenschaften des Keratins in Haut und Nägeln. Der Nagel wird aufgeweicht und lässt sich leichter ablösen. Diese Wirkung zeigt sich verlässlich allerdings erst ab einer 40-prozentigen Konzentration von Harnstoff. In diesem Mittel beträgt sie nur 20 Prozent. Ob auch diese Konzentration genügt, den Nagel in einer angemessenen Zeit abzulösen, wenn die Salbe unter einem dichten Verband aufgetragen wird und deshalb intensiver einwirken kann, ist noch nicht ausreichend geklärt. Deshalb ist dieses Präparat mit Einschränkung geeignet.

Anwendung

Grundsätzlich gilt: Bei der Behandlung müssen Sie viel Geduld aufbringen. Nagelpilze sind hartnäckig und lassen sich nur bekämpfen, wenn Sie das Mittel konsequent und langfristig anwenden. Wenn der Pilz nach sechs bis neun Monaten immer noch nicht verschwunden ist, sollten Sie mit dem Arzt sprechen, ob eine Behandlung mit Tabletten angezeigt ist.

Waschen Sie sich nach jeder Anwendung des Mittels sorgfältig die Hände, damit Sie den Wirkstoff nicht an Augen oder Schleimhäute verschleppen. Harnstoff kann diese stark reizen.

Canesten EXTRA Nagelset: Sie streichen die Salbe auf den betroffenen Nagel auf und verschließen ihn luftdicht mit einem Pflaster. Das Pflaster wechseln Sie täglich und baden Hand oder Fuß zehn Minuten lang in lauwarmem Wasser, um den Nagel aufzuweichen. Bevor Sie erneut Salbe auftragen und den Nagel wieder mit einem Pflaster verschließen, schaben Sie die aufgeweichte Nagelschicht ab. Diesen Vorgang wiederholen Sie, bis sich alle vom Pilz befallenen Nagelteile abgelöst haben und ein gesunder Nagel nachgewachsen ist.

Onychomal: Sie streichen die Creme messerrückendick auf den betroffenen Nagel und decken ihn mit einem passend zurechtgeschnittenen Stück Plastikfolie wasser- und luftdicht ab. Darüber kommt ein normaler

Verband. Achtung – die Plastikfolie soll beim Verbinden nicht verrutschen! Damit die Haut neben dem Nagel nicht zu stark aufweicht, decken Sie sie vorher mit etwas Zinksalbe ab. Nach fünf bis zehn Tagen können die aufgeweichten Nagelteile abgelöst werden. Bei Bedarf die Behandlung wiederholen, bis alle pilzbefallenen Nagelteile weitestgehend abgetragen werden konnten und der Nagel pilzfrei nachwächst. Anschließend sollten Nagelbett und -reste noch eine Zeit lang mit einem Antipilzmittel weiterbehandelt werden, um einer Infektion durch möglicherweise verbliebene Pilzsporen vorzubeugen.

Wird die Haut neben dem zu behandelnden Nagel trotz der Abdeckung mit Zinksalbe zu stark in Mitleidenschaft gezogen, können Sie die Behandlung für einen bis vier Tage unterbrechen.

Achtung

Wechselwirkungen mit Medikamenten

Canesten EXTRA Nagelset: Sie dürfen die Mittel nicht gleichzeitig mit einem anderen Antipilzmittel anwenden, weil beide Mittel sich gegenseitig in ihrer Wirkung blockieren.

Onychomal: Starke Säuren und alkalische Lösungen (z. B. scharfe Haushaltreiniger) können den Wirkstoff zersetzen, sodass er unwirksam wird.

Unerwünschte Wirkungen

▶ Keine Maßnahmen erforderlich

Canesten EXTRA Nagelset: Die Haut kann sich röten, jucken oder brennen.

Onychomal: Bei etwa 20 Prozent der Patienten können leichte Schmerzen auftreten, was jedoch praktisch nie dazu führt, dass die Therapie abgesetzt werden muss. Wenn das Mittel versehentlich auf die gesunde Haut aufgebracht wird, kann sich diese röten, brennen und schuppen. Dies gilt umso mehr für akut entzündete oder geschädigte Haut. Waschen Sie die Haut dann gut ab. In der Regel gesundet sie danach von allein.

▶ Muss beobachtet werden

Canesten EXTRA Nagelset: Wenn die Haut sich verstärkt rötet und juckt und sich ein Hautausschlag mit Bläschen bildet, reagieren Sie vermutlich allergisch auf das Mittel. Dann sollten Sie es absetzen. Sind die Hauterscheinungen (→ Seite 14) einige Tage später nicht deutlich abgeklungen, sollten Sie einen Arzt aufsuchen.

Onychomal: Reizt der Harnstoff die den infizierten Nagel umgebende gesunde Haut so sehr, dass sie sich entzündet, sollten Sie das Mittel absetzen. Bessern sich die Beschwerden auch nach dem Absetzen nicht, suchen Sie einen Arzt auf.

Fußpilz, Nagelpilz, Pilz im Windelbereich

Handelsname Darreichungsform	**Zusammensetzung pro 1 ml/1 g oder wie angegeben bzw. pro abgeteilte Einheit**	**Unverb. Preis in Euro/kleinste Packung**	**Bewertung**
Hinweise zu den Tabellenspalten → Seite 32, zur Auswahl der Arzneimittel → Seite 27, zur Grundlage der Bewertung → Seiten 27, 31			
Antifungol HEXAL Creme	**Clotrimazol** 10 mg	3,95/25 g	**Geeignet** bei Pilzinfektionen wie Fußpilz. **Mit Einschränkung geeignet** bei pilzbedingtem Windelausschlag. Dieser geht meist auf Hefepilze zurück, für deren Behandlung ein Breitspektrum-Antipilzmittel wie Clotrimazol nicht nötig ist. → Seite 76
Antifungol HEXAL Lösung	10 mg	3,95/20 ml	
Antifungol HEXAL Pumpspray Spray	10 mg	4,57/30 ml	
Antifungol HEXAL Heilpaste Paste	**Clotrimazol** 10 mg + **Zinkoxid** 150 mg	4,95/25 g	**Geeignet** bei Pilzinfektionen wie Fußpilz. **Mit Einschränkung geeignet** bei pilzbedingtem Windelausschlag. Dieser geht meist auf Hefepilze zurück, für deren Behandlung ein Breitspektrum-Antipilzmittel wie Clotrimazol nicht nötig ist. → Seite 78

Fußpilz, Nagelpilz, Pilz im Windelbereich Fortsetzung

Handelsname Darreichungsform	**Zusammensetzung pro 1 ml/1 g oder wie angegeben bzw. pro abgeteilte Einheit**	**Unverb. Preis in Euro/kleinste Packung**	**Bewertung**
Hinweise zu den Tabellenspalten → Seite 32, zur Auswahl der Arzneimittel → Seite 27, zur Grundlage der Bewertung → Seiten 27, 31			
BIFOMYK Creme 1 % Creme	**Bifonazol** 10 mg	7,63/25 g	**Geeignet** bei Pilzinfektionen wie Fußpilz. **Mit Einschränkung geeignet** bei pilzbedingtem Windelausschlag. Dieser geht meist auf Hefepilze zurück, für deren Behandlung ein Breitspektrum-Antipilzmittel wie Bifonazol nicht nötig ist. → Seite 76
BIFOMYK Lösung Lösung	10 mg	11,41/35 ml	
Bifon Creme Creme	**Bifonazol** 10 mg	3,70/15 g	
Bifon Gel Gel	10 mg	3,70/15 g	
Bifon Lösung Lösung	10 mg	6,31/15 ml	
Bifon Lösung Pumpspray	10 mg	9,70/25 ml	
Biofanal Salbe	**Nystatin** 100 000 I.E.	8,37/25 g	**Geeignet** bei Pilzinfektionen im Windelbereich und anderen nystatinempfindlichen Hautpilzen. **Wenig geeignet** bei Fußpilz ohne vorherige ärztliche Diagnose, weil dieser selten durch Hefepilze verursacht wird. Bei Fußpilz sind Imidazole vorzuziehen. → Seite 77
Candio-Hermal Softpaste	**Nystatin** 100 000 I.E.	7,12/20 g	**Geeignet** bei Pilzinfektionen im Windelbereich. → Seite 77
Candio-Hermal Creme	100 000 I.E.	7,12/20 g	**Geeignet** bei Pilzinfektionen im Windelbereich und anderen nystatinempfindlichen Hautpilzen. **Wenig geeignet** bei Fußpilz ohne vorherige ärztliche Diagnose, weil dieser selten durch Hefepilze verursacht wird. Bei Fußpilz sind Imidazole vorzuziehen. → Seite 77
Candio-Hermal Salbe	100 000 I.E.	7,12/20 g	
Canesten Creme	**Clotrimazol** 10 mg	6,50/20 g	**Geeignet** bei Pilzinfektionen wie Fußpilz. **Mit Einschränkung geeignet** bei pilzbedingtem Windelausschlag. Dieser geht meist auf Hefepilze zurück, für deren Behandlung ein Breitspektrum-Antipilzmittel wie Clotrimazol nicht nötig ist. **Wenig geeignet** bei Nagelpilzen, weil die therapeutische Wirksamkeit nicht ausreichend nachgewiesen ist. Allenfalls anwendbar, wenn der Nagel zuvor mit harnstoffhaltigen Mitteln aufgeweicht und vorsichtig abgetragen wurde. → Seite 76
Canesten Pumpspray	10 mg	7,94/30 ml	
Canesten EXTRA Creme	**Bifonazol** 10 mg	8,48/20 g	**Geeignet** bei Pilzinfektionen wie Fußpilz. **Mit Einschränkung geeignet** bei pilzbedingtem Windelausschlag. Dieser geht meist auf Hefepilze zurück, für deren Behandlung ein Breitspektrum-Antipilzmittel wie Bifonazol nicht nötig ist. → Seite 76
Canesten EXTRA Spray	10 mg	10,98/25 ml	
Canesten EXTRA Nagelset Salbe und Pflaster	**Bifonazol** 10 mg + **Harnstoff** 400 mg	32,50/10 g	**Geeignet** bei Nagelpilzen. → Seite 79
Canifug-Creme Creme	**Clotrimazol** 10 mg	3,80/20 g	**Geeignet** bei Pilzinfektionen wie Fußpilz. **Mit Einschränkung geeignet** bei pilzbedingtem Windelausschlag. Dieser geht meist auf Hefepilze zurück, für deren Behandlung ein Breitspektrum-Antipilzmittel wie Clotrimazol nicht nötig ist. → Seite 76
Canifug-Lösung Lösung	10 mg	5,45/30 ml	
Ciclopirox Winthrop Nagellack Lösung	**Ciclopirox** 80 mg	19,96/1,5 g	**Geeignet** bei Nagelpilzen. → Seite 75
Ciclopoli 8% Nagellack Lösung	**Ciclopirox** 80 mg	25,60/3,3 ml	

Fußpilz, Nagelpilz, Pilz im Windelbereich Fortsetzung

Handelsname Darreichungsform	Zusammensetzung pro 1 ml/1 g oder wie angegeben bzw. pro abgeteilte Einheit	Unverb. Preis in Euro/kleinste Packung	Bewertung
Hinweise zu den Tabellenspalten → Seite 32, zur Auswahl der Arzneimittel → Seite 27, zur Grundlage der Bewertung → Seiten 27, 31			
Cloderm Puder Puder	**Clotrimazol** 10 mg	6,00/30 g	**Geeignet** zur Nachbehandlung von Fußpilz nach ausgeheilter Infektion. → Seite 76
Cloderm-Creme 1 % Creme	10 mg	3,02/20 g	**Geeignet** bei Pilzinfektionen wie Fußpilz. **Mit Einschränkung geeignet** bei pilzbedingtem Windelausschlag. Dieser geht meist auf Hefepilze zurück, für deren Behandlung ein Breitspektrum-Antipilzmittel wie Clotrimazol nicht nötig ist. → Seite 76
Cloderm liquid 1 % Lösung	10 mg	5,44/30 ml	
Clotrimazol AL 1 % Creme	**Clotrimazol** 10 mg	2,74/20 g	**Geeignet** bei Pilzinfektionen wie Fußpilz. **Mit Einschränkung geeignet** bei pilzbedingtem Windelausschlag. Dieser geht meist auf Hefepilze zurück, für deren Behandlung ein Breitspektrum-Antipilzmittel wie Clotrimazol nicht nötig ist. → Seite 76
Clotrimazol AL 1 % Pumpspray	10 mg	4,39/30 ml	
Clotrimazol-CT Creme	**Clotrimazol** 10 mg	3,49/20 g	
Clotrimazol-CT Pumpspray	10 mg	5,97/40 ml	
Clotrimazol Heumann Creme	**Clotrimazol** 10 mg	3,32/20 g	
cutistad Creme	**Clotrimazol** 10 mg	3,70/20 g	
cutistad Pumpspray	10 mg	5,31/30 ml	
Daktar 2 % Creme Creme	**Miconazolnitrat** 20 mg	12,07/30 g	**Geeignet** bei Pilzinfektionen wie Fußpilz. **Mit Einschränkung geeignet** bei pilzbedingtem Windelausschlag. Dieser geht meist auf Hefepilze zurück, für deren Behandlung ein Breitspektrum-Antipilzmittel wie Miconazol nicht nötig ist. → Seite 76
Epi-Pevaryl Creme	**Econazolnitrat** 10 mg	12,07/30 g	**Geeignet** bei Pilzinfektionen wie Fußpilz. **Mit Einschränkung geeignet** bei pilzbedingtem Windelausschlag. Dieser geht meist auf Hefepilze zurück, für deren Behandlung ein Breitspektrum-Antipilzmittel wie Econazol nicht nötig ist. → Seite 76
Epi-Pevaryl Lotion	10 mg	13,28/30 ml	
Evazol Creme	**Dequaliniumchlorid** 4 mg	4,82/10 g	**Wenig geeignet** bei Fuß- und Nagelpilzen sowie bei Pilzinfektionen im Windelbereich, weil das Mittel zu unspezifisch wirkt und die therapeutische Wirksamkeit bei Pilzinfektionen nicht ausreichend belegt ist. → Seite 76
exoderil Creme	**Naftifin-hydrochlorid** 10 mg	9,70/20 g	**Geeignet** bei Pilzinfektionen wie Fußpilz. **Mit Einschränkung geeignet** bei pilzbedingtem Windelausschlag. Dieser geht meist auf Hefepilze zurück, für deren Behandlung ein Breitspektrum-Antipilzmittel wie Naftifin nicht nötig ist. → Seite 73
exoderil Gel	10 mg	9,70/20 g	**Geeignet** bei Pilzinfektionen wie Fußpilz. **Mit Einschränkung geeignet** bei pilzbedingtem Windelausschlag. Dieser geht meist auf Hefepilze zurück, für deren Behandlung ein Breitspektrum-Antipilzmittel wie Naftifin nicht nötig ist. **Wenig geeignet** bei Nagelpilzen, weil die therapeutische Wirksamkeit nicht ausreichend nachgewiesen ist. Allenfalls anwendbar, wenn der Nagel zuvor mit harnstoffhaltigen Mitteln aufgeweicht und vorsichtig abgetragen wurde. → Seite 73

Fußpilz, Nagelpilz, Pilz im Windelbereich Fortsetzung

Handelsname Darreichungsform	**Zusammensetzung pro 1 ml/1 g oder wie angegeben bzw. pro abgeteilte Einheit**	**Unverb. Preis in Euro/kleinste Packung**	**Bewertung**
Hinweise zu den Tabellenspalten → Seite 32, zur Auswahl der Arzneimittel → Seite 27, zur Grundlage der Bewertung → Seiten 27, 31			
Fungizid-ratiopharm Creme Creme	**Clotrimazol** 10 mg	4,30/20 g	**Geeignet** bei Pilzinfektionen wie Fußpilz. **Mit Einschränkung geeignet** bei pilzbedingtem Windelausschlag. Dieser geht meist auf Hefepilze zurück, für deren Behandlung ein Breitspektrum-Antipilzmittel wie Clotrimazol nicht nötig ist. → Seite 76
Fungizid-ratiopharm Pumpspray	10 mg	6,15/40 ml	
Gilt Creme	**Clotrimazol** 10 mg	3,38/20 g	
Gilt Lösung	10 mg	4,17/20 ml	
Gilt Pumpspray	10 mg	8,37/50 ml	
INFECTOSOOR Zinksalbe Salbe	**Miconazolnitrat** 2,5 mg + **Zinkoxid** 150 mg	11,80/15 g	**Mit Einschränkung geeignet** bei pilzbedingtem Windelausschlag. Dieser geht meist auf Hefepilze zurück, für deren Behandlung ein Breitspektrum-Antipilzmittel wie Miconazol nicht nötig ist. → Seite 78
Lamisil Creme Creme	**Terbinafin** 8,89 mg	8,35/15 g	**Geeignet** bei Pilzinfektionen wie Fußpilz. **Mit Einschränkung geeignet** bei pilzbedingtem Windelausschlag. Dieser geht meist auf Hefepilze zurück, für deren Behandlung ein Breitspektrum-Antipilzmittel wie Terbinafin nicht nötig ist. → Seite 73
Lamisil DermGel Gel	10 mg	8,95/15 g	
Lamisil Spray Spray	8,89 mg	9,60/15 ml	
Lederlind Heilpaste Paste	**Nystatin** 100 000 I.E.	8,10/25 g	**Geeignet** bei Pilzinfektionen im Windelbereich und anderen nystatinempfindlichen Hautpilzen. **Wenig geeignet** bei Fußpilz ohne vorherige ärztliche Diagnose, weil dieser selten durch Hefepilze verursacht wird. Bei Fußpilz sind Imidazole vorzuziehen. → Seite 77
Loceryl Creme Creme	**Amorolfin** 2,5 mg	10,98/20 g	**Geeignet** bei Pilzinfektionen wie Fußpilz. **Mit Einschränkung geeignet** bei pilzbedingtem Windelausschlag. Dieser geht meist auf Hefepilze zurück, für deren Behandlung ein Breitspektrum-Antipilzmittel wie Amorolfin nicht nötig ist. → Seite 74
Loceryl Nagellack Lösung	50 mg	29,95/2,5 ml	**Geeignet** bei Nagelpilzen. → Seite 74
Micotar Creme Creme	**Miconazolnitrat** 20 mg	4,11/20 g	**Geeignet** bei Pilzinfektionen wie Fußpilz. **Mit Einschränkung geeignet** bei pilzbedingtem Windelausschlag. Dieser geht meist auf Hefepilze zurück, für deren Behandlung ein Breitspektrum-Antipilzmittel wie Miconazol nicht nötig ist. → Seite 76
Micotar Loesung Lösung	**Miconazol** 20 mg	5,97/10 ml	
Moronal Salbe Salbe	**Nystatin** 100 000 I.E.	7,12/20 g	**Geeignet** bei Pilzinfektionen im Windelbereich und anderen nystatinempfindlichen Hautpilzen. **Wenig geeignet** bei Fußpilz ohne vorherige ärztliche Diagnose, weil dieser selten durch Hefepilze verursacht wird. Bei Fußpilz sind Imidazole vorzuziehen. → Seite 77
Multilind Heilsalbe mit Nystatin Paste	**Nystatin** 100 000 I.E. + **Zinkoxid** 200 mg	8,00/25 g	**Geeignet** bei Pilzinfektionen im Windelbereich und anderen nystatinempfindlichen Hautpilzen. → Seite 78
Mycospor Lösung	**Bifonazol** 10 mg	9,70/20 ml	**Geeignet** bei Pilzinfektionen wie Fußpilz. **Mit Einschränkung geeignet** bei pilzbedingtem Windelausschlag. Dieser geht meist auf Hefepilze zurück, für deren Behandlung ein Breitspektrum-Antipilzmittel wie Bifonazol nicht nötig ist. → Seite 76
Mycospor Pumpspray	10 mg	11,34/25 ml	

Fußpilz, Nagelpilz, Pilz im Windelbereich Fortsetzung

Hinweise zu den Tabellenspalten → Seite 32, zur Auswahl der Arzneimittel → Seite 27, zur Grundlage der Bewertung → Seiten 27, 31

Handelsname Darreichungsform	**Zusammensetzung pro 1 ml/1 g oder wie angegeben bzw. pro abgeteilte Einheit**	**Unverb. Preis in Euro/kleinste Packung**	**Bewertung**
MYKO CORDES Creme	**Clotrimazol** 10 mg	7,50/25 g	**Geeignet** bei Pilzinfektionen wie Fußpilz. **Mit Einschränkung geeignet** bei pilzbedingtem Windelausschlag. Dieser geht meist auf Hefepilze zurück, für deren Behandlung ein Breitspektrum-Antipilzmittel wie Clotrimazol nicht nötig ist. → Seite 76
Mykoderm Heilsalbe mit Nystatin und Zinkoxid Salbe	**Nystatin** 100 000 I.E. + **Zinkoxid** 100 mg	5,05/25 g	**Geeignet** bei Pilzinfektionen im Windelbereich und anderen nystatinempfindlichen Hautpilzen. → Seite 78
Mykohaug C Creme	**Clotrimazol** 10 mg	3,20/25 g	**Geeignet** bei Pilzinfektionen wie Fußpilz. **Mit Einschränkung geeignet** bei pilzbedingtem Windelausschlag. Dieser geht meist auf Hefepilze zurück, für deren Behandlung ein Breitspektrum-Antipilzmittel wie Clotrimazol nicht nötig ist. → Seite 76
Mykosert Creme	**Sertaconazolnitrat** 20 mg (Konservierungsmittel: Parabene)	7,97/20 g	**Geeignet** bei Pilzinfektionen wie Fußpilz. **Mit Einschränkung geeignet** bei pilzbedingtem Windelausschlag. Dieser geht meist auf Hefepilze zurück, für deren Behandlung ein Breitspektrum-Antipilzmittel wie Sertaconazol nicht nötig ist. → Seite 76
Mykundex mono Salbe	**Nystatin** 100 000 I.E.	7,12/25 g	**Geeignet** bei Pilzinfektionen im Windelbereich und anderen nystatinempfindlichen Hautpilzen. **Wenig geeignet** bei Fußpilz ohne vorherige ärztliche Diagnose, weil dieser selten durch Hefepilze verursacht wird. Bei Fußpilz sind Imidazole vorzuziehen. → Seite 77
Mykundex Heilsalbe Salbe	**Nystatin** 100 000 I.E. + **Zinkoxid** 200 mg	7,93/25 g	**Geeignet** bei Pilzinfektionen im Windelbereich und anderen nystatinempfindlichen Hautpilzen. → Seite 78
Nagel Batrafen	**Ciclopirox** 80 mg	30,82/3 g	**Geeignet** bei Nagelpilzen. → Seite 75
Nagel Batrafen A Lösung	80 mg	30,74/3 g	
Nizoral Creme Creme	**Ketoconazol** 20 mg	6,62/15 g	**Geeignet** bei Pilzinfektionen wie Fußpilz. **Mit Einschränkung geeignet** bei pilzbedingtem Windelausschlag. Dieser geht meist auf Hefepilze zurück, für deren Behandlung ein Breitspektrum-Antipilzmittel wie Ketoconazol nicht nötig ist. → Seite 76
Nystaderm Creme Creme	**Nystatin** 100 000 I.E. (Konservierungsmittel: Parabene)	7,12/20 g	**Geeignet** bei Pilzinfektionen im Windelbereich und anderen nystatinempfindlichen Hautpilzen. **Wenig geeignet** bei Fußpilz ohne vorherige ärztliche Diagnose, weil dieser selten durch Hefepilze verursacht wird. Bei Fußpilz sind Imidazole vorzuziehen. → Seite 77
Nystaderm Paste Paste	100 000 I.E.	7,12/20 g	
Nystatin »Lederle« Creme	**Nystatin** 100 000 I.E.	8,37/25 g	
Nystatin »Lederle« Paste	100 000 I.E.	8,37/25 g	
Nystatin »Lederle« Salbe	100 000 I.E.	8,37/25 g	
Onychomal Creme	**Harnstoff** 200 mg	6,65/10 g	**Mit Einschränkung geeignet** zum Ablösen pilzbefallener Nägel. Die therapeutische Wirksamkeit der niedrigen Harnstoffmenge in der Creme (20 %) sollte noch besser belegt werden. → Seite 79
Tannolact Lotio 1 % Lotion	**Synthetischer Gerbstoff** 10 mg	5,96/75 g	**Geeignet** zur Unterstützung der Behandlung von Pilzinfektionen im Windelbereich, immer nur zusätzlich zu Antipilzmitteln. Synthetischer Gerbstoff bekämpft nicht die Pilze, sondern wirkt leicht antientzündlich, dämpft den Juckreiz und stabilisiert die Haut. → Seite 77
Tannosynt flüssig Bad	**Synthetischer Gerbstoff** 400 mg	10,58/100 g	
Tannosynt Creme Creme	10 mg	5,09/20 g	

Fußpilz, Nagelpilz, Pilz im Windelbereich Fortsetzung

Handelsname Darreichungsform	**Zusammensetzung pro 1 ml/1 g oder wie angegeben bzw. pro abgeteilte Einheit**	**Unverb. Preis in Euro/kleinste Packung**	**Bewertung**
Tonoftal Creme	**Tolnaftat** 10 mg	12,66/20 g	**Geeignet** bei Fußpilz, aber besser nur nach ärztlicher Diagnose. → Seite 78
Zalain Creme	**Sertaconazolnitrat** 20 mg (Konservierungsmittel: Parabene)	8,07/20 g	**Geeignet** bei Pilzinfektionen wie Fußpilz. **Mit Einschränkung geeignet** bei pilzbedingtem Windelausschlag. Dieser geht meist auf Hefepilze zurück, für deren Behandlung ein Breitspektrum-Antipilzmittel wie Sertaconazol nicht nötig ist. → Seite 76

Hinweise zu den Tabellenspalten → Seite 32, zur Auswahl der Arzneimittel → Seite 27, zur Grundlage der Bewertung → Seiten 27, 31

Desinfektion von Haut und Wunden

Nach kleinen Verletzungen und bei verschmutzten Schürfwunden kann es sinnvoll sein, die Wunde selbst sowie die umgebende Haut zu desinfizieren, um zu verhindern, dass Bakterien, Pilze oder Viren aus Erde, Steinen oder Sand in der Wunde verbleiben und sich dort vermehren. Im weiteren Verlauf sind Maßnahmen zum Spülen der Wunde meist überflüssig und stören nur den Heilungsprozess.
Desinfektionsmittel sind auch sinnvoll, wenn Wasser und Seife zum Reinigen der Haut nicht genügen, zum Beispiel vor einer Spritze oder Infusion, beim Anlegen eines Verbandes, oder wenn ein Piercing oder Tattoo angebracht wird.

Allgemeine Maßnahmen

Oberflächliche Schürfwunden können Sie mit fließendem Wasser abspülen, um Erdreste und kleine Steinchen abzuwaschen. Tiefe Wunden müssen Sie bluten lassen, weil damit auch die Krankheitskeime ausgeschwemmt werden.
Um die Hände zu reinigen, genügt es meist, diese mit Wasser und Seife gründlich zu waschen.

Bei Kindern

Bei Neugeborenen wird der Nabelstumpf nach dem Durchtrennen der Nabelschnur meist einmalig mit Alkohollösung desinfiziert. Anschließend brauchen Sie kein Desinfektionsmittel mehr. Zum Reinigen genügt eine Kompresse mit steriler Kochsalzlösung. Achten Sie darauf, dass Sie die Stelle sauber und trocken halten und bedecken Sie den Nabel nicht mit der Windel.

Wann zum Arzt?

Wenn sich die Haut in der Umgebung einer Wunde trotz der Desinfektion entzündet, sollten Sie einen Arzt aufsuchen.
Zur Behandlung offener Geschwüre sowie bei Wundliegen oder -sitzen (Dekubitalgeschwüre) kann der Arzt rezeptfreie Desinfektionsmittel mit Jodverbindungen zulasten der gesetzlichen Krankenkassen verordnen. Antiseptika können zur Selbstbehandlung schwerwiegender generalisierter blasenbildender Hauterkrankungen noch auf Kassenrezept verschrieben werden, und wenn sie im Rahmen einer Selbstkatheterisierung eingesetzt werden. Näheres hierzu finden Sie in der »Ausnahmeliste« (→ Seite 658).

Bei Kindern

Wenn der Nabelstumpf bei Neugeborenen schmierig ist, sich rötet oder unangenehm riecht, sollten Sie die Hebamme oder einen Arzt um Rat fragen. Nässt die Stelle länger als vier Tage, kann ein Nabelgranulom vorliegen, das ebenfalls ärztlich behandelt werden muss.

Behandlung mit Medikamenten

Wenn Sie die hier besprochenen Präparate einsetzen, um eine Wunde zu desinfizieren, sollten Sie dies so selten wie möglich tun, weil die Mittel bei häufigem Gebrauch die Wundheilung auch verzögern können. Wenn Sie die Wunde mit sauberem, lauwarmem Wasser abgespült haben, genügt meist ein einmaliges Desinfizieren unmittelbar nach der Verletzung.
Geeignete Hautdesinfektionsmittel sind Alkohole (→ Seite 86), die Kombination aus zwei Alkoholen (→ Seite 90) sowie jodhaltige Mittel (→ Seite 89). Damit können Sie die Hände oder gesunde Haut in der Um-

gebung einer Wunde desinfizieren oder die Hände, wenn Sie einen Verband anlegen wollen.
Zu diesem Zweck eignet sich auch *Octenisept* aus der Gruppe der Kombinationspräparate mit Alkohol + anderen Substanzen (→ Seite 90), weil es auf verletzter Haut wenig brennt. Alle weiteren Präparate aus dieser Wirkstoffgruppe sind zur Hautdesinfektion nur mit Einschränkung geeignet, weil sich durch die Kombination mehrerer Wirkstoffe das Risiko für Allergien oder unerwünschte Wirkungen erhöht.
Ob ein Präparat aus der Gruppe der Antiseptika (→ Seite 87) sinnvoll ist, kommt auf die Art des Wirkstoffs an. Zwar wirken alle keimtötend, haben aber jeweils verschiedene Risiken für unerwünschte Wirkungen. Die desinfizierende Wirksamkeit von Dequaliniumchlorid ist geringer als die von Alkohol und jodhaltigen Mitteln. Chinolinol hat ein hohes Allergierisiko, Chlorhexidin kann die Wundheilung verzögern, Wasserstoffperoxid wirkt nur sehr kurz und damit unsicher. Alle diese Wirkstoffe sind deshalb nur mit Einschränkung geeignet. Clioquinol ist zur Hautdesinfektion wenig geeignet, weil es über die Haut in den Blutkreislauf aufgenommen wird und bei großflächiger Anwendung unter anderem Nervenschäden hervorrufen kann. Ethacridin ist ebenfalls wenig geeignet, weil es die Wundheilung verzögert und häufig Allergien auslöst.
Eine Kombination aus zwei Antiseptika (→ Seite 91), die vorwiegend zur Desinfektion von Ohrlöchern angewendet wird, ist wegen eines erhöhten Allergierisikos nur mit Einschränkung geeignet.
Die Kombination Antiseptikum + hautpflegende Substanz (→ Seite 91) ist ebenfalls nur mit Einschränkung geeignet. Zum einen kann Chlorhexidin die Wundheilung verzögern, zum anderen ist nicht ausreichend belegt, dass der Zusatz von Dexpanthenol zu Chlorhexidin die therapeutische Wirksamkeit erhöht. In der Regel ist dieser hautpflegende Wirkstoff nicht erforderlich.

Wann sind Desinfektionsmittel wirklich nötig?

In Deutschland werden Desinfektionsmittel häufig unnötig eingesetzt, vor allem die Kombinationen aus Alkohol und chemischen Antiseptika. Waschbecken, Toilettenbrille und -deckel sowie sonstige Gegenstände in Bad und WC müssen damit nicht abgewischt werden, denn die im häuslichen Bereich normalerweise vorhandenen Keime haben meist keinen Krankheitswert.
Auch wenn ein Kind oder eine andere Person im familiären Umfeld erkrankt ist, sind Desinfektionsmittel unnötig, es sei denn, es handelt sich um eine gefährliche Infektion wie beispielsweise Hepatitis B. In allen übrigen Fällen reicht es völlig aus, wenn Sie sich möglichst oft die Hände mit Seife waschen, Handtücher und Waschlappen täglich wechseln und bei mindestens 60 °C waschen.

Alkohol

Ethanol
Alkohol 70% HETTERICH
Isopropylalkohol
Cutasept F, Isopropylalkohol 70% HETTERICH, oro C 20

Ethanol und Isopropylalkohol (auch Isopropanol genannt) sind Alkohole. Sie schädigen die Hülle von Bakterien, Pilzen und Viren und töten sie auf diese Weise ab. Allerdings muss der Alkohol konzentriert genug und zu bestimmten Anteilen mit Wasser vermischt sein. Bewährt hat sich eine 70-prozentige Lösung. Zur Hautdesinfektion sind beide Wirkstoffe geeignet.
Cutasept F: Zu beachten ist, dass diese Lösung als konservierenden Hilfsstoff das Desinfektionsmittel Benzalkoniumchlorid enthält, das häufig Allergien hervorruft. Früher hatte der Hersteller Benzalkoniumchlorid als Wirkstoff deklariert. Da sich die desinfizierende Wirkung durch die Zugabe des Antiseptikums nicht besserte, galt das Kombinationsmittel damals als »mit Einschränkung geeignet«. Die neue Bewertung ergibt sich daraus, dass *Cutasept F* nun als Einstoffpräparat deklariert ist und deshalb auch entsprechend bewertet werden muss. Die Zusammensetzung des Mittels hat sich jedoch prinzipiell nicht geändert, lediglich die Deklaration der Inhaltsstoffe.

Anwendung

Träufeln Sie etwas Alkohol auf ein Tuch oder einen Tupfer und reiben Sie die Haut damit ab, oder sprühen Sie etwas Flüssigkeit direkt auf die Haut und verreiben Sie sie dort mit einem sauberen Tuch.
Zur Desinfektion der Hände geben Sie das Mittel direkt auf die Haut, verreiben es und lassen die Hände an der Luft trocknen. Wenn Sie die Hände häufig mit diesen Mitteln desinfizieren müssen, sollten Sie sie immer wieder gut mit Cremes oder Lotionen pflegen, damit der Säureschutzmantel der Haut nicht dauerhaft zerstört wird.

Achtung

Auf offenen Wunden oder Schleimhäuten dürfen Sie die Mittel nicht anwenden.

Unerwünschte Wirkungen

▶ **Keine Maßnahmen erforderlich**

Alkohol entfettet die Haut, die dadurch stark austrocknet. Wenn Sie die Mittel häufig anwenden, kann es sein, dass die Haut etwas spannt.
Offene Hautstellen wie Schürfwunden brennen, wenn sie mit Alkohol in Berührung kommen.

Hinweise

Für Kinder und Jugendliche unter 18 Jahren

Isopropylalkohol: Dieses Mittel sollten Sie bei Frühgeborenen und Säuglingen nicht anwenden, weil es deren noch sehr empfindliche Haut zu stark austrocknet und irritiert.

Antiseptika

Chinolinol-Kaliumsulfat
- Chinosol

Chlorhexidin
- Hansaplast med Spray

Clioquinol
- Linola-sept

Dequalinium
- Evazol

Ethacridin
- Rivanol

Wasserstoffperoxid
- Wasserstoffperoxid-Lösung 3% (Beyvers), Wasserstoffperoxid-Lösung 3% DAB 10

Alle diese Mittel wirken keimtötend, aber auf unterschiedliche Art und Weise:
Chinolinol blockiert die Vermehrung von Bakterien. Der Wirkstoff ist mit Kaliumsulfat versetzt, weil er sich dann besser löst. Chinolinol ist therapeutisch wirksam und wenig giftig und deshalb als Desinfektionsmittel für Haut und Wunden einsetzbar. Allerdings besteht ein Risiko für allergische Reaktionen, sodass Chinolinol – auch weil es mit Alkohol und jodhaltigen Mitteln verträglichere Alternativen gibt – nur mit Einschränkung geeignet ist.
Chlorhexidin schädigt die Wand von Bakterien, sodass diese sich nicht mehr gut vermehren können. Zwar ist die desinfizierende Wirkung von Chlorhexidin gut belegt, aber es hemmt auch gleichzeitig die Wundheilung, insbesondere bei wiederholter Anwendung. Da es mit Alkohol und jodhaltigen Mitteln wirksamere und verträglichere Mittel gibt, ist der Spray nur mit Einschränkung geeignet. Zur einmaligen Desinfektion bei akuten kleinen Verletzungen ist das Mittel jedoch vertretbar.
Clioquinol ist ein jodhaltiges Desinfektionsmittel. Es hemmt das Wachstum von Bakterien und Pilzen und tötet sie ab. Clioquinol wird relativ gut in die Haut aufgenommen und gelangt somit auch in den Blutkreislauf. Es darf nicht großflächig angewendet werden, weil es schwere Nervenschäden bis hin zur Erblindung verursachen kann. Aus diesem Grund ist es als Desinfektionsmittel wenig geeignet.
Dequalinium tötet Bakterien und Pilze ab. Die therapeutische Wirksamkeit ist jedoch geringer als die von Alkohol oder jodhaltigen Mitteln, diese sind deshalb vorzuziehen.
Auch Ethacridin wirkt keimvernichtend, tötet aber nicht alle wichtigen Erreger sicher ab. Darüber hinaus kann es die Wundheilung hemmen, auch ist das Risiko für Kontaktallergien bei diesem Wirkstoff besonders hoch. Mittlerweile gilt es zur Desinfektion von Wunden als verzichtbar und somit als »wenig geeignet«.
Wasserstoffperoxid kann dazu beitragen, dass sich blutgetränkte oder mit Wundsekret verklebte Verbände leichter ablösen lassen. Die keimtötende Wirkung ist vernachlässigbar gering und nur von kurzer Dauer. Möglicherweise säubert der durch Enzyme des Wundsekrets freigesetzte Sauerstoff die Wunde eher auf mechanische Weise (durch Bläschenbildung) als chemisch über das Abtöten von Bakterien und Viren. Zum Auswaschen von Wunden sowie zur Reinigung von Wundrändern ist das Mittel mit Einschränkung geeignet. In Wundtaschen darf es jedoch nicht eingebracht werden.

Anwendung

An den Augen oder in der Nähe von Schleimhäuten dürfen Sie die Mittel nicht anwenden, weil sie die Schleimhaut stark reizen. Sind Schleimhäute dennoch damit in Berührung gekommen, müssen Sie die Stellen sofort mit viel lauwarmem Wasser spülen.
Wenn Sie die Hände desinfizieren, müssen Sie diese immer wieder gut mit Cremes oder Lotionen pflegen, damit sich der Säureschutzmantel der Haut wieder regenerieren kann.

Achtung

Hansaplast med Spray: An tiefen Wunden oder großflächigen Verletzungen (größer als ein Handteller) sowie an Geschwüren (»offenes Bein«) oder schlecht durchbluteten Wunden (z. B. Dekubitus) dürfen Sie den Spray nicht anwenden.

Linola-sept: Dieses Mittel dürfen Sie nicht großflächig anwenden, weil es dann schwere Nervenschäden bis hin zur Erblindung verursachen kann. Bei verletztem Trommelfell darf es nicht im Ohr aufgetragen werden, weil es dann das Innenohr schädigen kann.

Rivanol: Wenn Sie die behandelte Haut der Sonne aussetzen, können allergische Reaktionen auftreten: Die Haut rötet sich, juckt, nässt, oft bilden sich auch kleine Bläschen. Sie sollten das Mittel in diesem Fall nicht weiter verwenden. Dann verschwinden auch die Beschwerden.

Wasserstoffperoxid-Lösung: Wenn Sie an dem selten vorkommenden, genetisch bedingten Mangel des Enzyms Katalase (Akatalasämie) leiden, sollten Sie dieses Mittel nicht anwenden, weil die ohnehin schwache Wirkung durch den Enzymmangel noch weiter abgeschwächt wird.

Linola sept: Diese Creme enthält als Konservierungsmittel Parabene. Wenn Sie auf Parastoffe (→ Seite 551) allergisch reagieren, dürfen Sie dieses Mittel nicht anwenden.

Gegenanzeigen

Linola-sept: Dieses Mittel dürfen Sie nicht anwenden, wenn Sie auf Jod allergisch reagieren oder eine Überfunktion der Schilddrüse haben. Das in Clioquinol gebundene Jod kann dann dazu führen, dass die Schilddrüse zu viel Hormon produziert, was mit starken Beschwerden einhergehen kann (Herzrasen, Schweißausbrüche, Nervosität).

Wechselwirkungen mit Medikamenten

Wasserstoffperoxid-Lösung: Dieses Mittel dürfen Sie nicht gleichzeitig mit jodhaltigen Desinfektionsmitteln anwenden, weil sich beide Mittel gegenseitig unwirksam machen.

Unerwünschte Wirkungen

Linola-sept, *Rivanol*: Diese Mittel färben Haut, Haare und Fingernägel. Da die Flecken sich nicht abwaschen lassen, müssen die Stellen mit der Zeit erst herauswachsen, bis man sie nicht mehr sieht. Flecken in der Wäsche lassen sich ebenfalls nicht ab- oder herauswaschen.

Wasserstoffperoxid-Lösung: Wasserstoffperoxid kann Textilien bleichen, auch in verdünnter Form.

► **Keine Maßnahmen erforderlich**

Die Haut kann sich beim Auftragen der Mittel röten und brennen.

► **Muss beobachtet werden**

Wenn sich auf der Haut Bläschen bilden, die Haut juckt und schmerzt, reagieren Sie vermutlich allergisch auf das Mittel. Dann sollten Sie es absetzen. Sind die Hauterscheinungen (→ Seite 14) einige Tage später nicht deutlich abgeklungen, sollten Sie einen Arzt aufsuchen.

Linola-sept: Gelangt dieser Wirkstoff über verletzte Haut ins Blut, kann er dort Jod freisetzen. Besteht eine Schilddrüsenfunktionsstörung – die nicht immer mit Beschwerden einhergeht –, kann dieses Jod bewirken, dass die Schilddrüse zu viel Hormon freisetzt. Das kann Herzrasen, Unruhe, Schwitzen, Gewichtsabnahme, Schlafstörungen und hohen Blutdruck verursachen.

Rivanol: Dieses Mittel kann vermehrt Krampfanfälle und Kopfschmerzen auslösen. Wenn Sie auf den Wirkstoff allergisch reagieren, können sich am ganzen Körper rote Stellen mit Quaddeln bilden (Nesselsucht, Urtikaria). Auch das Gesicht kann anschwellen. Setzen Sie das Mittel dann ab und suchen Sie einen Arzt auf.

► **Sofort zum Arzt**

Wenn starker Hautausschlag, Juckreiz, Herzrasen, Atemnot, Schwäche und Schwindel auftreten, müssen Sie die Anwendung sofort abbrechen und unverzüglich den Notarzt (Telefon 112) rufen, weil es sich um eine lebensbedrohliche Allergie (→ Seite 14) handeln kann.

Evazol: Wenn sich die Haut an fest umschriebenen Stellen, die sich von der übrigen Haut oder Schleimhaut deutlich abgrenzen, weißlich verfärbt, müssen Sie das Mittel sofort absetzen und einen Arzt aufsuchen. Solche Verfärbungen zeigen an, dass das Mittel die Haut stark angegriffen hat und das Gewebe sich zersetzt (Nekrose). Die Gefahr dafür ist besonders groß, wenn Sie das Mittel an Stellen anwenden, wo die Haut besonders empfindlich und dünn ist, zum Beispiel unter den Achseln und im Genitalbereich.

Linola-sept: Treten Herzrasen, Fieber, Schwitzen, Unruhe, Angst, Erbrechen, Durchfall auf oder reagieren Sie auf Ansprache apathisch, sollte sofort ein Arzt gerufen werden. Das sind Anzeichen für eine lebensbedrohliche Schilddrüsenüberfunktion, die unverzüglich ärztlich behandelt werden muss.

Hinweise

Für Kinder und Jugendliche unter 18 Jahren

Hansaplast med Spray, *Linola-sept*: Bei Säuglingen dürfen Sie diese Mittel nicht anwenden.

Für Schwangerschaft und Stillzeit

Chinosol, *Linola-sept*, *Rivanol*: Diese Mittel dürfen Sie in Schwangerschaft und Stillzeit nicht anwenden.

Hansaplast med Spray: Dieses Mittel sollten Sie während der Schwangerschaft nicht großflächig anwenden.

Jodhaltige Mittel

Jodlösung
Jodtinktur HETTERICH
Povidon-Jod
Betaisodona, Braunovidon, FREKA-CID, Mercuchrom-Jod, Polysept, PVP-Jod AL, PVP-Jod-ratiopharm, Sepso J

Jod tötet Bakterien, Pilze und Viren sehr wirksam ab und ist zur Desinfektion von Wunden und Haut geeignet. Jodtinktur enthält reines Jod, bei den anderen Mitteln ist es an die Trägersubstanz Polyvinylpyrrolidon gebunden und wird dann als Povidon-Jod bezeichnet. In der Wunde wird das Jod freigesetzt und tötet die Mikroorganismen ab. Mit jodhaltigen Mitteln können Sie kleine und große Wunden sowie die umgebende Haut gut desinfizieren.

Anwendung

Auf intakte Haut und oberflächliche Schürfwunden können Sie Salbe, Tinktur oder Lösung direkt auftragen. Auf fettiger Haut lassen Sie das Mittel mindestens zehn Minuten einziehen, auf trockener Haut genügt eine Einwirkungszeit von einer Minute.
Für feuchte Umschläge verdünnen Sie die konzentrierte Lösung mit Wasser (ein Teil Lösung auf die doppelte, fünf- oder zehnfache Menge Wasser), tränken ein sauberes Tuch damit und legen es auf die Wunde. Sie können auch den verletzten Körperteil in der verdünnten Lösung baden.
Offene oder tiefe Wunden dürfen Sie nicht mit Jod spülen, weil dabei zu viel Jod in den Körper gelangen würde. Solche Verletzungen gehören gleich in ärztliche Behandlung.

Achtung

Jodtinktur brennt auf verletzter Haut sehr stark, Povidon-Jod wird dagegen auch auf Wunden gut vertragen.

Gegenanzeigen

Wenn Sie eine Überfunktion der Schilddrüse (Hyperthyreose) haben, dürfen Sie jodhaltige Mittel nicht anwenden. Das darin enthaltene Jod kann die Schilddrüsenfunktion noch weiter anregen, was mit starken Beschwerden verbunden sein kann (Herzrasen, Schweißausbrüche, Nervosität).

Unerwünschte Wirkungen

► **Keine Maßnahmen erforderlich**

Die Haut kann sich röten.

► **Muss beobachtet werden**

Wenn sich auf der Haut Bläschen bilden und die Haut sich verstärkt rötet und juckt, reagieren Sie vermutlich allergisch auf Jod. Dann sollten Sie das Mittel absetzen. Sind die Hauterscheinungen (→ Seite 14) einige Tage später nicht deutlich abgeklungen, sollten Sie einen Arzt aufsuchen.
Die Mittel setzen Jod frei, das über die Wunde auch ins Blut gelangen kann. Besteht eine Schilddrüsenfunktionsstörung – die nicht immer mit Beschwerden einhergeht –, kann dieses Jod dazu führen, dass die Schilddrüse zuviel Hormon freisetzt. Das verursacht dann Herzrasen, Schwitzen, Unruhe, Gewichtsabnahme, Schlafstörungen, hohen Blutdruck. Wenden Sie sich bei solchen Symptomen an einen Arzt.

► **Sofort zum Arzt**

Wenn sich der Hautausschlag verstärkt und zusätzlich Juckreiz, Herzrasen, Atemnot, Schwäche und Schwindel auftreten, müssen Sie die Anwendung sofort abbrechen und unverzüglich den Notarzt (Telefon 112) rufen, weil es sich um eine lebensbedrohliche Allergie (→ Seite 14) handeln kann.
Treten plötzlich Herzrasen, Fieber, Schwitzen, Unruhe, Angst, Erbrechen, Durchfall auf oder reagieren Sie auf Ansprache apathisch, sollte sofort ein Arzt gerufen werden. Das sind Anzeichen für eine lebensbedrohliche Schilddrüsenüberfunktion, die unverzüglich behandelt werden muss.

Hinweise

Für Kinder und Jugendliche unter 18 Jahren

Säuglinge bis einschließlich zum sechsten Lebensmonat dürfen Sie nicht mit diesen Mitteln behandeln.

Für Schwangerschaft und Stillzeit

In der Schwangerschaft sollten Sie diese Mittel vor allem ab dem dritten Monat vermeiden, weil Jod durch den Mutterkuchen in den kindlichen Kreislauf gelangt und die noch unreife Schilddrüse des Kindes zu stark anregt. Wenn Sie schwanger geworden sind, während Sie eines der Mittel benutzt haben, sollten Sie es nicht mehr weiter anwenden.
Auch in der Stillzeit sollten Sie jodhaltige Mittel nicht anwenden, weil diese in die Muttermilch übergehen und so die Schilddrüsenfunktion des Babys anregen können.

Kombination: Zwei Alkohole

Ethanol + 1-Propanol
Softa-Man acute
Ethanol + Isopropylalkohol
Softasept N

Ethanol und Isopropylalkohol (auch Propanol genannt) sind Alkohole. Sie schädigen die Hülle von Bakterien, Pilzen und Viren und töten sie auf diese Weise ab. Allerdings muss der Alkohol konzentriert genug und zu bestimmten Anteilen mit Wasser vermischt sein. Bewährt hat sich eine 70-prozentige Lösung. Zur Hautdesinfektion sind beide Mittel geeignet.

Anwendung

Träufeln Sie etwas Flüssigkeit auf ein Tuch oder etwas Zellstoff und tupfen Sie die Haut damit ab. Zur Händedesinfektion geben Sie den Alkohol direkt auf die Haut, verreiben ihn und lassen die Hände an der Luft trocknen. Wenn Sie die Hände häufig desinfizieren müssen, sollten Sie sie zwischendurch immer wieder mit Cremes oder Lotionen pflegen, damit der Säureschutzmantel der Haut nicht dauerhaft zerstört wird.

Achtung

Alkohol dürfen Sie nicht auf offenen Wunden oder an Schleimhäuten anwenden.

Unerwünschte Wirkungen

► **Keine Maßnahmen erforderlich**

Alkohol entfettet die Haut, die dadurch stark austrocknet. Wenn Sie die Mittel häufig anwenden, kann es sein, dass die Haut etwas spannt und gereizt ist. Schürfwunden brennen etwas, wenn sie mit Alkohol in Berührung kommen.

► **Muss beobachtet werden**

Wenn sich die Haut stark rötet und juckt und sich zusätzlich Bläschen bilden, reagieren Sie vermutlich allergisch auf die Alkohole. Setzen Sie das Mittel dann ab. Sind die Hauterscheinungen (→ Seite 14) einige Tage später nicht deutlich abgeklungen, sollten Sie einen Arzt aufsuchen.

Hinweise

Die Mittel sind feuergefährlich. Wenden Sie sie nur in gut durchlüfteten Räumen an. Falls Sie aus Versehen eine größere Menge verschütten, sollten Sie Feuerquellen (Kerzen, Kaminfeuer, Föhn) sofort löschen oder ausschalten, die Flüssigkeit mit Lappen aufnehmen und an der frischen Luft verdunsten lassen. Die Lappen nicht vorher in den Müll werfen oder auswaschen – Alkohol sollte nicht ins Abwasser geraten und wegen der Brandgefahr auch nicht sofort über den Haushaltsmüll entsorgt werden.

Für Kinder und Jugendliche unter 18 Jahren

Softasept N: Bei Frühgeborenen und Säuglingen sollten Sie das Mittel nicht anwenden, weil Isopropylalkohol deren noch sehr empfindliche Haut zu stark austrocknet und irritiert.

Kombinationen: Alkohol + andere Substanzen

Phenoxyethanol + Octenidin
Octenisept
Ethanol + Isopropylalkohol + Mecetronium
Sterillium
Isopropylalkohol + 1-Propanol + Biphenylol
Kodan Forte
Isopropylalkohol + Bromchlorophen + Natrium-3,5-dibrom-4-hydroxybenzolsulfonat
Dibromol

In diesen Mitteln ist Alkohol mit verschiedenen chemischen Desinfektionsmitteln kombiniert, die die keimtötende Wirkung verstärken sollen. Möglicherweise können solche Kombinationspräparate tatsächlich ein etwas größeres Spektrum an Krankheitskeimen (nicht jedoch deren Dauerstadien, die Sporen) abtöten. Allerdings steigt durch die Kombination mehrerer Substanzen meist auch das Risiko für Allergien. Diese Mittel sind deshalb zur Hautdesinfektion nur mit Einschränkung geeignet – mit einer Ausnahme: Da *Octenisept* mit Octenidin ein verträgliches Antiseptikum und mit Phenoxyethanol einen Alkohol enthält, der auf Wunden nicht brennt, ist dieses Mittel zur Desinfektion von Haut und Wunden geeignet.

Anwendung

Sie tragen die Mittel auf die zu desinfizierenden Hautstellen auf oder verreiben sie auf den Händen und lassen sie einige Minuten einwirken.
In der Umgebung von Augen, Nase und Mund dürfen Sie die Mittel nicht anwenden, weil die Inhaltsstoffe die Schleimhaut reizen. Haben Sie etwas davon ins Auge bekommen, müssen Sie es rasch mit klarem Wasser spülen. Halten die Beschwerden an, sollten Sie einen Augenarzt aufsuchen.
Benutzen Sie die Mittel, um die Hände zu desinfizieren, müssen Sie diese immer wieder gut mit Cremes

oder Lotionen pflegen, damit der Säureschutzmantel der Haut nicht zerstört wird.
Alle Mittel sollten Sie möglichst nicht länger als vier bis sechs Tage hintereinander benutzen.

Achtung

Octenisept: Dieses Mittel dürfen Sie nicht im Ohr anwenden.

Unerwünschte Wirkungen

▶ **Keine Maßnahmen erforderlich**

Die Haut kann sich röten und brennen.

▶ **Muss beobachtet werden**

Wenn sich auf der Haut Bläschen bilden und die Stelle schmerzt, reagieren Sie vermutlich allergisch auf das Mittel. Dann sollten Sie es absetzen. Sind die Hauterscheinungen (→ Seite 14) einige Tage später nicht deutlich abgeklungen, sollten Sie einen Arzt aufsuchen.

Hinweise

Für Kinder und Jugendliche unter 18 Jahren

Dibromol, Kodan Forte, Sterillium: Säuglinge sollten Sie mit diesen Mitteln nicht behandeln, weil der darin enthaltene Isopropylalkohol deren empfindliche Haut angreifen kann.

Dibromol: Bei Kindern und Jugendlichen unter 18 Jahren dürfen Sie dieses Mittel nicht anwenden, weil es die Haut reizen kann.

Für Schwangerschaft und Stillzeit

Dibromol: In Schwangerschaft und Stillzeit sollten Sie dieses Mittel nicht anwenden, sondern ein besser verträgliches bevorzugen.

Kombination: Antiseptikum + hautpflegende Substanz

Chlorhexidin + Dexpanthenol
Bepanthen Antiseptische Wundcreme

Dieses Mittel enthält das Antiseptikum Chlorhexidin sowie den hautpflegenden Wirkstoff Dexpanthenol. Die desinfizierende Wirksamkeit von Chlorhexidin ist ausreichend belegt. Das Antiseptikum kann aber die Wundheilung hemmen, vor allem, wenn es wiederholt angewendet wird. Es sollte daher nur einmalig bei der Erstversorgung einer Wunde eingesetzt werden.
Außerdem gibt es keinen Beleg dafür, dass der Zusatz von Dexpanthenol die keimtötende Wirksamkeit verbessert oder Wunden schneller heilen lässt. Der Zusatz von Dexpanthenol ist zur Hautdesinfektion in der Regel nicht erforderlich. Da Dexpanthenol jedoch als gut verträglich gilt, ist das Mittel mit Einschränkung geeignet.

Anwendung

Sie tragen die Creme bei jedem Verbandwechsel dünn auf die Wunde auf. Am Auge oder in Augennähe sollten Sie das Mittel nicht verwenden, weil Chlorhexidin die Schleimhaut stark reizt.
Sie dürfen die Haut nicht gleichzeitig mit Seife abwaschen, weil diese die keimtötende Wirkung des Mittels aufhebt.
Wenden Sie das Mittel nicht unter einem luftdichten Verband an, da sonst ein höheres Risiko für unerwünschte Wirkungen besteht.

Achtung

Gegenanzeigen

An tiefen Wunden, großflächigen Verletzungen (größer als ein Handteller) oder einem »offenen Bein« (Ulcus cruris) dürfen Sie das Mittel nicht anwenden.

Unerwünschte Wirkungen

▶ **Keine Maßnahmen erforderlich**

Nach dem Auftragen kann die Haut vorübergehend etwas brennen.

▶ **Muss beobachtet werden**

Wenn sich ein juckender Ausschlag oder Bläschen auf der Haut ausbilden, reagieren Sie vermutlich allergisch auf Chlorhexidin. Dann sollten Sie das Mittel absetzen. Sind die Hauterscheinungen (→ Seite 14) einige Tage später nicht deutlich abgeklungen, sollten Sie einen Arzt aufsuchen. Solche Allergien treten jedoch nur in Einzelfällen auf.

Hinweise

Für Schwangerschaft und Stillzeit

In der Schwangerschaft können Sie das Mittel auf kleinen Hautflächen anwenden.
In der Stillzeit sollten Sie die Creme nicht auf der Brust anwenden, damit der Säugling die Wirkstoffe nicht mit der Muttermilch aufnimmt.

Kombination: Zwei Antiseptika

Biphenylol + Chlorocresol
OHRLOCH-ANTISEPT

Biphenylol und Chlorocresol sind phenolische Verbindungen, die keimtötend wirken. Da Chlorocresol jedoch häufig Allergien hervorruft, ist das Mittel zur Desinfektion von Ohrlöchern nur mit Einschränkung geeignet.

Anwendung

Sie träufeln einige Tropfen des Mittels auf ein Wattepad und betupfen damit das Ohrloch. Bei frisch gestochenen Ohr- oder Piercing-Löchern können Sie das Mittel auch auftragen, ohne den Schmuck herauszunehmen, bis der Stichkanal verheilt ist.
Seife dürfen Sie nicht gleichzeitig anwenden, weil diese die desinfizierende Wirkung schwächt oder ganz zunichte macht.

Achtung

Wenn Sie das Mittel nicht am Ohr, sondern bei Piercings an anderen Körperstellen anwenden, dürfen Sie dies nicht in der Nähe von Schleimhäuten tun, weil das Mittel diese stark reizt. Achten Sie deshalb auch darauf, dass das Mittel nicht ins Auge gelangt.

Unerwünschte Wirkungen

▶ **Keine Maßnahmen erforderlich**

Die Haut kann sich röten und brennen.

▶ **Muss beobachtet werden**

Wenn sich auf der Haut Bläschen bilden und die Haut sich verstärkt rötet und juckt, reagieren Sie vermutlich allergisch auf das Mittel. Dann sollten Sie es absetzen. Sind die Hauterscheinungen (→ Seite 14) einige Tage später nicht deutlich abgeklungen, sollten Sie einen Arzt aufsuchen.

Hinweise

Für Kinder und Jugendliche unter 18 Jahren

Bei Säuglingen und Kindern bis drei Jahre dürfen Sie das Mittel nicht anwenden.

Desinfektion von Haut und Wunden

Handelsname Darreichungsform	**Zusammensetzung pro 1 ml/1 g oder wie angegeben bzw. pro abgeteilte Einheit**	**Unverb. Preis in Euro/kleinste Packung**	**Bewertung**
Hinweise zu den Tabellenspalten → Seite 32, zur Auswahl der Arzneimittel → Seite 27, zur Grundlage der Bewertung → Seiten 27, 31			
Alkohol 70 % HETTERICH Lösung	**Ethanol 70 %**	8,20/100 ml	**Geeignet** zur Hautdesinfektion. → Seite 86
Bepanthen Antiseptische Wundcreme Creme	**Chlorhexidin-bisglukonat** 5 mg + **Dexpanthenol** 50 mg	5,00/20 g	**Mit Einschränkung geeignet** zur Desinfektion von Wunden. Chlorhexidin kann die Wundheilung hemmen. Außerdem ist nicht ausreichend belegt, dass das Kombinationsmittel wirksamer ist als das Antiseptikum allein. Der Zusatz von Dexpanthenol ist in der Regel nicht erforderlich. → Seite 91
Betaisodona Lösung Lösung	**Povidon-Jod** 100 mg	4,94/30 ml	**Geeignet** zur Desinfektion von Haut und Wunden. → Seite 89
Betaisodona Salbe Salbe	100 mg	4,69/25 g	
Betaisodona Wundgaze Salbengaze	300 mg pro 100 cm²	18,16/10 Stück	
Braunovidon Salbe	**Povidon-Jod** 100 mg	4,11/20 g	
Braunovidon Salbengaze Salbengaze	1,4 g pro 100 cm²	27,45/10 Stück	
Chinosol 0,5 g	**Chinolinolsulfat-Kaliumsulfat** 476 mg	5,90/5 Stück	**Mit Einschränkung geeignet** zur Hautdesinfektion, weil es besser verträgliche Mittel gibt. → Seite 87
Chinosol 1 g Tabletten	952 mg	7,15/5 Stück	
Cutasept F Lösung	**Isopropylalkohol** 630 mg	2,18/50 ml	**Geeignet** zur Hautdesinfektion. → Seite 86

Desinfektion von Haut und Wunden Fortsetzung

Handelsname Darreichungsform	Zusammensetzung pro 1 ml/1 g oder wie angegeben bzw. pro abgeteilte Einheit	Unverb. Preis in Euro/kleinste Packung	Bewertung
Hinweise zu den Tabellenspalten → Seite 32, zur Auswahl der Arzneimittel → Seite 27, zur Grundlage der Bewertung → Seiten 27, 31			
Dibromol Tinktur	**Isopropylalkohol** 550 mg + **Bromchlorophen** 1 mg + **Natrium-3,5-dibrom-4-hydroxy-benzolsulfonat** 10 mg	2,82/50 ml	**Mit Einschränkung geeignet** zur Hautdesinfektion, weil die bromhaltigen Wirkstoffkomponenten Allergien hervorrufen können. → Seite 90
Evazol Creme	**Dequaliniumchlorid** 4 mg	4,82/10 g	**Mit Einschränkung geeignet** zur Desinfektion von Haut und Wunden. Die desinfizierende Wirksamkeit ist geringer als die von Alkohol und jodhaltigen Mitteln. Diese sind deshalb vorzuziehen. → Seite 87
FREKA-CID Puderspray Puderspray	**Povidon-Jod** 27 mg	7,49/50 ml	**Geeignet** zur Desinfektion von Haut und Wunden. → Seite 89
FREKA-CID Salbe Salbe	100 mg	4,11/20 g	
Hansaplast med Spray Lösung	**Chlorhexidin-diglukonat** 10 mg	ca. 5,65/50 ml	**Mit Einschränkung geeignet** zur Wunddesinfektion, weil es wirksamere und verträglichere Mittel gibt. Chlorhexidin kann die Wundheilung hemmen. → Seite 87
Isopropylalkohol 70 % HETTERICH Lösung	**Isopropylalkohol** 628 mg	3,47/100 ml	**Geeignet** zur Hautdesinfektion. → Seite 86
Jodtinktur HETTERICH Lösung	**Jod** 25 mg + **Kaliumjodid** 25 mg	6,30/30 ml	**Geeignet** zur Desinfektion von Haut und Wunden. → Seite 89
Kodan Tinktur Forte farblos Tinktur	**Isopropylalkohol** 450 mg + **1-Propanol** 100 mg + **Biphenylol** 2 mg	2,05/6 ml	**Mit Einschränkung geeignet** zur Hautdesinfektion, weil der Zusatz von Biphenylol die therapeutische Wirksamkeit des Mittels nicht verbessert, aber das Risiko für unerwünschte Wirkungen erhöhen kann. → Seite 90
Linola-sept Creme	**Clioquinol** 5 mg (Konservierungsmittel: Parabene)	6,59/15 g	**Wenig geeignet** zur Hautdesinfektion, weil der Wirkstoff in die Haut und damit in den Blutkreislauf aufgenommen wird und unerwünschte Wirkungen hervorrufen kann. → Seite 87
Mercuchrom-Jod Lösung Lösung	**Povidon-Jod** 100 mg	3,95/30 ml	**Geeignet** zur Desinfektion von Haut und Wunden. → Seite 89
Octenisept Lösung	**Phenoxyethanol** 20 mg + **Octenidin-dihydrochlorid** 1 mg	2,67/15 ml	**Geeignet** zur Desinfektion von Haut und Wunden. → Seite 90
OHRLOCH-ANTISEPT Lösung	**Biphenylol** 0,5 mg + **Chlorocresol** 3 mg	1,94/3 ml	**Mit Einschränkung geeignet** zur Desinfektion von Ohrlöchern, weil Chlorocresol Allergien hervorrufen kann. → Seite 91
oro C 20 Lösung	**Isopropylalkohol** 628 mg	ca. 4,04/125 ml	**Geeignet** zur Hautdesinfektion. → Seite 86
Polysept Lösung Lösung	**Povidon-Jod** 100 mg	3,49/30 ml	**Geeignet** zur Desinfektion von Haut und Wunden. → Seite 89
Polysept Salbe Salbe	100 mg	4,11/20 g	
PVP-Jod AL Lösung Lösung	**Povidon-Jod** 100 mg	3,05/30 ml	
PVP-Jod AL Salbe Salbe	100 mg	4,08/25 g	
PVP-Jod-ratiopharm Salbe	**Povidon-Jod** 100 mg	4,30/25 g	
Rivanol Lösung 0,1 % Lösung	**Ethacridinlaktat** 1 mg	5,90/100 ml	**Wenig geeignet** zur Desinfektion von Haut und Wunden. Das Mittel hemmt die Wundheilung, wirkt nur unzureichend und kann häufig Allergien auslösen. → Seite 87
Rivanol Salbe Salbe	2 mg	8,00/25 g	

Desinfektion von Haut und Wunden Fortsetzung

Hinweise zu den Tabellenspalten → Seite 32, zur Auswahl der Arzneimittel → Seite 27, zur Grundlage der Bewertung → Seiten 27, 31

Handelsname Darreichungsform	**Zusammensetzung pro 1 ml/1 g oder wie angegeben bzw. pro abgeteilte Einheit**	**Unverb. Preis in Euro/kleinste Packung**	**Bewertung**
Rivanol 0,1 g **1,0 g** Tabletten	**Ethacridinlaktat** 100 mg 1 g	6,25/5 Stück 14,45/5 Stück	**Wenig geeignet** zur Desinfektion von Haut und Wunden. Das Mittel hemmt die Wundheilung, wirkt nur unzureichend und kann häufig Allergien auslösen. → Seite 87
Sepso J Lösung	**Povidon-Jod** 104 mg	2,15/10 ml	**Geeignet** zur Desinfektion von Haut und Wunden. → Seite 89
Sepso J Salbe	100 mg	4,59/25 g	
Softa-Man acute Lösung	**Ethanol** 450 mg + **1-Propanol** 180 mg	ca. 3,28/100 ml	**Geeignet** zur Hautdesinfektion. → Seite 90
Softasept N Lösung	**Ethanol** 741 mg + **Isopropylalkohol** 100 mg	ca. 8,97/250 ml	
Sterillium Lösung	**Isopropylalkohol** 450 mg + **1-Propanol** 300 mg + **Mecetronium-etilsulfat** 2 mg	3,74/100 ml	**Mit Einschränkung geeignet** zur Hautdesinfektion, weil Mecetronium Allergien hervorrufen kann. → Seite 90
Wasserstoffperoxid-Lösung 3% (Beyvers) Lösung	**Wasserstoffperoxid** 30 mg	1,82/100 ml	**Mit Einschränkung geeignet** zur Reinigung von Wundrändern. Das Mittel wirkt nur für sehr kurze Zeit und insgesamt schwach. → Seite 87
Wasserstoffperoxid-Lösung 3% DAB 10 (Apomix PKH) Lösung	**Wasserstoffperoxid** 30 mg	4,03/100 g	

Wundpflege

Die Haut wird wund, wenn sie durch zu starke Reibung gereizt wird. Bleibt der Reiz bestehen, kann sich die Stelle entzünden.
Eine Wunde an der Haut schließt sich normalerweise wieder von selbst, indem das Blut gerinnt und eine Kruste bildet, die den Heilungsprozess im Inneren abschirmt. Die neue Haut kann auf diese Weise rasch nachwachsen. Bei größeren Wunden mit Gewebezerstörungen bildet sich unter dem Schorf Granulationsgewebe aus Fress- und Faserzellen sowie Blutgefäßen. Auf diesem Gewebe können die Hautzellen von den Rändern zur Mitte der Wunde hin wachsen und diese mit der Zeit verschließen. Die Wundheilung ist also ein Vorgang, der durch eine leichte Entzündungsreaktion positiv beeinflusst wird. Hemmt man die Entzündung, verzögert sich die Heilung.
Wenn sich eine Wunde allerdings mit Bakterien infiziert, entzündet sie sich stärker und beginnt zu eitern.

Anzeichen und Beschwerden

Wenn die Haut wund wird, rötet sie sich und schmerzt. Eine offene Wunde blutet und nässt. Infiziert sie sich, eitert sie, und es bildet sich am Wundrand oder an der infizierten Stelle ein roter Saum, der sehr berührungs- und druckempfindlich ist.
Bei stillenden Frauen kann die Brustwarze wund werden. Dann rötet sie sich stark, die Haut ist trocken und rissig, und jeder Stillvorgang verursacht starke Schmerzen.

Ursachen

Raue Oberflächen können die Haut wund scheuern. Auch wenn Haut auf Haut reibt, kann die Stelle wund werden (z. B. an der Innenseite der Oberschenkel).
Im Windelbereich wird die Haut wund, wenn die Windeln zu selten gewechselt werden und der Urin die Haut reizt. Oberflächliche Schürfwunden, tiefe offene Wunden oder Risse sind meist die Folge von Unfällen.
Wunde Brustwarzen entstehen meist dadurch, dass das Kind nicht richtig angelegt wird. Normalerweise umschließt das Baby mit seinem Mund die gesamte Brustwarze einschließlich eines Teils des Warzenvorhofs. Hat

der Säugling die Brustwarze nicht tief genug eingesaugt, gleitet sie immer wieder etwas aus dem Mund heraus und wird durch die ständige Reibung wund gescheuert.

Vorbeugung

Wunde Haut im Windelbereich sollte so oft wie möglich an der Luft sein oder trocken geföhnt werden (Kalt- oder Lauwarmstufe).

Damit die Brustwarzen beim Stillen nicht wund werden, sollten Sie schon vor der Geburt die Brust »abhärten«, indem Sie sie täglich kalt abduschen und mit einem trockenen Waschlappen abrubbeln (gut eignen sich Frotteelappen, die Sie an der Luft trocknen, dann bleiben sie etwas rauer). Ist das Kind geboren, sollten Sie es anfangs nicht zu lange an der Brust nuckeln lassen. Das Saugbedürfnis lässt sich auch an einem Finger befriedigen. Das richtige Anlegen des Babys sollte eine Hebamme zeigen. Lassen Sie nach jedem Stillen etwas Muttermilch auf der Brustwarze antrocknen, das pflegt die Haut und hält sie geschmeidig.

Allgemeine Maßnahmen

Wenn Sie keine hautpflegenden Cremes (z. B. weiche Zinkpaste) im Haus haben, können Sie wunde Haut auch mit einem Quarkwickel beruhigen. Dafür streichen Sie eine Schicht kalten Quark messerrückendick auf die Haut und decken sie mit einem Baumwolltuch ab. Sie nehmen den Quark ab, sobald er sich erwärmt hat. Den Umschlag können Sie beliebig oft wiederholen.

Verletzte Haut decken Sie mit einem Pflaster ab. Meist genügt das, um sie ausreichend vor weiteren Reizen zu schützen. Das Verbandmaterial sollte dabei nicht mit der Wundoberfläche verkleben. Vor allem offene Wunden dürfen durch den Verband nicht völlig von der Luft abgeschlossen werden, weil das Wundsekret sonst über der Wunde eine »feuchte Kammer« bildet, in der sich Bakterien besonders gut vermehren.

Tiefe Wunden sollten Sie kurz bluten lassen, weil das ausfließende Blut die Wunde reinigt. Hält die Blutung unvermindert an, können Sie sie mit einem Druckverband stoppen. Die Wunde selbst sollten Sie nicht berühren und keinesfalls auswaschen. Nur über Schürfwunden oder kleinere Verletzungen können Sie fließendes kaltes Wasser laufen lassen, um Schmutz abzuspülen. Anschließend verbinden Sie die Wunde oder decken sie mit einem Pflaster ab. Unverletzte Haut in der unmittelbaren Umgebung der Wunde können Sie mit Alkohol (→ Seite 86) oder jodhaltigen Mitteln (→ Seite 89) desinfizieren – allerdings ist das nicht unbedingt erforderlich.

Zum Abdecken oberflächlicher Wunden, insbesondere von Schürfwunden, können Sie fetthaltige Wundgaze (z. B. *Sofra Tüll sine*) verwenden, weil diese mit der Wunde nicht verklebt und sich gut wechseln lässt (einmal täglich), bis sich die Wunde verschlossen hat. Die Gaze sollten Sie mit normalem Verbandmull fixieren.

Wenn die Brustwarzen beim Stillen wund werden, brauchen Sie nicht abzustillen, sollten aber unverzüglich eine Hebamme um Rat fragen. Sie kann Ihnen zeigen, wie Sie das Kind so anlegen, dass die Brustwarzen nicht wund werden. Salben oder Cremes zur Wundpflege sollten Sie nicht anwenden (siehe Abschnitt »Behandlung mit Medikamenten«).

Wann zum Arzt?

Wenn das Blut pulsierend aus der Wunde schießt, ist eine Arterie verletzt worden. Dann müssen Sie versuchen, das Blutgefäß abzudrücken, indem Sie oder eine Hilfsperson über der Wunde einen Druckverband anlegen. Außerdem müssen Sie sofort einen Arzt aufsuchen beziehungsweise den Notarzt (Telefon 112) rufen, weil sonst die Gefahr besteht, dass Sie verbluten.

Große offene Wunden und tiefe Risse sollten immer ärztlich behandelt werden. Wenn sich die Wundränder entzünden oder die Wunde stark eitert, sollten Sie ebenfalls einen Arzt aufsuchen.

Auch wenn eine Wunde nach drei bis vier Tagen noch nicht erkennbar heilt oder wunde Hautstellen weiterhin gerötet sind und schmerzen, sollten Sie einen Arzt zurate ziehen.

Darüber hinaus sollten Sie mit Wunden unter folgenden Bedingungen einen Arzt aufsuchen:

- Sie spritzen Heparin oder nehmen blutverdünnende Medikamente ein.
- Sie nehmen Arzneimittel ein, die das Immunsystem unterdrücken.
- Sie haben Diabetes und die Verletzung betrifft den Fuß.
- Die Wunde befindet sich im Gesicht in der Nähe der Augen oder am beziehungsweise im Ohr.

Behandlung mit Medikamenten

Unter dem Begriff »Wundpflege« ist vor allem die Pflege der Haut bei Schrunden, Rissen und Rhagaden zu verstehen. Denn offene Wunden oder solche, über denen sich bereits eine Kruste gebildet hat, sollten nicht mit Arzneimitteln behandelt, sondern besser ganz in Ruhe gelassen werden – die Natur vermag besser als jedes Medikament, die Haut wieder zuheilen zu lassen. Lediglich unmittelbar nach der Verletzung können Sie die Stelle mit geeigneten Mitteln zur Desinfektion von Wunden (→ Seite 85) keimfrei machen.

Zur Pflege von oberflächlichen Schürfwunden und wunder Haut eignen sich Mittel mit hautpflegenden Substanzen (→ Seite 97) sowie pflanzliche Wundpflegemittel (→ Seite 97).

Ein Gel oder Puder mit dem Antibiotikum (→ nebenstehend) Tyrothrizin ist bei oberflächlichen Hautverletzungen mit Einschränkung geeignet. Beides ist nur sinnvoll, wenn die Wunde tatsächlich bakteriell infiziert ist und Eiter austritt. Verschlimmert sich trotz der Behandlung die Entzündungsreaktion und eitert die Wunde stark, muss ein Arzt hinzugezogen werden. Dann genügen äußerlich anzuwendende Antibiotika nicht, solche Wundinfektionen müssen mit verschreibungspflichtigen Antibiotika in Tablettenform behandelt werden. Näheres hierzu finden Sie im HANDBUCH MEDIKAMENTE der Stiftung Warentest oder im Internet unter www.medikamente-im-test.de.

Präparate mit einem keimreduzierenden Mittel + anderen Substanzen (→ Seite 98) sind zur Behandlung von Wunden wenig geeignet, weil die therapeutische Wirksamkeit nicht ausreichend nachgewiesen ist.

Eine Kombination aus Pflanzenextrakten + anderen Substanzen (→ Seite 99) soll verhindern, dass sich nach einer Hautverletzung eine wulstige Narbe bildet. Ob das tatsächlich gelingt, ist jedoch nicht ausreichend nachgewiesen und das Mittel deshalb dafür wenig geeignet.

Wenn Sie Salben oder Cremes zur Wundpflege im Intimbereich einsetzen, beachten Sie auch die Hinweise zur »Anwendung von Kondomen und Diaphragmen« (→ Seite 394).

Anthroposophische, homöopathische und traditionell angewendete Mittel

Zu den meistgekauften Mitteln gehören auch *Calendula Wundsalbe Weleda* und *Calendumed* mit Ringelblumenextrakt (Calendula). Bei *Calendula Wundsalbe Weleda* handelt es sich um ein Präparat der anthroposophischen Therapierichtung, bei *Calendumed* um ein Präparat der Homöopathie.

Ebenfalls zu den meistgekauften Mitteln gehören *Kamillan flüssig* mit Extrakten aus Kamillenblüten und Schafgarbenkraut, *Desitin Salbe* mit Zinkoxid und Lebertran sowie *Zinksalbe-CT* mit Zinkoxid, Lebertran und Glyzerin. Dabei handelt es sich um Präparate, die von der Arzneimittelbehörde als »traditionell angewendet« zugelassen wurden.

All diese Mittel lassen sich nach den Grundsätzen dieses Buches nicht bewerten. Sie werden deshalb nicht näher besprochen. Allgemeine Informationen zu den genannten Therapierichtungen finden Sie unter »Anthroposophische Arzneimittel« (→ Seite 21) und »Homöopathische Arzneimittel« (→ Seite 20). Was »traditionell angewendete« Präparate sind, lesen Sie unter »Traditionell angewendete Mittel« (→ Seite 20).

Antibiotikum

Tyrothrizin
Tyrosur

Tyrothrizin ist ein Antibiotikum, das die Vermehrung von Bakterien auf der Wunde hemmt. Lokal anzuwendende Antibiotika rufen leicht Allergien hervor, außerdem besteht immer die Gefahr, dass Bakterien gegen die Wirkstoffe resistent werden. Dann stehen Antibiotika für einen Einsatz in anderen Zubereitungsarten – als Tablette, Kapsel, Zäpfchen oder Injektionslösung – nicht mehr zur Verfügung, wenn schwere Infektionen im Körper bekämpft werden müssen.

Da Tyrothrizin jedoch ein Antibiotikum ist, das ausschließlich lokal eingesetzt wird, zudem der Wirkstoff so gut wie nicht in den Körper aufgenommen wird und auch nur ein geringes Allergiepotenzial hat, ist der Einsatz des Mittels für kurze Zeit vertretbar und *Tyrosur* mit Einschränkung geeignet. Voraussetzung ist, dass die Wunde tatsächlich bakteriell infiziert ist und Eiter austritt. Die Wundheilung wird dadurch allerdings nicht beschleunigt. Verschlimmert sich trotz Behandlung die Entzündungsreaktion oder verstärkt sich der Eiterfluss, muss ein Arzt zurate gezogen werden. Bei stark eiternden Wunden genügen äußerlich anzuwendende Antibiotika nicht. Solche Wunden müssen mit verschreibungspflichtigen Antibiotika zum Einnehmen behandelt werden.

Anwendung

Sie tragen das Gel ein- bis zweimal täglich auf die betroffenen Hautstellen auf oder pudern diese ein. Nässende und tiefe Wunden sowie Geschwüre dürfen nicht mit dem Puder behandelt werden, weil dieser mit der Feuchtigkeit verklumpt und sich eine Kruste bildet, unter der sich Bakterien gut vermehren können. Er sollte nur auf trockenen und kleinen oberflächlichen Wunden und nicht in der Nähe von Augen und Nase angewendet werden, weil er die Schleimhäute reizen kann.

Unerwünschte Wirkungen

- **Keine Maßnahmen erforderlich**
  Die Haut kann sich röten und brennen.
- **Muss beobachtet werden**
  Wenn sich auf der Haut Bläschen oder Blasen bilden und zusätzlich Juckreiz auftritt, reagieren Sie vermutlich allergisch auf das Mittel. Dann sollten Sie es absetzen. Sind die Hauterscheinungen (→ Seite 14) einige Tage später nicht deutlich abgeklungen, sollten Sie einen Arzt aufsuchen.

Hinweise

Für Schwangerschaft und Stillzeit

In Schwangerschaft und Stillzeit sollten Sie das Mittel nur nach vorheriger Rücksprache mit einem Arzt anwenden.

Hautpflegende Substanzen

Dexpanthenol
: **Bepanthen, Panthenol-CT, Panthenol Heumann, Panthenol Lichtenstein, Panthenol-ratiopharm, Panthenol Spray**

Zinkoxid
: **Mitosyl N, Pantederm N, Zinkoxidsalbe/-emulsion LAW, Zinksalbe Lichtenstein**

Zinkoxid + Harnstoff
: **Mirfulan**

Wund- und Heilsalben mit hautpflegenden Substanzen sollen die Wunde abdecken und die Bildung von Granulationsgewebe fördern.

Dexpanthenol ist ein gut haut- und wundverträglicher Stoff, der von dem »Hautvitamin« Pantothensäure abgeleitet ist. Es ist nicht sicher nachgewiesen, dass Dexpanthenol die Wundheilung beschleunigt. Zur Pflege von oberflächlichen Schürfwunden und Wundrändern sind Cremes mit Dexpanthenol aber geeignet.

Salben und Cremes mit Zinkoxid decken wund geriebene oder aufgeschürfte Haut sowie Wundränder gut ab und fördern die Wundheilung, indem sie verhindern, dass die Haut austrocknet.

Die Mittel sind in aller Regel gut verträglich. Zur Wundpflege oder zur unterstützenden Behandlung bei der Wundheilung sind diese Präparate geeignet. Mit einer Ausnahme: Wegen des Gehalts an Harnstoff sollte *Mirfulan* nicht im Windelbereich angewendet werden. Der im Urin enthaltene Harnstoff wird bereits zu Ammoniak umgebaut und reizt die Haut. Kommt nun aus der Salbe zusätzlich Harnstoff hinzu, dürfte sich die Hautreizung eher noch verschlimmern. Auch ist die Haut im Windelbereich nicht ausgetrocknet, bedarf also nicht des Harnstoffs, der in der Haut zusätzlich Flüssigkeit zurückhält.

Anwendung

Sie tragen Paste, Salbe, Spray, Emulsion oder Lösung bei jedem Verbandwechsel oder mehrmals täglich neu auf. Puder eignet sich nicht bei nässenden Wunden, weil er mit dem Wundsekret verklumpt und die Heilung eher verzögert.

Auf offene oder blutende Wunden sollten Sie die Mittel nicht auftragen, sondern lediglich die Wundränder damit bestreichen.

Achtung

Einige Mittel (siehe Tabelle) enthalten als Konservierungsmittel Parabene. Wenn Sie auf Parastoffe (→ Seite 551) allergisch reagieren, dürfen Sie diese Mittel nicht anwenden.

Panthenol Spray: Wenn Sie den Sprühnebel versehentlich einatmen, kann dies einen Asthma-Anfall auslösen. Achten Sie deshalb darauf, den Spray immer nur punktuell und nicht in der Nähe der Atemwege anzuwenden.

Wechselwirkungen mit Medikamenten

Zinkoxid: Dieser Wirkstoff kann die Wirkung anderer äußerlich aufzutragender Mittel einschränken. Wenn die Haut also noch mit anderen Wirkstoffen behandelt werden soll, müssen Sie die Salbe, Emulsion oder Reste davon vorher vollständig entfernen.

Unerwünschte Wirkungen

► **Keine Maßnahmen erforderlich**

Die Haut kann sich röten und brennen.

► **Muss beobachtet werden**

Wenn die Haut weiterhin gerötet bleibt, juckt und sich zusätzlich Bläschen auf der Haut bilden, reagieren Sie vermutlich allergisch auf das Mittel. Dann sollten Sie es absetzen. Sind die Hauterscheinungen (→ Seite 14) einige Tage später nicht deutlich abgeklungen, sollten Sie einen Arzt aufsuchen.

Pflanzliche Wundpflegemittel

Hamamelis
: **Hametum**

Kamille
: **Kamillan supra, Kamillin Extern Robugen, Kamillin Konzentrat Robugen, Kamillosan**

Diese Mittel sollen die Wundheilung fördern. Rinde, Blätter und Zweige der Zaubernuss (Hamamelis) sind reich an Gerbstoffen, die auf der Haut zusammenziehend (adstringierend) und entzündungshemmend wirken. Die ätherischen Öle der Kamille enthalten verschiedene Wirkstoffe mit entzündungshemmenden Eigenschaften, zum Beispiel Levomenol und Chamazulen. Der Bestandteil Levomenol bremst darüber hinaus das Wachstum von Bakterien und Pilzen. Chamazulen wirkt antientzündlich und

schmerzlindernd und kann auf diese Weise die Wundheilung beschleunigen.
Zur Wundpflege sind die Mittel geeignet.

Anwendung

Salbe, Creme oder Lösung tragen Sie mehrmals täglich auf die wunden Hautstellen oder Schürfwunden auf. Gegebenenfalls decken Sie die Wunde mit etwas Mull ab. Für Sitzbäder und Waschungen oder feuchte Auflagen lösen Sie 1 bis 30 Milliliter der Lösung in einem Liter Wasser.

Achtung

Einige Mittel enthalten Alkohol (siehe Tabelle) und können auf offenen Wunden brennen.

Kamillosan Creme: Dieses Mittel enthält als Konservierungsmittel Parabene. Wenn Sie auf Parastoffe (→ Seite 551) allergisch reagieren, dürfen Sie das Mittel nicht anwenden.

Gegenanzeigen

Kamille: Wenn Sie auf Korbblütlergewächse allergisch reagieren, dürfen Sie kamillenhaltige Mittel nicht anwenden. Echte Kamille verursacht jedoch selten Allergien. Meist gehen diese darauf zurück, dass das Präparat mit Hundskamille verunreinigt ist, was häufig vorkommt. Ob ein Produkt nur echte Kamille enthält, erkennen Sie daran, dass auf der Packung oder im Beipackzettel hinter dem Inhaltsstoff Kamille die Abkürzung »(DAB)« steht. Sie gibt an, dass die im Produkt enthaltene Kamille den Regeln des Deutschen Arzneibuchs (DAB) entspricht und auf Verunreinigungen geprüft wurde. Das DAB schreibt vor, dass nur echte Kamille verwendet werden darf.

Unerwünschte Wirkungen

▶ **Keine Maßnahmen erforderlich**

Die Haut kann sich röten.

▶ **Muss beobachtet werden**

In Einzelfällen kann die Haut nach dem Auftragen der Präparate anschwellen, brennen und stark jucken. Dann sollten Sie die Mittel absetzen. Haben sich die Hauterscheinungen (→ Seite 14) auch einige Tage danach nicht merklich gebessert, sollten Sie einen Arzt aufsuchen. Die Gefahr für eine solche allergische Reaktion ist größer, wenn Sie bereits gegen andere Pflanzen allergisch reagieren.

Hinweise

Für Kinder und Jugendliche unter 18 Jahren

Kamille: Für Kamillenbäder bei Säuglingen verdünnen Sie 10 bis 20 Milliliter Kamillenextrakt-Lösung mit 10 bis 20 Liter Wasser, für Umschläge nehmen Sie 1 bis 2 Milliliter Kamillenextrakt-Lösung auf 1 bis 2 Liter Wasser.

Kombinationen: Keimreduzierendes Mittel + andere Substanzen

Benzethonium + Glyzerol + Harnstoff + Natriumalginat + Natrium-dihydrogenphosphat + Natrium-monohydrogenphosphat + Polidocanol
Brand- und Wundgel Medice
Pyolysin + Zinkoxid + Salizylsäure
Pyolysin

Diese beiden Mittel enthalten Substanzen, die Bakterien abtöten und die Wundheilung fördern sollen. Benzethonium ist ein chemisches Desinfektionsmittel (Antiseptikum), das leicht Allergien auslösen kann. Harnstoff erhöht den Feuchtigkeitsgehalt der Haut und trägt dazu bei, sie weich und geschmeidig zu halten. Polidocanol wirkt örtlich betäubend und soll auf diese Weise Schmerzen lindern. Glyzerol, Natriumalginat, Natrium-dihydrogenphosphat und Natrium-monohydrogenphosphat sind Hilfsstoffe, die die Gelbildung fördern beziehungsweise stabilisierend wirken. Das Mittel soll vor allem bei kleinen Hautverbrennungen kühlend und dadurch schmerzlindernd wirken. Da die Kombination der Wirkstoffe jedoch nicht sinnvoll ist, ist das Mittel wenig geeignet. Es ist als Medizinprodukt (→ Seite 21) zugelassen, nicht als Arzneimittel.
Als Pyolysin bezeichnet die Herstellerfirma ein Filtrat aus verschiedenen Bakterienkulturen. Dieses Filtrat soll Stoffe enthalten, die Bakterien bekämpfen. Die therapeutische Wirksamkeit gilt jedoch trotz einer vorgelegten, allerdings unkontrollierten Studie (das heißt, das Mittel wurde weder mit einem Scheinmedikament – Placebo – noch mit einer anderen erwiesenermaßen wirksamen Substanz verglichen) als nicht ausreichend bestätigt. Zinkoxid dient der Hautpflege, Salizylsäure soll das Eindringen des Pyolysins in die Haut erleichtern, was bei Wunden jedoch nicht nötig ist. Deshalb ist dieses Mittel zur Behandlung von Wunden oder zur Wundpflege wenig geeignet.

Achtung

Gegenanzeigen

Auf großflächigen Wunden (größer als ein Handteller) sollten Sie diese Mittel nicht anwenden.

Unerwünschte Wirkungen

▶ **Keine Maßnahmen erforderlich**

Die Haut kann sich röten und brennen.

▶ **Muss beobachtet werden**

Wenn die Haut sich verstärkt rötet und juckt und sich Bläschen bilden, reagieren Sie vermutlich allergisch auf das Mittel. Dann sollten Sie es absetzen. Sind die Hauterscheinungen (→ Seite 14) einige Tage später nicht deutlich abgeklungen, sollten Sie einen Arzt aufsuchen.

Kombination: Pflanzenextrakt + andere Substanzen

Zwiebelextrakt + Heparin + Allantoin
Contractubex

Dieses Gel soll verhindern, dass sich bei heilenden Hautverletzungen eine dicke, wulstige Narbe bildet. Dabei soll Zwiebelextrakt entzündungshemmend und antiallergisch wirken und das Wachstum bestimmter Zellen (Fibroblasten) bremsen, die ein übermäßiges Hautwachstum auslösen. Heparin behindert die Blutgerinnung, hemmt aber auch Entzündungen und kann das Zellwachstum verringern. Allantoin beruhigt die Haut und soll die Wundheilung fördern. Die Kombination von pflanzlichen und chemischen Wirkstoffen in diesem Mittel ist nicht sinnvoll, die therapeutische Wirksamkeit nicht ausreichend nachgewiesen. Das Präparat ist deshalb wenig geeignet.

Achtung

Das Mittel enthält als Konservierungsmittel Parabene. Wenn Sie auf Parastoffe (→ Seite 551) allergisch reagieren, dürfen Sie dieses Mittel nicht anwenden.

Unerwünschte Wirkungen

▶ **Keine Maßnahmen erforderlich**

Die Haut kann sich röten.

Wenn sich die Haut an der Narbe rötet oder anschwillt, sollten Sie das Gel nicht weiter verwenden. Tritt Juckreiz auf, deutet dies nach Angaben des Herstellers darauf hin, dass sich das Narbengewebe im Sinne der Behandlung umbaut.

▶ **Muss beobachtet werden**

Wenn sich die Haut verstärkt rötet und juckt und sich Bläschen bilden, reagieren Sie vermutlich allergisch auf das Mittel. Dann sollten Sie es absetzen. Sind die Hauterscheinungen (→ Seite 14) einige Tage später nicht deutlich abgeklungen, sollten Sie einen Arzt aufsuchen.

Wundpflege

Handelsname Darreichungsform	**Zusammensetzung pro 1 ml/1 g oder wie angegeben bzw. pro abgeteilte Einheit**	**Unverb. Preis in Euro/kleinste Packung**	**Bewertung**
Hinweise zu den Tabellenspalten → Seite 32, zur Auswahl der Arzneimittel → Seite 27, zur Grundlage der Bewertung → Seiten 27, 31			
Bepanthen Lösung Lösung	**Dexpanthenol** 50 mg (Konservierungsmittel: Parabene)	4,01/50 ml	**Geeignet** zur Wundpflege. → Seite 97
Bepanthen Wund- und Heilsalbe Salbe	50 mg	4,47/20 g	
Brand- und Wundgel Medice Gel	**Benzethoniumchlorid** + **Glyzerol** + **Harnstoff** + **Natriumalginat** + **Natrium-dihydrogenphosphat** + **Natrium-monohydrogenphosphat** + **Polidocanol** keine Mengenangabe	4,97/25 g	**Wenig geeignet** zur Wundpflege. Nicht sinnvolle Kombination. Benzethonium kann leicht Allergien auslösen. Medizinprodukt. → Seite 98
Contractubex Gel Gel	**Auszug aus Zwiebel** 100 mg + **Allantoin** 10 mg + **Heparin-Natrium** 50 I.E. (Konservierungsmittel: Parabene)	17,75/30 g	**Wenig geeignet** zur Behandlung von Narben, weil die therapeutische Wirksamkeit nicht ausreichend nachgewiesen ist. Nicht sinnvolle Kombination. → Seite 99

Wundpflege Fortsetzung

Handelsname Darreichungsform	Zusammensetzung pro 1 ml/1 g oder wie angegeben bzw. pro abgeteilte Einheit	Unverb. Preis in Euro/kleinste Packung	Bewertung

Hinweise zu den Tabellenspalten → Seite 32, zur Auswahl der Arzneimittel → Seite 27, zur Grundlage der Bewertung → Seiten 27, 31

Handelsname Darreichungsform	Zusammensetzung	Preis	Bewertung
Hametum Extrakt	**Auszug aus Hamamelisblättern, -zweigen** 250 mg	5,51/50 ml	**Geeignet** zur Wundpflege. → Seite 97
Hametum Wund- und Heilsalbe Salbe	62,5 mg	3,32/20 g	
Kamillan supra Lösung	**Auszug aus Kamillenblüten** 1 g *Enthält 48 % Alkohol*	4,45/30 ml	
Kamillin Extern Robugen Bad	**Auszug aus Kamillenblüten** 942 mg	8,50/6 x 40 ml	
Kamillin Konzentrat Robugen Lösung	958 mg *Enthält 48 % Alkohol*	5,20/40 ml	
Kamillosan Wund- und Heilbad Bad	**Auszug aus Kamillenblüten** 967,5 mg	13,70/250 ml	
Kamillosan Creme Creme	20 mg (Konservierungsmittel: Parabene)	4,30/20 g	
Kamillosan Konzentrat Lösung	989,1 mg *Enthält 42,8 % Alkohol*	4,45/30 ml	
Kamillosan Salbe Salbe	4,3 mg	4,30/20 g	
Mirfulan Salbe	**Zinkoxid** 100 mg + **Harnstoff** 10 mg	7,46/50 g	**Geeignet** zur Pflege wunder Haut, jedoch nicht im Windelbereich. → Seite 97
Mitosyl N Salbe	**Zinkoxid** 270 mg	8,37/65 g	**Geeignet** zur Wundpflege. → Seite 97
Pantederm N Salbe	**Zinkoxid** 100 mg	3,72/35 g	
Panthenol-CT Creme	**Dexpanthenol** 50 mg	2,99/35 g	
Panthenol Heumann Creme Creme	**Dexpanthenol** 50 mg	2,00/20 g	
Panthenol-Lösung Lichtenstein Lösung	**Dexpanthenol** 50 mg (Konservierungsmittel: Parabene)	3,22/50 ml	
Panthenol-Salbe Lichtenstein Salbe	50 mg	2,99/40 g	
Panthenol-ratiopharm Wundbalsam Creme	**Dexpanthenol** 50 mg	3,20/35 g	
Panthenol Spray Spray	**Dexpanthenol** 46,3 mg	8,95/130 g	
Pyolysin-Salbe Salbe	**Pyolysin** 249 mg + **Zinkoxid** 69 mg + **Salizylsäure** 5 mg	5,19/30 g	**Wenig geeignet** zur Wundpflege. Die therapeutische Wirksamkeit ist nicht ausreichend nachgewiesen worden. → Seite 98
Tyrosur Gel	**Tyrothrizin** 1 mg	4,95/5 g	**Mit Einschränkung geeignet** bei bakteriell infizierten Wunden. Der Stellenwert der lokalen Anwendung von Tyrothrizin in der Wundheilung ist noch nicht abschließend zu bewerten. → Seite 96

Wundpflege Fortsetzung

Handelsname Darreichungsform	**Zusammensetzung pro 1 ml/1 g oder wie angegeben bzw. pro abgeteilte Einheit**	**Unverb. Preis in Euro/kleinste Packung**	**Bewertung**
Hinweise zu den Tabellenspalten → Seite 32, zur Auswahl der Arzneimittel → Seite 27, zur Grundlage der Bewertung → Seiten 27, 31			
Tyrosur Puder	**Tyrothrizin** 1 mg	5,75/5 g	**Mit Einschränkung geeignet** bei bakteriell infizierten Wunden. Der Stellenwert der lokalen Anwendung von Tyrothrizin in der Wundheilung ist noch nicht abschließend zu bewerten. Der Puder kann mit dem Wundsekret verklumpen. Bei nässenden Wunden ist das Gel vorzuziehen. → Seite 96
Zinkoxidemulsion LAW Emulsion	**Zinkoxid** 250 mg	3,95/50 g	**Geeignet** zur Wundpflege. → Seite 97
Zinkoxidsalbe LAW Salbe	100 mg	2,93/25 g	
Zinkpaste LAW Paste	200 mg	3,45/50 g	
Zinksalbe Lichtenstein Salbe	**Zinkoxid** 100 mg	5,09/40 g	

Übermäßiges Schwitzen

Schwitzen ist ein normaler körperlicher Vorgang, mit dem der Organismus die Körperoberfläche bei hohen Temperaturen kühlt. Der abgesonderte Schweiß verdunstet auf der Haut und entzieht ihr dabei Wärme. Viele Menschen schwitzen zudem bei starker Anspannung oder Erregung. Übermäßiges Schwitzen unterscheidet sich von dieser gesunden Körperreaktion dadurch, dass oft ohne erkennbaren Anlass besonders viel Schweiß abgegeben wird.

Anzeichen und Beschwerden

Achselhöhlen, Handflächen und Fußsohlen sind ständig feucht, der Schweiß rinnt schon bei geringer Aufregung in Strömen über den Körper.

Ursachen

Wenn Menschen leicht erregbar sind, geraten sie oft besonders schnell und stark ins Schwitzen. Dabei handelt es sich um eine Reaktion des Nervensystems auf die emotionale Spannung. Typisch sind die Schweißausbrüche zum Beispiel bei Lampenfieber und in Prüfungssituationen.

Frauen können in den Wechseljahren, wenn der Hormonhaushalt des Körpers aus dem Gleichgewicht gerät, Schweißausbrüche bekommen. Nähere Informationen finden Sie unter »Beschwerden in den Wechseljahren« (→ Seite 396).

Darüber hinaus kann eine übermäßige Produktion von Schilddrüsenhormon (Hyperthyreose) dazu führen, dass die Schweißdrüsen vermehrt Flüssigkeit absondern.

Übergewicht, Alkohol, Kaffee, scharf gewürzte Speisen und Tabak können übermäßiges Schwitzen zusätzlich fördern.

Vermehrtes Schwitzen kann außerdem auftreten bei Infektionskrankheiten, Tumorerkrankungen oder als Nebenwirkung bestimmter Arzneimittel wie beispielsweise bei Levodopa und anderen Substanzen (bei Parkinsonkrankheit) oder Fluoxetin und Paroxetin (bei Depressionen).

Allgemeine Maßnahmen

Entspannungsübungen (Yoga, autogenes Training) können dazu beitragen, dass Sie sich nicht ungewollt rasch aufregen und dabei heftig schwitzen.

Tragen Sie luftdurchlässige Kleidung aus Naturfasern (Baumwolle, Leinen, dünne Wolle), die Feuchtigkeit gut aufsaugen kann. Wolle hat den großen Vorzug, dass sie auch noch in feuchtem Zustand wärmt. Reine Seide staut die Wärme eher, was nachteilig ist, wenn Sie schnell schwitzen.

Duschen Sie täglich und verwenden Sie ein Deo, damit sich kein unangenehmer Körpergeruch bildet.

Wenn Sie an den Füßen viel schwitzen, sollten Sie so oft wie möglich barfuß laufen, die Schuhe täglich wechseln und immer gut auslüften lassen.

Wann zum Arzt?

Wenn die Schweißausbrüche sehr stark sind und am ganzen Körper auftreten, sollten Sie einen Arzt aufsuchen. Wenn auch die als »geeignet« erachteten Medikamente Ihre Beschwerden nicht ausreichend lindern und die Schweißbildung an Händen oder Füßen Sie stark belastet, sollten Sie sich in ärztliche Behandlung begeben. Möglicherweise kann dann ein spezielles Verfahren (Leitungswasser-Iontophorese) hilfreich sein. Dabei werden Hände oder Füße in einem Bad aus Leitungswasser auf Metallplatten gelegt, die an einen schwachen Gleichstrom angeschlossen sind. Der Wirkmechanismus ist bisher nicht geklärt. Wenn sich das übermäßige Schwitzen damit bessert, übernehmen die gesetzlichen Krankenversicherungen in der Regel die Kosten für ein Gerät zur Weiterbehandlung zu Hause.

Behandlung mit Medikamenten

In Apotheken sind spezielle Deos mit Aluminiumsalzen in Konzentrationen zwischen 3 Prozent (bei schwach ausgeprägtem Schwitzen) und 20 Prozent (bei sehr starken Schweißausbrüchen) erhältlich. Die Aluminiumsalze bilden zusammen mit der Feuchtigkeit auf der Haut Komplexe, die die Ausführgänge der Schweißdrüsen verengen und verstopfen und auf diese Weise den Schweißausbruch verhindern. Sie werden vorzugsweise in den Achselhöhlen sowie auf Hand- oder Fußflächen aufgetragen (nicht großflächig auf größeren Hautabschnitten). Diese Präparate gibt es als Fertigprodukte in Form von Gel, Creme oder Lösung, sie können aber auch nach Rezeptur des Arztes in der Apotheke hergestellt werden. Wässrige Lösungen werden oft besser vertragen als alkoholische. Diese Mittel sind bei übermäßigem Schwitzen die Mittel der ersten Wahl und zur Behandlung geeignet. Sie werden hier aber nicht näher besprochen, da es sich nicht um Arzneimittel, sondern um Kosmetika handelt beziehungsweise um Rezepturen, die in der Apotheke hergestellt werden müssen, und in der Marktauswahl (→ Seite 27) für dieses Buch nicht berücksichtigt wurden.
Darüber hinaus können Mittel mit synthetischem Gerbstoff (→ Seite 103) die Schweißproduktion etwas verringern und das Wachstum der geruchsbildenden Bakterien auf der Haut verlangsamen. Zur Behandlung von übermäßigem Schwitzen reicht die Wirkung dieser Präparate nicht aus, zur unterstützenden Behandlung sind sie jedoch geeignet.

Auch ein Präparat mit Methenamin (→ nachfolgend) soll übermäßiges Schwitzen bremsen. Allerdings ist nicht nachgewiesen, dass dies tatsächlich gelingt, vor allem nicht auf Dauer. Da das Mittel die Haut reizen und Allergien hervorrufen kann, ist es wenig geeignet. Tropfen zum Einnehmen mit einem Extrakt aus Salbei (→ Seite 103) sind ebenfalls bei übermäßigem Schwitzen wenig geeignet, weil die therapeutische Wirksamkeit nicht ausreichend nachgewiesen ist.

Methenamin

Antihydral

Wenn Methenamin mit Schweiß in Berührung kommt, wird Formaldehyd freigesetzt. Dieses wirkt zusammenziehend und wandelt Eiweißstoffe, die natürlicherweise im Schweiß enthalten sind, in feste Bestandteile um. Außerdem hemmt es das Bakterienwachstum. Der genaue Wirkmechanismus, mit dem Methenamin den Schweißfluss bremsen soll, ist nicht bekannt. Die therapeutische Wirksamkeit bei übermäßigem Schwitzen ist nicht ausreichend nachgewiesen, das Mittel deshalb wenig geeignet.
Im Tierversuch wirkt das aus Methenamin freigesetzte Formaldehyd in sehr hoher Dosierung krebsfördernd. Ob dieses Risiko auch bei Menschen besteht, ist umstritten. Da das Mittel sowieso als »wenig geeignet« erachtet wird, sollten Sie es besser nicht anwenden.

Anwendung

Auf Blasen, nässenden Hautstellen und in der Umgebung von Schleimhäuten (Genitalbereich) dürfen Sie das Mittel nicht anwenden, weil es die Haut stark reizen kann. Wenn die Haut durch das Mittel zu stark austrocknet (vor allem an Händen und Füßen), können Sie etwas fetthaltige Hautcreme auftragen.

Achtung

Gegenanzeigen

Wenn Sie auf Formaldehyd allergisch reagieren, dürfen Sie das Mittel nicht anwenden.

Unerwünschte Wirkungen

▶ **Keine Maßnahmen erforderlich**

Die Haut kann sich röten und jucken.

▶ **Muss beobachtet werden**

Wenn sich ein Hautausschlag mit Bläschen und Juckreiz bildet und die Haut schuppt, reagieren Sie vermutlich allergisch auf das Mittel. Dann sollten Sie es absetzen. Sind die Hauterscheinungen (→ Seite 14) einige Tage später nicht deutlich abgeklungen, sollten Sie einen Arzt aufsuchen.

Hinweise

Für Schwangerschaft und Stillzeit

Über die Risiken einer Anwendung in Schwangerschaft und Stillzeit gibt es keine Erkenntnisse. Da das Mittel ohnehin als »wenig geeignet« erachtet wird, sollten Sie darauf verzichten.

Synthetischer Gerbstoff (äußerlich)

Tannolact, Tannosynt

Synthetischer Gerbstoff bewirkt, dass sich die Haut an der Oberfläche etwas zusammenzieht (adstringierende Wirkung), wodurch der Schweißfluss abnehmen kann. Darüber hinaus verlangsamt der Gerbstoff das Wachstum der geruchsbildenden Bakterien auf der Haut und wirkt auf diese Weise leicht geruchsbindend.

Anwendung

Sie baden nach Bedarf mit dem Badezusatz oder waschen sich ein- bis zweimal täglich damit, vor allem an den Stellen, an denen Sie übermäßig schwitzen. Alternativ tragen Sie dort ein- bis zweimal täglich die Lotion auf. Waschen Sie sich nach jeder Anwendung sorgfältig die Hände, damit Sie das Mittel nicht versehentlich ins Auge reiben.

Achtung

Badezusatz: Bei größeren Hautverletzungen, fieberhaften oder infektiösen Erkrankungen sowie bei Herzschwäche und hohem Blutdruck dürfen Sie keine warmen Vollbäder nehmen oder müssen vorher Rücksprache mit einem Arzt halten.
Außerdem müssen Sie darauf achten, dass die Wanne kein Metall enthält, sondern voll emailliert oder aus Kunststoff ist. Wenn Gerbstoff mit Metall in Berührung kommt, kann sich dieses verfärben.

Tannosynt Lotio: Dieses Mittel enthält als Konservierungsmittel Parabene. Wenn Sie auf Parastoffe (→ Seite 551) allergisch reagieren, dürfen Sie es nicht anwenden.

Unerwünschte Wirkungen

▶ **Keine Maßnahmen erforderlich**

Die Haut kann sich röten und brennen.

▶ **Muss beobachtet werden**

Wenn die Haut gerötet bleibt, juckt und sich zusätzlich Bläschen auf der Haut bilden, reagieren Sie vermutlich allergisch auf das Mittel. Dann sollten Sie es absetzen. Sind die Hauterscheinungen (→ Seite 14) einige Tage später nicht deutlich abgeklungen, sollten Sie einen Arzt aufsuchen.

Hinweise

Für Kinder und Jugendliche unter 18 Jahren

Vor allem bei Kleinkindern muss sorgfältig darauf geachtet werden, dass die Stoffe nicht ins Auge gelangen.

Pflanzliches Mittel

Salbei

Salvysat Bürger

Das ätherische Öl aus Salbei soll die Schweißkanäle und deren Poren verengen und auf diese Weise die Schweißbildung hemmen. Allerdings gibt es dazu keine stichhaltigen klinischen Studien. Die therapeutische Wirksamkeit ist somit nicht ausreichend nachgewiesen, das Mittel zur Behandlung von übermäßigem Schwitzen wenig geeignet. Aufgrund des Alkoholgehalts verbietet sich eine langfristige Anwendung, die bei übermäßigem Schwitzen jedoch meist unumgänglich ist.

Anwendung

Da die Tropfen Thujon enthalten und somit ein Nervengift, sollten Sie sie nicht länger als zwei Wochen anwenden.

Achtung

Der Inhaltsstoff Thujon in ätherischem Salbeiöl kann bei längerfristiger Einnahme epileptische Krämpfe auslösen und in hoher Dosierung die Nieren schädigen. Wenn Sie das Mittel anwenden, müssen Sie deshalb strikt auf die Anwendungsbeschränkung (nicht länger als zwei Wochen) achten und ebenso darauf, dass Sie das Mittel nicht überdosieren. Thujon ist ein Nervengift, die Symptome einer Vergiftung ähneln denen einer Überdosis Alkohol.
Die Tropfen enthalten Alkohol. Personen mit Alkoholproblemen dürfen diese Mittel nicht einnehmen. Auch Leberkranke und Menschen mit Anfallleiden sollten den Alkoholgehalt berücksichtigen. Darüber hinaus kann Alkohol die Wirkung vieler Arzneimittel (z. B. Schlaf- und Beruhigungsmittel, Psychopharma-

ka, starke Schmerzmittel, einige Mittel bei hohem Blutdruck) verstärken.

Gegenanzeigen

Wenn Sie eine Lebererkrankung haben, sollten Sie das Mittel nicht ohne Rücksprache mit dem Arzt einsetzen. Da es ohnehin als »wenig geeignet« erachtet wird, sollten Sie besser ganz darauf verzichten.

Unerwünschte Wirkungen

▶ **Keine Maßnahmen erforderlich**

Das Mittel kann eine Magenverstimmung und Durchfall hervorrufen.

▶ **Muss beobachtet werden**

Wenn sich die Haut verstärkt rötet und juckt und sich außerdem Bläschen bilden, reagieren Sie vermutlich allergisch auf den Wirkstoff. Dann sollten Sie das Mittel absetzen. Sind die Hauterscheinungen (→ Seite 14) einige Tage nach dem Absetzen nicht deutlich abgeklungen, sollten Sie einen Arzt aufsuchen.

▶ **Sofort zum Arzt**

Wenn sich der juckende Hautausschlag verstärkt und zusätzlich Herzrasen, Atemnot, Schwäche und Schwindel auftreten, müssen Sie das Mittel sofort absetzen und unverzüglich den Notarzt (Telefon 112) rufen, weil es sich um eine lebensbedrohliche Allergie (→ Seite 14) handeln kann. Dies kommt nur in Einzelfällen vor.

Hinweise

Für Kinder und Jugendliche unter 18 Jahren

Kinder unter zwölf Jahren dürfen das Mittel wegen des Thujon-Gehaltes nicht bekommen. Auch ist der hohe Alkoholgehalt zu bedenken.

Für Schwangerschaft und Stillzeit

Aufgrund des hohen Alkoholanteils und des Gehalts an Thujon dürfen Sie das Mittel in Schwangerschaft und Stillzeit nicht anwenden.

Übermäßiges Schwitzen

Handelsname Darreichungsform	**Zusammensetzung pro 1 ml/1 g oder wie angegeben bzw. pro abgeteilte Einheit**	**Unverb. Preis in Euro/kleinste Packung**	**Bewertung**
Antihydral Salbe	**Methenamin** 130 mg	6,15/70 g	**Wenig geeignet** bei übermäßigem Schwitzen, weil die therapeutische Wirksamkeit nicht ausreichend nachgewiesen ist. → Seite 102
Salvysat Bürger Lösung	**Auszug aus Salbeiblättern** 800 mg + **Salbeiöl** 1 mg *Enthält 22 % Alkohol*	19,37/100 ml	**Wenig geeignet** bei übermäßigem Schwitzen, weil die therapeutische Wirksamkeit nicht ausreichend nachgewiesen ist. → Seite 103
Tannolact Badezusatz 40 % Pulver	**Synthetischer Gerbstoff** 4 g	11,97/10 Stück	**Geeignet** zur unterstützenden Behandlung bei übermäßigem Schwitzen. → Seite 103
Tannosynt flüssig Bad	**Synthetischer Gerbstoff** 400 mg	10,58/100 g	**Geeignet** zur unterstützenden Behandlung bei übermäßigem Schwitzen. → Seite 103
Tannosynt Lotio Lotion	10 mg (Konservierungsmittel: Parabene)	8,71/100 g	**Geeignet** zur unterstützenden Behandlung bei übermäßigem Schwitzen. → Seite 103

Hinweise zu den Tabellenspalten → Seite 32, zur Auswahl der Arzneimittel → Seite 27, zur Grundlage der Bewertung → Seiten 27, 31

Abszess

Ein Abszess ist eine Eiterbeule, die sich häufig direkt unter der Haut bildet (bei stillenden Frauen zum Beispiel in der Brust). Oftmals ist sie vom umgebenden Gewebe abgekapselt.

Anzeichen und Beschwerden

Die Haut über der eitrigen Beule ist heiß, rot und sehr berührungs- oder druckempfindlich. Liegt der Abszess direkt unter der Haut, ist er als harter, derber Knoten fühlbar. Fieber kann, muss aber nicht auftreten. Manchmal sind die Lymphknoten in der Umgebung des Abszesses geschwollen.

Je mehr Eiter sich im Abszess ansammelt, desto größer wird der Druck auf die umgebende Kapsel. Irgendwann platzt diese auf, und der Eiter ergießt sich mitsamt den abgestorbenen Zellen und den Bakterien ins umliegende Gewebe. Wenn sich der Abszess direkt unter der Haut gebildet hat, bricht er oft nach außen durch. Vorher ist die Haut unmittelbar über der Beule extrem prall und zum Zerreißen gespannt. Kurz vor dem Durchbruch zeigt sich in der Mitte des Abszesses eine weißlich gefärbte Stelle. Dort ist die Haut so dünn, dass der Eiter erkennbar durchscheint.

Kleine Abszesse heilen manchmal von selbst ab, wenn es dem Körper gelingt, die Bakterien aus eigener Kraft abzutöten und die abgestorbenen Zellen rasch abzubauen. Anschließend kann ein verhärteter Knoten zurückbleiben.

Ursachen

Meist sind durch kleine Verletzungen (Stiche, Risse, Schnitte) ins Körperinnere eingedrungene Bakterien die Ursache eines Abszesses. Sie setzen sich im Gewebe fest und vermehren sich dort. Der Körper versucht, die Infektion mithilfe der weißen Blutkörperchen zu bekämpfen. Dabei gehen Blut- und Gewebezellen zugrunde, die kleine von Flüssigkeit und Eiter gefüllte Hohlräume hinterlassen. Damit sich die Entzündung nicht zu stark ausdehnt, bildet sich um den Abszessherd herum oft eine Art Kapsel. In deren Inneren schwelt die Entzündung jedoch weiter.

Bei stillenden Frauen bildet sich ein Abszess in der Brustdrüse meist infolge eines Milchstaus und der daraus häufig entstehenden Brustdrüsenentzündung. Ein Milchstau beruht meist auf Überanstrengung und Stress, auch kann es sein, dass das Baby nicht richtig angelegt wird oder die Brustwarze nicht gut fasst.

Vorbeugung

Einem Brustabszess in der Stillzeit können Sie vorbeugen, wenn Sie bei einem Milchstau oder einer Brustdrüsenentzündung das Baby trotzdem so oft wie möglich anlegen. Auflagen mit kühlem Quark dämpfen die Entzündung. Wird die stillende Mutter von häuslichen oder beruflichen Aufgaben weitestgehend entlastet und kann sich ganz auf sich und das Baby konzentrieren, tritt ein Milchstau nur selten auf, und die Brust entzündet sich dann auch nicht.

Bei allen Stillproblemen sollten Sie eine Hebamme um Rat fragen. Sie kann Ihnen auch zeigen, wie der Säugling richtig angelegt wird. Oft bildet sich damit eine beginnende Entzündung rasch und ohne weitere Maßnahmen zurück, und der Milchstau löst sich auf.

Allgemeine Maßnahmen

Feuchtwarme Umschläge können dazu beitragen, dass der Abszess schneller »reif« wird.

Wann zum Arzt?

Auch wenn es zur Behandlung von Abszessen Medikamente ohne Rezept zu kaufen gibt, sollten Sie dennoch bei Anzeichen, die nahe legen, dass es sich um einen Abszess handelt, zum Arzt gehen und keine Selbstbehandlung versuchen. Größere Abszesse, die stark schmerzen und prall von Eiter gefüllt sind, sollten Sie schnell vom Arzt unter örtlicher Betäubung chirurgisch öffnen lassen. So können Eiter und abgestorbene Zellen abfließen. Anschließend reinigt der Arzt die Wunde, sodass sie rasch verheilen kann.

Behandlung mit Medikamenten

Zugsalben (→ nachfolgend) mit Schieferöl oder Terpentin können dazu beitragen, einen Abszess schneller reifen zu lassen, sodass der Arzt ihn leichter öffnen kann. Solche Mittel sind jedoch allenfalls als überbrückende Maßnahme nach Rücksprache mit dem Arzt geeignet.

Zugsalben

Ammonium-bituminosulfonat
ICHTHOLAN, Schwarze Salbe Lichtenstein N, Thiobitum
Natrium-bituminosulfonat
ICHTHOLAN T
Lärchenterpentin + Terpentinöl
Ilon Abszess-Salbe

Schieferöl- und terpentinhaltige Salben weichen die Haut über dem Abszess auf und bewirken, dass der

Abszess rascher »reif« wird. Die Mittel sind zur unterstützenden Behandlung geeignet. Sobald sich der Entzündungsbereich zusammenzieht und somit härter und praller geworden ist, muss der Abszess vom Arzt operativ geöffnet werden.

Anwendung

Sie tragen die Salbe einmal täglich dick auf die Haut über dem Abszess auf und decken sie gut mit einem Verband ab. Bevor Sie neue Salbe auftragen, waschen Sie angetrocknete Salbenreste mit lauwarmem Wasser und etwas milder Waschlotion ab. Achten Sie darauf, dass die Salbe nicht mit Augen oder Schleimhäuten in Kontakt kommt, weil sie diese stark reizen kann.

Vorsicht: Die dunklen Salben können Kleidung und Wäsche verfärben.

Unerwünschte Wirkungen

▶ **Keine Maßnahmen erforderlich**

Die Haut kann sich röten und brennen.

▶ **Muss beobachtet werden**

Wenn die Haut weiterhin gerötet bleibt, juckt und sich zusätzlich Bläschen auf der Haut bilden, reagieren Sie vermutlich allergisch auf das Mittel. Dann sollten Sie es absetzen. Sind die Hauterscheinungen (→ Seite 14) einige Tage später nicht deutlich abgeklungen, sollten Sie einen Arzt aufsuchen.

Hinweise

Für Kinder und Jugendliche unter 18 Jahren

Bei Kindern und Jugendlichen sollten nur die schwächer konzentrierten Präparate (10- bis 20-prozentig) eingesetzt werden, weil kindliche Haut empfindlicher reagiert als die von Erwachsenen.

Für Schwangerschaft und Stillzeit

In Schwangerschaft und Stillzeit sollten Sie Zugsalben grundsätzlich nur nach Rücksprache mit einem Arzt anwenden.

Abszess

Handelsname Darreichungsform	**Zusammensetzung pro 1 ml/1 g oder wie angegeben bzw. pro abgeteilte Einheit**	**Unverb. Preis in Euro/kleinste Packung**	**Bewertung**
Hinweise zu den Tabellenspalten → Seite 32, zur Auswahl der Arzneimittel → Seite 27, zur Grundlage der Bewertung → Seiten 27, 31			
ICHTHOLAN 10 % Salbe	**Ammonium-bituminosulfonat** 100 mg	8,19/15 g	**Geeignet** zur unterstützenden Behandlung von Abszessen als Zugsalbe. → Seite 105
20 % Salbe	200 mg	8,75/15 g	
50 % Salbe Salbe	500 mg	13,36/25 g	
ICHTHOLAN T Gel	**Natrium-bituminosulfonat, hell** 200 mg	10,22/20 g	
Ilon Abszess-Salbe Salbe	**Lärchenterpentin** 54 mg + **gereinigtes Terpentinöl** 72 mg	9,70/25 g	
Schwarze Salbe 50% Lichtenstein N Salbe	**Ammonium-bituminosulfonat** 500 mg	11,28/40 g	
Thiobitum 20 % Salbe	**Ammonium-bituminosulfonat** 200 mg	5,96/25 g	

Hühneraugen, Warzen

Hühneraugen sind kleine schmerzhafte Ansammlungen verhornter Hautzellen von drei bis fünfzehn Millimeter Durchmesser. Sie bilden eine verdickte Hornhaut – vornehmlich an den Zehen, besonders häufig am kleinen Zeh.

Bei Warzen ist außer der Hornschicht auch die Oberhaut verdickt. Sie können überall am Körper entstehen, vorwiegend jedoch an Händen und Füßen. Warzen reichen oft tief in die Haut hinein, was äußerlich nicht zu erkennen ist (z. B. bei Dornwarzen), bleiben aber auf die Oberhaut beschränkt. Da sie durch Viren ausgelöst werden, sind Warzen infektiös und können leicht auf andere Körperstellen übertragen werden.

Anzeichen und Beschwerden

Schmerzen im Bereich der Druckstelle am Zeh sind erste Hinweise dafür, dass sich ein Hühnerauge bildet. Ist es bereits vorhanden, schmerzt es vor allem, wenn enge Schuhe Druck auf den Zeh ausüben.

Warzen zeigen sich meist als 1 bis 10 Millimeter große runde Erhebungen. Sie verursachen meist keine Beschwerden. Wenn sie allerdings in tiefere Hautschichten vordringen oder an der Fußsohle an Stellen sitzen, die beim Gehen ständig belastet werden, können sie sehr schmerzhaft werden.

Ursachen

Zu enge Schuhe, die vor allem seitlich und von oben auf die Zehen drücken, sind meist die Ursache, dass ein Hühnerauge entstehen kann.

Warzen bilden sich aufgrund einer Infektion mit bestimmten Viren (Papillomaviren, abgekürzt HPV).

Allgemeine Maßnahmen

Tragen Sie bequeme Schuhe, die den Füßen genügend Platz und Bewegungsspielraum lassen, dann schmerzen die Hühneraugen nicht, und es bilden sich auch keine neuen. Wenn Sie die Füße regelmäßig pflegen, entdecken Sie Hühneraugen oft schon so frühzeitig, dass es genügt, dem betroffenen Zeh in anderen Schuhen mehr Platz zu gönnen.

Viele Warzen verschwinden von selbst. Sie können außer mit Medikamenten auch mechanisch vom Arzt mit einem »scharfen Löffel« oder einem Ringskalpell narbenfrei entfernt werden.

Eine Vereisung mit flüssigem Stickstoff (bei minus 196 °C) kann Warzen verschwinden lassen. Aufgrund der Kälte bildet sich eine Blase, in deren Dach sich die Warze befindet. Dieses Blasendach muss sofort nach dem Entstehen innerhalb von 12 bis 24 Stunden entfernt werden. Das Vereisen ist nach derzeitigem Wissensstand aber nicht wirksamer als eine Behandlung mit hoch dosierter Salizylsäure. Auch kann die Behandlung recht schmerzhaft sein und gegebenenfalls Narben hinterlassen. Vorteilhaft ist, dass eine einmalige Behandlung meist ausreicht.

Damit die Viren nicht auf andere Menschen übertragen werden, sollten Sie Ihr Handtuch nur selbst benutzen und täglich wechseln. Haben Sie Warzen an den Füßen, sollten Sie nicht barfuß gehen.

Warzen an empfindlichen Hautstellen, zum Beispiel am Nagelbett oder im Gesicht, sollten Sie besser nicht selbst behandeln, sondern einen Arzt zurate ziehen. Das gilt auch für Warzen an den Fußsohlen, die oft sehr hartnäckig sind.

Keinesfalls dürfen Sie den Warzen mit scharfen Gegenständen (Schere, Messer) zuleibe rücken. Dabei kommt es meist zu blutigen Verletzungen, die zu einer weiteren Verbreitung der Warzenviren beitragen.

Wann zum Arzt?

Wenn Sie mehrere große Hühneraugen haben, sollten Sie einen Arzt zurate ziehen, ebenso wenn sich das Hühnerauge entzündet.

Hautveränderungen, die Sie nicht eindeutig als normale Hautwarzen erkennen, sollten Sie nicht selbst behandeln, sondern vom Hautarzt prüfen und dann gezielt behandeln lassen.

Behandlung mit Medikamenten

Hühneraugen und Warzen können Sie gut mit Salizylsäure (→ Seite 109) behandeln. Auch die Kombination aus Salizylsäure + Milchsäure (→ Seite 110) ist dafür geeignet.

Chloressigsäure (→ Seite 108) reizt die Haut etwas mehr und ist daher nur mit Einschränkung geeignet.

Vereisungssprays mit Dimethylether (→ Seite 108) sind wenig geeignet, weil die therapeutische Wirksamkeit nicht ausreichend nachgewiesen ist. Sie können allenfalls versuchen, gewöhnliche Warzen an den Händen zu vereisen, wenn Salizylsäure nicht ausreichend wirksam war.

Bei keinem der Wirkstoffe ist garantiert, dass Hühneraugen oder Warzen dauerhaft verschwinden. Vor allem Warzen, die aufgrund einer Virusinfektion entstehen, bilden sich häufig erneut und oft an derselben Stelle. Da ihre Wurzeln aber nie tiefer als bis in die Oberhaut hineinreichen, besteht bei konsequenter und wiederholter Anwendung eine große Chance, dass diese Mittel letztlich doch die Warzen beseitigen können.

Chloressigsäure

Acetocaustin

Mit Chloressigsäure lassen sich die stark verhornten Hautschichten von Warzen gut aufweichen und ablösen. Allerdings verätzt das Mittel die Haut sehr viel stärker als Salizylsäure und ist deshalb zur Behandlung von Warzen nur mit Einschränkung geeignet. Das Mittel ist als Medizinprodukt (→ Seite 21) zugelassen, nicht als Arzneimittel.

Anwendung

Waschen Sie die betroffene Hautstelle gründlich mit Wasser und Seife und trocknen Sie sie sorgfältig ab. Anschließend tupfen Sie mit dem der Packung beiliegenden Spatel einmal wöchentlich eine kleine Menge des Mittels auf die Warze und lassen es antrocknen. Die umgebenden Hautschichten sollten Sie mit Zinkpaste oder Vaselin abdecken, damit sie nicht verätzt werden. Vor der nächsten Anwendung sollten Sie die betroffenen Hautstellen warm baden und die aufgeweichten Hautschichten abtragen.

Sie können davon ausgehen, dass es mehrere Wochen dauert, bis Sie die Warze auf diese Weise Schicht für Schicht abgetragen haben.

Achten Sie darauf, dass Sie das Mittel nicht in der Nähe von Schleimhäuten, Augen, Nase oder Mund anwenden. Auch Warzen im Genitalbereich dürfen Sie damit nicht behandeln.

Achtung

Wenn die Warze blutet oder eingerissen und verletzt ist, dürfen Sie das Mittel erst anwenden, wenn die Haut wieder verheilt ist.

Gegenanzeigen

Unter folgenden Bedingungen dürfen Sie das Mittel nicht anwenden:

- Die Warze wurde operativ entfernt, vereist oder gelasert. Anschließend dürfen Sie das Mittel eine Woche lang nicht anwenden, falls die Warze noch nicht vollständig verschwunden ist.
- Sie haben Diabetes mellitus und in Folge davon eine Empfindungsstörung in den Gliedmaßen, an denen die Warzen sitzen (Fuß, Hand).
- Sie haben arterielle Durchblutungsstörungen in den Beinen.

Auch Muttermale und Alterswarzen dürfen Sie mit dem Mittel nicht behandeln.

Wenn Ihre Haut dazu neigt, sehr wulstige Narben (Keloide) zu bilden, sollten Sie das Mittel nicht anwenden, weil Chloressigsäure diese Tendenz verstärken kann. An den behandelten Stellen bilden sich dann harte, erhabene Knötchen mit verhornter, graugelblicher Oberfläche.

Unerwünschte Wirkungen

▶ **Keine Maßnahmen erforderlich**

Bei weniger als 1 von 10 Behandelten kann sich die Haut röten und brennen. Diese Hautreizungen treten vor allem dann auf, wenn Sie das Mittel unmittelbar nach Entfernen einer Warze oder auf verletzte Warzen aufbringen oder wenn die gesunde Haut vor der Behandlung nicht mit Zinksalbe oder Vaselin abgedeckt wurde.

▶ **Muss beobachtet werden**

Bildet sich ein Hautausschlag mit Bläschen, kann es sein, dass Sie auf das Mittel allergisch reagieren (bei weniger als 1 von 10 000 Behandelten). Dann sollten Sie das Mittel absetzen. Sind die Hauterscheinungen (→ Seite 14) einige Tage später nicht deutlich abgeklungen, sollten Sie einen Arzt aufsuchen.

Bei weniger als 1 von 10 000 Behandelten kann es an der behandelten Stelle zu einer überschießenden Narbenbildung kommen. Sollten Sie eine deutliche Verhärtung und gegebenenfalls Verfärbung der Haut bemerken, sollten Sie diese einem Arzt zeigen.

Hinweise

Für Schwangerschaft und Stillzeit

Über die Risiken einer Anwendung in Schwangerschaft und Stillzeit gibt es keine Erkenntnisse. Sicherheitshalber sollten Sie das Mittel daher nicht anwenden.

Dimethylether

VERRUKILL-ratiopharm, WARTNER Warzen-/Fußwarzenspray

Diese Sprays sind Medizinprodukte (→ Seite 21) und enthalten Dimethylether und Propan beziehungsweise Isobutan (bei *Verrukill*). Sie haben eine Siedetemperatur von etwa minus 60 °C, mit der sie auf die Haut aufgesprüht werden. Durch die Kälte verengen sich die Blutgefäße, Lymphflüssigkeit tritt aus, und das Immunsystem setzt vermehrt Zellen frei, die die Warzenviren bekämpfen. Die Kälte allein genügt nicht, um sie abzutöten. Unter der Warze bildet sich – ähnlich wie bei einer Verbrennung – eine Blase. Im Laufe von ein bis zwei Wochen wächst sie heraus und darunter gesunde Haut nach.

Auf die gleiche Weise können Warzen auch beim Hautarzt vereist werden – dieser verwendet dafür aber flüssigen Stickstoff bei minus 196 °C. Denn je kälter das Mittel ist und je gezielter es aufgetragen wird, desto besser können die Warzen bekämpft werden.

Bisher liegen nur wenige, methodisch teilweise sehr dürftige Studien vor, die unterschiedliche Ergebnisse zeigen. In Studien mit angemessener Methodik ist der Vereisungsspray flüssigem Stickstoff deutlich unterlegen: Mit dem Vereisungsspray verschwinden etwas mehr als ein Viertel der Warzen, mit flüssigem Stickstoff sind es mehr als die Hälfte. Außerdem ist unklar, ob die Warzen nicht auch von alleine verschwunden wären – bekanntlich ist die spontante Abheilungsrate gerade bei Warzen relativ hoch.

Die therapeutische Wirksamkeit ist somit nicht ausreichend nachgewiesen, die Vereisungssprays sind zur Bekämpfung von Warzen wenig geeignet. Lediglich bei Warzen an den Händen kann ausprobiert werden, ob sie eventuell mit den Vereisungssprays verschwinden, wenn andere Mittel wie Salizylsäure nicht ausreichend wirksam waren. Bei Warzen an den Fußsohlen hat eine Vereisungstherapie beim Arzt mehr Aussicht auf Erfolg.

Anwendung

Sie sprühen das Mittel je nach Warzengröße einmalig 10 bis 20 Sekunden lang direkt auf die Warze. Hat sich bereits eine dicke Hornhaut gebildet, können Sie den Spray maximal 40 Sekunden lang anwenden. Nach jeder Behandlung muss der Applikator ausgetauscht werden.

Nach ein bis zwei Wochen sollte die Warze ohne weiteres Zutun abgefallen und darunter neue, gesunde Haut nachgewachsen sein. Ist das nicht der Fall, können Sie den Vereisungsspray erneut anwenden. Ist die Warze auch nach einer dritten Anwendung nicht verschwunden, sollten Sie die weitere Behandlung einem Arzt überlassen.

Achtung

Andere Mittel zur Behandlung von Warzen dürfen Sie nicht gleichzeitig anwenden.

Gegenanzeigen

Unter folgenden Bedingungen sollten Sie den Vereisungsspray nicht anwenden:

- Sie haben Diabetes.
- Die Haut ist an der Stelle, wo die Warze sich gebildet hat, schlecht durchblutet. Auch dann kann es sein, dass die Stelle nicht gut verheilt.
- Die Haut rund um die Warze ist entzündet oder dunkel pigmentiert, oder die Warze wächst in oder neben einem Muttermal.
- Die Haut an der Warze ist besonders dünn und empfindlich (Gesicht, Kinn, Achselhöhlen, Brust, Lippen, Ohren, Augen).
- Die Warze wächst in der Nähe des Nagelbetts oder an Schleimhäuten.

In all diesen Fällen besteht die Gefahr, dass die vereiste Stelle nur schwer wieder verheilt oder dass sich störende Narben bilden. Lassen Sie die Warzen dann besser von einem Arzt behandeln.

Unerwünschte Wirkungen

► **Keine Maßnahmen erforderlich**

Die Haut kann blass werden und etwas brennen. Auch ist die behandelte Hautstelle besonders empfindlich und kann jucken. Kratzen Sie dann nicht daran, sondern decken Sie die Stelle mit einem Blasenpflaster ab.

► **Muss beobachtet werden**

Wenn Sie den Spray länger als empfohlen anwenden, kann es sein, dass tieferliegende Hautschichten erfrieren. Dann bildet sich Narbengewebe, oder es können Empfindungsstörungen auftreten, weil Nerven zerstört worden sind. Fragen Sie dann einen Arzt um Rat.

Hinweise

Für Kinder und Jugendliche unter 18 Jahren

Bei Kindern ab vier Jahren können Sie die Sprays anwenden, allerdings sollten Sie das Mittel nur maximal 20 Sekunden aufsprühen, weil Kinder dünnere Haut haben als Erwachsene.

Für Schwangerschaft und Stillzeit

Die Hersteller geben zwar an, dass Sie Vereisungssprays in Schwangerschaft und Stillzeit nicht anwenden dürfen. Es ist aber nicht zu erwarten, dass das Ungeborene oder der Säugling Schaden nehmen. Da die Sprays aber ohnehin als »wenig geeignet« erachtet werden, sollten Sie störende Warzen besser gleich vom Arzt behandeln lassen.

Salizylsäure

Allgäuer Latschenkiefer Schrunden Salbe Akut, COLLOMACK TOPICAL, EIDECHSE Fuss-Schälkur, GEHWOL Hühneraugenpflaster/Schälpaste, GEHWOL Hühneraugen-Tinktur extra stark, Guttaplast, Hansaplast Hühneraugen-Pflaster, Verrucid, Warz-ab N, WURZELTOD

Salizylsäure weicht stark verhornte Haut auf. Auf diese Weise können Sie Hühneraugen oder Warzen Schicht für Schicht abtragen. Die therapeutische Wirksamkeit ist belegt, die Mittel sind zur Behandlung von Hühneraugen und Warzen geeignet.

Anwendung

Waschen Sie die Füße beziehungsweise die betroffene Hautstelle gründlich mit Wasser und Seife und trocknen Sie sie sorgfältig ab. Anschließend tragen Sie das Mittel ein- bis zweimal täglich direkt auf das Hühnerauge oder die Warze auf. Die umgebende Haut decken Sie mit etwas Zinkpaste oder Vaselin ab, damit sie nicht von der Säure verätzt wird. Waschen Sie sich anschließend gründlich die Hände, damit Sie den Wirkstoff nicht auf empfindliche Haut (Nagelbett, Gesicht) und Schleimhäute (Augen) bringen.

Mehr als zwei Gramm Salizylsäure täglich sollten Sie nicht verwenden. Wenn Sie Guttaplast Pflaster verwenden, sollten Sie nicht mehr als ein Pflaster aufkleben. Salben und Pasten sollten Sie nicht länger als eine Woche anwenden.

Das Pflaster wechseln Sie alle zwei bis drei Tage. Damit das Pflaster nicht verrutscht, sollten Sie es mit Klebeband fixieren.

Nach drei bis vier Tagen baden Sie die betroffenen Körperteile in warmem Wasser. Hat sich auf der Warze oder dem Hühnerauge ein Film gebildet, ziehen Sie diesen vorher ab. Anschließend können Sie die aufgeweichten Hautschichten leicht abschaben. Meist müssen Sie die Behandlung mehrfach wiederholen.

Achtung

Warzen im Gesicht dürfen Sie nicht mit Salizylsäure behandeln. Auch auf verletzter Haut oder blutenden Wunden dürfen Sie die Mittel nicht anwenden.

Wenn Ihre Nierenfunktion gestört ist, sollten Sie vor der Anwendung dieser Mittel Rücksprache mit einem Arzt halten.

Unerwünschte Wirkungen

▶ **Keine Maßnahmen erforderlich**

Wenn Sie das Mittel aus Versehen auf gesunde Haut auftragen, kann diese sich röten und brennen.

▶ **Muss beobachtet werden**

Bildet sich ein Hautausschlag mit Bläschen und Juckreiz, reagieren Sie vermutlich allergisch auf das Mittel. Dann sollten Sie es absetzen. Sind die Huterscheinungen (→ Seite 14) einige Tage später nicht deutlich abgeklungen, sollten Sie einen Arzt aufsuchen. Eine allergische Reaktion auf Salizylsäure bei äußerlicher Anwendung auf der Haut wird jedoch nur in sehr seltenen Ausnahmefällen beobachtet.

Hinweise

Für Kinder und Jugendliche unter 18 Jahren

Bei Säuglingen sollten Sie die Mittel nicht anwenden, bei älteren Kindern dürfen Sie insgesamt nicht mehr als 0,2 Gramm Salizylsäure täglich verwenden, und dies nicht länger als maximal eine Woche. Achten Sie deshalb auf die Dosierung des jeweiligen Mittels. Bei *Guttaplast* entsprechen 0,2 Gramm etwa einem Siebtel des Pflasters. Mehrere Pflasterstücke sollten Sie nicht gleichzeitig anwenden.

Für Schwangerschaft und Stillzeit

In der Schwangerschaft sollten Sie die Mittel nur auf kleinen Flächen anwenden (nicht größer als eine 2-Euro-Münze).

In der Stillzeit können Sie die Mittel anwenden, sollten aber darauf achten, dass der Säugling nicht mit den behandelten Stellen in Berührung kommt oder an diesen nuckelt, beispielsweise bei Warzen an den Fingern.

Kombination: Salizylsäure + Milchsäure

Salizylsäure + Milchsäure
Clabin plus/N Lösung, Duofilm, Lebewohl, W-Tropfen

Salizylsäure und Milchsäure weichen die Hornhaut auf, sodass sie besser abgetragen werden kann. Zur Behandlung von Hühneraugen und Warzen sind Mittel mit Salizylsäure und Milchsäure geeignet.

Anwendung

Waschen Sie die Füße beziehungsweise die betroffene Hautstelle gründlich mit Wasser und Seife und trocknen Sie sie sorgfältig ab. Anschließend tragen Sie das Mittel zwei- bis dreimal täglich direkt auf die Warze oder das Hühnerauge auf. Die gesunde Haut in der Umgebung sollten Sie mit Vaselin oder Zinkpaste abdecken, damit sie nicht verätzt wird.

Waschen Sie sich danach gründlich die Hände, damit Sie die Wirkstoffe nicht versehentlich auf empfindliche Haut (Augen, Schleimhäute) bringen.

Mehr als zwei Gramm Salizylsäure täglich sollten Erwachsene nicht verwenden.

Wenn sich auf der behandelten Stelle ein Film gebildet hat, sollten Sie diesen abziehen oder abrubbeln, bevor Sie den Wirkstoff erneut auftragen.

Nach etwa vier bis sechs Wochen sollte das Hühnerauge beziehungsweise die Warze verschwunden sein. Wenn Sie ein Pflaster verwenden, müssen Sie darauf achten, dass der wirkstoffhaltige Kern des Pflasters ausschließlich das Hühnerauge oder die Warze bedeckt und nicht etwa gesunde Haut. Wenn Sie das Pflaster nach drei Tagen abziehen, löst sich meist das ganze Hühnerauge mit ab. Bleiben Reste übrig, können Sie diese mit einem weiteren Pflaster abtragen. Zeigt sich unter den abgelösten Schichten weiche, rosige Haut, kleben Sie kein neues Pflaster mehr auf.

Achtung

Warzen im Gesicht dürfen Sie nicht mit Salizylsäure behandeln. Auch auf verletzter Haut oder blutenden Wunden dürfen Sie die Mittel nicht anwenden.

Wenn Ihre Nierenfunktion gestört ist, sollten Sie vor der Anwendung dieser Mittel Rücksprache mit einem Arzt halten.

Unerwünschte Wirkungen

▶ Keine Maßnahmen erforderlich

Wenn Sie das Mittel aus Versehen auf gesunde Haut auftragen, kann diese sich röten und brennen.

▶ Muss beobachtet werden

Bildet sich ein Hautausschlag mit Bläschen und Juckreiz, reagieren Sie vermutlich allergisch auf das Mittel. Dann sollten Sie es absetzen. Sind die Hauterscheinungen (→ Seite 14) einige Tage später nicht deutlich abgeklungen, sollten Sie einen Arzt aufsuchen. Eine allergische Reaktion auf Salizylsäure bei äußerlicher Anwendung auf der Haut wird jedoch nur in sehr seltenen Fällen beobachtet.

Hinweise

Für Kinder und Jugendliche unter 18 Jahren

Bei Säuglingen sollten Sie die Mittel nicht anwenden, bei älteren Kindern dürfen Sie insgesamt nicht mehr als 0,2 Gramm Salizylsäure täglich verwenden, und dies nicht länger als maximal eine Woche.

Für Schwangerschaft und Stillzeit

In der Schwangerschaft sollten Sie die Mittel nur auf kleinen Flächen anwenden (nicht größer als eine 2-Euro-Münze).

In der Stillzeit können Sie die Mittel anwenden, sollten aber darauf achten, dass der Säugling nicht mit den behandelten Stellen in Berührung kommt oder an diesen nuckelt, beispielsweise bei Warzen an den Fingern.

Hühneraugen, Warzen

Handelsname Darreichungsform	**Zusammensetzung pro 1 ml/1 g oder wie angegeben bzw. pro abgeteilte Einheit**	**Unverb. Preis in Euro/kleinste Packung**	**Bewertung**
Hinweise zu den Tabellenspalten → Seite 32, zur Auswahl der Arzneimittel → Seite 27, zur Grundlage der Bewertung → Seiten 27, 31			
Acetocaustin Lösung	**Chloressigsäure** 500 mg	12,62/1 ml	**Mit Einschränkung geeignet** bei Warzen, weil Chloressigsäure die Haut stärker reizt als Salizylsäure. Medizinprodukt. → Seite 108
Allgäuer Latschenkiefer Schrunden Salbe Akut Salbe	**Salizylsäure** 100 mg	7,60/10 g	**Geeignet** bei Hühneraugen. → Seite 109
Clabin N	**Salizylsäure** 140 mg + **Milchsäure** 46 mg	7,49/8 g	**Geeignet** bei Hühneraugen und Warzen. → Seite 110
Clabin plus Lösung	**Salizylsäure** 167 mg + **Milchsäure** 167 mg	7,49/15 ml	**Geeignet** bei Warzen. → Seite 110
COLLOMACK TOPICAL Lösung	**Salizylsäure** 174 mg	6,44/10 ml	**Geeignet** bei Hühneraugen. → Seite 109
Duofilm Lösung	**Salizylsäure** 167 mg + **Milchsäure** 167 mg	7,59/15 ml	**Geeignet** bei Warzen. → Seite 110
EIDECHSE Fuss-Schälkur Salbe	**Salizylsäure** 400 mg	5,20/20 ml	**Geeignet** bei Hühneraugen. → Seite 109

Hühneraugen, Warzen Fortsetzung

Handelsname Darreichungsform	Zusammensetzung pro 1 ml/1 g oder wie angegeben bzw. pro abgeteilte Einheit	Unverb. Preis in Euro/kleinste Packung	Bewertung
Hinweise zu den Tabellenspalten → Seite 32, zur Auswahl der Arzneimittel → Seite 27, zur Grundlage der Bewertung → Seiten 27, 31			
GEHWOL Schälpaste Paste	**Salizylsäure** 400 mg	4,95/20 ml	**Geeignet** bei Hühneraugen. → Seite 109
GEHWOL Hühneraugenpflaster mit Salicylsäure Pflaster	24 mg	2,86/6 Stück	
GEHWOL Hühneraugen-Tinktur extra stark Lösung	140 mg	5,25/15 ml	
Guttaplast 6 x 9 cm Pflaster	**Salizylsäure** 1 390 mg	5,03/1 Stück	**Geeignet** bei Hühneraugen und Warzen. → Seite 109
Hansaplast Hühneraugen-Pflaster Pflaster	**Salizylsäure** 40 mg	ca. 4,24/8 Stück	**Geeignet** bei Hühneraugen. → Seite 109
Lebewohl flüssig Lösung	**Salizylsäure** 93,2 mg + **Milchsäure** 93,2 mg	4,01/10 ml	**Geeignet** bei Hühneraugen. → Seite 110
Lebewohl Hühneraugen-Pflaster	**Salizylsäure** 19,25 mg + **Milchsäure** 0,671 mg	1,85/3 Stück	
Lebewohl Hühneraugen-Pflaster extra stark Pflaster	**Salizylsäure** 22 mg + **Milchsäure** 0,671 mg	3,57/8 Stück	
Verrucid Lösung	**Salizylsäure** 100 mg	10,98/10 ml	**Geeignet** bei Hühneraugen und Warzen. → Seite 109
VERRUKILL-ratiopharm Spray	**Dimethylether** keine Mengenangabe	15,45/50 ml	**Wenig geeignet** bei Warzen, weil die therapeutische Wirksamkeit nicht ausreichend nachgewiesen ist. Allenfalls als Therapieversuch bei gewöhnlichen Warzen an den Händen, wenn Salizylsäure nicht ausreichend wirksam war. Medizinprodukt. → Seite 108
WARTNER Fußwarzen-Spray	**Dimethylether** keine Mengenangabe	19,95/50 ml	**Wenig geeignet** bei Fußwarzen, weil die therapeutische Wirksamkeit nicht ausreichend nachgewiesen ist. → Seite 108
WARTNER Warzen-Spray Spray	keine Mengenangabe	18,95/50 ml	**Wenig geeignet** bei Warzen, weil die therapeutische Wirksamkeit nicht ausreichend nachgewiesen ist. Allenfalls als Therapieversuch bei gewöhnlichen Warzen an den Händen, wenn Salizylsäure nicht ausreichend wirksam war. Medizinprodukt. → Seite 108
Warz-ab N Lösung	**Salizylsäure** 100 mg	5,11/10 ml	**Geeignet** bei Hühneraugen und Warzen. → Seite 109
W-Tropfen Lösung	**Salizylsäure** 120 mg + **Milchsäure** 49 mg	4,52/11,5 g	**Geeignet** bei Hühneraugen. → Seite 110
WURZELTOD Spezial-Warzen-Pflaster Pflaster	**Salizylsäure** 7,5 mg	9,06/6 Stück	**Geeignet** bei Hühneraugen und Warzen. → Seite 109

Haarausfall

Haare und Frisur prägen in hohem Maße unser äußeres Erscheinungsbild. Wenn die Haare ausfallen, kann sich dadurch also das Aussehen erheblich verändern – mit entsprechend einschneidenden Folgen für das Selbstwertgefühl. Allerdings ist ein geringer täglicher Verlust an Haaren kein Grund zur Besorgnis – die Kopfhaut bildet ständig neue Haare und stößt alte ab. So bleiben normalerweise pro Tag etwa 100 Haare in Bürste oder Kamm hängen. Ob sich das bemerkbar macht, hängt mit davon ab, wie dicht der Haarwuchs von Natur aus ist. Bei vollem Haar fällt auch ein Verlust von mehr als 100 Haaren täglich nicht sonderlich auf, während er bei sehr schütterem Haar schon klar erkennbar ist.

Anzeichen und Beschwerden

Beim Kämmen oder Bürsten gehen auf dem ganzen Kopf einzelne Haare aus (diffuser Haarausfall). Fallen die Haare büschelweise aus und lassen rund abgegrenzte kahle Stellen zurück, spricht man vom »kreisrunden Haarausfall« (Alopezia areata).

Ursachen

Diffuser Haarausfall ist meist eine normale Alterserscheinung und keine Krankheit. Wenn sich bei jüngeren Männern an der Stirn »Geheimratsecken« oder auf dem Oberkopf eine Glatze bildet, ist das meist erblich bedingt. Häufig fallen die Haare vermehrt aus, wenn sich im Leben sehr einschneidende Veränderungen ereignen (Krankheit, Schwangerschaft, Stress, Berufswechsel, Todesfälle). Auch ein Eisenmangel (Anämie) kann vorübergehend Haarausfall verursachen.

Ebenso können Arzneimittel Haarausfall bedingen. Dazu gehören Medikamente bei Krebs oder Rheuma sowie Lipidsenker (bei erhöhten Cholesterinwerten), Betablocker und ACE-Hemmer (bei hohem Blutdruck), Lithium (bei Depressionen), Heparin (bei erhöhter Thrombosegefahr), Medikamente gegen HIV-Infektionen, Mittel gegen Epilepsie und Vitamin A (in Multivitaminpräparaten).

Bei Frauen können Hormonschwankungen dazu beitragen, dass sich die Haare lichten. Frauen, die viel männliche Geschlechtshormone (Androgene) bilden oder deren Haarwurzeln zu viele Bindestellen für männliche Hormone aufweisen, haben häufig dünnes, schütteres Haar. Das ist auch der Grund, warum bei Frauen in und nach den Wechseljahren die Haare etwas ausdünnen. Dann dominieren eher die männlichen Hormone, während die weiblichen zurückgehen, weil der Körper nur noch wenig Östrogene bildet.

Die Ursachen für kreisrunden Haarausfall lassen sich oft nicht ermitteln. Möglicherweise handelt es sich um eine fehlgeleitete Immunreaktion, bei der körpereigene Zellen die Haarwurzeln angreifen (Autoimmunerkrankung). Darüber hinaus können seelische Einflüsse eine Rolle spielen.

Allgemeine Maßnahmen

Eine geschickt geschnittene Frisur, ein Haarteil, eine Perücke können den Haarverlust kaschieren oder kahle Stellen verdecken.

Wann zum Arzt?

Wenn der Haarausfall wochenlang unvermindert anhält (mehr als 100 Haare pro Tag), sollten Sie einen Arzt aufsuchen.

Kreisrunden Haarausfall sollten Sie immer ärztlich abklären und behandeln lassen.

Behandlung mit Medikamenten

Ein Haarwasser mit Minoxidil (→ nachfolgend) ist bei androgenbedingtem Haarausfall mit Einschränkung geeignet, weil die Wirkung meist hinter den Erwartungen zurückbleibt und der Haarausfall sofort wieder weitergeht, wenn das Mittel abgesetzt wird. Über eine langfristige Anwendung und die damit verbundenen Risiken liegen noch zu wenige Daten vor.

Haarwasser mit Östrogen (→ Seite 115) soll den Haarwuchs anregen. Ob dies tatsächlich gelingt, ist jedoch bisher nicht ausreichend nachgewiesen, die Mittel sind deshalb wenig geeignet.

Anthroposophische, homöopathische und traditionell angewendete Mittel

Zu den meistgekauften Mitteln gehören auch *Pantovigar Kapseln* mit Thiaminnitrat, Calciumpantothenat, Saccharomyces cerevisiae-Trockenhefe, Cystin und Keratin. Dabei handelt es sich um ein Präparat, das von der Arzneimittelbehörde als »traditionell angewendet« zugelassen wurde. Solche Mittel lassen sich nach den Grundsätzen dieses Buches nicht bewerten und werden deshalb nicht näher besprochen. Allgemeine Informationen zu derartigen Mitteln finden Sie unter »Traditionell angewendete Mittel« (→ Seite 20).

Minoxidil

Regaine

Minoxidil ist ein Wirkstoff, der ursprünglich zur Blutdrucksenkung entwickelt wurde und dafür in Tablettenform auch eingesetzt wird, weil er stark gefäßerweiternd wirkt. In klinischen Studien konnte man jedoch beobachten, dass sich gleichzeitig der Haarwuchs verbessert, deshalb wurde ein Haarwasser mit Minoxidil entwickelt. Der Wirkmechanismus bei Haarausfall ist jedoch nicht genau bekannt. Möglicherweise wird die Haarwurzel besser durchblutet, denkbar ist auch, dass das Mittel die Neubildung von Blutgefäßen fördert, wodurch die Blutgefäße durchlässiger werden und mehr Wachstumsfaktoren im Gewebe vorhanden sind. Beides kommt auch dem Wachstum der Haarwurzel zugute.

Da Männer und Frauen verschiedene Dosierungen von Minoxidil benötigen, um die erwünschte Wirkung zu erreichen, gibt es das Mittel in zwei Varianten, eine für Männer mit 50 Milligramm Minoxidil pro Milliliter Haarwasser, eine für Frauen mit 20 Milligramm. Da Frauen nach den Studienergebnissen besser auf den Wirkstoff ansprechen, genügen bei ihnen schon geringere Mengen.

Das Mittel kommt vor allem infrage, wenn der Haarausfall durch einen Überschuss an männlichen Geschlechtshormonen (Androgene) bedingt ist oder die Haarfollikel auf diese empfindlicher reagieren. Minoxidil kann Haarausfall verlangsamen, sodass sich eine Glatze nur verzögert ausbildet, und regt zudem den Haarwuchs wieder an.

Die Erfolgsaussichten sind am besten, wenn der Haarausfall noch nicht lange besteht und nur kleine Kopfhautflächen betroffen sind. Häufig entspricht das Ergebnis jedoch nicht den subjektiven Erwartungen. Ein kosmetisch akzeptables Ergebnis findet sich nur bei etwa 10 bis 20 von 100 Behandelten. Wird das Mittel weggelassen, setzt der Haarausfall unvermindert wieder ein. Auch ist zu bedenken, dass sich Minoxidil eventuell nachteilig auf Herz und Kreislauf auswirken kann (schneller Herzschlag, Brustenge), was insbesondere bei einer Langzeitbehandlung bedeutsam ist. Über Behandlungszeiträume von mehr als einem Jahr liegen jedoch keine aussagekräftigen Daten vor. Deshalb ist Minoxidil bei Haarausfall nur mit Einschränkung geeignet.

Anwendung

Sie tragen zweimal täglich einen Milliliter Haarwasser auf die betroffenen Bereiche der trockenen Kopfhaut auf. Anschließend sollten Sie vier Stunden warten, bis die Haare wieder mit Wasser in Berührung kommen. Mehr als die empfohlene Menge dürfen Sie nicht verwenden, ganz unabhängig von der Größe der kahlen Stellen. Bei Männern sollte die Glatze jedoch nicht größer als 3 bis 10 Zentimeter im Durchmesser sein.

Es dauert etwa zwei (bei Männern) bis vier Monate (bei Frauen), bis der Behandlungserfolg sichtbar wird. Bessert sich der Haarausfall nach vier Monaten (bei Männern) beziehungsweise acht Monaten (bei Frauen) nicht nennenswert, sollte die Behandlung abgebrochen werden.

Achten Sie darauf, dass die alkoholhaltige Lösung nicht mit Augen, Schleimhäuten und Wunden in Berührung kommt, weil das Mittel dann auf der Haut brennt und diese reizt. Wenn es dennoch zu einem Kontakt kommt, das Mittel sofort mit reichlich Wasser abspülen.

Achtung

»Geheimratsecken« sollten nicht mit Minoxidil behandelt werden – für diese Form des Haarausfalls liegen keine Erfahrungen vor. Frauen sollten nicht die Lösung für Männer anwenden, um den Haarwuchs noch stärker zu fördern, weil dann die Gefahr besteht, dass an anderen Stellen des Körpers vermehrt Haare wachsen (z. B. im Gesicht).

Achten Sie darauf, dass Sie das Mittel beim Auftragen nicht einatmen. Es kann die Schleimhäute in den Atemwegen reizen und bei empfindlichen Personen Asthmaanfälle auslösen (z. B. bei Asthma, chronischer Bronchitis).

Wenn Sie das Haarwasser zusammen mit anderen Haarpflegeprodukten anwenden oder in gechlortem Wasser schwimmen gehen, können die Haare etwas heller werden. Bereits vorhandene Haare können dicker werden und vermehrt Farbstoffe einlagern, sodass sie dunkler erscheinen.

Gegenanzeigen

Unter folgenden Bedingungen dürfen Sie das Mittel nicht anwenden:

- Sie haben blutdrucksenkende Medikamente mit Minoxidil nicht vertragen.
- Der Haarausfall ist nicht hormonell bedingt.

Unter folgenden Bedingungen sollten Sie das Mittel nur nach Rücksprache mit einem Arzt anwenden:

- Sie haben eine Herz-Kreislauf-Erkrankung.
- Sie haben hohen Blutdruck und/oder erhalten aufgrunddessen blutdrucksenkende Medikamente.

Wechselwirkungen mit Medikamenten

Sie dürfen das Haarwasser nicht zusammen mit Arzneimitteln anwenden, die Sie ebenfalls auf der Kopfhaut anwenden und/oder die die Aufnahme von Medikamenten durch die Kopfhaut verstärken (z. B. harnstoff- oder salizylsäurehaltige Mittel).

Unerwünschte Wirkungen

▶ Keine Maßnahmen erforderlich

Aufgrund des Alkoholgehalts kann das Mittel die

Haut etwas austrocknen und reizen, sodass sie sich schuppt.
Insbesondere zu Beginn der Behandlung können vorübergehend vermehrt Haare ausfallen, weil sich Minoxidil auf den Haarwuchszyklus auswirkt. Gleichzeitig verstärkt sich aber auch der Haarwuchs, sodass dieser anfängliche Haarverlust innerhalb von wenigen Wochen wieder ausgeglichen ist.

▶ **Muss beobachtet werden**

Bei bis zu 1 von 1 000 Behandelten können sich auch an anderen Körperstellen vermehrt Haare bilden (z. B. im Gesicht). Wenn Sie das Mittel absetzen, verschwinden diese Härchen wieder.
Wenn das Mittel den Blutdruck senkt und Brustschmerzen, Schwindel, Schwächegefühl auftreten oder sich der Herzschlag beschleunigt, sollte die Behandlung abgebrochen werden. Das gilt auch, wenn Sie vermehrt Flüssigkeit einlagern (erkennbar an geschwollenen Händen und Füßen), wenn Sie aus unerklärten Gründen plötzlich an Gewicht zunehmen oder wenn sich die Kopfhaut anhaltend rötet und gereizt ist.
Bei 1 bis 10 von 100 Behandelten rötet sich die Haut, und es entsteht ein juckender Hautausschlag. Dann reagieren Sie vermutlich allergisch auf das Mittel, und Sie sollten es absetzen. Sind die Hauterscheinungen (→ Seite 14) einige Tage später nicht deutlich abgeklungen, sollten Sie einen Arzt aufsuchen.

▶ **Sofort zum Arzt**

In Einzelfällen ist es vorgekommen, dass sich auf der Haut große Blasen bilden, ähnlich wie bei einer Verbrennung. Ein solches »Stevens-Johnson-Syndrom« (→ Seite 14) ist sehr gefährlich und bedarf umgehend ärztlicher Behandlung.

Hinweise

Für Kinder und Jugendliche unter 18 Jahren

Mangels Erfahrungen sollte das Mittel bei ihnen nicht angewendet werden.

Für Schwangerschaft und Stillzeit

Sie dürfen das Haarwasser nicht anwenden.

Für ältere Menschen

Regaine Männer 5% Lösung ist nur für Männer zwischen 18 und 49 Jahren zugelassen, weil das Mittel in Studien nur an Männern dieser Altersgruppe geprüft wurde.

Östrogen

17-alpha-Estradiol
Ell-Cranell alpha, pantostin

Das in diesen Mitteln enthaltene, synthetisch hergestellte 17-alpha-Estradiol gehört zwar zu den Östrogenen, wirkt aber nur sehr schwach hormonell. Bedeutsamer ist die Wirkung als Hemmstoff für ein bestimmtes Enzym (5-alpha-Reduktase). Dieses ermöglicht die Umwandlung des männlichen Geschlechtshormons Testosteron in das wirksamere Dihydrotestosteron. Dieses Hormon, das bei Männern und Frauen gleichermaßen vorhanden ist, kann den Haarwuchs an den Haarwurzeln behindern und auf diese Weise Haarausfall fördern. Wird es gar nicht erst gebildet, weil 17-alpha-Estradiol dies blockiert, könnten auch wieder mehr Haare wachsen.
Obwohl einige Studien zu diesen Mitteln vorliegen, wurde bisher die therapeutische Wirksamkeit bei Haarausfall nicht ausreichend nachgewiesen. Die Haarwässer sind deshalb wenig geeignet. Denkbar ist ihre Anwendung allenfalls bei Männern und Frauen, bei denen ein hormonell bedingter (androgenetischer) Haarausfall stabilisiert werden soll.

Anwendung

Mit einer sichtbaren Wirkung können Sie frühestens nach ein bis zwei Monaten rechnen. Länger als ein Jahr sollten Sie das Mittel nicht anwenden.

Unerwünschte Wirkungen

▶ **Keine Maßnahmen erforderlich**

Der Alkoholanteil in dem Haarwasser kann dazu führen, dass die Kopfhaut sich rötet und brennt.

▶ **Muss beobachtet werden**

Wenn die Haut gerötet bleibt, juckt und sich zusätzlich Bläschen auf der Haut bilden, reagieren Sie vermutlich allergisch auf das Mittel. Dann sollten Sie es absetzen. Sind die Hauterscheinungen (→ Seite 14) einige Tage später nicht deutlich abgeklungen, sollten Sie einen Arzt aufsuchen.

Hinweise

Für Kinder und Jugendliche unter 18 Jahren

Bei Kindern und Jugendlichen bis 18 Jahre sollten Sie die Mittel nicht anwenden.

Für Schwangerschaft und Stillzeit

Über die Risiken einer Anwendung in Schwangerschaft und Stillzeit gibt es keine Erkenntnisse. Da die Mittel ohnehin als »wenig geeignet« erachtet werden, sollten Sie darauf verzichten.

Haarausfall

Handelsname Darreichungsform	**Zusammensetzung pro 1 ml/1 g oder wie angegeben bzw. pro abgeteilte Einheit**	**Unverb. Preis in Euro/kleinste Packung**	**Bewertung**
Ell-Cranell alpha 0,03 % Lösung	**17-alpha-Estradiol** 0,25 mg	21,99/100 ml	**Wenig geeignet** bei Haarausfall, weil bisher die therapeutische Wirksamkeit nicht ausreichend nachgewiesen wurde. → Seite 115
pantostin Lösung	**17-alpha-Estradiol** 0,25 mg	20,99/100 ml	**Wenig geeignet** bei Haarausfall, weil die therapeutische Wirksamkeit bisher nicht ausreichend nachgewiesen wurde. → Seite 115
Regaine Frauen **Regaine Männer** Lösung	**Minoxidil** 20 mg 50 mg	29,90/60 ml 45,60/60 ml	**Mit Einschränkung geeignet** bei androgenetischem Haarausfall. Das Behandlungsergebnis ist häufig nicht zufriedenstellend. Die Wirkung auf den Haarwuchs hält nur so lange vor, wie das Mittel angewendet wird. Wegen unzureichender Daten sind die Risiken einer Dauerbehandlung noch nicht zu beurteilen. → Seite 113

Hinweise zu den Tabellenspalten → Seite 32, zur Auswahl der Arzneimittel → Seite 27, zur Grundlage der Bewertung → Seiten 27, 31

Läusebefall

Trotz guter hygienischer Bedingungen kommt es immer wieder vor, dass sich auch hierzulande Läuse verbreiten. Vor allem Kindergärten und Schulen sind betroffen, meist mehrmals jährlich, insbesondere im Herbst und Winter, wenn die Kinder Mützen und Jacken tragen.
Kopfläuse befallen – wie der Name schon sagt – die Haare am Kopf. Die graubraunen Läuse sind zwei bis drei Millimeter groß und ernähren sich vom Blut aus der Kopfhaut. Auf dem Kopf können Läuse etwa einen Monat überleben. Die Weibchen legen in dieser Zeit jeweils bis zu 150 klebrige Eier (Nissen), die sie in Kopfnähe (mit einem Abstand von weniger als einem Zentimeter zur Kopfhaut) an die Haare heften. Nach ein bis zwei Wochen schlüpfen daraus gelblich-weiße Larven, die eine Woche später geschlechtsreif sind und bis dahin nicht wandern. Erst wenn sie ausgewachsen sind, gehen sie auf Wanderschaft und können dann auch andere Personen befallen. Ohne Wirtsperson können erwachsene Läuse zwei, ausnahmsweise auch drei Tage überleben, ohne Blut zu saugen.
Filzläuse sind im Unterschied zu Kopfläusen gelblich gefärbt und rund. Sie nisten sich in Scham-, Brust- und Achselhaaren ein.

Anzeichen und Beschwerden

Der Speichel der Läuse verursacht einen starken Juckreiz, weshalb die Haut häufig blutig gekratzt wird. Teilweise schuppt sie auch und entzündet sich, bei Kopfläusen vor allem hinter den Ohren und im Nacken. Läuse übertragen aber keine Krankheitserreger.
Manchmal dauert es Wochen oder Monate, bis die Beschwerden deutlich werden. In dieser Zeit können die Läuse bereits auf viele Menschen übergegangen sein.

Ursachen

Ein Befall mit Kopfläusen ist kein Zeichen mangelnder Hygiene. Kopfläuse verbreiten sich auch bei sorgfältiger Körperpflege, wenn ein mit Nissen besetztes Haar einer anderen Person auf die Kleidung gerät, oder auch über Kämme, Bürsten, Mützen, Schals oder Kapuzen von mit Läusen befallenen Menschen. Kinder wissen oft nicht, dass sie Läuse haben, und so kann eine ganze Schulklasse oder ein ganzer Kindergarten innerhalb weniger Tage durch ein einziges Kind angesteckt werden.
Dies geschieht besonders leicht, wenn die Kinder auf engem Raum spielen, die Köpfe zusammenstecken oder enggedrängt in öffentlichen Verkehrsmitteln stehen. Eine Übertragung ist auch denkbar, wenn sie Mützen, Fahrradhelme oder Schals untereinander tauschen, in denen sich mit Läusen befallene Haare verstecken.
Filzläuse werden über Körperkontakt oder beim Geschlechtsverkehr übertragen, manchmal auch durch Kleidungsstücke oder Bettwäsche, in der sie sich einige Tage lang auch ohne Wirt halten können.

Vorbeugung

Halten Sie Ihre Kinder dazu an, Bürsten, Kämme, Mützen, Fahrradhelme und Schals nicht mit anderen Kindern zu tauschen und tun Sie das auch selbst nicht. Eine nach unten offene, nach oben verschlossene Plastikhülle über Jacke oder Mantel kann in Schule oder Kindergarten vor einer Übertragung der Läuse an der Garderobe schützen. Auch Kopftücher können dazu beitragen, dass die Läuse nicht von einem zum anderen wandern.

Allgemeine Maßnahmen

Treten Kopfläuse bei einem Kindergarten-, Hort- oder Schulkind auf, müssen die Läuse mit einer als wirksam geltenden Behandlung sicher abgetötet werden, bevor das Kind diese Einrichtungen wieder besuchen darf. Außerdem müssen die Haare mit einem Nissenkamm sorgfältig ausgekämmt werden, um möglichst alle Nissen vollständig zu entfernen. Am geeignetsten sind Nissenkämme aus Metall, weil deren Zinken nicht abbrechen. Der Abstand zwischen den Zinken sollte kleiner als 0,3 Millimeter sein .

Kontrollieren Sie täglich bei sämtlichen Kontaktpersonen, ob Läuse »übergewandert« sind.

Es versteht sich von selbst, dass ein Kontakt mit den von Läusen befallenen Haaren vermieden werden sollte. Benutzte Bürsten und Kämme legen Sie zehn Minuten lang in 60 °C heißes Wasser oder übergießen sie – wenn es das Material erlaubt – mit kochendem Wasser und lassen sie zehn Minuten darin liegen.

Bei Kopflausbefall ist es sinnvoll, am Tag der Behandlung die Bettwäsche abzuziehen und bei mindestens 60 °C zu waschen. Nur noch in besonderen Fällen, etwa bei besonders starkem Läusebefall, wird empfohlen, auch Mützen und Schals, anderweitig benutzte Decken und Kopfkissen sowie Kuscheltiere bei mindestens 60 °C zu waschen, für zwei Wochen in einem verschließbaren Plastikbeutel aufzubewahren oder für einen Tag einzufrieren.

Bei Filzläusen empfiehlt es sich, Unterwäsche, Handtücher und Bettwäsche jeden Tag zu wechseln und bei mindestens 60 °C zu waschen, bis sicher ist, dass die Läuse vernichtet sind. Textilien, die keine Hitze vertragen, müssen in einem gut verschließbaren Plastiksack mindestens sechs Wochen bei Zimmertemperatur aufbewahrt werden. Auf diese Weise werden die Läuse und deren Larven ausgehungert. In kühleren Jahreszeiten dürfen Sie den Plastiksack nicht im Freien (Balkon, Terrasse) aufbewahren, weil die Läuse bei niedrigen Temperaturen in eine Kältestarre fallen. Sobald Sie die Sachen dann wieder in Zimmerwärme bringen, erwachen die Läuse zu neuem Leben. Nur wenn Sie die Gegenstände in einem gut verschlossenen Plastiksack ein bis zwei Tage in die Tiefkühltruhe (bei mindestens minus 10 °C) legen, sterben die Läuse auch in der Kälte ab.

Wann zum Arzt?

Wenn die Läuse nach ein bis zwei Behandlungsversuchen nicht verschwunden sind, sollten Sie einen Arzt aufsuchen.

Für Kinder bis zum vollendeten zwölften Lebensjahr oder für Jugendliche mit Entwicklungsstörungen bis zum vollendeten 18. Lebensjahr sind *NYDA*, *EtoPril* und *Jacutin Pedicul Fluid* und *PARANIX ohne Nissenkamm* verordnungs- und erstattungsfähig.

Behandlung mit Medikamenten

Grundsätzlich müssen alle Personen behandelt werden, bei denen geschlechtsreife Läuse oder Larven gefunden wurden oder bei denen Läuseeier (Nissen) am Haarschaft in unmittelbarer Nähe zur Kopfhaut kleben (weniger als ein Zentimeter Abstand). Pyrethrumähnliche Läusemittel (→ Seite 121) vernichten Läuse mitsamt ihren Larven meist schnell und zuverlässig und sind deshalb zur Behandlung geeignet.

Seit einigen Jahren stehen auch Präparate mit Kokosöl (→ Seite 119), Dimeticon (→ Seite 118), Oxyphthirine (→ Seite 120) oder anderen Kombinationen (→ Seite 123) wie beispielsweise Mischungen aus verschiedenen natürlichen Ölen zur Verfügung. Angesichts der zunehmenden Resistenz der Läuse gegen chemische Wirkstoffe ist es zu begrüßen, dass solche Mittel vermehrt im Handel sind. Allerdings haben diese Präparate diverse Nachteile, die es noch nicht erlauben, sie für eine breite Anwendung zu empfehlen.

Die genannten Mittel sind aufgrund ihrer physikalischen Wirkweise nicht als Arzneimittel, sondern als Medizinprodukte (→ Seite 21) im Handel, für die andere Zulassungsbestimmungen gelten. Zwar liegen Laboruntersuchungen vor, die zeigen, dass die Mittel in der Lage sind, Läuse abzutöten. Aussagekräftige Studien an Menschen, die die therapeutische Wirksamkeit für Deutschland nachweisen, fehlen jedoch. Die Hersteller von *EtoPril* und *NYDA* haben zwar Studien vorgelegt, in denen die Mittel im Vergleich zu Pyrethrinen getestet wurden. Da jedoch alle Studien im Ausland stattfanden, wo andere Ausgangsbedingungen herrschen, ist eine Übertragung der Ergebnisse auf hiesige Verhältnisse nicht ohne weiteres möglich. Mit den bisher vorliegenden Daten bleibt unklar, ob dimeticonhaltige Mittel hierzulande an die Wirksamkeit der chemischen Insektizide heranreichen. Diese Präparate sind mit Einschränkung geeignet. Sie können angewendet werden, wenn Mittel mit Permethrin oder Pyrethrumextrakt nicht infrage kommen.

Für *PARANIX* wurde in einer Studie in Großbritannien zwar gezeigt, dass sich Läuse damit besser abtöten lassen als mit Permethrin, aber auch diese Studienergebnisse sind nicht ohne weiteres auf Deutschland übertragbar. Das Mittel enthält mit Ylang-Ylang-Öl zudem einen Duftstoff, der häufig Allergien auslöst, und ist deshalb wenig geeignet.
Alle anderen Mittel sind ebenfalls wenig geeignet, weil sich ihre therapeutische Wirksamkeit nicht beurteilen lässt. Entweder fehlen jegliche Studien, oder sie sind nicht vollständig veröffentlicht oder nicht aussagekräftig genug. Auch lässt sich nicht einschätzen, ob die Kombination der verschiedenen Wirkstoffe tatsächlich sinnvoll ist.
Der Wirkstoff Allethrin (→ Seite 122) in *Jacutin Pedicul Spray* gehört zur Gruppe der Insektenvernichtungsmittel und ist gegen Läuse wirksam. Das Mittel ist allerdings nur als Spray im Handel. Bei der Anwendung besteht die Gefahr, dass sich der Wirkstoff als Tröpfchennebel unkontrolliert im Raum verteilt und eingeatmet wird, was das Risiko für unerwünschte Wirkungen beträchtlich erhöht. Deshalb ist dieses Mittel wenig geeignet.
Auf der Entwesungsliste des Bundesamtes für Verbraucherschutz und Lebensmittelsicherheit sind Schädlingsbekämpfungsmittel genannt, die bei behördlich angeordneten Behandlungen durch die Gesundheitsämter genutzt werden dürfen. Aus unserer Auswahl gehören dazu: *Goldgeist forte, InfectoPedicul, Jacutin Pedicul Fluid, Jacutin Pedicul Spray, mosquito LäuseShampoo* und *NYDA*.

Dimeticon

EtoPril, Jacutin Pedicul Fluid

EtoPril besteht aus einer Mischung von zwei Silikonölen: Dimeticon, das als Wirkstoff deklariert ist und eine höhere Viskosität hat als das als Trägersubstanz bezeichnete Cyclomethicon. Letzteres verbessert die »Kriecheigenschaften« des Öls, sodass die Lösung gut in die Körperöffnungen der Läuse eindringen kann. Cyclomethicon ist leicht flüchtig, es verdampft nach dem Auftragen langsam an der Luft, sodass Dimeticon zurückbleibt und die Läuse umhüllt. Dadurch werden deren Atemöffnungen verstopft, und die Läuse ersticken. Das Silikonöl ummantelt auch die an den Haaren haftenden Nissen. Die darin wachsenden Larven ersticken und können nicht mehr ausreifen und schlüpfen. Da es einige Zeit dauert, bis die Atemöffnungen wirklich komplett verschlossen sind, muss die Lösung acht Stunden auf den Haaren verbleiben.
Jacutin Pedicul Fluid enthält reines Dimeticon, für das andere Anwendungsempfehlungen gelten. Das Wirkprinzip ist aber das gleiche. Beide Mittel sind als Medizinprodukte (→ Seite 21) zugelassen, nicht als Arzneimittel.
Nachdem Laboruntersuchungen gezeigt hatten, dass Dimeticon Läuse zuverlässig abtöten kann, liegt nun eine klinische Studie zu *EtoPril* vor. Sie stammt aus England und vergleicht die Wirksamkeit von *EtoPril* mit der eines pyrethrumähnlichen Läusemittels, das als Insektizid wirkt. Solche Mittel waren bislang die einzig zuverlässigen Läusekiller, haben aber den Nachteil, dass sie als Insektizide die Nerven schädigen können, vor allem bei zu häufiger und nicht fachgerechter Anwendung. Außerdem besteht das Risiko, dass die Läuse gegen die Mittel resistent werden. Beide Probleme gibt es mit Dimeticon nicht. Die Studie war also darauf angelegt, herauszufinden, ob Dimeticon auch in der Anwendung am Menschen zuverlässig Läuse abtötet und hierin dem Insektengift ebenbürtig ist.
Das gelang nicht ganz, denn bei bis zu 30 Prozent der damit Behandelten versagte Dimeticon. Worauf das zurückzuführen ist, ist noch unklar. Aber auch bei dem Insektengift gab es eine Reihe von Probanden, bei denen das Mittel nicht mehr wirkte. Es ist bekannt, dass in England Läuse bereits gegen die Anwendung von Insektiziden unempfindlich geworden sind, weil die Mittel falsch oder zu häufig eingesetzt wurden. Möglicherweise war dies auch der Grund, warum das Insektizid in der Studie nicht überzeugend wirkte.
Auf Deutschland sind diese Ergebnisse nicht ohne weiteres übertragbar, weil die Resistenzlage in England anders ist als in Deutschland. Um den Stellenwert von Dimeticon bei der Behandlung von Läusebefall in Deutschland endgültig zu bestimmen, bedarf es daher einer Studie, die zeigt, dass Dimeticon und Insektizide hierzulande in ihrer Wirksamkeit mindestens gleichwertig sind. Mittel mit Dimeticon sind daher bis auf weiteres mit Einschränkung geeignet.
Ein Behandlungsversuch mit Dimeticon ist auf jeden Fall sinnvoll, wenn trotz sorgfältiger und korrekter Anwendung der pyrethrumähnlichen Mittel (→ Seite 121) und trotz konsequenter Vorbeugemaßnahmen immer wieder Läuse auftreten. Auch wenn chemische Mittel aus Gründen der Verträglichkeit und des Umweltschutzes abgelehnt werden, sind die dimeticonhaltigen Mittel eine Alternative. Es ist jedoch

strikt darauf zu achten, dass die Anwendungshinweise genau eingehalten werden.

Anwendung

EtoPril massieren Sie in die trockenen Haare ein, bis diese ganz benetzt sind und belassen es mindestens acht Stunden auf den Haaren (z. B. über Nacht, am besten unter einer Duschhaube). Bei etwa 10 Zentimeter langem, glattem Haar genügen 25 Milliliter, bei längerem oder lockigem Haar brauchen Sie entsprechend mehr davon. Nach der Einwirkzeit waschen Sie das Mittel mit normalem Shampoo aus. Auch wenn der Hersteller angibt, dass ein zusätzliches Auskämmen der Haare mit einem Nissenkamm nicht notwendig ist, empfiehlt sich dieses dennoch, um die Nissen und Läuse wirklich vollständig zu entfernen.

Jacutin Pedicul fluid massieren Sie ebenfalls in die trockenen Haare ein, sodass diese vollständig von dem Mittel durchtränkt sind. Bei kurzem, glattem Haar genügen hierfür 25 bis 50 Milliliter, bei langem oder lockigem Haar brauchen Sie bis zu 100 Milliliter. Der Hersteller gibt an, dass die Haare bereits nach zehn Minuten wieder mit Shampoo gewaschen werden können. Diese Angabe beruht auf Ergebnissen von Laboruntersuchungen an Läusen. Wenn sie auch für die Anwendung am Menschen gelten soll, muss das Mittel in ausreichender Menge auf die Haare aufgebracht worden sein. Nach dem Auswaschen müssen Sie die Haare sorgfältig mit einem engzinkigen Metall-Nissenkamm auskämmen.

Eto Pril, Jacutin Pedicul fluid: Achten Sie darauf, dass Sie die feinst in der Luft verteilten Öltröpfchen während des Auftragens nicht einatmen, und lüften Sie den Raum gut, bevor Sie die Haare an der Luft trocknen lassen.

Kontrollieren Sie die Kopfhaut eine Woche nach der Behandlung täglich auf erneuten Läusebefall. Acht bis zehn Tage nach der ersten Anwendung müssen Sie die Prozedur auf jeden Fall wiederholen, um möglicherweise nicht abgetötete Nissen und nachträglich geschlüpfte Larven abzutöten.

Achtung

Achten Sie darauf, dass die Mittel nicht mit den Augen in Kontakt kommen, weil sie die Bindehaut reizen können. Ist dennoch etwas davon ins Auge geraten, spülen Sie es mit reichlich Wasser sofort ab.

EtoPril: Sorgen Sie dafür, dass während der Behandlung keine Feuerquelle im Raum vorhanden ist (Elektrostrahler mit glühenden Heizstäben, Toaster, Gas-Durchlauferhitzer, Föhn, Zigaretten, Kerzen). Das Mittel ist feuergefährlich, und es ist bereits vorgekommen, dass Kinder in Flammen standen, weil sich das Mittel durch Funkenflug auf dem Kopf entzündet hat.

Unerwünschte Wirkungen

▶ **Keine Maßnahmen erforderlich**

Die Kopfhaut kann sich vorübergehend röten und leicht brennen.

▶ **Muss beobachtet werden**

Wenn sich die Kopfhaut dauerhaft rötet und sich ein Ausschlag bildet, ist dies vermutlich Zeichen einer Allergie. Brechen Sie die Behandlung dann ab und waschen Sie das Mittel gut aus den Haaren aus. Anschließend müssen Sie die Läuse mit einem anderen Mittel bekämpfen. Sind die Hauterscheinungen (→ Seite 14) einige Tage später nicht deutlich abgeklungen, sollten Sie einen Arzt aufsuchen.

Hinweise

Für Kinder und Jugendliche unter 18 Jahren

Säuglinge und Kleinkinder ab sechs Monate können mit diesem Mittel behandelt werden.

Für Schwangerschaft und Stillzeit

Sie können das Mittel anwenden. Es bestehen keine Risiken für das Ungeborene oder den Säugling.

Kokosöl

Aesculo Gel »L«, PEDICUSTAD

Kokosöl soll die Atemöffnungen der Läuse verstopfen und auf diese Weise die Insekten abtöten. Zusätzlich soll es die Kittsubstanz auflösen, mit der die Läuseeier (Nissen) an den Haaren haften, sodass sich die Nissen besser auskämmen lassen. Da keine aussagekräftige Studie zur Anwendung am Menschen vorliegt, lässt sich die therapeutische Wirksamkeit der Mittel nicht beurteilen, sie sind deshalb bei Läusebefall wenig geeignet. Beide Präparate sind als Medizinprodukt (→ Seite 21) zugelassen, nicht als Arzneimittel.

Anwendung

Aesculo Gel: Vor der Anwendung müssen Sie die Flasche gut schütteln und das Mittel auf die feuchten Haare auftragen. Die Menge richtet sich nach der Haarlänge. Bei sehr langem und dichtem Haar sind bis zu 100 Milliliter erforderlich. Die Flüssigkeit muss eine Stunde einwirken und kann dann mit Shampoo ausgewaschen werden. Anschließend müssen Sie die Haare mit einem Metall-Nissenkamm gründlich aus-

kämmen, um die an den Haaren haftenden Läuseeier (Nissen) zu entfernen.
Die Behandlung müssen Sie nach drei bis fünf Tagen sowie ein weiteres Mal nach acht bis zehn Tagen wiederholen, um auch diejenigen Läuse zu erwischen, die bei der ersten Behandlung noch nicht abgetötet worden sind.

PEDICUSTAD: Zunächst müssen Sie die Haare einmal mit dem Shampoo waschen. Danach wird eine größere Menge (50 Milliliter) des Shampoos auf die handtuchfeuchten Haare verteilt, sodass sämtliche Haare und mit ihnen Läuse und Nissen vollständig umhüllt werden. Massieren Sie das Shampoo gründlich ein, bis ein fester Schaum entstanden ist. Achten Sie dabei darauf, dass besonders die Bereiche an den Ohren und im Nacken gut bedeckt sind. Decken Sie die Haare mit einer Duschhaube ab und lassen Sie das Mittel etwa eine halbe Stunde einwirken. Danach die Haare gut ausspülen und den Vorgang wiederholen. Nach dem zweiten Auswaschen müssen die Haare Strähne für Strähne mit dem Nissenkamm durchgekämmt werden.
Die ganze Prozedur müssen Sie nach acht bis zehn Tagen wiederholen. Zwischendurch sollten Sie die Haare aber regelmäßig mit dem Nissenkamm durchkämmen. Stellen Sie dabei fest, dass erneut Läuse vorhanden sind, ist die Behandlung sofort zu wiederholen.

Achtung

Achten Sie darauf, dass Gel oder Shampoo nicht mit den Augen in Kontakt kommen, weil beide die Bindehaut reizen können. Ist dennoch etwas ins Auge geraten, spülen Sie es mit reichlich Wasser sofort ab.

Unerwünschte Wirkungen

▶ **Keine Maßnahmen erforderlich**

Das Mittel kann die Kopfhaut reizen.

▶ **Muss beobachtet werden**

Wenn sich die Kopfhaut rötet und sich ein Ausschlag bildet, ist dies vermutlich Zeichen einer Allergie. Brechen Sie die Behandlung dann ab und waschen Sie das Mittel gut aus den Haaren aus. Damit die Läuse verschwinden, müssen Sie anschließend ein anderes Präparat verwenden. Sind die Hauterscheinungen (→ Seite 14) einige Tage später nicht deutlich abgeklungen, sollten Sie einen Arzt aufsuchen.

Hinweise

Für Kinder und Jugendliche unter 18 Jahren

Beide Mittel können Sie bei Kindern anwenden, das Shampoo bei Säuglingen ab dem dritten Lebensmonat.

Für Schwangerschaft und Stillzeit

Sie können das Mittel anwenden. Es bestehen keine Risiken für das Ungeborene oder den Säugling.

Oxyphthirine

Liberalice DUO LP-PRO

Dieses Mittel enthält den Wirkstoff Oxyphthirine, ein Gemisch aus Triglyzeriden und Lipid-Estern. Ähnlich wie Dimeticon soll das Öl-in-Wasser-Gemisch die Atemöffnungen der Läuse verschließen, sodass diese ersticken. Zudem soll das Mittel die am Haar festgeklebten Nissen ablösen, damit sie sich mit dem Nissenkamm besser entfernen lassen.
Es liegen bislang keine Studien vor, die nachweisen, dass *Liberalice DUO* mindestens so wirksam ist wie die sonst gegen Läuse eingesetzten Mittel. Dazu gehören Insektizide oder das als insektizidfreie Alternative anwendbare Dimeticon, dessen Wirksamkeit besser belegt ist als die von Oxyphthirine.
Zwar wurde in Laboruntersuchungen eine gute läuse- und nissenabtötende Wirkung von *Liberalice* gefunden, es ist aber unklar, ob – wie vom Hersteller angegeben – beim Menschen eine einmalige Anwendung tatsächlich genügt, um die Läuse und Nissen zuverlässig abzutöten. Dafür sind weitere unabhängige Untersuchungen nötig. Das Mittel ist deshalb bei Läusebefall wenig geeignet.

Anwendung

Sie tragen das Mittel vorzugsweise am Abend sorgfältig auf das gesamte trockene Kopfhaar auf, bis das Haar gut durchfeuchtet ist.
Der Inhalt einer Flasche reicht in etwa für die Anwendung bei einer Person mit längeren Haaren. Achten Sie darauf, dass das Mittel nicht mit Mund, Nase, Augen oder anderen Schleimhäuten in Berührung kommt, weil es diese stark reizen kann.
Bürsten Sie die Haare dann einmal gut durch (Bürste anschließend mit kochendem Wasser übergießen und 10 Minuten im heißen Wasser belassen), binden Sie die Haare zu einem Knoten zusammen und gehen Sie so schlafen. Die Haare nicht mit einer Duschhaube oder einem Kopftuch abdecken. Am nächsten Morgen waschen Sie die Haare gründlich aus und kämmen sie mit einem Nissenkamm gut durch, um alle Nissen zu entfernen.

Im Gegensatz zu den Empfehlungen des Herstellers ist eine zweite Anwendung nach acht bis zehn Tagen erforderlich. Es können immer noch lebensfähige Nissen und Larven im Haar verblieben sein, die dann erneut zu einem massiven Läusebefall führen können.

Hinweise

Für Kinder und Jugendliche unter 18 Jahren

Der Hersteller gibt an, dass das Mittel bei Kindern ab sechs Monate eingesetzt werden kann.

Pyrethrumähnliche Läusemittel

Permethrin
- InfectoPedicul

Pyrethrum
- Goldgeist forte

Diese Mittel enthalten natürliche oder synthetische Wirkstoffe aus Chrysanthemenblüten, die als Insektizide wirken.

Der synthetische Wirkstoff Permethrin ist ein starkes Insektizid, seine Wirkung hält lange vor – das hat Vor- und Nachteile. Der Vorteil ist, dass Permethrin Läuse mitsamt den Larven meist schnell und zuverlässig abtötet. Der Nachteil besteht darin, dass aufgrund der langen Wirkdauer von Permethrin Wirkstoffreste in niedriger Konzentration in den Haaren oder auf der Kopfhaut verbleiben können, auch wenn die Behandlung schon abgeschlossen ist. In dieser Zeit können Nissen schlüpfen, die die erste Behandlung überlebt haben. Diese neu geschlüpften Larven werden mit den niedrig konzentrierten Permethrin-Resten nicht mehr sicher abgetötet, sondern möglicherweise sogar unempfindlich (resistent) gegen den Wirkstoff.

Ein weiterer Nachteil ist, dass Permethrin leicht durch die Haut in den Blutkreislauf aufgenommen wird und so das Risiko für unerwünschte Wirkungen erhöhen kann.

Aus diesen Gründen ist das Mittel nur unter strikter Beachtung der Gebrauchsinformation und ausschließlich dann anzuwenden, wenn tatsächlich Kopfläuse vorhanden sind, und nicht etwa vorbeugend, wenn bei anderen Kindern Läuse aufgetreten sind. Unter diesen Voraussetzungen ist das Mittel geeignet.

Pyrethrum, der Wirkstoff in *Goldgeist forte*, wird aus Chrysanthemenblüten gewonnen und ist ein natürliches Pyrethrin. Es wird schneller abgebaut als die synthetischen Wirkstoffe Permethrin und Allethrin, weshalb das Risiko für unerwünschte Wirkungen (vor allem Nervenschäden) geringer ist als bei den synthetischen Wirkstoffen. Bis Mitte 2006 enthielt *Goldgeist forte* zusätzlich zu Pyrethrum die Wirkstoffe Piperonylbutoxid, Chlorocresol (Desinfektionsmittel) und Diethylenglykol (Lösungsmittel). Diese drei Substanzen sind jetzt nicht mehr als Wirkstoffe deklariert, sondern als Hilfsstoffe. Das Produkt gilt deshalb als Monopräparat und ist somit zur Behandlung geeignet, wenn die Anwendungshinweise strikt beachtet werden. Der Zusatz von Chlorocresol kann jedoch weiterhin Allergien begünstigen.

Anwendung

Kopfläuse: Sie durchtränken die Haare mit der Flüssigkeit und verreiben das Mittel gut auf der Kopfhaut. Bei langem Haar müssen Sie etwa 50 Milliliter *InfectoPedicul* anwenden, bei kurzem Haar genügen 25 Milliliter. Bei *Goldgeist forte* sind etwa 75 Milliliter erforderlich, wenn lange Haare behandelt werden sollen, bei kurzem Haar reichen 30 bis 35 Milliliter. Damit Ihre Hände mit der Flüssigkeit nicht in Berührung kommen, sollten Sie Plastikhandschuhe tragen. Achten Sie darauf, dass das Mittel nicht mit Mund, Nase, Augen oder anderen Schleimhäuten in Berührung kommt, weil es diese stark reizen kann.

Den Haaransatz an Stirn und Nacken sowie hinter den Ohren müssen Sie besonders sorgfältig bearbeiten, weil sich die Läuse dort gern sammeln. Beginnen Sie mit der Behandlung außen und arbeiten Sie sich langsam zur Kopfmitte vor. Anschließend lassen Sie die Flüssigkeit 30 bis 45 Minuten lang trocknen und waschen die Haare dann mehrmals gründlich mit klarem, warmem Wasser aus. Damit keine Läuse oder Nissen hängen bleiben, kämmen Sie die Haare anschließend Strähne für Strähne mit einem engzinkigen Kamm durch. Solche speziellen Nissenkämme (am besten aus Metall) erhalten Sie in Apotheken. Anschließend sollten Sie die Haare drei Tage lang nicht mit Shampoo waschen.

Eine einmalige Anwendung der Mittel kann ausreichen, es ist aber nicht sicher, dass die Läuse damit hundertprozentig weg sind. Deshalb sollten Sie die Behandlung in jedem Fall nach acht bis zehn Tagen noch einmal wiederholen. Kämmen Sie sicherheitshalber in den nachfolgenden Tagen weiterhin die Haare sorgfältig aus – auch bei den Kontaktpersonen. Falls trotzdem immer noch Läuse oder Nissen vorhanden sind, ist es ratsam, ein Mittel mit einem anderen Wirkstoff anzuwenden. Möglicherweise sind die Läuse gegen das zuerst verwendete Mittel bereits resistent.

Filzläuse: Sie behandeln die gesamte behaarte Genitalregion wie bei Kopfläusen beschrieben. Wenn der gesamte Körper stark behaart ist, müssen Sie nachsehen, ob sich die Läuse auch auf Bauch, Brust, Armen, Beinen oder in den Achselhöhlen – bei Kindern in Wimpern und Augenbrauen – angesiedelt haben.

Achtung

Lüften Sie nach der Behandlung den Raum gründlich. Sorgen Sie dafür, dass während der Behandlung keine Feuerquelle im Raum vorhanden ist (Elektrostrahler mit glühenden Heizstäben, Toaster, Gas-Durchlauferhitzer, Föhn, Zigaretten, Kerzen). Die Mittel sind feuergefährlich, und es ist bereits vorgekommen, dass Kinder in Flammen standen, weil sich das Mittel durch Funkenflug auf dem Kopf entzündet hat.

Wenn Sie ein Aquarium oder Terrarium haben, sollten Sie Abstand dazu halten, weil die Mittel auch für Fische und Reptilien giftig sind.

Unerwünschte Wirkungen

▶ **Keine Maßnahmen erforderlich**

Die mit dem Mittel behandelte Haut kann sich röten, brennen, prickeln, jucken. Solche Symptome verschwinden meist nach ein bis zwei Stunden wieder.

Goldgeist forte: Dieses Mittel kann die Haut stark austrocknen.

▶ **Muss beobachtet werden**

Falls die Haut weiterhin gerötet bleibt, juckt und sich ein Hautausschlag mit Bläschen bildet, reagieren Sie vermutlich allergisch auf das Mittel. Dann sollten Sie es absetzen und die Haare mit Shampoo gründlich auswaschen. Die Läuse müssen Sie anschließend mit einem anderen Mittel bekämpfen. Sind die Hauterscheinungen (→ Seite 14) einige Tage später nicht deutlich abgeklungen, sollten Sie einen Arzt aufsuchen.

Goldgeist forte: Wenn sich die Bindehaut entzündet, Sie lichtscheu werden und/oder die Augenlider anschwellen, sollten Sie das Mittel nicht weiter verwenden und die Haare mit Shampoo gründlich auswaschen. Die Läuse müssen Sie anschließend mit einem anderen Mittel bekämpfen. Haben sich diese Beschwerden nach zwei Tagen nicht wieder gelegt, sollten Sie einen Arzt aufsuchen.

▶ **Sofort zum Arzt**

Wenn starker Hautausschlag, Juckreiz, Herzrasen, Atemnot, Schwäche und Schwindel auftreten, müssen Sie die Anwendung sofort abbrechen und unverzüglich den Notarzt (Telefon 112) rufen, weil es sich um eine lebensbedrohliche Allergie (→ Seite 14) handeln kann.

InfectoPedicul: Wenn Sie ein Kribbeln oder Taubheitsgefühle an Körper oder Gliedmaßen spüren, sollten Sie sofort einen Arzt aufsuchen. Es kann sich um durch Permethrin hervorgerufene Schädigungen des Nervensystems handeln.

Hinweise

Für Kinder und Jugendliche unter 18 Jahren

Säuglinge können ab dem dritten Lebensmonat mit diesen Mitteln behandelt werden. Bei ihnen sowie bei Kleinkindern ist jedoch besondere Vorsicht geboten. Kinder sollten damit generell nur unter ärztlicher Aufsicht behandelt werden.

Für Schwangerschaft und Stillzeit

Die Mittel können in die Haut eindringen und unerwünschte Wirkungen hervorrufen. In der Schwangerschaft sollten Sie diese nur anwenden, wenn allgemeine Maßnahmen oder ein Behandlungsversuch mit dem nicht verordnungspflichtigen Wirkstoff Dimeticon die Läuse nicht nachhaltig beseitigen konnten.

Auch während der Stillzeit sind diese Mittel nur nach Rücksprache mit einem Arzt anzuwenden. Sicherheitshalber sollten Sie während der Anwendung eine dreitägige Stillpause einlegen.

Kombination mit Allethrin

Allethrin + Piperonylbutoxid
Jacutin Pedicul Spray

Allethrin ist ein stark wirksames Nervengift, das Insekten abtötet. Piperonylbutoxid verhindert, dass sich das Mittel unter Lichteinwirkung zersetzt und unwirksam wird. In Kombination mit Piperonylbutoxid wirkt Allethrin stärker.

Obwohl das Mittel die Läuse zuverlässig abtötet, ist es wenig geeignet, denn es ist nur als Spray im Handel. Beim Einsprühen der Haare lässt es sich kaum vermeiden, dass sich die feinen Tröpfchen in der Luft verteilen und mit eingeatmet werden. Das kann Asthmaanfälle auslösen und das Risiko für unerwünschte Wirkungen, vor allem für Nervenschäden, erhöhen.

Anwendung

Sie dürfen den Spray nicht einfach auf den Haaren verteilen, sondern müssen Strähne für Strähne damit einsprühen. Bei kurzem Haar genügt pro Strähne ein einmaliger Sprühstoß, bei längerem Haar müssen Sie zweimal sprühen. Wenn Sie die Flasche dicht über der Kopfhaut halten und nach oben und zur Seite hin mit

der Hand abdecken, gelangt nicht so viel Sprühnebel in die umgebende Atemluft. Sicherheitshalber sollten Sie sich und der zu behandelnden Person einen Mundschutz umbinden (Baumwolltuch). Gelangt etwas von dem Sprühnebel versehentlich in die Augen, sollten Sie diese sofort mit reichlich Wasser spülen.
Nach 30 Minuten Einwirkzeit wird das Mittel mit einem normalen Shampoo mehrfach ausgewaschen.
Nach acht bis zehn Tagen müssen Sie die Behandlung wiederholen, um sicherzugehen, dass später geschlüpfte Larven noch abgetötet werden.
Auf geschädigte oder verletzte Haut dürfen Sie das Mittel nicht aufbringen. Auch müssen Sie darauf achten, dass es nicht mit Mund, Nase sowie anderen Schleimhäuten oder offenen Wunden in Berührung kommt.

Achtung

Lüften Sie nach der Behandlung den Raum gründlich. Sorgen Sie dafür, dass sich während des Einsprühens keine Feuerquelle im Raum befindet (Elektrostrahler mit glühenden Heizstäben, Toaster, Gas-Durchlauferhitzer, Föhn, Zigaretten, Kerzen, Kaminfeuer). Bisher ist es zwar noch nicht vorgekommen, dass sich das Mittel auf dem Kopf entzündet hat, aber vorsichtshalber sollten Sie diesen Hinweis dennoch beachten.
Wenn Sie ein Aquarium oder Terrarium haben, sollten Sie Abstand dazu halten, weil das Mittel auch für Fische und Reptilien giftig ist.

Gegenanzeigen

Wenn Sie oder die zu behandelnde Person Husten, Asthma oder eine andere Erkrankung der Atemwege haben, sollten Sie den Spray nicht verwenden, weil meist trotz aller Schutzmaßnahmen versehentlich Tröpfchen eingeatmet werden, die schwere Asthmaanfälle oder Atembeschwerden auslösen können.

Unerwünschte Wirkungen

▶ Keine Maßnahmen erforderlich

Die mit dem Mittel behandelte Haut kann sich röten, brennen, jucken, prickeln. Ein Risiko für Hautreizungen besteht vor allem bei Menschen mit sehr empfindlicher Haut, zum Beispiel bei blonden Kleinkindern.

▶ Muss beobachtet werden

Falls die Haut weiterhin gerötet bleibt, juckt und sich ein Hautausschlag mit Bläschen bildet, reagieren Sie vermutlich allergisch auf das Mittel. Dann sollten Sie es nicht weiter verwenden und die Haare mit Shampoo gründlich auswaschen. Die Läuse müssen Sie anschließend mit einem anderen Mittel bekämpfen.
Sind die Hauterscheinungen (→ Seite 14) einige Tage später nicht deutlich abgeklungen, sollten Sie einen Arzt aufsuchen. Das gilt auch, wenn Taubheitsgefühle oder ein Kribbeln auf der Haut nach zwei Tagen nicht verschwunden ist.
Wird der Sprühnebel versehentlich eingeatmet, kann dieser die Schleimhäute reizen und Atemnot, Asthmaanfälle, Übelkeit, Erbrechen oder Durchfall auslösen.

▶ Sofort zum Arzt

Wenn Sie ein Kribbeln oder Taubheitsgefühle an Körper oder Gliedmaßen spüren, sollten Sie sofort einen Arzt aufsuchen. Es kann sich um durch Allethrin hervorgerufene Nervenschäden handeln.

Hinweise

Für Kinder und Jugendliche unter 18 Jahren

Säuglinge sollten nicht mit dem Mittel behandelt werden. Auch bei Kleinkindern ist besondere Vorsicht geboten. Bei Kindern sollte das Mittel generell nur unter ärztlicher Aufsicht angewendet werden.

Für Schwangerschaft und Stillzeit

In den ersten drei Monaten der Schwangerschaft sowie in der Stillzeit dürfen Sie das Mittel nicht anwenden. Da es ohnehin als »wenig geeignet« erachtet wird, sollten Sie es sicherheitshalber auch im weiteren Verlauf der Schwangerschaft nicht anwenden.

Andere Kombinationen

Cocamido-propylbetain + Natrium-laurethsulfat + Sojabohnenöl
mosquito LäuseShampoo
Dimeticon + Jojobawachs + mittelkettige Triglyzeride
NYDA
Anisöl + Isopropylalkohol + Kokosöl + Ylang-Ylang-Öl
PARANIX

Diese Medizinprodukte (→ Seite 21) enthalten Öle, die die Läuse umhüllen, deren Atemöffnungen verstopfen und die Insekten auf diese Weise ersticken sollen. Sie ummanteln auch die an den Haaren haftenden Nissen. Dadurch sollen die darin wachsenden Larven nicht mehr ausreifen und schlüpfen. Die Öle – und in *mosquito LäuseShampoo* auch die waschaktiven Substanzen – lösen zusätzlich die Kittsubstanz, mit der die Nissen an den Haaren haften, sodass sie sich besser auskämmen lassen.
mosquito LäuseShampoo enthält Sojaöl und Kokosölderivate als Waschsubstanzen. Es liegen bislang keine

Studien vor, die die Anwendung dieses Mittels am Menschen dokumentieren und seine therapeutische Wirksamkeit ausreichend nachweisen. Es ist deshalb wenig geeignet. Der Hersteller empfiehlt, das Shampoo nicht nur bei nachgewiesenem Läusebefall, sondern auch vorbeugend einzusetzen. Es ist jedoch nicht erwiesen, dass diese Prophylaxe sinnvoll ist und andere Kontaktpersonen vor Läusebefall bewahrt. Sie erübrigt auch nicht die sorgfältige Kontrolle der Kontaktpersonen auf Läuse.

NYDA besteht aus einer Mischung aus zwei verschiedenen Silikonölen (Dimeticon): einem schwer flüchtigen mit höherer und einem leicht flüchtigen mit niedrigerer Viskosität sowie Jojobawachs und Fetten (Triglyzeride). Bei der Anwendung als Pumpspray besteht die Möglichkeit, dass der Ölnebel auch eingeatmet wird und bei Personen mit Asthma oder anderen Erkrankungen der Atemwege Asthmaanfälle oder Atembeschwerden auslöst. Bei *NYDA sensitiv* ist dies nicht gegeben, es wird mit einem auf die Flasche aufsetzbaren Kamm auf die Haare aufgetragen. Außerdem enthält es keine Duftstoffe.

Nachdem Laboruntersuchungen gezeigt hatten, dass Silikonöle Läuse zuverlässig abtöten können, liegt seit September 2008 für *NYDA* nun auch eine klinische Studie vor. Sie vergleicht die Wirksamkeit von *NYDA* mit der eines pyrethrumähnlichen Läusemittels, das als Insektizid wirkt, bei brasilianischen Kindern mit starkem Läusebefall, die für die Studie ihr häusliches Umfeld verlassen mussten. Insektizide waren bislang die einzig zuverlässigen Läusekiller, haben aber den Nachteil, dass sie als Insektizide die Nerven schädigen können, vor allem bei zu häufiger und nicht fachgerechter Anwendung. Außerdem besteht das Risiko, dass die Läuse gegen die Mittel resistent werden. Beide Probleme gibt es mit Silikonölen nicht. Die Studie sollte zeigen, dass *NYDA* besser wirkt als ein Insektizid. Für *NYDA* ergab sich tatsächlich ein besseres Ergebnis. Es könnte jedoch sein, dass das Insektengift nur deshalb schlechter abgeschnitten hat, weil die Läuse dagegen bereits resistent geworden sind. In welchem Ausmaß das in Brasilien bereits der Fall ist, lässt sich nicht sagen. Da Resistenzraten je nach Region und Land unterschiedlich sind, können Studienergebnisse aus einem Land ohnehin nicht auf ein anderes Land übertragen werden. Dies gilt auch für die Studie an brasilianischen Kindern. Um den Stellenwert von *NYDA* bei der Behandlung von Läusebefall in Deutschland endgültig zu bestimmen, bedarf es daher einer Studie, die zeigt, dass *NYDA* und Insektizide hierzulande in ihrer Wirksamkeit mindestens gleichwertig sind. Da die therapeutische Wirksamkeit von *NYDA* in diesem Sinne noch nicht ausreichend nachgewiesen ist, ist das Mittel mit Einschränkung geeignet.

PARANIX besteht aus einer Mischung von drei Ölen (Anis, Kokos und Ylang-Ylang). In Laborversuchen konnte Anisöl Läuse und Nissen abtöten. Kokosöl soll die Atemöffnungen der Läuse verstopfen und auf diese Weise Läuse vernichten. Zusätzlich soll es die Kittsubstanz auflösen, mit der die Läuseeier an den Haaren haften, sodass sich die Nissen besser auskämmen lassen. Ylang-Ylang-Öl duftet angenehm und soll die Kopfhaut beruhigen.

Im Januar 2010 wurde eine neue Untersuchung aus Großbritannien vorgelegt, in der die Wirksamkeit von *PARANIX* gegen ein niedrig dosiertes permethrinhaltiges Mittel untersucht wurde. Dabei war das ölhaltige Produkt den Insektiziden in der Wirksamkeit überlegen, beide Mittel waren gleichermaßen gut verträglich. Das Studienergebnis ist jedoch nicht ohne weiteres auf Deutschland übertragbar, weil sich die Resistenzraten in England von denen bei uns unterscheiden. Auch ist noch unklar, ob die Kombination aus Kokos- und Anisöl wirksamer ist als Kokosöl alleine oder als dimeticonhaltige Mittel, die außer den Insektiziden am besten untersucht sind. Ylang-Ylang-Öl hat ein hohes Allergie-Potenzial und ist als Zusatzstoff entbehrlich. Da *PARANIX* nur als Spray erhältlich ist, ist es zudem möglich, dass der ölhaltige Nebel eingeatmet wird. Bei empfindlichen Personen kann das Asthmaanfälle oder Atembeschwerden auslösen. *PARANIX* ist deshalb bei Läusebefall wenig geeignet.

Anwendung

mosquito LäuseShampoo: Zunächst waschen Sie die Haare einmal mit dem Läuseshampoo vor, um Schmutz und Reste von Pflegeprodukten zu entfernen. Anschließend waschen Sie die Haare zweimal hintereinander mit dem Shampoo und lassen es jeweils 30 Minuten einwirken (am besten unter einer Duschhaube). Achten Sie darauf, dass Sie dabei etwa doppelt so viel Shampoo verwenden wie sonst bei einer Haarwäsche, damit wirklich alle Haare mit dem Mittel benetzt werden. Anschließend die Haare mit einem Metall-Nissenkamm sorgfältig durchkämmen.

NYDA: Sie tragen das Mittel sorgfältig auf, bis alle Haare gut befeuchtet sind. Nach einer halben Stunde müssen Sie die Haare Strähne für Strähne mit einem Nissenkamm durchkämmen. Anschließend muss das Mittel für mindestens weitere acht Stunden einwirken, am besten über Nacht unter einer Duschhaube.

Erst danach dürfen Sie die Haare mit einem normalen Shampoo auswaschen.

PARANIX: Sprühen Sie die Haare Strähne für Strähne sorgfältig ein und lassen Sie das Mittel mindestens 15 Minuten einwirken. Anschließend waschen Sie die Haare gründlich mit normalem Shampoo und kämmen sie mit einem Metall-Nissenkamm gut durch. Wenn Sie nach dem Haarewaschen eine Spülung anwenden, geht das Kämmen leichter.

Bei allen Mitteln sollten Sie sicherheitshalber an den Tagen nach der Behandlung prüfen, ob die Haare wirklich läusefrei sind. Sollten Sie in dieser Zeit noch Läuse oder Nissen finden, müssen Sie die Behandlung sofort wiederholen. Nach acht bis zehn Tagen müssen Sie die Mittel auf jeden Fall ein zweites Mal anwenden, um in der Zwischenzeit noch geschlüpfte Larven abzutöten.

Achtung

Achten Sie darauf, dass die Mittel nicht mit den Augen in Kontakt kommen, weil sie die Bindehaut reizen können. Ist dennoch etwas davon ins Auge geraten, spülen Sie die betroffene Stelle sofort mit reichlich Wasser.

NYDA, PARANIX: Diese Mittel enthalten leicht entzündliche Stoffe. Sie müssen unbedingt dafür Sorge tragen, dass sich während des Einsprühens keine Feuerquelle im Raum befindet (Elektrostrahler mit glühenden Heizstäben, Toaster, Gas-Durchlauferhitzer, Föhn, Zigaretten, Kerzen, Kaminfeuer).

Unerwünschte Wirkungen

▶ Keine Maßnahmen erforderlich

Die Mittel können die Kopfhaut reizen.

▶ Muss beobachtet werden

Wenn sich die Kopfhaut rötet und sich ein Ausschlag bildet, ist dies vermutlich Zeichen einer Allergie. Brechen Sie die Behandlung dann ab und waschen Sie das Mittel gut aus den Haaren aus. Anschließend müssen Sie die Läuse mit einem anderen Mittel bekämpfen. Sind die Hauterscheinungen (→ Seite 14) einige Tage später nicht deutlich abgeklungen, sollten Sie einen Arzt aufsuchen.

NYDA, PARANIX: Gelangt etwas von dem Sprühnebel in Mund, Nase oder Augen und bleiben trotz sofortigen Spülens mit Wasser Augen- oder Schleimhautreizungen bestehen, sollten Sie einen Arzt aufsuchen. Wenn Sie Asthma oder andere Erkrankungen der Atemwege haben und den Sprühnebel versehentlich einatmen, können Asthmaanfälle oder Atembeschwerden vorkommen.

mosquito LäuseShampoo: Dieses Mittel enthält als waschaktive Substanz das Tensid Cocamidopropylbetain, das Allergien auslösen kann. Achten Sie bei diesem Mittel deshalb besonders sorgfältig auf allergische Reaktionen.

Hinweise

Für Kinder und Jugendliche unter 18 Jahren

mosquito LäuseShampoo: Dieses Mittel können Sie bei Kindern ab drei Monate anwenden.

NYDA: Mangels Erfahrungen sollten Sie dieses Mittel bei Kindern unter zwei Jahren nicht anwenden.

PARANIX: Dieses Mittel sollte bei Kindern erst nach dem zweiten Lebensjahr angewendet werden.

Für Schwangerschaft und Stillzeit

mosquito LäuseShampoo, PARANIX: Diese Mittel können Sie in Schwangerschaft und Stillzeit anwenden. Es bestehen keine Risiken für das Ungeborene oder den Säugling.

NYDA: Der Hersteller dieses Mittels gibt an, es in Schwangerschaft und Stillzeit besser nicht anzuwenden.

Läusebefall

Handelsname Darreichungsform	Zusammensetzung pro 1 ml/1 g oder wie angegeben bzw. pro abgeteilte Einheit	Unverb. Preis in Euro/kleinste Packung	Bewertung
Aesculo Gel »L« Gel	**Kokosöl und Kokosölderivate** keine Mengenangabe (Konservierungsmittel: Parabene)	12,97/100 ml	**Wenig geeignet** bei Läusebefall. Die therapeutische Wirksamkeit ist nicht ausreichend nachgewiesen. Medizinprodukt. → Seite 119
EtoPril Lösung	**Dimeticon** keine Mengenangabe	14,95/100 ml	**Mit Einschränkung geeignet** bei Läusebefall. Die therapeutische Wirksamkeit sollte noch besser belegt werden. Medizinprodukt. → Seite 118
Goldgeist forte Lösung	**Auszug aus Pyrethrum** 3 mg	8,93/75 ml	**Geeignet** bei Läusebefall. Wegen möglicher Resistenzen sollte das Mittel strikt nach Vorschrift und nur kurzzeitig angewendet werden. → Seite 121
InfectoPedicul Lösung	**Permethrin** 4,3 mg	13,90/50 ml	**Geeignet** bei Läusebefall. Wegen der Gefahr unerwünschter Wirkungen und möglicher Resistenzen sollte das Mittel strikt nach Vorschrift und nur kurzzeitig angewendet werden. → Seite 121
Jacutin Pedicul Fluid Lösung	**Dimeticon** 1 ml	14,95/100 ml	**Mit Einschränkung geeignet** bei Läusebefall. Die therapeutische Wirksamkeit sollte noch besser belegt werden. Medizinprodukt. → Seite 118
Jacutin Pedicul Spray Spray	**Allethrin I** 6,6 mg + **Piperonylbutoxid** 26,4 mg	15,45/90 g	**Wenig geeignet** bei Läusebefall, weil bei der Anwendung des Sprays die Wirkstoffe versehentlich eingeatmet werden und Asthmaanfälle auslösen können. → Seite 122
Liberalice DUO LP-PRO Lotion	**Oxyphthirine** keine Mengenangabe	17,20/150 ml	**Wenig geeignet** bei Läusebefall. Die therapeutische Wirksamkeit ist nicht ausreichend nachgewiesen. Medizinprodukt. → Seite 120
mosquito LäuseShampoo Shampoo	**Cocamido-propylbetain** + **Natrium-laurethsulfat** + **Sojabohnenöl** keine Mengenangabe	11,95/100 ml	**Wenig geeignet** bei Läusebefall. Die therapeutische Wirksamkeit der Kombination ist nicht ausreichend nachgewiesen. Medizinprodukt. → Seite 123
NYDA sensitiv Lösung	**Hoch- und niedrigviskoses Dimeticon** + **Jojobawachs** + **mittelkettige Triglyzeride** keine Mengenangabe	21,80/100 ml	**Mit Einschränkung geeignet** bei Läusebefall. Die therapeutische Wirksamkeit sollte noch besser belegt werden. Medizinprodukt. → Seite 123
NYDA Pumplösung	**Hoch- und niedrigviskoses Dimeticon** + **Jojobawachs** + **mittelkettige Triglyzeride** keine Mengenangabe	12,72/50 ml	**Mit Einschränkung geeignet** bei Läusebefall. Die therapeutische Wirksamkeit sollte noch besser belegt werden. Bei der Anwendung des Sprays besteht die Möglichkeit, dass das Mittel eingeatmet wird und bei empfindlichen Personen Asthmaanfälle oder Atembeschwerden auslöst. Medizinprodukt. → Seite 123
PARANIX Spray ohne Nissenkamm	**Anisöl** + **Isopropylalkohol** + **Kokosöl** + **Ylang-Ylang-Öl** keine Mengenangabe	9,95/60 ml	**Wenig geeignet** bei Läusebefall. Nicht sinnvolle Kombination. Ylang-Ylang verbessert die Wirksamkeit nicht, sondern ist ein Duftstoff mit hohem Allergie-Potenzial. Bei der Anwendung des Sprays besteht die Möglichkeit, dass das Mittel eingeatmet wird und bei empfindlichen Personen Asthmaanfälle oder Atembeschwerden auslöst. Medizinprodukt. → Seite 123
PARANIX Spray mit Nissenkamm Spray	**Anisöl** + **Isopropylalkohol** + **Kokosöl** + **Ylang-Ylang-Öl** keine Mengenangabe	14,95/60 ml	
PEDICUSTAD Anti-Läuse-Shampoo Shampoo	**Kokosöl** keine Mengenangabe	11,90/100 ml	**Wenig geeignet** bei Läusebefall. Die therapeutische Wirksamkeit ist nicht ausreichend nachgewiesen. Medizinprodukt. → Seite 119

Hinweise zu den Tabellenspalten → Seite 32, zur Auswahl der Arzneimittel → Seite 27, zur Grundlage der Bewertung → Seiten 27, 31

Krätze

Krätze (Skabies) entsteht durch Befall der Haut mit Krätzmilben. Diese Parasiten können sich ähnlich wie Läuse auch unter einwandfreien hygienischen Bedingungen ausbreiten. Sie bohren kleine Gänge in die Haut und setzen sich dort fest.
Krätze sollte wegen ihrer Hartnäckigkeit immer ärztlich behandelt werden. Wenn Sie die unten beschriebenen Symptome bemerken, sollten Sie unverzüglich einen Arzt aufsuchen.

Anzeichen und Beschwerden

Die Bohrgänge der Krätzmilben hinterlassen fadenförmige knotige Linien auf der Haut, die sehr stark jucken, vor allem in der Bettwärme. Betroffen sind bei Erwachsenen häufig Fingerzwischenräume, Handgelenke, Brustwarzen und der Genitalbereich, bei Kindern eher die Fußsohlen und -knöchel, Handteller, Fingerrücken und Gesäß.

Ursachen

Krätzmilben werden durch engen Hautkontakt übertragen. Bis der erste Juckreiz auftritt, vergehen meist einige Wochen.

Allgemeine Maßnahmen

Handtücher, Laken, Bettbezüge, Wäsche und Kleidungsstücke, mit denen Sie in Berührung gekommen sind, müssen Sie während der Behandlung zwei Wochen lang bei 60 °C täglich waschen. Verträgt das Material die hohen Temperaturen nicht oder darf es nicht gewaschen werden, hängen Sie die Teile für vier bis sechs Tage an die frische Luft, klopfen sie anschließend sorgfältig aus und waschen sie dann bei der für das Wäschestück empfohlenen Wassertemperatur oder lassen es reinigen. Alternativ können Sie die Kleidung auch in einen Plastiksack legen, diesen fest verschließen, eine Woche lagern und anschließend die Kleidungsstücke waschen oder in die Reinigung geben. Ohne Hautkontakt überleben die Krätzmilben nur zwei bis drei Tage.

Wann zum Arzt?

Sobald Sie die oben beschriebenen Anzeichen entdecken, sollten Sie einen Hautarzt aufsuchen. Krätze sollten Sie nicht selbst behandeln, weil die Insektenvernichtungsmittel, mit denen sie behandelt werden muss, giftig sind und das Mittel, mit dem Krätze am sichersten zu behandeln ist, ohnehin vom Arzt verschrieben werden muss.

Behandlung mit Medikamenten

Krätze sollte mit einer rezeptpflichtigen Creme, die die Parasiten zuverlässig abtötet, behandelt werden. Nähere Informationen zu diesem Mittel finden Sie im HANDBUCH MEDIKAMENTE der Stiftung Warentest oder im Internet unter www.medikamente-im-test.de.
Einige Medikamente gegen Krätze werden rezeptfrei angeboten, sollten aber dennoch nicht ohne ärztliche Begleitung eingesetzt werden.
Präparate mit Crotamiton (→ Seite 128) sind nur mit Einschränkung geeignet, weil dieser Wirkstoff wenig zuverlässig wirkt und die Haut stark reizt.
Benzylbenzoat (→ nachfolgend) wirkt zwar recht sicher, brennt jedoch beim Auftragen auf die Haut. Da das Mittel wissenschaftlich nicht gut untersucht ist, ist es ebenfalls mit Einschränkung geeignet.

Benzylbenzoat

Antiscabiosum

Benzylbenzoat ist ein Nervengift, das Insekten sowie deren Larven und Eier abtöten soll. Auch Krätzmilben gehören zu den Insekten. Solange es auf der Haut angewendet wird, ist Benzylbenzoat nur schwach giftig. Das Mittel gibt es in zwei verschiedenen Konzentrationen. Die 25-prozentige Version ist für Erwachsene vorgesehen, die 10-prozentige für Kinder. Da es zur Behandlung von Krätze wirksamere und besser dokumentierte Mittel gibt, ist Benzylbenzoat nur mit Einschränkung geeignet.

Anwendung

Folgendes Vorgehen ist zu empfehlen: Vor Therapiebeginn seifen Sie den ganzen Körper gründlich ab und waschen auch die Haare, am besten abends. Anschließend verteilen Sie ein Drittel des Flascheninhalts auf der gesamten Hautoberfläche vom Hals bis zu den Fußzehen und reiben die Flüssigkeit sorgfältig ein. Achten Sie genau darauf, dass Sie jeden Finger, jede Zehe und jede Körperfalte, auch im Genitalbereich, benetzen. Haben die Milben auch Gesicht und Kopfhaut befallen, müssen Sie diese Stellen ebenso mitbehandeln. Achten Sie darauf, dass das Mittel nicht mit Augen und möglichst auch nicht mit Schleimhäuten in Berührung kommt, weil es diese stark reizt.
Diesen Vorgang wiederholen Sie an den darauf folgenden zwei Abenden, sodass Sie innerhalb von drei Tagen die ganze Flasche leeren. In dieser Zeit sollten Sie nicht duschen oder baden. Ist dies erforderlich,

müssen Sie das Mittel anschließend erneut auftragen. Am vierten Tag nehmen Sie ein Vollbad oder duschen von Kopf bis Fuß und seifen den ganzen Körper gründlich ab.

Achtung

Wechselwirkungen mit Medikamenten

Andere Mittel gegen Krätze sollten Sie nicht gleichzeitig anwenden, weil sich die Mittel in ihrer Wirkung gegenseitig behindern können.

Unerwünschte Wirkungen

- **Keine Maßnahmen erforderlich**

Die mit dem Mittel behandelte Haut kann sich röten, brennen und jucken.

- **Muss beobachtet werden**

Fühlen Sie sich unwohl und bilden sich an den behandelten Stellen Bläschen sowie sichtbare Schwellungen, und tritt verstärkter Juckreiz auf, reagieren Sie vermutlich allergisch auf das Mittel. Dann sollten Sie es absetzen. Sind die Hauterscheinungen (→ Seite 14) einige Tage später nicht deutlich abgeklungen, sollten Sie einen Arzt aufsuchen.

Manchmal halten Juckreiz und Hautrötung auch nach erfolgreicher Behandlung der Krätze weiter an. Auch dann sollten Sie einen Arzt aufsuchen.

Hinweise

Für Schwangerschaft und Stillzeit

In der Schwangerschaft dürfen Sie das Mittel nur nach Rücksprache mit einem Arzt anwenden. In der Stillzeit sollten Sie es möglichst nicht anwenden, weil unklar ist, ob der Wirkstoff in die Muttermilch übergeht.

Crotamiton

CROTAMITEX

Crotamiton lindert den Juckreiz und tötet Krätzmilben ab, allerdings nicht sehr zuverlässig. *CROTAMITEX* ist bei Krätze mit Einschränkung geeignet, weil es wirksamere Mittel gibt, die jedoch verschreibungspflichtig sind. Das Gel ist niedriger konzentriert als Lotion und Salbe, die deshalb vorzuziehen sind.

Anwendung

Sie tragen das Mittel ein- bis mehrmals täglich auf die befallenen Hautstellen auf.

Achtung

Auf offenen oder aufgekratzten Hautstellen dürfen Sie das Mittel nicht anwenden, weil sich die Haut dann leicht entzündet.

Unerwünschte Wirkungen

- **Keine Maßnahmen erforderlich**

Die mit dem Mittel behandelte Haut kann sich röten, jucken, brennen oder sich warm anfühlen.

- **Muss beobachtet werden**

Wenn die Haut sich verstärkt rötet und juckt oder sich Bläschen bilden, reagieren Sie vermutlich allergisch auf das Mittel. Dann sollten Sie es absetzen. Sind die Hauterscheinungen (→ Seite 14) einige Tage später nicht deutlich abgeklungen, sollten Sie einen Arzt aufsuchen.

Wenn Sie sich schwach fühlen und Ihnen häufig schwindlig ist und wenn sich diese Symptome nach zwei Tagen nicht wieder gelegt haben, sollten Sie ebenfalls einen Arzt aufsuchen.

- **Sofort zum Arzt**

Wenn starker Hautausschlag, Juckreiz, Herzrasen, Atemnot, Schwäche und Schwindel auftreten, müssen Sie die Anwendung sofort abbrechen und unverzüglich den Notarzt (Telefon 112) rufen, weil es sich um eine lebensbedrohliche Allergie (→ Seite 14) handeln kann.

Krätze

Handelsname Darreichungsform	**Zusammensetzung pro 1 ml/1 g oder wie angegeben bzw. pro abgeteilte Einheit**	**Unverb. Preis in Euro/kleinste Packung**	**Bewertung**
Antiscabiosum für Kinder 10 %	**Benzylbenzoat** 100 mg	19,90/200 g	**Mit Einschränkung geeignet** bei Krätze. Es gibt besser dokumentierte und wirksamere Mittel, die allerdings verschreibungspflichtig sind. → Seite 127
Antiscabiosum 25 % Emulsion	250 mg	20,91/200 g	
CROTAMITEX LOTIO Emulsion	**Crotamiton** 100 mg	26,31/100 ml	**Mit Einschränkung geeignet** bei Krätze. Es gibt wirksamere Mittel, die allerdings verschreibungspflichtig sind. Die entzündete Haut wird durch das Mittel oft stark gereizt. → Seite 128
CROTAMITEX GEL Gel	50 mg	13,01/40 g	
CROTAMITEX SALBE Salbe	100 mg	19,96/40 g	

Hinweise zu den Tabellenspalten → Seite 32, zur Auswahl der Arzneimittel → Seite 27, zur Grundlage der Bewertung → Seiten 27, 31

Augen

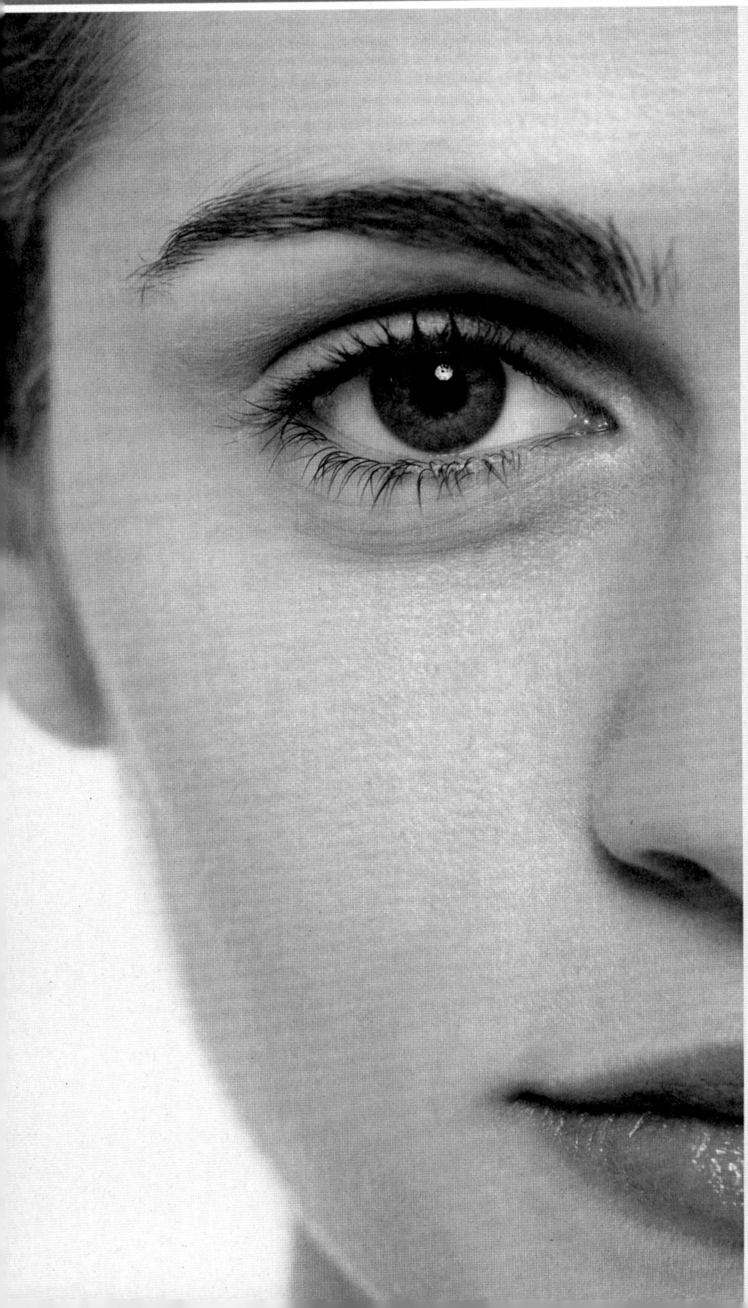

Einige Augenerkrankungen können zunächst einmal ohne ärztliche Hilfe behandelt werden. Hierzu gehören die Bindehautentzündung (→ Seite 132) und trockene Augen (→ Seite 140). Eine Verletzung der Hornhaut (→ Seite 133) hingegen sollte nur dann mit verschreibungsfreien Arzneimitteln behandelt werden, wenn der Arzt das befürwortet. Zu den Augenerkrankungen, die sich im Laufe von Jahren unbemerkt entwickeln können, gehören die Linsentrübung (→ Seite 155) und Gefäßschäden am Auge (→ Seite 156). Sie können mit Medikamenten bisher nicht erfolgreich behandelt werden.

Augenmittel anwenden

Die meisten Menschen schließen unwillkürlich die Augen, wenn sich ein Gegenstand den Augen nähert. Das Eintropfen gelingt daher am besten, wenn Sie nach oben schauen, mit der einen Hand das Unterlid ein wenig herunterziehen und mit der anderen den Tropfen von schräg oben in die im Unterlid entstandene »Tasche« geben. Auf die gleiche Weise lassen sich Salbe oder Gel ins Auge bringen. Wenn Sie danach die Lider schließen und mit den Augen rollen, verteilt sich das Mittel gleichmäßig. Außerdem wirkt es länger auf die Augengewebe ein, wenn Sie die Augen nicht sofort wieder öffnen. Eine längere Einwirkungszeit erreichen Sie auch, wenn Sie nach dem Eintropfen mit Daumen und Zeigefinger etwa eine Minute lang auf die Nasenwurzel drücken. Damit blockieren Sie die Tränenwege, durch die der Wirkstoff abtransportiert wird. Das hat zusätzlich den Vorteil, dass weniger Wirkstoff in den restlichen Organismus gelangt.
Wenn Ihnen das Zielen mit der Tropfflasche in die Tasche des heruntergezogenen Augenlids nicht recht gelingt, sollten Sie sich zum Eintropfen hinlegen. Schließen Sie dann beim Eintropfen versehentlich die Augen, fällt der Tropfen auf das Lid. Beim Öffnen der Augen gelangt dann immer noch genug von dem Medikament auf die Horn- und Bindehaut.
Es genügt, wenn Sie einen einzigen Tropfen ins Auge bringen. Schon dieser hat beinahe das doppelte Volumen der Tränenflüssigkeit, die das Auge fasst. Das überschüssige Augenmedikament läuft über die Wange, fließt aber auch durch die Tränenwege ab. Auf diesem Weg gelangt das Arzneimittel in den Kreislauf und kann im ganzen Körper unerwünschte Wirkungen hervorrufen.
Achten Sie darauf, dass weder der Tropfansatz noch die Tülle der Tube das Auge berühren. Sonst geben Sie möglicherweise mit jeder Anwendung des Medikaments Krankheitserreger weiter. Aus dem gleichen Grund sollten Augenmedikamente auch nicht von mehreren Personen benutzt werden.
Wenn Sie mehrere verschiedene Augenmittel gleichzeitig anwenden müssen, sollten Sie zwischen der Gabe eines jeden Mittels jeweils 15 Minuten verstreichen lassen.

Bei Kindern
Einem unruhigen Kind verabreichen Sie Augentropfen am besten, indem Sie es hinlegen und das Mittel in den inneren Lidwinkel tropfen. Kleinkinder sind oft nach einer Mahlzeit ruhiger, sodass das Eintropfen dann leichter gelingt.

Zur Verkehrstüchtigkeit
Nach dem Eintropfen können Sie fünf bis zehn Minuten lang schlecht sehen. Mindestens eine halbe Stunde lang sehen Sie verschwommen, wenn Sie eine Salbe oder ein Gel in den Bindehautsack gestrichen haben. In dieser Zeit dürfen Sie kein Fahrzeug lenken, keine Maschinen bedienen und keine Arbeiten ohne sicheren Halt verrichten. Das Gleiche gilt, wenn Sie durch Augentropfen lichtempfindlich werden.

Bei Kontaktlinsen
Bei einer Augenentzündung sollten Sie keine Kontaktlinsen tragen. Sie belasten die Augengewebe zusätzlich.
Bevor Sie andere Augenerkrankungen mit Augentropfen behandeln, sollten Sie Stabillinsen entfernen. Frühestens nach einer Viertelstunde sollten Sie sie wieder einsetzen.
Auf weiche Kontaktlinsen sollten Sie bei wirkstoffhaltigen Augentropfen verzichten. Die Medikamente können sich in den relativ großen Poren der Linsen einlagern und werden von dem Kunststoff »festgehalten«. So bleiben sie erheblich länger am Auge als erwünscht. Damit steigt das Risiko von unerwünschten Wirkungen.
Solange Sie eine Augensalbe oder ein Augengel anwenden, sollten Sie überhaupt keine Kontaktlinsen tragen.
Bei Augenmitteln, die Sie lange Zeit anwenden müssen, können Konservierungsmittel (→ Seite 143) Probleme bereiten. Das Risiko steigt, wenn Sie in dieser Zeit Kontaktlinsen tragen.
Darum sollten Sie bei einer Langzeittherapie nur unkonservierte Produkte verwenden – selbst wenn Ihre Kontaktlinsen aus stabilem Material sind.

Bindehautentzündung

Auf jede Art von Reizung kann die Bindehaut mit einer Entzündung (Konjunktivitis) reagieren. In deren Folge schwellen ihre Blutgefäße an. Sie durchziehen dann als feine rote Linien das Weiße des Auges und werden so sichtbar.
Nach ihren Ursachen werden im Wesentlichen vier Arten von Bindehautentzündung unterschieden und verschieden behandelt: die unspezifische, die allergische, die bakteriell und die viral bedingte. Angaben zur allergischen Bindehautentzündung finden Sie unter »Allergische Bindehautentzündung« (→ Seite 557), nähere Informationen zur durch Bakterien oder Herpesviren hervorgerufenen Entzündung der Bindehaut lesen Sie im HANDBUCH MEDIKAMENTE der Stiftung Warentest oder im Internet unter www.medikamente-im-test.de.

Anzeichen und Beschwerden

Bei einer Bindehautentzündung sind die Augen rot; sie können brennen, tränen, jucken und Sekret absondern. Manchmal sind die Augenlider durch das Sekret verklebt; sie lassen sich dann nur mühsam öffnen.

Ursachen

Eine Bindehautentzündung beruht meist auf unspezifischen Reizen wie Rauch, Staub, Zugluft und intensivem UV-Licht. Auch eine ungenügend korrigierte Fehlsichtigkeit kann die Ursache sein. Darüber hinaus können Viruserkrankungen wie Erkältungen und Masern mit einer solchen Augenentzündung einhergehen. Weiterhin kommen Störungen des Tränenfilms infrage, der die Oberfläche des Augapfels bedeckt und die Bindehaut vor Umweltreizen schützt. Störungen des Tränenfilms äußern sich oft als trockene Augen (→ Seite 140). Außerdem verursachen oft Fremdkörper wie ein Sandkorn oder eine Fliege Infektionen an der Bindehaut. Sie können allerdings auch größeren Schaden anrichten, wenn sie eine Verletzung der Hornhaut (→ Seite 133) des Auges hervorrufen.

Vorbeugung

- Eine Brille mit Lichtschutz und UV-Filter schützt die Augen vor intensiver Sonneneinstrahlung und im Solarium.
- Bei Schweißarbeiten sind unbedingt spezielle Lichtschutzbrillen erforderlich.
- Spezielle Schutzbrillen, die die Augenpartie dicht umschließen, bewahren die Augen vor dem Eindringen eines Fremdkörpers.
- Im Auto lässt sich der Luftstrom des Gebläses und der Klimaanlage so einstellen, dass die Luft nicht über das Gesicht streicht.
- Die Sehfähigkeit kann sich unbemerkt verändern. Jährliche Überprüfungen beim Augenoptiker oder Augenarzt zeigen, ob Brille oder Kontaktlinsen noch die richtige Korrektur haben.
- Vor allem bei Frauen können Bindehautentzündungen mit Augen-Make-up-Produkten zusammenhängen. Eventuell kann der Wechsel zu einem Produkt mit anderen Inhaltsstoffen helfen.

Allgemeine Maßnahmen

Bei einer Bindehautentzündung tut den Augen Ruhe gut. Lesen und langes Arbeiten am Bildschirm belastet sie. Fernsehen strengt hingegen kaum an, weil die Augen dabei nicht von Zeile zu Zeile springen müssen.
Eine Kompresse mit kaltem Wasser auf den Augen lindert die Beschwerden. Das gilt besonders für Kinder mit verklebten Augenlidern. Verwenden Sie dafür keinen Kamillentee oder ähnliche Kräuteraufgüsse. Kamille kann den Reizzustand der Augen verstärken und sogar eine Allergie begünstigen.
Wenn Sie vermuten, dass Ihnen ein Sandkorn oder Ähnliches ins Auge geraten ist, kann ein Augenbad helfen, dieses herauszuspülen.

Wann zum Arzt?

Augenbeschwerden gehen oft auf eine der beschriebenen harmlosen Ursachen zurück. Wenn Sie sicher sind, dass das bei Ihnen der Fall ist, können Sie eine Bindehautentzündung zwei bis drei Tage lang ohne ärztlichen Rat behandeln. Sind die Beschwerden nach dieser Zeit nicht abgeklungen, müssen Sie einen Augenarzt aufsuchen.
Wenn Sie hingegen die Symptome und Beschwerden nicht zweifelsfrei einer Ursache zuordnen können – und die Symptome vieler schwerwiegender Augenerkrankungen ähneln denen einer Bindehautentzündung –, ist ein baldiger Besuch in der Augenarztpraxis ratsam.
Eine Augenarztpraxis sollten Sie unbedingt aufsuchen, wenn zu den Augenbeschwerden noch Schmerzen hinzukommen, sich Ihre Sehfähigkeit verschlechtert oder Sie fliegende schwarze Punkte oder Flusen vor den Augen sehen.
Wenn Sie bereits aus anderen Gründen Augentropfen anwenden müssen, sollten Sie eine zusätzlich hinzukommende Bindehautentzündung nicht eigenmächtig behandeln.
Auch eine Augenentzündung, die durch Bakterien oder Viren bedingt ist, muss ärztlich behandelt werden. Eine solche lässt sich unter anderem daran erkennen, dass das Sekret eitrig-dickflüssig und gelblich ist. Wie der Arzt

eine solche Entzündung behandeln kann, lesen Sie im HANDBUCH MEDIKAMENTE der Stiftung Warentest oder im Internet unter www.medikamente-im-test.de.

Bei Kindern

Die Behandlung von entzündeten Augen bei Säuglingen und Kleinkindern gehört immer in die Hand eines Arztes.

Behandlung mit Medikamenten

Augenreizungen und Bindehautentzündung werden häufig mit Mitteln behandelt, die Alpha-Sympathomimetika (→ Seite 134) enthalten. Durch sie verengen sich die Blutgefäße. Da die Bindehaut nun weniger durchblutet wird, erscheint sie nicht mehr gerötet. Produkte, die ohne Konservierungsmittel abgefüllt sind, werden als »geeignet« angesehen. Sie sollten aber höchstens fünf bis sieben Tage angewendet werden – auch dann, wenn der Beipackzettel keine zeitliche Begrenzung erwähnt. Bei längerem Gebrauch können diese Medikamente die Schleimhaut der Augen austrocknen und selbst eine Bindehautentzündung hervorrufen.

Konservierte Produkte gelten als »auch geeignet«. Näheres hierzu finden Sie unter »Konservierungsmittel« (→ Seite 143).

Auch der Wirkstoff Bibrocathol (→ Seite 135) ist zur Behandlung einer Bindehautentzündung geeignet. Er steht allerdings nur als Augensalbe zur Verfügung. Da man nach deren Anwendung durch den Salbenfilm längere Zeit verschwommen sieht, ist der Gebrauch von Augenmitteln mit Bibrocathol bei einer Bindehautentzündung tagsüber nur eingeschränkt möglich.

Salizylsäure (→ Seite 137) ist ein schmerz- und entzündungshemmender Wirkstoff. Bei ihrer Anwendung in Augentropfen gibt es zwar Hinweise auf positive Effekte. Studien, die die therapeutische Wirksamkeit von Salizylsäure belegen, fehlen jedoch. Da diese Situation seit Jahren unverändert ist, muss die therapeutische Wirksamkeit als nicht ausreichend angesehen und das Produkt als »wenig geeignet« bewertet werden.

Kombinationsmittel mit Alpha-Sympathomimetika und anderen Substanzen (→ Seite 137) sind wenig geeignet, um eine unspezifische Bindehautentzündung zu behandeln, da sie nicht sinnvoll zusammengesetzt sind.

Anthroposophische, homöopathische und traditionell angewendete Mittel

Zu den meistgekauften Mitteln gehören auch *Chelidonium comp. Augentropfen*, *Euphrasia Augentropfen Wala*, *Euphrasia comp. Augensalbe Weleda* und *Euphrasia D3 Weleda*. Dabei handelt es sich um anthroposophische Präparate, die sich nach den Grundsätzen dieses Buches nicht bewerten lassen und deshalb nicht näher besprochen werden. Allgemeine Informationen dazu finden Sie unter »Anthroposophische Arzneimittel« (→ Seite 21).

Verletzung der Hornhaut

Eine geringfügige Hornhautverletzung kann nahezu unbemerkt bleiben, sich rasch wieder schließen und folgenlos vergehen. Dennoch birgt jede Verletzung der Hornhaut ein nicht unerhebliches Risiko, weil sie eine Eintrittspforte für Keime in das Augeninnere sein kann. Daraus können sich gefährliche Infektionen (Hornhautgeschwür) entwickeln.

Anzeichen und Beschwerden

Bei einer ernsthaft verletzten Hornhaut treten meist starke Schmerzen auf, und das Auge rötet sich.

Ursachen

Relativ häufig wird eine Hornhautverletzung durch Fremdkörper verursacht, zum Beispiel indem ein Zweig gegen das Auge schlägt. Auch Verätzungen mit Chemikalien und Verbrennungen sowie Lichtschäden, zum Beispiel durch intensive UV-Einstrahlung wie das »Verblitzen« beim Schweißen, kommen vor.

Gezielt verletzt wird die Hornhaut bei Augenoperationen; in deren Folge kommt es unvermeidlich zu entzündlichen Gewebereaktionen.

Vorbeugung

Ein achtsamer Umgang mit gefährlichen Flüssigkeiten schützt vor Verätzungen. Schutzbrillen sind bei Arbeiten mit intensivem UV-Licht und beim Aufenthalt im Freien notwendig, wenn zum Beispiel gleißende Schnee- oder Wasserflächen die Augen strapazieren.

Allgemeine Maßnahmen

Einem verletzten oder operierten Auge sollten Sie Ruhe gönnen, zum Beispiel indem Sie es mit einer Augenklappe abdecken.

Wann zum Arzt?

Eine Hornhautverletzung sollten Sie auf keinen Fall ohne ärztlichen Rat behandeln, auch wenn einige der für diesen Zweck angebotenen Medikamente rezeptfrei erhältlich sind. War eine Unachtsamkeit oder ein Unfall die Ursache, muss das Auge untersucht und die Behandlung danach ausgerichtet werden. Zur Nachbehandlung nach einer Augenoperation können die Mittel zwar selbstständig eingesetzt werden, doch ihre Anwendung sollte auf der Anweisung eines Arztes beruhen.

Die im Folgenden besprochenen Augenmittel sollten Sie nicht länger als vier Tage anwenden. Sind die Beschwerden nach dieser Zeit nicht abgeklungen, müssen Sie einen Augenarzt aufsuchen.
In jedem Fall sollten Sie sich an eine Augenarztpraxis wenden, wenn zu den Augenbeschwerden Schmerzen hinzukommen, wenn sich die Sehfähigkeit verschlechtert oder Sie fliegende schwarze Punkte oder Flusen vor den Augen sehen.
Wie der Arzt Verletzungen der Hornhaut, zum Beispiel durch Operationen, behandeln kann, können Sie im HANDBUCH MEDIKAMENTE der Stiftung Warentest oder im Internet unter www.medikamente-im-test.de nachlesen.

Bei Kindern

Die Behandlung von entzündeten, schmerzenden Augen bei Säuglingen und Kleinkindern gehört immer in die Hand eines Arztes.

Behandlung mit Medikamenten

Dexpanthenol (→ Seite 136), ein Verwandter der B-Vitamine, soll unter anderem die Neubildung von Zellen der Hornhaut fördern. Insofern ist Dexpanthenol geeignet, eine Nachbehandlung von Verletzungen der Hornhaut infolge einer Augenoperation zu unterstützen. Die Mittel gelten als »auch geeignet«, wenn sie konserviert sind.
Die Kombination von fettartigen Substanzen (→ Seite 137) ist ebenfalls geeignet, um eine Nachbehandlung nach Hornhautverletzungen infolge einer Augenoperation zu unterstützen. Sie legt einen fettigen Film über die Augen, über den die Augenlider leicht hinweggleiten können, wenn die Hornhaut zum Beispiel aufgrund von Verletzungen besonders empfindlich ist. Während oder nach einer Operation kann dieses Mittel hilfreich sein, weil in diesen Situationen nicht sicher ist, dass die Augenlider richtig schließen oder die Augen durch regelmäßiges Blinzeln dafür sorgen, dass die Hornhaut immer wieder benetzt wird.
Die Salbe mit einer Kombination aus Vitaminen (→ Seite 138) und ein Augengel mit einer Kälberblutzubereitung (→ Seite 136) sind bei Verletzungen der Hornhaut wenig geeignet. Das gilt auch, wenn sie andere Behandlungsmaßnahmen unterstützen sollen. Bei beiden Mitteln ist die therapeutische Wirksamkeit nicht ausreichend nachgewiesen.

Alpha-Sympathomimetika

Naphazolin
Proculin
Phenylephrin
VISADRON
Tetryzolin
Berberil N, Ophtalmin-N, Visine Yxin
Tramazolin
Biciron

Alpha-Sympathomimetika verengen die Blutgefäße der Augenbindehaut. Der Effekt wird schnell sichtbar: Die Augen sind nicht mehr gerötet. Das hat den Wirkstoffen den Namen »Weißmacher« eingetragen. Da aus den verengten Blutgefäßen nicht mehr so viel Flüssigkeit austreten kann, tränen die Augen nicht mehr und sondern kaum noch Sekret ab. Auf diese Weise gehen die Symptome der Bindehautentzündung zurück. Die Ursache, die zu der Entzündung geführt hat, beeinflussen diese Augenmittel jedoch nicht.
Mittel mit Alpha-Sympathomimetika dürfen nicht länger als fünf bis sieben Tage angewendet werden, denn solange das Medikament wirkt, ist die Bindehaut schlecht durchblutet. Lässt die Wirkung nach, reagiert die Bindehaut mit verstärkter Durchblutung und das Auge rötet sich wieder. Werden die Mittel daraufhin erneut angewendet, verschwindet diese Rötung wieder. Die wiederholte Anwendung birgt das Problem, dass die Schleimhaut der Augen austrocknet und sich die Bindehaut verstärkt entzündet. Dieser Teufelskreis lässt sich nur durchbrechen, indem das Mittel konsequent weggelassen und abgewartet wird, bis die Rötung im Auge von sich aus vergeht.
Präparate mit Alpha-Sympathomimetika werden für eine Kurzzeittherapie als »geeignet« angesehen, wenn es sich um konservierungsmittelfreie Produkte handelt. Konservierte Produkte gelten als »auch geeignet«. Näheres hierzu finden Sie unter »Konservierungsmittel« (→ Seite 143).
Von den hier besprochenen Wirkstoffen sind Naphazolin, Tetryzolin und Tramazolin zu bevorzugen, da sie längere Zeit wirken. Ihre Wirkdauer nimmt in der Reihenfolge ihrer Nennung ab. Phenylephrin wirkt hingegen nur 30 bis 90 Minuten lang.

Anwendung

Diese Substanzen wirken zwischen einer halben Stunde und sechs Stunden lang. Dementsprechend werden die Augentropfen zwei- bis viermal täglich angewendet, jedoch nicht mehr als fünf Tropfen am

Tag. Nach fünf bis höchstens sieben Tagen müssen Sie die Anwendung dieser Augentropfen beenden. Hinweise zur Anwendung, zur Verkehrstüchtigkeit sowie beim Tragen von Kontaktlinsen lesen Sie unter »Augenmittel anwenden« (→ Seite 131).

Achtung

Gegenanzeigen

Wenn Ihr Augeninnendruck erhöht ist (Engwinkelglaukom), dürfen Sie keine Augentropfen mit Alpha-Sympathomimetika anwenden.

Unter folgenden Bedingungen sollten Sie die Mittel nur nach Rücksprache mit einem Arzt einsetzen, wenn dieser Nutzen und Risiken der Anwendung sorgfältig abgewogen hat:

- Sie haben eine trockene Nase (Rhinitis sicca) oder trockene Augen (→ Seite 140).
- Sie haben eine schwere Herz-Kreislauf-Erkrankung wie eine koronare Herzkrankheit oder erheblich erhöhten Blutdruck.
- Sie leiden unter einer Überfunktion des Nebennierenmarks (Phäochromozytom) oder der Schilddrüse (Hyperthyreose) oder Sie haben Diabetes.

Wechselwirkungen mit Medikamenten

Wenn Sie noch andere Medikamente nehmen, ist zu beachten, dass in Kombination mit MAO-Hemmern wie Tranylcypromin und Moclobemid (bei Depressionen) der Blutdruck stark ansteigen kann. Sie sollten die Augentropfen deshalb nicht gleichzeitig mit diesen Mitteln anwenden.

Tetryzolin: Wenn Sie Augenmittel mit diesem Wirkstoff zusammen mit anderen Arzneimitteln gegen Depressionen wie Amitriptylin, Clomipramin, Imipramin, Lofepramin, Nortriptylin, Opipramol und Trimipramin anwenden, kann der Blutdruck ebenfalls ansteigen.

Unerwünschte Wirkungen

Da diese Wirkstoffe teilweise ins Blut und in den Körperkreislauf gelangen, können die Augenmittel unerwünschte Wirkungen im Herz-Kreislauf-System verursachen: Herzklopfen, Blutdruckanstieg, Herzrasen, Herzrhythmusstörungen. Allerdings ist dieses Risiko im Allgemeinen sehr gering.

▶ Keine Maßnahmen erforderlich

Die Augen können brennen. Für kurze Zeit können sich die Pupillen erweitern und Sie können dadurch empfindlicher gegenüber Licht werden.

Hinweise

Für Kinder und Jugendliche unter 18 Jahren

Säuglinge und Kleinkinder unter zwei Jahren dürfen keine Augentropfen mit Alpha-Sympathomimetika bekommen. Der Wirkstoff wird in den Körperkreislauf aufgenommen und kann bei Kindern dieser Altersgruppe dazu führen, dass der Blutdruck gefährlich ansteigt. Außerdem können bei ihnen Benommenheit, Verwirrtheit und heftige Träume auftreten. Bei Kindern zwischen zwei und sechs Jahren sollten Sie diese Augenmittel nur nach Rücksprache mit einem Arzt einsetzen.

Ab dem Schulalter können Kinder mit Augentropfen mit Alpha-Sympathomimetika behandelt werden. Dass die Mittel nur begrenzte Zeit angewendet werden sollen, gilt für Kinder jeden Alters.

Für Schwangerschaft und Stillzeit

Es ist nicht auszuschließen, dass die Wirkstoffe in den Körperkreislauf gelangen und unerwünschte Wirkungen hervorrufen. Sie sollten sie darum während der Schwangerschaft und Stillzeit nicht anwenden.

Für ältere Menschen

Phenylephrin: Ältere Menschen haben ein erhöhtes Risiko, dass Phenylephrin bei ihnen unerwünschte Wirkungen auf das Herz-Kreislauf-System wie beispielsweise eine Blutdruckerhöhung oder Herzrhythmusstörungen auslöst. Das Mittel sollte mit Vorsicht angewendet werden.

Bibrocathol

Posiformin

Bibrocathol macht es Keimen, wie sie auf der Augenoberfläche vorkommen, schwer sich festzusetzen. Da es außerdem gefäßzusammenziehend wirkt, kann eine Entzündungsreaktion zurückgehen. Bibrocathol wird bei unspezifischen Bindehautentzündungen als »geeignet« bewertet.

Dass die Substanz nur als Salbe angewendet werden kann, schränkt den Gebrauch bei einer Bindehautentzündung tagsüber ein, denn der Fettschleier auf dem Auge beeinträchtigt das Sehvermögen nachhaltig. Dies gilt weniger, wenn eine Entzündung am Lidrand, wie zum Beispiel ein Gerstenkorn, behandelt werden soll, bei der die Salbe nur an den Lidrand gestrichen wird.

Anwendung

Drei- bis fünfmal täglich kann ein Strang Salbe von etwa einem halben Zentimeter Länge ins Auge eingebracht oder auf die Lidkante gestrichen werden.
Hinweise zur Anwendung, zur Verkehrstüchtigkeit sowie beim Tragen von Kontaktlinsen lesen Sie unter »Augenmittel anwenden« (→ Seite 131).

Unerwünschte Wirkungen

▶ **Muss beobachtet werden**

Eine allergische Reaktion kann sich durch verstärktes Brennen und Jucken der Augen nach Anwendung des Mittels äußern. Je nachdem, wie heftig diese Beschwerden sind, wenden Sie sich umgehend oder innerhalb des nächsten Tages an einen Augenarzt.

Hinweise

Für Kinder und Jugendliche unter 18 Jahren

Über die Anwendung von Bibrocathol in dieser Altersgruppe gibt es keine Erkenntnisse. Da der Wirkstoff aber in Wasser nicht löslich ist, kann er sich auch nicht im Blut verteilen und es sind keine Probleme zu erwarten.

Für Schwangerschaft und Stillzeit

Über die Anwendung von Bibrocathol in dieser Zeit gibt es keine Erkenntnisse. Da der Wirkstoff aber in Wasser nicht löslich ist, kann er sich auch nicht im Blut verteilen und es sind keine Probleme zu erwarten.

Dexpanthenol

Bepanthen AUGEN- UND NASENSALBE, Corneregel, Pan-Ophtal Augensalbe/Gel, Panthenol-Augensalbe JENAPHARM

Dexpanthenol ist eine der Vorstufen von Pantothensäure, die zu den Vitaminen des B-Komplexes gehört und für gewisse Körperfunktionen notwendig ist.
Dexpanthenol soll unter anderem die Neubildung von Zellen der Hornhaut fördern.
Zudem kann das Auftragen einer Salbe bei Hornhautverletzungen als angenehm empfunden werden, weil sie die Augenbindehaut mit einem Film überzieht, durch den die Augenlider leichter über die Bindehaut gleiten.
Für die Unterstützung der Behandlung von Hornhautverletzungen, zum Beispiel nach einer Augenoperation, wird die Augensalbe als »geeignet« bewertet. Produkte mit Konservierungsmitteln gelten demgegenüber als »auch geeignet«. Näheres hierzu finden Sie unter »Konservierungsmittel« (→ Seite 143).

Anwendung

Hinweise zur Anwendung, zur Verkehrstüchtigkeit sowie beim Tragen von Kontaktlinsen lesen Sie unter »Augenmittel anwenden« (→ Seite 131).

Unerwünschte Wirkungen

▶ **Muss beobachtet werden**

Vereinzelt treten Unverträglichkeitsreaktionen auf, die sich durch verstärktes Brennen und Jucken der Augen nach Anwendung der Mittel äußern. Je nachdem, wie heftig diese Beschwerden sind, wenden Sie sich umgehend oder im Laufe des nächsten Tages an den Augenarzt.

Kälberblutzubereitung

Actihaemyl

Ausgangsprodukt für dieses Präparat ist Kälberblut. Es wird so zubereitet, dass das Endprodukt nur noch Bruchstücke der ursprünglichen Eiweiße enthält. Verschiedene Experimente an Tieren deuten an, dass eine Kälberblutzubereitung etwas zur Wundheilung beitragen könnte. Außerdem gibt es Untersuchungen an Menschen, die der Frage nachgehen, ob Verletzungen der Augenhornhaut besser heilen, wenn ein Präparat mit Kälberblutzubereitung angewendet wird. Allerdings erfüllen diese Studien nicht die Ansprüche an wissenschaftliche Arbeiten, mit denen die Wirksamkeit eines Arzneistoffs bei definierten Erkrankungen nachgewiesen werden kann. Daher muss die therapeutische Wirksamkeit von Kälberblutzubereitungen bei Verletzungen der Augenhornhaut als nicht ausreichend nachgewiesen angesehen werden. Das Produkt wird als »wenig geeignet« bewertet.
Näheres zu dem enthaltenen Konservierungsmittel finden Sie unter »Konservierungsmittel« (→ Seite 143).

Anwendung

Von dem Augengel soll mehrmals täglich ein Tropfen eingetropft werden.
Weitere Hinweise zur Anwendung, zur Verkehrstüchtigkeit sowie beim Tragen von Kontaktlinsen lesen Sie unter »Augenmittel anwenden« (→ Seite 131).

Salizylsäure

Sophtal-POS N

In Augenmitteln wirkt Salizylsäure schwach gegen Bakterien und Pilze, sodass ein positiver Einfluss auf Bindehaut- und Lidrandentzündungen denkbar ist. Möglicherweise lassen sich auch verschorfte Lidränder mithilfe dieser Augentropfen besser lösen. Seit Jahren aber schon fehlen klinische Studien, die das ausreichend nachweisen. Das Mittel wird daher als »wenig geeignet« bewertet.
Näheres zu dem enthaltenen Konservierungsmittel finden Sie unter »Konservierungsmittel« (→ Seite 143).

Anwendung

Viermal täglich können Sie einen Tropfen in das betroffene Auge geben. Länger als zwei Wochen sollten Sie die Augentropfen ohne Rücksprache mit einem Arzt aber nicht anwenden.
Weitere Hinweise zur Anwendung, zur Verkehrstüchtigkeit sowie beim Tragen von Kontaktlinsen lesen Sie unter »Augenmittel anwenden« (→ Seite 131).

Achtung

Salizylsäure kann Haut und Schleimhäute reizen und allergische Reaktionen hervorrufen. Da die Augentropfen aber nur wenig Salizylsäure enthalten, scheint dieses Risiko gering.

Gegenanzeigen

Unter folgenden Bedingungen dürfen Sie diese Augentropfen nicht anwenden:

- Ihre Augenhornhaut ist verletzt.
- Sie wollen Kontaktlinsen tragen.

Unerwünschte Wirkungen

▶ Muss beobachtet werden

Als Zeichen einer allergischen Reaktion kann sich das Auge verstärkt röten, jucken und Sekret absondern. Dann sollten Sie das Mittel nicht mehr anwenden. Bessern sich die Beschwerden nach dem Absetzen nicht merklich, sollten Sie einen Arzt aufsuchen.
Wenn zu den Augenbeschwerden Kopfschmerzen hinzukommen, Sie schlechter sehen oder Punkte vor Ihren Augen erscheinen, sollten Sie einen Augenarzt aufsuchen.

Hinweise

Für Schwangerschaft und Stillzeit

Die Augentropfen sollten Sie in Schwangerschaft und Stillzeit nur anwenden, wenn es unbedingt erforderlich ist. Dieses sollte allerdings ein Arzt entscheiden.

Kombination: Fettartige Substanzen

Weißes Vaselin + dünnflüssiges Paraffin + Wollwachsalkohole
Coliquifilm

Diese Augensalbe enthält verschiedene fettartige Substanzen, die sich mit Wasser kaum mischen lassen. Das ist aber notwendig, um sie als Augenmittel einsetzen zu können. Deshalb sind als dritter Salbenbestandteil Wollwachsalkohole beigefügt, die sich mit den Fettbestandteilen gut mischen lassen, aber auch viel Wasser aufnehmen können.
Nach dem Auftragen legt diese Salbe einen fettigen Film über die Augen. Das macht den Lidschlag leichter erträglich, der sonst bei Augenverletzungen und nach -operationen als unangenehm empfunden werden kann. Außerdem kann dieses Mittel während oder nach Operationen hilfreich sein, weil in diesen Situationen nicht sicher ist, dass die Augenlider richtig schließen oder die Augen durch regelmäßiges Blinzeln dafür sorgen, dass die Hornhaut immer wieder benetzt wird.
Das Produkt ist also geeignet, um die Nachbehandlung von Verletzungen der Hornhaut infolge von Augenoperationen zu unterstützen.

Anwendung

Hinweise zur Anwendung, zur Verkehrstüchtigkeit sowie beim Tragen von Kontaktlinsen lesen Sie unter »Augenmittel anwenden« (→ Seite 131).

Hinweise

Für Schwangerschaft und Stillzeit

Diese Augensalbe kann ohne Bedenken angewendet werden.

Kombinationen: Alpha-Sympathomimetika + andere Substanzen

Naphazolin + Actinoquinol + Vitamin A
duraultra
Tetryzolin + Antazolin
Allergopos N

In diesen Augentropfen sind Substanzen aus verschiedenen Gruppen miteinander kombiniert. Aus der Gruppe der Alpha-Sympathomimetika (→ Seite 134) enthalten diese Augenmittel Naphazolin beziehungsweise Tetryzolin. Diese Substanzen wirken gefäßverengend und sollen auf diese Weise die Symptome einer Bindehautentzündung zurückdrängen. *duraultra* enthält darüber hinaus Actinoquinol. Dieses wirkt als Schutzmittel vor UV-Licht. Damit könnten Augentropfen mit diesem Wirkstoff allenfalls nützlich sein, um einer Bindehautentzündung durch zu viel Sonnenlicht vorzubeugen. Ein solcher Effekt ist in der Praxis jedoch nicht nachweisbar. Bei starker UV-Strahlung ist es vielmehr erforderlich, eine geeignete Lichtschutzbrille zu tragen.
Hinweise zur Wirkung von Vitamin A, dem dritten Bestandteil dieser Augentropfen, finden Sie unter dem Stichwort »Vitamin A« (→ Seite 147).
Allergopos N weist als zweiten Inhaltsstoff Antazolin auf. Dieser gehört in die Gruppe der Antihistaminika, die sich gegen eine Allergie richten. Zur Bekämpfung einer Bindehautentzündung, die nicht auf einer Allergie beruht, genügt die gefäßverengende Substanz. Es ist nicht erwiesen, dass die Kombination mit einem Antihistaminikum demgegenüber vorteilhaft ist.
Alle Angaben zu diesen mit einem Antihistaminikum kombinierten Augentropfen finden Sie im Kapitel »Allergische Erkrankungen« unter »Kombination: Alpha-Sympathomimetikum und Antihistaminikum« (→ Seite 571).
Eine derartige Kombinationen wird aufgrund ihrer nicht ausreichend nachgewiesenen therapeutischen Wirksamkeit als »wenig geeignet« bewertet.
Näheres zu den Konservierungsmitteln, die den Präparaten zugesetzt sind, lesen Sie unter »Konservierungsmittel« (→ Seite 143).

Anwendung

Aufgrund ihres Gehalts an Alpha-Sympathomimetika dürfen diese Produkte nicht länger als fünf bis sieben Tage angewendet werden.
Hinweise zur Anwendung, zur Verkehrstüchtigkeit sowie beim Tragen von Kontaktlinsen lesen Sie unter »Augenmittel anwenden« (→ Seite 131).

Achtung

Gegenanzeigen

Wann Sie diese Augentropfen nicht anwenden dürfen, welche Wechselwirkungen es mit anderen Medikamenten geben kann und welche unerwünschten Wirkungen auftreten können, lesen Sie ab »Alpha-Sympathomimetika« (→ Seite 135).

Hinweise

Für Kinder und Jugendliche unter 18 Jahren

Über die Anwendung in dieser Altersgruppe gibt es keine Erkenntnisse. Da die Mittel ohnehin als »wenig geeignet« bewertet werden, sollten Sie sie nicht anwenden.

Für Schwangerschaft und Stillzeit

Über die Risiken einer Anwendung in Schwangerschaft und Stillzeit gibt es keine Erkenntnisse. Da die Mittel ohnehin als »wenig geeignet« bewertet werden, sollten Sie sie nicht anwenden.

Kombination: Vitamine

Kalzium-Pantothenat + Vitamin A + Vitamin B_1
Regepithel

Kalzium-Pantothenat ist das Salz der Pantothensäure. Diese gehört in die Gruppe der B-Vitamine. Pantothensäure wird im Körper in den Wirkstoff Dexpanthenol verwandelt. Dieser wird als Medikament eingesetzt. Die Wirkungen, die für Dexpanthenol erforscht wurden, gelten demnach auch für Pantothensäure.
Dexpanthenol soll unter anderem die Neubildung von Zellen der Hornhaut fördern. Ob es den Heilungsprozess vor allem nach Hornhautverletzungen fördert, ist unklar.
Die therapeutische Wirksamkeit der Kombination aus Kalzium-Pantothenat und anderen Vitaminen bei Verletzungen der Hornhaut ist nicht ausreichend nachgewiesen. Das gilt auch, wenn das Mittel unterstützend angewendet werden soll. Es wird als »wenig geeignet« eingestuft.

Anwendung

Hinweise zur Anwendung, zur Verkehrstüchtigkeit sowie beim Tragen von Kontaktlinsen lesen Sie unter »Augenmittel anwenden« (→ Seite 131).

Hinweise

Für Schwangerschaft und Stillzeit

Das Mittel enthält Vitamin A. Wenn dieses während der Schwangerschaft in hoher Dosierung angewendet wird, erhöht sich das Risiko für Fehlbildungen beim Kind. Es ist zwar nicht anzunehmen, dass mit einer Augensalbe eine derartig große Menge Vitamin A in den Körper gelangt, da das Mittel aber ohnehin als »wenig geeignet« bewertet wird, sollten Sie es nicht anwenden.

Bindehautentzündung, Verletzung der Hornhaut

Handelsname Darreichungsform	**Zusammensetzung pro 1 ml/1 g oder wie angegeben bzw. pro abgeteilte Einheit**	**Unverb. Preis in Euro/kleinste Packung**	**Bewertung**

Hinweise zu den Tabellenspalten → Seite 32, zur Auswahl der Arzneimittel → Seite 27, zur Grundlage der Bewertung → Seiten 27, 31

Actihaemyl Augengel	**Dialysekonzentrat aus Kälberblut** 8,3 mg (Konservierungsmittel: Benzalkoniumchlorid)	8,89/5 g	**Wenig geeignet** bei Verletzungen der Hornhaut. Die therapeutische Wirksamkeit ist nicht ausreichend nachgewiesen. Das Produkt enthält Konservierungsmittel. → Seite 136
Allergopos N Augentropfen	**Tetryzolin-hydrochlorid** 0,5 mg + **Antazolinphosphat** 0,15 mg (Konservierungsmittel: Chlorhexidinglukonat)	5,11/10 ml	**Wenig geeignet** bei Bindehautentzündung. Dass das Mittel besser wirkt als ein gefäßverengender Stoff allein, ist nicht ausreichend nachgewiesen. Das Produkt enthält Konservierungsmittel. → Seite 137
Bepanthen AUGEN- UND NASENSALBE Salbe	**Dexpanthenol** 50 mg (ohne Konservierungsmittel)	3,45/5 g	**Geeignet** zur Unterstützung der Behandlung von Verletzungen der Hornhaut. → Seite 136
Berberil N EDO Einzeldosispipetten	**Tetryzolin-hydrochlorid** 0,5 mg pro 1 ml (ohne Konservierungsmittel)	6,50/10 x 0,5 ml	**Geeignet** bei Bindehautentzündung zur kurzzeitigen Anwendung. → Seite 134
Berberil N Augentropfen	0,5 mg (Konservierungsmittel: Benzalkoniumchlorid)	4,97/10 ml	**Auch geeignet** bei Bindehautentzündung zur kurzzeitigen Anwendung. Konservierungsmittelfreie Produkte sind vorzuziehen. → Seite 134
Biciron Augentropfen	**Tramazolin-hydrochlorid** 0,632 mg (Konservierungsmittel: Benzalkoniumchlorid)	8,50/10 ml	**Auch geeignet** bei Bindehautentzündung zur kurzzeitigen Anwendung. Konservierungsmittelfreie Produkte sind vorzuziehen. → Seite 134
Coliquifilm Augensalbe	**Weißes Vaselin** 573 mg + **dünnflüssiges Paraffin** 425 mg + **Wollwachsalkohole** 2 mg (ohne Konservierungsmittel)	6,97/3,5 g	**Geeignet** zur Unterstützung der Nachbehandlung von Verletzungen der Hornhaut infolge von Augenoperationen. → Seite 137
Corneregel EDO Augengel	**Dexpanthenol** 50 mg pro 1 ml (ohne Konservierungsmittel)	13,95/30 x 0,6 ml	**Geeignet** zur Unterstützung der Behandlung von Verletzungen der Hornhaut. → Seite 136
Corneregel Fluid EDO Einzeldosispipetten	50 mg pro 1 ml (ohne Konservierungsmittel)	6,75/10 x 0,6 ml	
Corneregel Augengel Augengel	50 mg (Konservierungsmittel: Cetrimid)	5,20/10 g	**Auch geeignet** zur Unterstützung der Behandlung von Verletzungen der Hornhaut. Konservierungsmittelfreie Produkte sind vorzuziehen. → Seite 136
Corneregel Fluid Augentropfen	50 mg (Konservierungsmittel: Cetrimid)	5,20/10 ml	
duraultra Augentropfen	**Naphazolinnitrat** 0,075 mg + **Actinoquinol-natriumsalz** 5 mg + **Retinolpalmitat** 500 I.E. (Konservierungsmittel: Phenylmerkuriazetat)	6,47/10 ml	**Wenig geeignet** bei Bindehautentzündung. Dass das Mittel besser wirkt als ein gefäßverengender Stoff allein, ist nicht ausreichend nachgewiesen. Das Produkt enthält Konservierungsmittel. → Seite 137
Ophtalmin-N sine Einzeldosispipetten	**Tetryzolin-hydrochlorid** 0,5 mg pro 1 ml (ohne Konservierungsmittel)	7,46/20 x 0,5 ml	**Geeignet** bei Bindehautentzündung zur kurzzeitigen Anwendung. → Seite 134
Ophtalmin-N Augentropfen	0,5 mg (Konservierungsmittel: Benzalkoniumchlorid)	4,45/10 ml	**Auch geeignet** bei Bindehautentzündung zur kurzzeitigen Anwendung. Konservierungsmittelfreie Produkte sind vorzuziehen. → Seite 134
Pan-Ophtal Gel Augengel	**Dexpanthenol** 50 mg (Konservierungsmittel: Cetrimid)	4,95/10 g	**Auch geeignet** zur Unterstützung der Behandlung von Verletzungen der Hornhaut. Konservierungsmittelfreie Produkte sind vorzuziehen. → Seite 136
Pan-Ophtal Augensalbe Augensalbe	50 mg (Konservierungsmittel: Chlorobutanol)	3,27/5 g	
Panthenol-Augensalbe JENAPHARM Augensalbe	**Dexpanthenol** 50 mg (ohne Konservierungsmittel)	5,47/5 g	**Geeignet** zur Unterstützung der Behandlung von Verletzungen der Hornhaut. → Seite 136

Bindehautentzündung, Verletzung der Hornhaut Fortsetzung

Handelsname Darreichungsform	**Zusammensetzung pro 1 ml/1 g oder wie angegeben bzw. pro abgeteilte Einheit**	**Unverb. Preis in Euro/kleinste Packung**	**Bewertung**
Hinweise zu den Tabellenspalten → Seite 32, zur Auswahl der Arzneimittel → Seite 27, zur Grundlage der Bewertung → Seiten 27, 31			
Posiformin 2 % Augensalbe	**Bibrocathol** 20 mg (ohne Konservierungsmittel)	8,75/5 g	**Geeignet** bei Bindehautentzündung und vor allem bei Entzündungen der Lidkanten. Die Salbe beeinträchtigt aber die Sehfähigkeit. → Seite 135
Proculin Augentropfen	**Naphazolin-hydrochlorid** 0,3 mg (Konservierungsmittel: Benzalkoniumchlorid)	4,70/10 ml	**Auch geeignet** bei Bindehautentzündung zur kurzzeitigen Anwendung. Konservierungsmittelfreie Produkte sind vorzuziehen. → Seite 134
Regepithel Augensalbe	**Kalzium-Pantothenat** 5 mg + **Vitamin A** 10 000 I.E. + **Vitamin B₁** 0,5 mg (ohne Konservierungsmittel)	11,50/5 g	**Wenig geeignet** zur unterstützenden Behandlung von Verletzungen der Hornhaut. Die therapeutische Wirksamkeit der Vitaminkombination ist nicht ausreichend nachgewiesen. → Seite 138
Sophtal-POS N Augentropfen	**Salizylsäure** 1 mg (Konservierungsmittel: Chlorhexidinglukonat)	4,84/10 ml	**Wenig geeignet** bei Bindehautentzündung. Die therapeutische Wirksamkeit ist nicht ausreichend nachgewiesen. Das Produkt enthält Konservierungsmittel. → Seite 137
VISADRON Augentropfen	**Phenylephrin-hydrochlorid** 1,25 mg (Konservierungsmittel: Benzalkoniumchlorid)	10,45/10 ml	**Auch geeignet** bei Bindehautentzündung zur kurzzeitigen Anwendung. Konservierungsmittelfreie Produkte sind vorzuziehen. → Seite 134
Visine Yxin ED Einzeldosispipetten	**Tetryzolin-hydrochlorid** 0,5 mg pro 1 ml (ohne Konservierungsmittel)	6,40/10 x 0,5 ml	**Geeignet** bei Bindehautentzündung zur kurzzeitigen Anwendung. → Seite 134
Visine Yxin Augentropfen	0,5 mg (Konservierungsmittel: Benzalkoniumchlorid)	4,95/10 ml	**Auch geeignet** bei Bindehautentzündung zur kurzzeitigen Anwendung. Konservierungsmittelfreie Produkte sind vorzuziehen. → Seite 134

Trockene Augen

Bindehaut und Hornhaut müssen ständig von einem Tränenfilm überzogen sein, damit beschwerdefreies Sehen möglich ist. Dieser Tränenfilm wird mit jedem Lidschlag erneuert und über dem Augapfel verteilt. Er besteht aus drei Schichten. Direkt auf der Hornhaut liegt eine schleimhaltige Schicht, in der Mitte befindet sich eine wässrige Schicht, die äußere Schicht ist fetthaltig. Diese Abschlussschicht verhindert, dass das Wasser des mittleren Bereichs verdunstet, und sorgt außerdem dafür, dass die Lider leicht und unbemerkt über den Augapfel gleiten können.
Bei trockenen Augen (Keratoconjunctivitis sicca) ist der Aufbau der Schichten des Tränenfilms gestört. Es kann sein, dass nicht genügend von der inneren Schleimschicht oder der wässrigen Mittelschicht gebildet wird. Möglicherweise verdunstet der wässrige Anteil der Tränenflüssigkeit auch zu rasch, weil die darüberliegende fetthaltige Schicht unterbrochen ist. Dann entstehen trockene Stellen auf der Hornhaut.

Anzeichen und Beschwerden

Die Beschwerden ähneln denen einer sehr leichten Binde- oder Hornhautentzündung. Die Augen fühlen sich trocken an. Sie können brennen und jucken, manchmal sind sie gerötet, schmerzen und sind lichtempfindlich. Der Lidschlag wird als unangenehm empfunden.
Darauf können die Augen mit einer vermehrten Tränensekretion reagieren. Das bessert die Beschwerden jedoch nicht, weil die abgesonderte Flüssigkeit vornehmlich aus Wasser besteht. Es fehlen die Schleim- und Fettstoffe, die das beschwerdefreie Gleiten über den Augapfel gewährleisten.

Ursachen

Bei bis zu 80 von 100 Personen ist die Ursache von trockenen Augen eine Störung der fetthaltigen Schicht. Deutlich seltener wird zu wenig Tränenflüssigkeit gebildet. Die Gründe für diese Veränderungen liegen meist in den Lebens- und Umgebungsbedingungen.

»Schlechte Luft« mit Zigarettenrauch und Ozon, Zugluft und der Luftstrom aus Klimaanlagen können die ausreichende Versorgung der Augen mit Tränenflüssigkeit ebenso beeinträchtigen wie ein trockenes, heißes Klima und intensive UV-Einstrahlung.

Bei angestrengtem Sehen empfindet man die Augen leicht als trocken, weil man dabei nicht so häufig blinzelt, wie es notwendig ist, um die Hornhaut gleichmäßig mit Tränenflüssigkeit zu benetzen. Gründe für eine solche Augenbelastung können eine unzureichend korrigierte Fehlsichtigkeit und Bildschirmarbeit sein.

Das Tragen von Kontaktlinsen kann den Tränenfilm so beeinträchtigen, dass die Sehfähigkeit darunter leidet.

Wenn die Ränder der Augenlider beim Blinzeln nicht komplett aufeinandertreffen – etwa aufgrund einer anatomischen Besonderheit oder einer Entzündung –, trocknet die Hornhautoberfläche dort aus, wo die Lider eine Lücke lassen. Besonders unangenehm macht sich das in der Nacht bemerkbar, weil sich die Augen dann nicht ganz schließen lassen.

Die hormonellen Veränderungen in der Schwangerschaft und in den Wechseljahren können Zusammensetzung und Menge der Tränenflüssigkeit so beeinträchtigen, dass sie ein trockenes Auge begünstigen.

Bei einer Reihe von Allgemeinerkrankungen, wie Sjögren-Syndrom, Sklerodermie, rheumatoider Arthritis und Parkinsonkrankheit, wird weniger Tränenflüssigkeit produziert. Auch in Verbindung mit Diabetes, Schilddrüsenerkrankungen und manchen Virusinfektionen können Benetzungsstörungen auftreten.

Mit steigendem Alter wird weniger Tränenflüssigkeit produziert. Davon sind Frauen etwas häufiger betroffen als Männer.

Ein schwerwiegender Mangel an Vitamin A, der sich über lange Zeit entwickelt hat, geht mit Hautveränderungen einher, die auch die Augen betreffen können. Eine derartige Vitaminmangelkrankheit kommt jedoch fast nur noch in Entwicklungsländern vor.

Einige der in Augentropfen üblicherweise enthaltenen Konservierungsmittel (→ Seite 143), allen voran die Substanz Benzalkoniumchlorid, können ein trockenes Auge verursachen.

Eine Reihe innerlich angewendeter Medikamente kann zu trockenen Augen führen. Zu ihnen gehören die Pille, Betablocker (bei hohem Blutdruck), Antihistaminika (bei Allergien), Antidepressiva (bei Depressionen), Neuroleptika (bei Schizophrenien und anderen Psychosen), Diphenhydramin (bei Schlafstörungen) und Vitamin-A-Säure-haltige Medikamente (bei Akne). Bei Frauen, die in den Wechseljahren Hormone anwenden, treten trockene Augen eher auf als bei solchen, die ohne Hormone auskommen.

Vorbeugung

- Lüften Sie Räume, in denen geraucht wird, häufig und gründlich. Ein Feuchtigkeitsgehalt der Luft von mehr als 60 Prozent ist hilfreich.
- Vermeiden Sie Zugluft, stellen Sie eine Klimaanlage aus. Ist eine automatische Belüftung nicht zu vermeiden, richten Sie den Luftstrom nicht auf die Augen.
- Lassen Sie die Stärke Ihrer Brille kontrollieren.
- Wenn Sie als Brillenträger stundenlang Bildschirmarbeit verrichten, sollten Sie die Brillenstärke so bemessen lassen, dass Sie im Abstand von 50 bis 75 Zentimetern gut sehen können. Außerdem muss der Arbeitsplatz richtig ausgeleuchtet sein. Den Augen tut es gut, wenn Sie häufiger als sonst blinzeln und jede Stunde fünf Minuten Pause einlegen.
- Trockene Augen kommen bei denjenigen, die sich für stabile Kontaktlinsen entschieden haben, seltener vor als bei Trägern von Weichlinsen. Wenn Sie als Kontaktlinsenträger nicht genügend Tränenflüssigkeit produzieren, um die Linsen ständig gut zu benetzen, müssen Sie gegebenenfalls zur Brille wechseln.
- Verwenden Sie keine Augentropfen mit Alpha-Sympathomimetika (bei Bindehautentzündung).
- Wenn Sie Augentropfen anwenden müssen, sollten Sie solche ohne Konservierungsmittel (→ Seite 143) vorziehen.

Allgemeine Maßnahmen

Wenn Tränenersatzmittel die Beschwerden nicht ausreichend beheben, kann der Arzt die Tränenpünktchen, durch die die Tränenflüssigkeit abläuft, mit einer Art winzigem Stopfen verschließen. Dann steht der Binde- und Hornhaut mehr Tränenflüssigkeit zur Verfügung. Der Stopfen löst sich entweder von selbst auf oder er verbleibt im Tränenpünktchen. Sollte sich eine Entzündung entwickeln, wird der Stopfen gezogen und die Entzündung behandelt.

Wann zum Arzt?

Die Diagnose »trockenes Auge« sollte immer der Arzt stellen, damit ernsthafte Schäden am Auge und ursächliche Körperkrankheiten erkannt werden. Erst wenn das abgeklärt ist, können Sie die als hilfreich empfundenen Augenmittel ohne ärztliches Zutun anwenden. Sollten diese allerdings die Beschwerden nicht ausreichend lindern, muss der Augenarzt weiterhelfen.

Bei speziellen Augenerkrankungen kann der Arzt synthetische Tränenflüssigkeit zulasten der gesetzlichen Krankenkassen verordnen: Sjögren-Syndrom mit deutlichen Funktionsstörungen des Grades 2, Epidermolysis bullosa, okuläres Pemphigoid, Fehlen oder Schädigung der Tränendrüse, Fazialisparese und Lagophthalmus. Näheres hierzu finden Sie in der »Ausnahmeliste« (→ Seite 658).

Behandlung mit Medikamenten

Künstliche Tränenflüssigkeit kann die Beschwerden trockener Augen lindern. Sie verringert die Reibung zwischen Hornhaut und Augenlid und stellt den natürlichen Aufbau des Tränenfilms wieder her. Damit entfallen die Faktoren, die zum Beispiel zur Entzündung der Hornhaut führen können. Da die Ursache der trockenen Augen durch künstliche Tränenflüssigkeit aber nicht behoben wird, müssen die Mittel vielfach wochenlang, manchmal sogar jahrelang angewendet werden. Dabei können die Konservierungsmittel (→ Seite 143), mit denen viele Augenmittel versetzt sind, zum Problem werden. Sie bergen das Risiko, die Hornhaut der Augen zu schädigen und Allergien hervorzurufen. Unkonservierte Mittel vermeiden dieses Risiko.
Tränenersatzmittel sind in zwei verschiedenen Versionen auf dem Markt. Es kann sich um Arzneimittel handeln oder um Medizinprodukte (→ Seite 21). Dieser Unterschied wirkt sich neben anderem darauf aus, welcher Inhaltsstoff als Wirkstoff angegeben ist. Arzneimittel benennen einen oder mehrere Wirkstoffe; weitere Substanzen können als Hilfsstoffe enthalten sein, werden aber nicht als Wirkungsträger angesehen. Medizinprodukte listen alles auf, was in dem Mittel enthalten ist. Das führt dazu, dass zum Beispiel bei dem Medizinprodukt *Visine Trockene Augen* Triglyzeride als Inhaltsstoff angegeben sind. Diese fettartige Substanz ist auch im körpereigenen Tränenfilm enthalten und soll die fetthaltige Tränenschicht anreichern, um sie zu stabilisieren. Die gleiche Substanz findet sich neben anderen in den *Liposic* Augengelen; sie sind als Arzneimittel im Handel. Ihr Hersteller sieht die Triglyzeride aber nicht als Wirkstoff an, sondern als Hilfsstoff. Daher taucht das Wort Triglyzeride in der Produktzusammensetzung nicht auf.
Die meisten künstlichen Tränenflüssigkeiten enthalten Filmbildner (→ Seite 146). Sie sorgen dafür, dass die zugeführte Flüssigkeit länger im Auge haftet. Einige Präparate verwenden Kombinationen von Filmbildnern (→ Seite 148). Gegenüber Mitteln mit nur einem Wirkstoff ist das weder ein Vorteil noch ein Nachteil. Für wesentliche Unterschiede in der Wirksamkeit der verschiedenen Arten von Filmbildnern und deren Zubereitungsformen – Augengel, -spray, -tropfen – gibt es derzeit keinen Beleg. Die Wahl des Produkts kann sich also an der persönlichen Vorliebe orientieren. Filmbildner werden als »geeignet« eingestuft, wenn sie in unkonservierten Produkten angeboten werden. Die Präparate gelten als »auch geeignet«, wenn sie Konservierungsmittel enthalten.
Vitamin-A-Mangel kommt hierzulande nur sehr selten vor, daher sind Vitamin-A-haltige Augenmittel in der Regel nicht erforderlich. Sollte tatsächlich ein Mangel vorliegen, muss das Vitamin eingenommen werden. Um die Behandlung eventueller Augenbeschwerden, die in diesem Zusammenhang auftreten können, zusätzlich zu unterstützen, können Augenmittel mit Vitamin A (→ Seite 147) angewendet werden. Hierfür werden sie als »geeignet« eingestuft, wenn es sich um unkonservierte Produkte handelt und als »auch geeignet«, wenn sie Konservierungsmittel enthalten.
Augentropfen mit Dexpanthenol (→ Seite 145) werden als »mit Einschränkung geeignet« bewertet. Die therapeutische Wirksamkeit von Dexpanthenol bei trockenen Augen sollte noch besser belegt werden.
Die Kombinationen aus Filmbildnern und anderen Substanzen (→ Seite 148) werden unterschiedlich bewertet. Mittel mit den Kombinationspartnern Dexpanthenol oder Vitamin A gelten als »mit Einschränkung geeignet«. Es ist unstrittig, dass der Filmbildner die Beschwerden bei trockenen Augen lindern kann. Ob der Zusatz von Dexpanthenol diese Wirksamkeit aber noch verbessert, ist nicht ausreichend nachgewiesen. Die Bewertung des Mittels, das neben dem Filmbildner noch Vitamin A enthält, hängt vom Beschwerdebild ab, das zu lindern es beansprucht. Da hier nur die Form der trockenen Augen besprochen wird, die nicht auf einem Vitamin-A-Mangel beruht, sondern auf den hierzulande üblichen Ursachen, ist der Vitaminzusatz nicht notwendig. Deshalb wird es in diesem Fall als »mit Einschränkung geeignet« bewertet. Einige Produkte weisen neben dem Filmbildner Inhaltsstoffe auf, die die normale Wasser-Salz-Konzentration der Tränenflüssigkeit bzw. den natürlichen Aufbau des Tränenfilms wiederherstellen sollen. Da nicht ausreichend nachgewiesen ist, dass solche Kombinationen besser wirken als Mittel, die nur Filmbildner enthalten, lautet die Bewertung »mit Einschränkung geeignet«. Demgegenüber gilt das Produkt *Visine Trockene Augen*, das neben Filmbildnern noch einen fettartigen Inhaltsstoff hat, wie er in der körpereigenen Tränenflüssigkeit enthalten ist, als »auch geeignet«, weil es Konservierungsmittel enthält.
Die Kombination aus Soja-Lezithin und anderen Substanzen (→ Seite 149) wird als Spray angeboten, der auf die geschlossenen Augenlider gesprüht wird. Dabei gelangt eine Unzahl kleiner Partikel auf das Augenlid, die sich beim Lidschlag auf der Augenoberfläche verteilen. Das Produkt enthält ein Konservierungsmittel und wird als »auch geeignet« bewertet.

Die Kombination aus fettartigen Substanzen (→ Seite 148) legt einen fettigen Film über die Augen, der die Verdunstung der Tränenflüssigkeit verringert. Dieser Effekt kann in Situationen hilfreich sein, in denen die Augenlider nicht richtig schließen oder die Augen nicht durch regelmäßiges Blinzeln dafür sorgen können, dass die Hornhaut immer wieder benetzt wird. Auch wenn die Augenhäute austrocknen, weil die Lider beim Schlafen den Augapfel nicht mehr komplett bedecken, kann die aufgetragene Salbe dem entgegenwirken. Das Mittel wird aber als »mit Einschränkung geeignet« bewertet, weil der fettige Film die Sehfähigkeit so beeinträchtigt, dass aktive Menschen es eigentlich nur zur Nacht anwenden können.

Die gleiche Einschätzung gilt für die Kombination aus Vitamin A und fettartigen Substanzen (→ Seite 149). Der Zusatz von Vitamin A zu den fettartigen Substanzen könnte allenfalls von Nutzen sein, wenn die trockenen Augen auf einer Vitamin-A-Mangelerkrankung beruhen. Derartiges ist hierzulande aber nicht anzunehmen.

Augen, denen es an Tränenflüssigkeit fehlt, können eventuell gerötet sein. Dem sollte keinesfalls mit gefäßverengenden Augentropfen, den sogenannten Weißmachern, mit Wirkstoffen aus der Gruppe der Alpha-Sympathomimetika (→ Seite 134) begegnet werden.

Konservierungsmittel

Augenarzneimittel werden keimfrei hergestellt oder sterilisiert. Wenn es sich nicht um Spezialflaschen handelt, wie sie unten beschrieben sind, gelangen beim Gebrauch unvermeidlich Keime in die Mittel und können sich dort vermehren. Um eine Verkeimung zumindest zu beschränken, sind wässrigen Augenzubereitungen wie Augentropfen und -gelen, die länger als 24 Stunden benutzt werden, Konservierungsmittel zugesetzt. Die Konzentration des Konservierungsmittels ist so bemessen, dass seine keimtötende Wirkung etwa vier Wochen lang gewährleistet ist. Danach sollten angebrochene Augenmittel weggeworfen werden. Um diesen Zeitraum nicht zu überschreiten, ist es hilfreich, auf der Packung das Datum zu notieren, wann sie geöffnet wurde.

Unkonservierte Augenmittel können in speziellen Flaschen abgefüllt sein, aus denen man zwar Tropfen herausdrücken kann, in die aber nichts hineingelangen kann. Sie sind sparsam und umweltschonend, weil ihre Verpackung keinen zusätzlichen Abfall darstellt. Ihre Handhabung ist allerdings nicht ganz einfach und erfordert einige Kraft. Wer mit diesen Produkten nicht zurechtkommt, kann zu unkonservierten Augentropfen in Ein-Tages-Portionen greifen, die in kleinen Pipetten abgefüllt sind. Diese sollen 24 Stunden nach Anbruch weggeworfen werden. Übertriebene Sparsamkeit kann die Augengesundheit gefährden.

Die in Augenpräparaten eingesetzten Konservierungsmittel werden hinsichtlich ihres Wirkspektrums und Risikos für unerwünschte Wirkungen unterschiedlich beurteilt.

Ein wichtiges Kriterium ist ihre Wirksamkeit gegenüber der Bakterienart Pseudomonas aeruginosa. Dieser »Problemkeim« ist als Infektionsauslöser am Auge besonders gefürchtet, weil er sich mit den zur Verfügung stehenden Antibiotika nur schlecht bekämpfen lässt. Nachfolgend finden Sie Angaben zu den jeweiligen Konservierungsmitteln und welche der im Buch besprochenen Augentropfen diesen Stoff enthalten. Ausnahme: Ein Präparat mit Thiomersal ist nicht mehr in der Marktauswahl.

Benzalkoniumchlorid

Benzalkoniumchlorid wirkt gegen die meisten Keime, die am Auge vorkommen, nicht aber gegen den »Problemkeim« Pseudomonas. Gegen Viren wirkt Benzalkoniumchlorid nur schwach. Benzalkoniumchlorid verringert die Stabilität des Tränenfilms und kann bei langdauernder Anwendung ein trockenes Auge verursachen. Es greift die Hornhaut des Auges bis in die tieferen Zellschichten hinein an. In der Folge wird die oberste Hornhautschicht an winzigen Stellen dünner. Aus diesen Punkten kann ein Hornhautgeschwür entstehen. Wirkt Benzalkoniumchlorid dauerhaft ein, können erhebliche Hornhautschäden auftreten. Gelegentlich treten durch Benzalkoniumchlorid Allergien auf.

Wenn eine mit Benzalkoniumchlorid konservierte Tränenersatzflüssigkeit ins Auge getropft wird und einige Zeit danach Augentropfen mit einem anderen Wirkstoff, kann dieser schneller und tiefer in die Hornhaut eindringen als sonst. Auf diese Weise kann Benzalkoniumchlorid diese Substanz stärker wirken lassen und auch ihre unerwünschten Wirkungen können verstärkt auftreten.

Mit Benzalkoniumchlorid konservierte Augentropfen sollten nicht über längere Zeit ohne augenärztliche Kontrolle angewendet werden,

weil das die Augengesundheit erheblich gefährden kann.
Der Konservierungsstoff Benzalkoniumchlorid ist in folgenden Augenmitteln enthalten: *Actihaemyl, Berberil N Augentropfen, Biciron, dispatenol, Lacrisic Augentropfen, Liquifilm Augentropfen, Liquigel Augengel, Oculotect fluid PVD Augentropfen, Ophtalmin-N Augentropfen, Proculin Augentropfen, Protagent Augentropfen, Siccaprotect Augentropfen, THILO-TEARS Gel, VISADRON Augentropfen, Visine Trockene Augen, Visine Yxin Augentropfen, Visine zur Nacht.*

Cetrimid
Das Wirkspektrum von Cetrimid umfasst nicht alle Bakterienarten, die am Auge bedeutsam sein können; auch gegen die speziellen »Problemkeime« am Auge richtet es nichts aus. Es ist aber effektiv gegenüber einigen Viren und hat auch eine gewisse pilztötende Wirkung.
Die unerwünschten Wirkungen von Cetrimid ähneln denen von Benzalkoniumchlorid. Zusätzlich können nach dem Eintropfen von mit Cetrimid konservierten Augentropfen Geschmacksirritationen auftreten.
Der Konservierungsstoff Cetrimid ist in folgenden Augenmitteln enthalten: *Artelac Augentropfen, Berberil Dry Eye Augentropfen, Corneregel Augengel, Corneregel Fluid Augentropfen, Lac-Ophtal MP Augentropfen, Liposic Augengel, Liposic Fluid Augengel, Pan-Ophtal Augentropfen und Gel, Siccapos Gel, Sic-Ophtal N Augentropfen, Vidisept Augentropfen, Vidisic Augengel, Visc Ophtal Augengel, Vitagel.*

Chlorhexidin
In Form der Salze Chlorhexidin-diazetat und Chlorhexidinglukonat wird dieses Konservierungsmittel in Augentropfen eingesetzt. Es wirkt gegen die meisten am Auge relevanten Bakterien, jedoch nur schwach gegen die »Problemkeime«. Es hemmt die Vermehrung von einigen Virus- und Pilzarten.
Chlorhexidin kann zu allergischen Reaktionen führen.
Der Konservierungsstoff Chlorhexidin ist in folgenden Augenmitteln enthalten: *Allergopos N, Antikataraktikum N, Lento Nit K, Oculotect Augentropfen, Posorutin Augentropfen, Sophtal-POS N.*

Chlorobutanol
Diese Substanz wirkt gegen Bakterien und Pilze. Auch gegen die »Problemkeime« ist sie wirksam. Chlorobutanol beeinträchtigt die Hornhaut zwar auch, aber nicht so stark wie Benzalkoniumchlorid.
Der Konservierungsstoff Chlorobutanol ist in folgenden Augenmitteln enthalten: *Pan-Ophtal Augensalbe, Vitafluid.*

Natrium-hydroxymethylglycinat
Diese Substanz wirkt nicht selbst als Konservierungsmittel. Vielmehr zersetzt sie sich und dabei entsteht unter anderem eine geringe Menge Formaldehyd. Dieses ist das eigentliche Konservierungsmittel. Formaldehyd wird allerdings als nervenschädigend und giftig angesehen. Es kann Allergien auslösen und in hoher Konzentration auch den Sehnerv schädigen.
Der Konservierungsstoff Natrium-Hydroxymethylglycinat ist in *Hylo-Vision Gel multi* enthalten.

Natriumperborat und Phosphonsäure
Aus diesen beiden Substanzen entsteht unter anderem eine geringe Menge Wasserstoffperoxid. Dieses ist gegen Bakterien wirksam. Wasserstoffperoxid zerfällt beim Kontakt mit der Augenoberfläche innerhalb einer Minute in Sauerstoff und Wasser. Gerade bei sehr trockenen Augen ist es allerdings denkbar, dass die Substanz nicht komplett zersetzt wird, weil das dazu nötige Wasser nicht in ausreichender Menge vorhanden ist. Zurückbleibendes, nicht vollständig zersetztes Wasserstoffperoxid kann die Augen reizen.
Das Konservierungssystem aus Natriumperborat und Phosphonsäure ist in *GenTeal* enthalten.

Phenoxyethanol
Phenoxyethanol ist als Konservierungsmittel gut wirksam. Um alle infrage kommenden Bakterien abzutöten, ist allerdings eine relativ starke Konzentration vonnöten. Gegen Hefen und Pilze wirkt es nur schwach.
Der Konservierungsstoff Phenoxyethanol ist in *Tears Again* enthalten.

Phenylmerkuriazetat
Diese organische Quecksilberverbindung wirkt gegen Bakterien und Pilze.

Phenylquecksilberverbindungen können allergische Reaktionen hervorrufen. Wenn sie lange Zeit auf die Augen einwirken, können Hornhautschäden auftreten. Außerdem kann die Substanz so weit ins Augeninnere eindringen, dass sie sich in der Augenlinse ablagert und diese bräunlich verfärbt. Dieses ist zwar harmlos und stört nicht die Sicht, bildet sich aber nicht wieder zurück.
Mit Phenylmerkuriazetat konservierte Augentropfen sollten nicht über längere Zeit ohne augenärztliche Kontrolle angewendet werden, weil das die Augengesundheit erheblich gefährden kann.
Der Konservierungsstoff Phenylmerkuriazetat ist in *duraultra* enthalten.

Polyhexanid
Hierbei handelt es sich um ein neuartiges Konservierungsmittel, das vom Augengewebe gut vertragen werden soll.
Dieser Konservierungsstoff ist in folgenden Augenmitteln enthalten: *Hylo-Vision HD, VISMED light, VISMED wash*.

Polyquad
Als Polyquad wird die chemische Verbindung Polidroniumchlorid bezeichnet. Sie gehört in die gleiche Gruppe von Konservierungsmitteln wie Benzalkoniumchlorid und Cetrimid. Allerdings soll diese neue Verbindung besser verträglich sein als die älteren Vertreter. Ob das auch bei einer Anwendung über lange Zeit gilt, ist aber bisher noch nicht durch entsprechende Untersuchungen belegt. Vergleicht man die Verträglichkeit von Polyquad mit der anderer Konservierungsmittel, nimmt es eine Mittelstellung ein. Benzalkoniumchlorid gilt als das problematischste Konservierungsmittel, Purite scheint das derzeit verträglichste zu sein.
Der Konservierungsstoff Polyquad ist in *SYSTANE* und in SYSTANE ULTRA enthalten.

Purite
Als Purite wird die chemische Verbindung Natriumchlorit bezeichnet. Dieses Konservierungsmittel zerfällt bei Tageslicht in Wasser und Kochsalz. Wie schnell das geschieht, ist nicht klar. Verschiedene Untersuchungen belegen, dass Purite weniger zellschädigend ist als die sonst gebräuchlichen Konservierungsmittel und seltener Augenreizungen und Allergien verursacht. Dafür ist seine konservierende Wirkung nicht so gut wie die von Benzalkoniumchlorid. Wie sich Purite bei Dauergebrauch auswirkt, ist noch unklar. Die Frage aber, ob unerwünschte Wirkungen aufgrund der Konservierung sicher auszuschließen sind, ist mit den bisherigen Untersuchungsergebnissen nicht zu beantworten. So kann es sein, dass Purite bei Menschen mit sehr ausgeprägt trockenen Augen nicht komplett zerfällt, weil ihr Tränenfilm dafür nicht genügend Wasser enthält. Dann ist mit Augenreizungen zu rechnen.
Der Konservierungsstoff Purite ist in *CELLUFRESH* und *optive* enthalten.

Thiomersal
Thiomersal ist ein quecksilberhaltiges Konservierungsmittel mit bakterien- und pilztötenden Eigenschaften. Auch die »Problemkeime« bekämpft es relativ gut.
Doch es ruft relativ häufig – manchmal auch erst mit Verzögerung – Augenreizungen und allergische Reaktionen hervor, die zu einer allergischen Bindehautentzündung (→ Seite 557) führen können. An der Unbedenklichkeit von Thiomersal als Konservierungszusatz in Hautmitteln oder Injektionslösungen gibt es erhebliche Zweifel. Daher bemühte man sich, beispielsweise Impfstoffe thiomersalfrei herzustellen. In der Folge wurde es dann auch in Augenmitteln seltener eingesetzt.

Dexpanthenol

Pan-Ophtal Augentropfen

Dexpanthenol ist eine der Vorstufen von Pantothensäure, die zu den Vitaminen des B-Komplexes gehört und für gewisse Körperfunktionen notwendig ist. Dexpanthenol soll dafür sorgen, dass sich die äußere Zellschicht der Binde- und Hornhaut schneller erneuert. Ob das bei der Behandlung von trockenen Augen hilfreich ist, ist noch unklar. Das Mittel wird daher als »mit Einschränkung geeignet« bewertet.
Die Augentropfen enthalten zusätzlich, aber nicht als Wirkstoff aufgeführt, einen Filmbildner. Dieser sorgt dafür, dass die Flüssigkeit länger am Auge verbleibt. Darüber hinaus enthält das Produkt Konservierungsmittel. Näheres hierzu finden Sie unter »Konservierungsmittel« (→ Seite 143).

Anwendung

Die Augentropfen können Sie immer dann anwenden, wenn es Ihnen notwendig erscheint.
Hinweise zur Anwendung, zur Verkehrstüchtigkeit sowie beim Tragen von Kontaktlinsen lesen Sie unter »Augenmittel anwenden« (→ Seite 131).

Unerwünschte Wirkungen

▶ **Muss beobachtet werden**

Vereinzelt treten Unverträglichkeitsreaktionen auf, die sich durch verstärktes Brennen und Jucken der Augen nach Anwendung der Mittel äußern. Je nachdem, wie heftig diese Beschwerden sind, wenden Sie sich umgehend oder im Laufe des nächsten Tages an den Augenarzt.

Filmbildner

Carbomer
Liposic, Liquigel, Siccapos, THILO-TEARS, Vidisic, Visc Ophtal

Carmellose
CELLUFRESH

Hyaluronsäure
Artelac ADVANCED, HYABAK, Hya-Ophtal, HYLO-COMOD, HYLO-GEL, Hylo-Vision, VISMED

Hypromellose
Artelac, Berberil Dry Eye, GenTeal, Sic-Ophtal

Polyvinylalkohol
Liquifilm

Povidon
Lac-Ophtal, Oculotect fluid, Protagent, Vidisept, WET-COMOD

Tränenersatzmittel mit Filmbildnern befeuchten die Augenoberfläche und können die Beschwerden von trockenen Augen lindern. Produkte, die ohne Konservierungsmittel abgefüllt sind, gelten als »geeignet«. Konservierte Produkte werden demgegenüber als »auch geeignet« angesehen, da die Konservierungsmittel besonders bei Langzeitgebrauch ein Risiko darstellen können. Näheres hierzu lesen Sie unter »Konservierungsmittel« (→ Seite 143).
Die verschiedenen Augenmittel mit Filmbildnern unterscheiden sich vor allem durch ihre Zähigkeit. Dünnflüssige Mittel verteilen sich schnell auf der Augenoberfläche und beeinträchtigen die Sehfähigkeit kaum. Einen Nachteil kann man darin sehen, dass ihre Wirksamkeit bald nachlässt und sie dann erneut angewendet werden müssen.
Dickflüssigere Augenmittel, zu denen manche Gele gehören, brauchen länger, bis sie sich auf der Augenoberfläche verteilt haben. Je zäher die Flüssigkeit ist, desto länger haftet sie an der Augenoberfläche und desto seltener muss sie angewendet werden. Dieser Vorteil ist mit dem Nachteil verbunden, dass man nach dem Eintropfen eventuell eine Zeit lang verschwommen sieht.
Welches Produkt sich für Sie am besten eignet, müssen Sie durch Ausprobieren herausfinden. Kontaktlinsenträger können mit einem dünnflüssigen Augenmittel die Linsen beim Einsetzen und auch während des Tragens befeuchten. Dickflüssigere Mittel eignen sich hierfür nicht.
Ein Teil dieser Tränenersatzmittel ist als Medizinprodukt (→ Seite 21) im Handel, nicht als Arzneimittel.

Anwendung

Künstliche Tränenflüssigkeit wenden Sie immer dann an, wenn es Ihnen notwendig erscheint.
Hinweise zur Anwendung, zur Verkehrstüchtigkeit sowie beim Tragen von Kontaktlinsen lesen Sie unter »Augenmittel anwenden« (→ Seite 131).
Tränenersatzmittel sollten Sie nicht im Kühlschrank aufbewahren, da sie dort so zäh werden können, dass sie sich nicht mehr tropfen lassen.

Achtung

Wechselwirkungen mit Medikamenten

Wenn Sie noch andere Augenmittel anwenden, sollten Sie diese zuerst nehmen und das Tränenersatzmittel etwa 15 Minuten später eintropfen.

Unerwünschte Wirkungen

Diese Augenmittel können Überempfindlichkeitsreaktionen hervorrufen, die sich durch Brennen, Jucken, Rötung und Fremdkörpergefühl bemerkbar machen. Üblicherweise sind diese Erscheinungen milde. Bei unkonservierten Mitteln treten sie etwa halb so oft auf wie bei solchen mit Konservierungsmitteln. Bei einer Augenreizung sollten Sie das Mittel nicht mehr anwenden. Lassen die Symptome nicht binnen Kurzem merklich nach, sollten Sie einen Augenarzt aufsuchen.

Hypromellose: Produkte, die ausschließlich diesen Filmbildner enthalten, können das Sehen durch Schmiereffekte beeinträchtigen.

Polyvinylalkohol: Mittel mit diesem Inhaltsstoff brennen oft kurzzeitig in den Augen.

Hinweise

Für Schwangerschaft und Stillzeit

Eine Anwendung ist ohne Bedenken möglich.

Vitamin A

Vitafluid, Vitagel

Diese Augenmittel enthalten die im Körper wirksame Form von Vitamin A, das Retinol.

Vitamin A ist unentbehrlich für den Sehvorgang in der Netzhaut des Auges. Die Zellen der Binde- und Hornhaut des Auges benötigen Vitamin A, um wachsen und ihre Funktionen erfüllen zu können. Die Hornhaut kann, da sie nicht durchblutet ist, das Vitamin aber nur aus der Tränenflüssigkeit erhalten. Erreicht sie auf diesem Weg nicht genügend Vitamin A, kommt es zu einem Mangel, und es entwickeln sich die Symptome eines trockenen Auges.

Bei einem Vitamin-A-Mangel muss die Substanz eingenommen werden. Sie gelangt dann auch in ausreichender Menge in die Tränenflüssigkeit. Ist das Defizit behoben, vergehen die damit zusammenhängenden Augenbeschwerden. Bei schweren Augenschäden können Vitamin-A-haltige Augenmittel diese Behandlung unterstützen. Derartige Vitamin-A-Mangelerscheinungen gibt es allerdings meist nur noch in Entwicklungsländern. Bei trockenen Augen aufgrund der hierzulande üblichen Ursachen ist der Einsatz von Vitamin A nicht notwendig.

Die Produkte enthalten zusätzlich, aber nicht als Wirkstoffe aufgeführt, verschiedene Filmbildner. Sie sorgen dafür, dass die Flüssigkeit länger im Auge verbleibt. *Vitagel* enthält darüber hinaus noch eine fettartige Substanz, wie sie auch im körpereigenen Tränenfilm enthalten ist. Sie soll die äußere Phase des Tränenfilms stabilisieren. Auch sie wird nicht als Wirkstoff aufgeführt.

Die Augenmittel gelten als »auch geeignet«, da sie Konservierungsmittel enthalten. Diese können besonders bei Langzeitgebrauch ein Risiko darstellen. Näheres hierzu lesen Sie unter »Konservierungsmittel« (→ Seite 143).

Anwendung

Sie wenden die Mittel dreimal täglich, bei Bedarf auch stündlich, an, und zwar so lange, wie es notwendig erscheint.

Hinweise zur Anwendung, zur Verkehrstüchtigkeit sowie beim Tragen von Kontaktlinsen lesen Sie unter »Augenmittel anwenden« (→ Seite 131).

Hinweise

Für Schwangerschaft und Stillzeit

Wenn Vitamin A während der Schwangerschaft in hoher Dosierung angewendet wird, erhöht sich das Risiko für Fehlbildungen beim Kind. Es ist zwar nicht anzunehmen, dass mit Augenmitteln eine derart große Menge Vitamin A in den Körper gelangt, dennoch sollten Sie die Anwendung überdenken.

Kombinationen: Filmbildner

Polyvinylalkohol + Povidon
Lacrimal O.K., Liquifilm O.K.

Carbomer + Povidon + Glyzerin
Visine zur Nacht

Hydroxypropyl-Guar + Polyethylenglykol 400 + Propylenglykol
SYSTANE

Hypromellose + Povidon + Glyzerin
Lacrisic

Diese Tränenersatzmittel enthalten mehr als einen Filmbildner. Mit der Zusammensetzung bemüht man sich, dem Wunsch nach möglichst langer Wirkdauer und gleichzeitig möglichst geringer Sehbeeinträchtigung nahezukommen. Hinsichtlich der Wirksamkeit bei trockenen Augen haben diese Kombinationen keinen erkennbaren Vorteil gegenüber Tränenersatzmitteln mit nur einem Filmbildner.

Das Glyzerin, das bei *Lacrisic* und *Visine zur Nacht* unter den Inhaltsstoffen aufgeführt ist, ist kein Filmbildner. Es ist den Augentropfen zugesetzt, damit die eigentlichen Filmbildner länger am Auge haften bleiben.

Konservierungsmittelfreie Tränenersatzmittel gelten – auch wenn sie zwei Filmbildner enthalten – als »geeignet«. Konservierte Augenmittel werden demgegenüber als »auch geeignet« angesehen, da die Konservierungsmittel besonders bei Langzeitgebrauch ein Risiko darstellen können. Näheres hierzu lesen Sie unter »Konservierungsmittel« (→ Seite 143).

Ein Teil dieser Tränenersatzmittel ist als Medizinprodukt (→ Seite 21) im Handel, nicht als Arzneimittel.

Alle Angaben zu Wechselwirkungen, Anwendung und unerwünschten Wirkungen sowie die Hinweise finden Sie unter »Filmbildner« (→ Seite 146).

Kombinationen: Filmbildner + andere Substanzen

Hyaluronsäure + Dexpanthenol
 Bepanthen AUGENTROPFEN, HYLO-CARE
Hypromellose + Vitamin A
 Oculotect Augentropfen
Polyvinylalkohol + Dexpanthenol
 dispatenol, Siccaprotect
Carbomer + Povidon + Glyzerin + mittelkettige Triglyzeride
 Visine Trockene Augen
Carmellose + Erythritol + Glyzerin + Levocarnitin
 optive

Die Angaben zu Filmbildnern finden Sie unter »Filmbildner« (→ Seite 146), die zur Anwendung von Vitamin A am Auge unter »Vitamin A« (→ Seite 147) und die zur Anwendung von Dexpanthenol am Auge unter »Dexpanthenol« (→ Seite 145).

optive Augentropfen weisen zusätzlich zu dem Filmbildner noch Inhaltsstoffe auf, die die normale Salzkonzentration der Tränenflüssigkeit wiederherstellen sollen. Dahinter steht der Gedanke, dass sich der Salzanteil in der Tränenflüssigkeit durch den gestörten Aufbau des Tränenfilms etwas erhöht hat. Das wird allerdings schon allein durch die Anwendung der Filmbildner behoben; der Tränenfilm normalisiert sich wieder. Es ist nicht ausreichend belegt, dass die Zusatzstoffe darüber hinaus etwas zur therapeutischen Wirksamkeit bei trockenen Augen beitragen können.

Die gleiche Aussage gilt für den Zusatz von Vitamin A oder Dexpanthenol zu den Filmbildnern. Daher gelten diese Kombinationsmittel als »mit Einschränkung geeignet«.

Das Produkt *Visine Trockene Augen* enthält zusätzlich zu den Filmbildnern eine fettartige Substanz, wie sie auch im körpereigenen Tränenfilm enthalten ist. Sie soll die äußere Phase des Tränenfilms stabilisieren. Aufgrund des Konservierungsmittelzusatzes wird das Produkt als »auch geeignet« eingestuft.

Näheres zu den Konservierungsmitteln in diesen Augenmitteln lesen Sie unter »Konservierungsmittel« (→ Seite 143).

Ein Teil dieser Tränenersatzmittel ist als Medizinprodukt (→ Seite 21) im Handel, nicht als Arzneimittel.

Anwendung

Künstliche Tränenflüssigkeit wenden Sie immer dann an, wenn es Ihnen notwendig erscheint.

Hinweise zur Anwendung, zur Verkehrstüchtigkeit sowie beim Tragen von Kontaktlinsen lesen Sie unter »Augenmittel anwenden« (→ Seite 131).

Tränenersatzmittel sollten Sie nicht im Kühlschrank aufbewahren, da sie dort so zäh werden können, dass sie sich nicht mehr tropfen lassen.

Achtung

Wechselwirkungen mit Medikamenten

Wenn Sie noch andere Augenmittel anwenden, sollten Sie diese zuerst nehmen und das Tränenersatzmittel etwa 15 Minuten später eintropfen.

Unerwünschte Wirkungen

Diese Augenmittel können Überempfindlichkeitsreaktionen hervorrufen, die sich durch Brennen, Jucken, Rötung und Fremdkörpergefühl bemerkbar machen. Üblicherweise sind diese Erscheinungen milde. Bei unkonservierten Mitteln treten sie nur etwa halb so oft auf wie bei solchen mit Konservierungsmitteln. Bei einer Augenreizung sollten Sie das Mittel nicht mehr anwenden. Lassen die Symptome nicht binnen Kurzem merklich nach, sollten Sie einen Augenarzt aufsuchen.

Hinweise

Für Schwangerschaft und Stillzeit

Eine Anwendung dieser Tränenersatzmittel ist ohne Bedenken möglich – ausgenommen Mittel mit Vitamin A. Wenn Vitamin A während der Schwangerschaft in hoher Dosierung angewendet wird, erhöht sich das Risiko für Fehlbildungen beim Kind. Es ist zwar nicht anzunehmen, dass mit Augentropfen eine derart große Menge Vitamin A in den Körper gelangt, dennoch sollten Sie die Anwendung überdenken.

Kombination: Fettartige Substanzen

Weißes Vaselin + dünnflüssiges Paraffin + Wollwachsalkohole
 Coliquifilm

Diese Augensalbe enthält verschiedene fettartige Substanzen, die sich mit Wasser kaum mischen lassen. Das ist aber notwendig, um sie als Augenmittel einsetzen zu können. Deshalb sind als dritter Salbenbestandteil Wollwachsalkohole beigefügt, die viel Wasser aufnehmen können und sich mit den Fettbestandteilen gut mischen lassen.

Nach dem Auftragen legt diese Salbe einen fettigen Film über die Augen, der das Wasser der Tränenflüs-

sigkeit am Verdunsten hindert. Das ist vor allem dann hilfreich, wenn die Lider nach Augenverletzungen und -operationen nicht richtig schließen oder wenn der natürliche Vorgang des Blinzelns gestört ist. Dann kann der fettige Film die Binde- und Hornhaut des Auges vor dem Austrocknen schützen.
Weil die aufgetragene Salbe die Sehfähigkeit aber erheblich beeinträchtigt, kann das Mittel eigentlich nur zur Nacht angewendet werden. Daher wird das Produkt zur Behandlung von trockenen Augen als »mit Einschränkung geeignet« bewertet.

Anwendung

Hinweise zur Anwendung, zur Verkehrstüchtigkeit sowie beim Tragen von Kontaktlinsen lesen Sie unter »Augenmittel anwenden« (→ Seite 131).

Hinweise

Für Schwangerschaft und Stillzeit

Diese Augensalbe kann ohne Bedenken angewendet werden.

Kombination: Vitamin A + fettartige Substanzen

Vitamin A + dickflüssiges Paraffin + dünnflüssiges Paraffin + weißes Vaselin + Wollwachs
VitA-POS

Diese Augentropfen enthalten die im Körper wirksame Form von Vitamin A, Retinol, und verschiedene fettartige Substanzen.
Vitamin A ist für den Sehvorgang unentbehrlich. Die Zellen der Binde- und Hornhaut des Auges benötigen Vitamin A, um wachsen und ihre Funktionen erfüllen zu können. Da die Hornhaut aber nicht durchblutet ist, kann sie das Vitamin nur aus der Tränenflüssigkeit erhalten. Erreicht auf diesem Weg nicht genügend Vitamin A die Hornhaut, kommt es zu einem Mangel, und es entwickeln sich die Symptome eines trockenen Auges.
Bei Vitamin-A-Mangel muss die Substanz eingenommen werden. Sie gelangt dann auch in ausreichender Menge in die Tränenflüssigkeit. Ist das Defizit behoben, vergehen die damit zusammenhängenden Augenbeschwerden. Bei schweren Augenschäden können Vitamin-A-haltige Augenmittel diese Behandlung unterstützen. Derartige Vitamin-A-Mangelerscheinungen gibt es allerdings meist nur noch in Entwicklungsländern. Bei trockenen Augen aufgrund der hierzulande üblichen Ursachen ist der Einsatz von Vitamin A nicht notwendig.
Die fettartigen Substanzen (Paraffin, Vaselin und Wollwachs) sind die Grundlage der Salbe. Sie selbst haben keine eigene Wirksamkeit. Doch der fettige Film dieser Salbe, der sich über die Augen legt, hindert das Wasser der Tränenflüssigkeit am Verdunsten. Das ist vor allem dann hilfreich, wenn die Lider nach Augenverletzungen und -operationen nicht richtig schließen oder wenn der natürliche Vorgang des Blinzelns gestört ist. Dann kann der fettige Film die Binde- und Hornhaut des Auges vor dem Austrocknen schützen. Weil die aufgetragene Salbe die Sehfähigkeit aber erheblich beeinträchtigt, kann das Mittel eigentlich nur zur Nacht angewendet werden. Daher wird das Produkt als »mit Einschränkung geeignet« beurteilt.
Das Mittel ist als Medizinprodukt (→ Seite 21) im Handel, nicht als Arzneimittel.

Anwendung

Sie wenden die Salbe bei Bedarf – üblicherweise dreimal täglich – an, und zwar so lange, wie es notwendig erscheint.
Nach der Anwendung weiterer Augenmittel sollten Sie mindestens 30 Minuten warten, bevor Sie *VitA-POS* auftragen.
Hinweise zur Anwendung, zur Verkehrstüchtigkeit sowie beim Tragen von Kontaktlinsen lesen Sie unter »Augenmittel anwenden« (→ Seite 131).

Hinweise

Für Schwangerschaft und Stillzeit

Wenn Vitamin A während der Schwangerschaft in hoher Dosierung angewendet wird, erhöht sich das Risiko für Fehlbildungen beim Kind. Es ist zwar nicht anzunehmen, dass mit einer Augensalbe eine derartig große Menge Vitamin A in den Körper gelangt, dennoch sollten Sie seine Anwendung überdenken.

Kombination: Soja-Lezithin und andere Substanzen

Soja-Lezithin + Ethanol + Natriumchlorid + Vitamin A + Vitamin E
Tears Again

Anders als andere Tränenersatzmittel enthält dieses Produkt keinen Filmbildner. Der Bestandteil Lezithin gilt als Benetzungsmittel, das die normale Funktionsfähigkeit der äußeren, fetthaltigen Phase des Tränen-

films wiederherstellen und so den mittleren, wässrigen Anteil vor dem Verdunsten schützen soll. Den ebenfalls enthaltenen Vitaminen A und E spricht der Hersteller keine spezifische Wirkung zu. Ob sie für die Wirksamkeit erforderlich sind, ist unklar.
Die Wirkung dieses Produkts als Tränenersatzmittel beruht vor allem auf seiner ungewöhnlichen Zubereitungsform. Es ist als Spray konzipiert, der auf die geschlossenen Augenlider gesprüht wird. Mit jedem Sprühstoß gelangen Milliarden winzigste Partikel, sogenannte Liposomen, auf die Lidhaut und an die Lidkante. Von dort werden sie mit jedem Lidschlag über die Augenoberfläche verteilt. Studien belegen, dass das Mittel die Beschwerden bei trockenen Augen lindern kann. Da es Konservierungsmittel enthält, lautet die Bewertung »auch geeignet«. Näheres hierzu lesen Sie unter »Konservierungsmittel« (→ Seite 143). Das Produkt ist als Medizinprodukt (→ Seite 21) im Handel, nicht als Arzneimittel.

Anwendung

Aus einem Abstand von etwa 10 Zentimetern werden von dem Mittel bei Bedarf ein bis zwei Sprühstöße auf die geschlossenen Augen gesprüht. Anschließend sollten Sie die Augen mehrfach öffnen und schließen, damit sich die Lösung gut verteilt. Bei geschminkten Augen ist es günstig, aus größerem Abstand und nur einmal zu sprühen, damit das Make-up nicht verläuft.
Hinweise zur Anwendung, zur Verkehrstüchtigkeit sowie beim Tragen von Kontaktlinsen lesen Sie unter »Augenmittel anwenden« (→ Seite 131).

Achtung

Wechselwirkungen mit Medikamenten

Wenn Sie noch andere Augenmittel anwenden, sollten Sie diese zuerst nehmen und die künstliche Tränenflüssigkeit etwa 15 Minuten später aufsprühen.

Hinweise

Für Schwangerschaft und Stillzeit

Wenn Vitamin A während der Schwangerschaft in hoher Dosierung angewendet wird, erhöht sich das Risiko für Fehlbildungen beim Kind. Es ist zwar nicht anzunehmen, dass mit diesem Spray eine derartig große Menge Vitamin A in den Körper gelangt, dennoch sollten Sie seine Anwendung überdenken.

Trockene Augen

Handelsname Darreichungsform	**Zusammensetzung pro 1 ml/1 g oder wie angegeben bzw. pro abgeteilte Einheit**	**Unverb. Preis in Euro/kleinste Packung**	**Bewertung**
Hinweise zu den Tabellenspalten → Seite 32, zur Auswahl der Arzneimittel → Seite 27, zur Grundlage der Bewertung → Seiten 27, 31			
Artelac EDO Einzeldosispipetten	**Hypromellose** 3,2 mg pro 1 ml (ohne Konservierungsmittel)	6,50/10 x 0,6 ml	**Geeignet** bei trockenen Augen. → Seite 146
Artelac	3,2 mg (Konservierungsmittel: Cetrimid)	4,95/10 ml	**Auch geeignet** bei trockenen Augen. Konservierungsmittelfreie Produkte sind vorzuziehen. → Seite 146
Artelac ADVANCED MDO Augentropfen	**Hyaluronsäure** 2,4 mg (ohne Konservierungsmittel)	12,50/10 ml	**Geeignet** bei trockenen Augen. Medizinprodukt. → Seite 146
Artelac ADVANCED EDO Einzeldosispipetten	2 mg pro 1 ml (ohne Konservierungsmittel)	6,60/10 x 0,5 ml	
Bepanthen AUGENTROPFEN Einzeldosispipetten	**Natriumhyaluronat** 1,5 mg + **Dexpanthenol** 20 mg pro 1 ml (ohne Konservierungsmittel)	ca. 11,23/ 20 x 0,5 ml	**Mit Einschränkung geeignet** bei trockenen Augen. Ein zusätzlicher Nutzen von Dexpanthenol über die Anwendung von Filmbildnern hinaus ist nicht ausreichend nachgewiesen. Medizinprodukt. → Seite 148
Berberil Dry Eye EDO Augentropfen Einzeldosispipetten	**Hypromellose** 3,2 mg pro 1 ml (ohne Konservierungsmittel)	6,50/10 x 0,6 ml	**Geeignet** bei trockenen Augen. → Seite 146
Berberil Dry Eye Augentropfen Augentropfen	3,2 mg (Konservierungsmittel: Cetrimid)	4,95/10 ml	**Auch geeignet** bei trockenen Augen. Konservierungsmittelfreie Produkte sind vorzuziehen. → Seite 146

Trockene Augen Fortsetzung

Handelsname Darreichungsform	Zusammensetzung pro 1 ml/1 g oder wie angegeben bzw. pro abgeteilte Einheit	Unverb. Preis in Euro/kleinste Packung	Bewertung
Hinweise zu den Tabellenspalten → Seite 32, zur Auswahl der Arzneimittel → Seite 27, zur Grundlage der Bewertung → Seiten 27, 31			
CELLUFRESH Augentropfen	**Carmellose** 5 mg (Konservierungsmittel: Purite)	8,32/10 ml	**Auch geeignet** bei trockenen Augen. Konservierungsmittelfreie Produkte sind vorzuziehen. Medizinprodukt. → Seite 146
Coliquifilm Augensalbe	**Weißes Vaselin** 573 mg + **dünnflüssiges Paraffin** 425 mg + **Wollwachsalkohole** 2 mg (ohne Konservierungsmittel)	6,97/3,5 g	**Mit Einschränkung geeignet** bei trockenen Augen. Nur zur Behandlung während der Nacht. Das Mittel beeinträchtigt durch seinen Fettgehalt die Sehfähigkeit. → Seite 148
dispatenol Augentropfen	**Polyvinylalkohol** 14 mg + **Dexpanthenol** 30 mg (Konservierungsmittel: Benzalkoniumchlorid)	5,76/10 ml	**Mit Einschränkung geeignet** bei trockenen Augen. Ein zusätzlicher Nutzen von Dexpanthenol über die Anwendung von Filmbildnern hinaus ist nicht ausreichend nachgewiesen. Das Produkt enthält Konservierungsmittel. → Seite 148
GenTeal Augentropfen	**Hypromellose** 3 mg (Konservierungsmittel: Natriumperborat + Phosphonsäure)	5,10/10 ml	**Auch geeignet** bei trockenen Augen. Konservierungsmittelfreie Produkte sind vorzuziehen. Medizinprodukt. → Seite 146
HYABAK Augentropfen Augentropfen	**Natriumhyaluronat** 1,5 mg (ohne Konservierungsmittel)	12,93/10 ml	**Geeignet** bei trockenen Augen. Medizinprodukt. → Seite 146
Hya-Ophtal system Augentropfen	**Hyaluronsäure** 2,4 mg (ohne Konservierungsmittel)	12,50/10 ml	
Hya-Ophtal sine Einzeldosispipetten	2 mg pro 1 ml (ohne Konservierungsmittel)	8,50/20 x 0,5 ml	
HYLO-CARE Augentropfen	**Natriumhyaluronat** 1 mg + **Dexpanthenol** keine Mengenangabe (ohne Konservierungsmittel)	14,88/10 ml	**Mit Einschränkung geeignet** bei trockenen Augen. Ein zusätzlicher Nutzen von Dexpanthenol über die Anwendung von Filmbildnern hinaus ist nicht ausreichend nachgewiesen. Medizinprodukt. → Seite 148
HYLO-COMOD Augentropfen	**Natriumhyaluronat** 1 mg (ohne Konservierungsmittel)	13,99/10 ml	**Geeignet** bei trockenen Augen. Medizinprodukt. → Seite 146
HYLO-GEL Augentropfen	**Natriumhyaluronat** 2 mg (ohne Konservierungsmittel)	14,88/10 ml	
Hylo-Vision sine	**Natriumhyaluronat** 1 mg pro 1 ml (ohne Konservierungsmittel)	6,98/20 x 0,4 ml	**Geeignet** bei trockenen Augen. Medizinprodukt. → Seite 146
Hylo-Vision Gel sine Einzeldosispipetten	3 mg pro 1 ml (ohne Konservierungsmittel)	9,69/20 x 0,35 ml	
Hylo-Vision HD	1 mg (Konservierungsmittel: Polyhexanid)	7,50/15 ml	**Auch geeignet** bei trockenen Augen. Konservierungsmittelfreie Produkte sind vorzuziehen. Medizinprodukt. → Seite 146
Hylo-Vision Gel multi Augentropfen	3 mg (Konservierungsmittel: Natriumhydroxymethylglycinat)	7,95/8 ml	
Lac-Ophtal MP sine Einzeldosispipetten	**Povidon** 20 mg pro 1 ml (ohne Konservierungsmittel)	12,20/30 x 0,6	**Geeignet** bei trockenen Augen. Medizinprodukt. → Seite 146
Lac-Ophtal MP Augentropfen	20 mg (Konservierungsmittel: Cetrimid)	3,99/10 ml	**Auch geeignet** bei trockenen Augen. Konservierungsmittelfreie Produkte sind vorzuziehen. Medizinprodukt. → Seite 146
Lacrimal O.K. Einzeldosispipetten	**Polyvinylalkohol** 14 mg + **Povidon** 6 mg pro 1 ml (ohne Konservierungsmittel)	6,41/10 x 0,6 ml	**Geeignet** bei trockenen Augen. → Seite 147

Trockene Augen Fortsetzung

Handelsname Darreichungsform	**Zusammensetzung pro 1 ml/1 g oder wie angegeben bzw. pro abgeteilte Einheit**	**Unverb. Preis in Euro/kleinste Packung**	**Bewertung**
Hinweise zu den Tabellenspalten → Seite 32, zur Auswahl der Arzneimittel → Seite 27, zur Grundlage der Bewertung → Seiten 27, 31			
Lacrisic SE Einzeldosispipetten	**Hypromellose** 2 mg + **Povidon** 20 mg + **Glyzerin** 10 mg pro 1 ml (ohne Konservierungsmittel)	18,97/30 x 0,6 ml	**Geeignet** bei trockenen Augen. → Seite 147
Lacrisic Augentropfen	**Hypromellose** 2 mg + **Povidon** 20 mg + **Glyzerin** 10 mg (Konservierungsmittel: Benzalkoniumchlorid)	6,96/10 ml	**Auch geeignet** bei trockenen Augen. Konservierungsmittelfreie Produkte sind vorzuziehen. → Seite 147
Liposic EDO Einzeldosispipetten	**Carbomer** 2 mg pro 1 g (ohne Konservierungsmittel)	6,40/10 x 0,6 ml	**Geeignet** bei trockenen Augen. → Seite 146
Liposic	2 mg (Konservierungsmittel: Cetrimid)	5,20/10 g	**Auch geeignet** bei trockenen Augen. Konservierungsmittelfreie Produkte sind vorzuziehen. → Seite 146
Liposic Fluid Augengel	2 mg (Konservierungsmittel: Cetrimid)	5,20/10 g	
Liquifilm Benetzende Augen-Pflegetropfen Augentropfen	**Polyvinylalkohol** keine Mengenangabe (Konservierungsmittel: Benzalkoniumchlorid)	5,97/10 ml	**Auch geeignet** bei trockenen Augen. Konservierungsmittelfreie Produkte sind vorzuziehen. Medizinprodukt. → Seite 146
Liquifilm O.K. Einzeldosispipetten	**Polyvinylalkohol** 14 mg + **Povidon** 6 mg pro 1 ml (ohne Konservierungsmittel)	15,80/30 x 0,6 ml	**Geeignet** bei trockenen Augen. → Seite 147
Liquigel Augengel	**Carbomer 974 P** 2,5 mg (Konservierungsmittel: Benzalkoniumchlorid)	6,97/10 g	**Auch geeignet** bei trockenen Augen. Konservierungsmittelfreie Produkte sind vorzuziehen. → Seite 146
Oculotect fluid sine PVD Augentropfen Einzeldosispipetten	**Povidon** 50 mg pro 1 ml (ohne Konservierungsmittel)	12,52/30 x 0,6 ml	**Geeignet** bei trockenen Augen. → Seite 146
Oculotect fluid PVD Augentropfen	50 mg (Konservierungsmittel: Benzalkoniumchlorid)	4,05/10 ml	**Auch geeignet** bei trockenen Augen. Konservierungsmittelfreie Produkte sind vorzuziehen. → Seite 146
Oculotect Augentropfen	**Hypromellose** 4 mg + **Vitamin A** 1 000 I.E. (Konservierungsmittel: Chlorhexidin-diazetat)	6,13/10 ml	**Mit Einschränkung geeignet** bei trockenen Augen. Ein zusätzlicher Nutzen von Vitamin A über die Anwendung von Filmbildnern hinaus ist nicht ausreichend nachgewiesen. Allenfalls anwendbar zur Unterstützung der Behandlung von Beschwerden, die auf einen Vitamin-A-Mangel zurückzuführen sind. Das Produkt enthält Konservierungsmittel. → Seite 148
optive Augentropfen	**Carmellose** + **Erythritol** + **Glyzerin** + **Levocarnitin** keine Mengenangabe (Konservierungsmittel: Purite)	13,99/10 ml	**Mit Einschränkung geeignet** bei trockenen Augen. Ein zusätzlicher Nutzen der Zusatzstoffe über die Anwendung von Filmbildnern hinaus ist nicht ausreichend nachgewiesen. Das Mittel enthält Konservierungsmittel. Medizinprodukt. → Seite 148
optive UD Einzeldosispipetten	**Carmellose** + **Erythritol** + **Glyzerin** + **Levocarnitin** keine Mengenangabe (ohne Konservierungsmittel)	7,49/10 x 0,4 ml	**Mit Einschränkung geeignet** bei trockenen Augen. Ein zusätzlicher Nutzen der Zusatzstoffe über die Anwendung von Filmbildnern hinaus ist nicht ausreichend nachgewiesen. Medizinprodukt. → Seite 148

Trockene Augen Fortsetzung

Handelsname Darreichungsform	Zusammensetzung pro 1 ml/1 g oder wie angegeben bzw. pro abgeteilte Einheit	Unverb. Preis in Euro/kleinste Packung	Bewertung
Pan-Ophtal Augentropfen Augentropfen	**Dexpanthenol** 50 mg (Konservierungsmittel: Cetrimid)	4,70/10 ml	**Mit Einschränkung geeignet** bei trockenen Augen. Die therapeutische Wirksamkeit von Dexpanthenol sollte noch besser belegt werden. Enthalten ist aber auch ein Filmbildner, der dafür sorgt, dass die Flüssigkeit länger am Auge verbleibt. Das Produkt enthält Konservierungsmittel. → Seite 145
Protagent SE Einzeldosispipetten	**Povidon** 20 mg pro 1 ml (ohne Konservierungsmittel)	18,90/20 x 0,5 ml	**Geeignet** bei trockenen Augen. → Seite 146
Protagent Augentropfen	20 mg (Konservierungsmittel: Benzalkoniumchlorid)	7,96/10 ml	**Auch geeignet** bei trockenen Augen. Konservierungsmittelfreie Produkte sind vorzuziehen. → Seite 146
Siccapos Gel Augengel	**Carbomer** 2 mg (Konservierungsmittel: Cetrimid)	4,13/10 g	**Auch geeignet** bei trockenen Augen. Konservierungsmittelfreie Produkte sind vorzuziehen. → Seite 146
Siccaprotect Augentropfen	**Polyvinylalkohol** 14 mg + **Dexpanthenol** 30 mg (Konservierungsmittel: Benzalkoniumchlorid)	4,13/10 ml	**Mit Einschränkung geeignet** bei trockenen Augen. Ein zusätzlicher Nutzen von Dexpanthenol über die Anwendung von Filmbildnern hinaus ist nicht ausreichend nachgewiesen. Das Produkt enthält Konservierungsmittel. → Seite 148
Sic-Ophtal sine Einzeldosispipetten	**Hypromellose** 3,2 mg pro 1 ml (ohne Konservierungsmittel)	12,91/30 x 0,6 ml	**Geeignet** bei trockenen Augen. → Seite 146
Sic-Ophtal N Augentropfen	3,2 mg (Konservierungsmittel: Cetrimid)	8,50/3 x 10 ml	**Auch geeignet** bei trockenen Augen. Konservierungsmittelfreie Produkte sind vorzuziehen. → Seite 146
SYSTANE UD Benetzungstropfen für die Augen Einzeldosispipetten	**Hydroxypropyl-Guar** + **Polyethylenglykol 400** + **Propylenglykol** keine Mengenangabe (ohne Konservierungsmittel)	13,79/30 x 0,7 ml	**Geeignet** bei trockenen Augen. Medizinprodukt. → Seite 147
SYSTANE Benetzungstropfen für die Augen	**Hydroxypropyl-Guar** + **Polyethylenglykol 400** + **Propylenglykol** keine Mengenangabe (Konservierungsmittel: Polyquad)	10,98/10 ml	**Auch geeignet** bei trockenen Augen. Konservierungsmittelfreie Produkte sind vorzuziehen. Medizinprodukt. → Seite 147
SYSTANE ULTRA Benetzungstropfen für die Augen Augentropfen	**Hydroxypropyl-Guar** + **Polyethylenglykol 400** + **Propylenglykol** keine Mengenangabe (Konservierungsmittel: Polyquad)	12,95/10 ml	
Tears Again Spray	**Soja-Lezithin** 10 mg + **Ethanol** 8 mg + **Natriumchlorid** 8 mg + **Vitamin A** 0,25 mg + **Vitamin E** 0,02 mg (Konservierungsmittel: Phenoxyethanol)	13,50/10 ml	**Auch geeignet** bei trockenen Augen. Konservierungsmittelfreie Produkte sind vorzuziehen. Medizinprodukt. → Seite 149
THILO-TEARS SE Einzeldosispipetten	**Carbomer** 3 mg pro 1 g (ohne Konservierungsmittel)	20,91/20 x 0,7 ml	**Geeignet** bei trockenen Augen. → Seite 146
THILO-TEARS Gel Augengel	3 mg (Konservierungsmittel: Benzalkoniumchlorid)	7,96/10 g	**Auch geeignet** bei trockenen Augen. Konservierungsmittelfreie Produkte sind vorzuziehen. → Seite 146
Vidisept EDO Einzeldosispipetten	**Povidon** 20 mg pro 1 ml (ohne Konservierungsmittel)	12,95/30 x 0,6 ml	**Geeignet** bei trockenen Augen. → Seite 146
Vidisept 2 % Augentropfen	20 mg (Konservierungsmittel: Cetrimid)	4,45/10 ml	**Auch geeignet** bei trockenen Augen. Konservierungsmittelfreie Produkte sind vorzuziehen. → Seite 146

Hinweise zu den Tabellenspalten → Seite 32, zur Auswahl der Arzneimittel → Seite 27, zur Grundlage der Bewertung → Seiten 27, 31

Trockene Augen Fortsetzung

Handelsname Darreichungsform	**Zusammensetzung pro 1 ml/1 g oder wie angegeben bzw. pro abgeteilte Einheit**	**Unverb. Preis in Euro/kleinste Packung**	**Bewertung**
Hinweise zu den Tabellenspalten → Seite 32, zur Auswahl der Arzneimittel → Seite 27, zur Grundlage der Bewertung → Seiten 27, 31			
Vidisic EDO Einzeldosispipetten	**Carbomer** 2 mg pro 1 ml (ohne Konservierungsmittel)	6,50/10 x 0,6	**Geeignet** bei trockenen Augen. → Seite 146
Vidisic Augengel	2 mg (Konservierungsmittel: Cetrimid)	4,95/10 g	**Auch geeignet** bei trockenen Augen. Konservierungsmittelfreie Produkte sind vorzuziehen. → Seite 146
Visc Ophtal sine Einzeldosispipetten	**Carbomer** 2 mg pro 1 ml (ohne Konservierungsmittel)	12,59/ 30 x 0,6 ml	**Geeignet** bei trockenen Augen. → Seite 146
Visc Ophtal Augengel	2 mg (Konservierungsmittel: Cetrimid)	4,49/10 g	**Auch geeignet** bei trockenen Augen. Konservierungsmittelfreie Produkte sind vorzuziehen. → Seite 146
Visine Trockene Augen	**Carbomer + Povidon + Glyzerin + mittelkettige Triglyzeride** keine Mengenangabe (Konservierungsmittel: Benzalkoniumchlorid)	7,96/10 ml	**Auch geeignet** bei trockenen Augen. Konservierungsmittelfreie Produkte sind vorzuziehen. Medizinprodukt. → Seite 148
Visine zur Nacht Augentropfen	**Carbomer + Povidon + Glyzerin** keine Mengenangabe (Konservierungsmittel: Benzalkoniumchlorid)	7,96/10 ml	**Auch geeignet** bei trockenen Augen. Konservierungsmittelfreie Produkte sind vorzuziehen. Medizinprodukt. → Seite 147
VISMED Einzeldosispipetten	**Natriumhyaluronat** 1,8 mg pro 1 ml (ohne Konservierungsmittel)	9,75/20 x 0,3 ml	**Geeignet** bei trockenen Augen. Medizinprodukt. → Seite 146
VISMED multi Augentropfen	1,8 mg (ohne Konservierungsmittel)	12,95/10 ml	
VISMED gel Einzeldosispipetten	3 mg pro 1 ml (ohne Konservierungsmittel)	12,52/ 20 x 0,45 ml	
VISMED light Augentropfen	1 mg (Konservierungsmittel: Polyhexanid)	7,60/15 ml	**Auch geeignet** bei trockenen Augen. Konservierungsmittelfreie Produkte sind vorzuziehen. Medizinprodukt. → Seite 146
VISMED wash Spüllösung	0,75 mg (Konservierungsmittel: Polyhexanid)	6,95/20 ml	
Vitafluid Augentropfen	**Vitamin A** 1 000 I.E. (Konservierungsmittel: Chlorobutanol)	5,20/10 ml	**Auch geeignet** zur Unterstützung der Behandlung bei trockenen Augen, wenn die Beschwerden auf einen Vitamin-A-Mangel zurückzuführen sind. Konservierungsmittelfreie Produkte sind vorzuziehen. → Seite 147
Vitagel Augengel	1 000 I.E. (Konservierungsmittel: Cetrimid)	5,20/10 g	
VitA-POS Augensalbe	**Vitamin A** 250 I.E. **+ dickflüssiges Paraffin + dünnflüssiges Paraffin + weißes Vaselin + Wollwachs** keine Mengenangabe (ohne Konservierungsmittel)	4,95/5 g	**Mit Einschränkung geeignet** bei trockenen Augen. Nur zur Behandlung während der Nacht. Das Mittel beeinträchtigt durch seinen Fettgehalt die Sehfähigkeit. Außerdem ist ein Nutzen von Vitamin A allenfalls für die unterstützende Behandlung belegt, wenn die Beschwerden auf einen Vitamin-A-Mangel zurückzuführen sind. Medizinprodukt. → Seite 149
WET-COMOD Augentropfen	**Povidon** 20 mg (ohne Konservierungsmittel)	4,50/5 ml	**Geeignet** bei trockenen Augen. Medizinprodukt. → Seite 146

Linsentrübung

Ab etwa 60 Jahre trübt sich bei den meisten Menschen die eigentlich klare, durchsichtige Augenlinse mehr oder weniger stark ein. Diese typische Alterserscheinung wird als grauer Star (Katarakt) bezeichnet. Ein grauer Star kann durch eine Operation behoben werden, wenn man sich durch das gestörte Sehen im täglichen Leben beeinträchtigt fühlt.

Anzeichen und Beschwerden

Das Sehvermögen verschlechtert sich nach und nach und lässt sich durch Brille oder Kontaktlinsen nicht verbessern. Das Gesehene erscheint oft unscharf, matt, verschleiert, seltener auch verzerrt. Schließlich scheint es, als sähe man die Welt durch Milchglas. Da die Linsentrübung die Brechkraft der Linse verändert, kommen manche Menschen, die bisher eine Lesebrille brauchten, nun ohne diese aus. Viele Betroffene fühlen sich vor allem beim Autofahren in der Dunkelheit geblendet.

Ursachen

Altersbedingt verändern sich die Eiweißmoleküle, aus denen die Augenlinse aufgebaut ist. Im Zusammenhang mit dem im Alter ohnehin verlangsamten Stoffwechsel führt das dazu, dass die Linse ihre Lichtdurchlässigkeit verliert.

Von diesem altersbedingten Star sind Formen des grauen Stars abzugrenzen, die sich früher entwickeln und rasch fortschreiten können. Ursachen dafür können Augenverletzungen sein, chronische Regenbogenhautentzündung, langjährige intensive Einwirkung von UV-Licht, Diabetes und langdauernde Behandlung mit kortisonhaltigen Mitteln.

Allgemeine Maßnahmen

Das durch einen grauen Star verringerte Sehvermögen lässt sich nur mit einer Operation verbessern. Sie ist die Therapie der Wahl. Medikamente richten beim grauen Star nichts aus.

Bei der Kataraktoperation wird die getrübte Augenlinse entfernt und in aller Regel durch eine Kunststofflinse, die in das Auge eingepflanzt wird, ersetzt. Den Zeitpunkt der Operation kann der Betroffene danach ausrichten, wann er sich in seinem täglichen Leben durch die verschlechterte Sehfähigkeit deutlich beeinträchtigt fühlt.

Wann zum Arzt?

Jede anhaltende Verschlechterung der Sehfähigkeit sollte von einem Augenarzt kontrolliert werden.

Behandlung mit Medikamenten

Augentropfen mit einer Kombination (→ nachfolgend) aus drei Salzen und Sorbit werden zur Behandlung des grauen Stars angeboten. Sie werden als »wenig geeignet« bewertet, weil ihre therapeutische Wirksamkeit nicht ausreichend nachgewiesen ist.

Kombination

Kaliumjodid + Kalziumchlorid + Natriumthiosulfat
Lento Nit K

Kalium-, Kalzium- und Natriumsalze sind Mineralsalze, die im Körper vorkommen und für ihn wichtig sind. Was diese Stoffe in Augentropfen bei grauem Star bewirken sollen, ist jedoch nicht klar.

Bei diesen Augentropfen handelt es sich um ein Medizinprodukt (→ Seite 21). Es wird als »wenig geeignet« beurteilt, weil seine therapeutische Wirksamkeit nicht ausreichend nachgewiesen ist.

Näheres zu dem Konservierungsmittel, das dem Präparat zugesetzt ist, finden Sie unter »Konservierungsmittel« (→ Seite 143).

Anwendung

Hinweise zur Anwendung, zur Verkehrstüchtigkeit sowie beim Tragen von Kontaktlinsen lesen Sie unter »Augenmittel anwenden« (→ Seite 131).

Achtung

Gegenanzeigen

Unter folgenden Bedingungen dürfen Sie das Mittel nicht anwenden:

- Sie haben eine Überfunktion der Schilddrüse.
- Sie sind überempfindlich gegenüber Jod.

Hinweise

Für Kinder und Jugendliche unter 18 Jahren

Diese Augentropfen dürfen bei Kindern nur auf Anweisung des Arztes angewendet werden.

Für Schwangerschaft und Stillzeit

In der Schwangerschaft und Stillzeit sollten Sie diese Augentropfen nur anwenden, wenn der Arzt dazu geraten hat.

Linsentrübung

Handelsname Darreichungsform	**Zusammensetzung pro 1 ml/1 g oder wie angegeben bzw. pro abgeteilte Einheit**	**Unverb. Preis in Euro/kleinste Packung**	**Bewertung**
Lento Nit K Augentropfen	**Kaliumjodid** 5 mg + **Kalziumchlorid** 4,9 mg + **Natriumthiosulfat** 0,5 mg (Konservierungsmittel: Chlorhexidinglukonat)	6,70/10 ml	**Wenig geeignet** bei Linsentrübung (grauer Star). Die therapeutische Wirksamkeit ist nicht ausreichend nachgewiesen. Das Produkt enthält Konservierungsmittel. Medizinprodukt. → Seite 155

Hinweise zu den Tabellenspalten → Seite 32, zur Auswahl der Arzneimittel → Seite 27, zur Grundlage der Bewertung → Seiten 27, 31

Gefäßschäden am Auge

Die meisten Augengewebe müssen ausreichend durchblutet werden, um ihre Aufgaben einwandfrei zu erfüllen. Sind die Blutgefäße brüchig, verengt oder verstopft, können sie die Gewebe nicht mehr mit genügend Sauerstoff versorgen. Hält dieser Zustand längere Zeit an, sind Schäden unvermeidlich. Ist die Netzhaut mangelhaft durchblutet, kann das zu bleibenden Augenschäden führen.

Gefäßschäden am Auge treten meist als Folge eines lange bestehenden unzureichend behandelten Diabetes auf. Diese sogenannte diabetische Retinopathie kann vor allem bei Menschen mit Typ-1-Diabetes und bei solchen, die schon in relativ jungen Jahren einen Typ-2-Diabetes entwickelt haben, bis zur Erblindung fortschreiten, wenn nicht rechtzeitig entschieden gegengesteuert wird. Älteren Menschen mit Typ-2-Diabetes bleibt diese schwerwiegende Diabetesfolge meist erspart.

Die diabetische Retinopathie ist wohl der häufigste Grund, warum die hier besprochenen Medikamente verordnet werden.

Anzeichen und Beschwerden

Zunächst treten kaum Beschwerden auf. Später nimmt die Sehfähigkeit ab, und weder Brille noch Kontaktlinsen können sie bessern.

Lagert sich später in der Netzhaut an der Stelle des schärfsten Sehens Blut oder Gewebeflüssigkeit ab, kann es sein, dass man verschwommen oder verzerrt sieht oder sogar Teile im Gesehenen »fehlen«. Sie erscheinen dann als schwarze Flecken im Bild.

Eine schwere akute Blutung ins Innere des Glaskörpers hinein macht sich dadurch bemerkbar, dass sich das Gesichtsfeld des betroffenen Auges plötzlich verdunkelt.

Ursachen

Ist der Blutzuckerspiegel durch Diabetes viele Jahre lang erhöht, können sich die Blutgefäße verändern. Im Auge sind vor allem die Netzhaut und die Regenbogenhaut betroffen. In den Gefäßen der Netzhaut können sich Aussackungen bilden, die brüchig sind und leicht einreißen. Dadurch kann es zu Blutungen in der Netzhaut kommen. Blutgefäße, die arteriosklerotisch verändert sind, können sich gänzlich verschließen. All das führt letztlich zu Schäden am Auge, die nicht mehr zu beheben sind.

Allgemeine Maßnahmen

Mit einer möglichst guten Blutzuckereinstellung lassen sich Gefäßschäden, die als Folge eines Diabetes eintreten können, weitgehend vermeiden. Bei bereits bestehenden Schäden kann eine optimierte Behandlung des Blutzuckers verhindern, dass sie sich verschlimmern. Reicht bei einem Typ-2-Diabetes die Behandlung mit Tabletten nicht aus, um den Blutzucker so einzustellen, wie es notwendig ist, muss auf Insulin umgestellt werden.

Sehr wichtig ist es zudem, den Blutdruck auf normale Werte zu senken und das Rauchen aufzugeben.

Bei einem noch begrenzten Netzhautschaden kann eine Laserbehandlung das weitere Fortschreiten verhindern.

Wann zum Arzt?

Jede abrupte Veränderung Ihrer Sehfähigkeit sollte Sie umgehend zum Augenarzt führen. Störungen, die sich allmählich entwickeln, sollte der Augenarzt bei regelmäßigen Kontrolluntersuchungen bemerken.

Behandlung mit Medikamenten

Troxerutin (→ Seite 157) ist ein synthetisch abgewandelter Pflanzeninhaltsstoff. Ihm wird eine gefäßabdichtende Wirkung zugeschrieben. Seine therapeutische Wirksamkeit zur Behandlung von Gefäßschäden am

Auge ist jedoch nicht ausreichend nachgewiesen. Die Augentropfen werden als »wenig geeignet« eingestuft. Informationen zur Behandlung der häufigsten Grunderkrankung von Gefäßschäden finden Sie im HANDBUCH MEDIKAMENTE der Stiftung Warentest oder im Internet unter www.medikamente-im-test.de.

Troxerutin

Posorutin

Bei Troxerutin handelt es sich um die synthetische Abwandlung eines Pfanzeninhaltsstoffs. Es soll eine blutgefäßabdichtende Wirkung haben. Doch seine therapeutische Wirksamkeit bei Gefäßschäden am Auge ist nicht ausreichend nachgewiesen. Daher wird das Mittel als »wenig geeignet« zur Behandlung von Gefäßschäden am Auge eingestuft.
Bei den Augentropfen handelt es sich um ein konserviertes Produkt. Näheres hierzu lesen Sie unter »Konservierungsmittel« (→ Seite 143).

Anwendung

Die Augentropfen werden dreimal täglich angewendet.
Hinweise zur Anwendung, zur Verkehrstüchtigkeit sowie beim Tragen von Kontaktlinsen lesen Sie unter »Augenmittel anwenden« (→ Seite 131).

Unerwünschte Wirkungen

▶ **Muss beobachtet werden**

Wenn sich nach der Anwendung der Augentropfen die Augen verstärkt röten und jucken, reagieren Sie vermutlich allergisch auf das Mittel. Dann sollten Sie es absetzen. Sind die Probleme einige Tage später nicht deutlich abgeklungen, sollten Sie einen Arzt aufsuchen.

Hinweise

Für Schwangerschaft und Stillzeit

Zur Sicherheit der Anwendung von Troxerutin in dieser Zeit liegen keine ausreichenden Untersuchungen vor. Da das Mittel ohnehin als »wenig geeignet« beurteilt wird, sollten Sie es besser nicht anwenden.

Gefäßschäden am Auge

Handelsname Darreichungsform	**Zusammensetzung pro 1 ml/1 g oder wie angegeben bzw. pro abgeteilte Einheit**	**Unverb. Preis in Euro/kleinste Packung**	**Bewertung**
Hinweise zu den Tabellenspalten → Seite 32, zur Auswahl der Arzneimittel → Seite 27, zur Grundlage der Bewertung → Seiten 27, 31			
Posorutin Augentropfen	**Troxerutin** 50 mg (Konservierungsmittel: Chlorhexidinglukonat)	5,97/10 ml	**Wenig geeignet** bei Gefäßschäden am Auge. Die therapeutische Wirksamkeit ist nicht ausreichend nachgewiesen. Das Produkt enthält Konservierungsmittel. → Seite 157

Ohren

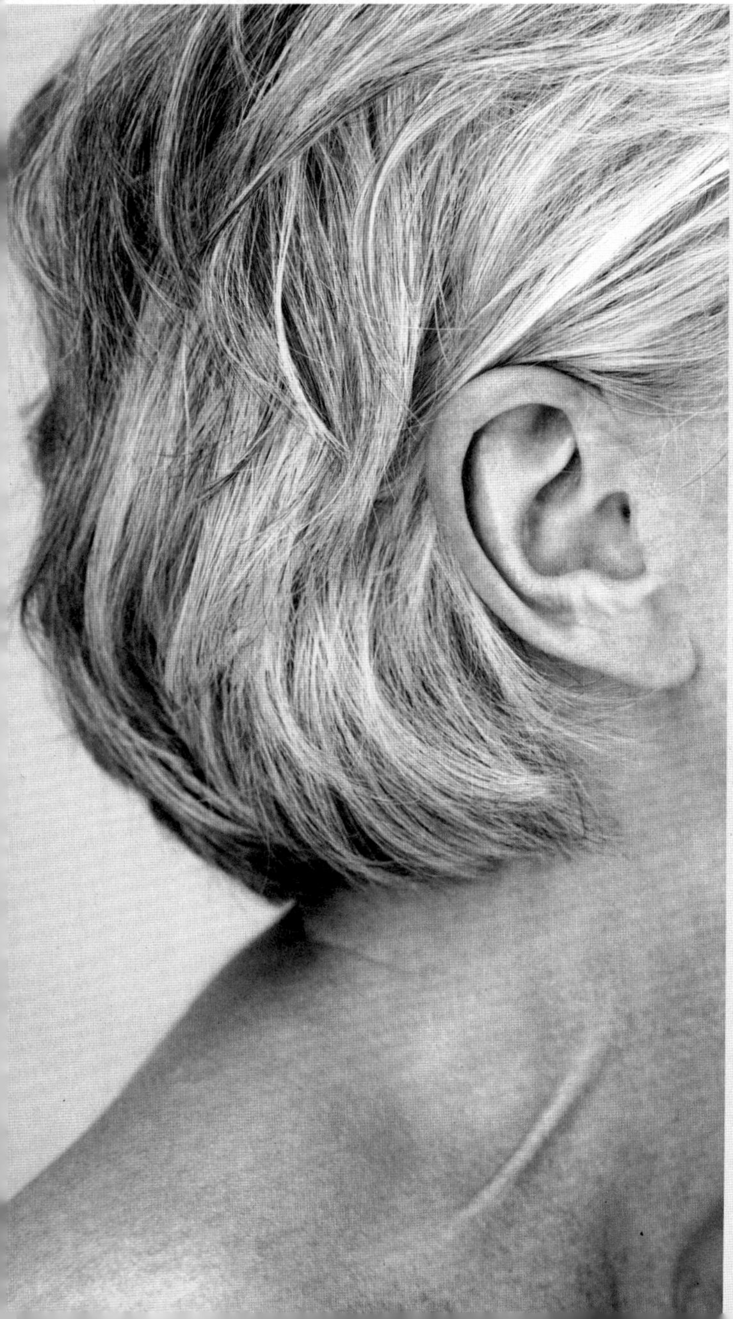

Die Ohren erfüllen zwei Funktionen: das Hören und das Aufrechterhalten des Gleichgewichts. Darum werden in diesem Abschnitt beide Gruppen von Erkrankungen besprochen. Zuerst finden Sie Angaben zu Ohrenschmerzen (→ Seite 159), Mittelohrentzündung (→ Seite 160), zur Entzündung des äußeren Gehörgangs (→ Seite 162) und zu Ohrschmalzpfropfen (→ Seite 165). Dann wird die Menière-Krankheit (→ Seite 167) erläutert, die den Gleichgewichtssinn stört.

Ohrenschmerzen

Ohrenschmerzen treten besonders häufig im Kindesalter auf. Drei von vier Kindern klagen in den ersten drei Lebensjahren mindestens einmal über Ohrenschmerzen; etwa ein Drittel der Kinder sogar dreimal. Bei Erwachsenen sind Ohrenschmerzen seltener und haben oft andere Ursachen. Die Schmerzen können zwar sehr heftig sein und dadurch Angst machen, vergehen aber meist nach wenigen Stunden.

Anzeichen und Beschwerden

Ohrenschmerzen treten im Allgemeinen im Rahmen einer Infektion der oberen Luftwege auf. Anzeichen für eine solche Infektion sind Husten und Schnupfen.
Ein Ohr oder beide Ohren tun weh. Im Ohr entsteht ein Druckgefühl. Manchmal scheint der Schmerz unerträglich zu sein.
Die Ohrenschmerzen können mit Schwindel, nachlassendem Hörvermögen und Ohrgeräuschen verbunden sein.
Die Schmerzen im Zusammenhang mit einer Mittelohrentzündung können plötzlich nachlassen, wenn das Trommelfell reißt, und es kann Flüssigkeit oder Blut aus dem Ohr rinnen. Ist der Ausfluss aus dem Ohr gelblich braun und schmierig, kann es sich um Ohrenschmalz handeln, das sich durch die bei Fieber und Entzündungen erhöhte Körpertemperatur verflüssigt und aus dem Ohr läuft.
Ein nur auf einer Seite schmerzendes Ohr kann mit einer »dicken Backe« einhergehen, bei der Wange, Ohrläppchen und Hals zu einer Fläche anschwellen.

Bei Kindern

Bei kleinen Kindern können Übelkeit, Erbrechen, Durchfall und Fieber hinzukommen.
Säuglinge und Kleinkinder, die noch nicht sprechen können, schreien oder wehren sich, wenn man leicht auf ihren äußeren Gehörgang drückt oder an der Ohrmuschel zieht. Außerdem sind sie meist sehr unruhig und weinen viel.

Ursachen

Druck im Ohr, kombiniert mit erträglichen Ohrenschmerzen und nachlassendem Hörvermögen, kann auftreten, wenn der Körper Druckunterschiede nicht ausgleichen kann. Das ist zum Beispiel beim Liftfahren, bei einer Fahrt über Berge, beim Fliegen und Tauchen der Fall, wenn die eustachische Röhre, der Verbindungsgang zwischen Mittelohr und Rachenraum, so verengt ist, dass sie den Druckausgleich nicht herstellen kann.
Eine weitere Ursache für Ohrenschmerzen kann ein Gegenstand im Ohr sein. Vor allem kleine Kinder können vieles im Gehörgang verschwinden lassen: Bohnen, Spielzeug, Perlen und Ähnliches. Das Bemühen des Körpers, sich von diesem Fremdkörper zu befreien, führt oft zu einer schmerzhaften Entzündung.
Ohrenschmerzen, die sich verstärken, wenn man am Ohrläppchen oder an der Ohrmuschel zieht, sprechen für eine Entzündung des äußeren Gehörgangs (→ Seite 162). Bei Säuglingen kann auch eine Mittelohrentzündung die Ursache sein.
Plötzlich auftretende Ohrenschmerzen, die schnell sehr heftig werden können, deuten auf eine akute Mittelohrentzündung (→ Seite 160) hin. Die Schmerzen können mit Schwindel, nachlassendem Hörvermögen und Ohrgeräuschen sowie Fieber verbunden sein. Bei einigen Kindern treten akute Mittelohrentzündungen häufiger auf (rezidivierende Otitis).
Ein »laufendes« Ohr, begleitet von schlechtem Hören und leichten Ohrenschmerzen, legt den Verdacht auf eine chronische Mittelohrentzündung (→ Seite 160) nahe.
Eine »dicke Backe« in Kombination mit Ohrenschmerzen, die meist beide Seiten betreffen, ist das typische Zeichen einer Mumpserkrankung. Da heute ein Großteil der Kinder gegen Mumps geimpft ist, ist diese Krankheit nur noch selten der Grund für Ohrenschmerzen.
Im Bereich des Ohres können auch Schmerzen empfunden werden, die ihre Ursache in anderen Organen oder Geweben haben. Infrage kommen Nase, Nebenhöhlen, Zähne, Zahnfleisch, Kiefergelenk, Zunge, Mandeln, Rachen, Kehlkopf, Luftröhre, Speiseröhre und Speicheldrüsen.

Allgemeine Maßnahmen

Bei ungenügendem Druckausgleich können Sie die Nasenflügel zudrücken und die Luft im Innern der Nase dagegen pressen, bis es in den Ohren knackt.
Die Maßnahmen bei einer akuten oder chronischen Mittelohrentzündung finden Sie unter »Mittelohrentzündung« (→ Seite 161), die bei einer Entzündung des äußeren Gehörgangs unter »Entzündung des äußeren Gehörgangs« (→ Seite 162).

Hinweise zum Gebrauch von Ohrentropfen

Kalte Flüssigkeit im Ohr ist sehr unangenehm, deshalb sollten Sie die Tropfen auf Körpertemperatur anwärmen, bevor Sie sie ins Ohr träufeln.
Die Flüssigkeit lässt sich am besten eintropfen, wenn der Kranke auf der Seite liegt und das betroffene Ohr nach oben zeigt. Verschließen Sie

den Gehörgang anschließend locker mit einem Mull- oder Wattepfropf. Wird der Pfropf zu fest gestopft, kann sich im Gehörgang Feuchtigkeit stauen. Das begünstigt das Wachstum von Krankheitserregern. Anschließend sollte der Kranke noch etwa 15 Minuten auf der Seite liegen, damit die Tropfen gut auf das Trommelfell einwirken können.
Als Dosierung geben die Hersteller zwischen drei und sechs Tropfen an. Diese Menge ist weniger durch den Wirkstoff bestimmt als durch die Größe des Gehörgangs. Was zu viel ist, läuft aus oder in den Wattepfropf hinein.
Die meisten Ohrentropfen dürfen bei verletztem Trommelfell nicht angewendet werden, weil die Wirkstoffe dann in das Mittelohr gelangen und von dort aus das Innenohr schädigen können. Um zu prüfen, ob das Trommelfell intakt ist oder nicht, halten Sie sich die Nase zu und schnäuzen sich wie beim Naseputzen. Ist das Trommelfell gerissen, hören Sie neben einem Knackgeräusch noch ein Pfeifen. Wer diesen Test nicht sicher durchführen kann, sollte den Zustand des Trommelfells vom Arzt beurteilen lassen.

Wann zum Arzt?

Wenn Schmerzen, die auf ungenügendem Druckausgleich beruhen, nach einigen Stunden nicht nachgelassen haben, sollten Sie einen Arzt aufsuchen.
Bei Ohrenschmerzen aus anderen Gründen ist, vor allem wenn Fieber hinzukommt, ein Arztbesuch notwendig. Jede Selbstbehandlung sollte unterbleiben, bis eine ärztliche Diagnose gestellt worden ist. Versuchen Sie auch nicht, einen Fremdkörper aus dem Ohr zu entfernen. Selbst wenn Sie ihn sehen können, ist die Gefahr groß, mit den Manipulationen die zarte Haut im Gehörgang oder das Trommelfell zu verletzen.

Behandlung mit Medikamenten

Bevor die Ursache der Ohrenschmerzen nicht eindeutig geklärt ist, sollte jede Behandlung unterbleiben. Auch Ohrentropfen, die rezeptfrei erhältlich sind und bei denen als Anwendungsgebiet unter anderem Ohrenschmerzen angegeben ist, sollten nicht verwendet werden. Das gilt vor allem auch deshalb, weil viele dieser Ohrentropfen nicht angewendet werden dürfen, wenn das Trommelfell ein Loch hat. Das aber kann nur ein Arzt feststellen.
Schmerzen lassen sich bis zum Arztbesuch mit Schmerzmitteln wie Ibuprofen (→ Seite 592) oder Parazetamol (→ Seite 596) lindern. Welcher der beiden Wirkstoffe für Kinder gewählt wird, hängt unter anderem vom Alter des Kindes und seinem Gewicht ab.

Bei Kindern

Bei Kindern mit einem »laufenden Ohr« dürfen Ohrentropfen keinesfalls ohne ärztliche Anweisung angewendet werden.

Mittelohrentzündung

Die akute Mittelohrentzündung (Otitis media) ist eine Infektionskrankheit. Sie kommt am häufigsten bei Kindern vor – vor allem in den beiden ersten Lebensjahren. Meist begleitet sie andere Infekte wie Erkältungen, Bronchitis und eine Reihe von Kinderkrankheiten. Einige Kinder haben wiederholt akute Mittelohrentzündungen. Wenn innerhalb von sechs Monaten mehr als drei derartige Erkrankungen auftreten, spricht man von einer rezidivierenden Mittelohrentzündung.
Eine chronische Mittelohrentzündung ist keine verschleppte akute Entzündung, sondern eine eigenständige Krankheit.

Anzeichen und Beschwerden

Akute Mittelohrentzündung

Die Ohrenschmerzen treten plötzlich auf und werden schnell sehr heftig. Später kommt Fieber hinzu. Auch Schwindel, nachlassendes Hörvermögen und Ohrgeräusche können auftreten. Die Schmerzen im Zusammenhang mit einer Mittelohrentzündung können plötzlich nachlassen, wenn das Trommelfell reißt. Dann kann Flüssigkeit oder Blut aus dem Ohr rinnen.

Bei Kindern

Bei Kleinkindern kann eine Mittelohrentzündung völlig schmerzlos verlaufen, sie kann sich aber auch durch Übelkeit, Erbrechen, Durchfall und Fieber äußern. Säuglinge und Kleinkinder, die noch nicht sprechen können, weinen und sind nur schwer abzulenken. Bei Druck auf den Gehörgang wehren sie sich oder fangen an zu weinen.

Chronische Mittelohrentzündung

Das Ohr »läuft«, es sondert ständig Sekret ab. Das Hörvermögen kann sich verschlechtern. Wenn Schmerzen auftreten, sind sie nur leicht.

Ursachen

Akute Mittelohrentzündung

Ein Infekt der oberen Luftwege schädigt den feinen Haarteppich in der eustachischen Röhre, dem Verbindungsweg zwischen Rachen und Ohr. Dann können die Erreger nicht mehr aus der Röhre hinausbefördert werden und gelangen von dort aus ins normalerweise keimfreie Mit-

telohr. In der Paukenhöhle, einem Teil des Mittelohrs, rufen sie anschließend eine Entzündung hervor, durch die das Gewebe anschwillt und Sekret absondert.
Erreger der akuten Mittelohrentzündung können sowohl Viren als auch Bakterien sein. Anatomische Bedingungen, wie eine verkürzte eustachische Röhre, oder ein geschwächtes Abwehrsystem begünstigen eine Infektion.

Bei Kindern

Kinder erkranken häufiger als Erwachsene an akuten Mittelohrentzündungen und anderen Infektionskrankheiten, weil ihre Immunabwehr noch nicht vollständig ausgebildet ist. Bei Säuglingen und Kleinkindern kommt hinzu, dass die eustachische Röhre bei ihnen kürzer und enger ist und flacher verläuft. Dadurch können sich die Erreger leichter ausbreiten.

Chronische Mittelohrentzündung

Ursache ist ein kleiner Defekt im Trommelfell, durch den immer wieder Keime ins Mittelohr eindringen können.

Vorbeugung

Bei Kindern

Hat ein Kind häufig Mittelohrentzündungen, sollte abgeklärt werden, ob sich im Nasen-Rachen-Raum Wucherungen, sogenannte Polypen (Rachenmandeln), gebildet haben. Manchmal kann es sinnvoll sein, diese entfernen zu lassen, damit das Mittelohr wieder besser belüftet wird. Neuere Untersuchungen stellen den Nutzen einer solchen Operation aber infrage, wenn damit allgemein weiteren Mittelohrentzündungen vorgebeugt werden soll. Die Polypen zu entfernen, kann demnach allenfalls erwogen werden, wenn ein Kind mehr als drei Mittelohrentzündungen im halben Jahr oder mehr als vier solcher Erkrankungen im Jahr hat und es dafür keine andere Erklärung gibt als die Polypen.

Allgemeine Maßnahmen

Wärme kann die Schmerzen lindern. Legen Sie eine Wärmflasche, ein mit erwärmtem Öl getränktes Tuch oder einen Umschlag mit warmem Kartoffelbrei auf das Ohr. Prüfen Sie die Temperatur vorher an der Wange, damit Sie die Ohrmuschel nicht verletzen.

Bei Kindern

Für Kinder kann ein Dunstumschlag hilfreich sein. Legen Sie dazu ein feuchtes Tuch auf das Ohr, decken Sie es mit einer Plastikfolie ab und befestigen Sie das Ganze mit einem warmen Wolltuch. Dieser Umschlag kann bis zur Besserung stündlich erneuert werden.
Kinder mit wiederholten Mittelohrentzündungen, die mit einer Flüssigkeitsansammlung (Erguss) einhergehen, bekommen oft ein Paukenröhrchen eingesetzt. Durch dieses wird das Mittelohr belüftet. Der Eingriff erfolgt in der Annahme, dass Kinder mit derartigen Mittelohrentzündungen schlecht hören und darunter ihre geistige Entwicklung leiden kann. Das soll durch das Einsetzen eines Paukenröhrchens verhindert werden. Eine Studie, in der die Entwicklung von Kindern über lange Zeit beobachtet wurde, hat gezeigt, dass man sogar bei Kindern unter drei Jahren nichts versäumt, wenn sie erst dann ein Paukenröhrchen eingesetzt bekommen, nachdem ihre beidseitige Mittelohrentzündung neun Monate lang angehalten hat. Ist nur ein Ohr betroffen, kann die Wartezeit sogar ein Jahr betragen. Doch selbst dann ist es fraglich, ob das Paukenröhrchen überhaupt einen Nutzen hat. Zwar kann sich die Hörfähigkeit zunächst verbessern, doch bei bis zu einem Drittel der Kinder verursacht das Paukenröhrchen Narben im Trommelfell, die die Hörfähigkeit beeinträchtigen können.

Chronische Mittelohrentzündung

Diese Erkrankung lässt sich nur heilen, indem der Defekt des Trommelfells behoben wird. Dazu dient körpereigenes Gewebe (Tympanoplastik).

Wann zum Arzt?

Eine Mittelohrentzündung sollten Sie keinesfalls selbst behandeln, auch wenn einige der für diesen Zweck angebotenen Medikamente rezeptfrei erhältlich sind. Suchen Sie bei starken Ohrenschmerzen, die die ersten Anzeichen für eine Mittelohrentzündung sein können, unbedingt einen Arzt auf.

Behandlung mit Medikamenten

Wie der Arzt eine Mittelohrentzündung behandeln kann, lesen Sie im HANDBUCH MEDIKAMENTE der Stiftung Warentest oder im Internet unter www.medikamente-im-test.de.
Die meisten Mittelohrentzündungen heilen spontan und brauchen nicht behandelt zu werden. Das gilt auch bei Kindern. Besonders wenn die Ohrerkrankung im Rahmen einer Erkältung auftritt, ist anzunehmen, dass sie von Viren ausgelöst wurde. Gegen diese gibt es kein wirksames Medikament. Die bei Mittelohrentzündungen oft verordneten Antibiotika bekämpfen Bakterien, gegen Viren richten sie nichts aus. Antibiotika sollten bei Kindern nur in drei Situationen eingesetzt werden, in denen anzunehmen ist, dass an der Infektion Bakterien beteiligt sind: Wenn das Kind jünger ist als zwei Jahre – insbesondere wenn beide Ohren betroffen sind –, wenn ein älteres Kind schon bei Erkrankungsbeginn sehr starke Beschwerden (z. B. ein »laufendes Ohr« mit Fieber) hat oder wenn sich die Krankheitszeichen nach drei Tagen nicht deutlich gebessert haben.
Schmerzen lassen sich bis zum Arztbesuch mit Schmerzmitteln wie Ibuprofen (→ Seite 592) oder Parazetamol

(→ Seite 596) lindern. Welcher der beiden Wirkstoffe für Kinder gewählt wird, hängt unter anderem vom Alter des Kindes und seinem Gewicht ab.

Bei einer Mittelohrentzündung können Nasentropfen oder -sprays mit Salzlösung (→ Seite 224) hilfreich sein. Sie regen den Sekretfluss aus der Nase und dem Verbindungsgang von Mittelohr und Rachen, der eustachischen Röhre, an. Sind diese Hohlräume frei, wird das Mittelohr wieder besser belüftet. Nasentropfen oder -sprays mit schleimhautabschwellenden Mitteln (→ Seite 224) erzielen den gleichen Effekt, indem sie die Schleimhaut der Nase abschwellen lassen. Sie dürfen generell nicht öfter als dreimal täglich und nicht länger als fünf bis sieben Tage eingesetzt werden. Säuglinge und Kleinkinder sollten diese Mittel aber möglichst nicht bekommen.

Um eine Mittelohrentzündung zu behandeln, eignen sich Ohrentropfen mit der Kombination aus einem Mittel zur örtlichen Betäubung und einem Schmerzmittel (→ Seite 163) nicht. Die therapeutische Wirksamkeit der äußerlichen Anwendung des Schmerzmittels Phenazon ist bei Ohrenentzündungen nicht ausreichend nachgewiesen. Zudem erreichen die Wirkstoffe den Entzündungsort nicht, wenn das Trommelfell intakt ist. Hat es aber bereits ein Loch, besteht die Gefahr, dass die Wirkstoffe in das Innenohr gelangen und es schädigen. Diese Ohrentropfen werden daher als »wenig geeignet« bewertet.

Anthroposophische, homöopathische und traditionell angewendete Mittel

Zu den meistgekauften Mitteln gehören auch *Aconit Wala, Levisticum Wala* und *Otovowen Ohrentropfen*. Bei den ersten beiden handelt es sich um anthroposophische Präparate, bei dem dritten um ein homöopathisches Mittel. Diese Mittel lassen sich nach den Grundsätzen dieses Buches nicht bewerten und werden deshalb nicht näher besprochen. Allgemeine Informationen zu den genannten Therapierichtungen finden Sie in den Abschnitten »Anthroposophische Arzneimittel« (→ Seite 21) und »Homöopathische Arzneimittel« (→ Seite 20).

Entzündung des äußeren Gehörgangs

Drei Faktoren müssen zusammenkommen, um im äußeren Gehörgang eine Entzündung (Otitis externa) entstehen zu lassen: Verletzung, Feuchtigkeit und Keime.

Anzeichen und Beschwerden

Schmerzen im Ohr, die sehr heftig werden können. Diese können sich verstärken, wenn Sie am Ohrläppchen oder an der Ohrmuschel ziehen, oder sie treten beim Kauen auf.

Starker Juckreiz deutet auf eine Pilzinfektion hin.

Ursachen

Entzündliche Hautveränderungen (Ekzem) im Ohr beruhen auf Chemikalien oder allergieauslösenden Substanzen wie Nickel oder Kosmetika.

Eine Entzündung kann auch von Bakterien, seltener von Pilzen, verursacht sein. Ihre Eintrittspforte sind winzige Verletzungen der Haut, wie sie zum Beispiel entstehen, wenn man versucht, mit einem Gegenstand Ohrenschmalz aus dem Ohr zu entfernen, oder sich im Ohr kratzt. Wenn Wasser – insbesondere warmes – lange einwirkt, weicht die Haut auf. Die im Ohr zurückbleibende Feuchtigkeit schafft dann ein Klima, in dem sich Keime gut vermehren können.

Solche Entzündungen werden sehr schmerzhaft, wenn der Gehörgang anschwillt oder sogar verstopft. Das kann zum Beispiel geschehen, wenn Ohrenschmalz, das sich im Gehörgang verhärtet und einen Ohrschmalzpfropfen (→ Seite 165) gebildet hat, durch einwirkendes Wasser aufquillt.

Nur selten kommt ein Furunkel, die bakterielle Entzündung eines Haarbalgs, als Ursache in Betracht.

Vorbeugung

Die Ohren sollten warmgehalten und nach jedem Kontakt mit Wasser gut ausgetrocknet werden. Benutzen Sie hierfür nur ein Handtuch, keine Wattestäbchen. Wer zu Ohrentzündungen neigt, kann beim Schwimmen Ohrstöpsel tragen, die das Wasser am Eindringen hindern. Die Haut im Ohr hat – wie die gesamte Körperhaut – einen Säureschutzmantel. Ist er intakt, können sich Infektionen kaum ausbreiten. Sehr trockene Haut, die spannt und stark schuppt, lässt auf einen gestörten Säureschutz schließen. Dann kann es hilfreich sein, die Ohrmuschel mit einer Hautlotion oder -creme mit einem pH-Wert von etwa 5 einzureiben. Oder es kann einmal täglich eine 2,5-prozentige Essigsäurelösung in die Ohren eingeträufelt werden. Die Lösung können Sie sich in der Apotheke besorgen oder aus klarem Weinessig, der mit der entsprechenden Menge abgekochtem Wasser verdünnt wird, selbst herstellen.

Allgemeine Maßnahmen

Solange die Ohren entzündet sind, sollten Sie nichts ins Ohr stecken: keine Ohrstöpsel als Gehörschutz, kein Hörgerät, keine Im-Ohr-Hörer, kein Stethoskop.

Wann zum Arzt?

Eine Entzündung des äußeren Gehörgangs sollten Sie auf keinen Fall selbst behandeln, auch wenn einige der für diesen Zweck angebotenen Medikamente rezeptfrei erhältlich sind. Suchen Sie bei starken Ohrenschmerzen oder anderen Anzeichen für eine Entzündung des äußeren Gehörgangs unbedingt einen Arzt auf.

Wenn Flüssigkeit aus dem Ohr austritt, ist anzunehmen, dass das Trommelfell verletzt ist. Lassen Sie auch das umgehend von einem Arzt überprüfen.

Behandlung mit Medikamenten

Wie der Arzt eine Entzündung des äußeren Gehörgangs behandeln kann, lesen Sie im HANDBUCH MEDIKAMENTE der Stiftung Warentest oder im Internet unter www.medikamente-im-test.de.

Schmerzen lassen sich bis zum Arztbesuch mit Schmerzmitteln wie Ibuprofen (→ Seite 592) oder Parazetamol (→ Seite 596) lindern. Welcher der beiden Wirkstoffe für Kinder gewählt wird, hängt unter anderem vom Alter des Kindes und seinem Gewicht ab.

Die Schmerzen lassen aber ohnehin schnell nach, wenn die Entzündung zurückgeht. Ohrentropfen mit Glyzerol (→ nachfolgend) werden eingesetzt, weil Glyzerol auf der Haut gut haftet und ihr Wasser entziehen kann. Dadurch sollen die Schmerzen nachlassen und die Schwellung zurückgehen. Kontrollierte klinische Untersuchungen, die belegen, dass sich die Anwendung dieser Ohrentropfen bei Entzündungen des äußeren Gehörgangs lindernd auswirkt, fehlen jedoch. Daher werden diese Ohrentropfen als »wenig geeignet« bewertet.

Sie können allenfalls bei Menschen mit besonders empfindlichen Ohren eingesetzt werden, um den Gehörgang zu pflegen, beispielsweise nach dem Schwimmen, wenn Wasser ins Ohr eingedrungen ist, und nach dem langen Tragen von Im-Ohr-Hörern. Dann können die erwärmten Tropfen ins Ohr geträufelt werden, und die Öffnung wird mit einem Wattebausch locker verschlossen.

Glyzerol

Otodolor soft

Glyzerol – allgemein als Glyzerin bekannt – fühlt sich zwar ölig an, ist aber eine Substanz, die sich mit Wasser gut mischt. Außerdem haftet es gut auf der Haut. Weil es viel Wasser binden kann, entzieht es der Haut Feuchtigkeit. Diese Eigenschaft von Glyzerol legt nahe, dass es damit möglich sein müsste, dem Ohrgewebe, das infolge einer Entzündung angeschwollen ist, so viel Wasser zu entziehen, dass die Schwellung zurückgeht. Wenn das gelänge, müssten auch die Schmerzen nachlassen, die im Gefolge einer solchen Schwellung meist auftreten. Allerdings gibt es keine kontrollierten klinischen Untersuchungen, die belegen, dass sich diese theoretischen Überlegungen in der Praxis bestätigen.

Da die therapeutische Wirksamkeit von Glyzerol demnach nicht nachgewiesen ist, wird das Medizinprodukt (→ Seite 21) für die Behandlung von Ohrentzündungen als »wenig geeignet« eingestuft. Es kann allerdings zur Pflege besonders empfindlicher Ohren eingesetzt werden. Dazu werden die Tropfen ins Ohr geträufelt und die Öffnung anschließend locker mit einem Wattebausch verschlossen.

Anwendung

Näheres zur Anwendung lesen Sie unter »Hinweise zum Gebrauch von Ohrentropfen« (→ Seite 159).

Achtung

Gegenanzeigen

Wenn das Trommelfell verletzt ist, dürfen Sie die Tropfen nicht anwenden.

Unerwünschte Wirkungen

▶ **Muss beobachtet werden**

Wenn die Haut sich verstärkt rötet und juckt oder sich ein schuppender, juckender Ausschlag bildet, reagieren Sie vermutlich allergisch auf das Mittel. Dann sollten Sie es absetzen. Sind die Hautveränderungen (→ Seite 14) einige Tage später nicht deutlich abgeklungen, sollten Sie einen Arzt aufsuchen.

Kombination: Örtlich betäubendes Mittel + Schmerzmittel

Prokain + Phenazon

Otalgan

Prokain ist ein Mittel zur örtlichen Betäubung (Lokalanästhetikum). Solche Wirkstoffe hemmen die Erregbarkeit der Nerven, sodass man den Schmerz nicht mehr spürt. Prokain durchdringt die Haut jedoch nur geringfügig. Tieferliegende Nerven erreicht es kaum. Daher ist der Erfolg einer Behandlung mit Prokain bei Ohrenschmerzen gering.

Phenazon wirkt bei Schmerzen und Entzündungen und wird als Schmerzmittel zum Einnehmen eingesetzt. Dass es bei der Anwendung in Ohrentropfen therapeutisch wirksam ist, ist nicht ausreichend nachgewiesen. Außerdem gelangt ohnehin nicht ge-

nügend Wirkstoff in das entzündete Mittelohr, solange das davorliegende Trommelfell intakt ist.
Bei verletztem Trommelfell dürfen die Tropfen nicht angewendet werden. Die Wirkstoffe könnten ins Mittelohr gelangen und von dort aus das Innenohr schädigen.

Anwendung

Näheres zur Anwendung lesen Sie unter »Hinweise zum Gebrauch von Ohrentropfen« (→ Seite 159).
Lassen die Beschwerden im Laufe der ersten beiden Behandlungstage nicht nach oder sind die Schmerzen sehr stark, sollten Sie sich so bald wie möglich in ärztliche Behandlung begeben.

Achtung

Gegenanzeigen

Unter folgenden Bedingungen dürfen Sie das Mittel nicht anwenden:

- Sie reagieren allergisch auf Metamizol oder Propyphenazon (beide bei Schmerzen). Dann ist anzunehmen, dass Phenazon bei Ihnen dieselbe Reaktion auslöst.
- Ihre Blutbildung ist gestört (akute intermittierende Porphyrie).
- Ihr Trommelfell ist geschädigt oder Sie haben eine Entzündung im Gehörgang, bei der die Haut verletzt ist.

Wechselwirkungen mit Medikamenten

Wenn Sie noch andere Medikamente nehmen, ist zu beachten, dass Ohrentropfen mit Prokain nicht gleichzeitig mit anderen Medikamenten im Gehörgang angewendet werden dürfen. Es kann sein, dass sich die Mittel gegenseitig verdünnen und dadurch an Wirkung verlieren.

Unerwünschte Wirkungen

▶ Muss beobachtet werden

Wenn die Haut sich verstärkt rötet und juckt oder sich ein schuppender, juckender Ausschlag bildet, reagieren Sie vermutlich allergisch auf das Mittel. Dann sollten Sie es absetzen. Sind die Hautveränderungen (→ Seite 14) einige Tage später nicht deutlich abgeklungen, sollten Sie einen Arzt aufsuchen.

Hinweise

Für Kinder und Jugendliche unter 18 Jahren

Das Mittel darf bei Kindern unter drei Jahren nur angewendet werden, wenn der Arzt es verordnet hat.

Für Schwangerschaft und Stillzeit

Es ist zwar unwahrscheinlich, dass Phenazon aus Ohrentropfen in den Blutkreislauf gelangt. Da das Mittel aber ohnehin als »wenig geeignet« bewertet wird, sollten Sie darauf verzichten.

Ohrenschmerzen, Mittelohrentzündung, Entzündung des äußeren Gehörgangs

Handelsname Darreichungsform	**Zusammensetzung pro 1 ml/1 g oder wie angegeben bzw. pro abgeteilte Einheit**	**Unverb. Preis in Euro/kleinste Packung**	**Bewertung**
Hinweise zu den Tabellenspalten → Seite 32, zur Auswahl der Arzneimittel → Seite 27, zur Grundlage der Bewertung → Seiten 27, 31			
Otalgan Ohrentropfen	**Prokain-hydrochlorid** 10 mg + **Phenazon** 50 mg	5,45/10 g	**Wenig geeignet** bei Ohrenschmerzen und Mittelohrentzündung. Nicht sinnvolle Kombination. Für das Schmerzmittel Phenazon ist die therapeutische Wirksamkeit nicht ausreichend nachgewiesen. → Seite 163
Otodolor soft Ohrentropfen	**Glyzerol** 1 g	4,61/7 g	**Wenig geeignet** bei Ohrentzündungen, weil die therapeutische Wirksamkeit nicht ausreichend nachgewiesen ist. Allenfalls zur Pflege des äußeren Gehörgangs. Medizinprodukt. → Seite 163

Ohrschmalzpfropfen

Im äußeren knorpeligen Teil des Gehörgangs wird das Ohrenschmalz gebildet. Es schützt die Haut der Gehörgänge vor einer Besiedelung mit Bakterien und Pilzen. Ohrenschmalz ist flüssig, sodass es durch die Kaubewegungen langsam nach außen transportiert und beim Waschen entfernt werden kann.
Bei unsachgemäßer Reinigung der Ohren kann das Ohrenschmalz in der Tiefe des Ohres zusammengedrückt werden. Auch durch viel feinen Staub, der in das Ohr dringt, kann sich das Ohrenschmalz verfestigen. Kommt dieser Ohrschmalzpfropfen mit Wasser in Kontakt, kann er aufquellen und den Gehörgang blockieren.

Anzeichen und Beschwerden

Es besteht ein Druckgefühl im Ohr. Ferner kann es im Ohr jucken, eventuell tut es weh. Das Hörvermögen kann nachlassen.

Ursachen

Das Ohrenschmalz kann nicht abfließen. Der häufigste Grund dafür ist, dass versucht wurde, das Ohr zum Beispiel mit einem Wattestäbchen zu reinigen. Dabei bleibt immer ein Rest Ohrenschmalz im Ohr zurück, der bei wiederholten Reinigungsprozeduren tiefer in Richtung Trommelfell geschoben wird. So kann sich dort Ohrenschmalz ansammeln, das sich verhärtet und nicht mehr vom Ohr selbst nach außen transportiert werden kann. Ein anlagebedingt enger Bau des Gehörgangs ist seltener die Ursache.

Vorbeugung

Die Ohren sollten nicht mit Wattestäbchen oder Ähnlichem gereinigt werden. Es genügt, die äußere Ohrmuschel zu säubern.

Allgemeine Maßnahmen

Einen Ohrschmalzpfropfen können Sie versuchen aufzuweichen, indem Sie einige Tropfen Speiseöl oder Wasser in den Gehörgang träufeln, die auf Körpertemperatur angewärmt sind. Nach 20 bis 30 Minuten füllen Sie eine Ohrenspritze – das ist ein Gummiball mit einer verlängerten Spitze, den Sie in der Apotheke kaufen können – mit körperwarmem Wasser und spülen damit mehrmals das Ohr aus. Statt einer Ohrenspritze können Sie auch eine Spritze ohne Kanüle mit einem Fassungsvermögen von mindestens 50 Milliliter verwenden. Auch eine elektrische Munddusche mit weichem Wasserstrahl eignet sich zum Ausspülen der Ohrmuschel. Möglicherweise müssen Sie die Spülung öfter wiederholen.
Eine Ohrspülung verbietet sich, wenn Sie in den vergangenen sechs Wochen eine Mittelohrentzündung hatten, andere Beschwerden im Ohr oder in der Ohrmuschel bestehen oder wenn Sie schon einmal im Ohr operiert wurden.
Ein aufgequollener Ohrschmalzpfropfen, der sich nicht aus dem Gehörgang herauslösen lässt, kann Beschwerden verursachen. Dann sollten Sie bald einen Arzt konsultieren.

Wann zum Arzt?

Besteht bei Ihnen gerade eine akute Infektion der oberen Atemwege, können Ihre Ohrenbeschwerden dadurch bedingt sein. Dann sollte ein Arzt die Ursachen der Beschwerden klären.
Bei Kindern
Ohrschmalzpfropfen sollten nur entfernt werden, wenn sie Beschwerden machen. Bei Kindern sollte das aber sicherheitshalber ein Arzt tun.

Behandlung mit Medikamenten

Durch mehrmaliges Spülen mit einem Präparat mit Meerwasser (→ nachfolgend) lässt sich Ohrschmalz erweichen, sodass es besser abfließen kann. Mit den Kombinationsmitteln (→ Seite 166) mit verschiedenen Inhaltsstoffen können Sie versuchen, hartnäckig festsitzendes Ohrenschmalz aufzuweichen und anschließend mit Wasser aus dem Ohr zu spülen. Diese Produkte werden als »geeignet« bewertet.
Um Ohrschmalz zu verflüssigen und aus dem Gehörgang zu entfernen, sind allerdings keine medizinischen Ohrentropfen erforderlich. In aller Regel genügen warmes Wasser oder Speiseöl. Die vorliegenden Untersuchungen zeigen, dass sowohl wässrige als auch ölige Lösungen ihren Zweck erfüllen und es zwischen den verschiedenen Präparaten keinen relevanten Unterschied gibt.

Meerwasser

AUDISPRAY

Die Produkte enthalten Wasser, in dem Meersalz gelöst ist. Durch Einsprühen dieses Mittels ins Ohr weicht das Ohrschmalz auf und läuft anschließend leicht aus dem Ohr heraus. Für diesen Zweck werden die Mittel als »geeignet« bewertet.
Bei diesen Ohrentropfen handelt es sich um Medizinprodukte (→ Seite 21).

Anwendung

Die Lösung wird in das Ohr gesprüht. Danach kann der Ohransatz kurz massiert werden. Neigen Sie anschließend den Kopf zur Seite, damit die Flüssigkeit von selbst aus dem Ohr herauslaufen kann.

Unerwünschte Wirkungen

▶ Muss beobachtet werden

Wenn ein Ohrschmalzpfropfen nur aufquillt, aber nicht aus dem Gehörgang herausgelöst wird, kann das Beschwerden verursachen. Dann sollten Sie bald einen Arzt konsultieren.

Hinweise

Für Kinder und Jugendliche unter 18 Jahren

AUDISPRAY junior darf bei Kindern ab drei Jahre angewendet werden. Das andere Mittel ist für Kinder ab sechs Jahre gedacht.

Kombinationen

Docusat-Natrium + Alkohol + Glyzerin
Otowaxol
Ölsäure-Polypeptid-Kondensat + Propylenglykol + Trometamol
Cerumenex N

Alle Inhaltsstoffe dieser Produkte weichen verhärtetes Ohrenschmalz auf. Für diesen Zweck sind sie geeignet. Bei diesen Mitteln handelt es sich um Medizinprodukte (→ Seite 21).

Anwendung

Cerumenex N: Mit der Pipette werden einige Tropfen des Mittels in den Gehörgang geträufelt und dieser anschließend locker mit Watte verschlossen. Nach 20 bis 30 Minuten muss das Mittel samt gelöstem Ohrenschmalz mit warmem Wasser mehrmals sorgfältig ausgespült werden. Es dürfen keine Arzneimittelreste im Ohr bleiben. Sie können zu Reizungen führen. Das Mittel sollte höchstens zweimal am Tag angewendet werden, auch wenn das Ohrenschmalz noch nicht ganz entfernt ist. Bei häufigerem Gebrauch können Hautreizungen auftreten.

Otowaxol: Sie geben zehn Tropfen des Mittels direkt aus der Flasche in den Gehörgang und verschließen diesen locker mit Watte. Nach fünf bis zehn Minuten spülen Sie das Mittel samt gelöstem Ohrenschmalz mit warmem Wasser aus dem Ohr. Ist das Ergebnis noch nicht zufriedenstellend, können Sie den Vorgang wiederholen und das Mittel länger einwirken lassen.

Unerwünschte Wirkungen

▶ Keine Maßnahmen erforderlich

Cerumenex N: Wirkt das Mittel länger als eine halbe Stunde ein oder wird es mehrmals am Tag angewendet, kann es zu Reizungen und ekzemartigen Entzündungen im Gehörgang kommen. Das Gleiche ist möglich, wenn Sie das Mittel nicht sorgfältig ausspülen.
Ist eine solche unerwünschte Wirkung aufgetreten, benutzen Sie das Mittel nicht mehr. Die Veränderungen sollten dann wieder verschwinden.

▶ Muss beobachtet werden

Cerumenex N: Bildet sich der Ausschlag im Gehörgang nach zwei bis drei Tagen nicht zurück, sollten Sie einen Arzt aufsuchen.

Ohrschmalzpfropfen

Handelsname Darreichungsform	**Zusammensetzung pro 1 ml/1 g oder wie angegeben bzw. pro abgeteilte Einheit**	**Unverb. Preis in Euro/kleinste Packung**	**Bewertung**
Hinweise zu den Tabellenspalten → Seite 32, zur Auswahl der Arzneimittel → Seite 27, zur Grundlage der Bewertung → Seiten 27, 31			
AUDISPRAY Adult AUDISPRAY junior Lösung	Meerwasser	11,95/50 ml 9,95/25 ml	**Geeignet**, um Ohrschmalz zu verflüssigen. Medizinprodukt. → Seite 165
Cerumenex N Ohrentropfen	Ölsäure-Polypeptid-Kondensat + Propylenglykol + Trometamol keine Mengenangabe	12,22/10 ml	**Geeignet**, um Ohrschmalzpfropfen aufzulösen. Medizinprodukt. → Seite 166

Ohrschmalzpfropfen Fortsetzung

Handelsname Darreichungsform	**Zusammensetzung pro 1 ml/1 g oder wie angegeben bzw. pro abgeteilte Einheit**	**Unverb. Preis in Euro/kleinste Packung**	**Bewertung**
Otowaxol sine Ohrentropfen	**Docusat-Natrium** 50 mg + **Ethanol 96 %** 150 mg + **Glyzerin** 100 mg	7,40/10 ml	**Geeignet**, um Ohrschmalzpfropfen aufzulösen. Medizinprodukt. → Seite 166
Otowaxol Ohrentropfen und Ohrenspritze	**Docusat-Natrium** 50 mg + **Ethanol 96 %** 150 mg + **Glyzerin** 100 mg	10,29/10 ml	

Hinweise zu den Tabellenspalten → Seite 32, zur Auswahl der Arzneimittel → Seite 27, zur Grundlage der Bewertung → Seiten 27, 31

Menière-Krankheit

Charakteristikum der Menière-Krankheit ist ein anfallartig auftretender Schwindel, der mit Übelkeit verbunden ist. Den Betroffenen scheint es, als würde sich die Umgebung um sie drehen. Bei 80 von 100 Betroffenen hören die Anfälle innerhalb von fünf bis zehn Jahren von selbst auf.

Über Schwindelgefühle klagen etliche Menschen. Allerdings ist die Menière-Krankheit relativ selten die Ursache. Viel häufiger tritt Schwindel im Zusammenhang mit anderen Erkrankungen auf. Besonders oft liegt der Grund dafür in einer Störung im Zentralnervensystem und wird dann als Lagerungsschwindel bezeichnet. Schwindel, der nicht auf der Menière-Krankheit beruht, muss anders behandelt werden als mit den hier besprochenen Medikamenten.

Anzeichen und Beschwerden

Ein Menière-Anfall kann Minuten, aber auch Stunden dauern, jedoch kaum länger als einen Tag. Zu ihm gehören immer drei Gruppen von Symptomen:

- Schwindel, Übelkeit und Erbrechen und unkontrollierbares Augenzittern.
- Geräusche im Ohr wie beim Tinnitus. Zu Beginn betreffen die Beschwerden nur ein Ohr. Im weiteren Verlauf sind es dann oft beide Ohren.
- Nachlassendes Hörvermögen auf dem betroffenen Ohr und unter Umständen ein Druckgefühl. Auch dieses betrifft zunächst nur ein Ohr, später beide Ohren.

Ursachen

Die Erkrankung geht vom Gleichgewichtsorgan im Innenohr aus; mitunter ist auch das Hörorgan betroffen. Manchmal lassen sich Stress, psychische Faktoren und Entzündungen als Auslöser eines Menière-Anfalls ausmachen. Die meisten Aspekte der Erkrankung sind allerdings ungeklärt. Derzeit geht man davon aus, dass sich beim Menière-Anfall im Innenohr Folgendes abspielt: Das gesamte Innenohr und auch das Innere der Bogengänge, die von einer Art »Schlauch« durchzogen sind, sind mit Flüssigkeit gefüllt. Im Menière-Anfall sind die Schläuche in den Bogengängen wahrscheinlich praller gefüllt als üblich, entweder weil zu viel Flüssigkeit produziert wird oder nicht genügend abfließen kann. Der Druck beeinträchtigt das Gleichgewichtsempfinden, was über Nervenbahnen im Gehirn Übelkeit und Erbrechen auslöst. Wenn Hörstörungen auftreten, beruhen sie darauf, dass auch die Haarzellen im Gehörorgan geschädigt wurden. Der Anfall endet, wenn der ursprüngliche Druck in den Bogengängen wiederhergestellt ist.

Zu Beginn der Erkrankung bildet sich der Schaden im Gleichgewichtsorgan wieder zurück; hält die Krankheit an, wird er jedoch irreparabel.

Allgemeine Maßnahmen

Manchen Menschen mit Menière-Krankheit hilft es, wenn sie Stress nicht mehr so stark als Belastung empfinden. Mit Verhaltenstherapie und Entspannungstraining lässt sich lernen, Belastungen besser zu bewältigen. Beim akuten Anfall wird Bettruhe als hilfreich empfunden.

Wer mit der Menière-Krankheit leben muss, profitiert möglicherweise von speziellen krankengymnastischen Übungen.

Wenn medikamentöse Maßnahmen erfolglos geblieben sind, kann eine sogenannte Saccotomie infrage kommen. Bei diesem Verfahren schafft man für die gestaute Flüssigkeit im Innenohr operativ eine Abflussmöglichkeit. Das Hörvermögen bleibt dabei erhalten.

Wann zum Arzt?

Eine Menière-Krankheit sollten Sie keinesfalls selbst behandeln, auch wenn einige der für diesen Zweck angebotenen Medikamente rezeptfrei erhältlich sind. Suchen Sie bei starken Schwindelattacken mit den beschriebenen Begleitsymptomen unbedingt einen Arzt auf.

Wenn Sie in der Zeit bis zum Arztbesuch Übelkeit und Erbrechen, die den Schwindel begleiten können, lindern wollen, können Sie Diphenhydramin (→ Seite 261) einnehmen.

Behandlung mit Medikamenten

Wie der Arzt eine Menière-Krankheit behandeln kann, lesen Sie im HANDBUCH MEDIKAMENTE der Stiftung Warentest oder im Internet unter www.medikamente-im-test.de.

Für den nichtverschreibungspflichtigen Wirkstoff Dimenhydrinat (→ nachfolgend), der sich aus dem Antihistaminikum Diphenhydramin und dem Wirkstoff 8-Chlortheophyllin zusammensetzt, ist die therapeutische Wirksamkeit bei vom Innenohr ausgehendem Schwindel (vestibulärer Schwindel) nicht ausreichend nachgewiesen. Diese Art von Schwindel gehört zu den Symptomen der Menière-Krankheit. Medikamente mit Dimenhydrinat werden als »wenig geeignet« beurteilt.

Anthroposophische, homöopathische und traditionell angewendete Mittel

Zu den meistgekauften Mitteln gehören auch *Vertigoheel Mischung* und *Vertigoheel Tabletten*. Dabei handelt es sich um homöopathische Präparate, die sich nach den Grundsätzen dieses Buches nicht bewerten lassen und deshalb nicht näher besprochen werden. Allgemeine Informationen zu der genannten Therapierichtung finden Sie unter »Homöopathische Arzneimittel« (→ Seite 20).

Antihistaminikum

Dimenhydrinat
Vertigo-Vomex

Dimenhydrinat ist ein Salz des Antihistaminikums Diphenhydramin mit 8-Chlortheophyllin. Dieses Salz wird im Körper sofort gespalten. Die eigentliche Wirksubstanz ist das frei werdende Diphenhydramin, das das Brechzentrum im Gehirn dämpft und dadurch Übelkeit und Schwindel lindert. 8-Chlortheophyllin, mit dem das Salz gebildet wird, war wohl ursprünglich in der Vorstellung ausgewählt worden, den müde machenden Effekt von Diphenhydramin auszugleichen. In der Praxis bringt der Zusatz von 8-Chlortheophyllin jedoch keinen zusätzlichen Vorteil. Um Übelkeit und Erbrechen zu bekämpfen, genügt Diphenhydramin.

Dass Dimenhydrinat die Schwindelanfälle, die die Menière-Krankheit charakterisieren, verhindert oder unterbricht, ist nicht ausreichend nachgewiesen. Die Mittel werden als »wenig geeignet« bewertet.

Anwendung

Die Retardkapseln und Zäpfchen enthalten so viel Wirkstoff, dass eine Anwendung in achtstündigem Abstand genügt, um im Blut einen gleichmäßigen Wirkstoffspiegel zu erzielen.

Da die Anfälle nach einiger Zeit meist von selbst aufhören, sollten Sie wiederholt versuchen, das Mittel abzusetzen.

Achtung

Gegenanzeigen

Unter folgenden Bedingungen dürfen Sie Dimenhydrinat nicht anwenden:

- Sie haben ein Engwinkelglaukom (grüner Star).
- Sie leiden an Epilepsie.
- Ihre Prostata ist vergrößert und Sie können die Blase nicht vollständig entleeren.
- Sie leiden an einer speziellen Störung der Blutbildung (Porphyrie).
- Sie haben einen Tumor in der Nebenniere.
- Sie werden mit Mitteln aus der Gruppe der MAO-Hemmer behandelt (Wirkstoffe z. B. Moclobemid, Selegilin, Tranylcypromin).

Unter folgenden Bedingungen sollten Sie das Mittel nur nach Rücksprache mit einem Arzt einsetzen und nachdem dieser Nutzen und Risiken der Anwendung besonders sorgfältig abgewogen hat:

- Die Leberfunktion ist eingeschränkt.
- Ihr Blut enthält zu wenig Kalium oder Magnesium.
- Sie haben Herzrhythmusstörungen, insbesondere ein angeborenes QT-Syndrom. Ein Anzeichen dafür sind Anfälle von Herzrasen.
- Sie haben eine koronare Herzkrankheit.
- Sie haben Asthma bronchiale oder andere chronische Atembeschwerden.
- Sie haben eine Verengung im Magen-Darm-Bereich.

Wechselwirkungen mit Medikamenten

Wenn Sie noch andere Medikamente anwenden, ist zu beachten:

- Schlaf-, Beruhigungs- und Schmerzmittel verstärken die Wirkung von Dimenhydrinat.
- Trizyklische Antidepressiva verstärken die unerwünschten Wirkungen der Antihistaminika (Mund-

trockenheit, Schwierigkeiten beim Wasserlassen, Sehstörungen).

▶ **Unbedingt beachten**

Dimenhydrinat soll nicht gleichzeitig mit Mitteln bei Herzrhythmusstörungen (z. B. Flecainid, Amiodaron), Malariamitteln (z. B. Chloroquin, Chinin), Mitteln bei Schizophrenien und anderen Psychosen (z. B. Haloperidol) und bestimmten Antibiotika (z. B. Erythromyzin, Moxifloxazin, bei bakteriellen Infektionen) und bestimmten entwässernden Mitteln (Thiazid-Diuretika, bei hohem Blutdruck, Nierenstörungen) angewendet werden. Bei einer solchen Kombination können unter Umständen lebensgefährliche Herzrhythmusstörungen auftreten. Näheres hierzu lesen Sie unter »Mittel bei Herzrhythmusstörungen: verstärkte Wirkung« (→ Seite 11).

Sie dürfen die Mittel nicht gleichzeitig mit MAO-Hemmern (z. B. Moclobemid und Tranylcypromin bei Depressionen, Selegilin bei Parkinsonkrankheit) anwenden, weil sich dann eine bedrohliche Darmlähmung oder ein Harnverhalt entwickeln kann. Auch der Augeninnendruck kann stark ansteigen.

Wechselwirkungen mit Speisen und Getränken

Alkohol verstärkt die erwünschten und unerwünschten Wirkungen von Dimenhydrinat. Während der Einnahme sollten Sie deshalb keinen Alkohol trinken.

Unerwünschte Wirkungen

▶ **Keine Maßnahmen erforderlich**

Dimenhydrinat kann die Haut empfindlicher für UV-Strahlung machen. Achten Sie deshalb im Freien auf ausreichenden Sonnenschutz und gehen Sie nicht ins Solarium.

Mehr als 1 von 100 Personen, die Dimenhydrinat einnehmen, fühlt sich müde, schwindlig und in der Reaktionsfähigkeit eingeschränkt. Manche können ihre Blase nicht richtig entleeren oder sie bekommen Verstopfung. Bei anderen fühlt sich der Mund trocken an.

▶ **Muss beobachtet werden**

Gelegentlich kommt es zu Sehstörungen. Wenn Sie nur noch verschwommen sehen, Gegenstände nicht mehr fixieren können oder wenn Doppelbilder auftreten, sollte ein Arzt den Augeninnendruck kontrollieren.

Es können Schwierigkeiten beim Wasserlassen auftreten oder die Blase lässt sich nicht vollständig entleeren. Das betrifft vor allem Männer mit vergrößerter Prostata. Bei solchen Beschwerden sollten Sie das Mittel absetzen und sich an einen Arzt wenden.

Wenn Sie sich längere Zeit erschöpft fühlen und häufig Infektionen oder Fieber haben, sollte der Arzt Ihr Blut untersuchen. Es kann eine Blutbildungsstörung (→ Seite 14) vorliegen.

Wenn die Haut sich verstärkt rötet und juckt, reagieren Sie vermutlich allergisch auf das Mittel. Bei solchen Hauterscheinungen (→ Seite 14) sollten Sie einen Arzt aufsuchen.

▶ **Sofort zum Arzt**

Wenn schmerzhafter Harndrang besteht, Sie aber kein Wasser lassen können, müssen Sie unverzüglich einen Arzt aufsuchen. Dies gilt vor allem für Männer mit vergrößerter Prostata.

Gelegentlich kann sich der Augeninnendruck erhöhen (bis hin zum akuten Glaukomanfall). Wenn die Augen schmerzen, Sie nur noch unscharf sehen können, die Außenwelt plötzlich in unwirkliche Farben getaucht ist, die Augen sich röten und der Augapfel sich hart anfühlt, sollten Sie unverzüglich einen Augenarzt aufsuchen.

Bei Erregung, Unruhe, Verwirrtheit (örtliche und zeitliche Desorientierung) sowie bei Stimmungsschwankungen (Euphorie und Depressionen), Bewegungsstörungen und Krampfanfällen sollten Sie sich umgehend in ärztliche Behandlung begeben.

Hinweise

Für Schwangerschaft und Stillzeit

Im letzten Schwangerschaftsdrittel dürfen Sie Dimenhydrinat nicht anwenden, weil es vorzeitige Wehen auslösen kann.

Der Wirkstoff geht in geringer Menge in die Muttermilch über. Wenn Sie nicht abstillen wollen, sollten Sie das Mittel sicherheitshalber nicht anwenden.

Zur Verkehrstüchtigkeit

Dimenhydrinat macht müde und schränkt die Reaktionsfähigkeit ein. Sie sollten deshalb kein Fahrzeug lenken, keine Maschinen bedienen und keine Arbeiten ohne sicheren Halt verrichten.

Menière-Krankheit

Handelsname Darreichungsform	**Zusammensetzung pro 1 ml/1 g oder wie angegeben bzw. pro abgeteilte Einheit**	**Unverb. Preis in Euro/kleinste Packung**	**Bewertung**

Hinweise zu den Tabellenspalten → Seite 32, zur Auswahl der Arzneimittel → Seite 27, zur Grundlage der Bewertung → Seiten 27, 31

Handelsname / Darreichungsform	Zusammensetzung	Preis	Bewertung
Vertigo-Vomex SR Retardkapseln Retardkapseln	**Dimenhydrinat** 120 mg	5,65/10 Stück	**Wenig geeignet** bei Menière-Krankheit. Dimenhydrinat besteht aus Diphenhydramin und 8-Chlortheophyllin. Zur Bekämpfung von Übelkeit und Erbrechen reicht Diphenhydramin aus. Chlortheophyllin bringt keinen zusätzlichen Nutzen, kann aber das Risiko für unerwünschte Wirkungen erhöhen. Die therapeutische Wirksamkeit bei Menière-Schwindel ist nicht ausreichend nachgewiesen. → Seite 168
Vertigo-Vomex S Suppositorien Zäpfchen	80 mg	7,15/10 Stück	

Mund, Hals, Atemwege

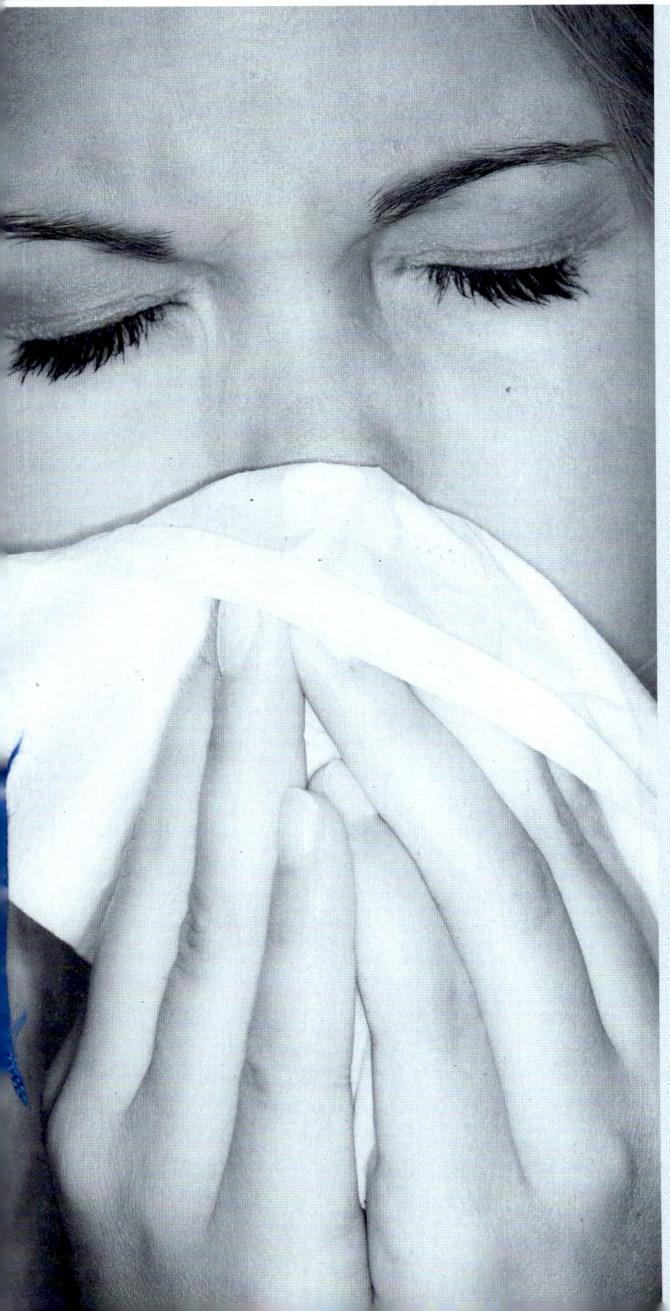

Die Mundhöhle ist von zahlreichen nützlichen Mikroorganismen besiedelt (Mundflora), die in einem biologisch sinnvollen Gleichgewicht stehen. Wird es gestört, können sich Krankheitserreger wie Bakterien und Pilze (→ Seite 186) ausbreiten, sodass sich die Mundschleimhaut entzündet (→ Seite 172). Eine Erkältung (→ Seite 200) ist fast immer durch Viren bedingt, die sich – ausgehend von der Nasenschleimhaut – im ganzen Rachenraum festsetzen und so neben Schnupfen (→ Seite 221) und Nebenhöhlenentzündung (→ Seite 222) auch eine Halsentzündung (→ Seite 189) oder Husten (→ Seite 239) verursachen können.

Entzündungen von Mundschleimhaut und Zahnfleisch

Die Zellen der Mundschleimhaut teilen sich rasch und häufig, sodass sich das Gewebe oft erneuert. Die meisten Verletzungen heilen deshalb innerhalb kurzer Zeit von selbst.

Die Mundschleimhaut ist sehr aufnahmefähig für Arzneimittel und andere Stoffe, weshalb manche Medikamente (z. B. einige Schmerzmittel) direkt über die Mundschleimhaut ins Blut gehen und auf diese Weise besonders rasch wirken.

Entzündungen der Mundschleimhaut können kleine Stellen in den Wangentaschen, an der Innenseite der Lippen, auf der Zunge oder am Gaumen betreffen (Aphthen), aber auch die ganze Mundhöhle erfassen (Stomatitis).

Eine Entzündung des Zahnhalteapparats (Parodontitis) beginnt an den am Zahn ansetzenden Zahnfleischrändern (Gingivitis) und breitet sich von dort in die Tiefe und über größere Flächen aus. Bei einer Parodontitis ist auch der Kieferknochen in Mitleidenschaft gezogen.

Bei Kindern

Bei Kindern in den ersten vier Lebensjahren können Aphthen in der gesamten Mundhöhle auftreten (Stomatitis aphthosa).

Anzeichen und Beschwerden

Dass die Mundschleimhaut sich entzündet hat, ist vor allem daran zu spüren, dass sie schmerzt und stark gerötet ist. Manchmal ist sie auch leicht geschwollen oder von Bläschen oder weißen cremigen Flecken übersät.

Aphthen zeigen sich in der Regel als einzeln stehende weißlich gelbliche, rotgeränderte kleine wunde Stellen an der Mundschleimhaut, die sehr schmerzempfindlich sind und normalerweise innerhalb von ein bis zwei Wochen wieder verschwinden. Manchmal entwickeln sich auch größere Wundflächen, die nicht so schnell abheilen. Sie können nur hin und wieder vorkommen oder auch wiederholt im Abstand von wenigen Wochen oder Monaten auftreten.

Wenn sich das Zahnfleisch entzündet hat, blutet es häufig beim Zähneputzen, vor allem zwischen den Zähnen. Später schwellen die Zahnfleischränder an und sind stark gerötet. Das Zähneputzen wird dann meist ziemlich schmerzhaft. Bei einer fortgeschrittenen Parodontitis ist oft das gesamte Zahnfleisch schwammig aufgequollen.

Bei Kindern

Bei schmerzhaften und zahlreichen Aphthen wollen vor allem Kleinkinder häufig nichts essen. Wenn sie auch nicht trinken, besteht ein hohes Risiko, dass die Kinder austrocknen, was mit Fieber über 38,5 °C einhergehen kann. Gelegentlich ist dann eine stationäre Behandlung im Krankenhaus nicht zu vermeiden.

Ursachen

Scharfkantige, harte Speisen (z. B. Knochensplitter, Krusten) und heiße Getränke können die Mundschleimhaut verletzen. Auch wenn man sich beim Kauen auf die Lippe oder in die Innenseite der Wange beißt, entstehen Verletzungen, die sich entzünden können. Vorstehende Zähne und überstehende Ränder an Füllungen und Kronen können ebenfalls die Mundschleimhaut beschädigen.

Bakterielle Zahnbeläge (Plaque) bilden sich rasch auf der Zahnoberfläche. Wenn die Zähne nicht täglich zweimal von diesem Belag befreit werden, entsteht nach wenigen Tagen eine Zahnfleischentzündung. Eine solche Gingivitis ist also meist die Folge mangelhafter Mundhygiene. Darüber hinaus bilden die Bakterien in der Plaque Säuren, die den Zahnschmelz angreifen, wodurch Karies entsteht.

Einen Nährboden für Bakterien bietet auch Zahnstein (an Zahnrändern), der aus mineralisierter Plaque besteht.

Schlecht sitzende Zahnprothesen verursachen Druckstellen, die sich häufig entzünden. Sitzt die Prothese zu locker, können sich in Lücken und Hohlräumen Bakterien einnisten und Entzündungen hervorrufen. Da beim Kauen der Druck von den künstlichen Zähnen auf den Kieferknochen übertragen wird und nicht – wie bei natürlichen Zähnen und Implantaten – in den Knochen hinein, verlieren Prothesen mit der Zeit ihren passgenauen Sitz und müssen dann neu angepasst werden.

Vitaminmangel, Durchblutungsstörungen, Diabetes und Hormonschwankungen können eine Entzündung zusätzlich begünstigen.

Mundschleimhaut und Zahnfleisch können sich auch entzünden, wenn Sie auf metall- oder kunststoffhaltige Zahnfüllungen allergisch reagieren, Bleichmittel für die Zähne benutzen, oder Zahnersatz und Materialien, die der Zahnarzt einsetzt (Spritzen, Latexhandschuhe, jodhaltige Materialien, Gebissabdruckmasse) nicht vertragen.

Eine Infektion mit Viren und Pilzen wird begünstigt, wenn die Abwehrkräfte geschwächt sind (z. B. während oder nach einer Krankheit, nach einer Geburt, bei anhaltendem Stress). Auch eine Behandlung mit Glukokortikoiden zum Inhalieren (bei Asthma) oder Antibiotika (bei Infektionen) stören die Mundflora und begünstigen die Ausbreitung von Erregern.

Bestimmte stark wirksame Medikamente (z. B. im Rahmen einer Chemotherapie bei Krebs) hemmen die Zellteilung in allen Geweben, deren Zellen sich schnell teilen – auch in der Mundschleimhaut. Erneuert sich das Gewebe aber nicht rasch genug, wird es anfällig für Krankheitserreger, vor allem für Bakterien. Eine Stomatitis ist deshalb eine häufige unerwünschte Begleiterscheinung einer Chemotherapie.

Die Anfälligkeit für Aphthen ist erhöht, wenn ein Mangel an Eisen, Folsäure, Vitamin B_{12} oder eine Glutenüberempfindlichkeit besteht. Aber auch Stress, scharfe Speisen und saure Getränke können Aphthen fördern.

Bei Kindern

Häufigste Ursache von Zahnfleisch- oder Mundschleimhautentzündungen bei Kindern sind mangelnde Mundhygiene und ein kariöses Milchgebiss. Auch eine Erstinfektion mit Herpesviren oder eine schlecht sitzende Zahnspange kann dazu führen, dass sich die Mundschleimhaut entzündet.

Wenn bei Säuglingen die ersten Zähne durchbrechen, schwillt oft das Zahnfleisch etwas an und wird recht schmerzempfindlich.

Vorbeugung

Putzen Sie sich am besten nach jeder Mahlzeit, aber mindestens zweimal täglich gründlich die Zähne. Benutzen Sie dafür eine Bürste mit weichen oder mittelharten Borsten. Wenn Sie eine Handzahnbürste benutzen, setzen Sie diese schräg (in einem Winkel von 45 Grad) auf den Zahnfleischsaum. Sodann lösen Sie die Plaque mit kurzen, vibrierenden Bewegungen mit gleichmäßigem Druck und bürsten sie mit einer leichten Drehbewegung in Richtung Zahnkrone ab (Bass-Technik).

Für Kinder sind diese Putzregeln meist zu schwierig, und sie werden sie kaum täglich einhalten. Sie können die Zähne besser an den Außen- und Innenseiten mit rotierenden Bewegungen bürsten und zum Abschluss die Kauflächen reinigen (Rotationstechnik).

Wenn Sie eine elektrische Zahnbürste benutzen, gelten andere Regeln. Entnehmen Sie diese am besten der Gebrauchsanleitung für die Zahnbürste oder fragen Sie Ihren Zahnarzt.

Hat sich Plaque angesammelt oder Zahnstein gebildet, sollten Sie beides im Rahmen einer professionellen Zahnreinigung (PZR) beim Zahnarzt entfernen lassen. Es gibt immer Stellen, die Sie mit der Zahnbürste nicht erreichen, auch wenn Sie noch so sorgfältig bürsten. Dort können sich dann Nester mit Plaque-Bakterien bilden, die Karies verursachen und von denen eine Parodontitis ihren Ausgang nehmen kann. Im Anschluss an eine professionelle Zahnreinigung werden Zähne und Zahnhälse meist mit Fluoridlack eingepinselt, der sie weniger anfällig für Bakterien und die von diesen abgegebenen Säuren macht.

Wenn Sie eine Zahnprothese tragen, sollten Sie deren Sitz vom Zahnarzt regelmäßig kontrollieren lassen. Der Zahnarzt prüft auch, ob sich die Mundschleimhaut unter der Prothese verändert hat.

Bei einer Zahnspange ist darauf zu achten, dass keine Ecken und Kanten hervorstehen, an denen sich Zunge oder Wange aufreiben können.

Falsch stehende Zähne, an denen Sie sich immer wieder verletzen, sollten Sie vom Zahnarzt korrigieren lassen.

Allgemeine Maßnahmen

Durch Plaque ausgelöste Entzündungen behandeln Sie am besten, indem Sie die Zähne zwei- bis dreimal täglich gründlich putzen.

Bei Kindern

Zahnungsbeschwerden bei Säuglingen können Sie mit im Kühlschrank gekühlten Beißringen lindern. Die leichte Zahnfleischentzündung bedarf meist keiner weiteren Behandlung.

Wann zum Arzt?

Wenn eine Entzündung im Mund nicht innerhalb von zwei Wochen abgeklungen ist, müssen Sie einen Zahnarzt aufsuchen.

Eine Parodontitis sollten Sie immer vom Zahnarzt behandeln lassen. Er muss Taschen, die sich an den Zahnfleischrändern gebildet haben, regelmäßig säubern und gegebenenfalls Antibiotika einsetzen, um sie von Bakterien zu befreien und die Entzündung zu stoppen. Auch eine operative Behandlung kann erforderlich sein.

Das Präparat *Glandosane* (künstlicher Speichel) ist zwar nicht verschreibungspflichtig, gehört aber zu den Mitteln, die unter bestimmten Voraussetzungen weiterhin von der gesetzlichen Krankenversicherung erstattet werden. Dazu gehört, dass Sie dieses Mittel zur Behandlung von Mundtrockenheit infolge von Krebs- oder rheumatischen Erkrankungen verwenden. Näheres hierzu finden Sie in der »Ausnahmeliste« (→ Seite 658).

Bei Kindern

Eine Mundschleimhautentzündung, die als Folge einer Herpesinfektion auftritt, muss immer ärztlich behandelt werden.

Wenn sich bei einem Kind in der Mundhöhle schmerzhafte Bläschen bilden (Stomatitis aphthosa), sollten Sie es einem Arzt vorstellen.

Behandlung mit Medikamenten

Entzündungen von Mundschleimhaut und Zahnfleisch infolge von Verletzungen und Aphthen können ursachenbezogen nicht mit Medikamenten behandelt werden. Damit lassen sich lediglich die Symptome lindern.

Örtlich betäubende Mittel (→ Seite 177) sind geeignet, um Schmerzen abzumildern, die das entzündete Zahnfleisch verursacht.

Bei den Antiseptika (→ Seite 175) eignen sich die Wirkstoffe Chlorhexidin, Hexetidin und Povidon-Jod zur Desinfektion im Mund oder zur Unterstützung des Heilungsprozesses, wenn sich Mundschleimhaut oder Zahnfleisch infolge einer bakteriellen Infektion entzündet haben oder wenn einer Infektion vorgebeugt werden soll (z. B. nach einem zahnärztlichen Eingriff). Cetylpyridiniumchlorid wirkt schlechter als Chlorhexidin und Hexetidin gegen Plaque und kann Allergien auslösen. Es ist deshalb nur mit Einschränkung geeignet. Die therapeutische Wirksamkeit von Hexamidin bei Mundinfektionen ist nicht ausreichend nachgewiesen. Mittel mit diesem Wirkstoff sind deshalb wenig geeignet. Der Wirkstoff Ethacridin wird zur Desinfektion im Mund mittlerweile nicht mehr empfohlen und ist wenig geeignet, da es im Vergleich zu Chlorhexidin, Hexetidin und Povidon-Jod weniger wirksam ist und häufig Allergien hervorruft.

Die therapeutische Wirksamkeit einer alkoholischen Tinktur aus Myrrhe (→ Seite 177) ist noch nicht ausreichend belegt. Möglicherweise beruht der antiseptische Effekt vor allem auf dem hohen Alkoholgehalt. Myrrhentinktur ist deshalb mit Einschränkung geeignet.

Ein pflanzliches Mittel mit Auszügen aus Salbei (→ Seite 178) zum Spülen des Mundes ist wenig geeignet, weil die therapeutische Wirksamkeit nicht ausreichend nachgewiesen ist.

Kombinationen aus zwei Antiseptika (→ Seite 178) sind wenig geeignet, weil diese Mittel gegen Plaque nicht besser wirken als ein geeignetes Antiseptikum allein (z. B. Chlorhexidin), aber ein höheres Risiko für unerwünschte Wirkungen bergen.

Die Kombinationen aus Antiseptikum + örtlich betäubendem Mittel (→ Seite 179) sowie aus örtlich betäubendem Mittel + anderen Substanzen (→ Seite 180) sind nicht sinnvoll, weil sie nicht besser wirken als die Einzelwirkstoffe.

Präparate aus Salizylsäure + pflanzlichem Wirkstoff (→ Seite 182) sowie aus Antibiotikum + Antiseptikum + örtlich betäubendem Mittel (→ Seite 181) sind nicht sinnvoll zusammengesetzt, auch ist die therapeutische Wirksamkeit nicht ausreichend nachgewiesen. Das gilt auch für einen Mundspray mit einer Pflanzenkombination (→ Seite 183) aus Anis, Kamille und Pfefferminze.

Elektrolyte + andere Substanzen (→ Seite 182) werden bei Mundtrockenheit eingesetzt. Die therapeutische Wirksamkeit ist jedoch nicht ausreichend nachgewiesen, außerdem kann das Mittel den Zähnen bei Daueranwendung Mineralien entziehen und sie somit schädigen. Es ist deshalb wenig geeignet.

Bei Kindern

Mundspülungen und Lutschtabletten sind generell erst bei Kindern ab etwa sechs Jahre sinnvoll, weil kleinere Kinder die Lösungen oder Tabletten leicht verschlucken. Bei ihnen sollten die betroffenen Stellen nur betupft oder eingepinselt werden.

Anthroposophische, homöopathische und traditionell angewendete Mittel

Zu den meistgekauften Mitteln gehört auch *Osanit*. Dabei handelt es sich um ein homöopathisches Präparat, das sich nach den Grundsätzen dieses Buches nicht bewerten lässt und deshalb nicht näher besprochen wird. Allgemeine Informationen zu Homöopathie finden Sie unter »Homöopathische Mittel« (→ Seite 20).

Ebenfalls zu den meistgekauften Mitteln gehören *Dentinox-Gel N Zahnungshilfe* mit den örtlich betäubenden Wirkstoffen Lidokain, Polidocanol und Auszügen aus Kamille, *Gargarisma zum Gurgeln* mit Aluminiumchlorid, *Kamillan flüssig* mit Extrakten aus Kamillenblüten und Schafgarbenkraut, *Kamistad Gel* mit Lidokain und Auszügen aus Kamille, *Mallebrin Konzentrat zum Gurgeln* mit dem Wirkstoff Aluminiumchlorid-hexahydrat und *Salviathymol N* mit Anisöl, Eukalyptusöl, Fenchelöl, Menthol, Nelkenöl, Pfefferminzöl, Salbeiöl, Thymol und Zimtöl. Dabei handelt es sich um Präparate, die von der Arzneimittelbehörde als »traditionell angewendet« zugelassen wurden. Solche Mittel lassen sich nach den Grundsätzen dieses Buches nicht bewerten und werden deshalb nicht näher besprochen. Allgemeine Informationen zu derartigen Mitteln finden Sie unter »Traditionell angewendete Mittel« (→ Seite 20).

Achten Sie auf den Zuckergehalt

Viele Lutschtabletten und -pastillen enthalten Zucker und können bei übermäßigem Gebrauch oder auch wenn Sie sie nach dem Zähneputzen im Munde zergehen lassen, Karies fördern. Achten Sie deshalb darauf, ob bei den Inhalts- und Hilfsstoffen Begriffe wie Fruktose, Glukose, Saccharose, Sucrose angegeben sind. Dabei handelt es sich um verschiedene Zucker. Präparate ohne solche Süßungsmittel sollten Sie bevorzugen.

Antiseptika

Cetylpyridinium
  Dobendan Strepsils Mint/Zuckerfrei
Chlorhexidin
  Chlorhexamed
Ethacridin
  NeoChinosol
Hexamidin
  Laryngomedin N
Hexetidin
  Hexoral
Povidon-Jod
  Betaisodona Mund-Antiseptikum

Die desinfizierenden Wirkstoffe in diesen Mitteln töten Bakterien und teilweise auch Pilze ab, die auf der Oberfläche der Mund- und Rachenschleimhaut siedeln. Zur Behandlung und Vorbeugung von Infektionen der Mundhöhle sind diese Mittel wirksam und sinnvoll, allerdings unterscheiden sich die einzelnen Wirkstoffe in ihrer Wirksamkeit.

Chlorhexidin kann Plaque-Bakterien, die eine häufige Ursache der Entzündungen im Mundraum darstellen, am besten bekämpfen. Mittel mit diesem Wirkstoff sind Standardmedikamente zur Behandlung von bakteriellen Infektionen in der Mundhöhle. Gut wirksam sind auch Hexetidin und Povidon-Jod, deren antibakterieller Effekt jedoch durch Speichel abgeschwächt wird. Diese Mittel sind zur unterstützenden Behandlung von Mundschleimhaut- und Zahnfleischentzündungen geeignet.

Auch Cetylpyridinium bekämpft Plaque-Bakterien, allerdings ist die therapeutische Wirksamkeit geringer als bei Chlorhexidin, und das Risiko für allergische Reaktionen kann erhöht sein. Deshalb ist dieser Wirkstoff nur mit Einschränkung geeignet.

Mittel mit dem Wirkstoff Ethacridin werden mittlerweile nicht mehr empfohlen, da dieses Antiseptikum weniger wirksam und schlechter verträglich ist als die besser bewerteten Wirkstoffe (z. B. Chlorhexidin). Außerdem löst Ethacridin häufig Kontaktallergien aus. Deshalb wird das Mittel als »wenig geeignet« erachtet.

Für Hexamidin gibt es zur Anwendung bei Mundinfektionen keine aussagekräftigen klinischen Studien, sodass die therapeutische Wirksamkeit des Mittels bei dieser Indikation als nicht ausreichend nachgewiesen angesehen werden muss. Das Mittel gilt deshalb ebenfalls als »wenig geeignet«.

Zu berücksichtigen ist, dass auch Bestandteile »toter Plaque«, deren Bakterien bereits mit Antiseptika abgetötet wurden, Zahnfleischentzündungen unterhalten können. Deshalb sollte die Plaque vorher durch eine professionelle Zahnreinigung sorgfältig entfernt worden sein.

Anwendung

Nahrungsmittel und Bestandteile aus Zahnpasten können die desinfizierende Wirkung der Mittel beeinträchtigen. Deshalb sollten Sie sie immer nach dem Essen beziehungsweise eine halbe Stunde nach dem Zähneputzen anwenden. Nehmen Sie die vorgeschriebene Menge Lösung unverdünnt in den Mund und bewegen sie dort etwa eine halbe Minute lang. Anschließend spucken Sie sie aus. Sie dürfen den Mund nicht nachspülen, etwa um einen unangenehmen Geschmack zu vertreiben, weil dies die Wirkung der Mittel wieder zunichte machen kann.

Gel tragen Sie direkt auf die entzündeten Stellen auf. Pastillen lutschen Sie nach Bedarf.

Povidon-Jod verdünnen Sie im Verhältnis 1:4 (ein Teil Lösung, vier Teile Wasser) und spülen den Mund damit mehrmals täglich mindestens 30 Sekunden lang.

Benutzen Sie einen Spray, müssen Sie darauf achten, dass das Mittel nicht in die Augen gelangt. Geschieht dies dennoch, müssen Sie die Augen sofort mit reichlich Wasser spülen.

Alle Mittel sollten Sie ohne ärztlichen Rat nicht länger als zwei Wochen anwenden.

Achtung

Einige Mittel (siehe Tabelle) enthalten Alkohol. Personen mit Alkoholproblemen dürfen diese Präparate nicht anwenden. Auch Leberkranke und Menschen mit Anfallleiden sollten den Alkoholgehalt berücksichtigen. Darüber hinaus kann Alkohol die Wirkung vieler Arzneimittel (z. B. Schlaf- und Beruhigungsmittel, Psychopharmaka, starke Schmerzmittel, einige Mittel gegen hohen Blutdruck) verstärken.

Betaisodona Mund-Antiseptikum: Wundflächen in Mund und Rachen, die größer sind als drei Zentimeter im Durchmesser, dürfen Sie nicht mit diesem Mittel behandeln, weil es dann die Schilddrüsenfunktion stören kann. Außerdem kann das Mittel Zahnspangen und -prothesen braun färben. Nehmen Sie diese vor der Behandlung deshalb besser heraus.

NeoChinosol: Die aus den Tabletten hergestellte fertige Lösung darf nicht längere Zeit im Sonnenlicht stehen, da sie sich ansonsten zersetzt. Ob die Zersetzung bereits begonnen hat, erkennen Sie an einer zunehmenden Braunfärbung.

Cetylpyridinium, Ethacridin: Diese Mittel sollten Sie nicht auf offenen Wunden oder geschwürigen Veränderungen im Mund anwenden, weil sie die Wundheilung stören können.

Gegenanzeigen

Cetylpyridinium: Dieser Wirkstoff gehört zu den quaternären Ammoniumverbindungen. Wenn Sie auf diese Stoffgruppe, die häufig auch als Konservierungsmittel verwendet wird, allergisch reagieren, sollten Sie dieses Mittel nicht anwenden.

Hexoral Spray: Dieses Mittel dürfen Sie nicht anwenden, wenn Sie Asthma oder andere Erkrankungen der Atemwege haben, weil das Spray möglicherweise Asthmaanfälle auslösen kann.

Betaisodona Mund-Antiseptikum: Dieses Mittel dürfen Sie unter folgenden Bedingungen nicht anwenden:

- Die Funktion Ihrer Schilddrüse ist gestört.
- Sie reagieren auf Jod allergisch.
- Sie werden mit radioaktivem Jod behandelt (z. B. wegen einer Schilddrüsenüberfunktion) oder bekommen es im Rahmen einer Diagnosemethode.
- Sie nehmen lithiumhaltige Medikamente ein (bei Depressionen).
- Sie haben die Hautkrankheit Dermatitis herpetiformis Duhring.

Unerwünschte Wirkungen

Ethacridin: Das Mittel haftet gut auf der Mundschleimhaut und kann Zähne und Schleimhaut vorübergehend gelb verfärben. Auch die Wäsche kann gelb werden – die Flecken lassen sich nicht ab- oder herauswaschen.

▶ Keine Maßnahmen erforderlich

Cetylpyridinium, Ethacridin: Die Wirkstoffe können die Wundheilung beeinträchtigen.

Chlorhexidin: Zunge und Zähne können sich bräunlich verfärben. Wenn Sie das Mittel absetzen, nimmt die Zunge nach einiger Zeit ihre normale Farbe wieder an. Unterstützend können Sie die Zunge auch vorsichtig bürsten. Zahnverfärbungen können nur beim Zahnarzt mit einer intensiven Zahnreinigung entfernt werden.

Povidon-Jod: Die Haut kann sich röten und brennen. Am Ort des Auftragens kann sich ein Wärmegefühl entwickeln, und die Haut kann sich verfärben.

Hexetidin, Chlorhexidin: Die Mittel können den Geschmack beeinträchtigen.

▶ Muss beobachtet werden

Chlorhexamed: In diesem Mittel liegt Chlorhexidin als Diglukonat vor. Dieses Salz ist gut wasserlöslich, wird aber deshalb auch leicht aus der Schleimhaut in den Blutkreislauf aufgenommen und kann auf diese Weise die Leberwerte ansteigen lassen.

Ethacridin: Das Mittel kann vermehrt leichte Krampfanfälle und Kopfschmerzen auslösen. Wenn das Gesicht anschwillt und sich am ganzen Körper rote Stellen mit Bläschen bilden (Nesselsucht), reagieren Sie vermutlich auf den Wirkstoff allergisch. Setzen Sie das Mittel dann ab und suchen Sie einen Arzt auf.

Povidon-Jod: Wenn sich schmerzlose oder schmerzhafte Bläschen auf der Haut bilden, können dies Anzeichen für eine Allergie sein. Diese Reaktion kann auch noch einige Tage nach Absetzen des Mittels auftreten. Wenden Sie das Mittel dann nicht weiter an. Sind die Hauterscheinungen (→ Seite 14) auch einige Tage später nicht deutlich abgeklungen, sollten Sie einen Arzt aufsuchen.

▶ Sofort zum Arzt

Ethacridin: Wenn starker Hautausschlag, Juckreiz, Herzrasen, Atemnot, Schwäche und Schwindel auftreten, müssen Sie die Anwendung sofort abbrechen und unverzüglich den Notarzt (Telefon 112) rufen, weil es sich um eine lebensbedrohliche Allergie (→ Seite 14) handeln kann.

Povidon-Jod: Wenn Herzrasen, Schwitzen, Fieber, Angst, Unruhe, Erbrechen, Durchfall und Verwirrtheit auftreten, kann es sich um eine lebensbedrohliche Schilddrüsenüberfunktion handeln. Rufen Sie dann sofort einen Arzt.

Hinweise

Für Kinder und Jugendliche unter 18 Jahren

Kinder unter sechs Jahren sollten keine Lutschtabletten, -pastillen oder Lösungen bekommen. In diesem Alter verschlucken sie die Tabletten oft, bevor diese sich aufgelöst haben. Auch Gurgellösungen werden eher hinuntergeschluckt als wieder ausgespuckt. Verschluckt ein Kind eines der Mittel in größerer Menge, äußert sich die einsetzende Vergiftung in Übelkeit und Erbrechen oder Durchfall. Dann sollten Sie sofort eine Vergiftungszentrale anrufen oder einen Arzt aufsuchen.

Hexoral Spray: Dieses Mittel enthält Menthol, was bei Kleinkindern dazu führen kann, dass sich die Muskulatur in den Bronchien verkrampfen und Atemnot auslösen kann.

Povidon-Jod: Dieses Mittel dürfen Sie bei Neugeborenen und Säuglingen bis zu sechs Monaten nicht anwenden, weil es die Schleimhaut leicht durchdringt, in den Blutkreislauf gerät und dann die Schilddrüsenfunktion stört.

Bedenken Sie, dass einige Mittel (siehe Tabelle) Alkohol enthalten. Mittel ohne Alkohol sind vorzuziehen.

Für Schwangerschaft und Stillzeit

Alle Mittel sollten Sie in der Schwangerschaft und Stillzeit vorsichtshalber nicht anwenden, da es dafür keine ausreichenden Erfahrungen gibt. Bedenken Sie auch, dass einige Mittel (siehe Tabelle) Alkohol enthalten. Mittel ohne Alkohol sind vorzuziehen.

Povidon-Jod: Dieses Mittel dürfen Schwangere nicht anwenden, weil es die Schilddrüse des Ungeborenen vergrößern oder zu einer Überfunktion anregen kann. Sind Sie während der Anwendung des Mittels schwanger geworden, sollten Sie mit dem Frauenarzt darüber sprechen.

Für ältere Menschen

Povidon-Jod: Bei älteren Menschen ist die Gefahr einer durch Jod ausgelösten Störung der Schilddrüsenfunktion erhöht.

Örtlich betäubende Mittel

Lidokain
Dynexan
Polidocanol
Recessan

Lidokain und Polidocanol setzen die Schmerzempfindlichkeit herab, indem sie die Reizleitung in den Nerven blockieren. Auf diese Weise wirken sie leicht betäubend. Es ist belegt, dass beide Substanzen bei Mundschleimhautentzündungen gut schmerzlindernd wirken, beide Mittel sind zu diesem Zweck geeignet.

Anwendung

Bei Bedarf tragen Sie mit einem sauberen Finger eine etwa erbsengroße Menge auf die erkrankte Stelle auf und massieren Gel oder Salbe leicht ein. Unmittelbar danach lässt der Schmerz nach. Sie können die betroffenen Stellen so lange behandeln, bis die Entzündung abgeklungen ist.

Wenn die Beschwerden nach zwei Wochen immer noch bestehen, sollten Sie einen Zahnarzt aufsuchen.

Achtung

Gegenanzeigen

Lidokain: Unter folgenden Bedingungen sollten Sie dieses Mittel nur nach Rücksprache mit einem Arzt anwenden:

- Sie haben schwere Herzrhythmusstörungen.
- Sie haben eine akute Herzschwäche.
- Sie haben eine schwere Nieren- oder Lebererkrankung.

Unerwünschte Wirkungen

▶ Muss beobachtet werden

Wenn sich ein juckender Hautausschlag ausbildet (bei weniger als 1 von 10 000 Behandelten), handelt es sich vermutlich um eine Allergie auf einen der Wirkstoffe. Wenden Sie das Mittel dann nicht weiter an. Haben sich die Hauterscheinungen (→ Seite 14) auch einige Tage danach nicht merklich gebessert, sollten Sie einen Arzt aufsuchen.

Hinweise

Für Kinder und Jugendliche unter 18 Jahren

Bei Kindern sollten Sie nicht häufiger als drei- bis viermal täglich eine erbsengroße Menge anwenden.

Recessan: Dieses Mittel dürfen Sie wegen des Gehalts an Menthol nicht bei Kindern unter zwei Jahren anwenden. Das ätherische Öl kann dazu führen, dass sich die Atemwege verkrampfen und eine lebensbedrohliche Atemnot auftritt.

Für Schwangerschaft und Stillzeit

Es fehlen ausreichende Erfahrungen zur Anwendung der Mittel in Schwangerschaft und Stillzeit. Sicherheitshalber sollten Sie sie deshalb nicht anwenden.

Pflanzliches Mittel

Myrrhe
Myrrhen Tinktur Hetterich, Thüringer Myrrhentinktur

Myrrhe wirkt gewebestraffend (adstringierend) und soll auf diese Weise Entzündungen dämpfen. Die therapeutische Wirksamkeit bei Zahnfleischentzündungen ist jedoch noch nicht ausreichend nachgewiesen. Möglicherweise beruht ein lindernder Effekt vor allem auf der keimtötenden Wirkung des hohen Alkoholgehalts. Bei Mundschleimhaut- und Zahnfleischentzündungen ist Myrrhentinktur mit Einschränkung geeignet.

Anwendung

Sie tragen die Myrrhentinktur zwei- bis dreimal täglich direkt auf die Mundschleimhaut oder das Zahnfleisch auf. Auf offenen Stellen kann das aufgrund des Alkoholgehalts etwas brennen. Sie können die Tinktur auch mit etwas Wasser verdünnen, den Mund mit der Lösung spülen und diese danach ausspucken.

Achtung

Myrrhentinktur ist eine hochprozentige alkoholische Lösung. Personen mit Alkoholproblemen dürfen das Mittel nicht anwenden. Leberkranke und Menschen mit Anfallleiden sollten den Alkoholgehalt berücksichtigen, auch wenn dieses Mittel nicht geschluckt wird.

Hinweise

Für Kinder und Jugendliche unter 18 Jahren

Bedenken Sie, dass Myrrhentinktur Alkohol enthält. Kinder unter zwölf Jahren sollten daher nicht mit diesem Mittel behandelt werden.

Für Schwangerschaft und Stillzeit

Das Mittel enthält hochprozentigen Alkohol. In Schwangerschaft und Stillzeit sollten Sie es deshalb nicht anwenden.

Pflanzliches Mittel

Salbei
  Salvysat Bürger

Der alkoholische Auszug aus Salbeiblättern soll keimtötend wirken. Dazu gibt es allerdings keine stichhaltigen klinischen Studien. Die therapeutische Wirksamkeit ist somit nicht ausreichend nachgewiesen, das Mittel zur Behandlung von Mundschleimhautentzündungen wenig geeignet. Da der Alkoholgehalt mit 22 Prozent relativ gering ist, ist nicht damit zu rechnen, dass davon eine keimtötende Wirkung ausgeht.

Anwendung

Die Lösung wird direkt aus der Flasche mit einem Wattestäbchen auf die entzündeten Stellen aufgetragen oder mit Wasser verdünnt für eine Mundspülung verwendet.

Achtung

Aufgrund des Alkoholgehalts dürfen Personen mit Alkoholproblemen dieses Mittel nicht anwenden. Auch Leberkranke und Menschen mit Anfallleiden sollten den Alkoholgehalt berücksichtigen. Darüber hinaus kann Alkohol die Wirkung vieler Arzneimittel (z. B. Schlaf- und Beruhigungsmittel, Psychopharmaka, starke Schmerzmittel, einige Mittel bei hohem Blutdruck) verstärken.

Unerwünschte Wirkungen

▶ **Keine Maßnahmen erforderlich**

Wird das Mittel ungewollt verschluckt, kann es eine Magenverstimmung oder Durchfall hervorrufen.

▶ **Muss beobachtet werden**

Wenn sich die Mundschleimhaut verstärkt rötet und juckt und sich außerdem Bläschen bilden, reagieren Sie vermutlich allergisch auf den Wirkstoff. Dann sollten Sie das Mittel absetzen. Sind die Hauterscheinungen (→ Seite 14) einige Tage nach dem Absetzen nicht deutlich abgeklungen, sollten Sie einen Arzt aufsuchen.

▶ **Sofort zum Arzt**

Wenn sich der juckende Ausschlag verstärkt und zusätzlich Herzrasen, Atemnot, Schwäche und Schwindel auftreten, müssen Sie das Mittel sofort absetzen und unverzüglich den Notarzt (Telefon 112) rufen, weil es sich um eine lebensbedrohliche Allergie (→ Seite 14) handeln kann. Dies kommt nur in Einzelfällen vor.

Hinweise

Für Kinder und Jugendliche unter 18 Jahren

Salbei enthält das ätherische Öl Thujon, das in höherer Dosierung giftig wirken kann. Kinder unter zwölf Jahren dürfen das Mittel deshalb nicht bekommen. Auch ist der Alkoholgehalt zu bedenken.

Für Schwangerschaft und Stillzeit

Aufgrund des Alkohol- und Thujonanteils dürfen Sie das Mittel in Schwangerschaft und Stillzeit nicht anwenden.

Kombinationen: Zwei Antiseptika

Amyl-metacresol + Dichlorbenzylalkohol
  Dobendan Strepsils Cool
Benzalkoniumchlorid + Dequaliniumchlorid
  Dequonal

Dichlorbenzylalkohol und Amyl-metacresol sowie Benzalkonium und Dequalinium sind Antiseptika und können Bakterien und teilweise auch Pilze abtöten. Trotzdem sind alle Mittel bei Mundschleimhautentzündung wenig geeignet. Zum einen ist die therapeutische Wirksamkeit bei durch Plaque ausgelösten Mundschleimhautentzündungen weniger gut belegt als bei Chlorhexidin. Zum anderen ist nicht ausreichend nachgewiesen, dass die Kombination aus den beiden Wirkstoffen wirksamer ist als ein Antiseptikum allein. Auch kann sich das Risiko für unerwünschte Wirkungen erhöhen. Monopräparate mit Chlorhexidin sind deshalb vorzuziehen.

Bei *Dobendan Strepsils Cool* ist den Antiseptika noch Pfefferminzaroma, Menthol, Spearmint-Aroma, Eukalyptusöl und der kühlend wirkende Zuckeraustauschstoff Xylitol zugesetzt, was im Mund einen angenehmen Kühleffekt produziert. Dieser hat jedoch mit der therapeutischen Wirksamkeit nichts zu tun.

Anwendung

Wenn die Entzündung nach drei Tagen nicht deutlich nachgelassen oder sich womöglich noch verschlimmert hat, sollten Sie einen Zahnarzt aufsuchen.

Dobendan Strepsils Cool: Mehr als acht Tabletten täglich sollten Sie von diesem Mittel nicht lutschen.

Achtung

Dequonal: Dieses Mittel enthält Alkohol. Personen mit Alkoholproblemen dürfen es nicht anwenden. Auch Leberkranke und Menschen mit Anfallleiden sollten den Alkoholgehalt berücksichtigen, auch wenn dieses Mittel nicht geschluckt wird.

Wenn Sie Asthma oder andere Erkrankungen der Atemwege haben, sollten Sie den Spray nicht anwenden, weil er das Risiko für Asthmaanfälle erhöht.

Größere Wundflächen im Mund sollten Sie nicht mit dem Mittel behandeln, weil dann das Risiko steigt, dass die Wirkstoffe ins Blut gelangen und eine allergische Reaktion hervorrufen. Zudem kann *Dequonal* die Wundheilung verzögern.

Gegenanzeigen

Dequonal: Benzalkonium und Dequalinium gehören zu den quaternären Ammoniumverbindungen. Wenn Sie auf diese Stoffgruppe, die häufig auch als Konservierungsmittel verwendet wird, allergisch reagieren, sollten Sie dieses Mittel nicht anwenden.

Unerwünschte Wirkungen

▶ **Keine Maßnahmen erforderlich**

Dobendan Strepsils Cool: Bei weniger als 1 von 10 000 Behandelten kommt es zu Magen-Darm-Beschwerden und Übelkeit, die wieder verschwinden, wenn das Mittel nicht mehr angewendet wird.

Dequonal: Wenn Sie dieses Mittel über längere Zeit anwenden, können sich Zunge und Zähne bräunlich verfärben. Wenn Sie es absetzen, nimmt die Zunge nach einiger Zeit ihre normale Farbe wieder an. Unterstützend können Sie die Zunge auch vorsichtig bürsten. Zahnverfärbungen können nur beim Zahnarzt mit einer intensiven Zahnreinigung entfernt werden.

Das Mittel kann vorübergehend das Geschmacksempfinden beeinträchtigen.

▶ **Muss beobachtet werden**

Bei 1 bis 10 von 1 000 Behandelten rötet sich die Mundschleimhaut und es bilden sich Bläschen. Dann reagieren Sie vermutlich allergisch auf das Mittel und sollten es absetzen. Sind die Hauterscheinungen (→ Seite 14) einige Tage später nicht deutlich abgeklungen, sollten Sie einen Arzt aufsuchen.

Hinweise

Für Kinder und Jugendliche unter 18 Jahren

Dobendan Strepsils Cool: Kinder und Jugendliche sollten dieses Mittel nicht bekommen.

Dequonal: Bedenken Sie, dass dieses Mittel Alkohol enthält. Mittel ohne Alkohol sind vorzuziehen. Bei Kindern unter zwei Jahren ist wegen des Mentholgehalts Vorsicht geboten. Derartige Lösungen sollten bei Kindern unter sechs Jahren ohnehin nicht angewendet werden, weil sie eher hinuntergeschluckt als wieder ausgespuckt werden. Verschluckt ein Kind eines der Mittel in größerer Menge, äußert sich die einsetzende Vergiftung in Übelkeit und Erbrechen oder Durchfall. Dann sollten Sie sofort eine Vergiftungszentrale anrufen oder einen Arzt aufsuchen.

Für Schwangerschaft und Stillzeit

Dobendan Strepsils Cool: Mangels Erfahrung sollten Sie dieses Mittel nicht oder nur nach Rücksprache mit einem Arzt einnehmen.

Dequonal: Mangels Erfahrung sollten Sie dieses Mittel nicht oder nur nach Rücksprache mit einem Arzt einnehmen. Bedenken Sie zudem, dass dieses Mittel Alkohol enthält. Mittel ohne Alkohol sind vorzuziehen.

Kombination: Antiseptikum + örtlich betäubendes Mittel

Cetylpyridinium + Benzokain
Dobendan Strepsils Dolo

In diesem Mittel ist ein antiseptischer Wirkstoff (Cetylpyridinium) mit einem örtlich betäubenden Wirkstoff (Benzokain) kombiniert. Benzokain setzt das Schmerzempfinden herab, indem es die Reizleitung in den Nerven blockiert. Cetylpyridinium tötet Bakterien ab.

Die therapeutische Wirksamkeit beider Wirkstoffe gilt als belegt, ihre Kombination ist aber dennoch nicht sinnvoll, weil Benzokain häufig Allergien auslöst und Cetylpyridinium gegen Plaque nicht so wirksam ist wie Chlorhexidin. Im Vergleich zu Mitteln mit

Chlorhexidin allein besteht bei diesem Kombinationsmittel ein höheres Risiko für unerwünschte Wirkungen. Es ist deshalb wenig geeignet. Monopräparate mit einem geeigneten Antiseptikum (Chlorhexidin, Hexetidin, Povidon-Jod) oder örtlich betäubenden Wirkstoff (Lidokain, Polidocanol) sind vorzuziehen.

Anwendung

Mehr als acht Lutschtabletten pro Tag sollten Sie nicht anwenden.

Wenn die Entzündung nach zwei Wochen immer noch besteht, sollten Sie einen Zahnarzt aufsuchen.

Achtung

Dobendan Strepsils Dolo Lösung: Dieses Mittel enthält Alkohol. Personen mit Alkoholproblemen dürfen es nicht anwenden. Auch Leberkranke und Menschen mit Anfallleiden sollten den Alkoholgehalt berücksichtigen. Darüber hinaus kann Alkohol die Wirkung vieler Arzneimittel (z. B. Schlaf- und Beruhigungsmittel, Psychopharmaka, starke Schmerzmittel, einige Mittel bei hohem Blutdruck) verstärken.

Gegenanzeigen

Wenn größere Wundflächen behandelt werden müssen, sollten Sie das Mittel nicht anwenden. Dann steigt das Risiko, dass die Wirkstoffe ins Blut gelangen und eine allergische Reaktion hervorrufen. Außerdem kann es die Wundheilung stören.

Wenn Sie auf Parastoffe (→ Seite 551) allergisch reagieren, dürfen Sie das Mittel nicht anwenden, weil Benzokain zu dieser Stoffgruppe gehört.

Wenn Sie auf bestimmte Konservierungsmittel (quaternäre Ammoniumverbindungen) allergisch reagieren, sollten Sie es ebenfalls nicht anwenden, weil Cetylpyridinium zu dieser Stoffgruppe gehört.

Unerwünschte Wirkungen

▶ **Keine Maßnahmen erforderlich**

Das Mittel kann die Wundheilung beeinträchtigen.

▶ **Muss beobachtet werden**

Wenn sich die Schleimhaut rötet und schmerzt, kann es sein, dass Sie die Wirkstoffe nicht vertragen. Vor allem Benzokain kann leicht solche allergischen Reaktionen auslösen. Setzen Sie das Mittel dann ab. Haben sich die Hauterscheinungen (→ Seite 14) auch einige Tage danach nicht merklich gebessert, sollten Sie einen Arzt aufsuchen.

Hinweise

Für Kinder und Jugendliche unter 18 Jahren

Vor allem bei Kleinkindern kann Benzokain dazu führen, dass der rote Blutfarbstoff nicht mehr genügend Sauerstoff binden kann (Methämoglobinämie). Wenn das Kind eine bläuliche Hautfarbe und Atemnot bekommt, müssen Sie sofort den Notarzt (Telefon 112) rufen.

Bei Kindern unter sechs Jahren sollten Lutschtabletten und Lösung ohnehin nicht angewendet werden. Säuglinge und Kleinkinder verschlucken die Tabletten oft, bevor diese sich vollständig aufgelöst haben; Gurgellösungen werden eher hinuntergeschluckt als wieder ausgespuckt. Da das Mittel ohnehin als »wenig geeignet« erachtet wird, sollten auch ältere Kinder nicht damit behandelt werden.

Verschluckt ein Kind das Mittel in größerer Menge, äußert sich die einsetzende Vergiftung in Übelkeit und Erbrechen oder Durchfall. Dann sollten Sie sofort eine Vergiftungszentrale anrufen oder einen Arzt aufsuchen.

Bedenken Sie, dass die Lösung Alkohol enthält. Mittel ohne Alkohol sind vorzuziehen.

Für Schwangerschaft und Stillzeit

Da es keine ausreichenden Erfahrungen zur Sicherheit bei einer Anwendung während der Schwangerschaft und Stillzeit gibt und das Mittel bei Mundschleimhaut- und Zahnfleischentzündungen ohnehin wenig geeignet ist, sollten Sie es nicht anwenden. Bedenken Sie auch, dass die Lösung Alkohol enthält. Mittel ohne Alkohol sind vorzuziehen.

Kombinationen: Örtlich betäubendes Mittel + andere Substanzen

Polidocanol + Kälberblut
Solcoseryl
Lidokain + Kamille + Salbei
Parodontal-Mundsalbe

Polidocanol und Lidokain sind örtlich betäubende Wirkstoffe, die das Schmerzempfinden herabsetzen, indem sie die Reizweiterleitung in den Nerven blockieren.

Über die Wirkung von getrocknetem eiweißfreiem Kälberblutkonzentrat gibt es in der wissenschaftlichen Fachliteratur keine Angaben. Angeblich soll es dazu beitragen, dass sich Wunden schneller schließen, so zum Beispiel bei Verletzungen der Mundschleimhaut, bei Prothesendruckstellen, aufgeschürftem Zahnfleisch nach der Entfernung von Zahnstein oder nach operativen zahnärztlichen Eingriffen. Solche Wunden heilen jedoch meist auch ohne medikamentöse Hilfe schnell ab. Angesichts des BSE-Risikos sollten Arzneimittel mit Extrakten aus Rinderbestandteilen nicht mehr verwendet werden. Das Mittel ist deshalb wenig geeignet. Monopräparate mit Polidocanol oder Lidokain sind vorzuziehen. Der Zusatz von Kamille und Salbei in *Parodontal Mundsalbe* soll Entzündungen dämpfen. Es ist jedoch nicht ausreichend nachgewiesen, dass diese pflanzlichen Wirkstoffe die Wirksamkeit des Mittels verbessern, das Mittel ist deshalb zur Behandlung von Mundschleimhaut- und Zahnfleischentzündungen wenig geeignet. Präparate mit Lidokain allein sind vorzuziehen.

Achtung

Die Mittel enthalten Parabene. Diese Konservierungsmittel können Allergien auslösen. Wenn Sie auf Parastoffe (→ Seite 551) allergisch reagieren, dürfen Sie diese Mittel nicht anwenden.

Gegenanzeigen

Parodontal Mundsalbe: Unter folgenden Bedingungen sollten Sie das Mittel nur nach Rücksprache mit einem Arzt anwenden:

- Sie haben schwere Herzrhythmusstörungen.
- Sie haben eine akute Herzschwäche.
- Sie haben eine schwere Nieren- oder Lebererkrankung.

Unerwünschte Wirkungen

▶ Muss beobachtet werden

In seltenen Fällen (bei weniger als 1 von 1 000 Behandelten) kann die Schleimhaut nach dem Auftragen der Salben anschwellen, brennen und stark jucken. Dann reagieren Sie vermutlich allergisch auf einen Bestandteil der Mittel. Setzen Sie das Mittel dann ab. Haben sich die Beschwerden auch einige Tage danach nicht merklich gebessert, sollten Sie einen Arzt aufsuchen.

Parodontal-Mundsalbe: Die Gefahr für eine derartige allergische Reaktion ist größer, wenn Sie auf Korb- oder Lippenblütler allergisch reagieren, Kamille und Salbei gehören zu diesen Pflanzengruppen.

Hinweise

Für Kinder und Jugendliche unter 18 Jahren

Parodontal-Mundsalbe: Dieses Mittel sollten Sie nicht bei Säuglingen anwenden.

Für Schwangerschaft und Stillzeit

Parodontal-Mundsalbe: Es fehlen ausreichende Erfahrungen zur Anwendung dieses Mittels in Schwangerschaft und Stillzeit. Da das Mittel ohnehin wenig geeignet ist, sollten Sie auf seine Anwendung verzichten.

Kombinationen: Antibiotikum + Antiseptikum + örtlich betäubendes Mittel

Tyrothrizin + Benzalkonium + Benzokain
Dorithricin
Tyrothrizin + Cetrimonium + Lidokain
Lemocin

Diese Mittel enthalten zusätzlich zu einem Antiseptikum (Benzalkonium oder Cetrimonium) und einem örtlichen Betäubungsmittel (Benzokain oder Lidokain) das Antibiotikum Tyrothrizin. Bei Entzündungen der Mundschleimhaut ist die Kombination dieser drei Substanzen nicht sinnvoll. Schmerzen lassen aufgrund des örtlichen Betäubungsmittels zwar nach. Die keimtötende Wirkung der Antiseptika auf Plaque ist aber gering. Zudem wirkt Tyrothrizin als Antibiotikum nur oberflächlich und erreicht die in den Schleimhautfurchen und Zahnfleischtaschen siedelnden Bakterien nicht. Aus diesen Gründen sind die Mittel zur Behandlung von Mundschleimhaut- und Zahnfleischentzündungen wenig geeignet.
Wenn es darum geht, Schmerzen zu lindern, sind Monopräparate mit Chlorhexidin oder Lidokain vorzuziehen.

Anwendung

Auf größeren offenen Stellen im Mund oder Rachenraum sollten Sie die Mittel nicht anwenden.

Achtung

Gegenanzeigen

Benzalkonium und Cetrimonium gehören zu den quaternären Ammoniumverbindungen. Wenn Sie auf diese Stoffgruppe, die häufig auch als Konservierungsmittel verwendet wird, allergisch reagieren, sollten Sie die Mittel nicht anwenden.
Auch wenn Sie größere Wunden im Mund- und Rachenraum oder Asthma haben, sollten Sie auf die Mittel verzichten.

Dorithricin Halstabletten: Wenn Sie auf Parastoffe (→ Seite 551) allergisch reagieren, dürfen Sie dieses

Mittel nicht anwenden, weil Benzokain zu dieser Stoffgruppe gehört.

Unerwünschte Wirkungen

▶ Muss beobachtet werden

Wenn sich die Schleimhaut rötet und schmerzt, kann es sein, dass Sie die Wirkstoffe nicht vertragen. Setzen Sie das Mittel dann ab. Haben sich die Hauterscheinungen (→ Seite 14) auch einige Tage danach nicht merklich gebessert, sollten Sie einen Arzt aufsuchen. Das Risiko für eine solche allergische Reaktion ist wegen des Benzokain-Anteils bei *Dorithricin Halstabletten* größer als bei *Lemocin*.

Hinweise

Für Kinder und Jugendliche unter 18 Jahren

Dorithricin Halstabletten: Bei Kleinkindern kann Benzokain dazu führen, dass der rote Blutfarbstoff nicht mehr genügend Sauerstoff binden kann (Methämoglobinämie). Wenn das Kind eine bläuliche Hautfarbe und Atemnot bekommt, müssen Sie sofort den Notarzt (Telefon 112) rufen.

Bei Kindern unter sechs Jahren sollten Lutschtabletten ohnehin nicht angewendet werden. Säuglinge und Kleinkinder verschlucken die Tabletten oft, bevor diese sich vollständig aufgelöst haben. Da die Mittel ohnehin wenig geeignet sind, sollten auch ältere Kinder nicht damit behandelt werden.

Verschluckt ein Kind eines der Mittel in größerer Menge, äußert sich die einsetzende Vergiftung in Übelkeit und Erbrechen oder Durchfall. Dann sollten Sie sofort eine Vergiftungszentrale anrufen oder einen Arzt aufsuchen.

Für Schwangerschaft und Stillzeit

Über die Risiken einer Anwendung in Schwangerschaft und Stillzeit gibt es keine Erkenntnisse. Da die Mittel ohnehin wenig geeignet sind, sollten Sie darauf verzichten.

Kombination: Elektrolyte + andere Substanzen

Carmellose + Kaliumchlorid + Kaliumhydrogenphosphat + Kalziumchlorid + Magnesiumchlorid + Natriumchlorid + Sorbit
Glandosane

Das Mittel dient als künstlicher Speichel, wenn nicht von selbst ausreichend Speichel produziert wird (Mundtrockenheit). Es besteht aus einer Mischung verschiedener Mineralstoffe (Elektrolyte), deren Zusammensetzung der des natürlichen Speichels ähneln soll. Sorbit ist ein Zuckeraustauschstoff, Carmellose dient als Filmbildner, um die Flüssigkeit geschmeidig zu machen.

Die therapeutische Wirksamkeit dieser Kombination ist nicht ausreichend nachgewiesen. Außerdem können die Wirkstoffe bei langfristiger Anwendung die Zähne angreifen. Das Mittel ist bei Mundtrockenheit deshalb wenig geeignet.

Achtung

Wenn Sie Zuckeraustauschstoffe nicht vertragen, dürfen Sie dieses Mittel nicht anwenden.

Unerwünschte Wirkungen

▶ Muss beobachtet werden

Wenn Sie das Mittel über längere Zeit (mehr als vier Wochen) anwenden, kann es zu einer Demineralisierung der Zähne kommen.

▶ Sofort zum Arzt

Wenn Sie größere Mengen der Spraylösung aus Versehen verschluckt haben, sollten Sie einen Arzt aufsuchen. Da das Mittel verschiedene Kaliumsalze enthält, kann es zu gefährlichen Verschiebungen im Mineralhaushalt kommen. Hinweise dafür sind Schwindel oder Schwarzwerden vor Augen, Herzstolpern bis hin zum Herzstillstand, Krämpfe oder Lähmungen der Muskulatur.

Kombination: Salizylsäure + pflanzliches Mittel

Salizylsäure + Rhabarber
Pyralvex

Salizylsäure wirkt entzündungshemmend und schmerzlindernd. In der Mundhöhle sollen Salizylate aber nicht angewendet werden, weil sie die oberste Schicht der Mundschleimhaut ablösen.

Rhabarberwurzelextrakt soll gewebestraffend (adstringierend) wirken und das Wachstum von Bakterien hemmen. Die therapeutische Wirksamkeit bei Entzündungen der Mundhöhle ist jedoch nicht ausreichend belegt.

Zur Behandlung von Mundschleimhaut- und Zahnfleischentzündungen ist das Mittel wenig geeignet.

Achtung

Das Mittel enthält Alkohol. Personen mit Alkoholproblemen dürfen es nicht anwenden. Auch Leberkranke und Menschen mit Anfallleiden sollten den

Alkoholgehalt berücksichtigen. Darüber hinaus kann Alkohol die Wirkung vieler Arzneimittel (z. B. Schlaf- und Beruhigungsmittel, Psychopharmaka, starke Schmerzmittel, einige Mittel bei hohem Blutdruck) verstärken.

Gegenanzeigen

Wenn Ihre Nieren nicht mehr richtig arbeiten, sollten Sie das Mittel nur nach Rücksprache mit einem Arzt anwenden, wenn dieser Nutzen und Risiken der Behandlung sorgfältig abgewogen hat.

Unerwünschte Wirkungen

▶ **Keine Maßnahmen erforderlich**

Die oberste Schicht der Mundschleimhaut kann sich ablösen.

Hinweise

Für Kinder und Jugendliche unter 18 Jahren

Bedenken Sie, dass das Mittel Alkohol enthält. Da das Mittel ohnehin wenig geeignet ist, sollten Sie es Kindern nicht geben.

Für Schwangerschaft und Stillzeit

Über die Risiken einer Anwendung in Schwangerschaft und Stillzeit gibt es keine Erkenntnisse. Da das Mittel ohnehin wenig geeignet ist und zudem Alkohol enthält, sollten Sie darauf verzichten.

Pflanzenkombination

Anis + Kamille + Pfefferminze
Kamillosan Mundspray

Die in diesem Präparat enthaltenen ätherischen Öle sollen die Entzündung bekämpfen, Bakterien abtöten und Schmerzen lindern. Dass dies gelingt, ist allerdings nicht ausreichend nachgewiesen. Das Mittel ist deshalb zur Behandlung von Mundschleimhaut und Zahnfleischentzündungen wenig geeignet.

Achtung

Der Spray enthält Alkohol. Personen mit Alkoholproblemen dürfen ihn nicht anwenden. Leberkranke und Menschen mit Anfallleiden sollten den Alkoholgehalt ebenfalls berücksichtigen, auch wenn dieses Mittel nicht geschluckt wird.

Wenn Sie auf Korbblütlergewächse allergisch reagieren, sollten Sie das Mittel nicht anwenden, weil Kamille zu dieser Pflanzengruppe gehört.

Unerwünschte Wirkungen

▶ **Keine Maßnahmen erforderlich**

Das Mittel kann die Schleimhaut reizen, sodass sie sich rötet.

▶ **Muss beobachtet werden**

Werden die ätherischen Öle aus Versehen eingeatmet, kann dies Hustenanfälle auslösen. Bei besonders empfindlichen Personen können sich die Bronchien verengen, sodass Atemnot auftritt. Dann sollten Sie das Mittel nicht mehr anwenden.

Hinweise

Für Kinder und Jugendliche unter 18 Jahren

Präparate mit Pfefferminzöl oder Menthol sollten Kinder unter sechs Jahren nicht bekommen, weil diese ätherischen Öle dazu führen können, dass sich die Muskulatur in den Bronchien verkrampft, was Atemnot zur Folge haben kann. Da dieses Mittel ohnehin als »wenig geeignet« erachtet wird, sollten Sie auch bei älteren Kindern darauf verzichten.

Bedenken Sie, dass das Mittel Alkohol enthält. Mittel ohne Alkohol sind vorzuziehen.

Für Schwangerschaft und Stillzeit

Bedenken Sie, dass das Mittel Alkohol enthält. Über die Risiken einer Anwendung in Schwangerschaft und Stillzeit gibt es zudem keine ausreichenden Erkenntnisse. Da das Mittel ohnehin als »wenig geeignet« erachtet wird, sollten Sie darauf verzichten.

Entzündungen von Mundschleimhaut und Zahnfleisch

Handelsname Darreichungsform	**Zusammensetzung pro 1 ml/1 g oder wie angegeben bzw. pro abgeteilte Einheit**	**Unverb. Preis in Euro/kleinste Packung**	**Bewertung**
Hinweise zu den Tabellenspalten → Seite 32, zur Auswahl der Arzneimittel → Seite 27, zur Grundlage der Bewertung → Seiten 27, 31			
Betaisodona Mund-Antiseptikum Lösung	**Povidon-Jod** 75 mg *Enthält 36 % Alkohol*	12,13/100 ml	**Geeignet** zur vorübergehenden unterstützenden Behandlung von Mundschleimhautentzündungen. → Seite 175
Chlorhexamed 1 % Gel	**Chlorhexidin-diglukonat** 10 mg	9,97/50 g	**Geeignet** zur vorübergehenden unterstützenden Behandlung von Mundschleimhaut- und Zahnfleischentzündungen. → Seite 175
Chlorhexamed DIREKT 1 % Gel Gel	10 mg	5,97/9 g	
Chlorhexamed-Fluid	1 mg *Enthält 7,2 % Alkohol*	8,65/200 ml	
Chlorhexamed FORTE 0,2 % Lösung	2 mg *Enthält 7 % Alkohol*	9,50/200 ml	
Chlorhexamed FORTE 0,2 % Mundsprühlösung	2 mg *Enthält 7 % Alkohol*	9,94/50 ml	
Dequonal Gurgellösung	**Benzalkoniumchlorid** 0,35 mg + **Dequaliniumchlorid** 0,15 mg *Enthält 6 % Alkohol*	7,97/200 ml	**Wenig geeignet** bei Mundschleimhautentzündungen, weil die Kombination aus zwei Antiseptika nicht wirksamer ist als ein Antiseptikum allein, aber ein höheres Risiko für unerwünschte Wirkungen birgt. → Seite 178
Dequonal Sprühlösung	**Benzalkoniumchlorid** 0,35 mg + **Dequaliniumchlorid** 0,15 mg *Enthält 6 % Alkohol*	8,98/50 ml	
Dobendan Strepsils Mint Lösung	**Cetylpyridiniumchlorid** 0,5 mg *Enthält 16 % Alkohol*	8,00/200 ml	**Mit Einschränkung geeignet** bei Mundschleimhaut- und Zahnfleischentzündungen. Das Mittel wirkt weniger stark gegen Plaque und birgt außerdem die Gefahr allergischer Reaktionen. → Seite 175
Dobendan Strepsils Mint 1,4 mg Lutschpastillen	1,4 mg	6,90/24 Stück	
Dobendan Strepsils Zuckerfrei 2,5 mg	2,5 mg	6,90/24 Stück	
Dobendan Strepsils Cool Lutschtabletten	**Dichlorbenzylalkohol** 1,2 mg + **Amyl-metacresol** 0,6 mg	8,50/24 Stück	**Wenig geeignet** bei Mundschleimhautentzündungen, weil die Kombination aus zwei Antiseptika nicht wirksamer ist als ein Antiseptikum allein, aber ein höheres Risiko für unerwünschte Wirkungen birgt. → Seite 178
Dobendan Strepsils Dolo Lösung	**Cetylpyridiniumchlorid** 0,5 mg + **Benzokain** 4 mg *Enthält 15 % Alkohol*	9,90/200 ml	**Wenig geeignet** bei Mundschleimhaut- und Zahnfleischentzündungen, weil Benzokain leicht Allergien hervorrufen kann. Monopräparate mit geeignetem Antiseptikum oder einem schmerzstillenden Stoff sind vorzuziehen. → Seite 179
Dobendan Strepsils Dolo Lutschtabletten	**Cetylpyridiniumchlorid** 1,4 mg + **Benzokain** 10 mg	8,50/24 Stück	
Dorithricin Halstabletten Lutschtabletten	**Tyrothrizin** 0,5 mg + **Benzalkoniumchlorid** 1 mg + **Benzokain** 1,5 mg	7,27/20 Stück	**Wenig geeignet** bei Mundschleimhaut- und Zahnfleischentzündungen. Nicht sinnvolle Kombination. Das Antibiotikum Tyrothrizin wirkt nur oberflächlich und erreicht tiefer im Gewebe siedelnde Bakterien nicht. Benzokain kann leicht Allergien hervorrufen. → Seite 181
Dynexan Mundgel Gel	**Lidokain-hydrochlorid** 20 mg	6,41/10 g	**Geeignet** bei Mundschleimhaut- und Zahnfleischentzündungen als schmerzlinderndes Mittel. → Seite 177
Glandosane Sprühlösung	**Carmellose-Natrium** 10,15 mg + **Kaliumchlorid** 1,218 mg + **Kalium-hydrogenphosphat** 0,348 mg + **Kalziumchlorid** 0,148 mg + **Magnesiumchlorid** 0,052 mg + **Natriumchlorid** 0,856 mg + **Sorbit** 30,45 mg	10,66/50 ml	**Wenig geeignet** bei Mundtrockenheit, weil die therapeutische Wirksamkeit nicht ausreichend nachgewiesen ist. Bei langfristiger Anwendung können die Zähne geschädigt werden. → Seite 182

Entzündungen von Mundschleimhaut und Zahnfleisch Fortsetzung

Handelsname Darreichungsform	**Zusammensetzung pro 1 ml/1 g oder wie angegeben bzw. pro abgeteilte Einheit**	**Unverb. Preis in Euro/kleinste Packung**	**Bewertung**
Hinweise zu den Tabellenspalten → Seite 32, zur Auswahl der Arzneimittel → Seite 27, zur Grundlage der Bewertung → Seiten 27, 31			
Glandosane aromatisiert Sprühlösung	**Carmellose-Natrium** 10,15 mg + **Kaliumchlorid** 1,218 mg + **Kalium-hydrogenphosphat** 0,348 mg + **Kalziumchlorid** 0,148 mg + **Magnesiumchlorid** 0,052 mg + **Natriumchlorid** 0,856 mg + **Sorbit** 30,45 mg	10,66/50 ml	**Wenig geeignet** bei Mundtrockenheit, weil die therapeutische Wirksamkeit nicht ausreichend nachgewiesen ist. Bei langfristiger Anwendung können die Zähne geschädigt werden. → Seite 182
Hexoral Lösung	**Hexetidin** 1 mg *Enthält 5,1 % Alkohol*	9,50/200 ml	**Geeignet** zur vorübergehenden unterstützenden Behandlung von Mundschleimhaut- und Zahnfleischentzündungen. → Seite 175
Hexoral Spray Sprühlösung	2 mg	9,70/40 ml	
Kamillosan Mund- und Rachenspray Spray	**Auszug aus Kamillenblüten** 366,5 mg + **Anisöl** 7 mg + **Kamillenblütenöl** 0,7 mg + **Pfefferminzöl** 18,5 mg *Enthält 25 % Alkohol*	7,70/30 ml	**Wenig geeignet** bei Mundschleimhaut- und Zahnfleischentzündungen, weil die therapeutische Wirksamkeit nicht ausreichend nachgewiesen ist. Allenfalls anzuwenden zur unterstützenden Behandlung. → Seite 183
Laryngomedin N Sprühlösung	**Hexamidin-diisethionat** 1 mg *Enthält 1 % Alkohol*	14,45/45 g	**Wenig geeignet** bei Mundschleimhaut- und Zahnfleischentzündungen, weil die therapeutische Wirksamkeit nicht ausreichend nachgewiesen ist. → Seite 175
Lemocin Lutschtabletten	**Tyrothrizin** 4 mg + **Cetrimoniumbromid** 2 mg + **Lidokain** 1 mg	5,90/20 Stück	**Wenig geeignet** bei Mundschleimhaut- und Zahnfleischentzündungen. Nicht sinnvolle Kombination. Das Antibiotikum Tyrothrizin wirkt nur oberflächlich und erreicht tiefer im Gewebe siedelnde Bakterien nicht. → Seite 181
Myrrhen Tinktur Hetterich Tinktur	**Auszug aus Myrrhe** 1 g *Enthält 85 % Alkohol*	3,43/30 ml	**Mit Einschränkung geeignet** bei Mundschleimhaut- und Zahnfleischentzündungen. Die bislang vorliegenden Studien reichen noch nicht aus, um die therapeutische Wirksamkeit abschließend nachzuweisen. → Seite 177
NeoChinosol Gurgeltabletten	**Ethacridinlaktat** 25 mg	3,20/20 Stück	**Wenig geeignet** bei Mundschleimhautentzündungen. Das Mittel ist schlecht verträglich. Es stehen bessere Alternativen zur Verfügung. → Seite 175
Parodontal-Mundsalbe Salbe	**Auszug aus Kamillenblüten** 120 mg + **Auszug aus Salbeiblättern** 120 mg + **Lidokain** 10 mg (Konservierungsmittel: Parabene)	3,78/6 g	**Wenig geeignet** bei Mundschleimhaut- und Zahnfleischentzündungen. Lidokain wirkt als oberflächlich schmerzstillendes Mittel. Ein Zusatznutzen durch die Verwendung von zwei verschiedenen Pflanzenextrakten ist nicht ausreichend nachgewiesen. → Seite 180
Pyralvex-Lösung Lösung	**Salizylsäure** 10 mg + **Auszug aus Rhabarberwurzel** 50 mg *Enthält 59,5 % Alkohol*	8,75/10 ml	**Wenig geeignet** bei Mundschleimhaut- und Zahnfleischentzündungen, weil die therapeutische Wirksamkeit nicht ausreichend nachgewiesen ist. Salizylate sollten in der Mundhöhle nicht angewendet werden. → Seite 182
Recessan Salbe	**Polidocanol** 30 mg	6,88/10 g	**Geeignet** bei Mundschleimhaut- und Zahnfleischentzündungen als schmerzlinderndes Mittel. → Seite 177
Salvysat Bürger Lösung	**Auszug aus Salbeiblättern** 800 mg + **Salbeiöl** 1 mg *Enthält 22 % Alkohol*	19,37/100 ml	**Wenig geeignet** bei Mundschleimhautentzündungen, weil die therapeutische Wirksamkeit nicht ausreichend nachgewiesen ist. → Seite 178

Entzündungen von Mundschleimhaut und Zahnfleisch Fortsetzung

Handelsname Darreichungsform	**Zusammensetzung pro 1 ml/1 g oder wie angegeben bzw. pro abgeteilte Einheit**	**Unverb. Preis in Euro/kleinste Packung**	**Bewertung**
Solcoseryl akut 2,125 mg/ 10 mg Paste	**Dialysekonzentrat aus Kälberblut** 2,125 mg + **Polidocanol** 10 mg (Konservierungsmittel: Parabene)	9,67/5 g	**Wenig geeignet** bei Mundschleimhautentzündungen, weil das Mittel nicht sinnvoll zusammengesetzt ist. Extrakte aus Rinderbestandteilen sollten wegen der BSE-Gefahr in Arzneimitteln nicht mehr verwendet werden, zumal die therapeutische Wirksamkeit von Kälberblutkonzentrat nicht ausreichend nachgewiesen ist. → Seite 180
Thüringer Myrrhentinktur Tinktur	**Auszug aus Myrrhe** 1 g *Enthält 85 % Alkohol*	ca. 2,18/20 ml	**Mit Einschränkung geeignet** bei Mundschleimhaut- und Zahnfleischentzündungen. Die bislang vorliegenden Studien reichen noch nicht aus, um die therapeutische Wirksamkeit abschließend nachzuweisen. → Seite 177

Hinweise zu den Tabellenspalten → Seite 32, zur Auswahl der Arzneimittel → Seite 27, zur Grundlage der Bewertung → Seiten 27, 31

Pilzinfektionen im Mund

Pilze besiedeln vorwiegend Haut und Schleimhäute. In der Mundhöhle mit ihrem feuchtwarmen Milieu finden sie einen besonders guten Nährboden, wenn die normalerweise vorhandenen Schutzmechanismen versagen. Infektionen mit Hefepilzen (Candida) im Mund werden auch als Soor bezeichnet.

Anzeichen und Beschwerden

Weiße Pusteln und cremige Flecken auf der Mundschleimhaut, die sich abstreifen lassen, oder eine weiß belegte Zunge können bedeuten, dass sich ein Pilz ausgebreitet hat.

Ursachen

Pilzinfektionen im Mund werden fast immer durch Candida-Hefepilze verursacht. Dass sich diese Pilze ausbreiten können, kann verschiedene Gründe haben:

- Ihr Abwehrsystem ist durch Krankheit (z. B. Krebs, HIV-Infektion) oder bestimmte Behandlungen (z. B. eine Strahlentherapie) geschwächt.
- Sie nehmen Medikamente ein, die das Wachstum von Pilzen begünstigen. Dazu gehören Antibiotika (bei Infektionen), Glukokortikoide (als Tabletten oder Spritzen bei Entzündungen, Immunreaktionen oder als Mittel zum Inhalieren bei Asthma) und Zytostatika (bei Krebs).
- Sie haben eine ausgeprägte Blutarmut.
- Es besteht eine Schilddrüsenunterfunktion.
- Sie haben Diabetes, und die Blutzuckerwerte sind nicht gut eingestellt.
- Sie tragen eine Zahnprothese und haben diese nicht sorgfältig genug gereinigt.

Das Rauchen sowie ein Mangel an Eisen, Vitamin B 12 oder Folsäure können Pilzinfektionen im Mund ebenfalls begünstigen.

Bei Kindern

Neugeborene und Säuglinge sind anfälliger für Pilzinfektionen, weil ihr Immunsystem diese Erreger noch nicht ausreichend bekämpfen kann. Babys, die gestillt werden, können sich anstecken, wenn die Mutter unbemerkt eine Pilzinfektion an der Brust hat. Auch über nicht sorgfältig genug gereinigte Fläschchen können Pilzinfektionen übertragen werden.

Vorbeugung

Wenn Sie eine Zahnprothese tragen, sollten Sie diese regelmäßig reinigen und den Sitz ein- bis zweimal jährlich vom Zahnarzt kontrollieren lassen.

Wann zum Arzt?

Bei jeder Veränderung der Mundschleimhaut, die länger als zwei Wochen besteht, sollten Sie einen Zahnarzt aufsuchen. Haben sich weißliche Beläge auf der Mundschleimhaut gebildet oder sind Bereiche der Mundschleimhaut gerötet, sollten Sie ebenfalls einen Arzt aufsuchen. Dies sind Hinweise auf eine Pilzinfektion, deren Ursachen grundsätzlich ärztlich abgeklärt werden sollten.

Die hier besprochenen Medikamente sind nicht rezeptpflichtig, können bei Pilzinfektionen im Mund oder im Rachenraum aber dennoch vom Arzt verordnet werden.

Näheres hierzu finden Sie in der »Ausnahmeliste« (→ Seite 658).

Behandlung mit Medikamenten

Eine Pilzinfektion im Mund muss immer medikamentös behandelt werden. Dafür eignen sich Antipilzmittel (→ nachfolgend) mit den Wirkstoffen Miconazol und Nystatin. Bei Kindern unter zwei Jahren werden miconazolhaltige Mundgele mittlerweile als Mittel der ersten Wahl empfohlen, da dieser Wirkstoff bei ihnen besser wirkt als nystatinhaltige Zubereitungen. Bei allen anderen Personen mit Pilzinfektionen im Mund ohne Anzeichen einer Immunschwäche können Nystatin und Miconazol gleichermaßen eingesetzt werden.

Antipilzmittel

Miconazol
INFECTOSOOR, Micotar, Mykoderm
Nystatin
Moronal Suspension, Nystaderm Mundgel

Miconazol und Nystatin töten Pilze ab und hemmen deren Vermehrung. Miconazol wirkt als Breitbandantipilzmittel gegen verschiedene Pilzarten, Nystatin vornehmlich gegen Hefepilze (Candida albicans), auf die Mundsoor häufig zurückgeht. Die Wirksamkeit gegen Candida-Hefepilze ist für beide Wirkstoffe erwiesen, die Mittel sind deshalb zur Behandlung von Pilzinfektionen im Mund geeignet.

Anwendung

Wenden Sie die Mittel drei- bis viermal täglich an, am besten nach den Mahlzeiten oder vor dem Schlafengehen. Behalten Sie das Gel oder die Suspension so lange wie möglich im Mund, den Rest können Sie runterschlucken oder ausspucken.

Auch wenn keine Beläge oder Rötungen als Zeichen eines Pilzbefalls mehr zu sehen sind, müssen Sie die Behandlung weitere zwei bis drei Tage lang fortsetzen, um gegebenenfalls noch vorhandene Pilzsporen abzutöten.

Besteht die Pilzinfektion nach zweiwöchiger Behandlung immer noch, sollten Sie einen Arzt aufsuchen.

Achtung

Nystatin: Beide Mittel mit diesem Wirkstoff enthalten als Konservierungsmittel Parabene. Wenn Sie auf Parastoffe (→ Seite 551) allergisch reagieren, dürfen Sie diese Mittel nicht anwenden.

Gegenanzeigen

Miconazol: Unter folgenden Bedingungen dürfen Sie dieses Mittel nicht anwenden:

- Sie haben eine Lebererkrankung.
- Sie nehmen wegen erhöhter Thrombosegefahr Mittel mit den Wirkstoffen Warfarin oder Phenprocoumon ein.
- Sie haben Schlafstörungen und nehmen dagegen den Wirkstoff Triazolam.
- Sie haben Herzrhythmusstörungen und werden mit Chinidin behandelt.
- Ihre Blutfette sind erhöht und Sie nehmen dagegen Mittel mit den Wirkstoffen Lovastatin oder Simvastatin ein.
- Sie haben eine Allergie und nehmen Mittel mit den Wirkstoffen Mizolastin oder Terfenadin ein.

Bei all diesen Präparaten besteht ein erhöhtes Risiko für Wechselwirkungen.

Wechselwirkungen mit Medikamenten

Miconazol: Wenn Sie noch andere Arzneimittel anwenden, ist zu beachten:

- Miconazol verstärkt die Wirkung von Phenytoin und Carbamazepin (bei Epilepsien). Wenden Sie sich dann an Ihren Arzt, weil gegebenenfalls die Dosis verringert werden muss.
- Miconazol erhöht die Konzentration von Ciclosporin im Blut (nach Transplantationen).
- Bei gleichzeitiger Anwendung von Sildenafil (bei Erektionsstörungen) kann der Blutdruck stark sinken. Dies ist besonders bei Herz-Kreislauf-Erkrankungen zu beachten.
- Miconazol sollten Sie nicht gleichzeitig mit anderen Antipilzmitteln anwenden, weil sich dann das Risiko für unerwünschte Wirkungen erhöht. Zudem kann sich die Wirkung bestimmter Antipilzmittel (z. B. das rezeptpflichtige Amphotericin B) abschwächen.

▶ Unbedingt beachten

Miconazol verstärkt die Wirkung von Sulfonylharnstoffen (bei Typ-2-Diabetes) und von Chinidin (bei Herzrhythmusstörungen). Näheres hierzu lesen Sie unter »Mittel zur Blutzuckersenkung: verstärkte Wirkung« (→ Seite 11) und »Mittel bei Herzrhythmusstörungen: verstärkte Wirkung« (→ Seite 11).

Miconazol verstärkt auch die Wirkung der gerinnungshemmenden Wirkstoffe Phenprocoumon und Warfarin, die bei erhöhter Thrombosegefahr als Tabletten eingenommen werden. Sie müssen deshalb die Blutgerinnung häufiger als sonst selbst kontrollieren oder vom Arzt kontrollieren lassen und gegebenenfalls nach Absprache mit dem Arzt die Dosis der Gerinnungshemmer verringern. Näheres hierzu lesen

Sie unter »Mittel zur Blutverdünnung: verstärkte Wirkung« (→ Seite 11).

Miconazol dürfen Sie nicht gleichzeitig mit dem Antihistaminikum Terfenadin und Mizolastin (bei Allergien) anwenden, weil sich dann die unerwünschten Wirkungen dieses Medikaments (z. B. schwere Herzrhythmusstörungen) verstärken können. Näheres hierzu lesen Sie unter »Mittel bei Herzrhythmusstörungen: verstärkte Wirkung« (→ Seite 11).

Miconazol verstärkt die Wirkung, aber auch die unerwünschten Wirkungen von Lovastatin und Simvastatin (blutfettsenkende Mittel, bei koronarer Herzkrankheit). Dadurch steigt die Gefahr für eine bestimmte schwerwiegende Form von Muskelerkrankungen (Myopathie), die bei diesen Mitteln als unerwünschte Wirkung auftreten kann. Wenn es nicht vertretbar ist, die Statine vorübergehend abzusetzen, kann der Arzt stattdessen Mittel mit Fluvastatin oder eventuell auch Pravastatin verordnen, bis die Miconazol-Behandlung abgeschlossen ist.

Miconazol verzögert den Abbau von Triazolam (bei Schlafstörungen), das dadurch deutlich länger wirkt, sodass häufiger unerwünschte Wirkungen auftreten (z. B. Schläfrigkeit am Tag, Gedächtnislücken).

Unerwünschte Wirkungen

▶ Keine Maßnahmen erforderlich

Es können Brechreiz, Erbrechen und leichter Durchfall auftreten, meist jedoch erst nach längerer Anwendung. Wenn Sie das Mittel absetzen, legen sich die Beschwerden wieder.

▶ Muss beobachtet werden

Die Mittel können die Schleimhaut reizen, sodass sie brennt und juckt. Diese Beschwerden legen sich wieder, wenn Sie das Mittel nach Abschluss der Behandlung absetzen. Bessert sich die Reizung auch einige Tage danach nicht merklich, sollten Sie einen Arzt aufsuchen.

Es kann sich ein Hautausschlag ausbilden. Treten gleichzeitig Schmerzen auf und bilden sich Bläschen, handelt es sich vermutlich um eine Allergie. Bei solchen Hauterscheinungen (→ Seite 14) sollten Sie einen Arzt aufsuchen.

Hinweise

Für Schwangerschaft und Stillzeit

In Schwangerschaft und Stillzeit sollten Sie Mittel mit Nystatin vorziehen.

Miconazol-Gel: Tragen Sie das Gel nicht auf die Brust auf, auch wenn Sie bei einem gestillten Säugling eine Pilzinfektion im Mund behandeln wollen. Miconazol kann auf der Brusthaut Rötungen oder Bläschen hervorrufen.

Pilzinfektionen im Mund

Handelsname Darreichungsform	**Zusammensetzung pro 1 ml/1 g oder wie angegeben bzw. pro abgeteilte Einheit**	**Unverb. Preis in Euro/kleinste Packung**	**Bewertung**
Hinweise zu den Tabellenspalten → Seite 32, zur Auswahl der Arzneimittel → Seite 27, zur Grundlage der Bewertung → Seiten 27, 31			
INFECTOSOOR Mundgel Gel	**Miconazol** 20 mg	8,20/20 g	**Geeignet** bei Pilzinfektionen im Mund. → Seite 187
Micotar Mundgel Gel	**Miconazol** 20 mg	6,62/20 g	
Moronal Suspension Suspension	**Nystatin** 100 000 I.E. (Konservierungsmittel: Parabene)	7,89/30 ml	**Geeignet** bei Hefepilzinfektionen im Mund. → Seite 187
Mykoderm Mund-Gel Gel	**Miconazol** 20 mg	5,90/20 g	**Geeignet** bei Pilzinfektionen im Mund. → Seite 187
Nystaderm Mundgel Gel	**Nystatin** 100 000 I.E. (Konservierungsmittel: Parabene)	6,62/25 g	**Geeignet** bei Hefepilzinfektionen im Mund. → Seite 187

Halsentzündung

Eine Halsentzündung ist oft das erste Anzeichen eines grippalen Infekts. Meist klingt sie nach wenigen Tagen ab und geht dann in Schnupfen und Husten über.

Anzeichen und Beschwerden

Der Hals kratzt und ist rau, die Stimme klingt belegt und heiser. Das Schlucken fällt schwer und ist schmerzhaft, weil die Schleimhaut im Rachen geschwollen und entzündet ist. Häufig setzen gleichzeitig Kopfschmerzen, Mattigkeit und Fieber ein. Bei Kindern kommen sehr schnell Husten und Schnupfen hinzu.

Ursachen

Die Mehrzahl aller Halsentzündungen – etwa 90 Prozent – wird durch Viren verursacht. Bakterielle Infektionen kommen vergleichsweise selten vor.
In seltenen Fällen können sich auf der durch die Viren vorgeschädigten Schleimhaut Bakterien vermehren (vorwiegend Streptokokken) und dann eine bakterielle Entzündung auf den Mandeln auslösen (Tonsillitis, Angina).

Allgemeine Maßnahmen

Wichtig ist, dass Sie viel Speichel produzieren. Dieser befeuchtet die Rachenschleimhaut, was das Schlucken erleichtert und die Entzündung dämpft. Speichel enthält darüber hinaus Abwehrstoffe, die die Viren bekämpfen. Sie können die Speichelproduktion anregen, indem Sie saure Drops oder Hustenbonbons lutschen oder Kaugummi kauen. Achten Sie darauf, dass die Produkte möglichst keinen Zucker (→ Seite 174) enthalten.
Trockene Luft reizt entzündete Schleimhaut. Sorgen Sie für eine hohe Luftfeuchtigkeit, indem Sie feuchte Tücher über die Heizung hängen oder Wasserschalen im Raum aufstellen. Außerdem sollten Sie viel trinken (z. B. Tee). Sie sollten das Rauchen einstellen, weil dadurch die Schleimhäute noch stärker gereizt werden.

Wann zum Arzt?

Wenn die Körpertemperatur über 39 °C ansteigt, das Fieber länger als ein bis zwei Tage anhält, ein ausgeprägtes Krankheitsgefühl einsetzt, die Lymphknoten am Hals stark anschwellen und sich auf den Mandeln eitrige Pusteln oder ein schmieriger, gelblicher Belag zeigt, sollten Sie einen Arzt aufsuchen. Er muss klären, ob es sich um eine bakterielle Infektion handelt, die eventuell mit Antibiotika zum Einnehmen behandelt werden muss.
Bei Kindern
Kommt zu der Halsentzündung ein Hautausschlag hinzu, bei dem sich tiefrote, eng beieinander liegende und leicht erhabene Hautflecken zeigen, ist außerdem die Zunge zunächst belegt, später dann stark gerötet (Himbeerzunge) und treten die Geschmacksknospen vergrößert hervor, handelt es sich vermutlich um Scharlach. Dann sollten Sie das Kind einem Arzt vorstellen.

Behandlung mit Medikamenten

Eine durch eine Virusinfektion ausgelöste Halsentzündung brauchen Sie nicht medikamentös zu behandeln. Sie heilt innerhalb weniger Tage von allein ab. Die obengenannten allgemeinen Maßnahmen – insbesondere das Lutschen von zuckerfreien Bonbons zur Befeuchtung der Rachenschleimhäute – tragen dazu bei, den Speichelfluss anzuregen und die Beschwerden abzumildern. Die Heiserkeit kann sich dadurch etwas bessern. Auf den entzündlichen Prozess haben die Mittel keinen Einfluss.
Lidokain (→ Seite 194) ist ein lokal schmerzstillendes Mittel, dessen therapeutische Wirksamkeit noch besser belegt werden sollte. Es ist bei Halsentzündungen mit Einschränkung geeignet.
Auch Ambroxol (→ Seite 190) wirkt oberflächlich betäubend, ist aber bei Halsentzündungen noch wenig erprobt. Die therapeutische Wirksamkeit bei Halsschmerzen sollte noch besser belegt werden. Eine kurzzeitige Anwendung ist jedoch vertretbar, das Mittel mit Einschränkung geeignet.
Wenig geeignet sind dagegen Lutschtabletten mit dem Schmerzmittel Flurbiprofen (→ Seite 191), weil die therapeutische Wirksamkeit dieser Substanz bei Halsschmerzen nicht ausreichend nachgewiesen ist.
Dobendan Synergie Honig & Zitrone und *Dobendan Cool* sind Mittel aus zwei Antiseptika, die zur Behandlung von Halsschmerzen massiv beworben werden, dafür aber nicht zugelassen sind, sondern nur zur unterstützenden Behandlung von Mundschleimhautentzündungen. Die Mittel enthalten Aromastoffe – Honig und Zitrone – oder Geschmacksstoffe, die im Mund einen Kühleffekt erzeugen (daher die Bezeichnung »Cool«). Diese Zusätze haben keinen Einfluss auf die Wirksamkeit. Antiseptika sind bei virusbedingten Halsentzündungen wenig wirksam. Näheres zu diesen Mitteln lesen Sie im Abschnitt »Entzündungen von Mundschleimhaut und Zahnfleisch« unter »Zwei Antiseptika« (→ Seite 178).
Desinfizierende Mittel mit Antiseptika (→ Seite 191) sind gegen Viren wenig wirksam und bei Halsentzündungen wenig geeignet. Das gilt auch für die verschiedenen Kombinationen aus Antiseptika + örtlich betäubenden Mitteln (→ Seite 195) und zwei Antiseptika (→ Seite 197). Zudem ist fraglich, was es zu desinfizieren gibt – jede gesunde Mund- und Rachenschleimhaut enthält Bakterien. Diese erwünschten Bakterien abzutöten wäre bei einer Halsentzündung unklug, die krankmachenden Kei-

me jedoch siedeln tief in den Furchen der Schleimhaut und werden von den Mitteln nicht erreicht.
Der Zusatz eines Antibiotikums ist bei Virusinfektionen unsinnig, weil Antibiotika nur Bakterien bekämpfen, gegen Viren aber nicht wirksam sind. Bei einer bakteriellen Infektion wirken örtlich anzuwendende Antibiotika in Lutschtabletten allenfalls oberflächlich und dringen nicht tief genug in die Schleimhautfurchen ein, in denen sich die Bakterien festsetzen. Die Wirkstoffe zerstören eher die gesunde Bakterienflora in der Mundhöhle, die mit dazu beiträgt, die Infektion zu bekämpfen. Zudem können sie Allergien auslösen. Mittel mit Antibiotika + Antiseptika + örtlich betäubenden Mitteln (→ Seite 197) sind bei Halsschmerzen deshalb ebenso wenig geeignet wie ein Präparat mit dem antibiotisch wirksamen Fusafungin (→ Seite 193). Handelt es sich um eine durch Streptokokken ausgelöste eitrige Mandelentzündung, muss diese mit vom Arzt zu verordnenden Antibiotika zum Einnehmen behandelt werden. Näheres dazu lesen Sie im HANDBUCH MEDIKAMENTE der Stiftung Warentest oder im Internet unter www.medikamente-im-test.de.
Die therapeutische Wirksamkeit von Pflanzenkombinationen (→ Seite 197) aus verschiedenen pflanzlichen Extrakten ist bei Halsschmerzen nicht ausreichend nachgewiesen. Diese Mittel sind deshalb ebenfalls wenig geeignet.

Anthroposophische, homöopathische und traditionell angewendete Mittel

Zu den meistgekauften Mitteln gehören auch die homöopathischen Präparate *Contramutan N*, *Meditonsin*, *Sinusitis Hevert* und *Tonsipret*. Diese Mittel lassen sich nach den Grundsätzen dieses Buches nicht bewerten. Sie werden deshalb nicht näher besprochen. Allgemeine Informationen zu der genannten Therapierichtung Homöopathie finden Sie unter »Homöopathische Arzneimittel« (→ Seite 20).

Ambroxol

Mucoangin

Ambroxol ist ein Wirkstoff, der normalerweise als schleimlösendes Mittel bei Husten verwendet wird. Als Bestandteil von Lutschtabletten soll Ambroxol örtlich betäubend wirken, sodass Halsschmerzen nachlassen.
In den bisher vorliegenden Studien ließ sich für Ambroxol im Vergleich mit Scheinmedikamenten ein leicht positiver Effekt nachweisen. Allerdings war dieser Effekt nicht sehr ausgeprägt: Die Beschwerden ließen allenfalls in den ersten Stunden etwas mehr nach als mit zuckerfreien Lutschbonbons. Ob dieser Unterschied im Vergleich zu wirkstofffreien Lutschbonbons aber von praktischer Bedeutung ist, lässt sich aufgrund der bisherigen Studienergebnisse noch nicht beantworten. Die Mittel sind deshalb bei Halsentzündungen mit Einschränkung geeignet, um Halsschmerzen zu lindern.

Anwendung

Länger als drei Tage sollten Sie die Mittel nicht anwenden. Halten die Beschwerden weiterhin an oder setzt hohes Fieber ein, sollten Sie einen Arzt aufsuchen.

Unerwünschte Wirkungen

▶ Keine Maßnahmen erforderlich

Bei weniger als 1 von 100 Behandelten fühlt sich die Zunge taub an und der Geschmack kann sich verändern. Dies liegt an der örtlich betäubenden Wirkung von Ambroxol.
Außerdem kann es sein, dass Sie häufiger Stuhlgang haben oder dass Durchfall auftritt. Beides legt sich wieder, wenn Sie das Mittel absetzen.

▶ Muss beobachtet werden

Bei weniger als 1 von 100 Behandelten treten leichte Störungen des oberen Magen-Darm-Bereiches wie zum Beispiel Aufstoßen, Erbrechen, Übelkeit und Mundtrockenheit auf. Bei Übelkeit und Erbrechen sollten Sie das Mittel absetzen. Haben sich die Beschwerden auch einige Tage danach nicht merklich gebessert, sollten Sie einen Arzt aufsuchen.
Wenn die Haut sich verstärkt rötet und juckt, reagieren Sie vermutlich allergisch auf das Mittel (bei weniger als 1 von 1 000 Behandelten). Dann sollten Sie es absetzen. Sind die Hauterscheinungen einige Tage später nicht deutlich abgeklungen, sollten Sie einen Arzt aufsuchen.

▶ Sofort zum Arzt

Wenn starker Hautausschlag, Juckreiz, Herzrasen, Atemnot, Schwäche und Schwindel auftreten, müssen Sie die Anwendung sofort abbrechen und unverzüglich den Notarzt (Telefon 112) rufen, weil es sich um eine lebensbedrohliche Allergie (→ Seite 14) handeln kann. Diese tritt bei weniger als 1 von 10 000 Anwendern auf.

Hinweise

Für Kinder und Jugendliche unter 18 Jahren

Kinder unter zwölf Jahren sollten die Mittel nicht bekommen.

Für Schwangerschaft und Stillzeit

In der Schwangerschaft sollten Sie die Mittel sicherheitshalber nicht anwenden, vor allem nicht in den ersten drei Monaten. Wenn möglich, sollten Sie auch in der Stillzeit darauf verzichten.

Antiseptika

Cetylpyridinium
anginetten, Dobendan Strepsils Mint/Zuckerfrei
Hexamidin
Laryngomedin N

Die antiseptischen Wirkstoffe in den hier aufgeführten Präparaten wirken alle desinfizierend. Sie töten Bakterien und Pilze ab, allerdings nur oberflächlich. Mikroorganismen in tieferen Schleimhautschichten erreichen sie nicht. Gegen Viren, die Halsentzündungen meist verursachen, sowie gegen Streptokokken-Bakterien, die ebenfalls häufig an Halsentzündungen beteiligt sind, sind Antiseptika nur lückenhaft oder gar nicht wirksam.
Da die Wirkstoffe in diesen Antiseptika auch die nützlichen Bakterien in der Mund- und Rachenschleimhaut abtöten, gegen die Virusinfektion, die einer Halsentzündung in der Regel zugrunde liegt, jedoch kaum etwas ausrichten können, sind diese Mittel wenig geeignet.

Achtung

Laryngomedin N: Dieses Mittel enthält Alkohol. Personen mit Alkoholproblemen dürfen es nicht anwenden. Auch Leberkranke und Menschen mit Anfallleiden sollten den Alkoholgehalt berücksichtigen. Darüber hinaus kann Alkohol die Wirkung vieler Arzneimittel (z. B. Schlaf- und Beruhigungsmittel, Psychopharmaka, starke Schmerzmittel, einige Mittel bei hohem Blutdruck) verstärken.
Achten Sie bei der Anwendung darauf, dass Sie während des Sprühstoßes die Luft anhalten, sonst besteht die Gefahr, dass sich die Atemwege verkrampfen und ein Asthmaanfall auftritt. Dies gilt insbesondere, wenn Sie bereits Asthma oder andere Erkrankungen der Atemwege haben, bei denen die Bronchien überempfindlich reagieren.

Cetylpyridinium: Diese Lutschtabletten dürfen Sie nicht anwenden, wenn Sie wunde Stellen im Mund haben, weil es deren Abheilen stören kann.

Gegenanzeigen

Cetylpyridinium: Dieser Wirkstoff gehört zu den quaternären Ammoniumverbindungen. Wenn Sie auf diese Stoffgruppe, die häufig auch als Konservierungsmittel verwendet wird, allergisch reagieren, dürfen Sie diese Mittel nicht anwenden.

Unerwünschte Wirkungen

▶ Keine Maßnahmen erforderlich

Cetylpyridinium: Während der Anwendung können sich die Zähne und die Zunge bräunlich verfärben. Dies vergeht wieder, wenn Sie das Mittel nicht mehr anwenden.

▶ Muss beobachtet werden

Wenn sich die Mundschleimhaut verstärkt rötet oder juckt und sich kleine Bläschen bilden, reagieren Sie vielleicht allergisch auf das Mittel. Dann sollten Sie es nicht mehr weiter anwenden. Vergehen die Beschwerden einige Tage nach dem Absetzen nicht, wenden Sie sich an einen Arzt.

Hinweise

Für Kinder und Jugendliche unter 18 Jahren

Lutschpastillen sollten Sie Kindern unter sechs Jahren nicht geben. Die Kinder verschlucken die Tabletten oft, bevor sie sich aufgelöst haben.
Verschluckt ein Kind eines der Mittel in größerer Menge, äußert sich die einsetzende Vergiftung in Übelkeit und Erbrechen oder Durchfall. Dann müssen Sie sofort eine Vergiftungszentrale anrufen oder einen Arzt aufsuchen.
Da alle Antiseptika als »wenig geeignet« erachtet werden, sollten Sie diese bei Kindern nicht anwenden.

Laryngomedin N: Dieses Mittel sollten Sie Kindern unter drei Jahren nicht ohne Rücksprache mit einem Arzt geben. Bedenken Sie zudem, dass dieses Mittel Alkohol enthält. Mittel ohne Alkohol sind vorzuziehen.

Für Schwangerschaft und Stillzeit

Über die Risiken einer Anwendung der Mittel in Schwangerschaft und Stillzeit gibt es keine Erkenntnisse. Da alle Präparate ohnehin als »wenig geeignet« gelten, sollten Sie darauf verzichten.

Laryngomedin N: Bedenken Sie, dass dieses Mittel Alkohol enthält. Mittel ohne Alkohol sind vorzuziehen.

Flurbiprofen

Dobendan Strepsils Direkt

Flurbiprofen ist ein schmerz- und entzündungsdämpfender Wirkstoff aus der Gruppe der nichtsteroidalen Antirheumatika, die auch bei rheumatischen Erkrankungen eingesetzt werden. Der Wirkstoff soll aus den Lutschtabletten rasch über die Mund-

und Rachenschleimhaut aufgenommen werden und innerhalb von 30 Minuten wirken.
Die derzeit vorliegenden Studien zur Anwendung bei Halsentzündungen sind aber wenig aussagekräftig und können die therapeutische Wirksamkeit bei Halsschmerzen im Vergleich zu Scheinmedikamenten nicht ausreichend nachweisen. Außerdem besteht die Gefahr, dass Flurbiprofen die Mundschleimhaut schädigt. Bei Halsschmerzen ist es deshalb wenig geeignet.

Anwendung

Mehr als fünf Tabletten täglich sollten Sie nicht lutschen und das Mittel auch nicht länger als drei Tage hintereinander anwenden.
Nehmen Sie das Mittel nicht unmittelbar vor dem Einschlafen, weil die Lutschtablette dann möglicherweise in einer Backentasche liegenbleibt, somit längeren Kontakt mit der Mundschleimhaut hat und diese schädigen kann.

Achtung

Gegenanzeigen

Unter folgenden Bedingungen dürfen Sie das Mittel nicht anwenden:

- Sie haben oder hatten ein Magen- oder Zwölffingerdarmgeschwür.
- Sie neigen zu Magen-Darm-Blutungen.
- Der Dickdarm ist stark entzündet.
- Die Blutbildung ist gestört oder Sie leiden an Blutgerinnungsstörungen.
- Sie haben nach Anwendung von nichtsteroidalen Antirheumatika (z. B. Ibuprofen, Diclofenac, bei Rheuma, Muskel- und Gelenkschmerzen) oder Azetylsalizylsäure (bei Schmerzen) einen Asthmaanfall erlitten oder allergisch auf diese Stoffe reagiert.
- Sie müssen wegen anderer Erkrankungen mit nichtsteroidalen Antirheumatika behandelt werden. Dann dürfen Sie nicht zusätzlich Flurbiprofen einnehmen, weil sich dadurch das Risiko für unerwünschte Wirkungen deutlich erhöht.

Unter folgenden Bedingungen dürfen Sie das Mittel nur nach Rücksprache mit einem Arzt einnehmen, wenn dieser Nutzen und Risiken sorgfältig abgewogen hat:

- Sie haben Asthma.
- Die Funktion von Herz, Nieren oder Leber ist beeinträchtigt. Das gilt besonders für ältere Menschen über 60 Jahre.
- Ihr Blutdruck ist zu hoch.

Wechselwirkungen mit Medikamenten

Wenn Sie noch andere Medikamente anwenden, ist zu beachten:

- Flurbiprofen schwächt die Wirkung von blutdrucksenkenden Medikamenten (ACE-Hemmer, Betablocker, Diuretika). Wenn Sie solche Mittel einnehmen müssen, sollten Sie den Blutdruck häufig kontrollieren und, falls er steigt, auf die Lutschtabletten mit Flurbiprofen verzichten.
- Wenn Sie Flurbiprofen zusammen mit ACE-Hemmern einnehmen, besteht ein erhöhtes Risiko für Nierenfunktionsstörungen.
- Flurbiprofen kann die Wirkung von harntreibenden Mitteln (Diuretika), vor allem der starkwirkenden Diuretika (z. B. Furosemid) erheblich vermindern; zusätzlich wird die Ausscheidung von Kalium gehemmt. Wenn Sie kaliumsparende Diuretika wie Triamteren einnehmen, kann dadurch der Kaliumgehalt des Blutes viel zu hoch ansteigen. Das macht sich durch Müdigkeit bis zur Apathie, Muskelschwäche und Herzrhythmusstörungen bemerkbar. Beide Mittel sollten Sie deshalb besser nicht gleichzeitig anwenden.
- Wenn Sie Flurbiprofen zusammen mit kortisonhaltigen Mitteln (bei Entzündungen, Immunreaktionen) einnehmen, besteht ein stark erhöhtes Risiko für Magen-Darm-Geschwüre und -Blutungen.
- Wenn Sie mit Lithium (bei manisch-depressiver Erkrankung) behandelt werden, kann Flurbiprofen die Lithiumspiegel im Blut so erhöhen, dass erhebliche unerwünschte Wirkungen von Lithium auftreten.
- Wenn Sie Flurbiprofen zusammen mit Ciclosporin einnehmen, besteht eine erhöhte Gefahr für eine Nierenschädigung.

► Unbedingt beachten

Flurbiprofen dürfen Sie nicht zusammen mit einer anderen Substanz aus der Substanzgruppe der nichtsteroidalen Antirheumatika wie Celecoxib, Etoricoxib, Ibuprofen, Naproxen oder Azetylsalizylsäure (alle bei Schmerzen, Fieber, Gelenkbeschwerden) einnehmen. Bei der Kombination mit Azetylsalizylsäure genügen bereits 100 Milligramm am Tag (eine Dosis, wie sie zum Beispiel zur Vorbeugung eines erneuten Herzinfarkts eingesetzt wird), um das Risiko für Magen-Darm-Geschwüre und in der Folge für Blutungen ansteigen zu lassen. Das Risiko, dass Sie unbeabsichtigt diese Mittel miteinander kombinieren, ist bei Halsentzündungen besonders groß, weil ASS auch in manchen Grippemitteln (→ Seite 211) enthalten ist.
Flurbiprofen kann die Wirkung der gerinnungshemmenden Mittel Phenprocoumon und Warfarin sowie von Clopidogrel, Prasugrel und Tiklopidin, die bei er-

höhter Thrombosegefahr als Tabletten eingenommen werden, verstärken. Dadurch erhöht sich das Risiko für Blutungen. Näheres hierzu finden Sie unter »Mittel zur Blutverdünnung: verstärkte Wirkung« (→ Seite 11).

Unerwünschte Wirkungen

► **Keine Maßnahmen erforderlich**

Bei mehr als 10 von 100 Behandelten verändert sich das Geschmacksempfinden. Auch können Brennen oder Wärmegefühl im Mund entstehen. Etwa 3 von 100 spüren ein Kribbeln im Mund. Bei 1 von 100 wird der Mund trocken.

Etwa 2 von 100 Behandelten erleiden Magenbeschwerden und Durchfall.

Kopfschmerzen treten bei etwa 3 von 100 Behandelten auf.

► **Muss beobachtet werden**

Bei 1 von 100 Behandelten bilden sich Geschwüre an der Mundschleimhaut aus. Dann sollten Sie das Mittel absetzen. Gehen die Geschwüre nicht im Laufe der nächsten Tage zurück, sollten Sie einen Arzt aufsuchen.

Wenn die Haut sich verstärkt rötet und juckt, reagieren Sie vermutlich allergisch auf das Mittel (bei 1 bis 2 von 1 000 Behandelten). Dann sollten Sie es absetzen. Sind die Hauterscheinungen (→ Seite 14) einige Tage später nicht deutlich abgeklungen, sollten Sie einen Arzt aufsuchen.

Bei Daueranwendung kann Flurbiprofen die Nieren (→ Seite 15) schädigen. Wenn Sie bemerken, dass Ihre Beine anschwellen, weil dort zu viel Flüssigkeit zurückgehalten wird, sollten Sie sich an einen Arzt wenden.

Wenn Flurbiprofen Magengeschwüre verursacht, können diese oft unbemerkt bleiben. Sie können sich aber auch durch Magenschmerzen äußern und den Stuhl schwarz färben. Je nachdem, wie heftig die Beschwerden sind, sollten Sie sich umgehend an den Arzt wenden oder ihn im Laufe des nächsten Tages aufsuchen.

Flurbiprofen kann auch die Leber (→ Seite 15) schädigen. Treten Übelkeit, Erbrechen und/oder dunkel gefärbter Urin auf und ist der Stuhl auffällig hell, sollten Sie einen Arzt aufsuchen.

► **Sofort zum Arzt**

Wenn starker Hautausschlag, Juckreiz, Herzrasen, Atemnot, Schwäche und Schwindel auftreten, müssen Sie die Einnahme sofort einstellen und unverzüglich einen Notarzt (Telefon 112) rufen, da es sich um eine lebensbedrohliche Allergie (→ Seite 14) handeln kann. Diese unerwünschte Wirkung tritt jedoch nur sehr selten und nur dann auf, wenn Sie Flurbiprofen länger und in höherer Dosis als empfohlen einnehmen.

Hinweise

Für Kinder und Jugendliche unter 18 Jahren

Kinder unter zwölf Jahren sollten die Lutschtabletten nicht bekommen.

Für Schwangerschaft und Stillzeit

Im letzten Drittel der Schwangerschaft dürfen Sie das Mittel nicht anwenden, weil es dazu führen kann, dass sich beim ungeborenen Kind ein Lungenhochdruck ausbildet. Auch in den Monaten davor sollten Sie das Mittel nur nach Rücksprache mit einem Arzt verwenden.

In der Stillzeit sollten Sie die Lutschtabletten ebenfalls nicht anwenden.

Für ältere Menschen

Sie sollten das Mittel nur nach Rücksprache mit einem Arzt anwenden.

Fusafungin

Locabiosol

Fusafungin ist als Spray ein oberflächlich wirkendes Antibiotikum gegen Staphylokokken und soll Entzündungen in Nasen- und Rachenraum bekämpfen. Diese werden jedoch fast immer durch Viren ausgelöst, gegen die Antibiotika unwirksam sind. Überdies wirken oberflächlich anzuwendende Antibiotika bei bakteriellen Entzündungen im Nasen- und Rachenraum nicht ausreichend, weil sie die meist in den tiefen Schleimhautfurchen siedelnden Bakterien nicht erreichen. Dies gelingt nur mit Antibiotika zum Einnehmen, die über den Blutkreislauf wirken.

Die therapeutische Wirksamkeit von Fusafungin bei bakteriellen Infektionen im Nasen- und Rachenraum ist nicht ausreichend nachgewiesen. Das Mittel deshalb wenig geeignet.

Achtung

Wenn Sie Asthma oder andere Erkrankungen der Atemwege haben, bei denen die Bronchien überempfindlich reagieren, dürfen Sie den Spray nicht anwenden. Wenn Sie das Mittel aus Versehen einatmen, können sich die Atemwege verkrampfen und einen Asthmaanfall auslösen.

Unerwünschte Wirkungen

▶ **Keine Maßnahmen erforderlich**

Es können Trockenheitsgefühle in Nase, Mund und Rachen sowie Niesreiz auftreten.

▶ **Muss beobachtet werden**

Wenn die Haut sich verstärkt rötet und juckt, reagieren Sie vermutlich allergisch auf das Mittel. Dann sollten Sie es absetzen. Sind die Hauterscheinungen (→ Seite 14) einige Tage später nicht deutlich abgeklungen, sollten Sie einen Arzt aufsuchen.

▶ **Sofort zum Arzt**

Wenn starker Hautausschlag, Juckreiz, Herzrasen, Atemnot, Schwäche und Schwindel auftreten, müssen Sie die Anwendung sofort abbrechen und unverzüglich den Notarzt (Telefon 112) rufen, weil es sich um eine lebensbedrohliche Allergie (→ Seite 14) handeln kann.

Hinweise

Für Kinder und Jugendliche unter 18 Jahren

Kinder unter zwölf Jahren sollten nicht mit dem Mittel behandelt werden.

Für Schwangerschaft und Stillzeit

Da keine ausreichenden Erfahrungen zur Anwendung des Mittels in Schwangerschaft und Stillzeit vorliegen und es ohnehin als »wenig geeignet« erachtet wird, sollten Sie es sicherheitshalber nicht anwenden.

Örtlich betäubendes Mittel

Lidokain

Trachilid, Trachisan

Lidokain ist ein örtlich betäubendes Mittel, das die Schmerzempfindung herabsetzt, auch die Empfindlichkeit für Kälte, Wärme und Berührung wird geringer. Halsschmerzen lassen nach, Essen und Trinken fällt dadurch wieder leichter. Es gibt allerdings bisher nur wenige Studien, die die Anwendung von Lidokain bei Halsschmerzen untersuchen. Die therapeutische Wirksamkeit sollte noch besser belegt werden, das Mittel ist deshalb mit Einschränkung geeignet.
Eine Schmerzlinderung im Hals- und Rachenraum kann auch Probleme nach sich ziehen, weil die örtliche Betäubung dazu beitragen kann, dass wichtige Nervenimpulse nicht mehr weitergeleitet werden. Das kann die Schluckfunktion beeinträchtigen. Bei Demenz oder Nervenerkrankungen wie Parkinson, Multiple Sklerose beziehungsweise bei Einnahme von stark beruhigenden Arzneimitteln (z. B. bei Angst- und Schlafstörungen) besteht das Risiko, dass Speisen in die Luftröhre geraten, was schwere Lungenentzündungen zur Folge haben kann.

Anwendung

Mehr als sechs Tabletten täglich sollten Sie nicht lutschen. Auch sollten Sie zwischen den Anwendungen einen Abstand von zwei Stunden einhalten.
Länger als drei Tage sollten sie die Lutschtabletten nicht anwenden, weil sonst möglicherweise eine durch Streptokokken ausgelöste Halsentzündung zu lange unbehandelt bleibt.

Achtung

Das Taubheitsgefühl im Mund kann dazu führen, dass Sie sich beim Essen aus Versehen auf die Zunge oder in die Wangentasche beißen. Sie sollten deshalb nicht unmittelbar nach dem Lutschen einer Tablette etwas essen.

Gegenanzeigen

Wenn Sie zu Krämpfen neigen oder Herzrhythmusstörungen haben und sich gerade einem zahnärztlichen Eingriff unterziehen mussten, sollten Sie die Halsschmerzen besser mit einem anderen Mittel behandeln oder die Lutschtabletten nur nach Rücksprache mit einem Arzt anwenden. Es besteht ein höheres Risiko, dass Lidokain dann vermehrt in den Blutkreislauf aufgenommen wird und unerwünschte Wirkungen auslösen kann.

Unerwünschte Wirkungen

▶ **Keine Maßnahmen erforderlich**

Die Zunge kann sich taub anfühlen, und das Geschmacksempfinden kann beeinträchtigt sein.
Es kann sein, dass Sie häufiger Stuhlgang oder Durchfall haben. Das legt sich wieder, wenn Sie die Tabletten nicht mehr anwenden.

▶ **Muss beobachtet werden**

Wenn sich die Mundschleimhaut rötet und schmerzt, kann es sein, dass Sie das Mittel nicht vertragen. Setzen Sie es dann ab. Haben sich die Beschwerden auch einige Tage danach nicht merklich gebessert, sollten Sie einen Arzt aufsuchen.

Hinweise

Für Kinder und Jugendliche unter 18 Jahren

Für die Anwendung bei Kindern und Jugendlichen liegen keine ausreichenden Erkenntnisse vor. Aus Sicherheitsgründen sollten Sie das Mittel bei ihnen nicht anwenden.

Für Schwangerschaft und Stillzeit

Es liegen keine ausreichenden Daten zur Anwendung während Schwangerschaft und Stillzeit vor. Auch wenn es sehr unwahrscheinlich erscheint, dass das Ungeborene oder der Säugling Schaden nehmen, sollten Sie auf die Anwendung aus Sicherheitsgründen verzichten.

Kombinationen: Antiseptika + örtlich betäubende Mittel

Cetylpyridinium + Benzokain
Dobendan Strepsils Dolo
Cetylpyridinium + Dequalinium + Lidokain
WICK Sulagil

In diesen Präparaten ist ein antiseptischer Wirkstoff – Cetylpyridinium oder Dequalinium – mit einem örtlich betäubenden Wirkstoff – Benzokain oder Lidokain – kombiniert. Antiseptika töten Bakterien und Pilze ab, allerdings nur oberflächlich. Bei Lutschtabletten ist die desinfizierende Wirkung ohnehin gering, weil die Konzentration des Antiseptikums am Zielort – in den Furchen der Rachenschleimhaut – zu niedrig ist. Bakterien, die Mandel- und Rachenentzündungen auslösen (Streptokokken), können damit nicht abgetötet werden, weil der Wirkstoff nicht tief genug ins Gewebe eindringt. Gegen Viren sind Antiseptika nur lückenhaft oder gar nicht wirksam.

Benzokain und Lidokain blockieren die Weiterleitung von Impulsen in den Nervenbahnen und dämpfen auf diese Weise das Schmerzempfinden. Halsschmerzen werden dann als weniger stark empfunden. Benzokain kann jedoch leicht Allergien hervorrufen.

Die Kombination der beiden Wirkstoffgruppen ist bei virusbedingten Halsentzündungen nicht sinnvoll, die Mittel sind deshalb wenig geeignet.

Anwendung

Dobendan Strepsils Dolo: Mehr als acht Pastillen pro Tag sollten Sie nicht lutschen.

WICK Sulagil: Dieses Mittel dürfen Sie nicht häufiger als sechsmal am Tag und nicht länger als fünf Tage hintereinander anwenden, sonst besteht die Gefahr, dass sich eine allergische Reaktion entwickelt.

Achtung

Wenn Sie im Mund offene Stellen haben, dürfen Sie die Mittel nicht anwenden, weil sie die Wundheilung stören können.

WICK Sulagil: Dieses Mittel enthält Alkohol. Personen mit Alkoholproblemen dürfen es nicht anwenden. Auch Leberkranke und Personen mit Anfallleiden sollten den Alkoholgehalt berücksichtigen. Darüber hinaus kann Alkohol die Wirkung vieler Arzneimittel (z. B. Schlaf- und Beruhigungsmittel, Psychopharmaka, starke Schmerzmittel, einige Mittel bei hohem Blutdruck) verstärken.

Gegenanzeigen

Cetylpyridinium und Dequalinium gehören zu den quaternären Ammoniumverbindungen. Wenn Sie auf diese Stoffgruppe, die häufig auch als Konservierungsmittel verwendet wird, allergisch reagieren, dürfen Sie beide Mittel nicht anwenden.

Dobendan Strepsils Dolo: Wenn Sie auf Parastoffe (→ Seite 551) allergisch reagieren, dürfen Sie das Mittel nicht anwenden, weil Benzokain zu dieser Stoffgruppe gehört.

Unerwünschte Wirkungen

► **Keine Maßnahmen erforderlich**

Dobendan Strepsils Dolo: Während der Anwendung können sich die Zähne und die Zunge bräunlich verfärben. Dies vergeht wieder, wenn das Mittel abgesetzt wird. Außerdem kann es die Wundheilung beeinträchtigen.

► **Muss beobachtet werden**

Wenn sich die Schleimhaut rötet und schmerzt, kann es sein, dass Sie die Wirkstoffe nicht vertragen. Vor allem Benzokain kann leicht solche Hauterscheinungen (→ Seite 14) auslösen. Setzen Sie das Mittel dann ab. Haben sich die Beschwerden auch einige Tage danach nicht merklich gebessert, sollten Sie einen Arzt aufsuchen.

Hinweise

Für Kinder und Jugendliche unter 18 Jahren

Da beide Präparate als »wenig geeignet« gelten, sollten Sie sie bei Kindern nicht anwenden. Lutschtabletten sollten Sie ohnehin Kindern unter sechs Jahren nicht geben. Die Kinder verschlucken die Tabletten oft, bevor sie sich aufgelöst haben. Verschluckt ein Kind eines der Mittel in größerer Menge, äußert sich die einsetzende Vergiftung in Übelkeit und Erbrechen oder Durchfall. Dann müssen Sie sofort eine Vergiftungszentrale anrufen oder einen Arzt aufsuchen.

Dobendan Strepsils Dolo: Vor allem bei Kleinkindern kann Benzokain dazu führen, dass der rote Blutfarbstoff nicht mehr genügend Sauerstoff binden kann (Methämoglobinämie). Wenn das Kind eine bläuliche Hautfarbe und Atemnot bekommt, müssen Sie sofort den Notarzt (Telefon 112) rufen.

WICK Sulagil: Bedenken Sie, dass dieses Mittel Alkohol enthält. Mittel ohne Alkohol sind vorzuziehen.

Für Schwangerschaft und Stillzeit

Da es keine ausreichenden Erfahrungen zur Sicherheit bei der Anwendung während Schwangerschaft und Stillzeit gibt und beide Mittel bei Halsentzündungen ohnehin wenig geeignet sind, sollten Sie sie nicht anwenden

WICK Sulagil: Bedenken Sie, dass dieses Mittel Alkohol enthält. Mittel ohne Alkohol sind vorzuziehen.

Kombinationen: Antibiotikum + Antiseptikum + örtlich betäubendes Mittel

Tyrothrizin + Benzalkonium + Benzokain
Dorithricin
Tyrothrizin + Cetrimonium + Lidokain
Lemocin

Diese Mittel enthalten zusätzlich zu einem Antiseptikum (Benzalkonium, Cetrimonium) und einem örtlich betäubenden Mittel (Benzokain, Lidokain) das Antibiotikum Tyrothrizin. Halsschmerzen lassen aufgrund des örtlichen Betäubungsmittels Benzokain oder Lidokain zwar nach, Benzokain löst jedoch häufig Allergien aus. Antiseptika töten Bakterien und Pilze ab, allerdings nur oberflächlich. Mikroorganismen in tieferen Schleimhautschichten erreichen sie nicht. Gegen Viren, die Mandel- und Rachenentzündungen meist verursachen, sind Antiseptika nur lückenhaft oder gar nicht wirksam. Das Lokalantibiotikum wirkt oberflächlich gegen Bakterien wachstumshemmend, auch hier werden die in tieferen Schleimhautschichten siedelnden Bakterien nicht erreicht. Gegen Viren ist Tyrothrizin gar nicht wirksam. Die Kombination eines Antibiotikums mit einem Antiseptikum ist daher nicht sinnvoll. Beide Mittel sind zur Behandlung von Halsentzündungen wenig geeignet.

Wenn es darum geht, Halsschmerzen vorübergehend zu lindern, sind Monopräparate mit Lidokain vorzuziehen.

Anwendung

Wenn Sie offene Stellen im Mund oder Rachenraum haben, sollten Sie die Mittel nicht anwenden.

Länger als fünf Tage sollten Sie keines der Mittel anwenden, weil sonst möglicherweise eine durch Streptokokken ausgelöste Halsentzündung zu lange unbehandelt bleibt.

Achtung

Gegenanzeigen

Benzalkonium und Cetrimonium gehören zu den quaternären Ammoniumverbindungen. Wenn Sie auf diese Stoffgruppe, die häufig auch als Konservierungsmittel verwendet wird, allergisch reagieren, dürfen Sie beide Mittel nicht anwenden.

Dorithricin: Wenn Sie auf Parastoffe (→ Seite 551) allergisch reagieren, dürfen Sie dieses Mittel nicht anwenden, weil Benzokain zu dieser Stoffgruppe gehört.

Unerwünschte Wirkungen

▶ **Muss beobachtet werden**

Wenn sich die Schleimhaut rötet und schmerzt, kann es sein, dass Sie die Wirkstoffe nicht vertragen. Setzen Sie die Mittel dann ab. Haben sich die Beschwerden auch einige Tage danach nicht merklich gebessert, sollten Sie einen Arzt aufsuchen. Das Risiko für solche Hauterscheinungen (→ Seite 14) ist wegen des Benzokain-Anteils bei *Dorithricin Halstabletten* größer als bei *Lemocin*.

Hinweise

Für Kinder und Jugendliche unter 18 Jahren

Dorithricin Halstabletten: Vor allem bei Kleinkindern kann Benzokain dazu führen, dass der rote Blutfarbstoff nicht mehr genügend Sauerstoff binden kann (Methämoglobinämie). Wenn das Kind eine bläuliche Hautfarbe und Atemnot bekommt, müssen Sie sofort den Notarzt (Telefon 112) rufen.

Bei Kindern unter sechs Jahren sollten Lutschtabletten nicht angewendet werden. Säuglinge und Kleinkinder verschlucken die Tabletten oft, bevor diese sich vollständig aufgelöst haben. Da die Mittel ohnehin wenig geeignet sind, sollten auch ältere Kinder nicht damit behandelt werden.

Verschluckt ein Kind eines der Mittel in größerer Menge, äußert sich die einsetzende Vergiftung in Übelkeit und Erbrechen oder Durchfall. Dann sollten Sie sofort eine Vergiftungszentrale anrufen oder einen Arzt aufsuchen.

Für Schwangerschaft und Stillzeit

Über die Risiken einer Anwendung in Schwangerschaft und Stillzeit gibt es keine Erkenntnisse. Da die Mittel ohnehin wenig geeignet sind, sollten Sie darauf verzichten.

Kombinationen: Zwei Antiseptika

Amyl-metacresol + Dichlorbenzylalkohol
Dobendan Strepsils Synergie/Warm
Amyl-metacresol + Dichlorbenzylalkohol + Menthol
neo-angin

Amyl-metacresol und Dichlorbenzylalkohol sind Antiseptika, die desinfizierend wirken. Sie töten Bakterien und Pilze ab, allerdings nur oberflächlich. Mikroorganismen in tieferen Schleimhautschichten erreichen sie nicht. Gegen Viren, die Halsentzündungen meist verursachen, sind Antiseptika nur lückenhaft oder gar nicht wirksam.

Da die Wirkstoffe in diesen Antiseptika auch die nützlichen Bakterien in der Mund- und Rachenschleimhaut abtöten, gegen die Virusinfektion, die der Halsentzündung zugrunde liegt, jedoch kaum etwas ausrichten können, sind die Mittel wenig geeignet.

Zitronen- und Pfefferminzöl sowie Honig in *Dobendan Strepsils Synergie Honig & Zitrone* dienen als Geschmacksstoffe, um den unangenehmen Eigengeschmack der Antiseptika zu übertönen. Insbesondere in der Produktwerbung der Dobendan-Präparate wird der Eindruck erweckt, als handele es sich um eine »natürliche« Behandlung. Die Geschmacksstoffe tragen aber nichts zur therapeutischen Wirksamkeit der Lutschtabletten bei. Die eigentlichen Wirkstoffe sind die Antiseptika.

neo-angin enthält Menthol. Das ätherische Öl der Pfefferminze wirkt leicht kühlend auf der entzündeten Schleimhaut, außerdem sorgt es für frischen Atem.

Achtung

neo-angin Halsspray: Dieses Mittel enthält Alkohol. Personen mit Alkoholproblemen dürfen es nicht anwenden. Auch Leberkranke und Menschen mit Anfallleiden sollten den Alkoholgehalt berücksichtigen. Darüber hinaus kann Alkohol die Wirkung vieler Arzneimittel (z. B. Schlaf- und Beruhigungsmittel, Psychopharmaka, starke Schmerzmittel, einige Mittel bei hohem Blutdruck) verstärken.

Gegenanzeigen

neo-angin Halsspray: Wenn Sie Asthma oder andere Erkrankungen der Atemwege haben, bei denen die Bronchien überempfindlich reagieren, dürfen Sie den Spray nicht anwenden. Wenn Sie das Mittel aus Versehen einatmen, können sich die Atemwege verkrampfen und einen Asthmaanfall auslösen.

Unerwünschte Wirkungen

► **Keine Maßnahmen erforderlich**

Die Lutschtabletten können die Mundschleimhaut angreifen und reizen, vor allem, wenn sie über längere Zeit in der Backentasche verbleiben.
In Einzelfällen können Magenschmerzen und Übelkeit auftreten. Beides verschwindet, wenn Sie die Mittel wieder absetzen.

► **Muss beobachtet werden**

Bei 1 bis 10 von 1 000 Behandelten rötet sich die Mundschleimhaut und es bilden sich Bläschen. Dann reagieren Sie vermutlich allergisch auf das Mittel und sollten es absetzen. Sind die Hauterscheinungen (→ Seite 14) einige Tage später nicht deutlich abgeklungen, sollten Sie einen Arzt aufsuchen.

Hinweise

Für Kinder und Jugendliche unter 18 Jahren

Lutschtabletten sollten Sie Kindern unter sechs Jahren generell nicht geben, weil sie die Tabletten oft verschlucken, bevor diese sich vollständig aufgelöst haben. Da beide Mittel ohnehin als »wenig geeignet« gelten, sollten Sie auch bei älteren Kindern darauf verzichten.

neo-angin: Dieses Mittel dürfen Sie wegen des Mentholgehaltes bei Kindern unter zwei Jahren nicht anwenden.

Für Schwangerschaft und Stillzeit

Für die Anwendung während Schwangerschaft und Stillzeit liegen keine ausreichenden Erfahrungen vor. Da die Mittel ohnehin als »wenig geeignet« gelten, sollten Sie sicherheitshalber darauf verzichten.

Pflanzenkombination

Kamille + Anis + Pfefferminze
Kamillosan Mundspray

Die in diesem Präparat enthaltenen ätherischen Öle sollen die Halsentzündung lindern, Bakterien abtöten, die Atemwege erweitern, das Atemzentrum stimulieren und festsitzenden Schleim lösen. Dass dies gelingt, ist nicht ausreichend nachgewiesen. Zur Behandlung von Halsentzündungen ist das Mittel deshalb wenig geeignet.

Achtung

Das Mittel enthält Alkohol. Personen mit Alkoholproblemen dürfen es nicht anwenden. Auch Leberkranke und Menschen mit Anfallleiden sollten den Alkoholgehalt berücksichtigen. Darüber hinaus kann

Alkohol die Wirkung vieler Arzneimittel (z. B. Schlaf- und Beruhigungsmittel, Psychopharmaka, starke Schmerzmittel, einige Mittel bei hohem Blutdruck) verstärken.

Wenn Sie Asthma oder andere Erkrankungen der Atemwege haben, bei denen die Bronchien überempfindlich reagieren, dürfen Sie den Spray nicht anwenden. Wenn Sie das Mittel aus Versehen einatmen, können sich die Atemwege verkrampfen und einen Asthmaanfall auslösen.

Gegenanzeigen

Sie dürfen das Mittel nicht anwenden, wenn Sie gegen Korbblütlergewächse wie Kamille allergisch reagieren.

Unerwünschte Wirkungen

▶ **Keine Maßnahmen erforderlich**

Ätherische Öle können die Schleimhaut reizen, sodass sie sich rötet.

▶ **Muss beobachtet werden**

Wenn Sie die ätherischen Öle einatmen, kann dies Hustenanfälle auslösen. Bei besonders empfindlichen Personen können sich die Bronchien verengen und Atemnotanfälle auslösen. Dann sollten Sie das Mittel nicht mehr anwenden.

Wenn Sie auf Korbblütlergewächse allergisch reagieren, kann der Bestandteil Kamille allergische Reaktionen (→ Seite 14) auslösen. Das äußert sich in Form von Atembeschwerden, Hautausschlag oder Übelkeit und Erbrechen. Setzen Sie das Mittel dann ab. Haben sich die Beschwerden auch einige Tage danach nicht merklich gebessert, sollten Sie einen Arzt aufsuchen.

Hinweise

Für Kinder und Jugendliche unter 18 Jahren

Ätherische Öle sollten bei Kindern unter zwei Jahren nicht angewendet werden, weil sie dazu führen können, dass sich die Atemwege verkrampfen und lebensbedrohliche Atemnot auslösen können. Da das Mittel ohnehin als »wenig geeignet« gilt, sollten Sie darauf verzichten.

Bedenken Sie, dass das Mittel Alkohol enthält. Alkoholfreie Mittel sind vorzuziehen.

Für Schwangerschaft und Stillzeit

Bedenken Sie, dass das Mittel Alkohol enthält. Über die Risiken einer Anwendung in Schwangerschaft und Stillzeit gibt es keine Erkenntnisse. Da das Mittel ohnehin als »wenig geeignet« gilt, sollten Sie darauf verzichten.

Halsentzündung

Handelsname Darreichungsform	**Zusammensetzung pro 1 ml/1 g oder wie angegeben bzw. pro abgeteilte Einheit**	**Unverb. Preis in Euro/kleinste Packung**	**Bewertung**
anginetten Halstabletten	**Cetylpyridiniumchlorid** 0,33 mg	ca. 4,52/24 Stück	**Wenig geeignet** bei Halsentzündungen, weil die therapeutische Wirksamkeit nicht ausreichend nachgewiesen ist. Halsentzündungen werden meist durch Viren verursacht, gegen die Antiseptika nur lückenhaft oder gar nicht wirksam sind. Bakterien in tieferen Schleimhautschichten werden nicht erreicht. → Seite 191
anginetten Halstabletten zuckerfrei Lutschtabletten	0,33 mg	ca. 4,86/24 Stück	
Dobendan Strepsils Direkt Flurbiprofen 8,75 mg Lutschtabletten	**Flurbiprofen** 8,75 mg	8,50/24 Stück	**Wenig geeignet** bei Halsentzündungen, weil die therapeutische Wirksamkeit nicht ausreichend nachgewiesen ist. Das Mittel kann die Mundschleimhaut schädigen. → Seite 191
Dobendan Strepsils Mint 1,4 mg Lutschpastillen	**Cetylpyridiniumchlorid** 1,4 mg	6,90/24 Stück	**Wenig geeignet** bei Halsentzündungen, weil die therapeutische Wirksamkeit nicht ausreichend nachgewiesen ist. Halsentzündungen werden meist durch Viren verursacht, gegen die Antiseptika nur lückenhaft oder gar nicht wirksam sind. Bakterien in tieferen Schleimhautschichten werden nicht erreicht. → Seite 191
Dobendan Strepsils Zuckerfrei 2,5 mg Lutschtabletten	2,5 mg	6,90/24 Stück	

Hinweise zu den Tabellenspalten → Seite 32, zur Auswahl der Arzneimittel → Seite 27, zur Grundlage der Bewertung → Seiten 27, 31

Halsentzündung Fortsetzung

Handelsname Darreichungsform	**Zusammensetzung pro 1 ml/1 g oder wie angegeben bzw. pro abgeteilte Einheit**	**Unverb. Preis in Euro/kleinste Packung**	**Bewertung**

Hinweise zu den Tabellenspalten → Seite 32, zur Auswahl der Arzneimittel → Seite 27, zur Grundlage der Bewertung → Seiten 27, 31

Handelsname / Darreichungsform	Zusammensetzung	Preis	Bewertung
Dobendan Strepsils Dolo	**Cetylpyridiniumchlorid** 1,4 mg + **Benzokain** 10 mg	8,50/24 Stück	**Wenig geeignet** bei Halsentzündungen, weil die therapeutische Wirksamkeit nicht ausreichend nachgewiesen ist. Halsentzündungen werden meist durch Viren verursacht, gegen die Antiseptika nur lückenhaft oder gar nicht wirksam sind. Bakterien in tieferen Schleimhautschichten werden nicht erreicht. Benzokain kann leicht Allergien hervorrufen. → Seite 195
Dobendan Strepsils Synergie Honig & Zitrone **Dobendan Strepsils Warm** Lutschtabletten	**Dichlorbenzylalkohol** 1,2 mg + **Amyl-metacresol** 0,6 mg **Dichlorbenzylalkohol** 1,2 mg + **Amyl-metacresol** 0,6 mg	6,90/24 Stück 8,50/24 Stück	**Wenig geeignet** bei Halsentzündungen, weil die therapeutische Wirksamkeit nicht ausreichend nachgewiesen ist. Halsentzündungen werden meist durch Viren verursacht, gegen die Antiseptika nur lückenhaft oder gar nicht wirksam sind. Bakterien in tieferen Schleimhautschichten werden nicht erreicht. → Seite 197
Dorithricin Halstabletten Lutschtabletten	**Tyrothrizin** 0,5 mg + **Benzalkoniumchlorid** 1 mg + **Benzokain** 1,5 mg	7,27/20 Stück	**Wenig geeignet** bei Halsentzündungen. Nicht sinnvolle Kombination. Das Antibiotikum Tyrothrizin wirkt nur oberflächlich und erreicht tiefer im Gewebe siedelnde Bakterien nicht. Benzokain kann leicht Allergien hervorrufen. → Seite 196
Kamillosan Mund- und Rachenspray Spray	**Auszug aus Kamillenblüten** 366,5 mg + **Anisöl** 7 mg + **Kamillenblütenöl** 0,7 mg + **Pfefferminzöl** 18,5 mg *Enthält 25 % Alkohol*	7,70/30 ml	**Wenig geeignet** bei Halsentzündungen, weil die therapeutische Wirksamkeit nicht ausreichend nachgewiesen ist. → Seite 197
Laryngomedin N Sprühlösung	**Hexamidin-diisethionat** 1 mg *Enthält 1 % Alkohol*	14,45/45 g	**Wenig geeignet** bei Halsentzündungen, weil die therapeutische Wirksamkeit nicht ausreichend nachgewiesen ist. Halsentzündungen werden meist durch Viren verursacht, gegen die Antiseptika nur lückenhaft oder gar nicht wirksam sind. Bakterien in tieferen Schleimhautschichten werden nicht erreicht. → Seite 191
Lemocin Lutschtabletten	**Tyrothrizin** 4 mg + **Cetrimoniumbromid** 2 mg + **Lidokain** 1 mg	5,90/20 Stück	**Wenig geeignet** bei Halsentzündungen. Nicht sinnvolle Kombination. Das Antibiotikum Tyrothrizin wirkt nur oberflächlich und erreicht tiefer im Gewebe siedelnde Bakterien nicht. → Seite 196
Locabiosol S Inhalierspray 5 mg/ml Lösung	**Fusafungin** 5 mg	12,95/10 ml	**Wenig geeignet** bei Infektionen im Hals- und Nasenbereich, weil die therapeutische Wirksamkeit nicht ausreichend nachgewiesen ist. → Seite 193
Mucoangin gegen Halsschmerzen Minze **Mucoangin gegen Halsschmerzen Waldbeere** Lutschtabletten	**Ambroxol-hydrochlorid** 20 mg 20 mg	6,90/20 Stück 6,90/18 Stück	**Mit Einschränkung geeignet** bei Halsentzündungen, um die Schmerzen zu lindern. Die therapeutische Wirksamkeit sollte noch besser belegt werden. Als lokal schmerzstillendes Mittel noch wenig erprobt. → Seite 190
neo-angin Halstabletten **neo-angin Halstabletten zuckerfrei** Lutschtabletten **neo-angin Halsspray** Spray	**Dichlorbenzylalkohol** 1,2 mg + **Amyl-metacresol** 0,6 mg + **Menthol** 5,9 mg **Dichlorbenzylalkohol** 1,2 mg + **Amyl-metacresol** 0,6 mg + **Menthol** 5,72 mg **Dichlorbenzylalkohol** 14,58 mg + **Amyl-metacresol** 2,92 mg + **Menthol** 0,87 mg *Enthält 23,8 % Alkohol*	7,15/24 Stück 8,10/24 Stück 8,10/30 ml	**Wenig geeignet** bei Halsentzündungen, weil die therapeutische Wirksamkeit nicht ausreichend nachgewiesen ist. Halsentzündungen werden meist durch Viren verursacht, gegen die Antiseptika nur lückenhaft oder gar nicht wirksam sind. Bakterien in tieferen Schleimhautschichten werden nicht erreicht. → Seite 197

Halsentzündung Fortsetzung

Handelsname Darreichungsform	**Zusammensetzung pro 1 ml/1 g oder wie angegeben bzw. pro abgeteilte Einheit**	**Unverb. Preis in Euro/kleinste Packung**	**Bewertung**
Trachilid Halstabletten Lutschtabletten	**Lidokain-hydrochlorid** 8 mg	6,90/20 Stück	**Mit Einschränkung geeignet** bei Halsschmerzen. Die therapeutische Wirksamkeit sollte noch besser belegt werden. → Seite 194
Trachisan Halsschmerztabletten Lutschtabletten	**Lidokain-hydrochlorid** 8 mg	6,90/20 Stück	
WICK Sulagil Halsspray Dosieraerosol	**Cetylpyridiniumchlorid** 1,2 mg + **Dequaliniumchlorid** 0,3 mg + **Lidokain-hydrochlorid** 4 mg *Enthält 20 % Alkohol*	8,78/15 ml	**Wenig geeignet** bei Halsentzündungen, weil die therapeutische Wirksamkeit nicht ausreichend nachgewiesen ist. Halsentzündungen werden meist durch Viren verursacht, gegen die Antiseptika nur lückenhaft oder gar nicht wirksam sind. Bakterien in tieferen Schleimhautschichten werden nicht erreicht. → Seite 195

Hinweise zu den Tabellenspalten → Seite 32, zur Auswahl der Arzneimittel → Seite 27, zur Grundlage der Bewertung → Seiten 27, 31

Erkältung

Zu den typischen Erkältungskrankheiten zählen Atemwegsinfekte wie Schnupfen und Nebenhöhlenkatarrh, Halsentzündung sowie Husten und akute Bronchitis. Bei Kindern kommt meist Fieber hinzu, bei Erwachsenen nicht unbedingt. Derartige Erkältungskrankheiten werden auch als »grippaler Infekt« bezeichnet, nicht zu verwechseln mit der »echten« Virusgrippe (→ Seite 201).

Anzeichen und Beschwerden

Die Nase läuft, der Hals kratzt, Kopf- und Gliederschmerzen sowie ein unangenehmer Hustenreiz setzen ein, oft verbunden mit einer erhöhten Körpertemperatur. Von Fieber spricht man, wenn die Temperatur auf mehr als 38 °C (rektal, also im After gemessen) ansteigt. Die rektale Messung liefert die zuverlässigsten Ergebnisse. Wenn Sie die Temperatur im Mund oder im Ohr messen, können die Werte bis zu einem halben Grad tiefer liegen. Fieber unter der Achsel zu messen ist nicht empfehlenswert, weil die Werte zu ungenau sind.
Leichtes Fieber ist durchaus sinnvoll: Durch die erhöhte Temperatur wird das Immunsystem aktiviert. Das wiederum führt dazu, dass die Erkältungsviren rascher abgetötet werden. Fieber bis 38,5 °C (rektal gemessen) sollten Sie also nicht senken – sonst verlängert sich die Krankheitsdauer. Es gibt allerdings keine eindeutige Empfehlung, ab welcher Temperatur Fieber unbedingt gesenkt oder ein Arzt aufgesucht werden muss. Beides ist abhängig vom körperlichen Zustand und den Begleiterkrankungen sowie der persönlichen Erfahrung im Umgang mit Fieber. Bei Erwachsenen gelten Temperaturen über 39 °C (rektal gemessen) als hohes Fieber. Dieser Wert wird daher häufig als Grenzwert genannt, ab dem Fieber gesenkt werden sollte – mit Hausmitteln oder medikamentös. Organschäden treten erst ab Temperaturen um 42 °C auf.

Bei Kindern
Neben den obengenannten Anzeichen sind Trinkunlust und Appetitlosigkeit typische Hinweise auf eine Erkältung. Bei Kindern steigt das Fieber oft über 38,5 °C (rektal gemessen) an. Erst Temperaturen ab 39,5 °C (rektal gemessen) gelten als hohes Fieber. Wenn sich das Kind dabei sehr schlecht fühlt, kann das Fieber mit Hausmitteln (Wadenwickel, lauwarme Waschung) oder medikamentös gesenkt werden.

Bei älteren Menschen
Bei älteren Menschen mit chronischen Krankheiten (z. B. Diabetes mellitus, koronare Herzkrankheit) besteht bei hohem Fieber unter Umständen die Gefahr des Austrocknens. Sie sollten dann besonders darauf achten, genug zu trinken.

Ursachen

Erkältungen werden durch Viren ausgelöst. Dabei gibt es rund 200 verschiedene Arten, die meist durch Tröpfcheninfektion beim Husten und Niesen sowie über die Hände übertragen werden.
Ihren Namen tragen Erkältungskrankheiten nicht ohne Grund: Kühlt der Körper durch frostige Temperaturen,

kalte Nässe, Feuchtigkeit oder Zugluft aus, kann das Abwehrsystem die Viren schlechter bekämpfen. Sie vermehren sich auf den Schleimhäuten und führen dann zu den bekannten Beschwerden.

Bei Kindern

Kleinkinder bekommen besonders häufig Erkältungen, weil ihr Immunsystem noch nicht ausgereift ist. Die körpereigene Abwehr entsteht erst während und nach solchen durchgemachten Infektionen, denn dabei bildet der Körper spezifische Verbindungen aus (Antikörper oder Immunglobuline), die sich an Krankheitserreger anhaften können und diese unschädlich machen. Bis zu zehn unkomplizierte grippale Infekte oder Erkältungen pro Jahr gelten als normal. Sie brauchen sich also keine Sorgen zu machen, wenn Ihr Kind nahezu alle vier bis sechs Wochen eine Schniefnase entwickelt oder hustet. Es reicht aus, die akuten Beschwerden zu lindern.

Vorbeugung

Der wichtigste und wirksamste Schutz vor der Übertragung von Erkältungs- oder Grippeviren ist das Händewaschen. Wasser und Seife reichen dafür völlig aus, spezielle Desinfektionsmittel sind nicht erforderlich.

Verwenden Sie in Erkältungszeiten kein Besteck und keine Gläser oder Flaschen, die bereits von anderen Menschen benutzt wurden. Vermeiden Sie das Händeschütteln, enge Umarmungen oder Küsse mit erkälteten Personen.

Ein bis zur Nase hochgezogener Schal schützt vor Tröpfcheninfektionen, Handschuhe verhindern die Übertragung der Viren an Haltegriffen in Bussen, U- und S-Bahnen.

Wer sich abhärtet, ist weniger anfällig für Erkältungen. Gute Methoden dafür sind warmkalte Wechselduschen am Morgen (immer mit kaltem Wasser aufhören) sowie regelmäßige Saunabesuche. Beides trägt dazu bei, dass sich der Körper Temperaturunterschieden gut anpassen kann. Auch Kneipp-Maßnahmen sollen den Körper unempfindlicher für Infekte machen:

- Wassertreten (zwei Minuten mit warmen Füßen im Storchengang in der Badewanne durch kaltes Wasser laufen),
- Trockenbürstenmassagen (im Uhrzeigersinn zum Herzen hin),
- kalte Kniegüsse (den Wasserstrahl von den Außenseiten des Fußes über die Wade, Kniekehle und die Innenseite des Unterschenkels zum Fuß zurückführen).

Gegen eine »echte« Grippe (Influenza) können Sie sich impfen lassen. Näheres hierzu lesen Sie im HANDBUCH MEDIKAMENTE der Stiftung Warentest oder im Internet unter www.medikamente-im-test.de.

Allgemeine Maßnahmen

Was bei Schnupfen, Halsentzündung und Husten jeweils ratsam ist, erfahren Sie in den Abschnitten zu »Schnupfen« (→ Seite 221), »Halsentzündung« (→ Seite 189) und »Husten« (→ Seite 240).

Sorgen Sie für eine hohe Luftfeuchtigkeit (feuchte Tücher über der Heizung, Zimmerpflanzen). Trockene Luft macht die Atemwege anfällig für Viren.

Hohes Fieber können Sie mit Wadenwickeln senken. Um die gesunde Reaktion des Körpers auf den Infekt nicht zu stören, sollten Sie aber versuchen, das Fieber auszuhalten. Weitere Angaben hierzu finden Sie unter dem Stichwort »Fieber« (→ Seite 588).

Bei Kindern

Kinder brauchen vor allem (Bett-)Ruhe, Wärme und ausreichend Flüssigkeit (z. B. Tee).

Wann zum Arzt?

Wenn hohes Fieber (über 39 °C rektal gemessen) trotz allgemeiner Maßnahmen (siehe oben) länger als zwei bis drei Tage anhält, sollten Sie einen Arzt zurate ziehen.

Besteht der Verdacht auf eine Influenzainfektion (»echte« Grippe), sollten Sie einen Arzt um Rat fragen.

Bei Kindern

Wenn das Kind kurzatmig wird, die Lippen sich bläulich verfärben oder ein »bellender« Husten hinzukommt, wenn das Kind fiebert und nicht ausreichend trinken will, oder wenn es Ihnen apathisch vorkommt, sollten Sie es einem Arzt vorstellen. Das gilt auch, wenn Fieber über 39,5 °C (rektal gemessen) mit Wadenwickeln oder lauwarmen Körperwaschungen nicht innerhalb von zwei bis drei Tagen zurückgeht. Auch wenn verschiedene Infekte ineinander übergehen, ohne dass die Krankheitszeichen vorher weitgehend abgeklungen sind, sollten Sie mit dem Kind zum Arzt gehen.

Grippe oder grippaler Infekt?

Eine durch bestimmte Virustypen (Influenza-Viren) ausgelöste »echte« Grippe (Influenza) dauert länger und verläuft schwerer als ein grippaler Infekt oder eine gewöhnliche Erkältung. Häufige, aber nicht zwingende Kennzeichen einer »echten« Grippe sind das schlagartig einsetzende hohe Fieber (um 39 bis 40 °C), heftige Kopf-, Muskel- und Gliederschmerzen sowie ein starkes allgemeines Krankheitsgefühl. Oft sind die Augen sehr lichtempfindlich, und das Bedürfnis nach Ruhe und Schlaf ist groß. Bei Klein- und Schulkindern können Bauchschmerzen und Durchfall hinzukommen. Eine Grippe ist meist erst nach zwei bis drei Wochen überstanden.

Gegen die »echte« Virus-Grippe gibt es eine Impfung, die jedes Jahr im Herbst angeboten wird und ungefähr sechs Monate vorhält. Die Zusammensetzung des Impfstoffs richtet sich nach dem jährlich wechselnden aktuellen Virustyp. Die Impfung schützt also nur für eine Saison, nicht länger. Sie wird allgemein allen Personen über 60 Jahre empfohlen, vor allem aber chronisch Kranken (z. B. bei Asthma, chronischen Herz-Kreislauf-Erkrankungen), für die eine Influenza-Erkrankung ein erhöhtes Gesundheitsrisiko darstellt. Auch Personen, die beruflich viel mit anderen Menschen in Kontakt kommen oder täglich öffentliche Verkehrsmittel benutzen und dadurch ein erhöhtes Ansteckungsrisiko haben, sollten sich mit einer Impfung schützen.

Behandlung mit Medikamenten

Erkältungskrankheiten können mit Medikamenten nicht ursächlich behandelt werden. Allenfalls lassen sich die Beschwerden lindern. Welche Mittel bei Schnupfen, Halsentzündung und Husten sinnvoll sind, erfahren Sie in den einzelnen Abschnitten »Schnupfen« (→ Seite 221), »Halsentzündung« (→ Seite 189), »Husten« (→ Seite 239).

Parazetamol (→ Seite 206) ist ebenso wie Ibuprofen (→ Seite 204) geeignet, um Kopf- und Gliederschmerzen zu bekämpfen, beide wirken auch fiebersenkend. Allerdings ist dafür kein speziell als Erkältungsmittel ausgewiesenes Präparat nötig. Auch die üblicherweise für die Behandlung von Schmerzen angebotenen Mittel erfüllen diesen Zweck. Diese Präparate finden Sie im Kapitel »Schmerzen« unter dem Stichwort »Parazetamol« (→ Seite 596) und »NSAR« (→ Seite 592). Ähnlich wirken auch Mittel mit Azetylsalizylsäure (→ Seite 589).

Die üblicherweise als Grippemittel (→ Seite 208) angebotenen Präparate sind nicht sinnvoll zusammengesetzt und deshalb bei Erkältungen wenig geeignet.

Ätherische Öle zum Einreiben und Inhalieren (→ Seite 214) sowie Erkältungsbäder (→ Seite 215) und Erkältungstees (→ Seite 216) können die Krankheitsdauer nicht beeinflussen, aber die bei Erkältungskrankheiten auftretenden Beschwerden ein wenig lindern und somit die Behandlung unterstützen. Sie sind mit Einschränkung geeignet, die therapeutische Wirksamkeit sollte noch besser belegt werden. Allerdings sollte die Zusammensetzung der Mittel übersichtlich bleiben – mehr als drei Kombinationspartner werden als nicht sinnvoll erachtet, diese Präparate sind deshalb wenig geeignet. Für Erkältungstees mit Lindenblüten, Weidenrinde oder Quendelkraut liegen zwar kaum aussagekräftige Studien vor, sie sichern aber eine ausreichende Flüssigkeitszufuhr und sind daher mit Einschränkung geeignet. Die Empfehlung, viel zu trinken, beruht nicht auf klinischen Untersuchungen, sondern entspringt der Erfahrung. Eventuell kann viel trinken auch riskant sein, vor allem bei Patienten mit einer Herzschwäche.

Ein Immunstimulans (→ Seite 207) aus Extrakten des Sonnenhuts (Echinacea) ist zur unterstützenden Behandlung bei Erkältungen mit Einschränkung geeignet, wobei die Gegenanzeigen wegen der möglichen unerwünschten Wirkungen besonders zu beachten sind. Die bislang vorliegenden Studien sind insgesamt widersprüchlich und reichen derzeit nicht aus, um die therapeutische Wirksamkeit abschließend zu bewerten.

Eine Bakterienzubereitung (→ Seite 203) zur Immunstimulation bei häufig wiederkehrenden Erkältungen ist ebenfalls mit Einschränkung geeignet. Die bisher vorliegenden Studienergebnisse reichen noch nicht aus, um die therapeutische Wirksamkeit und Langzeitverträglichkeit abschließend zu bewerten.

Pflanzenkombinationen (→ Seite 213) mit verschiedenen Pflanzenextrakten zum Einnehmen sind bei Erkältungen wenig geeignet, weil die therapeutische Wirksamkeit nicht ausreichend nachgewiesen ist.

Ein Immunstimulans (→ Seite 213) aus Lebensbaum, Sonnenhut und Wildem Indigo ist zur Behandlung von Atemwegsinfekten im Rahmen einer Erkältung ebenfalls wenig geeignet, weil die therapeutische Wirksamkeit nicht ausreichend nachgewiesen ist.

Bei Kindern

Erkältungen bei Kindern sollten Sie vorwiegend mit allgemeinen Maßnahmen und Hausmitteln behandeln, weil es sich meist um harmlose Krankheiten handelt, die von selbst abklingen. Welche Mittel bei den einzelnen Symptomen sinnvoll sind, steht in den Abschnitten »Schnupfen« (→ Seite 221), »Halsentzündung« (→ Seite 189), »Husten« (→ Seite 240).

Anthroposophische, homöopathische und traditionell angewendete Mittel

Zu den meistgekauften Mitteln gehören auch *Weleda Ferrum phosphoricum comp.* sowie *A-Bomin Tropfen, Contramutan D, Contramutan N, Contramutan Tropfen, Engystol, Gripp-Heel, metavirulent* und *toxi-loges*. Das erstgenannte Mittel gehört zur anthroposophischen Therapierichtung, bei den anderen handelt es sich um Präparate der Homöopathie.

Ebenfalls zu den meistgekauften Mitteln gehören *tetesept Erkältungsbad N* mit Eukalyptus-, Kiefernnadel-, Terpentin-, Thymianöl und Kampfer sowie *tetesept Kinderbad* mit Eukalyptus-, Kiefernnadel-, Terpentin-, Thymianöl und Kampfer. Dabei handelt es sich um Präpa-

rate, die von der Arzneimittelbehörde als »traditionell angewendet« zugelassen wurden.
All diese Mittel lassen sich nach den Grundsätzen dieses Buches nicht bewerten. Sie werden deshalb nicht näher besprochen. Allgemeine Informationen zu den genannten Therapierichtungen finden Sie unter »Homöopathische Arzneimittel« (→ Seite 20) und »Traditionell angewendete Mittel« (→ Seite 20).

Viel hilft meist nicht viel

Bei Erkältungen wird häufig empfohlen, zusätzlich Vitamin- oder Zinkpräparate einzunehmen, um die Abwehr zu stärken. Diverse Studien zeigten, dass Multivitaminpräparate zumindest bei älteren Menschen über 65 Jahre keinen Einfluss auf die Dauer der Erkältung oder die Anzahl der Arztbesuche haben. Es dürfte sich also kaum lohnen, diese meist recht teuren Mittel zu besorgen.
Die Studienergebnisse zur Wirksamkeit von Zinkpräparaten bei Erkältungen sind recht uneinheitlich und reichen für eine klare Empfehlung nicht aus. Bestenfalls ist davon auszugehen, dass Zink die Erkältungsdauer im Durchschnitt um einen Tag vermindert – allerdings nur, wenn Sie innerhalb von 24 Stunden nach Beginn der ersten Beschwerden mit der Einnahme beginnen. Außerdem ist unklar, welche Dosierung notwendig ist, um diesen Effekt zu erzielen.
Eine Studie untersuchte, ob die Gabe von Zink sinnvoll ist, wenn Säuglinge und Kleinkinder im Alter zwischen zwei Monaten und zwei Jahren an einer Lungenentzündung erkranken. Damit ließ sich zwar die Krankheitsdauer und die Anzahl der im Krankenhaus stationär verbrachten Zeit um jeweils einen Tag verringern. Da die Studie jedoch in Bangladesh stattfand, also einem Entwicklungsland, lässt sie sich nicht auf deutsche oder europäische Verhältnisse übertragen. Die Menschen hierzulande sind nicht unter- oder mangelernährt, und bei normaler Mischkost oder bei gestillten Babys tritt kein Zinkmangel auf.

Bakterienzubereitung

Enterococcus faecalis
Symbioflor 1

Symbioflor 1 besteht aus einer Zubereitung von Bakterien der Spezies Enterococcus faecalis, die zu den Streptokokken gehören. Diese Bakterien reizen das Immunsystem unspezifisch dazu, vermehrt Abwehrzellen zu bilden, mit denen sich der Organismus dann besser gegen Krankheitserreger aller Art wehren kann. *Symbioflor 1* wird vor allem bei ständig wiederkehrenden Atemwegsinfekten eingesetzt. Die bisher vorliegenden Studien reichen jedoch noch nicht aus, um den therapeutischen Stellenwert in diesem Einsatzgebiet abschließend zu bestimmen. Das Mittel ist deshalb mit Einschränkung geeignet.

Anwendung

Eine angebrochene Flasche müssen Sie im Kühlschrank aufbewahren und innerhalb von drei Wochen verwenden, weil sich sonst die Bakterien in der Flüssigkeit zu stark vermehren. Das Präparat riecht etwas unangenehm und kann trüb werden, was aber nicht bedeutet, dass es verdorben ist.

Achtung

Durch Bakterienzubereitungen können bisher unterdrückte Immunreaktionen provoziert werden, sodass sich entzündliche Prozesse verschlimmern oder eine bisher ruhende Autoimmunerkrankung, bei der das Abwehrsystem körpereigene Zellen und Gewebe angreift, aktiviert wird. Schwere chronische Krankheiten, denen solche Autoimmunprozesse zugrunde liegen, könnten dann ausbrechen.

Unerwünschte Wirkungen

▶ **Keine Maßnahmen erforderlich**

Vereinzelt können Magen- oder Kopfschmerzen sowie Mundtrockenheit auftreten.

Hinweise

Für Schwangerschaft und Stillzeit

Bevor Sie das Mittel in Schwangerschaft und Stillzeit einnehmen, sollte der Arzt Nutzen und Risiken der Anwendung sorgfältig abwägen.

Ibuprofen

Dolormin compact

Ibuprofen gehört zu den nichtsteroidalen Antirheumatika (NSAR). Es wirkt schmerzstillend, fiebersenkend und in hoher Dosierung auch entzündungshemmend, indem es die Synthese von Prostaglandinen hemmt. Prostaglandine sind Gewebehormone, die entzündliche Prozesse fördern und die Schleimhaut in Magen und Darm schützen. Deshalb steigt – ähnlich wie bei Azetylsalizylsäure – bei der Einnahme von NSAR auch das Risiko, dass sich im Magen-Darm-Trakt ein Geschwür entwickelt, das bluten und in den Bauchraum durchbrechen kann. Das Risiko dafür ist bei Ibuprofen jedoch niedriger als bei Azetylsalizylsäure.
Um die im Rahmen einer Erkältung auftretenden Kopf- und Gliederschmerzen zu lindern und hohes Fieber zu senken, ist Ibuprofen geeignet. Diesen Zweck erfüllen auch die üblicherweise als Schmerzmittel eingesetzten Ibuprofen-Präparate. Die vergleichsweise teurere Zubereitung für Erkältungen ist nicht nötig. Das Brausegranulat ist leicht einzunehmen und wirkt möglicherweise etwas rascher als eine normale Tablette.

Anwendung

Sie lösen das Granulat in einem Glas Wasser auf und trinken es. Ein bis zwei Beutel Brausegranulat reichen meist aus, um die Beschwerden zu lindern. Mehr als sechs Beutel täglich sollten Sie nicht einnehmen. Wenn Sie einen empfindlichen Magen haben, sollten Sie das Mittel zum oder nach dem Essen einnehmen.

Achtung

Gegenanzeigen

Unter folgenden Bedingungen dürfen Sie das Mittel nicht einnehmen:

- Sie haben oder hatten nach der Einnahme von NSAR schon einmal ein Magen- oder Zwölffingerdarmgeschwür oder Blutungen im Magen-Darm-Trakt.
- Nach der Anwendung von Azetylsalizylsäure oder Mitteln mit vergleichbarer Wirkung haben Sie bereits einmal einen Asthmaanfall erlitten, allergische Hautreaktionen oder einen allergischen Schnupfen gehabt. Dann sind bei der Anwendung von Ibuprofen die gleichen Reaktionen zu befürchten.
- Ihre Blutbildung ist gestört oder Sie haben ungeklärte Blutungen.
- Sie haben eine schwere, chronisch-entzündliche Darmerkrankung (Colitis ulcerosa, Morbus Crohn).
- Sie haben eine ausgeprägte Herzschwäche, die medikamentös nicht ausreichend behandelt ist.
- Sie haben eine schwere Leber- oder Nierenfunktionsstörung.

Unter folgenden Bedingungen sollten Sie Ibuprofen nur nach Rücksprache mit einem Arzt einsetzen, wenn dieser Nutzen und Risiken der Anwendung sorgfältig abgewogen hat:

- Es besteht ein erhöhtes Risiko für ein Magen- oder Zwölffingerdarmgeschwür (z. B. wenn Sie schon einmal ein Geschwür hatten).
- Sie hatten früher eine entzündliche Darmerkrankung (Colitis ulcerosa, Morbus Crohn).
- Ihr Blutdruck ist erhöht.
- Es besteht eine Herzschwäche, oder Sie haben Flüssigkeitsansammlungen im Gewebe. Da sich durch Ibuprofen die Nierenfunktion verschlechtern kann, sodass mehr Flüssigkeit im Körper zurückbleibt, kann sich beides verschlimmern.
- Sie hatten gerade eine größere Operation.
- Sie haben Heuschnupfen, Nasenpolypen, eine chronische Entzündung der Nasenschleimhaut oder eine chronisch-obstruktive Erkrankung der Atemwege (COPD). Dann besteht ein erhöhtes Risiko, dass Sie auf Ibuprofen allergisch reagieren, was sich als Hautausschlag oder Asthmaanfall bemerkbar macht.

Wechselwirkungen mit Medikamenten

Wenn Sie noch andere Medikamente einnehmen, ist zu beachten:

- Ibuprofen sollten Sie nicht zusammen mit einer anderen Substanz aus der Gruppe der NSAR einnehmen, wie zum Beispiel Celecoxib, Etoricoxib, Ibuprofen oder Azetylsalizylsäure (alle bei Schmerzen, Fieber, Gelenkbeschwerden). Wenn Sie Ibuprofen mit Azetylsalizylsäure kombinieren, genügt bereits eine Dosierung von mehr als 100 Milligramm am Tag, um das Risiko für Magen- und Zwölffingerdarmgeschwüre und für dadurch bedingte Blutungen ansteigen zu lassen. Das Risiko, dass Sie unbeabsichtigt diese Mittel miteinander kombinieren, ist bei Erkältung besonders groß, weil ASS oder andere Wirkstoffe aus der Gruppe der NSAR in manchen Grippemitteln oder Lutschtabletten gegen Halsschmerzen enthalten sind.
- Wenn Sie gleichzeitig kortisonhaltige Mittel einnehmen (bei Entzündungen, Immunreaktionen), vergrößert sich das Risiko von Magen- oder Darmgeschwüren und -blutungen erheblich.
- Wenn Sie Ibuprofen zusammen mit selektiven Serotonin-Wiederaufnahmehemmern (sogenannte

SSRI mit Wirkstoffen wie Citalopram, Fluoxetin, Paroxetin, Sertralin, alle bei Depressionen) einnehmen, steigt das Risiko für eine Magenblutung.

- Wenn Sie aufgrund eines hohen Blutdrucks ACE-Hemmer, Sartane oder kaliumsparende Diuretika einnehmen, ist zu beachten, dass *Dolormin compact* Kalium enthält. Die Kaliumspiegel können dann zu hoch ansteigen, was Magenbeschwerden und Durchfall zur Folge haben kann.
- Ibuprofen schwächt die Wirkung von harntreibenden Mitteln (Diuretika), insbesondere die der stark wirkenden Substanzen Furosemid, Piretanid und Torasemid. Auch hemmt es die Ausscheidung von Kalium, wodurch der Kaliumgehalt des Blutes gefährlich ansteigen kann. Anzeichen dafür sind Müdigkeit bis zur Apathie, Muskelschwäche und Herzrhythmusstörungen.

Die folgenden Wechselwirkungen sind nur relevant, wenn Sie Ibuprofen länger als drei bis vier Tage ohne Rücksprache mit einem Arzt einnehmen:

- Ibuprofen schwächt die Wirkung aller blutdrucksenkenden Arzneimittel (Betablocker, ACE-Hemmer, Sartane, Diuretika). Auch steigt das Risiko, dass sich eine Nierenfunktionsstörung ausbildet.
- Wenn Sie Lithium einnehmen (bei manisch-depressiver Erkrankung), Digoxin (bei Herzschwäche) oder Phenytoin (bei Epilepsien) und zusätzlich noch Ibuprofen, können die Blutspiegel der anderen Medikamente so ansteigen, dass erhebliche unerwünschte Wirkungen eintreten.
- Wenn Sie Ibuprofen zusammen mit Ciclosporin (bei rheumatoider Arthritis), Tacrolimus (nach Organtransplantationen) oder Methotrexat (bei rheumatoider Arthritis, Psoriasis, Krebs) anwenden, kann sich die Giftigkeit dieser Medikamente verstärken.
- Ibuprofen kann die gerinnungshemmende Wirkung von Azetylsalizylsäure in einer Dosis von 100–300 Milligramm täglich (bei koronarer Herzkrankheit) beeinträchtigen und so die Schutzwirkung auf Herz und Kreislauf verringern. Wird die gemeinsame Einnahme längere Zeit beibehalten, sollte Ibuprofen frühestens eine halbe Stunde nach der Einnahme von Azetylsalizylsäure angewendet werden oder mindestens acht Stunden vorher.

▶ Unbedingt beachten

Ibuprofen kann die Wirkung der gerinnungshemmenden Mittel Phenprocoumon und Warfarin sowie von Clopidogrel und Tiklopidin, die bei erhöhter Thrombosegefahr als Tabletten eingenommen werden, verstärken. Dadurch erhöht sich das Risiko für innere Blutungen. Näheres hierzu finden Sie unter »Mittel zur Blutverdünnung:verstärkte Wirkung« (→ Seite 11).

Wechselwirkungen mit Speisen und Getränken

Es wird vermutet, dass eine größere Menge oder regelmäßiger Konsum von Alkohol die unerwünschten Wirkungen von Ibuprofen auf den Magen verstärken kann. Dann steigt das Risiko für Magen- und Zwölffingerdarmgeschwüre und Blutungen.

Unerwünschte Wirkungen

Wie häufig unerwünschte Wirkungen auftreten, hängt davon ab, in welcher Dosierung und wie lange Sie Ibuprofen einnehmen. Tun Sie das nur für kurze Zeit im Rahmen einer Erkältung, treten unerwünschte Wirkungen nur selten auf.

▶ Keine Maßnahmen erforderlich

Bei mehr als 1 von 100 Behandelten kommt es zu Magenbeschwerden mit Übelkeit und Sodbrennen oder zu Bauchschmerzen, Blähungen, Völlegefühl und Durchfall. Diese Beschwerden vergehen, wenn Sie das Medikament absetzen.

▶ Muss beobachtet werden

Bei bis zu 1 von 100 Behandelten treten Magengeschwüre auf, die mit oder ohne Schmerzen einhergehen können. Je nachdem, wie stark die Beschwerden sind, sollten Sie sich umgehend oder im Laufe des nächsten Tages an einen Arzt wenden.

Wenn die Mittel die Magenschleimhaut schädigen, kann es aus solchen »Wunden« immer mal wieder bluten. Das geronnene Blut verfärbt den Stuhl auffällig dunkel. Dann sollten Sie möglichst bald einen Arzt aufsuchen.

Etwa jeder Zehnte merkt jedoch nichts von diesem anhaltenden geringfügigen Blutverlust. Dann kann sich im Lauf der Zeit eine Blutarmut ausbilden. Sie äußert sich mit Konzentrationsschwäche, Kopfschmerzen, rascher Ermüdbarkeit, eventuell auch rauer und rissiger Haut sowie brüchigen Nägeln. Bei solchen Symptomen sollten Sie einen Arzt aufsuchen.

In Einzelfällen kann sich eine Herzschwäche oder ein Nierenschaden entwickeln. Ein Zeichen dafür können geschwollene Beine sein. Bei diesem Symptom sollten Sie sich an einen Arzt wenden.

Es können Ohrgeräusche und Schwindel auftreten. Kommt dies wiederholt vor oder verschlimmern sich die Symptome, sollten Sie einen Arzt aufsuchen.

Ibuprofen kann die Blutbildung beeinträchtigen. Wenn Sie auffallend müde und abgeschlagen sind, obwohl die Erkältung schon vorbei sein müsste, sollten Sie einen Arzt aufsuchen.

Wenn die Haut sich verstärkt rötet und juckt, reagieren Sie vermutlich allergisch auf das Mittel. Dann sollten Sie es absetzen. Sind die Hauterscheinungen (→ Seite 14) einige Tage später nicht deutlich abgeklungen, sollten Sie einen Arzt aufsuchen.
Ibuprofen kann die Leber (→ Seite 15) schädigen. Treten Übelkeit, Erbrechen und/oder dunkel gefärbter Urin auf und ist der Stuhl auffällig hell, sollten Sie einen Arzt aufsuchen.

▶ Sofort zum Arzt

Vereinzelt setzt Minuten bis Stunden nach der ersten Einnahme von Ibuprofen eine schwere allergische Reaktion (→ Seite 14) ein. Die Symptome dafür sind starker Hautausschlag, Anschwellen der Kehlkopfschleimhaut, Atemnot, Absinken des Blutdrucks (Schwindel, Schwarzwerden vor den Augen), Herzjagen, Schock. Rufen Sie dann sofort den Notarzt (Telefon 112).
In Einzelfällen kann es aus einem Magen- oder Zwölffingerdarmgeschwür bluten, oder das Geschwür kann die Magen- oder Darmwand durchbrechen. Anzeichen dafür sind plötzliche Bauchschmerzen, die in den Rücken ausstrahlen. Auch kann es vorkommen, dass Sie Blut erbrechen. Dann sollten Sie ebenfalls sofort den Notarzt (Telefon 112) rufen.

Hinweise

Für Kinder und Jugendliche unter 18 Jahren

Kinder unter sechs Jahren sollten das Mittel nicht bekommen. Ibuprofen gibt es auch in kindgerechter Dosierung. Entsprechende Präparate finden Sie im Kapitel »Schmerzen, Fieber« unter »NSAR« (→ Seite 592).
Kinder von sechs bis neun Jahre erhalten einen bis maximal drei Beutel täglich, Kinder von zehn bis zwölf Jahre einen bis maximal vier Beutel täglich, bei Kindern bis 14 Jahre kann die Dosis auf höchstens fünf Beutel täglich erhöht werden. Jugendliche über 14 Jahre erhalten die Erwachsenendosis.

Für Schwangerschaft und Stillzeit

Für die Anwendung von Ibuprofen während der Schwangerschaft liegen zahlreiche Daten vor. Daraus kann abgeleitet werden, dass die Einnahme des Mittels während der ersten sechs Schwangerschaftsmonate für kurze Zeit vertretbar ist, wenn andere Maßnahmen nicht ausreichen, um die Erkältungssymptome zu lindern. Im letzten Schwangerschaftsdrittel dürfen Sie das Mittel jedoch nicht anwenden, weil sich dann beim Kind die Verbindung zwischen Körper- und Lungenschlagader vorzeitig schließen kann, was den Kreislauf des Kindes zu stark belasten würde. Auch kann sich bei der Schwangeren vermehrt Wasser im Gewebe einlagern. Außerdem kann Ibuprofen die Wehen hemmen und so die Geburt verzögern.

Für ältere Menschen

Sie sollten Ibuprofen besonders zurückhaltend einsetzen, weil unerwünschte Wirkungen, vor allem die Magen-Darm-Beschwerden, häufiger vorkommen können und nicht selten schwerwiegender sind als bei jüngeren Menschen.

Parazetamol

Contac Erkältungs-Trunk, Grippostad Heißgetränk

Parazetamol wirkt nachgewiesenermaßen schmerzlindernd und fiebersenkend und ist zur Behandlung dieser Symptome geeignet. Bei Erkältungen ist es jedoch selten erforderlich, das Fieber zu senken – normalerweise steigt es nicht über 39 °C an. Fieber bis 39 °C ist auch bei Erwachsenen nicht besorgniserregend und muss nicht medikamentös gesenkt werden, weil es dazu beiträgt, dass der Virusinfekt vom Abwehrsystem gut bekämpft werden kann.
Auf den Verlauf der Erkältung hat das Mittel keinen Einfluss.

Anwendung

Sie lösen einen Beutel mit Parazetamol-Pulver in einem Glas heißem (bei *Grippostad Heißgetränk*) oder kaltem Wasser (bei *Contac Erkältungs-Trunk*) auf und trinken die Flüssigkeit. Nehmen Sie das Mittel am besten vor dem Essen ein, weil die Wirkung sonst verzögert eintritt. Mehr als sechs Beutel täglich sollten Sie nicht einnehmen.
Bei Parazetamol liegen die Menge, die zur vollen Wirkung notwendig ist, und die, ab der es giftig wirkt, sehr nahe beieinander. Halten Sie sich deshalb unbedingt an die Dosierungsempfehlungen. Hinweise zur Vermeidung einer Überdosierung finden Sie unter »Parazetamol-Vergiftung« (→ Seite 596).

Achtung

Die Einnahme von Parazetamol – insbesondere in Kombination mit Koffein – über sehr lange Zeit und in einer Menge, die die Höchstdosis von 4 Gramm pro Tag überschreitet, birgt das Risiko, dass Dauerkopfschmerzen entstehen. Auch das Risiko für unerwünschte Wirkungen, insbesondere für schwere Schäden an den Nieren, steigt.
Bei einer gestörten Leberfunktion, wie sie zum Beispiel bei Alkoholmissbrauch oder Leberentzündun-

gen vorkommt, wird Parazetamol nur langsam abgebaut. Dann kann eine sonst ungefährliche Dosis bereits Vergiftungserscheinungen hervorrufen. Hinweise zur Vermeidung einer Überdosierung finden Sie unter »Parazetamol-Vergiftung« (→ Seite 596).

Gegenanzeigen

Wenn Ihre Leberfunktion stark eingeschränkt ist, dürfen Sie Parazetamol nicht einnehmen.

Wechselwirkungen mit Medikamenten

Folgende Medikamente können die Leber für die Giftwirkung von Parazetamol empfindlicher machen: Phenobarbital, Phenytoin und Carbamazepin (alle bei Epilepsien), Isoniazid und Rifampizin (bei Tuberkulose).

Wechselwirkungen mit Speisen und Getränken

Wenn Sie häufig mehr als drei Gläser alkoholhaltiger Getränke am Tag trinken, kann die Leber bereits empfindlicher für die Giftwirkung von Parazetamol sein. Sie sollten dann besser ein anderes Schmerz- oder Fiebermittel wählen und weniger Alkohol trinken.

Unerwünschte Wirkungen

▶ **Keine Maßnahmen erforderlich**

Bei Fieber verstärkt Parazetamol das Schwitzen.
Magenschmerzen, Aufstoßen, Übelkeit und Durchfall (bei mehr als 10 von 100 Behandelten) sind harmlos und vergehen, wenn das Mittel nicht mehr eingenommen wird.

▶ **Muss beobachtet werden**

Wenn die Haut sich verstärkt rötet und juckt, reagieren Sie vermutlich allergisch auf das Mittel. Dann sollten Sie es absetzen. Sind die Hauterscheinungen (→ Seite 14) einige Tage später nicht deutlich abgeklungen, sollten Sie einen Arzt aufsuchen.
Die Mittel können – besonders bei Überdosierung und Daueranwendung – Leberschäden (→ Seite 15) hervorrufen. Treten Übelkeit, Erbrechen und/oder dunkel gefärbter Urin auf und ist der Stuhl auffällig hell, sollten Sie einen Arzt aufsuchen.

▶ **Sofort zum Arzt**

Die Mittel können die Leber (→ Seite 15) auch schwer schädigen. Wenn sich die Haut gelb färbt – möglicherweise begleitet von starkem Juckreiz am ganzen Körper –, sollten Sie sofort einen Arzt aufsuchen.
Anhaltende Nierenschmerzen, eine plötzlich verringerte Urinmenge oder Blut im Urin sollten Sie ebenfalls sofort zum Arzt führen. Es besteht der Verdacht, dass die regelmäßige Einnahme von Parazetamol eine Schmerzmittel-Niere ausgelöst hat, die zum Nierenversagen (→ Seite 15) führen kann. Ab welcher Menge Parazetamol einen solchen Nierenschaden auslöst, ist noch nicht sicher; er wird aber wahrscheinlich, wenn die Nierendurchblutung verringert ist. Das ist vor allem dann der Fall, wenn Parazetamol mit anderen Schmerzmitteln kombiniert oder in einer Menge, die die Höchstdosis überschreitet, eingenommen wird.

Hinweise

Für Kinder und Jugendliche unter 18 Jahren

Kinder fiebern rasch, wenn sie krank sind, und das Fieber steigt oft schnell und recht hoch. Viele Eltern meinen, sie müssten dem sofort entgegenwirken und warten in ihrer Sorge nicht ab, bis das einmal verabreichte Parazetamol gewirkt hat, sondern geben viel zu früh eine weitere Dosis. Dabei dauert es gut eine Stunde, bis die fiebersenkende Wirkung von Parazetamol einsetzt. Sie sollten das Mittel deshalb frühestens nach vier bis sechs Stunden erneut geben.
Die Mittel sind relativ hoch dosiert und sollten nur gegeben werden, wenn das Kind bereits mehr als 40 Kilogramm wiegt. Parazetamol gibt es jedoch auch in kindgerechter Dosierung. Entsprechende Präparate finden Sie im Kapitel »Schmerzen, Fieber« unter »Parazetamol« (→ Seite 596).

Für Schwangerschaft und Stillzeit

Parazetamol können Sie in Schwangerschaft und Stillzeit für kurze Zeit anwenden, wenn eine Schmerzbehandlung notwendig ist oder Fieber dringend gesenkt werden muss. Allerdings kann es während der Schwangerschaft etwas schwächer wirken.

Pflanzliches Mittel: Immunstimulans

Sonnenhut
ECHINACEA-ratiopharm, Echinacea STADA, Echinacin, Esberitox mono

Extrakte aus dem Kraut des Sonnenhuts (Echinacea purpurea) sollen die Schleimhäute gegenüber Krankheitserregern unempfindlicher machen und die Aktivität des Immunsystems anregen, um auf diese Weise Infekten, vor allem Erkältungen, vorzubeugen. Dabei besteht allerdings das Risiko, dass bisher ruhende Prozesse aktiviert werden, bei denen das Abwehrsystem körpereigene Zellen und Gewebe angreift. Schwere chronische Krankheiten, denen solche Autoimmunprozesse zugrunde liegen, könnten dann ausbrechen.
Verschiedene Studien zeigen, dass Echinacea das Immunsystem aktivieren kann – vor allem dann, wenn es noch nicht durch Krankheitsprozesse geschwächt

ist. Es ist also nicht sinnvoll, das Mittel erst dann einzunehmen, wenn die Erkältung schon deutlich spürbar eingesetzt hat, sondern sofort bei den ersten Krankheitsanzeichen (Kribbeln in der Nase, rauer Hals). Die Mittel können dann bei Erwachsenen die Dauer und Schwere einer Erkältung möglicherweise positiv beeinflussen.

Bei Kindern ließ sich dagegen kein klarer Unterschied zwischen Echinacea und einem Scheinmedikament (Placebo) nachweisen. Auch kamen unter einer Behandlung mit Echinacea mehr unerwünschte Wirkungen vor (z. B. Hautausschlag) als in der Vergleichsgruppe.

Echinacea vorbeugend während der gesamten Erkältungssaison einzusetzen, ist nicht sinnvoll, weil nicht ausreichend nachgewiesen ist, dass sich grippale Infekte damit vermeiden lassen.

Insgesamt ist die Datenlage zu Echinacea also recht uneinheitlich. Eine abschließende Bewertung ist deshalb noch nicht möglich. Zur unterstützenden Behandlung von Erkältungen sind Mittel mit Echinacea daher mit Einschränkung geeignet.

Anwendung

Länger als zwei Wochen sollten Sie die Mittel nicht ununterbrochen einnehmen.

Achtung

Einige Mittel (siehe Tabelle) enthalten Alkohol. Personen mit Alkoholproblemen dürfen diese Mittel nicht einnehmen. Auch Leberkranke und Menschen mit Anfallleiden sollten den Alkoholgehalt berücksichtigen. Darüber hinaus kann Alkohol die Wirkung vieler Arzneimittel (z. B. Schlaf- und Beruhigungsmittel, Psychopharmaka, starke Schmerzmittel, einige Mittel bei hohem Blutdruck) verstärken.

Gegenanzeigen

Unter folgenden Bedingungen dürfen Sie die Mittel nicht einnehmen:

- Sie leiden unter einer Autoimmunerkrankung, bei der das Abwehrsystem körpereigene Strukturen angreift, wie zum Beispiel Multiple Sklerose, rheumatoide Arthritis, Kollagenosen (z. B. Lupus erythematodes), Schuppenflechte (Psoriasis).
- Sie haben Tuberkulose, Leukämie, Aids oder sind HIV-infiziert.
- Sie haben eine chronische Viruserkrankung (z. B. Hepatitis).
- Sie reagieren auf Korbblütlergewächse (Kamille, Ringelblume) allergisch. Sonnenhut gehört ebenfalls zu dieser Pflanzengruppe.

Unerwünschte Wirkungen

▶ Muss beobachtet werden

Wenn die Haut sich verstärkt rötet und juckt, reagieren Sie vermutlich allergisch auf das Mittel. Dann sollten Sie es absetzen. Sind die Hauterscheinungen (→ Seite 14) einige Tage später nicht deutlich abgeklungen, sollten Sie einen Arzt aufsuchen.

▶ Sofort zum Arzt

Wenn starker Hautausschlag, Juckreiz, Herzrasen, Atemnot, Schwäche und Schwindel auftreten, müssen Sie die Anwendung sofort abbrechen und unverzüglich den Notarzt (Telefon 112) rufen, weil es sich um eine lebensbedrohliche Allergie (→ Seite 14) handeln kann.

Hinweise

Für Kinder und Jugendliche unter 18 Jahren

Bedenken Sie, dass einige Mittel (siehe Tabelle) Alkohol enthalten. Mittel ohne Alkohol sind vorzuziehen.

Für Schwangerschaft und Stillzeit

Über die Risiken einer Anwendung in Schwangerschaft und Stillzeit gibt es keine ausreichenden Erkenntnisse. Sicherheitshalber sollten Sie die Mittel daher nicht anwenden. Bedenken Sie auch, dass einige Mittel (siehe Tabelle) Alkohol enthalten. Mittel ohne Alkohol sind vorzuziehen.

Kombinationen: »Grippemittel«

Azetylsalizylsäure + Pseudoephedrin
ASPIRIN COMPLEX
Parazetamol + Phenylephrin
Doregrippin
Parazetamol + Doxylamin + Dextromethorphan
WICK MediNait Erkältungssirup mit Honig- und Kamillenaroma
Parazetamol + Norephedrin + Dextromethorphan
WICK DayMed Erkältungs-Kapseln für den Tag
Parazetamol + Chlorphenamin + Koffein + Vitamin C
Grippostad C
Parazetamol + Doxylamin + Ephedrin + Dextromethorphan
WICK MediNait Erkältungssirup für die Nacht
Parazetamol + Phenylephrin + Guaifenesin + Vitamin C
WICK DayMed Erkältungs-Getränk für den Tag

Diese Mittel kombinieren mehrere Wirkstoffe miteinander, die gegen verschiedene Erkältungssymptome helfen sollen.

Azetylsalizylsäure (abgekürzt ASS) und Parazetamol lindern Schmerzen und senken Fieber. Azetylsalizylsäure kann auch Entzündungen dämpfen. Nähere Angaben zur Wirkung von Parazetamol finden Sie unter »Parazetamol« (→ Seite 206) sowie für Azetylsalizylsäure im Kapitel »Schmerzen, Fieber« unter »Azetylsalizylsäure«.

Dextromethorphan bremst den Hustenreiz, was nur erforderlich und sinnvoll ist, wenn der Husten noch nicht »produktiv« ist, also noch kein Schleim abgehustet wird. Mittel mit solchen Wirkstoffen sollten nur zur Nacht eingenommen werden, wenn der Husten den Schlaf beeinträchtigt. Tagsüber können sie das Abhusten bereits gelösten Schleims blockieren, was nicht sinnvoll ist. Weitere Informationen zu diesem Wirkstoff finden Sie im Abschnitt »Husten« unter »Hustenstillende Mittel« (→ Seite 241).

Ephedrin, Norephedrin, Phenylephrin und Pseudoephedrin verengen die Blutgefäße, wodurch die Schleimhaut in den Atemwegen abschwillt und eine durch Schnupfen verstopfte Nase frei wird. Diese Wirkung lässt sich durch Nasentropfen allerdings wesentlich besser, schonender und gezielter erreichen. Werden die Wirkstoffe eingenommen, haben sie meist starke unerwünschte Wirkungen (Herzrasen, Blutdruckanstieg, Unruhe, Nervosität). Diese Risiken stehen in keinem Verhältnis zur möglichen – aber bei Erkältungen nicht ausreichend nachgewiesenen – therapeutischen Wirksamkeit.

Chlorphenamin und Doxylamin sind Antihistaminika, die normalerweise allergische Reaktionen unterdrücken. Diese Mittel unterbinden die Ausschüttung des Gewebehormons Histamin und verhindern dadurch, dass die Schleimhäute anschwellen. Ob das bei einem grippalen Infekt tatsächlich nötig und sinnvoll ist, ist fraglich. Außerdem wird der Schleim in den Bronchien eher zäher als flüssiger, kann also nicht so gut abgehustet werden. Das ist bei Erkältungen eher nachteilig. Beide Wirkstoffe machen zudem müde, was tagsüber sehr störend sein kann und das Reaktionsvermögen beeinträchtigt. Weitere Informationen zu Antihistaminika finden Sie unter »Allergische Erkrankungen« (→ Seite 564).

Guaifenesin erhöht das Schleimvolumen in den Bronchien und soll dadurch festsitzendes Sekret lösen. Im Vergleich zu anderen sekretlösenden Wirkstoffen ist es jedoch weniger gut untersucht. Weitere Informationen zu diesen Substanzen finden Sie im Abschnitt »Husten« unter »Sekretlösende Mittel« (→ Seite 243).

Koffein wirkt anregend und soll die Müdigkeit bekämpfen, die bei Erkältungen ein Signal für das Ruhebedürfnis des Körpers ist. In *Grippostad C* ist es aber wohl vor allem zugefügt, um die müde machende Wirkung des Antihistaminikums Chlorphenamin auszugleichen, was Koffein jedoch nicht zu leisten vermag. Vitamin C wird dem Mittel zugesetzt, um den Verlauf eines schon bestehenden grippalen Infektes abzukürzen. Es ist jedoch nicht belegt, dass dies damit gelingt.

Zusätze von Honig- und Kamillenaroma (in *WICK MediNait Erkältungssirup mit Honig- und Kamillenaroma*) sollen den Anschein erwecken, es handele sich um ein Naturheilmittel. Das ist nicht der Fall. Die Stoffe sind lediglich Aromastoffe und sollen nur den Geschmack beeinflussen.

Alle hier aufgeführten Kombinationspräparate sind nicht sinnvoll zusammengesetzt und zur Behandlung von Erkältungen wenig geeignet. Die Symptome einer Erkältung lassen sich besser mit Hausmitteln oder gezielt mit Einzelsubstanzen bekämpfen.

Anwendung

WICK DayMed Erkältungs-Kapseln für den Tag, WICK MediNait Erkältungs-Saft für die Nacht, WICK MediNait Erkältungssirup mit Honig- und Zitronenaroma: Wenn Mittel mit Dextrometorphan entgegen der Anwendungsempfehlung über einen längeren Zeitraum oder in höherer Dosierung eingenommen werden, besteht die Gefahr, dass sich eine Abhängigkeit entwickelt.

Achtung

WICK DayMed Erkältungs-Kapseln für den Tag, WICK MediNait Erkältungs-Saft für die Nacht, WICK MediNait Erkältungssirup mit Honig- und Zitronenaroma: Das in diesen Mitteln enthaltene Dextromethorphan kann dazu führen, dass ein Test auf illegale Drogen positiv ausfällt. Wenn Sie sich einem solchen Test unterziehen müssen, sollten Sie darauf hinweisen, dass Sie dieses Mittel einnehmen.

ASPIRIN COMPLEX : Während der letzten drei Tage vor einer Zahnbehandlung oder einer geplanten Operation sollten Sie kein ASS einnehmen. Schon eine einzige ASS-Tablette kann die Zeit, bis das Blut gerinnt, erheblich verlängern.

Alle Mittel außer *ASPIRIN COMPLEX*: Bei einer gestörten Leberfunktion, wie sie zum Beispiel bei Alkoholmissbrauch oder Leberentzündungen vorkommt, wird das in den Grippemitteln enthaltene Parazetamol nur langsam abgebaut. Dann kann eine sonst ungefährliche Dosis bereits zu Vergiftungserscheinungen führen. Hinweise zur Vermeidung einer Überdosierung finden Sie unter »Parazetamol-Vergiftung« (→ Seite 596).

WICK MediNait Erkältungs-Saft für die Nacht: Dieses Mittel enthält Alkohol. Personen mit Alkoholproblemen dürfen es nicht einnehmen. Auch Leberkranke und Menschen mit Anfallleiden sollten den Alkoholgehalt berücksichtigen. Darüber hinaus kann Alkohol die Wirkung vieler Arzneimittel (z. B. Schlaf- und Beruhigungsmittel, Psychopharmaka, starke Schmerzmittel, einige Mittel bei hohem Blutdruck) verstärken.

Gegenanzeigen

ASPIRIN COMPLEX, Doregrippin, WICK Daymed Erkältungs-Getränk/Kapseln für den Tag, WICK MediNait Erkältungs-Saft für die Nacht, WICK MediNait Erkältungssirup mit Honig- und Kamillenaroma: Unter folgenden Bedingungen dürfen Sie diese Mittel nicht oder nur nach Rücksprache mit einem Arzt anwenden:

- Ihre Niere ist geschädigt.
- Die Leberfunktion ist erheblich gestört.
- Der Blutdruck ist zu hoch.
- Sie haben eine Herzerkrankung.
- Der Augeninnendruck ist erhöht (Glaukom).
- Sie haben eine Überfunktion der Schilddrüse.
- Sie haben eine vergrößerte Prostata und Probleme beim Wasserlassen.
- Sie sind an Diabetes erkrankt.
- Sie haben einen Tumor im Nebennierenmark (Phäochromozytom).
- Sie haben arterielle Durchblutungsstörungen oder eine Hirnblutung.
- Sie nehmen Medikamente aus der Gruppe der MAO-Hemmer ein (z. B. Tranylcypromin, bei Depressionen).

ASPIRIN COMPLEX dürfen Sie darüber hinaus unter folgenden Bedingungen nicht anwenden:

- Sie haben oder hatten ein Magen- oder Zwölffingerdarmgeschwür.
- Sie neigen zu Blutungen.
- Sie nehmen gerinnungshemmende Medikamente ein.
- Sie haben Asthma.
- Sie neigen zu Allergien.
- Die Nase ist mit Polypen verstopft.
- Sie haben rheumatoide Arthritis, Schuppenflechte (Psoriasis) oder Krebs und schlucken oder spritzen den Wirkstoff Methotrexat in einer Dosierung von mehr als 15 Milligramm pro Woche.

WICK Daymed Erkältungs-Getränk/Kapseln für den Tag, WICK MediNait Erkältungs-Saft für die Nacht und *WICK MediNait Erkältungssirup mit Honig- und Kamillenaroma* dürfen Sie außerdem nicht anwenden, wenn Sie an Asthma erkrankt sind, eine chronisch obstruktive Lungenerkrankung (COPD) oder eine Lungenentzündung haben oder wenn Ihre Atmung anderweitig beeinträchtigt ist.

Grippostad C dürfen Sie unter folgenden Bedingungen nicht einnehmen:

- Ihre Niere ist geschädigt.
- Die Leberfunktion ist erheblich gestört.
- Der Augeninnendruck ist erhöht (Glaukom).
- Sie haben eine vergrößerte Prostata und Probleme beim Wasserlassen.
- Sie haben eine Überfunktion der Schilddrüse.
- Sie haben oder hatten ein Magen- oder Zwölffingerdarmgeschwür.

Wechselwirkungen mit Medikamenten

Wenn Sie noch andere Medikamente nehmen, ist zu beachten:

ASPIRIN COMPLEX Granulat:

- Wird ASS zusammen mit »Rheumamedikamenten« (NSAR) angewendet, wie sie bei Gelenkbeschwerden vielfach eingenommen werden, steigt das Risiko für Schäden am Magen.
- Kortisonhaltige Mittel können bei innerlicher Anwendung die schädliche Wirkung von ASS auf den Magen verstärken. Dadurch steigt das Risiko für Blutungen.
- ASS verstärkt die Wirkung und die Nebenwirkungen von Methotrexat (bei rheumatoider Arthritis, Psoriasis und Krebs).
- Das Gleiche gilt für die gleichzeitige Einnahme von Lithium (bei Depressionen).
- ASS kann die Wirkung von Phenytoin und Valproinsäure (bei Epilepsien) verstärken. Nehmen Sie ASS nur ab und zu ein, ist das Problem gering; dauert die Behandlung länger als ein paar Wochen, steigt das Risiko für unerwünschte Wirkungen der Epilepsiemittel. Eventuell muss der Arzt dann die Konzentration des Epilepsiemittels im Blut bestimmen und die Dosierung entsprechend verringern.
- ASS kann die Wirkung von blutdrucksenkenden Mitteln vermindern.
- Pseudoephedrin kann die Wirkung von Antidepressiva und MAO-Hemmern (z. B. Tranylcypromin, bei Depressionen und Parkinsonkrankheit) verstärken. Dadurch kann der Blutdruck stark ansteigen bis hin zur bedrohlichen hypertensiven Krise. Diese Mittel dürfen Sie deshalb nicht gleichzeitig mit *ASPIRIN COMPLEX* einnehmen (siehe auch Abschnitt »Gegenanzeigen«).
- Der Blutdruck kann auch ansteigen, wenn Sie gleichzeitig Medikamente einnehmen, die wie Pseudoephedrin zur Gruppe der Sympathomimetika ge-

hören: Appetitzügler, Aufputschmittel (Amphetamine) oder Mittel gegen zu niedrigen Blutdruck. Sie sollten beide Wirkstoffe deshalb nicht gleichzeitig einnehmen.

Alle hier genannten Mittel außer *ASPIRIN COMPLEX*: Folgende Medikamente können die Leber für die Giftwirkung von Parazetamol empfindlicher machen: Phenobarbital, Phenytoin und Carbamazepin (bei Epilepsien), Isoniazid und Rifampizin (bei Tuberkulose).

WICK MediNait Erkältungs-Saft für die Nacht, WICK MediNait Erkältungssirup mit Honig- und Kamillenaroma: Wenn Sie diese Mittel gleichzeitig mit Schlaf- und Beruhigungsmitteln einnehmen, kann sich deren dämpfende Wirkung verstärken.

Wenn Sie die Mittel gleichzeitig mit MAO-Hemmern (z. B. Tranylcypromin, bei Depressionen) einnehmen, können sie unruhig und nervös machen bis hin zu starker Erregung, Verwirrtheit und hohem Fieber. Auch der Blutdruck kann bedrohlich ansteigen.

Wenn Sie die Mittel zusammen mit trizyklischen Antidepressiva oder Biperiden (bei Parkinsonkrankheit) einnehmen, können sich deren unerwünschte Wirkungen (Harnverhalt, Sehstörungen, Mundtrockenheit, Gedächtnisstörungen) verstärken. Zu den trizyklischen Antidepressiva gehören Wirkstoffe wie zum Beispiel Amitriptylin, Clomipramin, Doxepin, Imipramin, Nortriptylin, Trimipramin.

Doregrippin: Der Blutdruck kann ansteigen, wenn Sie dieses Mittel gleichzeitig mit reserpinhaltigen Mitteln (z. B. *Modenol, Briserin N*, bei hohem Blutdruck) oder mit trizyklischen Antidepressiva (Wirkstoffe z. B. Amitriptylin, Clomipramin, Doxepin, Imipramin, Nortriptylin, Trimipramin, bei Depressionen) einnehmen.

Grippostad C: In Kombination mit trizyklischen Antidepressiva (z. B. Amitriptylin, Clomipramin, Doxepin, Imipramin, Nortriptylin, Trimipramin) können sich deren unerwünschte Wirkungen (Harnverhalt, Sehstörungen, Mundtrockenheit, Gedächtnisstörungen) verstärken.

Grippostad C, WICK DayMed Erkältungs-Getränk/Kapseln für den Tag, WICK MediNait Erkältungs-Saft für die Nacht: Diese Mittel verstärken die Wirkung von Substanzen, die auf das zentrale Nervensystem anregend wirken, dazu gehören zum Beispiel Theophyllinpräparaten (bei Asthma). Als Folge können innere Unruhe, Nervosität, Händezittern zunehmen und Hyperaktivität auftreten.

▶ Unbedingt beachten

ASPIRIN COMPLEX Granulat: In Kombination mit gerinnungshemmenden Mitteln wie Phenprocoumon und Warfarin (bei erhöhter Thrombosegefahr) verstärkt ASS deren gerinnungshemmende Wirkung. Dadurch erhöht sich das Risiko für innere Blutungen. Diese Wechselwirkung ist von der ASS-Dosierung abhängig. Wenn Sie die genannten Wirkstoffe einnehmen, dürfen Sie daher ASS nicht gleichzeitig anwenden. Näheres hierzu siehe »Mittel zur Blutverdünnung: verstärkte Wirkung« (→ Seite 11).

ASS kann in einer Dosierung von mehr als 1 Gramm pro Tag die Wirkung von Sulfonylharnstoff-Tabletten (bei Typ-2-Diabetes) verstärken. Dann werden Unterzuckerungen wahrscheinlicher. Näheres hierzu siehe »Mittel zur Blutzuckersenkung: verstärkte Wirkung« (→ Seite 11).

Wechselwirkungen mit Speisen und Getränken

ASPIRIN COMPLEX Granulat: Größere Mengen oder regelmäßiger Konsum von Alkohol können die schädliche Wirkung von ASS auf den Magen verstärken. Dann steigt das Risiko für Magen- und Zwölffingerdarmgeschwüre und -blutungen.

Doregrippin, Grippostad C, WICK DayMed Erkältungs-Getränk/Kapseln für den Tag, WICK MediNait Erkältungssirup für die Nacht, WICK MediNait Erkältungssirup mit Honig- und Kamillenaroma: Wenn Sie häufig mehr als drei Gläser alkoholhaltiger Getränke am Tag trinken, kann die Leber bereits auf eine normale Dosierung von Paracetamol empfindlicher reagieren, sodass es zu Vergiftungserscheinungen kommt.

Unerwünschte Wirkungen

Die Einnahme von Azetylsalizylsäure und Parazetamol – insbesondere in Kombination mit Koffein – über längere Zeit und in einer Menge, die die Höchstdosis überschreitet, birgt das Risiko für Dauerkopfschmerzen. Auch das Risiko für unerwünschte Wirkungen, insbesondere das für schwere Schäden an den Nieren, nimmt zu.

ASPIRIN COMPLEX Granulat: Es gelten alle Angaben zu den unerwünschten Wirkungen von Mitteln mit Azetylsalizylsäure (→ Seite 591).

Für alle hier genannten Mittel außer *ASPIRIN COMPLEX* gelten die Angaben zu den unerwünschten Wirkungen von Parazetamol (→ Seite 207).

▶ Keine Maßnahmen erforderlich

WICK DayMed Erkältungs-Kapseln für den Tag, WICK MediNait Erkältungs-Saft für die Nacht, WICK MediNait Erkältungssirup mit Honig- und Kamillenaroma: Gelegentlich können leichte Magen-Darm-Beschwerden mit Übelkeit und Erbrechen auftreten. Außerdem kann es sein, dass Sie etwas müde werden und Ihnen schwindlig wird.

WICK DayMed Erkältungs-Getränk/Kapseln für den Tag: Mundtrockenheit, leichte Schlaflosigkeit, Kopfschmerzen, Schwindelgefühl. Diese Symptome vergehen, wenn Sie die Mittel nicht mehr einnehmen.

Grippostad C, WICK MediNait Erkältungs-Saft für die Nacht, WICK MediNait Erkältungssirup mit Honig- und Kamillenaroma: Der Mund kann trocken werden. Das vergeht wieder, wenn Sie das Mittel nicht mehr einnehmen.

▶ Muss beobachtet werden

Bei Männern mit vergrößerter Prostata können Beschwerden beim Wasserlassen auftreten. Dabei bestehen trotz Harndrangs Schwierigkeiten, die Blase zu entleeren. Wenn solche Beschwerden auftreten, sollten Sie einen Arzt aufsuchen.

ASPIRIN COMPLEX Granulat, Doregrippin, WICK Daymed Erkältungs-Getränk/Kapseln für den Tag, WICK MediNait Erkältungs-Saft für die Nacht: Der Puls kann sich beschleunigen, der Blutdruck ansteigen, wodurch Ihnen unwohl und/oder schwindlig werden kann. Wenn Herzrasen mit einem Ruhepuls von über 100 Schlägen pro Minute auftritt, sollten Sie einen Arzt aufsuchen.

ASPIRIN COMPLEX Granulat: Treten Wahnvorstellungen, Euphorie und Halluzinationen auf, sollten Sie das Mittel absetzen. Bleiben diese Phänomene weiterhin bestehen, sollten Sie einen Arzt aufsuchen.

Grippostad C, WICK MediNait Erkältungs-Saft für die Nacht, WICK MediNait Erkältungssirup mit Honig- und Kamillenaroma: Wenn Sie nur verschwommen sehen können und die »Scharfeinstellung« mit den Augen nicht möglich ist, sollten Sie einen Arzt aufsuchen.

Grippostad C, WICK MediNait Erkältungs-Saft für die Nacht, WICK MediNait Erkältungssirup mit Honig- und Kamillenaroma: Es können Schwindelanfälle auftreten, mit dem Gefühl, dass sich alles dreht, der Boden schwankt und kippt. Wenn sich diese Beschwerden nicht innerhalb von 24 Stunden wieder legen, sich sogar verstärken oder wiederholen, sollten Sie einen Arzt aufsuchen.

▶ Sofort zum Arzt

ASPIRIN COMPLEX, Doregrippin, WICK MediNait Erkältungs-Saft für die Nacht: Wenn Schmerzen hinter dem Brustbein auftreten und von Angstgefühlen, Unruhe, Atemnot, Blässe und Schweißausbruch begleitet sind, sollten Sie umgehend einen Arzt aufsuchen, insbesondere wenn diese Symptome erstmalig auftreten.

Grippostad C, WICK MediNait Erkältungs-Saft für die Nacht, WICK MediNait Erkältungssirup mit Honig- und Kamillenaroma: Gelegentlich kann sich der Augeninnendruck so erhöhen, dass es zu einem Glaukomanfall kommt. Symptome dafür sind gerötete, schmerzende Augen, geweitete Pupillen, die sich bei Lichteinfall nicht mehr verengen, sowie sich hart anfühlende Augäpfel. Dann müssen Sie unverzüglich einen Augenarzt oder die nächste Notfallambulanz aufsuchen. Wird ein solcher akuter Glaukomanfall nicht sofort behandelt, können Sie erblinden.

Bei Männern mit vergrößerter Prostata kann der Harndrang sehr schmerzhaft werden. Wenn es nicht möglich ist, Wasser zu lassen, müssen Sie unverzüglich einen Arzt aufsuchen.

Bei Erregung, Unruhe, Verwirrtheit und auffälligen Stimmungsveränderungen (Euphorie oder Depression im Sinne von »himmelhochjauchzend« oder »zu Tode betrübt«) sowie bei Bewegungsstörungen und Krampfanfällen sollten Sie umgehend einen Arzt aufsuchen. Solche Erregungszustände sind meist auf eine Überdosierung zurückzuführen, bei Kleinkindern treten sie häufiger auf als bei älteren Kindern oder Erwachsenen.

Hinweise

Für Kinder und Jugendliche unter 18 Jahren

Kindern sollten Sie keines der Grippemittel geben, zumal sie alle wenig geeignet sind.

ASPIRIN COMPLEX: Generell gilt, dass Kinder unter zwölf Jahren (in manchen Fällen auch Jugendliche) kein ASS einnehmen sollten, vor allem wenn sie einen Virusinfekt wie Grippe oder Windpocken haben. Dabei besteht das seltene Risiko, dass ASS ein Reye-Syndrom auslöst, bei dem schwere Leber- und Hirnschäden möglich sind. Erstes Symptom ist langanhaltendes Erbrechen; später ist das Kind nur noch schlecht ansprechbar und hat Zustände wie im Delirium (Bewusstseinsstörungen, keine zeitliche und räumliche Orientierung, das Sehen von Trugbildern, Schwitzen, Zittern und Unruhe). Rufen Sie bei solchen Anzeichen sofort den Arzt. Diese Nebenwirkung kann zum Tod führen.

WICK MediNait Erkältungs-Saft für die Nacht: Bedenken Sie, dass dieses Mittel Alkohol enthält. Mittel ohne Alkohol sind vorzuziehen.

Für Schwangerschaft und Stillzeit

Während der Schwangerschaft und Stillzeit sollten Sie keines der Mittel anwenden, dies umso mehr, da sie alle wenig geeignet sind.

Für ältere Menschen

ASPIRIN COMPLEX: Bei Menschen über 60 Jahre ist das Risiko für Magen-Darm-Blutungen besonders groß. Bei jedem zweiten über 70-Jährigen wird Azetylsalizylsäure verzögert abgebaut und ausgeschieden. Für diese Personen genügt eine geringere Dosis; andernfalls müssen sie mit vermehrten und schwereren unerwünschten Wirkungen rechnen. Da aber kaum jemand weiß, ob er zu diesem Personenkreis gehört, empfiehlt es sich für ältere Menschen, von Azetylsalizylsäure generell eine geringere Dosis einzunehmen oder ein magenverträglicheres Schmerzmittel zu wählen.

Ältere Menschen können darüber hinaus auf das in *ASPIRIN COMPLEX* enthaltene Pseudoephedrin besonders empfindlich reagieren, was sich mit verstärkter Unruhe und Nervosität zeigt.

Grippostad C, WICK MediNait Erkältungs-Saft für die Nacht, WICK MediNait Erkältungssirup mit Honig- und Kamillenaroma: Diese Mittel können die geistige Leistungsfähigkeit beeinträchtigen, insbesondere bei Daueranwendung. Wenn Sie langsamer reagieren als früher und Ihre Aufmerksamkeit oder Ihr Gedächtnis nachlassen, sollten Sie mit einem Arzt sprechen. Wenn Sie das Mittel absetzen, verschwinden diese Störungen wieder.

Zur Verkehrstüchtigkeit

ASPIRIN COMPLEX Granulat: Das Mittel kann die Reaktionsfähigkeit beeinträchtigen, vor allem bei gleichzeitigem Alkoholkonsum. Sie sollten deshalb kein Fahrzeug lenken, keine Maschinen bedienen oder Arbeiten ohne sicheren Halt verrichten.

Grippostad C, WICK MediNait: Die in diesen Mitteln enthaltenen müde machenden Antihistaminika können Ihre Reaktionsfähigkeit beeinträchtigen. Wenn Sie diese Präparate einnehmen, sollten Sie kein Fahrzeug lenken und keine Maschinen bedienen und keine Arbeiten ohne sicheren Halt verrichten.

Pflanzenkombination: Immunstimulans

Lebensbaum + Sonnenhut + Wilder Indigo
Esberitox

Lebensbaum (Thuja occidentalis) enthält ätherisches Öl sowie Gerbstoffe und Harze, die schweiß- und wassertreibend wirken. Extrakte aus Sonnenhut (Echinacea) sollen das Abwehrsystem aktivieren. Wilder Indigo soll die Schleimhäute unempfindlicher gegenüber Krankheitserregern machen. Es liegen jedoch keine klinischen Studien vor, die die therapeutische Wirksamkeit der Einzelbestandteile sowie der Pflanzenkombination ausreichend nachweisen. Das Mittel gilt deshalb als »wenig geeignet«.

Achtung

Gegenanzeigen

Unter folgenden Bedingungen dürfen Sie das Mittel nicht einnehmen:

- Sie leiden unter einer Autoimmunerkrankung, bei der das Abwehrsystem körpereigene Strukturen angreift, wie zum Beispiel multiple Sklerose, rheumatoide Arthritis, Kollagenosen (zum Beispiel Lupus erythematodes), Schuppenflechte (Psoriasis).
- Sie haben Tuberkulose, Leukämie, Aids oder sind HIV-infiziert.
- Sie haben eine chronische Viruserkrankung (z. B. Hepatitis).
- Sie reagieren auf Korbblütlergewächse (Kamille, Ringelblume) allergisch. Sonnenhut gehört ebenfalls zu dieser Pflanzengruppe.

Unerwünschte Wirkungen

▶ **Muss beobachtet werden**

Wenn die Haut sich rötet und juckt, reagieren Sie vermutlich allergisch auf das Mittel. Dann sollten Sie es absetzen. Sind die Hauterscheinungen (→ Seite 14) einige Tage später nicht deutlich abgeklungen, sollten Sie einen Arzt aufsuchen.

▶ **Sofort zum Arzt**

Wenn starker Hautausschlag, Juckreiz, Herzrasen, Atemnot, Schwäche und Schwindel auftreten, müssen Sie die Anwendung sofort abbrechen und unverzüglich den Notarzt (Telefon 112) rufen, weil es sich um eine lebensbedrohliche Allergie (→ Seite 14) handeln kann.

Hinweise

Für Kinder und Jugendliche unter 18 Jahren

Da unbekannt ist, ob und wie sich die Einnahme von *Esberitox* auf das sich entwickelnde Immunsystem von Kindern auswirkt, sollten Sie Kinder unter vier Jahren nicht damit behandeln.

Für Schwangerschaft und Stillzeit

Für die Anwendung in Schwangerschaft und Stillzeit liegen keine ausreichenden Erfahrungen vor. Sicherheitshalber sollten Sie auf die Einnahme verzichten.

Pflanzenkombinationen

Kapuzinerkresse + Meerrettichwurzel
ANGOCIN

Eichenrinde + Eibisch + Kamillenblüten + Löwenzahn + Schafgarbe + Schachtelhalm + Walnussblätter
Imupret

Kapuzinerkresse und Meerrettich enthalten Senföle. Nach der Einnahme werden die Senföle über die Lunge wieder ausgeatmet und sollen dabei keimtötend wirken. Die therapeutische Wirksamkeit ist jedoch nicht ausreichend nachgewiesen, *ANGOCIN* bei Erkältungen deshalb wenig geeignet.

Die sieben verschiedenen Pflanzenextrakte in *Imupret* sollen die Abwehrkraft steigern, Hustenreiz lindern und die Entzündungen im Rahmen der Erkältung dämpfen. Zumindest für die Extrakte aus Löwenzahn, Schafgarbe und Schachtelhalm liegen keine Hinweise vor, dass sie sich bei Erkältungen positiv auswirken können. Auch gelten Mittel mit mehr als drei Komponenten, als nicht sinnvoll zusammengesetzt. Aus diesen Gründen und weil keine klinischen Studien vorliegen, die die therapeutische Wirksamkeit ausreichend nachweisen, ist *Imupret* bei Erkältungen wenig geeignet.

Achtung

Imupret Tropfen: Dieses Mittel enthält Alkohol. Personen mit Alkoholproblemen dürfen es nicht einnehmen. Auch Leberkranke und Menschen mit Anfallleiden sollten den Alkoholgehalt berücksichtigen. Darüber hinaus kann Alkohol die Wirkung vieler Arzneimittel (z. B. Schlaf- und Beruhigungsmittel, Psychopharmaka, starke Schmerzmittel, einige Mittel bei hohem Blutdruck) verstärken..

Gegenanzeigen

ANGOCIN: Wenn Sie eine akute Nierenentzündung oder ein Magen- oder Zwölffingerdarmgeschwür haben, dürfen Sie das Mittel nicht anwenden.

Imupret: Wenn Sie auf Korbblütlergewächse allergisch reagieren, dürfen Sie dieses Mittel nicht einnehmen, weil Kamille, Löwenzahn und Schafgarbe ebenfalls zu dieser Pflanzengruppe gehören.

Unerwünschte Wirkungen

▶ Keine Maßnahmen erforderlich

ANGOCIN: Es können Verdauungsstörungen auftreten, insbesondere wenn Sie einen empfindlichen Magen oder Darm haben. Dann sollten Sie die Dosis verringern oder das Mittel ganz absetzen.

▶ Muss beobachtet werden

Imupret: Wenn die Haut sich verstärkt rötet und juckt, reagieren Sie vermutlich allergisch auf das Mittel. Dann sollten Sie es absetzen. Sind die Hauterscheinungen (→ Seite 14) einige Tage später nicht deutlich abgeklungen, sollten Sie einen Arzt aufsuchen.

Hinweise

Für Kinder und Jugendliche unter 18 Jahren

ANGOCIN: Für die Anwendung bei Kindern unter sechs Jahren liegen keine ausreichenden Erfahrungen vor. Bei ihnen sollten Sie das Mittel deshalb sicherheitshalber nicht anwenden.

Imupret Tropfen: Bedenken Sie, dass dieses Mittel Alkohol enthält. Mittel ohne Alkohol sind vorzuziehen.

Für Schwangerschaft und Stillzeit

Mangels Erfahrungen sollten Sie beide Mittel nicht anwenden. Bedenken Sie auch, dass *Imupret Tropfen* Alkohol enthalten. Mittel ohne Alkohol sind vorzuziehen.

Ätherische Öle zum Einreiben und Inhalieren

Cineol
  Soledum Balsam
Eukalyptusöl + Fichtennadelöl
  Babix-Inhalat
Eukalyptusöl + Kiefernnadelöl
  Eucabal, Pinimenthol Erkältungsbalsam mild, Pinimenthol Erkältungsinhalat, Sanopinwern, Transpulmin Erkältungsbalsam für Kinder
Kampfer + Menthol
  WICK Inhalierstift
Cineol + Kampfer + Menthol
  Transpulmin Erkältungsbalsam
Eukalyptusöl + Fichtennadelöl + Pfefferminzöl
  Bronchoforton Salbe/Inhalator
Eukalyptusöl + Kiefernnadelöl + Menthol
  Pinimenthol
Eukalyptusöl + Kampfer + Menthol + Terpentinöl
  WICK VapoRub
Eukalyptusöl + Kampfer + Koniferenöl + Sternanisöl + Thymianöl + Thymol
  Pulmotin
Kajeputöl + Kampfer + Menthol + Nelkenöl + Pfefferminzöl
  Tiger Balm weiß

Die in diesen Präparaten enthaltenen leicht flüchtigen ätherischen Pflanzenöle regen die Tätigkeit der Flimmerhärchen in der Nasen- und Bronchialschleimhaut an. Sie setzen die Oberflächenspannung in den Lungenbläschen herab, was dazu führen kann, dass Sauerstoff und Kohlendioxid besser ausgetauscht und Schleim leichter abtransportiert wird. Werden die Mittel auf die Haut aufgetragen oder in heißem Wasser gelöst, verdunsten die ätherischen

Öle rasch und reichern sich in der Raumluft an. Bei Erkältungen, vor allem bei Schnupfen und Husten, kann dies das Atmen erleichtern. Auf den Verlauf der Erkältung haben diese Mittel ansonsten keinen Einfluss.

Die meisten dieser Mittel sind bei Erkältungen mit Einschränkung geeignet. Die bislang vorliegenden Studien reichen noch nicht aus, um den therapeutischen Stellenwert abschließend zu bestimmen. Mehr als drei Komponenten sollten die Mittel nicht enthalten. Mittel mit mehr als drei ätherischen Ölen sind deshalb wenig geeignet.

Anwendung

Sie reiben morgens und abends oder nach Bedarf eine kirschgroße Portion Salbe auf Brust und Rücken. Ziehen Sie ein Baumwoll-T-Shirt und einen Wollpulli darüber oder wickeln Sie einen Wollschal um den Oberkörper, um ihn gut warm zu halten.

Zum Inhalieren lösen Sie das Mittel in heißem Wasser oder geben die Tropfen in ein Inhalationsgerät.

Achtung

Pulmotin, Tiger Balm weiß, Transpulmin Erkältungsbalsam, WICK Inhalierstift, WICK VapoRub: Diese Mittel enthalten Kampfer. Achten Sie strikt darauf, dass sie für Kinderhände unerreichbar aufbewahrt werden. Kampfer kann bei versehentlicher Einnahme in großen Mengen schwere Nervenschäden bis hin zu Krampfanfällen und Koma auslösen.

Transpulmin: Dieses Mittel enthält als Konservierungsmittel Parabene. Wenn Sie auf Parastoffe (→ Seite 551) allergisch reagieren, dürfen Sie es nicht anwenden.

Gegenanzeigen

Wenn Sie Asthma oder andere Atemwegserkrankungen haben (z. B. Keuchhusten, Pseudokrupp), dürfen Sie diese Mittel nicht anwenden, weil die ätherischen Öle die Bronchialschleimhaut so stark reizen können, dass Atembeschwerden bis hin zu einem Asthmaanfall auftreten können.

Unerwünschte Wirkungen

▶ Keine Maßnahmen erforderlich

Die Haut kann sich röten und jucken. Die Schleimhäute können durch das Einatmen der ätherischen Öle gereizt werden, sodass Hustenreiz auftritt.

▶ Muss beobachtet werden

Wenn die Haut sich verstärkt rötet und juckt, reagieren Sie vermutlich allergisch auf das Mittel. Dann sollten Sie es absetzen. Sind die Hauterscheinungen (→ Seite 14) einige Tage später nicht deutlich abgeklungen, sollten Sie einen Arzt aufsuchen.

Hinweise

Für Kinder und Jugendliche unter 18 Jahren

Bei Säuglingen und Kleinkindern sind in ganz seltenen Fällen Überempfindlichkeitsreaktionen beobachtet worden. Anzeichen dafür sind beschleunigter Puls, beeinträchtigte Atmung und Krampfneigung. Wenn Sie solche Symptome bei Ihrem Kind feststellen, sollten Sie das Mittel nicht weiter anwenden und unverzüglich einen Arzt aufsuchen.

Bei Kindern genügt eine erbsengroße Portion Salbe.

Cineol-, Eukalyptusöl-, Kampfer-, Pfefferminzöl- und mentholhaltige Präparate dürfen Sie bei Säuglingen und Kleinkindern unter zwei Jahren keinesfalls im Bereich von Nase und Mund anwenden, weil sie Verkrampfungen der Stimmritze, des Kehlkopfs und der Atemwege und damit eine lebensbedrohliche Atemnot auslösen können. Deshalb dürfen Kinder mit den Mitteln auch nicht inhalieren.

Erkältungsbäder

Eukalyptusöl
- **Pinimenthol Erkältungsbad für Kinder**

Eukalyptusöl + Kampfer
- **Kneipp Erkältungsbad Spezial**

Eukalyptusöl + Kampfer + Menthol
- **Pinimenthol Erkältungsbad**

Die in diesen Präparaten enthaltenen leicht flüchtigen ätherischen Pflanzenöle regen die Tätigkeit der Flimmerhärchen in der Nasen- und Bronchialschleimhaut an, wodurch die Selbstreinigungskraft von Nase und Atemwegen steigt. Sie setzen die Oberflächenspannung in den Lungenbläschen herab, was dazu beitragen kann, dass Schleim leichter abtransportiert wird.

Im heißen Badewasser gelöst verdunsten die Öle rasch und reichern sich in der Atemluft an. Außerdem werden sie über die gesamte Hautoberfläche aufgenommen. Bei Erkältungen, vor allem bei Schnupfen und Husten, können sie das Atmen erleichtern und sind zur unterstützenden Behandlung mit Einschränkung geeignet. Auf den Verlauf der Erkältung haben diese Mittel ansonsten keinen Einfluss.

Anwendung

Länger als 20 Minuten sollten Sie sich nicht im Wasser aufhalten.

Achtung

Kneipp Erkältungsbad Spezial, Pinimenthol Erkältungsbad: Diese Badezusätze enthalten Kampfer. Achten Sie strikt darauf, dass diese Präparate für Kinderhände unerreichbar aufbewahrt werden. Kampfer kann bei versehentlicher Einnahme in großen Mengen schwere Nervenschäden bis hin zu Krampfanfällen und Koma auslösen.

Gegenanzeigen

Wenn Sie Asthma oder andere Atemwegserkrankungen haben (bei Kindern z. B. Keuchhusten, Pseudokrupp), dürfen Sie Erkältungsbäder mit ätherischen Ölen nicht anwenden, weil die Öle die Bronchialschleimhaut so stark reizen können, dass Atembeschwerden bis hin zu einem Asthmaanfall auftreten können.

Unter folgenden Bedingungen sollten Sie die Bäder nur anwenden, wenn ein Arzt Nutzen und Risiken sorgfältig abgewogen hat:

- Große Teile der Haut sind verletzt.
- Es besteht eine akute Hautkrankheit.
- Sie oder das Kind haben einen schweren fieberhaften Infekt.
- Sie haben eine Herzschwäche.
- Der Blutdruck ist zu hoch.

Unerwünschte Wirkungen

▶ Muss beobachtet werden

Ätherische Öle in der Atemluft können die Atemwege reizen und Husten oder Atemnot bis hin zum Asthmaanfall auslösen.

Wenn die Haut sich verstärkt rötet und juckt, reagieren Sie vermutlich allergisch auf das Mittel. Dann sollten Sie es absetzen. Sind die Hauterscheinungen (→ Seite 14) einige Tage später nicht deutlich abgeklungen, sollten Sie einen Arzt aufsuchen.

Hinweise

Für Kinder und Jugendliche unter 18 Jahren

Bäder mit ätherischen Ölen dürfen Sie bei Säuglingen und Kleinkindern unter zwei Jahren nicht anwenden, weil die ätherischen Öle Verkrampfungen der Stimmritze, des Kehlkopfs und der Atemwege und damit eine lebensbedrohliche Atemnot auslösen können. Bei größeren Kindern ist die Anwendung vertretbar, da die Konzentration der ätherischen Öle in der Badezimmerluft relativ gering ist.

Für Schwangerschaft und Stillzeit

In der Schwangerschaft sollten Sie die Bäder wegen der kreislaufbelastenden Wirkung nur nach Rücksprache mit einem Arzt anwenden.

Erkältungstees

Lindenblüten
H&S Lindenblüten, Sidroga Lindenblüten
Lindenblüten + Weidenrinde
Bad Heilbrunner Erkältungs Tee N
Holunderblüten + Lindenblüten + Mädesüß
Sidroga Erkältungstee N
Holunderblüten + Lindenblüten + Thymian
H&S Erkältungstee

Lindenblüten wirken schweißtreibend. Weidenrinde und Mädesüßblüten enthalten Salizylate, die schmerzlindernd wirken. Allerdings ist der Anteil dieser Substanzen im Teeaufguss sehr gering. Mädesüßblüten verleihen dem Tee jedoch einen aromatischen Duft. Holunderblüten wirken schweißtreibend und schleimlösend.

Ob die beschriebenen Wirkungen tatsächlich auch positive Effekte auf den Verlauf einer Erkältung haben, ist noch nicht ausreichend gut belegt, da zur therapeutischen Wirksamkeit der Tees keine Studien vorliegen. Sie sichern aber eine ausreichende Flüssigkeitszufuhr und sind deshalb mit Einschränkung geeignet.

Achtung

Gegenanzeigen

Bad Heilbrunner Erkältungs Tee N, Sidroga Erkältungstee N: Unter folgenden Bedingungen sollten Sie diese Tees wegen der darin möglicherweise enthaltenen Salizylate nicht anwenden:

- Sie haben Asthma.
- Sie haben ein Magen- oder Zwölffingerdarmgeschwür.
- Ihre Niere ist geschädigt.
- Ihre Leber funktioniert nur eingeschränkt.

Hinweise

Für Kinder und Jugendliche unter 18 Jahren

Bad Heilbrunner Erkältungs Tee N, Sidroga Erkältungstee N: Tees mit Weidenrinde oder Mädesüß sollte Kindern aufgrund des bitteren Geschmacks beziehungsweise wegen der möglicherweise darin enthaltenen Salizylate nicht gegeben werden.

Für Schwangerschaft und Stillzeit

Bad Heilbrunner Erkältungs Tee N, Sidroga Erkältungstee N: Tees mit Weidenrinde oder Mädesüß sollten Sie in der Schwangerschaft wegen der darin möglicherweise enthaltenen Salizylate nicht trinken.

Erkältung

Handelsname Darreichungsform	**Zusammensetzung pro 1 ml/1 g oder wie angegeben bzw. pro abgeteilte Einheit**	**Unverb. Preis in Euro/kleinste Packung**	**Bewertung**

Hinweise zu den Tabellenspalten → Seite 32, zur Auswahl der Arzneimittel → Seite 27, zur Grundlage der Bewertung → Seiten 27, 31

Handelsname Darreichungsform	**Zusammensetzung pro 1 ml/1 g oder wie angegeben bzw. pro abgeteilte Einheit**	**Unverb. Preis in Euro/kleinste Packung**	**Bewertung**
ANGOCIN Anti-Infekt N Filmtabletten	**Kapuzinerkressenkraut** 200 mg + **Meerrettichwurzel** 80 mg	9,25/50 Stück	**Wenig geeignet** bei Atemwegserkrankungen und grippalen Infekten, weil die therapeutische Wirksamkeit nicht ausreichend nachgewiesen ist. → Seite 213
ASPIRIN COMPLEX GRANULAT Granulatbeutel	**Azetylsalizylsäure** 500 mg + **Pseudoephedrin-hydrochlorid** 30 mg	8,32/10 Stück	**Wenig geeignet** bei Erkältungen, weil das Mittel nicht sinnvoll zusammengesetzt ist. Um Schmerzen zu lindern und Fieber zu senken, genügt Azetylsalizylsäure allein. Bei gleichzeitig auftretendem Schnupfen ist die kurzzeitige Anwendung von lokal abschwellenden Nasentropfen verträglicher und daher vorzuziehen. → Seite 208
Babix-Inhalat N Inhalat	**Eukalyptusöl** 286 mg + **Fichtennadelöl** 714 mg	4,51/5 ml	**Mit Einschränkung geeignet** bei Atemwegserkrankungen und grippalen Infekten. Die bisher vorliegenden Studien reichen noch nicht aus, um den therapeutischen Stellenwert abschließend zu bestimmen. → Seite 214
Bad Heilbrunner Erkältungs Tee N Filterbeutel	**Lindenblüten** 0,4 g + **Weidenrinde** 1,2 g pro 2 g	ca. 2,26/8 Stück	**Mit Einschränkung geeignet** zur unterstützenden Behandlung von Erkältungen. Die bisher vorliegenden Studien reichen noch nicht aus, um den therapeutischen Stellenwert abschließend zu bestimmen. Der Tee trägt zur ausreichenden Flüssigkeitszufuhr bei. → Seite 216
Bronchoforton Salbe Salbe	**Eukalyptusöl** 100 mg + **Fichtennadelöl** 100 mg + **Pfefferminzöl** 50 mg	6,97/40 g	**Mit Einschränkung geeignet** bei Erkältungen. Die bisher vorliegenden Studien reichen noch nicht aus, um den therapeutischen Stellenwert abschließend zu bestimmen. → Seite 214
Bronchoforton Salbe mit Inhalator und VaPor Salbe und Inhalator	**Eukalyptusöl** 100 mg + **Fichtennadelöl** 100 mg + **Pfefferminzöl** 50 mg	15,34/100 g	
Contac Erkältungs-Trunk Pulverbeutel	**Parazetamol** 600 mg	9,89/10 Stück	**Geeignet** bei Erkältungen als schmerzlinderndes und fiebersenkendes Mittel. → Seite 206
Dolormin compact bei Erkältungsschmerzen und Fieber Brausegranulat	**Ibuprofen, DL-Lysinsalz** 342 mg (entspricht 200 mg Ibuprofen)	7,89/14 Beutel	**Geeignet** bei Erkältungen als schmerzlinderndes und fiebersenkendes Mittel. → Seite 204
Doregrippin Filmtabletten	**Parazetamol** 500 mg + **Phenylephrin-hydrochlorid** 10 mg	8,48/20 Stück	**Wenig geeignet** bei Erkältungen, weil das Mittel nicht sinnvoll zusammengesetzt ist. Um Schmerzen zu lindern und Fieber zu senken, genügt Parazetamol allein. Bei gleichzeitig auftretendem Schnupfen ist die kurzzeitige Anwendung von lokal abschwellenden Nasentropfen verträglicher und daher vorzuziehen. → Seite 208
ECHINACEA-ratiopharm Liquid	**Auszug aus Purpursonnenhutkraut** 800 mg *Enthält 22 % Alkohol*	6,00/50 ml	**Mit Einschränkung geeignet** zur unterstützenden Behandlung bei häufig wiederkehrenden Atemwegsinfekten. Die bisher vorliegenden Studien reichen noch nicht aus, um den therapeutischen Stellenwert abschließend zu bestimmen. → Seite 207
ECHINACEA-ratiopharm Liquid alkoholfrei Lösung	**Auszug aus Purpursonnenhutkraut** 37,5 mg	6,00/50 ml	
ECHINACEA-ratiopharm 100 mg Tabletten Tabletten	100 mg	5,65/20 Stück	
Echinacea STADA Classic Lösung	**Auszug aus Purpursonnenhutkraut** 800 mg *Enthält 22 % Alkohol*	6,00/50 ml	
Echinacin Madaus Liquidum Liquidum	**Auszug aus Purpursonnenhutkraut** 800 mg *Enthält 22 % Alkohol*	11,50/50 ml	

Erkältung Fortsetzung

Handelsname Darreichungsform	**Zusammensetzung pro 1 ml/1 g oder wie angegeben bzw. pro abgeteilte Einheit**	**Unverb. Preis in Euro/kleinste Packung**	**Bewertung**

Hinweise zu den Tabellenspalten → Seite 32, zur Auswahl der Arzneimittel → Seite 27, zur Grundlage der Bewertung → Seiten 27, 31

Handelsname / Darreichungsform	Zusammensetzung	Preis	Bewertung
Echinacin Saft Lösung	**Auszug aus Purpursonnenhutkraut** 23,4 mg	11,45/100 ml	**Mit Einschränkung geeignet** zur unterstützenden Behandlung bei häufig wiederkehrenden Atemwegsinfekten. Die bisher vorliegenden Studien reichen noch nicht aus, um den therapeutischen Stellenwert abschließend zu bestimmen. → Seite 207
Echinacin Madaus Capsetten Pastillen	88,5 mg	9,63/20 Stück	
Echinacin Tabletten Madaus Tabletten	100 mg	11,28/50 Stück	
Esberitox mono Tropfen Lösung	**Auszug aus Purpursonnenhutkraut** 640 mg *Enthält 22 % Alkohol*	9,90/50 ml	**Mit Einschränkung geeignet** zur unterstützenden Behandlung bei häufig wiederkehrenden Atemwegsinfekten. Die bisher vorliegenden Studien reichen noch nicht aus, um den therapeutischen Stellenwert abschließend zu bestimmen. → Seite 207
Esberitox Tabletten Tabletten	3,2 mg Auszug aus **Lebensbaumspitzen und -blättern** + **Purpursonnenhutwurzel** + **Sonnenhutwurzel** + **Wilder Indigo** (Verhältnis 1:1,85:1,85:4,92)	8,75/60 Stück	**Wenig geeignet** zur unterstützenden Behandlung von Atemwegsinfekten, weil die therapeutische Wirksamkeit der Einzelwirkstoffe und der Kombination nicht ausreichend nachgewiesen ist. → Seite 213
Eucabal-Balsam S Emulsion	**Eukalyptusöl** 100 mg + **Kiefernnadelöl** 30 mg	3,68/25 ml	**Mit Einschränkung geeignet** bei Erkältungen. Die bisher vorliegenden Studien reichen noch nicht aus, um den therapeutischen Stellenwert abschließend zu bestimmen. → Seite 214
Grippostad Heißgetränk Pulverbeutel	**Parazetamol** 600 mg	8,15/10 Stück	**Geeignet** bei Erkältungen als schmerzlinderndes und fiebersenkendes Mittel. → Seite 206
Grippostad C Kapseln	**Parazetamol** 200 mg + **Chlorphenamin-hydrogenmaleat** 2,5 mg + **Koffein** 25 mg + **Vitamin C** 150 mg	9,45/24 Stück	**Wenig geeignet** bei Erkältungen und grippalen Infekten, weil das Mittel nicht sinnvoll zusammengesetzt ist. Um Schmerzen zu lindern und Fieber zu senken, genügt Parazetamol allein. → Seite 208
H&S Lindenblüten	**Lindenblüten** 1,5 g	2,70/20 Stück	**Mit Einschränkung geeignet** zur unterstützenden Behandlung von Erkältungen. Die bisher vorliegenden Studien reichen noch nicht aus, um den therapeutischen Stellenwert abschließend zu bestimmen. Der Tee trägt zur ausreichenden Flüssigkeitszufuhr bei. → Seite 216
H&S Erkältungstee Filterbeutel	**Holunderblüten** 800 mg + **Lindenblüten** 600 mg + **Thymian** 400 mg pro 2 g	3,55/20 Stück	
Imupret Tropfen Lösung	29 g Auszug aus **Eibischwurzel** 0,4 g + **Eichenrinde** 0,2 g + **Kamillenblüten** 0,3 g + **Löwenzahnkraut** 0,4 g + **Schachtelhalmkraut** 0,5 g + **Schafgarbenkraut** 0,4 g + **Walnussblätter** 0,4 g pro 100 g *Enthält 19 % Alkohol*	10,20/50 ml	**Wenig geeignet** bei häufig wiederkehrenden Atemwegserkrankungen, weil die therapeutische Wirksamkeit nicht ausreichend nachgewiesen ist. Nicht sinnvolle Kombination aus mehr als drei pflanzlichen Inhaltsstoffen. → Seite 213
Imupret Dragees Dragees	**Eibischwurzel** 8 mg + **Eichenrinde** 4 mg + **Kamillenblüten** 6 mg + **Löwenzahnkraut** 4 mg + **Schachtelhalmkraut** 10 mg + **Schafgarbenkraut** 4 mg + **Walnussblätter** 12 mg	10,20/50 Stück	

Erkältung Fortsetzung

Hinweise zu den Tabellenspalten → Seite 32, zur Auswahl der Arzneimittel → Seite 27, zur Grundlage der Bewertung → Seiten 27, 31

Handelsname Darreichungsform	**Zusammensetzung pro 1 ml/1 g oder wie angegeben bzw. pro abgeteilte Einheit**	**Unverb. Preis in Euro/kleinste Packung**	**Bewertung**
Kneipp Erkältungsbad Spezial Badezusatz	**Eukalyptusöl** 400 mg + **Kampfer** 25 mg	5,75/100 ml	**Mit Einschränkung geeignet** zur unterstützenden Behandlung von Erkältungen. Die bisher vorliegenden Studien reichen noch nicht aus, um den therapeutischen Stellenwert abschließend zu bestimmen. → Seite 215
Pinimenthol Erkältungsbad für Kinder ab 2 Jahren Badezusatz	**Eukalyptusöl** 140 mg	ca. 1,35/30 ml	**Mit Einschränkung geeignet** zur unterstützenden Behandlung von Atemwegsinfekten. Die bisher vorliegenden Studien reichen noch nicht aus, um den therapeutischen Stellenwert abschließend zu bestimmen. → Seite 215
Pinimenthol Erkältungssalbe Eucalyptusöl Kiefernnadelöl Menthol Creme	**Eukalyptusöl** 200 mg + **Kiefernnadelöl** 177,8 mg + **Menthol** 27,2 mg	4,75/20 g	**Mit Einschränkung geeignet** bei Erkältungen. Die bisher vorliegenden Studien reichen noch nicht aus, um den therapeutischen Stellenwert abschließend zu bestimmen. → Seite 214
Pinimenthol Inhalierset Salbe und Inhalator	**Eukalyptusöl** 200 mg + **Kiefernnadelöl** 177,8 mg + **Menthol** 27,2 mg	15,55/100 g	
Pinimenthol Erkältungsbad Badezusatz	**Eukalyptusöl** 133,5 mg + **Kampfer** 21,5 mg + **Menthol** 6,5 mg	ca. 6,02/125 ml	**Mit Einschränkung geeignet** zur unterstützenden Behandlung von Erkältungen. Die bisher vorliegenden Studien reichen noch nicht aus, um den therapeutischen Stellenwert abschließend zu bestimmen. → Seite 215
Pinimenthol Erkältungsbalsam mild Balsam	**Eukalyptusöl** 100 mg + **Kiefernnadelöl** 100 mg	4,75/20 g	**Mit Einschränkung geeignet** bei Erkältungen. Die bisher vorliegenden Studien reichen noch nicht aus, um den therapeutischen Stellenwert abschließend zu bestimmen. → Seite 214
Pinimenthol Erkältungsinhalat Lösung	**Eukalyptusöl** 500 mg + **Kiefernnadelöl** 500 mg	3,95/5 ml	
Pulmotin Salbe	**Eukalyptusöl** 50 mg + **Kampfer** 20 mg + **Koniferenöl** 12,5 mg + **Sternanisöl** 15 mg + **Thymianöl** 3 mg + **Thymol** 3 mg	5,11/25 g	**Wenig geeignet** bei Atemwegserkrankungen und grippalen Infekten. Nicht sinnvolle Kombination von sechs verschiedenen ätherischen Ölen. → Seite 214
Sanopinwern Inhalationslösung	**Eukalyptusöl** 500 mg + **Kiefernnadelöl** 500 mg	5,75/20 ml	**Mit Einschränkung geeignet** bei Erkältungen. Die bisher vorliegenden Studien reichen noch nicht aus, um den therapeutischen Stellenwert abschließend zu bestimmen. → Seite 214
Sidroga Lindenblüten	**Lindenblüten** 1,8 g	2,90/20 Stück	**Mit Einschränkung geeignet** zur unterstützenden Behandlung von Erkältungen. Die bisher vorliegenden Studien reichen noch nicht aus, um den therapeutischen Stellenwert abschließend zu bestimmen. Der Tee trägt zur ausreichenden Flüssigkeitszufuhr bei. → Seite 216
Sidroga Erkältungstee N Filterbeutel	**Holunderblüten** 400 mg + **Lindenblüten** 800 mg + **Mädesüßblüten** 600 mg pro 2 g	4,15/20 Stück	
Soledum Balsam Balsam	**Cineol** 150 mg	6,90/20 ml	**Mit Einschränkung geeignet** bei Atemwegserkrankungen und grippalen Infekten. Die bisher vorliegenden Studien reichen noch nicht aus, um den therapeutischen Stellenwert abschließend zu bestimmen. → Seite 214
Symbioflor 1 Suspension	**Enterococcus faecalis (Zellen und Autolysat)** 1,5–4,5 x 10^7	12,10/50 ml	**Mit Einschränkung geeignet**, um die Häufigkeit von ständig wiederkehrenden Atemwegsinfekten zu verringern. Die bisher vorliegenden Studien reichen noch nicht aus, um den therapeutischen Stellenwert abschließend zu bestimmen. → Seite 203

Erkältung Fortsetzung

Handelsname Darreichungsform	**Zusammensetzung pro 1 ml/1 g oder wie angegeben bzw. pro abgeteilte Einheit**	**Unverb. Preis in Euro/kleinste Packung**	**Bewertung**
Tiger Balm weiß Balsam	**Cajeputöl** 130 mg + **Kampfer** 250 mg + **Menthol** 79 mg + **Nelkenöl** 15 mg + **Pfefferminzöl** 160 mg	ca. 1,93/4 g	**Wenig geeignet** bei Erkältungen. Nicht sinnvolle Kombination von fünf verschiedenen ätherischen Ölen. → Seite 214
Transpulmin Erkältungsbalsam	**Cineol** 100 mg + **Kampfer** 25 mg + **Menthol** 50 mg (Konservierungsmittel: Parabene)	6,50/40 g	**Mit Einschränkung geeignet** bei Erkältungen. Die bisher vorliegenden Studien reichen noch nicht aus, um den therapeutischen Stellenwert abschließend zu bestimmen. → Seite 214
Transpulmin Erkältungsbalsam mit Inhalator	**Cineol** 100 mg + **Kampfer** 25 mg + **Menthol** 50 mg (Konservierungsmittel: Parabene)	15,90/100 g	
Transpulmin Erkältungsbalsam für Kinder Creme	**Eukalyptusöl** 100 mg + **Kiefernnadelöl** 30 mg (Konservierungsmittel: Parabene)	4,75/20 g	
WICK DayMed Erkältungs-Getränk für den Tag Pulverbeutel	**Parazetamol** 500 mg + **Phenylephrin-hydrochlorid** 10 mg + **Guaifenesin** 100 mg + **Vitamin C** 50 mg	9,47/10 Stück	**Wenig geeignet** bei grippalen Infekten, weil das Mittel nicht sinnvoll zusammengesetzt ist. Die einzelnen Erkältungssymptome sollten besser jeweils für sich behandelt werden. → Seite 208
WICK DayMed Erkältungs-Kapseln für den Tag Kapseln	**Parazetamol** 325 mg + **Norephedrin-hydrochlorid** 12,5 mg + **Dextromethorphan-hydrobromid** 10 mg	9,97/20 Stück	
WICK Inhalierstift N Stift	**Kampfer** 415 mg + **Menthol** 415 mg pro 1 g	3,99/1 Stück	**Mit Einschränkung geeignet** bei verstopfter Nase. Die bisher vorliegenden Studien reichen noch nicht aus, um den therapeutischen Stellenwert abschließend zu bestimmen. → Seite 214
WICK MediNait Erkältungssirup für die Nacht Saft	**Parazetamol** 20 mg + **Doxylaminsuccinat** 0,25 mg + **Ephedrin** 0,21mg + **Dextromethorphan-hydrobromid** 0,5 mg *Enthält 18 % Alkohol*	9,97/90 ml	**Wenig geeignet** bei grippalen Infekten, weil das Mittel nicht sinnvoll zusammengesetzt ist. Die einzelnen Erkältungssymptome sollten besser jeweils für sich behandelt werden. → Seite 208
WICK MediNait Erkältungssirup mit Honig- und Kamillenaroma Sirup	**Parazetamol** 20 mg + **Doxylaminsuccinat** 0,25 mg + **Dextromethorphan-hydrobromid** 0,5 mg	9,97/120 ml	
WICK VapoRub Salbe	**Eukalyptusöl** 13,5 mg + **Kampfer** 54,6 mg + **Menthol** 28,2 mg + **Terpentinöl** 47,1 mg	5,79/25 g	**Wenig geeignet** bei Erkältungen. Nicht sinnvolle Kombination von vier verschiedenen ätherischen Ölen. → Seite 214

Hinweise zu den Tabellenspalten → Seite 32, zur Auswahl der Arzneimittel → Seite 27, zur Grundlage der Bewertung → Seiten 27, 31

Schnupfen

Schnupfen gehört zu den häufigsten »banalen« Infekten. Infolge einer Virusinfektion entzündet sich die Nasenschleimhaut (Rhinitis) und sondert vermehrt Sekret ab, in dem die Flimmerhärchen der Schleimhautzellen förmlich »ertrinken«. Ihrer Reinigungsfunktion können sie dann nicht mehr gerecht werden.

Anzeichen und Beschwerden

Ein Schnupfen beginnt meist mit Kribbeln in der Nase und verstärktem Niesreiz. Durch vermehrtes Niesen versucht der Körper, die Krankheitserreger wieder abzustoßen. Auch Fieber trägt dazu bei, das Abwehrsystem zu aktivieren und die Viren rasch wieder loszuwerden. Innerhalb von ein bis zwei Tagen schwillt die Nasenschleimhaut an und bildet vermehrt Flüssigkeit. Beides führt dazu, dass sich die Nase »verstopft« anfühlt und dass Sie nicht mehr gut durch die Nase einatmen können. Gleichzeitig nimmt der Geschmackssinn ab, auch Gerüche können Sie nicht mehr so gut wahrnehmen.

Bei Kindern

Vor allem bei Kindern »läuft« die Nase, und die Nasenlöcher röten sich schmerzhaft. Häufig kommt als Begleitsymptom noch Husten hinzu.

Ursachen

Schnupfen wird durch Viren ausgelöst.

Vorbeugung

Wer während der Heizperiode, wenn die Zimmerluft meist besonders trocken ist, die Nase täglich mit einer Salzlösung spült, bekommt seltener einen Schnupfen. Für solche Spülungen lösen Sie einen Teelöffel Kochsalz in einem Liter lauwarmem Wasser und füllen die Flüssigkeit in eine Nasendusche (erhältlich in Apotheken, Drogeriemärkten und bei manchen Krankenkassen). Setzen Sie den Stutzen der Kanne an das linke Nasenloch, beugen den Kopf über dem Waschbecken schräg nach rechts, heben die Kanne etwas an und öffnen den Mund. Dabei fließt die Flüssigkeit durch den Stutzen in das linke Nasenloch hinein, hinter der Nasenscheidewand zur anderen Seite und durch das rechte Nasenloch wieder hinaus. Wenn Sie den Mund dabei ständig offen halten, fließt die Flüssigkeit nicht oder nur in sehr geringen Mengen in den Rachen. Anschließend putzen Sie die Nase und wiederholen den Vorgang auf der anderen Seite. Die Salzlösung müssen Sie täglich frisch zubereiten, weil sich sonst Krankheitserreger darin vermehren.

Sie können die Nase auch mit lauwarmem Leitungswasser spülen – denn bisher ist noch nicht untersucht worden, ob die Salzlösung wesentlich nützlicher ist als Leitungswasser.

Bei Kindern

Kindern können Sie die Nase spülen, indem Sie die Salzlösung mit einer Tropfpipette mehrmals täglich in die Nase träufeln.

Allgemeine Maßnahmen

Wenn die Raumluft nicht so trocken ist, kann man auch mit verstopfter Nase leichter atmen. Um die Luft anzufeuchten, können Sie Wasserschalen im Raum aufstellen oder feuchte Tücher über die Heizung hängen. Zimmerpflanzen sorgen ebenfalls für ein besseres Raumklima. Lüften Sie die Räume mehrmals täglich gründlich, auch dadurch wird die Luft meist etwas feuchter.

Es wird zwar empfohlen, viel zu trinken, damit der Schleim flüssig bleibt. Diese Empfehlung beruht aber nicht auf klinischen Untersuchungen, sondern entspringt vielmehr der Erfahrung. Eventuell kann es auch riskant sein, viel zu trinken, vor allem wenn Sie eine Herzschwäche haben. Dann wird die vermehrt aufgenommene Flüssigkeit nicht schnell genug wieder ausgeschieden und belastet deshalb den Kreislauf zusätzlich. Bei Kindern genügt eine normale Flüssigkeitszufuhr.

Festsitzender Schleim kann mithilfe eines Kopfdampfbads besser abfließen. Bringen Sie einen Liter Wasser zum Kochen und gießen Sie es in eine Schüssel. Beugen Sie nun den mit einem großen Frotteehandtuch bis zu den Schultern abgedeckten Kopf darüber und atmen Sie die aufsteigenden Dämpfe durch die Nase tief ein.

Sie können einem Liter Wasser auch neun Gramm Kochsalz (ca. zwei Teelöffel) zufügen. Die Salzlösung muss dann jedoch über Vernebler inhaliert werden. Bei einem normalen Kopfdampfbad bleiben die Salze an Topf oder Schüssel hängen und gelangen nicht in die Atemwege. Wenn Sie an Asthma leiden, sollten Sie mit dem Inhalieren vorsichtig sein, da es Asthmaanfälle auslösen kann. Lokal anzuwendende Mittel sind vorzuziehen.

Nase putzen – aber richtig!

Triefende Schniefnasen sollten geputzt werden, aber richtig: Halten Sie immer ein Nasenloch zu und schnauben Sie das Sekret durch das andere aus. Lautstarkes »Trompeten« ist beim Naseputzen eher schädlich. Durch den kurzen, aber starken Druck wird der Schleim mitsamt den Viren nach oben und in die Nebenhöhlen hinein gepresst. Das fördert dort den Sekretrückstau, was besonders problematisch ist, weil der Schleim aus den Nebenhöhlen schlechter abfließen kann als aus der Nase selbst.

Wann zum Arzt?

Wenn der Schnupfen nach einer Woche immer noch nicht abgeklungen ist, das Fieber anhält und trotz allgemeiner Maßnahmen länger als fünf Tage Schmerzen hinter der Stirn oder den Wangenknochen bestehen, sollten Sie einen Arzt aufsuchen. Dann besteht der Verdacht auf eine bakterielle Nebenhöhlenentzündung, die ärztlich behandelt werden sollte.

Behandlung mit Medikamenten

»Ohne Medikamente dauert ein Schnupfen sieben Tage, mit ihnen eine Woche«, sagt der Volksmund. Zu Recht, denn gegen Schnupfenviren gibt es noch kein wirksames Mittel. Alle Medikamente, die Sie bei Schnupfen einsetzen können, lindern die Symptome allenfalls vorübergehend, und auch das nicht ganz risikofrei. Die Krankheitszeit verkürzen sie nicht.

Salzlösungen (→ Seite 224), wie sie im Abschnitt »Vorbeugung« empfohlen wurden, gibt es auch als Fertigprodukt zu kaufen. Sie sind geeignet, um die Nasenschleimhaut zu befeuchten, und erleichtern so das Atmen. Auch lässt sich die Nase damit besser reinigen. Salzlösungen und andere Substanzen (→ Seite 229) sind ebenfalls geeignet, um die Nasenschleimhaut zu pflegen und zu befeuchten, bieten aber gegenüber den einfachen Salzlösungen keinen nachgewiesenen Vorteil. Bei manchen Mitteln ist angegeben, dass sie auf die entzündete Nasenschleimhaut auch abschwellend wirken. Dies ist jedoch nicht ausreichend nachgewiesen; für diesen Zweck sind die salzhaltigen Lösungen wenig geeignet. Eine Nasensalbe ist geeignet, um den Naseneingang zu pflegen. Wird sie tiefer ins Nasenloch gestrichen, kann das darin enthaltene Vaselin die Härchen in der Nasenschleimhaut verkleben, was die Selbstreinigungskraft der Nase hemmt.

Schleimhautabschwellende Mittel (→ Seite 224) sowie die Kombination Schleimhautabschwellendes Mittel + Dexpanthenol (→ Seite 228) sind geeignet, um eine verstopfte Nase wieder frei zu machen. Alle diese Mittel dürfen Sie aber nur wenige Tage anwenden, weil sonst die Nasenschleimhaut Schaden nehmen kann. Der Zusatz von Dexpanthenol kann die Pflege der Nasenschleimhaut unterstützen, insbesondere wenn diese sehr empfindlich oder leicht entzündet ist.

Nasentropfen, die nur Dexpanthenol (→ Seite 223) enthalten, sind geeignet, um die Nasenschleimhaut zu pflegen oder zu befeuchten, zum Beispiel bei einer durch lange Anwendung von schleimhautabschwellenden Mitteln bedingten »Nasentropfen-Nase« (→ Seite 226).

Bei allen Nasensprays und -tropfen sollten Sie Präparate ohne Konservierungsmittel bevorzugen, weil Konservierungsmittel (wie z. B. Benzalkoniumchlorid) die Bewegung der Flimmerhärchen in der Nasenschleimhaut behindern. Dadurch verringert sich die Selbstreinigungskraft der Nase, was bei Schnupfen nachteilig ist.

Saft und Kapseln mit pflanzlichen Mitteln (→ Seite 229) sollen bei Schnupfen zähes Nasensekret lösen. Die therapeutische Wirksamkeit dieser Mittel ist jedoch noch nicht ausreichend nachgewiesen, deshalb sind sie nur mit Einschränkung geeignet.

Die Kombination schleimhautabschwellendes Mittel + Antihistaminikum (→ Seite 226) zum Einnehmen ist nicht sinnvoll zusammengesetzt und deshalb wenig geeignet.

Nebenhöhlenentzündung

In unmittelbarer Nachbarschaft der Nase liegen die Nebenhöhlen. Sie sind über siebartig durchlöcherte Kammern mit dem Naseninneren verbunden. Setzen sich Schnupfenviren in diesem Höhlensystem fest, entzünden sich dessen Schleimhäute und es entsteht eine Nebenhöhlenentzündung (Sinusitis), was vor allem bei Kindern häufig vorkommt.

Gelangen Viren oder Bakterien über einen Verbindungsgang (eustachische Röhre) aus dem Rachen ins Mittelohr, kann eine Mittelohrentzündung (→ Seite 160) entstehen.

Anzeichen und Beschwerden

Bei einer Nebenhöhlenentzündung (Sinusitis) sind neben den Schleimhäuten der Naseninnenwand auch die der Nebenhöhlen entzündet. Sie schwellen an und verstopfen die Nase. Nisten sich auf der durch die Schnupfenviren geschädigten Schleimhaut jedoch Bakterien ein, werden die Beschwerden deutlich schwerer und unangenehmer: Starke Kopfschmerzen und ein anhaltendes unangenehmes Druckgefühl in Stirn, Wangen und Kiefer treten auf, ebenso Fieber (über 38,5 °C). Häufig verstärken sich die Schmerzen morgens beim Aufstehen oder beim Bücken.

Bei Kindern

Bei Kleinkindern unter vier Jahren sind die Nebenhöhlen noch nicht voll entwickelt, können sich aber trotzdem entzünden. Anzeichen dafür sind hohes Fieber, Trinkunlust und eitriger Schnupfen mit gelbgrün gefärbtem Sekret, das leicht eintrocknet und an den Nasenlöchern gelbliche Krusten bildet.

Ursachen

Eine akute Nebenhöhlenentzündung geht meist auf eine Virusinfektion zurück, in deren Folge das Sekret aus den Nebenhöhlen schlechter abfließt als aus der Nase. Bei stark geschwollenen Schleimhäuten werden die Nebenhöhlen überdies nicht ausreichend belüftet. Nur bei etwa einem Drittel der Erkrankungen sind Bakterien die Ursache.

Allgemeine Maßnahmen

Wie bei einem Schnupfen ist es sinnvoll, dafür zu sorgen, dass sich der Schleim rasch verflüssigt und ausgeschnäuzt werden kann. Siehe auch unter »Vorbeugung« (→ Seite 221) und unter »Allgemeine Maßnahmen« (→ Seite 221) im Abschnitt »Schnupfen«. Dann bleiben auch die Nebenhöhlen eher frei, und das Sekret fließt besser ab.

Wann zum Arzt?

Halten die obengenannten Beschwerden (Druckgefühl, Kopfschmerzen, Fieber) trotz allgemeiner Maßnahmen länger als 10 bis 14 Tage an, sollten Sie einen Arzt aufsuchen. Dann besteht der Verdacht, dass in den Nebenhöhlen eine bakterielle Infektion aufgetreten ist.

Behandlung mit Medikamenten

Eine virusbedingte akute Nebenhöhlenentzündung heilt bei durchschnittlich 70 Prozent der Patienten innerhalb von 10 bis 14 Tagen von selbst aus.

Zur unterstützenden Behandlung sind Salzlösungen (→ Seite 224), die als Inhalation (nur mit speziellen Inhalatoren) oder zur Nasenspülung verwendet werden, geeignet. Damit die Salze auch bis in die Nebenhöhlen gelangen, müssen sie mit speziellen Verneblern inhaliert werden. Wird die Lösung mit einem Kopfdampfbad eingeatmet, gelangt nur der Wasserdampf in die Atemwege, die Salze bleiben am Boden des Topfes zurück. Es gibt allerdings noch keine Studien, die zeigen, dass bei der Behandlung von Nebenhöhlenentzündungen eine vernebelte Kochsalzlösung einer reinen Wasserdampfinhalation überlegen ist. Wahrscheinlich genügt bereits die Inhalation von Wasserdampf allein, um die Schleimhäute ausreichend zu befeuchten.

Zusätzlich können Sie myrtolhaltige Mittel einsetzen. Diese können dazu beitragen, dass sich das Sekret in den Nebenhöhlen verflüssigt und besser abfließen kann. Informationen zu diesen Präparaten finden Sie im Abschnitt »Husten« unter »Pflanzliche Hustenmittel« (→ Seite 246).

Schleimhautabschwellende Mittel (→ Seite 224) können den Abfluss des vermehrt gebildeten Sekrets aus den Nebenhöhlen unterstützen. Damit lässt sich verhindern, dass sich das Sekret in den Nebenhöhlen staut und diese sich entzünden (und in der Folge – vor allem bei Kindern unter drei Jahren – auch das Mittelohr). Für diesen Zweck ist die therapeutische Wirksamkeit aber noch nicht ausreichend nachgewiesen, die Mittel sind deshalb nur mit Einschränkung geeignet.

Das pflanzliche Mittel (→ Seite 229) *Sinupret* zur innerlichen Anwendung besteht aus fünf verschiedenen Pflanzeninhaltsstoffen. Es ist zur Behandlung von Nebenhöhlenentzündungen wenig geeignet, weil die Kombination nicht sinnvoll und die therapeutische Wirksamkeit nicht ausreichend nachgewiesen ist.

Ist eine Nebenhöhlenentzündung nach 10 bis 14 Tagen trotz allgemeiner Maßnahmen noch nicht abgeklungen, hat sich die Schleimhaut in den Nebenhöhlen stark entzündet oder haben sich die Beschwerden sogar noch verstärkt, begleitet von hohem Fieber über 38,5 °C, besteht der Verdacht auf eine bakterielle Nebenhöhlenentzündung. Diese sollte mit Antibiotika zum Einnehmen behandelt werden, beispielsweise mit Penizillinen. Der Einsatz von Antibiotika sollte diesen schweren Fällen vorbehalten bleiben. Näheres hierzu lesen Sie im HANDBUCH MEDIKAMENTE der Stiftung Warentest oder im Internet unter www.medikamente-im-test.de.

Anthroposophische, homöopathische und traditionell angewendete Mittel

Zu den meistgekauften Mitteln gehören auch *Euphorbium comp. SN* und *Sinusitis Hevert*. Dabei handelt es sich um homöopathische Präparate, die sich nach den Grundsätzen dieses Buches nicht bewerten lassen und deshalb nicht näher besprochen werden. Allgemeine Informationen zu der genannten Therapierichtung finden Sie unter »Homöopathische Mittel« (→ Seite 20).

Dexpanthenol

NasenSpray-ratiopharm Panthenol, nasic-cur, Otriven Pflege mit Dexpanthenol

Nasensprays mit dem hautpflegenden Wirkstoff Dexpanthenol pflegen und befeuchten die Nasenschleimhaut, was bei Schnupfen oder bei einer durch zu lange Anwendung von schleimhautabschwellenden Mitteln bedingten »Nasentropfen-Nase« (→ Seite 226) sinnvoll sein kann. Für diesen Zweck sind die Mittel geeignet.

Achtung

nasic-cur enthält als Konservierungsmittel Benzalkoniumchlorid, das die Bewegungen der Flimmerhärchen und damit die Selbstreinigung der Nasenschleimhaut beeinträchtigt. Bei langfristiger Anwendung kann es die Nasenschleimhaut direkt schädigen. Präparate ohne Konservierungsmittel sind deshalb vorzuziehen.

Unerwünschte Wirkungen

▶ **Muss beobachtet werden**

In Einzelfällen kann Dexpanthenol Juckreiz und Hautrötungen auslösen, was darauf hindeutet, dass Sie das Mittel nicht vertragen. Dann sollten Sie es absetzen. Sind die Hauterscheinungen (→ Seite 14) einige Tage später nicht deutlich abgeklungen, sollten Sie einen Arzt aufsuchen.

Salzlösungen

Isotonische Kochsalzlösung
Olynth salin, PARI NaCl Inhalationslösung, Tetrisal

Meerwasser
Rhinomer

Natürliches Emser Salz
EMSER INHALATIONSLÖSUNG, EMSER NASENSALBE sensitiv, EMSER NASENSPRAY, EMSER NASENTROPFEN, EMSER SALZ

Isotonische Kochsalzlösung wird steril zubereitet und besteht aus Wasser und Kochsalz. Die Salzkonzentration (0,9 Prozent) entspricht derjenigen im menschlichen Blutplasma. Meerwasser wird ebenfalls steril aufbereitet, sodass es nicht mehr durch Mikroorganismen verunreinigt ist, Mineralstoffe und Spurenelemente aber erhalten bleiben. Natürliches Emser Salz wird aus der Thermalquelle in Bad Ems gewonnen und enthält neben Mineralstoffen noch einige Spurenelemente. Dexpanthenol soll die durch den Schnupfen angegriffene Nasenschleimhaut pflegen und schützen.

Alle salzhaltigen Lösungen und Sprays befeuchten die Nasenschleimhaut und verflüssigen das Nasensekret. Dadurch fließt der Schleim leichter ab. Auch verkrustete Borken lösen sich besser von der entzündeten Schleimhaut. Ob dies mit normalem Leitungswasser oder physiologischer Kochsalzlösung nicht genauso gut geht, ist noch nicht untersucht.

Um die Nasenschleimhaut zu befeuchten und zu reinigen, sind die Produkte geeignet. Es ist jedoch nicht ausreichend nachgewiesen, dass sie auch die Nasenschleimhaut abschwellen lassen. Für diesen Zweck sind die Mittel wenig geeignet.

Einige Mittel sind als Medizinprodukte (→ Seite 21) zugelassen (siehe Tabelle), nicht als Arzneimittel.

EMSER NASENSALBE sensitiv enthält als Salbengrundlage Vaselin. Dieses lässt die Härchen in der Nasenschleimhaut leicht verkleben und hemmt somit die Selbstreinigungskraft der Nase. Die Salbe sollte deshalb nicht tief in die Nasenlöcher gestrichen werden, sondern eignet sich vorzugsweise zur Pflege des Naseneingangs und der Nasenflügel.

Achtung

Olynth salin (Nasentropfen): Dieses Mittel enthält als Konservierungsmittel Benzalkoniumchlorid, das die Bewegungen der Flimmerhärchen und damit die Selbstreinigung der Nasenschleimhaut beeinträchtigt. Bei langfristiger Anwendung kann es die Nasenschleimhaut direkt schädigen. Präparate ohne Konservierungsmittel sind deshalb vorzuziehen.

Unerwünschte Wirkungen

▶ **Keine Maßnahmen erforderlich**

EMSER NASENSPRAY, EMSER NASENTROPFEN, EMSER SALZ: Diese Mittel können auf der Nasenschleimhaut etwas brennen.

▶ **Muss beobachtet werden**

EMSER INHALATIONSLÖSUNG, PARI NaCl Inhalationslösung: Wenn Sie Asthma haben und mit der Salzlösung inhalieren, kann es vorkommen, dass sich die Bronchien verengen. Brechen Sie das Inhalieren dann ab.

Hinweise

Für Kinder und Jugendliche unter 18 Jahren

Salzlösungen zur Anwendung in der Nase sind auch für Kinder geeignet.

EMSER NASENSALBE sensitiv: Dieses Mittel sollten Sie nicht bei Kindern unter sechs Jahren anwenden. Es enthält als Duftstoffe verschiedene ätherische Öle wie Menthol, Kampher und Eucalyptol.

Schleimhautabschwellende Mittel

Naphazolin
Rhinex Nasenspray mit Naphazolin

Oxymetazolin
Nasivin, WICK Sinex

Tramazolin
Ellatun, Rhinospray

Xylometazolin
GeloNasal, Imidin, Nasengel/-spray/-tropfen AL, Nasenspray-CT, Nasenspray Heumann, Nasenspray/-tropfen HEXAL, NasenGel/Spray/Tropfen-ratiopharm, Olynth, Otriven, schnupfen endrine, Snup

Alle hier genannten Wirkstoffe gehören zur Gruppe der Alpha-Sympathomimetika und sind in ihrer Wirkung vergleichbar. Sie verengen die Blutgefäße in der

Nasenschleimhaut, wodurch diese abschwillt und weniger Sekret bildet. Zur Behandlung der typischen Schnupfensymtome sind diese Mittel geeignet, vorausgesetzt, Sie wenden sie nur wenige Tage lang an, sonst trocknen sie die Nasenschleimhaut zu stark aus, und es entsteht eine »Nasentropfen-Nase« (→ Seite 226).

Wenn die Schleimhäute abschwellen, werden auch die Zugänge zu den Nebenhöhlen wieder frei. Krankheitserreger können sich dort dann nicht so leicht vermehren, der Schleim fließt besser ab. Da die bisherigen Studien hierzu jedoch keine eindeutigen Ergebnisse liefern, sind die Mittel zur Behandlung von Nebenhöhlenentzündungen nur mit Einschränkung geeignet.

Die Mittel wirken vor allem lokal und werden nur geringfügig ins Blut aufgenommen.

Bei manchen Präparaten ist als Anwendungsbereich »allergischer Schnupfen« angegeben, was nahe legt, dass die Mittel bedenkenlos über längere Zeit angewendet werden können. Das ist jedoch nicht richtig: Alle schleimhautabschwellenden Mittel dürfen höchstens fünf bis sieben Tage lang eingesetzt werden.

Anwendung

Alle schleimhautabschwellenden Mittel dürfen Sie keinesfalls häufiger als dreimal täglich und höchstens fünf bis sieben Tage lang anwenden. Benutzen Sie sie häufiger und länger, können sie die Nasenschleimhaut irreversibel schädigen, und es entsteht eine »Nasentropfen-Nase« (→ Seite 226).

Achtung

Viele Mittel (siehe Tabelle) enthalten als Konservierungsmittel Benzalkoniumchlorid, das die Bewegungen der Flimmerhärchen und damit die Selbstreinigung der Nasenschleimhaut beeinträchtigt. Bei langfristiger Anwendung kann es die Nasenschleimhaut direkt schädigen. Präparate ohne Konservierungsmittel sind deshalb vorzuziehen.

Gegenanzeigen

Bei trockener Nasenschleimhaut dürfen Sie die Mittel nicht anwenden.

Unter folgenden Bedingungen sollten Sie die Mittel nur nach Rücksprache mit einem Arzt einsetzen, wenn dieser Nutzen und Risiken der Anwendung sorgfältig abgewogen hat:

- Der Augeninnendruck ist erhöht, insbesondere bei einem Engwinkelglaukom.
- Sie haben eine schwere Herz-Kreislauf-Erkrankung (z. B. koronare Herzkrankheit, Herzinfarkt, Schlaganfall, hoher Blutdruck).
- Sie haben einen Tumor im Nebennierenmark (Phäochromozytom).
- Ihre Schilddrüse produziert zuviel Hormon.
- Sie haben Diabetes.
- Ihre Prostata ist vergrößert und Sie haben deshalb Probleme beim Wasserlassen.

Wechselwirkungen mit Medikamenten

Wenn Sie gleichzeitig Mittel aus der Gruppe der trizyklischen Antidepressiva (z. B. Amitriptylin, Clomipramin, Doxepin, Imipramin, Nortriptylin, Trimipramin) oder MAO-Hemmer (z. B. Tranylcypromin, bei Depressionen, Parkinsonkrankheit) anwenden, kann der Blutdruck ansteigen.

Unerwünschte Wirkungen

▶ Keine Maßnahmen erforderlich

Beim Eintropfen oder -sprühen kann die Nasenschleimhaut etwas brennen.

▶ Muss beobachtet werden

Wenn Sie die Mittel längere Zeit und in hoher Dosierung anwenden, kann sich der Puls beschleunigen und der Blutdruck ansteigen. Säuglinge und Kleinkinder sind für diese unerwünschten Wirkungen besonders empfindlich.

Hinweise

Für Kinder und Jugendliche unter 18 Jahren

Für Säuglinge und Kleinkinder unter sechs Jahren gibt es spezielle Präparate mit schwächer konzentrierten Wirkstoffen. Trotzdem müssen Sie unbedingt darauf achten, dass Sie die Mittel nicht zu oft und zu lange anwenden. Generell sollten Sie die Mittel bei Kindern nur anwenden, wenn dies wirklich zwingend erforderlich ist, zum Beispiel am Abend, um das Einschlafen zu erleichtern.

Bei Säuglingen kann es auch sinnvoll sein, Tropfen oder Spray vor dem Stillen oder Füttern anzuwenden, weil sie mit verstopfter Nase nicht gut trinken können. Gerade bei Babys sollten Sie mit diesen Mitteln jedoch besonders zurückhaltend umgehen, weil bei ihnen die Fläche der Nasen- und Rachenschleimhaut im Verhältnis zum Körpergewicht besonders groß ist. Sie nehmen vergleichsweise viel Wirkstoff über das Blut in den Kreislauf auf, wodurch sich das Risiko für unerwünschte Wirkungen erhöht.

Für Schwangerschaft und Stillzeit

In Schwangerschaft und Stillzeit sollten Sie Salzlösungen vorziehen. Wenn Sie die Mittel jedoch nur wenige Tage in der üblichen Dosierung anwenden, sind keine negativen Auswirkungen auf das Ungeborene oder den Säugling zu erwarten.

Für ältere Menschen

Ältere Menschen spüren häufiger unerwünschte Wirkungen auf Herz und Kreislauf.

Vorsicht: »Nasentropfen-Nase«!

Abschwellende Nasentropfen werden oft zu lange und zu häufig angewendet. Benutzen Sie sie öfter als dreimal täglich oder länger als fünf bis sieben Tage, besteht das Risiko, dass die Schleimhaut wieder anschwillt, sobald Sie das Mittel absetzen. Weil Sie meinen, der Schnupfen sei noch nicht überstanden, benutzen Sie das Mittel erneut. So geraten Sie zwangsläufig in einen Teufelskreis, der es kaum noch erlaubt, das Mittel wegzulassen.

Ist die Schleimhaut aber so oft und so lange den Wirkstoffen ausgesetzt, bleiben die Blutgefäße dauerhaft eng gestellt. Die Schleimhaut beginnt zu schrumpfen und sondert kaum noch Sekret ab, sodass sie trocken bleibt. Auch die Flimmerhärchen, die normalerweise Krankheitserreger und störende Fremdkörper (z. B. Staubkörnchen) nach draußen befördern, sind dann anhaltend in ihrer Funktion gestört. Dadurch wird die Nase erst recht anfällig für Viren und Bakterien und entzündet sich ständig neu. Dieses Krankheitsbild wird »Nasentropfen-Nase« genannt.

Sie sollten schleimhautabschwellende Mittel deshalb nur anwenden, wenn Sie sie unbedingt brauchen (z. B. abends zum Einschlafen). Dies gilt vor allem für Kinder.

Leiden Sie bereits aufgrund einer Daueranwendung von schleimhautabschwellenden Mitteln an einer »Nasentropfen-Nase«, kann der Teufelskreis durchbrochen werden, indem zunächst eins der beiden Nasenlöcher von dem gefäßverengenden Stoff »entwöhnt« wird, während Sie im anderen Nasenloch weiterhin das abschwellende Mittel anwenden. Zur »Entwöhnungsbehandlung« eignen sich Salzlösungen (→ Seite 224) oder Nasensprays mit Dexpanthenol (→ Seite 223). Wenn Sie durch das so behandelte Nasenloch wieder frei atmen können, beginnt die Entwöhnung des zweiten Nasenlochs.

Ein Nasenöl (*Coldastop*) soll die Nasenschleimhaut pflegen, wenn sie durch eine langdauernde Behandlung mit schleimhautabschwellenden Mitteln geschädigt worden ist. Ob die in dem Öl enthaltenen Vitamine A und E einen Beitrag zur Wirksamkeit des Mittels leisten, ist jedoch zweifelhaft. Das Öl kann die Funktion der Flimmerhärchen einschränken. Wenn winzige Fetttröpfchen aus Versehen eingeatmet werden, droht eine Lungenentzündung (Lipidpneumonie). Diese nachteiligen Eigenschaften gelten auch für andere Nasenöle.

Kombination: Schleimhautabschwellendes Mittel + Antihistaminikum (innerlich)

Pseudoephedrin + Triprolidin
Rhinopront Kombi

In diesen Tabletten zum Einnehmen sind ein schleimhautabschwellender Wirkstoff (Pseudoephedrin) und ein müde machendes Antihistaminikum (Triprolidin) miteinander kombiniert. Schleimhautabschwellende Wirkstoffe sind wirksamer, wenn sie örtlich als Nasentropfen/-spray angewendet werden. Als Tabletten besteht ein höheres Risiko für unerwünschte Wirkungen auf Herz und Kreislauf.

Antihistaminika werden normalerweise bei allergischem Schnupfen eingesetzt, bei einem durch eine Virusinfektion bedingten Erkältungsschnupfen sind sie unsinnig. Die Kombination beider Wirkstoffe in einem Schnupfenmittel ist deshalb nicht sinnvoll, überdies ist deren therapeutische Wirksamkeit nicht ausreichend nachgewiesen, das Mittel bei Schnupfen deshalb wenig geeignet.

Achtung

Gegenanzeigen

Unter folgenden Bedingungen dürfen Sie das Mittel nicht anwenden:

- Der Augeninnendruck ist erhöht.
- Sie haben eine schwere koronare Herzkrankheit.
- Ihr Herz schlägt sehr schnell (Tachykardie).
- Sie haben Durchblutungsstörungen oder hatten eine Hirnblutung.
- Die Funktion von Leber und Nieren ist stark eingeschränkt.
- Ihr Blutdruck ist erhöht.
- Sie leiden an Depressionen und werden zurzeit oder wurden in den vorangegangenen zwei Wochen deshalb mit MAO-Hemmern (z. B. Moclobemid, Tranylcypromin) behandelt.

- Ihre Prostata ist vergrößert und Sie haben deshalb Probleme beim Wasserlassen.
- Sie können die Harnblase nicht vollständig entleeren.

Unter folgenden Bedingungen sollten Sie das Mittel nur nach Rücksprache mit einem Arzt einsetzen, wenn dieser Nutzen und Risiken der Anwendung sorgfältig abgewogen hat:

- Sie haben Diabetes.
- Sie haben eine Schilddrüsenüberfunktion (Hyperthyreose).
- Der Augeninnendruck ist erhöht.
- Sie haben Herzrhythmusstörungen, erhöhten Blutdruck oder schon einmal einen Herzinfarkt erlitten.

Wechselwirkungen mit Medikamenten

Wenn Sie noch andere Medikamente anwenden, ist zu beachten:

- Das Mittel kann die beruhigende Wirkung von Schlaf- und Beruhigungsmitteln sowie die müde machende Wirkung von Antihistaminika (bei Allergien) verstärken.
- Nehmen Sie Mittel aus der Gruppe der MAO-Hemmer (bei Depressionen, Parkinsonkrankheit) ein oder haben Sie solche Mittel in den vorangegangenen zwei Wochen eingenommen, kann der Blutdruck stark ansteigen und Kopfschmerzen, Sehstörungen sowie Erregungszustände hervorrufen. Diese Mittel dürfen Sie daher nicht gleichzeitig anwenden.
- Wenn Sie trizyklische Antidepressiva (z. B. Amitriptylin, Clomipramin, Doxepin, Imipramin, Nortriptylin, Trimipramin, bei Depressionen) einnehmen, kann ebenfalls der Blutdruck ansteigen. Sie sollten deshalb während der Einnahme, vor allem anfangs, häufiger als gewöhnlich den Blutdruck messen oder messen lassen.
- Der Blutdruck kann auch ansteigen, wenn Sie gleichzeitig Medikamente einnehmen, die wie Pseudoephedrin zur Gruppe der Sympathomimetika gehören: Appetitzügler, Aufputschmittel (Amphetamine), schleimhautabschwellende Nasentropfen/-sprays (bei Schnupfen) oder Wirkstoffe wie Bromocriptin, Pergolid, Lisurid, Cabergolin (alle bei Parkinsonkrankheit) oder Ergotamin, Dihydroergotamin (bei niedrigem Blutdruck). Solche Mittel sollten Sie nicht gleichzeitig einnehmen.
- Das Mittel kann die Wirkung von blutdrucksenkenden Wirkstoffen (z. B. Betablocker, Methyldopa) verringern.

Wechselwirkungen mit Speisen und Getränken

Wenn Sie Alkohol trinken, verstärkt sich die Wirkung der Tabletten, damit steigt auch das Risiko für unerwünschte Wirkungen.

Unerwünschte Wirkungen

▶ Muss beobachtet werden

Häufig macht das Mittel müde, vor allem bei Behandlungsbeginn.

Wenn die Haut sich rötet, juckt und sich zusätzlich Bläschen auf der Haut bilden, reagieren Sie vermutlich allergisch auf das Mittel. Dann sollten Sie es absetzen. Sind die Hauterscheinungen (→ Seite 14) einige Tage später nicht deutlich abgeklungen, sollten Sie einen Arzt aufsuchen.

Der Puls kann sich beschleunigen und der Blutdruck ansteigen, wodurch Ihnen unwohl und/oder schwindlig werden kann. Beginnt das Herz zu rasen, sollten Sie das Mittel absetzen und möglichst bald einen Arzt aufsuchen.

Bei Männern mit vergrößerter Prostata können Beschwerden beim Wasserlassen auftreten. Dabei bestehen trotz Harndrangs Schwierigkeiten, die Blase zu entleeren. Wenn solche Beschwerden auftreten, sollten Sie das Mittel absetzen und einen Arzt aufsuchen.

Das Mittel kann die Schleimhäute in Mund, Nase und Rachen austrocknen. Wenn die Schleimhäute unangenehm spannen, leicht bluten, oder wenn sich Borken bilden, sollten Sie das Mittel absetzen.

Wenn Schlafstörungen auftreten, sollten Sie das Mittel absetzen. Treten sogar Halluzinationen auf, sollten Sie einen Arzt aufsuchen.

▶ Sofort zum Arzt

Gelegentlich kann sich der Augeninnendruck so erhöhen, dass es zu einem Glaukomanfall kommt. Symptome dafür sind gerötete, schmerzende Augen, geweitete Pupillen, die sich bei Lichteinfall nicht mehr verengen sowie sich hart anfühlende Augäpfel. Dann müssen Sie unverzüglich einen Auganarzt oder die nächste Notfallambulanz aufsuchen. Wird ein solcher akuter Glaukomanfall nicht sofort behandelt, können Sie erblinden.

Hinweise

Für Kinder und Jugendliche unter 18 Jahren

Kinder unter zwölf Jahren dürfen dieses Mittel nicht einnehmen. Da es ohnehin als »wenig geeignet« erachtet wird, sollten Sie es auch älteren Kindern nicht geben.

Für Schwangerschaft und Stillzeit

Über die Risiken einer Anwendung in Schwangerschaft und Stillzeit gibt es keine Erkenntnisse. Da das Mittel ohnehin als »wenig geeignet« erachtet wird, sollten Sie darauf verzichten.

Für ältere Menschen
Sie sollten das Mittel nicht einnehmen, da vermehrt mit unerwünschten Wirkungen zu rechnen ist.

Zur Verkehrstüchtigkeit
Wenn das Mittel Sie müde macht, kann Ihre Reaktionsfähigkeit beeinträchtigt sein. Sie sollten dann kein Fahrzeug lenken, keine Maschinen bedienen oder Arbeiten ohne sicheren Halt verrichten.

Kombination: Schleimhautabschwellendes Mittel + Dexpanthenol

Xylometazolin + Dexpanthenol
nasic

Xylometazolin ist ein Alpha-Sympathomimetikum. Es verengt die Blutgefäße in der Nasenschleimhaut, wodurch diese abschwillt und weniger Sekret bildet. Die Folge ist, dass die Nase und ebenso die Zugänge zu den Nebenhöhlen wieder frei werden. Krankheitserreger können sich dort dann nicht so leicht vermehren, der Schleim fließt besser ab. Das Mittel wirkt vor allem lokal und wird nur geringfügig ins Blut aufgenommen.
Dexpanthenol pflegt die Nasenschleimhaut, was bei Personen mit leicht entzündeter oder empfindlicher Nasenschleimhaut hilfreich sein kann.
Die Kombination der beiden Wirkstoffe ist unter diesem Gesichtspunkt sinnvoll, das Mittel zur Behandlung von Schnupfen geeignet.
Da *nasic* Konservierungsmittel enthält, gilt es nur als »auch geeignet«. *nasic o.K.* ist vorzuziehen.

Anwendung
Dieses Mittel dürfen Sie keinesfalls häufiger als dreimal täglich und höchstens fünf bis sieben Tage lang anwenden. Benutzen Sie es häufiger und länger, können sie die Nasenschleimhaut irreversibel schädigen und es entsteht eine »Nasentropfen-Nase« (→ Seite 226).

Achtung
nasic für Kinder und *nasic für Erwachsene und Schulkinder* enthalten als Konservierungsmittel Benzalkoniumchlorid, das die Bewegungen der Flimmerhärchen und damit die Selbstreinigung der Nasenschleimhaut beeinträchtigt. Bei langfristiger Anwendung kann es die Nasenschleimhaut direkt schädigen. Präparate ohne Konservierungsmittel sind deshalb vorzuziehen.

Gegenanzeigen
Unter folgenden Bedingungen muss der Arzt Nutzen und Risiken der Anwendung sorgfältig abwägen:
- Der Augeninnendruck ist erhöht, insbesondere bei einem Engwinkelglaukom.
- Sie haben eine schwere Herz-Kreislauf-Erkrankung (z. B. koronare Herzkrankheit, Herzinfarkt, Schlaganfall, hoher Blutdruck).
- Sie haben einen Tumor im Nebennierenmark (Phäochromozytom).
- Ihre Schilddrüse produziert zu viel Hormon.
- Sie haben Diabetes.
- Ihre Prostata ist vergrößert und Sie haben deshalb Probleme beim Wasserlassen.

Wechselwirkungen mit Medikamenten
Wenn Sie gleichzeitig Mittel aus der Gruppe der trizyklischen Antidepressiva (z. B. Amitriptylin, Clomipramin, Doxepin, Imipramin, Nortriptylin, Trimipramin) oder MAO-Hemmer (z. B. Tranylcypromin, bei Depressionen, Parkinsonkrankheit) anwenden, kann der Blutdruck ansteigen.

Unerwünschte Wirkungen
► Muss beobachtet werden
Wenn Sie das Mittel längere Zeit und in hoher Dosierung anwenden, kann sich der Puls beschleunigen und der Blutdruck ansteigen.
In Einzelfällen kann Dexpanthenol Juckreiz und Hautrötungen auslösen, was darauf hindeutet, dass Sie das Mittel nicht vertragen. Dann sollten Sie es absetzen. Sind die Hauterscheinungen (→ Seite 14) einige Tage später nicht deutlich abgeklungen, sollten Sie einen Arzt aufsuchen.

Hinweise
Für Kinder und Jugendliche unter 18 Jahren
Für Säuglinge und Kinder unter sechs Jahren gibt es spezielle Präparate mit schwächerer Wirkstoffkonzentration. Trotzdem müssen Sie unbedingt darauf achten, dass Sie die Mittel nicht zu oft und zu lange anwenden. Generell sollten Sie die Mittel bei Kindern nur anwenden, wenn dies wirklich zwingend erforderlich ist, zum Beispiel am Abend, um das Einschlafen zu erleichtern.
Bei Säuglingen kann es auch sinnvoll sein, das Mittel vor dem Stillen oder Füttern zu geben, weil sie mit verstopfter Nase nicht gut trinken können. Gerade bei Babys sollten Sie mit diesen Mitteln jedoch besonders zurückhaltend umgehen, weil bei ihnen die Fläche der Nasen- und Rachenschleimhaut im Verhältnis zum Körpergewicht besonders groß ist. Sie nehmen vergleichsweise viel Wirkstoff über das Blut in

den Kreislauf auf, wodurch sich das Risiko für unerwünschte Wirkungen erhöht.

Kinder ab sechs Jahre bekommen die gleiche Dosis wie Erwachsene.

Für Schwangerschaft und Stillzeit

Über die Risiken einer Anwendung in Schwangerschaft und Stillzeit gibt es keine Erkenntnisse. Sicherheitshalber sollten Sie das Mittel nicht anwenden, zumal unklar ist, ob die Wirkstoffe in die Muttermilch übergehen.

Für ältere Menschen

Ältere Menschen spüren häufiger unerwünschte Wirkungen auf Herz und Kreislauf.

Kombinationen: Pflanzliche Mittel (innerlich)

Primel + Thymian
- Sinuforton Saft

Anis + Primel + Thymian
- Sinuforton Kapseln

Enzian + Holunder + Primel + Sauerampfer + Verbene
- Sinupret

Extrakte aus Thymiankraut und Primelwurzel sowie ätherisches Anisöl sollen zähes Nasensekret lösen, die Aktivität der Flimmerhärchen in der Nasenschleimhaut anregen und auf diese Weise dafür sorgen, dass der Schleim sich verflüssigt und ausgeschnäuzt werden kann. Die bisher vorliegenden Studien reichen jedoch nicht aus, um die therapeutische Wirksamkeit abschließend nachzuweisen. *Sinuforton*-Saft und -Kapseln sind deshalb bei Schnupfen nur mit Einschränkung geeignet.

Die in *Sinupret* enthaltenen Pflanzenextrakte sollen ebenfalls schleimlösend wirken und somit bei den Beschwerden einer Nasennebenhöhlenentzündung hilfreich sein. Die Kombination der Inhaltsstoffe ist aber nicht ausreichend begründet, da nicht für jeden einzelnen Wirkstoff eine therapeutische Wirksamkeit nachgewiesen ist. Kombinationspräparate, in denen zweifelhaft wirksame Inhaltsstoffe enthalten sind, gelten als nicht sinnvoll zusammengesetzt und sind wenig geeignet.

Achtung

Sinupret Saft/Tropfen: Diese Mittel enthalten Alkohol. Personen mit Alkoholproblemen dürfen sie nicht einnehmen. Auch Leberkranke und Menschen mit Anfallleiden sollten den Alkoholgehalt berücksichtigen. Darüber hinaus kann Alkohol die Wirkung vieler Arzneimittel (z. B. Schlaf- und Beruhigungsmittel, Psychopharmaka, starke Schmerzmittel, einige Mittel bei hohem Blutdruck) verstärken.

Sinuforton: Wenn Sie auf Lippenblütlergewächse (Birke, Beifuß, Sellerie) allergisch reagieren, dürfen Sie dieses Mittel nicht einnehmen. Thymian gehört ebenfalls zu dieser Pflanzengruppe.

Unerwünschte Wirkungen

► **Keine Maßnahmen erforderlich**

Es können Übelkeit und Magenschmerzen auftreten.

► **Muss beobachtet werden**

Wenn die Haut sich rötet, juckt und sich zusätzlich Bläschen auf der Haut bilden, reagieren Sie vermutlich allergisch auf das Mittel. Dann sollten Sie es absetzen. Sind die Hauterscheinungen (→ Seite 14) einige Tage später nicht deutlich abgeklungen, sollten Sie einen Arzt aufsuchen.

Hinweise

Für Kinder und Jugendliche unter 18 Jahren

Sinuforton Saft kann Kindern ab einem Jahr gegeben werden, *Sinupret* Saft und Tropfen Kindern ab zwei Jahre. Bedenken Sie aber, dass *Sinupret* Saft und Tropfen Alkohol enthalten. Mittel ohne Alkohol sind vorzuziehen.

Sinupret Liquitabs und überzogene Tabletten können Sie Kindern ab sechs Jahre geben, *Sinupret forte* und *Sinuforton* Kapseln erst Kindern ab zwölf Jahre.

Für Schwangerschaft und Stillzeit

Sinuforton: Ätherische Öle können in geringen Mengen in die Muttermilch übergehen. Dadurch kann sich der Geschmack der Milch verändern, was Stillprobleme nach sich ziehen kann.

Sinupret Saft/Tropfen: Bedenken Sie, dass diese Mittel Alkohol enthalten. Mittel ohne Alkohol sind vorzuziehen.

Kombinationen: Salzlösungen + andere Substanzen

Kochsalzlösung + Dexpanthenol
- NasenSpray PUR-ratiopharm PLUS

Meersalz + Dexpanthenol
- Bepanthen MEERWASSER-NASENSPRAY, MAR plus

Meersalz + Aloe vera + Eucalyptusöl
- Rinupret Pflege-Nasenspray

Aloe vera Gel + Kaliumchlorid + Natriumchlorid
- Rhinodoron Nasenspray mit Aloe vera

Salzhaltige Lösungen und Sprays befeuchten die Nasenschleimhaut und verflüssigen das Nasensekret. Dadurch fließt der Schleim leichter ab. Auch lösen sich verkrustete Borken besser von der entzündeten Schleimhaut. Für diesen Zweck sind diese Medizinprodukte (→ Seite 21) geeignet.

Im Gegensatz zu *NasenSpray PUR-ratiopharm PLUS, Bepanthen MEERWASSER-NASENSPRAY, MAR plus, Rhinodoron Nasenspray mit Aloe vera* ist der Salzgehalt in *Rinupret* höher als in den normalen Körperflüssigkeiten. Das regt die Tätigkeit der Flimmerhärchen an und soll der Nasenschleimhaut Feuchtigkeit entziehen, wodurch diese abschwellen soll. Dass dies tatsächlich gelingt, ist jedoch nicht ausreichend nachgewiesen.

Der Zusatz von Aloe vera oder Dexpanthenol kann dazu beitragen, die Nasenschleimhaut zu pflegen. Ätherisches Eukalyptusöl regt die Tätigkeit der Flimmerhärchen in der Nasenschleimhaut und somit deren Selbstreinigung an, wird aber nicht von jedem vertragen. Es ist fraglich, ob diese Zusätze den positiven Effekt der Salzlösungen noch verbessern.

Achtung

Gegenanzeigen

Rinupret: Dieses Mittel dürfen Sie nicht anwenden, wenn Sie an Atemwegserkrankungen leiden, die mit einer ausgeprägten Überempfindlichkeit der Atemwege einhergehen wie beispielsweise Asthma, Pseudokrupp oder Keuchhusten.

Unerwünschte Wirkungen

► Keine Maßnahmen erforderlich

Rinupret: Das Mittel kann auf der Nasenschleimhaut etwas brennen.

► Muss beobachtet werden

Schwellen die Nasenschleimhäute nach der Anwendung des Sprays an, und tritt Juckreiz auf, reagieren Sie vermutlich allergisch auf einen Bestandteil des Mittels. Verwenden Sie es dann nicht weiter. Sind die Beschwerden nach ein bis zwei Tagen nicht verschwunden, sollten Sie einen Arzt aufsuchen.

Rinupret: Eukalyptusöl kann die Atemwege reizen und Husten oder Atemnot bis hin zum Asthmaanfall auslösen. Dann sollten Sie das Mittel absetzen. Legen sich die Beschwerden nicht innerhalb von zwei bis drei Stunden, sollten Sie einen Arzt aufsuchen.

Hinweise

Für Kinder und Jugendliche unter 18 Jahren

Rinupret: Dieses Mittel sollten Sie wegen des Gehalts an Eukalyptusöl bei Säuglingen und Kleinkindern nicht anwenden.

Schnupfen, Nebenhöhlenentzündung

Handelsname Darreichungsform	**Zusammensetzung pro 1 ml/1 g oder wie angegeben bzw. pro abgeteilte Einheit**	**Unverb. Preis in Euro/kleinste Packung**	**Bewertung**
Hinweise zu den Tabellenspalten → Seite 32, zur Auswahl der Arzneimittel → Seite 27, zur Grundlage der Bewertung → Seiten 27, 31			
Bepanthen MEERWASSER-NASEN-SPRAY Nasenspray	**Isotonisiertes Meerwasser + Dexpanthenol** (ohne Konservierungsmittel)	ca. 4,49/20 ml	**Geeignet** bei Schnupfen, um die Nasenschleimhaut zu befeuchten und zu reinigen. Medizinprodukt. → Seite 229
Ellatun N Nasenspray Nasenspray	**Tramazolin** 1 mg (Konservierungsmittel: Benzalkoniumchlorid)	8,50/10 ml	**Auch geeignet** bei Schnupfen für Schulkinder und Erwachsene als schleimhautabschwellendes Mittel zur kurzzeitigen Anwendung. Präparate ohne Konservierungsmittel sind vorzuziehen. → Seite 224
Ellatun N Nasentropfen Nasentropfen	1 mg (Konservierungsmittel: Benzalkoniumchlorid)	8,50/10 ml	
EMSER Lösung zur Inhalation durch die Nase Inhalationsampullen	**Natürliches Emser Salz** 58,75 mg (ohne Konservierungsmittel)	9,95/20 Stück	**Geeignet** bei Schnupfen und Nebenhöhlenentzündung, um die Nasenschleimhaut zu befeuchten und zu reinigen. Medizinprodukt. → Seite 224
EMSER NASENSALBE sensitiv Nasensalbe	60 mg (ohne Konservierungsmittel)	3,95/8 g	**Geeignet** bei Schnupfen, um den Nasenvorhof zu pflegen. Medizinprodukt. → Seite 224

Schnupfen, Nebenhöhlenentzündung Fortsetzung

Handelsname Darreichungsform	**Zusammensetzung pro 1 ml/1 g oder wie angegeben bzw. pro abgeteilte Einheit**	**Unverb. Preis in Euro/kleinste Packung**	**Bewertung**
Hinweise zu den Tabellenspalten → Seite 32, zur Auswahl der Arzneimittel → Seite 27, zur Grundlage der Bewertung → Seiten 27, 31			
EMSER NASENSPRAY Nasenspray	**Natürliches Emser Salz** 11,75 mg (ohne Konservierungsmittel)	5,40/15 ml	**Geeignet** bei Schnupfen und Nebenhöhlenentzündung, um die Nasenschleimhaut zu befeuchten und zu reinigen. **Wenig geeignet** als schleimhautabschwellendes Mittel, weil die therapeutische Wirksamkeit hierfür nicht ausreichend nachgewiesen ist. → Seite 224
EMSER NASENTROPFEN Nasentropfen	11,75 mg (ohne Konservierungsmittel)	6,90/15 ml	
EMSER SALZ	2,95 g	7,85/20 Stück	
EMSER SALZ mit Nasanita Nasendusche junior Beutel	1,475 g	14,95/20 Stück	
GeloNasal-Spray 0,1 % Nasenspray	**Xylometazolin-hydrochlorid** 1 mg (Konservierungsmittel: Benzalkoniumchlorid)	3,02/10 ml	**Auch geeignet** bei Schnupfen für Schulkinder und Erwachsene als schleimhautabschwellendes Mittel zur kurzzeitigen Anwendung. Präparate ohne Konservierungsmittel sind vorzuziehen. → Seite 224
GeloNasal-Tropfen 0,05 % Nasentropfen	0,5 mg (Konservierungsmittel: Benzalkoniumchlorid)	1,94/10 ml	**Auch geeignet** bei Schnupfen für Kinder von 2 bis 6 Jahre als schleimhautabschwellendes Mittel zur kurzzeitigen Anwendung. Präparate ohne Konservierungsmittel sind vorzuziehen. → Seite 224
Imidin Schnupfenspray 0,1 %	**Xylometazolin-hydrochlorid** 1 mg (ohne Konservierungsmittel)	4,49/10 ml	**Geeignet** bei Schnupfen für Schulkinder und Erwachsene als schleimhautabschwellendes Mittel zur kurzzeitigen Anwendung. → Seite 224
Imidin N Nasenspray Nasenspray	1 mg (Konservierungsmittel: Benzalkoniumchlorid)	3,20/10 ml	**Auch geeignet** bei Schnupfen für Schulkinder und Erwachsene als schleimhautabschwellendes Mittel zur kurzzeitigen Anwendung. Präparate ohne Konservierungsmittel sind vorzuziehen. → Seite 224
Imidin N Nasentropfen Nasentropfen	1 mg (Konservierungsmittel: Benzalkoniumchlorid)	3,20/10 ml	
MAR plus 5 % Nasen-Pflege-spray Nasenspray	**Meerwasser** 50 mg + **Dexpanthenol** 50 mg (ohne Konservierungsmittel)	5,40/20 ml	**Geeignet** bei Schnupfen, um die Nasenschleimhaut zu befeuchten und zu reinigen. Medizinprodukt. → Seite 229
Nasenspray AL 0,05 %	**Xylometazolin-hydrochlorid** 0,5 mg (Konservierungsmittel: Benzalkoniumchlorid)	1,94/10 ml	**Auch geeignet** bei Schnupfen für Kinder von 2 bis 6 Jahre als schleimhautabschwellendes Mittel zur kurzzeitigen Anwendung. Präparate ohne Konservierungsmittel sind vorzuziehen. → Seite 224
0,1 % Nasenspray	1 mg (Konservierungsmittel: Benzalkoniumchlorid)	2,38/10 ml	**Auch geeignet** bei Schnupfen für Schulkinder und Erwachsene als schleimhautabschwellendes Mittel zur kurzzeitigen Anwendung. Präparate ohne Konservierungsmittel sind vorzuziehen. → Seite 224
Nasengel AL Nasengel	1 mg (Konservierungsmittel: Benzalkoniumchlorid)	2,38/10 g	**Auch geeignet** bei Schnupfen für Schulkinder und Erwachsene als schleimhautabschwellendes Mittel zur kurzzeitigen Anwendung. Präparate ohne Konservierungsmittel sind vorzuziehen. **Mit Einschränkung geeignet** bei Nebenhöhlenentzündung zur kurzzeitigen Anwendung. Das Mittel kann den Sekretabfluss unterstützen. Die bisher vorliegenden Studien reichen aber noch nicht aus, um den therapeutischen Stellenwert abschließend zu bestimmen. → Seite 224
Nasentropfen AL 0,05 % Nasentropfen	0,5 mg (Konservierungsmittel: Benzalkoniumchlorid)	1,76/10 ml	**Auch geeignet** bei Schnupfen für Kinder von 2 bis 6 Jahre als schleimhautabschwellendes Mittel zur kurzzeitigen Anwendung. Präparate ohne Konservierungsmittel sind vorzuziehen. **Mit Einschränkung geeignet** bei Nebenhöhlenentzündung zur kurzzeitigen Anwendung. Das Mittel kann den Sekretabfluss unterstützen. Die bisher vorliegenden Studien reichen aber noch nicht aus, um den therapeutischen Stellenwert abschließend zu bestimmen. → Seite 224

Schnupfen, Nebenhöhlenentzündung Fortsetzung

Handelsname Darreichungsform	**Zusammensetzung pro 1 ml/1 g oder wie angegeben bzw. pro abgeteilte Einheit**	**Unverb. Preis in Euro/kleinste Packung**	**Bewertung**

Hinweise zu den Tabellenspalten → Seite 32, zur Auswahl der Arzneimittel → Seite 27, zur Grundlage der Bewertung → Seiten 27, 31

Nasentropfen AL 0,1 % Nasentropfen	**Xylometazolin-hydrochlorid** 1 mg (Konservierungsmittel: Benzalkoniumchlorid)	2,03/10 ml	**Auch geeignet** bei Schnupfen für Schulkinder und Erwachsene als schleimhautabschwellendes Mittel zur kurzzeitigen Anwendung. Präparate ohne Konservierungsmittel sind vorzuziehen. **Mit Einschränkung geeignet** bei Nebenhöhlenentzündung zur kurzzeitigen Anwendung. Das Mittel kann den Sekretabfluss unterstützen. Die bisher vorliegenden Studien reichen aber noch nicht aus, um den therapeutischen Stellenwert abschließend zu bestimmen. → Seite 224
NasenTropfen-ratiopharm Erwachsene Nasentropfen	**Xylometazolin-hydrochlorid** 1 mg (ohne Konservierungsmittel)	3,20/10 ml	**Geeignet** bei Schnupfen für Schulkinder und Erwachsene als schleimhautabschwellendes Mittel zur kurzzeitigen Anwendung. → Seite 224
NasenSpray-ratiopharm Kinder	0,5 mg (ohne Konservierungsmittel)	1,94/10 ml	**Geeignet** bei Schnupfen für Kinder von 2 bis 6 Jahre als schleimhautabschwellendes Mittel zur kurzzeitigen Anwendung. **Mit Einschränkung geeignet** bei Nebenhöhlenentzündung zur kurzzeitigen Anwendung. Das Mittel kann den Sekretabfluss unterstützen. Die bisher vorliegenden Studien reichen aber noch nicht aus, um den therapeutischen Stellenwert abschließend zu bestimmen. → Seite 224
NasenSpray-ratiopharm Erwachsene Nasenspray	1 mg (ohne Konservierungsmittel)	3,32/10 ml	**Geeignet** bei Schnupfen für Schulkinder und Erwachsene als schleimhautabschwellendes Mittel zur kurzzeitigen Anwendung. **Mit Einschränkung geeignet** bei Nebenhöhlenentzündung zur kurzzeitigen Anwendung. Das Mittel kann den Sekretabfluss unterstützen. Die bisher vorliegenden Studien reichen aber noch nicht aus, um den therapeutischen Stellenwert abschließend zu bestimmen. → Seite 224
NasenTropfen-ratiopharm Kinder Nasentropfen	0,5 mg (ohne Konservierungsmittel)	1,94/10 ml	**Geeignet** bei Schnupfen für Kinder von 2 bis 6 Jahre als schleimhautabschwellendes Mittel zur kurzzeitigen Anwendung. **Mit Einschränkung geeignet** bei Nebenhöhlenentzündung zur kurzzeitigen Anwendung. Das Mittel kann den Sekretabfluss unterstützen. Die bisher vorliegenden Studien reichen aber noch nicht aus, um den therapeutischen Stellenwert abschließend zu bestimmen. → Seite 224
NasenGel-ratiopharm Nasengel	1 mg (Konservierungsmittel: Benzalkoniumchlorid)	3,20/10 g	**Auch geeignet** bei Schnupfen für Schulkinder und Erwachsene als schleimhautabschwellendes Mittel zur kurzzeitigen Anwendung. Präparate ohne Konservierungsmittel sind vorzuziehen. → Seite 224
NasenSpray-ratiopharm Panthenol	**Dexpanthenol** 50 mg (ohne Konservierungsmittel)	4,05/20 ml	**Geeignet** bei Schnupfen, um die Nasenschleimhaut zu befeuchten und zu pflegen. → Seite 223
NasenSpray PUR-ratiopharm PLUS Nasenspray	**Natriumchlorid** 5 mg + **Dexpanthenol** 10 mg (ohne Konservierungsmittel)	4,49/20 ml	**Geeignet** bei Schnupfen, um die Nasenschleimhaut zu befeuchten und zu reinigen. Medizinprodukt. → Seite 229
Nasenspray K HEXAL	**Xylometazolin-hydrochlorid** 0,5 mg (Konservierungsmittel: Benzalkoniumchlorid)	1,94/10 ml	**Auch geeignet** bei Schnupfen für Kinder von 2 bis 6 Jahre als schleimhautabschwellendes Mittel zur kurzzeitigen Anwendung. Präparate ohne Konservierungsmittel sind vorzuziehen. → Seite 224
E HEXAL Nasenspray	1 mg (Konservierungsmittel: Benzalkoniumchlorid)	3,20/10 ml	**Auch geeignet** bei Schnupfen für Schulkinder und Erwachsene als schleimhautabschwellendes Mittel zur kurzzeitigen Anwendung. Präparate ohne Konservierungsmittel sind vorzuziehen. → Seite 224

Schnupfen, Nebenhöhlenentzündung Fortsetzung

Handelsname Darreichungsform	**Zusammensetzung pro 1 ml/1 g oder wie angegeben bzw. pro abgeteilte Einheit**	**Unverb. Preis in Euro/kleinste Packung**	**Bewertung**
Hinweise zu den Tabellenspalten → Seite 32, zur Auswahl der Arzneimittel → Seite 27, zur Grundlage der Bewertung → Seiten 27, 31			
Nasentropfen K HEXAL Nasentropfen	**Xylometazolin-hydrochlorid** 0,5 mg (Konservierungsmittel: Benzalkoniumchlorid)	1,94/10 ml	**Auch geeignet** bei Schnupfen für Kinder von 2 bis 6 Jahre als schleimhautabschwellendes Mittel zur kurzzeitigen Anwendung. Präparate ohne Konservierungsmittel sind vorzuziehen. → Seite 224
Nasenspray-CT 0,1 % Nasenspray	**Xylometazolin-hydrochlorid** 1 mg (ohne Konservierungsmittel)	3,01/10 ml	**Geeignet** bei Schnupfen für Schulkinder und Erwachsene als schleimhautabschwellendes Mittel zur kurzzeitigen Anwendung. **Mit Einschränkung geeignet** bei Nebenhöhlenentzündung zur kurzzeitigen Anwendung. Das Mittel kann den Sekretabfluss unterstützen. Die bisher vorliegenden Studien reichen aber noch nicht aus, um den therapeutischen Stellenwert abschließend zu bestimmen. → Seite 224
Nasenspray Heumann Nasenspray	**Xylometazolin-hydrochlorid** 1 mg (Konservierungsmittel: Benzalkoniumchlorid)	2,57/10 ml	**Auch geeignet** bei Schnupfen für Schulkinder und Erwachsene als schleimhautabschwellendes Mittel zur kurzzeitigen Anwendung. Präparate ohne Konservierungsmittel sind vorzuziehen. → Seite 224
nasic O.K.	**Xylometazolin-hydrochlorid** 1 mg + **Dexpanthenol** 50 mg (ohne Konservierungsmittel)	6,40/10 ml	**Geeignet** bei Schnupfen für Schulkinder und Erwachsene als schleimhautabschwellendes Mittel zur kurzzeitigen Anwendung. → Seite 228
nasic für Kinder O.K.	**Xylometazolin-hydrochlorid** 0,5 mg + **Dexpanthenol** 50 mg (ohne Konservierungsmittel)	5,65/10 ml	**Geeignet** bei Schnupfen für Kinder zwischen 2 und 6 Jahren als schleimhautabschwellendes Mittel zur kurzzeitigen Anwendung. → Seite 228
nasic für Kinder	**Xylometazolin-hydrochlorid** 0,5 mg + **Dexpanthenol** 50 mg (Konservierungsmittel: Benzalkoniumchlorid)	5,65/10 ml	**Auch geeignet** bei Schnupfen für Kinder zwischen 2 und 6 Jahren als schleimhautabschwellendes Mittel zur kurzzeitigen Anwendung. Präparate ohne Konservierungsmittel sind vorzuziehen. → Seite 228
nasic für Erwachsene und Schulkinder Nasenspray	**Xylometazolin-hydrochlorid** 1 mg + **Dexpanthenol** 50 mg (Konservierungsmittel: Benzalkoniumchlorid)	5,90/10 ml	**Auch geeignet** bei Schnupfen für Schulkinder und Erwachsene als schleimhautabschwellendes Mittel zur kurzzeitigen Anwendung. Präparate ohne Konservierungsmittel sind vorzuziehen. → Seite 228
nasic-cur Nasenspray	**Dexpanthenol** 50 mg (Konservierungsmittel: Benzalkoniumchlorid)	5,45/20 ml	**Auch geeignet** bei Schnupfen, um die Nasenschleimhaut zu befeuchten und zu pflegen. Präparate ohne Konservierungsmittel sind vorzuziehen. → Seite 223
Nasivin ohne Konservierungsstoffe Dosierspray für Kleinkinder	**Oxymetazolin-hydrochlorid** 0,25 mg (ohne Konservierungsmittel)	4,97/10 ml	**Geeignet** bei Schnupfen für Kleinkinder über 1 Jahr als schleimhautabschwellendes Mittel zur kurzzeitigen Anwendung. **Mit Einschränkung geeignet** bei Nebenhöhlenentzündung zur kurzzeitigen Anwendung. Das Mittel kann den Sekretabfluss unterstützen. Die bisher vorliegenden Studien reichen aber noch nicht aus, um den therapeutischen Stellenwert abschließend zu bestimmen. → Seite 224
Nasivin ohne Konservierungsstoffe Dosierspray für Erwachsene und Schulkinder Dosierspray	0,5 mg (ohne Konservierungsmittel)	5,97/10 ml	**Geeignet** bei Schnupfen für Schulkinder und Erwachsene als schleimhautabschwellendes Mittel zur kurzzeitigen Anwendung. **Mit Einschränkung geeignet** bei Nebenhöhlenentzündung zur kurzzeitigen Anwendung. Das Mittel kann den Sekretabfluss unterstützen. Die bisher vorliegenden Studien reichen aber noch nicht aus, um den therapeutischen Stellenwert abschließend zu bestimmen. → Seite 224

Schnupfen, Nebenhöhlenentzündung Fortsetzung

Handelsname Darreichungsform	**Zusammensetzung pro 1 ml/1 g oder wie angegeben bzw. pro abgeteilte Einheit**	**Unverb. Preis in Euro/kleinste Packung**	**Bewertung**

Hinweise zu den Tabellenspalten → Seite 32, zur Auswahl der Arzneimittel → Seite 27, zur Grundlage der Bewertung → Seiten 27, 31

Handelsname Darreichungsform	Zusammensetzung	Preis	Bewertung
Nasivin ohne Konservierungsstoffe Dosiertropfen für Babys Dosiertropfen	**Oxymetazolin-hydrochlorid** 0,1 mg (ohne Konservierungsmittel)	4,97/5 ml	**Geeignet** bei Schnupfen für Säuglinge unter 1 Jahr als schleimhautabschwellendes Mittel zur kurzzeitigen Anwendung. **Mit Einschränkung geeignet** bei Nebenhöhlenentzündung zur kurzzeitigen Anwendung. Das Mittel kann den Sekretabfluss unterstützen. Die bisher vorliegenden Studien reichen aber noch nicht aus, um den therapeutischen Stellenwert abschließend zu bestimmen. → Seite 224
Nasivin gegen Schnupfen 0,05 % Dosierspray	0,5 mg (Konservierungsmittel: Benzalkoniumchlorid)	5,97/10 ml	**Auch geeignet** bei Schnupfen für Schulkinder und Erwachsene als schleimhautabschwellendes Mittel zur kurzzeitigen Anwendung. Präparate ohne Konservierungsmittel sind vorzuziehen. **Mit Einschränkung geeignet** bei Nebenhöhlenentzündung zur kurzzeitigen Anwendung. Das Mittel kann den Sekretabfluss unterstützen. Die bisher vorliegenden Studien reichen aber noch nicht aus, um den therapeutischen Stellenwert abschließend zu bestimmen. → Seite 224
Nasivin gegen Schnupfen 0,05 % Nasenspray	0,5 mg (Konservierungsmittel: Benzalkoniumchlorid)	5,09/10 ml	
Nasivin gegen Schnupfen 0,05 % Nasentropfen	0,5 mg (Konservierungsmittel: Benzalkoniumchlorid)	4,28/10 ml	
Olynth 0,05 % Schnupfen Dosierspray ohne Konservierungsstoffe	**Xylometazolin-hydrochlorid** 0,5 mg (ohne Konservierungsmittel)	3,58/10 ml	**Geeignet** bei Schnupfen für Kinder von 2 bis 6 Jahre als schleimhautabschwellendes Mittel zur kurzzeitigen Anwendung. **Mit Einschränkung geeignet** bei Nebenhöhlenentzündung zur kurzzeitigen Anwendung. Das Mittel kann den Sekretabfluss unterstützen. Die bisher vorliegenden Studien reichen aber noch nicht aus, um den therapeutischen Stellenwert abschließend zu bestimmen. → Seite 224
0,1 % Schnupfen Dosierspray ohne Konservierungsstoffe Nasenspray	1 mg (ohne Konservierungsmittel)	4,61/10 ml	**Geeignet** bei Schnupfen für Schulkinder und Erwachsene als schleimhautabschwellendes Mittel zur kurzzeitigen Anwendung. **Mit Einschränkung geeignet** bei Nebenhöhlenentzündung zur kurzzeitigen Anwendung. Das Mittel kann den Sekretabfluss unterstützen. Die bisher vorliegenden Studien reichen aber noch nicht aus, um den therapeutischen Stellenwert abschließend zu bestimmen. → Seite 224
Olynth 0,05 % Schnupfen Dosierspray	0,5 mg (Konservierungsmittel: Benzalkoniumchlorid)	1,94/10 ml	**Auch geeignet** bei Schnupfen für Kinder zwischen 2 und 6 Jahren als schleimhautabschwellendes Mittel zur kurzzeitigen Anwendung. Präparate ohne Konservierungsmittel sind vorzuziehen. **Mit Einschränkung geeignet** bei Nebenhöhlenentzündung zur kurzzeitigen Anwendung. Das Mittel kann den Sekretabfluss unterstützen. Die bisher vorliegenden Studien reichen aber noch nicht aus, um den therapeutischen Stellenwert abschließend zu bestimmen. → Seite 224
0,1 % Dosierspray	1 mg (Konservierungsmittel: Benzalkoniumchlorid)	3,89/10 ml	**Auch geeignet** bei Schnupfen für Schulkinder und Erwachsene als schleimhautabschwellendes Mittel zur kurzzeitigen Anwendung. Präparate ohne Konservierungsmittel sind vorzuziehen. **Mit Einschränkung geeignet** bei Nebenhöhlenentzündung zur kurzzeitigen Anwendung. Das Mittel kann den Sekretabfluss unterstützen. Die bisher vorliegenden Studien reichen aber noch nicht aus, um den therapeutischen Stellenwert abschließend zu bestimmen. → Seite 224

Schnupfen, Nebenhöhlenentzündung Fortsetzung

Hinweise zu den Tabellenspalten → Seite 32, zur Auswahl der Arzneimittel → Seite 27, zur Grundlage der Bewertung → Seiten 27, 31

Handelsname Darreichungsform	**Zusammensetzung pro 1 ml/1 g oder wie angegeben bzw. pro abgeteilte Einheit**	**Unverb. Preis in Euro/kleinste Packung**	**Bewertung**
Olynth 0,025 % Schnupfen Lösung	**Xylometazolin-hydrochlorid** 0,25 mg (Konservierungsmittel: Benzalkoniumchlorid)	1,86/10 ml	**Auch geeignet** bei Schnupfen für Säuglinge und Kinder bis 2 Jahre als schleimhautabschwellendes Mittel zur kurzzeitigen Anwendung. Präparate ohne Konservierungsmittel sind vorzuziehen. **Mit Einschränkung geeignet** bei Nebenhöhlenentzündung zur kurzzeitigen Anwendung. Das Mittel kann den Sekretabfluss unterstützen. Die bisher vorliegenden Studien reichen aber noch nicht aus, um den therapeutischen Stellenwert abschließend zu bestimmen. → Seite 224
0,05 % Schnupfen Lösung	0,5 mg (Konservierungsmittel: Benzalkoniumchlorid)	1,94/10 ml	**Auch geeignet** bei Schnupfen für Kinder zwischen 2 und 6 Jahren als schleimhautabschwellendes Mittel zur kurzzeitigen Anwendung. Präparate ohne Konservierungsmittel sind vorzuziehen. **Mit Einschränkung geeignet** bei Nebenhöhlenentzündung zur kurzzeitigen Anwendung. Das Mittel kann den Sekretabfluss unterstützen. Die bisher vorliegenden Studien reichen aber noch nicht aus, um den therapeutischen Stellenwert abschließend zu bestimmen. → Seite 224
0,1 % Nasentropfen	1 mg (Konservierungsmittel: Benzalkoniumchlorid)	3,20/10 ml	**Auch geeignet** bei Schnupfen für Schulkinder und Erwachsene als schleimhautabschwellendes Mittel zur kurzzeitigen Anwendung. Präparate ohne Konservierungsmittel sind vorzuziehen. **Mit Einschränkung geeignet** bei Nebenhöhlenentzündung zur kurzzeitigen Anwendung. Das Mittel kann den Sekretabfluss unterstützen. Die bisher vorliegenden Studien reichen aber noch nicht aus, um den therapeutischen Stellenwert abschließend zu bestimmen. → Seite 224
Olynth salin Dosierspray ohne Konservierungsstoffe Dosierspray	**Isotonische Kochsalzlösung** (ohne Konservierungsmittel)	4,30/15 ml	**Geeignet** bei Schnupfen, um die Nasenschleimhaut zu befeuchten und zu reinigen. Medizinprodukt. → Seite 224
Olynth salin Nasentropfen	(Konservierungsmittel: Benzalkoniumchlorid)	3,70/10 ml	**Auch geeignet** bei Schnupfen, um die Nasenschleimhaut zu befeuchten und zu reinigen. Präparate ohne Konservierungsmittel sind vorzuziehen. Medizinprodukt. → Seite 224
Otriven gegen Schnupfen 0,05 % Dosierspray ohne Konservierungsstoffe	**Xylometazolin-hydrochlorid** 0,5 mg (ohne Konservierungsmittel)	2,40/10 ml	**Geeignet** bei Schnupfen für Kinder zwischen 2 und 6 Jahren als schleimhautabschwellendes Mittel zur kurzzeitigen Anwendung. **Mit Einschränkung geeignet** bei Nebenhöhlenentzündung zur kurzzeitigen Anwendung. Das Mittel kann den Sekretabfluss unterstützen. Die bisher vorliegenden Studien reichen aber noch nicht aus, um den therapeutischen Stellenwert abschließend zu bestimmen. → Seite 224
Otriven 0,1 % Dosierspray ohne Konservierungsstoffe Dosierspray	1 mg (ohne Konservierungsmittel)	3,95/10 ml	**Geeignet** bei Schnupfen für Schulkinder und Erwachsene als schleimhautabschwellendes Mittel zur kurzzeitigen Anwendung. **Mit Einschränkung geeignet** bei Nebenhöhlenentzündung zur kurzzeitigen Anwendung. Das Mittel kann den Sekretabfluss unterstützen. Die bisher vorliegenden Studien reichen aber noch nicht aus, um den therapeutischen Stellenwert abschließend zu bestimmen. → Seite 224
Otriven gegen Schnupfen 0,1 % Einzeldosispipetten	1 mg (ohne Konservierungsmittel)	11,80/40 x 0,3 ml	

Schnupfen, Nebenhöhlenentzündung Fortsetzung

Hinweise zu den Tabellenspalten → Seite 32, zur Auswahl der Arzneimittel → Seite 27, zur Grundlage der Bewertung → Seiten 27, 31

Handelsname Darreichungsform	**Zusammensetzung pro 1 ml/1 g oder wie angegeben bzw. pro abgeteilte Einheit**	**Unverb. Preis in Euro/kleinste Packung**	**Bewertung**
Otriven gegen Schnupfen 0,1 % Nasengel Nasengel	**Xylometazolin-hydrochlorid** 1 mg (Konservierungsmittel: Benzalkoniumchlorid)	3,80/10 g	**Auch geeignet** bei Schnupfen für Schulkinder und Erwachsene als schleimhautabschwellendes Mittel zur kurzzeitigen Anwendung. Präparate ohne Konservierungsmittel sind vorzuziehen. **Mit Einschränkung geeignet** bei Nebenhöhlenentzündung zur kurzzeitigen Anwendung. Das Mittel kann den Sekretabfluss unterstützen. Die bisher vorliegenden Studien reichen aber noch nicht aus, um den therapeutischen Stellenwert abschließend zu bestimmen. → Seite 224
Otriven gegen Schnupfen Nasenspray 0,1 % Dosierspray Mentholfrisch	1 mg (Konservierungsmittel: Benzalkoniumchlorid)	5,00/10 ml	
Otriven gegen Schnupfen Nasenspray 0,1 % Nasenspray	1 mg (Konservierungsmittel: Benzalkoniumchlorid)	3,70/10 ml	
Otriven gegen Schnupfen 0,025 % Nasentropfen	0,25 mg (Konservierungsmittel: Benzalkoniumchlorid)	1,18/10 ml	**Auch geeignet** bei Schnupfen für Säuglinge und Kinder bis 2 Jahre als schleimhautabschwellendes Mittel zur kurzzeitigen Anwendung. Präparate ohne Konservierungsmittel sind vorzuziehen. **Mit Einschränkung geeignet** bei Nebenhöhlenentzündung zur kurzzeitigen Anwendung. Das Mittel kann den Sekretabfluss unterstützen. Die bisher vorliegenden Studien reichen aber noch nicht aus, um den therapeutischen Stellenwert abschließend zu bestimmen. → Seite 224
0,05 % Nasentropfen	0,5 mg (Konservierungsmittel: Benzalkoniumchlorid)	1,94/10 ml	**Auch geeignet** bei Schnupfen für Kinder zwischen 2 und 6 Jahren als schleimhautabschwellendes Mittel zur kurzzeitigen Anwendung. Präparate ohne Konservierungsmittel sind vorzuziehen. **Mit Einschränkung geeignet** bei Nebenhöhlenentzündung zur kurzzeitigen Anwendung. Das Mittel kann den Sekretabfluss unterstützen. Die bisher vorliegenden Studien reichen aber noch nicht aus, um den therapeutischen Stellenwert abschließend zu bestimmen. → Seite 224
0,1 % Nasentropfen Nasentropfen	1 mg (Konservierungsmittel: Benzalkoniumchlorid)	3,20/10 ml	**Auch geeignet** bei Schnupfen für Schulkinder und Erwachsene als schleimhautabschwellendes Mittel zur kurzzeitigen Anwendung. Präparate ohne Konservierungsmittel sind vorzuziehen. **Mit Einschränkung geeignet** bei Nebenhöhlenentzündung zur kurzzeitigen Anwendung. Das Mittel kann den Sekretabfluss unterstützen. Die bisher vorliegenden Studien reichen aber noch nicht aus, um den therapeutischen Stellenwert abschließend zu bestimmen. → Seite 224
Otriven Pflege mit Dexpanthenol Nasenspray	**Dexpanthenol** 50 mg (ohne Konservierungsmittel)	5,40/20 ml	**Geeignet** bei Schnupfen, um die Nasenschleimhaut zu befeuchten und zu pflegen. → Seite 223
PARI NaCl Inhalationslösung Ampullen	**Isotonische Kochsalzlösung** (ohne Konservierungsmittel)	6,10/20 x 2,5 ml	**Geeignet** bei Schnupfen, um die Nasenschleimhaut zu befeuchten und zu reinigen. Medizinprodukt. → Seite 224
Rhinex Nasenspray mit Naphazolin 0,05 % Nasenspray	**Naphazolin-hydrochlorid** 0,5 mg (Konservierungsmittel: Benzalkoniumchlorid)	2,99/10 ml	**Auch geeignet** bei Schnupfen für Schulkinder und Erwachsene als schleimhautabschwellendes Mittel zur kurzzeitigen Anwendung. Präparate ohne Konservierungsmittel sind vorzuziehen. **Mit Einschränkung geeignet** bei Nebenhöhlenentzündung zur kurzzeitigen Anwendung. Das Mittel kann den Sekretabfluss unterstützen. Die bisher vorliegenden Studien reichen aber noch nicht aus, um den therapeutischen Stellenwert abschließend zu bestimmen. → Seite 224

Schnupfen, Nebenhöhlenentzündung Fortsetzung

Hinweise zu den Tabellenspalten → Seite 32, zur Auswahl der Arzneimittel → Seite 27, zur Grundlage der Bewertung → Seiten 27, 31

Handelsname Darreichungsform	**Zusammensetzung pro 1 ml/1 g oder wie angegeben bzw. pro abgeteilte Einheit**	**Unverb. Preis in Euro/kleinste Packung**	**Bewertung**
Rhinodoron Nasenspray mit Aloe vera Nasenspray	**Aloe vera Gel** 5 mg + **Kaliumchlorid** 5 mg + **Natriumchlorid** 5 mg (ohne Konservierungsmittel)	6,45/20 ml	**Geeignet** bei Schnupfen, um die Nasenschleimhaut zu befeuchten und zu reinigen. Medizinprodukt. → Seite 229
Rhinomer 1 (Soft)	**Isotonisiertes Meerwasser** (ohne Konservierungsmittel)	11,50/115 ml	**Geeignet** bei Schnupfen, um die Nasenschleimhaut zu befeuchten und zu reinigen. Medizinprodukt. → Seite 224
2 (Medium)	(ohne Konservierungsmittel)	11,50/135 ml	
3 (Intensiv) Lösung	(ohne Konservierungsmittel)	11,50/135 ml	
Rhinomer Nasenspray Nasenspray	(ohne Konservierungsmittel)	5,40/20 ml	
Rhinopront Kombi Tabletten Tabletten	**Pseudoephedrin-hydrochlorid** 60 mg + **Triprolidin-hydrochlorid** 2,5 mg	4,51/12 Stück	**Wenig geeignet** bei Schnupfen. Nicht sinnvolle Kombination. → Seite 226
Rhinospray plus bei Schnupfen Dosierspray	**Tramazolin-hydrochlorid** 1,264 mg (Konservierungsmittel: Benzalkoniumchlorid)	5,90/10 ml	**Auch geeignet** bei Schnupfen für Schulkinder und Erwachsene als schleimhautabschwellendes Mittel zur kurzzeitigen Anwendung. Präparate ohne Konservierungsmittel sind vorzuziehen. **Mit Einschränkung geeignet** bei Nebenhöhlenentzündung zur kurzzeitigen Anwendung. Das Mittel kann den Sekretabfluss unterstützen. Die bisher vorliegenden Studien reichen aber noch nicht aus, um den therapeutischen Stellenwert abschließend zu bestimmen. → Seite 224
Rhinospray bei Schnupfen Nasenspray	1,264 mg (Konservierungsmittel: Benzalkoniumchlorid)	5,90/12 ml	
Rinupret Pflege-Nasenspray Nasenspray	**Aloe vera** 0,25 mg + **Eukalyptusöl** 0,02 mg + **Meersalz** 27 mg (ohne Konservierungsmittel)	5,40/15 ml	**Geeignet** bei Schnupfen, um die Nasenschleimhaut zu befeuchten und zu reinigen. Medizinprodukt. → Seite 229
schnupfen endrine Spray 0,1 % Nasenspray	**Xylometazolin-hydrochlorid** 1 mg (Konservierungsmittel: Benzalkoniumchlorid)	4,97/10 ml	**Auch geeignet** bei Schnupfen für Schulkinder und Erwachsene als schleimhautabschwellendes Mittel zur kurzzeitigen Anwendung. Präparate ohne Konservierungsmittel sind vorzuziehen. → Seite 224
schnupfen endrine Tropfen 0,1 % Nasentropfen	1 mg (Konservierungsmittel: Benzalkoniumchlorid)	4,97/10 ml	
Sinuforton Kapseln mit Anis bei Erkältung Kapseln	**Anisöl** 30 mg + **Auszug aus Primelwurzel** 36 mg + **Auszug aus Thymiankraut** 70 mg	6,97/20 Stück	**Mit Einschränkung geeignet** bei Schnupfen, um den zähflüssigen Schleim zu lösen. Die bisher vorliegenden Studien reichen noch nicht aus, um den therapeutischen Stellenwert abschließend zu bestimmen. → Seite 229
Sinuforton Saft bei Erkältung Saft	Auszüge aus **Primelwurzel** 3,25 mg + **Thymiankraut** 22,5 mg	7,97/100 ml	
Sinupret Saft Saft	34,5 g Auszug aus **Enzianwurzel** + **Holunderblüten** + **Primelblüten** + **Sauerampferkraut** + **Verbenenkraut** (Verhältnis 1:3:3:3:3) pro 100 g *Enthält 8 % Alkohol*	9,45/100 ml	**Wenig geeignet** bei Nebenhöhlenentzündung, weil die therapeutische Wirksamkeit nicht ausreichend nachgewiesen ist. Nicht sinnvolle Kombination. → Seite 229
Sinupret Liquitabs Tabletten zur Herstellung einer Suspension	**Enzianwurzel** 6 mg + **Holunderblüten** 18 mg + **Primelblüten** 18 mg + **Sauerampferkraut** 18 mg + **Verbenenkraut** 18 mg	8,10/30 Stück	

Schnupfen, Nebenhöhlenentzündung Fortsetzung

Handelsname Darreichungsform	**Zusammensetzung pro 1 ml/1 g oder wie angegeben bzw. pro abgeteilte Einheit**	**Unverb. Preis in Euro/kleinste Packung**	**Bewertung**
Hinweise zu den Tabellenspalten → Seite 32, zur Auswahl der Arzneimittel → Seite 27, zur Grundlage der Bewertung → Seiten 27, 31			
Sinupret Tropfen	29 g Auszug aus **Enzianwurzel** **+ Holunderblüten** **+ Primelblüten** **+ Sauerampferkraut** **+ Verbenenkraut** (Verhältnis 1:3:3:3:3) pro 100 g *Enthält 19 % Alkohol*	10,85/100 g	**Wenig geeignet** bei Nebenhöhlenentzündung, weil die therapeutische Wirksamkeit nicht ausreichend nachgewiesen ist. Nicht sinnvolle Kombination. → Seite 229
Sinupret	**Enzianwurzel** 6 mg **+ Holunderblüten** 18 mg **+ Primelblüten** 18 mg **+ Sauerampferkraut** 18 mg **+ Verbenenkraut** 18 mg	10,85/50 Stück	
Sinupret forte überzogene Tabletten	**Enzianwurzel** 12 mg **+ Holunderblüten** 36 mg **+ Primelblüten** 36 mg **+ Sauerampferkraut** 36 mg **+ Verbenenkraut** 36 mg	9,10/20 Stück	
Snup Schnupfenspray 0,05%	**Xylometazolin-hydrochlorid** 0,5 mg (ohne Konservierungsmittel)	1,94/10 ml	**Geeignet** bei Schnupfen für Kinder zwischen 2 und 6 Jahren als schleimhautabschwellendes Mittel zur kurzzeitigen Anwendung. **Mit Einschränkung geeignet** bei Nebenhöhlenentzündung zur kurzzeitigen Anwendung. Das Mittel kann den Sekretabfluss unterstützen. Die bisher vorliegenden Studien reichen aber noch nicht aus, um den therapeutischen Stellenwert abschließend zu bestimmen. → Seite 224
0,1% Nasenspray	1 mg (ohne Konservierungsmittel)	3,17/10 ml	**Geeignet** bei Schnupfen für Schulkinder und Erwachsene als schleimhautabschwellendes Mittel zur kurzzeitigen Anwendung. **Mit Einschränkung geeignet** bei Nebenhöhlenentzündung zur kurzzeitigen Anwendung. Das Mittel kann den Sekretabfluss unterstützen. Die bisher vorliegenden Studien reichen aber noch nicht aus, um den therapeutischen Stellenwert abschließend zu bestimmen. → Seite 224
Tetrisal E Nasendosierspray	**Isotonische Kochsalzlösung** (ohne Konservierungsmittel)	5,40/20 ml	**Geeignet** bei Schnupfen, um die Nasenschleimhaut zu befeuchten und zu reinigen. Medizinprodukt. → Seite 224
Tetrisal S Nasentropfen	**Isotonische Kochsalzlösung** (= **Natriumchlorid** **+ Natriumedetat** **+ Natrium-hydrogenphosphat** keine Mengenangabe) (Konservierungsmittel: Benzalkoniumchlorid)	4,95/10 ml	**Auch geeignet** bei Schnupfen, um die Nasenschleimhaut zu befeuchten und zu reinigen. Präparate ohne Konservierungsmittel sind vorzuziehen. Medizinprodukt. → Seite 224
WICK Sinex Dosierspray	**Oxymetazolin-hydrochlorid** 0,5 mg (Konservierungsmittel: Chlorhexidin-diglukonat, Benzalkoniumchlorid)	5,59/15 ml	**Auch geeignet** bei Schnupfen für Schulkinder und Erwachsene als schleimhautabschwellendes Mittel zur kurzzeitigen Anwendung. Präparate ohne Konservierungsmittel sind vorzuziehen. **Mit Einschränkung geeignet** bei Nebenhöhlenentzündung zur kurzzeitigen Anwendung. Das Mittel kann den Sekretabfluss unterstützen. Die bisher vorliegenden Studien reichen aber noch nicht aus, um den therapeutischen Stellenwert abschließend zu bestimmen. → Seite 224
WICK Sinex	0,5 mg (Konservierungsmittel: Chlorhexidin-diglukonat, Benzalkoniumchlorid)	4,59/15 ml	
WICK Sinex avera Nasenspray Nasenspray	0,5 mg (Konservierungsmittel: Chlorhexidin-diglukonat, Benzalkoniumchlorid)	5,97/15 ml	

Husten

Husten ist ein wichtiger Schutzreflex und ein sinnvoller Reinigungsvorgang, mit dem der Organismus störende Fremdkörper aller Art (Staub, Brotkrümel, Schmutzpartikel aus der Luft, Krankheitskeime) aus den Atemwegen hinausbefördert. Um das Abhusten zu erleichtern, werden die Partikel mit Schleim umhüllt, sodass sie ausgespuckt werden können. Jeder Mensch produziert deshalb in den Bronchien zirka 100 Milliliter Schleim pro Tag.
Bei einer Erkältung entzündet sich die Bronchialschleimhaut (Bronchitis). Dadurch entsteht ein häufiger und starker Hustenreiz. Die entzündeten Bronchien sondern vermehrt zähes Sekret ab. Dieses bremst die Tätigkeit der Flimmerhärchen, die die Bronchien auskleiden und normalerweise dafür sorgen, dass störende Partikel abgehustet werden.
Zu unterscheiden ist die akute von der chronischen Bronchitis. Eine akute Bronchitis dauert vier bis sieben Tage und tritt meist im Zusammenhang mit einer Erkältung (→ Seite 200) oder einem grippalen Infekt auf. Als chronisch gilt eine Bronchitis, wenn der Husten mindestens drei Monate lang fast täglich auftritt und sich dies innerhalb von zwei aufeinanderfolgenden Jahren wiederholt. Hält der Husten jahrelang an, nimmt die Anzahl der Flimmerhärchen in den Bronchien mit der Zeit immer weiter ab, sodass der Selbstreinigungsprozess der Bronchialschleimhaut nicht mehr gewährleistet ist, was meist in chronischer Atemnot und einer Überblähung der Lunge (Lungenemphysem) endet. Näheres zu diesem Krankheitsbild und seiner Behandlung lesen Sie im HANDBUCH MEDIKAMENTE der Stiftung Warentest oder im Internet unter www.medikamente-im-test.de.

Bei Kindern

Vorschulkinder haben oft fünf- bis sechsmal jährlich eine Bronchitis, manche Kinder auch bis zu zehn Mal. Das ist noch kein Grund zur Sorge, denn die körpereigene Abwehr entsteht erst während und nach solch durchgemachten Infektionen. Es reicht aus, die Beschwerden zu lindern. Nur wenn die Bronchitis länger als drei Wochen anhält, handelt es sich um eine »komplizierte Bronchitis«, die in eine chronische Bronchitis münden kann und weitergehende Maßnahmen erfordert.

Anzeichen und Beschwerden

Am Beginn steht meist ein trockener, oft schmerzhafter Reizhusten, der einige Tage nach den ersten Erkältungssymptomen (Schnupfen, Heiserkeit) auftritt. In dieser Zeit sind die Bronchien bereits gereizt, produzieren aber noch nicht viel Schleim. Erst auf dem Höhepunkt der Entzündung nach zwei bis drei Tagen bildet die Bronchialschleimhaut vermehrt Sekret, und der Husten wird »produktiv«. Der trockene Reizhusten legt sich und der vorher festsitzende Schleim kann abgehustet werden. Der Auswurf ist dann oft gelblich gefärbt.

Bei Kindern

Wenn ein Säugling oder Kleinkind kurzatmig ist und bei der Atmung ein Giemen oder Pfeifen auftritt, handelt es sich meist um eine obstruktive Bronchitis, die etwa 20 bis 30 Prozent der Kinder betrifft. Sie wird in dieser Altersgruppe häufig durch einen speziellen Virus (RS-Virus) ausgelöst. Werden die Kinder älter, können auch schon einfache Erkältungsviren die Bronchitis verursachen. Ungefähr 70 Prozent der betroffenen Kinder überwinden diese Erkrankung nach dem fünften Lebensjahr.

Ursachen

Ein akuter Husten wird fast immer durch Erkältungsviren ausgelöst. Auf dem festsitzenden Schleim können sich leicht Bakterien einnisten, sodass zusätzlich eine bakterielle Bronchitis entsteht. Bei Säuglingen, Kleinkindern und älteren Menschen, denen das Abhusten schwer fällt, sowie bei Lungenkranken ist das Risiko dafür besonders groß.
Bei anhaltendem Sodbrennen können die vor allem nachts im Liegen aus dem Magen aufsteigenden und eingeatmeten Säuretröpfchen die Bronchien schädigen und krampfartige Hustenanfälle auslösen.
Außerdem kann Husten als unerwünschte Wirkung von Arzneimitteln vorkommen, zum Beispiel von ACE-Hemmern (bei hohem Blutdruck). Dieser Husten ist immer »unproduktiv«, das heißt, es wird nicht vermehrt Schleim gebildet, sondern es besteht ein trockener Hustenreiz.
Darüber hinaus kann Husten im Zusammenhang mit einer Herzschwäche auftreten. Auch Tumoren in Lunge oder Bronchien sowie Tuberkulose können anhaltenden Husten provozieren.

Bei Kindern

Bei Kindern beruhen häufig auftretende Bronchitiden darauf, dass das Immunsystem noch nicht genügend Abwehrstoffe gegen die auslösenden Viren gebildet hat. An den Infekten reift diese Immunität. Trockener Reizhusten, der vor allem nachts auftritt, weist darauf hin, dass das Kind über die Nase nicht ausreichend ein- und ausatmen kann (z. B. aufgrund von vergrößerten Rachenmandeln oder Nasenpolypen). Er kann aber auch ein erstes Anzeichen für eine Asthmaerkrankung sein. Tritt zusätzlich Erbrechen auf, kann sich dahinter ein Keuchhusten verbergen.
Bei einer Erkältung kommt es häufig vor, dass der Kehlkopf entzündlich gereizt ist, was einen rauen, bellenden Husten und Atemnot (»Krupp-Husten«) zur Folge hat.

Allgemeine Maßnahmen

Allgemein wird zwar empfohlen, reichlich heiße Getränke wie Kräutertee zu trinken (zwei bis drei Liter täglich), damit der Schleim flüssig bleibt und besser abgehustet werden kann. Diese Empfehlungen beruhen aber nicht auf klinischen Untersuchungen, sondern entspringen der Erfahrung. Eventuell kann viel trinken auch riskant sein, vor allem bei Patienten mit einer Herzschwäche, da die vermehrt aufgenommene Flüssigkeit nicht schnell genug wieder ausgeschieden wird und so den Kreislauf zusätzlich belastet. Bei Kindern genügt die normale Flüssigkeitsmenge.

Sorgen Sie dafür, dass die Raumluft nicht zu trocken ist. Sie können sie anfeuchten, indem Sie nasse Tücher über die Heizung hängen oder Wasserschalen aufstellen. Auch Zimmerpflanzen sorgen für eine höhere Luftfeuchtigkeit.

Warme Dämpfe fördern die Durchblutung in den Schleimhäuten, befeuchten die Atemwege und tragen dazu bei, dass sich der Schleim verflüssigt. Für ein Kopfdampfbad gießen Sie heißes Wasser in eine große Schüssel, decken Kopf und Schultern mit einem großen Frotteehandtuch ab und atmen die aufsteigenden Dämpfe mit geschlossenen Augen durch die Nase ein. Wenn Sie Asthma oder überempfindliche Atemwege haben, kann es vorkommen, dass sich durch das Inhalieren die Bronchien verengen und Atemnot auftritt. Dann sollten Sie das Dampfbad abbrechen. Etwas einfacher geht das Inhalieren, wenn Sie Spezialgefäße mit einem Aufsatz zum Einatmen benutzen, oder einen Ultraschall-Vernebler, der die Dämpfe in feinste Nebeltröpfchen zerstäubt.

Honig kann den Hustenreiz lindern. Wenn Sie den Honig vor dem Schlafengehen einnehmen, müssen Sie danach unbedingt die Zähne putzen, weil der im Honig enthaltene Zucker Karies fördert.

Hustenbonbons sorgen für eine vermehrte Speichelproduktion, was ebenfalls dazu beiträgt, dass der Hustenreiz nachlässt. Achten Sie darauf, dass die Mittel möglichst keinen Zucker (→ Seite 174) enthalten.

Dass Sie das Rauchen aufgeben sollten, versteht sich von selbst.

Bei Kindern

Es ist besonders darauf zu achten, dass das Kind genügend trinkt, aber auch nicht mehr als sonst. Häufige kleine Mengen sind besser als wenige große, die bei starkem Husten leicht Erbrechen hervorrufen können.

Warme Brustwickel mit Lavendelöl können den Hustenreiz lindern (auch bei Erwachsenen).

Säuglingen im ersten Lebensjahr dürfen Sie keinen Honig geben, um den Hustenreiz zu lindern. Honig kann Bakterien vom Typ Clostridium botulinum enthalten, die bei Säuglingen eine Vergiftung auslösen können.

Wann zum Arzt?

Wenn Husten ohne Fieber länger als drei Wochen anhält, oder wenn der Husten mit hohem Fieber über 39 °C einhergeht und innerhalb von ein bis zwei Tagen nicht deutlich absinkt, sollten Sie einen Arzt aufsuchen.

Eine chronische Bronchitis muss immer ärztlich behandelt werden.

Insbesondere ältere Menschen und chronisch Kranke sollten bei länger andauerndem Husten besser einen Arzt aufsuchen.

Bei Kindern

Hat ein Kind erstmalig eine obstruktive Bronchitis oder besteht Kurzatmigkeit, ist ein Arztbesuch erforderlich. Hustet ein Kind nach körperlicher Belastung, ohne dass eine Erkältung vorliegt, kann das ein Hinweis auf Asthma bronchiale sein. Stellen Sie das Kind dann einem Arzt vor.

Behandlung mit Medikamenten

Husten brauchen Sie nicht medikamentös zu behandeln. Er heilt von selbst oder mithilfe von Hausmitteln (siehe unter »Allgemeine Maßnahmen«) innerhalb von vier bis sieben Tagen ab.

Der hustenstillende Wirkstoff (→ Seite 241) Dextromethorphan ist geeignet, den Hustenreiz zu dämpfen, vor allem bei trockenem Reizhusten. Die beiden anderen Wirkstoffe aus dieser Gruppe – Dropropizin und Pentoxyverin – sind in ihrer therapeutischen Wirksamkeit weniger gut belegt und deshalb nur mit Einschränkung geeignet. Sobald der Husten »produktiv« wird, sollten Sie auf hustenstillende Mittel verzichten.

Wenn der Husten bereits produktiv ist, ist es sinnvoll, dafür zu sorgen, dass sich festsitzender Schleim löst und abgehustet werden kann. Dafür eignen sich in erster Linie allgemeine Maßnahmen. Sekretlösende Mittel (→ Seite 243), wie Ambroxol und Azetylzystein, auch Mukolytika oder Expektoranzien genannt, pflanzliche Hustenmittel (→ Seite 246) mit sekretlösenden Wirkstoffen (Cineol, Efeu, Fenchel, Myrtol, Thymian) sowie Pflanzliche Kombinationen (→ Seite 248) sind dafür mit Einschränkung geeignet. Bei all diesen Substanzen genügen die bisherigen Studienergebnisse noch nicht, um den therapeutischen Stellenwert der Mittel abschließend zu bestimmen.

Wenn Sie tagsüber lästigen Hustenreiz lindern wollen, sind pflanzliche Hustenmittel, die Schleimstoffe enthalten (Eibisch, Isländisch Moos, Spitzwegerich), mit Einschränkung geeignet. Sie lindern das kratzende Gefühl im Hals und können dazu beitragen, dass der Hustenreiz nachlässt.

Mittel mit Bromhexin sind wenig geeignet. Dieser Wirkstoff wird im Körper zu Ambroxol abgebaut, das dann die eigentlich wirksame Substanz ist. Darüber hinaus wird Bromhexin schlechter vertragen als Ambroxol. Da Ambroxol selbst als Medikament zur Verfügung steht, gelten Mittel mit Bromhexin heute als überholt. Präparate mit dem Wirkstoff Guaifenesin sind ebenfalls wenig geeignet, weil die therapeutische Wirksamkeit nicht ausreichend nachgewiesen ist.

Tropfen mit einem Extrakt aus der Wurzel von Pelargonium (→ Seite 245) sind mit Einschränkung geeignet. Die bisher vorliegenden Studienergebnisse bei akuter Bronchitis lassen noch keine klare Aussage zur therapeutischen Wirksamkeit zu. Für Tabletten mit diesem Pflanzenextrakt ist die Studienlage noch schlechter, diese sind deshalb wenig geeignet.

Husten- und Bronchialtees (→ Seite 249) können dazu beitragen, dass sich der Schleim gut löst oder der Hustenreiz etwas nachlässt. Dafür sind sie mit Einschränkung geeignet.

Hustenanfälle, die dadurch entstehen, dass Magensaft in die Speiseröhre zurückfließt (Refluxkrankheit), was oft unbemerkt bleibt, können die genannten Mittel nicht bessern. Sie verschwinden nur, indem das bei Refluxkrankheit meist auftretende Sodbrennen (→ Seite 266) konsequent behandelt wird.

Anthroposophische, homöopathische und traditionell angewendete Mittel

Zu den meistgekauften Mitteln gehört auch *Monapax* (Saft und Tropfen). Dabei handelt es sich um ein homöopathisches Präparat. Ebenfalls zu den meistgekauften Mitteln gehören *Bronchicum Pastillen* mit Thymianextrakt sowie *Heumann Bronchialtee Solubifix T* mit Auszügen aus Eibisch, Primel, Süßholz und Thymian. Dabei handelt es sich um Präparate, die von der Arzneimittelbehörde als »traditionell angewendet« zugelassen wurden.

All diese Mittel lassen sich nach den Grundsätzen dieses Buches nicht bewerten. Sie werden deshalb nicht näher besprochen. Allgemeine Informationen zur Homöopathie finden Sie unter »Homöopathische Mittel« (→ Seite 20). Was »traditionell angewendete« Präparate sind, lesen Sie unter »Traditionell angewendete Mittel« (→ Seite 20).

Hustenstillende Mittel

Dextromethorphan
Hustenstiller-ratiopharm Dextromethorphan, NeoTussan, Silomat DMP, WICK Husten-Pastillen/-Sirup gegen Reizhusten
Dropropizin
Larylin Husten-Stiller
Pentoxyverin
Sedotussin, Silomat Pentoxyverin

Dextromethorphan und Pentoxyverin unterdrücken den Hustenreiz, indem sie den Hustenreflex über das zentrale Nervensystem hemmen. Dropropizin setzt die Reizschwelle für bestimmte Nervenbindestellen in den Bronchien (»Hustenrezeptoren«) herab und blockiert diese Rezeptoren, sodass der Hustenreflex unterbrochen wird.

Die therapeutische Wirksamkeit von Dextromethorphan ist gut belegt, das Mittel ist zur kurzzeitigen Behandlung von Husten ohne Auswurf (trockenem Reizhusten) geeignet. Das lässt sich von Pentoxyverin und Dropropizin so nicht sagen – die bisher vorliegenden Studien reichen noch nicht aus, um den therapeutischen Stellenwert dieser Mittel abschließend zu bestimmen. Sie sind deshalb nur mit Einschränkung geeignet.

Bei einigen Präparaten wird mit dem Zusatz »mit Honig« der Eindruck erweckt, dass Pastillen und Sirup Honig enthalten und damit ein natürliches Mittel in nennenswerten Mengen. Das ist jedoch nicht der Fall, und es sollte auch nicht dazu verführen, die Mittel in großen Mengen oder über lange Zeit zu konsumieren.

Anwendung

Alle Mittel sollten Sie vorzugsweise abends anwenden, und zwar nur solange der Husten nicht »produktiv« ist, also noch kein Schleim abgehustet werden kann, sonst sammelt sich das Sekret in den Bronchien. Zum einen bildet es dann einen guten Nährboden für Bakterien, zum anderen behindert es die Atmung. Die Wirkung aller Mittel setzt innerhalb einer Stunde ein und hält etwa vier bis sechs Stunden vor.

Wenn Sie die Mittel abends vor dem Schlafengehen oder in der Nacht anwenden wollen, sollten Sie darauf achten, dass sie zuckerfrei (→ Seite 174) sind, sonst können sie Karies fördern.

Dextromethorphan: Dieses Mittel dürfen Sie bei Reizhusten nicht länger als wenige Tage anwenden, weil sonst die Gefahr besteht, dass sich eine Abhängigkeit entwickelt.

Dextromethorphan ist in *WICK Husten-Pastillen gegen Reizhusten mit Honig* vergleichsweise niedrig dosiert. Um den Wirkstoff in ausreichender Menge einzunehmen, müssten Sie täglich mindestens zehn Pastillen lutschen, das ist fast eine ganze Packung.

Achtung

Einige Mittel (siehe Tabelle) enthalten als Konservierungsmittel Parabene. Wenn Sie auf Parastoffe (→ Seite 551) allergisch reagieren, dürfen Sie diese Mittel nicht anwenden.

Larylin Husten-Stiller Saft, WICK Husten-Sirup gegen Reizhusten mit Honig: Diese Mittel enthalten Alkohol. Personen mit Alkoholproblemen dürfen sie nicht einnehmen. Auch Leberkranke und Menschen mit Anfallleiden sollten den Alkoholgehalt berücksichtigen. Darüber hinaus kann Alkohol die Wirkung vieler Arzneimittel (z. B. Schlaf- und Beruhigungsmittel, Psychopharmaka, starke Schmerzmittel, einige Mittel bei hohem Blutdruck) verstärken.

Gegenanzeigen

Unter folgenden Bedingungen dürfen Sie keine hustenstillenden Mittel anwenden:

Dextromethorphan:

- Sie haben Asthma.
- Sie haben eine chronisch-obstruktive Bronchitis (COPD).
- Sie haben eine Lungenentzündung.
- Ihre Atmung ist anderweitig beeinträchtigt.

Wenn Ihre Leberfunktion eingeschränkt ist, sollten Sie das Mittel nur in Rücksprache mit einem Arzt anwenden.

Dropropizin:

- Sie haben eine schwere Herz-Kreislauf-Erkrankung (z. B. koronare Herzkrankheit, Herzinfarkt).
- Die Funktion von Leber oder Nieren ist stark eingeschränkt.

Pentoxyverin: Dieses Mittel sollten Sie nicht anwenden, wenn die Funktion Ihrer Leber stark eingeschränkt ist.

Unter folgenden Bedingungen sollten Sie Pentoxyverin nur nach Rücksprache mit einem Arzt anwenden:

- Der Augeninnendruck ist erhöht (Glaukom).
- Ihre Prostata ist vergrößert und Sie haben Beschwerden beim Wasserlassen.

Wechselwirkungen mit Medikamenten

Wenn Sie noch andere Medikamente nehmen, ist zu beachten:

Hustenblocker dürfen Sie nicht gleichzeitig mit sekretlösenden Mitteln anwenden, weil sich beide in ihrer Wirkung gegenseitig blockieren.

Dextromethorphan: Bei gleichzeitiger Einnahme von MAO-Hemmern (z. B. Tranylcypromin, bei Depressionen, Parkinsonkrankheit) können Erregungszustände und hohes Fieber auftreten.

Dropropizin: Dieses Mittel kann die Wirkung von blutdrucksenkenden Mitteln verstärken.

Dextromethorphan, Pentoxyverin: Diese Wirkstoffe können die Wirkung von Mitteln, die die Gehirnfunktion dämpfen, verstärken. Dazu gehören zum Beispiel Benzodiazepine (mit Wirkstoffen wie z. B. Brotizolam, Flunitrazepam, Flurazepam, Lormetazepam, Triazolam, bei Angst- und Schlafstörungen), die Wirkstoffe Doxylamin und Diphenhydramin (in Schlafmitteln oder Mitteln gegen Reisekrankheit), Medikamente gegen Depressionen wie zum Beispiel Amitriptylin, Mittel bei Schizophrenien und anderen Psychosen wie zum Beispiel Levomepromazin sowie die Antihistaminika Clemastin und Dimetinden (bei Allergien).

Wechselwirkungen mit Speisen und Getränken

Wenn Sie Alkohol trinken, machen alle Mittel stärker müde.

Unerwünschte Wirkungen

▶ Keine Maßnahmen erforderlich

Dextromethorphan: Dieser Wirkstoff löst bei 1 von 10 Behandelten leichte Übelkeit und Schwindel aus. Wenn Sie das Mittel absetzen, legt sich beides wieder.

Dropropizin: Bei 1 bis 10 von 1 000 Behandelten kommt es zu Müdigkeit und Magen-Darm-Beschwerden (z. B. leichter Durchfall). Wenn Sie das Mittel absetzen, legt sich das wieder.

Pentoxyverin: Bei 1 bis 10 von 1 000 Behandelten tritt Müdigkeit auf. Bei 1 bis 10 von 100 Behandelten kommt es zu Magen-Darm-Beschwerden. Wenn Sie das Mittel absetzen, verschwinden die Symptome wieder.

▶ Muss beobachtet werden

Dextromethorphan, Pentoxyverin: Selten kommt es vor, dass als Zeichen einer Unverträglichkeitsreaktion die Haut juckt und sich rötet oder dass sich die Atemwege krampfartig verengen. Treten Atembeschwerden auf, sollten Sie einen Arzt aufsuchen. Bei allergischen Hauterscheinungen setzen Sie das Mittel ab. Haben sich die Hauterscheinungen (→ Seite 14) auch einige Tage danach nicht merklich gebessert, sollten Sie ebenfalls einen Arzt aufsuchen.

Dextromethorphan: Wenn die Atmung langsamer wird oder wenn Ihnen beim Aufstehen schwindlig oder schwarz vor Augen wird, sollten Sie die Dosis verringern.

Dropropizin: Wenn die Haut sich verstärkt rötet und juckt, reagieren Sie vermutlich allergisch auf das Mittel. Dann sollten Sie es absetzen. Sind die Hauterscheinungen (→ Seite 14) einige Tage später nicht deutlich abgeklungen, sollten Sie einen Arzt aufsuchen.

Selten kann vermehrt Herzklopfen auftreten oder der Blutdruck absinken, was sich durch Schwindel bemerkbar macht. Vermutlich ist Dropropizin dann zu hoch dosiert. Verringern Sie dann die Dosis oder setzen Sie das Mittel ab.

▶ **Sofort zum Arzt**

Dextromethorphan: Wenn Sie unter Atemwegserkrankungen wie zum Beispiel Asthma leiden, kann es in seltenen Fällen vorkommen, dass sich Wasser in der Lunge sammelt und die Atmung noch stärker erschwert ist. Auch Asthmaanfälle können ausgelöst werden. Dann sollten Sie umgehend einen Arzt aufsuchen.

Dropropizin: Wenn zusätzlich zu Hautausschlag und Juckreiz Herzrasen, Atemnot, Schwäche und Schwindel auftreten, müssen Sie die Anwendung sofort abbrechen und unverzüglich einen Notarzt (Telefon 112) rufen, weil es sich um eine lebensbedrohliche Allergie (→ Seite 14) handeln kann. Diese tritt aber nur in Einzelfällen auf.

Hinweise

Für Kinder und Jugendliche unter 18 Jahren

Hustenblocker sollten Sie bei Kindern nur kurze Zeit einsetzen (z. B. ein bis zwei Tage lang abends, um einen ruhigen Schlaf zu ermöglichen). Anhaltender Husten kann ein Hinweis auf beginnendes Asthma sein und darf nicht ständig mit Hustenblockern unterdrückt werden. Beachten Sie auch unbedingt die Dosierungsangaben für Kinder in der Packungsbeilage.

Dextromethorphan: Diesen Wirkstoff dürfen Sie bei Kindern unter zwei Jahren nur anwenden, wenn der Arzt dies ausdrücklich befürwortet hat. Geben Sie dem Kind das Mittel dann vorzugsweise als Saft.

Dropropizin: Diesen Wirkstoff dürfen Sie bei Kindern unter zwölf Jahren nicht anwenden.

Pentoxyverin: Mittel mit diesem Wirkstoff dürfen Sie bei Kindern in den ersten sechs Lebensmonaten nicht einsetzen. Kindern unter zwei Jahren sollten Sie die Mittel nur nach vorheriger Rücksprache mit einem Arzt geben, weil es sein kann, dass der Wirkstoff die Atmung beeinträchtigt. Kinder, die zu Krampfanfällen neigen, sollten Sie während der Anwendung genau beobachten. Älteren Kindern und Schulkindern geben Sie eine geringere Dosis als die für Erwachsene empfohlene.

Larylin Husten-Stiller Saft, WICK Husten-Sirup gegen Reizhusten mit Honig: Bedenken Sie, dass diese Präparate Alkohol enthalten. Mittel ohne Alkohol sind vorzuziehen.

Für Schwangerschaft und Stillzeit

In der Stillzeit sollten Sie keines der Mittel einnehmen, weil alle Wirkstoffe in die Muttermilch übergehen und beim Säugling Atemstörungen auslösen können.

Für die Schwangerschaft gelten folgende Angaben:

Dextromethorphan: Es gibt bisher keine Hinweise, dass die Einnahme das Ungeborene schädigt. Sie können Dextrometorphan daher während der gesamten Schwangerschaft anwenden, sicherheitshalber aber nur für kurze Zeit und nur dann, wenn der Husten mit anderen Mitteln nicht zu lindern ist.

Dropropizin, Pentoxyverin: Diese Mittel dürfen Sie in der Schwangerschaft nicht anwenden.

Larylin Husten-Stiller Saft, WICK Husten-Sirup gegen Reizhusten mit Honig: Bedenken Sie, dass diese Präparate Alkohol enthalten. Mittel ohne Alkohol sind vorzuziehen.

Zur Verkehrstüchtigkeit

Alle hier aufgeführten Wirkstoffe können die Konzentrationsfähigkeit beeinträchtigen und müde machen. Sie sollten deshalb kein Fahrzeug lenken, keine Maschinen bedienen und keine Arbeiten ohne sicheren Halt verrichten.

Sekretlösende Mittel

Ambroxol
Ambrobeta, AmbroHEXAL, Ambroxol AL, Ambroxol-CT, Ambroxol Heumann, Ambroxol-ratiopharm, Expit, frenopect, LINDOXYL, Mucosolvan, Pädiamuc, WICK Hustenlöser-Therapie

Azetylzystein
ACC, Acemuc, Fluimucil, NAC-CT, NAC-ratiopharm

Bromhexin
Bisolvon, Bromhexin Krewel Meuselbach, Bromhexin BC

Guaifenesin
Fagusan, WICK Husten-Löser

Alle sekretlösenden Mittel sollen dazu beitragen, dass sich der festsitzende Schleim in den Bronchien löst und leichter abgehustet werden kann. Das geschieht bei den verschiedenen Wirkstoffen auf unterschiedliche Art und Weise:

Ambroxol regt die Drüsenzellen der Bronchialschleimhaut an, mehr Sekret zu bilden. Dadurch ist der Schleim nicht mehr so klebrig und kann besser abgehustet werden. Azetylzystein verflüssigt das Sekret, indem es über chemische Prozesse den Schleim weniger zäh macht. Bei beiden Wirkstoffen reichen die bisher vorliegenden Studien noch nicht aus, um den therapeutischen Stellenwert abschließend zu bestimmen. Zwar gibt es eine Reihe von Studien zu diesen Wirkstoffen, die Ergebnisse sind aber uneinheitlich. Dass der Husten damit tatsächlich schneller abklingt als ohne diese Medikamente, ist nicht genügend belegt. Mehr als eine unterstützende Wirkung ist bei Husten von diesen Mitteln nach jetzigem Kenntnisstand nicht zu erwarten, sie sind deshalb nur mit Einschränkung geeignet. Ambroxol ist im Vergleich zu Azetylzystein etwas besser untersucht und deshalb vorzuziehen.

Bromhexin wird im Körper zu Ambroxol abgebaut, das dann die eigentlich wirksame Substanz ist. Da es Ambroxol selbst als Medikament gibt, ist Bromhexin wenig geeignet, zumal Ambroxol besser vertragen wird.

Guaifenesin erhöht das Schleimvolumen und soll dadurch das festsitzende Sekret lösen. In hoher Dosis wirkt es auch beruhigend und macht müde. Im Vergleich zu den anderen sekretlösenden Mitteln ist dieser Wirkstoff weniger gut untersucht und deshalb wenig geeignet.

Unklar ist, ob die Wirkstoffe überhaupt in die Bronchien gelangen, wenn sie eingenommen werden. Auch das Inhalieren der in heißem Wasser gelösten Tropfen oder Lösung ist keine Garantie dafür, dass die Wirkstoffe die Bronchialschleimhaut erreichen. Davon ist nur auszugehen, wenn ein leistungsstarker elektrischer Vernebler benutzt wird. Solche Geräte gibt es normalerweise nicht für den Hausgebrauch, sie stehen vorwiegend in Arztpraxen zur Verfügung. Werden die Mittel für ein Kopfdampfbad in einer Schüssel mit heißem Wasser gelöst oder aus einem haushaltsüblichen Gerät inhaliert, bleiben die Wirkstoffe vorwiegend am Boden des Gefäßes. Sie haben einen anderen Siedepunkt als Wasser und verbinden sich deshalb nicht mit den aufsteigenden Dämpfen. Nur die sichtbaren Nebeltröpfchen enthalten auch die Wirkstoffe. Dieser Nebel gelangt aber nur in geringem Umfang in die Bronchien, er erreicht vor allem die oberen Atemwege.

WICK Husten-Löser trägt den Zusatz »mit Honigaroma«. Schon diese Bezeichnung weist darauf hin, dass der Saft keinen Bienenhonig enthält, sondern lediglich Honig-Aroma. Auf die therapeutische Wirksamkeit hat dieser Zusatz keinen Einfluss.

Anwendung

Sekretlösende Mittel wenden Sie zwei- bis viermal täglich an, anfangs auch häufiger.

Wenn sich der Husten nach acht bis zehn Tagen nicht löst, sollten Sie die Mittel nicht weiter verwenden und einen Arzt aufsuchen.

Wenn Sie die Mittel in den ersten Tagen mit einem hustenstillenden Wirkstoff (z. B. Dextromethorphan) kombinieren, dürfen Sie die sekretlösenden Mittel nur bis zum Nachmittag anwenden. Nehmen Sie sie später ein oder am Abend, blockieren Sie mit den hustenstillenden Mitteln, die Sie vorzugsweise abends oder vor dem Schlafengehen einnehmen, das Abhusten schon gelösten Schleims. Dieser staut sich dann in den Bronchien und bietet Bakterien einen guten Nährboden.

Ambroxol: Dieses Mittel muss hoch genug dosiert werden, damit es wirkt. In den ersten zwei bis drei Tagen sollten Sie täglich insgesamt 120 Milligramm davon einnehmen, anschließend können Sie die Dosis verringern.

Guaifenesin: Von diesem Mittel dürfen Sie nicht mehr als sechs Messbecher (6 mal 15 Milliliter) täglich einnehmen und dies nicht länger als drei bis fünf Tage hintereinander, keinesfalls jedoch länger als zwei Wochen. Wollen Sie es länger anwenden, sollten Sie Rücksprache mit einem Arzt halten.

Achtung

Einige Mittel (siehe Tabelle) enthalten Alkohol. Personen mit Alkoholproblemen dürfen sie nicht einnehmen. Auch Leberkranke und Menschen mit Anfallleiden sollten den Alkoholgehalt berücksichtigen. Darüber hinaus kann Alkohol die Wirkung vieler Arzneimittel (z. B. Schlaf- und Beruhigungsmittel, Psychopharmaka, starke Schmerzmittel, einige Mittel bei hohem Blutdruck) verstärken.

Einige Mittel (siehe Tabelle) enthalten als Konservierungsmittel Parabene. Wenn Sie auf Parastoffe (→ Seite 551) allergisch reagieren, dürfen Sie diese Mittel nicht anwenden.

Gegenanzeigen

Wenn Sie Asthma haben, dürfen Sie die Mittel nicht inhalieren, weil sich die Bronchien dabei verkrampfen können, was Atemnot auslöst.

Ambroxol, Bromhexin: Wenn die Funktion Ihrer Leber oder Niere stark eingeschränkt ist, sollten Sie diese Mittel nur nach Rücksprache mit einem Arzt anwenden. Meist ist dann eine niedrigere Dosierung sinnvoll.

Azetylzystein: Wenn Sie ein Magen- oder Zwölffingerdarmgeschwür haben oder an Asthma leiden, sollte der Arzt ebenfalls Nutzen und Risiken einer Anwendung dieses Mittels sorgfältig abwägen.

Guaifenesin: Dieses Mittel dürfen Sie nicht einnehmen, wenn Sie an einer Magen-Darm-Erkrankung leiden. Wenn Ihre Nieren nur eingeschränkt arbeiten, dürfen Sie das Mittel nur nach Rücksprache mit einem Arzt einnehmen.

Wechselwirkungen mit Medikamenten

Sekretlösende Mittel dürfen Sie nicht gleichzeitig mit Hustenblockern einnehmen, weil sich der Schleim in den Bronchien staut, wenn der Hustenreiz unterdrückt wird.

Azetylzystein: Wenn Sie gleichzeitig Antibiotika aus der Gruppe der Penizilline (z. B. Amoxizillin), Tetrazykline (z. B. Doxyzyklin, Minozyklin) oder Aminoglykoside (z. B. Gentamizin, Neomyzin, Tobramyzin) einnehmen, sollten sie Azetylzystein im Abstand von zwei Stunden anwenden.

Guaifenesin: Wenn Sie dieses Mittel gleichzeitig mit Beruhigungsmitteln anwenden, kann sich deren Wirkung verstärken.

Unerwünschte Wirkungen

▶ **Keine Maßnahmen erforderlich**

Bei weniger als 1 von 100 Behandelten kommt es zu Übelkeit, Erbrechen und/oder Durchfall.

▶ **Muss beobachtet werden**

Wenn die Haut sich verstärkt rötet und juckt, reagieren Sie vermutlich allergisch auf das Mittel. Auch Nasenbluten kann ein Hinweis auf eine solche Überempfindlichkeitsreaktion sein. Dann sollten Sie es absetzen. Sind die Hauterscheinungen (→ Seite 14) einige Tage später nicht deutlich abgeklungen, sollten Sie einen Arzt aufsuchen.

▶ **Sofort zum Arzt**

Wenn starker Hautausschlag, Juckreiz, Herzrasen, Atemnot, Schwäche und Schwindel auftreten, müssen Sie die Anwendung sofort abbrechen und unverzüglich den Notarzt (Telefon 112) rufen, weil es sich um eine lebensbedrohliche Allergie (→ Seite 14) handeln kann.

Hinweise

Für Kinder und Jugendliche unter 18 Jahren

Die meisten Präparate gibt es als spezielle Zubereitungen für Kinder. Inhalieren sollten Kinder diese Mittel jedoch nicht, weil sie die Schleimhaut reizen und dadurch Husten und Atemnot auslösen können. Das gilt insbesondere für Kinder mit Asthma bronchiale.

Ambroxol, Azetylzystein, Bromhexin: Diese Mittel sollten Sie Kindern unter zwei Jahren nur nach Rücksprache mit einem Arzt geben. Achten Sie bei älteren Kindern darauf, die im Beipackzettel empfohlene Dosis korrekt einzuhalten.

Guaifenesin: Dieses Mittel dürfen Sie nicht bei Kindern unter 14 Jahren anwenden. Da es ohnehin als »wenig geeignet« erachtet wird, sollten Sie auch bei älteren Kindern darauf verzichten.

Bedenken Sie, dass einige Mittel (siehe Tabelle) Alkohol enthalten. Mittel ohne Alkohol sind vorzuziehen.

Für Schwangerschaft und Stillzeit

Für die Anwendung von Ambroxol oder Azetylzystein in Schwangerschaft oder Stillzeit liegen keine umfassenden Erfahrungen vor. Wenn der Husten mit Inhalieren oder allgemeinen Maßnahmen jedoch nicht ausreichend zu lindern ist, können Sie die Mittel anwenden. Halten Sie vorher sicherheitshalber Rücksprache mit einem Arzt.

Bedenken Sie auch, dass einige Mittel (siehe Tabelle) Alkohol enthalten. Mittel ohne Alkohol sind vorzuziehen.

Pflanzliches Mittel

Pelargonium

Umckaloabo

Dieses Mittel enthält einen Extrakt aus der Wurzel der südafrikanischen Kaplandpelargonie. Der Wirkmechanismus ist noch weitgehend unklar. Nach experimentellen Untersuchungen sollen die darin enthaltenen Substanzen antibakteriell und schleimlösend wirken und das Immunsystem unspezifisch anregen, mit Krankheitskeimen, vor allem Viren, besser fertig zu werden. Außerdem soll der Extrakt dazu beitragen, dass sich Viren oder Bakterien schlechter an die Schleimhaut von Nase, Mund, Rachen und Mandeln anheften können.

Die bisherigen Studienergebnisse zur Anwendung der Tropfen bei akuter Bronchitis lassen noch keine klare Aussage zur therapeutischen Wirksamkeit zu, sie sind deshalb mit Einschränkung geeignet.

Die Studienlage zum Einsatz der Tabletten ist noch wesentlich dürftiger. Im Vergleich mit einem Scheinmedikament (Placebo) konnten die Tabletten die Krankheitsdauer bei akuter Bronchitis nicht wesentlich verkürzen. Sie sind deshalb wenig geeignet.

Umckaloabo wird in den Apotheken vor allem als Erkältungsmittel angeboten. Es ist jedoch nur für die Behandlung der akuten Bronchitis zugelassen, deren Hauptsymptom Husten ist. Dieser ist bei Erkältungen aber nur eines von mehreren Symptomen.

Anwendung

Bessern sich die Beschwerden innerhalb einer Woche nicht deutlich, hält hohes Fieber trotz der Behandlung mehrere Tage an, treten Atemnot oder blutiger Auswurf auf, sollten Sie einen Arzt aufsuchen. Länger als drei Wochen sollten sie das Mittel nicht anwenden.

Achtung

Die Tropfen enthalten Alkohol. Personen mit Alkoholproblemen dürfen das Mittel nicht einnehmen. Auch Leberkranke und Menschen mit Anfallleiden sollten den Alkoholgehalt berücksichtigen. Darüber hinaus kann Alkohol die Wirkung vieler Arzneimittel (z. B. Schlaf- und Beruhigungsmittel, Psychopharmaka, starke Schmerzmittel, einige Mittel bei hohem Blutdruck) verstärken.

Gegenanzeigen

Wenn Sie eine erhöhte Neigung zu Blutungen haben oder wegen erhöhter Thrombosegefahr mit Medikamenten behandelt werden, die die Gerinnungsfähigkeit des Blutes herabsetzen, dürfen Sie *Umckaloabo* nicht anwenden.

Wenn Sie eine schwere Leber- oder Nierenerkrankung haben, sollten Sie Umckaloabo vorsichtshalber nicht einnehmen. Es ist vereinzelt beobachtet worden, dass das Mittel die Leber schädigen kann. Insgesamt liegen dazu aber noch keine ausreichenden Erfahrungen vor.

Wechselwirkungen mit Medikamenten

▶ Unbedingt beachten

Umckaloabo kann möglicherweise die Wirkung der gerinnungshemmenden Mittel Phenprocoumon und Warfarin, die bei erhöhter Thrombosegefahr als Tabletten eingenommen werden, verstärken. Wenn Sie mit solchen Medikamenten behandelt werden, dürfen Sie *Umckaloabo* nicht einnehmen. Näheres hierzu lesen Sie unter »Mittel zur Blutverdünnung: verstärkte Wirkung« (→ Seite 11).

Unerwünschte Wirkungen

▶ Keine Maßnahmen erforderlich

Bei bis zu 10 von 1 000 Behandelten können Magen-Darm-Beschwerden mit Sodbrennen, Übelkeit und Durchfall auftreten.

▶ Muss beobachtet werden

Wenn die Haut sich verstärkt rötet und juckt, reagieren Sie vermutlich allergisch auf das Mittel. Bei solchen Hauterscheinungen (→ Seite 14) sollten Sie das Mittel nicht weiter einnehmen und einen Arzt aufsuchen.

Bei bis zu 10 von 10 000 Behandelten tritt Zahnfleisch- oder Nasenbluten auf. Geschieht das wiederholt, sollten Sie einen Arzt aufsuchen.

Das Mittel enthält Cumarine, die die Leber (→ Seite 15) angreifen können. In Einzelfällen wurde über Leberschädigungen berichtet. Treten Übelkeit, Erbrechen und/oder dunkel gefärbter Urin auf und ist der Stuhl auffällig hell, sollten Sie einen Arzt aufsuchen.

▶ Sofort zum Arzt

Wenn starker Hautausschlag, Juckreiz, Herzrasen, Atemnot, Schwäche und Schwindel auftreten, müssen Sie die Einnahme sofort stoppen und unverzüglich den Notarzt (Telefon 112) rufen, weil es sich um eine lebensbedrohliche Allergie (→ Seite 14) handeln kann.

Hinweise

Für Kinder und Jugendliche unter 18 Jahren

Tropfen: Zur Behandlung von Säuglingen liegen keine ausreichenden Erfahrungen vor. Im ersten Lebensjahr sollten Kinder das Mittel deshalb nicht bekommen und Kinder unter sechs Jahren nur nach Rücksprache mit einem Arzt. Bedenken Sie, dass dieses Mittel Alkohol enthält. Alkoholfreie Mittel sind vorzuziehen.

Tabletten: Dieses Mittel dürfen Kinder unter zwölf Jahren nicht bekommen.

Für Schwangerschaft und Stillzeit

Bisher liegen keine ausreichenden Erfahrungen zur Anwendung während Schwangerschaft und Stillzeit vor. Sie sollten das Mittel in dieser Zeit sicherheitshalber nicht einnehmen. Bedenken Sie auch, dass die Tropfen Alkohol enthalten. Alkoholfreie Mittel sind vorzuziehen.

Pflanzliche Hustenmittel

Cineol
Soledum Kapseln

Efeu
Bronchoforton Lutschpastillen/Saft, espa-tussin, Hedelix, Prospan, Sedotussin Efeu, Sinuc

Eibisch
Phytohustil

Fenchel
Abtei Fenchelhonig

Isländisch Moos
Isla-Cassis, Isla-Ingwer, Isla-Mint, Isla-Moos

Myrtol
Gelomyrtol

Spitzwegerich
  Broncholind Saft, Broncho-Sern, tetesept Husten Saft/Tropfen
Thymian
  Aspecton, Bronchipret Thymian Pastillen, Melrosum Hustensirup, Soledum Hustensaft/-tropfen, tetesept Erkältungskapseln, Tussamag

Die Inhaltsstoffe in diesen pflanzlichen Mitteln wirken auf verschiedene Weise, haben aber alle das Ziel, den Hustenreiz zu lindern und das Abhusten festsitzenden Schleims zu erleichtern.

Cineol ist Hauptbestandteil von Eukalyptusöl. Es löst und verflüssigt den Schleim in den Bronchien, außerdem stimuliert es die Aktivität der Flimmerhärchen in den Bronchien, was das Abhusten erleichtern soll.

Bestimmte Inhaltsstoffe (Saponine) in Efeu fördern den Auswurf, indem sie die Schleimhaut etwas reizen. Außerdem wirkt Efeu entkrampfend, was unter anderem bei Säuglingen und Kleinkindern mit spastischer Bronchitis von Bedeutung sein kann.

Eibischwurzel, Isländisch Moos und Spitzwegerich enthalten Schleimstoffe, die auf den gereizten Schleimhäuten von Mund und Rachen eine schützende Schicht bilden können. Dadurch lässt sich trockener Husten etwas lindern. Diese Wirkung entfaltet sich aber nur, wenn die Mittel lange genug im Mund behalten werden. Mit Lutschtabletten oder -pastillen geht das etwas leichter als mit Sirup.

Fenchelöl gilt als mildes sekretlösendes Mittel. In Honig gelöst schmeckt es besonders angenehm und regt – wie auch andere ätherische Öle (zum Beispiel Pfefferminzöl) und Süßstoffe wie Honig, Zucker und Süßholzwurzel – die Speichelsekretion an. Dadurch schluckt man häufiger, was dazu beiträgt, den Hustenreiz zu lindern.

Myrtol ist ein ätherisches Öl, zu dessen botanischer Herkunft keine Angaben gemacht werden. Für »Myrtol-standardisierte« Zubereitungen liegen zwei Studien vor, die bei akuter Bronchitis und auch bei Nebenhöhlenentzündung eine Besserung der Beschwerden zeigten. Bei Husten können diese Mittel auch alternativ zu Mitteln mit dem sekretlösenden Wirkstoff Ambroxol (→ Seite 243) eingesetzt werden.

Die ätherischen Öle in Salbei und Thymian regen die Tätigkeit der sekretabgebenden Zellen in den Bronchien an und aktivieren die Flimmerhärchen. Auf diese Weise verflüssigt sich der Schleim und lässt sich besser abhusten. Darüber hinaus wirkt Thymian krampflösend, was den Hustenreiz lindert.

Da aus den bisher vorliegenden Studien noch nicht genügend zu erkennen ist, dass der Husten mit diesen Mitteln tatsächlich schneller abklingt als ohne sie, sind sie mit Einschränkung geeignet.

Isla-Cassis, *Isla-Ingwer*, *Isla-Mint* und *Isla-Moos* sind als Medizinprodukte (→ Seite 21) zugelassen, nicht als Arzneimittel.

Anwendung

Eibisch, Isländisch Moos, Spitzwegerich: Behalten Sie Mittel mit diesen Wirkstoffen möglichst lange im Mund, damit sich die Schleimstoffe auf der Mund- und Rachenschleimhaut verteilen können. Nur dann ist mit einem hustenreizlindernden Effekt zu rechnen.

Achtung

Einige Mittel (siehe Tabelle) enthalten Alkohol. Personen mit Alkoholproblemen dürfen sie nicht einnehmen. Auch Leberkranke und Menschen mit Anfallleiden sollten den Alkoholgehalt berücksichtigen. Darüber hinaus kann Alkohol die Wirkung vieler Arzneimittel (z. B. Schlaf- und Beruhigungsmittel, Psychopharmaka, starke Schmerzmittel, einige Mittel bei hohem Blutdruck) verstärken.

Einige Präparate (siehe Tabelle) enthalten als Konservierungsmittel Parabene. Wenn Sie auf Parastoffe (→ Seite 551) allergisch reagieren, dürfen Sie diese Mittel nicht anwenden.

Gegenanzeigen

Cineol, Myrtol: Wenn Sie Asthma haben oder wenn Kinder an Keuchhusten oder Pseudokrupp erkrankt sind, sollten Sie diese Mittel nur nach Rücksprache mit einem Arzt einsetzen, wenn dieser Nutzen und Risiken der Anwendung sorgfältig abgewogen hat. Denn je höher der Gehalt an ätherischen Ölen, desto größer ist die Gefahr, dass diese Krämpfe in den Atemwegen (Bronchospasmen) auslösen können.

Fenchel: Wenn Sie auf Doldengewächse allergisch reagieren, sollten Sie dieses Mittel nicht anwenden.

Myrtol: Wenn sie eine entzündliche Erkrankung im Magen-Darm-Bereich oder in den Gallenwegen haben, dürfen Sie dieses Mittel nicht anwenden.

Thymian: Wenn Sie auf Lippenblütlergewächse (Birke, Beifuß, Sellerie) allergisch reagieren, sollten Sie dieses Mittel nicht anwenden. Thymian gehört ebenfalls zu dieser Pflanzengruppe.

Wechselwirkungen mit Medikamenten

Cineol, Myrtol: Wenn Sie diese Wirkstoffe zusätzlich zu anderen Medikamenten einnehmen, kann sich der Abbau der anderen Arzneien in der Leber beschleunigen. Dadurch verringert oder verkürzt sich die Wirkung dieser Medikamente. Das ist besonders zu berücksichtigen, wenn Sie ein Organ transplantiert bekamen und Mittel zur Unterdrückung einer Abstoßungsreaktion einnehmen müssen – durch diese Wechselwirkung kann eine Abstoßungsreaktion einsetzen.

Unerwünschte Wirkungen

Isla-Cassis, Isla-Mint: Diese Mittel enthalten Sorbitol, das Durchfälle auslösen kann, wenn Sie die Pastillen häufig oder über lange Zeit lutschen.

▶ **Keine Maßnahmen erforderlich**

Cineol, Efeu, Fenchel, Myrtol, Thymian: Selten treten Übelkeit oder Magen-Darm-Verstimmungen auf.

▶ **Muss beobachtet werden**

Cineol, Myrtol: Beide Wirkstoffe können dazu beitragen, dass Gallen- und Nierensteine zu wandern beginnen. Wenn bei Ihnen solche Steine vorhanden sind, sollten Sie auf Beschwerden achten, die mit einer solchen Wanderung in Zusammenhang stehen (Krämpfe, Koliken), und gegebenenfalls einen Arzt aufsuchen.

Fenchel: Wenn sich während der Einnahme die Haut rötet und juckt und sich zusätzlich Bläschen bilden, reagieren Sie vermutlich allergisch auf diesen Inhaltsstoff. Dann sollten Sie das Mittel absetzen. Sind die Hauterscheinungen (→ Seite 14) einige Tage später nicht deutlich abgeklungen, sollten Sie einen Arzt aufsuchen.

Hinweise

Für Kinder und Jugendliche unter 18 Jahren

Für die Anwendung bei Säuglingen und Kleinkindern stehen niedrig dosierte Mittel und geeignete Zubereitungsformen (Säfte und Zäpfchen) zur Verfügung. Bedenken Sie, dass einige Präparate (siehe Tabelle) Alkohol enthalten. Mittel ohne Alkohol sind vorzuziehen.

Cineol, Myrtol: Bei Säuglingen und Kleinkindern unter zwei Jahren dürfen Sie keine ätherischen Öle anwenden, weil diese Krämpfe in den Atemwegen (Bronchospasmen) hervorrufen können.

Für Schwangerschaft und Stillzeit

Außer für Cineol und Myrtol gibt es über die Risiken einer Anwendung in Schwangerschaft und Stillzeit keine Erkenntnisse. Sicherheitshalber sollten Sie die Mittel nicht oder nur nach Rücksprache mit einem Arzt anwenden.

Bedenken Sie, dass einige Präparate (siehe Tabelle) Alkohol enthalten. Mittel ohne Alkohol sind vorzuziehen.

Cineol: Dieses Mittel können Sie in Schwangerschaft und Stillzeit anwenden. In den ersten drei Schwangerschaftsmonaten sollten Sie jedoch sicherheitshalber vorher Rücksprache mit einem Arzt halten. In die Muttermilch tritt der Wirkstoff nicht über.

Myrtol: Sie müssen damit rechnen, dass der Wirkstoff in die Muttermilch übergeht und deren Geschmack verändert, was Stillprobleme nach sich ziehen kann.

Pflanzliche Kombinationen: Sekretlösende Mittel

Efeu + Thymian
- Bronchipret

Primel + Thymian
- Bronchicum Elixier/Tropfen, Bronchicum Kapsel, Bronchipret TP

Die Pflanzenextrakte und ätherischen Öle in diesen Mitteln sollen dazu beitragen, dass sich der festsitzende Schleim in den Bronchien verflüssigt und dann besser abhusten lässt.

Bestimmte Inhaltsstoffe (Saponine) in Efeu und Primel fördern zusätzlich den Auswurf, indem sie die Schleimhaut etwas reizen. Außerdem wirkt Efeu entkrampfend, was unter anderem bei Säuglingen und Kleinkindern mit spastischer Bronchitis von Bedeutung sein kann.

Die ätherischen Öle in Thymian regen die Tätigkeit der sekretabgebenden Zellen in den Bronchien an und aktivieren die Flimmerhärchen. Auf diese Weise verflüssigt sich der Schleim und lässt sich besser abhusten. Darüber hinaus wirkt Thymian krampflösend, was den Hustenreiz lindern kann.

Um Husten zu lösen, genügt es, ein Mittel mit beispielsweise Efeu- oder Thymianextrakt allein anzuwenden. Die Kombination mehrerer pflanzlicher Inhaltsstoffe wirkt nicht besser. Auch bei den sekretlösenden Pflanzenkombinationen reicht die Studienlage derzeit noch nicht aus, um den therapeutischen Stellenwert abschließend zu bestimmen. Sie sind deshalb mit Einschränkung geeignet.

Achtung

Einige Mittel (siehe Tabelle) enthalten Alkohol. Personen mit Alkoholproblemen dürfen sie nicht anwenden. Auch Leberkranke und Menschen mit Anfallleiden sollten den Alkoholgehalt berücksichtigen. Darüber hinaus kann Alkohol die Wirkung vieler Arzneimittel (z. B. Schlaf- und Beruhigungsmittel, Psychopharmaka, starke Schmerzmittel, einige Mittel gegen hohen Blutdruck) verstärken.

Gegenanzeigen

Wenn Sie auf Lippenblütlergewächse (z. B. Pfefferminze, Lavendel, Basilikum) allergisch reagieren, sollten Sie die Mittel nicht anwenden, weil Thymian ebenfalls zu dieser Pflanzengruppe gehört. Das gilt auch, wenn Sie auf Birke, Beifuß oder Sellerie allergisch reagieren, da dann die Gefahr einer Kreuzallergie besteht.

Unerwünschte Wirkungen

▶ **Keine Maßnahmen erforderlich**

In seltenen Fällen können Übelkeit, Erbrechen und Durchfall auftreten.

▶ **Muss beobachtet werden**

Wenn die Haut sich rötet und juckt, reagieren Sie vermutlich allergisch auf das Mittel. Dann sollten Sie es absetzen. Sind die Hauterscheinungen (→ Seite 14) einige Tage später nicht deutlich abgeklungen, sollten Sie einen Arzt aufsuchen.

Hinweise

Für Kinder und Jugendliche unter 18 Jahren

Bedenken Sie, dass einige Präparate (siehe Tabelle) Alkohol enthalten. Mittel ohne Alkohol sind vorzuziehen.

Bronchicum Elixir: Dieses Mittel können Säuglinge ab sechs Monate bekommen.

Bronchipret Saft TE: Dieses Mittel sollten Kinder unter einem Jahr nicht bekommen.

Für Schwangerschaft und Stillzeit

Mangels Erfahrung sollten Sie die Mittel in Schwangerschaft und Stillzeit nur anwenden, wenn der Arzt dies ausdrücklich befürwortet. Bedenken Sie auch, dass einige Präparate Alkohol enthalten. Mittel ohne Alkohol sind vorzuziehen.

Beim Kauf von Kräutertee beachten

Kräutertee ist unterschiedlich verpackt – lose, eingeschweißt, in durchsichtigem Zellophan oder in einer Faltschachtel aus Pappe. Wenn Sie sichergehen wollen, dass die Kräuter ihre ätherischen Öle und Inhaltsstoffe auch nach längerer Lagerung noch bewahrt haben, sollten Sie darauf achten, dass lose Blätter, Blüten, Wurzeln oder Samen sowie gepulverte Ware luftdicht eingeschweißt und vor Feuchtigkeit und Licht geschützt verpackt sind.

Wenn Sie den Tee in der Apotheke kaufen, dürfen Sie sicher sein, qualitätsgeprüfte Ware zu bekommen. In Drogerie- oder Supermärkten ist das nicht unbedingt der Fall. Ungeprüfte Ware kann Verunreinigungen wie Insekten, Schneckengehäuse oder Metallteile enthalten, von Schimmelpilzen befallen sein oder aufgrund falscher Lagerung zu wenig ätherische Öle aufweisen.

Husten- und Bronchialtees

Anis + Lindenblüten + Thymian
- Bad Heilbrunner Husten- und BronchialTee N

Anis + Eibischblätter + Eibischwurzel + Süßholzwurzel
- Bad Heilbrunner Hals- und Rachentee

Fenchel + Spitzwegerich + Süßholzwurzel + Thymian
- H&S Husten- und Bronchialtee N

Eibisch + Fenchel + Isländisch Moos + Spitzwegerich + Süßholz + Thymian
- Sidroga Husten- und Bronchialtee N

Die in den Tees enthaltenen pflanzlichen Inhaltsstoffe und ätherischen Öle sollen das Abhusten unterstützen. Die Wirkstoffe sind aber meist zu niedrig dosiert, um tatsächlich sekretlösend wirken zu können. Dies gilt insbesondere für Tees mit vielen verschiedenen Pflanzenbestandteilen. Auch wirken Teemischungen nicht besser als einzelne Kräutertees (z. B. mit Lindenblüten oder Thymian). Positiv an den Hustentees ist weniger der Gehalt an sekretlösenden Kräutern als vielmehr, dass sie während der Erkrankungszeit eine ausreichende Flüssigkeitszufuhr gewährleisten. Das kann dazu beitragen, dass sich der Schleim besser löst. Für diesen Zweck sind die Teezubereitungen mit Einschränkung geeignet.

Wenn Sie bei Husten darauf achten, ausreichend zu trinken, kann sich der festsitzende Schleim in den Bronchien besser lösen und leichter abgehustet werden. Die Empfehlung, bei einem Husten mehr zu trinken als normal, entspringt aber der Erfahrung und ist bisher nicht in klinischen Untersuchungen bestätigt worden. Achten Sie darauf, dass Sie des Guten nicht zu viel tun: Eventuell kann viel trinken auch riskant sein, vor allem wenn Sie ein schwaches Herz haben, da die vermehrt aufgenommene Flüssigkeit nicht schnell genug wieder ausgeschieden wird und so den Kreislauf zusätzlich belastet.

Bad Heilbrunner Hals- und Rachentee enthält mit Eibischwurzel und -blättern Schleimstoffe, die dazu beitragen sollen, die bei trockenem Husten meist gereizte Rachenschleimhaut zu beruhigen und den

Hustenreiz zu lindern. Anis und Süßholzwurzel sollen eher sekretlösend wirken. Ob diese Bestandteile tatsächlich eine solche Wirkung entfalten, ist noch nicht ausreichend nachgewiesen. Auch dieser Tee ist deshalb mit Einschränkung geeignet.

Bei Kindern

Wenn Kinder normal trinken (etwa 2 Liter pro Tag), ist das ausreichend. Die warmen Hustentees sind meist angenehmer als kalte Getränke, die den Hustenreiz teilweise eher noch verstärken können.

Achtung

Gegenanzeigen

Bad Heilbrunner Husten- und Bronchialtee, H&S Husten- und Bronchialtee N, Sidroga Husten- und Bronchialtee N: Wenn Sie auf Lippenblütlergewächse (z. B. Pfefferminze, Lavendel, Basilikum) allergisch reagieren, sollten Sie diese Tees nicht trinken, weil Thymian ebenfalls zu dieser Pflanzengruppe gehört. Das gilt auch, wenn Sie auf Birke, Beifuß oder Sellerie allergisch reagieren, da dann die Gefahr einer Kreuzallergie besteht.

Wechselwirkungen mit Medikamenten

Bad Heilbrunner Hals- und Rachentee, H&S Husten- und Bronchialtee N, Sidroga Husten- und Bronchialtee: Wenn Sie einen dieser Tees über mehrere Wochen regelmäßig und in größeren Mengen trinken, müssen Sie damit rechnen, dass aufgrund des Süßholzanteils zuviel Kalium ausgeschwemmt wird. Wenn Sie Diuretika (bei hohem Blutdruck) und/oder Abführmittel (bei Verstopfung) einnehmen, kann sich der Salzverlust noch verstärken. In der Folge kann es zu Rhythmusstörungen am Herzen kommen.

▶ **Unbedingt beachten**

Die durch den Anteil an Süßholzwurzel bedingten Kaliumverluste können die Wirkung von Digitalisglykosiden (bei Herzschwäche) verstärken. Näheres hierzu »Mittel bei Herzschwäche: verstärkte Wirkung« (→ Seite 12).

Unerwünschte Wirkungen

▶ **Muss beobachtet werden**

Wenn die Haut sich verstärkt rötet und juckt, reagieren Sie vermutlich allergisch auf einen oder mehrere Bestandteile der Teemischung. Dann sollten Sie den Tee nicht weitertrinken. Sind die Hauterscheinungen (→ Seite 14) einige Tage später nicht deutlich abgeklungen, sollten Sie einen Arzt aufsuchen.

Bad Heilbrunner Hals- und Rachentee, H&S Husten- und Bronchialtee N, Sidroga Husten- und Bronchialtee N: Wenn Sie diese Tees häufig und über einen langen Zeitraum trinken, kann sich aufgrund des Süßholzanteils der Mineralstoffhaushalt verändern, sodass der Blutdruck ansteigt und sich Wasser im Gewebe ansammelt (Ödem). Dann sollten Sie den Tee nicht weitertrinken. Wenn sich die Ödeme anschließend nicht zurückbilden, sollten Sie einen Arzt aufsuchen.

Hinweise

Für Schwangerschaft und Stillzeit

Während der Schwangerschaft und Stillzeit sollten Sie diese Tees nicht trinken.

Husten

Handelsname Darreichungsform	**Zusammensetzung pro 1 ml/1 g oder wie angegeben bzw. pro abgeteilte Einheit**	**Unverb. Preis in Euro/kleinste Packung**	**Bewertung**
Hinweise zu den Tabellenspalten → Seite 32, zur Auswahl der Arzneimittel → Seite 27, zur Grundlage der Bewertung → Seiten 27, 31			
Abtei Fenchelhonig Sirup zum Einnehmen Sirup	**Fenchelöl** 0,5 mg	3,79/350 g	**Mit Einschränkung geeignet** bei Atemwegsinfektionen. Die hustenlösende Wirkung ist gering. → Seite 246
ACC 100 Brausetabletten	**Azetylzystein** 100 mg	3,01/20 Stück	**Mit Einschränkung geeignet** bei Husten als sekretlösendes Mittel. Die bisher vorliegenden Studien reichen noch nicht aus, um den therapeutischen Stellenwert abschließend zu bestimmen. → Seite 243
ACC Kindersaft Lösung	20 mg (Konservierungsmittel: Parabene)	4,41/100 ml	
ACC tabs 100 Tabletten	100 mg	3,01/20 Stück	
ACC akut Hustenlöser junior 200 600 Brausetabletten	100 mg 200 mg 600 mg	3,01/20 Stück 4,95/20 Stück 5,75/10 Stück	

Husten Fortsetzung

Handelsname Darreichungsform	Zusammensetzung pro 1 ml/1 g oder wie angegeben bzw. pro abgeteilte Einheit	Unverb. Preis in Euro/kleinste Packung	Bewertung
Hinweise zu den Tabellenspalten → Seite 32, zur Auswahl der Arzneimittel → Seite 27, zur Grundlage der Bewertung → Seiten 27, 31			
Acemuc akut 200 **600** Brausetabletten	**Azetylzystein** 200 mg 600 mg	4,45/20 Stück 2,92/6 Stück	**Mit Einschränkung geeignet** bei Husten als sekretlösendes Mittel. Die bisher vorliegenden Studien reichen noch nicht aus, um den therapeutischen Stellenwert abschließend zu bestimmen. → Seite 243
Ambrobeta 30 Brausetabletten	**Ambroxol-hydrochlorid** 30 mg	3,55/20 Stück	
Ambrobeta Saft Lösung	3 mg	2,48/100 ml	
Ambrobeta 75 retard Retardkapseln	75 mg	3,95/10 Stück	
AmbroHEXAL Hustenlöser Brausetabletten	**Ambroxol-hydrochlorid** 60 mg	6,75/20 Stück	
AmbroHEXAL S Hustenlöser 60 mg Filmtabletten Filmtabletten	60 mg	5,71/20 Stück	
AmbroHEXAL Hustentropfen 7,5 mg/ml	7,5 mg (Konservierungsmittel: Parabene)	2,76/50 ml	
AmbroHEXAL S Hustensaft 30 mg/5 ml	30 mg pro 5 ml	3,99/100 ml	
AmbroHEXAL S Hustentropfen 15 mg/ml Lösung	15 mg (Konservierungsmittel: Parabene)	4,41/50 ml	
AmbroHEXAL Hustenlöser retard 75 mg Retardkapseln	75 mg	3,95/10 Stück	
AmbroHEXAL Hustensaft für Kinder Saft	15 mg pro 5 ml	2,48/100 ml	
AmbroHEXAL Hustenlöser 30 mg Tabletten Tabletten	30 mg	3,55/20 Stück	
Ambroxol AL 60 mg Brausetabletten Brausetabletten	**Ambroxol-hydrochlorid** 60 mg	5,71/20 Stück	
Ambroxol AL Saft	3 mg (Konservierungsmittel: Parabene)	2,46/100 ml	
Ambroxol AL Tropfen Lösung	7,5 mg	2,76/50 ml	
Ambroxol AL retard 75 Retardkapseln	75 mg	6,65/20 Stück	
Ambroxol AL 30 Tabletten	30 mg	2,55/20 Stück	
Ambroxol-CT Brausetabletten Brausetabletten	**Ambroxol-hydrochlorid** 30 mg	3,49/20 Stück	
Ambroxol-CT Saft	3 mg	2,46/100 ml	
Ambroxol-CT Tropfen Lösung	7,5 mg	2,74/50 ml	
Ambroxol 60 Heumann Brausetabletten Brausetabletten	**Ambroxol-hydrochlorid** 60 mg	6,12/20 Stück	
Ambroxol Heumann Saft Lösung	3 mg	4,26/100 ml	

Husten Fortsetzung

Handelsname Darreichungsform	**Zusammensetzung pro 1 ml/1 g oder wie angegeben bzw. pro abgeteilte Einheit**	**Unverb. Preis in Euro/kleinste Packung**	**Bewertung**
Hinweise zu den Tabellenspalten → Seite 32, zur Auswahl der Arzneimittel → Seite 27, zur Grundlage der Bewertung → Seiten 27, 31			
Ambroxol Heumann Tropfen Lösung	**Ambroxol-hydrochlorid** 7,5 mg (Konservierungsmittel: Parabene)	3,39/50 ml	**Mit Einschränkung geeignet** bei Husten als sekretlösendes Mittel. Die bisher vorliegenden Studien reichen noch nicht aus, um den therapeutischen Stellenwert abschließend zu bestimmen. → Seite 243
Ambroxol Heumann 75 retard Retardkapseln	75 mg	7,21/20 Stück	
Ambroxol Heumann 30 Tabletten	30 mg	3,02/20 Stück	
Ambroxol-ratiopharm 75 mg Hustenlöser Retardkapseln	**Ambroxol-hydrochlorid** 75 mg	7,21/20 Stück	
Ambroxol-ratiopharm Hustensaft Saft	3 mg	2,48/100 ml	
Ambroxol-ratiopharm 30 mg Hustenlöser	30 mg	3,55/20 Stück	
60 mg Hustenlöser Tabletten	60 mg	5,71/20 Stück	
Ambroxol-ratiopharm Hustentropfen Tropfen	7,5 mg	2,76/50 ml	
Aspecton DS Hustensaft Saft	**Auszug aus Thymiankraut** 66,9 mg	7,97/100 ml	**Mit Einschränkung geeignet** bei Husten als sekretlösendes Mittel. Die bisher vorliegenden Studien reichen noch nicht aus, um den therapeutischen Stellenwert abschließend zu bestimmen. → Seite 247
Aspecton DS Hustentropfen Tropfen	423 mg	7,97/30 ml	
Bad Heilbrunner Hals- und Rachentee	**Anis** 262,5 mg + **Eibischblätter** 612,5 mg + **Eibischwurzel** 437,5 mg + **Süßholzwurzel** 437,5 mg pro 1,75 g	ca. 2,21/8 Stück	**Mit Einschränkung geeignet** bei Reizhusten. Ob alle Inhaltsstoffe des Tees die hustenreizstillende Wirkung verstärken, ist noch nicht ausreichend nachgewiesen. Die vermehrte Flüssigkeitszufuhr kann die Schleimlösung erleichtern. → Seite 249
Bad Heilbrunner Husten- und BronchialTee N Filterbeutel	**Anisfrüchte** 550 mg + **Lindenblüten** 700 mg + **Thymiankraut** 550 mg pro 2 g	ca. 2,31/8 Stück	**Mit Einschränkung geeignet** zur unterstützenden Behandlung bei Husten. Ob alle Inhaltsstoffe des Tees die hustenlösende Wirkung verstärken, ist noch nicht ausreichend nachgewiesen. Die vermehrte Flüssigkeitszufuhr kann die Schleimlösung erleichtern. → Seite 249
Bisolvon Hustensaft Saft	**Bromhexin-hydrochlorid** 1,6 mg	8,50/100 ml	**Wenig geeignet** bei Husten als sekretlösendes Mittel. Bromhexin wird im Körper zu Ambroxol abgebaut. Präparate mit Ambroxol sind deshalb vorzuziehen. → Seite 243
Bromhexin BC 8 Dragees	**Bromhexin-hydrochlorid** 8 mg	2,36/20 Stück	
Bromhexin BC 12 Lösung	12 mg	3,45/30 ml	
Bromhexin Krewel Meuselbach Hustensaft 8 mg/10 ml Saft	**Bromhexin-hydrochlorid** 0,8 mg	2,74/100 ml	
Bromhexin Krewel Meuselbach Tabletten 12 mg Tabletten	12 mg	3,14/20 Stück	
Bromhexin Krewel Meuselbach Tropfen 8 mg/ml	8 mg *Enthält 41 % Alkohol*	3,47/30 ml	
12 mg/ml Tropfen	12 mg	3,47/30 ml	

Husten Fortsetzung

Handelsname Darreichungsform	Zusammensetzung pro 1 ml/1 g oder wie angegeben bzw. pro abgeteilte Einheit	Unverb. Preis in Euro/kleinste Packung	Bewertung

Hinweise zu den Tabellenspalten → Seite 32, zur Auswahl der Arzneimittel → Seite 27, zur Grundlage der Bewertung → Seiten 27, 31

Bronchicum Elixier	Auszüge aus **Primelwurzel** 25 mg + **Thymiankraut** 50 mg *Enthält 4,9 % Alkohol*	6,25/130 ml	**Mit Einschränkung geeignet** bei Husten als sekretlösendes Mittel. Die bisher vorliegenden Studien reichen noch nicht aus, um den therapeutischen Stellenwert abschließend zu bestimmen. → Seite 248
Bronchicum Tropfen Lösung	Auszüge aus **Primelwurzel** 200 mg + **Thymiankraut** 400 mg *Enthält 27,7 % Alkohol*	6,25/30 ml	
Bronchicum Kapsel Kapseln	Auszüge aus **Primelwurzel** 37,5 mg + **Thymiankraut** 75 mg	6,65/20 Stück	
Bronchipret Thymian Pastillen Pastillen	**Auszug aus Thymiankraut** 42 mg	5,65/30 Stück	**Mit Einschränkung geeignet** bei Husten als sekretlösendes Mittel. Die bisher vorliegenden Studien reichen noch nicht aus, um den therapeutischen Stellenwert abschließend zu bestimmen. → Seite 247
Bronchipret Saft TE Saft	Auszüge aus **Efeublättern** 15 mg + **Thymiankraut** 150 mg *Enthält 7 % Alkohol*	5,40/50 ml	**Mit Einschränkung geeignet** bei Husten als sekretlösendes Mittel. Die bisher vorliegenden Studien reichen noch nicht aus, um den therapeutischen Stellenwert abschließend zu bestimmen. → Seite 248
Bronchipret Tropfen Tropfen	Auszüge aus **Efeublättern** 30 mg + **Thymiankraut** 500 mg *Enthält 19 % Alkohol*	7,50/50 ml	
Bronchipret TP Filmtabletten Tabletten	Auszüge aus **Primelwurzel** 60 mg + **Thymiankraut** 160 mg	8,95/20 Stück	
Bronchoforton Saft Lösung	**Auszug aus Efeublättern** 2,5 mg	6,77/100 ml	**Mit Einschränkung geeignet** bei Husten als sekretlösendes Mittel. Die bisher vorliegenden Studien reichen noch nicht aus, um den therapeutischen Stellenwert abschließend zu bestimmen. → Seite 246
Bronchoforton Lutschpastillen Lutschpastillen	26 mg	6,32/20 Stück	
Broncholind Saft Lösung	**Auszug aus Spitzwegerichkraut** 120 mg *Enthält 3 % Alkohol*	ca. 7,01/200 ml	**Mit Einschränkung geeignet** bei Reizhusten. Die bisher vorliegenden Studien reichen noch nicht aus, um den therapeutischen Stellenwert abschließend zu bestimmen. → Seite 247
Broncho-Sern Sirup	**Auszug aus Spitzwegerichkraut** 250 mg *Enthält 6 % Alkohol*	8,95/150 ml	
espa-tussin-Hustentropfen Lösung	**Auszug aus Efeublättern** 20,8 mg	4,59/20 ml	**Mit Einschränkung geeignet** bei Husten als sekretlösendes Mittel. Die bisher vorliegenden Studien reichen noch nicht aus, um den therapeutischen Stellenwert abschließend zu bestimmen. → Seite 246
Expit Lösung Lösung	**Ambroxol-hydrochlorid** 3 mg	2,58/100 ml	**Mit Einschränkung geeignet** bei Husten als sekretlösendes Mittel. Die bisher vorliegenden Studien reichen noch nicht aus, um den therapeutischen Stellenwert abschließend zu bestimmen. → Seite 243
Fagusan Lösung Lösung	**Guaifenesin** 13,3 mg *Enthält 11 % Alkohol*	6,78/200 ml	**Wenig geeignet** bei Husten als sekretlösendes Mittel, weil die therapeutische Wirksamkeit nicht ausreichend nachgewiesen ist. Mittel mit Ambroxol sind vorzuziehen. → Seite 243
Fluimucil junior 100 mg	**Azetylzystein** 100 mg	3,01/20 Stück	**Mit Einschränkung geeignet** bei Husten als sekretlösendes Mittel. Die bisher vorliegenden Studien reichen noch nicht aus, um den therapeutischen Stellenwert abschließend zu bestimmen. → Seite 243
Fluimucil Hustenlöser akut 600 mg Brausetabletten Brausetabletten	600 mg	4,72/10 Stück	

Husten Fortsetzung

Handelsname Darreichungsform	Zusammensetzung pro 1 ml/1 g oder wie angegeben bzw. pro abgeteilte Einheit	Unverb. Preis in Euro/kleinste Packung	Bewertung
Hinweise zu den Tabellenspalten → Seite 32, zur Auswahl der Arzneimittel → Seite 27, zur Grundlage der Bewertung → Seiten 27, 31			
Fluimucil Kindersaft Saft	**Azetylzystein** 10 mg (Konservierungsmittel: Parabene)	2,51/50 ml	**Mit Einschränkung geeignet** bei Husten als sekretlösendes Mittel. Die bisher vorliegenden Studien reichen noch nicht aus, um den therapeutischen Stellenwert abschließend zu bestimmen. → Seite 243
Fluimucil Tabs 200 Tabletten	200 mg	4,51/20 Stück	
frenopect saft Lösung	**Ambroxol-hydrochlorid** 3 mg (Konservierungsmittel: Parabene)	2,48/100 ml	
frenopect tabletten Tabletten	30 mg	2,57/20 Stück	
Gelomyrtol	**Myrtol** 120 mg	5,90/20 Stück	**Mit Einschränkung geeignet** bei Husten als sekretlösendes Mittel. Die bisher vorliegenden Studien reichen noch nicht aus, um den therapeutischen Stellenwert abschließend zu bestimmen. → Seite 246
Gelomyrtol forte Kapseln	300 mg	8,20/20 Stück	
H&S Husten- und Bronchialtee N Filterbeutel	**Fenchel** 200 mg + **Spitzwegerichkraut** 800 mg + **Süßholzwurzel** 500 mg + **Thymiankraut** 200 mg pro 2 g	3,55/20 Stück	**Mit Einschränkung geeignet** zur unterstützenden Behandlung bei Husten. Ob alle Inhaltsstoffe des Tees die hustenlösende Wirkung verstärken, ist noch nicht ausreichend nachgewiesen. Die vermehrte Flüssigkeitszufuhr kann die Schleimlösung erleichtern. → Seite 249
Hedelix Hustensaft	**Auszug aus Efeublättern** 8 mg	6,15/100 ml	**Mit Einschränkung geeignet** bei Husten als sekretlösendes Mittel. Die bisher vorliegenden Studien reichen noch nicht aus, um den therapeutischen Stellenwert abschließend zu bestimmen. → Seite 246
Hedelix s.a. Lösung	40 mg	5,25/20 ml	
Hustenstiller-ratiopharm Dextromethorphan Kapseln	**Dextromethorphan-hydrobromid** 30 mg	6,25/20 Stück	**Geeignet** zur kurzzeitigen Behandlung bei trockenem Reizhusten. → Seite 241
Isla-Cassis	**Auszug aus Isländisch Moos** 80 mg	4,49/30 Stück	**Mit Einschränkung geeignet** bei Hustenreiz und Heiserkeit. Die bisher vorliegenden Studien reichen noch nicht aus, um den therapeutischen Stellenwert abschließend zu bestimmen. Medizinprodukt. → Seite 246
Isla-Ingwer	80 mg	4,49/30 Stück	
Isla-Mint	80 mg	4,49/30 Stück	
Isla-Moos Pastillen	80 mg	4,49/30 Stück	
Larylin Husten-Stiller Pastillen	**Dropropizin** 20 mg	6,15/24 Stück	**Mit Einschränkung geeignet** bei trockenem Reizhusten. Die bisher vorliegenden Studien reichen noch nicht aus, um den therapeutischen Stellenwert abschließend zu bestimmen. → Seite 241
Larylin Husten-Stiller Saft Saft	3 mg *Enthält 1 % Alkohol*	8,50/200 ml	
LINDOXYL K Zäpfchen Zäpfchen	**Ambroxol-hydrochlorid** 15 mg	5,00/10 Stück	**Mit Einschränkung geeignet** bei Husten als sekretlösendes Mittel. Die bisher vorliegenden Studien reichen noch nicht aus, um den therapeutischen Stellenwert abschließend zu bestimmen. → Seite 243
Melrosum Hustensirup Lösung	**Auszug aus Thymiankraut** 150 mg *Enthält 4,9 % Alkohol*	6,21/100 ml	**Mit Einschränkung geeignet** bei Husten als sekretlösendes Mittel. Die bisher vorliegenden Studien reichen noch nicht aus, um den therapeutischen Stellenwert abschließend zu bestimmen. → Seite 247
Mucosolvan Brausetabletten 60 mg Brausetabletten	**Ambroxol-hydrochlorid** 60 mg	9,10/20 Stück	**Mit Einschränkung geeignet** bei Husten als sekretlösendes Mittel. Die bisher vorliegenden Studien reichen noch nicht aus, um den therapeutischen Stellenwert abschließend zu bestimmen. → Seite 243
Mucosolvan Filmtabletten 60 mg Filmtabletten	60 mg	9,10/20 Stück	
Mucosolvan Inhalationslösung 15 mg/2 ml Inhalationslösung	7,5 mg	7,37/100 ml	

Husten Fortsetzung

Handelsname Darreichungsform	**Zusammensetzung pro 1 ml/1 g oder wie angegeben bzw. pro abgeteilte Einheit**	**Unverb. Preis in Euro/kleinste Packung**	**Bewertung**
Hinweise zu den Tabellenspalten → Seite 32, zur Auswahl der Arzneimittel → Seite 27, zur Grundlage der Bewertung → Seiten 27, 31			
Mucosolvan Lutschpastillen 15 mg Lutschpastillen	**Ambroxol-hydrochlorid** 15 mg	6,69/20 Stück	**Mit Einschränkung geeignet** bei Husten als sekretlösendes Mittel. Die bisher vorliegenden Studien reichen noch nicht aus, um den therapeutischen Stellenwert abschließend zu bestimmen. → Seite 243
Mucosolvan Retardkapseln 75 mg Retardkapseln	75 mg	10,26/20 Stück	
Mucosolvan Kindersaft 30 mg/5 ml	30 mg pro 5 ml	3,99/100 ml	
Mucosolvan S 30 mg/5 ml Saft	30 mg pro 5 ml	6,53/100 ml	
Mucosolvan Tropfen 30 mg/2 ml Tropfen	15 mg	7,62/50 ml	
NAC-CT 200 mg Tabletten Tabletten	**Azetylzystein** 200 mg	3,83/20 Stück	
NAC-ratiopharm akut 200 mg Hustenlöser	**Azetylzystein** 200 mg	2,55/10 Stück	
600 mg Hustenlöser Brausetabletten	600 mg	4,45/10 Stück	
NeoTussan Hustensaft Suspension	**Dextromethorphan** 1,11 mg (Konservierungsmittel: Parabene)	5,07/90 ml	**Geeignet** zur kurzzeitigen Behandlung bei trockenem Reizhusten. → Seite 241
Pädiamuc Saft Lösung	**Ambroxol-hydrochlorid** 3 mg (Konservierungsmittel: Parabene)	2,30/100 ml	**Mit Einschränkung geeignet** bei Husten als sekretlösendes Mittel. Die bisher vorliegenden Studien reichen noch nicht aus, um den therapeutischen Stellenwert abschließend zu bestimmen. → Seite 243
Phytohustil Hustenreizstiller Sirup Sirup	**Auszug aus Eibischwurzel** 356,1 mg *Enthält 1,1 % Alkohol* (Konservierungsmittel: Parabene)	9,45/150 ml	**Mit Einschränkung geeignet** bei Reizhusten. Die bisher vorliegenden Studien reichen noch nicht aus, um den therapeutischen Stellenwert abschließend zu bestimmen. → Seite 246
Prospan Husten-Brausetabletten Brausetabletten	**Auszug aus Efeublättern** 65 mg	9,25/20 Stück	**Mit Einschränkung geeignet** bei Husten als sekretlösendes Mittel. Die bisher vorliegenden Studien reichen noch nicht aus, um den therapeutischen Stellenwert abschließend zu bestimmen. → Seite 246
Prospan Hustentabletten Filmtabletten	25 mg	6,15/40 Stück	
Prospan Hustenliquid Lösung	7 mg	6,90/21 x 5 ml	
Prospan Hustensaft Saft	7 mg	6,40/100 ml	
Prospan Hustentropfen Tropfen	20 mg *Enthält 47 % Alkohol*	5,25/20 ml	
Prospan Hustenzäpfchen Zäpfchen	80 mg	7,70/10 Stück	
Sedotussin Hustenstiller Saft zuckerfrei Saft	**Pentoxyverin** 1,35 mg (Konservierungsmittel: Parabene)	3,80/100 ml	**Mit Einschränkung geeignet** bei trockenem Reizhusten. Die bisher vorliegenden Studien reichen noch nicht aus, um den therapeutischen Stellenwert abschließend zu bestimmen. → Seite 241
Sedotussin Hustenstiller Tropfen Tropfen	19 mg	8,50/30 ml	
Sedotussin Efeu Saft Lösung	**Auszug aus Efeublättern** 8,9 mg	6,06/100 ml	**Mit Einschränkung geeignet** bei Husten als sekretlösendes Mittel. Die bisher vorliegenden Studien reichen noch nicht aus, um den therapeutischen Stellenwert abschließend zu bestimmen. → Seite 246

Husten Fortsetzung

Hinweise zu den Tabellenspalten → Seite 32, zur Auswahl der Arzneimittel → Seite 27, zur Grundlage der Bewertung → Seiten 27, 31

Handelsname Darreichungsform	**Zusammensetzung pro 1 ml/1 g oder wie angegeben bzw. pro abgeteilte Einheit**	**Unverb. Preis in Euro/kleinste Packung**	**Bewertung**
Sidroga Husten- und Bronchialtee N Filterbeutel	**Eibischwurzel** 500 mg + **Fenchel** 200 mg + **Isländisch Moos** 200 mg + **Süßholzwurzel** 200 mg + **Spitzwegerichkraut** 300 mg + **Thymian** 600 mg pro 2 g	4,15/20 Stück	**Mit Einschränkung geeignet** zur unterstützenden Behandlung bei Husten. Ob alle Inhaltsstoffe des Tees die hustenlösende Wirkung verstärken, ist noch nicht ausreichend nachgewiesen. Die vermehrte Flüssigkeitszufuhr kann die Schleimlösung erleichtern. → Seite 249
Silomat DMP	**Dextromethorphan-hydrobromid** 10,5 mg	7,15/20 Stück	**Geeignet** zur kurzzeitigen Behandlung bei trockenem Reizhusten. → Seite 241
Silomat DMP gegen Reizhusten Lutschpastillen	10,5 mg	7,15/20 Stück	
Silomat gegen Reizhusten Pentoxyverin Saft	**Pentoxyverin** 1,35 mg (Konservierungsmittel: Parabene)	6,40/100 ml	**Mit Einschränkung geeignet** bei trockenem Reizhusten. Die bisher vorliegenden Studien reichen noch nicht aus, um den therapeutischen Stellenwert abschließend zu bestimmen. → Seite 241
Silomat gegen Reizhusten Pentoxyverin Tropfen Lösung	19,03 mg	8,50/30 ml	
Sinuc akut Brausetabletten	**Auszug aus Efeublättern** 31,5 mg	4,80/10 Stück	**Mit Einschränkung geeignet** bei Husten als sekretlösendes Mittel. Die bisher vorliegenden Studien reichen noch nicht aus, um den therapeutischen Stellenwert abschließend zu bestimmen. → Seite 246
Sinuc Saft	9 mg	6,40/100 ml	
Sinuc Tropfen Lösung	20,4 mg	5,00/20 ml	
Sinuc überzogene Tabletten	25 mg	3,45/20 Stück	
Soledum Kapseln	**Cineol** 100 mg	10,15/50 Stück	**Mit Einschränkung geeignet** bei Husten als sekretlösendes Mittel. Die bisher vorliegenden Studien reichen noch nicht aus, um den therapeutischen Stellenwert abschließend zu bestimmen. → Seite 246
Soledum Kapseln forte Kapseln	200 mg	8,50/20 Stück	
Soledum Hustentropfen Lösung	**Auszug aus Thymiankraut** 980 mg *Enthält 32 % Alkohol*	6,40/20 ml	**Mit Einschränkung geeignet** bei Husten als sekretlösendes Mittel. Die bisher vorliegenden Studien reichen noch nicht aus, um den therapeutischen Stellenwert abschließend zu bestimmen. → Seite 247
Soledum Hustensaft Saft	150 mg *Enthält 5,8 % Alkohol*	7,40/100 ml	
tetesept Erkältungs Kapseln Kapseln	**Thymiankrautpulver** 500 mg	ca. 7,63/40 Stück	**Mit Einschränkung geeignet** bei Husten als sekretlösendes Mittel. Die bisher vorliegenden Studien reichen noch nicht aus, um den therapeutischen Stellenwert abschließend zu bestimmen. → Seite 247
tetesept Husten Saft alkohol- und zuckerfrei Saft	**Auszug aus Spitzwegerichkraut** 23,3 mg (Konservierungsmittel: Parabene)	5,89/140 g	**Mit Einschränkung geeignet** bei Reizhusten. Die bisher vorliegenden Studien reichen noch nicht aus, um den therapeutischen Stellenwert abschließend zu bestimmen. → Seite 247
tetesept Husten Saft Bronchial-activ Sirup	100 mg *Enthält 2,5 % Alkohol* (Konservierungsmittel: Parabene)	ca. 5,54/150 g	
tetesept Husten Tropfen Bronchial-activ zuckerfrei Tropfen	1 ml *Enthält 25 % Alkohol*	ca. 4,98/40 ml	
Tussamag Hustenlösung Lösung	**Auszug aus Thymiankraut** 500 mg *Enthält 19 % Alkohol*	12,89/170 ml	**Mit Einschränkung geeignet** bei Husten als sekretlösendes Mittel. Die bisher vorliegenden Studien reichen noch nicht aus, um den therapeutischen Stellenwert abschließend zu bestimmen. → Seite 247
Tussamag Hustensaft N zuckerfrei	90 mg *Enthält 4 % Alkohol*	9,89/175 g	
Tussamag Hustensaft N Saft	90 mg *Enthält 4 % Alkohol*	9,89/200 g	

Husten Fortsetzung

Hinweise zu den Tabellenspalten → Seite 32, zur Auswahl der Arzneimittel → Seite 27, zur Grundlage der Bewertung → Seiten 27, 31

Handelsname Darreichungsform	**Zusammensetzung pro 1 ml/1 g oder wie angegeben bzw. pro abgeteilte Einheit**	**Unverb. Preis in Euro/kleinste Packung**	**Bewertung**
Umckaloabo Lösung	**Auszug aus Pelargoniumwurzel** 800 mg *Enthält 12 % Alkohol*	9,54/20 ml	**Mit Einschränkung geeignet** bei akuter Bronchitis. Die therapeutische Wirksamkeit der Tropfen sollte noch besser belegt werden. → Seite 245
Umckaloabo 20 mg Filmtabletten Filmtabletten	20 mg	9,60/15 Stück	**Wenig geeignet** bei akuter Bronchitis. Die therapeutische Wirksamkeit der Tabletten ist nicht ausreichend nachgewiesen. → Seite 245
WICK Husten-Löser Sirup	**Guaifenesin** 13,3 mg *Enthält 5 % Alkohol*	6,47/120 ml	**Wenig geeignet** bei Husten als sekretlösendes Mittel, weil die therapeutische Wirksamkeit nicht ausreichend nachgewiesen ist. Mittel mit Ambroxol sind vorzuziehen. → Seite 243
WICK Husten-Löser Sirup mit Honigaroma Sirup	13,3 mg *Enthält 5 % Alkohol*	6,47/120 ml	
WICK Hustenlöser-Therapie Brausetabletten	**Ambroxol-hydrochlorid** 30 mg	6,97/20 Stück	**Mit Einschränkung geeignet** bei Husten als sekretlösendes Mittel. Die bisher vorliegenden Studien reichen noch nicht aus, um den therapeutischen Stellenwert abschließend zu bestimmen. → Seite 243
WICK Husten-Pastillen gegen Reizhusten mit Honig Lutschpastillen	**Dextromethorphan** 7,33 mg	4,97/12 Stück	**Geeignet** zur kurzzeitigen Behandlung bei trockenem Reizhusten. → Seite 241
WICK Husten-Sirup gegen Reizhusten mit Honig Sirup	**Dextromethorphan-hydrobromid** 1,33 mg *Enthält 5 % Alkohol*	6,47/120 ml	

Magen, Darm

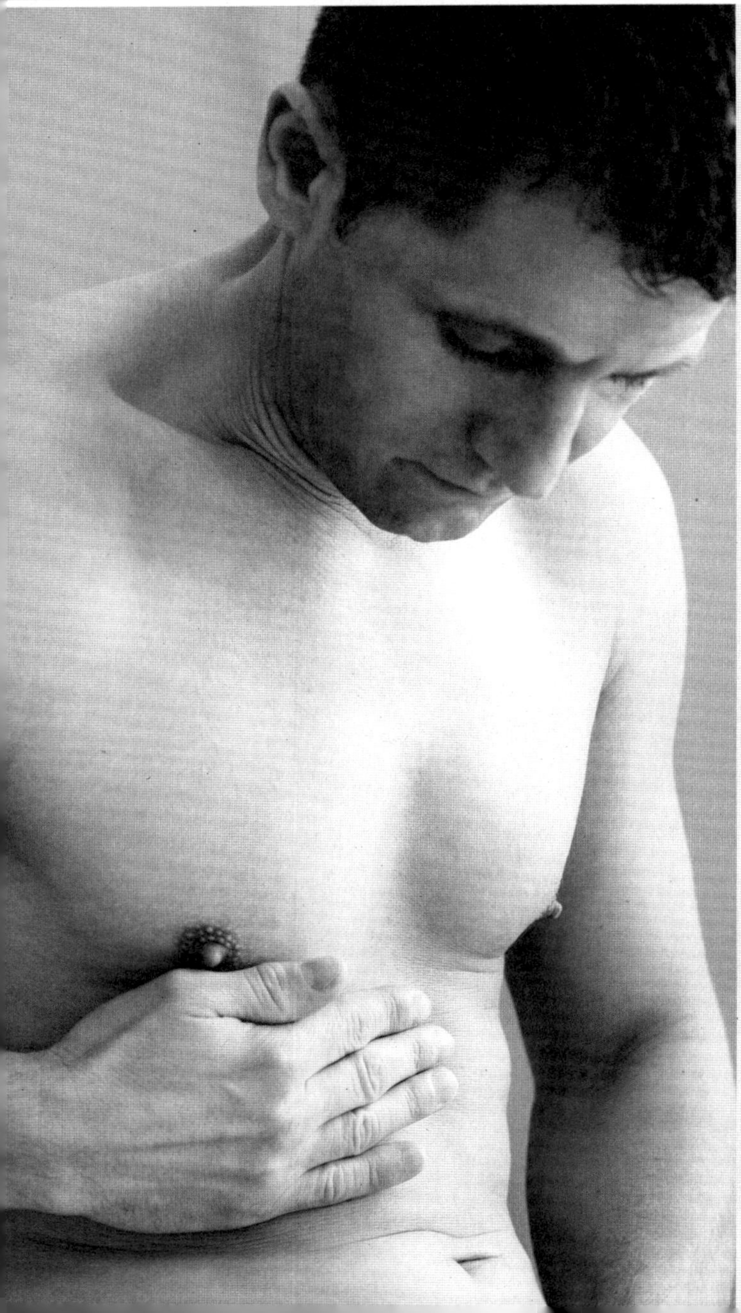

Magen und Darm sind die wichtigsten Verdauungsorgane des Körpers. Normalerweise sind die dort ablaufenden Stoffwechselvorgänge nicht wahrnehmbar. Anhaltende Beschwerden in der Bauchregion sind deshalb meist Hinweise auf krankhafte Prozesse. Übelkeit und Erbrechen (→ Seite 259) können auf Lebensmittelvergiftungen hindeuten, aber auch Folge einer Reisekrankheit sein. Sodbrennen (→ Seite 266) entsteht wenn säurehaltiger Magensaft in die Speiseröhre zurückfließt. Beschwerden, die im Zusammenhang mit einem Reizmagen (→ Seite 268) auftreten, können durch zu viel Magensäure ausgelöst werden, häufiger aber durch Stress oder seelische Belastungen. Unspezifische Verdauungsbeschwerden (→ Seite 285) wie Völlegefühl und Bauchschmerzen, Blähungen (→ Seite 299), Durchfall (→ Seite 303), Verstopfung (→ Seite 320) oder ein Reizdarm (→ Seite 268) gehören zu den häufigsten Gründen für einen Besuch in Apotheke oder Arztpraxis. Unangenehm und weit verbreitet, aber in der Regel harmlos, sind Hämorrhoiden (→ Seite 335). Wurmerkrankungen (→ Seite 339) sind eher selten und lassen sich meist rasch medikamentös behandeln.

Übelkeit, Erbrechen, Reisekrankheit

Übelkeit selbst ist keine Krankheit, sondern ein Warnsignal des Körpers. Er zeigt damit an, dass er etwas nicht verträgt oder auf Gerüche oder Gleichgewichtsschwankungen zu stark reagiert.
Übelkeit und ebenso das meist nachfolgende Erbrechen werden von einer speziellen Region im Hirnstamm, dem Brechzentrum, gesteuert. Dieses wird unmittelbar über Reize aus dem Magen oder über Signale aus dem Gleichgewichtsorgan im Innenohr stimuliert.

Anzeichen und Beschwerden

Ein flaues Gefühl im Magen ist das typische Anzeichen von Übelkeit. Häufig bricht gleichzeitig kalter Schweiß aus und ein Schwindelgefühl setzt ein, weil der Blutdruck abfällt. Das Gesicht ist auffallend blass. Müdigkeit, Kopfschmerzen und Angstgefühle können hinzukommen. Erbrechen verschafft dann häufig Erleichterung, insbesondere wenn die Übelkeit durch Nahrungsmittel verursacht ist.
Typisch für die Reisekrankheit ist, dass sie sich durch Erbrechen nicht bessert. Erst wenn wieder fester Boden erreicht ist, legt sich die Übelkeit langsam.

Bei Kindern

Bei vier- bis zehnjährigen Kindern treten häufig gleichzeitig mit der Übelkeit krampfartige Leibschmerzen (Nabelkoliken) und Durchfall auf, die dem Erbrechen vorausgehen.
Eine Sonderform des Erbrechens (ketonämisches Erbrechen) kommt vor allem im Kindesalter vor, und zwar zwischen dem zweiten und zehnten Lebensjahr. Typisch dafür ist, dass das Kind häufig hintereinander und sehr heftig erbricht. Das Kind hat Bauchschmerzen und ist sehr durstig, erbricht aber Getrunkenes rasch wieder. Häufig verströmt das Kind einen ausgeprägten Geruch nach Obst, der entsteht, weil es mit dem Urin und über die Atemluft Azeton ausscheidet.

Ursachen

Reizauslöser im Magen können verdorbene Nahrungsmittel oder Giftstoffe (z. B. aus Pilzen oder E. coli-Bakterien) sein, ebenso ein Übermaß an Fett im Essen.
Auch Schlafmangel, Hunger, abgestandene Luft, ekelerregende Gerüche, ein Widerwillen gegen bestimmte Speisen, niedriger Blutdruck, Erkrankungen des Innenohrs, die mit einem dauerhaften Schwindelgefühl einhergehen (Menière Krankheit), Nervosität sowie ein Magengeschwür, eine Magenschleimhaut- oder Blinddarmentzündung können Übelkeit auslösen. Sie ist zudem oft das erste Anzeichen für einen Migräneanfall.
Morgendliche Übelkeit bei Frauen ist eine häufige Begleiterscheinung in den ersten drei Monaten einer Schwangerschaft. Wenn der vierte Monat erreicht ist, legt sich das meistens wieder.
Wenn Kummer »auf den Magen schlägt« oder ein Schock noch nicht »verdaut« ist, kann beides anhaltende Übelkeit verursachen. Sie hält meist so lange an, bis das Problem gelöst ist.
Außerdem können viele Medikamente (z. B. die Pille, Mittel bei Husten, Herz-Kreislauf-Erkrankungen, Pilz- und Harnweginfektionen sowie bei starken Schmerzen) Übelkeit hervorrufen.
Übelkeit ist oft auch Vorbote eines Herzinfarkts. Vor allem bei Frauen stehen außerdem unklare Beschwerden im oberen Bauchraum, Atemnot und Erschöpfung im Vordergrund, während bei Männern bis in die Arme ausstrahlende Schmerzen im Brustkorb, Schwindel, Übelkeit und Schwächegefühl als typische Warnsignale gelten. In beiden Fällen müssen Sie unverzüglich den Notarzt (Telefon 112) rufen.
Übelkeit und Erbrechen sind auch typische Symptome für eine Reisekrankheit. Dabei wird das Gleichgewichtsorgan im Innenohr stark gereizt, zum Beispiel durch Schiffsbewegungen bei Wellengang, Gerüttel im Flugzeug bei Turbulenzen oder Autofahrten auf kurvenreicher Strecke. Der schwankende und sich ständig verändernde Untergrund vermittelt dem Gleichgewichtssinn im Innenohr keine einheitlichen Informationen. Wenn die gesamte Umgebung in Bewegung ist, haben auch die Augen keinen Fixpunkt mehr. Die Reize, die dann im Nervensystem ankommen und weitergeleitet werden, können das Brechzentrum aktivieren und Übelkeit auslösen.

Bei Kindern

Übelkeit und Erbrechen sind bei Kindern am häufigsten eine Reaktion auf eine akute Infektion des Magen-Darm-Trakts.
Säuglinge im ersten Lebenshalbjahr können nicht reisekrank werden, weil sie sich noch nicht mit den Augen im Raum orientieren können. Bei älteren Kindern besteht nach einem Magen-Darm-Infekt noch etwa vier Wochen lang eine erhöhte Bereitschaft für Reisekrankheit.
Ursache des ketonämischen Erbrechens ist eine Stoffwechselstörung, bei der der Blutzuckerhaushalt aus dem Gleichgewicht kommt und sich verstärkt Ketonkörper (Azeton, Azetessigsäure) bilden. Sie werden mit dem Urin und über die Atemluft ausgeschieden, wobei das Kind einen obstähnlichen Geruch verströmt. Auslöser für die Stoffwechselstörung sind Infekte (z. B. Grippe, Erkältung), sehr fettes Essen, seelische Konflikte (Heimweh, Trennungsängste, Schulprobleme) oder zu wenig

Schlaf. Bei einigen Kindern tritt diese Stoffwechselstörung immer wieder auf.

Vorbeugung

Einer Reisekrankheit können Sie vorbeugen, indem Sie auf die Platzwahl achten. Im Flugzeug liegen die ruhigsten Zonen über den Tragflächen, auf dem Schiff in der Mitte, im Bus unmittelbar hinter der Vorderachse, im Auto ist es der Beifahrersitz. Wenn Sie vor Reiseantritt eine Kleinigkeit essen, vertragen Sie die Fahrt meist besser als mit leerem Magen.

Bei Kindern

Unterbrechen Sie lange Autofahrten regelmäßig, damit sich die Kinder an der frischen Luft bewegen können.

Allgemeine Maßnahmen

Rührt die Übelkeit vom Magen her, haben Sie meist keinen Appetit. Folgen Sie diesem Impuls und essen Sie nur das, worauf Sie Lust haben, aber nichts Fettreiches. Leicht verdaulich und bekömmlich sind Haferflockensuppe, Kartoffelbrei und fettarme Brühe. Magenschonende Getränke sind stilles Mineralwasser und Kräutertee.

Wenn Ihnen auf einem Schiff übel ist, sollten Sie aufs Oberdeck an die frische Luft gehen und den Horizont ins Auge fassen. Ist der Wellengang zu stark, legen Sie sich in der Kabine flach hin oder suchen Sie sich einen Platz in der Mitte des Schiffs. Dann empfinden Sie die Schaukelbewegungen nicht ganz so heftig.

Bei Kindern

Bei ketonämischem Erbrechen sollten Sie dem Kind Flüssigkeit nur löffelweise zu trinken geben, damit es nicht alles sofort wieder ausspuckt. Ratsam sind salzig-zuckrige Getränke ohne Kohlensäure (Kräuter- oder bei älteren Kindern auch dünner schwarzer Tee mit zwei Teelöffeln Traubenzucker und einer Messerspitze Salz). Feste Nahrung sollte das Kind erst essen, wenn sich das Erbrechen gelegt hat. Magenschonend sind trockene Brötchen ohne Butter oder Margarine, eventuell mit wenig Gelee oder Honig bestrichen, wässriger Haferschleim mit Traubenzucker oder Kartoffelbrei ohne Butter oder Öl.

Wann zum Arzt?

Wenn der Verdacht auf eine Vergiftung oder Blinddarmentzündung besteht, müssen Sie sofort einen Arzt aufsuchen.

Hält eine vom Magen ausgehende Übelkeit länger als zwei bis drei Tage an und bessert sie sich durch Erbrechen nicht wesentlich, sollten Sie einen Arzt aufsuchen.

Auch sehr heftiges Schwangerschaftserbrechen, bei dem der Magen kaum noch Speisen und Getränke verträgt, müssen Sie ärztlich behandeln lassen.

Bei Kindern

Ist nicht eindeutig klar, worauf die Übelkeit basiert, erbricht das Kind grünlich gefärbte Galle oder tritt Fieber über 38,5 °C auf, sollten Sie das Kind einem Arzt vorstellen. Brechdurchfall bei Säuglingen sollten Sie ebenfalls nicht selbst behandeln, ebenso wenig das unstillbare ketonämische Erbrechen bei größeren Kindern.

Behandlung mit Medikamenten

Übelkeit, die vom Magen ausgeht, brauchen Sie normalerweise nicht medikamentös zu behandeln. Sie vergeht von allein wieder, wenn der Körper die Übelkeit auslösenden Stoffe verarbeitet oder ausgeschieden hat.

Zur Behandlung von Übelkeit – ob vom Magen ausgehend oder durch Reisekrankheit bedingt – ist Diphenhydramin aus der Gruppe der Antihistaminika (→ Seite 261) geeignet. Der Wirkstoff Dimenhydrinat ist nur mit Einschränkung geeignet, weil er eine Verbindung aus Diphenhydramin und 8-Chlortheophyllin darstellt. 8-Chlortheophyllin trägt zur Wirkung des Antihistaminikums nichts bei, kann aber das Risiko für unerwünschte Wirkungen erhöhen.

Präparate mit Ingwer (→ Seite 263) sind bei Reisekrankheit mit Einschränkung geeignet. Ihre therapeutische Wirksamkeit sollte noch besser belegt werden.

Bei Kindern

Aufgrund des anhaltenden Brechreizes geht ketonämisches Erbrechen mit einem starken Flüssigkeitsverlust einher. Kinder sollten daher immer mit einem geeigneten Anti-Brechmittel, beispielsweise dem Wirkstoff Diphenhydramin aus der Gruppe der Antihistaminika (→ Seite 261) behandelt werden, um zu vermeiden, dass der Organismus bedrohlich austrocknet.

Anthroposophische, homöopathische und traditionell angewendete Mittel

Zu den meistgekauften Mitteln gehören auch *Vertigoheel Mischung* und *Vertigoheel Tabletten*. Dabei handelt es sich um homöopathische Präparate.

Ebenfalls zu den meistgekauften Mitteln gehören *Amara Tropfen Weleda* und *Bitter Elixier*. Dabei handelt es sich um Mittel der anthroposophischen Therapierichtung.

All diese Mittel lassen sich nach den Grundsätzen dieses Buches nicht bewerten und werden deshalb nicht näher besprochen. Allgemeine Informationen zu Anthroposophie finden Sie unter »Anthroposophische Arzneimittel« (→ Seite 21), zu Homöopathie unter »Homöopathische Mittel« (→ Seite 20).

Antihistaminika

Dimenhydrinat
Reisegold tabs, Reisetabletten-ratiopharm, Reisetabletten Retorta, Reisetabletten STADA, Rodavan S Grünwalder, SUPERPEP, Vomacur, Vomex A
Diphenhydramin
Emesan

Dimenhydrinat und Diphenhydramin sind Antihistaminika, die üblicherweise zur Behandlung von Allergiesymptomen eingesetzt werden. Die Wirkstoffe behindern Nervenschaltungen, die Impulse – unter anderem vom Gleichgewichtsorgan im Innenohr – zum Brechzentrum weiterleiten.

Dimenhydrinat und Diphenhydramin machen gleichermaßen müde. Bei Übelkeit aufgrund von Reisekrankheit kann das erwünscht sein – um beispielsweise während einer Schiffsreise eine ruhige Nacht zu verbringen oder im Flugzeug oder Bus schlafen zu können.

Diphenhydramin ist zu diesem Zweck sowie bei vom Magen ausgehender Übelkeit und Erbrechen geeignet.

Dimenhydrinat setzt sich etwa zu gleichen Teilen aus zwei Bestandteilen zusammen: zum einen aus dem Antihistaminikum Diphenhydramin, zum anderen aus 8-Chlortheophyllin. In diese Anteile wird Dimenhydrinat sofort nach der Einnahme im Körper aufgespalten. Der eigentliche Wirkstoff ist das Antihistaminikum Diphenhydramin. 8-Chlortheophyllin trägt zur Wirkung des Antihistaminikums nichts bei, kann aber das Risiko für unerwünschte Wirkungen erhöhen. Die Annahme, dass 8-Chlortheophyllin als Muntermacher den müde machenden Effekt des Antihistaminikums aufheben kann, hat sich in der Praxis nicht bestätigt. Präparate mit Dimenhydrinat sind deshalb mit Einschränkung geeignet.

Anwendung

Beide Mittel gibt es in verschiedenen Zubereitungen: Zäpfchen, Dragees, Tabletten, Kapseln, Kaugummis, Sirup. Um Reisekrankheit vorzubeugen, genügt bei beiden Mitteln eine Dosis von 50 Milligramm, die Sie eine halbe bis eine Stunde vor Reiseantritt einnehmen. Dauert die Reise länger als acht Stunden, können Sie die Einnahme nach vier bis sechs Stunden wiederholen.

Von Diphenhydramin sollten Sie nicht mehr als 200 Milligramm pro Tag anwenden, von Dimenhydrinat nicht mehr als 400 Milligramm.

Wenn Sie morgendliches Schwangerschaftserbrechen unterdrücken wollen, müssen Sie das Mittel abends vor dem Schlafengehen einnehmen.

Achtung

Wenn Sie einen Allergietest machen lassen wollen, kann die Einnahme der Mittel die Ergebnisse verfälschen.

Gegenanzeigen

Unter folgenden Bedingungen dürfen Sie die Mittel nicht anwenden:

- Sie haben grünen Star (Engwinkelglaukom).
- Sie leiden an Epilepsie.
- Sie können Ihre Blase nicht mehr vollständig entleeren. Bei Männern mit vergrößerter Prostata kommt das häufig vor.
- Sie haben einen Tumor an den Nebennieren (Phäochromozytom).
- Sie haben Herzrhythmusstörungen, oder es besteht eine koronare Herzkrankheit.
- Ihr Blut enthält zu wenig Kalium oder Magnesium.
- Sie haben Depressionen und nehmen dagegen Medikamente aus der Gruppe der MAO-Hemmer mit Wirkstoffen wie z. B. Tranylcypromin ein.
- Sie werden gleichzeitig mit Medikamenten behandelt, die den Herzrhythmus beeinflussen können, siehe »Wechselwirkungen mit Medikamenten« (→ nachfolgend).

Dimenhydrinat: Wenn Sie an einer krankhaften Störung der Blutbildung leiden (Porphyrie), dürfen Sie dieses Mittel nicht einnehmen.

Unter folgenden Bedingungen sollten Sie die Mittel nur nach Rücksprache mit einem Arzt anwenden, wenn dieser Nutzen und Risiken sehr sorgfältig abgewogen hat:

- Die Leberfunktion ist eingeschränkt.
- Sie haben Asthma bronchiale oder eine chronische Lungenerkrankung.
- Sie haben Sodbrennen aufgrund einer Speiseröhrenentzündung durch zurückfließenden Magensaft (Reflux-Erkrankung).
- Der Magenein- oder -ausgang ist verengt.

Wechselwirkungen mit Medikamenten

Wenn Sie noch andere Medikamente anwenden, ist zu beachten:

- Medikamente, die auf das zentrale Nervensystem wirken, verstärken die dämpfende Wirkung der Antihistaminika. Zu diesen Mitteln gehören zum Beispiel Schlafmittel, starke Schmerzmittel und Mittel bei Epilepsien, Angststörungen, Depressionen, Schizophrenien und anderen Psychosen.

- Biperiden (bei Parkinson-Krankheit), trizyklische Antidepressiva (bei Depressionen, Wirkstoffe z. B. Amitriptylin, Clomipramin, Doxepin, Imipramin, Nortriptylin, Trimipramin) oder andere Antihistaminika (bei Allergien) verursachen ähnliche unerwünschte Wirkungen wie Diphenhydramin und Dimenhydrinat (z. B. Mundtrockenheit, Angina Pectoris, Darmlähmung, Schwierigkeiten bei der Blasenentleerung). Diese Mittel sollten Sie deshalb nicht gleichzeitig einnehmen.

▶ **Unbedingt beachten**

Sie sollten die Mittel nicht gleichzeitig mit Medikamenten anwenden, die sich auf den Herzrhythmus auswirken können. Dazu gehören zum Beispiel die Wirkstoffe Flecainid und Amiodaron (bei Herzrhythmusstörungen), Moxifloxazin (bei bakteriellen Infektionen), Terfenadin (bei Allergien), Pimozid (bei Schizophrenien und anderen Psychosen) und bestimmte Diuretika wie Furosemid und Chlortalidon (bei hohem Blutdruck, Herzschwäche). Wenn Sie diese Mittel gleichzeitig anwenden, können unter Umständen lebensgefährliche Herzrhythmusstörungen auftreten. Näheres hierzu siehe »Mittel bei Herzrhythmusstörungen: verstärkte Wirkung« (→ Seite 11).

Medikamente aus der Gruppe der MAO-Hemmer (Wirkstoff z. B. Tranylcypromin, bei Depressionen) dürfen Sie nicht gleichzeitig einnehmen, weil sich dann möglicherweise ein lebensbedrohliches Serotonin-Syndrom ausbildet. Anzeichen dafür sind Erregungszustände, Bewusstseinstrübungen, Muskelzittern und -zucken sowie ein deutliches Absinken des Blutdrucks.

Wechselwirkungen mit Speisen und Getränken

Alkohol verstärkt die erwünschten und unerwünschten Wirkungen der Antihistaminika. Während der Einnahme sollten Sie deshalb keinen Alkohol trinken.

Unerwünschte Wirkungen

Beide Mittel können die Haut empfindlicher für Sonneneinstrahlung machen. Achten Sie deshalb im Freien immer auf einen ausreichenden Sonnenschutz und verzichten Sie während der Anwendungszeit auf den Besuch von Solarien.

▶ **Keine Maßnahmen erforderlich**

Beide Wirkstoffe machen häufig (bei mehr als 1 von 100 Behandelten) müde, vor allem zu Beginn der Einnahme.

Es können Mundtrockenheit und Verstopfung auftreten.

▶ **Muss beobachtet werden**

Gelegentlich kommt es zu Sehstörungen. Wenn Sie nur noch verschwommen sehen, Gegenstände nicht mehr fixieren können oder wenn Doppelbilder auftreten, sollten Sie das Mittel nicht weiter einnehmen. Halten die Beschwerden an, sollten Sie einen Arzt aufsuchen.

Wenn Ihnen schwindlig (→ Seite 14) wird – das kommt bei etwa 1 von 100 Behandelten vor – und Sie das Gefühl haben, dass sich alles um Sie herum dreht, der Boden schwankt oder kippt und diese Beschwerden sich innerhalb von 24 Stunden nicht wieder legen, sich verstärken oder wiederholen, sollten Sie einen Arzt aufsuchen.

Es können Schwierigkeiten beim Wasserlassen auftreten oder die Blase lässt sich nicht vollständig entleeren. Das betrifft vor allem Männer mit vergrößerter Prostata. Wenn Sie solche Beschwerden bemerken und als störend empfinden, sollten Sie das weitere Vorgehen mit einem Arzt besprechen.

Wenn Sie sich längere Zeit müde und schlapp fühlen und häufig Infektionen oder Fieber haben, sollte der Arzt Ihr Blut untersuchen. Es kann eine Blutbildungsstörung (→ Seite 14) vorliegen.

▶ **Sofort zum Arzt**

Vor allem bei Männern mit vergrößerter Prostata kann der Harndrang sehr schmerzhaft werden, ohne dass sie Wasser lassen können (Harnverhalt). Wenn derartige Beschwerden auftreten, sollten Sie sofort einen Arzt aufsuchen.

Gelegentlich kann sich der Augeninnendruck so erhöhen, dass es zu einem Glaukomanfall kommt. Symptome dafür sind gerötete, schmerzende Augen, geweitete Pupillen, die sich bei Lichteinfall nicht mehr verengen sowie sich hart anfühlende Augäpfel. Dann müssen Sie unverzüglich einen Augenarzt oder die nächste Notfallambulanz aufsuchen. Wird ein solcher akuter Glaukomanfall nicht sofort behandelt, können Sie erblinden.

Bei Erregung, Unruhe, Verwirrtheit sowie bei Stimmungsveränderungen (Euphorie oder Depression), Bewegungsstörungen und Krampfanfällen sollten Sie sich umgehend in ärztliche Behandlung begeben. Vor allem bei Kleinkindern und insbesondere bei Überdosierung kann es zu solchen Erregungszuständen kommen.

Hinweise

Für Kinder und Jugendliche unter 18 Jahren

Wenn Kinder erbrechen müssen, sollten sie Zäpfchen bekommen. Mittel in Form von Kaugummi sind für Kleinkinder ungeeignet.

Was die Dosierung der Mittel betrifft, so bekommen Kinder zwei bis vier Milligramm Dimenhydrinat oder Diphenhydramin pro Kilogramm Körpergewicht. Ein sechsjähriges Kind mit 20 Kilogramm Körpergewicht erhält demnach 40 bis 80 Milligramm Dimenhydrinat oder Diphenhydramin pro Tag in zwei Portionen.

Für Schwangerschaft und Stillzeit

In der Schwangerschaft sollten Sie die Mittel nicht ohne Rücksprache mit einem Arzt einnehmen. Im letzten Schwangerschaftsdrittel dürfen Sie die Mittel nicht anwenden, weil sie vorzeitige Wehen auslösen können.

In der Stillzeit können Sie die Mittel anwenden, wenn Sie sie nur aus einem bestimmten Anlass brauchen, zum Beispiel, um eine Schiffspassage zu überstehen. Bei längerer Anwendung können sie sich störend auf die Körperfunktionen des Säuglings auswirken, weil beide Wirkstoffe in die Muttermilch übertreten.

Für ältere Menschen

Bei älteren Menschen können häufiger unerwünschte Wirkungen auftreten, auch wirken die Mittel oft stärker. Sie sollten die Mittel deshalb nur anwenden, wenn dies unbedingt erforderlich ist und dann in einer niedrigeren Dosierung.

Zur Verkehrstüchtigkeit

Beide Wirkstoffe machen müde und schränken die Reaktionsfähigkeit ein. Nach der Einnahme sollten Sie deshalb 8 bis 24 Stunden lang kein Fahrzeug lenken, keine Maschinen bedienen und keine Arbeiten ohne festen Halt verrichten.

Pflanzliches Mittel

Ingwer
Zintona

Pulverisierte Ingwerwurzel kann die typischen Symptome einer Reisekrankheit wie Übelkeit, Schwindel und Kaltschweißigkeit abschwächen. Sie wirkt schwächer als Antihistaminika, hat aber keine wesentlichen unerwünschten Wirkungen.

Es liegen zwar einige positive Hinweise zur Wirkung von Ingwerwurzel vor, die therapeutische Wirksamkeit sollte jedoch noch besser belegt werden. Um Reisekrankheit vorzubeugen, ist das Mittel mit Einschränkung geeignet.

Anwendung

Ingwer muss genügend hoch dosiert werden, damit die erwünschte Wirkung eintritt. Die klinischen Studien legen nahe, eine halbe Stunde vor Reiseantritt etwa ein Gramm Ingwerpulver einzunehmen. Dauert die Fahrt länger als vier Stunden, können Sie die Einnahme wiederholen.

Achtung

Wenn Sie Gallensteine haben, sollten Sie Ingwer-Präparate nur nach Rücksprache mit einem Arzt anwenden, weil Ingwer den Gallenfluss anregt und es zu einer Gallenkolik kommen kann, wenn die Steine den Abfluss der Galle behindern.

Unerwünschte Wirkungen

▶ **Keine Maßnahmen erforderlich**

In Einzelfällen kann saures Aufstoßen auftreten. Wenn Sie das Mittel absetzen, verschwinden die Beschwerden wieder.

Hinweise

Für Kinder und Jugendliche unter 18 Jahren

Bei Kindern unter sechs Jahren sollten Sie das Mittel nicht anwenden. Kinder ab sechs Jahre erhalten 500 Milligramm.

Für Schwangerschaft und Stillzeit

Der Hersteller des Präparates empfiehlt, das Mittel während der Schwangerschaft und Stillzeit nicht anzuwenden. Klinische Studien an schwangeren Frauen zeigen jedoch, dass sich Schwangerschaftsübelkeit mit Ingwerwurzel wahrscheinlich lindern lässt. Schädliche Auswirkungen auf das Kind wurden in diesem Zusammenhang nicht beobachtet. Deshalb erscheint eine kurzzeitige Anwendung vertretbar.

Übelkeit, Erbrechen, Reisekrankheit

Handelsname Darreichungsform	**Zusammensetzung pro 1 ml/1 g oder wie angegeben bzw. pro abgeteilte Einheit**	**Unverb. Preis in Euro/kleinste Packung**	**Bewertung**
Hinweise zu den Tabellenspalten → Seite 32, zur Auswahl der Arzneimittel → Seite 27, zur Grundlage der Bewertung → Seiten 27, 31			
Emesan Tabletten Tabletten	**Diphenhydramin-hydrochlorid** 50 mg	2,20/10 Stück	**Geeignet** zur Vorbeugung und Behandlung von Reisekrankheit, Übelkeit und Erbrechen. Macht müde. → Seite 261
Emesan K Kinderzäpfchen	20 mg	3,95/5 Stück	**Geeignet** zur Vorbeugung und Behandlung von Reisekrankheit, Übelkeit und Erbrechen bei Kindern zwischen 1 und 12 Jahren. Macht müde. → Seite 261
E Erwachsenenzäpfchen Zäpfchen	50 mg	8,10/10 Stück	**Geeignet** zur Vorbeugung und Behandlung von Reisekrankheit, Übelkeit und Erbrechen bei Kindern ab 12 Jahre und Erwachsenen. Macht müde. → Seite 261
Reisegold tabs Tabletten	**Dimenhydrinat** 50 mg	5,75/10 Stück	**Mit Einschränkung geeignet** zur Vorbeugung und Behandlung von Reisekrankheit. Macht müde. Dimenhydrinat besteht aus Diphenhydramin und 8-Chlortheophyllin. 8-Chlortheophyllin bringt keinen zusätzlichen Nutzen, kann aber das Risiko für unerwünschte Wirkungen erhöhen. Monopräparate mit Diphenhydramin sind vorzuziehen. → Seite 261
Reisetabletten-ratiopharm Tabletten	**Dimenhydrinat** 50 mg	3,80/20 Stück	**Mit Einschränkung geeignet** zur Vorbeugung und Behandlung von Reisekrankheit, Übelkeit und Erbrechen. Macht müde. Dimenhydrinat besteht aus Diphenhydramin und 8-Chlortheophyllin. 8-Chlortheophyllin bringt keinen zusätzlichen Nutzen, kann aber das Risiko für unerwünschte Wirkungen erhöhen. Monopräparate mit Diphenhydramin sind vorzuziehen. → Seite 261
Reisetabletten Retorta Tabletten	**Dimenhydrinat** 50 mg	3,08/10 Stück	
Reisetabletten STADA Tabletten	**Dimenhydrinat** 50 mg	4,11/10 Stück	
Rodavan S Grünwalder Tabletten	**Dimenhydrinat** 50 mg	3,89/10 Stück	
SUPERPEP Kaugummi-Dragées 20 mg Kaudragees	**Dimenhydrinat** 20 mg	8,95/10 Stück	
SUPERPEP Tabletten 50 mg Tabletten	50 mg	6,75/10 Stück	
Vomacur Filmtabletten	**Dimenhydrinat** 50 mg	3,63/20 Stück	**Mit Einschränkung geeignet** zur Vorbeugung und Behandlung von Reisekrankheit, Übelkeit und Erbrechen. Macht müde. Dimenhydrinat besteht aus Diphenhydramin und 8-Chlortheophyllin. 8-Chlortheophyllin bringt keinen zusätzlichen Nutzen, kann aber das Risiko für unerwünschte Wirkungen erhöhen. Monopräparate mit Diphenhydramin sind vorzuziehen. → Seite 261
Vomacur 40 mg	40 mg	3,38/5 Stück	**Mit Einschränkung geeignet** zur Vorbeugung und Behandlung von Reisekrankheit, Übelkeit und Erbrechen bei Kindern ab einem Körpergewicht von 6 Kilogramm. Macht müde. Dimenhydrinat besteht aus Diphenhydramin und 8-Chlortheophyllin. 8-Chlortheophyllin bringt keinen zusätzlichen Nutzen, kann aber das Risiko für unerwünschte Wirkungen erhöhen. Monopräparate mit Diphenhydramin sind vorzuziehen. → Seite 261
70 mg Zäpfchen	70 mg	4,17/5 Stück	**Mit Einschränkung geeignet** zur Vorbeugung und Behandlung von Reisekrankheit, Übelkeit und Erbrechen bei Kindern ab 6 Jahre. Macht müde. Dimenhydrinat besteht aus Diphenhydramin und 8-Chlortheophyllin. 8-Chlortheophyllin bringt keinen zusätzlichen Nutzen, kann aber das Risiko für unerwünschte Wirkungen erhöhen. Monopräparate mit Diphenhydramin sind vorzuziehen. → Seite 261

Übelkeit, Erbrechen, Reisekrankheit Fortsetzung

Handelsname Darreichungsform	Zusammensetzung pro 1 ml/1 g oder wie angegeben bzw. pro abgeteilte Einheit	Unverb. Preis in Euro/kleinste Packung	Bewertung
Hinweise zu den Tabellenspalten → Seite 32, zur Auswahl der Arzneimittel → Seite 27, zur Grundlage der Bewertung → Seiten 27, 31			
Vomacur 150 mg Zäpfchen	**Dimenhydrinat** 150 mg	8,00/10 Stück	**Mit Einschränkung geeignet** zur Vorbeugung und Behandlung von Reisekrankheit, Übelkeit und Erbrechen bei Kindern über 14 Jahre und Erwachsenen. Macht müde. Dimenhydrinat besteht aus Diphenhydramin und 8-Chlortheophyllin. 8-Chlortheophyllin bringt keinen zusätzlichen Nutzen, kann aber das Risiko für unerwünschte Wirkungen erhöhen. Monopräparate mit Diphenhydramin sind vorzuziehen. → Seite 261
Vomex A Retardkapseln N Retardkapseln	**Dimenhydrinat** 150 mg	15,55/20 Stück	**Mit Einschränkung geeignet** zur Vorbeugung und Behandlung von Reisekrankheit, Übelkeit und Erbrechen. Macht müde. Dimenhydrinat besteht aus Diphenhydramin und 8-Chlortheophyllin. 8-Chlortheophyllin bringt keinen zusätzlichen Nutzen, kann aber das Risiko für unerwünschte Wirkungen erhöhen. Monopräparate mit Diphenhydramin sind vorzuziehen. → Seite 261
Vomex A Sirup Sirup	3,3 mg	8,95/100 ml	**Mit Einschränkung geeignet** zur Vorbeugung und Behandlung von Reisekrankheit, Übelkeit und Erbrechen bei Kindern ab einem Körpergewicht von 6 Kilogramm. Macht müde. Dimenhydrinat besteht aus Diphenhydramin und 8-Chlortheophyllin. 8-Chlortheophyllin bringt keinen zusätzlichen Nutzen, kann aber das Risiko für unerwünschte Wirkungen erhöhen. Monopräparate mit Diphenhydramin sind vorzuziehen. → Seite 261
Vomex A Dragees N überzogene Tabletten	50 mg	6,96/20 Stück	**Mit Einschränkung geeignet** zur Vorbeugung und Behandlung von Reisekrankheit, Übelkeit und Erbrechen. Macht müde. Dimenhydrinat besteht aus Diphenhydramin und 8-Chlortheophyllin. 8-Chlortheophyllin bringt keinen zusätzlichen Nutzen, kann aber das Risiko für unerwünschte Wirkungen erhöhen. Monopräparate mit Diphenhydramin sind vorzuziehen. → Seite 261
Vomex A Kinder-Suppositorien 40 mg	40 mg	4,88/10 Stück	**Mit Einschränkung geeignet** zur Vorbeugung und Behandlung von Reisekrankheit, Übelkeit und Erbrechen bei Kindern ab einem Körpergewicht von 6 Kilogramm. Macht müde. Dimenhydrinat besteht aus Diphenhydramin und 8-Chlortheophyllin. 8-Chlortheophyllin bringt keinen zusätzlichen Nutzen, kann aber das Risiko für unerwünschte Wirkungen erhöhen. Monopräparate mit Diphenhydramin sind vorzuziehen. → Seite 261
70 mg forte	70 mg	5,96/10 Stück	**Mit Einschränkung geeignet** zur Vorbeugung und Behandlung von Reisekrankheit, Übelkeit und Erbrechen bei Kindern ab 6 Jahre. Macht müde. Dimenhydrinat besteht aus Diphenhydramin und 8-Chlortheophyllin. 8-Chlortheophyllin bringt keinen zusätzlichen Nutzen, kann aber das Risiko für unerwünschte Wirkungen erhöhen. Monopräparate mit Diphenhydramin sind vorzuziehen. → Seite 261
Vomex A Suppositorien 150 mg Zäpfchen	150 mg	9,92/10 Stück	**Mit Einschränkung geeignet** zur Vorbeugung und Behandlung von Reisekrankheit, Übelkeit und Erbrechen bei Kindern über 14 Jahre und Erwachsenen. Macht müde. Dimenhydrinat besteht aus Diphenhydramin und 8-Chlortheophyllin. 8-Chlortheophyllin bringt keinen zusätzlichen Nutzen, kann aber das Risiko für unerwünschte Wirkungen erhöhen. Monopräparate mit Diphenhydramin sind vorzuziehen. → Seite 261

Übelkeit, Erbrechen, Reisekrankheit Fortsetzung

Handelsname Darreichungsform	**Zusammensetzung pro 1 ml/1 g oder wie angegeben bzw. pro abgeteilte Einheit**	**Unverb. Preis in Euro/kleinste Packung**	**Bewertung**
Hinweise zu den Tabellenspalten → Seite 32, zur Auswahl der Arzneimittel → Seite 27, zur Grundlage der Bewertung → Seiten 27, 31			
Zintona Kapseln	**Ingwerwurzelstockpulver** 250 mg	5,90/10 Stück	**Mit Einschränkung geeignet** zur Vorbeugung gegen Reisekrankheit. Die therapeutische Wirksamkeit sollte noch besser belegt werden. → Seite 263

Sodbrennen

Sodbrennen aufgrund von säurehaltigem Magensaft, der in die Speiseröhre aufsteigt, gehört zu den häufigsten Beschwerden im Verdauungstrakt, vor allem bei älteren Menschen. Etwa 30 Prozent der Bevölkerung leiden an einer solchen Refluxkrankheit, bei jedem Zehnten von ihnen entwickelt sich daraus eine Speiseröhrenentzündung (Refluxösophagitis).

Zwar ist ein gewisser Rückfluss des Speisebreis aus dem Magen natürlich und schadet nicht. Gelangen jedoch ständig größere Mengen des sauren Gemischs in die Speiseröhre (Ösophagus), verätzt dieses die empfindliche Schleimhaut der Speiseröhre, sodass sie sich entzündet. Bleibt die Entzündung über Jahre bestehen, kann sich daraus im Laufe der Zeit Krebs entwickeln. Es ist also sinnvoll, den Beschwerden nachzugehen und sie konsequent zu behandeln.

Bei Kindern

In den ersten vier Lebensmonaten kommt es bei etwa 70 von 100 Kindern vor, dass etwas Mageninhalt in die Speiseröhre zurückfließt. Das ist kein Grund zur Sorge und auch keine krankhafte Störung. In dieser Zeit entwickelt sich eine Refluxkrankheit nur, wenn andere Krankheiten den Verschluss des Mageneingangs beeinträchtigen, beispielsweise Erkrankungen des Nervensystems oder ein Zwerchfellriss (Hiatushernie).

Anzeichen und Beschwerden

Sodbrennen macht sich mit einem unangenehmen Druckgefühl sowie brennenden Schmerzen hinter dem Brustbein bemerkbar – dort verläuft die Speiseröhre. Die Beschwerden beginnen meist nach dem Essen in der Magengrube und gehen mit unangenehmem, saurem Aufstoßen einher, wobei kleine Mengen der zuvor geschluckten Speisen hochkommen können. Im Liegen und beim Bücken können sich die Beschwerden verstärken.

Die vor allem nachts im Liegen aus dem Magen aufsteigenden Säuretröpfchen lösen oft Heiserkeit und krampfhafte Hustenanfälle aus.

Bei Kindern

Wenn der aufsteigende Magensaft in die Atemwege gelangt, kann dies zu einer akuten Atemnot und einem wochenlang anhaltenden Husten mit Heiserkeit führen. Wenn das Baby mehrfach am Tag spuckt, die Nahrung verweigert oder nach dem Trinken beziehungsweise Stillen hustet und weint, kann dies ein Hinweis auf eine Erkrankung des Nervensystems oder eine Hiatushernie sein.

Ursachen

Normalerweise verhindert der Schließmuskel (Ösophagussphinkter) am Mageneingang (Kardia), dass der Mageninhalt in die Speiseröhre zurückfließt. Wenn dieser Muskel jedoch erschlafft oder der Druck im Mageninneren erhöht ist, wird der Magen zur Speiseröhre hin nicht richtig verschlossen (Kardiainsuffizienz). Dann können Magensaft und angedauter Speisebrei in die Speiseröhre aufsteigen.

Es gibt einige Faktoren, die diesen Vorgang begünstigen:

- Erhebliches Übergewicht, ein Zwerchfellbruch (Hiatushernie), Bauchwassersucht (Aszites) oder eine stark vergrößerte Gebärmutter im letzten Drittel der Schwangerschaft lassen den Druck im Bauchraum ansteigen.
- Fette Speisen, Alkohol und Rauchen lassen den Druck im unteren Teil der Speiseröhre absinken.
- Alkohol, Kaffee und kohlensäurehaltige Getränke regen die Magenschleimhaut an, verstärkt Säure zu produzieren, was saures Aufstoßen und Sodbrennen fördert.
- Bei Stress, Hetze, Konflikten und anhaltender Überforderung bildet der Magen besonders viel Magensaft, gibt

seinen Inhalt aber nur verzögert an den Zwölffingerdarm weiter.
Häufig bleibt die Ursache für den gestörten Verschlussmechanismus zwischen Speiseröhre und Magen ungeklärt.

Vorbeugung

- Vermeiden Sie, sich nach dem Essen hinzulegen (z. B. für einen Mittagsschlaf). Im Liegen fließt der Mageninhalt leichter in die Speiseröhre zurück als im Stehen oder Sitzen. Machen Sie lieber nach dem Essen einen Verdauungsspaziergang.
- Warten Sie nach dem Abendessen mindestens drei Stunden, bevor Sie schlafen gehen.
- Essen Sie nach 20 Uhr nichts mehr und halten Sie die Abendmahlzeit klein. Dann ist der Magen nahezu leer, wenn Sie zu Bett gehen.
- Nehmen Sie lieber fünfmal täglich eine kleine Mahlzeit zu sich statt dreimal eine große. Dann ist der Magen nicht so voll.
- Essen Sie möglichst zu gleichbleibenden Zeiten, um den Magen an einen bestimmten Rhythmus zu gewöhnen.
- Fettarme, eiweißreiche Kost ist bekömmlicher und wird schneller verdaut als fettreiche.
- Wenn Sie von Kaffee Sodbrennen bekommen, sollten Sie die säurearmen oder koffeinfreien Sorten bevorzugen.
- Vermeiden Sie eiskalte Speisen und Getränke, weil diese die Bewegungen der Speiseröhre verringern.

Allgemeine Maßnahmen

Alle Maßnahmen, die im Abschnitt Vorbeugung aufgeführt sind, sind auch sinnvoll, wenn das Sodbrennen bereits besteht.
Wichtig ist, dass Sie nachts mit etwas erhöhtem Kopfteil schlafen (dickes Kissen, Keil unter die Matratze legen) und sich zum Einschlafen auf die linke Seite drehen. Schlafen Sie nämlich auf der rechten Seite, kann der Mageninhalt – anatomisch bedingt – leichter in die Speiseröhre zurückfließen.
Sie können ausprobieren, ob sich die Beschwerden bessern, wenn Sie Kräutertee (z. B. Kamille, Malve oder Eibisch), ein Glas stilles Mineralwasser oder rohen Kartoffelsaft (aus geraspelten und ausgedrückten Kartoffeln) trinken. Auch der beim Kauen von Kaugummi vermehrt gebildete Speichel kann die Magensäure verdünnen und Sodbrennen lindern. Milch zu trinken ist dagegen nicht ratsam, weil das Kalzium in der Milch den Magen anregt, vermehrt Säure zu produzieren.
Milde breiige Speisen wie zum Beispiel Karotten-, Kartoffel-, Grieß- und Reisbrei können die Magensäure binden und auf diese Weise Sodbrennen bessern.
Häufig bessert sich das Sodbrennen, wenn Sie auf alkoholische und kohlensäurehaltige Getränke, unverdünnte Obstsäfte, Zigaretten, Zucker und Süßigkeiten verzichten oder wenn Sie Speisen meiden, die leicht Sodbrennen auslösen (z. B. Schokolade, Pralinen, Tomatensoße). Weißwein wird wegen seines höheren Säuregehalts oft schlechter vertragen als Rotwein. Auch »harte« Schnäpse sollten Sie besser nicht trinken.
Bei Übergewicht ist es ratsam, einige Kilo abzunehmen.

Wann zum Arzt?

Wenn sehr plötzlich Schmerzen in der Speiseröhre oder im Magenbereich auftreten, sollten Sie einen Arzt aufsuchen. Auch wenn sich die Beschwerden verändern, wenn das Sodbrennen trotz allgemeiner Maßnahmen oder einer Selbstbehandlung mit rezeptfreien Medikamenten länger als zwei Wochen anhält, oder wenn Sie stark an Gewicht verlieren, sollten Sie einen Arzt aufsuchen. Es muss ausgeschlossen werden, dass eine Speiseröhrenentzündung, ein Magengeschwür beziehungsweise eine Infektion mit dem Magenkeim Helicobacter pylori oder eine andere ernsthafte Erkrankung vorliegen, die mit rezeptpflichtigen Mitteln behandelt werden müssen. Was Sie über diese Mittel wissen müssen, lesen Sie im HANDBUCH MEDIKAMENTE der Stiftung Warentest oder im Internet unter www.medikamente-im-test.de.

Bei Kindern

Wenn Kinder in den ersten Lebensjahren bei Mahlzeiten oder beim Aufstoßen auffällig unruhig werden oder über Schmerzen klagen, sollten Sie dies ärztlich abklären lassen.
Auch wenn ein Säugling nach dem Stillen oder Füttern immer wieder auffällig stark hustet und weint, sollten Sie das Baby dem Arzt vorstellen.

Behandlung mit Medikamenten

Das säurehemmende Mittel (→ Seite 272) Ranitidin bremst die Produktion von saurem Magensaft in der Magenschleimhaut und ist bei Sodbrennen geeignet. Allerdings sollte es ohne Rücksprache mit einem Arzt nicht länger als zwei Wochen eingesetzt werden.
Das gilt auch für die säureblockierenden Mittel (→ Seite 273) Omeprazol und Pantoprazol, die die Produktion von Magensaft nahezu komplett hemmen. Sie sind bei Sodbrennen geeignet, sollten aber ebenfalls nicht länger als zwei Wochen eingesetzt werden.
Vorübergehend auftretendes Sodbrennen können Sie mit Antazida (→ Seite 270) behandeln. Das sind Substanzen, die überschüssige Magensäure binden oder

neutralisieren. Die Mittel wirken alle recht schnell (innerhalb von 20 bis 30 Minuten, auf nüchternen Magen eingenommen), allerdings ist der Effekt nur von kurzer Dauer.

Die Kombination säurehemmendes Mittel + Antazida (→ Seite 278) ist bei Sodbrennen mit Einschränkung geeignet. Es ist bisher noch nicht ausreichend nachgewiesen, dass die Kombination dieser beiden Wirkstoffe wirksamer ist als ein säurehemmendes Mittel allein. Da beide Substanzen unterschiedlich lange wirken, ist es sinnvoller, sie einzeln anzuwenden: Antazida tagsüber nach Bedarf, Säurehemmer zur Nacht.

Die Kombination aus Antazidum + Gelbildner (→ Seite 277) ist wenig geeignet, weil nicht ausreichend nachgewiesen ist, dass die Kombination beider Substanzen besser wirkt als die beiden Einzelbestandteile allein. Außerdem können zusätzlich Magenbeschwerden und gefährliche Verschiebungen im Mineralstoffhaushalt auftreten.

Ein Präparat aus Antazidum + Entschäumer (→ Seite 277) ist wenig geeignet, weil die Kombination dieser Wirkstoffe nicht sinnvoll und die therapeutische Wirksamkeit nicht ausreichend nachgewiesen ist. Das gilt auch für eine Kombination (→ Seite 279) aus einem Aluminiumsalz mit verschiedenen ätherischen Ölen, medizinischer Seife und schwachen Säuren (*RETTERSPITZ Innerlich*).

Anthroposophische, homöopathische und traditionell angewendete Mittel

Zu den meistgekauften Mitteln gehören auch *Bullrich Salz Magentabletten/Pulver* mit Natriumhydrogenkarbonat, *Luvos Heilerde 1 innerlich* und *Luvos Heilerde Kapseln* mit naturreinem Löss. Dabei handelt es sich um Präparate, die von der Arzneimittelbehörde als »traditionell angewendet« zugelassen wurden. Solche Präparate lassen sich nach den Grundsätzen dieses Buches nicht bewerten und werden deshalb nicht näher besprochen. Allgemeine Informationen zu derartigen Mitteln finden Sie unter »Traditionell angewendete Mittel« (→ Seite 20).

Blockieren oder hemmen?

Seit einiger Zeit sind nicht nur säurehemmende (→ Seite 272), sondern auch säureblockierende Mittel (→ Seite 273) gegen Sodbrennen rezeptfrei erhältlich. Aufgrund ihrer stärkeren Wirkung waren sie bisher nur auf ärztliche Verordnung zu haben. Säureblocker unterdrücken die Säurebildung im Magen wesentlich intensiver als die Säurehemmer, aber auch nicht komplett. Diese stärkere Wirkung ist jedoch nicht in jedem Fall sinnvoll, und auch nicht immer notwendig. Zwar verschwindet mit diesen Medikamenten das Sodbrennen rasch, aber das kann auch dazu verleiten, die Mittel länger als empfohlen einzunehmen – einfach, um keine Schmerzen aushalten zu müssen. Möglicherweise bleibt dann eine schwerere Krankheit – zum Beispiel ein Magengeschwür oder eine Speiseröhrenentzündung – zu lange unbehandelt.

Auch sollten Sie die säureblockierenden Mittel nicht gleich als erstes anwenden, zumal diese am teuersten sind. Besser ist es, Sie suchen das geeignete Mittel Ihren Beschwerden entsprechend aus: Wenn Sodbrennen nur vereinzelt und kurzzeitig auftritt, genügen meist Antazida (→ Seite 270). Halten die Beschwerden an, können Sie stattdessen auch säurehemmende oder säureblockierende Wirkstoffe einsetzen. Beachten Sie aber in jedem Fall die Anwendungsbeschränkungen.

Reizmagen, Reizdarm

Unter dem Oberbegriff »Reizmagen« werden Magenbeschwerden zusammengefasst, die länger als drei Monate anhalten oder immer wieder auftreten, für die es aber keine organbedingte Erklärung gibt. Es besteht dabei also keine erkennbare körperliche Erkrankung. Solche Beschwerden werden auch als »funktionelle Dyspepsie« bezeichnet. Wichtig ist, dass der Arzt eine Infektion mit Helicobacter pylori ausschließt, bei der ähnliche Symptome auftreten. Eine solche Infektion muss konsequent mit rezeptpflichtigen Medikamenten behandelt werden, damit sich keine Magen- oder Zwölffingerdarmgeschwüre bilden. Näheres zu diesen Mitteln beziehungsweise zur Behandlung von Magen- und Zwölffingerdarmgeschwüren lesen Sie im HANDBUCH MEDIKAMENTE der Stiftung Warentest oder im Internet unter www.medikamente-im-test.de.

Von einem »Reizdarmsyndrom« (Colon irritabile) ist die Rede, wenn schmerzhafte Verdauungsbeschwerden, die den Darm betreffen, in unregelmäßigem Wechsel und ohne erkennbare Ursache auftreten. Frauen leiden fast doppelt so häufig daran wie Männer, und nicht selten wird die Krankheit chronisch.

Anzeichen und Beschwerden

Kennzeichnend für einen Reizmagen sind brennende, krampfartige oder dumpfe Schmerzen im Oberbauch, vor allem bei nüchternem Magen. Nach dem Essen können sich die Beschwerden bessern, teilweise verstärken sie sich aber auch. Oft kommt es zu Sodbrennen, Übelkeit, Erbrechen, Völlegefühl und Blähungen, was meist Appetitlosigkeit nach sich zieht. Auch Blähungen, Schluckbeschwerden, anhaltender Schluckauf, Mundtrockenheit oder ein Brennen auf der Zunge können vorkommen. Insgesamt variieren die Beschwerden sehr, und der Leidensdruck ist hoch.

Bei jedem Dritten verlagern sich die Oberbauchbeschwerden auch in die unteren Abschnitte des Verdauungstrakts, sodass aus einem Reizmagen ein Reizdarm wird. Dabei kommt es in unregelmäßigen Abständen zu Völlegefühl, Blähungen, Bauchschmerzen sowie Durchfall und Verstopfung im Wechsel. Häufig kommen mehrere Symptome gleichzeitig vor und bessern sich nach dem Stuhlgang, oft entsteht aber auch das Gefühl, den Darm nicht vollständig geleert zu haben. Sie zeigen sich oft tagsüber (seltener nachts) und schubweise, vorzugsweise in stressbelasteten Situationen.

Von einem Reizdarmsyndrom gehen Ärzte immer dann aus, wenn solche Beschwerden im zurückliegenden Jahr mindestens drei Monate lang spürbar gewesen sind oder immer wieder auftreten.

Ursachen

Bei einem Reizmagen produziert der Magen meist zu viel Säure, oder der Mageninhalt wird verzögert weitertransportiert. Häufig werden bestimmte Lebensmittel nicht gut vertragen oder lösen die Beschwerden aus (z. B. koffeinhaltige Getränke, Zwiebelgewächse, Kohl, Milch- oder Fruchtzucker sowie Zuckerersatzstoffe). Auch Alkohol, fettreiche Kost und Bewegungsmangel können die Beschwerden hervorrufen.

Vielfach führen Stresssituationen, seelische Belastungen (Verlustängste, Trauer, unerfüllte Lebenswünsche), ständige Anspannung sowie Konflikte im Privat- oder Berufsleben zu einem Reizmagen.

Die Ursachen für ein Reizdarmsyndrom sind ungeklärt. Vielfach spielen ebenfalls Stress, eine anhaltende seelische Belastung oder auch ein sehr unregelmäßiger Lebensstil eine Rolle.

Vorbeugung

Alle Hinweise, die unter »Sodbrennen« (→ Seite 267) genannt werden, sind auch bei einem Reizmagen sinnvoll.

Allgemeine Maßnahmen

Körperliche Betätigung sowie Entspannungsübungen wie autogenes Training, Yoga, Meditation oder Muskelentspannungstraining nach Jacobson, aber auch sportliche Betätigung wie beispielsweise Schwimmen, Wandern, Skilanglauf können für eine gelassenere Lebenseinstellung sorgen und dazu beitragen, Stresssituationen besser zu bewältigen. Bessern sich die Beschwerden damit nicht innerhalb von drei bis sechs Monaten, ist auch eine Psychotherapie zu erwägen.

Kauen Sie die Speisen beim Essen gründlich und lassen Sie sich Zeit für die Mahlzeit. Blähende Lebensmittel wie Kohl und Hülsenfrüchte sollten Sie meiden.

Manchmal hilft es, über den Tag verteilt mehrere kleine Mahlzeiten zu essen anstelle der üblichen drei großen (Frühstück, Mittag- und Abendessen).

Krampfartige Beschwerden bei einem Reizdarm können Sie zusätzlich auch mit feucht-warmen Umschlägen lindern.

Wann zum Arzt?

Wenn Sie unter säurebedingten Beschwerden leiden und Sodbrennen auftritt, das trotz allgemeiner Maßnahmen oder Selbstbehandlung mit rezeptfreien Arzneimitteln länger als zwei Wochen anhält, sollten Sie einen Arzt aufsuchen.

Bei einem Reizdarmsyndrom sollten Sie einen Arzt aufsuchen, wenn die Beschwerden periodisch immer wiederkehren oder sich über einen längeren Zeitraum hinweg immer mehr verstärken.

Bei heftigem Durchfall sollten Sie schon nach zwei Tagen zum Arzt gehen, vor allem wenn dieser mit Fieber einhergeht. Auch wenn Blutauflagen auf dem Stuhl erkennbar sind, wenn Sie plötzlich und grundlos stark abnehmen, blass und blutarm sind oder in Ihrer Familie bereits schwere Darmerkrankungen aufgetreten sind, sollten Sie die Beschwerden möglichst bald von einem Arzt abklären lassen.

Behandlung mit Medikamenten

Mit Medikamenten lassen sich nur die Symptome eines Reizmagens oder Reizdarms lindern, nicht aber seine Ursachen bekämpfen.

Sofern die Beschwerden bei einem Reizmagen tatsächlich überwiegend auf eine erhöhte Magensäureproduktion zurückgehen, sind Mittel mit dem säurehemmenden Wirkstoff Ranitidin (→ Seite 272) sowie säureblockierende Mittel (→ Seite 273) geeignet. Sie sollten aber ohne Rücksprache mit einem Arzt nicht länger als zwei Wochen eingenommen werden.

Mit Einschränkung geeignet ist eine Pflanzenkombination (→ Seite 280) aus neun verschiedenen Pflanzenextrakten (*Iberogast*). Dazu gibt es zwar einige Studien mit positiven Ergebnissen, die derzeitige Studienlage reicht jedoch noch nicht aus, um den therapeutischen Stellenwert dieses Mittels abschließend zu bestimmen.

Bei Reizdarm sind Kapseln mit Pfefferminzöl (→ Seite 276) mit Einschränkung geeignet. Hier müssen weitere Studien die bisher vorliegenden Ergebnisse erst noch be-

stätigen, bevor das Mittel allgemein empfohlen werden kann.
Eine Kombination aus Kümmel- und Pfefferminzöl (→ Seite 281) ist bei Reizdarm ebenfalls mit Einschränkung geeignet. Die therapeutische Wirksamkeit sollte noch besser belegt werden.
Weder für eine alkoholhaltige Kombination (→ Seite 279) aus einem Aluminiumsalz mit verschiedenen ätherischen Ölen, medizinischer Seife und schwachen Säuren (*RETTERSPITZ Innerlich*) noch für eine Pflanzenkombination (→ Seite 280) aus sieben verschiedenen Heilpflanzenextrakten (*Gastritol »Dr. Klein«*) oder einen Magen-Tee (→ Seite 282) ist die therapeutische Wirksamkeit ausreichend nachgewiesen. Diese Mittel sind daher wenig geeignet.

Anthroposophische, homöopathische und traditionell angewendete Mittel

Zu den meistgekauften Mitteln gehört auch *Kamillan flüssig* mit Extrakten aus Kamillenblüten und Schafgarbenkraut. Dabei handelt es sich um ein Präparat, das von der Arzneimittelbehörde als »traditionell angewendet« zugelassen wurde. Solche Präparate lassen sich nach den Grundsätzen dieses Buches nicht bewerten und werden deshalb nicht näher besprochen. Allgemeine Informationen zu derartigen Mitteln finden Sie unter »Traditionell angewendete Mittel« (→ Seite 20).

Antazida

Almasilat
  Megalac Almasilat, Simagel
Aluminium-Magnesiumsilikat
  Gelusil
Aluminiumoxid + Magnesiumhydroxid
  Maalox, Maaloxan
Aluminiumverbindung + Natriumkarbonat (Carbaldrat)
  Kompensan
Hydrotalcit
  Talcid, Talidat
Magaldrat
  Magaldrat-ratiopharm, Marax, Riopan
Magnesium-trisilikat
  Bad Heilbrunner Gastrimint MagenTabletten
Magnesiumkarbonat + Kalziumkarbonat
  Rennie

Aluminium- und/oder magnesiumhaltige Verbindungen binden den säurehaltigen Magensaft. Beide Stoffe werden häufig kombiniert, weil sie sich in ihren Eigenschaften ergänzen. Magnesium wirkt schneller, aber nicht so lange wie Aluminium, und es kann die Säure etwas besser binden. Es hat darüber hinaus leicht abführende Effekte, während Aluminium eher stopfend wirkt.
Hydrotalcit (in *Talcid*) und Magaldrat (in *Magaldrat-ratiopharm, Marax, Riopan*) gehören zu den sogenannten Schichtgitterantazida. Aluminium und Magnesium sind dabei gitterartig miteinander vernetzt. Das hat den Vorteil, dass die Verbindung besonders stabil ist und kaum Aluminium freigesetzt wird. Auch hält die Wirkung dieser Mittel länger an als die der anderen Antazida.
Antazida können bei Sodbrennen zirka zwei Wochen lang, aber nicht als Dauertherapie eingesetzt werden. Zu diesem Zweck sind die Mittel geeignet. Wenn die Beschwerden länger andauern oder immer wieder auftreten, sollten Sie einen Arzt aufsuchen.
Zur Behandlung eines Reizmagens sind Antazida wenig geeignet, weil die therapeutische Wirksamkeit für diese Indikation nicht ausreichend nachgewiesen ist.

Anwendung

Sie wenden die Mittel nach Bedarf an. Tritt Sodbrennen häufig nach dem Essen auf, nehmen Sie die Mittel etwa eine Stunde nach dem Essen ein. Bildet der Magen aus anderer Ursache vermehrt Säure (z. B. aufgrund von Stress, Ärger oder Anspannung), nehmen Sie die Mittel sofort bei den ersten Anzeichen ein, unabhängig von den Mahlzeiten. Die Wirkung setzt innerhalb von etwa 20 Minuten ein und hält bis zu drei Stunden an. Um zu vermeiden, dass in der Nacht im Liegen Magensäure in die Speiseröhre aufsteigt und Sodbrennen auslöst, nehmen Sie die letzte Portion unmittelbar vor dem Schlafengehen ein.
Kautabletten müssen Sie sorgfältig zerkauen, damit sie im Magen ihre Wirkung entfalten können. Der dabei vermehrt gebildete Speichel trägt zusätzlich dazu bei, die überschüssige Säure zu neutralisieren. Deshalb wirken Kautabletten geringfügig besser als Tabletten. Das Gleiche gilt für flüssige Antazida (Suspension, Gel).
Damit Antazida gut wirken, ist darauf zu achten, dass sie genügend Magensäure binden. Diese Säurebindungskapazität wird in Millival ausgedrückt. Empfohlen wird bei Sodbrennen eine Säurebindungskapazität von 10 bis 25 Millival pro eingenommener Dosis. Eine Säurebindungskapazität von 20 bis 25 Millival entspricht der Menge an Wirkstoff, die notwendig ist, um einen Viertelliter der im Magen gebildeten Salzsäure zu neutralisieren. Täglich wird etwa ein Liter Salzsäure im Magen gebildet. Um diese gesamte Menge zu binden, sind also 100 Millival nö-

tig. Die Präparate sollten deshalb so dosiert sein, dass mit einer angemessenen Anzahl von Einzeldosen diese Säuremenge neutralisiert werden kann.
Die Säurebindungskapazität beträgt für

- *Bad Heilbrunner Gastrimint MagenTabletten*: 5 Millival pro Tablette
- *Gelusil Lac Pulver*: 1,8 bis 2,8 Millival pro Gramm
- *Gelusil Lac Tabletten*: 7 bis 9 Millival pro Tablette
- *Gelusil Liquid*: 23 bis 28 Millival pro 10 Milliliter
- *Kompensan Tabletten*: 7,79 Millival pro Tablette
- *Maaloxan 25 mVal Kautabletten*: 25 Millival pro Kautablette
- *Maaloxan 25 mVal Liquid*: 25 Millival pro Beutel
- *Maaloxan 25 mVal Suspension*: 25 Millival pro Beutel
- *Maalox 70 mVal Suspension*: 70 Millival pro 10 Milliliter
- *Magaldrat-ratiopharm 800*: 18 bis 25 Millival pro Tablette
- *Magaldrat-ratiopharm Gel*: 18 bis 25 Millival pro Beutel
- *Marax 800 Tabletten*: 18 bis 25 Millival pro Tablette
- *Megalac Almasilat* und *Megalac Almasilat mint* Suspension: 11 Millival pro Beutel
- *Rennie*: 16 Millival pro Tablette
- *Riopan Magen Gel*: 45,2 Millival pro Beutel
- *Riopan Magen Tabletten*: 18 bis 25 Millival pro Tablette
- *Simagel*: 9 bis 13 Millival pro Tablette
- *Talcid*: 13 Millival pro Tablette
- *Talcid 1 000 mg*: 26 Millival pro Tablette
- *Talidat* und *Talidat mint*: 13 Millival pro Tablette.

Achtung

Alle Antazida sollten Sie nicht längerfristig einnehmen, ohne dies mit einem Arzt besprochen zu haben, weil sonst ernsthafte Erkrankungen wie eine Speiseröhrenentzündung oder ein Magengeschwür übersehen werden könnten.
Einige Präparate (siehe Tabelle) enthalten als Konservierungsmittel Parabene. Wenn Sie auf Parastoffe (→ Seite 551) allergisch reagieren, dürfen Sie diese Mittel nicht anwenden.

Gegenanzeigen

Wenn Ihre Nieren eingeschränkt arbeiten oder Sie regelmäßig an die künstliche Niere (Dialyse) angeschlossen werden müssen, dürfen Sie Antazida nur nach Rücksprache mit einem Arzt einnehmen.

Kompensan: Wenn Sie zu Verstopfung neigen oder wenn der Dickdarm Engstellen aufweist, sollten Sie dieses Mittel nicht einnehmen.

Rennie: Wenn Sie Nierensteine haben oder hatten, sollten Sie dieses kalziumkarbonathaltige Mittel nicht einnehmen.

Wechselwirkungen mit Medikamenten

Wenn Sie noch andere Medikamente einnehmen, ist zu beachten, dass Antazida die Wirkung fast aller anderen Medikamente beeinträchtigen, weil sie nicht nur Säure binden, sondern auch die Wirkstoffe dieser Mittel. Andere Medikamente sollten Sie deshalb zwei bis drei Stunden vor oder vier bis fünf Stunden nach diesen Antazida einnehmen.
Außerdem ist zu beachten:

- Zitronensäure (Zusatzstoff in vielen Brausetabletten) und Vitamin C (in fast allen Vitaminpräparaten, teilweise auch in Schmerzmitteln) erhöhen die unerwünschte Aufnahme von Aluminium aus dem Darm.
- Mittel aus der Gruppe der Anticholinergika mit Wirkstoffen wie Biperiden, Bornaprin, Metixen und Trihexyphenidyl (alle bei Parkinsonkrankheit) können die Aufnahme von Magnesium aus dem Darm erhöhen, weil sie die Darmbewegungen verringern. Wenn gleichzeitig die Nieren nur eingeschränkt arbeiten, wird das überschüssige Magnesium nicht genügend ausgeschieden. Wenn Sie dann Antazida hoch dosiert und/oder langfristig anwenden, kann der Magnesiumgehalt des Blutes gefährlich ansteigen. Anzeichen hierfür sind Schläfrigkeit und Muskelschwäche. Sie sollten die Antazida dann absetzen. Treten zusätzlich weitere Symptome auf (Übelkeit, Erbrechen, Atemprobleme), sollten Sie sofort einen Arzt aufsuchen.

▶ Unbedingt beachten

Antazida können die Wirksamkeit von Phenytoin (bei Epilepsien) verringern. Dann erhöht sich die Gefahr für epileptische Anfälle. Näheres hierzu finden Sie unter »Mittel bei Epilepsien: verringerte Wirkung« (→ Seite 12). Antazida können auch die Wirkung von Antibiotika und Sulfonamiden verringern (bei Infektionen). Näheres siehe »Antibiotika/Virustatika: verringerte Wirkung« (→ Seite 12). Das gilt auch für Digitalis-Glykoside (Wirkstoffe zum Beispiel Digoxin oder Digitoxin, beide bei Herzschwäche). Näheres siehe »Mittel bei Herzschwäche: verringerte Wirkung« (→ Seite 12) und für Antiarrhythmika (bei Herzrhythmusstörungen). Näheres siehe »Mittel bei Herzrhythmusstörungen: verringerte Wirkung« (→ Seite 12). Wenn Sie diese Arzneimittel einnehmen müssen, sollten Sie unbedingt darauf achten, dass Sie die Antazida im Abstand von mehreren Stunden dazu anwenden.

Rennie: Aufgrund des Kalziumgehaltes dieses Mittels kann sich Kalzium im Blut anreichern. Dann kann es sein, dass Sie auf Digitalis-Glykoside (zum Beispiel Digoxin, Digitoxin, bei Herzschwäche) empfindlicher reagieren, wodurch Herzrhythmusstörungen entstehen können. Wenn Sie Digitalis-Glykoside einnehmen, sollten Sie deshalb möglichst keine kalziumhaltigen Antazida einnehmen.

Wechselwirkungen mit Speisen und Getränken

Zitrusfrüchte und Getränke mit Extrakten aus Zitrusfrüchten sollten Sie meiden, weil die darin enthaltene Zitronensäure die Aufnahme von Aluminium aus dem Darm fördert. Das gilt auch für Wein und andere säurehaltige Getränke.

Unerwünschte Wirkungen

▶ **Keine Maßnahmen erforderlich**

Almasilat, Bad Heilbrunner Gastrimint MagenTabletten, Maalox, Maaloxan, Magaldrat-ratiopharm, Marax, Megalac, Riopan, Simagel, Talcid, Talidat: Häufig kommt es während der Einnahme zu weichen, breiigen Stühlen. In Einzelfällen kann Durchfall auftreten. Diese unerwünschte Wirkung tritt bei Schichtgitterantazida (*Magaldrat-ratiopharm, Marax, Riopan, Talcid, Talidat*) seltener auf.

Kompensan: Dieses Mittel kann Verstopfung, Blähungen und Magendrücken verursachen.

▶ **Muss beobachtet werden**

Gelusil, Kompensan, Bad Heilbrunner Gastrimint MagenTabletten, Maalox, Maaloxan, Magaldrat-ratiopharm, Marax, Megalac Almasilat, Riopan, Simagel, Talcid, Talidat: Wenn Sie diese aluminiumhaltigen Mittel langfristig und in hoher Dosierung einnehmen, kann sich in seltenen Fällen Aluminium in Knochen und Nervengewebe einlagern. Die Gefahr dafür ist größer, wenn die Nierenfunktion eingeschränkt ist. Wenn Sie die Mittel über lange Zeit einnehmen, sollten Sie dies mit einem Arzt besprechen, damit er gegebenenfalls den Aluminiumgehalt im Blut bestimmen oder eine neurologische Untersuchung veranlassen kann. Der Aluminiumgehalt im Blut sollte nicht über 40 Mikrogramm pro Liter ansteigen.

Bad Heilbrunner Gastrimint MagenTabletten, Gelusil: Wenn Sie diese Mittel längerfristig und in hoher Dosierung anwenden, können sich Silikat-Nierensteine bilden.

Rennie: Wenn Sie dieses Mittel über längere Zeit in hoher Dosierung anwenden, kann sich Kalzium im Blut anreichern, sodass es sich in den Nieren ablagern und deren Funktion einschränken kann. Auch können sich leichter Nierensteine bilden. Verwirrtheit, Muskelschwäche, Durst, häufiges Wasserlassen, Verstopfung und Juckreiz deuten auf eine solche Hyperkalzämie hin. Wenn diese Symptome bei Ihnen auftreten, sollten Sie einen Arzt aufsuchen und ihn darauf hinweisen, dass Sie diese Antazida schon lange einnehmen. Der Arzt muss dann entscheiden, welche Mineralstoffe und Elektrolyte zu bestimmen sind und welche Konsequenzen daraus zu ziehen sind.

Hinweise

Für Kinder und Jugendliche unter 18 Jahren

Kinder unter zwölf Jahren sollten die Mittel nur nach Rücksprache mit einem Arzt einnehmen.

Für Schwangerschaft und Stillzeit

Sie können Antazida anwenden, aluminiumhaltige Mittel allerdings nur kurzzeitig und in niedriger Dosierung. Ist eine langfristige Einnahme nötig, sollte der Arzt den Aluminiumgehalt im Blut kontrollieren. Da aus Schichtgitterantazida (Hydrotalcit und Magaldrat) die geringste Menge Aluminium in den Körper aufgenommen wird, sollten Sie diese Wirkstoffe bevorzugen.

Für ältere Menschen

Da die Nierenleistung im Alter nachlässt und die Neigung zu Verstopfung zunimmt, sollten Sie Antazida besser nicht anwenden.

Säurehemmendes Mittel

Ranitidin
Ranitidin-ratiopharm, Zantic

Ranitidin besetzt Bindestellen für das Gewebehormon Histamin (H_2-Rezeptoren) im Magen. Diese steuern die Säureproduktion. Sind die Bindestellen blockiert, gibt die Magenschleimhaut weniger Säure ab. Aufgrund dieser Eigenschaften wird Ranitidin auch als »H_2-Blocker« bezeichnet.

Ranitidin ist ein wirksames und über lange Jahre hinweg erprobtes Mittel. Sobald es jedoch abgesetzt wird, produziert der Magen erneut Säure. Es ist geeignet zur kurzzeitigen Anwendung bei starkem und länger anhaltendem Sodbrennen. Sind die Symptome trotz der Behandlung nach zwei Wochen noch vorhanden oder haben sie sich verschlimmert, sollten Sie einen Arzt aufsuchen. Wenn Sie das Mittel längerfristig einsetzen wollen, muss vorher ausgeschlossen werden, dass die Beschwerden auf eine bösartige Veränderung in der Speiseröhre oder der Magenschleimhaut zurückgehen.

Anwendung

Sie nehmen die Tabletten einmal täglich ein, und zwar vorzugsweise abends, weil sie besonders nachts wirken. Denkbar ist aber auch eine zweimal tägliche Gabe morgens und abends, unabhängig von den Mahlzeiten. Die Wirkung setzt etwa nach einer halben Stunde ein und hält zirka vier bis sechs Stunden vor. Im Vergleich zu Antazida wirkt Ranitidin also nicht ganz so schnell, dafür aber länger.

Mehr als vier Tabletten täglich (= bis 300 Milligramm) sollten Sie nicht einnehmen.

Achtung

Gegenanzeigen

Unter folgenden Bedingungen sollten Sie Ranitidin nur nach Rücksprache mit einem Arzt einnehmen, wenn dieser Nutzen und Risiken sorgfältig abgewogen hat:

- Leber- und Nierenfunktion sind stark eingeschränkt.
- Der Herzschlag ist stark verlangsamt.
- Sie hatten bereits einmal ein Magen- oder Zwölffingerdarmgeschwür.
- Sie hatten bereits eine Refluxerkrankung.
- Sie hatten eine krankhafte Störung der Blutbildung (Porphyrie).
- Sie müssen wegen anderer Erkrankungen regelmäßig Arzneimittel einnehmen.

Wechselwirkungen mit Medikamenten

Ranitidin schwächt die Wirkung von Itraconazol- und Ketoconazol-Tabletten (bei Pilzinfektionen). Wenn Sie diese Medikamente einnehmen müssen, sollten Sie den Säurehemmer im Abstand von zwei Stunden schlucken.

Unerwünschte Wirkungen

Säurehemmende Mittel können Haarausfall auslösen. Dieser lässt meist wieder nach, sobald das Mittel abgesetzt wird.

▶ **Keine Maßnahmen erforderlich**

Bei 1 bis 2 von 100 Behandelten kommt es zu Durchfall. Bei weniger als 1 von 100 kann auch Verstopfung auftreten.

Bei weniger als 1 von 100 Behandelten kommt es zu Kopfschmerzen, Müdigkeit und Schwindel. Auch Muskelschmerzen können auftreten.

▶ **Muss beobachtet werden**

Wenn die Haut sich verstärkt rötet und juckt, reagieren Sie vermutlich allergisch auf das Mittel. Dann sollten Sie es absetzen. Sind die Hauterscheinungen (→ Seite 14) einige Tage später nicht deutlich abgeklungen, sollten Sie einen Arzt aufsuchen.

Wenn Sie Ranitidin hoch dosiert einnehmen, können Sinnestäuschungen, Verwirrtheit sowie Erregungszustände und Depressionen vorkommen. Treten solche Beschwerden auf, sollten Sie das Mittel absetzen, dann verschwinden diese Nebenwirkungen wieder.

Das Blutbild (→ Seite 14) kann sich verändern. Das Risiko für eine derartige Nebenwirkung ist allerdings gering, wenn Sie die Dosierungsempfehlungen beachten und die Mittel nicht länger als zwei Wochen einnehmen. Eine längerfristige Behandlung sollte aber nur erfolgen, wenn ein Arzt dies befürwortet, und dieser sollte dann auch das Blutbild regelmäßig überprüfen.

Selten kann Ranitidin die Leber (→ Seite 15) schädigen. Treten Übelkeit, Erbrechen und/oder dunkel gefärbter Urin auf und ist der Stuhl auffallend hell, sollten Sie einen Arzt aufsuchen.

▶ **Sofort zum Arzt**

Ranitidin kann die Leber (→ Seite 15) auch schwer schädigen. Wenn sich die Haut gelb färbt – möglicherweise begleitet von starkem Juckreiz am ganzen Körper –, sollten Sie sofort einen Arzt aufsuchen.

Wenn ein starker Hautausschlag mit Juckreiz sowie Herzrasen, Atemnot, Schwäche und Schwindel auftreten, müssen Sie die Anwendung sofort abbrechen und unverzüglich den Notarzt (Telefon 112) rufen, weil es sich um eine lebensbedrohliche Allergie (→ Seite 14) handeln kann.

Hinweise

Für Kinder und Jugendliche unter 18 Jahren

Kinder sollten Ranitidin nur bekommen, wenn ein Arzt dies ausdrücklich befürwortet, weil keine ausreichenden Erkenntnisse über die Einnahme in diesem Alter vorliegen.

Für Schwangerschaft und Stillzeit

In Schwangerschaft und Stillzeit sollten Sie Ranitidin nur nach Rücksprache mit einem Arzt anwenden und erst dann, wenn Antazida nicht ausreichend wirken.

Säureblockierende Mittel

Omeprazol
Antra, OMEP HEXAL, Omeprazol-ratiopharm
Pantoprazol
PANTOZOL Control

Omeprazol und Pantoprazol können die Säureproduktion im Magen fast vollständig unterdrücken. Sie blockieren die Abgabe sowohl der Säuremenge, die der Magen ständig als Verdauungssaft absondert, als auch die nur beim Essen zusätzlich abgegebene Säuremenge. Das geschieht, indem Omeprazol und Pantoprazol in den säureproduzierenden Zellen der Magenschleimhaut ein Enzym hemmen, das dafür verantwortlich ist, dass die Säure in den Magen freigesetzt wird. Medizinisch werden die Mittel aufgrund dieses Wirkmechanismus als Protonenpumpenhemmer bezeichnet.

Aufgrund dieser säureblockierenden Wirkung lässt das Sodbrennen rasch nach. Bei Sodbrennen sind die Mittel geeignet – vorausgesetzt, Sie wenden sie nicht länger als zwei Wochen an. Bei längerer Einnahme besteht ein erhöhtes Risiko für Knochenbrüche. Ebenso besteht der Verdacht, dass vermehrt schwere Lungen- und Darminfektionen auftreten können.

Wegen dieser höheren Risiken sollten Säureblocker erst eingesetzt werden, wenn Antazida oder säurehemmende Mittel nicht ausreichend wirken, aber auch dann nicht länger als zwei Wochen. Es könnte sein, dass sonst eine schwerwiegendere Krankheit (Speiseröhrenentzündung, Magengeschwür) zu lange unbehandelt bleibt.

Wenn Sie schon einmal ein Magengeschwür hatten, am Magen operiert wurden, eine Leberfunktionsstörung besteht, oder wenn Sie über 55 Jahre alt sind und immer wieder Magenbeschwerden und Sodbrennen haben, sollten Sie sich ebenfalls nicht selbst mit Säureblockern behandeln, sondern besser zum Arzt gehen.

Anwendung

Sie nehmen die Tabletten morgens vor dem Frühstück unzerkaut mit ausreichend Flüssigkeit ein, aber nicht mit Milch oder Mineralwasser, weil beide die Wirksamkeit beeinträchtigen können. Die Beschwerden lassen meist erst am nächsten Tag deutlich nach. Halten die Beschwerden an, während Sie die Mittel einnehmen, oder treten sie nach dem Absetzen erneut auf, sollten Sie nicht wieder mit der Einnahme beginnen, sondern einen Arzt aufsuchen.

Auch sollten Sie das Mittel ohne ärztlichen Rat nicht häufiger als dreimal jährlich für maximal zwei Wochen einnehmen.

Omeprazol: Wenn es Ihnen schwer fällt, Tabletten im Ganzen zu schlucken, können Sie sie auch in einem Glas Wasser oder Fruchtsaft auflösen und die Mischung dann sofort trinken. Oder Sie zerbrechen sie, lösen sie in etwas Wasser auf und rühren sie in Apfelmus ein. Diesen Brei müssen Sie dann sofort aufessen.

Achtung

Im Tierversuch reduzieren die Mittel die Knochendichte. Auch Beobachtungen am Menschen weisen darauf hin, dass bei einer Anwendung über die empfohlene Zeit von zwei Wochen hinaus möglicherweise das Risiko für Knochenbrüche steigt. Wenn Sie Osteoporose haben oder dafür gefährdet sind, sollten Sie die Mittel besser nur nach Rücksprache mit einem Arzt anwenden.

Die Mittel können – insbesondere zu Beginn der Behandlung – das Risiko für eine Lungenentzündung erhöhen. Vermutlich bleiben aufgrund der Säureblockade im Magen Bakterien am Leben, die sonst vom Magensaft abgetötet würden. Sie können dann über die Speiseröhre aufsteigen und sich in Bronchien oder Lunge ausbreiten.

Seit einigen Jahren mehren sich die Hinweise, dass die Säureblocker das Risiko für schwere Darminfektionen mit dem Bakterium Clostridium difficile etwas erhöhen können, insbesondere wenn Sie gleichzeitig Antibiotika einnehmen. Wenn heftiger Durchfall auftritt oder der Stuhl blutig wird, sollten Sie unverzüglich einen Arzt aufsuchen.

Auch liegen zunehmend Meldungen über Nierenschäden durch Säureblocker vor. Bislang handelt es sich dabei um Einzelfallberichte. Es ist davon auszugehen, dass schwere Nierenschäden (interstitielle Nephritis) nur sehr selten vorkommen. Wenn Sie spürbar weniger Urin ausscheiden und Fieber bekommen, wenn sich überall am Körper ein Hautausschlag bildet und die Gelenke schmerzen, sollten Sie das Mittel nicht weiter einnehmen und einen Arzt aufsuchen.

Gegenanzeigen

Wenn Sie HIV-inifziert sind und mit dem Wirkstoff Atazanavir behandelt werden, dürfen Sie die Mittel nicht einnehmen, weil sie die Wirksamkeit des HIV-Medikaments massiv beeinträchtigen.

Wenn die Funktion Ihrer Leber gestört ist, sollten Sie die Mittel nur nach Rücksprache mit einem Arzt einnehmen, wenn dieser Nutzen und Risiken sorgfältig abgewogen hat.

Wechselwirkungen mit Medikamenten

Wenn Sie noch andere Medikamente anwenden, ist zu beachten:

- Beide Wirkstoffe vermindern die Aufnahme von Itraconazol- oder Ketoconazol-Tabletten (bei Pilzinfektionen) und schwächen somit deren Wirkung.
- Sie verstärken die Wirkung von Phenytoin (bei Epilepsien). Wenn Sie mit diesem Mittel behandelt werden, sollte der Arzt während der Einnahme der Magenmittel die Konzentration von Phenytoin im Blut kontrollieren.

- Säureblocker verstärken die Wirkung von Beruhigungsmitteln wie zum Beispiel Diazepam (bei Angststörungen). Diese Mittel müssen gegebenenfalls niedriger dosiert werden.
- Auch können sie die Wirkung von Clopidogrel oder Prasugrel (blutverdünnende Mittel, bei koronarer Herzkrankheit) abschwächen. Säureblocker werden häufig mit diesen Mitteln kombiniert, um Magenblutungen vorzubeugen. Die therapeutische Wirksamkeit der Herz-Medikamente wird dadurch jedoch nicht beeinträchtigt, Herzinfarkt oder Schlaganfall kommen offenbar nicht häufiger vor. Wenn Sie ganz sicher gehen wollen, können Sie anstatt des Säureblockers ein säurehemmendes Mittel (→ Seite 272) einnehmen.

Omeprazol: Wenn Sie gleichzeitig Johanniskraut (bei Depressionen) oder Ginkgo biloba (bei arteriellen Durchblutungsstörungen, Hirnleistungsstörungen) einnehmen, wird Omeprazol schneller abgebaut und die Wirkung lässt schneller nach oder tritt gar nicht erst im erwünschten Umfang ein.

▶ Unbedingt beachten

Säureblocker verringern die Wirkung von Atazanavir (bei HIV-Infektionen) deutlich. Beide Mittel dürfen Sie deshalb nicht zusammen anwenden.

Wenn Sie blutgerinnungshemmende Mittel einnehmen müssen (z. B. *Marcumar*) und gleichzeitig die Säureblocker anwenden, wirken die Gerinnungshemmer stärker und die Gefahr für innere Blutungen nimmt zu, vor allem bei Frauen. Sie müssen dann die Blutgerinnung besonders sorgfältig überwachen und die Dosis der Mittel nach Rücksprache mit dem Arzt gegebenenfalls anpassen.

Unerwünschte Wirkungen

▶ Keine Maßnahmen erforderlich

Bei etwa 1 von 100 Behandelten treten Kopf- oder Bauchschmerzen, Durchfall, Blähungen, Übelkeit, Erbrechen, Verstopfung oder auch Müdigkeit, Schlafstörungen, Schwäche und Unwohlsein auf. Schwindel und Mundtrockenheit treten bei bis zu 10 von 1 000 Behandelten auf.

Auch Geschmacksveränderungen können vorkommen.

Die genannten Beschwerden vergehen wieder, wenn Sie die Mittel absetzen.

▶ Muss beobachtet werden

Etwa 1 von 1 000 Behandelten klagt über Sehstörungen. Sie zeigen sich vor allem darin, dass alles verschwommen oder wie hinter einem Schleier erscheint. Auch das Gesichtsfeld kann eingeschränkt sein. Außerdem können Hörstörungen mit Ohrgeräuschen auftreten. Bei solchen Beschwerden sollten Sie das Mittel absetzen. Bessern sich die Symptome nicht innerhalb von ein bis zwei Tagen, sollten Sie einen Arzt aufsuchen.

Etwa 1 von 100 Behandelten reagiert allergisch auf die Mittel. Das zeigt sich daran, dass die Haut sich verstärkt rötet und juckt. Bei solchen Hauterscheinungen (→ Seite 14) sollten Sie einen Arzt aufsuchen.

Die Mittel können die Leber (→ Seite 15) schädigen. Treten Übelkeit, Erbrechen und/oder dunkel gefärbter Urin auf und ist der Stuhl auffällig hell, sollten Sie einen Arzt rufen.

▶ Sofort zum Arzt

In Einzelfällen und wenn Ihre Leberfunktion bereits eingeschränkt ist, können die Mittel die Leber (→ Seite 15) auch schwer schädigen. Wenn sich die Haut gelb färbt – möglicherweise begleitet von starkem Juckreiz am ganzen Körper –, sollten Sie sofort einen Arzt aufsuchen.

Sehr selten verändern Omeprazol und Pantoprazol das Blutbild (→ Seite 14). Das zeigt sich daran, dass Sie grippeartige Beschwerden oder auch Halsschmerzen und Fieber haben, sich längere Zeit grundlos abgespannt und müde fühlen, oder dass sich punktförmige Hauteinblutungen zeigen. Dann müssen Sie umgehend einen Arzt aufsuchen, damit er das Blutbild kontrollieren kann.

Sehr selten kann es vorkommen, dass sich Hautausschlag und Juckreiz verstärken und zusätzlich Herzrasen, Atemnot, Schwäche und Schwindel einsetzen. Dann müssen Sie die Anwendung sofort abbrechen und unverzüglich den Notarzt (Telefon 112) rufen, weil es sich um eine lebensbedrohliche Allergie (→ Seite 14) handeln kann.

Hinweise

Für Kinder und Jugendliche unter 18 Jahren

Kinder und Jugendliche unter 18 Jahren dürfen diese Mittel nicht bekommen.

Für Schwangerschaft und Stillzeit

In der Schwangerschaft sollten Sie säureblockierende Mittel nur einnehmen, wenn sich das Sodbrennen mit Antazida oder dem säurehemmenden Wirkstoff Ranitidin (→ Seite 272) nicht ausreichend lindern ließ und nur nach Rücksprache mit einem Arzt. Wenn er die Einnahme befürwortet, sollten Sie Omeprazol bevorzugen, weil damit die längsten Erfahrungen vorliegen.

In der Stillzeit können Sie Omeprazol oder Pantoprazol einsetzen, aber auch dann nur nach Rücksprache mit einem Arzt und wenn Antazida (→ Seite 270) nicht ausreichend wirken.

Zur Verkehrstüchtigkeit

Wenn Schwindelanfälle oder Sehstörungen auftreten, sollten Sie kein Fahrzeug lenken, keine Maschinen bedienen und keine Arbeiten ohne sicheren Halt verrichten.

Pflanzliches Mittel

Pfefferminzöl
Medacalm

Dieses Mittel enthält ätherisches Pfefferminzöl, das aus den frisch geernteten, blühenden Zweigspitzen der Pfefferminze gewonnen wird. Pfefferminzöl wirkt entspannend auf die glatte Muskulatur, vor allem des Magen-Darm-Trakts, und somit krampflösend und schmerzlindernd. Auch verhindert es Gärprozesse im Darm und kann so Blähungen entgegenwirken.
Es liegen mehrere Studien vor, die zeigen, dass Pfefferminzöl bei einem Reizdarmsyndrom vor allem schmerz- und krampflösend wirkt. Allerdings sind die Studienergebnisse widersprüchlich; größere Übersichtsarbeiten finden allenfalls einen geringen Effekt. Pfefferminzöl ist bei Reizdarm deshalb mit Einschränkung geeignet. Weitere Studien sind erforderlich, um den therapeutischen Stellenwert besser beurteilen zu können.

Anwendung

Sie dürfen die magensaftresistenten Kapseln nicht zerbeißen, weil das Pfefferminzöl sonst vorzeitig freigesetzt wird und die Schleimhaut in Mund und Speiseröhre reizen kann. Außerdem beeinträchtigt das Pfefferminzöl dann den Schließmechanismus zwischen Magen und Speiseröhre, sodass leicht Sodbrennen entsteht. Bei korrekter Anwendung wird das Öl erst dort freigesetzt, wo es wirken soll: im Darm. Sie können das Mittel so lange anwenden, bis die Beschwerden abgeklungen sind. Normalerweise dauert das ein bis zwei Wochen. Treten sie dann erneut auf, können Sie wieder mit der Einnahme beginnen. Insgesamt sollten Sie das Mittel aber nicht länger als zwei bis drei Monate anwenden.

Achtung

Gegenanzeigen

Unter folgenden Bedingungen dürfen Sie das Mittel nicht anwenden:

- Die Gallenwege sind verstopft.
- Die Gallenblase ist entzündet.
- Die Leber ist schwer geschädigt.

Wenn Sie Gallensteine haben, sollten Sie das Mittel nur nach Rücksprache mit einem Arzt einsetzen, wenn dieser Nutzen und Risiken sorgfältig abgewogen hat.

Wechselwirkungen mit Medikamenten

Wenn Sie gleichzeitig säurebindende Wirkstoffe einnehmen (Antazida), besteht die Gefahr, dass sich der magensaftresistente Überzug der Kapseln vorzeitig auflöst. Dann kann Pfefferminzöl schon im Magen austreten und Magenbeschwerden sowie Sodbrennen verursachen. Können Sie auf die Einnahme der säurebindenden Mittel nicht verzichten, sollten Sie diese im Abstand von mindestens zwei Stunden anwenden.

Unerwünschte Wirkungen

Nicht vom Körper aufgenommenes Menthol wird über die Atemluft ausgeschieden. Während der Behandlung kann der Atem deshalb nach Pfefferminze riechen.

► **Muss beobachtet werden**

Pfefferminzöl kann die Schleimhäute im Darm angreifen. Nach dem Stuhlgang können daher schmerzhafte Hautirritationen im Afterbereich auftreten, die sich lindern lassen, wenn Sie die Haut mit lauwarmem Wasser abwaschen und mit weicher Zinkpaste eincremen (Pasta zinci mollis). Halten die Beschwerden an, sollten Sie das Pfefferminzöl nicht weiter einnehmen.
Wenn sich die Haut verstärkt rötet und juckt, reagieren Sie vermutlich allergisch auf das Mittel. Dann sollten Sie es absetzen. Sind die Hauterscheinungen (→ Seite 14) einige Tage später nicht deutlich abgeklungen, sollten Sie einen Arzt aufsuchen. Im Zusammenhang mit einer allergischen Reaktion auf Pfefferminzöl können auch Kopfschmerzen und Muskelzittern auftreten.

Hinweise

Für Kinder und Jugendliche unter 18 Jahren

Für die Behandlung von Kindern unter zwölf Jahren liegen keine Erfahrungen vor. Bei ihnen sollten Sie das Mittel daher nicht anwenden.

Für Schwangerschaft und Stillzeit

In Schwangerschaft und Stillzeit sollten Sie das Mittel mangels Erfahrung besser nicht einnehmen.

Kombination: Antazidum + Entschäumer

Aluminiumhydroxid + Simeticon
Paractol Kautabletten

Dieses Mittel enthält zusätzlich zu dem säurebindenden Aluminiumhydroxid den entschäumenden Wirkstoff Simeticon. Dieser verringert die Oberflächenspannung von blasig aufgetriebener Flüssigkeit und kann auf diese Weise viele kleine Gasblasen in mehrere größere Blasen umwandeln. Diese platzen leichter und gehen als Gas ab. So können sich Blähungen möglicherweise bessern. Um das zu erreichen, muss der Wirkstoff allerdings hoch genug dosiert werden. Sodbrennen, das ohne Blähungen einhergeht, beeinflusst Simeticon nicht. Eine Kombination der beiden Wirkstoffe ist für die Behandlung von Sodbrennen daher nicht sinnvoll und das Mittel wenig geeignet.

Alle Angaben zu säurebindenden Wirkstoffen finden Sie unter »Antazida« (→ Seite 270). Zusätzlich ist zu beachten:

Anwendung

Wenn die Nieren nur eingeschränkt arbeiten, kann Aluminium in Nerven und Knochen eingelagert werden. Bei langfristiger Anwendung sollte ein Arzt deshalb regelmäßig die Aluminiumwerte im Blut kontrollieren. Der Wert sollte nicht über 40 Mikrogramm pro Liter ansteigen.

Achtung

Wenn Sie das Mittel über längere Zeit hinweg einnehmen wollen, sollten Sie dies nicht ohne Rücksprache mit einem Arzt tun. Das gilt ganz besonders bei eingeschränkter Nierenfunktion.

Unerwünschte Wirkungen

▶ **Keine Maßnahmen erforderlich**

Aufgrund des Aluminiumgehalts kann das Mittel insbesondere bei langfristiger und hoch dosierter Einnahme stopfend wirken.

▶ **Muss beobachtet werden**

Wenn Sie das Mittel langfristig und in hoher Dosierung einnehmen, kann sich in seltenen Fällen Aluminium in Knochen und Nervengewebe einlagern. Bei eingeschränkter Nierenfunktion ist die Gefahr dafür größer.

Hinweise

Für Kinder und Jugendliche unter 18 Jahren

Die Kautabletten sollten Kindern erst nach dem sechsten Lebensjahr gegeben werden. Da das Mittel sowieso als »wenig geeignet« erachtet wird, sollten sie besser ganz darauf verzichten.

Für Schwangerschaft und Stillzeit

Über die Anwendung in Schwangerschaft und Stillzeit liegen keine Erkenntnisse vor. Da das Mittel ohnehin als »wenig geeignet« erachtet wird, sollten Sie es sicherheitshalber nicht einnehmen.

Kombination: Antazidum + Gelbildner

Kaliumhydrogenkarbonat + Natriumalginat
Gaviscon Advance

Kaliumhydrogenkarbonat neutralisiert als Antazidum einen Teil der Magensäure. Natriumalginat ist ein Gelbildner und bildet zusammen mit der Magensäure einen Gelschaum, der auf dem Mageninhalt aufschwimmt. Dieser soll als Schutzschicht verhindern, dass säurehaltiger Brei in die Speiseröhre aufsteigt. Das Gemisch wird später über den Darm unverdaut ausgeschieden. Ob die Kombination aus einem Antazidum und einem Gelbildner Sodbrennen besser lindert als die Einzelbestandteile alleine, ist nicht ausreichend nachgewiesen.

Auch ist Kaliumhydrogenkarbonat gerade bei Magenbeschwerden ungünstig, da es den Kaliumgehalt im Blut stark erhöhen kann, und bei Kontakt mit säurehaltigen Flüssigkeiten Kohlendioxid freisetzt. Dadurch können Bauchschmerzen, Aufstoßen und Blähungen auftreten. *Gaviscon* ist deshalb bei Sodbrennen wenig geeignet.

Achtung

Gegenanzeigen

Unter folgenden Bedingungen dürfen Sie das Mittel nur nach Rücksprache mit einem Arzt einnehmen, wenn dieser Nutzen und Risiken besonders sorgfältig abgewogen hat:

- Sie haben eine Herzschwäche.
- Sie haben hohen Blutdruck oder eine Herzschwäche und werden deshalb mit wasserausschwemmenden Mitteln behandelt, insbesondere mit kaliumsparenden Diuretika wie Spironolacton, Triamteren und Amilorid.
- Sie nehmen bereits kaliumhaltige Mittel ein.
- Sie haben oder hatten kalziumhaltige Nierensteine.

Unerwünschte Wirkungen

▶ **Keine Maßnahmen erforderlich**

Das Mittel kann Blähungen mit Bauchschmerzen und Völlegefühl verursachen.

▶ **Muss beobachtet werden**

Gaviscon kann die Kaliumspiegel im Blut erhöhen. Das Risiko dafür ist besonders hoch, wenn Ihre Nierenfunktion eingeschränkt ist oder eine Herzschwäche besteht. Anzeichen für zu hohe Kaliumkonzentrationen im Blut ist vor allem eine Muskelschwäche. Wenn die Haut sich verstärkt rötet und juckt, reagieren Sie vermutlich allergisch auf das Mittel. Dann sollten Sie es absetzen. Sind die Hauterscheinungen (→ Seite 14) einige Tage später nicht deutlich abgeklungen, sollten Sie einen Arzt aufsuchen.

▶ **Sofort zum Arzt**

Wenn sich Hautausschlag und Juckreiz verstärken sowie Herzrasen, Atemnot, Schwäche und Schwindel auftreten, müssen Sie die Anwendung sofort abbrechen und unverzüglich den Notarzt (Telefon 112) rufen, weil es sich um eine lebensbedrohliche Allergie (→ Seite 14) handeln kann.

Hinweise

Für Kinder und Jugendliche unter 18 Jahren

Kindern unter zwölf Jahren dürfen Sie dieses Mittel nur nach Rücksprache mit einem Arzt geben.

Kombination: Säurehemmendes Mittel + Antazida

Famotidin + Kalziumkarbonat + Magnesiumhydroxid
Pepciddual

Dieses Präparat enthält den säurehemmenden Wirkstoff Famotidin sowie zwei säurebindende Mittel, Kalziumkarbonat und Magnesiumhydroxid. Sodbrennen lässt sich durch diese Kombination positiv beeinflussen. Die bisher vorliegenden Studien zeigen aber noch nicht eindeutig, dass die Kombination besser wirkt als die Einzelsubstanzen allein. *Pepciddual* ist deshalb mit Einschränkung geeignet und sollte nur eingesetzt werden, wenn ein säurehemmendes Mittel oder ein Antazidum allein nicht ausreichend wirkt.

Anwendung

Wenn Beschwerden auftreten, zerkauen Sie eine Kautablette vollständig, aber nicht mehr als zwei Stück pro Tag. Es empfiehlt sich, ein Glas Wasser nachzutrinken.

Länger als zwei Wochen sollten Sie das Mittel nicht einnehmen. Haben sich die Beschwerden dann immer noch nicht gebessert, sollten Sie einen Arzt aufsuchen.

Achtung

Gegenanzeigen

Unter folgenden Bedingungen sollten Sie das Mittel nur nach Rücksprache mit einem Arzt einsetzen, wenn dieser Nutzen und Risiken der Anwendung sorgfältig abgewogen hat:

- Der Arzt hat bei Ihnen in der Vergangenheit bereits einmal eine erhöhte Kalziumausscheidung im Urin festgestellt, es hatten sich Nierensteine gebildet oder Kalksalze in den Nieren abgelagert.
- Die Funktion von Leber oder Nieren ist gestört.

Wechselwirkungen mit Medikamenten

Wenn Sie noch andere Medikamente einnehmen, ist zu beachten, dass Antazida die Wirkung fast aller anderen Medikamente beeinträchtigen, weil sie nicht nur Säure binden, sondern auch die Wirkstoffe dieser Mittel. Andere Medikamente sollten Sie deshalb im Abstand von zwei bis drei Stunden vor beziehungsweise vier bis fünf Stunden nach der Einnahme von *Pepciddual* anwenden.

▶ **Unbedingt beachten**

Antazida können die Wirksamkeit von Phenytoin (bei Epilepsien) verringern. Dann erhöht sich die Gefahr für epileptische Anfälle. Näheres hierzu finden Sie unter »Mittel bei Epilepsien: verringerte Wirkung« (→ Seite 12).

Antazida können auch die Wirkung von Antibiotika und Sulfonamiden (bei Infektionen) verringern, insbesondere von Mitteln aus der Gruppe der Tetrazykline und Chinolone. Näheres siehe »Antibiotika/Virustatika: verringerte Wirkung« (→ Seite 12). Das gilt auch für Digitalis-Glykoside (bei Herzschwäche). Näheres siehe »Mittel bei Herzschwäche: verringerte Wirkung« (→ Seite 12) und für Antiarrhythmika (bei Herzrhythmusstörungen). Näheres siehe »Mittel bei Herzrhythmusstörungen: verringerte Wirkung« (→ Seite 12). Wenn Sie diese Arzneimittel einnehmen müssen, sollten Sie unbedingt darauf achten, dass Sie die Antazida im Abstand von mehreren Stunden dazu anwenden.

Aufgrund des Kalziumgehaltes in *Pepciddual* kann sich Kalzium im Blut anreichern. Dann kann es sein, dass Sie auf Digitalis-Glykoside (Wirkstoffe zum Beispiel Digoxin oder Digitoxin, bei Herzschwäche) empfindlicher reagieren, wodurch Herzrhythmusstörungen entstehen können. Wenn Sie Digitalis-

Glykoside einnehmen, sollten Sie deshalb möglichst keine kalziumhaltigen Antazida einnehmen.

Unerwünschte Wirkungen

Der säurehemmende Wirkstoff in diesem Mittel kann Haarausfall auslösen. Dieser lässt meist wieder nach, sobald das Mittel abgesetzt wird.

▶ **Keine Maßnahmen erforderlich**

Bei 2 von 100 Behandelten können Blähungen und Völlegefühl auftreten. Auch kann der Stuhl weich und breiig werden.

Bei weniger als 1 von 100 Anwendern kommt es zu Kopfschmerzen, Müdigkeit und Schwindel. Auch Muskelschmerzen können auftreten.

▶ **Muss beobachtet werden**

Ein Hautausschlag mit Juckreiz legt nahe, dass Sie auf das Mittel allergisch reagieren. Dann sollten Sie es absetzen. Sind die Hauterscheinungen (→ Seite 14) einige Tage später nicht deutlich abgeklungen, sollten Sie einen Arzt aufsuchen.

Wenn Sie das Mittel hoch dosiert einnehmen, können Sinnestäuschungen, Verwirrtheit sowie Erregungszustände und Depressionen vorkommen. Wenn solche Beschwerden auftreten, sollten Sie das Mittel absetzen, dann verschwinden diese Nebenwirkungen wieder.

Das Blutbild (→ Seite 14) kann sich verändern. Das Risiko für eine derartige Nebenwirkung ist allerdings gering, wenn Sie die Dosierungsempfehlungen beachten und das Mittel nicht länger als zwei Wochen einnehmen. Eine längerfristige Behandlung sollte nur erfolgen, wenn ein Arzt dies ausdrücklich befürwortet. Er sollte dann das Blutbild regelmäßig überprüfen.

In seltenen Fällen kann das Mittel die Leber (→ Seite 15) schädigen. Treten Übelkeit, Erbrechen und/oder dunkel gefärbter Urin auf, und ist der Stuhl auffallend hell, sollten Sie einen Arzt aufsuchen.

Wenn Sie *Pepciddual* über längere Zeit in hoher Dosierung anwenden, kann sich Kalzium im Blut anreichern, sodass es sich in den Nieren ablagern und deren Funktion einschränken kann. Dann können sich leichter Nierensteine bilden. Das Risiko hierfür ist höher, wenn Sie Kalzium gleichzeitig auch in anderer Form einnehmen, beispielsweise in Multi-Vitamin-Präparaten oder bei Osteoporose. Verwirrtheit, Muskelschwäche, Durst, häufiges Wasserlassen, Verstopfung und Juckreiz deuten auf eine solche Hyperkalzämie hin. Wenn diese Symptome bei Ihnen auftreten, sollten Sie einen Arzt aufsuchen. Er muss dann entscheiden, welche Mineralstoffe und Elektrolyte zu bestimmen und welche Konsequenzen daraus zu ziehen sind.

▶ **Sofort zum Arzt**

Wenn ein starker Hautausschlag mit Juckreiz sowie Herzrasen, Atemnot, Schwäche und Schwindel auftreten, müssen Sie die Anwendung sofort abbrechen und unverzüglich den Notarzt (Telefon 112) rufen, weil es sich um eine lebensbedrohliche Allergie (→ Seite 14) handeln kann.

Hinweise

Für Kinder und Jugendliche unter 18 Jahren

Da keine ausreichenden Erkenntnisse über die Anwendung des Mittels bei Kindern vorliegen, sollten diese das Mittel nicht bekommen.

Für Schwangerschaft und Stillzeit

Eine begrenzte Anzahl von Frauen hat Mittel mit jeweils einem der in *Pepciddual* enthaltenen Wirkstoffe (Famotidin, Kalziumkarbonat oder Magnesiumhydroxid) in der Schwangerschaft eingenommen. Hinweise auf schädliche Wirkungen haben sich daraus nicht ergeben. Trotzdem sollten Sie das Mittel in der Schwangerschaft nur nach Rücksprache mit einem Arzt einnehmen.

Famotidin geht nur in sehr geringen Mengen in die Muttermilch über. Soll in der Stillzeit ein säurehemmendes Mittel eingesetzt werden, ist Famotidin als Einzelsubstanz gegenüber *Pepciddual* zu bevorzugen. In dieser Form ist Famotidin nur als rezeptpflichtiges Präparat im Handel. Wenden Sie sich dann gegebenenfalls an Ihren Arzt, was sowieso ratsam ist, weil Sie säurehemmende Mittel auch in der Stillzeit nur nach Rücksprache mit einem Arzt anwenden sollten.

Kombination

Alumen + Ethanol + Medizinische Seife + Orangenöl + Thymianöl + Weinsäure + Zitronenöl + Zitronensäure

RETTERSPITZ Innerlich

Dieses Medizinprodukt (→ Seite 21) enthält mit Alumen ein Aluminiumsalz (auch als Alaun bezeichnet), darüber hinaus medizinische Seife, ätherisches Thymian- und Orangenöl sowie Zitronen- und Weinsäure. Zitronensäure kann die Aufnahme von Aluminium in den Körper steigern, die Kombination dieser Stoffe ist schon aus diesem Grund zweifelhaft. *RETTERSPITZ Innerlich* soll die normalen Magenverhältnisse wiederherstellen – Übersäuerungen abpuffern, zu wenig Säure ergänzen, Bakterien und Pilze abtöten, Fäulnis und Gärung im Darm entgegenwirken. Eine solche Vielfalt von Wirkungen ist kaum nachzuvollziehen und schwerlich zu erreichen. Klinische Studien, die die therapeutische Wirksamkeit des Mittels bei Sodbrennen und Reizmagen nachweisen, liegen nicht vor, das Mittel ist deshalb wenig geeignet.

Achtung

Das Mittel enthält Alkohol. Personen mit Alkoholproblemen dürfen es deshalb nicht anwenden. Auch Leberkranke und Menschen mit Anfallleiden sollten den Alkoholgehalt berücksichtigen. Darüber hinaus kann Alkohol die Wirkung vieler Arzneimittel (z. B. Schlaf- und Beruhigungsmittel, Psychopharmaka, starke Schmerzmittel, einige Mittel bei hohem Blutdruck) verstärken.

Gegenanzeigen

Wenn Sie aufgrund eines Nierenversagens eine Blutwäsche (Dialyse) benötigen, dürfen Sie das Mittel nicht langfristig einnehmen. Wenn Ihre Nieren nur eingeschränkt arbeiten, sollten Sie das Mittel nicht ohne Rücksprache mit einem Arzt einnehmen.

Hinweise

Für Kinder und Jugendliche unter 18 Jahren

Der Hersteller gibt Dosierungsempfehlungen bereits für Kinder ab zwei Jahre. Bedenken Sie aber, dass das Mittel Alkohol enthält. Da es ohnehin als »wenig geeignet« erachtet wird, sollten Sie ganz darauf verzichten.

Für Schwangerschaft und Stillzeit

Bedenken Sie, dass das Mittel Alkohol enthält. Mittel ohne Alkohol sind vorzuziehen.

Pflanzenkombinationen

Angelika + Benediktenkraut + Gänsefingerkraut + Johanniskraut + Kamille + Süßholz + Wermut
Gastritol »Dr. Klein«

Angelika + Bittere Schleifenblume + Kamille + Kümmel + Mariendistel + Melisse + Pfefferminze + Schöllkraut + Süßholz
Iberogast

Gastritol »Dr. Klein« enthält sieben verschiedene Pflanzenextrakte, deren therapeutische Wirksamkeit bei Reizmagen weder einzeln noch in der vorliegenden Kombination ausreichend nachgewiesen ist. Auch können aufgrund des Gehalts an Johanniskraut Wechselwirkungen mit anderen Medikamenten auftreten, und es besteht ein nicht zu unterschätzendes Risiko für allergische Reaktionen. Das Mittel ist deshalb zur Behandlung eines Reizmagens wenig geeignet.

Alle neun Pflanzenextrakte in *Iberogast* sollen vor allem die bei einem Reizmagen auftretenden Beschwerden lindern. In einigen Studien konnte gezeigt werden, dass dies auch gelingt. Da die Studien aber nur einen Zeitraum von acht Wochen umfassen, kann derzeit nicht mit ausreichender Sicherheit gesagt werden, ob dieser positive Effekt auch über längere Zeit anhält. Auch ist unklar, mit welchen unerwünschten Wirkungen gerechnet werden muss, wenn dieser Zeitraum überschritten wird. Außerdem ist noch nicht ausreichend untersucht, ob wirklich alle enthaltenen Pflanzenextrakte für diesen positiven Effekt erforderlich sind. Es ist deshalb noch nicht möglich, den therapeutischen Stellenwert dieses Mittels abschließend zu bestimmen. Bei Reizmagen ist *Iberogast* mit Einschränkung geeignet. Da es Schöllkraut enthält, sollten Sie es nicht dauerhaft anwenden.

Achtung

Beide Mittel enthalten Alkohol. Personen mit Alkoholproblemen dürfen sie deshalb nicht anwenden. Auch Leberkranke und Menschen mit Anfallleiden sollten den Alkoholgehalt berücksichtigen. Darüber hinaus kann Alkohol die Wirkung vieler Arzneimittel (z. B. Schlaf- und Beruhigungsmittel, Psychopharmaka, starke Schmerzmittel, einige Mittel bei hohem Blutdruck) verstärken.

Gastritol »Dr. Klein«: Dieses Mittel enthält Johanniskraut. Solange Sie die Tropfen einnehmen, sollten Sie sich keiner intensiven UV-Bestrahlung aussetzen und auch Solarien meiden, da Johanniskraut die Haut für UV-Strahlen empfindlicher machen kann. Dies gilt insbesondere für Menschen mit heller Haut.

Iberogast: Dieses Mittel enthält Schöllkraut, das bei Daueranwendung die Leber belasten kann. Sie sollten es deshalb nicht über einen längeren Zeitraum hinweg einnehmen.

Gegenanzeigen

Wenn Sie auf Korbblütlergewächse allergisch reagieren, dürfen Sie die Mittel nicht einnehmen, weil sie mit Kamille und Mariendistel Extrakte aus dieser Pflanzengattung enthalten.

Wechselwirkungen mit Medikamenten

► Unbedingt beachten

Gastritol »Dr. Klein«: Dieses Mittel enthält Johanniskraut, das die Wirksamkeit verschiedener Medikamente verringern kann. Wird diese Wechselwirkung nicht hinreichend berücksichtigt, kann das die Behandlung der anderen, zumeist schwereren Erkrankungen beeinträchtigen. Auch kann es zu Problemen kommen, wenn das johanniskrauthaltige Mittel abgesetzt wird und die anderen Medikamente dann unerwartet stark wirken. Dies muss vor allem für folgende Wirkstoffe berücksichtigt werden:

- Digoxin (bei Herzschwäche): Näheres hierzu siehe »Mittel bei Herzschwäche: verringerte Wirkung« (→ Seite 12).
- Phenprocoumon und Warfarin (bei erhöhter Thrombosegefahr): Näheres hierzu siehe »Mittel zur Blutverdünnung: verstärkte Wirkung« (→ Seite 11).
- Ciclosporin, Sirolimus, Tacrolimus (nach Organtransplantationen): Es besteht die Gefahr einer akuten Abstoßungsreaktion.
- Hormone zur Behandlung von Wechseljahrsbeschwerden oder zur Empfängnisverhütung: Es besteht das Risiko einer unerwünschten Schwangerschaft.

Unerwünschte Wirkungen

► Muss beobachtet werden

Wenn die Haut sich verstärkt rötet und juckt, reagieren Sie vermutlich allergisch auf einen der Bestandteile des Mittels. Dann sollten Sie es absetzen. Sind die Hauterscheinungen (→ Seite 14) einige Tage später nicht deutlich abgeklungen, sollten Sie einen Arzt aufsuchen.

Iberogast: Dieses Mittel kann aufgrund des Schöllkrautanteils die Leber (→ Seite 15) schädigen. Treten Übelkeit, Erbrechen und/oder dunkel gefärbter Urin auf und ist der Stuhl auffällig hell, sollten Sie einen Arzt aufsuchen.

Hinweise

Für Kinder und Jugendliche unter 18 Jahren

Gastritol »Dr. Klein«: Mangels Erfahrungen sollten Sie dieses Mittel Kindern unter zwölf Jahren nicht geben. Bedenken Sie auch, dass es Alkohol enthält. Alkoholfreie Präparate sollten Sie vorziehen.

Iberogast: Kinder unter drei Jahren dürfen dieses Mittel nicht bekommen. Bei Kindern über drei Jahre ist zu beachten, dass es Alkohol enthält. Mittel ohne Alkohol sind vorzuziehen.

Für Schwangerschaft und Stillzeit

Gastritol »Dr. Klein«: Mangels Erfahrungen sollten Sie dieses Mittel in Schwangerschaft und Stillzeit nicht anwenden. Auch sollten Sie bedenken, dass es Alkohol enthält. Mittel ohne Alkohol sind vorzuziehen.

Iberogast: Aufgrund des Süßholzanteils ist die Anwendung in der Schwangerschaft fragwürdig. Der Blutdruck kann ansteigen. Bedenken Sie auch, dass das Mittel Alkohol enthält. Mittel ohne Alkohol sind vorzuziehen.

Pflanzenkombination: Ätherische Öle

Kümmelöl + Pfefferminzöl
Enteroplant

Diese Kapseln enthalten die ätherischen Öle von Pfefferminze und Kümmel. Beide wirken krampflösend, entblähend und in hoher Dosierung auch antibakteriell . Krämpfe, Völlegefühl und Blähungen – wie sie häufig bei einem Reizdarm auftreten – können sich damit bessern. Die derzeitige Studienlage ist allerdings noch unbefriedigend, sodass das Mittel bei Reizdarm nur mit Einschränkung geeignet ist. Weitere Studien sind erforderlich, um die therapeutische Wirksamkeit abschließend bestimmen zu können.

Anwendung

Sie nehmen zweimal täglich eine Kapsel eine halbe Stunde vor dem Essen unzerkaut und mit kalter Flüssigkeit ein. Wenn Sie die Mittel mit warmer Flüssigkeit oder gleichzeitig mit warmen Mahlzeiten einnehmen, verursachen sie häufiger unerwünschte Wirkungen (z. B. Aufstoßen, Übelkeit).

Sie dürfen die magensaftresistenten Kapseln nicht zerbeißen, weil die ätherischen Öle dann vorzeitig freigesetzt werden und die Schleimhaut in Mund und Speiseröhre reizen können. Außerdem beeinträchtigt Pfefferminzöl dann den Schließmechanismus zwischen Magen und Speiseröhre, sodass leicht Sodbrennen entsteht. Bei korrekter Anwendung werden die Öle erst dort freigesetzt, wo sie wirken sollen: im Darm.

Achtung

Gegenanzeigen

Unter folgenden Bedingungen dürfen Sie das Mittel nicht einnehmen:

- Der Gallengang ist verschlossen.
- Die Gallenblase ist entzündet.
- Ihre Leber ist schwer geschädigt.

Wenn Sie ein anderes Gallenleiden haben, sollten Sie das Mittel nur nach Rücksprache mit einem Arzt einnehmen, wenn dieser Nutzen und Risiken der Anwendung sorgfältig abgewogen hat.

Wechselwirkungen mit Medikamenten

Wenn Sie gleichzeitig Antazida, säurehemmende oder säureblockierende Mittel (bei Sodbrennen, Speiseröhrenentzündung, Magen- und Zwölffingerdarmgeschwüren) anwenden, sollten Sie *Enteroplant* im Abstand von einer Stunde dazu einnehmen, weil diese Mittel den magensaftresistenten Überzug der Kapseln zerstören. Dann werden die ätherischen Öle bereits im Magen freigesetzt, was ihre Wirksamkeit beeinträchtigt.

Unerwünschte Wirkungen

▶ Keine Maßnahmen erforderlich

Bei empfindlichen Personen können bei Daueranwendung Magenbeschwerden wie Sodbrennen auftreten, insbesondere wenn der Schließmuskel am Mageneingang nicht richtig funktioniert. Dann sollten Sie das Mittel nicht weiter anwenden.

▶ Muss beobachtet werden

Wenn sich die Haut verstärkt rötet und juckt, reagieren Sie vermutlich allergisch auf das Mittel. Dann sollten Sie es absetzen. Sind die Hauterscheinungen (→ Seite 14) einige Tage später nicht deutlich abgeklungen, sollten Sie einen Arzt aufsuchen.

Hinweise

Für Kinder und Jugendliche unter 18 Jahren

Da keine Erfahrungen vorliegen, sollten Sie das Mittel Kindern unter zwölf Jahren nicht geben.

Pflanzenkombination: Tee

Pfefferminzblätter + Pfefferminzöl + Süßholz
HEUMANN Magentee SOLU-VETAN

Dieser Instant-Tee enthält Trockenextrakte aus Pfefferminze und Süßholz, die mit ätherischem Pfefferminzöl angereichert sind. Als Trägersubstanz dienen verschiedene Zucker, die insgesamt drei Viertel der Inhaltsstoffe ausmachen. Die therapeutische Wirksamkeit bei Reizmagen ist nicht ausreichend nachgewiesen, der Tee ist deshalb bei Magenbeschwerden und Reizmagen wenig geeignet.

Achtung

Gegenanzeigen

Wenn Sie Gallensteine haben, sollten Sie den Tee nicht ohne Rücksprache mit einem Arzt trinken.

Wechselwirkungen mit Medikamenten

Wenn Sie den Tee länger als vier bis sechs Wochen regelmäßig und in größeren Mengen trinken, müssen Sie damit rechnen, dass aufgrund des Süßholzanteils zuviel Kalium ausgeschwemmt wird. Wenn Sie Diuretika (bei hohem Blutdruck, Herzschwäche) und/oder Abführmittel einnehmen, kann sich der Salzverlust verstärken. In der Folge kann es zu Rhythmusstörungen am Herzen kommen.

▶ Unbedingt beachten

Die durch den Anteil an Süßholzwurzel bedingten Kaliumverluste können die Wirkung von Digitalisglykosiden (bei Herzschwäche) verstärken. Näheres hierzu »Mittel bei Herzschwäche: verstärkte Wirkung« (→ Seite 12).

Unerwünschte Wirkungen

▶ Muss beobachtet werden

Die Haut kann sich röten und jucken oder Bläschen ausbilden. Wenn Sie derartige Hautveränderungen (→ Seite 14) wahrnehmen, reagieren Sie möglicherweise allergisch auf einen Bestandteil des Tees. Dann sollten Sie das Mittel absetzen. Bessern sich die Beschwerden auch einige Tage später nicht deutlich, sollten Sie einen Arzt aufsuchen.

Wenn Sie früher einmal Magenbluten oder -geschwüre hatten und der Stuhl sich während der Einnahme des Tees dunkel verfärbt oder schwarz wird, sollten Sie einen Arzt aufsuchen.

Süßholz enthält Inhaltsstoffe, die in den Mineralstoffhaushalt des Körpers eingreifen können. Wenn Sie den Tee häufig und über einen langen Zeitraum trinken, kann sich aufgrund des Süßholzanteils der Mineralstoffhaushalt verändern, sodass der Blutdruck ansteigt und sich Wasser im Gewebe ansammelt (Ödem). Dann sollten Sie den Tee nicht weitertrinken. Wenn sich die Ödeme anschließend nicht zurückbilden, sollten Sie einen Arzt aufsuchen.

Hinweise

Für Kinder und Jugendliche unter 18 Jahren

Kinder unter zwölf Jahren sollten den Tee nicht trinken.

Für Schwangerschaft und Stillzeit

In Schwangerschaft und Stillzeit sollten Sie den Tee nicht trinken.

Sodbrennen, Reizmagen, Reizdarm

Handelsname Darreichungsform	**Zusammensetzung pro 1 ml/1 g oder wie angegeben bzw. pro abgeteilte Einheit**	**Unverb. Preis in Euro/kleinste Packung**	**Bewertung**
Hinweise zu den Tabellenspalten → Seite 32, zur Auswahl der Arzneimittel → Seite 27, zur Grundlage der Bewertung → Seiten 27, 31			
Antra magensaftresistente Tabletten	**Omeprazol** 20 mg	8,95/7 Stück	**Geeignet** bei anhaltendem Sodbrennen zur kurzzeitigen Behandlung (nicht länger als 2 Wochen). → Seite 273
Bad Heilbrunner Gastrimint MagenTabletten Kautabletten	**Magnesium-trisilikat** 500 mg	ca. 5,80/60 Stück	**Geeignet** bei Sodbrennen zur kurzzeitigen Behandlung. Die Wirkung hält nicht lange an. → Seite 270
Enteroplant Kapseln	**Kümmelöl** 50 mg + **Pfefferminzöl** 90 mg	7,79/20 Stück	**Mit Einschränkung geeignet** bei Reizdarm. Weitere Studien sind erforderlich, um den therapeutischen Stellenwert abschließend zu bestimmen. → Seite 281
Gastritol »Dr. Klein« Tropfen	Auszüge aus **Angelikawurzel** 5 ml + **Benediktenkraut** 5 ml + **Gänsefingerkraut** 35 ml + **Johanniskraut** 15 ml + **Kamillenblüten** 20 ml + **Süßholzwurzel** 15 ml + **Wermutkraut** 5 ml pro 100 ml *Enthält 40 % Alkohol*	5,71/20 ml	**Wenig geeignet** bei Reizmagen. Nicht sinnvolle Kombination. Die therapeutische Wirksamkeit ist nicht ausreichend nachgewiesen. → Seite 280
Gaviscon Advance Pfefferminz Suspensionsbeutel	**Kalium-hydrogenkarbonat** 200 mg + **Natriumalginat** 1 000 mg pro 10 ml (Konservierungsmittel: Parabene)	3,99/4 x 10 ml	**Wenig geeignet** bei Sodbrennen zur kurzzeitigen Anwendung. Dass die Kombination besser wirkt als die Einzelbestandteile, ist nicht ausreichend nachgewiesen. Das Mittel kann selbst Magenbeschwerden auslösen und den Mineralstoffhaushalt stören. → Seite 277
Gelusil Lac Pulver Pulver	**Aluminium-Magnesiumsilikat** 156 mg	23,99/150 g	**Geeignet** bei Sodbrennen zur kurzzeitigen Behandlung. Die Wirkung hält nicht lange an. → Seite 270
Gelusil Liquid Suspensionsbeutel	172 mg	12,45/20 Stück	
Gelusil Lac Tabletten	500 mg	5,63/20 Stück	
HEUMANN Magentee SOLU-VETAN Teepulver	**Auszug aus Pfefferminzblättern** 75 mg + **Auszug aus Süßholzwurzel** 195,6–272,7 mg + **Pfefferminzöl** 5,4 mg pro 1,2 g	6,28/30 g	**Wenig geeignet** bei Reizmagen, weil die therapeutische Wirksamkeit nicht ausreichend nachgewiesen ist. → Seite 282
Iberogast Tinktur Tinktur	Auszüge aus **Angelikawurzel** 0,1 ml + **bitterer Schleifenblume** 0,15 ml + **Kamillenblüten** 0,2 ml + **Kümmel** 0,1 ml + **Mariendistelfrüchten** 0,1 ml + **Melissenblättern** 0,1 ml + **Pfefferminzblättern** 0,05 ml + **Schöllkraut** 0,1 ml + **Süßholzwurzel** 0,1 ml *Enthält 31 % Alkohol*	9,70/20 ml	**Mit Einschränkung geeignet** bei Reizmagen. Weitere Studien sind erforderlich, um den therapeutischen Stellenwert abschließend zu bestimmen. Wegen der unklaren Datenlage zur Verträglichkeit von Schöllkraut nicht dauerhaft anwenden. → Seite 280
Kompensan Tabletten	**Aluminiumnatrium-karbonat-dihydroxid** 300 mg	5,94/20 Stück	**Geeignet** bei Sodbrennen zur kurzzeitigen Behandlung. Die Wirkung hält nicht lange an. → Seite 270
Maalox 70 mVal Suspension Suspensionsbeutel	**Aluminiumoxid** 900 mg + **Magnesiumhydroxid** 600 mg (Konservierungsmittel: Parabene)	15,45/20 Stück	

Sodbrennen, Reizmagen, Reizdarm Fortsetzung

Handelsname Darreichungsform	**Zusammensetzung pro 1 ml/1 g oder wie angegeben bzw. pro abgeteilte Einheit**	**Unverb. Preis in Euro/kleinste Packung**	**Bewertung**
Hinweise zu den Tabellenspalten → Seite 32, zur Auswahl der Arzneimittel → Seite 27, zur Grundlage der Bewertung → Seiten 27, 31			
Maaloxan 25 mVal Kautabletten Kautabletten	**Aluminiumoxid** 200 mg + **Magnesiumhydroxid** 400 mg	6,40/20 Stück	**Geeignet** bei Sodbrennen zur kurzzeitigen Behandlung. Die Wirkung hält nicht lange an. → Seite 270
Maaloxan 25 mVal Suspension	**Aluminiumoxid** 230 mg + **Magnesiumhydroxid** 400 mg (Konservierungsmittel: Parabene)	12,45/20 Stück	
25 mVal Liquid Suspensionsbeutel	**Aluminiumoxid** 230 mg + **Magnesiumhydroxid** 400 mg pro 10 ml	6,65/10 Stück	
Magaldrat-ratiopharm Gel-Beutel Gel	**Magaldrat** 800 mg (Konservierungsmittel: Parabene)	6,15/20 Stück	
Magaldrat-ratiopharm 800 Tabletten	800 mg	3,95/20 Stück	
Marax 800 Tabletten Tabletten	**Magaldrat** 800 mg	6,56/20 Stück	
Medacalm magensaftresistente Kapseln	**Pfefferminzöl** 0,2 ml	18,45/50 Stück	**Mit Einschränkung geeignet** bei Reizdarm. Die therapeutische Wirksamkeit sollte noch besser belegt werden. → Seite 276
Megalac Almasilat	**Almasilat** 1 000 mg pro 10 ml	10,45/20 x 10 ml	**Geeignet** bei Sodbrennen zur kurzzeitigen Behandlung. Die Wirkung hält nicht lange an. → Seite 270
Megalac Almasilat mint Suspension	1 000 mg pro 10 ml	10,45/20 x 10 ml	
OMEP HEXAL 20 mg	**Omeprazol** 20 mg	5,90/7 Stück	**Geeignet** bei anhaltendem Sodbrennen zur kurzzeitigen Behandlung (nicht länger als 2 Wochen). → Seite 273
OMEP akut 20 mg magensaftresistente Kapseln	20 mg	5,90/7 Stück	
Omeprazol-ratiopharm SK 20 mg magensaftresistente Kapseln	**Omeprazol** 20 mg	4,95/7 Stück	
PANTOZOL Control 20 mg magensaftresistente Tabletten	**Pantoprazol** 20 mg	7,85/7 Stück	
Paractol Kautabletten	**Aluminiumhydroxid-Gel** 500 mg + **Simeticon** 263 mg	7,40/20 Stück	**Wenig geeignet** bei Sodbrennen, weil die Kombination mit einem Entschäumer nicht sinnvoll ist. Ein Antazidum oder ein säurehemmendes Mittel allein ist vorzuziehen. → Seite 277
Pepciddual Kautabletten	**Famotidin** 10 mg + **Kalziumkarbonat** 800 mg + **Magnesiumhydroxid** 165 mg	5,94/6 Stück	**Mit Einschränkung geeignet** bei Sodbrennen zur kurzzeitigen Anwendung für Patienten, bei denen ein säurehemmendes Mittel oder ein Antazidum allein nicht ausreichend wirkt. Es sollte noch besser belegt werden, dass die Kombination besser wirkt als die Einzelmittel allein. → Seite 278
Ranitidin-ratiopharm Filmtabletten 75 mg Filmtabletten	**Ranitidin** 75 mg	4,17/10 Stück	**Geeignet** bei Sodbrennen zur kurzzeitigen Behandlung (nicht länger als 2 Wochen). → Seite 272
Rennie Kautabletten	**Kalziumkarbonat** 680 mg + **Magnesiumkarbonat** 80 mg	5,47/24 Stück	**Geeignet** bei Sodbrennen zur kurzzeitigen Behandlung. Die Wirkung hält nicht lange an. → Seite 270
RETTERSPITZ Innerlich Lösung	**Alumen** + **Ethanol** + **medizinische Seife** + **Orangenöl** + **Thymianöl** + **Weinsäure** + **Zitronenöl** + **Zitronensäure** keine Mengenangabe *Enthält 2 % Alkohol*	10,20/350 ml	**Wenig geeignet** bei Sodbrennen und Reizmagen. Nicht sinnvolle Kombination. Die therapeutische Wirksamkeit ist nicht ausreichend nachgewiesen. Medizinprodukt. → Seite 279

Sodbrennen, Reizmagen, Reizdarm Fortsetzung

Handelsname Darreichungsform	**Zusammensetzung pro 1 ml/1 g oder wie angegeben bzw. pro abgeteilte Einheit**	**Unverb. Preis in Euro/kleinste Packung**	**Bewertung**
Riopan Magen Gel Gelbeutel	**Magaldrat** 1,6 g	7,69/10 Stück	**Geeignet** bei Sodbrennen zur kurzzeitigen Behandlung. Die Wirkung hält nicht lange an. → Seite 270
Riopan Magen Tabletten Kautabletten	800 mg	7,69/20 Stück	
Simagel Kautabletten	**Almasilat** 430 mg	4,64/20 Stück	
Talcid Kautabletten	**Hydrotalcit** 500 mg	5,63/20 Stück	
Talcid Kautabletten 1 000 mg Kautabletten	1 000 mg	6,97/20 Stück	
Talidat mint	**Hydrotalcit** 500 mg	4,45/20 Stück	
Talidat Kaupastillen	500 mg	4,45/20 Stück	
Zantic 75 mg Magentabletten Filmtabletten	**Ranitidin** 75 mg	6,25/6 Stück	**Geeignet** bei Sodbrennen zur kurzzeitigen Behandlung (nicht länger als 2 Wochen). → Seite 272

Hinweise zu den Tabellenspalten → Seite 32, zur Auswahl der Arzneimittel → Seite 27, zur Grundlage der Bewertung → Seiten 27, 31

Verdauungsbeschwerden

Am Verdauungsvorgang sind mehrere Organe beteiligt: Schon im Mund wird die Nahrung zerkleinert, angedaut und durch die Speiseröhre in den Magen befördert. Dort wird der Speisebrei mit saurem Magensaft und Pepsin durchmischt und portionsweise in den Zwölffingerdarm geschoben, wo enzymhaltige Verdauungssäfte aus der Bauchspeicheldrüse und Gallenflüssigkeit aus der Leber hinzukommen. Im Dünndarm erfolgt die Aufnahme der mit Hilfe dieser Stoffe in kleinste Teile aufgespaltenen Nahrung ins Blut. Im Dickdarm werden den Nahrungsresten Wasser und Mineralstoffe entzogen und die unverdaulichen Rückstände über den Enddarm ausgeschieden.

Auf diesem Weg durch Magen und Darm kann es zu diversen Störungen kommen, die Verdauungsbeschwerden verschiedener Art nach sich ziehen können.

Anzeichen und Beschwerden

Magendrücken, Bauchschmerzen und Völlegefühl zeigen an, dass mit der Verdauung im oberen Magen-Darm-Trakt etwas nicht stimmt. Beschwerden dieser Art, die länger als drei Monate anhalten oder immer wieder auftreten, für die es aber keine organbedingte Erklärung gibt, werden unter dem Begriff Reizmagen (funktionelle Dyspepsie, dyspeptische Beschwerden) zusammengefasst. Näheres dazu lesen Sie unter Reizmagen (→ Seite 268).

Völlegefühl kann auch auf Verdauungsstörungen in den unteren Darmabschnitten hinweisen; das gilt insbesondere für Blähungen (→ Seite 299), Durchfall (→ Seite 303) und Verstopfung (→ Seite 320), die in jeweils eigenen Kapiteln besprochen werden.

Treten die Beschwerden in unregelmäßigen Abständen und ohne erkennbare Ursache auf, handelt es sich meist um ein Reizdarmsyndrom (→ Seite 268), auch Colon irritabile genannt.

Schmerzen im linken Oberbauch sowie Auflagen von unverdautem, erstarrtem Fett auf dem Stuhl deuten auf eine Funktionsstörung oder eine chronische Entzündung der Bauchspeicheldrüse hin.

Krampfartige Beschwerden im rechten Oberbauch sind häufig Anzeichen für Gallensteine oder eine Entzündung der Gallenblase. Näheres zur Behandlung dieser Krankheitsbilder lesen Sie im HANDBUCH MEDIKAMENTE der Stiftung Warentest oder im Internet unter www.medikamente-im-test.de.

Bei Kindern

Säuglinge haben in den ersten vier Lebensmonaten häufig Bauchschmerzen oder Koliken (Dreimonatskoliken), die sich meist bessern, wenn sich der Darm an seine Verdauungstätigkeit mehr und mehr gewöhnt.

Bei Klein- und Schulkindern treten tagsüber manchmal kolikartige Schmerzen im Bereich des Nabels auf (Nabelkolik).

Ursachen

Wenn Sie zu viel, zu fett oder zu spät gegessen haben, bleiben die Speisen oft wie ein Stein im Magen liegen. Fettreiche Nahrungsmittel verzögern die Entleerung des Magens. Auch wenn Sie zu schnell essen und nicht sorgfältig kauen, verbleiben die Speisen oft lange im Magen und verursachen Völlegefühl und Magendrücken oder -schmerzen.

Anhaltender Stress kann »auf den Magen schlagen« und die Verdauung stören.

Wenn die Bauchspeicheldrüse zu wenig Enzyme abgibt, ist die Eiweiß- und Fettverdauung gestört. Ursache ist oft eine chronische Bauchspeicheldrüsenentzündung (Pankreatitis) oder Mukoviszidose. Beide Krankheiten müssen immer ärztlich behandelt werden.

Nur selten gehen Verdauungsbeschwerden auf Nahrungsmittelallergien zurück.

Bei Kindern

Wenn Babys zu häufig angelegt werden und somit zu viel Nahrung verdauen müssen, kann das den Darm belasten und krampfartige Schmerzen auslösen.

Bauchschmerzen und Verdauungsbeschwerden können auch auf eine Wurmerkrankung (→ Seite 339) zurückgehen.

Bei Kindern treten Verdauungsbeschwerden häufig ohne erkennbare Ursache auf. Manchmal reagieren sie damit auf zu viel Anspannung oder Aufregung.

Allgemeine Maßnahmen

- Sorgen Sie für eine ausgewogene Ernährung mit gesunder Mischkost (viel Gemüse, Obst, Vollkornprodukte, Fisch, Geflügel; wenig Fleisch und tierische Fette).
- Essen Sie langsam und kauen Sie die Speisen sorgfältig.
- Achten Sie darauf, die Mahlzeiten möglichst zur gleichen Zeit und das Abendessen nicht später als 20 Uhr einzunehmen. Alle Verdauungsorgane arbeiten in bestimmten Rhythmen. Ein einigermaßen gleichbleibender Rhythmus bei den täglichen Mahlzeiten unterstützt die Magen- und Darmfunktion.
- Feuchte Wärme bessert Krämpfe und Verspannungen im Bauchraum. Nehmen Sie ein heißes Bad oder legen Sie einen feuchtheißen Leibwickel an. Auch eine Wärmflasche auf dem Bauch wirkt entspannend.
- Bewegen Sie sich viel, um die Darmtätigkeit anzuregen. Tägliches Spazierengehen kann genügen, um Verdauungsbeschwerden dauerhaft zu beseitigen.

Bei Kindern

Babys haben oft eher Durst als Hunger. Wenn das Kind zwischen zwei Mahlzeiten unruhig wird und weint, probieren Sie erst einmal aus, ihm ein Fläschchen mit warmem Tee (z. B. ungesüßtem Fenchel- oder Kümmeltee) anzubieten.

Kleinkinder sollten Sie nicht zum Essen zwingen, wenn sie keinen Appetit haben.

Dass Kinder regelmäßig frühstücken, ein warmes Mittagessen und ein nicht zu schwer verdauliches Abendessen zu sich nehmen, sollte selbstverständlich sein. Oft bessern sich Verdauungsbeschwerden schon dadurch, dass die Mahlzeiten etwa zur gleichen Zeit eingenommen werden. Kleine Zwischenmahlzeiten am Vor- und Nachmittag (z. B. Obst, ein belegtes Brot oder Vollkornkekse) sind zusätzlich sinnvoll.

Sorgen Sie dafür, dass ein Kind mit Bauchschmerzen genügend Ruhe hat, gegebenenfalls durch Bettruhe, verbunden mit einem warmen Leibwickel.

Wann zum Arzt?

Wenn Bauchschmerzen länger als drei Tage anhalten oder wenn sich der Bauch sehr hart und verspannt anfühlt, sollten Sie einen Arzt aufsuchen. Treten Koliken auf, oder besteht der Verdacht auf eine Funktionsstörung der Bauchspeicheldrüse, müssen Sie sich unverzüglich in ärztliche Behandlung begeben.

Bleiben andere Verdauungsbeschwerden trotz der allgemeinen und/oder medikamentösen Maßnahmen länger als zwei bis drei Wochen bestehen, sollten Sie sich ärztlich untersuchen lassen.

Zur Behandlung einer chronischen Pankreasinsuffizienz oder einer Mukoviszidose dürfen Pankreasenzyme auf Kassenrezept verordnet werden, obwohl sie als rezeptfreie Mittel normalerweise selbst zu bezahlen sind. Näheres hierzu finden Sie in der»Ausnahmeliste« (→ Seite 658).

Bei Kindern

Krampfartige Bauchschmerzen sollten sich innerhalb eines Tages legen, andere Verdauungsbeschwerden mit allgemeinen Maßnahmen im Lauf einer Woche, anderenfalls sollten Sie das Kind einem Arzt vorstellen. Wenn Bauchkrämpfe nachts oder zusammen mit Erbrechen auftreten, sollten Sie gleich einen Arzt rufen.

Behandlung mit Medikamenten

Die meisten Verdauungsbeschwerden müssen nicht medikamentös behandelt werden; sie verschwinden mit den genannten allgemeinen Maßnahmen von selbst. Enzyme (→ Seite 287) sind nur geeignet, wenn die Bauchspeicheldrüse in ihrer Funktion gestört ist und zu wenig Enzyme ausschüttet, zum Beispiel als Folge einer chronischen Entzündung oder bei Mukoviszidose. Beides kommt selten vor und muss von einem Arzt diagnostiziert und behandelt werden. Verdauungsbeschwerden infolge einer zu reichlichen, zu fetten oder zu spät abends eingenommenen Mahlzeit lassen sich mit Enzymen im Allgemeinen weder verhindern noch bessern – auch wenn dies vielfach immer noch behauptet wird.

Krampflösende Mittel (→ Seite 288) mit dem Wirkstoff Butylscopolamin wirken gut, wenn sie in die Vene gespritzt werden und sind bei schmerzhaften Krämpfen im Verdauungstrakt geeignet. Diese Mittel sind jedoch rezeptpflichtig. Näheres hierzu lesen Sie im HANDBUCH MEDIKAMENTE der Stiftung Warentest oder im Internet unter www.medikamente-im-test.de. Aus Tabletten oder Zäpfchen, die rezeptfrei erhältlich sind, gelangt der Wirkstoff nur unzureichend ins Blut und wirkt allenfalls lokal im Magen-Darm-Trakt schwach krampflösend. Diese Mittel sind deshalb nur mit Einschränkung geeignet.

Pflanzliche Mittel (→ Seite 289) mit Pfefferminzöl sind zur Behandlung von Verdauungsbeschwerden mit Einschränkung geeignet. Sie können krampflösend und entblähend wirken. Weitere Studien sind notwendig, um die therapeutische Wirksamkeit abschließend nachzuweisen.

Die Kombination Enzyme + Entschäumer (→ Seite 292) ist mit Einschränkung geeignet, wenn die Verdauungsbeschwerden auf eine verminderte Enzymbildung in der Bauchspeicheldrüse zurückgehen. Der Zusatz des Entschäumers ist bei diesem Einsatzgebiet jedoch unnötig. Mittel, die nur Pankreatin enthalten, sind vorzuziehen.

Die Kombination krampflösendes Mittel + Schmerzmittel (→ Seite 292) ist bei krampfartigen Verdauungsbeschwerden wenig geeignet. Butylscopolamin wird in Tabletten- oder Zäpfchenform nur unzureichend in den Körper aufgenommen und wirkt allenfalls lokal im Magen oder im Darm schwach krampflösend. Parazetamol wirkt zwar schmerzlindernd, aber nicht krampflösend. Dass die Kombination der beiden Wirkstoffe bei krampfartigen Beschwerden im Verdauungstrakt besser wirkt als Butylscopolamin allein, ist nicht ausreichend nachgewiesen.

Pfefferminztee (→ Seite 290) ist wenig geeignet, um Verdauungsbeschwerden zu behandeln, da hierfür keine aussagekräftigen klinischen Studien vorliegen. Lediglich zur unterstützenden Behandlung ist Pfefferminztee zu befürworten.

Die anderen pflanzlichen Mittel mit Galgant oder Melisse, die Pflanzenkombination aus Fenchel, Kamille und Pfefferminze (→ Seite 294), Schafgarbe- (→ Seite 291) oder Wermuttee (→ Seite 291) sowie Tees (→ Seite 294) mit einer Kombination aus verschiedenen Kräutern sind bei Verdauungsbeschwerden ebenfalls wenig geeignet, weil die therapeutische Wirksamkeit nicht ausreichend nachgewiesen ist.

Anthroposophische, homöopathische und traditionell angewendete Mittel

Zu den meistgekauften Mitteln gehören auch *Pankreaticum-Hevert bei Verdauungsschwäche*, *Amara Tropfen Weleda*, *Bitter Elixier* und *Digestodoron*. Das erstgenannte Mittel gehört zur Homöopathie, bei den anderen handelt es sich um Präparate der anthroposophischen Therapierichtung.

Ebenfalls zu den meistgekauften Mitteln gehören *Angurate Magentee aus Peru* mit Angurate, *Carminativum-Hetterich Liquidum* mit Extrakten aus Fenchel, Kamille, Kümmel, Pfefferminze und Pomeranze, *Carvomin* mit Angelikawurzel, Benediktenkraut und Pfefferminzblättern, *Dreierlei Tropfen* mit Baldrian und Minzöl, *Enzym-Lefax* und *Enzynorm f* mit Extrakten aus der Magenschleimhaut vom Schwein sowie Aminosäuren und Salzsäure, *MYRRHINIL-INTEST* mit Kaffeekohle, Kamille und Myrrhe, *Pepsin-Wein Blücher-Schering* mit Pepsin und Pomeranze, *Pepzitrat* mit Pepsin und Zitronensäure, *Schwedentrunk Elixier* mit Auszügen aus Kardamom, Zimtrinde, Angelika-, Enzian- und Baldrianwurzel sowie *Windsalbe N* mit Kümmelöl. Dabei handelt es sich um Präparate, die von der Arzneimittelbehörde als »traditionell angewendet« zugelassen wurden.

All diese Mittel lassen sich nach den Grundsätzen dieses Buches nicht bewerten und werden deshalb nicht näher besprochen. Allgemeine Informationen zu der genannten Therapierichtung Anthroposophie finden Sie unter »Anthroposophische Arzneimittel« (→ Seite 21). Was »traditionell angewendete Präparate« sind, lesen Sie unter »Traditionell angewendete Mittel« (→ Seite 20).

Enzyme

Pankreatin

Enzym Lefax forte Pankreatin, Kreon, Mezym, Ozym, Pangrol, Pankreatin Mikro-ratiopharm, Panzytrat

Pankreatin besteht aus Extrakten von Säugetier-Bauchspeicheldrüsen, meist vom Schwein. Es enthält vor allem die Enzyme Amylase (spaltet Kohlenhydrate), Trypsin (spaltet Eiweiß) und Lipase (spaltet Fett). Wenn die Bauchspeicheldrüse zu wenig Enzyme in den Dünndarm abgibt, können von außen zugeführte Enzyme die Nahrungsbestandteile zusätzlich aufspalten und damit dem Darm verfügbar machen. Dann können die Nährstoffe in ausreichendem Maße ins Blut aufgenommen werden und Fettstühle, die von unverdautem Fett herrühren, verschwinden. Wenn Verdauungsbeschwerden auf dieser Ursache beruhen, sind enzymhaltige Mittel geeignet.

Anwendung

Sie nehmen die Mittel unzerkaut mit etwas Flüssigkeit zum Essen ein. Wenn Sie die Mittel zerbeißen oder darauf herumkauen, werden die Enzyme vorzeitig im Mund freigegeben und können die Mundschleimhaut angreifen.

Meist reicht es aus, wenn Sie zu jeder Mahlzeit 40 000 Lipase-Einheiten einnehmen, damit die Fettstühle verschwinden. Bei manchen Mitteln lässt sich diese Dosis nur erreichen, wenn Sie mehrere Kapseln oder Tabletten beziehungsweise mehrere Beutel Granulat einnehmen. Die Beschwerden sollten nach ein bis zwei Tagen deutlich nachlassen.

Bei einer chronischen Bauchspeicheldrüsenerkrankung müssen Sie die Mittel meist lebenslang einnehmen.

Achtung

Pankreatin kann die Aufnahme von Eisen und Folsäure aus dem Darm beeinträchtigen. Darauf müssen Sie vor allem achten, wenn Sie vorsorglich Eisen- und Vitaminpräparate einnehmen, zum Beispiel während der Schwangerschaft.

Pankreatin wird meist aus Bauchspeicheldrüsen des Schweins gewonnen. Wenn Sie Schweinefleisch nicht vertragen, dürfen Sie das Mittel nicht einnehmen. Diese Herkunft des Mittels kann auch für Personen wichtig sein, die aus religiösen Gründen den Verzehr von Schweinefleisch ablehnen.

Gegenanzeigen

Bei einer akuten Bauchspeicheldrüsenentzündung dürfen Sie keine enzymhaltigen Medikamente anwenden.

Wechselwirkungen mit Medikamenten

Wenn Sie noch andere Medikamente anwenden, ist zu beachten, dass Pankreatin die Wirkung von Acarbose und Miglitol (bei Typ-2-Diabetes) verringert.

Unerwünschte Wirkungen

▶ Sofort zum Arzt

Wenn starker Hautausschlag, Juckreiz, Herzrasen, Atemnot, Schwäche und Schwindel auftreten, müssen Sie die Anwendung sofort abbrechen und unverzüglich den Notarzt (Telefon 112) rufen, weil es sich um eine lebensbedrohliche Allergie (→ Seite 14) handeln kann, die allerdings bisher nur in wenigen Fällen vorgekommen ist.

Hinweise

Für Kinder und Jugendliche unter 18 Jahren

Kinder brauchen in aller Regel keine enzymhaltigen Medikamente.

Kinder, die an Mukoviszidose erkrankt sind, benötigen pankreatinhaltige Mittel in hoher Dosierung. Da es bei so großen Mengen sein kann, dass sich der Dickdarm verengt und ein Darmverschluss droht, sollte sich die Dosis der Lipase-Einheiten nach der Fettzufuhr richten. Ratsam sind 1 000 bis 3 000 Lipase-Einheiten pro Gramm Nahrungsfett. Zusätzlich sollte der Fettgehalt des Stuhls kontrolliert werden. Bei der Anwendung der Pellets bei Kindern ist darauf zu achten, dass diese unzerkaut geschluckt werden. Ansonsten werden die Enzyme bereits im Mund freigegeben und können dort die Schleimhaut angreifen.

Für Schwangerschaft und Stillzeit

Schwangere sollten enzymhaltige Mittel nur nach Rücksprache mit einem Arzt einnehmen. Wenn der Arzt dies befürwortet, sollten die zusätzlich gegebenen Präparate mit Folsäure besonders hoch dosiert werden, weil Enzyme die Aufnahme von Folsäure aus dem Darm stören.

Krampflösendes Mittel

Butylscopolamin
Buscopan

Butylscopolamin soll die Muskulatur im Darm oder in den Gallenwegen sowie der Gallenblase entspannen. Wenn es in die Vene gespritzt wird, wirkt das Mittel gut und ist bei schmerzhaften Bauchkrämpfen geeignet. Solche Spritzen sind aber verordnungspflichtig und deshalb nur im Rahmen einer ärztlichen Behandlung möglich. Näheres hierzu lesen Sie im HANDBUCH MEDIKAMENTE der Stiftung Warentest oder im Internet unter www.medikamente-im-test.de.

Aus dem Darm wird der Wirkstoff nur unzureichend aufgenommen. Wenn das Mittel als Tablette oder Zäpfchen angewendet wird, wirkt es allenfalls lokal im Magen-Darm-Bereich schwach krampflösend und ist deshalb mit Einschränkung geeignet.

Achtung

Gegenanzeigen

Unter folgenden Bedingungen dürfen Sie die Mittel nicht anwenden:

- Sie haben Engstellen und Blockaden im Magen-Darm-Trakt.

- Der Dickdarm ist aufgrund chronischer Verstopfung stark erweitert (Megakolon).
- Sie können aufgrund einer Prostatavergrößerung nur eingeschränkt Wasser lassen, oder es besteht bereits ein Harnverhalt.
- Der Druck im Augeninneren ist erhöht (Engwinkelglaukom).
- Ihr Herz schlägt zu schnell (Tachykardie), oder es besteht eine Herzrhythmusstörung mit zu schnellem Herzschlag (Tachyarrhythmie).
- Sie haben die (selten vorkommende) Muskelkrankheit Myasthenia gravis.

Wechselwirkungen mit Medikamenten

Wenn Sie noch andere Medikamente anwenden, ist zu beachten:

- Butylscopolamin verstärkt die Wirkung und die unerwünschten Wirkungen von Amantadin (bei Parkinsonkrankheit), trizyklischen Antidepressiva (Wirkstoffe z. B. Amitryptilin, Clomipramin, Doxepin bei Depressionen) und Antihistaminika (bei Allergien).
- Wenn Sie das Mittel gleichzeitig mit Beta-Sympathomimetika (Wirkstoffe z. B. Formoterol, Salbutamol, Terbutalin, bei Asthma) anwenden, kann sich der Herzschlag beschleunigen.
- Bei gleichzeitiger Einnahme von Metoclopramid (bei Übelkeit, Erbrechen) verringern sich die Mittel gegenseitig in ihrer Wirkung.

▶ Unbedingt beachten

Das Mittel kann die erwünschten und unerwünschten Wirkungen von Chinidin und Disopyramid (bei Herzrhythmusstörungen) verstärken. Näheres hierzu finden Sie unter »Mittel bei Herzrhythmusstörungen: verstärkte Wirkung« (→ Seite 11).

Unerwünschte Wirkungen

▶ Keine Maßnahmen erforderlich

Der Mund kann sich trocken anfühlen und die Schweißproduktion kann nachlassen, wobei sich die Haut röten und heiß werden kann.

Es können Beschwerden beim Wasserlassen einsetzen (z. B. Nachtröpfeln, schwächerer Harnstrahl).

Die Anpassungsfähigkeit der Augen an das Nah- und Fernsehen kann nachlassen (Akkomodationsstörung).

Alle diese Störungen sind meist gering ausgeprägt und treten nur vorübergehend auf.

▶ Muss beobachtet werden

Halten die im vorigen Abschnitt genannten Beschwerden länger als fünf bis sieben Tage an oder tritt ein Harnverhalt auf, sollten Sie einen Arzt aufsuchen. Wenn die Haut sich verstärkt rötet und juckt, reagieren Sie vermutlich allergisch auf das Mittel. Auch Nasenbluten kann ein Hinweis auf eine solche Überempfindlichkeitsreaktion sein. Dann sollten Sie es absetzen. Sind die Hauterscheinungen (→ Seite 14) oder das Nasenbluten einige Tage später nicht deutlich abgeklungen, sollten Sie einen Arzt aufsuchen. Der Herzschlag kann sich beschleunigen und sich bis zum Herzrasen steigern. Wenden Sie sich bei solchen Herzrhythmusstörungen an den Arzt.

▶ Sofort zum Arzt

Bei weniger als 1 von 10 000 Behandelten kommt es vor, dass das Mittel einen Glaukomanfall auslöst. Symptome dafür sind gerötete, schmerzende Augen, geweitete Pupillen, die sich bei Lichteinfall nicht mehr verengen sowie sich hart anfühlende Augäpfel. Dann müssen Sie unverzüglich einen Augenarzt oder die nächste Notfallambulanz aufsuchen. Wird ein solcher akuter Glaukomanfall nicht sofort behandelt, können Sie erblinden.

Wenn sich Hautausschlag und Juckreiz verstärken und zusätzlich Herzrasen, Atemnot, Schwäche und Schwindel auftreten, müssen Sie die Anwendung sofort abbrechen und unverzüglich den Notarzt (Telefon 112) rufen, weil es sich um eine lebensbedrohliche Allergie (→ Seite 14) handeln kann, die bei weniger als 1 von 10 000 Behandelten vorkommt.

Hinweise

Für Kinder und Jugendliche unter 18 Jahren

Für die Anwendung bei Kindern unter sechs Jahren gibt es keine ausreichenden Erfahrungen. Daher sollten sie die Mittel nicht bekommen.

Für Schwangerschaft und Stillzeit

In Schwangerschaft und Stillzeit sollten Sie die Mittel nur anwenden, wenn der Arzt dies ausdrücklich für gerechtfertigt hält.

Zur Verkehrstüchtigkeit

Wenn sich die Anpassungsfähigkeit der Augen verschlechtert, sollten Sie kein Fahrzeug lenken, keine Maschinen bedienen und keine Arbeiten ohne sicheren Halt verrichten.

Pflanzliche Mittel

Galgant
Galganttabletten
Melisse
Gastrovegetalin
Pfefferminze
Divalol, spasmo gallo sanol N

Galgantwurzel enthält ätherische Öle, Scharfstoffe und Flavonoide. Diese sollen krampflösend, entzündungshemmend und antibakteriell wirken. Die therapeutische Wirksamkeit bei allgemeinen Verdauungsbeschwerden ist nicht ausreichend nachgewiesen. Das Mittel ist deshalb bei Verdauungsbeschwerden wenig geeignet und kann allenfalls unterstützend eingesetzt werden.

Melissenblätter enthalten ätherische Öle und Flavonoide. Den Extrakten aus Melissenblättern wird eine leicht beruhigende, verdauungsfördernde und krampflösende Wirkung zugeschrieben. Eine therapeutische Wirksamkeit ist in klinischen Studien bisher allerdings nicht ausreichend belegt, das Mittel ist deshalb bei Verdauungsbeschwerden ebenfalls wenig geeignet und kann allenfalls unterstützend eingesetzt werden.

Pfefferminze wirkt krampflösend und entblähend bei krampfartigen Beschwerden im oberen Magen-Darm-Bereich. Die derzeitige Studienlage ist allerdings noch unbefriedigend, sodass das Mittel nur mit Einschränkung geeignet ist. Die therapeutische Wirksamkeit sollte mit weiteren Studien noch besser belegt werden.

Achtung

Divalol: Die Tropfen dürfen nicht in die Augen gelangen, da Pfefferminzöl die Bindehaut stark reizt. Auch mit offenen Wunden sollte das Öl nicht in Berührung kommen. Haben Sie das Öl versehentlich an die Hände bekommen, sollten Sie diese sofort gründlich waschen.

Gegenanzeigen

Pfefferminze: Unter folgenden Bedingungen dürfen Sie die Mittel nicht anwenden:

- Der Gallengang ist durch Steine verstopft.
- Die Gallenblase ist entzündet.
- Der Darm ist entzündet.
- Die Leber ist schwer geschädigt.

Wenn Sie Gallensteine haben, die keine Beschwerden verursachen, sollten Sie die Mittel nur einsetzen, wenn ein Arzt Nutzen und Risiken sorgfältig abgewogen hat.

Unerwünschte Wirkungen

Nicht verstoffwechseltes Menthol wird über die Atemluft ausgeschieden. Während der Behandlung kann der Atem deshalb nach Pfefferminze riechen.

▶ Muss beobachtet werden

Divalol, spasmo gallo sanol N: Wenn Sie einen empfindlichen Magen haben, können bei Daueranwendung dieser Mittel Magenbeschwerden vorkommen. Vor allem Sodbrennen kann auftreten, insbesondere wenn der Schließmuskel am Mageneingang nicht richtig funktioniert (Refluxerkrankung). Wenn derartige Beschwerden auftreten, sollten Sie das Mittel nicht weiter anwenden.

Pfefferminzöl kann die Schleimhäute angreifen. Nach dem Stuhlgang kann es daher zu schmerzhaften Hautirritationen im Afterbereich kommen, die sich lindern lassen, wenn Sie die Haut mit lauwarmem Wasser abwaschen und mit weicher Zinkpaste (Pasta Zinci mollis) eincremen. Halten die Beschwerden an, sollten Sie das Pfefferminzöl nicht weiter einnehmen.

Wenn sich die Haut verstärkt rötet und juckt, reagieren Sie vermutlich allergisch auf das Mittel. Dann sollten Sie es absetzen. Sind die Hauterscheinungen (→ Seite 14) einige Tage später nicht deutlich abgeklungen, sollten Sie einen Arzt aufsuchen.

Hinweise

Für Kinder und Jugendliche unter 18 Jahren

Divalol: Aufgrund des Mentholgehalts dürfen Kinder unter sechs Jahren kein Pfefferminzöl bekommen. Bewahren Sie die Tropfen unbedingt so auf, dass sie für Kinderhände unerreichbar sind. Wenn das mentholhaltige Pfefferminzöl – insbesondere bei Kindern unter zwei Jahren – in die Nähe von Mund und Nase gelangt, können sich die Atemwege verkrampfen.

Galgant Tabletten Jura, spasmo gallo sanol N: Mangels Erfahrung sollten Sie diese Mittel bei Kindern unter zwölf Jahren nicht anwenden.

Für Schwangerschaft und Stillzeit

Galgant, Melisse: Über die Risiken einer Anwendung dieser Pflanzenextrakte in Schwangerschaft und Stillzeit gibt es keine ausreichenden Erkenntnisse. Da die Mittel ohnehin als »wenig geeignet« erachtet werden, sollten Sie darauf verzichten.

Pfefferminze: In der Schwangerschaft und Stillzeit sollten Sie Pfefferminzöl nicht ohne Rücksprache mit dem Arzt anwenden.

Pflanzliches Mittel: Pfefferminztee

Pfefferminzblätter

H&S Pfefferminzblätter, PFEFFERMINZBLÄTTER Bombastus, Sidroga Pfefferminzblätter

Die Blätter der Pfefferminze enthalten ätherische Öle mit Bitter- und Gerbstoffen, die Verdauungsbeschwerden und Bauchkrämpfe möglicherweise lindern können. Pfefferminzöl in konzentrierter Form wirkt verdauungsfördernd, krampflösend und regt den Gallenfluss an. Für die Anwendung von Pfefferminztee liegen keine Studien vor, die eine therapeutische Wirksamkeit ausreichend nachweisen. Zur unterstützenden Behandlung kann Pfefferminztee jedoch eingesetzt werden.

Achtung

Gegenanzeigen

Wenn Sie schon einmal Probleme mit der Gallenblase oder Gallensteine hatten, sollten Sie Pfefferminztee nicht ohne Rücksprache mit einem Arzt trinken.

Unerwünschte Wirkungen

▶ **Muss beobachtet werden**

Wenn Sie große Mengen Pfefferminztee trinken und einen empfindlichen Magen haben, kann es zu Magenbeschwerden kommen. Dann sollten Sie nicht mehr so viel oder vorläufig gar keinen Pfefferminztee mehr trinken.

Hinweise

Für Kinder und Jugendliche unter 18 Jahren

Kinder zwischen vier und zehn Jahren erhalten über den Tag verteilt Tee aus drei bis fünf Gramm (= zwei bis drei Teebeutel), Kinder zwischen 10 und 16 Jahren Tee aus drei bis sechs Gramm (= zwei bis vier Teebeutel).

Pflanzliches Mittel: Schafgarbentee

Schafgarbenkraut
Sidroga Schafgarbe

Schafgarbe enthält ätherische Öle mit Bitter- und Gerbstoffen, die den Gallenfluss anregen und krampflösend wirken sollen, was sich auf Verdauungsbeschwerden möglicherweise positiv auswirken kann. Allerdings liegen keine klinischen Studien vor, die die therapeutische Wirksamkeit von Schafgarbentee nachweisen. Deshalb gilt der Tee als »wenig geeignet« und sollte allenfalls unterstützend angewendet werden.

Achtung

Gegenanzeigen

Wenn Sie auf Korbblütlergewächse allergisch reagieren, dürfen Sie diesen Tee nicht trinken, weil auch Schafgarbe zu dieser Pflanzengruppe gehört.

Unerwünschte Wirkungen

▶ **Muss beobachtet werden**

Wenn die Haut sich verstärkt rötet und juckt, reagieren Sie vermutlich allergisch auf Schafgarbe. Dann sollten Sie den Tee nicht weitertrinken. Sind die Hauterscheinungen (→ Seite 14) einige Tage später nicht deutlich abgeklungen, sollten Sie einen Arzt aufsuchen.

Hinweise

Für Kinder und Jugendliche unter 18 Jahren

Zur längerfristigen Anwendung von Schafgarbe bei anhaltenden Verdauungsbeschwerden gibt es für Kinder unter zwölf Jahren keine ausreichend dokumentierten Erfahrungen.

Für Schwangerschaft und Stillzeit

Es ist unklar, ob die langfristige Anwendung von Schafgarbentee in der Schwangerschaft unbedenklich ist.

Pflanzliches Mittel: Wermuttee

Wermutkraut
H&S Wermutkraut, Sidroga Wermut, Wermutkraut Bombastus

Die Wermutpflanze enthält Bitterstoffe, die den Appetit anregen. Auch sollen sie die Abgabe von Gallenflüssigkeit und damit die Verdauung fördern. Die therapeutische Wirksamkeit bei Verdauungsbeschwerden ist nicht ausreichend nachgewiesen, die Tees sind deshalb wenig geeignet und können allenfalls zur unterstützenden Behandlung eingesetzt werden.

Anwendung

Verwenden Sie nicht mehr als einen Filterbeutel oder 1 bis 1,5 Gramm Wermutkraut (ein knapper Teelöffel) pro Tasse (= 0,15 Liter), sonst wird er ungenießbar. Süßen Sie den Tee mit Honig oder Zucker, wenn Sie den bitteren Geschmack nicht mögen. Länger als drei bis vier Wochen sollten Sie den Tee nicht trinken .

Achtung

Gegenanzeigen

Wenn Sie an einem Magen- oder Zwölffingerdarmgeschwür leiden, dürfen Sie keinen Wermuttee trinken.

Unerwünschte Wirkungen

▶ **Keine Maßnahmen erforderlich**

Wenn Sie den Tee zu stark angesetzt haben, können Kopfschmerzen, Übelkeit und Erbrechen auftreten.

Hinweise

Für Kinder und Jugendliche unter 18 Jahren

Für Kinder kommt Wermuttee wegen des Geschmacks nicht infrage.

Für Schwangerschaft und Stillzeit

Während Schwangerschaft und Stillzeit sollten Sie keine Wermuttees trinken.

Kombination: Enzyme + Entschäumer

Pankreatin + Simeticon
Meteozym

Dieses Mittel enthält Enzyme, die aus tierischen Bauchspeicheldrüsen (meist vom Schwein) gewonnen werden und die Verdauung anregen sollen, sowie den entschäumenden Wirkstoff Simeticon, der Blähungen lindern soll.
Die Kombination beider Wirkstoffe in diesem Mittel ist bei Verdauungsbeschwerden nicht sinnvoll. Enzyme sind nur erforderlich, wenn eine nachgewiesene Funktionsstörung der Bauchspeicheldrüse vorliegt. Schwer Verdauliches wird durch die zusätzliche Einnahme von Enzymen nicht leichter verdaulich. Zur Behandlung von Blähungen reicht eine entschäumende Substanz allein aus.
Bei Verdauungsbeschwerden aufgrund verminderter Enzymbildung in der Bauchspeicheldrüse ist das Mittel nur mit Einschränkung geeignet. Mittel mit Pankreatin allein sind vorzuziehen.

Anwendung

Sie nehmen das Mittel mehrmals täglich ein. Wenn damit Blähungen gelindert werden sollen, sollte Simeticon mit 240 bis 800 Milligramm täglich dosiert werden.
Alle weiteren Angaben zu Pankreatin finden Sie unter »Enzyme« (→ Seite 287).

Kombination: Krampflösendes Mittel + Schmerzmittel

Butylscopolamin + Parazetamol
Buscopan plus

Butylscopolamin ist ein krampflösendes Mittel, das in Form von Tabletten oder Zäpfchen nur lokal im Magen-Darm-Bereich schwach wirksam ist. Parazetamol ist ein Schmerzmittel ohne krampflösende Wirkung, das lediglich bei einer bestimmten Darmerkrankung (Divertikelkrankheit) die Beschwerden etwas lindern kann. Die Wirksamkeit dieses Kombinationspräparates bei krampfartigen Verdauungsbeschwerden ist nicht ausreichend belegt; es ist deshalb wenig geeignet.

Anwendung

Mehr als sechs Tabletten oder vier Zäpfchen täglich dürfen Sie nicht anwenden. Der Abstand zwischen den jeweiligen Anwendungen muss bei den Tabletten mindestens acht, bei den Zäpfchen mindestens sechs Stunden betragen. Wenn die Bauchkrämpfe trotzdem nach drei bis vier Tagen immer noch anhalten, sollten Sie einen Arzt aufsuchen.
Hinweise zur Vermeidung einer Überdosierung von Parazetamol finden Sie unter »Parazetamol-Vergiftung« (→ Seite 596).

Achtung

Wenn Sie das Mittel zu hoch dosieren und mehr als 4 Gramm Parazetamol pro Tag einnehmen, besteht aufgrund des Parazetamolanteils die Gefahr von schweren Leber- und Nierenschäden. Vermeiden Sie zudem die Kombination des Mittels mit anderen parazetamolhaltigen Schmerz- oder Grippemitteln.

Gegenanzeigen

Unter folgenden Bedingungen dürfen Sie das Mittel nicht anwenden:

- Sie haben Engstellen und Blockaden im Magen-Darm-Trakt.
- Der Dickdarm ist aufgrund chronischer Verstopfung stark erweitert (Megakolon).
- Sie können aufgrund einer Prostatavergrößerung nur eingeschränkt Wasser lassen, oder es besteht bereits ein Harnverhalt.
- Der Druck im Augeninneren ist erhöht (Engwinkelglaukom).
- Ihr Herz schlägt zu schnell (Tachykardie), oder es besteht eine Herzrhythmusstörung mit zu schnellem Herzschlag (Tachyarrhythmie).

- Sie haben die (selten vorkommende) Muskelkrankheit Myasthenia gravis.
- Ihre Leberfunktion ist stark eingeschränkt, beispielsweise durch chronischen Alkoholmissbrauch.

Wenn Leber oder Nieren geschädigt sind, sollten Sie das Mittel nur nach Rücksprache mit einem Arzt einnehmen, wenn dieser Nutzen und Risiken sorgfältig abgewogen hat.

Wechselwirkungen mit Medikamenten

Wenn Sie noch andere Medikamente anwenden, ist zu beachten:

- Das Mittel verstärkt die Wirkung und die unerwünschten Wirkungen von Amantadin (bei Parkinsonkrankheit), trizyklischen Antidepressiva (z. B. Amitryptilin, Doxepin, Imipramin, Trimipramin, bei Depressionen) und Antihistaminika (bei Allergien).
- Wenn Sie das Mittel gleichzeitig mit bronchienerweiternden Mitteln (Beta-Sympathomimetika mit Wirkstoffen wie z. B. Bambuterol, Clenbuterol, Fenoterol, Salbutamol, Terbutalin, bei Asthma) anwenden, kann sich der Herzschlag beschleunigen.
- Bei gleichzeitiger Einnahme von Metoclopramid (bei Übelkeit, Erbrechen) verringern sich die Mittel gegenseitig in ihrer Wirkung.
- Folgende Medikamente können die Leber für die Giftwirkung von Parazetamol empfindlicher machen: Phenobarbital, Phenytoin und Carbamazepin (bei Epilepsien), Isoniazid und Rifampizin (bei Tuberkulose).

▶ Unbedingt beachten

Das Mittel verstärkt die erwünschten und unerwünschten Wirkungen von Chinidin und Disopyramid (bei Herzrhythmusstörungen). Näheres hierzu finden Sie unter »Mittel bei Herzrhythmusstörungen: verstärkte Wirkung« (→ Seite 11).

Wechselwirkungen mit Speisen und Getränken

Wenn Sie öfter mehr als drei Gläser Alkohol am Tag trinken, kann die Leber empfindlicher auf Parazetamol reagieren. Sie sollten die Bauchkrämpfe dann besser mit anderen Mitteln bekämpfen.

Unerwünschte Wirkungen

▶ Keine Maßnahmen erforderlich

Wenn die Bauchkrämpfe mit Fieber einhergehen, kann es sein, dass Sie stärker schwitzen.

Magenschmerzen, Aufstoßen, Übelkeit und Durchfall (bei mehr als 10 von 100 Behandelten) sind harmlos und vergehen, wenn Sie das Mittel nicht mehr anwenden.

Aufgrund des Anteils an Butylscopolamin kann sich der Mund trocken anfühlen und die Schweißproduktion nachlassen, wodurch sich die Haut rötet und heiß wird. Auch können Beschwerden beim Wasserlassen einsetzen, zum Beispiel Nachtröpfeln, oder der Harnstrahl kann schwächer werden. Es kann auch sein, dass sich die Augen schlechter an den Wechsel zwischen Nah- und Fernsehen anpassen können (Akkommodationsstörung). Alle diese Störungen sind meist gering ausgeprägt und treten nur vorübergehend auf.

▶ Muss beobachtet werden

Halten die im vorigen Abschnitt genannten Beschwerden länger als fünf bis sieben Tage an oder tritt ein Harnverhalt auf, sollten Sie einen Arzt aufsuchen.

Wenn die Haut sich verstärkt rötet und juckt, reagieren Sie vermutlich allergisch auf die Mittel. Auch Nasenbluten kann ein Hinweis für eine solche Überempfindlichkeitsreaktion sein. Dann sollten Sie das Mittel absetzen. Sind die Hauterscheinungen (→ Seite 14) oder das Nasenbluten einige Tage später nicht deutlich abgeklungen, sollten Sie einen Arzt aufsuchen.

Der Herzschlag kann sich beschleunigen und sich bis zum Herzrasen steigern. Wenden Sie sich bei solchen Herzrhythmusstörungen an den Arzt.

Besonders bei Überdosierung oder zu langer Anwendung kann *Buscopan plus* die Leber (→ Seite 15) schädigen. Treten Übelkeit und Erbrechen auf, und/oder ist der Urin auffällig dunkel und der Stuhl auffällig hell, sollten Sie einen Arzt aufsuchen.

▶ Sofort zum Arzt

Insbesondere bei Überdosierung und Daueranwendung kann das Mittel die Leber auch schwer schädigen. Wenn sich die Haut gelb färbt – möglicherweise begleitet von starkem Juckreiz am ganzen Körper –, sollten Sie sofort einen Arzt aufsuchen.

Anhaltende Nierenschmerzen, eine plötzlich verringerte Urinmenge oder Blut im Urin sind ebenfalls Symptome, die Sie sofort zum Arzt führen sollten. Dann besteht der Verdacht, dass die regelmäßige Einnahme von Parazetamol die Nieren (→ Seite 15) geschädigt hat. Eine solche »Schmerzmittel-Niere« kann bis zum Nierenversagen führen. Ab welcher Menge Parazetamol ein solcher Nierenschaden zustandekommt, ist noch nicht geklärt. Er wird aber umso wahrscheinlicher, je stärker die Nierendurchblutung verringert ist. Das ist vor allem dann der Fall, wenn Sie Parazetamol mit anderen Schmerzmitteln kombinieren oder in zu großen Mengen einnehmen.

In Einzelfällen kann das Mittel einen Glaukomanfall auslösen. Symptome dafür sind gerötete, schmerzende Augen, geweitete Pupillen, die sich bei Lichteinfall nicht mehr verengen sowie sich hart anfühlende Augäpfel. Dann müssen Sie unverzüglich einen

Augenarzt oder die nächste Notfallambulanz aufsuchen. Wird ein solcher akuter Glaukomanfall nicht sofort behandelt, können Sie erblinden.
Wenn sich Hautausschlag und Juckreiz verstärken und zusätzlich Herzrasen, Atemnot, Schwäche und Schwindel auftreten, müssen Sie die Anwendung sofort abbrechen und unverzüglich den Notarzt (Telefon 112) rufen, weil es sich um eine lebensbedrohliche Allergie (→ Seite 14) handeln kann. Das kommt aber nur in Einzelfällen vor.

Hinweise

Für Kinder und Jugendliche unter 18 Jahren

Kinder unter zwölf Jahren sollten das Mittel nicht bekommen.

Für Schwangerschaft und Stillzeit

In Schwangerschaft und Stillzeit sollten Sie *Buscopan plus* nicht ohne Rücksprache mit einem Arzt einnehmen.

Pflanzenkombination

Fenchel + Kamille + Pfefferminze
Gastricholan-L

Die ätherischen Öle und Inhaltsstoffe dieser Pflanzen sollen die Verdauung anregen sowie schmerzhafte Bauchkrämpfe und Blähungen lindern: Pfefferminze wirkt krampflösend und entblähend bei krampfartigen Beschwerden im oberen Magen-Darm-Bereich. Fenchel soll Blähungen positiv beeinflussen und Kamille die glatte Muskulatur des Darmes beruhigen. Es liegen mehrere Studien vor, die zeigen, dass Pfefferminzöl schmerz- und krampflösend wirken kann. Allerdings sind die Ergebnisse widersprüchlich; größere Übersichtsarbeiten finden allenfalls einen geringen Effekt. Für die entblähende Wirkung von Fenchel und die krampflösenden Eigenschaften von Kamille bei Verdauungsbeschwerden liegen keine aussagekräftigen Studien vor. Die therapeutische Wirksamkeit des Mittels ist somit nicht ausreichend nachgewiesen, es ist deshalb wenig geeignet und kann allenfalls unterstützend eingesetzt werden.

Achtung

Dieses Mittel enthält Alkohol. Personen mit Alkoholproblemen dürfen es nicht einnehmen. Auch Leberkranke und Menschen mit Anfallleiden sollten den Alkoholgehalt berücksichtigen. Darüber hinaus kann Alkohol die Wirkung vieler Arzneimittel (z. B. Schlaf- und Beruhigungsmittel, Psychopharmaka, starke Schmerzmittel, einige Mittel bei hohem Blutdruck) verstärken.

Gegenanzeigen

Sie dürfen das Mittel nicht anwenden, wenn Sie auf Korbblütler allergisch reagieren, da Kamille zu dieser Pflanzenart gehört.
Auch wenn Sie Gallensteine haben, sollten Sie auf das Mittel verzichten.

Unerwünschte Wirkungen

▶ **Muss beobachtet werden**

Verunreinigungen mit Hundskamille können allergische Reaktionen auslösen. Wenn die Haut sich verstärkt rötet und juckt, sollten Sie das Mittel absetzen. Sind die Hauterscheinungen (→ Seite 14) einige Tage später nicht deutlich abgeklungen, sollten Sie einen Arzt aufsuchen.
Schwellen in Folge einer allergischen Reaktion die Schleimhäute an und treten Atembeschwerden auf, sollten Sie umgehend einen Arzt aufsuchen.

Hinweise

Für Kinder und Jugendliche unter 18 Jahren

Mangels Erfahrung und aufgrund des Alkoholgehalts sollten Kinder unter zwölf Jahren dieses Mittel nicht bekommen.

Für Schwangerschaft und Stillzeit

Bedenken Sie, dass dieses Mittel Alkohol enthält. Mittel ohne Alkohol sind vorzuziehen.
Das in ätherischem Fenchelöl enthaltene Fenchon kann in hoher Dosierung und bei langer Anwendungsdauer bewirken, dass sich die Gebärmutter zusammenzieht und somit vorzeitige Wehen einsetzen. Wenn Sie das Mittel über einen längeren Zeitraum und in hoher Dosierung einnehmen wollen, sollten Sie vorher Rücksprache mit einem Arzt halten.

Pflanzenkombinationen: Tees

Anis + Fenchel + Kümmel
Anis-Fenchel-Kümmel Bombastus, H&S Fenchel-Anis-Kümmel
Kamille + Pfefferminze + Schafgarbe
Sidroga Magen-Darm-Beruhigungstee
Anis + Fenchel + Kamille + Kümmel + Schafgarbe
H&S Magen- und Darmtee

Die pflanzlichen Inhaltsstoffe in diesen Tees sollen die Verdauung anregen und krampflösend wirken. Die therapeutische Wirksamkeit bei Verdauungsbeschwerden ist jedoch nicht ausreichend nachgewiesen, die Tees sind deshalb wenig geeignet und können allenfalls unterstützend eingesetzt werden. Dafür sollten die Tees höchstens drei verschiedene Pflanzenextrakte enthalten. Mehr Bestandteile bieten keine weiteren Vorteile. Zur unterstützenden Behandlung können die Tees aus Anis, Fenchel und Kümmel sowie der Tee aus Kamille, Pfefferminze und Schafgarbe eingesetzt werden. *H&S Magen- und Darmtee* dagegen enthält unnötig viele verschiedene Bestandteile und kann deshalb nicht empfohlen werden.

Achtung

Gegenanzeigen

H&S Magen- und Darmtee, Sidroga Magen-Darm-Beruhigungstee: Wenn Sie auf Korbblütlergewächse allergisch reagieren, dürfen Sie diese Tees nicht trinken, da Schafgarbe und Kamille zu dieser Pflanzengruppe gehören.

Unerwünschte Wirkungen

▶ Muss beobachtet werden

Wenn sich die Haut rötet und juckt und sich zudem Bläschen bilden, vertragen Sie vermutlich einen der Inhaltsstoffe nicht. Wenn sich die Atemwege verengen und Atembeschwerden auftreten, kann dies ebenfalls ein Zeichen für eine solche Allergie (→ Seite 14) sein. Dann sollten Sie den Tee nicht weitertrinken. Haben sich die Beschwerden auch einige Tage danach nicht merklich gebessert, sollten Sie einen Arzt aufsuchen.

Hinweise

Für Schwangerschaft und Stillzeit

Fenchelhaltige Tees sollten Schwangere nicht über mehrere Wochen hinweg trinken, weil das in ätherischem Fenchelöl enthaltene Fenchon in hoher Dosierung und bei langfristiger Anwendung bewirken kann, dass sich die Gebärmutter zusammenzieht und somit vorzeitige Wehen ausgelöst werden.

Verdauungsbeschwerden

Handelsname Darreichungsform	**Zusammensetzung pro 1 ml/1 g oder wie angegeben bzw. pro abgeteilte Einheit**	**Unverb. Preis in Euro/kleinste Packung**	**Bewertung**
Anis-Fenchel-Kümmel Bombastus Tee	**Anisfrüchte** + **Fenchelfrüchte** + **Kümmelfrüchte** keine Mengenangabe	3,01/100 g	**Wenig geeignet** bei Verdauungsbeschwerden, weil die therapeutische Wirksamkeit nicht ausreichend nachgewiesen ist. Allenfalls anzuwenden zur unterstützenden Behandlung. → Seite 294
Buscopan Dragees überzogene Tabletten	**Butylscopolaminiumbromid** 10 mg	7,85/20 Stück	**Mit Einschränkung geeignet** bei krampfartigen Beschwerden im Verdauungstrakt. Der Wirkstoff wird aus Tabletten nur unzureichend in den Körper aufgenommen und wirkt allenfalls lokal im Magen-Darm-Trakt schwach krampflösend. → Seite 288
Buscopan Zäpfchen Zäpfchen	10 mg	9,25/10 Stück	**Mit Einschränkung geeignet** bei krampfartigen Beschwerden im Verdauungstrakt. Der Wirkstoff wird aus Zäpfchen nur schlecht in den Körper aufgenommen und wirkt allenfalls lokal im Magen-Darm-Trakt schwach krampflösend. → Seite 288
Buscopan plus Filmtabletten	**Butylscopolaminiumbromid** 10 mg + **Parazetamol** 500 mg	9,97/20 Stück	**Wenig geeignet** bei krampfartigen Beschwerden im Verdauungstrakt. Butylscopolamin wird aus Tabletten nur unzureichend in den Körper aufgenommen. Parazetamol wirkt schmerzhemmend, aber nicht krampflösend und trägt nur in bestimmten Fällen (z. B. Divertikelkrankheit) zur Linderung von Beschwerden bei. → Seite 292

Hinweise zu den Tabellenspalten → Seite 32, zur Auswahl der Arzneimittel → Seite 27, zur Grundlage der Bewertung → Seiten 27, 31

Verdauungsbeschwerden Fortsetzung

Handelsname Darreichungsform	**Zusammensetzung pro 1 ml/1 g oder wie angegeben bzw. pro abgeteilte Einheit**	**Unverb. Preis in Euro/kleinste Packung**	**Bewertung**
Buscopan plus Zäpfchen	**Butylscopolaminiumbromid** 10 mg + **Parazetamol** 800 mg	8,50/5 Stück	**Wenig geeignet** bei krampfartigen Beschwerden im Verdauungstrakt. Butylscopolamin wird aus Zäpfchen nur unzureichend in den Körper aufgenommen. Parazetamol wirkt schmerzhemmend, aber nicht krampflösend und trägt nur in bestimmten Fällen (z. B. Divertikelkrankheit) zur Linderung von Beschwerden bei. → Seite 292
Divalol Galletropfen Tropfen	**Pfefferminzöl** 1 ml	ca. 4,56/20 ml	**Mit Einschränkung geeignet** bei krampfartigen Beschwerden im Magen-Darm-Trakt. Die therapeutische Wirksamkeit sollte noch besser belegt werden. → Seite 289
Enzym Lefax forte Pankreatin Kapseln Kapseln	**Pankreatin** 195,2 mg (= **Triacylglycerollipase** 20 000 FIP-E. + **Amylase** 15 000 FIP-E. + **Proteasen** 900 FIP-E.)	29,60/50 Stück	**Geeignet** bei Verdauungsbeschwerden aufgrund verminderter Enzymbildung in der Bauchspeicheldrüse. → Seite 287
Galganttabletten 0,1 JURA Tabletten	**Galgantwurzelstockpulver** 108 mg	5,75/100 Stück	**Wenig geeignet** bei Verdauungsbeschwerden, weil die therapeutische Wirksamkeit nicht ausreichend nachgewiesen ist. Allenfalls anzuwenden zur unterstützenden Behandlung. → Seite 289
Gastricholan-L Tropfen	Auszug aus **Fenchel** + **Kamillenblüten** + **Pfefferminzblättern** (Verhältnis 6,4:7,9:5,8) *Enthält 32 % Alkohol*	5,40/30 ml	**Wenig geeignet** bei Verdauungsbeschwerden, weil die therapeutische Wirksamkeit nicht ausreichend nachgewiesen ist. Allenfalls anzuwenden zur unterstützenden Behandlung. → Seite 294
Gastrovegetalin Kapseln **Gastrovegetalin** Lösung	**Auszug aus Melissenblättern** 225 mg 100 mg	4,80/20 Stück 7,40/50 ml	**Wenig geeignet** bei Verdauungsbeschwerden, weil die therapeutische Wirksamkeit nicht ausreichend nachgewiesen ist. Allenfalls anzuwenden zur unterstützenden Behandlung. → Seite 289
H&S Pfefferminzblätter	**Pfefferminzblätter** 1,5 g	2,70/20 Stück	**Wenig geeignet** bei Verdauungsbeschwerden, weil die therapeutische Wirksamkeit nicht ausreichend nachgewiesen ist. Allenfalls anzuwenden zur unterstützenden Behandlung. → Seite 290
H&S Wermutkraut	**Wermutkraut** 1,5 g	2,70/20 Stück	**Wenig geeignet** bei Verdauungsbeschwerden, weil die therapeutische Wirksamkeit nicht ausreichend nachgewiesen ist. Allenfalls anzuwenden zur unterstützenden Behandlung. → Seite 291
H&S Fenchel-Anis-Kümmel	**Anisfrüchte** 800 mg + **Fenchelfrüchte** 800 mg + **Kümmelfrüchte** 400 mg pro 2 g	2,70/20 Stück	**Wenig geeignet** bei Verdauungsbeschwerden, weil die therapeutische Wirksamkeit nicht ausreichend nachgewiesen ist. Allenfalls anzuwenden zur unterstützenden Behandlung. → Seite 294
H&S Magen- und Darmtee mild Filterbeutel	**Anisfrüchte** 400 mg + **Fenchelfrüchte** 400 mg + **Kamillenblüten** 200 mg + **Kümmelfrüchte** 400 mg + **Schafgarbenkraut** 600 mg pro 2 g	3,55/20 Stück	**Wenig geeignet** bei Verdauungsbeschwerden, weil die therapeutische Wirksamkeit nicht ausreichend nachgewiesen ist. → Seite 294
Kreon Granulat Beutel	**Pankreatin** 300 mg (= **Triacylglycerollipase** 20 800 FIP-E. + **Amylase** 20 800 FIP-E. + **Proteasen** 1 250 FIP-E.)	26,11/50 Stück	**Geeignet** bei Verdauungsbeschwerden aufgrund verminderter Enzymbildung in der Bauchspeicheldrüse. → Seite 287

Hinweise zu den Tabellenspalten → Seite 32, zur Auswahl der Arzneimittel → Seite 27, zur Grundlage der Bewertung → Seiten 27, 31

Verdauungsbeschwerden Fortsetzung

Handelsname Darreichungsform	**Zusammensetzung pro 1 ml/1 g oder wie angegeben bzw. pro abgeteilte Einheit**	**Unverb. Preis in Euro/kleinste Packung**	**Bewertung**
Hinweise zu den Tabellenspalten → Seite 32, zur Auswahl der Arzneimittel → Seite 27, zur Grundlage der Bewertung → Seiten 27, 31			
Kreon 10 000	**Pankreatin** 150 mg (= **Triacylglycerollipase** 10 000 FIP-E. + **Amylase** 8 000 FIP-E. + **Proteasen** 600 FIP-E.)	14,67/50 Stück	**Geeignet** bei Verdauungsbeschwerden aufgrund verminderter Enzymbildung in der Bauchspeicheldrüse. → Seite 287
25 000	**Pankreatin** 300 mg (= **Triacylglycerollipase** 25 000 FIP-E. + **Amylase** 18 000 FIP-E. + **Proteasen** 1 000 FIP-E.)	30,19/50 Stück	
40 000 magensaftresistente Kapseln	**Pankreatin** 400 mg (= **Triacylglycerollipase** 40 000 FIP-E. + **Amylase** 25 000 FIP-E. + **Proteasen** 1 600 FIP-E.)	43,70/50 Stück	
Kreon für Kinder Pellets	**Pankreatin** 601,2 mg (= **Triacylglycerollipase** 50 000 FIP-E. + **Amylase** 36 000 FIP-E. + **Proteasen** 2 000 FIP-E.)	24,22/20 g	
Meteozym Tabletten	**Simeticon** 100 mg + **Pankreatin** 500 mg (= **Triacylglycerollipase** 15 000 I.E. + **Amylase** 11 000 I.E. + **Proteasen** 900 I.E.)	9,70/20 Stück	**Mit Einschränkung geeignet** bei Verdauungsbeschwerden aufgrund verminderter Enzymbildung in der Bauchspeicheldrüse. Der Zusatz von Simeticon ist in diesem Anwendungsbereich unnötig. Mittel, die nur Pankreatin enthalten, sind vorzuziehen. → Seite 292
Mezym F Filmtabletten	**Pankreatin** 125 mg (= **Triacylglycerollipase** 10 000 FIP-E. + **Amylase** 7 500 FIP-E. + **Proteasen** 375 FIP-E.)	6,15/20 Stück	**Geeignet** bei Verdauungsbeschwerden aufgrund verminderter Enzymbildung in der Bauchspeicheldrüse. → Seite 287
Ozym 10 000	**Pankreatin** 97,6 mg (= **Triacylglycerollipase** 10 000 FIP- E. + **Amylase** 7 500 FIP- E. + **Proteasen** 450 FIP- E.)	14,67/50 Stück	
20 000	**Pankreatin** 195,2mg (= **Triacylglycerollipase** 20 000 FIP- E. + **Amylase** 15 000 FIP- E. + **Proteasen** 900 FIP- E.)	25,32/50 Stück	
40 000 magensaftresistente Kapseln	**Pankreatin** 319,05–414,35 mg (= **Triacylglycerollipase** 40 000 FIP- E. + **Amylase** 25 000 FIP- E. + **Proteasen** 1 500 FIP- E.)	43,70/50 Stück	
Pangrol 10 000	**Pankreatin** 118,1 mg (= **Triacylglycerollipase** 10 000 FIP-E. + **Amylase** 9 000 FIP-E. + **Proteasen** 500 FIP-E.)	14,65/50 Stück	
25 000	**Pankreatin** 269,67–350,25 mg (= **Triacylglycerollipase** 25 000 FIP-E. + **Amylase** 22 500 FIP-E. + **Proteasen** 1 250 FIP-E.)	30,17/50 Stück	
40 000 magensaftresistente Kapseln	**Pankreatin** 319,05 – 414,35 mg (= **Triacylglycerollipase** 40 000 FIP-E. + **Amylase** 25 000 FIP-E. + **Proteasen** 1 500 FIP-E.)	43,66/50 Stück	

Verdauungsbeschwerden Fortsetzung

Hinweise zu den Tabellenspalten → Seite 32, zur Auswahl der Arzneimittel → Seite 27, zur Grundlage der Bewertung → Seiten 27, 31

Handelsname Darreichungsform	**Zusammensetzung pro 1 ml/1 g oder wie angegeben bzw. pro abgeteilte Einheit**	**Unverb. Preis in Euro/kleinste Packung**	**Bewertung**
Pangrol 20 000 magensaftresistente Tabletten	**Pankreatin** 200–266,67 mg (= **Triacylglycerollipase** 20 000 FIP-E. + **Amylase** 12 000 FIP-E. + **Proteasen** 900 FIP-E.)	12,84/50 Stück	**Geeignet** bei Verdauungsbeschwerden aufgrund verminderter Enzymbildung in der Bauchspeicheldrüse. → Seite 287
Pankreatin Mikro-ratiopharm 20 000 magensaftresistente Kapseln	**Pankreatin** 195,2 mg (= **Triacylglycerollipase** 20 000 FIP-E. + **Amylase** 15 000 FIP-E. + **Proteasen** 900 FIP-E.)	21,25/50 Stück	
Panzytrat 10 000	**Pankreatin** (= **Triacylglycerollipase** 10 000 FIP-E. + **Amylase** 9 000 FIP-E. + **Proteasen** 500 FIP-E.)	14,67/50 Stück	
25 000	**Pankreatin** 210,8 mg (= **Triacylglycerollipase** 25 000 FIP-E. + **Amylase** 15 000 FIP-E. + **Proteasen** 800 FIP-E.)	30,19/50 Stück	
40 000 magensaftresistente Kapseln	**Pankreatin** 319,056–414,358 mg (= **Triacylglycerollipase** 40 000 FIP-E. + **Amylase** 25 000 FIP-E. + **Proteasen** 1 500 FIP-E.)	43,70/50 Stück	
Panzytrat ok magensaftresistente Mikrotabletten	**Pankreatin** (= **Triacylglycerollipase** 20 000 FIP-E. + **Amylase** 18 000 FIP-E. + **Proteasen** 1 000 FIP-E.) pro Messlöffel	24,22/20 g	
PFEFFERMINZBLÄTTER Bombastus Filterbeutel	**Pfefferminzblätter** 1,5 g	2,55/20 Stück	**Wenig geeignet** bei Verdauungsbeschwerden, weil die therapeutische Wirksamkeit nicht ausreichend nachgewiesen ist. Allenfalls anzuwenden zur unterstützenden Behandlung. → Seite 290
Sidroga Pfefferminzblätter	**Pfefferminzblätter** 1,5 g	3,15/20 Stück	**Wenig geeignet** bei Verdauungsbeschwerden, weil die therapeutische Wirksamkeit nicht ausreichend nachgewiesen ist. Allenfalls anzuwenden zur unterstützenden Behandlung. → Seite 290
Sidroga Schafgarbe	**Schafgarbenkraut** 1,5 g	3,40/20 Stück	**Wenig geeignet** bei Verdauungsbeschwerden, weil die therapeutische Wirksamkeit nicht ausreichend nachgewiesen ist. Allenfalls anzuwenden zur unterstützenden Behandlung. → Seite 291
Sidroga Wermut	**Wermutkraut** 1 g	3,40/20 Stück	
Sidroga Magen-Darm-Beruhigungstee Filterbeutel	**Kamillenblüten** 800 mg + **Pfefferminzblätter** 400 mg + **Schafgarbenkraut** 600 mg pro 2 g	4,15/20 Stück	**Wenig geeignet** bei Verdauungsbeschwerden, weil die therapeutische Wirksamkeit nicht ausreichend nachgewiesen ist. Allenfalls anzuwenden zur unterstützenden Behandlung. → Seite 294
spasmo gallo sanol N Dragees	**Pfefferminzöl** 37,5 mg	16,99/30 Stück	**Mit Einschränkung geeignet** bei krampfartigen Beschwerden im Magen-Darm-Trakt. Die therapeutische Wirksamkeit sollte noch besser belegt werden. → Seite 289
Wermutkraut Bombastus Filterbeutel	**Wermutkraut** 1,5 g	2,55/20 Stück	**Wenig geeignet** bei Verdauungsbeschwerden, weil die therapeutische Wirksamkeit nicht ausreichend nachgewiesen ist. Allenfalls anzuwenden zur unterstützenden Behandlung. → Seite 291

Blähungen

Blähungen gehören zu den häufigsten Verdauungsbeschwerden. Eine gewisse Gasbildung im Darm, vor allem von Kohlendioxid, ist allerdings normal. Es wird im Dünndarm ins Blut aufgenommen und über die Lunge abgeatmet. Erst wenn sich übermäßig viel Gas bildet, wird der Darm schmerzhaft gebläht.

Der Hauptanteil der Darmgase ist geruchlos und besteht aus Kohlendioxid, Sauerstoff, Stickstoff und Wasserstoff. Der unangenehme Geruch kommt zustande, wenn Darmbakterien Pflanzenfasern abbauen und bei diesem Gärprozess Spuren von Schwefelwasserstoff, flüchtige Fettsäuren (Buttersäure) und andere Gase entstehen.

Anzeichen und Beschwerden

Die Darmgase können den Bauch schmerzhaft auftreiben (Meteorismus). Häufig gehen vermehrt Winde ab (Flatulenz).

Bei Kindern

Darmbedingte Dreimonatskoliken bei Babys beginnen meist um die achte Lebenswoche herum und können bis zum sechsten Lebensmonat anhalten.

Ursachen

Vielerlei Ursachen können dazu beitragen, dass sich im Darm vermehrt Gas bildet:

- Bestimmte Lebensmittel können Blähungen fördern. Dazu gehören Hülsenfrüchte, Kohl, Zwiebeln sowie Ballaststoffe (z. B. in Vollkornprodukten, Gemüse, Obst).
- Eine zu fette und üppige Mahlzeit kann die Verdauungskapazität in den oberen Darmabschnitten überfordern, sodass viele Nahrungsbestandteile noch unverdaut in die tieferen Darmabschnitte gelangen. Die dort einsetzenden Abbauprozesse können zu Blähungen führen.
- Große Mengen kohlensäurehaltiger Getränke wie Mineralwasser, Cola, Limonade oder Sekt erhöhen den Gasgehalt im Darm und können Ursache von Blähungen sein.
- Wenn Sie wegen Magenbeschwerden oder Sodbrennen säurebindende Mittel einnehmen, die Hydrogenkarbonat enthalten, wird vermehrt Kohlendioxid gebildet, das mit dem Speisebrei in den Darm gelangt und diesen aufbläht.
- Zuckeraustauschstoffe wie Fruktose, Sorbit und Xylit (z. B. in Kaugummi, zuckerfreien Bonbons, Diät-Fertiggerichten) verursachen häufig Blähungen.
- Hastig gegessene Speisen rufen leichter Blähungen hervor als sorgfältig und in Ruhe gekaute.
- Stress und zu wenig Bewegung fördern Blähungen.
- Wenn ein angeborener Mangel an milchzuckerspaltenden Enzymen vorliegt (Laktasemangel), wird Milchzucker (Laktose) nicht vertragen, was sich unter anderem durch Blähungen bemerkbar machen kann.
- Die Aufnahmefähigkeit der Darmschleimhaut für die bei der Verdauung gebildeten Gase kann verringert sein, oft in Folge einer Herzschwäche (Rechtsherzinsuffizienz) oder einer Behandlung mit Antibiotika. Dann verbleiben die Gase im Darm und können schmerzhafte Blähungen verursachen.
- Wenn die Darmbewegung (Peristaltik) vermindert ist, kommt es häufig zu Blähungen, vor allem im Rahmen eines Reizdarmsyndroms (Colon irritabile).

Bei Kindern

Bei Säuglingen beruhen Blähungen in den ersten Wochen nach der Geburt meist auf Anpassungsschwierigkeiten an das neue Leben außerhalb des Mutterleibs und die veränderte Ernährung.

Die etwas später auftretenden darmbedingten Dreimonatskoliken sind häufig Folge eines Überangebots an Nahrung, wenn der kindliche Darm damit überfordert ist, die Milch zu verarbeiten. Bei gestillten Kindern kommen sie seltener vor.

Vorbeugung

- Essen Sie möglichst regelmäßig und zu etwa gleichbleibenden Zeiten.
- Kauen Sie die Speisen sorgfältig und schlingen Sie das Essen nicht hastig hinunter.
- Verzichten Sie auf blähende Nahrungsmittel und kohlensäurehaltige Getränke.
- Machen Sie einen Verdauungsspaziergang. Die Bewegung hilft mit, die Darmtätigkeit anzuregen.
- Wenn Sie viel sitzen müssen, sollten Sie täglich 30 Minuten laufen oder schnell gehen oder auf andere Weise für Bewegung sorgen.
- Sorgen Sie dafür, dass Sie sich nach einem anstrengenden Arbeitstag entspannen können.

Bei Kindern

Denken Sie daran, dass Babys häufig weniger Hunger als vielmehr Durst haben. Wenn Sie das Kind nicht stillen, sollten Sie ihm zwischendurch, wenn es unruhig wird, ein Fläschchen mit warmem Tee anbieten und Milch nur zu den regelmäßigen Mahlzeiten.

Allgemeine Maßnahmen

Alle vorbeugenden Maßnahmen sind auch sinnvoll, wenn Blähungen auftreten, zumal eine medikamentöse Behandlung meist weniger erfolgversprechend ist. Vor allem Bewegung trägt dazu bei, dass Gase, die sich im Darm aufgestaut haben, abgehen können.

Bei schmerzhaften Blähungen sind feuchtwarme Umschläge oder kreisend im Uhrzeigersinn ausgeführte Bauchmassagen hilfreich.

Bei einem Laktasemangel müssen Sie konsequent auf milchzuckerhaltige Lebensmittel verzichten. Nur bestimmte Käsesorten wie beispielsweise Emmentaler oder Appenzeller enthalten sehr wenig Laktose und werden meist gut vertragen. Auch Jogurt ist erlaubt, da die darin enthaltenen Milchsäurebakterien helfen, Laktose abzubauen.

Bei Kindern

Massieren Sie den Bauch des Säuglings bei jedem Wickeln mit einem einfachen Massageöl (Mandelöl, Olivenöl, Kümmelöl) mit sanftem Druck im Uhrzeigersinn. Dadurch wird die Darmbewegung angeregt, Blähungen lösen sich. Ähnlich hilfreich wirkt auch eine Massage des Afters. Der Darm wird dadurch stimuliert, Stuhl und Gase abzugeben.

Enger Körperkontakt beruhigt und entkrampft auch den Darm: Tragen Sie das Baby in einem Tragetuch möglichst dicht am Körper. Auf diese Weise fühlt es sich gehalten und geborgen, Verspannungen können sich lösen.

Säuglinge sollten mindestens vier Monate lang gestillt werden. Muttermilch verträgt und verdaut der kindliche Darm am besten.

Wann zum Arzt?

Wenn die Blähungen trotz der genannten allgemeinen Maßnahmen länger als zwei bis drei Wochen anhalten und sich die Schmerzen noch verstärken, sollten Sie einen Arzt aufsuchen.

Behandlung mit Medikamenten

Eine medikamentöse Behandlung von Blähungen ist nur sinnvoll, wenn die vorbeugenden und allgemeinen Maßnahmen nicht ausreichend wirken. Bei den meisten Arzneimitteln ist der Effekt jedoch gering. Bei Säuglingen sollten allgemeine Maßnahmen vorgezogen werden.

Entschäumer (→ nebenstehend) sind bei Blähungen mit Einschränkung geeignet. Die therapeutische Wirksamkeit sollte noch besser belegt werden.

Wenig geeignet ist ein Kombinationspräparat aus Entschäumer + Enzymen (→ Seite 301). Enzyme haben auf Blähungen keinen Einfluss und sind deshalb entbehrlich.

Tees (→ Seite 302) aus Anis, Fenchel und Kümmel sind wenig geeignet, weil die therapeutische Wirksamkeit nicht ausreichend nachgewiesen ist, unterstützend können sie jedoch eingesetzt werden.

Anthroposophische, homöopathische und traditionell angewendete Mittel

Zu den meistgekauften Mitteln gehören auch *Carum carvi Zäpfchen*. Dabei handelt es sich um ein Präparat der anthroposophischen Therapierichtung.

Ebenfalls zu den meistgekauften Mitteln gehören *Carminativum-Hetterich Liquidum* mit Extrakten aus Fenchel, Kamille, Kümmel, Pfefferminze und Pomeranze sowie *Windsalbe N* mit Kümmelöl. Dabei handelt es sich um Präparate, die als »traditionell angewendet« zugelassen wurden.

All diese Mittel lassen sich nach den Grundsätzen dieses Buches nicht bewerten und werden deshalb nicht näher besprochen. Allgemeine Informationen zur anthroposophischen Therapierichtung finden Sie unter »Anthroposophische Arzneimittel« (→ Seite 21). Was »traditionell angewendete« Präparate sind, finden Sie unter »Traditionell angewendete Mittel« (→ Seite 20).

Entschäumer

Dimeticon
sab simplex Kautabletten
Simeticon
Espumisan, Imogas, Lefax, sab simplex Suspension, Simethicon-ratiopharm

Dimeticon und Simeticon verringern die Oberflächenspannung von blasig aufgetriebenem Darminhalt und können auf diese Weise viele kleine Gasblasen in mehrere größere Blasen umwandeln. Diese platzen leichter und gehen dann als Gas ab oder werden leichter resorbiert. Auf diese Weise lassen sich Gasansammlungen im Darm zwar nicht verhindern, aber möglicherweise gehen die Winde dann schneller ab und blähen den Bauch nicht so sehr auf. Allerdings ist darauf zu achten, dass die Mittel hoch genug dosiert werden. Beide Wirkstoffe werden nicht in den Blutkreislauf aufgenommen.

Die therapeutische Wirksamkeit beider Substanzen ist umstritten. In klinischen Studien zeigten sich unterschiedliche Ergebnisse, die derzeit zu der Einschätzung führen, dass keiner der beiden Wirkstoffe die Aufnahmefähigkeit des Darmes für Gase steigern kann. Auch die Abgabe der Gase über verstärkte Darmbewegungen lässt sich mit Dimeticon und Simeticon nur wenig fördern. Die Mittel sind deshalb mit Einschränkung geeignet.

Blähungen bei Säuglingen sollten vorzugsweise mit allgemeinen Maßnahmen behandelt werden, da die therapeutische Wirksamkeit der Entschäumer auch bei ihnen nicht ausreichend belegt ist.

Imogas, Imogas forte, Lefax extra Flüssigkapseln und *Lefax extra LEMON FRESH* sind als Medizinprodukte (→ Seite 21) zugelassen, nicht als Arzneimittel.

Anwendung

Um die erwünschten Effekte zu erzielen, müssen Dimeticon und Simeticon mit 240 bis 800 Milligramm täglich ausreichend dosiert werden. Diese Menge sollten Sie in mehreren Portionen über den Tag verteilt möglichst zu oder nach den Mahlzeiten einnehmen. Mengen unter 240 Milligramm täglich haben bei Erwachsenen und Jugendlichen wahrscheinlich lediglich den Effekt eines Scheinmedikaments (Placebo).

Achtung

Espumisan Perlen: Dieses Präparat enthält als Konservierungsmittel Parabene. Wenn Sie auf Parastoffe (→ Seite 551) allergisch reagieren, dürfen Sie es nicht anwenden.

Hinweise

Für Kinder und Jugendliche unter 18 Jahren

Die Suspensionen können auch Säuglinge bekommen. Kautabletten und Perlen sollten Sie Kindern erst ab dem sechsten Lebensjahr geben, die Flüssigkapseln nur Jugendlichen über 14 Jahre.

Für Schwangerschaft und Stillzeit

Beide Wirkstoffe können Sie in Schwangerschaft und Stillzeit anwenden, da sie nicht über den Darm in den Blutkreislauf aufgenommen werden.

Kombination: Entschäumer + Enzyme

Simeticon + Pankreatin
Meteozym

Dieses Mittel enthält zusätzlich zu dem entschäumenden Wirkstoff Simeticon, der Blähungen lindern soll, den Wirkstoff Pankreatin. Dieser besteht aus Extrakten von Säugetier-Bauchspeicheldrüsen, meist vom Schwein, und soll die Verdauung anregen. Pankreatin enthält vor allem die Enzyme Amylase (spaltet Kohlenhydrate), Trypsin (spaltet Eiweiß) und Lipase (spaltet Fett).

Die Kombination beider Wirkstoffe ist bei Verdauungsbeschwerden nicht sinnvoll. Enzyme sind nur erforderlich, wenn eine nachgewiesene Funktionsstörung der Bauchspeicheldrüse vorliegt. Schwer Verdauliches wird durch die zusätzliche Einnahme von Enzymen nicht leichter verdaulich. Für die Behandlung von Blähungen ist die therapeutische Wirksamkeit von Simeticon noch nicht ausreichend belegt, der Zusatz von Enzymen ist unnötig. *Meteozym* ist bei Blähungen deshalb wenig geeignet.

Anwendung

Um Blähungen zu lindern, sollte Simeticon mit 240 bis 800 Milligramm täglich dosiert werden.

Achtung

Pankreatin kann die Aufnahme von Eisen und Folsäure aus dem Darm beeinträchtigen. Darauf müssen Sie vor allem achten, wenn Sie vorsorglich Eisen- und Vitaminpräparate einnehmen, zum Beispiel während der Schwangerschaft.

Pankreatin wird meist aus Bauchspeicheldrüsen des Schweins gewonnen. Wenn Sie Schweinefleisch nicht vertragen, dürfen Sie das Mittel nicht einnehmen. Diese Herkunft des Mittels kann auch für Personen wichtig sein, die aus religiösen Gründen den Verzehr von Schweinefleisch ablehnen.

Gegenanzeigen

Bei einer akuten Bauchspeicheldrüsenentzündung dürfen Sie enzymhaltige Medikamente nur nach Rücksprache mit einem Arzt anwenden.

Wechselwirkungen mit Medikamenten

Wenn Sie andere Medikamente anwenden, ist zu beachten, dass Pankreatin die Wirkung von Acarbose und Miglitol (bei Typ-2-Diabetes) verringert.

Unerwünschte Wirkungen

► **Sofort zum Arzt**

Wenn starker Hautausschlag, Juckreiz, Herzrasen, Atemnot, Schwäche und Schwindel auftreten, müssen Sie die Anwendung sofort abbrechen und unverzüglich den Notarzt (Telefon 112) rufen, weil es sich um eine lebensbedrohliche Allergie (→ Seite 14) handeln kann, die allerdings bisher nur in wenigen Fällen vorgekommen ist.

Hinweise

Für Schwangerschaft und Stillzeit

Schwangere sollten enzymhaltige Mittel nur nach Rücksprache mit einem Arzt einnehmen. Da das Mittel ohnehin als »wenig geeignet« erachtet wird, sollten Sie darauf verzichten. Wenn der Arzt die Einnahme dennoch befürwortet, sollten zusätzlich gegebene Präparate mit Folsäure besonders hoch dosiert werden, weil Enzyme die Aufnahme von Folsäure aus dem Darm stören.

Pflanzenkombination: Tees

Anis + Fenchel + Kümmel
Anis-Fenchel-Kümmel Bombastus, H&S Fenchel-Anis-Kümmel, Sidroga Fenchel-Anis-Kümmel

Die Samen von Anis, Fenchel und Kümmel enthalten ätherische Öle, die die Verdauung fördern sollen. Bisher ist das jedoch nicht nachgewiesen worden. Die Tees sind deshalb wenig geeignet und können allenfalls unterstützend eingesetzt werden.

Unerwünschte Wirkungen

▶ **Muss beobachtet werden**

Wenn sich die Haut rötet und juckt und sich zudem Bläschen bilden, vertragen Sie vermutlich einen der Inhaltsstoffe nicht. Dann sollten Sie das Mittel absetzen. Sind die Hauterscheinungen (→ Seite 14) einige Tage später nicht deutlich abgeklungen, sollten Sie einen Arzt aufsuchen.

Wenn sich die Atemwege verengen und Atembeschwerden auftreten, kann dies ebenfalls ein Zeichen für eine Allergie (→ Seite 14) sein. Dann sollten Sie den Tee nicht weitertrinken. Haben sich die Beschwerden auch einige Tage danach nicht merklich gebessert, sollten Sie einen Arzt aufsuchen.

Hinweise

Für Schwangerschaft und Stillzeit

Fenchelhaltige Tees sollten Schwangere nicht über mehrere Wochen trinken, weil das in ätherischem Fenchelöl enthaltene Fenchon in hoher Dosierung und bei langfristiger Anwendung bewirken kann, dass sich die Gebärmutter zusammenzieht und somit vorzeitige Wehen ausgelöst werden.

Blähungen

Handelsname Darreichungsform	**Zusammensetzung pro 1 ml/1 g oder wie angegeben bzw. pro abgeteilte Einheit**	**Unverb. Preis in Euro/kleinste Packung**	**Bewertung**
Anis-Fenchel-Kümmel Bombastus Tee	**Anisfrüchte** 600 mg + **Fenchelfrüchte** 1000 mg + **Kümmelfrüchte** 400 mg	3,01/100 g	**Wenig geeignet** bei Blähungen, weil die therapeutische Wirksamkeit nicht ausreichend nachgewiesen ist. Allenfalls anzuwenden zur unterstützenden Behandlung. → Seite 302
Espumisan Emulsion Emulsion	**Simeticon** 40 mg	4,49/30 ml	**Mit Einschränkung geeignet** bei Blähungen. Die therapeutische Wirksamkeit sollte noch besser belegt werden. Auf eine ausreichend hohe Dosierung ist zu achten. → Seite 300
Espumisan Perlen Kapseln	40 mg (Konservierungsmittel: Parabene)	4,45/25 Stück	
Espumisan Kautabletten Kautabletten	42,33 mg	4,30/20 Stück	
H&S Fenchel-Anis-Kümmel Filterbeutel	**Anisfrüchte** 800 mg + **Fenchelfrüchte** 800 mg + **Kümmelfrüchte** 400 mg pro 2 g	2,70/20 Stück	**Wenig geeignet** bei Blähungen, weil die therapeutische Wirksamkeit nicht ausreichend nachgewiesen ist. Allenfalls anzuwenden zur unterstützenden Behandlung. → Seite 302
Imogas	**Simeticon** 120 mg	6,60/20 Stück	**Mit Einschränkung geeignet** bei Blähungen. Die therapeutische Wirksamkeit sollte noch besser belegt werden. Auf eine ausreichend hohe Dosierung ist zu achten. Medizinprodukt. → Seite 300
Imogas forte Weichkapseln	240 mg	8,95/20 Stück	
Lefax extra LEMON FRESH Granulatbeutel	**Simeticon** 125 mg	ca. 5,85/16 Stück	**Mit Einschränkung geeignet** bei Blähungen. Die therapeutische Wirksamkeit sollte noch besser belegt werden. Auf eine ausreichend hohe Dosierung ist zu achten. Medizinprodukt. → Seite 300
Lefax extra Flüssigkapseln Kapseln	125 mg	ca. 5,60/20 Stück	
Lefax Kautabletten	42 mg	5,69/20 Stück	**Mit Einschränkung geeignet** bei Blähungen. Die therapeutische Wirksamkeit sollte noch besser belegt werden. Auf eine ausreichend hohe Dosierung ist zu achten. → Seite 300
Lefax extra Kautabletten Kautabletten	105 mg	6,72/20 Stück	
Lefax Pump-Liquid Suspension	41,2 mg	8,29/50 ml	

Hinweise zu den Tabellenspalten → Seite 32, zur Auswahl der Arzneimittel → Seite 27, zur Grundlage der Bewertung → Seiten 27, 31

Blähungen Fortsetzung

Handelsname Darreichungsform	**Zusammensetzung pro 1 ml/1 g oder wie angegeben bzw. pro abgeteilte Einheit**	**Unverb. Preis in Euro/kleinste Packung**	**Bewertung**
Meteozym Tabletten	**Simeticon** 100 mg + **Pankreatin** 500 mg (= **Triacylglycerollipase** 15 000 I.E. + **Amylase** 11 000 I.E. + **Proteasen** 900 I.E.)	9,70/20 Stück	**Wenig geeignet** bei Blähungen. Nicht sinnvolle Kombination. Die therapeutische Wirksamkeit von Simeticon sollte noch besser belegt werden. Der Zusatz von Enzymen ist in diesem Anwendungsbereich unnötig. → Seite 301
sab simplex Kautabletten Kautabletten **sab simplex Suspension** Suspension	**Dimeticon** 80 mg **Simeticon** 69,19 mg	5,31/20 Stück 8,29/30 ml	**Mit Einschränkung geeignet** bei Blähungen. Die therapeutische Wirksamkeit sollte noch besser belegt werden. Auf eine ausreichend hohe Dosierung ist zu achten. → Seite 300
Sidroga Fenchel-Anis-Kümmel Filterbeutel	**Anisfrüchte** 600 mg + **Fenchelfrüchte** 600 g + **Kümmelfrüchte** 800 g pro 2 g	3,15/20 Stück	**Wenig geeignet** bei Blähungen, weil die therapeutische Wirksamkeit nicht ausreichend nachgewiesen ist. Allenfalls anzuwenden zur unterstützenden Behandlung. → Seite 302
Simethicon-ratiopharm Kautabletten Kautabletten	**Simeticon** 85 mg	3,58/20 Stück	**Mit Einschränkung geeignet** bei Blähungen. Die therapeutische Wirksamkeit sollte noch besser belegt werden. Auf eine ausreichend hohe Dosierung ist zu achten. → Seite 300

Hinweise zu den Tabellenspalten → Seite 32, zur Auswahl der Arzneimittel → Seite 27, zur Grundlage der Bewertung → Seiten 27, 31

Durchfall

Durchfall (Diarrhö) ist ein Symptom, das anzeigt, dass der Darm – aus verschiedenen Ursachen – die ihm über die Nahrung zur Verfügung gestellten Nährstoffe nicht richtig aufnehmen und/oder dem Speisebrei im Dickdarm nicht genügend Wasser entziehen kann. Diese Reaktion ist an sich noch kein Grund zur Sorge: Der Darm reinigt sich damit zum Beispiel von krankmachenden Keimen und Giftstoffen (Toxinen). Erst wenn der Durchfall anhält und der Körper damit viel Wasser und Mineralstoffe (Elektrolyte) verliert, ist er behandlungsbedürftig.

Jeder Erwachsene hat durchschnittlich zweimal jährlich Durchfall, Kleinkinder weitaus häufiger, da ihr Darm in den ersten Lebensjahren noch nicht über die für eine gute Abwehr von Krankheitserregern nötige bakterielle Darmflora verfügt. Diese bildet sich erst im Lauf der Zeit heraus.

Bei Kindern

Bei Säuglingen und Kleinkindern können starke Durchfälle von Anfang an bedrohlich sein, weil Kinder über keine großen Flüssigkeitsreserven verfügen.

Bei Kindern zwischen neun Monaten und drei Jahren kann nach einem akuten Darminfekt eine »Krabbler-Diarrhö« auftreten.

Anzeichen und Beschwerden

Der Darm gibt über mehrere Tage hinweg häufiger als dreimal täglich sehr flüssigen bis wässrigen Stuhl ab. Bauchkrämpfe können, müssen aber nicht gleichzeitig auftreten.

Bei Kindern

Durchfall ist bei Kindern häufig gleich zu Beginn von Erbrechen begleitet. Beides führt zu einem raschen Flüssigkeitsverlust. Die Kinder werden unruhig, benommen und ihre Schleimhäute sind trocken. Ein Flüssigkeitsmangel ist daran zu erkennen, dass die Kinder auffällig wenig Urin ausscheiden oder dass eine mit zwei Fingern angehobene Hautfalte am Bauch nach dem Loslassen nur langsam wieder verschwindet. Bei Säuglingen sinkt die Fontanelle am Oberkopf ein. Geht der Durchfall mit hohem Fieber einher (über 39,5 °C), treten häufig auch Krampfanfälle auf.

Bei der »Krabbler-Diarrhö« ist der Stuhl mal von normaler Konsistenz, mal wässrig. Bauchschmerzen treten nicht auf, auch gedeiht das Kind normal. Diese Stuhlunregelmäßigkeiten können mehrere Monate lang anhalten und sind unbedenklich.

Ursachen

Wenn bestimmte Viren oder Bakterien über den Verzehr von Nahrungsmitteln in den Darm gelangen, beeinträchtigen die von ihnen abgegebenen Giftstoffe den Transport von Salzen und Wasser durch die Darmwand. Diese werden dann nicht mehr aus dem Darm aufgenommen, sondern teilweise sogar vermehrt in das Darminnere ausgeschieden. Dadurch verflüssigt sich der Stuhl, und die Darmmuskulatur verstärkt ihre Bewegungen, was sich mit Krämpfen bemerkbar machen kann.

Kolibakterien und Viren verursachen in unseren Breiten meist nur leichte Durchfälle, die innerhalb von zwei bis drei Tagen wieder vorbei sind.

Setzt der Durchfall erst nach der Rückkehr von einer Reise in die Tropen oder in Länder mit mangelhaften hygienischen Bedingungen ein, beruht er meist auf einer Infektion durch dort häufig vorkommende Amöben oder Bakterien (z. B. Staphylokokken, Salmonellen und Shigellen). Er kann aber auch auf eine Malariainfektion hindeuten. Solche Infektionen dürfen Sie nicht selbst behandeln, weil sich damit oft schwere, lang anhaltende und häufig blutige Durchfälle verbinden, die mit rezeptpflichtigen Medikamenten behandelt werden müssen. Welche Erreger für den Durchfall verantwortlich sind, zeigt eine Stuhluntersuchung beim Arzt.

Häufig ist Durchfall eine Begleiterscheinung einer Therapie mit Antibiotika. Diese stark wirksamen Medikamente töten nicht nur krankheitserregende Bakterien ab, sondern auch gesunde Mikroorganismen, die den Darm besiedeln und eine gute Verdauung garantieren.

Auch andere Medikamente können Durchfall auslösen, beispielsweise magnesiumhaltige säurebindende Mittel (Antazida, bei Sodbrennen), Acarbose (bei Diabetes), Metronidazol (bei Trichomonaden-Befall), Metoclopramid (bei Übelkeit und Erbrechen), nichtsteroidale Antirheumatika mit Wirkstoffen wie zum Beispiel Ibuprofen, Diclofenac (bei Arthrose und Schmerzen) sowie Zytostatika (bei Krebs, rheumatoider Arthritis).

Ortswechsel und veränderte Ernährungsgewohnheiten (Reise, Umzug) oder auch seelische Belastungen führen bei vielen Menschen vorübergehend zu Durchfall.

Durchfall kann auch im Zusammenhang mit einem Reizdarmsyndrom (→ Seite 268) oder einer Schilddrüsenüberfunktion auftreten.

Bei Kindern

Bei nicht gestillten Babys kann Durchfall darauf beruhen, dass der Darm das Kuhmilcheiweiß aus der Flaschenkost nicht verträgt.

Kommt es zu Durchfällen, wenn dem Kind die erste festere Beikost angeboten wird, kann dies ein Hinweis auf eine Unverträglichkeitsreaktion auf das Klebereiweiß Gluten sein (Zöliakie, Sprue). Gluten ist in den meisten Getreidearten (Weizen, Roggen, Gerste) enthalten. Glutenfrei sind zum Beispiel Reis, Buchweizen und Mais. Hafer enthält nur wenig Gluten, sollte aber trotzdem nur in geringen Mengen verzehrt werden.

Bei Säuglingen ist Durchfall öfter auch Begleiterscheinung einer anderen Krankheit (z. B. Mittelohrentzündung, Harnweginfekt).

Bei Klein- und Schulkindern sind harmlose Virusinfektionen die häufigste Ursache von Durchfall, der rasch von allein wieder abklingt.

Vorbeugung

In Gebieten, deren hygienische Bedingungen zu wünschen übrig lassen, sollten Sie folgende Hinweise beachten:

- Essen Sie frisches Obst nur geschält und vor allem keine bereits geschnittenen Stücke von Wassermelonen, weil diese oft mit Leitungswasser gespritzt werden, um das Gewicht und damit den Verkaufspreis zu erhöhen. Die Qualität des Leitungswassers vor Ort können Sie kaum beurteilen.
- Essen Sie keine Rohkost (Gemüse, Salat), kein rohes oder nicht durchgegartes Fleisch und keine rohen Meeresfrüchte. Beim Kochen und Braten werden Krankheitserreger abgetötet.
- Vorsicht bei aufgewärmten oder warmgehaltenen Speisen! Stehen diese länger als ein bis zwei Stunden in der Wärme, können sich Viren und Bakterien darin explosionsartig vermehren.
- Einige Speisen sollten Sie gänzlich meiden: Eiscreme (enthält rohes Ei und damit möglicherweise Salmonellen), mit rohem Eigelb zubereitete Nachspeisen (z. B. Tiramisu, Zabaione), verdünnte Obstsäfte, Eiswürfel (sie werden häufig aus Leitungswasser zubereitet, das nicht unbedingt keimfrei ist).
- Getränke sollten Sie nur aus industriell abgefüllten Flaschen trinken, die vor Ihren Augen geöffnet wurden, also nicht schon offen auf den Tisch kommen.
- Bei Verdacht auf unreines Leitungswasser sollten Sie auch zum Zähneputzen abgekochtes Wasser oder Mineralwasser benutzen.

Allgemeine Maßnahmen

Die wichtigste Maßnahme bei Durchfall – gleich welcher Ursache – besteht darin, Wasser und Mineralsalze rasch zu ersetzen, also viel zu trinken, und zwar mehr als sonst: drei bis vier Liter täglich sollten es sein, um zu vermeiden, dass der Körper zu sehr austrocknet. Das gilt insbesondere für ältere Menschen und Kinder. Geeignet sind dafür alle leicht gesüßten Tees und Säfte, die zur Hälfte mit abgekochtem Wasser oder stillem Mineralwasser verdünnt werden. Ratsam ist es, dazu etwas Salzgebäck

zu essen, da Salz in Verbindung mit Zucker vom Darm besser aufgenommen werden kann. Auch Brühe und stilles Mineralwasser mit einer Prise Zucker ersetzen die beim Durchfall im Übermaß ausgeschiedenen Mineralsalze.
Eine selbstgemischte Zucker-Salz-Lösung, siehe »Elektrolytlösung – selbstgemischt« (→ nachfolgend) hat eine ähnliche Zusammensetzung wie die in Apotheken erhältlichen Elektrolytmischungen.
Auch ein Aufguss aus getrockneten Heidelbeeren, mit Wasser verdünnter Heidelbeersaft, eine Karottensuppe aus passierten Möhren und Brühe, ein mit Brühe zubereiteter Haferschleim, eine zerquetschte Banane oder ein geriebener Apfel können den Durchfall lindern.
Feuchtwarme Leibwickel können Bauchkrämpfe lindern.
Meist sind ein bis zwei Tage Bettruhe sinnvoll.

Bei Kindern

Bei Kindern müssen Sie ganz besonders darauf achten, dass der Flüssigkeits- und Mineralsalzverlust rasch ausgeglichen wird, weil der kindliche Organismus nur über geringe Flüssigkeitsreserven verfügt. Wenn Kleinkinder und Säuglinge Durchfall haben und gleichzeitig auch erbrechen, sollten Sie ihnen die Flüssigkeit mit dem Löffel in kleinen Portionen, dafür aber umso häufiger, einflößen.
Kinder mit Krabbler-Diarrhö können normal essen. Allerdings sollten Sie ihnen möglichst keine Frucht- und Obstsäfte zu trinken geben.

Elektrolytlösung – selbstgemischt

Eine im richtigen Verhältnis gemischte Zucker-Salz-Lösung gibt dem Körper rasch die nötigen Mineralstoffe zurück, die er für wichtige Stoffwechselvorgänge braucht. Geben Sie in einen halben Liter stilles Mineralwasser (oder abgekochtes kaltes Leitungswasser) einen Teelöffel Kochsalz, sieben bis acht Teelöffel Traubenzucker (ersatzweise Haushaltszucker) und einen halben Liter Orangensaft. Mischen Sie alles gründlich durch und trinken Sie über den Tag verteilt insgesamt zwei Liter der jeweils frisch zubereiteten Lösung. Anstelle von Orangensaft können Sie auch andere Fruchtsäfte, Kräuter- oder Früchtetee verwenden.
Wenn Sie nur Wasser trinken wollen, lösen Sie zwei Esslöffel Rohrzucker und einen Teelöffel Kochsalz in einem Liter abgekochtem Wasser auf und trinken diese Mischung.

Wann zum Arzt?

Unter folgenden Bedingungen sollten Sie Durchfall nicht selbst behandeln :

- Der Durchfall hält länger als zwei bis drei Tage an. Dann muss der Arzt anhand einer Stuhlprobe feststellen, welche Keime ihn ausgelöst haben oder ob andere Krankheiten dahinterstecken.
- Sie haben gleichzeitig Fieber über 38,5 °C mit oder ohne Schüttelfrost und Kopfschmerzen.
- Sie müssen zusätzlich erbrechen.
- Der Stuhl ist blutig und schleimig.
- Der Bauch ist aufgetrieben und fühlt sich hart an (Hinweis auf eine Darmlähmung).
- Sie haben eine chronisch-entzündliche Darmerkrankung (Colitis ulcerosa, Morbus Crohn), Diabetes oder eine andere chronische Krankheit.
- Sie sind schwanger.
- Sie sind gerade von einer Reise zurückgekehrt, und es besteht der Verdacht, dass der Durchfall auf eine Infektion mit Bakterien oder Amöben zurückgeht, die Sie während dieser Reise bekommen haben.

Ein Präparat mit Escherichia-coli-Bakterien Stamm Nissle 1917– Handelsname *MUTAFLOR* (→ Seite 306) – kann weiterhin vom Arzt zulasten der gesetzlichen Krankenkassen verordnet werden, wenn Sie eine chronisch-entzündliche Darmentzündung (Colitis ulcerosa) haben, die Entzündung gerade nicht aktiv ist (Remissionsphase) und wenn Sie Mittel mit dem Wirkstoff Mesalazin (rezeptpflichtig) nicht vertragen.
Auch Flohsamen und Flohsamenschalen können als Quellmittel (→ Seite 328) zur unterstützenden Behandlung bei Durchfall im Zusammenhang mit Morbus Crohn, einem Kurzdarmsyndrom oder einer HIV-Infektion zulasten der gesetzlichen Krankenversicherung vom Arzt verordnet werden. Näheres hierzu finden Sie in der »Ausnahmeliste« (→ Seite 658).
Frauen sollten beachten, dass Durchfall die Wirksamkeit der Pille beeinträchtigen kann. Sprechen Sie dann sicherheitshalber mit einem Arzt oder benutzen Sie bis zur nächsten Menstruation ein anderes Verhütungsmittel.

Bei Kindern

Wenn Kinder unter zwei Jahren Durchfall haben, sollten Sie generell den Arzt um Rat fragen, da sie durch den Flüssigkeitsverlust rasch austrocknen können. Ältere Kinder sollten Sie dem Arzt vorstellen, wenn sie nicht mehr ausreichend trinken, die unter »Anzeichen und Beschwerden« genannten Zeichen eines Flüssigkeitsmangels haben oder auffällig apathisch sind.
Eine stationäre Behandlung im Krankenhaus ist erforderlich, wenn der Gewichtsverlust 5 bis 10 Prozent des Körpergewichts überschreitet, ebenso wenn der Durch-

fall blutig ist, mit anhaltendem Fieber oder nicht stillbarem Erbrechen einhergeht.

Behandlung mit Medikamenten

Normalerweise reguliert sich die Verdauung innerhalb von zwei bis drei Tagen von selbst. Erst wenn der Durchfall anhält und der Körper damit viel Wasser verliert, ist er behandlungsbedürftig. Alle für die Selbstmedikation verfügbaren Medikamente behandeln nicht die Ursachen des Durchfalls, sondern nur dessen Begleiterscheinungen.

Grundlage jeder Durchfallbehandlung ist eine ausreichende Zufuhr von Flüssigkeit und Elektrolyten, um so die durchfallbedingten Wasser- und Salzverluste zu ersetzen. Elektrolytmischungen (→ Seite 307) sind – vor allem bei Kindern – dafür die wichtigsten Mittel. Die Pulver sind so zusammengesetzt, dass der Darm die Stoffe leicht aufnehmen kann, auch wenn der Durchfall noch eine Zeit lang anhält. Auf die Ursachen des Durchfalls haben die Präparate keinen Einfluss.

Der Wirkstoff Loperamid (→ Seite 310) ist geeignet, die Darmbewegungen zu hemmen und den Darm ruhigzustellen, sodass schmerzhafte Krämpfe nachlassen. Das bedeutet aber gleichzeitig, dass schädliche Stoffe, wie zum Beispiel die giftigen Stoffwechselprodukte von Bakterien und Viren, die den Durchfall ausgelöst haben können, länger im Darm verbleiben. Präparate mit Loperamid sollen deshalb nur kurze Zeit angewendet werden und nur dann, wenn der Durchfall von sehr schmerzhaften Darmkrämpfen begleitet ist.

Präparate mit Hefe (→ Seite 309) sind bei akutem Durchfall mit Einschränkung geeignet. Weitere Studien sollten die therapeutische Wirksamkeit noch besser belegen.

Smektit (→ Seite 312) ist wenig geeignet, weil die therapeutische Wirksamkeit nicht ausreichend nachgewiesen ist. Es kann allenfalls zur unterstützenden Behandlung eingesetzt werden.

Loperamid + Dimeticon (→ Seite 314) miteinander zu kombinieren, ist in der Regel nicht sinnvoll, weil bei Durchfall meist keine Blähungen auftreten, die Dimeticon als entschäumender Wirkstoff lindern könnte. Das Mittel ist deshalb wenig geeignet.

Auch bei allen anderen Präparaten ist die therapeutische Wirksamkeit nicht ausreichend nachgewiesen. Das gilt sowohl für medizinische Kohle (→ Seite 311) und Nifuroxazid (→ Seite 312) als auch für die Wirkstoffe Ethacridin (→ Seite 308) und Tanninalbuminat (→ Seite 313), ebenso für ein pflanzliches Mittel (→ Seite 314) mit einem Extrakt aus Uzarawurzel sowie für Bakterien oder Bakterienstoffwechselprodukte (→ nebenstehend).

Die Kombinationspräparate aus Smektit + Antazida (→ Seite 315), Tanninalbuminat + Ethacridin (→ Seite 315) oder Pektin + Kamille (→ Seite 316) sind allesamt nicht sinnvoll zusammengesetzt und bei Durchfall wenig geeignet, weil die therapeutische Wirksamkeit nicht ausreichend nachgewiesen ist.

Bei Kindern

Kinder sollten nach den Richtlinien der Weltgesundheitsorganisation WHO nur mit Elektrolytmischungen (→ Seite 307) behandelt werden. Darüber hinaus haben neuere Studien ergeben, dass Hefe-Präparate (→ Seite 309) einen im Zusammenhang mit einer Antibiotikabehandlung auftretenden Durchfall gut lindern können. Alle anderen Medikamente sind bei Kindern entbehrlich.

Anthroposophische, homöopathische und traditionell angewendete Mittel

Zu den meistgekauften Mitteln gehören auch *Hylak N* Tropfen mit Stoffwechselprodukten von Lactobacillus helveticus, *Hylak plus acidophilus* mit Stoffwechselprodukten von Lactobacillus helveticus und Lactobacillus acidophilus, *Luvos Heilerde 1 innerlich* mit naturreinem Löss sowie *Paidoflor* mit Lactobacillus acidophilus. Dabei handelt es sich um Präparate, die von der Arzneimittelbehörde als »traditionell angewendet« zugelassen wurden. Solche Präparate lassen sich nach den Grundsätzen dieses Buches nicht bewerten und werden deshalb nicht näher besprochen. Allgemeine Informationen zu derartigen Mitteln finden Sie unter »Traditionell angewendete Mittel« (→ Seite 20).

Bakterien oder Bakterienstoffwechselprodukte

Enterococcus faecalis
Symbioflor 1
Escherichia coli
Colibiogen, MUTAFLOR, Symbioflor 2
Escherichia coli + Enterococcus faecalis (nicht lebensfähig)
Pro-Symbioflor

Bakterien wie Escherichia coli und Enterococcus faecalis besiedeln den gesunden Darm. Sie können durch ihren Stoffwechsel die Verdauung unterstützen und sind an der Aufnahme von Vitaminen beteiligt.

MUTAFLOR, *Symbioflor 1* und *Symbioflor 2* enthalten lebensfähige, *Colibiogen* und *Pro-Symbioflor* abgetötete Bakterien und deren Stoffwechselprodukte. Vieles spricht dafür, dass für eine mögliche Wirksamkeit lebende Bakterien benötigt werden.

Alle Präparate sollen die gestörte Darmflora wieder aufbauen oder die eingedrungenen Krankheitserreger in ihrem Wachstum bremsen und somit neutralisieren. Auch eine Anregung des Immunsystems wird diskutiert. Ob dies tatsächlich gelingt, ist nicht ausreichend nachgewiesen. Außerdem ist es fraglich, ob die genannten Mittel – sofern sie nicht als Dragees oder Kapseln mit einem magensaftresistenten Überzug versehen sind – nicht bereits durch die Magensäure inaktiviert werden.

Die Mittel sollen das Immunsystem unspezifisch dazu anregen, vermehrt Abwehrzellen zu bilden, mit denen sich der Organismus dann besser gegen Krankheitserreger aller Art wehren kann. Sie werden häufig bei oder nach einer Behandlung mit Antibiotika verschrieben, um zu verhindern, dass die Darmflora geschädigt wird, oder um sie wieder aufzubauen. Auch hierfür gibt es keine ausreichenden Wirksamkeitsbelege. Eine wirksame Vorbeugung mit lebenden Bakterien wurde zwar in einigen Studien berichtet; benötigt werden aber Untersuchungen an größeren Patientenzahlen und über längere Zeiträume. Alle Mittel sind deshalb zur Behandlung von Durchfall wenig geeignet.

Achtung

Wenn Ihre Immunabwehr stark beeinträchtigt ist (z. B. aufgrund einer HIV-Infektion oder durch die Einnahme von Medikamenten wie Zytostatika (bei Rheuma oder Krebs) und kortisonhaltigen Mitteln sollten Sie auf Mittel mit lebensfähigen Bakterien besser verzichten, da in Einzelfällen Blutvergiftungen vorgekommen sind. Das gilt auch für Säuglinge mit einer krankheitsbedingten Abwehrschwäche.

Colibiogen oral: Dieses Mittel enthält Alkohol. Personen mit Alkoholproblemen dürfen das Mittel nicht einnehmen. Auch Leberkranke und Menschen mit Anfallleiden sollten den Alkoholgehalt berücksichtigen. Darüber hinaus kann Alkohol die Wirkung vieler Arzneimittel (z. B. Schlaf- und Beruhigungsmittel, Psychopharmaka, starke Schmerzmittel, einige Mittel bei hohem Blutdruck) verstärken.

Gegenanzeigen

Wenn Sie Fieber über 38,5 °C und/oder Blut im Stuhl haben (Hinweis auf eine schwere bakterielle Infektion, die anders behandelt werden muss), dürfen Sie keines der Mittel einnehmen.

Unerwünschte Wirkungen

▶ Keine Maßnahmen erforderlich

Wenn Blähungen oder Magen-Darm-Beschwerden wie Bauchschmerzen oder -krämpfe auftreten, sollten Sie das Mittel niedriger dosieren. Meist bessern sich die Symptome im Lauf der Behandlung.

▶ Sofort zum Arzt

Bei schwerkranken und immungeschwächten Personen (z. B. HIV-Infektion, Krebserkrankung, nach Transplantation eines fremden Organs) kann es passieren, dass Bakterien die Darmwand durchdringen und sich über das Blut im Körper verbreiten. Diese Infektion äußert sich in Fieberschüben, extremer körperlicher Schwäche bis hin zu Bewusstlosigkeit und Kreislaufkollaps. Sollten Sie solche Symptome bemerken, müssen Sie unverzüglich den Notarzt (Telefon 112) rufen.

Hinweise

Für Schwangerschaft und Stillzeit

Colibiogen oral: Dieses Mittel enthält Alkohol. Bei Kindern sind Mittel ohne Alkohol vorzuziehen.

Colibiogen, Pro-Symbioflor, Symbioflor 1, Symbioflor 2: In Schwangerschaft und Stillzeit sollten Sie diese Mittel nicht ohne Rücksprache mit einem Arzt einnehmen.

Colibiogen oral: Dieses Mittel enthält Alkohol. Mittel ohne Alkohol sind vorzuziehen.

Elektrolytmischungen

Glukose + Kaliumchlorid + Natriumchlorid + Natriumzitrat

Elotrans, Oralpädon

Diese fertigen Mischungen aus Zucker und Mineralsalzen (Elektrolyten) ersetzen die bei Durchfall mit der Flüssigkeit vermehrt ausgeschiedenen Elektrolyte. Die Inhaltsstoffe sind so zusammengestellt und dosiert, dass der Darm sie optimal aufnehmen kann. Die Mittel enthalten sowohl Salze als auch Zucker, weil die Stoffe kombiniert besser über den Darm ins Blut aufgenommen werden können. Anschließend können die Zellen auch wieder vermehrt Wasser aus dem Nahrungsbrei aufnehmen. Zucker und Mineralsalze werden für zahlreiche Stoffwechselvorgänge benötigt.

Die Mittel sind geeignet, um die Zufuhr von Flüssigkeit und Elektrolyten sicherzustellen – darin besteht die Grundlage einer jeden Durchfallbehandlung. Auf die Ursachen des Durchfalls selbst haben die Elektrolytmischungen jedoch keinen Einfluss.

Anwendung

Sie lösen das in einem Beutel enthaltene Pulver in 200 Milliliter abgekochtem und abgekühltem Wasser oder Tee auf. Die vorgeschriebene Menge müssen Sie genau einhalten, weil die Lösung sonst nicht die nötige Konzentration aufweist und schlechter wirkt. Bei Raumtemperatur bleibt die Flüssigkeit etwa eine Stunde lang frisch; wenn Sie sie in den Kühlschrank stellen, bis zu 24 Stunden. Länger sollten Sie sie nicht aufbewahren, sonst können sich darin Krankheitserreger vermehren.

Tritt gleichzeitig Erbrechen auf, sollten Sie die Flüssigkeit häufig, aber nur löffelweise zu sich nehmen. Pro Tag sollten Sie mindestens 20 bis 40 Milliliter Elektrolytlösung pro Kilogramm Körpergewicht trinken, über den Tag verteilt können es bis zu vier Liter sein. Länger als drei Tage sollten Sie die Mittel nicht einnehmen. Hat sich der Durchfall dann immer noch nicht gebessert, sollten Sie einen Arzt aufsuchen.

Achtung

Wenn Sie Diabetes haben, müssen Sie beachten, dass die Mittel Glukose enthalten und Sie die Dosis der Medikamente beziehungsweise des Insulins entsprechend anpassen müssen.

Gegenanzeigen

Unter folgenden Bedingungen dürfen Sie die Elektrolytmischungen nicht anwenden:

- Die Nieren arbeiten nicht richtig, sodass sehr wenig Urin ausgeschieden wird.
- Es tritt unstillbares Erbrechen auf.
- Es kommt zu Bewusstseinsstörungen oder einem Schock.

Unter folgenden Bedingungen sollten Sie die Mittel nur nach Rücksprache mit einem Arzt einsetzen, wenn dieser Nutzen und Risiken der Anwendung sorgfältig abgewogen hat:

- Sie haben eine Herzschwäche und nehmen dagegen Mittel mit den Wirkstoffen Digitoxin oder Digoxin ein.
- Ihr Blutdruck ist zu hoch.

Wechselwirkungen mit Medikamenten

▶ Unbedingt beachten

Die Elektrolytmischungen können die Wirkung von Digitalis-Wirkstoffen wie Digitoxin, Digoxin (bei Herzschwäche) herabsetzen. Wenn Sie solche Medikamente einnehmen, sollten Sie die Elektrolytmischungen nicht ohne Rücksprache mit einem Arzt anwenden. Dieser sollte den Kaliumspiegel im Blut überwachen, solange Sie die Elektrolytmischungen einnehmen. Näheres hierzu finden Sie unter »Mittel bei Herzschwäche: verringerte Wirkung« (→ Seite 12).

Unerwünschte Wirkungen

▶ Keine Maßnahmen erforderlich

Das in den Mitteln enthaltene Kalium kann den Magen reizen und Übelkeit und Erbrechen auslösen. In diesem Fall sollte das Mittel löffelweise verabreicht werden.

Hinweise

Für Kinder und Jugendliche unter 18 Jahren

Bei Säuglingen und Kleinkindern sollten Sie mit dem Arzt besprechen, wie viel das Kind trinken sollte. Säuglinge, die noch gestillt werden, erhalten zuerst die Trinklösung und werden dann gestillt, bis sie satt sind. Wenn die Kinder gleichzeitig erbrechen, sollten Sie die Elektrolytlösung in kleinsten Mengen mit dem Löffel einflößen.

Schulkinder erhalten die gleiche Menge wie Erwachsene.

Für Schwangerschaft und Stillzeit

In Schwangerschaft und Stillzeit können Sie die Mittel unbedenklich anwenden.

Ethacridin

Metifex

Ethacridin tötet einige Bakterienarten ab und soll Krämpfe lindern. Durchfall soll es vorbeugen, indem es die Oberfläche der Darmschleimhaut zusammenzieht und somit den Flüssigkeitsverlust begrenzt. Antibakteriell wirkende Substanzen sind bei Durchfall jedoch meist nicht erforderlich, zumal sie auch die nützlichen Darmbakterien abtöten. Außerdem löst Ethacridin leicht Allergien aus. Die therapeutische Wirksamkeit ist nicht ausreichend nachgewiesen, das Mittel deshalb wenig geeignet.

Achtung

Gegenanzeigen

Wenn Sie Fieber über 38,5 °C oder Blut im Stuhl haben (Hinweis auf eine schwere bakterielle Infektion, die anders behandelt werden muss), dürfen Sie das Mittel nicht anwenden.

Unerwünschte Wirkungen

▶ Keine Maßnahmen erforderlich

Vereinzelt können vorübergehende Oberbauchbeschwerden (Druckgefühl), Übelkeit oder Erbrechen auftreten.

Der Magen- und Darminhalt verfärbt sich gelb, was

dazu führen kann, dass in der Unterwäsche gelbe Flecken entstehen.

► **Muss beobachtet werden**

Wenn sich die Haut rötet und juckt oder wenn sich die Atemwege verengen, reagieren Sie vermutlich allergisch auf das Mittel. Dann sollten Sie es absetzen. Sind die Hauterscheinungen (→ Seite 14) einige Tage später nicht deutlich abgeklungen, sollten Sie einen Arzt aufsuchen.

► **Sofort zum Arzt**

Wenn sich der juckende Hautausschlag verstärkt und zusätzlich Herzrasen, Atemnot, Schwäche und Schwindel auftreten, müssen Sie das Mittel sofort absetzen und unverzüglich den Notarzt (Telefon 112) rufen, weil es sich um eine lebensbedrohliche Allergie (→ Seite 14) handeln kann. Diese kommt jedoch nur in Einzelfällen vor.

Hinweise

Für Kinder und Jugendliche unter 18 Jahren

Der Hersteller gibt an, dass das Mittel Kindern ab zehn Jahre gegeben werden kann. Da das Mittel aber als »wenig geeignet« erachtet wird, sollten Kinder es besser nicht bekommen.

Für Schwangerschaft und Stillzeit

Über die Risiken einer Anwendung in Schwangerschaft und Stillzeit gibt es keine Erkenntnisse. Da das Mittel ohnehin als »wenig geeignet« erachtet wird, sollten Sie darauf verzichten.

Hefe

Saccharomyces boulardii
Hamadin N, Omniflora Akut, Perenterol, Perocur

Diese Mittel enthalten Trockenhefe mit lebensfähigen Zellen von Saccharomyces boulardii (auch: Saccharomyces cerevisiae). Das ist eine Wild-Hefeart, die das Wachstum schädlicher Mikroorganismen im Darm behindert und somit auch die Wirkung der bakteriellen Giftstoffe auf die Darmschleimhaut hemmt. Außerdem sollen sie das im Darm befindliche Immunsystem anregen und so dazu beitragen, dass sich die gesunde Darmflora nach einer Infektion oder Antibiotikatherapie rasch regeneriert beziehungsweise widerstandsfähiger wird.

Durchfall, der im Rahmen einer Antibiotikabehandlung auftritt, kann durch Trockenhefe möglicherweise verhindert werden, jedoch ist die Studienlage für eine allgemeine Empfehlung noch nicht eindeutig genug. Auch stehen Studien aus, die die therapeutische Wirksamkeit der Mittel zur Vorbeugung von Reisedurchfall zweifelsfrei nachweisen. Hat der Durchfall bereits eingesetzt, bessert er sich mit den Hefepräparaten allein meist nicht deutlich – die Erkrankungsdauer kann bestenfalls um einen Tag reduziert werden.

Da die Hefe-Präparate überdies zu schwerwiegenden Krankheitszuständen bis hin zu einer Blutvergiftung führen können, wenn eine schwere Erkrankung oder eine Immunschwäche vorliegt, sind sie bei akutem Durchfall nur mit Einschränkung geeignet.

Anwendung

Um Reisedurchfall vorzubeugen, beginnen Sie fünf Tage vor der Abreise mit der Einnahme des Mittels und hören erst drei bis fünf Tage nach der Rückkehr wieder auf.

Wenn der Durchfall akut oder im Zusammenhang mit einer Antibiotikaeinnahme auftritt, nehmen Sie das Mittel noch drei bis fünf Tage nach Abklingen der Beschwerden ein.

Achtung

Gegenanzeigen

Wenn Sie Hefe nicht vertragen, dürfen Sie diese Mittel nicht einnehmen. Auch wenn Sie Fieber über 38,5 °C oder Blut im Stuhl haben (Hinweis auf eine schwere bakterielle Infektion, die anders behandelt werden muss), dürfen Sie die Mittel nicht anwenden.

Ist Ihr Immunsystem geschwächt (z. B. bei einer HIV-Infektion, nach Bestrahlungen oder während der Behandlung mit Chemotherapeutika im Rahmen einer Krebserkrankung sowie bei schwerem Rheuma), sollten Sie diese Mittel nicht anwenden, da die Gefahr besteht, dass die Mittel eine schwere innerliche Pilzinfektion verursachen.

Perenterol Junior: Dieses Mittel enthält Fruktose. Bei Säuglingen, bei denen eine mögliche Fruktoseunverträglichkeit noch nicht erkannt ist, oder bei älteren Kindern und Erwachsenen mit einer solchen Unverträglichkeit ist das problematisch.

Wechselwirkungen mit Medikamenten

Wenn Sie noch andere Medikamente einnehmen, ist zu beachten, dass Itraconazol- und Ketoconazol-Tabletten (bei Pilzinfektionen) Hefepräparate unwirksam machen, weil sie Hefe abtöten.

Wechselwirkungen mit Speisen und Getränken

Sie sollten die Mittel nicht zusammen mit Alkohol oder heißen Speisen einnehmen, weil beides Hefe unwirksam macht.

Unerwünschte Wirkungen

▶ **Keine Maßnahmen erforderlich**

Bei mehr als 1 von 10 Anwendern kommt es zu Blähungen, die vergehen, sobald Sie das Mittel absetzen.

▶ **Muss beobachtet werden**

Wenn die Haut sich verstärkt rötet und juckt, reagieren Sie vermutlich allergisch auf das Mittel. Dann sollten Sie es absetzen. Sind die Hauterscheinungen (→ Seite 14) einige Tage später nicht deutlich abgeklungen, sollten Sie einen Arzt aufsuchen.

▶ **Sofort zum Arzt**

Wenn sich der Hautausschlag verstärkt und zusätzlich Juckreiz, Herzrasen, Atemnot, Schwäche und Schwindel auftreten, müssen Sie das Mittel sofort absetzen und unverzüglich den Notarzt (Telefon 112) rufen, weil es sich um eine lebensbedrohliche Allergie (→ Seite 14) handeln kann.

Bei schwerkranken und immungeschwächten Personen (z. B. mit einer HIV-Infektion, Krebserkrankung, nach Transplantation eines fremden Organs) kann es passieren, dass Hefepilze die Darmwand durchdringen und sich über das Blut im Körper verbreiten. Diese Infektion der inneren Organe äußert sich in Fieberschüben, extremer körperlicher Schwäche bis hin zu Bewusstlosigkeit und Kreislaufkollaps. Sollten Sie solche Symptome bemerken, müssen Sie unverzüglich den Notarzt (Telefon 112) rufen und im Krankenhaus weiterbehandelt werden.

Hinweise

Für Kinder und Jugendliche unter 18 Jahren

Kinder ab zwei Jahre können die gleiche Dosis wie Erwachsene bekommen. Bei ihnen sollten Sie besonders darauf achten, dass sie genug trinken.

Für Schwangerschaft und Stillzeit

Da Schwangere und Stillende häufig Hefe oder hefeartige Lebensmittel zu sich nehmen und sich dies bisher für das Ungeborene nicht als schädlich erwiesen hat, können Sie davon ausgehen, dass die Anwendung von Hefepräparaten ebenfalls keine Risiken birgt. Da es dazu jedoch keine klinischen Studien gibt, sollten Sie gegebenenfalls vor der Einnahme der Mittel Rücksprache mit einem Arzt halten.

Loperamid

Imodium akut, Lopedium akut, Loperamid akut – 1A Pharma, Loperamid akut Heumann, Loperamid AL akut, Loperamid-CT akut, Loperamid-ratiopharm akut, Loperamid STADA akut, Loperhoe akut

Loperamid gehört zu den opiumähnlichen Wirkstoffen (Opioiden). Bei Durchfall wird eine der sonst unerwünschten Wirkungen dieser Substanzen genutzt: der lähmende Effekt auf die glatte Muskulatur des Darms. Die Darmbewegungen werden stark gehemmt, Krämpfe treten dann nicht mehr auf. Flüssigkeit und Nährstoffe können wieder besser aufgenommen werden, weil der Darminhalt nicht so schnell ausgeschieden wird.

Das hat allerdings auch Nachteile. Liegt dem Durchfall eine Infektion mit Viren oder Bakterien zugrunde, die giftige Stoffwechselprodukte ausscheiden, bleiben auch die Keime und deren schädliche Stoffe länger im Darm und können stärker wirken. Aus diesem Grund sollten Sie diese Mittel nur kurzzeitig anwenden, wenn der Durchfall von starken Darmkrämpfen begleitet ist. Unter diesen Voraussetzungen sind die Mittel geeignet.

Anwendung

Sie nehmen das Mittel mehrmals täglich ein, aber nicht länger als zwei Tage und nicht mehr als zwölf Milligramm täglich (das entspricht sechs Kapseln, Plättchen oder Tabletten). Hält der Durchfall trotzdem länger als zwei Tage unvermindert an, müssen Sie in jedem Fall einen Arzt hinzuziehen.

Achtung

Gegenanzeigen

Unter folgenden Bedingungen dürfen Sie Loperamid nicht einnehmen:

- Ihr Bauch ist aufgetrieben und fühlt sich hart an (Hinweis auf eine Darmlähmung).
- Sie haben Fieber über 38,5 °C und/oder Blut im Stuhl (Hinweis auf eine schwere bakterielle Infektion, die anders behandelt werden muss).
- Der Durchfall könnte auf einer Infektion mit Salmonellen oder Shigellen (Ruhr-Erreger) zurückgehen. Durch die Ruhigstellung des Darms können die Bakterien in die Darmwand eindringen und schwere Entzündungen verursachen.
- Der Durchfall tritt im Zusammenhang mit einer Antibiotika-Behandlung auf und ist sehr stark (pseudomembranöse Kolitis).

Wenn Ihre Leber nur eingeschränkt arbeitet, sollte ein Arzt Nutzen und Risiken der Anwendung sorgfältig abwägen.

Wechselwirkungen mit Medikamenten

Wenn Sie gleichzeitig Medikamente mit dem Wirkstoff Verapamil (bei hohem Blutdruck), Ketoconazol (bei Pilzinfektionen), Chinidin (bei Herzrhythmusstörungen) oder Ritonavir (spezielles Arzneimittel bei HIV, Aids) einnehmen müssen, kann es sein, dass Loperamid verzögert ausgeschieden wird und sich seine unerwünschten Wirkungen auf das Gehirn verstärken. Dies kann die Atmung beeinträchtigen.

Unerwünschte Wirkungen

▶ **Keine Maßnahmen erforderlich**

Gelegentlich können Kopfschmerzen auftreten. Selten kommt es zu Müdigkeit, Schwindelgefühl und Mundtrockenheit.

▶ **Muss beobachtet werden**

Wenn – was nur selten vorkommt – die Haut sich verstärkt rötet und juckt, kann es sein, dass Sie den Wirkstoff nicht vertragen. Dann sollten Sie das Mittel absetzen. Sind die Hauterscheinungen (→ Seite 14) einige Tage später nicht deutlich abgeklungen, sollten Sie einen Arzt aufsuchen.

Selten treten Übelkeit und Bauchkrämpfe auf. Halten diese Beschwerden länger als zwei bis drei Tage an, sollten Sie erneut den Arzt aufsuchen.

Eine Verstopfung kann darauf hindeuten, dass das Mittel zu hoch dosiert ist. Dann sollten Sie das Mittel sofort absetzen, um einen Darmverschluss zu vermeiden.

▶ **Sofort zum Arzt**

Wenn sich der Hautausschlag verstärkt und zusätzlich Juckreiz, Herzrasen, Atemnot, Schwäche und Schwindel auftreten, müssen Sie das Mittel sofort absetzen und unverzüglich den Notarzt (Telefon 112) rufen, weil es sich um eine lebensbedrohliche Allergie (→ Seite 14) handeln kann.

In Einzelfällen kann eine Darmlähmung vorkommen. Wenn heftige Bauchschmerzen, Blähungen und Erbrechen auftreten, wenn der Bauch stark aufgetrieben ist, kein Stuhlgang möglich ist und Sie sich sehr unwohl fühlen, müssen Sie sich sofort in ärztliche Behandlung begeben.

Hinweise

Für Kinder und Jugendliche unter 18 Jahren

Kinder unter zwei Jahren dürfen diese Mittel nicht bekommen. Sie sollten nur mit Elektrolytmischungen und – soweit erforderlich – mit dem verschreibungspflichtigen Racecadotril behandelt werden, und auch das grundsätzlich unter ärztlicher Aufsicht. Näheres zu diesem Mittel finden Sie im HANDBUCH MEDIKAMENTE der Stiftung Warentest oder im Internet unter www.medikamente-im-test.de.

Kinder zwischen zwei und acht Jahren dürfen Sie nicht mit diesen Mitteln behandeln, weil sie für diese Altersgruppe zu hoch dosiert sind. Der Arzt kann für Kinder in diesem Alter niedriger dosierte, aber rezeptpflichtige Tropfen verordnen, die nach dem Körpergewicht dosiert werden: pro Kilogramm geben Sie dem Kind 0,04 Milligramm Loperamid.

Kinder über acht Jahre dürfen jedoch nicht mehr als acht Milligramm Loperamid pro Tag einnehmen.

Wegen der möglichen schweren unerwünschten Wirkungen sollten Sie Kinder bis zwölf Jahre grundsätzlich nur nach Rücksprache mit einem Arzt mit Loperamid behandeln.

Für Schwangerschaft und Stillzeit

Über die Risiken einer Anwendung in der Schwangerschaft gibt es keine Erkenntnisse. Sicherheitshalber sollten Sie das Mittel daher nicht anwenden.

In der Stillzeit dürfen Sie Loperamid nicht einnehmen, weil es in die Muttermilch übergeht.

Medizinische Kohle

Kohle-Compretten, Kohle-Hevert

Medizinische Kohle besteht aus vermahlenen, verkohlten Pflanzenmaterialien, deren feinporige Oberfläche die Fähigkeit hat, chemische Substanzen zu binden. Das ist vor allem bei Vergiftungen nützlich, bei Durchfall jedoch eher von untergeordneter Bedeutung. Die therapeutische Wirksamkeit ist nicht ausreichend nachgewiesen, die Mittel sind deshalb wenig geeignet.

Anwendung

Die Dosis kann bei Durchfallerkrankungen bis zu 16 Tabletten pro Tag betragen. Bei Vergiftungen können auch deutlich mehr (bis zu 100 Tabletten) eingenommen werden. Allerdings müssen Sie darauf achten, drei bis vier Liter Flüssigkeit pro Tag zu trinken, damit der Darminhalt nicht verklumpt und sich festsetzt.

Achtung

Gegenanzeigen

Wenn Sie Fieber über 38,5 °C oder Blut im Stuhl haben (Hinweis auf eine schwere bakterielle Infektion, die anders behandelt werden muss), dürfen Sie die Mittel nicht anwenden.

Wechselwirkungen mit Medikamenten

Wenn Sie noch andere Medikamente einnehmen, ist zu beachten, dass medizinische Kohle die Wirkstoffe anderer Medikamente bindet und damit deren Wirkung verringert. Sie sollten diese Mittel deshalb nur im Abstand von zwei Stunden einnehmen.

Unerwünschte Wirkungen

▶ **Keine Maßnahmen erforderlich**

Der Stuhl färbt sich schwarz, da die Kohle unverändert wieder ausgeschieden wird.

▶ **Sofort zum Arzt**

Wenn Sie medizinische Kohle in sehr hoher Dosierung (z. B. bei Vergiftungen) einnehmen und Sie zudem nicht genügend trinken, verklumpt der Stuhl und es kann sich eine Verstopfung bis hin zum Darmverschluss entwickeln. Anzeichen dafür sind neben ausbleibendem Stuhlgang auch Übelkeit und Erbrechen sowie Blähungen und heftige kolikartige Bauchschmerzen. Dann sollten Sie sofort einen Arzt aufsuchen.

Hinweise

Für Kinder und Jugendliche unter 18 Jahren

Kinder erhalten die Hälfte der für Erwachsene vorgesehenen Dosis, sollten aber besser mit Elektrolytmischungen und gegebenenfalls mit Hefepräparaten behandelt werden.

Für ältere Menschen

Sie müssen besonders darauf achten, genügend zu trinken.

Nifuroxazid

Pentofuryl

Nifuroxazid tötet Bakterien ab. Solche Wirkstoffe sind in unseren Breiten normalerweise nicht erforderlich, weil der Durchfall meist durch Viren ausgelöst wird. Gegen diese sind antibakterielle Substanzen nicht wirksam. Außerdem verlaufen selbst bakterielle Infektionen eher leicht und sind auch ohne antibakterielle Behandlung innerhalb weniger Tage vorbei. Zudem ist die therapeutische Wirksamkeit von Nifuroxazid bei Durchfall nicht ausreichend nachgewiesen, das Mittel deshalb wenig geeignet.

Anwendung

Innerhalb von zwei bis vier Tagen soll sich die Anzahl der Durchfälle verringern. Hält der Durchfall trotzdem länger als zwei Tage unvermindert an, sollten Sie einen Arzt aufsuchen. Länger als sieben Tage sollten Sie das Mittel nicht anwenden.

Achtung

Pentofuryl Saft: Dieses Präparat enthält als Konservierungsmittel Parabene. Wenn Sie auf Parastoffe (→ Seite 551) allergisch reagieren, dürfen Sie das Mittel nicht anwenden.

Dieses Mittel enthält Alkohol. Personen mit Alkoholproblemen dürfen diese Mittel nicht einnehmen. Auch Leberkranke und Menschen mit Anfallleiden sollten den Alkoholgehalt berücksichtigen. Darüber hinaus kann Alkohol die Wirkung vieler Arzneimittel (z. B. Schlaf- und Beruhigungsmittel, Psychopharmaka, starke Schmerzmittel, einige Mittel bei hohem Blutdruck) verstärken.

Gegenanzeigen

Wenn Sie Fieber über 38,5 °C oder Blut im Stuhl haben (Hinweis auf eine schwere bakterielle Infektion, die anders behandelt werden muss), dürfen Sie das Mittel nicht anwenden.

Unerwünschte Wirkungen

▶ **Muss beobachtet werden**

Es können Bauchschmerzen, Übelkeit und Erbrechen vorkommen. Halten die Beschwerden länger als zwei bis drei Tage an, sollten Sie einen Arzt aufsuchen. Wenn die Haut sich verstärkt rötet und juckt, reagieren Sie vermutlich allergisch auf das Mittel. Dann sollten Sie es absetzen. Sind die Hauterscheinungen (→ Seite 14) einige Tage später nicht deutlich abgeklungen, sollten Sie einen Arzt aufsuchen.

▶ **Sofort zum Arzt**

Wenn sich der Hautausschlag verstärkt und zusätzlich Juckreiz, Herzrasen, Atemnot, Schwäche und Schwindel auftreten, müssen Sie das Mittel sofort absetzen und unverzüglich den Notarzt (Telefon 112) rufen, weil es sich um eine lebensbedrohliche Allergie (→ Seite 14) handeln kann.

Hinweise

Für Kinder und Jugendliche unter 18 Jahren

Pentofuryl Saft: Dieses Mittel enthält Alkohol. Bei Kindern sind Mittel ohne Alkohol vorzuziehen.

Für Schwangerschaft und Stillzeit

Da keine Erfahrungen vorliegen, sollten Sie das Mittel besser nicht einnehmen. Bedenken Sie auch, dass das Mittel Alkohol enthält. Mittel ohne Alkohol sind vorzuziehen.

Smektit

Colina

Smektit ist ein Bestandteil von Tonerde und besteht aus Aluminium-Magnesium-Schichtgittersilikat. Es wird nicht in den Blutkreislauf aufgenommen. Smek-

tit bindet Flüssigkeit und Giftstoffe sowie Mikroorganismen im Darm. Der Stuhl wird dadurch fester. Dennoch müssen Flüssigkeit und Salze, die bei Durchfall verlorengehen, ersetzt werden.
Die therapeutische Wirksamkeit von Smektit bei Durchfall ist nicht ausreichend nachgewiesen, das Mittel deshalb wenig geeignet. Es kann allenfalls unterstützend eingesetzt werden.

Achtung

Gegenanzeigen

Wenn Sie Fieber über 38,5 °C oder Blut im Stuhl haben (Hinweis auf eine schwere bakterielle Infektion, die anders behandelt werden muss), dürfen Sie das Mittel nicht anwenden. Auch wenn Sie in der Vergangenheit über längere Zeit an einer schweren Verstopfung gelitten haben, sollten Sie Smektit besser nicht anwenden.

Wechselwirkungen mit Medikamenten

Wenn Sie noch andere Medikamente einnehmen, ist zu beachten, dass Smektit die Wirkstoffe anderer Arzneimittel bindet und somit deren Aufnahme aus dem Darm behindern kann, was die Wirksamkeit beeinträchtigt. Sie sollten andere Medikamente deshalb im Abstand von mindestens ein bis zwei Stunden einnehmen.

Unerwünschte Wirkungen

▶ Muss beobachtet werden

Wenn Verstopfung auftritt, sollten Sie die Dosis des Mittels verringern.
Wenn – was nur selten vorkommt – die Haut sich verstärkt rötet und juckt, kann es sein, dass Sie den Wirkstoff nicht vertragen. Dann sollten Sie das Mittel absetzen. Sind die Hauterscheinungen (→ Seite 14) einige Tage später nicht deutlich abgeklungen, sollten Sie einen Arzt aufsuchen.

Hinweise

Für Kinder und Jugendliche unter 18 Jahren

Insbesondere bei Kindern müssen Sie darauf achten, dass sie während der Einnahme von Smektit ausreichend Flüssigkeit trinken. Ansonsten besteht die Gefahr, dass sich der Darminhalt verhärtet.

Für ältere Menschen

Sie müssen ebenfalls gut darauf achten, genügend zu trinken.

Tanninalbuminat

Tannalbin

Tannine sind Gerbsäuren, die mit Eiweißstoffen unlösliche Verbindungen eingehen. Bei Durchfall sollen diese die Darmschleimhaut abdichten und somit den Flüssigkeitsverlust begrenzen. Die Bindung von Tannin an das Eiweiß Albumin (= Tanninalbuminat) verhindert, dass Tannin bereits in Mund und Magen auf Nahrungseiweiße und Verdauungsenzyme sowie Eiweißbestandteile der Schleimhäute einwirkt.
Das Mittel soll vor allem Reisedurchfall vorbeugen. Die therapeutische Wirksamkeit hierfür ist jedoch nicht ausreichend nachgewiesen, *Tannalbin* ist deshalb wenig geeignet.

Achtung

Gegenanzeigen

Wenn Sie Fieber über 38,5 °C oder Blut im Stuhl haben (Hinweis auf eine schwere bakterielle Infektion, die anders behandelt werden muss), dürfen Sie das Mittel nicht anwenden.

Wechselwirkungen mit Medikamenten

Wenn Sie noch andere Medikamente einnehmen, ist zu beachten, dass Tannin die Wirkstoffe anderer Medikamente binden und damit deren Wirkung verringern kann. Sie sollten diese Mittel deshalb nur im Abstand von zwei Stunden einnehmen.

Unerwünschte Wirkungen

▶ Muss beobachtet werden

Wenn die Haut sich verstärkt rötet und juckt, reagieren Sie vermutlich allergisch auf den in dem Präparat enthaltenen Eiweißstoff Albumin. Dann sollten Sie das Mittel absetzen. Sind die Hauterscheinungen (→ Seite 14) einige Tage später nicht deutlich abgeklungen, sollten Sie einen Arzt aufsuchen.

Hinweise

Für Kinder und Jugendliche unter 18 Jahren

Der Hersteller gibt an, dass Tanninalbuminat Kindern ab fünf Jahre gegeben werden kann. Da es aber als »wenig geeignet« erachtet wird, sollten Kinder es nicht bekommen.

Für Schwangerschaft und Stillzeit

Über die Risiken einer Anwendung in Schwangerschaft und Stillzeit gibt es keine Erkenntnisse. Da das Mittel ohnehin als »wenig geeignet« bewertet wird, sollten Sie darauf verzichten.

Pflanzliches Mittel

Uzarawurzel
UZARA

Extrakte aus der Uzarawurzel sollen die Darmmuskulatur erschlaffen lassen. Dadurch können sich Krämpfe lösen, und der Durchfall soll nachlassen. Die therapeutische Wirksamkeit ist jedoch nicht ausreichend nachgewiesen, das Mittel deshalb wenig geeignet.

Achtung

UZARA 40 mg/ml Lösung: Dieses Mittel enthält Alkohol. Personen mit Alkoholproblemen dürfen es nicht einnehmen. Auch Leberkranke und Menschen mit Anfallleiden sollten den Alkoholgehalt berücksichtigen. Darüber hinaus kann Alkohol die Wirkung vieler Arzneimittel (z. B. Schlaf- und Beruhigungsmittel, Psychopharmaka, starke Schmerzmittel, einige Mittel bei hohem Blutdruck) verstärken.

Gegenanzeigen

Wenn Sie Fieber über 38,5 °C oder Blut im Stuhl haben (Hinweis auf eine schwere bakterielle Infektion, die anders behandelt werden muss), oder wenn sie gleichzeitig mit Herzglykosiden wie Digitoxin oder Digoxin (bei Herzschwäche) behandelt werden, dürfen Sie das Mittel nicht anwenden.

Wenn bei Ihnen Herzrhythmusstörungen aufgrund von Erregungsleitungsstörungen bestehen, sollten Sie das Mittel nur nach Rücksprache mit einem Arzt einnehmen.

Wechselwirkungen mit Medikamenten

► **Unbedingt beachten**

Wenn Sie Digitalis-Wirkstoffe wie Digitoxin oder Digoxin (bei Herzschwäche) einnehmen, sollten Sie *UZARA* nur nach Rücksprache mit einem Arzt anwenden, weil der Pflanzenextrakt die Wirkung der Digitalis-Wirkstoffe möglicherweise verstärken kann. Näheres hierzu finden Sie unter »Mittel bei Herzschwäche: verstärkte Wirkung« (→ Seite 12). Misst der Arzt die Wirkspiegel der Digitalis-Glykoside im Blut, kann *UZARA* das Ergebnis verfälschen.

Unerwünschte Wirkungen

► **Muss beobachtet werden**

Wenn die Haut sich verstärkt rötet und juckt, reagieren Sie vermutlich allergisch auf einen Bestandteil des Pflanzenextraktes. Dann sollten Sie das Mittel absetzen. Sind die Hauterscheinungen (→ Seite 14) einige Tage später nicht deutlich abgeklungen, sollten Sie einen Arzt aufsuchen.

Hinweise

Für Kinder und Jugendliche unter 18 Jahren

UZARA 40 mg/ml Lösung sollten Kinder unter zwölf Jahren nicht bekommen. Bedenken Sie auch, dass das Mittel Alkohol enthält. Andere, als »geeignet« erachtete Mittel ohne Alkohol sind vorzuziehen.

UZARA 40 mg überzogene Tabletten sollten nicht an Kinder unter sechs Jahren verabreicht werden.

UZARA SAFT sollten Kinder unter zwei Jahren nicht erhalten.

Für Schwangerschaft und Stillzeit

Es liegen keine ausreichenden Erfahrungen zur Anwendung von Uzarawurzel bei Schwangeren und Stillenden vor. Da das Mittel als »wenig geeignet« erachtet wird, sollten Sie sicherheitshalber darauf verzichten.

UZARA 40 mg/ml Lösung: Bedenken Sie, dass dieses Mittel Alkohol enthält. Mittel ohne Alkohol sind vorzuziehen.

Kombination

Loperamid + Dimeticon
Imodium akut plus

In diesem Mittel ist Loperamid mit dem Entschäumer Dimeticon kombiniert. Loperamid stellt die Darmbewegungen ruhig, Dimeticon soll Blähungen lindern.

Die Kombination der beiden Wirkstoffe ist nicht sinnvoll, weil Durchfall selten mit Blähungen einhergeht. Außerdem muss Dimeticon sehr hoch dosiert werden, um die erwünschten Wirkungen zu entfalten, was bei dem vorliegenden Kombinationspräparat dazu führen kann, dass eine zu hohe Dosis Loperamid eingenommen wird. Das Mittel ist zur Behandlung von Durchfall deshalb wenig geeignet.

Alle weiteren Angaben finden Sie unter »Loperamid« (→ Seite 310).

Zusätzlich ist zu beachten:

Anwendung

Meist genügen zwei Tabletten pro Tag, um den Durchfall zu stoppen. Keinesfalls dürfen Sie mehr als vier Tabletten täglich einnehmen. Länger als zwei Tage dürfen Sie das Mittel nicht anwenden.

Hinweise

Für Kinder und Jugendliche unter 18 Jahren

Kinder unter zwölf Jahren dürfen dieses Mittel nicht bekommen.

Kombination

Tanninalbuminat + Ethacridin
Tannacomp

Dieses Mittel kombiniert den Gerbstoff Tannin, gebunden an das Eiweiß Albumin (= Tanninalbuminat), mit dem antibakteriell wirkenden Ethacridin. Beide sollen vor allem bewirken, dass der Darm nicht so viel Flüssigkeit ausscheidet. Ethacridin und Albumin können leicht Allergien auslösen. Die Kombination der beiden Wirkstoffe ist nicht sinnvoll, die therapeutische Wirksamkeit bei Durchfall nicht ausreichend nachgewiesen. Das Mittel ist deshalb wenig geeignet.

Achtung

Gegenanzeigen

Wenn Sie Fieber über 38,5 °C oder Blut im Stuhl haben (Hinweis auf eine schwere bakterielle Infektion, die anders behandelt werden muss), dürfen Sie das Mittel nicht anwenden.

Wechselwirkungen mit Medikamenten

Wenn Sie noch andere Medikamente einnehmen, ist zu beachten, dass Tannin die Wirkstoffe anderer Medikamente bindet und damit deren Wirkung verringert. Sie sollten diese Mittel deshalb nur im Abstand von zwei Stunden einnehmen.

Unerwünschte Wirkungen

▶ **Keine Maßnahmen erforderlich**

Es können Appetitlosigkeit, Übelkeit, Brechreiz und Erbrechen auftreten. Diese Symptome verschwinden, wenn Sie das Mittel absetzen.

▶ **Muss beobachtet werden**

Wenn die Haut sich verstärkt rötet und juckt, reagieren Sie vermutlich allergisch auf den in dem Präparat enthaltenen Eiweißstoff Albumin. Dann sollten Sie das Mittel absetzen. Sind die Hauterscheinungen (→ Seite 14) einige Tage später nicht deutlich abgeklungen, sollten Sie einen Arzt aufsuchen.

▶ **Sofort zum Arzt**

Wenn sich der juckende Hautausschlag verstärkt und zusätzlich Herzrasen, Atemnot, Schwäche und Schwindel auftreten, müssen Sie das Mittel sofort absetzen und unverzüglich den Notarzt (Telefon 112) rufen, weil es sich um eine lebensbedrohliche Allergie (→ Seite 14) handeln kann. Diese kommt jedoch nur selten vor.

Hinweise

Für Kinder und Jugendliche unter 18 Jahren

Der Hersteller gibt an, dass das Mittel auch Kindern ab fünf Jahre ohne Rücksprache mit einem Arzt gegeben werden kann. Da es aber als »wenig geeignet« erachtet wird, sollten Kinder es nicht bekommen.

Für Schwangerschaft und Stillzeit

Über die Risiken einer Anwendung in Schwangerschaft und Stillzeit gibt es keine Erkenntnisse. Da das Mittel ohnehin als »wenig geeignet« erachtet wird, sollten Sie darauf verzichten.

Kombination: Smektit + Antazida

Smektit + Aluminiumhydroxid-Magnesiumkarbonat
Colina Spezial

In diesem Mittel ist Smektit mit einem säurebindenden Mittel (Antazidum) kombiniert. Die therapeutische Wirksamkeit bei Durchfall soll sich damit verbessern. Dass das tatsächlich gelingt, ist allerdings nicht ausreichend nachgewiesen, das Mittel deshalb wenig geeignet.

Achtung

Wenn die Nieren nur eingeschränkt arbeiten, kann Aluminium in Nerven und Knochen eingelagert werden. Bei langfristiger oder hoch dosierter Anwendung sollte ein Arzt deshalb regelmäßig die Aluminiumspiegel im Blut kontrollieren. Der Wert sollte nicht über 40 Mikrogramm pro Liter ansteigen.

Gegenanzeigen

Wenn Sie Fieber über 38,5 °C oder Blut im Stuhl haben (Hinweis auf eine schwere bakterielle Infektion, die anders behandelt werden muss), dürfen Sie das Mittel nicht anwenden.

Wenn schwere Funktionsstörungen der Nieren bestehen oder wenn Sie regelmäßig an die künstliche Niere (Dialyse) angeschlossen werden müssen, dürfen Sie das Mittel ebenfalls nicht einnehmen.

Wechselwirkungen mit Medikamenten

Smektit und Antazida beeinträchtigen die Wirkung fast aller anderen Medikamente, weil sie deren Wirkstoffe im Magen und/oder Darm binden. Andere Medikamente sollten Sie deshalb im Abstand von mindestens ein bis zwei Stunden einnehmen.

Außerdem ist zu beachten:

- Zitronensäure (Zusatzstoff in vielen Brausetabletten) und Vitamin C (in fast allen Vitaminpräparaten, teilweise auch in Schmerzmitteln) können die unerwünschte Aufnahme von Aluminium aus dem Darm erhöhen.

- Mittel aus der Gruppe der Anticholinergika mit Wirkstoffen wie Biperiden, Bornaprin, Metixen und Trihexyphenidyl (alle bei Parkinsonkrankheit) verringern die Darmbewegungen und können dadurch die Aufnahme von Magnesium aus dem Darm erhöhen. Wenn gleichzeitig die Nieren nur eingeschränkt arbeiten, wird das überschüssige Magnesium nicht genügend ausgeschieden. Wenn Sie dann magnesiumhaltige Antazida hoch dosiert und/oder langfristig anwenden, kann der Magnesiumspiegel im Blut gefährlich ansteigen. Anzeichen hierfür sind Schläfrigkeit und Muskelschwäche. Sie sollten die magnesiumhaltigen Antazida dann absetzen. Treten zusätzlich weitere Symptome auf (Übelkeit, Erbrechen, Atemprobleme), sollten Sie sofort einen Arzt aufsuchen.

Wechselwirkungen mit Speisen und Getränken

Zitrusfrüchte und Getränke mit Extrakten aus Zitrusfrüchten sollten Sie meiden, weil die darin enthaltene Zitronensäure die Aufnahme von Aluminium aus dem Darm fördert. Das gilt auch für Wein und andere säurehaltige Getränke.

Unerwünschte Wirkungen

▶ Muss beobachtet werden

Wenn Verstopfung auftritt, sollten Sie die Dosis des Mittels verringern.

Wenn – was nur selten vorkommt – Juckreiz und Hautausschlag auftreten, kann es sein, dass Sie den Wirkstoff nicht vertragen. Dann sollten Sie das Mittel absetzen. Sind die Hauterscheinungen (→ Seite 14) einige Tage später nicht deutlich abgeklungen, sollten Sie einen Arzt aufsuchen.

Hinweise

Für Schwangerschaft und Stillzeit

Über die Anwendung in Schwangerschaft und Stillzeit gibt es keine Erkenntnisse. Da das Mittel ohnehin als »wenig geeignet« erachtet wird, sollten Sie darauf verzichten.

Für ältere Menschen

Da die Nierenleistung im Alter nachlässt und Verstopfung häufiger vorkommt, sollten Sie antazidahaltige Mittel besser nicht anwenden.

Kombination

Pektin + Kamille
Diarrhoesan

In diesem Mittel ist der pflanzliche Quellstoff Pektin mit Kamille kombiniert. Pektin soll das Stuhlvolumen erhöhen, indem es Wasser bindet, und so den Darminhalt festigen. Kamillenextrakt wirkt entzündungshemmend.

Zwar nimmt die Anzahl der Durchfälle etwas ab, wenn das Mittel eingenommen wird, allerdings geschieht das meist auch ohne Medikamente. Den Flüssigkeitsverlust beeinflusst das Mittel nicht. Da weder für die einzelnen Bestandteile noch für die Kombination die therapeutische Wirksamkeit ausreichend nachgewiesen ist, ist das Mittel zur Behandlung von Durchfall wenig geeignet.

Achtung

Dieses Mittel enthält Alkohol. Personen mit Alkoholproblemen dürfen das Mittel nicht einnehmen. Auch Leberkranke und Menschen mit Anfallleiden sollten den Alkoholgehalt berücksichtigen. Darüber hinaus kann Alkohol die Wirkung vieler Arzneimittel (z. B. Schlaf- und Beruhigungsmittel, Psychopharmaka, starke Schmerzmittel, einige Mittel bei hohem Blutdruck) verstärken.

Gegenanzeigen

Wenn Sie Fieber über 38,5 °C oder Blut im Stuhl haben (Hinweis auf eine schwere bakterielle Infektion, die anders behandelt werden muss), dürfen Sie das Mittel nicht anwenden.

Wenn Sie auf Korbblütlergewächse allergisch reagieren, dürfen Sie dieses Mittel nicht einnehmen, weil Kamille zu dieser Pflanzengruppe gehört.

Wechselwirkungen mit Medikamenten

Wenn Sie noch andere Medikamente einnehmen, ist zu beachten, dass das Mittel die Wirkstoffe anderer Arzneimittel binden und somit deren Aufnahme aus dem Darm behindern kann, was die Wirksamkeit beeinträchtigt. Sie sollten diese Medikamente deshalb nur im Abstand von zwei bis drei Stunden einnehmen.

Unerwünschte Wirkungen

▶ Muss beobachtet werden

Wenn die Haut sich verstärkt rötet und juckt, reagieren Sie vermutlich allergisch auf das Mittel. Dann sollten Sie das Mittel absetzen. Derartige allergische Reaktionen können sich insbesondere an der Mundschleimhaut zeigen. Sind die Hauterscheinungen

(→ Seite 14) einige Tage später nicht deutlich abgeklungen, sollten Sie einen Arzt aufsuchen.

Hinweise

Für Kinder und Jugendliche unter 18 Jahren

Kinder ab vier Jahre erhalten die Hälfte der Erwachsenendosis (= Teelöffel statt Esslöffel).

Dieses Mittel enthält Alkohol. Bei Kindern sind Mittel ohne Alkohol vorzuziehen.

Für Schwangerschaft und Stillzeit

Dieses Mittel enthält Alkohol. Mittel ohne Alkohol sind vorzuziehen.

Durchfall

Handelsname Darreichungsform	**Zusammensetzung pro 1 ml/1 g oder wie angegeben bzw. pro abgeteilte Einheit**	**Unverb. Preis in Euro/kleinste Packung**	**Bewertung**
Hinweise zu den Tabellenspalten → Seite 32, zur Auswahl der Arzneimittel → Seite 27, zur Grundlage der Bewertung → Seiten 27, 31			
Colibiogen Kinder	**Zellfreie Lösung aus Escherichia-coli-Bakterien** 1,3 x 10^8	23,95/50 ml	**Wenig geeignet** bei akutem Durchfall, weil die therapeutische Wirksamkeit nicht ausreichend nachgewiesen ist. → Seite 306
Colibiogen oral Lösung	2,3 x 10^8 *Enthält 4,8 % Alkohol*	46,96/100 ml	
Colina	**Smektit** 3 g	7,28/10 Stück	**Wenig geeignet** bei akutem Durchfall, weil die therapeutische Wirksamkeit nicht ausreichend nachgewiesen ist. Allenfalls anzuwenden zur unterstützenden Behandlung. → Seite 312
Colina Spezial Beutel	**Smektit** 3 g + **Aluminiumhydroxid-Magnesiumkarbonat** 125 mg	12,52/20 Stück	**Wenig geeignet** bei akutem Durchfall, weil die Kombination mit einem säurebindenden Mittel nicht sinnvoll ist. → Seite 315
Diarrhoesan Lösung	**Apfelpektin** 32 mg + **Auszug aus Kamillenblüten** 25 mg *Enthält 1,5 % Alkohol*	9,10/200 ml	**Wenig geeignet** bei Durchfall, weil die therapeutische Wirksamkeit nicht ausreichend nachgewiesen ist. → Seite 316
Elotrans Beutel	**Glukose** 4 g + **Kaliumchlorid** 300 mg + **Natriumchlorid** 700 mg + **Natriumzitrat** 590 mg	4,72/10 Stück	**Geeignet** bei akutem Durchfall zum Ausgleich des Elektrolytverlusts. → Seite 307
Hamadin N Kapseln	**Trockenhefe aus Saccharomyces boulardii** 250 mg	4,95/10 Stück	**Mit Einschränkung geeignet** bei akutem Durchfall. Die therapeutische Wirksamkeit sollte noch besser belegt werden. Es gibt Hinweise auf positive Effekte bei Durchfall nach Einnahme von Antibiotika sowie zur Vorbeugung gegen Reisedurchfall, die jedoch in weiteren Studien bestätigt werden müssen. → Seite 309
Imodium akut N Tabletten	**Loperamid-hydrochlorid** 2 mg	5,25/6 Stück	**Geeignet** bei akutem Durchfall zur kurzzeitigen Anwendung. → Seite 310
Imodium akut Kapseln	2 mg	4,80/6 Stück	
Imodium akut lingual Plättchen Plättchen	2 mg	5,85/6 Stück	
Imodium akut plus Kautabletten	**Loperamid-hydrochlorid** 2 mg + **Dimeticon** 125 mg	5,25/6 Stück	**Wenig geeignet** bei akutem Durchfall, weil die Kombination mit einem Entschäumer in der Regel nicht sinnvoll ist. Monopräparate mit Loperamid sind vorzuziehen. Allenfalls sinnvoll, wenn neben Durchfall auch schwere Blähungen bestehen. → Seite 314
Kohle-Compretten Tabletten	**Medizinische Kohle** 250 mg	8,48/30 Stück	**Wenig geeignet** bei akutem Durchfall, weil die therapeutische Wirksamkeit nicht ausreichend nachgewiesen ist. → Seite 311

Durchfall Fortsetzung

Handelsname Darreichungsform	Zusammensetzung pro 1 ml/1 g oder wie angegeben bzw. pro abgeteilte Einheit	Unverb. Preis in Euro/kleinste Packung	Bewertung
Kohle-Hevert Tabletten	**Medizinische Kohle** 250 mg	4,95/20 Stück	**Wenig geeignet** bei akutem Durchfall, weil die therapeutische Wirksamkeit nicht ausreichend nachgewiesen ist. → Seite 311
Lopedium akut ISO Brausetabletten	**Loperamid-hydrochlorid** 2 mg	3,99/10 Stück	**Geeignet** bei akutem Durchfall zur kurzzeitigen Anwendung. → Seite 310
Lopedium akut bei akutem Durchfall Kapseln	2 mg	2,99/10 Stück	
Lopedium T akut bei akutem Durchfall Tabletten	2 mg	2,99/10 Stück	
Loperamid akut – 1 A Pharma Kapseln	**Loperamid-hydrochlorid** 2 mg	2,36/10 Stück	
Loperamid AL akut Kapseln	**Loperamid-hydrochlorid** 2 mg	2,36/10 Stück	
Loperamid-CT akut 2 mg Hartkapseln Kapseln	**Loperamid-hydrochlorid** 2 mg	2,64/10 Stück	
Loperamid akut Heumann Tabletten	**Loperamid-hydrochlorid** 2 mg	2,99/10 Stück	
Loperamid-ratiopharm akut Filmtabletten	**Loperamid-hydrochlorid** 2 mg	2,99/10 Stück	
Loperamid STADA akut Kapseln	**Loperamid-hydrochlorid** 2 mg	2,38/10 Stück	
Loperhoe akut Kapseln	**Loperamid-hydrochlorid** 2 mg	2,93/6 Stück	
Metifex überzogene Tabletten	**Ethacridinlaktat** 200 mg	8,35/20 Stück	**Wenig geeignet** zur Vorbeugung und Behandlung von akutem Durchfall, weil die therapeutische Wirksamkeit nicht ausreichend nachgewiesen ist. → Seite 308
MUTAFLOR Suspension Suspension	**Lebensfähige Bakterien Escherichia coli** 10^8	22,43/5 x 1 ml	**Wenig geeignet** bei Durchfall, weil die therapeutische Wirksamkeit nicht ausreichend nachgewiesen ist. → Seite 306
Omniflora Akut Kapseln	**Trockenhefe aus Saccharomyces boulardii** 250 mg	4,95/10 Stück	**Mit Einschränkung geeignet** bei akutem Durchfall. Die therapeutische Wirksamkeit sollte noch besser belegt werden. Es gibt Hinweise auf positive Effekte bei Durchfall nach Einnahme von Antibiotika sowie zur Vorbeugung gegen Reisedurchfall, die jedoch in weiteren Studien bestätigt werden müssen. → Seite 309
Oralpädon 240 Neutral	**Glukose-monohydrat** 3,56 g + **Kaliumchlorid** 300 mg + **Natriumchlorid** 470 mg + **Dinatrium-hydrogenzitrat** 530 mg	4,72/10 Stück	**Geeignet** bei akutem Durchfall zum Ausgleich des Elektrolytverlusts. → Seite 307
240 Erdbeere	**Glukose-monohydrat** 3,56 g + **Kaliumchlorid** 300 mg + **Natriumchlorid** 470 mg + **Dinatrium-hydrogenzitrat** 530 mg	4,72/10 Stück	
240 Apfel-Banane Beutel	**Glukose-monohydrat** 3,56 g + **Kaliumchlorid** 300 mg + **Natriumchlorid** 470 mg + **Dinatrium-hydrogenzitrat** 530 mg	4,72/10 Stück	

Hinweise zu den Tabellenspalten → Seite 32, zur Auswahl der Arzneimittel → Seite 27, zur Grundlage der Bewertung → Seiten 27, 31

Durchfall Fortsetzung

Handelsname Darreichungsform	Zusammensetzung pro 1 ml/1 g oder wie angegeben bzw. pro abgeteilte Einheit	Unverb. Preis in Euro/kleinste Packung	Bewertung
Hinweise zu den Tabellenspalten → Seite 32, zur Auswahl der Arzneimittel → Seite 27, zur Grundlage der Bewertung → Seiten 27, 31			
Pentofuryl Kapseln	**Nifuroxazid** 200 mg	9,96/16 Stück	**Wenig geeignet** bei Durchfall, weil die therapeutische Wirksamkeit nicht ausreichend nachgewiesen ist und antibakterielle Wirkstoffe in aller Regel nicht notwendig sind. → Seite 312
Pentofuryl Saft Suspension	100 mg pro 5 ml *Enthält 1,3 % Alkohol* (Konservierungsmittel: Parabene)	11,63/125 ml	
Perenterol Junior 250 mg Pulver Beutel	**Trockenhefe aus Saccharomyces boulardii** 250 mg	4,95/10 Stück	**Mit Einschränkung geeignet** bei akutem Durchfall. Die therapeutische Wirksamkeit sollte noch besser belegt werden. Es gibt Hinweise auf positive Effekte bei Durchfall nach Einnahme von Antibiotika sowie zur Vorbeugung gegen Reisedurchfall, die jedoch in weiteren Studien bestätigt werden müssen. → Seite 309
Perenterol 50 mg Kapseln	50 mg	7,24/20 Stück	
forte 250 mg Kapseln Kapseln	250 mg	7,28/10 Stück	
Perocur forte Kapseln	**Trockenhefe aus Saccharomyces boulardii** 250 mg	4,95/10 Stück	
Pro-Symbioflor Suspension	**Steriles Autolysat von Escherichia coli- und Enterococcus faecalis-Bakterien** 1,5–4,5 x 10^7	13,05/50 ml	**Wenig geeignet** bei akutem Durchfall, weil die therapeutische Wirksamkeit nicht ausreichend nachgewiesen ist. → Seite 306
Symbioflor 1	**Enterococcus faecalis (Zellen und Autolysat)** 1,5–4,5 x 10^7	12,10/50 ml	
Symbioflor 2 Suspension	**Escherichia coli-Bakterien (Zellen und Autolysat)** 1,5–4,5 x 10^7	12,10/50 ml	
Tannacomp Filmtabletten	**Tanninalbuminat** 500 mg **+ Ethacridinlaktat** 50 mg	9,45/20 Stück	**Wenig geeignet** zur Vorbeugung und Behandlung von akutem Durchfall, weil die therapeutische Wirksamkeit nicht ausreichend nachgewiesen ist. → Seite 315
Tannalbin Kapseln	**Tanninalbuminat** 250 mg	6,78/20 Stück	**Wenig geeignet** zur unterstützenden Behandlung bei akutem Durchfall, weil die therapeutische Wirksamkeit nicht ausreichend nachgewiesen ist. → Seite 313
Tannalbin Tabletten	500 mg	7,24/20 Stück	
UZARA 40 mg/ml Lösung zum Einnehmen	**Auszug aus Uzarawurzel** 40 mg *Enthält 43 % Alkohol*	7,97/30 ml	**Wenig geeignet** bei akutem Durchfall, weil die therapeutische Wirksamkeit nicht ausreichend nachgewiesen ist. → Seite 314
UZARA SAFT Lösung	7,56 mg	7,49/100 ml	
UZARA 40 mg überzogene Tabletten	40 mg	5,97/20 Stück	

Verstopfung

Verstopfung (Obstipation) ist eine weit verbreitete Verdauungsstörung, vor allem bei älteren Menschen über 60 Jahre. Jeder Dritte aus dieser Altersgruppe – Frauen zwei- bis dreimal häufiger als Männer – klagt darüber, zu selten Stuhlgang zu haben. Ob dies aber tatsächlich behandlungsbedürftig ist, hängt vom Einzelfall ab. Menschen, die ihren Darm normalerweise täglich entleeren, fühlen sich schon verstopft, wenn ihnen dies zwei Tage hintereinander nicht möglich ist. Andere, die nur dreimal wöchentlich Stuhlgang haben, sprechen erst dann von einer Verstopfung, wenn sie an drei bis vier Tagen hintereinander keinen Stuhl absetzen können.
Nach medizinischen Kriterien liegt eine chronische Verstopfung dann vor, wenn der Stuhlgang selten möglich und sehr hart ist und/oder der Stuhl nur unter starkem Pressen abgegeben werden kann und/oder das Gefühl besteht, dass der Darm nicht vollständig entleert ist. Häufig kommt es auch vor, dass sich der Stuhl im Enddarm sammelt und dort verhältnismäßig lange liegen bleibt.

Bei Kindern

Wenn Säuglinge gestillt werden, kann es sein, dass sie bis zu zwei Wochen keinen Stuhlgang haben, ohne dass dies bedenklich oder Anzeichen einer Verstopfung wäre. Bei gestillten Kindern ist der Stuhl meist von weicher Konsistenz. Werden sie auf normale Kost umgestellt, kann es eher vorkommen, dass die Verdauung Probleme bereitet.

Anzeichen und Beschwerden

Eine akute Verstopfung liegt vor, wenn Sie weniger als dreimal in der Woche Stuhlgang haben. Häufig tritt gleichzeitig ein unangenehmes Völlegefühl im Bauch auf, der sich oft auch aufgetrieben und prall anfühlt. Kann Stuhl abgesetzt werden, ist dieser meist recht hart, was die Darmentleerung zusätzlich erschwert und oft auch schmerzhaft macht.

Ursachen

Verstopfung kann sehr verschiedene Ursachen haben:

- Sie bewegen sich zu wenig. Dann wird auch der Darm träge.
- Sie trinken zu wenig. Je weniger Flüssigkeit dem Darm zur Verfügung steht, desto schlechter kann er den Speisebrei verarbeiten.
- Sie essen viel Weißbrot, Schokolade oder andere Süßigkeiten. Diese Lebensmittel enthalten kaum Ballaststoffe und regen die Darmtätigkeit zu wenig an.
- Sie haben den Stuhldrang immer wieder unterdrückt.
- Kummer und Stress können die Darmtätigkeit verlangsamen.
- Veränderte klimatische Bedingungen durch einen Ortswechsel sowie ein Wechsel in den Lebens- und Ernährungsgewohnheiten (Reise, Umzug) sind für den Darm gewöhnungsbedürftig und es kann sein, dass er vorübergehend etwas träge wird.
- In der Schwangerschaft wird die Darmtätigkeit häufig durch die stark vergrößerte Gebärmutter eingeschränkt.
- Ist der Beckenboden geschwächt (z. B. nach einer Geburt), wölbt sich oft ein Stück des Mastdarms in die Scheide hinein. In dieser Ausstülpung kann der Stuhl lange liegen bleiben und austrocknen, was den Stuhlgang erschwert und verzögert.
- Sie leiden unter einem Reizdarmsyndrom (Colon irritabile).
- Sie nehmen Medikamente ein, die auch stopfend wirken können, zum Beispiel Antazida (bei Sodbrennen), Mittel aus der Gruppe der Anticholinergika mit Wirkstoffen wie Biperiden, Bornaprin, Metixen, Trihexyphenidyl (bei Parkinsonkrankheit), Beruhigungs- und Schlafmittel, blutdrucksenkende Mittel, Schmerzmittel aus der Gruppe der Opioide mit den Wirkstoffen Morphin, Dihydrocodein, Tramadol sowie kodeinhaltige Hustenmittel.

Vorbeugung

- Treiben Sie Sport oder machen Sie jeden Tag einen halbstündigen Spaziergang.
- Trinken Sie täglich mindestens zwei Liter Flüssigkeit (Wasser, Tee, verdünnte Säfte). Nur wenn Sie eine Herzschwäche haben, sollten Sie nicht mehr als 1,5 Liter täglich trinken.
- Essen Sie genügend Ballaststoffe in Form von Vollkornbrot und -produkten, rohem Gemüse, frischem Obst mit Schale. Die unverdaulichen Pflanzenfasern binden Wasser und regen die Darmtätigkeit an.
- Natürliche Quellstoffe sind Leinsamen, Weizenkleie und indischer Flohsamen. Sie können sie am besten mit Jogurt oder mit reichlich Flüssigkeit vermischt zu sich nehmen. Die Quellstoffe binden im Darm erhebliche Mengen Wasser und tragen so dazu bei, dass der Darminhalt weich bleibt und zügig weiter befördert wird.
- Gehen Sie jeden Tag zur gleichen Zeit zur Toilette (z. B. morgens nach dem Aufstehen), um den Darm an einen bestimmten Rhythmus zu gewöhnen, und nehmen Sie sich dafür ausreichend Zeit.

Allgemeine Maßnahmen

Alle im Abschnitt Vorbeugung genannten Maßnahmen sind auch sinnvoll, wenn eine Verstopfung vorliegt. Ein Glas lauwarmes Wasser, Orangen- oder Grapefruitsaft, am Morgen auf nüchternen Magen getrunken, kann die Darmentleerung zusätzlich anregen. Auch Sauerkraut – als Gemüse oder Saft – sowie frisches oder getrocknetes

Obst (z. B. Pflaumen, Feigen, eventuell mit Jogurt gemischt) wirken abführend.
Alle diese Maßnahmen erfordern jedoch etwas Ausdauer und Geduld, weil es einige Tage dauert, bis sich der Erfolg zeigt.

Wann zum Arzt?

Bleibt der Stuhlgang trotz der vorbeugenden und allgemeinen Maßnahmen länger als vier Tage aus, sollten Sie einen Arzt aufsuchen. Auch wenn Sie den Darm trotz eines Abführmittels länger als zwei Tage nicht entleeren können, sollten Sie sich ärztlich behandeln lassen.
Unter folgenden Bedingungen kann der Arzt Abführmittel zulasten der Krankenkasse verordnen:

- Sie haben Krebs.
- Sie haben sackähnliche Ausstülpungen im Darm (Divertikel) oder diese Divertikel haben sich entzündet.
- Der Dickdarm ist krankhaft erweitert (Megacolon).
- Es besteht eine Mukoviszidose.
- Der Darm ist aufgrund einer Nervenschädigung gelähmt (neurogene Darmlähmung).
- Es steht ein diagnostischer Eingriff bevor (z. B. Darmspiegelung).
- Die Nierenfunktion ist chronisch gestört, und Sie erhalten deshalb phosphatbindende Arzneimittel.
- Sie werden mit morphinhaltigen Schmerzmitteln behandelt.

Darüber hinaus dürfen Quellmittel (→ Seite 328) mit Flohsamen und Flohsamenschalen zur unterstützenden Behandlung bei Morbus Crohn oder bei einem Kurzdarmsyndrom sowie bei Durchfall, der im Zusammenhang mit einer HIV-Infektion auftritt, zulasten der Krankenkassen verordnet werden. Näheres hierzu finden Sie in der »Ausnahmeliste« (→ Seite 658).

Abführmittel nur kurze Zeit anwenden!

Alle Abführmittel (Laxanzien) sollten Sie nur ein bis zwei Wochen lang anwenden, nicht länger und keinesfalls ständig oder hoch dosiert. Das gilt insbesondere für alle darmreizenden Wirkstoffe.
Quellmittel wie Flohsamenschalen, Leinsamen und Weizenkleie oder die wasserbindende Laktulose können Sie, wenn dies medizinisch geboten ist, auch länger als zwei Wochen anwenden – allerdings nicht ohne Rücksprache mit einem Arzt.
Wenn Sie die Mittel regelmäßig und hoch dosiert einnehmen, verliert der Körper zu viel Wasser und vor allem zu viele Mineralsalze (Elektrolyte). Das lässt den Darm noch träger werden und führt Sie innerhalb kurzer Zeit in einen regelrechten Teufelskreis. Denn der Darm gewöhnt sich daran, nur noch mit Hilfe dieser Mittel zu funktionieren. Mit der Zeit braucht er dann immer größere Mengen, damit die gewünschte Reaktion einsetzt. Viele Menschen werden auf diese Weise abhängig von den Medikamenten – ohne sie klappt es mit dem Stuhlgang überhaupt nicht mehr.
Zu warnen ist auch vor dem Irrglauben, mit Abführmitteln ließe sich abnehmen. Das trifft nicht zu, und Sie schaden Ihrer Gesundheit, wenn Sie die Mittel zu diesem Zweck missbrauchen.
Frauen sollten bedenken, dass Abführmittel die Sicherheit der Pille beeinträchtigen können. Die Hormone bleiben dann zu kurze Zeit im Dünndarm, um in ausreichender Menge ins Blut aufgenommen zu werden, und können ihre Wirkung nicht wie erwartet entfalten. Wenn Sie die Pille nehmen und Abführmittel nur einmalig anwenden wollen, müssen Sie darauf achten, dass Sie das Abführmittel erst drei bis vier Stunden nach der Pille einnehmen.

Behandlung mit Medikamenten

Normalerweise kommt der Darm mit den vorbeugenden und allgemeinen Maßnahmen innerhalb von ein bis zwei Wochen wieder in Schwung. Medikamentöse Abführhilfen (Laxanzien) sollten Sie nur unter folgenden Bedingungen anwenden:

- Sie sind längere Zeit bettlägerig und können sich nicht ausreichend bewegen.
- Sie dürfen beim Stuhlgang nicht stark pressen, zum Beispiel nach einem Herzinfarkt, Leistenbruch oder nach einer Thrombose.
- Sie haben Divertikel, die die Darmtätigkeit massiv behindern.
- Sie müssen dauerhaft Medikamente einnehmen, die eine Verstopfung hervorrufen können, zum Beispiel morphinhaltige Schmerzmittel.

Bedenken Sie, dass die Nahrung etwa 24 bis 48 Stunden benötigt, um den Darm zu passieren. Haben Sie den Darm mithilfe eines Abführmittels entleert, werden zwei bis drei Tage vergehen, bis wieder erneuter Stuhlgang möglich sein wird.
Osmotische Abführmittel (→ Seite 324) mit Laktulose oder Macrogol sowie pflanzliche Quellmittel (→ Seite 328) wie Flohsamen vergrößern das Stuhlvolumen, indem sie vermehrt Wasser binden, und regen so die Darmbewegung an. Eine akute Verstopfung lässt sich damit

gut beheben. Diese Mittel sind auch angebracht, um den Stuhl weich zu machen, wenn starkes Pressen vermieden werden soll.
Harte Kotballen im Enddarm lassen sich am besten mit mineralhaltigen Mischungen (→ Seite 329) als Klistier oder Zäpfchen oder mit Gleitmitteln (→ Seite 324) mit Glyzerin erweichen, die ebenfalls als Klistiere oder Zäpfchen angewendet werden. Das zu den Gleitmitteln zählende Paraffin wird nicht lokal im Enddarm angewendet, sondern als Emulsion eingenommen. Es ist bei Verstopfung wenig geeignet, weil es zu hohe Risiken birgt.
Darmreizende Abführmittel (→ nebenstehend) sollten Sie nur kurzzeitig anwenden, weil sie rasch dazu führen, dass der Darm sich an den Reiz gewöhnt und so eine Abhängigkeit von dem Abführmittel eintritt. Außerdem besteht bei längerfristiger Anwendung der Mittel die Gefahr eines Kaliummangels, der seinerseits die Verstopfung weiter verstärken kann.
Pflanzliche Abführmittel (→ Seite 326) aus Sennesblättern oder -früchten reizen die Darmwand ebenso und dürfen nur kurzzeitig angewendet werden. Diese Mittel sollten Sie den Präparaten mit Aloe oder Rizinusöl vorziehen, weil diese die Darmwand zu stark reizen.
Abführtees (→ Seite 331) sind zur kurzzeitigen Anwendung geeignet, wenn sie Sennesblätter oder -früchte und nicht mehr als zwei Wirkstoffe enthalten. Andere Pflanzenkombinationen (→ Seite 329) sind nicht sinnvoll zusammengesetzt und wenig geeignet, um eine Verstopfung zu beheben.

Bei Kindern

Generell gilt: Verstopfung bei Kindern sollten Sie möglichst ohne Abführmittel behandeln. Dauert es vier Tage oder mehr, bis ein Kind den Darm entleert, ist der Stuhl sehr hart und kann er nur unter Schmerzen abgesetzt werden, können Sie ihn am ehesten mit Laktulose (→ Seite 324) oder mit einem Gleitmittel (→ Seite 324) als Klistier weich machen. Auch Zäpfchen mit Lecicarbon aus der Gruppe der mineralhaltigen Mischungen (→ Seite 329) können Sie Säuglingen und Kindern geben. Anschließend sollten allgemeine und vorbeugende Maßnahmen dafür sorgen, dass der Darm wieder regelmäßig entleert werden kann.

Anthroposophische, homöopathische und traditionell angewendete Mittel

Zu den meistgekauften Mitteln gehören auch *Hylak N* Tropfen mit Stoffwechselprodukten von Lactobacillus helveticus, *Hylak plus acidophilus* mit Stoffwechselprodukten von Lactobacillus helveticus und Lactobacillus acidophilus sowie *Paidoflor* mit Lactobacillus acidophilus. Dabei handelt es sich um Präparate, die von der Arzneimittelbehörde als »traditionell angewendet« zugelassen wurden. Solche Präparate lassen sich nach den Grundsätzen dieses Buches nicht bewerten und werden deshalb nicht näher besprochen. Allgemeine Informationen zu derartigen Mitteln finden Sie unter »Traditionell angewendete Mittel« (→ Seite 20).

So kommen Sie von Abführmitteln los

Wenn Sie über lange Zeit Abführmittel in hoher Dosierung angewendet haben, wird der Darm oft von diesem Stimulans abhängig. Ohne abführende Tees, Tabletten, Sirup, Tropfen oder Klistier geht dann gar nichts mehr. Um den Teufelskreis aus dauerhaftem Gebrauch von Abführmitteln, dem dadurch bedingten Verlust an Elektrolyten und der sich nachfolgend ergebenden Darmträgheit zu durchbrechen, braucht es Geduld. Sie können sich nur langsam aus dieser Abhängigkeit lösen, indem Sie die Mittel über einen längeren Zeitraum hinweg immer weiter reduzieren.
Verringern Sie erst einmal über ein bis zwei Wochen hinweg die Menge und stellen Sie dann – sofern Sie Tabletten eingenommen haben – auf eine flüssige Zubereitung um (z. B. darmreizende Mittel in Tropfenform oder Laktulosesirup), die besser dosierbar ist. Reduzieren Sie auch da über zwei bis drei Wochen hinweg langsam die täglich eingenommene Menge. Wenn Sie bei der geringstmöglichen Dosis angekommen sind, nehmen Sie das Mittel nur noch alle zwei Tage, dann alle drei Tage, und lassen es schließlich ganz weg.
Wichtig: Wenn der Stuhlgang nicht sofort regelmäßig einsetzt, sollten Sie nicht gleich wieder zu Abführmitteln greifen. Geben Sie dem Darm Zeit, sich an diesen Zustand ohne medikamentöse »Nachhilfe« wieder zu gewöhnen und helfen Sie der Verdauung mit anderen Mitteln auf die Sprünge. Näheres dazu finden Sie unter »Allgemeine Maßnahmen« (→ Seite 320) und »Vorbeugung« (→ Seite 320).

Darmreizende Abführmittel

Bisacodyl
- Bekunis, Dulcolax, Laxans-ratiopharm

Natriumpicosulfat
- Agiolax Pico, Dulcolax NP, Laxoberal, Regulax Picosulfat

Bisacodyl und Natriumpicosulfat reizen die Darmwand. Diese reagiert darauf mit verstärkten Bewegungen. Der Speisebrei wird dadurch schneller befördert und die Reste demzufolge auch zügig ausgeschieden. Die therapeutische Wirksamkeit beider Substanzen bei Verstopfung ist belegt. Zur kurzzeitigen Anwendung sind die Mittel geeignet.

Anwendung

Die Mittel nehmen Sie einmal täglich ein, vorzugsweise abends. Die Wirkung setzt nach etwa zehn Stunden ein.

Alle Mittel dürfen Sie keinesfalls länger als ein bis zwei Wochen anwenden, weil sich der Darm sonst an sie gewöhnt und ohne das Abführmittel kein Stuhlgang mehr einsetzt. Näheres dazu lesen Sie unter »Abführmittel nur kurze Zeit anwenden!« (→ Seite 321).

Achtung

Wenn Sie Insulin spritzen (bei Diabetes), sollten Sie den Blutzucker häufiger kontrollieren, weil durch die Abführmittel verstärkt Kalium ausgeschwemmt wird und sich durch den erhöhten Kaliumverlust die Wirkung des Insulins verringern kann. Dann müssen Sie mehr Insulin als gewohnt spritzen, um den Blutzucker ausreichend zu senken.

Wenn Sie herzkrank sind, Medikamente mit Digitalis-Wirkstoffen (z. B. Digoxin oder Digitoxin, bei Herzschwäche) oder entwässernde Mittel (Diuretika, bei hohem Blutdruck) einnehmen, muss der Arzt die Kaliumwerte im Blut regelmäßig prüfen.

Gegenanzeigen

Unter folgenden Bedingungen dürfen Sie diese Mittel nicht anwenden:

- Sie haben Bauchschmerzen ungeklärter Ursache.
- Sie leiden an einer chronisch-entzündlichen Darmerkrankung (Colitis ulcerosa, Morbus Crohn).
- Es besteht ein erheblicher Flüssigkeitsmangel, zum Beispiel weil Sie zu wenig trinken.
- Es besteht der Verdacht auf einen Darmverschluss (heftige Bauchkrämpfe, aufgeblähter Bauch, kein Stuhlgang).

Wechselwirkungen mit Medikamenten

Bisacodyl: Wenn Sie gleichzeitig Antazida einnehmen (bei Sodbrennen), können Magenbeschwerden auftreten. Nehmen Sie die Antazida deshalb im Abstand von etwa einer halben Stunde ein.

Natriumpicosulfat: Antibiotika (bei Infektionen) schwächen die Wirkung von Natriumpicosulfat ab.

▶ **Unbedingt beachten**

In hoher Dosierung und bei langfristiger Anwendung erhöhen beide Wirkstoffe den Kaliumverlust. Wenn Sie gleichzeitig Medikamente einnehmen, die diesen Effekt noch verstärken, zum Beispiel entwässernde Medikamente (Diuretika, bei hohem Blutdruck) oder kortisonhaltige Präparate (bei Entzündungen), besteht die Gefahr, dass aufgrund des Kaliummangels Herzrhythmusstörungen auftreten.

Wenn Sie die Abführmittel in hoher Dosierung oder über einen Zeitraum, der über die empfohlene Anwendungsdauer hinausgeht, gleichzeitig mit Digitalis-Glykosiden (bei Herzschwäche) oder den Wirkstoffen Amiodaron oder Flecainid (bei Herzrhythmusstörungen) einnehmen, kann sich die Wirkung dieser Mittel verstärken. Näheres lesen Sie unter »Mittel bei Herzschwäche: verstärkte Wirkung« (→ Seite 12) und »Mittel bei Herzrhythmusstörungen: verstärkte Wirkung« (→ Seite 11).

Wechselwirkungen mit Speisen und Getränken

Lakritze (wird aus Süßholzwurzel hergestellt) sollten Sie während der Anwendung dieser Mittel nicht essen, weil dies den Verlust an Kalium verstärken kann und sich das Risiko für Herzrhythmusstörungen erhöht.

Bisacodyl: Dieses Mittel dürfen Sie nicht mit Milch oder Milchprodukten (Jogurt, Quark, Käse) einnehmen, weil diese die Wirksamkeit des Abführmittels beeinträchtigen.

Unerwünschte Wirkungen

▶ **Keine Maßnahmen erforderlich**

Es können Bauchschmerzen und -krämpfe sowie Durchfall vorkommen.

▶ **Muss beobachtet werden**

Bei langfristiger und zu häufiger Anwendung können die Mittel den Mineralstoffhaushalt stören und insbesondere einen Kaliummangel verursachen. Hinweise darauf sind Muskelschwäche, anhaltende Verstopfung und Herzrhythmusstörungen. Suchen Sie dann möglichst rasch einen Arzt auf.

Hinweise

Für Kinder und Jugendliche unter 18 Jahren

Kinder unter zwei Jahren dürfen kein Bisacodyl, Kinder unter vier Jahren kein Natriumpicosulfat bekommen.

Für Schwangerschaft und Stillzeit

In der Schwangerschaft sollten Sie diese Mittel nicht anwenden.

In der Stillzeit können Sie beide Wirkstoffe anwenden, beachten Sie aber unbedingt die zeitliche Beschränkung.

Gleitmittel

Glyzerin
BABYLAX, Glycilax
Paraffin
Obstinol

Mit Glyzerin-Klistieren oder -Zäpfchen lassen sich im Enddarm liegende harte Stuhlballen gut aufweichen, sodass sie besser ausgeschieden werden können. Der Wirkstoff wird nicht ins Blut aufgenommen und eignet sich deshalb auch gut zur Behandlung von Kindern und Schwangeren.

Paraffin gilt wegen der möglichen unerwünschten Wirkungen (→ nebenstehend) als überholtes Abführmittel und ist bei Verstopfung wenig geeignet.

Anwendung

Die Klistiere oder Zäpfchen mit Glyzerin wenden Sie nach Bedarf an.

Die Paraffin-Emulsion dürfen Sie nur aufrecht und nicht kurz vor dem Schlafengehen einnehmen. Länger als eine Woche sollten Sie das Mittel nicht nehmen.

Achtung

Paraffin: Bei langfristiger Einnahme wird die Aufnahme fettlöslicher Vitamine (Vitamin A, D, E und K) aus dem Darm verringert, wodurch sich Vitaminmangelerscheinungen entwickeln können.

Gegenanzeigen

Beide Mittel dürfen Sie nicht anwenden, wenn der Verdacht auf einen Darmverschluss besteht (heftige Bauchkrämpfe, aufgeblähter Bauch, kein Stuhlgang), oder wenn Sie Bauchschmerzen haben und nicht wissen, wodurch.

Paraffin dürfen Sie darüber hinaus nicht einnehmen, wenn Sie nicht gut schlucken können oder Ihr Magen sich nicht richtig entleert. Auch wenn das Bewusstsein ständig oder zeitweise getrübt ist, sollte Paraffin wegen der möglichen unerwünschten Wirkungen nicht gegeben werden.

Unerwünschte Wirkungen

▶ Keine Maßnahmen erforderlich

Glyzerin: Wenn die Schleimhaut am Enddarm geschädigt oder sehr empfindlich ist, kann das Mittel ein leichtes Brennen verursachen.

Paraffin: Bei Überdosierung können Stuhlinkontinenz und Hautschäden am After und im Analbereich auftreten.

▶ Sofort zum Arzt

Paraffin: Wenn Sie die Paraffin-Emulsion länger als eine Woche einnehmen, besteht die Gefahr, dass sie sich in den Lymphknoten ablagert und sich Knötchen im Gewebe (Granulome) bilden.

Wenn Sie sich an dem Mittel verschlucken und es aus Versehen in die Atemwege gerät, kann sich eine spezielle Form der Lungenentzündung (Lipidpneumonie) ausbilden. Sie verläuft oft lange Zeit ohne Beschwerden. Treten Atembeschwerden auf, müssen diese von einem Arzt abgeklärt werden.

Hinweise

Für Kinder und Jugendliche unter 18 Jahren

Paraffin: Kinder unter zwei Jahren dürfen dieses Mittel nicht bekommen. Kinder unter sechs Jahren sollten das Mittel nicht ohne Rücksprache mit einem Arzt einnehmen.

Für Schwangerschaft und Stillzeit

Paraffin: Dieses Mittel sollten Sie während Schwangerschaft und Stillzeit nicht anwenden.

Osmotische Abführmittel

Laktulose
Bifiteral, Lactulose AL, Lactulose HEXAL, Lactulose Neda, Lactulose-ratiopharm, Lactulose-saar, Lactulose STADA
Macrogol
Dulcolax M Balance
Magnesiumsulfat (Bittersalz)
F.X. Passage SL
Macrogol + Mineralstoffe
ISOMOL, Macrogol HEXAL, MOVICOL

Laktulose ist ein synthetischer Zucker und besteht aus den Einfachzuckern Galaktose und Fruktose. Laktulose wird im Dickdarm durch Enzyme der dort lebenden Bakterien zu Milch- und Essigsäure sowie Methan und Wasserstoff abgebaut. Dadurch sind Zucker und Säuren im Darm höher konzentriert als im umgebenden Gewebe. Dieser Konzentrationsunterschied führt dazu, dass vermehrt Wasser in den Darm zurückfließt, um den höher konzentrierten Darminhalt so zu verdünnen, dass sich die Konzentration wieder an die des umgebenden Gewebes angleicht (Osmose). Der erhöhte Wassergehalt steigert das Volumen des Darminhalts, regt die Darmbewegungen an und macht den Stuhl weich. Abführmittel (Laxanzien) mit solchen Eigenschaften werden auch als osmotische Laxanzien oder Osmolaxanzien bezeichnet und sind geeignet, eine Verstopfung zu behandeln. Das gilt auch für Macrogol und mineralhaltige Mischungen mit Macrogol. Aufgrund der Wasserbindefähigkeit von Macrogol vergrößert sich das Volumen des Darminhalts. Dadurch verstärken sich die Darmbewegungen, und der Darminhalt wird zügig weiter transportiert. Macrogol wird nicht in den Blutkreislauf aufgenommen und bleibt während der Darmpassage unverändert. Die therapeutische Wirksamkeit ist gut belegt. Die in *ISOMOL, Macrogol HEXAL* und *MOVICOL* zusätzlich zu Macrogol enthaltenen Mineralstoffe sollen den Verlust an Elektrolyten ausgleichen, der durch Abführmittel entstehen kann. Dennoch kann es zu Störungen im Mineralstoffhaushalt kommen.

Magnesiumsulfat ist auch als Bittersalz bekannt. Es wirkt stärker abführend als Laktulose. Der Darm lässt sich damit gut einmalig komplett entleeren (z. B. vor einer Fastenkur). Bei längerer Anwendung kann Bittersalz den Mineralstoffhaushalt empfindlich stören. Zur kurzzeitigen Anwendung ist das Mittel bei Verstopfung jedoch geeignet.

Macrogol HEXAL ist als Medizinprodukt (→ Seite 21) zugelassen, nicht als Arzneimittel.

Anwendung

Laktulose nehmen Sie nach Bedarf ein- bis mehrmals täglich ein, am besten unverdünnt oder auch mit Wasser oder warmen Getränken verdünnt. Sie können Granulat, Pulver oder den Sirup auch in Jogurt oder Müsli einrühren. Die Wirkung setzt – in Abhängigkeit von der Dosis – nach zwei bis zehn Stunden ein. Laktulose können Sie nach Rücksprache mit einem Arzt auch länger als zwei Wochen anwenden.

Bittersalz lösen Sie in Wasser auf und trinken die Flüssigkeit morgens auf nüchternen Magen oder abends vor dem Schlafengehen. Die Wirkung setzt etwa zehn Stunden später ein, bei hoher Dosierung schon früher. Länger als ein bis drei Tage hintereinander sollten Sie das Mittel nicht anwenden.

Macrogol nehmen Sie einmal täglich ein, am besten morgens. Die Wirkung setzt innerhalb von ein bis zwei Tagen ein. Wenn nach zweimaliger Einnahme von maximal zwei Beuteln pro Tag noch kein Stuhlgang eingesetzt hat, sollten Sie einen Arzt aufsuchen.
Mineralstoffhaltige Mischungen mit Macrogol lösen Sie in Wasser auf und trinken diese Lösung. Mehr als drei Beutel täglich sollten Sie nicht einnehmen.

Achtung

Wenn Sie Insulin spritzen (bei Diabetes), sollten Sie den Blutzucker häufiger kontrollieren, weil durch die Abführmittel verstärkt Kalium ausgeschwemmt wird und sich durch den erhöhten Kaliumverlust die Wirkung des Insulins verringern kann. Dann müssen Sie mehr Insulin als gewohnt spritzen, um den Blutzucker ausreichend zu senken.

Gegenanzeigen

Wenn Sie an einer chronisch-entzündlichen Darmerkrankung leiden (z. B. Colitis ulcerosa, Morbus Crohn), oder wenn der Verdacht auf einen Darmverschluss besteht (heftige Bauchkrämpfe, aufgeblähter Bauch, kein Stuhlgang), dürfen Sie die Mittel nicht einnehmen. Auch bei krampfartigen Bauchschmerzen ungeklärter Ursache, bei Fieber und Erbrechen sowie bei Flüssigkeitsmangel sollten Sie darauf verzichten.

Laktulose: Dieses Mittel dürfen Sie nicht einnehmen, wenn Sie Galaktose (Bestandteil von Milchzucker) nicht vertragen und eine galaktosearme Kost einhalten müssen.

Bittersalz: Dieses Mittel dürfen Sie nicht anwenden, wenn die Funktion Ihrer Nieren eingeschränkt ist oder Elektrolytstörungen vorliegen. Macrogol sollten Sie in diesen Fällen nur nach Rücksprache mit einem Arzt einnehmen, wenn dieser Nutzen und Risiken sorgfältig abgewogen hat.

Wechselwirkungen mit Medikamenten

Bittersalz: Wenn Sie noch andere Medikamente anwenden, ist zu beachten, dass dieses Mittel die Wirkung von bestimmten Antibiotika (Tetrazykline, z. B. Doxyzyklin) abschwächen kann.

► Unbedingt beachten

In hoher Dosierung und bei langfristiger Anwendung verstärken diese Mittel den Verlust von Kalium. Wenn Sie gleichzeitig Medikamente einnehmen, die ebenfalls zu einem Kaliumverlust führen, zum Beispiel entwässernde Medikamente (Diuretika, bei hohem Blutdruck) oder kortisonhaltige Präparate (bei Entzündungen), besteht die Gefahr, dass aufgrund des Kaliummangels Herzrhythmusstörungen auftreten. Wenn Sie diese Mittel in hoher Dosierung oder über einen Zeitraum, der über die empfohlene Anwendungsdauer hinausgeht, gleichzeitig mit Digitalis-Glykosiden (Wirkstoffe z. B. Digitoxin oder Digoxin, bei Herzschwäche) oder Präparaten mit Amiodaron oder Flecainid (bei Herzrhythmusstörungen) einnehmen, kann sich die Wirkung dieser Mittel verstärken. Näheres hierzu finden Sie unter »Mittel bei Herzschwäche: verstärkte Wirkung« (→ Seite 12) beziehungsweise unter »Mittel bei Herzrhythmusstörungen: verstärkte Wirkung« (→ Seite 11).

Unerwünschte Wirkungen

▶ **Keine Maßnahmen erforderlich**

Zu Beginn der Einnahme können Bauchschmerzen, Darmgeräusche und Blähungen auftreten.

▶ **Muss beobachtet werden**

Bei hoher Dosierung können Übelkeit, Erbrechen und Durchfall einsetzen. Halten diese Beschwerden nach zwei bis drei Tagen immer noch an, sollten Sie einen Arzt aufsuchen. Bei heftigem Durchfall und Erbrechen oder bei sehr wässrigem Durchfall sollten Sie innerhalb von 24 Stunden einen Arzt aufsuchen, weil es sonst zu bedrohlichen Salz- und Flüssigkeitsverlusten kommen kann.

Bei langfristiger und zu häufiger Anwendung können die Mittel den Mineralstoffhaushalt stören und insbesondere einen Kaliummangel verursachen. Hinweise darauf sind Muskelschwäche, anhaltende Verstopfung und Herzrhythmusstörungen. Suchen Sie dann möglichst rasch einen Arzt auf.

Macrogol: Auch bei macrogolhaltigen Mitteln können bedrohliche Elektrolytstörungen vorkommen. Wenn nach der Einnahme starkes und wiederholtes Erbrechen oder Krampfanfälle auftreten, sollten Sie einen Arzt aufsuchen und den Elektrolythaushalt kontrollieren lassen. Besonders gilt dies, wenn Ihre Nieren nur eingeschränkt arbeiten, eine Herzschwäche besteht oder wenn Sie wasserausschwemmende Mittel (Diuretika, bei hohem Blutdruck) oder Antidepressiva einnehmen, weil dann die Gefahr von Elektrolytstörungen schon erhöht ist.

Wenn sich die Haut rötet und juckt und sich Bläschen bilden, reagieren Sie vermutlich allergisch auf das Mittel. Dann sollten Sie es absetzen und nicht weiter verwenden. Sind die Hauterscheinungen (→ Seite 14) einige Tage später nicht deutlich abgeklungen, sollten Sie einen Arzt aufsuchen.

▶ **Sofort zum Arzt**

Bittersalz: Bei längerfristiger Einnahme und Einnahme sehr hoher Dosen kann es insbesondere bei eingeschränkter Nierenfunktion zu einer Magnesiumvergiftung kommen. Wenn Sie sehr müde sind, Bewegungseinschränkungen bis hin zu Lähmungserscheinungen bemerken oder Ihr Herz nicht mehr regelhaft arbeitet, sollten Sie umgehend einen Arzt aufsuchen.

Macrogol: In sehr seltenen Einzelfällen kann es zu starkem Hautausschlag, Juckreiz, Herzrasen, Atemnot, Schwäche oder Schwindel kommen. Dann müssen Sie die Anwendung sofort abbrechen und unverzüglich den Notarzt (Telefon 112) rufen, weil es sich um eine lebensbedrohliche Allergie handeln kann.

Hinweise

Für Kinder und Jugendliche unter 18 Jahren

Bittersalz: Dieses Mittel sollten Sie Kindern nicht geben.

Lactulose: Kindern geben Sie Lactulose in einer Dosierung von 2 Millilitern pro Kilogramm Körpergewicht.

Macrogol: Dieses Mittel können Sie Kindern über acht Jahre geben.

Macrogol + Mineralstoffe: Diese Mischungen sollten Kinder unter zwölf Jahren nicht bekommen. Für Kinder ab zwei Jahre gibt es eine spezielle Zubereitung (MOVICOL Junior), die aber rezeptpflichtig ist.

Für Schwangerschaft und Stillzeit

In Schwangerschaft und Stillzeit können Sie die Mittel kurzzeitig anwenden.

Für ältere Menschen

Bei langfristiger Anwendung sollte ein Arzt die Kaliumkonzentration im Blut regelmäßig kontrollieren, um Veränderungen im Kaliumhaushalt rechtzeitig zu erkennen.

Benötigen ältere, bewegungseingeschränkte Menschen Abführmittel, ist Laktulose vorzuziehen, weil das Risiko für unerwünschte Wirkungen im Vergleich zu anderen Abführmitteln insgesamt gering ist.

Pflanzliche Abführmittel

Aloe
Kräuterlax

Rizinusöl
Abtei Abführkapseln, Doppelherz aktiv Abführ-Kapseln

Sennesblätter/-früchte
ALASENN, Dragees 19 Senna, Jacobus-Schwedenkräuter-N, Midro Abführ Tabletten, Neda, Ramend Abführ-Tabletten

Aloe, Rizinusöl und Sennesblätter reizen die Darmwand und regen auf diese Weise den Darm an, sich häufiger zusammenzuziehen. Dadurch wird der Speisebrei schneller befördert und Wasser im Darm zurückgehalten.

Die drei Mittel wirken unterschiedlich stark. Aloe-Extrakt wirkt drastisch abführend und sollte wegen der teilweise schwerwiegenden unerwünschten Wirkungen nicht mehr angewendet werden. Mittel mit diesem Wirkstoff sind deshalb wenig geeignet. Das gilt auch für Rizinusöl, das aus den Samen der Rizinuspflanze gewonnen wird.

Die Wirkung von Sennesblättern ist etwas milder, weshalb diese Mittel mit Ausnahme von *Jacobus-Schwedenkräuter-N* zur kurzzeitigen Anwendung geeignet sind. Die Inhaltsstoffe in *Jacobus-Schwedenkräuter-N* wirken zwar ebenfalls abführend, da das Mittel aber mit hochprozentigem Alkohol zubereitet werden muss, ist es wenig geeignet.

Anwendung

Sie wenden die Mittel nach Bedarf an und zwar in möglichst geringer Dosierung. Achten Sie strikt auf die im Beipackzettel empfohlene Menge und nehmen Sie nicht eigenmächtig mehr ein.

Alle Mittel dürfen Sie keinesfalls länger als ein bis zwei Wochen anwenden, weil sich der Darm sonst an sie gewöhnt und ohne das Abführmittel kein Stuhlgang mehr einsetzt. Näheres dazu lesen Sie unter »Abführmittel nur kurze Zeit anwenden!« (→ Seite 321).

Jacobus-Schwedenkräuter-N: Dieses Mittel wird mit einem halben Liter Korn oder Wacholderschnaps aufgegossen und stellt eine Art Kräuterschnaps dar.

Achtung

Wenn Sie Insulin spritzen (bei Diabetes), sollten Sie den Blutzucker häufiger kontrollieren, weil durch die Abführmittel verstärkt Kalium ausgeschwemmt wird und sich durch den erhöhten Kaliumverlust die Wirkung des Insulins verringern kann. Dann müssen Sie mehr Insulin als gewohnt spritzen, um den Blutzucker ausreichend zu senken.

Jacobus-Schwedenkräuter-N: Der fertige Trunk enthält Alkohol. Personen mit Alkoholproblemen dürfen ihn nicht einnehmen. Auch Leberkranke und Menschen mit Anfallleiden sollten den Alkoholgehalt berücksichtigen. Darüber hinaus kann Alkohol die Wirkung vieler Arzneimittel (z. B. Schlaf- und Beruhigungsmittel, Psychopharmaka, starke Schmerzmittel, einige Mittel bei hohem Blutdruck) verstärken.

Gegenanzeigen

Unter folgenden Bedingungen dürfen Sie die Mittel nicht anwenden:

- Es besteht der Verdacht auf einen Darmverschluss (heftige Bauchkrämpfe, aufgeblähter Bauch, kein Stuhlgang).
- Sie leiden an einer chronisch-entzündlichen Darmerkrankung (Colitis ulcerosa, Morbus Crohn).
- Sie haben Bauchschmerzen ungeklärter Ursache.
- Sie haben einen Mangel an Mineralstoffen.
- Es besteht ein erheblicher Flüssigkeitsmangel, zum Beispiel weil Sie zu wenig trinken.

Rizinusöl: Ihre Gallenwege sind blockiert. Das Mittel kann den Gallenfluss anregen und eine Kolik hervorrufen.

Wechselwirkungen mit Medikamenten

Wenn Sie über längere Zeit Präparate einnehmen, die Süßholzwurzel in hoher Dosierung enthalten, kann sich der Kaliumverlust weiter verstärken. Dann erhöht sich das Risiko für Herzrhythmusstörungen.

Rizinusöl: Wenn Sie Antihistaminika einnehmen (bei Allergien), hemmt Rizinusöl die Aufnahme dieser Wirkstoffe im Darm. Auch fettlösliche Vitamine werden in geringerem Maße aufgenommen.

▶ **Unbedingt beachten**

In hoher Dosierung führen die Wirkstoffe zu Kaliumverlust im Blut. Wenn Sie gleichzeitig Medikamente einnehmen, die den Kaliumverlust weiter verstärken, zum Beispiel entwässernde Medikamente (Diuretika, bei hohem Blutdruck) oder kortisonhaltige Präparate (bei Entzündungen), besteht die Gefahr, dass aufgrund des Kaliummangels Herzrhythmusstörungen auftreten.

Wenn Sie die Abführmittel in hoher Dosierung oder über einen Zeitraum, der über die empfohlene Anwendungsdauer hinausgeht, gleichzeitig mit Digitalis-Glykosiden (bei Herzschwäche) oder Präparaten mit Amiodaron oder Flecainid (bei Herzrhythmusstörungen) einnehmen, kann sich die Wirkung dieser Mittel verstärken. Näheres hierzu finden Sie unter »Mittel bei Herzschwäche: verstärkte Wirkung« (→ Seite 12) beziehungsweise unter »Mittel bei Herzrhythmusstörungen: verstärkte Wirkung« (→ Seite 11).

Wechselwirkungen mit Speisen und Getränken

Lakritze (wird aus Süßholzwurzel hergestellt) sollten Sie während der Anwendung dieser Mittel nicht essen, weil dies den Verlust an Kalium verstärken kann und sich das Risiko für Herzrhythmusstörungen erhöht.

Unerwünschte Wirkungen

Aloe und Rizinusöl wirken drastischer als Sennesblätter oder -früchte. Die im Folgenden genannten unerwünschten Wirkungen können daher bei diesen Mitteln häufiger auftreten.

▶ **Keine Maßnahmen erforderlich**

Aloe, Sennesblätter: Der Harn kann sich im Laufe der Behandlung rötlich färben. Das ist harmlos.

▶ **Muss beobachtet werden**

In Einzelfällen verursachen die Mittel krampfartige Magen-Darm-Beschwerden. Dann sollten Sie die Dosis verringern oder das Mittel absetzen.

Bei langfristiger und zu häufiger Anwendung können die Mittel den Mineralstoffhaushalt stören und insbesondere einen Kaliummangel verursachen. Hinweise darauf sind Muskelschwäche, anhaltende Verstopfung und Herzrhythmusstörungen. Suchen Sie dann möglichst rasch einen Arzt auf.

Aloe: Aufgrund der stark darmreizenden Wirkung können sich bestehende Hämorrhoiden verschlimmern. Dann sollten Sie das Mittel absetzen. Haben sich die Beschwerden auch einige Tage danach nicht merklich gebessert, sollten Sie einen Arzt aufsuchen.

Aloe, Sennesblätter: Wenn sich der Urin auffällig dunkel verfärbt – insbesondere bei längerer Anwendung –, könnte er rote Blutkörperchen enthalten. Gehen Sie dann baldmöglichst zum Arzt.

Rizinusöl: Wenn sich die Haut rötet und juckt und sich Bläschen bilden, reagieren Sie vermutlich allergisch auf das Öl. Dann sollten Sie es absetzen und nicht weiter verwenden. Sind die Hauterscheinungen (→ Seite 14) einige Tage später nicht deutlich abgeklungen, sollten Sie einen Arzt aufsuchen.

Hinweise

Für Kinder und Jugendliche unter 18 Jahren

Kinder unter zwölf Jahren dürfen diese Mittel nicht bekommen.

Für Schwangerschaft und Stillzeit

In Schwangerschaft und Stillzeit sollten Sie diese Mittel nicht anwenden. Die Mittel können dazu führen, dass sich die Gebärmuttermuskulatur vorzeitig zusammenzieht. Für Aloe-Extrakt wird zudem diskutiert, dass das Mittel auch eine abführende Wirkung beim Ungeborenen haben kann.

Für ältere Menschen

Aloe: Dieses Mittel wirkt stark hautreizend. Wenn es von Menschen mit Inkontinenz eingenommen wird, ist darauf zu achten, dass die Vorlage häufig gewechselt wird, um zu vermeiden, dass der Stuhl längere Zeit mit der Haut in Kontakt ist.

Aloe, Rizinusöl: Ältere Menschen reagieren besonders empfindlich auf Störungen im Mineralstoffhaushalt, die sich bei Verwendung dieser Abführmittel häufiger einstellen können. Andere, als »geeignet« eingestufte Mittel sind vorzuziehen.

Pflanzliches Quellmittel

Flohsamen
Mucofalk

Flohsamen (Plantago ovata) gehören zu den Quellmitteln und können bei ausreichendem Flüssigkeitsangebot bis zum 200-fachen ihres Gewichts an Wasser aufnehmen. Derart aufgequollen, erhöhen sie das Stuhlvolumen und erleichtern die Darmentleerung. Zur Behandlung von Verstopfung sind die Mittel geeignet.

Wegen ihres Wasserbindevermögens werden sie auch bei Durchfall eingesetzt, zum Beispiel bei chronisch entzündlichen Darmerkrankungen wie Colitis ulcerosa.

Anwendung

Sie verrühren das Pulver in reichlich Flüssigkeit und trinken die Mischung vor den Mahlzeiten. Die letzte Portion sollten Sie spätestens eine Stunde vor dem Schlafengehen einnehmen.

Mittel mit Flohsamen können Sie auch länger als zwei Wochen anwenden, Sie sollten dies dann aber mit einem Arzt besprechen.

Achtung

Solange Sie das Mittel anwenden, müssen Sie ausreichend trinken (zwei Liter täglich), sonst besteht die Gefahr, dass der Darminhalt verklumpt und den Darm verschließt.

Wenn Sie Diabetes haben und Insulin spritzen, sollten Sie den Blutzucker häufiger kontrollieren, weil die Mittel die Aufnahme von Kohlenhydraten in den Organismus verzögern können. Gegebenenfalls müssen Sie dann weniger Insulin spritzen.

Gegenanzeigen

Unter folgenden Bedingungen dürfen Sie Flohsamen nicht einnehmen:

- Es besteht der Verdacht auf einen Darmverschluss (heftige Bauchkrämpfe, aufgeblähter Bauch, kein Stuhlgang).
- Ihr Darm oder Ihre Speiseröhre sind stellenweise verengt.
- Sie haben Bauchschmerzen ungeklärter Ursache.
- Sie haben sehr harten Stuhl (Kotsteine, Kotstau) oder sind nicht in der Lage, ausreichend zu trinken (zwei Liter täglich).

Wechselwirkungen mit Medikamenten

Wenn Sie noch andere Medikamente nehmen, ist zu beachten:

- Sie dürfen Flohsamen nicht mit Medikamenten kombinieren, die die Darmmuskulatur lähmen (z. B. morphinähnliche Schmerzmittel).
- Flohsamen binden andere Arzneistoffe, was deren Wirksamkeit beeinträchtigt. Sie sollten die Mittel deshalb immer im Abstand von mindestens einer Stun-

de einnehmen. Dies ist vor allem bei stark wirkenden Arzneimitteln zu beachten wie Schilddrüsenhormonen (bei Schilddrüsenerkrankungen), Herzglykosiden (bei Herzschwäche) und Cumarinen (bei erhöhter Thrombosegefahr).

Unerwünschte Wirkungen

▶ **Muss beobachtet werden**

Wenn die Haut sich verstärkt rötet und juckt, reagieren Sie vermutlich allergisch auf Flohsamen. Dann sollten Sie das Mittel absetzen. Sind die Hauterscheinungen (→ Seite 14) einige Tage später nicht deutlich abgeklungen, sollten Sie einen Arzt aufsuchen.

▶ **Sofort zum Arzt**

Wenn sich der juckende Hautausschlag verstärkt und zusätzlich Herzrasen, Atemnot, Schwäche und Schwindel auftreten, müssen Sie das Mittel sofort absetzen und unverzüglich den Notarzt (Telefon 112) rufen, weil es sich um eine lebensbedrohliche Allergie (→ Seite 14) handeln kann. Diese kommt jedoch nur in Einzelfällen vor.

Hinweise

Für Kinder und Jugendliche unter 18 Jahren

Kinder unter zwölf Jahren sollten das Mittel nicht bekommen.

Kombinationen: Mineralhaltige Mischungen

Natrium-hydrogenkarbonat + Natrium-hydrogenphosphat
- Lecicarbon

Natrium-hydrogenphosphat + Natrium-monohydrogenphosphat
- Freka-Clyss

Natriumzitrat + Natrium-laurylsulfoazetat
- Microklist

Natrium-hydrogenphosphat + Natrium-monohydrogenphosphat + Natriumbenzoat
- 1xklysma salinisch

1xklysma salinisch, *Freka-Clyss* und *Microklist* sind mineralhaltige Mischungen. Sie binden Wasser und lassen dadurch im Enddarm verhärteten Stuhl aufquellen. Derart weich gemacht, lässt er sich besser ausscheiden. *Lecicarbon* wirkt über die langsame Freisetzung von Kohlendioxid im Enddarm. Das regt die Darmtätigkeit an und löst die Darmentleerung aus.

Die Mittel sind zur Behandlung von Verstopfung geeignet, insbesondere zur Auflösung harter Kotballen im Enddarm.

Freka-Clyss und *1xklysma salinisch* sind als Medizinprodukte (→ Seite 21) zugelassen, nicht als Arzneimittel.

Achtung

Freka-Clyss: Dieses Mittel enthält als Konservierungsmittel Parabene. Wenn Sie auf Parastoffe (→ Seite 551) allergisch reagieren, dürfen Sie es nicht anwenden.

Gegenanzeigen

Unter folgenden Bedingungen dürfen Sie die Mittel nicht anwenden:

- Es besteht der Verdacht auf einen Darmverschluss (heftige Bauchkrämpfe, aufgeblähter Bauch, kein Stuhlgang).
- Sie leiden an einer chronisch-entzündlichen Darmerkrankung (Colitis ulcerosa, Morbus Crohn).
- Sie haben Bauchschmerzen ungeklärter Ursache.
- Sie haben Hämorrhoiden, Fissuren oder andere Erkrankungen im Rektum oder Analkanal.

Unerwünschte Wirkungen

▶ **Keine Maßnahmen erforderlich**

Vereinzelt können die Mittel die Haut am After reizen und ein leichtes Brennen verursachen.

Hinweise

Für Kinder und Jugendliche unter 18 Jahren

1xklysma salinisch, *Freka-Clyss*: Bei Kindern dürfen Sie diese Mittel nicht anwenden.

Pflanzenkombinationen

Aloe + Schöllkraut
- Chol-Kugeletten

Flohsamenschalen + Sennesfrüchte
- Agiolax

Aloe wirkt sehr stark reizend auf die Darmwand und regt auf diese Weise den Darm an, sich häufiger zusammenzuziehen. Dadurch wird der Speisebrei schneller befördert und Wasser im Darm zurückgehalten. Schöllkraut regt den Gallenfluss an und soll dadurch verdauungsfördernd wirken. Inzwischen sind jedoch leberschädigende Wirkungen von Schöllkraut bekannt geworden. Daher sollte dieser Wirkstoff in Arzneimitteln nicht mehr angewendet werden. Aufgrund ihrer Zusammensetzung sind *Chol-Kugeletten* als Abführmittel wenig geeignet.

Flohsamenschalen (Plantago ovata) gehören zu den Quellmitteln und können bei ausreichendem Flüssigkeitsangebot bis zum 200-fachen ihres Gewichts an Wasser aufnehmen. Derart aufgequollen, erhöhen sie das Stuhlvolumen und erleichtern die Darmentleerung. *Agiolax* enthält zusätzlich zu diesem Quellmittel die darmreizenden Sennesfrüchte. Da als Abführmittel Quellstoffe beziehungsweise wasserbindende Mittel allein genügen, ist *Agiolax* nur mit Einschränkung geeignet.

Anwendung

Alle Mittel dürfen Sie keinesfalls länger als ein bis zwei Wochen anwenden, weil sich der Darm sonst an sie gewöhnt und ohne das Abführmittel kein Stuhlgang mehr einsetzt. Näheres dazu lesen Sie unter »Abführmittel nur kurze Zeit anwenden!« (→ Seite 321).

Achtung

Wenn Sie Insulin spritzen, sollten Sie den Blutzucker häufiger kontrollieren, weil durch die Abführmittel verstärkt Kalium ausgeschwemmt wird und sich durch den erhöhten Kaliumverlust die Wirkung des Insulins verringern kann. Dann müssen Sie mehr Insulin als gewohnt spritzen, um den Blutzucker ausreichend zu senken.

Gegenanzeigen

Unter folgenden Bedingungen dürfen Sie die Mittel nicht anwenden:

- Es besteht der Verdacht auf einen Darmverschluss (heftige Bauchkrämpfe, aufgeblähter Bauch, kein Stuhlgang).
- Sie leiden an einer chronisch-entzündlichen Darmerkrankung (Colitis ulcerosa, Morbus Crohn).
- Sie haben Bauchschmerzen ungeklärter Ursache.
- Sie haben einen Mangel an Mineralstoffen.
- Es besteht ein erheblicher Flüssigkeitsmangel, zum Beispiel weil Sie zu wenig trinken.

Chol-Kugeletten: Wenn Ihre Leber nur eingeschränkt arbeitet oder Sie eine Lebererkrankung haben, dürfen Sie dieses Mittel nicht anwenden. Das gilt auch, wenn Sie andere Medikamente einnehmen, die die Leber schädigen können.

Wechselwirkungen mit Medikamenten

Wenn Sie über längere Zeit Präparate einnehmen, die Süßholzwurzel in hoher Dosierung enthalten, kann sich der Kaliumverlust weiter verstärken. Dann erhöht sich das Risiko für Herzrhythmusstörungen.

Agiolax: Flohsamen binden andere Arzneistoffe, was deren Wirksamkeit beeinträchtigen kann. Sie sollten die Mittel deshalb im Abstand von mindestens einer Stunde einnehmen.

► **Unbedingt beachten**

In hoher Dosierung schwemmen die Wirkstoffe Kalium aus dem Blut aus. Wenn Sie gleichzeitig Medikamente einnehmen, die den Kaliumverlust noch verstärken, zum Beispiel entwässernde Medikamente (Diuretika, bei hohem Blutdruck) oder kortisonhaltige Präparate (bei Entzündungen), besteht die Gefahr, dass aufgrund des Kaliummangels Herzrhythmusstörungen auftreten.

Wenn Sie die Abführmittel in hoher Dosierung oder über einen Zeitraum, der über die empfohlene Anwendungsdauer hinausgeht, gleichzeitig mit Digitalis-Glykosiden (bei Herzschwäche) oder Präparaten mit Amiodaron oder Flecainid (bei Herzrhythmusstörungen) einnehmen, kann sich die Wirkung dieser Mittel verstärken. Näheres hierzu finden Sie unter »Mittel bei Herzschwäche: verstärkte Wirkung« (→ Seite 12) beziehungsweise unter »Mittel bei Herzrhythmusstörungen: verstärkte Wirkung« (→ Seite 11).

Wechselwirkungen mit Speisen und Getränken

Lakritze (wird aus Süßholzwurzel hergestellt) sollten Sie während der Anwendung dieser Mittel nicht essen, weil dies den Verlust an Kalium verstärken kann und sich das Risiko für Herzrhythmusstörungen erhöht.

Unerwünschte Wirkungen

► **Keine Maßnahmen erforderlich**

Der Harn kann sich im Laufe der Behandlung rötlich färben. Das ist harmlos.

► **Muss beobachtet werden**

In Einzelfällen verursachen die Mittel krampfartige Magen-Darm-Beschwerden. Dann sollten Sie die Dosis verringern oder das Mittel ganz absetzen.

Wenn sich der Urin auffällig dunkel verfärbt – insbesondere bei längerer Anwendung –, könnte er Blut enthalten. Setzen Sie das Mittel dann ab und gehen Sie baldmöglichst zum Arzt.

Bei langfristiger und zu häufiger Anwendung können die Mittel den Mineralstoffhaushalt stören und insbesondere einen Kaliummangel verursachen. Hinweise darauf sind Muskelschwäche, anhaltende Verstopfung und Herzrhythmusstörungen. Suchen Sie dann möglichst rasch einen Arzt auf.

Agiolax: Wenn die Haut sich verstärkt rötet und juckt, reagieren Sie vermutlich allergisch auf die in diesem Mittel enthaltenen Flohsamen. Dann sollten Sie es absetzen. Sind die Hauterscheinungen (→ Seite 14) einige Tage später nicht deutlich abgeklungen, sollten Sie einen Arzt aufsuchen.

Chol-Kugeletten: Das Mittel kann die Leber (→ Seite 15) schädigen. Treten Übelkeit, Erbrechen und/oder dunkel gefärbter Urin auf und ist der Stuhl auffällig hell, sollten Sie einen Arzt aufsuchen.

▶ Sofort zum Arzt

Agiolax: Wenn sich der juckende Hautausschlag verstärkt und zusätzlich Herzrasen, Atemnot, Schwäche und Schwindel auftreten, müssen Sie das Mittel sofort absetzen und unverzüglich den Notarzt (Telefon 112) rufen, weil es sich um eine lebensbedrohliche Allergie (→ Seite 14) handeln kann. Diese kommt jedoch nur in Einzelfällen vor.

Chol-Kugeletten: Das Mittel kann die Leber (→ Seite 15) auch schwer schädigen. Wenn sich die Haut gelb färbt – möglicherweise begleitet von starkem Juckreiz am ganzen Körper –, sollten Sie sofort einen Arzt aufsuchen.

Hinweise

Für Kinder und Jugendliche unter 18 Jahren

Kinder unter zehn Jahren sollten diese Abführmittel nicht bekommen.

Für Schwangerschaft und Stillzeit

In Schwangerschaft und Stillzeit sollten Sie die Mittel nicht anwenden. Sie können dazu führen, dass sich die Gebärmuttermuskulatur vorzeitig zusammenzieht. Für Aloe-Extrakt wird zudem diskutiert, dass er auch beim Ungeborenen eine abführende Wirkung haben kann.

Abführtees

Sennesblätter/-früchte

Bekunis Tee, Midro Tee, Ramend Abführtee instant N

Sennesblätter reizen die Darmwand und regen den Darm an, sich häufiger zusammenzuziehen. Dadurch wird der Speisebrei schneller befördert und Wasser im Darm zurückgehalten. Zur kurzzeitigen Anwendung bei Verstopfung sind diese Abführtees geeignet.

Anwendung

Trinken Sie den Tee am besten abends vor dem Schlafengehen, dann wirkt er am nächsten Morgen.

Alle Tees dürfen Sie keinesfalls länger als ein bis zwei Wochen anwenden, weil sich der Darm sonst an sie gewöhnt und ohne den Abführtee kein Stuhlgang mehr einsetzt. Näheres dazu lesen Sie unter »Abführmittel nur kurze Zeit anwenden!« (→ Seite 321).

Achtung

Wenn Sie Insulin spritzen (bei Diabetes), sollten Sie den Blutzucker häufiger kontrollieren, weil durch die Abführtees verstärkt Kalium ausgeschwemmt wird. Durch den erhöhten Kaliumverlust kann sich die Wirkung des Insulins verringern. Dann müssen Sie mehr Insulin als gewohnt spritzen, um den Blutzucker ausreichend zu senken.

Gegenanzeigen

Unter folgenden Bedingungen dürfen Sie die Tees nicht anwenden:

- Es besteht der Verdacht auf einen Darmverschluss (heftige Bauchkrämpfe, aufgeblähter Bauch, kein Stuhlgang).
- Sie leiden an einer chronisch-entzündlichen Darmerkrankung (Colitis ulcerosa, Morbus Crohn).
- Sie haben Bauchschmerzen ungeklärter Ursache.
- Sie haben einen Mangel an Mineralstoffen.
- Es besteht ein erheblicher Flüssigkeitsmangel, zum Beispiel weil Sie zu wenig trinken.

Wechselwirkungen mit Medikamenten

Wenn Sie gleichzeitig Präparate einnehmen, die größere Mengen Süßholzwurzel enthalten, kann sich der Kaliumverlust weiter verstärken. Damit erhöht sich das Risiko für Herzrhythmusstörungen.

▶ Unbedingt beachten

In hoher Dosierung schwemmen die Abführtees zuviel Kalium aus dem Blut aus. Wenn Sie gleichzeitig Medikamente einnehmen, die den Kaliumverlust noch verstärken, zum Beispiel entwässernde Medikamente (Diuretika, bei hohem Blutdruck) oder kortisonhaltige Präparate (bei Entzündungen), besteht die Gefahr, dass aufgrund des Kaliummangels Herzrhythmusstörungen auftreten.

Wenn Sie die Abführtees stark konzentriert oder über eine Zeitdauer, die über die empfohlene Anwendungsdauer hinausgeht, gleichzeitig mit Digitalis-Glykosiden (bei Herzschwäche) oder Präparaten mit dem Wirkstoff Amiodaron (bei Herzrhythmusstörungen) einnehmen, kann sich die Wirkung dieser Mittel verstärken. Näheres hierzu finden Sie unter »Mittel bei Herzschwäche: verstärkte Wirkung« (→ Seite 12) beziehungsweise unter »Mittel bei Herzrhythmusstörungen: verstärkte Wirkung« (→ Seite 11).

Wechselwirkungen mit Speisen und Getränken

Lakritze (wird aus Süßholzwurzel hergestellt) sollten Sie während der Anwendung dieser Tees nicht essen, weil dies den Verlust an Kalium verstärken kann und sich das Risiko für Herzrhythmusstörungen erhöht.

Unerwünschte Wirkungen

▶ Keine Maßnahmen erforderlich

In Einzelfällen verursachen die Tees krampfartige Magen-Darm-Beschwerden. Dann sollten Sie die Dosis verringern.

Der Harn kann sich im Laufe der Behandlung rötlich färben. Das ist harmlos.

▶ Muss beobachtet werden

Wenn sich der Urin auffällig dunkel verfärbt, könnte er Blut enthalten. Setzen Sie das Mittel dann ab und gehen Sie baldmöglichst zum Arzt.

Bei langfristiger und zu häufiger Anwendung können die Tees den Mineralstoffhaushalt stören und insbesondere einen Kaliummangel verursachen. Hinweise darauf sind Muskelschwäche, anhaltende Verstopfung und Herzrhythmusstörungen. Suchen Sie dann möglichst rasch einen Arzt auf.

Hinweise

Für Kinder und Jugendliche unter 18 Jahren

Kinder sollten diese Tees nicht bekommen.

Für Schwangerschaft und Stillzeit

In Schwangerschaft und Stillzeit sollten Sie die Tees nicht trinken.

Verstopfung

Handelsname Darreichungsform	**Zusammensetzung pro 1 ml/1 g oder wie angegeben bzw. pro abgeteilte Einheit**	**Unverb. Preis in Euro/kleinste Packung**	**Bewertung**
Hinweise zu den Tabellenspalten → Seite 32, zur Auswahl der Arzneimittel → Seite 27, zur Grundlage der Bewertung → Seiten 27, 31			
Abtei Abführkapseln SN Weichkapseln	**Rizinusöl** 500 mg	2,99/40 Stück	**Wenig geeignet** bei Verstopfung. Rizinusöl wirkt drastischer als geeignete Mittel und kann häufiger Nebenwirkungen auslösen. → Seite 326
Agiolax Pico Pastillen	**Natriumpicosulfat** 5 mg	5,20/20 Stück	**Geeignet** bei Verstopfung zur kurzzeitigen Anwendung. → Seite 322
Agiolax Granulat	**Sennesfrüchte** 68–132 mg + **Flohsamen** 520 mg + **Flohsamenschalen** 22 mg	6,56/100 g	**Mit Einschränkung geeignet** bei Verstopfung zur kurzzeitigen Anwendung. Kombination aus wasserbindenden Quellstoffen (Flohsamen/-schalen) und darmreizenden Sennesfrüchten. Wasserbindende Mittel allein sind vorzuziehen. → Seite 329
ALASENN Kräutergranulat Granulat	**Sennesblätter** 578 mg + **Tinnevelly-Sennesfrüchte** 385,3 mg	8,52/33 g	**Geeignet** bei Verstopfung zur kurzzeitigen Anwendung. → Seite 326
BABYLAX Klistier	**Glyzerin** 1 800 mg pro 3,6 g	5,90/3 x 3,6 g	**Geeignet** bei Verstopfung zum Entleeren des Enddarms bei Säuglingen und Kindern. → Seite 324
Bekunis Dragees magensaftresistente Tabletten	**Bisacodyl** 5 mg	7,40/45 Stück	**Geeignet** bei Verstopfung zur kurzzeitigen Anwendung. → Seite 322
Bekunis Instant Tee Tee	Auszug aus **Alexandriner-Sennesfrüchten** + **Tinnevelly-Sennesfrüchten** 100–166,5 mg pro Dosierlöffel	9,90/240 ml	**Geeignet** bei Verstopfung zur kurzzeitigen Anwendung. → Seite 331
Bekunis KRÄUTERTEE N Tee mit Dosierlöffel	**Sennesblätter** 600 mg	4,45/55 g	
Bifiteral Beutel	**Laktulose** 1 g	6,00/10 x 10 g	**Geeignet** bei Verstopfung. → Seite 324
Bifiteral Sirup	667 mg	4,95/200 ml	
Chol-Kugeletten Neu überzogene Tabletten	Auszüge aus **Schöllkraut** 30–45 mg + **Aloe** 27,5–35 mg	14,99/30 Stück	**Wenig geeignet** bei Verstopfung. Nicht sinnvolle Kombination aus einem darmreizenden, drastisch wirkenden Abführmittel (Aloe) und einem Gallemittel (Schöllkraut). Schöllkraut kann die Leber schädigen. → Seite 329

Verstopfung Fortsetzung

Handelsname Darreichungsform	Zusammensetzung pro 1 ml/1 g oder wie angegeben bzw. pro abgeteilte Einheit	Unverb. Preis in Euro/kleinste Packung	Bewertung

Hinweise zu den Tabellenspalten → Seite 32, zur Auswahl der Arzneimittel → Seite 27, zur Grundlage der Bewertung → Seiten 27, 31

Handelsname Darreichungsform	Zusammensetzung pro 1 ml/1 g oder wie angegeben bzw. pro abgeteilte Einheit	Unverb. Preis in Euro/kleinste Packung	Bewertung
Doppelherz aktiv Abführ-Kapseln Rizinol 1 000 mg Weichkapseln	**Rizinusöl** 1 000 mg	2,95/30 Stück	**Wenig geeignet** bei Verstopfung. Rizinusöl wirkt drastischer als geeignete Mittel und kann häufiger Nebenwirkungen auslösen. → Seite 326
Dragees 19 Senna überzogene Tabletten	**Auszug aus Sennesblättern** 93–127 mg	5,53/28 Stück	**Geeignet** bei Verstopfung zur kurzzeitigen Anwendung. → Seite 326
Dulcolax Dragees magensaftresistente Dragees	**Bisacodyl** 5 mg	4,80/20 Stück	**Geeignet** bei Verstopfung zur kurzzeitigen Anwendung. → Seite 322
Dulcolax Zäpfchen	10 mg	5,69/6 Stück	
Dulcolax M Balance Pulverbeutel	**Macrogol 4 000** 10 g	8,43/10 x 10 g	**Geeignet** bei Verstopfung. → Seite 324
Dulcolax NP Tropfen	**Natriumpicosulfat-monohydrat** 7,5 mg	7,65/15 ml	**Geeignet** bei Verstopfung zur kurzzeitigen Anwendung. → Seite 322
F.X. Passage SL Pulver	**Magnesiumsulfat** 300 mg	9,96/200 g	**Geeignet** bei Verstopfung zur kurzzeitigen Anwendung. → Seite 324
Freka-Clyss Klistier	**Natrium-dihydrogenphosphat** 16 g + **Natrium-monohydrogen-phosphat** 6 g (Konservierungsmittel: Parabene) pro 100 ml	ca. 2,23/120 ml	**Geeignet** bei Verstopfung zum Entleeren des Enddarms bei Erwachsenen. Medizinprodukt. → Seite 329
Glycilax für Kinder	**Glyzerin** 0,75 g	3,05/6 Stück	**Geeignet** bei Verstopfung zum Entleeren des Enddarms bei Säuglingen und Kindern. → Seite 324
für Erwachsene Zäpfchen	1 g	3,55/6 Stück	**Geeignet** bei Verstopfung zum Entleeren des Enddarms bei Erwachsenen. → Seite 324
ISOMOL Trinklösung	**Macrogol 3 350** 13 125 mg + **Natriumchlorid** 351 mg + **Natrium-hydrogenkarbonat** 179 mg + **Kaliumchlorid** 47 mg pro 13,81 g	9,38/10 x 13,81 g	**Geeignet** bei Verstopfung. → Seite 324
Jacobus-Schwedenkräuter-N Pulver	**Tinnevelly-Sennesfrüchte** 400–560 mg	5,90/40 g	**Wenig geeignet** bei Verstopfung, weil die Zubereitung mit hochprozentigem Alkohol abzulehnen ist. → Seite 326
1xklysma salinisch Klysma	**Natrium-hydrogenphosphat** 16 g + **Natrium-monohydrogen-phosphat** 2,98 g + **Natriumbenzoat** 0,12 g pro 100 ml	5,55/135 ml	**Geeignet** bei Verstopfung zum Entleeren des Enddarms. Medizinprodukt. → Seite 329
Kräuterlax 15 mg Kräuter-Dragees zum Abführen überzogene Tabletten	**Auszug aus Aloe** 41,25–52,5 mg	2,38/10 Stück	**Wenig geeignet** bei Verstopfung. Aloe wirkt drastischer und stärker irritierend auf den Darm als geeignete Mittel und kann häufiger Nebenwirkungen auslösen. → Seite 326
Lactulose AL Sirup Sirup	**Laktulose** 667 mg	4,39/200 ml	**Geeignet** bei Verstopfung. → Seite 324
Lactulose HEXAL Sirup Sirup	**Laktulose** 667 mg	4,88/200 ml	
Lactulose Neda Sirup	**Laktulose** 663 mg	4,95/200 ml	
Lactulose-ratiopharm Sirup	**Laktulose** 667 mg	4,91/200 ml	
Lactulose-saar Sirup	**Laktulose** 650 mg	4,95/200 ml	
Lactulose STADA Sirup	**Laktulose** 667 mg	4,41/200 ml	

Verstopfung Fortsetzung

Handelsname Darreichungsform	Zusammensetzung pro 1 ml/1 g oder wie angegeben bzw. pro abgeteilte Einheit	Unverb. Preis in Euro/kleinste Packung	Bewertung
Hinweise zu den Tabellenspalten → Seite 32, zur Auswahl der Arzneimittel → Seite 27, zur Grundlage der Bewertung → Seiten 27, 31			
Laxans-ratiopharm 5 mg magensaftresistente Tabletten	**Bisacodyl** 5 mg	3,20/30 Stück	**Geeignet** bei Verstopfung zur kurzzeitigen Anwendung. → Seite 322
Laxans-ratiopharm 10 mg Zäpfchen Zäpfchen	10 mg	4,70/10 Stück	
Laxoberal Abführ-Tabletten Tabletten	**Natriumpicosulfat** 5 mg	11,89/50 Stück	
Laxoberal Abführ-Tropfen Tropfen	7,5 mg	7,65/15 ml	
Laxoberal Abführ-Perlen Weichkapseln	2,5 mg	12,85/50 Stück	
Lecicarbon S CO2-Laxans	**Natrium-hydrogenkarbonat** 125 mg + **Natrium-dihydrogenphosphat** 170 mg	5,41/10 Stück	**Geeignet** bei Verstopfung zum Entleeren des Enddarms bei Säuglingen. → Seite 329
Lecicarbon K CO2-Laxans	**Natrium-hydrogenkarbonat** 250 mg + **Natrium-dihydrogenphosphat** 340 mg	5,45/10 Stück	**Geeignet** bei Verstopfung zum Entleeren des Enddarms bei Kindern. → Seite 329
Lecicarbon E CO2-Laxans Zäpfchen	**Natrium-hydrogenkarbonat** 500 mg + **Natrium-dihydrogenphosphat** 680 mg	6,72/10 Stück	**Geeignet** bei Verstopfung zum Entleeren des Enddarms bei Erwachsenen. → Seite 329
Macrogol HEXAL Trinklösung	**Macrogol 3 350** 13,125 g + **Natriumchlorid** 351 mg + **Natrium-hydrogenkarbonat** 179 mg + **Kaliumchlorid** 47 mg pro 13,73 g	6,77/10 x 13,73 g	**Geeignet** bei Verstopfung. Medizinprodukt. → Seite 324
Microklist Klistier	**Natriumzitrat** 450 mg + **Natrium-laurylsulfoazetat** 45 mg + **Sorbit-Lösung 70%** 4,465 g	8,15/4 Stück	**Geeignet** bei Verstopfung, vor allem zum Entleeren des Enddarms. → Seite 329
Midro Abführ Tabletten Tabletten	**Sennesfrüchte** 250–318 mg	3,55/100 Stück	**Geeignet** bei Verstopfung zur kurzzeitigen Anwendung. → Seite 326
Midro Tee Tee	**Sennesblätter** 625–750 mg	3,32/48 g	**Geeignet** bei Verstopfung zur kurzzeitigen Anwendung. → Seite 331
MOVICOL	**Macrogol 3 350** 13,125 g + **Natriumchlorid** 351 mg + **Natrium-hydrogenkarbonat** 179 mg + **Kaliumchlorid** 47 mg pro 13,81 g	9,02/10 x 13,81 g	**Geeignet** bei Verstopfung. → Seite 324
MOVICOL aromafrei	**Macrogol 3 350** 13,125 g + **Natriumchlorid** 351 mg + **Natrium-hydrogenkarbonat** 179 mg + **Kaliumchlorid** 50 mg pro 13,7 g	9,02/10 x 13,7 g	
MOVICOL Schoko Trinklösung	**Macrogol 3 350** 13,125 g + **Natriumchlorid** 351 mg + **Natrium-hydrogenkarbonat** 179 mg + **Kaliumchlorid** 32 mg pro 13,9 g	9,02/10 x 13,9 g	

Verstopfung Fortsetzung

Handelsname Darreichungsform	**Zusammensetzung pro 1 ml/1 g oder wie angegeben bzw. pro abgeteilte Einheit**	**Unverb. Preis in Euro/kleinste Packung**	**Bewertung**
Hinweise zu den Tabellenspalten → Seite 32, zur Auswahl der Arzneimittel → Seite 27, zur Grundlage der Bewertung → Seiten 27, 31			
Mucofalk Apfel	**Indische Flohsamenschalen** 3 250 mg pro 5 g	6,78/20 x 5 g	**Geeignet** bei Verstopfung. → Seite 328
Mucofalk Orange	3 250 mg pro 5 g	6,78/20 x 5 g	
Mucofalk Fit Granulat	3 250 mg pro 5 g	6,78/20 x 5 g	
Neda Früchtewürfel Würfel	**Sennesblätter** 430–640 mg + **Tinnevelly-Sennesfrüchte** 430–640 mg	5,96/15 Stück	**Geeignet** bei Verstopfung zur kurzzeitigen Anwendung. → Seite 326
Obstinol M Emulsion	**Dickflüssiges Paraffin** 9 970 mg pro 30 ml	8,35/250 ml	**Wenig geeignet** bei Verstopfung. Paraffin kann sich in Lymphknoten ablagern. → Seite 324
Ramend Abführ-Tabletten 20 mg Tabletten	Auszüge aus **Alexandriner-Sennesfrüchten** 76,19–101,5 mg + **Tinnevelly-Sennesfrüchten** 50,8–67,7 mg	3,99/20 Stück	**Geeignet** bei Verstopfung zur kurzzeitigen Anwendung. → Seite 326
Ramend Abführtee instant N Tee	20–40 g Auszug aus **Alexandriner-Sennesfrüchten** + **Tinnevelly-Sennesfrüchten** (Verhältnis 3–4:1) pro 100 g	8,95/42 g	**Geeignet** bei Verstopfung zur kurzzeitigen Anwendung. → Seite 331
Regulax Picosulfat Tropfen Lösung	**Natriumpicosulfat** 7,23 mg	6,96/20 ml	**Geeignet** bei Verstopfung zur kurzzeitigen Anwendung. → Seite 322
Regulax Picosulfat Abführwürfel Würfel	10 mg	2,96/6 Stück	

Hämorrhoiden

Im Inneren des Enddarms (Rektum), in und über dem ringförmigen Afterschließmuskel, befinden sich mit arteriellem Blut gefüllte Schwellkörper. Sie bilden eine Art Polster, das gefüllt und entleert werden kann und dazu beiträgt, dass der Enddarm gut schließt. Wird der Darm entleert und der Schließmuskel dabei gedehnt, fließt das Blut aus den Schwellkörpern ab; zieht sich der After zusammen, strömt es wieder ein und dichtet den Analkanal ab.

Als Hämorrhoiden werden vergrößerte Blutgefäße bezeichnet, die sich unter der Hautoberfläche ausgedehnt haben. Das geschieht, wenn das Gefäßpolster längere Zeit nicht entleert wird, zum Beispiel, weil eine Verstopfung vorliegt oder der Stuhldrang unterdrückt wird. Da die Hämorrhoiden direkt unter der Hautoberfläche liegen, entzünden sie sich leicht oder reißen ein, vor allem wenn der Darminhalt sehr hart ist. Wenn beim Stuhlgang stark gepresst werden muss, können sie aus dem After hervortreten.

Hämorrhoiden werden entsprechend ihrer Ausdehnung, Größe und der Intensität der Beschwerden in vier Stadien eingeteilt:

- Stadium I: Die Schwellkörper im Enddarm sind vergrößert.
- Stadium II: Schmerzen und Blutungen mehren sich. Die Hämorrhoiden treten beim Pressen am Afterrand hervor, ziehen sich aber wieder in den Enddarm zurück, wenn der Darminhalt abgesetzt ist.
- Stadium III: Die Hämorrhoiden ziehen sich nach dem Stuhlgang nicht mehr von selbst in den Enddarm zurück, können aber mit dem Finger wieder hineingeschoben werden. Häufig entsteht das Gefühl, dass der Darm nicht vollständig entleert ist. Manchmal schließt der Aftermuskel nicht mehr dicht genug, sodass unkontrolliert etwas Stuhl abgeht.
- Stadium IV: Die Hämorrhoiden bleiben dauerhaft au-

ßerhalb des Enddarms und lassen sich mit dem Finger nicht mehr zurückschieben.
Hämorrhoiden werden häufig mit Perianalthrombosen (→ nachfolgend) verwechselt, die ähnliche Beschwerden verursachen.

Anzeichen und Beschwerden

Hämorrhoiden liegen dicht unter der Haut im Analkanal. Die dünne Innenhaut des Enddarms wird durch den Stuhl leicht gereizt und sondert dann vermehrt Schleim ab, der sich im Afterbereich sammelt und sehr starken Juckreiz auslöst. Manchmal nässen und brennen die Stellen auch. Wenn sie sich entzünden, schwillt das umgebende Gewebe an und schmerzt, vor allem beim Sitzen und beim Stuhlgang. Meist ist dann auch die Darmentleerung behindert.
Mit dem Stuhl austretendes oder dem Stuhl aufliegendes hellrotes Blut ist ein Hinweis darauf, dass Hämorrhoiden eingerissen sind. Solche Risse heilen schnell von selbst wieder zu.

Nicht verwechseln

Im Analkanal rund um den After befinden sich auch venöse Gefäßpolster. Sie schwellen ebenfalls an und erweitern sich, wenn auf sie Druck ausgeübt wird. Häufig geschieht das im Zusammenhang mit einer Schwangerschaft oder Geburt sowie bei starkem und langem Pressen bei Verstopfung oder hartem Stuhlgang.
Solche erweiterten Venen sind keine Hämorrhoiden, allerdings können sie ähnliche Beschwerden machen wie diese, insbesondere, wenn sich in den Venen kleine Blutgerinnsel (Perianalthrombosen) bilden. Beim Sitzen verursacht die prall gestaute Vene dann meist sehr starke Schmerzen. Die Gerinnsel werden innerhalb einiger Tage vom Körper abgebaut, und die Vene erschlafft wieder. Bei starken Beschwerden kann der Arzt die angeschwollene Vene mit einem kleinen Skalpellschnitt öffnen und den Blutpfropf entfernen. Schmerzen und Druckgefühl lassen dann sofort nach.
Obwohl es sich um Thrombosen handelt, stellen Perianalthrombosen – anders als Blutgerinnsel in den Beinvenen – keine Gefahr für eine Embolie dar. Aus den oberflächlich liegenden Venen kann der Blutpfropf nicht über die Verbindungsadern zu anderen Venen weggeschwemmt werden. Das kann nur passieren, wenn sich ein Blutpfropf in den tiefen Venen befindet.

Ursachen

Hämorrhoiden bilden sich meist aufgrund einer erblichen Veranlagung. Gefördert werden sie außerdem durch Bewegungsmangel und ballaststoffarme Ernährung, die häufig Verstopfung und harten Stuhl nach sich ziehen. Starkes Pressen, langes Sitzen, Übergewicht oder die vergrößerte Gebärmutter bei einer Schwangerschaft drücken vermehrt auf den Enddarm und damit auch auf die Hämorrhoiden.
Abführmittel können dazu beitragen, dass sich Hämorrhoiden entwickeln, vor allem wenn sie häufig eingenommen werden. Dann bleibt der Stuhl meist dünnflüssig, was dazu führt, dass die Schwellkörper im Enddarm nicht mehr regelmäßig entleert werden und sich in die Umgebung ausdehnen. Dies gilt nicht für Abführmittel, die Quellstoffe enthalten. Für Flohsamen, Leinsamen und Weizenkleie konnte in klinischen Studien gezeigt werden, dass sie die Symptome bei Hämorrhoiden verbessern und das Blutungsrisiko verringern können.

Vorbeugung

Wenn Sie mit der Nahrung ausreichend Ballaststoffe zu sich nehmen, wird der Darm nicht träge und der Stuhl nicht hart. Ballaststoffe sind unverdauliche Nahrungsbestandteile. Dazu gehören Quellstoffe in Obstschalen und Gemüse sowie die Reste der Getreidekornhülle in Vollkornprodukten. Ballaststoffe regen die Darmbewegung an, indem sie Wasser binden und den Speisebrei aufquellen lassen. Dieser wird zügig befördert und rasch ausgeschieden. Eine Verstopfung kann so gar nicht entstehen. Der Stuhl ist weich und erfordert kein langes und starkes Pressen.
Wichtig ist, dass Sie täglich ausreichend trinken, um dem Darm genügend Wasser zur Verfügung zu stellen (mindestens zwei Liter pro Tag). Wenn Sie eine Herzschwäche haben oder Ihre Nieren nur unzureichend arbeiten, sollten Sie allerdings ohne Rücksprache mit dem Arzt nicht mehr als 1,5 Liter täglich trinken.
Jede Art von Bewegung regt die Darmtätigkeit zusätzlich an und verhindert, dass sich Hämorrhoiden bilden.
Wenn Sie übergewichtig sind, lohnt es sich abzunehmen. Dann bilden sich Hämorrhoiden gar nicht erst oder sie verschlimmern sich zumindest nicht weiter.
Eine »Schließmuskelgymnastik« fördert die Durchblutung im Analkanal und beugt auf diese Weise der Ausdehnung der Hämorrhoidalpolster vor: Kneifen Sie dazu den Schließmuskel mehrmals täglich 30-mal hintereinander zusammen.
Gehen Sie jeden Tag zur gleichen Zeit zur Toilette (z. B. morgens nach dem Aufstehen), um den Darm an einen bestimmten Rhythmus zu gewöhnen, und nehmen Sie sich dafür ausreichend Zeit.

Allgemeine Maßnahmen

Alle unter Vorbeugung genannten Maßnahmen sind auch bei bereits vorhandenen Hämorrhoiden sinnvoll. Damit sich Hämorrhoiden nicht entzünden, sollten Sie auf eine sorgfältige Analhygiene achten:

- Reinigen Sie den Darmausgang nach dem Stuhlgang mit einem Waschlappen und lauwarmem Wasser, ersatzweise mit feuchten Toiletten- oder Baby-Öltüchern. Vorsichtig: Alkoholhaltige Erfrischungstücher eignen sich dafür nicht, weil sie die empfindliche Haut am After zu stark reizen.
- Benutzen Sie kein hartes, raues Toilettenpapier und wischen Sie nicht zu grob über den After, sonst wird die Haut gereizt und reißt leicht ein.
- Verwenden Sie keine Seifen und Kosmetika im Analbereich. Sie reizen die Haut und fördern Entzündungen und Allergien.

Bei Hämorrhoiden im Stadium I und II genügen meist die hier und unter »Vorbeugung« genannten Hinweise. Bei ausgeprägten Hämorrhoiden im Stadium II und III ist es dagegen sinnvoll, die Hämorrhoiden vom Arzt veröden oder mit einem Gummiband abbinden zu lassen. Das Gewebe stirbt dann innerhalb weniger Tage ab und wird abgestoßen. Hämorrhoiden im Stadium IV müssen meist operiert werden.

Wann zum Arzt?

Wenn sich die Beschwerden nach einer Woche nicht bessern oder wenn Hämorrhoiden des Stadiums III bis IV vorliegen, sollten Sie einen Arzt aufsuchen. Spezialisten für Enddarmerkrankungen werden als Proktologen bezeichnet.

Auch wenn Sie Blut im Stuhl bemerken oder Hämorrhoidalknoten im Enddarmbereich stark bluten, sollten Sie einen Arzt aufsuchen.

Bei Kindern

Wenn Kinder Beschwerden im Analbereich haben, sollten Sie diese nicht selbst behandeln, sondern grundsätzlich einen Arzt aufsuchen.

Behandlung mit Medikamenten

Alle hier aufgeführten Medikamente können Hämorrhoiden nicht ursächlich behandeln, sondern nur die damit verbundenen Beschwerden bessern.

Zur Behandlung von Hämorrhoiden stehen verschiedene Zubereitungsformen zur Verfügung: Salben zum äußerlichen Auftragen oder auch zum Einführen in den Anus sowie Zäpfchen und Tamponaden (Zäpfchen mit Mullgewebe) zum Einführen. Während normale Zäpfchen nach dem Einführen vom Anus weiter nach oben in den Enddarm rutschen und damit nicht direkt am Ort der Erkrankung ihre Wirkstoffe freisetzen, verbleiben Tamponaden mithilfe des nach außen hängenden Mullstreifens länger am eigentlichen Erkrankungsort. Nachteilig ist jedoch, dass das Mullgewebe die empfindliche Haut am After reizen kann. Salben sind deshalb im Allgemeinen zu bevorzugen.

Örtlich betäubende Mittel (→ nachfolgend) sind geeignet, um Juckreiz und Schmerzen zu lindern. Die in einem Extrakt aus Blättern und Rinde von Hamamelis (→ Seite 338) enthaltenen Gerbstoffe ziehen die Hautoberfläche zusammen und wirken auf diese Weise entzündungshemmend und juckreizstillend. Auch diese Mittel sind zur Behandlung der mit Hämorrhoiden einhergehenden Symptome geeignet.

Wenn Sie diese Präparate im Intimbereich anwenden, beachten Sie auch die Hinweise zur »Anwendung von Kondomen und Diaphragmen« (→ Seite 394).

Örtlich betäubende Mittel

Lidokain
- Posterisan akut

Quinisokain
- Haenal

Örtlich betäubende Mittel setzen die Schmerzempfindlichkeit herab, indem sie die Aufnahme und Weiterleitung von Reizen in den Nerven hemmen. Auf diese Weise stillen sie auch den Juckreiz. Die therapeutische Wirksamkeit ist nachgewiesen, Mittel mit diesen Wirkstoffen sind geeignet, um Juckreiz und Schmerzen zu lindern, die durch Hämorrhoiden verursacht werden.

Anwendung

Damit die Creme gut streichfähig ist, bewahren Sie sie am besten bei Zimmertemperatur auf. Zäpfchen lagern Sie dagegen besser im Kühlschrank, damit sie fest bleiben.

Länger als eine Woche sollten Sie die Mittel nicht anwenden.

Achtung

Durch die Körperwärme kann sich die Creme etwas verflüssigen und die Wäsche verschmutzen. Mit einer 60-Grad-Wäsche lassen sich die Cremereste aber gut entfernen.

Haenal: Diese Salbe enthält als Konservierungsmittel Parabene. Wenn Sie auf Parastoffe (→ Seite 551) allergisch reagieren, dürfen Sie sie nicht anwenden.

Unerwünschte Wirkungen

▶ **Muss beobachtet werden**

Wenn die Haut im Analbereich juckt und brennt, vertragen Sie vermutlich den Wirkstoff nicht. Dann sollten Sie das Mittel absetzen. Sind die Hauterscheinungen (→ Seite 14) einige Tage später nicht deutlich abgeklungen, sollten Sie einen Arzt aufsuchen.

Hinweise

Für Schwangerschaft und Stillzeit

Wenn Sie die Mittel in der Schwangerschaft anwenden, sind keine unerwünschten Wirkungen auf das Ungeborene zu befürchten, da die Wirkstoffe nur sehr wenig über Haut oder Schleimhaut in den Blutkreislauf gelangen. Dennoch sollten Sie die Mittel nur nach Rücksprache mit einem Arzt anwenden.

Pflanzliches Mittel

Hamamelis

Faktu lind, Hametum mono/ Hämorrhoidensalbe

Blätter und Rinde der Zaubernuss (Hamamelis) enthalten Gerbstoffe, die die Oberfläche von Schleimhäuten zusammenziehen (adstringieren) und feine Blutgefäße (Kapillaren) abdichten. Außerdem wirken Gerbstoffe leicht örtlich betäubend und juckreizstillend. Zur Behandlung der durch Hämorrhoiden bedingten Beschwerden sind Salbe und Zäpfchen geeignet.

Unerwünschte Wirkungen

▶ **Keine Maßnahmen erforderlich**

Bei mehr als 1 von 10 Behandelten reizt der Wirkstoff die Haut im Analbereich für kurze Zeit.

▶ **Muss beobachtet werden**

Bei weniger als 1 von 100 Behandelten bildet sich ein juckender Hautausschlag mit Bläschen. Dann vertragen Sie das Mittel vermutlich nicht, und Sie sollten es absetzen. Sind die Hauterscheinungen (→ Seite 14) einige Tage später nicht deutlich abgeklungen, sollten Sie einen Arzt aufsuchen.

Hinweise

Für Schwangerschaft und Stillzeit

In der Schwangerschaft sollten Sie die Mittel nur nach Rücksprache mit einem Arzt anwenden und auch dann nicht länger als zwei Wochen.

Hämorrhoiden

Handelsname Darreichungsform	**Zusammensetzung pro 1 ml/1 g oder wie angegeben bzw. pro abgeteilte Einheit**	**Unverb. Preis in Euro/kleinste Packung**	**Bewertung**
Hinweise zu den Tabellenspalten → Seite 32, zur Auswahl der Arzneimittel → Seite 27, zur Grundlage der Bewertung → Seiten 27, 31			
Faktu lind Salbe mit Hamamelis Salbe	Auszug aus **Hamamelisblättern und -zweigen** 62,5 mg	10,92/25 g	**Geeignet** bei Hämorrhoiden, um Juckreiz und Schmerzen zu lindern. → Seite 338
Haenal akut Creme	**Quinisokain-hydrochlorid** 5 mg (Konservierungsmittel: Parabene)	10,98/30 g	**Geeignet** bei Hämorrhoiden, um Juckreiz und Schmerzen zu lindern. → Seite 337
Hametum Hämorrhoidensalbe Salbe	Auszug aus **Hamamelisblättern und -zweigen** 62,5 mg	7,97/25 g	**Geeignet** bei Hämorrhoiden, um Juckreiz und Schmerzen zu lindern. → Seite 338
Hametum mono Zäpfchen	**Auszug aus Hamamelisblättern** 400 mg	8,20/10 Stück	
Posterisan akut mit Lidocain	**Lidokain** 50 mg	12,95/25 g	**Geeignet** bei Hämorrhoiden, um Juckreiz und Schmerzen zu lindern. → Seite 337
Posterisan akut mit Lidocain in Einmaltuben	50 mg	14,95/10 x 2,5 g	
Posterisan akut mit Lidocain mit Analdehner Rektalsalbe	50 mg	17,10/25 g	
Posterisan akut mit Lidocain Zäpfchen Zäpfchen	60 mg	8,46/10 Stück	

Hämorrhoiden Fortsetzung

Handelsname Darreichungsform	**Zusammensetzung pro 1 ml/1 g oder wie angegeben bzw. pro abgeteilte Einheit**	**Unverb. Preis in Euro/kleinste Packung**	**Bewertung**
Posterisan akut mit Lidocain Zäpfchen mit Mulleinlage (Haemotamp) Zäpfchen	**Lidokain** 60 mg	16,99/10 Stück	**Geeignet** bei Hämorrhoiden, um Juckreiz und Schmerzen zu lindern. → Seite 337

Hinweise zu den Tabellenspalten → Seite 32, zur Auswahl der Arzneimittel → Seite 27, zur Grundlage der Bewertung → Seiten 27, 31

Wurmerkrankungen

Würmer (Helminthen) sind Schmarotzer, die einen Wirt oder Zwischenwirt brauchen, um zu leben und sich zu vermehren. In Europa kommen Rund- und Bandwürmer am häufigsten vor. Andere Wurmarten sind eher ein »Souvenir« aus Urlaubsländern, sie dürfen nicht selbst behandelt werden.

Maden- und Spulwürmer gehören zu den Rundwürmern (Nematoden). Sie sind vor allem bei Kindern weit verbreitet. Beide Wurmarten besiedeln den Darm.

Trichinen gehören ebenfalls zu den Nematoden und werden durch Verzehr von infiziertem rohem Rind- oder Schweinefleisch übertragen. Da in Deutschland das Fleisch aber regelmäßig auf Trichinenbefall kontrolliert wird, kommt eine derartige Infektion hierzulande nur sehr selten vor.

Ein Bandwurm besteht aus vielen einzelnen Gliedern, die jeweils einen halben bis einen Zentimeter lang sind (Zwergbandwurm: zirka ein Millimeter). Ein ausgewachsener Bandwurm kann bis zu zehn Meter lang werden (Zwergbandwurm: ein bis vier Zentimeter).

Es gibt Rinder-, Schweine-, Hunde-, Fuchs-, Zwerg- und Fischbandwürmer (Echinokokken). Die Eier von Hunde- und Fuchsbandwurm haften an niedrig wachsenden Pflanzen und Büschen im Wald, auch an deren Früchten (z. B. an Pilzen, Heidelbeeren, Himbeeren, Walderdbeeren) und gelangen von dort in Waldtiere (z. B. Füchse) oder auch in den Menschen. Rinder-, Schweine- und Fischbandwurm werden als Larven (Finnen) mit dem befallenen Fleisch oder Fisch aufgenommen.

Die Larven von Rinder-, Zwerg- und Fischbandwurm besiedeln den menschlichen Darm.

Gelangen Eier des Schweinebandwurms in den menschlichen Körper, entwickeln sich die Larven außerhalb des Magen-Darm-Traktes und befallen Muskulatur, zentrales Nervensystem und Augen.

Hunde- und Fuchsbandwurm setzen sich in der Leber, seltener in der Lunge oder im zentralen Nervensystem fest. Um die überlebenden Larven herum bilden sich flüssigkeitsgefüllte Blasen (Zysten), die sich abkapseln und neben den Larven auch Wurmköpfe enthalten. Im Frühstadium machen solche Zysten keine Beschwerden. Ein Befall mit Hunde- und Fuchsbandwurm wird meist zufällig entdeckt, wenn die Organe aus anderen Gründen geröntgt oder mit Ultraschall untersucht werden. Komplikationen treten auf, wenn das befallene Organ – zum Beispiel die Leber – ganz zerstört wird oder eine Zyste mit den darin befindlichen Echinokokken platzt (Superinfektion). Fuchsbandwürmer können auch von Hunden und Katzen übertragen werden.

Bandwurminfektionen sind relativ selten geworden, seitdem rohes Fleisch und Fisch streng kontrolliert werden.

Anzeichen und Beschwerden

Madenwürmer

Typisch für einen Wurmbefall ist ein starker Juckreiz am After, vor allem abends und nachts, wenn die Weibchen den Darm verlassen, um in den Falten rund um den After ihre Eier abzulegen. Die Würmer sind als feine weiße, etwa einen halben bis einen Zentimeter lange, sich bewegende Fäden zu erkennen. Auch im Stuhl sind sie sichtbar. Bei Mädchen können sich auch Schamlippen und Vagina entzünden.

Spulwürmer

Diese Wurmart verursacht vor allem Bauchschmerzen oder Verdauungsbeschwerden. Im Stuhl sind 15 bis 20 Zentimeter lange helle Würmer zu sehen. Die Infektion verläuft häufig symptomlos oder es treten nur leichte Magen-Darm-Beschwerden auf. Sind die Larven in die Lunge vorgedrungen, entstehen meist Atembeschwerden. Darüber hinaus können auch Entzündungen der Bauchspeicheldrüse oder der Gallenwege sowie Abszesse auftreten.

Bandwürmer

Hinweise auf eine Bandwurminfektion sind starker Gewichtsverlust unerklärlicher Ursache sowie Bauchschmerzen, -grummeln oder ein Blähbauch. Beim Zwergbandwurm können auch Durchfall und Kopfschmerzen auftreten. Es kann aber auch sein, dass gar keine Beschwerden vorkommen. Mit dem Stuhl gehen Teile des Wurmes ab, die wie breite Nudeln auf dem Stuhl aufliegen.

Ursachen

Maden- und Spulwürmer

Aus wurmeierhaltigem Staub, Erde, über Händeschütteln oder durch Kontakt mit Tierkot gelangen die Wurmeier in den Mund und von dort in den Darm. Wurmeier haften oft auch an mit Fäkalien gedüngten Lebensmitteln (z. B. Salat), die nicht ausreichend gewaschen oder abgekocht wurden. Kratzen sich die infizierten Kinder am meist heftig juckenden After, nehmen sie erneut Wurmeier auf, die vor allem unter den Nägeln hängen bleiben und von dort wiederum in den Mund gelangen. Wenn bei Spulwürmern die Larve schlüpft, dringt sie durch die Wand des Dünndarms ins Lymph- und Blutgefäßsystem ein und wandert bis in die Lunge. Dort wird sie in die Lungenbläschen aufgenommen, gelangt in die Atemwege und wird wieder verschluckt. Im Dünndarm reift die Larve dann zum ausgewachsenen Wurm heran und verbleibt dort.

Bandwürmer

Sind Rind-, Schweinefleisch oder Fisch mit Bandwurmfinnen infiziert und werden roh als Mett, Tartar, Carpaccio, Sushi oder als nicht durchgebratenes Steak verzehrt, gelangen die Finnen in den Darm und entwickeln sich dort zum ausgewachsenen Wurm. Der Bandwurm gibt fortwährend einzelne Glieder ab, die Eier enthalten. Solange der Bandwurmkopf im Darm bleibt, bildet er ständig neue Körperglieder.

Mit dem Stuhl gelangen die Eier wieder in die Umwelt und werden von Tieren aufgenommen. Rinder, Schweine oder Fische dienen dabei als Zwischenwirte (beim Schweinebandwurm kann auch der Mensch als Zwischenwirt fungieren). In ihnen entwickeln sich aus den Eiern Bandwurmlarven (Finnen), die ins Fleisch wandern. Erst im Menschen wächst dann aus den Finnen der Bandwurm heran, und so schließt sich der Kreislauf.

Zwergbandwürmer werden über nicht sorgfältig gereinigte Nahrungsmittel aufgenommen und besiedeln den Dünndarm. Die Eier der Finnen entwickeln sich in den Dünndarmzotten und werden mit dem Stuhl ausgeschieden.

Vorbeugung

Maden- und Spulwürmer

Kinder sollten sich nach dem Spielen immer sorgfältig die Hände waschen. Unter kurz geschnittenen Fingernägeln können Wurmeier schlechter haften.

Bandwürmer

Waldfrüchte sollten Sie nur gekocht (Marmelade, Kompott) oder gebraten beziehungsweise gedünstet (Pilze) zu sich nehmen.

Allgemeine Maßnahmen

- Waschen Sie sich nach jedem Stuhlgang die Hände sorgfältig mit Wasser und Seife. Benutzen Sie dafür nicht dasselbe Handtuch wie andere Familienmitglieder und wechseln Sie das Handtuch täglich.
- Schneiden Sie die Fingernägel sehr kurz und bürsten Sie sie bei jedem Händewaschen gründlich ab.
- Wechseln Sie Unter- und Nachtwäsche täglich und waschen Sie sie kochend heiß (95 °C), bis die Würmer komplett verschwunden sind. Das gilt auch für Handtücher und Waschlappen.
- Wechseln Sie auch die Bettwäsche möglichst häufig und waschen Sie sie ebenfalls als Kochwäsche.
- Wischen Sie regelmäßig und sorgfältig Staub.
- Abgekapselte Zysten von Fuchs- oder Hundebandwürmern sollten möglichst operativ entfernt werden.

Wann zum Arzt?

Suchen Sie unverzüglich einen Arzt auf, wenn Ihnen im Stuhl Wurmglieder oder sich noch bewegende Wurmbestandteile beziehungsweise Würmer auffallen.

Wurmerkrankungen sollten Sie grundsätzlich nicht selbst behandeln, da die zuverlässig wirkenden Medikamente ausnahmslos verschreibungspflichtig sind. Bei Madenwürmern sind das Mittel mit den Wirkstoffen Mebendazol oder Pyrantel, bei Bandwürmern Mittel mit Praziquantel. Was Sie über diese Arzneimittel wissen ollten, lesen Sie im HANDBUCH MEDIKAMENTE der Stiftung Warentest oder im Internet unter www.medikamente-im-test.de.

Der Wirkstoff Niclosamid darf zur Behandlung eines Bandwurmbefalls zulasten der gesetzlichen Krankenkassen verordnet werden, obwohl das Mittel nicht rezeptpflichtig ist. Näheres hierzu finden Sie in der »Ausnahmeliste« (→ Seite 658).

Behandlung mit Medikamenten

Wenn Sie den Wurmbefall feststellen und es Ihnen nicht möglich ist, innerhalb kurzer Zeit einen Arzt aufzusuchen, um die Würmer diagnostizieren und das passende Medikament verordnen zu lassen, können Sie notfalls die Behandlung mit frei verkäuflichen Mitteln beginnen. Allerdings sollten Sie sich dennoch so schnell wie möglich in ärztliche Behandlung begeben, damit die Würmer effektiv bekämpft werden können.

Mit Pyrvinium (→ nebenstehend) lassen sich Madenwürmer bekämpfen. Allerdings wirkt dieses Medikament, verglichen mit rezeptpflichtigen Mitteln, nicht immer zuverlässig. Bei Madenwurmbefall ist es daher nur mit Einschränkung geeignet.
Niclosamid (→ nachfolgend) ist zur Behandlung von Rinder- Zwerg- und Fischbandwurmbefall geeignet. Gegen Schweinebandwurm ist es nur mit Einschränkung geeignet, da es die Larven dieses Bandwurms nicht abtötet. Auch deshalb sind die therapeutisch wirksameren rezeptpflichtigen Mittel vorzuziehen.

Niclosamid

Yomesan

Niclosamid ist ein Wirkstoff, mit dem Bandwürmer abgetötet werden können, vor allem auch deren Kopf. Das ist besonders wichtig, denn von ihm ausgehend bilden sich ständig neue Wurmglieder nach. Niclosamid lähmt die Atmung des Wurms. Die abgestorbenen Glieder und der Kopf können sich im Darm nicht mehr halten und werden mit dem Stuhl ausgeschieden.
Das Mittel wirkt gut gegen Rinder-, Zwerg- und Fischbandwürmer und ist zur Behandlung dieser Bandwurmarten geeignet. Die Larven des Schweinebandwurms tötet es jedoch nicht, deshalb ist es bei dieser Bandwurmart nur mit Einschränkung geeignet.

Anwendung

Sie nehmen vier Tabletten des Mittels auf einmal ein, am besten nach dem Frühstück. Alle Tabletten müssen Sie zunächst vollständig zerkauen und dann mit etwas Flüssigkeit schlucken.
Trinken Sie in der Zeit vor der Behandlung reichlich saure Fruchtsäfte. Sie helfen mit, den Schleim im Darm zu beseitigen, der sich aufgrund des Wurmbefalls gebildet hat. Dann kann das Mittel besser auf die Würmer einwirken.
Damit der Bandwurm so schnell und komplett wie möglich ausgeschieden wird, können Sie zusätzlich ein Abführmittel einnehmen. Geeignet sind dafür das recht drastisch wirkende Bittersalz (→ Seite 324), das Sie zwei Stunden nach den Wurmtabletten in Wasser aufgelöst trinken. Der dadurch ausgelöste Durchfall ist erwünscht, weil der Darm damit gereinigt wird.
Zwar tötet Niclosamid die Larven des Schweinebandwurms nicht ab, bei durchfallartigem Stuhlgang kann es jedoch sein, dass auch diese Wurmstadien mit ausgeschieden werden und nicht etwa in den Magen wandern. Allerdings sind das keine verlässlichen Maßnahmen. Es ist nicht sicher, dass Sie den Bandwurm damit tatsächlich loswerden.

Achtung

Wechselwirkungen mit Speisen und Getränken

Unter dem Einfluss von Niclosamid wirkt Alkohol stärker. Während Sie das Mittel anwenden, sollten Sie deshalb keine alkoholhaltigen Speisen oder Getränke zu sich nehmen.

Unerwünschte Wirkungen

► **Keine Maßnahmen erforderlich**

Unter der Behandlung kann es bei 2 bis 4 von 100 Behandelten zu Appetitlosigkeit, Brechreiz, Durchfall, Übelkeit und Bauchschmerzen kommen. Diese Beschwerden sind vorübergehend und verschwinden wieder, wenn die Therapie beendet ist.

► **Muss beobachtet werden**

Wenn die Haut sich verstärkt rötet und juckt, reagieren Sie vermutlich allergisch auf das Mittel. Dann sollten Sie es absetzen. Sind die Hauterscheinungen (→ Seite 14) einige Tage später nicht deutlich abgeklungen, sollten Sie einen Arzt aufsuchen.

Hinweise

Für Kinder und Jugendliche unter 18 Jahren

Kinder von zwei bis sechs Jahre nehmen einmalig zwei Tabletten. Kinder unter zwei Jahren erhalten nur eine Tablette. Bei kleineren Kindern können Sie die Tabletten auch zu einem feinen Brei zermahlen und mit wenig Wasser vermischt geben.

Für Schwangerschaft und Stillzeit

Das Mittel wird nur in geringen Mengen in den Körper aufgenommen. Wenn eine Wurmkur während der Schwangerschaft erforderlich ist, sollte diese aus Sicherheitsgründen erst im zweiten Schwangerschaftsdrittel beginnen.
In der Stillzeit sollten Sie das Mittel nicht anwenden, weil unklar ist, ob es in die Muttermilch übergeht. Ist eine Wurmkur erforderlich, sollten Sie abstillen.

Pyrvinium

MOLEVAC, Pyrcon

Pyrvinium tötet Madenwürmer, indem es bestimmte Stoffwechselfunktionen der Würmer hemmt. Allerdings ist die therapeutische Wirksamkeit im Vergleich zu rezeptpflichtigen Wirkstoffen weniger sicher und das Mittel deshalb nur mit Einschränkung geeignet.

Anwendung

Die Dosis errechnet sich nach dem Körpergewicht: Pro zehn Kilogramm sind 50 Milligramm Pyrvinium einzunehmen, möglichst als Einmaldosis und unabhängig von den Mahlzeiten. Wenn diese Menge sehr groß ist, können Sie sie auch auf mehrere Portionen verteilen und während und nach dem Essen schlucken.

Mehr als acht Dragees oder 40 Milliliter Suspension sollten Sie nicht einnehmen. Reicht das nicht aus, um die Würmer abzutöten, können Sie die Behandlung nach zwei bis vier Wochen wiederholen.

Achtung

MOLEVAC Dragees und *Pyrcon* enthalten Parabene. Wenn Sie auf Parastoffe (→ Seite 551) allergisch reagieren, dürfen Sie diese Mittel nicht anwenden.

Pyrvinium färbt den Mageninhalt und Stuhl hellrot. Wird Wäsche durch Erbrochenes oder Stuhl verschmutzt, lassen sich die Flecken nicht mehr herauswaschen.

Pyrcon: Dieses Mittel enthält Alkohol. Personen mit Alkoholproblemen dürfen es nicht einnehmen. Auch Leberkranke und Menschen mit Anfallleiden sollten den Alkoholgehalt berücksichtigen. Darüber hinaus kann Alkohol die Wirkung vieler Arzneimittel (zum Beispiel Schlaf- und Beruhigungsmittel, Psychopharmaka, starke Schmerzmittel, einige Mittel bei hohem Blutdruck) verstärken.

Gegenanzeigen

Wenn Ihre Leber und Nieren nicht mehr richtig arbeiten oder wenn Sie eine entzündliche Darmerkrankung haben, dürfen Sie die Mittel nicht anwenden.

Hinweise

Für Kinder und Jugendliche unter 18 Jahren

Kinder erhalten die gleiche Dosis wie Erwachsene.

MOLEVAC Dragees: Dieses Mittel dürfen Kinder unter drei Jahren nicht bekommen.

MOLEVAC Suspension: Dieses Mittel sollten Kinder unter einem Jahr nicht ohne Rücksprache mit einem Arzt erhalten.

Pyrcon: Dieses Mittel sollten Säuglinge nicht ohne Rücksprache mit einem Arzt und nach sorgfältigem Abwägen von Nutzen und Risiken erhalten. Bedenken Sie, dass das Mittel Alkohol enthält. Mittel ohne Alkohol sind vorzuziehen.

Für Schwangerschaft und Stillzeit

Schwangere sollten die Mittel nicht ohne Rücksprache mit einem Arzt anwenden. Für die Bemessung der Dosis wird das Körpergewicht vor der Schwangerschaft zugrunde gelegt.

Pyrcon: Dieses Mittel enthält Alkohol. Mittel ohne Alkohol sind vorzuziehen.

Wurmerkrankungen

Handelsname Darreichungsform	**Zusammensetzung pro 1 ml/1 g oder wie angegeben bzw. pro abgeteilte Einheit**	**Unverb. Preis in Euro/kleinste Packung**	**Bewertung**
Hinweise zu den Tabellenspalten → Seite 32, zur Auswahl der Arzneimittel → Seite 27, zur Grundlage der Bewertung → Seiten 27, 31			
MOLEVAC Suspension	**Pyrvinium-embonat** 15,05 mg	23,50/25 ml	**Mit Einschränkung geeignet** bei Befall mit Madenwürmern. Allerdings ist die Wirkung im Vergleich zu rezeptpflichtigen Mitteln unsicher. → Seite 341
MOLEVAC Dragees überzogene Tabletten	75,25 mg (Konservierungsmittel: Parabene)	29,90/8 Stück	
Pyrcon Suspension	**Pyrvinium-embonat** 15 mg *Enthält 1,2 % Alkohol* (Konservierungsmittel: Parabene)	16,98/25 ml	
Yomesan Kautabletten	**Niclosamid** 500 mg	19,80/4 Stück	**Geeignet** bei Fisch-, Zwerg- und Rinderbandwurmbefall. **Mit Einschränkung geeignet** bei Schweinebandwurmbefall. Die Larven werden durch den Wirkstoff nicht abgetötet. → Seite 341

Leber, Gallenblase

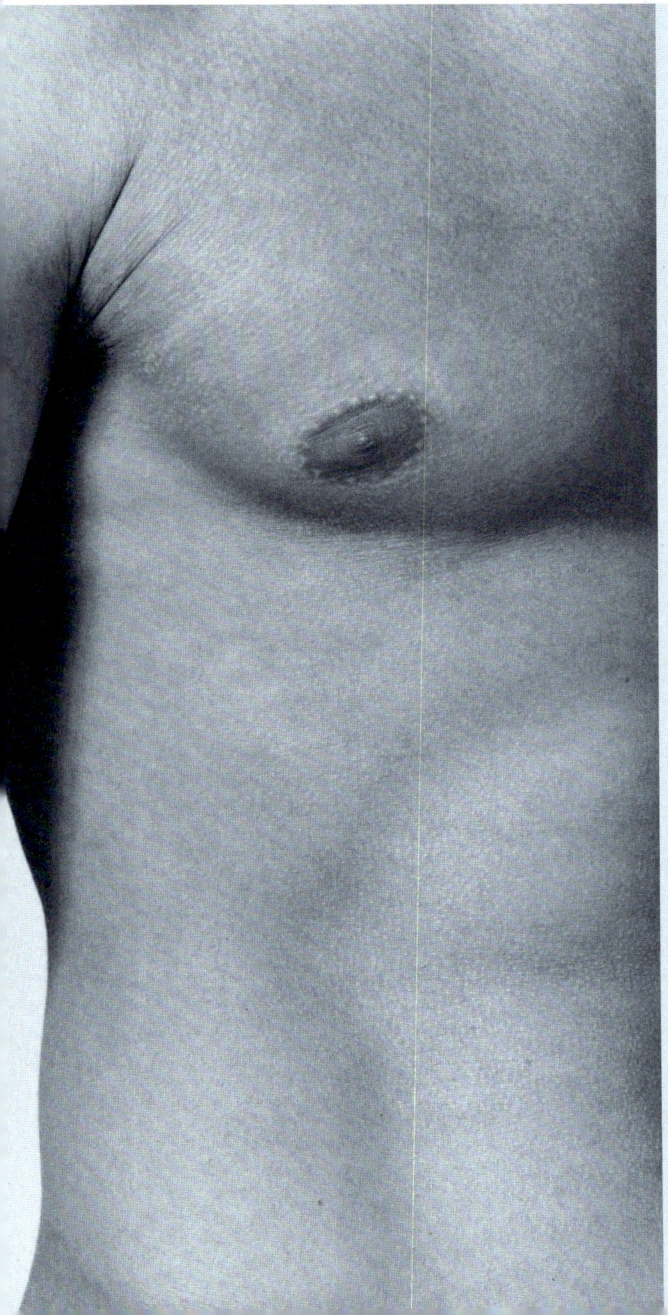

Die Leber ist zuständig für zahllose Stoffwechselprozesse und die Entgiftung des Blutes. Darüber hinaus bildet sie für die Fettverdauung im Darm Gallenflüssigkeit, die in der Gallenblase eingedickt und gespeichert wird. In diesem Kapitel geht es um Medikamente, die bei Leber- und Gallenbeschwerden (→ Seite 344) eingesetzt werden.

Leber- und Gallenbeschwerden

Wenn die Leber überfordert ist und/oder zu wenig Gallenflüssigkeit abgibt, können Beschwerden im Oberbauch und Verdauungsstörungen (dyspeptische Beschwerden) entstehen. Sie beruhen vor allem darauf, dass das mit der Nahrung aufgenommene Fett nicht ausreichend abgebaut wird und den Dünndarm belastet.

Anzeichen und Beschwerden

Krampfartige Schmerzen, Appetitlosigkeit, Völlegefühl und ein unangenehmer Druck im rechten Oberbauch sind typische Anzeichen für eine gestörte Funktion der Leber und/oder eine zu geringe Produktion von Gallenflüssigkeit. Auch Blähungen können auftreten.

Ursachen

Wenn die Leber mit dem Abbau von schädlichen Stoffen (Alkohol, Arzneimittel, Nikotin) überfordert ist, kann sie die eigentlich notwendigen Stoffwechselprozesse nicht mehr ausreichend ausführen. Dann kommt es vor, dass sie auch zu wenig Gallenflüssigkeit produziert, was die Fettverdauung beeinträchtigt.
Steine können die Abgabe von Gallenflüssigkeit aus der Gallenblase behindern und den Gallengang blockieren.

Allgemeine Maßnahmen

Wenn Sie fettarm essen, wird auch weniger Gallenflüssigkeit benötigt. Eine angegriffene Leber sollten Sie nicht zusätzlich mit Giftstoffen wie Alkohol belasten.

Wann zum Arzt?

Halten die Oberbauchbeschwerden länger als eine Woche an, sollten Sie einen Arzt aufsuchen.
Starke, kolikartige Schmerzen sind ein Hinweis auf eine Gallenblasenentzündung und/oder Gallensteine. Dann sollten Sie sich sofort in ärztliche Behandlung begeben.
Verfärbt sich der Urin dunkelbraun und fühlen Sie sich ständig müde und erschöpft, besteht der Verdacht auf eine chronische Leberentzündung. Auch diese müssen Sie unbedingt ärztlich behandeln lassen. Darüber hinaus sollten Sie sofort den Arzt aufsuchen, wenn sich Ihre Haut oder das Weiße in den Augen gelb verfärben (Gelbsucht).
Wenn Sie aufgrund einer schweren Leberfunktionsstörung an Bewusstseinsstörungen (Leberkoma) oder Hirnschäden (hepatische Enzephalopathie) leiden, kann der Arzt ein Kassenrezept für Ornithinaspartat ausstellen. Auch Laktulose kann weiterhin verordnet werden, wenn bei Leberversagen die Aufnahme von Ammoniak aus dem Darm verringert werden soll. Näheres hierzu finden Sie in der »Ausnahmeliste« (→ Seite 658).

Behandlung mit Medikamenten

Zur Behandlung von Lebererkrankungen, die aufgrund falscher Ernährungsgewohnheiten oder übermäßigen Alkoholkonsums entstanden sind, gibt es keine wirksamen Arzneimittel. Wenn chronischer Alkoholgenuss die Leber geschädigt hat, besteht die wirksamste Maßnahme darin, konsequent auf Alkohol zu verzichten. Gelingt dies, bildet sich eine alkoholbedingte Fettleber wieder zurück, es sei denn, die Leber hat sich bereits bindegewebig umgebaut (Leberzirrhose). Das kann auch durch einen Verzicht auf Alkohol nicht mehr rückgängig gemacht werden.
Steigen im Rahmen eines Leberversagens die Ammoniakwerte im Blut an, lässt sich der Eiweißabbau im Darm mit Laktulose (→ Seite 345) bremsen, um das Gehirn vor den schädigenden Einflüssen des Ammoniaks zu schützen. Zu diesem Zweck wird auch Ornithinaspartat (→ Seite 346) eingesetzt. Beide Mittel sind geeignet, um den Ammoniakspiegel im Blut zu senken. Auf die Leberfunktion wirken sie sich allerdings nicht aus.
Der in einigen Mitteln als »Leberschutz« enthaltene Extrakt aus Mariendistel (→ Seite 348) oder auch der aus Mariendistelfrüchten gewonnene Wirkstoffkomplex Silymarin kann bei hohem Alkoholkonsum weder die Leber schützen noch sie vor dem Zerfall bewahren, wenn eine Zirrhose bereits vorliegt. Diese Mittel sind bei Lebererkrankungen wenig geeignet und können den Verzicht auf Alkohol nicht ersetzen.
Extrakte aus der Artischocke (→ Seite 347) können zwar den Gallenfluss anregen, es fehlen aber aussagekräftige Studien, die belegen, dass damit durch fettreiche Ernährung verursachte Verdauungsbeschwerden nachhaltig gebessert werden können. Mittel mit Artischockenextrakt sind deshalb wenig geeignet.
Mittel mit Hymecromon (→ Seite 345), Pfefferminzöl (→ Seite 348), Gelbwurz (→ Seite 347) sowie Leber-/Gallentees (→ Seite 349) sind zur Behandlung von Gallenbeschwerden wenig geeignet. Bei allen diesen Mitteln ist die therapeutische Wirksamkeit nicht ausreichend nachgewiesen.

Anthroposophische, homöopathische und traditionell angewendete Mittel

Zu den meistgekauften Mitteln gehören auch *Hepatodoron Tabletten*, aus der anthroposophischen Therapierichtung.
Ebenfalls zu den meistgekauften Mitteln gehören *Artischocken-Saft Schöneberger* mit einem Auszug aus Artischockenblüten sowie *Rowachol* mit Menthol, alpha-Pinen, Menthon, Borneol, Kampfer, beta-Pinen und Cineol. Dabei handelt es sich um Präparate, die von der Arzneimittelbehörde als »traditionell angewendet« zugelassen wurden.

Solche Mittel lassen sich nach den Grundsätzen dieses Buches nicht bewerten und werden deshalb nicht näher besprochen. Allgemeine Informationen zu der genannten Therapierichtung Anthroposophie finden Sie unter »Anthroposophische Mittel« (→ Seite 21). Was »traditionell angewendete« Präparate sind, lesen Sie unter »Traditionell angewendete Mittel« (→ Seite 20).

Hymecromon

Cholspasmin forte

Wenn Hymecromon in die Vene gespritzt wird, lässt es die glatte Muskulatur in den Gallengängen erschlaffen. Dadurch erweitert sich die Mündung des Gallengangs in den Zwölffingerdarm, und die Gallenflüssigkeit kann besser abfließen. Ob diese Wirkung auch bei der Einnahme von Tabletten eintritt und sich damit die Fettverdauung und die mit der Gallenfunktionsstörung im Zusammenhang stehenden Beschwerden verbessern lassen, ist jedoch nicht ausreichend nachgewiesen. *Cholspasmin forte* ist bei Gallenbeschwerden deshalb wenig geeignet.

Achtung

Gegenanzeigen

Unter folgenden Bedingungen dürfen Sie das Mittel nicht anwenden:

- Es hat sich aufgrund einer Gallenblasenentzündung Eiter in der Galle gesammelt (Gallenblasenempyem).
- Die Gallenwege sind blockiert (z. B. durch Gallensteine).
- Der Darm ist entzündet oder aufgrund einer Krebserkrankung oder einer Allergie verändert.
- Es besteht der Verdacht auf einen Darmverschluss (heftige Bauchkrämpfe, aufgeblähter Bauch, kein Stuhlgang).
- Die Funktion von Nieren und Leber ist stark eingeschränkt.

Unerwünschte Wirkungen

► Keine Maßnahmen erforderlich

Bei längerer Anwendung und hoher Dosierung kann Durchfall auftreten. Selten kommt es zu Völlegefühl, Verstopfung oder Magendrücken.

► Muss beobachtet werden

Wenn die Haut sich verstärkt rötet und juckt, reagieren Sie vermutlich allergisch auf das Mittel. Dann sollten Sie es absetzen. Sind die Hauterscheinungen (→ Seite 14) einige Tage später nicht deutlich abgeklungen, sollten Sie einen Arzt aufsuchen.

Hinweise

Für Schwangerschaft und Stillzeit

Über die Risiken einer Anwendung in Schwangerschaft und Stillzeit gibt es keine ausreichenden Erkenntnisse. *Cholspasmin forte* sollte daher im ersten Schwangerschaftsdrittel überhaupt nicht und im zweiten und dritten Schwangerschaftsdrittel sowie in der Stillzeit nur angewendet werden, wenn ein Arzt dies befürwortet.

Laktulose

Bifiteral, Lactulose AL, Lactulose HEXAL, Lactulose Neda, Lactulose-ratiopharm, Lactulose-saar, Lactulose STADA

Laktulose ist ein synthetischer Zucker, der verhindert, dass sich Ammoniak im Blut anreichert. Normalerweise wird Ammoniak, wie andere Giftstoffe auch, auf dem Weg des Blutes vom Darm zum Herzen von der Leber herausgefiltert. Bei einer Zirrhose kann die Leber diese Funktion aber nicht mehr erfüllen, und so gelangen die Schadstoffe direkt ins Gehirn. Dort lösen sie Symptome wie Stimmungsschwankungen, Bewusstseinstrübung, Müdigkeit, Antriebsschwäche und Zittern aus (hepatische Enzephalopathie).

Laktulose säuert den Darminhalt an und vermindert die Aufnahme von Ammoniak aus dem Darm ins Blut. Ammoniak entsteht beim Abbau von Eiweißbestandteilen aus der Nahrung durch Darmbakterien. Gleichzeitig bindet Laktulose erhebliche Mengen Wasser, sodass der Stuhl weich wird und an Volumen zunimmt. Das dehnt den Darm und regt ihn an, den Inhalt rascher auszuscheiden. Die Mittel wirken deshalb leicht abführend.

Bei Leberversagen ist das Mittel geeignet, um Störungen der Hirnfunktion vorzubeugen und auch, um diese zu behandeln.

Achtung

Wenn Sie Insulin spritzen (bei Diabetes), sollten Sie den Blutzucker häufiger kontrollieren, weil durch die abführende Wirkung von Laktulose verstärkt Kalium ausgeschwemmt wird und sich durch den erhöhten Kaliumverlust die Wirkung des Insulins verringern kann. Dann müssen Sie mehr Insulin als gewohnt spritzen, um den Blutzucker ausreichend zu senken.

Gegenanzeigen

Wenn der Verdacht auf einen Darmverschluss besteht (heftige Bauchkrämpfe, aufgeblähter Bauch, kein Stuhlgang), dürfen Sie keine Laktulose einnehmen. Unter folgenden Bedingungen sollten Sie das Mittel nur nach Rücksprache mit einem Arzt anwenden, wenn dieser Nutzen und Risiken der Anwendung sorgfältig abgewogen hat:

- Sie vertragen keine Galaktose, Fruktose oder Laktose, oder Sie sind auf eine galaktose-, fruktose- oder laktosearme Kost angewiesen.
- Sie leiden an einer chronisch-entzündlichen Darmerkrankung (zum Beispiel Colitis ulcerosa, Morbus Crohn).
- Der Wasser- und Elektrolythaushalt ist gestört.

Wechselwirkungen mit Medikamenten

▶ Unbedingt beachten

In hoher Dosierung und bei langfristiger Anwendung verstärkt Laktulose den Verlust von Kalium. Wenn Sie gleichzeitig Medikamente einnehmen, die den Kaliumverlust noch verstärken, z. B. entwässernde Mittel (Diuretika, bei hohem Blutdruck), kortisonhaltige Präparate (bei Entzündungen), darmreizende Abführmittel (z. B. Bisacodyl, Sennesblätter, bei Verstopfung), besteht die Gefahr, dass aufgrund des Kaliummangels Herzrhythmusstörungen auftreten.
Wenn Sie Laktulose in hoher Dosierung oder über einen Zeitraum, der über die empfohlene Anwendungsdauer hinausgeht, gleichzeitig mit Digitalis-Glykosiden (Wirkstoffe z. B. Digitoxin oder Digoxin, bei Herzschwäche) oder Präparaten mit Amiodaron oder Flecainid (bei Herzrhythmusstörungen) einnehmen, kann sich die Wirkung dieser Mittel verstärken. Näheres hierzu finden Sie unter »Mittel bei Herzschwäche: verstärkte Wirkung« (→ Seite 12) beziehungsweise »Mittel bei Herzrhythmusstörungen: verstärkte Wirkung« (→ Seite 11).

Unerwünschte Wirkungen

▶ Keine Maßnahmen erforderlich

Es können Blähungen und leichte Bauchschmerzen auftreten.

▶ Muss beobachtet werden

Bei hoher Dosierung können Übelkeit, Erbrechen und Durchfall auftreten. Halten die Durchfälle länger als zwei bis drei Tage an, sollten Sie mit dem Arzt sprechen. Bei sehr heftigem und/oder stark wässrigem Durchfall sollten Sie innerhalb von 24 Stunden einen Arzt aufsuchen, weil es dabei zu einem bedrohlichen Salz- und Flüssigkeitsverlust kommen kann.
Bei langfristiger und zu häufiger Anwendung kann Laktulose den Mineralstoffhaushalt stören und insbesondere einen Kaliummangel verursachen. Hinweise darauf sind Muskelschwäche, anhaltende Verstopfung (durch verzögerte Darmbewegungen) und Herzrhythmusstörungen. Suchen Sie dann möglichst rasch einen Arzt auf. Wie hoch der Kaliumverlust ist, hängt auch davon ab, ob Sie gleichzeitig andere Medikamente einnehmen, die ebenfalls einen Kaliummangel begünstigen (z. B. Diuretika, bei hohem Blutdruck).

Hinweise

Für ältere Menschen

Bei langfristiger Anwendung sollte ein Arzt die Kaliumkonzentration im Blut regelmäßig kontrollieren, um Veränderungen im Kaliumhaushalt rechtzeitig zu erkennen. Auch sollten sie darauf achten, ausreichend zu trinken (etwa zwei Liter täglich).

Ornithinaspartat

Hepa-Merz

Dieses Mittel besteht aus den beiden Aminosäuren Ornithin und Aspartat. Ornithin fördert durch Aktivierung von Leberenzymen und unter Aufnahme von Ammoniak aus dem Blut die Bildung von Harnstoff. Aspartat stimuliert seinerseits die Bildung von Glutamin, das Ammoniak im Blut bindet. Dabei entsteht eine unschädliche Verbindung, die über die Nieren ausgeschieden wird. Bei Leberversagen ist das Mittel geeignet, um Störungen der Hirnfunktion vorzubeugen und zu behandeln.

Anwendung

Das Granulat lösen Sie in reichlich Wasser, Tee oder Saft auf und nehmen es dreimal täglich ein, aber nicht mehr als 18 Gramm am Tag.

Achtung

Gegenanzeigen

Wenn Ihre Nieren nur eingeschränkt arbeiten (Serumkreatininwert über 3 Milligramm pro 100 Milliliter), dürfen Sie das Mittel nicht anwenden.

Unerwünschte Wirkungen

▶ Keine Maßnahmen erforderlich

Bei bis zu 10 von 100 Behandelten können Übelkeit, Erbrechen, Magenschmerzen, Blähungen und Durchfall auftreten. Vereinzelt kann es zu Gliederschmerzen kommen. Die Beschwerden verschwinden wieder, wenn Sie das Mittel absetzen.

▶ **Muss beobachtet werden**

Wenn Juckreiz und Hautausschlag auftreten, reagieren Sie vermutlich auf den Farbstoff Gelborange S allergisch. Dann sollten Sie das Mittel absetzen. Sind die Hauterscheinungen (→ Seite 14) einige Tage später nicht deutlich abgeklungen, sollten Sie einen Arzt aufsuchen.

▶ **Sofort zum Arzt**

Wenn Hautausschlag und Juckreiz sich verstärken und zusätzlich Herzrasen, Atemnot, Schwäche und Schwindel auftreten, müssen Sie die Anwendung sofort abbrechen und unverzüglich den Notarzt (Telefon 112) rufen, weil es sich um eine lebensbedrohliche Allergie (→ Seite 14) handeln kann.

Hinweise

Für Kinder und Jugendliche unter 18 Jahren

Über die Anwendung bei Kindern gibt es keine Erkenntnisse. Sicherheitshalber sollten sie das Mittel nicht bekommen.

Für Schwangerschaft und Stillzeit

Da keine Erkenntnisse vorliegen, sollten Sie das Mittel in Schwangerschaft und Stillzeit sicherheitshalber nicht anwenden.

Pflanzliches Mittel

Artischocke

Cholagogum Nattermann Artischocke, Hepar-SL, Heparstad, VALVERDE

Extrakte aus Artischockenblättern sollen den Gallenfluss anregen und somit die Fettverdauung fördern. Darüber hinaus lassen Tierversuche vermuten, dass die Pflanzenextrakte Leberzellen schützen und die Leberfunktion unterstützen können. In den bislang vorliegenden Studien konnten diese Wirkungen am Menschen jedoch nicht ausreichend belegt werden. Die Mittel sind deshalb bei Gallenbeschwerden wenig geeignet.

Achtung

Gegenanzeigen

Wenn die Gallenwege blockiert sind (z. B. durch Gallensteine), dürfen Sie die Mittel nicht anwenden. Das gilt auch, wenn Sie eine Allergie gegen Korbblütler haben, weil auch die Artischocke zu dieser Pflanzenfamilie gehört.

Wenn die Gallenblase Steine enthält, sollten Sie die Mittel nicht ohne Rücksprache mit einem Arzt anwenden.

Wechselwirkungen mit Medikamenten

Mittel mit Artischocke können die Wirkung der gerinnungshemmenden Mittel Phenprocoumon und Warfarin, die bei erhöhter Thrombosegefahr als Tabletten eingenommen werden, verringern. Sie müssen deshalb die Blutgerinnung häufiger als sonst selbst kontrollieren oder vom Arzt kontrollieren lassen und gegebenenfalls nach Absprache mit einem Arzt die Dosis der Gerinnungshemmer erhöhen.

Unerwünschte Wirkungen

▶ **Muss beobachtet werden**

Sehr selten können allergische Reaktionen auftreten. Wenn ein Hautausschlag mit Juckreiz auftritt, sollten Sie das Mittel sofort absetzen. Sind die Hauterscheinungen (→ Seite 14) einige Tage später nicht deutlich abgeklungen, sollten Sie einen Arzt aufsuchen.

Hinweise

Für Kinder und Jugendliche unter 18 Jahren

Kindern unter zwölf Jahren sollten Sie die Mittel nicht geben, weil keine ausreichenden Erkenntnisse zur Anwendung in dieser Altersgruppe vorliegen.

Für Schwangerschaft und Stillzeit

Über die Risiken einer Anwendung in Schwangerschaft und Stillzeit gibt es keine Erkenntnisse. Sicherheitshalber sollten Sie die Mittel daher nicht anwenden.

Pflanzliches Mittel

Gelbwurz

Curcu-Truw

Dieses Mittel enthält einen Extrakt aus der Wurzel der javanischen Gelbwurz. Es liegen keine Studien vor, die die therapeutische Wirksamkeit bei Gallenbeschwerden belegen. Das Mittel ist deshalb wenig geeignet.

Achtung

Gegenanzeigen

Wenn die Gallenwege blockiert sind, dürfen Sie das Mittel nicht anwenden. Wenn Sie Gallensteine haben, sollten Sie das Mittel nur nach Rücksprache mit einem Arzt anwenden.

Hinweise

Für Kinder und Jugendliche unter 18 Jahren

Kinder unter zwölf Jahren sollten das Mittel nicht bekommen.

Für Schwangerschaft und Stillzeit

In Schwangerschaft und Stillzeit sollten Sie das Mittel nur nach Rücksprache mit einem Arzt einnehmen.

Pflanzliches Mittel

Mariendistel
Alepafort, HepaBesch, hepa-loges, Legalon, Silymarin AL, Silymarin-CT, Silymarine Leberschutz, Silymarin STADA

Die hier besprochenen Präparate enthalten einen Gesamtextrakt aus den Früchten der Mariendistel oder Silymarin, einen Wirkstoffkomplex aus verschiedenen Inhaltsstoffen der Mariendistel (z. B. Flavonoide). Verschiedene Versuche, vor allem an Tieren, zeigen, dass Silymarin die Regeneration der Leberzellen anregen und die Produktion von Eiweißstoffen in der Zelle erhöhen kann, was für eine gute Leberfunktion nötig ist. Präparate mit Mariendistelextrakt oder Silymarin werden deshalb häufig als »Leberschutzmittel« bezeichnet. Allerdings ist nicht ausreichend nachgewiesen, dass eine solche Schutzwirkung am Menschen tatsächlich eintritt oder dass damit bei bereits bestehenden Leberschäden das Organ vor weiterem Schaden bewahrt werden kann.
Alle diese Mittel sind deshalb bei chronischen Lebererkrankungen zur unterstützenden Behandlung wenig geeignet. Am Menschen ließ sich bisher nur bestätigen, dass Silymarin die Leber vor Vergiftungen (z. B. durch Giftpilze) schützen und dazu beitragen kann, dass sie sich nach einer solchen Vergiftung rasch wieder regeneriert.

Achtung

Wenn aufgrund der Lebererkrankung eine Gelbsucht auftritt (Gelbfärbung der Haut, möglicherweise starker Juckreiz am ganzen Körper, Übelkeit, Erbrechen und/oder dunkel gefärbter Urin bei auffällig hellem Stuhl), müssen Sie einen Arzt aufsuchen.

Unerwünschte Wirkungen

▶ **Keine Maßnahmen erforderlich**

Selten wirken die Mittel leicht abführend.

Hinweise

Für Kinder und Jugendliche unter 18 Jahren

Über die Anwendung bei Kindern unter zwölf Jahren gibt es keine ausreichenden Erkenntnisse. Sicherheitshalber sollten sie die Mittel nicht bekommen.

Für Schwangerschaft und Stillzeit

Über die Risiken einer Anwendung in Schwangerschaft und Stillzeit gibt es keine Erkenntnisse. Sicherheitshalber sollten Sie die Mittel daher nicht anwenden.

Pflanzliches Mittel

Pfefferminzöl
Divalol, spasmo gallo sanol N

Dieses Mittel enthält ätherisches Pfefferminzöl, das aus den frisch geernteten, blühenden Zweigspitzen der Pfefferminze gewonnen wird. Pfefferminzöl wirkt entspannend auf die glatte Muskulatur, vor allem des Magen-Darm-Trakts, zum Beispiel bei Verdauungsbeschwerden (→ Seite 285) oder beim Reizdarmsyndrom (→ Seite 268). Ob diese Wirkung auch für die Gallenwege zutrifft, ist durch Studien nicht ausreichend belegt. Das Mittel ist deshalb für die Behandlung von krampfartigen Beschwerden der Gallenwege wenig geeignet.

Achtung

Die Tropfen dürfen nicht in die Augen gelangen, da das ätherische Öl die Bindehaut stark reizt. Haben Sie das Öl versehentlich an die Hände bekommen, sollten Sie diese sofort gründlich waschen. Auch mit offenen Wunden sollte das Öl nicht in Berührung kommen.

Gegenanzeigen

Unter folgenden Bedingungen dürfen Sie das Mittel nicht anwenden:

- Die Gallenwege sind blockiert (z. B. durch Gallensteine).
- Die Gallenblase ist entzündet.
- Die Leber ist schwer geschädigt.

Wenn die Gallenblase Steine enthält, sollten Sie das Mittel nur nach Rücksprache mit einem Arzt einsetzen, wenn dieser Nutzen und Risiken sorgfältig abgewogen hat.

Unerwünschte Wirkungen

Nicht verstoffwechseltes Menthol wird über die Atemluft ausgeschieden. Während der Behandlung kann der Atem deshalb nach Pfefferminze riechen.

▶ **Muss beobachtet werden**

Bei empfindlichen Personen können bei Daueranwendung Magenbeschwerden wie Sodbrennen auftreten, insbesondere, wenn der Schließmuskel am Mageneingang nicht richtig funktioniert (Refluxer-

krankung). Wenn derartige Beschwerden einsetzen, sollten Sie das Mittel nicht weiter anwenden.
Pfefferminzöl kann die Schleimhäute angreifen. Nach dem Stuhlgang kann es daher zu schmerzhaften Hautirritationen im Afterbereich kommen, die sich lindern lassen, wenn Sie die Haut mit lauwarmem Wasser abwaschen und mit weicher Zinkpaste eincremen (Pasta Zinci mollis). Halten die Beschwerden an, sollten Sie das Pfefferminzöl nicht weiter einnehmen.
Wenn sich die Haut verstärkt rötet und juckt, reagieren Sie vermutlich allergisch auf das Mittel. Dann sollten Sie es absetzen. Sind die Hauterscheinungen (→ Seite 14) einige Tage später nicht deutlich abgeklungen, sollten Sie einen Arzt aufsuchen. Im Zusammenhang mit einer allergischen Reaktion auf Pfefferminzöl können auch Kopfschmerzen und Muskelzittern auftreten.

Hinweise

Für Kinder und Jugendliche unter 18 Jahren

Kinder unter sechs Jahren dürfen kein Pfefferminzöl bekommen.

Für Schwangerschaft und Stillzeit

In Schwangerschaft und Stillzeit sollten Sie Pfefferminzöl nicht ohne Rücksprache mit dem Arzt anwenden.

Pflanzenkombination: Leber-/Gallentees

Gelbwurz + Löwenzahn + Pfefferminze + Schafgarbe

H&S Galle- und Lebertee N, Sidroga Leber- und Gallentee N

Alle in diesen Tees enthaltenen pflanzlichen Inhaltsstoffe sollen den Gallenfluss anregen, Krämpfe lösen und somit Völlegefühl und Oberbauchschmerzen bessern. Dass dies gelingt, ist jedoch nicht ausreichend nachgewiesen, die Tees sind deshalb bei Gallenbeschwerden wenig geeignet und können allenfalls als unterstützende Maßnahme eingesetzt werden.

Achtung

Gegenanzeigen

Unter folgenden Bedingungen dürfen Sie die Tees nicht anwenden:

- Die Gallenwege sind blockiert (z. B. durch Gallensteine).
- Es hat sich aufgrund einer Gallenblasenentzündung Eiter in der Galle gesammelt (Gallenblasenempyem).
- Es besteht der Verdacht auf einen Darmverschluss (heftige Bauchkrämpfe, aufgeblähter Bauch, kein Stuhlgang).

Wenn Sie Gallensteine haben, sollten Sie die Tees nur nach Rücksprache mit einem Arzt trinken, wenn dieser Nutzen und Risiken sorgfältig abgewogen hat.

Hinweise

Für Kinder und Jugendliche unter 18 Jahren

Über die Anwendung bei Kindern unter zwölf Jahren gibt es keine ausreichenden Erkenntnisse. Sicherheitshalber sollten sie die Mittel nicht bekommen.

Für Schwangerschaft und Stillzeit

In Schwangerschaft und Stillzeit sollten Sie diese Tees sicherheitshalber nicht trinken.

Leber- und Gallenbeschwerden

Handelsname Darreichungsform	**Zusammensetzung pro 1 ml/1 g oder wie angegeben bzw. pro abgeteilte Einheit**	**Unverb. Preis in Euro/kleinste Packung**	**Bewertung**
Hinweise zu den Tabellenspalten → Seite 32, zur Auswahl der Arzneimittel → Seite 27, zur Grundlage der Bewertung → Seiten 27, 31			
Alepafort Kapseln	**Auszug aus Mariendistelfrüchten** 177,4–240,4 mg	17,65/30 Stück	**Wenig geeignet** zur unterstützenden Behandlung bei chronischen Lebererkrankungen (z. B. alkoholbedingte Leberzirrhose), weil die therapeutische Wirksamkeit nicht ausreichend nachgewiesen ist. → Seite 348
Bifiteral Beutel	**Laktulose** 1 g	6,00/10 x 10 g	**Geeignet** bei Leberversagen zur Vorbeugung gegen und Behandlung von Störungen der Hirnfunktion. → Seite 345
Bifiteral Sirup	667 mg	4,95/200 ml	
Cholagogum Nattermann Artischocke Kapsel Kapseln	**Auszug aus Artischockenblättern** 400 mg	12,55/30 Stück	**Wenig geeignet** bei Gallenbeschwerden, weil die therapeutische Wirksamkeit nicht ausreichend nachgewiesen ist. → Seite 347
Cholagogum Nattermann Artischocke Liquidum Lösung	40 mg	7,85/100 ml	
Cholspasmin forte 400 mg Filmtabletten	**Hymecromon** 400 mg	10,98/30 Stück	**Wenig geeignet** bei Gallenbeschwerden, weil die therapeutische Wirksamkeit nicht ausreichend nachgewiesen ist. → Seite 345
Curcu-Truw Kapseln	**Auszug aus Curcumawurzelstock** 81 mg	12,95/30 Stück	**Wenig geeignet** bei Gallenbeschwerden, weil die therapeutische Wirksamkeit nicht ausreichend nachgewiesen ist. → Seite 347
Divalol Galletropfen Tropfen	**Pfefferminzöl** 1 ml	ca. 4,56/20 ml	**Wenig geeignet** bei Gallenbeschwerden, weil die therapeutische Wirksamkeit nicht ausreichend nachgewiesen ist. → Seite 348
H&S Galle- und Lebertee N Filterbeutel	**Gelbwurz** 300 mg + **Löwenzahn** 500 mg + **Pfefferminzblätter** 800 mg + **Schafgarbenkraut** 200 mg pro 2 g	3,55/20 Stück	**Wenig geeignet** bei Gallenbeschwerden, weil die therapeutische Wirksamkeit nicht ausreichend nachgewiesen ist. Allenfalls anzuwenden zur unterstützenden Behandlung. → Seite 349
HepaBesch Kapseln	**Auszug aus Mariendistelfrüchten** 150–163 mg	24,89/50 Stück	**Wenig geeignet** zur unterstützenden Behandlung bei chronischen Lebererkrankungen (z. B. alkoholbedingte Leberzirrhose), weil die therapeutische Wirksamkeit nicht ausreichend nachgewiesen ist. → Seite 348
hepa-loges Kapseln	**Auszug aus Mariendistelfrüchten** 177,4–240,4 mg	28,30/60 Stück	
Hepa-Merz Granulat 3 000	**Ornithinaspartat** 3 g pro 5 g	52,11/30 x 5 g	**Geeignet** bei Leberversagen zur Vorbeugung gegen und Behandlung von Störungen der Hirnfunktion. → Seite 346
6 000 Granulat	6 g pro 10 g	96,85/30 x 10 g	
Hepar-SL forte Kapseln	**Auszug aus Artischockenblättern** 320 mg	17,98/50 Stück	**Wenig geeignet** bei Gallenbeschwerden, weil die therapeutische Wirksamkeit nicht ausreichend nachgewiesen ist. → Seite 347
Heparstad Kapseln	**Auszug aus Artischockenblättern** 400 mg	6,25/20 Stück	
Lactulose AL Sirup Sirup	**Laktulose** 667 mg	4,39/200 ml	**Geeignet** bei Leberversagen zur Vorbeugung gegen und Behandlung von Störungen der Hirnfunktion. → Seite 345
Lactulose HEXAL Sirup Sirup	**Laktulose** 667 mg	4,88/200 ml	
Lactulose Neda Sirup	**Laktulose** 663 mg	4,95/200 ml	
Lactulose-ratiopharm Sirup	**Laktulose** 667 mg	4,91/200 ml	
Lactulose-saar Sirup	**Laktulose** 650 mg	4,95/200 ml	

Leber- und Gallenbeschwerden Fortsetzung

Hinweise zu den Tabellenspalten → Seite 32, zur Auswahl der Arzneimittel → Seite 27, zur Grundlage der Bewertung → Seiten 27, 31

Handelsname Darreichungsform	**Zusammensetzung pro 1 ml/1 g oder wie angegeben bzw. pro abgeteilte Einheit**	**Unverb. Preis in Euro/kleinste Packung**	**Bewertung**
Lactulose STADA Sirup	**Laktulose** 667 mg	4,41/200 ml	**Geeignet** bei Leberversagen zur Vorbeugung gegen und Behandlung von Störungen der Hirnfunktion. → Seite 345
Legalon Protect Madaus **Legalon forte** Kapseln	**Auszug aus Mariendistelfrüchten** 86,5–93,3 mg 173,0–186,7 mg	46,98/100 Stück 50,08/60 Stück	**Wenig geeignet** zur unterstützenden Behandlung bei chronischen Lebererkrankungen (z. B. alkoholbedingte Leberzirrhose), weil die therapeutische Wirksamkeit nicht ausreichend nachgewiesen ist. → Seite 348
Sidroga Leber- und Gallentee N Filterbeutel	**Gelbwurz** 300 mg + **Löwenzahn** 900 mg + **Pfefferminzblätter** 400 mg + **Schafgarbenkraut** 200 mg pro 2 g	4,15/20 Stück	**Wenig geeignet** bei Gallenbeschwerden, weil die therapeutische Wirksamkeit nicht ausreichend nachgewiesen ist. Allenfalls anzuwenden zur unterstützenden Behandlung. → Seite 349
Silymarin AL Kapseln	**Auszug aus Mariendistelfrüchten** 136–160 mg	11,84/30 Stück	**Wenig geeignet** zur unterstützenden Behandlung bei chronischen Lebererkrankungen (z. B. alkoholbedingte Leberzirrhose), weil die therapeutische Wirksamkeit nicht ausreichend nachgewiesen ist. → Seite 348
Silymarin-CT Hartkapseln **Silymarin forte-CT Hartkapseln** Kapseln	**Auszug aus Mariendistelfrüchten** 194,45–218,75 mg 277,8–312,5 mg	15,97/30 Stück 22,99/30 Stück	
Silymarine Leberschutz-Kapseln Kapseln	**Auszug aus Mariendistelfrüchten** 136–160 mg	17,97/60 Stück	
Silymarin STADA 117 mg Hartkapseln **167 mg Hartkapseln** Kapseln	**Auszug aus Mariendistelfrüchten** 170–200 mg 242,8–285,7 mg	15,34/30 Stück 21,96/30 Stück	
spasmo gallo sanol N Dragees	**Pfefferminzöl** 37,5 mg	16,99/30 Stück	**Wenig geeignet** bei Gallenbeschwerden, weil die therapeutische Wirksamkeit nicht ausreichend nachgewiesen ist. → Seite 348
VALVERDE Verdauung 450 mg Tabletten	**Auszug aus Artischockenblättern** 450 mg	20,47/50 Stück	**Wenig geeignet** bei Gallenbeschwerden, weil die therapeutische Wirksamkeit nicht ausreichend nachgewiesen ist. → Seite 347

Harnwege, Nieren

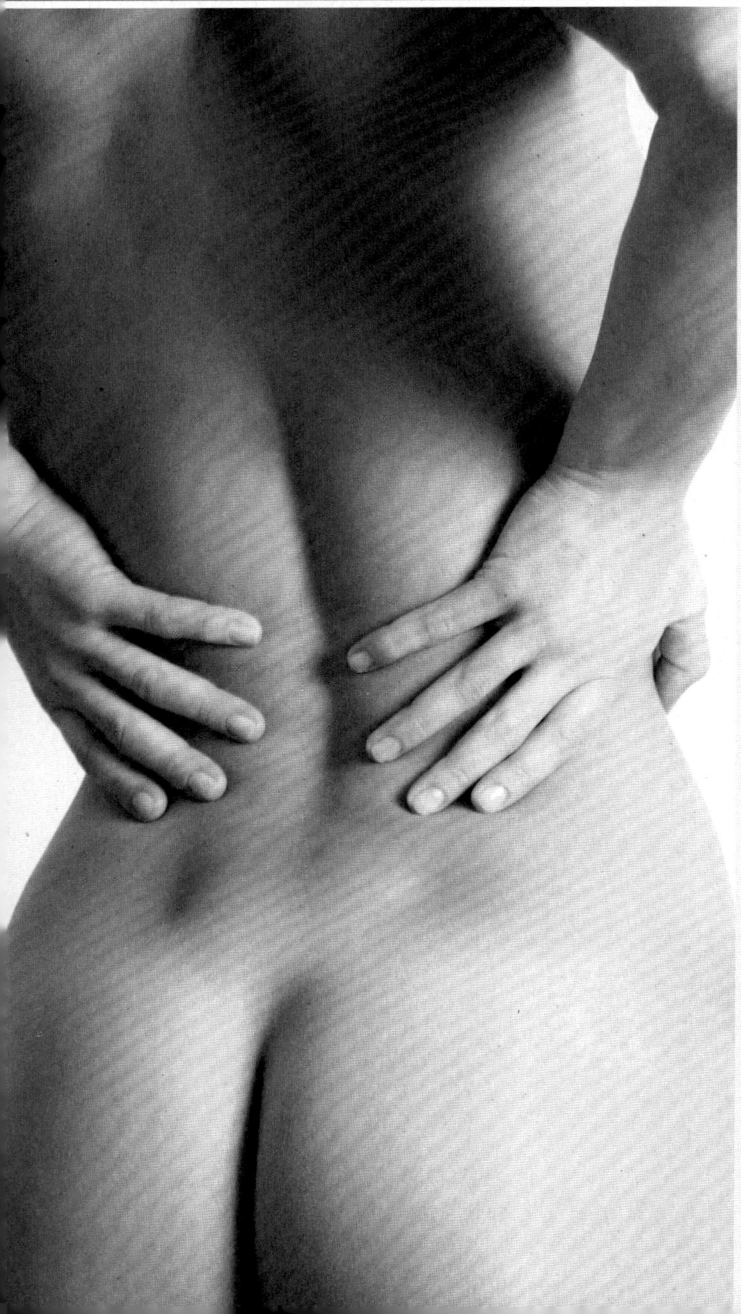

Zu den Harnwegen gehören die Nieren, die den Urin produzieren, und die Blase, die ihn speichert bis er ausgeschieden wird. Unkomplizierte Blasenbeschwerden (→ Seite 353), die meist auf einer Entzündung von Blase und Harnleitern beruhen, kennen insbesondere Frauen aus eigener Erfahrung. Einer Reihe von Menschen machen Harn- und Nierensteine (→ Seite 365) zu schaffen.

Blasenbeschwerden

Viele Menschen klagen immer mal wieder über Beschwerden beim Wasserlassen. Die einen quält häufiger unaufschiebbarer Harndrang, bei dem aber nur wenig ausgeschieden wird, andere leiden zusätzlich unter Brennen und Schmerzen. Die Hälfte der Frauen kennt diese Beschwerden, und viele Frauen klagen sogar wiederholt darüber. Demgegenüber sind nur etwa 12 Prozent der Männer betroffen.

Meist beruhen diese Beschwerden auf einer Entzündung in den unteren Harnwegen, vornehmlich der Blase. Die Betroffenen haben eine Blasenentzündung (Zystitis). Manche sprechen auch von Blasenkatarrh. Die allgemeine Bezeichnung lautet Infektion der unteren Harnwege. Diese ist meist durch Bakterien verursacht, die sich im Urin nachweisen lassen. Seltener erfasst die Infektion auch die weiter oben liegenden Abschnitte der Harnwege, also die Harnleiter. Unter Umständen kann die aufsteigende Infektion sogar das Nierengewebe erreichen (Pyelonephritis).

Unaufschiebbarer Harndrang, bei dem nur wenig ausgeschieden wird, kann auch auftreten, ohne dass sich eine Entzündung nachweisen lässt. Dann spricht man von einer Reizblase.

In der Medizin werden unkomplizierte und komplizierte Harnweginfekte unterschieden. Darüber hinaus unterteilt man sie in akute und wiederkehrende Infektionen. Je nach Zuordnung geht man sowohl bei der Diagnose als auch bei der Behandlung verschieden vor.

Als unkompliziert gelten Harnweginfekte, bei denen nicht zu befürchten ist, dass die Infektion schwer verläuft oder Folgeschäden nach sich ziehen wird. Einen derart unkomplizierten Verlauf nimmt man nur bei Frauen an, die nicht schwanger sind. Bei ihnen kann man davon ausgehen, dass die Infektion von Darmkeimen hervorgerufen wurde, die sich mit den gebräuchlichen verschreibungspflichtigen Antibiotika gut behandeln lassen.

Bei allen anderen Personen und unter anderen Bedingungen, so zum Beispiel, wenn die Infektion die oberen Harnwege erreicht hat, gelten Harnweginfektionen als kompliziert.

Bei wiederkehrenden Infektionen müssen zwei weitere Formen unterschieden werden, weil die Zuordnung die Behandlung beeinflusst. Treten nach der ersten Behandlung innerhalb von zwei Wochen erneut Beschwerden auf, spricht man von einem »Relapse«. Dann ist anzunehmen, dass die erste Behandlung noch nicht alle Erreger vollständig beseitigt hatte.

Treten die Beschwerden erst nach mehr als zwei Wochen erneut auf, handelt es sich um eine neue Infektion (Rezidiv), die aber durchaus auf den gleichen Erregern beruhen kann wie die erste Infektion. Von sich wiederholenden Infektionen sind fast nur Frauen betroffen und Kinder mit Fehlbildungen der Harnwege.

Anzeichen und Beschwerden

Bei einem Harnweginfekt muss man häufig und oft ganz dringend zur Toilette, scheidet aber nur wenig Urin aus. Beim Wasserlassen kann es brennen und sehr stark schmerzen. Manchmal ist der Urin blutig und riecht unangenehm. Schmerzen im unteren Bauchraum können hinzukommen.

Fieber, Schüttelfrost und Schmerzen im Rücken, etwa in Höhe der Taille, legen den Verdacht nahe, dass die Entzündung die oberen Harnwege betrifft.

Bei Kindern

Bei Säuglingen können Harnweginfektionen hohes Fieber hervorrufen. Da es aber auch sein kann, dass sich solche Infektionen nicht durch Symptome äußern, die auf die Erkrankung der Blase hindeuten, muss bei einem Säugling, dessen Körpertemperatur ansteigt, ohne dass sich dafür eine schlüssige Erklärung findet, immer der Urin untersucht werden. Auch Erbrechen und Durchfall kommen in diesem Alter als Folgen einer Harnweginfektion vor.

Auch bei älteren Kindern sind die Symptome meist nur gering ausgeprägt. Sie fühlen sich allgemein krank, haben Fieber und Bauchschmerzen. Kinder, die bereits trocken waren, können tagsüber unfreiwillig Urin verlieren und nachts wieder einnässen.

Reizblase

Es können die gleichen Beschwerden auftreten wie bei einem Harnweginfekt; meist sind sie aber weniger heftig.

Ursachen

Bei Frauen

Unkomplizierte Harnweginfekte bei Frauen sind fast immer durch Bakterien aus dem Darm verursacht. Da die Ausgänge von Darm, Scheide und Harnröhre dicht beieinander liegen, gelangen die Keime zum Beispiel bei der Toilettenhygiene leicht vom Darm über die Harnröhre in die Blase. Dass die Harnröhre bei Frauen relativ kurz ist, begünstigt die Ausbreitung der Bakterien. Wenn Frauen sehr wenig trinken und ihre Blase dementsprechend selten entleeren, kann das die Entstehung eines Harnweginfekts begünstigen. Je länger der Urin in der Blase steht, desto mehr Zeit haben die Bakterien, sich darin zu vermehren.

Eine Reihe von Faktoren erhöht bei Frauen das Risiko für einen Harnweginfekt. Beim Geschlechtsverkehr können Keime leicht in die Harnröhre gelangen. Spermientötende Mittel zur Empfängnisverhütung können die Schleimhaut reizen, sodass Infektionen leichter Fuß fassen können. Bei Frauen nach den Wechseljahren kann sich durch die verringerte Östrogenwirkung die Schleimhaut im Genitalbereich so verändern, dass Harnweginfektionen begünstigt werden.

Zwei bis vier Wochen nach der Einnahme von Antibiotika kann das Risiko für Harnweginfekte ebenfalls erhöht sein. Der Grund liegt möglicherweise darin, dass die Mittel die Scheidenflora verändern und sich Krankheitskeime dann leichter ausbreiten können.

Beschwerden beim Wasserlassen können – wenn auch selten – auf einer Entzündung des Muttermunds und/oder der Harnröhre mit Chlamydien beruhen. Diese Bakterien können mit einer speziellen Untersuchung des Harns (Nukleinsäurenachweis) nachgewiesen werden. Näheres zur Behandlung einer solchen Infektion lesen Sie im HANDBUCH MEDIKAMENTE der Stiftung Warentest oder im Internet unter www.medikamente-im-test.de.

Bei Männern

Bei ihnen kommen als Erreger neben Darmbakterien verschiedene andere Bakterienarten infrage. Sie alle steigen von der Harnröhrenöffnung bis in die Blase auf. Der keimhaltige Urin in der Blase kann zu einer Infektion der Nieren führen.

Bei Kindern

Wiederkehrende Harnweginfektionen haben bei Kindern – Mädchen wie Jungen – ihren Grund oft in anatomischen Besonderheiten. Am häufigsten kommt eine Fehlbildung (vesiko-ureteraler Reflux) vor, bei der beim Wasserlassen durch den Druck in der Blase Urin nach »oben« in die Harnleiter und in das Nierenbecken gepresst wird.

Da Mädchen ohnehin eine kurze Harnröhre haben, können Keime sehr leicht in die Blase gelangen.

Zudem können auch schon im Säuglingsalter Nierensteine die Ursache eines Harnweginfekts sein.

Reizblase

Bei einer Reizblase findet sich kein Anhaltspunkt für eine Infektion. Als Erklärung für dieses Phänomen gibt es bislang nur Vermutungen: psychische Faktoren, schwache Entzündungen mit schlecht nachweisbaren Keimen, eine Fehlfunktion der Beckenbodenmuskulatur.

Vorbeugung

Insbesondere wenn Harnweginfektionen häufiger auftreten, sollten Sie darauf achten, jeden Tag so viel zu trinken, dass die Blase gut durchspült wird.

Gehen Sie häufig zur Toilette und entleeren Sie dabei die Blase so vollständig wie möglich. Je länger der Urin in der Blase steht, desto mehr Bakterien enthält er.

Halten Sie die unteren Körperpartien, vor allem die Füße, warm.

Nachdem einige Studien an Frauen mit häufigen Harnweginfektionen Hinweise erbrachten, dass Cranberryprodukte solchen Infektionen vorbeugen können, werden Cranberryprodukte angeboten. Cranberrys sind eine amerikanische Art von Preiselbeeren. Verdünnter und gesüßter Cranberrysaft steht als Fruchtsaftgetränk in den Regalen des Lebensmittelhandels. Der unverdünnte Saft, der leicht bitter schmeckt, ist eher in Reformhäusern, Bioläden und manchen Apotheken zu bekommen. Auch als Nahrungsergänzungsmittel sind Cranberryprodukte in Form von Tabletten, Kapseln und Pulver im Handel. Für keines dieser Produkte ist jedoch geklärt, wie viel, wie häufig und wie lange sie eingenommen werden müssen, um Harnweginfektionen vorzubeugen. Da die bisher durchgeführten Studien methodische Mängel aufweisen, kann die Einnahme von Cranberryprodukten noch nicht empfohlen werden.

Bei Frauen

Gewöhnen Sie sich bei der Toilettenhygiene daran, von »vorn« nach »hinten« zu wischen statt umgekehrt. So reiben Sie die Darmkeime nicht über die Öffnung von Scheide und Harnröhre.

Gehen Sie möglichst unmittelbar nach dem Geschlechtsverkehr zur Toilette. So werden in die Harnröhre eventuell eingedrungene Bakterien schnell wieder herausgespült.

Gebrauchen Sie keine vaginal angewendeten chemischen Verhütungsmittel, Scheidenspülungen, Intimsprays und parfümierte Seife. Sie schwächen den natürlichen Schutz der Scheidenhaut.

Allgemeine Maßnahmen

- Bei Unterleibschmerzen tut Wärme wohl, zum Beispiel in Form einer Wärmflasche auf dem Bauch oder am Rücken.
- Täglich zwei Liter zu trinken, unterstützt die Behandlung. Ob Sie medizinische Tees, Schwarztee, Mineral- oder Leitungswasser trinken, ist dabei unerheblich. Menschen mit Herzschwäche (Herzinsuffizienz) in fortgeschrittenem Stadium dürfen ihr Herz jedoch nicht dadurch zusätzlich belasten, dass es viel Flüssigkeit bewältigen muss. Sie sollten unbedingt mit ihrem Arzt sprechen, bevor sie ihre Flüssigkeitszufuhr derart steigern. Das Gleiche gilt für Menschen mit deutlich eingeschränkter Nierenfunktion.

Wann zum Arzt?

Blasenbeschwerden müssen, wenn sie zum ersten Mal auftreten, ärztlich abgeklärt werden. Nur so lässt sich die Ursache bestimmen und eine geeignete Therapie finden.

Viele Frauen, die die Symptome bereits kennen, versuchen zunächst einmal, sich ohne Arzt mit allgemeinen Maßnahmen zu helfen. Wenn sich die Beschwerden aber nach drei bis fünf Tagen nicht deutlich gebessert haben oder sich sogar verschlimmern, sollten sie einen Arzt aufsuchen. Dieser kann dann die für die Behandlung geeigneten Antibiotika verordnen.

Schwangere Frauen sollten sich mit jedem Harnweginfekt in ärztliche Behandlung begeben. Bei ihnen besteht die Gefahr, dass sich eine an sich harmlose Blasenentzündung auf die Nieren ausbreitet. Eine solche Nierenbeckenentzündung kann sehr schwer verlaufen und die Funktion der Nieren beeinträchtigen.

Weiterhin sollten sich Menschen mit Diabetes, die Beschwerden beim Wasserlassen haben, unbedingt an einen Arzt wenden. Ihr Immunsystem ist oft geschwächt und wird mit den Erregern meist nicht allein fertig. Außerdem können Veränderungen in der Funktion der Nerven (diabetische Neuropathie) zu einem gestörten Harnabfluss führen.

Darüber hinaus gehört jeder komplizierte Harnweginfekt in ärztliche Hand. Bei Männern werden Harnweginfekte grundsätzlich als kompliziert angesehen, weil bei ihnen das Spektrum der Erreger sehr viel schlechter abzuschätzen ist als bei Frauen und oftmals die Prostata an dem Geschehen beteiligt ist. Ist die Prostata vergrößert, muss der Arzt entscheiden, welche Behandlung sich am besten eignet.

Ohne ärztlichen Rat sollten Sie höchstens Maßnahmen durchführen, die die Therapie unterstützen, also zum Beispiel viel trinken.

Bei starken Schmerzen und Fieber können Sie die Zeit, bis die ärztlich verordneten Medikamente wirken, überbrücken, indem Sie ein Schmerzmittel wie Ibuprofen (→ Seite 592) oder Parazetamol (→ Seite 596) einnehmen.

Bei Kindern

Säuglinge, die ohne erkennbare Ursache Fieber haben, müssen immer ärztlich untersucht werden, da häufig ein Harnweginfekt der Grund sein kann.

Klagen Kinder über Schmerzen beim Wasserlassen, sollten sie möglichst bald von einem Arzt untersucht werden.

Bei Säuglingen und Kindern mit einem Harnweginfekt muss der Harntrakt sehr sorgfältig daraufhin untersucht werden, ob er Fehlbildungen oder Fehlfunktionen aufweist.

Behandlung mit Medikamenten

Die Behandlung eines unkomplizierten Harnweginfekts soll vor allem die Beschwerden beseitigen. Den Urin keimfrei zu machen, ist nicht unbedingt das Ziel. Die einzigen Arzneimittel, die bei Harnweginfekten sicher wirken, sind Antibiotika. Nähere Informationen hierzu finden Sie im HANDBUCH MEDIKAMENTE der Stiftung Warentest oder im Internet unter www.medikamente-im-test.de.

Alle hier besprochenen, weil meistgekauften Produkte, werden als »wenig geeignet« bewertet.

Mittel mit Methionin (→ Seite 356) säuern den Harn an. Sie werden in der Hoffnung eingenommen, dass sie die Wirkung von antibakteriell wirkenden Arzneimitteln unterstützen. Bei Harnweginfektionen ist die therapeutische Wirksamkeit dieses Vorgehens jedoch nicht ausreichend nachgewiesen.

Zur Selbstbehandlung werden bei Harnweginfektionen überwiegend Pflanzenmittel eingesetzt. Über diese gibt es zwar positive Erfahrungsberichte, in wissenschaftlich akzeptierten Studien ist ihre therapeutische Wirksamkeit aber bislang nicht ausreichend untersucht worden. Mit ihnen allein lässt sich ein Harnweginfekt nicht angemessen behandeln. Das gilt für Fertigpräparate zum Einnehmen, die einen Extrakt von Bärentraubenblättern (→ Seite 357) oder Goldrutenkraut (→ Seite 358) enthalten, ebenso wie für Tee aus Brennnessel (→ Seite 357) oder Schachtelhalm (→ Seite 359), auch Zinnkraut genannt. Auch Pflanzenkombinationen (→ Seite 359) zum Einnehmen sind dafür wenig geeignet, ebenso wenig geeignet sind Pflanzenkombinationen als Tee (→ Seite 361), die mit mehreren Bestandteilen angeboten werden. Bei diesen kommt zu dem fehlenden Wirksamkeitsnachweis noch hinzu, dass sie keine sinnvolle Kombination darstellen.

Für Bärentraubenblätterextrakt fehlen darüber hinaus Studien, die belegen, dass krebserregende und erbgutverändernde Effekte auch auf Dauer sicher ausgeschlossen sind.

Manche Tees führen als Anwendungsgebiet nicht die Behandlung von Harnweginfektionen an, sondern die Unterstützung einer solchen Behandlung. Dazu können sie insofern etwas beitragen, als die Flüssigkeitszufuhr erhöht wird. Sie stellen also eine Art Durchspülungstherapie (→ Seite 360) dar, ohne dass deren Effekt aber auf einen spezifischen Inhaltsstoff der Teebestandteile zurückgeführt werden kann.

Reizblase

Auch zur Behandlung einer Reizblase ist die therapeutische Wirksamkeit dieser Pflanzenmittel nicht ausreichend nachgewiesen.

Anthroposophische, homöopathische und traditionell angewendete Mittel

Zu den meistgekauften Mitteln gehören auch *Biofax classic Kapseln* mit Birkenblättern, Hauhechelwurzel und Gartenbohnenhülsen, *Granu Fink femina* mit Kürbissamenöl, Gewürzsumachrinde und Hopfenzapfen, *Kneipp Entwässerung Brennnessel Dragees, Nomon mono* mit Kürbissamen und *Vollmers-Tee* mit Brennnesselkraut, Frauenmantelkraut und Grünem Hafer. Dabei handelt es sich um Präparate, die von der Arzneimittelbehörde als »traditionell angewendet« zur Unterstützung der Organfunktion oder zur Stärkung und Kräftigung der Blasenfunktion zugelassen wurden. Teilweise machen der Name oder andere Informationen der Hersteller deutlich, dass diese Arzneimittel bei verschiedenen Problemen und Beschwerden der Prostata, Harnwege oder Nieren verwendet werden sollen. Solche Präparate lassen sich nach den Grundsätzen dieses Buches nicht bewerten und werden deshalb nicht näher besprochen. Allgemeine Informationen zu derartigen Mitteln finden Sie unter »Traditionell angewendete Mittel« (→ Seite 20).

Methionin

Acimethin, Methionin STADA

Der Körper verwendet die Aminosäure Methionin in seinem Stoffwechsel, um Eiweiße aufzubauen. Überschüssiges Methionin, wie es beispielsweise mit einem Arzneimittel zugeführt wird, wird abgebaut. Die entstehenden Produkte werden mit dem Harn ausgeschieden und säuern ihn an. Methionin allein reicht aber nicht aus, um eine Harnweginfektion zu behandeln. Da seine therapeutische Wirksamkeit dafür nicht ausreichend nachgewiesen ist, wird es als »wenig geeignet« beurteilt.

Anwendung

Wenn Methionin über längere Zeit eingenommen werden soll und eine Neigung zur Übersäuerung des Blutes besteht, muss der Arzt den Säuregehalt regelmäßig überprüfen. Darüber hinaus ist der Mineralstoffwechsel, insbesondere der Kalziumgehalt des Blutes, zu kontrollieren.

Außerdem müssen Sie bei einer Langzeitbehandlung dafür sorgen, genügend Folsäure und B-Vitamine aufzunehmen. Ein Mangel an diesen Vitaminen kann sich bei einer Behandlung mit Methionin ungünstig auswirken.

Achtung

Gegenanzeigen

Unter folgenden Bedingungen dürfen Sie Methionin nicht anwenden:

- Ihr Blut enthält zu viel Säure (Azidose).
- Sie haben Blasen- oder Nierensteine aus Harnsäure, Oxalsäure oder Zystin.
- Ihre Nierenfunktion ist eingeschränkt.

Bei eingeschränkter Leberfunktion sollten Sie das Mittel nicht ohne Rücksprache mit einem Arzt einnehmen. Bei leberkranken Personen besteht die Gefahr, dass nervenschädigende Substanzen entstehen. Daher müssen Nutzen und Risiko der Anwendung von Methionin sorgfältig abgewogen werden.

Wechselwirkungen mit Medikamenten

Wenn Sie noch andere Medikamente nehmen, ist zu beachten, dass Methionin die Wirksamkeit von Levodopa (bei Parkinsonkrankheit) verringern kann.

Unerwünschte Wirkungen

▶ Muss beobachtet werden

Es können Brechreiz, Übelkeit und Durchfall auftreten. Diese sind an sich harmlos. Tritt jedoch gleichzeitig Müdigkeit auf, können es erste Symptome einer Übersäuerung des Blutes sein. Dann sollten Sie einen Arzt aufsuchen.

▶ Sofort zum Arzt

Wenn Sie sich sehr müde fühlen, erregt und schlecht ansprechbar sind, muss sofort ein Arzt gerufen werden. Wahrscheinlich hat sich die Übersäuerung des Blutes verstärkt.

Hinweise

Für Kinder und Jugendliche unter 18 Jahren

Für die Anwendung bei Kindern unter 12 Jahren liegen keine ausreichenden klinischen Erfahrungen vor. Daher sollten die Mittel bei ihnen nicht angewendet werden.

Für Schwangerschaft und Stillzeit

Über die Risiken einer Anwendung in Schwangerschaft und Stillzeit gibt es keine Erkenntnisse. Da das Mittel ohnehin als »wenig geeignet« bewertet wird, sollten Sie darauf verzichten.

Zur Verkehrstüchtigkeit

Hohe Dosen Methionin können das Blut übersäuern und dadurch schläfrig machen. Dann kann die Fähigkeit beeinträchtigt sein, ein Fahrzeug zu lenken, Maschinen zu bedienen und Arbeiten ohne sicheren Halt zu verrichten.

Pflanzliches Mittel

Bärentraubenblätter
ARCTUVAN, Cystinol akut, Uvalysat

Erfahrungen und einige wenige Untersuchungen sprechen dafür, dass die getrockneten Blätter der Bärentraube (Arctostaphylos uva-ursi) bei Harnweginfektionen nützlich sein können. Dementsprechend hat die für Pflanzen zuständige Kommission des ehemaligen Bundesgesundheitsamts sie akzeptiert, um die Behandlung von Blasen- und Nierenkatarrhen zu unterstützen. Allgemein anerkannte klinische Studien, die die therapeutische Wirksamkeit von Bärentraubenblätterextrakt bei Harnweginfekten ausreichend nachweisen, fehlen jedoch.

Ebenso fehlen Daten, die belegen, dass krebserregende und erbgutverändernde Wirkungen bei einer Langzeitanwendung der Blätter sicher auszuschließen sind.

Zur Wirkungsweise gibt es bisher nur Vermutungen. Bärentraubenblätterextrakt enthält Arbutin, eine Substanz, die im Körper so umgebaut wird, dass der antibakteriell wirksame Wirkstoff Hydrochinon entsteht. Diese Freisetzung von Hydrochinon wird mit dem Einwirken bakterieller Stoffwechselprodukte in Verbindung gebracht, die bei Harnweginfektionen eine Rolle spielen. Von anderen Inhaltsstoffen der Bärentraubenblätter wird vermutet, dass sie bakterientötend wirken können. Aber auch das ist bislang nicht ausreichend nachgewiesen. Insgesamt werden diese Mittel als »wenig geeignet« bewertet.

Anwendung

Wenn mit diesen Mitteln eine Durchspülungstherapie (→ Seite 360) beabsichtigt ist, müssen Sie zusätzlich viel trinken. Die Mittel allein liefern die dafür notwendige Flüssigkeitsmenge nicht. Allerdings ist der Nutzen einer Durchspülungstherapie nicht gesichert.

Mittel mit Bärentraubenblättern sollten Sie ohne ärztlichen Rat nicht länger als eine Woche und nicht öfter als fünfmal im Jahr anwenden. Diese Begrenzung wird als Schutz formuliert, weil das im Körper teilweise entstehende Hydrochinon im Verdacht steht, Krebs zu erregen und das Erbgut zu verändern.

Achtung

Uvalysat Bürger Tropfen: Dieses Mittel enthält Alkohol. Personen mit Alkoholproblemen dürfen die Tropfen nicht einnehmen. Auch Leberkranke und Menschen mit Anfallleiden sollten den Alkoholgehalt berücksichtigen. Darüber hinaus kann Alkohol die Wirkung vieler Arzneimittel (z. B. Schlaf- und Beruhigungsmittel, Psychopharmaka, starke Schmerzmittel, einige Mittel bei hohem Blutdruck) verstärken.

Gegenanzeigen

Personen mit einer Herzinsuffizienz in fortgeschrittenem Stadium sollten die Wirkung dieser Mittel nicht mit einer Durchspülungstherapie (→ Seite 360) unterstützen, indem sie viel trinken. Das würde das Herz zusätzlich belasten, weil es viel Flüssigkeit bewältigen muss. Das Gleiche gilt für Menschen mit deutlich eingeschränkter Nierenfunktion.

Wechselwirkungen mit Medikamenten

Im Beipackzettel wird teilweise geraten, nicht gleichzeitig Medikamente einzunehmen, die den Harn ansäuern, da das die beanspruchte antibakterielle Wirkung der Bärentraubenblätter vermindern soll.

Unerwünschte Wirkungen

► **Keine Maßnahmen erforderlich**

Es können Magen-Darm-Beschwerden auftreten, die vergehen, wenn das Mittel abgesetzt wird.

Hinweise

Für Kinder und Jugendliche unter 18 Jahren

Kinder unter zwölf Jahren sollen nicht mit Bärentraubenblättern behandelt werden.

Uvalysat Bürger Tropfen: Bedenken Sie, dass das Mittel Alkohol enthält. Bei Kindern sind Mittel ohne Alkohol vorzuziehen.

Für Schwangerschaft und Stillzeit

Bärentraubenblätter sollten in dieser Zeit nicht angewendet werden. Für Hydrochinon besteht der Verdacht, dass es das Erbgut verändern kann.

Ob die Pflanzeninhaltsstoffe in die Muttermilch übergehen, ist nicht untersucht.

Uvalysat Bürger Tropfen: Bedenken Sie, dass die Tropfen Alkohol enthalten. Mittel ohne Alkohol sind vorzuziehen.

Pflanzliches Mittel

Brennnessel
Bad Heilbrunner Brennnesselblätter, BRENNNESSEL Bombastus, H&S Brennnesselblätter, Sidroga Brennnesselblätter

Die getrockneten Blätter der Brennnessel (Urtica dioica) werden volksmedizinisch bei vielerlei Störungen eingesetzt; auch eine wasserausschwemmende (diuretische) Wirkung wird ihnen zugesprochen.

Durch klinische Studien ist das jedoch nicht belegt. Es ist nicht bekannt, welche Inhaltsstoffe diese Wirkung haben sollen. Dennoch soll Brennnesselkraut gemäß einer allgemein formulierten Zulassung angewendet werden können, um die Harnmenge zu erhöhen und die Behandlung von Beschwerden beim Wasserlassen zu unterstützen. Da Studiendaten fehlen, die einen Nutzen der Mittel bei Blasenbeschwerden belegen, werden sie als »wenig geeignet« bewertet.

Anwendung

Ein Filterbeutel enthält deutlich weniger Brennnesselkraut als die vom ehemaligen Bundesgesundheitsamt eingesetzte Kommission zum Aufbrühen einer Tasse Tee angegeben hat. Die empfohlene Dosierung kann mit einem Filterbeutel nicht erreicht werden. Blasenbeschwerden sollten Sie nicht ohne ärztlichen Rat behandeln. Dies gilt insbesondere, wenn Fieber hinzukommt und Blut im Urin ist. Auch zur Unterstützung einer Behandlung sollten Sie den Tee nicht länger als eine Woche trinken, ohne dies mit dem Arzt zu besprechen.

Achtung

Gegenanzeigen

Personen mit einer Herzinsuffizienz in fortgeschrittenem Stadium dürfen ihr Herz nicht dadurch zusätzlich belasten, dass es viel Flüssigkeit bewältigen muss. Für sie ist eine Durchspülungstherapie (→ Seite 360), wie sie mit diesem Tee denkbar ist, nicht geeignet. Das Gleiche gilt für Menschen mit deutlich eingeschränkter Nierenfunktion.

Unerwünschte Wirkungen

▶ Muss beobachtet werden

Selten kann es zu Magenreizung, Hautrötung und Juckreiz (→ Seite 14) kommen – möglicherweise deshalb, weil Sie allergisch auf Brennnesselkraut reagieren. Dann sollten Sie den Tee nicht mehr anwenden. Haben sich die Beschwerden einige Tage nach dem Absetzen nicht merklich gebessert, sollten Sie einen Arzt aufsuchen.

Hinweise

Für Kinder und Jugendliche unter 18 Jahren

Über die Risiken einer Anwendung bei Kindern unter zwölf Jahren gibt es keine Erkenntnisse. Da die Mittel ohnehin als »wenig geeignet« bewertet werden, sollten Kinder sie nicht bekommen.

Für Schwangerschaft und Stillzeit

Über die Risiken einer Anwendung während der Schwangerschaft und Stillzeit gibt es keine Erkenntnisse. Da die Mittel ohnehin als »wenig geeignet« bewertet werden, sollten Sie sie nicht anwenden.

Pflanzliches Mittel

Goldrute

Cystinol long, CYSTO FINK MONO, Solidago Steiner, Urol flux

Das Kraut der echten Goldrute (Solidago virgaurea) wirkt gemäß Erfahrungsberichten entwässernd und in Tierversuchen schwach entzündungshemmend. Die Einnahme soll sich auf Harnweginfekte positiv auswirken. Klinische Studien, die das ausreichend belegen, gibt es allerdings nicht. Auch ist nicht abschließend geklärt, welche Inhaltsstoffe für diese Wirkung verantwortlich sein können. Darum gelten die Mittel als »wenig geeignet«.

Anwendung

Blasenbeschwerden sollten Sie nicht ohne ärztlichen Rat behandeln.
Wenn beabsichtigt ist, mit diesen Mitteln eine Durchspülungstherapie (→ Seite 360) durchzuführen, müssen Sie zusätzlich viel trinken. Die Mittel allein liefern die dafür notwendige Flüssigkeitsmenge nicht.

Achtung

Gegenanzeigen

Personen mit einer Herzinsuffizienz in fortgeschrittenem Stadium sollten die Wirkung dieser Mittel nicht mit einer Durchspülungstherapie (→ Seite 360) unterstützen, indem sie viel trinken. Das würde das Herz zusätzlich belasten, weil es viel Flüssigkeit bewältigen muss. Das Gleiche gilt für Menschen mit deutlich eingeschränkter Nierenfunktion.

Unerwünschte Wirkungen

▶ Muss beobachtet werden

Wenn sich die Haut verstärkt rötet und juckt, reagieren Sie vermutlich allergisch auf das Mittel. Dann sollten Sie es absetzen. Sind die Hauterscheinungen (→ Seite 14) einige Tage später nicht deutlich abgeklungen, sollten Sie einen Arzt aufsuchen.

Hinweise

Für Kinder und Jugendliche unter 18 Jahren

Über die Risiken einer Anwendung bei Kindern unter zwölf Jahren gibt es keine Erkenntnisse. Da die Mittel ohnehin als »wenig geeignet« bewertet werden, sollten Kinder sie nicht bekommen.

Für Schwangerschaft und Stillzeit

Über die Risiken einer Anwendung während der Schwangerschaft und Stillzeit gibt es keine Erkenntnisse. Da die Mittel ohnehin als »wenig geeignet« bewertet werden, sollten Sie sie nicht anwenden.

Pflanzliches Mittel

Schachtelhalm
H&S Schachtelhalmkraut, SCHACHTELHALMKRAUT Bombastus, Sidroga Schachtelhalmkraut

Zinnkraut ist eine alte Bezeichnung für das getrocknete Kraut des Ackerschachtelhalms (Equisetum arvense). Sie rührt daher, dass früher mit diesem Kraut Zinngeschirr blank geputzt wurde.

Ein Tee aus Schachtelhalm dient von alters her dazu, vermehrt Wasser aus dem Körper auszuschwemmen. Man nimmt an, dass diese Wirkung auf dem Gehalt des Schachtelhalms an Flavonoiden beruht. Die für Pflanzen zuständige Kommission des ehemaligen Bundesgesundheitsamts hat im Jahr 1986 Schachtelhalm als Mittel anerkannt, das zur Durchspülung bei bakteriellen und entzündlichen Erkrankungen der ableitenden Harnwege und bei Nierengrieß dienen kann. Klinische Studien, die diese Anwendung ausreichend belegen, fehlen jedoch. Produkte mit Schachtelhalm werden daher als »wenig geeignet« bewertet.

Anwendung

Blasenbeschwerden sollten Sie nicht ohne ärztlichen Rat behandeln. Dies gilt insbesondere, wenn Fieber hinzukommt und Blut im Urin ist. Auch zur Unterstützung einer Behandlung sollten Sie den Tee nicht länger als eine Woche trinken, ohne dies mit einem Arzt zu besprechen.

Achtung

Gegenanzeigen

Personen mit einer Herzinsuffizienz in fortgeschrittenem Stadium dürfen ihr Herz nicht dadurch zusätzlich belasten, dass es viel Flüssigkeit bewältigen muss. Für sie ist eine Durchspülungstherapie (→ Seite 360), wie sie mit diesem Tee denkbar ist, nicht geeignet. Das Gleiche gilt für Menschen mit deutlich eingeschränkter Nierenfunktion.

Pflanzenkombinationen

Bärentraubenblätter + Goldrute
Cystinol N
Kapuzinerkresse + Meerrettichwurzel
ANGOCIN
Goldrute + Hauhechelwurzel + Orthosiphonblätter
Aqualibra

ANGOCIN: In diesem Pflanzenmittel sind die Extrakte von Kapuzinerkresse (Tropaeolum majus) und Meerrettichwurzel (Armoracia rusticana) miteinander kombiniert. Die moderne Pflanzenheilkunde wendet keine der beiden Pflanzen bei Harnweginfektionen an. Das Mittel stellt weder eine sinnvolle Kombination dar, noch ist seine therapeutische Wirksamkeit in aussagekräftigen Studien nachgewiesen. Darum wird es als »wenig geeignet« beurteilt.

Aqualibra: Dieses Mittel enthält Pflanzenextrakte aus Goldrute, Hauhechel und Orthosiphonblättern. Jede einzelne dieser Pflanzen wird traditionell zur Durchspülung der Harnwege eingesetzt. Die therapeutische Wirksamkeit ist allerdings weder für die einzelnen Pflanzen noch für die Dreierkombination ausreichend nachgewiesen. Daher lautet die Bewertung »wenig geeignet«.

Cystinol N Lösung: In dem Mittel sind zwei Pflanzenextrakte kombiniert, die bei Blasenbeschwerden häufig eingesetzt werden: Bärentraubenblätter, die gegen Bakterien wirken sollen, und Goldrutenkraut mit wasserausschwemmender Wirkung. Näheres zu »Bärentraubenblättern« (→ Seite 357), Näheres zu »Goldrute« (→ Seite 358).

Es liegen keine Studien vor, die zeigen, dass die fixe Kombination aus diesen beiden Pflanzenextrakten bei Harnweginfektionen wirksam ist; es gibt auch keinen Anhaltspunkt dafür, dass das Mittel besser wirkt als ein Präparat mit nur einem Pflanzenextrakt. Aus diesem Grund wird das Mittel als »wenig geeignet« bewertet.

Anwendung

Blasenbeschwerden sollten Sie nicht ohne ärztlichen Rat behandeln. Dies gilt insbesondere, wenn Fieber hinzukommt und Blut im Urin ist. Auch zur Unterstützung einer Behandlung sollten Sie die Mittel nicht länger als eine Woche anwenden, ohne dies mit einem Arzt zu besprechen.

Wenn mit diesen Mitteln eine Durchspülungstherapie (→ Seite 360) beabsichtigt ist, müssen Sie zusätzlich viel trinken. Die Mittel allein liefern die dafür notwendige Flüssigkeitsmenge nicht.

Cystinol N Lösung: Dieses Mittel enthält Bärentraubenblätter und sollte ohne ärztlichen Rat nicht länger als eine Woche und nicht öfter als fünfmal im Jahr angewendet werden, weil das aus der Pflanze teilweise entstehende Hydrochinon im Verdacht steht, nach Umwandlung im Körper Krebs zu erregen und das Erbgut zu verändern.

Achtung

Cystinol N Lösung enthält Alkohol (siehe Tabelle). Personen mit Alkoholproblemen dürfen das Mittel nicht einnehmen. Auch Leberkranke und Menschen mit Anfallleiden sollten den Alkoholgehalt berücksichtigen. Darüber hinaus kann Alkohol die Wirkung vieler Arzneimittel (z. B. Schlaf- und Beruhigungsmittel, Psychopharmaka, starke Schmerzmittel, einige Mittel bei hohem Blutdruck) verstärken.

Gegenanzeigen

Personen mit einer Herzinsuffizienz in fortgeschrittenem Stadium sollten die Wirkung dieser Mittel nicht mit einer Durchspülungstherapie (→ nebenstehend) unterstützen, indem sie viel trinken. Das würde das Herz zusätzlich belasten, weil es viel Flüssigkeit bewältigen muss. Das Gleiche gilt für Menschen mit deutlich eingeschränkter Nierenfunktion.

ANGOCIN: Das Mittel darf nicht angewendet werden, wenn Sie ein akutes Magen- oder Darmgeschwür haben.

Unerwünschte Wirkungen

▶ Keine Maßnahmen erforderlich

ANGOCIN, Aqualibra, Cystinol N Lösung: Es können Magen-Darm-Beschwerden auftreten, die vergehen, wenn die Mittel abgesetzt werden.

▶ Muss beobachtet werden

Aqualibra, Cystinol N Lösung: Wenn sich die Haut verstärkt rötet und juckt, reagieren Sie vermutlich allergisch auf die Mittel. Dann sollten Sie sie absetzen. Sind die Hauterscheinungen (→ Seite 14) einige Tage später nicht deutlich abgeklungen, sollten Sie einen Arzt aufsuchen.

Hinweise

Für Kinder und Jugendliche unter 18 Jahren

ANGOCIN: Eine Anwendung für Kinder unter vier Jahren ist nicht vorgesehen.

Aqualibra, Cystinol N Lösung: Kinder unter 12 Jahren sollen nicht mit Bärentraubenblättern behandelt werden.

Cystinol N Lösung: Bedenken Sie, dass dieses Mittel Alkohol enthält. Bei Kindern sind Mittel ohne Alkohol vorzuziehen.

Für Schwangerschaft und Stillzeit

Cystinol N Lösung: Mittel mit Bärentraubenblättern sollten in dieser Zeit nicht angewendet werden. Für Hydrochinon besteht der Verdacht, dass es das Erbgut verändern kann. Bedenken Sie außerdem, dass die Lösung Alkohol enthält. Mittel ohne Alkohol sind vorzuziehen.

Ob die Pflanzeninhaltsstoffe in die Muttermilch übergehen, ist nicht untersucht.

Durchspülungstherapie

Es ist eine weit verbreitete Gewohnheit, bei Blasenproblemen einen Blasen- und Nierentee zu trinken. Er enthält getrocknete Pflanzen, denen eine wasserausschwemmende (diuretische) Wirkung nachgesagt wird. Diese soll dadurch zustande kommen, dass Pflanzeninhaltsstoffe die Durchblutung der Nieren anregen. Oder sie soll auf dem hohen Gehalt dieser Pflanzen an Mineralsalzen beruhen, die, wenn sie über die Nieren ausgeschieden werden, viel Wasser an sich binden.

Der Urin, der durch die Harnwege läuft, soll Keime und Entzündungsprodukte von der Schleimhaut abspülen. Eine große Urinmenge kann also dazu beitragen, die Symptome erträglicher zu machen und die Entzündung schneller zu beenden. Obwohl langjährige Erfahrungen diesen Effekt immer wieder bestätigen, ist eine direkte wasserausschwemmende Wirkung bisher für keine der entsprechenden Pflanzen sicher nachgewiesen worden. Es ist denkbar, dass der Effekt vornehmlich auf der großen Flüssigkeitsmenge beruht, die als Tee getrunken wird. Nimmt man an, dass die Pflanzeninhaltsstoffe etwas zur Wirkung beitragen, muss das Produkt, aus dem der Tee aufgebrüht wird, selbstverständlich genügend Pflanzenmaterial enthalten. Außerdem muss der Tee ausreichend oft getrunken werden. Das frühere Bundesgesundheitsamt hat beispielsweise in den damaligen Angaben zur Durchspülungstherapie 8 bis 12 Gramm Brennnesselkraut oder 6 Gramm Schachtelhalmkraut pro Tag als notwendige Dosierung genannt. Da die üblichen Filterbeutel nur einen Teil dieser Menge fassen, muss im Laufe des Tages mehrmals Tee aus solchen Filterbeuteln aufgegossen und getrunken werden.

Pflanzenkombinationen: Tees

Birke + Goldrute
 HEUMANN Blasen- und Nierentee SOLUBITRAT uro
Birke + Schachtelhalm
 Bad Heilbrunner Durchspülungstee
Hauhechel + Orthosiphon
 Bad Heilbrunner Nieren- und Blasentee N
Bärentraubenblätter + Birke + Quecke
 Bombastus BLASEN- UND NIERENTEE
Birke + Goldrute + Orthosiphon
 Harntee-Steiner, Harntee 400 TAD N
Bärentraubenblätter + Birke + Bohnenhülsen + Schachtelhalm
 H&S Blasen- und Nierentee
Birke + Goldrute + Hauhechel + Orthosiphon
 Bad Heilbrunner Harntee, Sidroga Blasen- und Nierentee

Diese Teemischungen sind als Blasen- und Nierentees sehr gebräuchlich, um Beschwerden beim Wasserlassen zu erleichtern. In den hier besprochenen Produkten sind zwei bis vier verschiedene Pflanzen miteinander kombiniert. In diesen Mischungen können die einzelnen Kräuter verschiedenen Zwecken dienen: Einige sollen Hauptträger der Wirkung sein, andere sollen sie unterstützen, die dritten sollen den Tee besser aussehen und/oder angenehmer schmecken lassen. Eine medizinische Wirkung wird von diesen nicht erwartet.

Überzeugende Belege, dass die Kombination dieser Bestandteile sinnvoll und nützlich ist, um Blasenprobleme zu kurieren, fehlen.

Blasen- und Nierentees sollen vornehmlich die Harnausscheidung der Nieren erhöhen und auf diese Weise die Harnwege »spülen«. Die langjährigen Erfahrungen mit diesen Tees sprechen dafür, dass eine solche Durchspülungstherapie (→ Seite 360) die Behandlung von Harnweginfekten unterstützen kann. Wissenschaftliche Studien, die die therapeutische Wirksamkeit dieser Anwendung ausreichend belegen, gibt es jedoch nicht.

Mischungen, die Bärentraubenblätter enthalten, sollen darüber hinaus Bakterien abtöten. Für diesen Zweck sind sie jedoch wenig geeignet.

Zu den in den Teemischungen enthaltenen Pflanzen im Einzelnen:

Bärentraubenblätter: Die Angaben hierzu finden Sie unter »Bärentraubenblätter« (→ Seite 357).

Birke: Die Blätter (Betula pendula, Betula pubescens) werden volksmedizinisch eingesetzt, um Wasser aus dem Körper auszuschwemmen. Es wird vermutet, dass diese Wirkung auf dem hohen Gehalt der Birkenblätter an Flavonoiden beruht. Laborversuche lassen allerdings vermuten, dass die harntreibende Wirkung von Birkenblättern insgesamt größer ist als die der isolierten Flavonoide. Dennoch findet sich in den wissenschaftlichen Unterlagen der ESCOP (European Scientific Cooperative on Phytotherapy, der europäische Dachverband der nationalen Gesellschaften für Pflanzenheilkunde) kein Nachweis dafür, dass bei Anwendung von Birkenblättern mehr Wasser ausgeschieden wird, als wenn die gleiche Flüssigkeitsmenge ohne Zusatz von Birkenblättern getrunken wird. An einer neueren Studie zu der Frage, ob Birkenblätter die Bakterienbesiedelung bei Harnweginfektionen verringern, nahmen viel zu wenig Personen teil, um aus dem Ergebnis etwas ableiten zu können.

Bohnenhülsen: Die Hülsen der Gartenbohne (Phaseolus vulgaris) werden volksmedizinisch zur Entwässerung eingesetzt. Durch klinische Studien ist ihre Anwendung jedoch nicht ausreichend belegt.

Goldrute: Die Angaben hierzu finden Sie unter »Goldrute« (→ Seite 358).

Hauhechel: Die Wurzel des Hauhechels (Ononis spinosa) wirkt nachgewiesenermaßen gering wasserausschwemmend. Welcher Inhaltsstoff dafür verantwortlich sein könnte, ließ sich bisher nicht ausmachen.

Orthosiphon: Getrocknete Orthosiphonblätter (Orthosiphon aristatus), auch als « indischer Nierentee « bezeichnet, wirken entwässernd, wobei – anders als bei den meisten anderen Pflanzen – nicht nur Wasser, sondern auch Salze ausgeschieden werden. Allerdings ließ sich die Wirkung bisher keinem der Inhaltsstoffe zuordnen. Die Anwendung von Orthosiphonblättern beruht bisher ausschließlich auf Erfahrung; klinische Studien belegen die therapeutische Wirksamkeit nicht ausreichend.

Quecke: Der Wurzelstock der Quecke (Agropyron repens) wird volksmedizinisch als wassertreibende Pflanze bei Blasenentzündungen eingesetzt. Es gibt jedoch keine Untersuchungen, die eine solche Anwendung rechtfertigen.

Schachtelhalm: Die Angaben hierzu finden Sie unter »Schachtelhalm« (→ Seite 359).

Über die nicht ausreichend belegte Wirksamkeit hinaus ist besonders bei Produkten mit mehreren Mischungsbestandteilen zu kritisieren, dass allein aufgrund der Menge der einzelnen Pflanzen keine arzneiliche Wirkung zu erwarten ist. Bei *Harntee 400* kommt hinzu, dass 100 Gramm Teegranulat mehr als 80 Gramm Zucker enthalten. Bei *Harntee-Steiner* und

SOLUBITRAT uro ist der Anteil an Süßungsmitteln geringer und es handelt sich nicht um Zucker, die zum Beispiel Diabetiker meiden sollen.

Anwendung

Blasenbeschwerden sollten Sie nicht ohne ärztlichen Rat behandeln. Dies gilt insbesondere, wenn Fieber hinzukommt und Blut im Urin ist. Auch zur Unterstützung einer Behandlung sollten Sie den Tee nicht länger als eine Woche trinken, ohne dies mit dem Arzt zu besprechen.

Bombastus BLASEN- UND NIERENTEE, H&S Blasen- und Nierentee Nr. 2: Diese Produkte enthalten Bärentraubenblätter. Sie sollten sie nicht länger als eine Woche und nicht öfter als fünfmal im Jahr anwenden, weil das aus der Pflanze teilweise entstehende Hydrochinon im Verdacht steht, Krebs zu erregen und das Erbgut zu verändern.

Achtung

Gegenanzeigen

Personen mit einer Herzinsuffizienz in fortgeschrittenem Stadium dürfen ihr Herz nicht dadurch zusätzlich belasten, dass es viel Flüssigkeit bewältigen muss. Für sie ist eine Durchspülungstherapie (→ Seite 360), wie sie mit diesen Tees denkbar ist, nicht geeignet. Das Gleiche gilt für Menschen mit deutlich eingeschränkter Nierenfunktion.

Unerwünschte Wirkungen

▶ **Keine Maßnahmen erforderlich**

Hautrötung und Juckreiz können vorübergehend auftreten.

▶ **Muss beobachtet werden**

Wenn sich die Haut verstärkt rötet und juckt, reagieren Sie vermutlich allergisch auf das Mittel. Dann sollten Sie es absetzen. Sind die Hauterscheinungen (→ Seite 14) einige Tage später nicht deutlich abgeklungen, sollten Sie einen Arzt aufsuchen.

Hinweise

Für Kinder und Jugendliche unter 18 Jahren

Über die Risiken einer Anwendung bei Kindern unter zwölf Jahren gibt es keine Erkenntnisse. Da die Mittel ohnehin als »wenig geeignet« bewertet werden, sollten Kinder sie nicht bekommen.

Für Schwangerschaft und Stillzeit

Über die Risiken einer Anwendung während der Schwangerschaft und Stillzeit gibt es keine Erkenntnisse. Da die Mittel ohnehin als »wenig geeignet« bewertet werden, sollten Sie sie nicht verwenden.

Bombastus BLASEN- UND NIERENTEE, H&S Blasen- und Nierentee Nr. 2: Für diese Produkte kommt hinzu, dass sie Bärentraubenblätter enthalten. Dessen Abbauprodukt Hydrochinon steht in Verdacht, dass es das Erbgut verändern kann.

Blasenbeschwerden

Handelsname Darreichungsform	**Zusammensetzung pro 1 ml/1 g oder wie angegeben bzw. pro abgeteilte Einheit**	**Unverb. Preis in Euro/kleinste Packung**	**Bewertung**
Hinweise zu den Tabellenspalten → Seite 32, zur Auswahl der Arzneimittel → Seite 27, zur Grundlage der Bewertung → Seiten 27, 31			
Acimethin Filmtabletten	**Methionin** 500 mg	8,71/25 Stück	**Wenig geeignet** bei Harnweginfektionen. Die therapeutische Wirksamkeit ist nicht ausreichend nachgewiesen. → Seite 356
ANGOCIN Anti-Infekt N Filmtabletten	**Kapuzinerkressenkraut** 200 mg + **Meerrettichwurzel** 80 mg	9,25/50 Stück	**Wenig geeignet** bei Harnweginfektionen. Nicht sinnvolle Kombination, deren therapeutische Wirksamkeit nicht ausreichend nachgewiesen ist. → Seite 359
Aqualibra Filmtabletten	Auszüge aus **Goldrutenkraut** 180 mg + **Hauhechelwurzel** 80 mg + **Orthosiphonblättern** 90 mg	21,93/60 Stück	
ARCTUVAN Bärentraubenblätter Filmtabletten	**Auszug aus Bärentraubenblättern** 425,25–519,75 mg	11,70/60 Stück	**Wenig geeignet** bei Harnweginfektionen. Die therapeutische Wirksamkeit ist nicht ausreichend nachgewiesen. Für eine Langzeitbehandlung mit Bärentraubenblättern fehlen Daten, die belegen, dass krebserregende und erbgutverändernde Wirkungen sicher auszuschließen sind. → Seite 357

Blasenbeschwerden Fortsetzung

Handelsname Darreichungsform	Zusammensetzung pro 1 ml/1 g oder wie angegeben bzw. pro abgeteilte Einheit	Unverb. Preis in Euro/kleinste Packung	Bewertung

Hinweise zu den Tabellenspalten → Seite 32, zur Auswahl der Arzneimittel → Seite 27, zur Grundlage der Bewertung → Seiten 27, 31

Handelsname Darreichungsform	Zusammensetzung pro 1 ml/1 g oder wie angegeben bzw. pro abgeteilte Einheit	Unverb. Preis in Euro/kleinste Packung	Bewertung
Bad Heilbrunner Brennnesselblätter	Brennnesselblätter 2 g	ca. 2,21/8 Stück	**Wenig geeignet** zur Unterstützung der Behandlung von Blasenbeschwerden. Die therapeutische Wirksamkeit ist nicht ausreichend nachgewiesen. → Seite 357
Bad Heilbrunner Durchspülungstee	Birkenblätter 880 mg + Schachtelhalmkraut 660 mg pro 1,75 g	ca. 2,21/8 Stück	**Wenig geeignet** zur Durchspülung bei Harnweginfektionen. Nicht sinnvolle Kombination, deren therapeutische Wirksamkeit nicht ausreichend nachgewiesen ist. → Seite 361
Bad Heilbrunner Harntee	Birkenblätter 600 mg + Goldrutenkraut 350 mg + Hauhechel 400 mg + Orthosiphonblätter 400 mg pro 2 g	ca. 2,21/8 Stück	
Bad Heilbrunner Nieren- und Blasentee N Filterbeutel	Hauhechelwurzel 680 mg + Orthosiphonblätter 680 mg pro 1,8 g	ca. 2,21/8 Stück	
Bombastus BLASEN- UND NIERENTEE Filterbeutel	Bärentraubenblätter 860 mg + Birkenblätter 500 mg + Queckenwurzelstock 500 mg pro 2 g	3,40/20 Stück	**Wenig geeignet** zur Unterstützung der Behandlung von Harnweginfekten. Nicht sinnvolle Kombination, deren therapeutische Wirksamkeit nicht ausreichend nachgewiesen ist. Für eine Langzeitbehandlung mit Bärentraubenblättern fehlen Daten, dass krebserregende und erbgutverändernde Wirkungen sicher auszuschließen sind. → Seite 361
BRENNNESSEL Bombastus Tee	Brennnesselblätter 1 g	2,30/50 g	**Wenig geeignet** zur Unterstützung der Behandlung von Blasenbeschwerden. Die therapeutische Wirksamkeit ist nicht ausreichend nachgewiesen. → Seite 357
Cystinol akut Dragees Dragees	Auszug aus Bärentraubenblättern 238,7–297,5 mg	12,95/60 Stück	**Wenig geeignet** bei Harnweginfektionen. Die therapeutische Wirksamkeit ist nicht ausreichend nachgewiesen. Für eine Langzeitbehandlung mit Bärentraubenblättern fehlen Daten, die belegen, dass krebserregende und erbgutverändernde Wirkungen sicher auszuschließen sind. → Seite 357
Cystinol long Kapseln Kapseln	Auszug aus Goldrutenkraut 424,8 mg	24,97/60 Stück	**Wenig geeignet** bei Harnweginfektionen. Die therapeutische Wirksamkeit ist nicht ausreichend nachgewiesen. → Seite 358
Cystinol N Lösung Lösung	Auszüge aus Bärentraubenblättern 90 mg + Goldrutenkraut 60 mg *Enthält 24 % Alkohol*	9,97/100 ml	**Wenig geeignet** zur Unterstützung der Behandlung von Harnweginfektionen. Nicht sinnvolle Kombination, deren therapeutische Wirksamkeit nicht ausreichend nachgewiesen ist. Für eine Langzeitbehandlung mit Bärentraubenblättern fehlen Daten, die belegen, dass krebserregende und erbgutverändernde Wirkungen sicher auszuschließen sind. → Seite 359
CYSTO FINK MONO Kapseln	Auszug aus Goldrutenkraut 424,8 mg	25,97/60 Stück	**Wenig geeignet** bei Harnweginfektionen. Die therapeutische Wirksamkeit ist nicht ausreichend nachgewiesen. → Seite 358
Harntee-Steiner Pulver	Birkenblätter 230 mg + Goldrutenkraut 150 mg + Orthosiphonblätter 150 mg pro 1,2 g	7,00/30 g	**Wenig geeignet** zur Durchspülung bei Harnweginfektionen. Nicht sinnvolle Kombination, deren therapeutische Wirksamkeit nicht ausreichend nachgewiesen ist. → Seite 361
Harntee 400 TAD N Granulat	Auszug aus Birkenblättern 43,2 mg + Goldrutenkraut 21,33 mg + Orthosiphonblättern 26,01 mg	6,97/150 ml	
HEUMANN Blasen- und Nierentee SOLUBITRAT uro Pulver	Auszüge aus Birkenblättern 224 mg + Goldrutenkraut 250 mg pro 1,2 g	6,28/30 g	

Blasenbeschwerden Fortsetzung

Handelsname Darreichungsform	Zusammensetzung pro 1 ml/1 g oder wie angegeben bzw. pro abgeteilte Einheit	Unverb. Preis in Euro/kleinste Packung	Bewertung
Hinweise zu den Tabellenspalten → Seite 32, zur Auswahl der Arzneimittel → Seite 27, zur Grundlage der Bewertung → Seiten 27, 31			
H&S Blasen- und Nierentee	**Bärentraubenblätter** 700 mg + **Birkenblätter** 300 mg + **Bohnenhülsen** 400 mg + **Schachtelhalmkraut** 400 mg pro 2 g	3,55/20 Stück	**Wenig geeignet** zur Unterstützung der Behandlung von Harnweginfekten. Nicht sinnvolle Kombination, deren therapeutische Wirksamkeit nicht ausreichend nachgewiesen ist. Für eine Langzeitbehandlung mit Bärentraubenblättern fehlen Daten, dass krebserregende und erbgutverändernde Wirkungen sicher auszuschließen sind. → Seite 361
H&S Brennesselblätter	**Brennnesselblätter** 1,6 g	2,70/20 Stück	**Wenig geeignet** zur Unterstützung der Behandlung von Blasenbeschwerden. Die therapeutische Wirksamkeit ist nicht ausreichend nachgewiesen. → Seite 357
H&S Schachtelhalmkraut Filterbeutel	**Schachtelhalmkraut** 2 g	2,70/20 Stück	**Wenig geeignet** zur Unterstützung der Behandlung von Blasenbeschwerden. Die therapeutische Wirksamkeit ist nicht ausreichend nachgewiesen. → Seite 359
Methionin STADA 500 mg Filmtabletten Filmtabletten	**Methionin** 500 mg	10,40/50 Stück	**Wenig geeignet** bei Harnweginfektionen. Die therapeutische Wirksamkeit ist nicht ausreichend nachgewiesen. → Seite 356
SCHACHTELHALMKRAUT Bombastus Tee	**Schachtelhalmkraut** 1 g	2,90/75 g	**Wenig geeignet** zur Unterstützung der Behandlung von Blasenbeschwerden. Die therapeutische Wirksamkeit ist nicht ausreichend nachgewiesen. → Seite 359
Sidroga Brennnesselblätter	**Brennnesselblätter** 1,5 g	3,40/20 Stück	**Wenig geeignet** zur Unterstützung der Behandlung von Blasenbeschwerden. Die therapeutische Wirksamkeit ist nicht ausreichend nachgewiesen. → Seite 357
Sidroga Schachtelhalmkraut	**Schachtelhalmkraut** 2 g	3,40/20 Stück	**Wenig geeignet** zur Unterstützung der Behandlung von Blasenbeschwerden. Die therapeutische Wirksamkeit ist nicht ausreichend nachgewiesen. → Seite 359
Sidroga Blasen- und Nierentee Filterbeutel	**Birkenblätter** 600 mg + **Hauhechelwurzel** 400 mg + **Orthosiphonblätter** 500 mg + **Riesengoldrutenkraut** 400 mg pro 2 g	4,15/20 Stück	**Wenig geeignet** zur Unterstützung der Behandlung von Harnweginfekten. Nicht sinnvolle Kombination, deren therapeutische Wirksamkeit nicht ausreichend nachgewiesen ist. → Seite 361
Solidago Steiner Lösung Lösung	**Auszug aus Goldrutenkraut** 110 mg	9,50/100 ml	**Wenig geeignet** bei Harnweginfektionen. Die therapeutische Wirksamkeit ist nicht ausreichend nachgewiesen. → Seite 358
Solidago Steiner Tabletten	300 mg	9,97/20 Stück	
Urol flux Brause 400,5 mg Brausetabletten	**Auszug aus Goldrutenkraut** 400,5 mg	9,94/20 Stück	
Urol flux forte 600 mg Filmtabletten Filmtabletten	600 mg	9,94/10 Stück	
Urol flux Kapseln Kapseln	185,5 mg	10,92/42 Stück	
Uvalysat Bürger Dragees	**Auszug aus Bärentraubenblättern** 228–286 mg	11,58/60 Stück	**Wenig geeignet** bei Harnweginfektionen. Die therapeutische Wirksamkeit ist nicht ausreichend nachgewiesen. Für eine Langzeitbehandlung mit Bärentraubenblättern fehlen Daten, die belegen, dass krebserregende und erbgutverändernde Wirkungen sicher auszuschließen sind. → Seite 357
Uvalysat Bürger Tropfen	390–710 mg *Enthält 22 % Alkohol*	5,56/30 ml	

Harn- und Nierensteine

Im gesamten Bereich der Harnwege können sich Steine bilden (Urolithiasis): in den Nierenbecken, den Harnleitern, der Blase und der Harnröhre. Sie können an ihrem Entstehungsort bleiben, aber auch durch die Harnwege wandern. Die Steine werden nach den chemischen Verbindungen, die den Hauptanteil ihres Materials stellen, unterschieden. Am häufigsten kommen Oxalat-, Phosphat- und Uratsteine (Harnsäuresteine) vor.
Von Harn- und Nierensteinen sind Männer etwas häufiger betroffen als Frauen.

Anzeichen und Beschwerden

Solange die Steine den Harnabfluss nicht behindern, verursachen sie meist keine Beschwerden. Manchmal werden sie entdeckt, wenn dem Arzt bei einer Untersuchung Blut im Urin auffällt, denn die Steine verletzen leicht die empfindlichen Gewebe der Harnwege. Außerdem können sich Bakterien an den Steinen festsetzen und Harnweginfektionen auslösen, die sich auch wiederholen können.
Behindert ein Stein jedoch den Harnabfluss oder beginnt er zu wandern, treten Nierenkoliken auf. Diese Schmerzen verlaufen wellenförmig und können unerträglich stark sein. Sie beruhen darauf, dass der gestaute Urin die Wände des Harnleiters und des Nierenbeckens dehnt und die dadurch aktivierte Muskulatur versucht, den Stein herauszupressen.

Ursachen

Urin ist eine Lösung aus Salzen. Es gibt mehrere Gründe, weshalb aus der Lösung Steine auskristallisieren. Dazu gehört unter anderem der Säuregehalt des Urins. Ändert sich dieser, lösen sich manche Salze nicht mehr so gut und fallen aus: Je saurer der Urin, desto weniger Harnsäure löst sich; je alkalischer der Urin, desto weniger Phosphate lösen sich. Etwa 5 von 100 Steinen sind Harnsäuresteine, ca. 10 von 100 Steinen sind Phosphatsteine. Auch die Zusammensetzung des Urins spielt eine Rolle. Enthält er viel Kalziumsalze, begünstigt das die Steinbildung. Kalziumhaltige Steine machen etwa zwei Drittel aller Steine aus. Eiweißhaltige Substanzen tragen ebenfalls zur Steinbildung bei; sie finden sich im Urin, wenn die Nierenfunktion gestört ist. Nur 1 von 100 Steinen gehört in diese Kategorie.
Anatomische Besonderheiten, die den Harnabfluss behindern, und häufige Harnweginfektionen haben ebenfalls oft eine Steinbildung zur Folge.

Vorbeugung

Um der Entstehung von Harn- und Nierensteinen vorzubeugen, ist es ratsam, täglich zwei bis zweieinhalb Liter zu trinken und noch mehr, wenn bei Hitze, Sonnenlicht und körperlicher Arbeit viel Flüssigkeit durch Schwitzen verloren geht. Außerdem wird empfohlen, vor dem Schlafengehen reichlich Flüssigkeit zu sich zu nehmen und Übergewicht zu vermeiden. Menschen mit einer unzureichenden Herzleistung (Herzinsuffizienz) sollten allerdings mit ihrem Arzt besprechen, ob sie so viel trinken dürfen.

Allgemeine Maßnahmen

Manchmal lassen sich die Schmerzen mit einem heißen Bad oder heißen Kompressen bessern.
Viel Bewegung, heiße Bäder und reichlich Flüssigkeit – egal, ob medizinischer Tee oder Wasser – können dazu beitragen, dass Nierensteine von selbst abgehen. Bei 80 Prozent der Steine ist das letztlich der Fall. Dieses abzuwarten, setzt voraus, dass die Steine eine bestimmte Größe nicht überschreiten und die Abflusswege nicht einengen. Darüber hinaus müssen die Schmerzen mit Medikamenten beherrschbar sein, und es dürfen keine fieberhaften Harnweginfekte auftreten.

Ernährung

Etwa die Hälfte der Menschen mit Harn- oder Nierensteinen weist innerhalb der nächsten zehn Jahre erneut einen Stein auf; innerhalb von 20 bis 30 Jahren trifft es sogar 80 Prozent. Es ist also sinnvoll, sich bereits nach dem ersten Stein so zu ernähren, dass das Risiko einer erneuten Steinbildung verringert wird.
Für Personen, bei denen Harnsäuresteine nachgewiesen wurden, kann eine purinarme Ernährung die sonstigen Maßnahmen, mit denen der Bildung weiterer Steine vorgebeugt werden soll, unterstützen. Purine sind Bausteine des genetischen Materials im Zellkern. Sie gelangen mit der Nahrung, vor allem durch eiweißreiche Produkte wie Fleisch und Fisch, in den Körper. Purinarme Ernährung bedeutet vor allem, Innereien, Krustentiere, Ölsardinen, Sardellen und Heringe vom Speisezettel zu streichen und den täglichen Fleischkonsum auf etwa 150 Gramm zu beschränken. Auf Alkohol sollte ganz verzichtet werden.
Menschen mit Oxalatsteinen sollten oxalatreiche Nahrungsmittel meiden. Dazu gehören Kakao, Nüsse, Okraschoten, Rhabarber, Mangold, rote Bete und Spinat. Außerdem soll die täglich aufgenommene Menge Kochsalz 2 Gramm nicht überschreiten. Offenbar ist das Risiko, dass sich erneut Steine bilden, geringer, wenn zusätzlich zur purin- oder oxalatarmen Ernährung auch die Kochsalzaufnahme gering ist. Letzteres lässt sich erreichen, indem das Essen salzarm zubereitet und ein na-

triumarmes Mineralwasser als Getränk ausgewählt wird. Darüber hinaus noch die Kalziumaufnahme einzuschränken – wie es bisher oft empfohlen wurde –, ist nicht notwendig.
Ferner wird ein Blasentraining empfohlen. Dabei gewöhnt man sich daran, in festgelegten Zeitabständen zur Toilette zu gehen – unabhängig davon, ob man Entleerungsdrang spürt oder nicht – und dabei darauf zu achten, dass die Blase wirklich komplett entleert wird. So vermeidet man, dass andauernd Urin in der Blase zurückbleibt, was sowohl Harnweginfektionen als auch eine Steinbildung begünstigt.

Wann zum Arzt?

Jede Art von Steinbildung in den Harnwegen muss ärztlich untersucht werden. Nur so lassen sich Ursachen finden, die man möglicherweise behandeln kann. Sollten Sie es trotzdem zunächst mit einer Selbstbehandlung versuchen, müssen Sie unbedingt den Arzt einschalten, wenn Sie Blut im Urin bemerken, Fieber bekommen oder die Beschwerden länger als fünf Tage anhalten.
Um der erneuten Bildung von Steinen mit einer entsprechenden Ernährung oder Medikamenten vorbeugen zu können, sollte bereits der erste Stein im Labor auf seine Zusammensetzung untersucht werden.
Wenn der Arzt dann gemäß der Analyse des Steines ein Medikament mit Salzen der Zitronensäure verordnet, um die Steine aufzulösen, übernehmen die gesetzlichen Krankenkassen die Kosten dafür, obwohl die Mittel nicht verschreibungspflichtig sind. Die Kosten für Mittel mit Methionin übernehmen sie, wenn verhindert werden soll, dass sich bei Menschen mit einer nervenbedingten Blasenlähmung erneut Phosphatsteine bilden und wenn Ernährungsempfehlungen und Blasentraining erfolglos geblieben sind. Näheres hierzu finden Sie in der »Ausnahmeliste« (→ Seite 658).

Behandlung mit Medikamenten

Die Schmerzen einer Nierenkolik gehören zu den stärksten Akutschmerzen. Wie der Arzt diese Schmerzen behandeln kann, können Sie im HANDBUCH MEDIKAMENTE der Stiftung Warentest oder im Internet unter www.medikamente-im-test.de nachlesen.
Zur Vorbeugung gegen Harnsäure- und Zystinsteine eignen sich Salze der Zitronensäure (→ Seite 367). Dass Methionin (→ nebenstehend) Phosphatsteinen vorbeugt, ist durch aussagekräftige Studien nicht ausreichend nachgewiesen. Es gilt daher als »wenig geeignet«. Mittel mit Methionin können allenfalls als Behandlungsversuch dienen, wenn Ernährungsumstellung und Blasentraining nicht erfolgreich waren.
Pflanzenmittel mit Goldrute (→ Seite 368) sowie die Pflanzenkombination (→ Seite 369) zum Einnehmen oder Pflanzenkombinationen als Tee (→ Seite 369) sind ebenfalls wenig geeignet, um einer Steinbildung vorzubeugen. Ihre therapeutische Wirksamkeit ist nicht ausreichend nachgewiesen.

Methionin

Acimethin, Methionin STADA

Der Körper verwendet die Aminosäure Methionin in seinem Stoffwechsel, um Eiweiße aufzubauen. Überschüssiges Methionin, wie es beispielsweise mit einem Arzneimittel zugeführt wird, wird abgebaut. Die entstehenden Produkte werden mit dem Harn ausgeschieden und säuern ihn an. In saurem Urin lösen sich Phosphate, aus denen manche Harn- und Nierensteine bestehen, besser als in alkalischem.
Die Überlegung ist nun, dass man die Ansäuerung des Urins, die man mit Methionin erzielen kann, nutzen können müsste, um Harn- und Nierensteinen aus Phosphaten vorzubeugen. Allerdings fehlen bisher Studien, die diese Wirksamkeit von Methionin in der geforderten Art und Weise belegen. Daher wird es als »wenig geeignet« zur Vorbeugung gegen Phosphatsteine bewertet. Möchten Sie es dennoch einsetzen, sollten Sie vorher ausreichend lange versucht haben, mit einer entsprechenden Ernährung und Blasentraining einer erneuten Steinbildung vorzubeugen.

Anwendung

Dreimal täglich sollen 500 bis 1 000 Milligramm Methionin vor den Mahlzeiten eingenommen werden. Die Behandlung kann über längere Zeit fortgeführt werden.
Wenn Methionin über längere Zeit eingenommen werden soll und eine Neigung zur Übersäuerung des Blutes besteht, muss der Arzt den Säuregehalt regelmäßig überprüfen. Darüber hinaus ist der Mineralstoffwechsel, insbesondere der Kalziumgehalt des Blutes, zu kontrollieren.
Außerdem müssen Sie bei einer Langzeitbehandlung dafür sorgen, genügend Folsäure und B-Vitamine aufzunehmen. Ein Mangel kann sich bei einer Behandlung mit Methionin ungünstig auswirken.

Achtung

Gegenanzeigen

Unter folgenden Bedingungen dürfen Sie Methionin nicht anwenden:

- Ihr Blut enthält zu viel Säure (Azidose).
- Die Steine bestehen aus Harnsäure, Oxalsäure oder Zystin.
- Ihre Nierenfunktion ist eingeschränkt.

Bei eingeschränkter Leberfunktion sollten Sie das Mittel nicht ohne Rücksprache mit einem Arzt einnehmen. Bei leberkranken Personen besteht die Gefahr, dass nervenschädigende Substanzen entstehen. Daher müssen Nutzen und Risiken der Anwendung von Methionin sorgfältig abgewogen werden.

Wechselwirkungen mit Medikamenten

Wenn Sie noch andere Medikamente nehmen, ist zu beachten, dass Methionin die Wirksamkeit von Levodopa (bei Parkinsonkrankheit) verringern kann.

Unerwünschte Wirkungen

► Muss beobachtet werden

Es können Brechreiz, Übelkeit und Durchfall auftreten, was an sich harmlos ist. Tritt jedoch gleichzeitig Müdigkeit auf, können es erste Symptome einer Übersäuerung des Blutes sein. Dann sollten Sie einen Arzt aufsuchen.

► Sofort zum Arzt

Wenn Sie sich sehr müde fühlen, erregt oder schlecht ansprechbar sind, muss sofort ein Arzt gerufen werden. Wahrscheinlich hat sich die Übersäuerung des Blutes verstärkt.

Hinweise

Für Kinder und Jugendliche unter 18 Jahren

Für die Anwendung bei Kindern unter zwölf Jahren liegen keine ausreichenden klinischen Erfahrungen vor. Daher sollten die Mittel bei ihnen nicht angewendet werden.

Für Schwangerschaft und Stillzeit

Über die Risiken einer Anwendung in Schwangerschaft und Stillzeit gibt es keine Erkenntnisse. Sicherheitshalber sollten Sie das Mittel daher nicht anwenden.

Zur Verkehrstüchtigkeit

Hohe Dosen Methionin können das Blut übersäuern und dadurch schläfrig machen. Dann kann die Fähigkeit beeinträchtigt sein, ein Fahrzeug zu lenken, Maschinen zu bedienen und Arbeiten ohne sicheren Halt zu verrichten.

Salze der Zitronensäure

Kalium-Natrium-Hydrogenzitrat
Uralyt-U
Zitronensäure + Natriumzitrat + Kaliumhydrogenkarbonat
Blemaren N

Die Salze der Zitronensäure heißen Zitrate. Von geschluckten Zitraten wird ein Teil im Körperstoffwechsel in Bikarbonat umgebaut, das über die Nieren ausgeschieden wird und den Urin alkalisiert. Der andere Teil wird unverändert über die Nieren ausgeschieden. Beide Vorgänge tragen dazu bei, der Entstehung von Harn- und Nierensteinen, deren Hauptbestandteil Harnsäure oder Zystin ist, vorzubeugen. Für diesen Zweck werden Präparate mit Salzen der Zitronensäure als »geeignet« bewertet.

Anwendung

Bevor der Arzt Zitrate verordnet, muss er den Gehalt des Blutes an Salzen und die Nierenfunktion kontrollieren.
Dosierung und Anwendungshäufigkeit der Mittel richten sich nach dem Säuregrad des Urins, der als pH-Wert angegeben wird. Sie hängen aber auch von der Zusammensetzung der Steine ab.
Mehrmals täglich muss mit Teststäbchen, die der Packung beiliegen, der pH-Wert des Urins ermittelt werden. Entsprechend dem getesteten pH-Wert und dem vom Arzt angegebenen Zielwert, wird dann eine bestimmte Anzahl Tabletten eingenommen.
Die Behandlung dauert üblicherweise zwischen vier Wochen und einem halben Jahr. Es wird empfohlen, währenddessen täglich zwei bis drei Liter zu trinken.
Zwischen der Anwendung eines zitrathaltigen Arzneimittels und einem Mittel, das Aluminium enthält (z. B. bei Magenbeschwerden), sollten mindestens zwei Stunden vergehen, da sonst zu viel Aluminium in den Körper aufgenommen werden kann.

Achtung

Gegenanzeigen

Unter folgenden Bedingungen dürfen Sie die Mittel nicht anwenden:

- Sie sind von einer Krankheit betroffen, bei der sich Kalium im Blut anreichern kann. Das ist der Fall bei erheblich eingeschränkter Nierenfunktion und der Addisonkrankheit, einer Unterfunktion der Nebennierenrinden.
- Sie sollen sich natriumarm ernähren. Das trifft auf viele Menschen mit hohem Blutdruck zu.

- Sie leiden an chronischen Harnweginfektionen, die von Bakterien ausgelöst werden, die Harnstoff spalten, zum Beispiel Klebsiella und Proteus. Um zu wissen, ob ein aktuell bestehender Harnweginfekt von diesen Erregern verursacht wurde, muss der Arzt eine Urinkultur anlegen und die Bakterienart bestimmen. Der häufigste Erreger von Harnweginfektionen, das Darmbakterium Escherichia coli, gehört nicht zu den harnstoffspaltenden Bakterien.

Wenn Sie eine schwere Leberfunktionsstörung haben, sollten Sie die Mittel nur nach Rücksprache mit dem Arzt anwenden und nachdem er Nutzen und Risiken der Anwendung sorgfältig abgewogen hat.

Wechselwirkungen mit Medikamenten

Wenn Sie noch andere Medikamente nehmen, ist zu beachten, dass durch zitrathaltige Mittel Lithium (bei Depressionen) schwächer wirken kann.

▶ Unbedingt beachten

Durch die Harn- und Nierensteinmittel gelangt viel Kalium ins Blut. Wenn Sie zusätzlich kaliumsparende Diuretika wie Amilorid oder Triamteren, einen Aldosteronantagonisten wie Spironolacton, ACE-Hemmer wie Captopril und Enalapril oder Wirkstoffe wie Candesartan oder Losartan (alle meist bei hohem Blutdruck) einnehmen, kann sich im Blut zu viel Kalium anreichern. Erste Anzeichen dafür sind ein pelziges Gefühl im und um den Mund, das Gefühl, von »einer zweiten Haut umgeben zu sein«, und Muskelschwäche. Später können sich Herzrhythmusstörungen ergeben.

Ebenfalls durch den hohen Kaliumgehalt im Blut können sich die erwünschten und unerwünschten Wirkungen von Mitteln bei Herzrhythmusstörungen wie Chinidin und Flecainid verstärken. Näheres hierzu lesen Sie unter »Mittel bei Herzrhythmusstörungen: verstärkte Wirkung« (→ Seite 11).

Mittel mit Digitalis (bei Herzschwäche) können durch die Kaliumanreicherung des Blutes schwächer wirken. Näheres hierzu finden Sie unter »Mittel bei Herzschwäche: verringerte Wirkung« (→ Seite 12).

Unerwünschte Wirkungen

▶ Keine Maßnahmen erforderlich

Übelkeit, Erbrechen, Durchfall und Sodbrennen können auftreten.

▶ Muss beobachtet werden

Magenschmerzen, die nicht nachlassen oder innerhalb von zwei bis drei Tagen schlimmer werden, können auf einem Magengeschwür beruhen, das zu einer Magenblutung führen kann.

Haben Sie den Eindruck, dass Ihre Muskeln ungewöhnlich schwach sind, kann das durch den hohen Kaliumgehalt des Mittels bedingt sein. Bessern sich diese Beschwerden nach zwei bis drei Tagen nicht, sollten Sie zum Arzt gehen.

▶ Sofort zum Arzt

Wenn sich der Herzschlag verlangsamt und Herzstolpern (→ Seite 15) spürbar wird, dabei auch der Blutdruck absinkt und Schwindel auftritt, deutet das auf einen zu hohen Kaliumgehalt des Blutes hin. Dann sollten Sie sofort einen Arzt aufsuchen.

Durch die veränderte Blutzusammensetzung kann es zu Kribbeln, Taubheitsgefühl, Muskelzittern und Kurzatmigkeit kommen. Diese unerwünschte Wirkung betrifft vor allem Menschen mit gestörter Nierenfunktion. Wenden Sie sich dann sofort an einen Arzt.

Hinweise

Für Kinder und Jugendliche unter 18 Jahren

Für die Anwendung bei Kindern unter zwölf Jahren liegen keine ausreichenden klinischen Erfahrungen vor. Daher sollten die Mittel bei ihnen nicht angewendet werden.

Für ältere Menschen

Wegen der altersbedingt nachlassenden Nierenfunktion sind Kontrolluntersuchungen besonders wichtig.

Pflanzliches Mittel

Goldrute

Cystinol long, CYSTO FINK MONO, Solidagoren mono/Uro, Solidago Steiner, Urol flux

Goldrutenkraut (Solidago virgaurea) wurde in der traditionellen Medizin als Tee getrunken, um die Nierenleistung zu erhöhen. Die Verwendung bei Harn- und Nierensteinen beruht auf dem Gedanken, dass Steingrieß von viel Flüssigkeit herausgespült werden kann. Ob Goldrutenextrakt dazu beitragen kann, ist nicht ausreichend geklärt. Wahrscheinlich genügt es, reichlich zu trinken. Dass Goldrutenextrakt selbst hilft, dem Auftreten von Harn- und Nierensteinen vorzubeugen, ist nicht ausreichend nachgewiesen. Aus diesem Grund wird seine Anwendung als »wenig geeignet« bewertet.

Achtung

Solidagoren Uro Tropfen: Dieses Mittel enthält Alkohol. Personen mit Alkoholproblemen dürfen das Mittel nicht einnehmen. Auch Leberkranke und Menschen mit Anfallleiden sollten den Alkoholgehalt berücksichtigen. Darüber hinaus kann Alkohol die Wirkung vieler Arzneimittel (z. B. Schlaf- und Beruhigungsmittel, Psychopharmaka, starke Schmerzmittel, einige Mittel bei hohem Blutdruck) verstärken.

Gegenanzeigen

Wenn Sie aufgrund einer gestörten Herz- oder Nierenfunktion zu Flüssigkeitsansammlungen im Gewebe (Ödemen) neigen, dürfen Sie die Flüssigkeitszufuhr nicht erhöhen.

Unerwünschte Wirkungen

► **Muss beobachtet werden**

Wenn die Haut sich verstärkt rötet und juckt, reagieren Sie vermutlich allergisch auf das Mittel. Dann sollten Sie es absetzen. Sind die Hauterscheinungen (→ Seite 14) einige Tage später nicht deutlich abgeklungen, sollten Sie einen Arzt aufsuchen.

Hinweise

Für Kinder und Jugendliche unter 18 Jahren

Über die Risiken einer Anwendung bei Kindern unter zwölf Jahren gibt es keine Erkenntnisse. Da die Mittel ohnehin als »wenig geeignet« bewertet werden, sollten Kinder sie nicht bekommen.

Solidagoren Uro Tropfen: Dieses Mittel enthält Alkohol und sollte auch aus diesem Grund bei Kindern nicht angewendet werden.

Für Schwangerschaft und Stillzeit

Über die Risiken einer Anwendung während der Schwangerschaft und Stillzeit gibt es keine Erkenntnisse. Da die Mittel ohnehin als »wenig geeignet« bewertet werden, sollten Sie sie nicht anwenden.

Pflanzenkombination

Goldrute + Hauhechelwurzel + Orthosiphonblätter
Aqualibra

Dieses Mittel enthält Pflanzenextrakte aus Goldrute, Hauhechel und Orthosiphonblättern.

Die Angaben zu Goldrute finden Sie unter »Goldrute« (→ Seite 358), Angaben zu Hauhechel und Orthosiphonblättern unter »Pflanzenkombinationen: Tees« (→ nebenstehend).

Das Mittel stellt keine sinnvolle Kombination dar. Belege, dass es bei Harn- und Nierensteinen ausreichend therapeutisch wirksam ist, liegen nicht vor. Darum wird es als »wenig geeignet« beurteilt.

Unerwünschte Wirkungen

► **Muss beobachtet werden**

Wenn die Haut sich verstärkt rötet und juckt, reagieren Sie vermutlich allergisch auf das Mittel. Dann sollten Sie es absetzen. Sind die Hauterscheinungen (→ Seite 14) einige Tage später nicht deutlich abgeklungen, sollten Sie einen Arzt aufsuchen.

Pflanzenkombinationen: Tees

Birke + Goldrute
HEUMANN Blasen- und Nierentee SOLUBITRAT uro
Hauhechel + Orthosiphon
Bad Heilbrunner Nieren- und Blasentee N
Birke + Goldrute + Orthosiphon
Harntee-Steiner, Harntee 400 TAD N
Birke + Goldrute + Hauhechel + Orthosiphon
Bad Heilbrunner Harntee, Sidroga Blasen- und Nierentee

Diese Teemischungen sind als Blasen- und Nierentees gebräuchlich, um Beschwerden beim Wasserlassen zu erleichtern. Hier sollen sie vornehmlich die Harnausscheidung der Nieren erhöhen, auf diese Weise die Harnwege »spülen« und dabei den Abgang von Harn- und Nierensteinen erleichtern.

In den hier besprochenen Produkten sind zwei bis vier unterschiedliche Pflanzen miteinander kombiniert. In diesen Mischungen können die einzelnen Kräuter verschiedenen Zwecken dienen: Einige sollen Hauptträger der Wirkung sein, andere sollen sie unterstützen, wieder andere sollen den Tee besser aussehen und/oder angenehmer schmecken lassen. Eine medizinische Wirkung wird von diesen nicht erwartet.

Wissenschaftliche Studien, die die therapeutische Wirksamkeit dieser Anwendung ausreichend belegen, gibt es nicht.

Zu den in den Teemischungen enthaltenen Pflanzen im Einzelnen:

Birke: Die Blätter der Birke (Betula pendula, Betula pubescens) werden volksmedizinisch eingesetzt, um Wasser aus dem Körper zu schwemmen. Es wird vermutet, dass diese Wirkung auf dem hohen Gehalt der Birkenblätter an Flavonoiden beruht. Laborversuche lassen allerdings vermuten, dass die harntreibende Wirkung von Birkenblättern insgesamt größer ist als die der isolierten Flavonoide. Dennoch findet sich in den wissenschaftlichen Unterlagen der ESCOP (European Scientific Cooperative on Phytotherapy, der europäische Dachverband der nationalen Gesellschaften für Pflanzenheilkunde) kein Nachweis dafür, dass bei Anwendung von Birkenblättern mehr Wasser ausgeschieden wird, als wenn die gleiche Flüssigkeitsmenge ohne Zusatz von Birkenblättern getrunken wird.

Goldrute: Die Angaben hierzu finden Sie im Abschnitt »Goldrute« (→ Seite 358).

Hauhechel: Die Wurzel des Hauhechels (Ononis spinosa) wirkt nachgewiesenermaßen gering wasserausschwemmend. Welcher Inhaltsstoff dafür verantwortlich sein könnte, ließ sich bisher nicht ausmachen.

Orthosiphon: Getrocknete Orthosiphonblätter (Orthosiphon aristatus), auch als « indischer Nierentee « bezeichnet, wirken entwässernd, wobei – anders als bei den meisten anderen Pflanzen – nicht nur Wasser, sondern auch Salze ausgeschieden werden. Allerdings ließ sich die Wirkung bisher keinem der Inhaltsstoffe zuordnen. Die Anwendung von Orthosiphonblättern beruht bisher ausschließlich auf Erfahrung; klinische Studien belegen die therapeutische Wirksamkeit nicht ausreichend.

Über die nicht ausreichend belegte Wirksamkeit hinaus ist besonders bei Produkten mit vielen Mischungsbestandteilen zu kritisieren, dass allein aufgrund der Menge der einzelnen Pflanzen keine arzneiliche Wirkung zu erwarten ist. Bei *Harntee 400* kommt hinzu, dass 100 Gramm Teegranulat mehr als 80 Gramm Zucker enthalten. Bei *Harntee-Steiner* und *SOLUBITRAT uro* ist der Anteil an Süßungsmitteln geringer und es handelt sich nicht um Zucker, die zum Beispiel Diabetiker meiden sollen.

Achtung

Gegenanzeigen

Personen mit einer Herzinsuffizienz in fortgeschrittenem Stadium dürfen ihr Herz nicht dadurch zusätzlich belasten, dass es viel Flüssigkeit bewältigen muss. Für sie ist eine Durchspülungstherapie (→ Seite 360), wie sie mit diesen Tees denkbar ist, nicht geeignet. Das Gleiche gilt für Menschen mit deutlich eingeschränkter Nierenfunktion.

Unerwünschte Wirkungen

▶ **Keine Maßnahmen erforderlich**

Hautrötung und Juckreiz können vorübergehend auftreten.

▶ **Muss beobachtet werden**

Wenn die Haut sich verstärkt rötet und juckt, reagieren Sie vermutlich allergisch auf die Mittel. Dann sollten Sie sie absetzen. Sind die Hauterscheinungen (→ Seite 14) einige Tage später nicht deutlich abgeklungen, sollten Sie einen Arzt aufsuchen.

Hinweise

Für Kinder und Jugendliche unter 18 Jahren

Für die Anwendung bei Kindern unter zwölf Jahren liegen keine ausreichenden klinischen Erfahrungen vor. Daher sollten die Mittel bei ihnen nicht angewendet werden.

Für Schwangerschaft und Stillzeit

Über die Risiken einer Anwendung in Schwangerschaft und Stillzeit gibt es keine Erkenntnisse. Sicherheitshalber sollten Sie die Mittel daher nicht anwenden.

Harn- und Nierensteine

Handelsname Darreichungsform	**Zusammensetzung pro 1 ml/1 g oder wie angegeben bzw. pro abgeteilte Einheit**	**Unverb. Preis in Euro/kleinste Packung**	**Bewertung**
Hinweise zu den Tabellenspalten → Seite 32, zur Auswahl der Arzneimittel → Seite 27, zur Grundlage der Bewertung → Seiten 27, 31			
Acimethin Filmtabletten	**Methionin** 500 mg	8,71/25 Stück	**Wenig geeignet**, um Harn- und Nierensteinen vorzubeugen. Die therapeutische Wirksamkeit ist nicht ausreichend nachgewiesen. Allenfalls als individueller Therapieversuch, um Phosphatsteine zu verhindern, wenn Ernährungsumstellung und Blasentraining nicht erfolgreich waren. → Seite 366
Aqualibra Filmtabletten	Auszüge aus **Goldrutenkraut** 180 mg + **Hauhechelwurzel** 80 mg + **Orthosiphonblättern** 90 mg	21,93/60 Stück	**Wenig geeignet**, um Harn- und Nierensteinen vorzubeugen. Die therapeutische Wirksamkeit ist nicht ausreichend nachgewiesen. → Seite 369

Harn- und Nierensteine Fortsetzung

Handelsname Darreichungsform	**Zusammensetzung pro 1 ml/1 g oder wie angegeben bzw. pro abgeteilte Einheit**	**Unverb. Preis in Euro/kleinste Packung**	**Bewertung**
Hinweise zu den Tabellenspalten → Seite 32, zur Auswahl der Arzneimittel → Seite 27, zur Grundlage der Bewertung → Seiten 27, 31			
Bad Heilbrunner Harntee	**Birkenblätter** 600 mg + **Goldrutenkraut** 350 mg + **Hauhechel** 400 mg + **Orthosiphonblätter** 400 mg pro 2 g	ca. 2,21/8 Stück	**Wenig geeignet**, um Harn- und Nierensteinen vorzubeugen. Die therapeutische Wirksamkeit ist nicht ausreichend nachgewiesen. → Seite 369
Bad Heilbrunner Nieren- und Blasentee N Filterbeutel	**Hauhechelwurzel** 680 mg + **Orthosiphonblätter** 680 mg pro 1,8 g	ca. 2,21/8 Stück	
Blemaren N-Brausetabletten Brausetabletten	**Kalium-hydrogenkarbonat** 967,5 mg + **Natriumzitrat** 835,5 mg + **Zitronensäure** 1 197 mg	27,12/100 Stück	**Geeignet**, um bestimmten Arten von Harn- und Nierensteinen vorzubeugen. → Seite 367
Cystinol long Kapseln Kapseln	**Auszug aus Goldrutenkraut** 424,8 mg	24,97/60 Stück	**Wenig geeignet**, um Harn- und Nierensteinen vorzubeugen. Die therapeutische Wirksamkeit ist nicht ausreichend nachgewiesen. → Seite 368
CYSTO FINK MONO Kapseln	**Auszug aus Goldrutenkraut** 424,8 mg	25,97/60 Stück	
Harntee-Steiner Pulver	**Birkenblätter** 230 mg + **Goldrutenkraut** 150 mg + **Orthosiphonblätter** 150 mg pro 1,2 g	7,00/30 g	**Wenig geeignet**, um Harn- und Nierensteinen vorzubeugen. Die therapeutische Wirksamkeit ist nicht ausreichend nachgewiesen. → Seite 369
Harntee 400 TAD N Granulat	Auszug aus **Birkenblättern** 43,2 mg + **Goldrutenkraut** 21,33 mg + **Orthosiphonblättern** 26,01 mg	6,97/150 ml	
HEUMANN Blasen- und Nierentee SOLUBITRAT uro Pulver	Auszüge aus **Birkenblättern** 224 mg + **Goldrutenkraut** 250 mg pro 1,2 g	6,28/30 g	
Methionin STADA 500 mg Filmtabletten Filmtabletten	**Methionin** 500 mg	10,40/50 Stück	**Wenig geeignet**, um Harn- und Nierensteinen vorzubeugen. Die therapeutische Wirksamkeit ist nicht ausreichend nachgewiesen. Allenfalls als individueller Therapieversuch, um Phosphatsteine zu verhindern, wenn Ernährungsumstellung und Blasentraining nicht erfolgreich waren. → Seite 366
Sidroga Blasen- und Nierentee Filterbeutel	**Birkenblätter** 600 mg + **Hauhechelwurzel** 400 mg + **Orthosiphonblätter** 500 mg + **Riesengoldrutenkraut** 400 mg pro 2 g	4,15/20 Stück	**Wenig geeignet**, um Harn- und Nierensteinen vorzubeugen. Die therapeutische Wirksamkeit ist nicht ausreichend nachgewiesen. → Seite 369
Solidagoren mono Kapseln	**Auszug aus Goldrutenkraut** 360 mg	10,72/30 Stück	**Wenig geeignet**, um Harn- und Nierensteinen vorzubeugen. Die therapeutische Wirksamkeit ist nicht ausreichend nachgewiesen. → Seite 368
Solidagoren Uro Tropfen	500 mg *Enthält 30 % Alkohol*	11,73/50 ml	
Solidago Steiner Tabletten	**Auszug aus Goldrutenkraut** 300 mg	9,97/20 Stück	
Uralyt-U Granulat Granulat	**Kalium-Natrium-hydrogenzitrat** 960 mg	53,69/280 g	**Geeignet**, um bestimmten Arten von Harn- und Nierensteinen vorzubeugen. → Seite 367
Urol flux Brause 400,5 mg Brausetabletten	**Auszug aus Goldrutenkraut** 400,5 mg	9,94/20 Stück	**Wenig geeignet**, um Harn- und Nierensteinen vorzubeugen. Die therapeutische Wirksamkeit ist nicht ausreichend nachgewiesen. → Seite 368
Urol flux forte 600 mg Filmtabletten Filmtabletten	600 mg	9,94/10 Stück	
Urol flux Kapseln Kapseln	185,5 mg	10,92/42 Stück	

Geschlechtsorgane

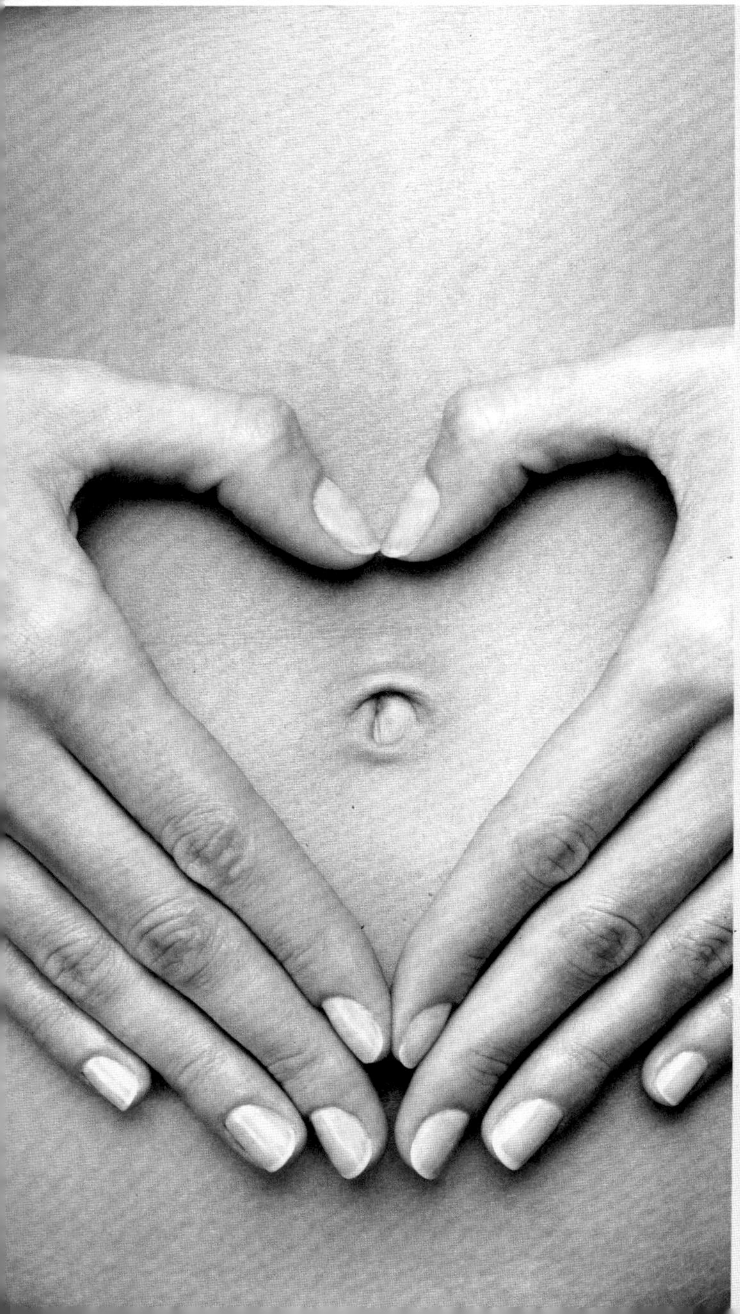

Erkrankungen der Geschlechtsorgane kommen sowohl bei Frauen als auch bei Männern vor.

Fast alle Frauen haben im Laufe ihres Lebens von Zeit zu Zeit mit Infektionen im Bereich der Scheide zu tun, die nach den verursachenden Erregern in bakterielle Infektionen (→ Seite 373) und Pilzinfektionen (→ Seite 377) unterschieden werden. Manchmal wird auch eine Begleitbehandlung bei Scheideninfektionen (→ Seite 382) durchgeführt.

Eine Reihe von gesundheitlichen Fragen bei Frauen hängen mit ihrer Fruchtbarkeit zusammen. In der Zeit um die Menstruation herum können sie ein Prämenstruelles Syndrom (→ Seite 388) entwickeln. Ferner können sich Zyklusstörungen (→ Seite 388) ergeben. Viele Frauen müssen auf Fragen zur Empfängnisverhütung (→ Seite 392) eine Antwort finden. Ältere Frauen suchen vielleicht Hilfe bei Beschwerden in den Wechseljahren (→ Seite 396).

Die häufigste Erkrankung der Geschlechtsorgane bei Männern ist die gutartige Prostatavergrößerung (→ Seite 403). Ein Teil der Männer sucht darüber hinaus Hilfe bei Erektionsstörungen (→ Seite 409).

Bakterielle Infektionen der Scheide

Bei einer bakteriellen Infektion haben in der Scheide zahlreiche unerwünschte Bakterien überhand genommen. Sie überwuchern die milchsäurebildenden Bakterien, die die Scheide normalerweise besiedeln. Als Erreger kommen vor allem Anaerobier infrage, die – anders als andere Bakterien – ohne Sauerstoff besonders gut leben. Hierzu gehört die Bakterienart Gardnerella vaginalis, die vermehrt Amine freisetzt. Deshalb trägt diese Scheidenentzündung auch den Namen Aminkolpitis. Trichomonaden sind eine weitere Erregerart, die mit wenig Sauerstoff auskommt und häufig Scheideninfektionen auslöst. Unter dem Begriff »Kolpitis« werden alle Arten von Entzündungen der Scheidenhaut zusammengefasst.

Anzeichen und Beschwerden

Bakterielle Scheideninfektionen machen sich durch Brennen und unangenehmen Ausfluss bemerkbar. Ist an der Infektion vor allem die Bakterienart Gardnerella vaginalis beteiligt, ist der Ausfluss dünnflüssig und kann leicht fischig riechen. Die meisten Frauen empfinden das zwar als lästig, aber nur selten als behandlungsbedürftig. Eine Trichomonadeninfektion macht sich durch Brennen und unangenehmen Ausfluss bemerkbar. Dieser ist meist gelblich-schaumig und wird als unangenehm empfunden.

Ursachen

Bakterielle Scheideninfektionen beruhen meistens auf anaeroben Bakterien wie Gardnerella vaginalis. Diese gehören in geringer Zahl zur normalen Scheidenflora, können aber zum Infektionsauslöser werden, wenn das gesunde Scheidenmilieu gestört ist. Der Erreger von Trichomonadeninfektionen ist Trichomonas vaginalis, ein mikroskopisch kleiner Parasit. Trichomonaden werden vorwiegend beim Geschlechtsverkehr übertragen. Aber auch in von mehreren Menschen benutztem warmem Wasser kann man sich anstecken.

Vorbeugung

Der Körper hält die Voraussetzungen für ein gesundes Scheidenmilieu selbst aufrecht. Je weniger eingegriffen wird, desto besser. Spezielle Maßnahmen zur Hygiene sind nicht erforderlich. Der Intimbereich muss weder besonders oft noch besonders gründlich, noch auf besondere Art gereinigt werden. Am wenigsten irritieren Sie das Scheidenmilieu, wenn Sie zur Reinigung klares Wasser verwenden. Achten Sie auf folgendes:

- Nach dem Stuhlgang immer von vorn nach hinten abwischen, damit Darmkeime nicht über den Genitalbereich gewischt werden.
- Tampons ausschließlich während der Menstruation benutzen und nicht zu häufig wechseln. Sie können die Scheide austrocknen.
- Manche Frauen vertragen Barrieremethoden als Verhütungsmittel nicht gut. Kondome sind mit spermientötenden Chemikalien imprägniert, Scheidenzäpfchen und -gele enthalten diese Chemikalien ebenfalls und auch ein Diaphragma wird zusammen mit einem spermientötenden Gel benutzt. All diese Substanzen können die Scheidenflora schädigen. Das leistet Infektionen Vorschub.
- Auch die Einnahme bestimmter Medikamente kann das häufige Auftreten von Scheidenentzündungen begünstigen. Dazu gehören Antibiotika (bei bakteriellen Infektionen) und Mittel, die das Immunsystem unterdrücken (z. B. bei Rheuma, nach Organtransplantationen). Um das abzuklären und gegebenenfalls zu ändern, ist ärztliche Hilfe erforderlich.

Trichomonadeninfektion: Jeder Mensch mit einer solchen Infektion sollte seine Sexualpartnerinnen und -partner von der Erkrankung informieren, damit sie sich untersuchen und gegebenenfalls behandeln lassen können. Andernfalls ist es wahrscheinlich, dass sich die Partner gegenseitig immer wieder infizieren.

Allgemeine Maßnahmen

Die Erreger können sich auf der Scheidenhaut nur vermehren, wenn deren natürliche Besiedelung mit Milchsäurebakterien gestört ist. Frauen können nach der Behandlung der Entzündung den Körper darin unterstützen, das gesunde Scheidenmilieu zu stabilisieren, indem sie zum Beispiel eine Zeit lang Jogurt mit lebenden Milchsäurebakterien in die Scheide einführen. Näheres hierzu lesen Sie unter »Jogurt – vaginal angewendet« (→ Seite 383).

Darüber hinaus sollten Sie keine Vaginalspülungen oder Intimsprays anwenden und während einer Infektion keine Tampons benutzen.

Wann zum Arzt?

Wenn Sie Ausfluss bemerken, der anders ist als weißlich oder klar und nahezu geruchlos, sollten Sie einen Gynäkologen aufsuchen, um den Grund dafür herausfinden zu lassen. Das Gleiche gilt, wenn zu dem Ausfluss Juckreiz, Brennen, Schmerzen beim Wasserlassen oder beim Geschlechtsverkehr hinzukommen.

Behandlung mit Medikamenten

Zur Behandlung von bakteriellen Scheidenentzündungen stehen spezifisch wirkende und gut erprobte Mittel mit dem Wirkstoff Metronidazol zur Verfügung, die allerdings verschreibungspflichtig sind. Nähere Informationen zu diesem Wirkstoff lesen Sie im HANDBUCH MEDIKAMENTE der Stiftung Warentest oder im Internet unter www.medikamente-im-test.de.

Die hier besprochenen, weil meistgekauften Produkte mit den Wirkstoffen Dequalinium (→ nachfolgend), Hexetidin (→ nebenstehend) und Povidon-Jod (→ Seite 375) werden alle als »wenig geeignet« bewertet. Diese Desinfektionsmittel sollen laut Herstellerangaben unter anderem bei Infektionen mit Gardnerella vaginalis und Trichomonaden eingesetzt werden. Sie wirken jedoch nur unspezifisch gegen verschiedene Erreger; ihre therapeutische Wirksamkeit ist nicht ausreichend nachgewiesen.

Wenden Sie Arzneimittel im Intimbereich an, sollten Sie beachten, dass einige dieser Präparate die Reißfestigkeit von Latexkondomen und bei längerer Anwendungszeit eventuell auch die der Membran eines Diaphragmas beeinträchtigen können. Näheres hierzu lesen Sie unter »Anwendung von Kondomen und Diaphragmen« (→ Seite 394).

Informationen zu Vaginalmitteln, mit denen das Scheidenmilieu stabilisiert werden soll, finden Sie unter »Begleitbehandlung bei Scheidenentzündungen« (→ Seite 382).

Anthroposophische, homöopathische und traditionell angewendete Mittel

Zu den meistgekauften Mitteln gehört auch *Majorana Vaginalgel*. Dabei handelt es sich um ein anthroposophisches Präparat, das sich nach den Grundsätzen dieses Buches nicht bewerten lässt und deshalb nicht näher besprochen wird. Allgemeine Informationen dazu finden Sie unter »Anthroposophische Arzneimittel« (→ Seite 21).

Dequalinium

Fluomizin

Dequalinium tötet eine Reihe von Bakterienarten ab und hemmt das Wachstum von Pilzen. Die Wirkung ist jedoch so unspezifisch, dass Dequalinium als allgemeines »Desinfektionsmittel« (Antiseptikum) einzustufen ist. Seine Wirksamkeit bei Scheideninfektionen mit Bakterien oder Trichomonaden ist nicht ausreichend nachgewiesen.

Achtung

Gegenanzeigen

Das Mittel darf bei Schleimhautgeschwüren in der Scheide und am Muttermund nicht angewendet werden.

Auch Frauen, die ihre erste Blutung noch nicht gehabt haben, sind von der Anwendung ausgeschlossen.

Unerwünschte Wirkungen

► **Muss beobachtet werden**

Die Scheide kann sich entzünden, und es kann aus kleinen oberflächlichen Wunden bluten (bei weniger als 1 von 1 000 Frauen). Dann wenden Sie sich an einen Arzt.

Hinweise

Beim Gebrauch von Verhütungsmitteln

Auf die Sicherheit spermientötender Substanzen sollten Sie sich während der Behandlung nicht verlassen, da deren Wirkung beeinträchtigt werden kann.

Für Schwangerschaft und Stillzeit

Während der Schwangerschaft ist es besonders wichtig, Scheideninfektionen genau zu diagnostizieren und spezifisch zu behandeln. Dafür eignet sich dieses Mittel nicht.

Einwände gegen die Anwendung von Dequalinium in der Schwangerschaft, die auf dem Inhaltsstoff beruhen, gibt es jedoch nicht. Allerdings sollten Sie die Vaginaltabletten mit dem Finger einführen. Manipulationen mit einem Applikator bergen das Risiko, Blutungen am Muttermund auszulösen.

Hexetidin

Vagi-Hex

Hexetidin tötet eine Reihe von Bakterienarten ab und hemmt das Wachstum von Pilzen. Die Substanz wird seit langem als Spüllösung zur Mundhygiene eingesetzt. Seine therapeutische Wirksamkeit bei Scheidenentzündungen, die durch Bakterien oder Trichomonaden hervorgerufen worden sind, ist nicht ausreichend belegt. Daher wird das Mittel als »wenig geeignet« bewertet.

Unerwünschte Wirkungen

► **Keine Maßnahmen erforderlich**

In der Scheide kann es brennen und jucken, wenn das Mittel aufgetragen wird. Diese Beschwerden vergehen meist nach kurzer Zeit.

▶ **Muss beobachtet werden**

Wenn sich das Jucken und Brennen in der Scheide verstärkt, reagieren Sie vermutlich allergisch auf Hexetidin. Dann sollten Sie das Mittel absetzen. Sind die Hauterscheinungen (→ Seite 14) einige Tage später nicht deutlich abgeklungen, sollten Sie einen Arzt aufsuchen.

Hinweise

Beim Gebrauch von Verhütungsmitteln

Auf die Sicherheit spermientötender Substanzen sollten Sie sich während der Behandlung nicht verlassen, da deren Wirkung beeinträchtigt werden kann.

Für Schwangerschaft und Stillzeit

Während der Schwangerschaft ist es besonders wichtig, Scheideninfektionen spezifisch zu behandeln. Dafür eignet sich dieses Mittel nicht.

In den ersten drei Schwangerschaftsmonaten darf das Mittel ohnehin nicht eingesetzt werden, da es keine ausreichenden Erfahrungen über seine Sicherheit in dieser Zeit gibt. Später sollten Sie Vaginaltabletten mit dem Finger einführen. Manipulationen mit einem Applikator bergen das Risiko, Blutungen am Muttermund auszulösen.

Povidon-Jod

Traumasept Vaginal-Ovula

Im Kontakt mit Wasser entsteht aus Povidon-Jod freies Jod. Dieses wirkt zwar als Desinfektionsmittel, hat aber keine spezifische Wirkung gegenüber den Erregern, die Scheidenentzündungen auslösen. Mit derart unspezifisch wirkenden Mitteln lassen sich Scheidenentzündungen nicht angemessen behandeln. Die therapeutische Wirksamkeit ist nicht ausreichend nachgewiesen. Darum wird das Mittel als »wenig geeignet« bewertet.

Anwendung

Besonders wenn Sie das Mittel ohne ärztliche Kontrolle anwenden, sollten Sie die Behandlung nach fünf bis zehn Tagen unbedingt beenden.

Wenn Sie das Mittel während der Regelblutung anwenden, kann die Wirkung abgeschwächt sein, denn im Kontakt mit Blut kann es an Wirksamkeit verlieren.

Povidon-Jod ist intensiv gefärbt. Bei seiner Anwendung sollten Sie Slipeinlagen verwenden, um die Unterwäsche zu schützen.

Achtung

Gegenanzeigen

Unter folgenden Bedingungen dürfen Sie Povidon-Jod nicht anwenden:

- Sie haben eine Jodallergie.
- Sie leiden an einer Schilddrüsenüberfunktion. Wenn Sie dann Jod anwenden, können Sie in eine schwere Stoffwechselkrise geraten.
- Bei Ihnen liegt eine Autoimmunerkrankung vor, bei der sowohl die Haut, die einen stark juckenden Ausschlag mit Bläschen aufweist, als auch der Dünndarm betroffen sind (Dermatitis herpetiformis Duhring).
- In den kommenden ein bis zwei Wochen müssen Sie sich einer Untersuchung oder Behandlung unterziehen, bei der radioaktives Jod eingesetzt wird (Radiojodtherapie).
- Sie haben Ihre erste Regelblutung noch nicht gehabt.

Unter folgenden Bedingungen sollten Sie das Mittel nur nach Rücksprache mit einem Arzt einsetzen, wenn dieser Nutzen und Risiken der Anwendung sorgfältig abgewogen hat:

- Sie haben eine akute oder gerade abgeklungene Schilddrüsenerkrankung.
- Bei Ihnen wurde ein Kropf festgestellt, oder Ihre Schilddrüse weist Bereiche auf, die Hormone ungesteuert produzieren. Solche »funktionellen Autonomien« gibt es bei älteren Frauen relativ oft.

Wechselwirkungen mit Medikamenten

Sie dürfen Povidon-Jod nicht gleichzeitig mit quecksilberhaltigen Desinfektionsmitteln anwenden. Zwischen den beiden Mitteln gibt es chemische Reaktionen, in deren Folge die Gefahr besteht, sich zu verätzen.

Unerwünschte Wirkungen

▶ **Keine Maßnahmen erforderlich**

Die Haut kann sich röten und brennen. In der Scheide entsteht ein Wärmegefühl.

Durch den Farbstoff können sich Finger und Nägel verfärben. Das lässt sich kaum abwaschen, verschwindet aber mit der Zeit.

▶ **Muss beobachtet werden**

Verschlimmert sich nach dem Gebrauch des Mittels der Juckreiz in der Scheide, sind Bläschen spürbar und schmerzt dieser Bereich, sollten Sie zum Arzt gehen.

Tritt der Wirkstoff ins Blut über, weil die Haut dort, wo das Mittel aufgetragen wird, verletzt ist, kann das Jod auf die Schilddrüse wirken. Bei einer Schilddrüsenüberfunktion, die auch unbemerkt bestehen kann, kann das zusätzliche Jod dazu führen, dass die Schilddrüse zu viel Hormone freisetzt. Vor allem bei einer Anwendung über längere Zeit kann sich das durch Herzrasen, Unruhe, Schwitzen, Gewichtsabnahme, Schlafstörungen und hohen Blutdruck bemerkbar machen. Bei solchen Symptomen sollten Sie sich an einen Arzt wenden.

Um diese unerwünschte Wirkung zu vermeiden, sollten Sie das Mittel ohne ärztliche Kontrolle keinesfalls länger als zehn Tage anwenden.

Hinweise

Beim Gebrauch von Verhütungsmitteln

Auf die Sicherheit spermientötender Substanzen sollten Sie sich während der Behandlung nicht verlassen, da deren Wirkung beeinträchtigt werden kann.

Für Schwangerschaft und Stillzeit

Während der Schwangerschaft dürfen Sie Povidon-Jod nicht anwenden. Das Mittel erreicht durch die Plazenta das ungeborene Kind und kann seine Schilddrüsenfunktion beeinflussen.

Auch während der Stillzeit sollten Sie Povidon-Jod nicht anwenden, da es in die Muttermilch übergeht.

Bakterielle Infektionen der Scheide

Handelsname Darreichungsform	**Zusammensetzung pro 1 ml/1 g oder wie angegeben bzw. pro abgeteilte Einheit**	**Unverb. Preis in Euro/kleinste Packung**	**Bewertung**
Hinweise zu den Tabellenspalten → Seite 32, zur Auswahl der Arzneimittel → Seite 27, zur Grundlage der Bewertung → Seiten 27, 31			
Fluomizin 10 mg Vaginaltabletten Vaginaltabletten	**Dequaliniumchlorid** 10 mg	14,45/6 Stück	**Wenig geeignet** bei bakteriellen Scheideninfektionen. Die therapeutische Wirksamkeit ist nicht ausreichend nachgewiesen. Eine gezielte Behandlung mit geeigneten Arzneimitteln ist vorzuziehen. Diese sind allerdings verschreibungspflichtig. → Seite 374
Traumasept Vaginal-Ovula Ovula	**Povidon-Jod** 200 mg	15,10/5 Stück	**Wenig geeignet** bei bakteriellen Scheideninfektionen. Die therapeutische Wirksamkeit ist nicht ausreichend nachgewiesen. Eine gezielte Behandlung mit geeigneten Arzneimitteln ist vorzuziehen. Diese sind allerdings verschreibungspflichtig. → Seite 375
Vagi-Hex Vaginaltabletten	**Hexetidin** 10 mg	15,37/12 Stück	**Wenig geeignet** bei bakteriellen Scheideninfektionen. Die therapeutische Wirksamkeit ist nicht ausreichend nachgewiesen. Eine gezielte Behandlung mit geeigneten Arzneimitteln ist vorzuziehen. Diese sind allerdings verschreibungspflichtig. → Seite 374

Pilzinfektionen der Scheide

Die Scheide ist immer mit Bakterien, aber auch mit Pilzen besiedelt. In einem gesunden, leicht sauer reagierenden Milieu können sie sich aber nicht stark vermehren. Zu einer Pilzinfektion (Candidiasis), die Beschwerden verursacht, kommt es erst dann, wenn die Scheide nicht mehr in der Lage ist, das gesunde Gleichgewicht aufrechtzuerhalten, und die Krankheitserreger die Oberhand gewinnen.

Anzeichen und Beschwerden

Der äußere Genitalbereich der Frau ist gerötet, geschwollen, juckt heftig und ist mit einem weißlichen Belag überzogen. Es tritt gelblicher, bröckeliger oder krümeliger Ausfluss auf.

Ist auch der Partner der Frau infiziert, sind bei ihm Vorhaut und Eichel gerötet, manchmal nässen sie. Es können weißliche Beläge auftreten. Bei einer sehr ausgeprägten Infektion kann die Vorhaut so anschwellen, dass sie sich nicht mehr zurückschieben lässt (Phimose).

Ursachen

Meist handelt es sich um eine Infektion mit Hefepilzen (Candida albicans). Andere Pilzarten sind selten die Ursache.

Eine Reihe medizinischer Bedingungen begünstigt das Auftreten von Pilzinfektionen. Dazu gehört die Einnahme von Antibiotika (bei bakteriellen Infektionen) und von Medikamenten, die das Immunsystem unterdrücken (z. B. bei Rheuma, Krebs und nach Organtransplantationen). Auch Frauen, die hormonhaltige Empfängnisverhütungsmittel anwenden, Diabetes haben oder sehr beleibt sind, haben häufiger Pilzinfektionen als andere. Um diese Bedingungen abzuklären und gegebenenfalls zu verändern, ist ärztliche Hilfe nötig.

Auch in der Schwangerschaft sind Frauen empfänglicher für Pilzinfektionen.

Wenn vaginale Pilzinfektionen innerhalb von zwei bis drei Monaten wiederkehren, obwohl es zunächst so aussieht, als hätte eine gezielte Behandlung die Erreger vertrieben, kann das verschiedene Gründe haben. Zum einen können sich Männer und Frauen beim Sex immer wieder gegenseitig infizieren, wenn bei einem Partner die Erreger noch vorhanden sind. Zum anderen haben manche Frauen offenbar Zellen in ihrer Scheidenhaut, an die sich die Pilzzellen besonders leicht anhängen können.

Außerdem ist es möglich, dass die übliche Dosis eines Pilzmittels nicht bei allen Frauen alle Pilzarten sicher abtötet.

Vorbeugung

Der Körper hält die Voraussetzungen für ein gesundes Scheidenmilieu selbst aufrecht. Je weniger eingegriffen wird, desto besser. Spezielle Maßnahmen zur Hygiene sind nicht erforderlich. Der Intimbereich muss weder besonders oft noch besonders gründlich, noch auf besondere Art gereinigt werden. Am wenigsten irritieren Sie das Scheidenmilieu, wenn Sie zur Reinigung klares Wasser verwenden. Achten Sie auf folgendes:

- Nach dem Stuhlgang immer von vorn nach hinten abwischen, damit Darmkeime nicht über den Genitalbereich gewischt werden.
- Tampons ausschließlich während der Menstruation benutzen und nicht zu häufig wechseln. Sie können die Scheide austrocknen.
- Manche Frauen vertragen Barrieremethoden als Verhütungsmittel nicht gut. Kondome sind mit spermientötenden Chemikalien imprägniert, Scheidenzäpfchen und -gele enthalten diese Chemikalien ebenfalls und auch ein Diaphragma wird zusammen mit einem spermientötenden Gel benutzt. All diese Substanzen können die Scheidenflora schädigen. Das wiederum leistet Pilzinfektionen Vorschub.

Allgemeine Maßnahmen

Frauen, die dazu beitragen wollen, dass sich nach der erfolgreichen Behandlung der Pilzinfektion das gesunde Scheidenmilieu rasch wieder stabilisiert, können abends Jogurt mit lebenden Milchsäurebakterien in die Scheide einführen. Näheres hierzu lesen Sie unter »Jogurt – vaginal angewendet« (→ Seite 383).

Darüber hinaus sollten Sie keine Vaginalspülungen oder Intimsprays anwenden und während einer Infektion keine Tampons benutzen.

Wiederkehrende Pilzinfektionen

Betroffene Frauen können versuchen, ob ihnen eine gezielt zuckerarme Ernährung hilft. Es gibt Berichte von Frauen, die sich so ernähren, dass sich bei ihnen die Zahl der Infektionen verringert hat. Aussagekräftige Untersuchungen fehlen dazu jedoch.

Eine weitere Möglichkeit ist, ein psychosomatisch orientiertes Gespräch zu suchen. Es kann helfen, eine andere Einstellung zu den wiederholten Scheidenentzündungen zu bekommen und so die individuelle Belastung zu verringern. Auch ein Gespräch, in dem der Frage nachgegangen wird, welcher Art die partnerschaftliche Beziehung ist, kann hilfreich sein.

Wann zum Arzt?

Wenn Sie noch keine Pilzinfektion der Scheide gehabt haben, die Symptome also noch nicht sicher kennen, ist eine ärztliche Untersuchung notwendig, um die Infekti-

on zu bestimmen und den zur Behandlung geeigneten Wirkstoff auszusuchen.
Wenn die Entzündung erneut aufflammt oder später noch einmal auftritt und Sie sich aufgrund der Symptome sicher sind, dass es sich um dieselbe Ursache handelt, können Sie das Pilzmittel Clotrimazol ohne ärztlichen Rat anwenden.
Sie sollten sich wieder an den Arzt wenden, wenn

- die erste Behandlung die Beschwerden nicht eindeutig gebessert hat
- die selbst gekaufte Packung Pilzmittel aufgebraucht ist, ohne dass die Infektion beseitigt ist
- die Haut stark juckt und gerötet ist. Dann reagieren Sie eventuell allergisch auf das Pilzmittel und der Arzt muss eine andere Behandlungsform finden
- Sie öfter als viermal im Jahr eine Pilzinfektion haben.

Das Pilzmittel Nystatin sollten Sie in jedem Fall nur nach einer ärztlichen Untersuchung anwenden, weil es nur gegen bestimmte Pilze wirksam ist.

Frauen unter 18 Jahren

Bei Frauen unter 18 Jahren sollte keine Selbstbehandlung erfolgen, selbst dann nicht, wenn die Symptome nahelegen, dass es sich um eine – erneute – Pilzinfektion handelt.

Behandlung mit Medikamenten

Gegen genitale Pilzinfektionen gibt es sicher und verlässlich wirkende Medikamente. Erste Wahl sind Wirkstoffe aus der Gruppe der Imidazole, die lokal angewendet werden. Von ihnen ist Clotrimazol (→ Seite 379) der am besten untersuchte Wirkstoff. Clotrimazol bekämpft alle Pilzarten, die als Erreger von Scheideninfektionen infrage kommen, und zusätzlich noch einige Bakterienarten. Meist genügt zur Behandlung die einmalige Anwendung eines Vaginalmittels. Auch eine lokale Drei-Tage-Behandlung ist möglich. Bei nicht schwangeren Frauen gibt es hinsichtlich des Behandlungserfolgs zwischen diesen Therapiearten keinen Unterschied. Bei schwangeren Frauen hingegen ist eine Sechs-Tage-Behandlung vorzuziehen. Diese Präparate sind verschreibungspflichtig. Nähere Angaben hierzu lesen Sie im HANDBUCH MEDIKAMENTE der Stiftung Warentest oder im Internet unter www.medikamente-im-test.de. Die Präparate für die Einmalanwendung und die lokale Drei-Tage-Behandlung sind hingegen rezeptfrei erhältlich.
Wenn feststeht, dass die Infektion ausschließlich durch Hefepilze hervorgerufen wurde, ist Nystatin (→ Seite 380) zur Behandlung geeignet. Gegen eventuell beteiligte andere Pilzarten wirkt diese Substanz nicht ausreichend. Da Sie ohne ärztliche Untersuchung aber nicht wissen können, welche Pilzart Ihre Infektion verursacht hat, müssen Sie vor der Anwendung von Nystatin den Arzt aufsuchen.

Partnerbehandlung

Eine generelle Mitbehandlung der Sexualpartner und -partnerinnen ist nicht erforderlich. Sie brauchen nur behandelt zu werden, wenn auch sie in der Genitalregion Symptome einer Pilzinfektion aufweisen.

Wiederkehrende Pilzinfektionen

Manche Frauen haben öfter als alle zwei bis drei Monate mit Pilzinfektionen zu kämpfen. Bei ihnen sollte eine Kultur angelegt und geprüft werden, um welche Pilzart es sich handelt. Danach wird dann das am besten geeignete Arzneimittel ausgesucht.
Bestehen bei der Frau Voraussetzungen, von denen bekannt ist, dass sie Pilzinfektionen fördern, sollten zunächst diese Faktoren verändert werden, bevor über den längerfristigen Einsatz von Medikamenten nachgedacht wird. Im Einzelnen sind das:

- Frauen, die ein östrogenhaltiges Empfängnisverhütungsmittel anwenden, sollten zu einer Verhütungsmethode wechseln, die ohne Östrogen auskommt. Zusätzliches Östrogen begünstigt das Wiederauftreten von Pilzinfektionen. Wenn Sie auf ein solches Verhütungsmittel nicht verzichten wollen, sollten Sie mit dem Frauenarzt besprechen, ob Sie zumindest zu einer Pillensorte mit dem geringsten Östrogengehalt wechseln können. Welches Produkt dafür infrage kommt, lesen Sie im HANDBUCH MEDIKAMENTE der Stiftung Warentest oder im Internet unter www.medikamente-im-test.de.
- Frauen, die glukokortikoidhaltige Arzneimittel (bei Entzündungen, Immunreaktionen) einnehmen, sollten mit dem Arzt besprechen, ob sie diese nicht absetzen können. Sie schwächen die Immunabwehr.
- Bei Frauen mit Diabetes ist es wichtig, dass ihr Blutzucker möglichst gut eingestellt ist.

Nähere Angaben, wie der Arzt wiederkehrende Pilzinfektionen der Scheide behandeln kann, finden Sie im HANDBUCH MEDIKAMENTE der Stiftung Warentest oder im Internet unter www.medikamente-im-test.de.
Informationen zu Vaginalmitteln, mit denen das Scheidenmilieu stabilisiert werden soll, finden Sie unter »Begleitbehandlung bei Scheidenentzündungen« (→ Seite 383).
Medikamente einzunehmen, die ausschließlich lokal im Darm wirken und dort die Keimzahl verringern (»Darmsanierung«), ist nur selten angebracht. Es ist nicht nachgewiesen, dass Scheidenentzündungen dadurch weniger häufig auftreten.
Wenden Sie Pilzmittel im Intimbereich an, sollten Sie beachten, dass einige dieser Präparate die Reißfestigkeit von Latexkondomen und bei längerer Anwendungszeit eventuell auch die der Membran eines Diaphragmas be-

einträchtigen können. Näheres hierzu lesen Sie unter »Anwendung von Kondomen und Diaphragmen« (→ Seite 394).

Imidazol

Clotrimazol

Antifungol HEXAL, Canesten GYN, Canifug, Clotrimazol AL, Fungizid-ratiopharm, KadeFungin, Mykofungin, Mykohaug

Der Wirkstoff Clotrimazol wirkt gut gegen viele Pilz- und einige Bakterienarten. Abhängig davon, wie hoch die Mittel dosiert sind, hemmen sie das Pilzwachstum nur oder sie töten die Pilze ab. Die Produkte, die zur Kurzzeitanwendung über ein oder drei Tage bestimmt sind, enthalten eine Substanzmenge, die genügt, um das Pilzwachstum noch vier Tage über den Anwendungszeitraum hinaus zu bremsen.

Ob Sie Vaginalzäpfchen (-suppositorien), -tabletten oder -creme einsetzen, ist gleich. Sie alle weisen eine Heilungsrate von 85 bis 90 Prozent auf.

Anwendung

Antifungol HEXAL 1, Canesten GYN Once: Die Pilzbehandlung mit diesen Mitteln ist eine Kurztherapie, die in der Regel einen Tag dauert. Sie führen eine Tablette oder eine Applikatorfüllung Creme in die Scheide ein.

Alle anderen hier besprochenen Produkte sind für eine Drei-Tage-Behandlung konzipiert. Sie führen also an drei aufeinanderfolgenden Tagen entweder eine Tablette oder eine Applikatorfüllung Creme in die Scheide ein.

Besonders nach der Ein-Tages-Behandlung können die Symptome noch einige Tage lang bestehen bleiben, da der Wirkstoff seine ganze Kraft erst nach und nach entfaltet.

Mit einer Creme, die den Wirkstoff enthält, den Sie als Vaginalmittel angewendet haben, können Sie zusätzlich die Vulva und eventuell den Damm und Afterausgang bestreichen, wenn dort der Juckreiz besonders stark ist. In aller Regel verschwinden diese Symptome aber ohnehin im Zuge der vaginalen Pilzbehandlung.

Die Anwendung einer Creme kann sich auch für Frauen empfehlen, deren Scheide recht trocken ist. Bei ihnen lösen sich Vaginaltabletten nur schlecht auf.

Die Scheidenmittel wenden Sie am besten abends vor dem Schlafengehen an; dann kann sich der Wirkstoff während der Nacht gut verteilen. Tagsüber ist das nicht unbedingt gewährleistet, weil möglicherweise viel von dem Mittel aus der Scheide herausläuft.

In vielen Beipackzetteln wird geraten, die Behandlung nicht während der Menstruation durchzuführen. Diese Einschränkung gilt jedoch allenfalls für Frauen, deren Blutung so stark ist, dass der Wirkstoff mit dem Blut aus der Scheide herausgeschwemmt werden könnte.

Diese Pilzmittel sollten Sie nicht zusammen mit Mitteln zur Intimhygiene wie Deos oder Waschlotionen benutzen. Sie können die Wirksamkeit der Pilzmittel verringern.

Achtung

Wechselwirkungen mit Medikamenten

Verwenden Sie Scheidenmittel mit Clotrimazol nicht gleichzeitig mit anderen vaginalen Pilzmitteln, die Amphoterizin oder Nystatin enthalten. Sie beeinträchtigen sich gegenseitig in ihrer Wirkung.

Unerwünschte Wirkungen

▶ **Keine Maßnahmen erforderlich**

Zu Beginn der Behandlung kann die Scheidenhaut unmittelbar nach dem Auftragen des Mittels verstärkt jucken und brennen. Das vergeht in der Regel nach wenigen Minuten.

▶ **Muss beobachtet werden**

Wenn sich Jucken und Brennen dauerhaft verstärken, reagieren Sie vermutlich allergisch auf die Mittel. Dann sollten Sie mit dem Arzt besprechen, ob Sie zu einem Wirkstoff wechseln können, der bei Ihnen keine solchen Hauterscheinungen (→ Seite 14) auslöst.

Hinweise

Beim Gebrauch von Verhütungsmitteln

Auf die Sicherheit spermientötender Substanzen sollten Sie sich während der Behandlung nicht verlassen, da deren Wirkung beeinträchtigt werden kann.

Für Schwangerschaft und Stillzeit

Während der Schwangerschaft ist es besonders wichtig, Scheideninfektionen spezifisch zu behandeln. Darum ist eine ärztliche Betreuung sehr zu empfehlen.

Möglicherweise ist im Beipackzettel angegeben, dass das Medikament während der ersten drei Schwangerschaftsmonate nicht angewendet werden soll. Als Grund wird ein erhöhtes Risiko für eine Fehlgeburt genannt. Dieses beruht jedoch nicht auf den eingesetzten Wirkstoffen, sondern auf der Anwendung mittels eines Applikators. Diese Manipulation kann eine Blutung verursachen. Dass sie eine Fehlgeburt auslöst, ist aber unwahrscheinlich. Am besten führen Sie Vaginaltabletten mit dem Finger ein und gehen bei Cremes mit dem Applikator sehr vorsichtig um. Richtig angewendet, können Pilzinfektionen während der gesamten Zeit der Schwangerschaft und in der Stillzeit mit Clotrimazol behandelt werden. Seine Sicherheit lässt sich gut beurteilen, da es schon sehr lange in Gebrauch ist. Dabei ist eine Sechs-Tage-Therapie mit den niedrigdosierten Mitteln eher zu empfehlen als eine Kurzbehandlung. Die Sechs-Tage-Mittel sind jedoch verschreibungspflichtig.

Nystatin

Biofanal, Nystatin »Lederle«

Abhängig von der eingesetzten Konzentration, hemmt Nystatin das Wachstum von Hefepilzen und einigen anderen Hautpilzarten oder tötet diese ab. Allerdings erreicht seine Wirksamkeit nur etwa 75 bis 80 Prozent; damit ist Nystatin etwas weniger zuverlässig als Clotrimazol (→ Seite 379). Nystatin wird eingesetzt, wenn Clotrimazol nicht infrage kommt. Es wird als Medikament bei Hefepilzinfektionen der Scheide als »geeignet« beurteilt.

Anwendung

Wenn die Pilzinfektion zum ersten Mal auftritt oder nur leicht ist, kann eine Kurzzeittherapie durchgeführt werden. Dann führen Sie drei Tage lang jeden Abend zwei Tabletten in die Scheide ein. Sonst ist es üblich, an zwölf aufeinanderfolgenden Tagen jeweils eine Tablette einzuführen. Nach der Zwölf-Tage-Behandlung sollte bei einer ärztlichen Untersuchung kontrolliert werden, ob die Behandlung erfolgreich war. War sie es noch nicht, können Sie die Behandlung fortsetzen.

Die Scheidentabletten wenden Sie am besten abends vor dem Schlafengehen an; dann kann sich der Wirkstoff während der Nacht gut verteilen. Tagsüber ist das nicht unbedingt gewährleistet, weil möglicherweise viel von dem Mittel aus der Scheide herausläuft.

Mit einer wirkstoffhaltigen Creme können Sie zusätzlich zweimal täglich den Schambereich und eventuell den Damm und Afterausgang bestreichen, wenn dort der Juckreiz besonders stark ist.

Unerwünschte Wirkungen

▶ **Keine Maßnahmen erforderlich**

Bei weniger als 1 von 1 000 Frauen kann zu Beginn der Behandlung die Scheidenhaut unmittelbar nach dem Auftragen des Mittels verstärkt jucken und brennen. Das vergeht meist nach wenigen Minuten.

▶ **Muss beobachtet werden**

Wenn sich Jucken und Brennen dauerhaft verstärken, reagieren Sie vermutlich allergisch auf das Mittel (bei weniger als 1 von 1 000 Frauen). Dann sollten Sie es absetzen. Sind die Hauterscheinungen (→ Seite 14) einige Tage später nicht deutlich abgeklungen, sollten Sie einen Arzt aufsuchen.

▶ **Sofort zum Arzt**

Verstärken sich Hautausschlag und Juckreiz und treten zusätzlich Herzrasen, Atemnot, Schwäche und Schwindel auf (bei weniger als 1 von 1 000 Frauen), müssen Sie die Anwendung sofort abbrechen und unverzüglich den Notarzt (Telefon 112) rufen, weil eine solche allergische Reaktion (→ Seite 14) rasch lebensbedrohlich werden kann.

Hinweise

Beim Gebrauch von Verhütungsmitteln

Auf die Sicherheit spermientötender Substanzen sollten Sie sich während der Behandlung nicht verlassen, da deren Wirkung beeinträchtigt werden kann.

Für Schwangerschaft und Stillzeit

Während der Schwangerschaft ist es besonders wichtig, Scheideninfektionen spezifisch zu behandeln. Darum ist eine ärztliche Betreuung sehr zu empfehlen.

Da Nystatin nach der Anwendung in der Scheide nicht ins Blut übertritt, ist seine Verwendung in der Schwangerschaft unbedenklich. Deshalb war es lange das Mittel der Wahl, um Pilzinfektionen bei schwangeren Frauen zu behandeln. Mittlerweile hat sich jedoch gezeigt, dass der Heilungserfolg von vaginal angewendetem Clotrimazol deutlich größer ist. Deshalb sollte diesem Mittel der Vorzug gegeben werden. Während der gesamten Zeit sollten Sie Vaginaltabletten mit dem Finger einführen und sehr vorsichtig sein, wenn Sie eine Creme mit einem Applikator einführen. Diese Manipulation birgt das Risiko, Blutungen am Muttermund auszulösen.

Pilzinfektionen der Scheide

Handelsname Darreichungsform	**Zusammensetzung pro 1 ml/1 g oder wie angegeben bzw. pro abgeteilte Einheit**	**Unverb. Preis in Euro/kleinste Packung**	**Bewertung**
Hinweise zu den Tabellenspalten → Seite 32, zur Auswahl der Arzneimittel → Seite 27, zur Grundlage der Bewertung → Seiten 27, 31			
Antifungol HEXAL 1	**Clotrimazol** 500 mg (1-Tages-Beh.)	6,62/5 g	**Geeignet** bei Pilzinfektionen der Scheide. → Seite 379
Antifungol HEXAL 3 Vaginalcreme	20 mg (3-Tage-Beh.)	6,21/20 g	
Antifungol HEXAL 3 Vaginaltabletten	200 mg (3-Tage-Beh.)	3,95/3 Stück	
Antifungol HEXAL 3 Kombi Vaginaltabletten und Vaginalcreme	200 mg und 10 mg (3-Tage-Beh.)	7,13/3 Stück und 20 g	
Biofanal Kombipackung Salbe und Vaginaltabletten	**Nystatin** 100 000 I.E. und 100 000 I.E. (3-Tage-Beh.)	11,41/25 g und 6 Stück	**Geeignet** bei Pilzinfektionen der Scheide, wenn nachgewiesen ist, dass es sich um Hefepilze handelt. Dazu ist eine ärztliche Untersuchung notwendig. → Seite 380
Biofanal Vaginaltabletten	100 000 I.E. (3-Tage-Beh.)	5,00/6 Stück	
Canesten GYN 3-Tage-Kombi	**Clotrimazol** 10 mg und 200 mg (3-Tage-Beh.)	11,60/20 g und 3 Stück	**Geeignet** bei Pilzinfektionen der Scheide. → Seite 379
Canesten GYN Once Kombi Creme und Vaginaltabletten	10 mg und 500 mg (1-Tages-Beh.)	15,97/20 g und 1 Stück	
Canesten GYN 3 Vaginalcreme	20 mg (3-Tage-Beh.)	9,25/20 g	
Canesten GYN 3 Vaginaltabletten	200 mg (3-Tage-Beh.)	9,25/3 Stück	
Canifug Cremolum 200 Kombi Creme und Vaginalzäpfchen	**Clotrimazol** 20 mg und 200 mg (3-Tage-Beh.)	8,98/20 g und 3 Stück	
Canifug-Vaginalcreme 2 % Vaginalcreme	20 mg (3-Tage-Beh.)	7,79/20 g	
Canifug Cremolum 200 Vaginalzäpfchen	200 mg (3-Tage-Beh.)	7,33/3 Stück	
Clotrimazol AL 2 % Vaginalcreme	**Clotrimazol** 20 mg (3-Tage-Beh.)	4,39/20 g	
Clotrimazol AL 200 Vaginaltabletten	200 mg (3-Tage-Beh.)	3,89/3 Stück	
Fungizid-ratiopharm Kombipackung Creme und Vaginaltabletten	**Clotrimazol** 10 mg und 200 mg (3-Tage-Beh.)	7,63/20 g und 3 Stück	
Fungizid-ratiopharm 200 mg Vaginaltabletten Vaginaltabletten	200 mg (3-Tage-Beh.)	6,40/3 Stück	
KadeFungin 3 Kombipackung Creme und Vaginaltabletten	**Clotrimazol** 20 mg und 200 mg (3-Tage-Beh.)	8,98/20 g und 3 Stück	
KadeFungin 3 Vaginalcreme	20 mg (3-Tage-Beh.)	7,79/20 g	
KadeFungin 3 Vaginaltabletten	200 mg (3-Tage-Beh.)	7,79/3 Stück	
Mykofungin 3 Kombipackung Creme und Vaginaltabletten	**Clotrimazol** 10 mg und 200 mg (3-Tage-Beh.)	7,56/20 g und 3 Stück	
Mykofungin 3 Vaginalcreme	20 mg (3-Tage-Beh.)	6,65/20 g	
Mykofungin 3 Vaginaltabletten	200 mg (3-Tage-Beh.)	7,33/3 Stück	

Pilzinfektionen der Scheide Fortsetzung

Handelsname Darreichungsform	Zusammensetzung pro 1 ml/1 g oder wie angegeben bzw. pro abgeteilte Einheit	Unverb. Preis in Euro/kleinste Packung	Bewertung
Hinweise zu den Tabellenspalten → Seite 32, zur Auswahl der Arzneimittel → Seite 27, zur Grundlage der Bewertung → Seiten 27, 31			
Mykohaug 3 Kombi Creme und Vaginaltabletten	**Clotrimazol** 10 mg und 200 mg (3-Tage-Beh.)	7,13/25 g und 3 Stück	**Geeignet** bei Pilzinfektionen der Scheide. → Seite 379
Mykohaug C3 Vaginalcreme	20 mg (3-Tage-Beh.)	4,97/20 g	
Mykohaug C3 Vaginaltabletten	200 mg (3-Tage-Beh.)	3,95/3 Stück	
Nystatin »Lederle« Kombipackung Creme und Ovula	**Nystatin** 100 000 I.E. und 100 000 I.E.	12,13/25 g und 10 Stück	**Geeignet** bei Pilzinfektionen der Scheide, wenn nachgewiesen ist, dass es sich um Hefepilze handelt. Dazu ist eine ärztliche Untersuchung notwendig. → Seite 380
Nystatin »Lederle« Ovula	100 000 I.E.	6,47/10 Stück	

Begleitbehandlung bei Scheidenentzündungen

Eine gesunde Scheidenhaut ist von Milchsäurebakterien besiedelt. Zwei dieser Arten sind Lactobacillus gasseri und Lactobacillus acidophilus. Die von ihnen produzierte Milchsäure sorgt für ein saures Scheidenmilieu. In einer solchen Umgebung können sich andere Bakterien kaum vermehren.

Der Gedanke, Milchsäure oder eine andere schwache Säure von außen zuzuführen und damit die Scheidenflora so zu stärken, dass Infektionen verschwinden, ist zwar naheliegend, entbehrt aber einer medizinischen Grundlage. Besonders bei Pilzinfektionen ist die Besiedlung mit milchsäurebildenden Bakterien nicht zwangsläufig vermindert. Auch nach der Einnahme von Antibiotika ist das nicht unbedingt der Fall.

Milchsäurebildner sind nur ein Faktor unter vielen, die für ein gesundes Scheidenmilieu sorgen. Bei einer Entzündung sind sie allein nicht in der Lage, ein gesundes Scheidenmilieu aufzubauen und/oder Krankheitserreger zu beseitigen. Allenfalls können sie helfen, das gesunde Scheidenmilieu aufrechtzuerhalten, das der Körper selbst schafft, nachdem die Infektion mit einem spezifisch wirkenden Mittel erfolgreich bekämpft wurde.

Anzeichen und Beschwerden

Eine gestörte Scheidenflora kann sich durch vermehrten und in Geruch und Konsistenz veränderten Ausfluss bemerkbar machen.

Ursachen

Ursache eines entzündungsbedingt veränderten Ausflusses sind meist Infektionen mit Pilzen und Bakterien. Näheres hierzu lesen Sie unter »Pilzinfektionen der Scheide« (→ Seite 377) und unter »Bakterielle Infektionen der Scheide« (→ Seite 373).

Vorbeugung

Der Körper hält die Voraussetzungen für ein gesundes Scheidenmilieu selbst aufrecht. Je weniger eingegriffen wird, desto besser. Spezielle Maßnahmen zur Hygiene sind nicht erforderlich. Der Intimbereich muss weder besonders oft noch besonders gründlich, noch auf besondere Art gereinigt werden. Achten Sie auf folgendes:

- Nach dem Stuhlgang immer von vorn nach hinten abwischen, damit Darmkeime nicht über den Genitalbereich gewischt werden.
- Tampons, die während der Menstruation benutzt werden, sollten nicht zu häufig gewechselt werden; das kann die Scheide austrocknen.
- Eine Reihe medizinischer Bedingungen begünstigt das häufige Auftreten von Scheidenentzündungen. Dazu gehört die Einnahme von Antibiotika (bei bakteriellen Infektionen) und von Medikamenten, die das Immunsystem unterdrücken (z. B. bei Rheuma, Krebs oder nach Organtransplantationen). Um diese Umstände abzuklären und gegebenenfalls zu verändern, ist ärztliche Hilfe erforderlich.
- Manche Frauen vertragen Barrieremethoden als Verhütungsmittel nicht gut. Kondome sind mit spermientötenden Chemikalien imprägniert, Scheidenzäpfchen

und -gele enthalten diese Chemikalien ebenfalls und auch ein Diaphragma wird zusammen mit einem spermientötenden Gel benutzt. All diese Substanzen können die Scheidenflora schädigen. Das wiederum leistet Infektionen Vorschub.

Allgemeine Maßnahmen

Um das Scheidenmilieu anzusäuern, kann Jogurt in die Scheide eingeführt werden, siehe »Jogurt – vaginal angewendet« (→ nachfolgend).

Darüber hinaus sollten Sie keine Vaginalspülungen oder Intimsprays anwenden und während einer Infektion keine Tampons benutzen.

Jogurt – vaginal angewendet

Nach einer angemessen behandelten und abgeheilten Infektion können Sie die Wiederherstellung eines sauren Scheidenmilieus unterstützen, indem Sie Jogurt in die Scheide einführen. Dafür eignen sich nicht erhitzter Naturjogurt und probiotischer Jogurt ohne Geschmackszusätze. Probiotischem Jogurt sind lebende Bakterien, wie Laktobazillen und/oder Bifidobakterien, gezielt zugesetzt worden.

Mit dem Jogurt können Sie einen Tampon bestreichen, den Sie in die Scheide einführen und über Nacht dort lassen. Andere Möglichkeiten sind, einen Teelöffel Jogurt mit dem Finger im unteren Scheidendrittel zu verteilen oder sich in der Apotheke eine Fünf-Milliliter-Spritze ohne Kanüle zu besorgen, den Jogurt darin aufzuziehen und ihn vor dem Schlafengehen in die Scheide zu spritzen.

Wann zum Arzt?

Wenn Sie Ausfluss bemerken, der anders ist als weißlich oder klar und nahezu geruchlos, sollten Sie einen Gynäkologen aufsuchen, um den Grund dafür herausfinden zu lassen. Das Gleiche gilt, wenn zu dem Ausfluss Juckreiz, Brennen, Schmerzen beim Wasserlassen oder beim Geschlechtsverkehr hinzukommen.

Behandlung mit Medikamenten

Für Vaginaltabletten mit Bakterien oder schwachen Säuren geben die Hersteller unterschiedliche Einsatzgebiete an. Mal soll damit eine bestehende Infektion behandelt, mal eine Behandlung unterstützt werden, um bei Scheidenentzündungen den Milchsäuregehalt der Scheide zu regulieren. Oder die Mittel sollen helfen, den physiologischen Säuregehalt der Scheide aufrechtzuerhalten.

Laboruntersuchungen weisen darauf hin, dass Askorbinsäure und Milchsäure bei Vaginalinfektionen möglicherweise unterstützend eingesetzt werden können. Doch erst wenn klinische Studien an Frauen nachweisen, dass die alleinige Anwendung dieser Substanzen Scheidenentzündungen effektiv bekämpfen, kann die Wirksamkeit als ausreichend nachgewiesen gelten. Da das für Produkte mit milchsäurebildenden Bakterien (→ nachfolgend), Milchsäure und ihren Salzen (→ Seite 384) und für die Kombination (→ Seite 386) verschiedener Inhaltsstoffe nicht hinreichend geschehen ist, gelten sie als »wenig geeignet«.

Frauen, die wegen einer Infektion mit Bakterien Antibiotika einnehmen, haben ein erhöhtes Risiko für eine Pilzinfektion der Scheide. Es wurde untersucht, ob sich dieses Risiko verringert, wenn die Frauen vorbeugend ein Mittel mit milchsäurebildenden Bakterien in die Scheide einführen. Dieser Effekt ließ sich jedoch nicht nachweisen.

Allenfalls können die Mittel bei Frauen mit häufig wiederkehrenden Scheideninfektionen eine Begleitmaßnahme darstellen. Bei ihnen muss zunächst die vorliegende Infektion mit spezifisch wirkenden Mitteln beseitigt werden. Dann kann die Frau versuchen, ob es die Kette der wiederkehrenden Entzündungen durchbricht, wenn sie nach der Behandlung ein Präparat mit Vitamin C (→ Seite 385), milchsäurebildenden Bakterien, Milchsäure und ihren Salzen oder mit Milchsäure und anderen Substanzen (→ Seite 385) einführt. Auch für diese Anwendung liegt kein allgemeingültiger Nachweis einer therapeutischen Wirksamkeit vor. Da die Behandlung aber keine nennenswerten unerwünschten Wirkungen hat, ist gegen einen solchen individuellen Therapieversuch nichts einzuwenden.

Wenden Sie Arzneimittel im Intimbereich an, sollten Sie beachten, dass einige dieser Präparate die Reißfestigkeit von Latexkondomen (→ Seite 394) beeinträchtigen können.

Milchsäurebildende Bakterien

Lactobacillus acidophilus
  VAGIFLOR
Lactobacillus gasseri
  Döderlein Vaginalkapseln

Die Mittel enthalten zwei verschiedene Arten von Lactobacillus-Bakterien. Diese Bakterien kommen normalerweise in der Scheide vor und bilden dort Milchsäure.

Laut Herstellerangaben sollen mit *Döderlein Vaginalkapseln* Scheideninfektionen behandelt werden. Für diese Anwendung ist die therapeutische Wirksamkeit von milchsäurebildenden Bakterien jedoch nicht ausreichend nachgewiesen. Dafür gilt das Mittel als »wenig geeignet«.

Möglicherweise können diese Medikamente aber den Körper unterstützen, ein gesundes Scheidenmilieu aufrechtzuerhalten, indem sie den Säuregehalt der Scheide regulieren. Ob dies therapeutisch wirklich notwendig ist, ist noch offen. Allerdings spricht nichts dagegen, wenn eine Frau eine derartige Behandlung versucht. In diesem Sinne werden diese Medizinprodukte (→ Seite 21) als »geeignet« bewertet.

Anwendung

Es kann sinnvoll sein, während der Behandlung Slipeinlagen zu verwenden, um einen eventuellen wässrigen Ausfluss aufzufangen.

VAGIFLOR: Wenn Sie die Packung bei Raumtemperatur aufbewahren, können Sie die Vaginalzäpfchen noch etwa sechs Tage lang anwenden. Im Kühlschrank bei 2 bis 8 °C aufbewahrt, verlängert sich diese Zeit.

Achtung

Wechselwirkungen mit Medikamenten

Wenn Sie Mittel anwenden, die sich gegen Bakterien richten, wie zum Beispiel Desinfektionsmittel oder Antibiotika – sei es lokal im Genitalbereich oder innerlich –, wirken diese auch gegen dieses Bakterienpräparat.

Unerwünschte Wirkungen

▶ **Keine Maßnahmen erforderlich**

Vor allem bei Behandlungsbeginn kann die Scheidenhaut besonders empfindlich sein und brennen. Diese Beschwerden vergehen meist nach kurzer Zeit.

Hinweise

Für Schwangerschaft und Stillzeit

Während der Schwangerschaft ist es besonders wichtig, Scheideninfektionen spezifisch zu behandeln. Dafür eignen sich diese Mittel nicht.

Einwände gegen die Anwendung von Milchsäurebildnern in der Schwangerschaft, die auf dem Inhaltsstoff beruhen, gibt es jedoch nicht. Allerdings sollten Sie die Vaginalzäpfchen mit dem Finger einführen. Manipulationen mit einem Applikator bergen das Risiko, Blutungen am Muttermund auszulösen.

Milchsäure und ihre Salze

Kalziumlaktat
 Eubiolac Verla
Milchsäure + Natriumlaktat
 Vagisan

Bei beiden Vaginalmitteln handelt es sich nicht um zugelassene Arzneimittel, sondern um Medizinprodukte (→ Seite 21). *Eubiolac* enthält Kalziumlaktat, *Vagisan* Natriumlaktat und Milchsäure. Laktate sind die Salze der Milchsäure, aus denen nach dem Kontakt mit Wasser Milchsäure freiwird. Diese säuert das Scheidenmilieu an. Das fördert die normale, gesunde Scheidenflora und verschlechtert die Lebensbedingungen von krankmachenden Keimen – abgesehen der von Hefepilzen.

Laut Herstellerangaben sollen mit *Eubiolac* Scheideninfektionen behandelt werden. Für diese Anwendung ist die therapeutische Wirksamkeit von Milchsäuresalzen jedoch nicht ausreichend nachgewiesen. Dafür gilt das Mittel als »wenig geeignet«.

Mit *Vagisan* soll lediglich der Säuregehalt der Scheide reguliert werden. Dazu ist der Körper nach einer erfolgreichen Behandlung mit spezifisch wirkenden Mitteln zwar selbst in der Lage, doch das Mittel kann ihn dabei unterstützen. Ob diese Nachbehandlung hilft, erneuten Infektionen vorzubeugen, können Frauen individuell ausprobieren. Für einen solchen Therapieversuch können beide Mittel als »geeignet« angesehen werden.

Anwendung

Wenn sich das Mittel schlecht einführen lässt, weil die Scheide sehr trocken ist, kann es vorher mit ein wenig Wasser angefeuchtet werden.

Es kann sinnvoll sein, während der Behandlung Slipeinlagen zu verwenden, um einen eventuellen wässrigen Ausfluss aufzufangen.

Unerwünschte Wirkungen

▶ **Keine Maßnahmen erforderlich**

Vor allem bei Behandlungsbeginn kann die Scheidenhaut besonders empfindlich sein und brennen. Diese Beschwerden vergehen meist nach kurzer Zeit.

Hinweise

Für Schwangerschaft und Stillzeit

Während der Schwangerschaft ist es besonders wichtig, Scheideninfektionen spezifisch zu behandeln. Dafür eignen sich diese Mittel nicht.

Einwände gegen die Anwendung von Milchsäure in der Schwangerschaft, die auf dem Inhaltsstoff beruhen, gibt es nicht. Allerdings sollten Sie die Vaginalzäpfchen mit dem Finger einführen. Manipulationen mit einem Applikator bergen das Risiko, Blutungen am Muttermund auszulösen.

Vitamin C

Vagi-C fem

Vitamin C (Askorbinsäure) soll bei der vaginalen Anwendung das Scheidenmilieu ansäuern. Das fördert die normale, gesunde Scheidenflora und verschlechtert die Lebensbedingungen von krankmachenden Keimen – abgesehen der von Hefepilzen. Möglicherweise kann das den Körper unterstützen, ein gesundes Scheidenmilieu aufrechtzuerhalten. Ob dies therapeutisch wirklich notwendig ist, ist noch offen. Allerdings spricht nichts dagegen, wenn eine Frau eine derartige Behandlung versucht. In diesem Sinne wird dieses Medizinprodukt (→ Seite 21) als »geeignet« bewertet. Voraussetzung ist jedoch, dass eine Infektion vorher mit einem spezifisch wirkenden Mittel erfolgreich bekämpft wurde. Als alleinige Maßnahme ist Vitamin C nicht geeignet, um Scheideninfektionen zu beseitigen.

Anwendung

Wenn sich die Vaginaltabletten schlecht einführen lassen, weil die Scheide sehr trocken ist, kann das Medikament vorher mit etwas Wasser angefeuchtet werden.

Es kann sinnvoll sein, während der Behandlung Slipeinlagen zu verwenden, um einen eventuellen wässrigen Ausfluss aufzufangen.

Achtung

Gegenanzeigen

Sie dürfen das Mittel nicht anwenden, wenn Sie eine Pilzinfektion im Genitalbereich haben. Pilzinfektionen bekämpft das Mittel nicht, vielmehr können entsprechende Beschwerden durch die Ansäuerung des Scheidenmilieus noch verstärkt werden. Das bedeutet, dass Sie mit der Anwendung sehr zurückhaltend sein sollten, wenn sie der Arzt nicht verordnet hat, denn krankhafter Ausfluss beruht häufig auf einer Infektion mit Pilzen.

Wechselwirkungen mit Medikamenten

Wenn Sie noch andere Medikamente nehmen, ist zu beachten, dass durch Vitamin C Mittel zur Blutverdünnung (z. B. Warfarin, Phenprocoumon bei erhöhter Thrombosegefahr) schwächer wirken können.

Unerwünschte Wirkungen

► **Muss beobachtet werden**

Es können schwache Hautreaktionen mit Brennen oder Jucken auftreten. Dabei ist aber nicht sicher, ob sie auf dem Medikament beruhen oder die Anzeichen einer Hefepilzinfektion sind, die bisher unbemerkt vorgelegen hat und nun gezielt behandelt werden muss.

Hinweise

Für Schwangerschaft und Stillzeit

Während der Schwangerschaft ist es besonders wichtig, Scheideninfektionen spezifisch zu behandeln. Dafür eignet sich dieses Mittel nicht.

Einwände gegen die Anwendung von Vitamin C in der Schwangerschaft, die auf dem Inhaltsstoff beruhen, gibt es jedoch nicht. Allerdings sollten Sie die Vaginaltabletten mit dem Finger einführen. Manipulationen mit einem Applikator bergen das Risiko, Blutungen am Muttermund auszulösen.

Kombination: Milchsäure + andere Substanzen

Milchsäure + Natriumlaktat + Glyzerin + Hydroxyethylzellulose + Propylenglykol

KadeFungin Milchsäurekur

Bei diesem Gel handelt es sich um ein Medizinprodukt (→ Seite 21), nicht um ein zugelassenes Arzneimittel. Es enthält verschiedene Inhaltsstoffe, doch seine Wirksamkeit beruht vornehmlich auf der Milchsäure und ihrem Salz, dem Natriumlaktat. Aus Letzerem wird nach dem Kontakt mit Wasser Milchsäure frei. Diese säuert das Scheidenmilieu an. Das fördert die normale, gesunde Scheidenflora und verschlechtert die Lebensbedingungen von krankmachenden Keimen – abgesehen der von Hefepilzen. Mit dem Gel soll lediglich der Säuregehalt der Scheide reguliert werden. Dazu ist der Körper nach der erfolgreichen Behandlung einer Infektion mit spezifisch wirkenden Mitteln zwar selbst in der Lage, doch das Gel kann ihn dabei unterstützen. Ob diese Nachbehandlung hilft, erneuten Infektionen vorzubeugen, können Frauen individuell ausprobieren. Für einen solchen Therapieversuch kann das Gel als »geeignet« angesehen werden.

Anwendung

Es kann sinnvoll sein, während der Behandlung Slipeinlagen zu verwenden, um einen eventuellen wässrigen Ausfluss aufzufangen.

Unerwünschte Wirkungen

▶ **Keine Maßnahmen erforderlich**

Bei Behandlungsbeginn kann die Scheidenhaut besonders empfindlich sein und brennen. Diese Beschwerden vergehen meist nach kurzer Zeit.

▶ **Muss beobachtet werden**

Wenn sich Jucken und Brennen aber verstärken, reagieren Sie vermutlich allergisch auf das Gel. Dann sollten Sie es absetzen. Sind die Hauterscheinungen (→ Seite 14) nach einigen Tagen nicht deutlich abgeklungen, sollten Sie einen Arzt aufsuchen.

Hinweise

Für Schwangerschaft und Stillzeit

Während der Schwangerschaft ist es besonders wichtig, Scheideninfektionen spezifisch zu behandeln. Dafür eignet sich dieses Mittel nicht.

Einwände gegen eine unterstützende Anwendung, die auf den Inhaltsstoffen beruhen, gibt es nicht. Allerdings sollten Sie die Vaginalzäpfchen mit dem Finger einführen. Manipulationen mit einem Applikator bergen das Risiko, Blutungen am Muttermund auszulösen.

Kombination: Polysaccharide + andere Substanzen

Aloe vera + Galactoarabinan-Polyglucuronsäure-Kreuzpolymer + Glyzerin + Octandiol + Xanthan-Gummi

Multi-Gyn ACTIGEL

Dieses Vaginalgel ist als Medizinprodukt (→ Seite 21) im Handel, nicht als Arzneimittel. Es enthält eine Reihe von Inhaltsstoffen, von denen vor allem ein aus der Pflanze Aloe vera gewonnener Bestandteil verhindern soll, dass sich krankmachende Bakterien auf der Vaginalhaut anlagern. Daneben soll es die Heilung des durch die Infektion angegriffenen Gewebes unterstützen. Die klinischen Studien erbringen jedoch keinen Nachweis, dass das ausreichend gelingt. Zur Behandlung von Scheideninfektionen wird das Mittel daher als »wenig geeignet« eingestuft.

Frauen, die nach der Behandlung mit spezifisch wirkenden Mitteln dem Körper helfen wollen, den Säuregehalt der Scheide zu regulieren, um erneuten Infektionen vorzubeugen, können das Gel zur Nachbehandlung verwenden. Für einen solchen Therapieversuch kann es als »geeignet« angesehen werden.

Anwendung

Es kann sinnvoll sein, während der Behandlung Slipeinlagen zu verwenden, um einen eventuellen wässrigen Ausfluss aufzufangen.

Unerwünschte Wirkungen

▶ **Keine Maßnahmen erforderlich**

Bei Behandlungsbeginn kann die Scheidenhaut besonders empfindlich sein und brennen. In der Regel vergehen diese Beschwerden nach kurzer Zeit.

Hinweise

Für Schwangerschaft und Stillzeit

Während der Schwangerschaft ist es besonders wichtig, Scheideninfektionen spezifisch zu behandeln. Dafür eignet sich dieses Mittel nicht.

Einwände gegen eine unterstützende Anwendung, die auf den Inhaltsstoffen beruhen, gibt es nicht. Allerdings sollten Sie die Vaginalzäpfchen mit dem Finger einführen. Manipulationen mit einem Applikator bergen das Risiko, Blutungen am Muttermund auszulösen.

Begleitbehandlung bei Scheidenentzündungen

Hinweise zu den Tabellenspalten → Seite 32, zur Auswahl der Arzneimittel → Seite 27, zur Grundlage der Bewertung → Seiten 27, 31

Handelsname Darreichungsform	**Zusammensetzung pro 1 ml/1 g oder wie angegeben bzw. pro abgeteilte Einheit**	**Unverb. Preis in Euro/kleinste Packung**	**Bewertung**
Döderlein Vaginalkapseln Vaginalkapseln	**Lactobacillus-gasseri-Kulturen** 2 × 10^8 – 2 × 10^9 KBE	14,96/10 Stück	**Wenig geeignet** zur Behandlung von Scheideninfektionen. Die therapeutische Wirksamkeit ist nicht ausreichend nachgewiesen. **Geeignet** als individueller Therapieversuch, um die normale Scheidenflora nach erfolgreicher Behandlung einer Infektion aufrechtzuerhalten und wiederholten Scheideninfektionen vorzubeugen. Medizinprodukt. → Seite 383
Eubiolac Verla Vaginaltabletten	**Kalziumlaktat** 61 mg	8,95/10 Stück	**Wenig geeignet** zur Behandlung von Scheideninfektionen. Die therapeutische Wirksamkeit ist nicht ausreichend nachgewiesen. **Geeignet** als individueller Therapieversuch, um die normale Scheidenflora nach erfolgreicher Behandlung einer Infektion aufrechtzuerhalten und wiederholten Scheideninfektionen vorzubeugen. Medizinprodukt. → Seite 384
KadeFungin Milchsäurekur Gel	**Milchsäure** + **Natriumlaktat-Lösung** + **Glyzerin** + **Hydroxyethylzellulose** + **Propylenglykol** keine Mengenangabe	14,55/7 x 2,5 g	**Geeignet** als individueller Therapieversuch, um die normale Scheidenflora nach erfolgreicher Behandlung einer Infektion aufrechtzuerhalten und wiederholten Scheideninfektionen vorzubeugen. Medizinprodukt. → Seite 385
Multi-Gyn ACTIGEL Gel	**Aloe vera** + **Galactoarabinan-Polyglucuronsäure-Kreuzpolymer** + **Glyzerin** + **Octandiol** + **Xanthan-Gummi** keine Mengenangabe	15,95/50 ml	**Wenig geeignet** zur Behandlung von Scheideninfektionen. **Geeignet** als individueller Therapieversuch, um die normale Scheidenflora nach erfolgreicher Behandlung einer Infektion aufrechtzuerhalten und wiederholten Scheideninfektionen vorzubeugen. Medizinprodukt. → Seite 386
Vagi-C fem Vaginaltabletten	**Vitamin C** 250 mg	8,15/6 Stück	**Geeignet** als individueller Therapieversuch, um die normale Scheidenflora nach erfolgreicher Behandlung einer Infektion aufrechtzuerhalten und wiederholten Scheideninfektionen vorzubeugen. Medizinprodukt. → Seite 385
VAGIFLOR Vaginalzäpfchen	**Lactobacillus-acidophilus-Kulturen** 1 g	13,88/6 Stück	**Geeignet** als individueller Therapieversuch, um die normale Scheidenflora nach erfolgreicher Behandlung einer Infektion aufrechtzuerhalten und wiederholten Scheideninfektionen vorzubeugen. Medizinprodukt. → Seite 383
Vagisan Milchsäure Vaginalzäpfchen	**Milchsäure** + **Natriumlaktat-Lösung** keine Mengenangabe	10,88/7 Stück	**Geeignet** als individueller Therapieversuch, um die normale Scheidenflora nach erfolgreicher Behandlung einer Infektion aufrechtzuerhalten und wiederholten Scheideninfektionen vorzubeugen. Medizinprodukt. → Seite 384

Prämenstruelles Syndrom

Während des Menstruationszyklus' verändert sich die Konzentration von Hormonen im Blut fortwährend und pendelt sich immer wieder auf ein neues Gleichgewicht ein. Diese ständigen Veränderungen können nicht nur das körperliche Befinden, sondern auch die Stimmung beeinflussen. Dafür wurde in der Medizin der Name »prämenstruelles Syndrom« (PMS) geprägt. Damit ist aber nicht notwendigerweise gesagt, dass Frauen unter zyklischen Beschwerden leiden und diese dann auch behandelt werden müssen.

Anzeichen und Beschwerden

Bei Befragungen zu Studienzwecken nannten Frauen annähernd 200 verschiedene Symptome, die sie im Verlauf des Zyklus' bemerkten. Die wichtigsten davon: Brustschmerzen oder das Gefühl, dass die Brust spannt, Völlegefühl, Übelkeit und Aufgetriebensein, Wassereinlagerung im Gewebe (Ödeme) und dadurch Gewichtszunahme, Kopfschmerzen, depressive, missmutige Stimmung, Reizbarkeit, Angstzustände, Konzentrationsschwierigkeiten, veränderte Lust auf Sex und ungewöhnliches Essverhalten.
Die Symptome beginnen sieben bis zehn Tage vor der Menstruation und hören mit dem Einsetzen der Blutung meist schlagartig auf. Sehr junge Frauen kennen die Symptome kaum; typischerweise treten sie erst zwischen dem 30. und 40. Lebensjahr auf.

Ursachen

Obwohl die Beschwerden im Rahmen des Menstruationszyklus beschrieben werden, gibt es bisher keine plausible Erklärung, wie beides zusammenhängen kann. Die Blutung selbst ist jedenfalls nicht die Voraussetzung dafür, dass sich ein PMS entwickelt, da das PMS sogar bei Frauen auftreten kann, deren Gebärmutter entfernt wurde – vorausgesetzt, die Eierstöcke sind funktionstüchtig und es läuft ein hormoneller Zyklus ab.
Es liegt nahe, die verschiedenen Hormone für das PMS verantwortlich zu machen. Daher wurden Behandlungsversuche mit den am Zyklus beteiligten Hormonen unternommen. Es ließ sich aber nicht schlüssig zeigen, dass diese Hormone das PMS positiv beeinflussen.

Allgemeine Maßnahmen

Hilfreich kann es sein, ein Tagebuch zu führen, in dem Sie zwei Monate lang jeden Tag protokollieren, welche Beschwerden wie häufig und wie stark auftreten. Dort tragen Sie auch ein, was Sie dagegen unternommen haben und wie sich das ausgewirkt hat.
Regelmäßiger Ausdauersport wie Walking, Langlaufen und Schwimmen kann die Beschwerden bessern.

Wann zum Arzt?

Suchen Sie einen Frauenarzt auf, wenn Sie das Missbefinden sehr beeinträchtigt. Ob und welcher der vorgeschlagenen Behandlungen Sie dann zustimmen, können Sie unabhängig davon entscheiden.

Behandlung mit Medikamenten

Alle Studien zur Wirksamkeit von Medikamenten beim PMS zeigen eines ausnahmslos: die außerordentlich große Wirksamkeit einer Scheinbehandlung (Placeboeffekt). Sie liegt zwischen 50 und 90 Prozent.
Die bisher vorliegenden Studien weisen die therapeutische Wirksamkeit einer Behandlung mit Keuschlammextrakt (→ Seite 390) bei prämenstruellen Beschwerden noch nicht ausreichend nach. Für eine abschließende Bewertung sind weitere Studien erforderlich.

Zyklusstörungen

Nur selten dauert der Zyklus einer Frau 28 Tage, wie es in manchen medizinischen Lehrbüchern immer noch angegeben ist. Eine Schwankungsbreite zwischen 21 und 35 Tagen ist durchaus normal. Erst wenn die Länge des Zyklus' häufiger erheblich davon abweicht, ohne dass das durch die beginnenden Wechseljahre bedingt ist, spricht man von Zyklusstörungen.
Zum Symptomenkreis der Zyklusstörungen gehört es auch, wenn die Stärke und/oder die Dauer der Blutung deutlich vom Üblichen abweichen.

Anzeichen und Beschwerden

- Die Zyklen sind sehr kurz. Daher setzt die Regel in Abständen von weniger als 23 Tagen ein (Polymenorrhö).
- Die Zyklen sind sehr lang. Zwischen zwei Blutungen liegen mehr als 35, aber weniger als 45 Tage (Oligomenorrhö). Meist sind die Blutungen recht schwach.
- Die Blutungen dauern sehr lange und sind sehr stark (Menorrhagie und Hypermenorrhö). Meist tritt beides gemeinsam auf. Als langdauernd gilt eine Menstruation, die länger als sieben Tage anhält. Sehr stark ist sie bei einem Blutverlust von 80 Millilitern und mehr. Um diese Blutmenge aufzufangen, sind mehr als sechs Binden oder Tampons pro Tag oder während der gesamten Regel mehr als 20 Binden oder Tampons nötig.
- Es gibt keine Blutung (Amenorrhö). Entweder hat die erste Regelblutung noch nicht stattgefunden (primäre Amenorrhö) oder nach einem bisher relativ regelmäßigen Zyklus sind die Blutungen öfter als dreimal hinter-

einander ausgeblieben (sekundäre Amenorrhö), ohne dass eine Schwangerschaft vorliegt.

Ursachen

Sehr häufig gehen Zyklusstörungen auf Veränderungen in der hormonellen Steuerung im Gehirn zurück.
Ein Zyklus ist sehr kurz, wenn der Eisprung sehr früh stattfindet oder wenn die Phase verkürzt ist, in der vor allem das Gelbkörperhormon Progesteron produziert wird.
Sehr lange Zyklen können darauf beruhen, dass das Eibläschen nur langsam reift oder kein Eisprung stattfindet (anovulatorischer Zyklus). Meist sind dann die hormonellen Signale zwischen den Eierstöcken und den Gehirndrüsen gestört.
Sehr starke Blutungen können auftreten, wenn ein herangereifter Follikel nicht platzt. Dann bildet sich kein Gelbkörper und damit auch kein Progesteron. Auf diese Weise fehlt das hormonelle Signal, dass die aufgebaute Gebärmutterschleimhaut abgestoßen werden soll. Irgendwann kann sich diese Schleimhaut dann nicht mehr halten und löst sich in anhaltenden, oft sehr starken Blutungen ab. Solche anovulatorischen Zyklen kommen vor allem bei sehr jungen Frauen vor und bei Frauen, bei denen die Wechseljahre beginnen.
Die Erkenntnisse, welches Hormon bei welcher Art von Zyklusstörung fehlt oder überwiegt, beschreiben zwar die hormonellen Ursachen, warum sich die Hormonkonzentrationen jedoch so verschoben haben, ist damit noch nicht geklärt. Nur selten hat das einen organischen Grund. Meist dürfte dieser eher im psychisch-seelischen Bereich liegen.
Stress jeder Art wirkt sich in dem komplizierten Wechselspiel der Hormone aus. Stress ist für den Körper alles, was ihn herausfordert und belastet, zum Beispiel intensives sportliches Training, berufliche Anforderungen und Fasten. Aber auch Abweichungen vom alltäglichen Geschehen gehören dazu: Reisen, spät zu Bett gehen, Aufregung, große Freude, heftiger Streit. Stress veranlasst den Körper, die entsprechenden Hormone zu produzieren. Diese können die Gehirndrüsen so beeinflussen, dass sich durch den dann veränderten Hormonspiegel die Länge des Zyklus' ändert.
Stress kann die Produktion von Prolaktin steigern. Dieses Hormon wird eigentlich nur in der Stillzeit in größerer Menge ausgeschüttet, denn es reguliert die Milchbildung. Da Prolaktin darüber hinaus den Eisprung unterbinden kann, kann es bei Zyklusstörungen eine Rolle spielen. Aufgrund einer erhöhten Prolaktinproduktion kann die Regel ganz ausbleiben.
An einer Stressamenorrhö sind meist außergewöhnliche körperlich-psychische Zustände beteiligt: Magersucht, Leistungssporttraining, sexuelle Traumatisierung, Lebenskonflikte und Ähnliches.
Auch Erkrankungen, Arzneimittel und Umweltgifte, wie zum Beispiel organische Lösungsmittel, Formaldehyd, Dioxine und synthetische Hormone, aber auch übermäßiger Konsum von Zigaretten und anderen Tabakwaren, können Zyklusunregelmäßigkeiten hervorrufen.

Vorbeugung

Je regelmäßiger und unbelasteter die Lebensumstände sind, desto regelmäßiger und beschwerdeärmer ist meist auch die Blutung.
Wenn irgend möglich, sind die oben genannten Umweltgifte zu meiden. Sind sie Teil der Arbeitssituation, ist dafür die Hilfe des betrieblichen Arbeitsschutzes notwendig.

Allgemeine Maßnahmen

Die während mehrerer Zyklen regelmäßig morgens vor dem Aufstehen gemessene Körpertemperatur, die Aufwach- oder Basaltemperatur (→ Seite 392), gibt Aufschluss darüber, ob ein Eisprung stattgefunden hat. Anhand dieser Aufzeichnungen kann der Arzt entscheiden, ob und welche Hormone er zu welchem Zeitpunkt des Zyklus' durch eine Blutuntersuchung bestimmen lässt.

Wann zum Arzt?

Wenn die Blutungen ausbleiben, nachdem sie eine Zeit lang regelmäßig gewesen sind, ist es angebracht, die Ursache dafür ärztlich abklären zu lassen. Ob Sie sich dann auch einer Behandlung unterziehen, können Sie unabhängig davon entscheiden. Gründe für eine Therapie können sein, dass Sie einen planbareren Monatsrhythmus wünschen oder schwanger werden möchten.
Eine ärztliche Behandlung mit Hormonen ist erforderlich, wenn starke, lang anhaltende oder häufige Blutungen eine Blutarmut hervorgerufen haben. Das Gleiche gilt, wenn die Regel längere Zeit ausbleibt. Dann ist der Östrogenspiegel sehr niedrig; das kann sogar bei jüngeren Frauen schon eine Osteoporose begünstigen.

Behandlung mit Medikamenten

Die therapeutische Wirksamkeit des Extrakts von Keuschlamm (→ Seite 390) zur Behandlung von Zyklusstörungen ist nicht ausreichend nachgewiesen. Daher werden die entsprechenden Präparate als »wenig geeignet« beurteilt. Diese Pflanzenmittel bei unregelmäßigem Zyklus oder ausbleibenden Blutungen einzunehmen, kann bestenfalls als Behandlungsversuch gelten. Diesen sollte aber in jedem Fall ein Arzt veranlassen. Eine Selbstbehandlung mit Keuschlamm ohne ärztlichen Rat sollte unterbleiben.

Anthroposophische, homöopathische und traditionell angewendete Mittel

Zu den meistgekauften Mitteln gehört auch *Mastodynon*. Dabei handelt es sich um ein homöopathisches Präparat, das sich nach den Grundsätzen dieses Buches nicht bewerten lässt und deshalb nicht näher besprochen wird. Allgemeine Informationen zu der genannten Therapierichtung finden Sie unter »Homöopathische Arzneimittel« (→ Seite 20).

Pflanzliches Mittel

Keuschlamm

Agnolyt, Agnucaston, Agnus castus AL, Agnus castus STADA, agnus sanol, Biofem, Cefanorm, Femicur N, MÖNCHSPFEFFER-ratiopharm, Sarai

Untersuchungen an Tieren und isolierten Geweben weisen darauf hin, dass der Extrakt von Keuschlamm (Mönchspfeffer, Agnus castus) die Wirkung des Hormons Prolaktin im Gehirn hemmt. Damit könnten sich Zyklusstörungen beeinflussen lassen, denn dieses Hormon ist am Zyklusgeschehen beteiligt. Da die therapeutische Wirksamkeit von Keuschlammextrakt bei Zyklusstörungen jedoch in klinischen Studien nicht ausreichend nachgewiesen ist, werden die Präparate als »wenig geeignet« bewertet.

Auf das PMS könnte Keuschlamm einwirken, weil bei einigen Frauen unter anderem überhöhte Prolaktinspiegel die Ursache für das Gefühl von Brustspannen sind. Welcher Inhaltsstoff des Extrakts für eine Wirkung verantwortlich sein könnte, ist bisher ungeklärt. Darum muss man derzeit davon ausgehen, dass eine in Studien beobachtete Wirkung nur für jeweils den Extrakt oder für das Arzneimittel gilt, mit dem die Studie durchgeführt wurde. Ein anderes Produkt, das zwar aus der gleichen Pflanze, aber auf andere Weise hergestellt wurde, muss nicht notwendigerweise genauso wirken. Solange das Wirkprinzip nicht bekannt ist, muss jedes Produkt seine Wirksamkeit in eigenen Studien nachweisen.

In einer Reihe kontrollierter Studien zur therapeutischen Wirksamkeit bei prämenstruellem Syndrom finden sich zwar positive Aussagen zur Anwendung von Keuschlammextrakt. Allerdings ist die methodische Qualität der Studien so unterschiedlich, dass die therapeutische Wirksamkeit damit noch nicht ausreichend nachgewiesen wird. Es kommt hinzu, dass einige neuere Studien in China und an chinesischen Frauen durchgeführt wurden. Die dabei erhaltenen Ergebnisse können aber nicht ohne Weiteres auf Frauen in Deutschland übertragen werden.

Ob sich die hier genannten Präparate eignen, um Beschwerden im Zusammenhang mit der Regel zu lindern, lässt sich demnach nicht abschließend beurteilen.

Anwendung

Bevor die Wirksamkeit der Mittel zu bewerten ist, müssen sie mindestens zwei bis drei Wochen lang eingenommen werden. Die Hersteller raten zu einer drei- bis sechsmonatigen Behandlung. Eine solche Langzeitbehandlung sollte jedoch vom Arzt begleitet werden.

Achtung

Agnolyt Tropfen, Cefanorm Lösung: Frauen mit Alkoholproblemen dürfen die Tropfen nicht einnehmen. Auch Frauen mit Lebererkrankungen oder mit Anfallleiden sollten den Alkoholgehalt berücksichtigen. Darüber hinaus kann Alkohol die Wirkung vieler Arzneimittel (z. B. Schlaf- und Beruhigungsmittel, Psychopharmaka, starke Schmerzmittel, einige Mittel bei hohem Blutdruck) verstärken.

Gegenanzeigen

Bei Tumoren der Hirnanhangdrüse und bei Brustkrebs dürfen Sie Mittel mit Keuschlammextrakt nicht anwenden.

Wechselwirkungen mit Medikamenten

Wenn Sie gleichzeitig Keuschlammextrakt und Medikamente wie Haloperidol oder Chlorpromazin (bei Schizophrenien und anderen Psychosen) einnehmen, ist zu beachten, dass sich die jeweiligen Wirkungen abschwächen können.

Unerwünschte Wirkungen

► **Muss beobachtet werden**

Bei weniger als 1 von 1 000 Frauen können Halluzinationen, Verwirrtheit und Unruhe auftreten. Dann sollten Sie sich an einen Arzt wenden. Zwei bis drei Tage, nachdem Sie das Mittel nicht mehr eingenommen haben, sollten die Erscheinungen abgeklungen sein.

Wenn die Haut sich verstärkt rötet und juckt, reagieren Sie vermutlich allergisch auf das Mittel. Dann sollten Sie es absetzen. Sind die Hauterscheinungen (→ Seite 14) einige Tage später nicht deutlich abgeklungen, sollten Sie einen Arzt aufsuchen.

Hinweise

Für Schwangerschaft und Stillzeit

In der Schwangerschaft gibt es keinen Grund, diese Arzneimittel einzunehmen. Sollten Sie in der Zeit, als Sie die Mittel verwendet haben, schwanger geworden sein, brauchen Sie sich dennoch um die Gesundheit Ihres Kindes keine Sorgen zu machen.

Auch während der Stillzeit gibt es keinen Grund, den Zyklus zu regulieren und diese Mittel dafür einzusetzen.

Bedenken Sie darüber hinaus, dass einige flüssige Präparate Alkohol enthalten.

Prämenstruelles Syndrom, Zyklusstörungen

Hinweise zu den Tabellenspalten → Seite 32, zur Auswahl der Arzneimittel → Seite 27, zur Grundlage der Bewertung → Seiten 27, 31

Handelsname Darreichungsform	**Zusammensetzung pro 1 ml/1 g oder wie angegeben bzw. pro abgeteilte Einheit**	**Unverb. Preis in Euro/kleinste Packung**	**Bewertung**
Agnolyt Kapseln	**Auszug aus Keuschlammfrüchten** 4 mg	21,60/60 Stück	**Wenig geeignet** bei Zyklusstörungen. Die therapeutische Wirksamkeit ist nicht ausreichend nachgewiesen. Beim prämenstruellen Syndrom sind für eine abschließende Bewertung weitere Studien erforderlich. → Seite 390
Agnolyt Tropfen	90 mg *Enthält 68 % Alkohol*	12,05/50 ml	
Agnucaston Filmtabletten	**Auszug aus Keuschlammfrüchten** 4 mg	8,65/30 Stück	
Agnus castus AL Filmtabletten	**Auszug aus Keuschlammfrüchten** 4 mg	4,97/30 Stück	
Agnus castus STADA Filmtabletten	**Auszug aus Keuschlammfrüchten** 4 mg	5,00/30 Stück	
agnus sanol Kapseln	**Auszug aus Keuschlammfrüchten** 4 mg	8,50/30 Stück	
Biofem Filmtabletten	**Auszug aus Keuschlammfrüchten** 4 mg	5,75/30 Stück	
Cefanorm Kapseln	**Auszug aus Keuschlammfrüchten** 4 mg	7,13/30 Stück	
Cefanorm Lösung	200 mg *Enthält 55 % Alkohol*	16,92/100 ml	
Femicur N Kapseln	**Auszug aus Keuschlammfrüchten** 4 mg	9,90/30 Stück	
MÖNCHSPFEFFER-ratiopharm Filmtabletten	**Auszug aus Keuschlammfrüchten** 4 mg	9,70/60 Stück	
Sarai Kapseln	**Auszug aus Keuschlammfrüchten** 4 mg	10,85/60 Stück	

Empfängnisverhütung

Paare können für die Familienplanung aus einer Vielzahl von Verhütungsmethoden die für sie geeignete auswählen: Verhütung durch Messen der Temperatur und Prüfen des Scheidensekrets, Barrieremethoden mit Kondom, Diaphragma und spermientötenden Gelen oder Scheidenzäpfchen, Spirale, hormonhaltiger Vaginalring, unter die Haut gepflanztes Hormonstäbchen, Depotspritze, Hormonpflaster, Minipille, Pille, für den Notfall die »Pille danach« und als endgültigen Entschluss die Sterilisation. Da die Methoden – abgesehen von Kondom und Sterilisation – alle von der Frau angewendet werden, muss vor allem sie sich mit der getroffenen Wahl wohlfühlen. Wie positiv sie der Verhütungsmethode gegenübersteht, beeinflusst entscheidend die Sicherheit der Methode. Bei einer Frau, der die tägliche Einnahme einer Pille widerstrebt, ist es wahrscheinlicher, dass sie sie vergisst, als bei einer, die diese Methode als Segen empfindet. Nicht zuletzt dadurch erklärt sich die große Schwankungsbreite beim Pearl-Index (→ Seite 394).

Von Zeit zu Zeit sollte jede Frau überprüfen, ob ihre früher getroffene Entscheidung für eine Verhütungsmethode noch angemessen ist: Eine veränderte Lebenssituation, zunehmendes Alter und hinzugekommene Krankheiten können es sinnvoll machen, sie zu revidieren. Das sollte ganz besonders bedacht werden, wenn es sich um die Pille oder die Spirale handelt. Folgende Fragen sind bei der Wahl der Verhütungsmethode zu beantworten:

- Wie groß ist der Anspruch an die Verhütungssicherheit? Die sichersten Methoden (Sterilisation, Implantat, Pille, Verhütungsring, -pflaster, Spirale) greifen am stärksten in den Körper ein.
- Welchen Stellenwert hat die Forderung, bald nach dem Absetzen der Methode ein Kind bekommen zu können? Die Temperatur-, Schleim- und Barrieremethoden sind in dieser Hinsicht am günstigsten.
- Wie groß ist die Bereitschaft, durch unerwünschte Wirkungen der Methode ein gesundheitliches Risiko einzugehen? In dieser Hinsicht sind die hormonellen Mittel (Minipille, Pille, hormonhaltige Spirale, Implantat, Pflaster, Vaginalring, Spritze) am stärksten belastet.
- Wie viel Initiative besteht, sich mit der Verhütungsmethode auseinanderzusetzen? Für die natürlichen Methoden muss die Frau mit ihrem Körper sehr vertraut sein, seine Zeichen gut wahrnehmen und deuten können. Ihre Durchführung muss erlernt und geübt werden; das Gleiche gilt für den Gebrauch eines Diaphragmas.
- Ist der Partner bereit, die Verhütung verlässlich zu übernehmen? Dafür steht, wenn eine Sterilisation nicht infrage kommt, nur das Kondom zur Verfügung. Der Coitus interruptus (»Aufpassen«) ist zu unsicher und belastet das Liebesleben.
- Wie geregelt oder wechselhaft ist das Alltagsleben? Die Pille ist nur sicher, wenn sie verlässlich eingenommen wird. Ganz besondere Disziplin muss bei der Minipille, die nur das Hormon Gestagen enthält, an den Tag gelegt werden. Wenn ein Diaphragma benutzt werden soll, muss die Frau daran denken, es mitzunehmen, wenn sie nicht zu Hause übernachtet; da es individuell angepasst ist, lässt sich nicht überall schnell Ersatz beschaffen.
- Wie häufig kommt es durchschnittlich zum Sex? Eine kontinuierliche Verhütung (Minipille, Pille, Spirale, Implantat, Pflaster) könnte unnötig sein, wenn es nur selten etwas zu verhüten gibt.

Die verschiedenen Verhütungsmethoden

Kalender- oder Rhythmusmethode nach Knaus-Ogino (»Tage zählen«): Hierbei wird versucht, die fruchtbare Zeit auf Basis der vergangenen Zyklen rechnerisch zu ermitteln. Doch selbst ein regelmäßiger Zyklus unterliegt immer wieder Schwankungen. Das macht die Methode sehr unsicher.

Temperaturmessen/Schleimbeobachtung (→ Seite 394), natürliche Familienplanung: Zur Zeit des Eisprungs, also etwa in der Mitte des Menstruationszyklus', steigt die Körpertemperatur (Basaltemperatur) von etwa 36,5 °C auf etwa 37 °C. Bis zur nächsten Blutung bleibt sie erhöht, dann sinkt sie wieder ab.

Im Voraus lässt sich der Eisprung mit dieser Methode nicht bestimmen, erst nach der Temperaturerhöhung ist klar, dass er stattgefunden hat. Um diesen Zeitpunkt eher absehen zu können, hilft die Schleimbeobachtung. Kurz nach der Regel ist kaum Ausfluss aus der Scheide zu spüren oder zu sehen. Nach einigen Tagen beginnt sich weißlicher, zäher oder cremiger Schleim zu bilden. Kurz vor dem Eisprung entsteht im Gebärmutterhals dann so viel Schleim, dass er die Scheide herabfließt. Er ist dünnflüssig und durchsichtig. Einige Tage später ist die Scheide wieder trockener.

Die fruchtbaren Tage beginnen, wenn zum ersten Mal im Zyklus der natürliche Ausfluss spürbar wird; sie enden vier Tage nach der dünnflüssigen Schleimabsonderung. Von dem Tag bis zur nächsten Regel ist eine Schwangerschaft unwahrscheinlich.

Kombiniert man diese beiden Verfahren, ist die Verhütungssicherheit relativ hoch.

Verhütungscomputer sollen helfen, die fruchtbaren Tage einer Frau im Voraus zu bestimmen. Die Modelle arbeiten nach zwei Prinzipien. Die eine Sorte (Beispiel: *Ladycomp*) zieht zur Berechnung ausschließlich die regelmäßig gemessene Morgentemperatur heran. Die andere Sorte (Beispiel: *Persona*) verwendet das Ergebnis einer

Hormonanalyse des Urins, die die Frau mithilfe eines Teststäbchens vornimmt.
Die Geräte, die die gemessene Temperatur zugrundelegen, nehmen der Frau das Eintragen der Messdaten ab und berechnen die fruchtbaren Tage anhand der zwölf vorangegangenen Zyklen. Auf diese Weise werden Zyklusschwankungen berücksichtigt. Die Verhütungssicherheit erhöht sich durch die Verwendung dieser Geräte gegenüber der auf konventionelle Weise durchgeführten natürlichen Familienplanung allerdings nicht. Je nachdem, wie konsequent ein solcher Verhütungscomputer angewendet wird, kann bei korrekter Anwendung der Pearl-Index bei 0,3 liegen oder – wenn es Anwendungsfehler gibt – bei 2,4 bis 10.
Die Verhütungssicherheit ist auch nicht besser bei den Computern, die die fruchtbaren Tage anhand der Hormonkonzentration im Urin zu ermitteln versuchen. Diese kann nämlich individuell so stark schwanken, dass sich die gefundenen Werte nicht jedes Mal auswerten lassen. Dann greifen auch diese Geräte auf die in den Vormonaten gemessenen Werte zurück. Für diese Geräte wurde eine Versagerrate bis zu 20 Prozent ermittelt, wenn die Anwendungsfehler mit einbezogen wurden.
Coitus interruptus (»Aufpassen«): Kurz vor dem Samenerguss zieht sich der Mann zurück. Da dennoch immer unbemerkt Samenflüssigkeit in die Scheide gelangen kann, ist die Schwangerschaftsrate hoch.
Scheidenzäpfchen: Sie werden vor dem Sex in die Scheide eingeführt und entwickeln dort einen zähen Schaum. Dieser soll die Spermien daran hindern, den Muttermund zu erreichen. Zudem wirken die in den Zäpfchen enthaltenen chemischen Substanzen spermientötend.
Kondom (Präservativ): Kondome sind ein relativ sicheres Mittel zur Empfängnisverhütung, wenn sie richtig benutzt werden. Von Vorteil ist, dass sie überall erhältlich und – nachdem man es einmal gelernt hat – leicht anzuwenden sind und als einziges Mittel auch vor sexuell übertragbaren Krankheiten schützen.
Diaphragma: Hierbei handelt es sich um eine gewölbte Membran aus Latex mit einem elastischen Ring am Rand. Das Diaphragma wird mit spermientötendem Gel bestrichen und so in die Scheide eingesetzt, dass es den Muttermund verschließt. So versperrt es dem Sperma den Weg in die Gebärmutter.
Damit das Diaphragma korrekt sitzt, muss es fachgerecht angepasst werden. In der Wachstumszeit während der Pubertät, bei Gewichtsveränderungen von mehr als drei Kilogramm und nach einer Geburt muss es jeweils erneut angepasst werden.
Portiokappe: Wenn ein Diaphragma aus anatomischen Gründen nicht benutzt werden kann – beispielsweise nach mehreren Geburten oder wenn sich die Scheidenwand gesenkt hat –, kann eine Portiokappe eine Alternative darstellen.
Spirale: Ein mit Kupfer umwickelter oder mit einem Hormon imprägnierter Kunststoffdraht wird in die Gebärmutter eingesetzt und verhindert dort, dass ein Ei befruchtet wird oder dass sich in der Gebärmutter ein befruchtetes Ei einnisten kann. Nähere Informationen hierzu finden Sie im HANDBUCH MEDIKAMENTE der Stiftung Warentest oder im Internet unter www.medikamente-im-test.de.
Pille: Das kombinierte Mittel aus den Hormonen Östrogen und Gestagen verhindert unter anderem den Eisprung. Die Minipille, die nur das Hormon Gestagen enthält, wirkt vornehmlich dadurch, dass es Spermien den Weg in die Gebärmutter versperrt. Näheres dazu und zu anderen hormonhaltigen Verhütungsmethoden lesen Sie im HANDBUCH MEDIKAMENTE der Stiftung Warentest oder im Internet unter www.medikamente-im-test.de.

Allgemeine Maßnahmen

Wenn Sie mit wechselnden Partnern Sex haben, sollten Sie in jedem Fall Kondome zum Schutz vor Infektionskrankheiten verwenden. Auf die schützende Wirkung von Scheidenzäpfchen oder -gel sollten Sie sich nicht verlassen.

Wann zum Arzt?

Wenn Sie eine sicherere oder bequemere Methode der Empfängnisverhütung wünschen, als Sie bisher praktizieren, wenn sich Ihr Lebensstil ändert oder die Häufigkeit des Geschlechtsverkehrs, kann eine ärztliche Beratung helfen, eine den neuen Bedürfnissen entsprechende Verhütungsmethode zu finden. Eine derartige Beratung können Sie auch in einigen pro-familia-Beratungsstellen oder unter www.profamilia.de erhalten.
Haben Sie berechtigten Grund zur Sorge, dass die von Ihnen praktizierte Empfängnisverhütungsmethode versagt haben könnte, sollten Sie möglichst innerhalb der nächsten zwölf Stunden Ärztin oder Arzt oder eine pro-familia-Beratungsstelle aufsuchen. Sie können Ihnen die »Pille danach« verschreiben, mit der Sie eine ungewollte Schwangerschaft verhindern können, wenn Sie das Medikament bis spätestens 72 Stunden nach dem Sex einnehmen. Je früher Sie das Mittel anwenden, umso sicherer lässt sich eine Schwangerschaft verhindern.
Näheres hierzu lesen Sie im HANDBUCH MEDIKAMENTE der Stiftung Warentest oder im Internet unter www.medikamente-im-test.de.

Basaltemperatur und Vaginalschleim

Basaltemperatur bestimmen

Die Basaltemperatur muss morgens vor dem Aufstehen, möglichst immer zur gleichen Zeit, gemessen werden. Am besten eignet sich dafür ein Spezialthermometer, dessen Skala besonders weit gespreizt ist. Verwenden Sie immer dasselbe Thermometer und schütteln Sie es schon am Vorabend hinunter. Reinigen Sie es mit lauwarmem Wasser.

Mit diesem Thermometer messen Sie im After oder in der Scheide mindestens fünf Minuten lang die Temperatur. Die Aussage ist nur dann verlässlich, wenn Sie vor dem Messen wenigstens sechs Stunden geschlafen haben. Neben der Schlafdauer beeinflusst eine Reihe weiterer Faktoren die morgendliche Temperatur: Alkoholkonsum, körperliche und psychische Belastungen, fieberhafte Erkrankungen, Medikamenteneinnahme.

Die abgelesene Temperatur tragen Sie in ein Kurvenblatt ein. Wenn Ihre Temperatur dreimal hintereinander mindestens 0,2 °C über der liegt, die sechs Tage zuvor gemessen wurde, können Sie davon ausgehen, dass der Eisprung am Tag der Temperaturerhöhung stattgefunden hat. In der Zeit danach ist eine Schwangerschaft unwahrscheinlich.

Vaginalschleim beobachten

Im Allgemeinen ist der Schleim an der Scheidenöffnung spürbar. Dort sollten Sie ihn abnehmen und seine Konsistenz prüfen. Dazu nehmen Sie ein wenig Schleim zwischen Daumen und Zeigefinger und ziehen die Finger auseinander. Wenn er sich zu einem kleinen Faden spannen lässt, können Sie davon ausgehen, dass jetzt die Zeit des Eisprungs ist.

Das Schleimsymptom ist nur bei gesundem Scheidenmilieu zur Empfängnisverhütung verwertbar. Der Gebrauch von Intimsprays, Vaginalduschen, Verhütungszäpfchen und -gelen, aber auch Entzündungen verändern den Vaginalschleim und machen ihn untauglich, um daraus brauchbare Informationen für die Empfängnisverhütung abzuleiten.

Anwendung von Kondomen und Diaphragmen

Fett- und ölhaltige Produkte können, wenn sie im Intimbereich angewendet werden, die Reißfestigkeit von Latexkondomen beeinträchtigen. Dann schützen sie nicht mehr sicher vor Infektionen und einer Empfängnis. In der Scheide angewendete Arzneimittel können ebenfalls Fette oder Öle enthalten. Das Gleiche gilt für Verhütungs- und Gleitmittel. Manchmal ist auf der Verpackung oder in den Beipackzetteln dieser Produkte angegeben, dass sie sich auf die Sicherheit von Latexkondomen auswirken können. Diese Angabe ist jedoch nicht verpflichtend. Wenn Sie solche Produkte im Intimbereich einsetzen, sollten Sie Kondome aus Polyurethan oder Polyisopren benutzen. Deren Reißfestigkeit wird durch Fette und Öle nicht beeinträchtigt.

Beim Diaphragma können derartige Produkte nach längerer Anwendungszeit die Membran angreifen und so den Empfängnisschutz beeinträchtigen.

Sicherheit

Wie sicher sich mit einer Methode eine Schwangerschaft verhüten lässt, wird in der Medizin mit dem »Pearl-Index« (PI) angegeben. Diese Zahl bezeichnet, wie viele von 100 Frauen schwanger werden, wenn sie die jeweilige Verhütungsmethode ein Jahr lang anwenden. Je niedriger der PI, desto sicherer die Methode.

- Ohne Verhütungsmittel: PI 60–80
- Kalendermethode: PI 14–35
- Coitus interruptus: PI 10–38
- Scheidenzäpfchen, -gel: PI 5–42
- Kondome: PI 3–4
- Diaphragma: PI 2,0–2,5
- Spirale: PI 0,8–6
- Verhütungspflaster: PI 0,7–0,9
- Temperaturmessen/Schleimbeobachtung: Pi 0,5–3
- Vaginalring: PI 0,4–1,3
- Minipille: PI 0,4–4,3
- Sterilisation: PI 0,05–0,3
- Pille (Kombinationspräparate): PI 0,03–0,1
- Implantat: PI 0–0,08

Behandlung mit Medikamenten

Im Folgenden werden die Empfängnisverhütungsmittel besprochen, die ohne ärztliches Rezept erhältlich sind. Näheres zu den rezeptpflichtigen Produkten lesen Sie im HANDBUCH MEDIKAMENTE der Stiftung Warentest oder im Internet unter www.medikamente-im-test.de.

Rezeptfrei erhältlich sind Scheidenzäpfchen und -gele mit dem Wirkstoff Nonoxinol 9 (→ nachfolgend). Sie gelten als »mit Einschränkung geeignet« zur Empfängnisverhütung, wenn gleichzeitig andere Maßnahmen angewendet werden. Wird nur dieser Wirkstoff eingesetzt, ist die Verhütungssicherheit nicht so groß, wie es die meisten Paare erwarten.

Wenden Sie Arzneimittel im Intimbereich an, sollten Sie beachten, dass einige dieser Präparate die Reißfestigkeit von Latexkondomen und bei längerer Anwendungszeit eventuell auch die der Membran eines Diaphragmas beeinträchtigen können. Näheres hierzu lesen Sie unter »Anwendung von Kondomen und Diaphragmen« (→ Seite 394).

Nonoxinol 9

Contraceptivum, Patentex oval

Nonoxinol greift die äußere Zellschicht der Gewebe an, mit denen es in Kontakt kommt. Spermien werden auf diese Weise abgetötet. Die Annahme, dass dieser Effekt auch Bakterien und Viren betreffen könnte, hat sich bisher bei Prüfungen am Menschen nicht bestätigen lassen. Stattdessen ließ sich nachweisen, dass Nonoxinol bei häufiger Anwendung das Scheidenmilieu verändern und die Scheidenhaut schädigen kann. Das kann wiederum Infektionen begünstigen.

Anwendung

Die Zäpfchen müssen Sie mindestens 15 Minuten vor dem Sex tief in die Scheide einführen. So lange dauert es, bis sie sich aufgelöst haben. Die Wirkung hält etwa zwei Stunden an; hat jedoch innerhalb einer Stunde kein Sexualverkehr stattgefunden, sollten Sie ein weiteres Zäpfchen einführen. Auch jeder erneute Verkehr macht ein neues Zäpfchen und 15 Minuten Wartezeit erforderlich.

Mit einer Scheidenspülung sollten Sie nach der Anwendung der Zäpfchen mindestens sechs bis acht Stunden warten, um die Verhütungssicherheit nicht zu beeinträchtigen.

Achtung

Wenn Sie eine akute Entzündung im Genitalbereich haben, sollten Sie diese zunächst auskurieren, bevor Sie diese Art der Empfängnisverhütung einsetzen.

Schaumzäpfchen und Kondom gleichzeitig anzuwenden, kann die Verhütungssicherheit gegenüber dem alleinigen Gebrauch von Schaumzäpfchen erhöhen.

Wechselwirkungen mit Medikamenten

Am selben Tag sollten Sie keine Medikamente vaginal anwenden, da das die Sicherheit des Verhütungsmittels beeinträchtigen kann.

Unerwünschte Wirkungen

▶ **Keine Maßnahmen erforderlich**

Nach dem Einführen kann sich eine unangenehme Wärme entwickeln, die aber bald vergeht.

Der Wirkstoff kann die Scheidenhaut reizen.

▶ **Muss beobachtet werden**

Wenn Sie das Verhütungsmittel häufig anwenden, kann das die gesunde Scheidenflora beeinträchtigen und Entzündungen und Infektionen begünstigen.

Ausfluss und Brennen in der Scheide deuten auf eine Entzündung der Scheide hin, Schmerzen beim Wasserlassen auf eine Entzündung der Harnwege. Bei solchen Beschwerden sollten Sie sich an einen Frauenarzt wenden.

Empfängnisverhütung

Handelsname Darreichungsform	Zusammensetzung pro 1 ml/1 g oder wie angegeben bzw. pro abgeteilte Einheit	Unverb. Preis in Euro/kleinste Packung	Bewertung
Hinweise zu den Tabellenspalten → Seite 32, zur Auswahl der Arzneimittel → Seite 27, zur Grundlage der Bewertung → Seiten 27, 31			
Contraceptivum Ovula	**Nonoxinol 9** 120 mg	7,76/10 Stück	**Mit Einschränkung geeignet** zur Empfängnisverhütung, wenn gleichzeitig andere Maßnahmen angewendet werden (Diaphragma, Kondom). Allein angewendet ist die Verhütungssicherheit gering (Pearl-Index 5–42). → Seite 395
Patentex oval Vaginalzäpfchen	**Nonoxinol 9** 75 mg	9,99/12 Stück	

Beschwerden in den Wechseljahren

Im Alter zwischen 40 und 60 Jahren endet die zyklische Hormonproduktion der Eierstöcke und damit die Fruchtbarkeit jeder Frau. Die letzte Regelblutung heißt in der Medizin Menopause. Die Wechseljahre (Klimakterium) durchlebt etwa ein Drittel der Frauen ohne Beschwerden.
Bei einem weiteren Drittel sind die Beschwerden so leicht, dass die Frauen keine Behandlung suchen. Das letzte Drittel der Frauen hat Beschwerden und wünscht eine Behandlung.

Anzeichen und Beschwerden

Die Beschwerden, die sich während der Wechseljahre einstellen können, sind individuell verschieden und belasten die Frauen unterschiedlich stark. Am häufigsten treten auf:

- Hitzewallungen und Schweißausbrüche
- Schlafstörungen durch nächtliche Hitzewallungen und in der Folge Müdigkeit
- Herzklopfen, Schwindel
- trockene Scheide.

Harnweginfektionen und Inkontinenz hängen gewöhnlich nicht mit Veränderungen während der Wechseljahre zusammen. Diese Störungen können sich vielmehr im Rahmen des allgemeinen Alterungsprozesses einstellen.

Ursachen

Mit zunehmendem Alter verändert sich die Durchblutung in den Eierstöcken. Dadurch reagieren sie nicht mehr wie gewohnt auf die vom Gehirn produzierten Hormone. Zunächst bleibt der Schub des Hormons aus dem Gehirn aus, der den Eisprung auslöst. Ohne Eisprung wird kein Gelbkörper und mithin kaum Progesteron gebildet. Dadurch verkürzen oder verlängern sich die Zyklen. Fällt auch der Östrogenspiegel, bleibt die Menstruation aus. Dann versucht die Hirnanhangdrüse, den Eierstock zu stimulieren, um den Östrogenspiegel hoch zu halten. Diese Hormonausschüttungen lösen viele der typischen Wechseljahrssymptome aus. Erst langsam gewöhnen sich das Zwischenhirn und die Hirnanhangdrüse an die niedrigeren Östrogenspiegel.
Diese Veränderungen vollziehen sich im Allgemeinen ganz allmählich. Phasen mit geregeltem und ungeregeltem Zyklus wechseln einander ab. Nur Frauen, deren Eierstöcke operativ entfernt oder zur Behandlung einer Krankheit gezielt funktionsunfähig gemacht wurden, kommen abrupt in die Wechseljahre.
Auf welchem Wege die hormonellen Veränderungen daran beteiligt sind, Hitzewallungen auszulösen, ist noch nicht bekannt. Das Zentrum für die Wärmeregulation im Zwischenhirn und das vegetative Nervensystem können vorübergehend Überreaktionen zeigen. Diese können einerseits durch einen gesunden Lebensstil abgeschwächt und andererseits durch ungünstige Einflüsse wie Stress, Kaffee und Alkohol verstärkt werden. Allerdings erleben Frauen die Körperreaktionen in den Wechseljahren sehr verschieden: Manche Frauen empfinden das Mehr an Wärme als angenehm, andere fühlen sich damit unwohl.
Nach dem derzeitigen Kenntnisstand hat die Veränderung der Haut nur wenig mit Hormonen zu tun. Die Haut wird mit zunehmendem Alter, bei häufigen Sonnenbädern und durch langjähriges Rauchen faltiger. Zudem ist der Zustand der Haut durch familiäre Anlagen bestimmt. Östrogene verstärken lediglich den Wassergehalt der Haut, sodass sie glatter erscheint.
Wie Frauen mit den Wechseljahren zurechtkommen, hängt zudem nicht allein von den Hormonen ab. Diejenigen, die mit ihrem Berufs- und Liebesleben zufrieden sind und ein stabiles Selbstwertgefühl haben, leiden

deutlich seltener unter Wechseljahrsbeschwerden als andere.
Darüber hinaus verbessert eine Hormontherapie allein die Lebensqualität nicht. In den Studien, die dazu gemacht wurden, unterschied sich das körperliche und seelische Befinden der Frauen, die Hormone angewendet hatten, nicht von dem derer, die ein Scheinmedikament erhalten hatten. Auch hinsichtlich Depressionen, psychischer Störungen und sexueller Zufriedenheit gab es keinen Unterschied. Hormone können zwar Wechseljahrsbeschwerden wie Hitzewallungen und Schweißausbrüche mildern. Ob dies von den Frauen aber als Verbesserung ihrer Lebensqualität gewertet wird, hängt davon ab, wie stark die Beschwerden sind und wie die Frauen sie gefühlsmäßig beurteilen.

Vorbeugung

Alles, was die körperliche und seelische Stabilität fördert, kann dazu beitragen, gut durch die Wechseljahre zu kommen. Dazu gehört unter anderem, was unter »Allgemeine Maßnahmen« aufgeführt ist.
In früheren Jahren verband man mit der Hormonbehandlung auch die Hoffnung, damit einer Reihe von Erkrankungen, die bei älteren Frauen häufiger auftreten, vorbeugen zu können. Dass eine solche Behandlung im Hinblick auf Herz-Kreislauf-Erkrankungen eher schadet als nützt, hat sich inzwischen erwiesen. Zur Vorbeugung gegen Osteoporose ist die Wirksamkeit der Hormonbehandlung zwar nachgewiesen. Trotzdem kommt sie nur selten infrage, da die sorgfältige Abwägung des zu erwartenden Nutzens und der möglichen Risiken nur bei wenigen Frauen zugunsten einer Behandlung mit Hormonen ausgeht. Die Hoffnung, mit einer Hormonbehandlung dem Abbau geistiger Fähigkeiten vorbeugen zu können, hat sich mit den Ergebnissen der großen Studien der letzten Jahre ebenfalls zerschlagen. Frauen über 65 Jahre, die lange Zeit Hormone eingenommen haben, scheinen sogar ein höheres Risiko für eine Demenz zu haben als Frauen, die keine Hormone angewendet haben. Ähnlich ungünstig sind die Ergebnisse, wenn mit der Hormonbehandlung einer Harninkontinenz vorgebeugt werden soll. Bei den Frauen, die bisher keine Probleme mit der Blase hatten, stieg das Risiko nach den Wechseljahren an, wenn sie Hormone anwendeten. Bei Frauen mit Inkontinenz vor der Hormonbehandlung hatten sich die Beschwerden nach einem Jahr verschlimmert.

Allgemeine Maßnahmen

Folgende Maßnahmen können Wechseljahrsbeschwerden abschwächen:

- Sportliche Betätigung, vor allem Ausdauersportarten wie Gehen (Walking), Laufen (Jogging), Wandern, Skilanglaufen und Schwimmen
- Regelmäßige Kaltwasserbehandlungen und Saunagänge
- Entspannungsmethoden wie Yoga und autogenes Training.

Wann zum Arzt?

Wenn Sie sich durch Wechseljahrsbeschwerden nachhaltig beeinträchtigt fühlen, Ihr Alltagsleben zu bewältigen, sollten Sie ein ärztliches Beratungsgespräch suchen. Frauen, die vor dem 45. Lebensjahr in die Wechseljahre kommen, sollten mit ihrem Gynäkologen besprechen, ob sie eventuell eine Zeit lang Hormone anwenden sollen.
Ein Besuch in der Arztpraxis ist auch immer dann notwendig, wenn nach einer längeren blutungsfreien Zeit erneut Blutungen auftreten. Dann muss abgeklärt werden, ob es in der Gebärmutter ein krankhaftes Schleimhautwachstum gibt.

Behandlung mit Medikamenten

Seit die Empfehlungen zur Behandlung von Wechseljahrsbeschwerden mit Hormonen sehr stark eingeschränkt worden sind, erwägen viele Frauen die Einnahme von Pflanzenmitteln, vor allem die von Traubensilberkerze (→ Seite 399), – auch Schlangenwurzel, Cimicifuga racemosa genannt – und Rhapontikrhabarber (→ Seite 399). Sie hoffen, dass diese Pflanzenextrakte Hitzewallungen und Schweißausbrüche lindern, aber keine unerwünschten Wirkungen entfalten. Einen sicheren und ausreichenden Beleg, dass Produkte mit diesen Pflanzenextrakten therapeutisch wirksam sind, gibt es jedoch nicht. Zudem fehlen Nachweise, dass die Einnahme dieser Pflanzenextrakte über lange Zeit ohne schwerwiegende unerwünschte Wirkungen bleiben wird. Vor Kurzem erst wurde bekannt, dass zwischen der Langzeiteinnahme von cimicifugahaltigen Mitteln und Leberschäden möglicherweise ein Zusammenhang besteht. Aus diesen Gründen werden die Mittel als »wenig geeignet« bewertet.
Auch die Kombination aus Traubensilberkerze und Johanniskraut (→ Seite 400) wird als »wenig geeignet« beurteilt, da die therapeutische Wirksamkeit dieser festgelegten Kombination bei Wechseljahrsbeschwerden nicht ausreichend nachgewiesen ist.
Viele Frauen, die wegen der Wechseljahre etwas einnehmen, meinen, damit allen Folgen zu begegnen, die aufgrund der nachlassenden Östrogenproduktion eintreten können. Allerdings eignet sich keines der hier besprochenen Medikamente, um einer Osteoporose vorzubeu-

gen. In den Beipackzetteln ist dieser Zweck darum auch nicht aufgeführt.
Nähere Informationen zur Vorbeugung und Behandlung einer Osteoporose finden Sie unter »Osteoporose« (→ Seite 539).
Was Sie bei Nervosität und Unruhe tun können, lesen Sie unter »Nervosität und Unruhe« (→ Seite 458).
Was bei einer depressiven Störung angezeigt ist, erfahren Sie unter »Depressive Störung« (→ Seite 462).
Wie Sie Schlafstörungen begegnen können, lesen Sie unter »Schlafstörungen« (→ Seite 459).
Näheres zur Behandlung von Wechseljahrsbeschwerden mit Hormonen finden Sie im HANDBUCH MEDIKAMENTE der Stiftung Warentest oder im Internet unter www.medikamente-im-test.de.

Anthroposophische, homöopathische und traditionell angewendete Mittel

Zu den meistgekauften Mitteln gehören auch *Cefakliman* und *Klimaktoplant N*. Dabei handelt es sich um homöopathische Präparate, die sich nach den Grundsätzen dieses Buches nicht bewerten lassen und deshalb nicht näher besprochen werden. Allgemeine Informationen zu der genannten Therapierichtung finden Sie unter »Homöopathische Arzneimittel« (→ Seite 20).

Soja- oder Rotkleeprodukte bei Wechseljahrsbeschwerden?

Viele Frauen mit Wechseljahrsbeschwerden suchen nach Alternativen zur Hormonbehandlung. Ihnen werden Produkte mit dem Extrakt von Sojabohnen, Rotklee oder mit isolierten Isoflavonen angeboten. Letztere werden auf der Basis von Soja oder Rotklee hergestellt. Diese Präparate sind als Nahrungsergänzungsmittel im Handel, nicht als Arzneimittel. Sie sind in Drogerien, Reformhäusern, Apotheken und im Internet rezeptfrei erhältlich.
Diese Produkte kamen aufgrund der Beobachtung auf den Markt, dass etwa ein Viertel der Japanerinnen über Wechseljahrsbeschwerden klagt, in den USA hingegen 85 Prozent der Frauen. Das führte zu der Vermutung, dass der Unterschied in dem reichlichen Verzehr von Sojaprodukten, wie er in Japan üblich ist, begründet sein könnte. Soja enthält Isoflavone. Diese ähneln dem weiblichen Sexualhormon Östrogen und werden daher als »pflanzliche Östrogene« bezeichnet. Allerdings ist unklar, ob die Unterschiede im Empfinden des Wechseljahrsgeschehens bei asiatischen und US-amerikanischen Frauen allein auf unterschiedliche Ernährungsgewohnheiten zurückzuführen sind. Wissenschaftliche Überprüfungen konnten jedenfalls bisher nicht bestätigen, dass diese Produkte Wechseljahrsbeschwerden nennenswert beeinflussen.
Eine systematische Übersichtsarbeit hat gezeigt, dass sich Hitzewallungen durch die Einnahme von Rotkleeextrakt nicht verringern. Studien mit Sojaextrakt erbrachten uneinheitliche Ergebnisse. Die therapeutische Wirksamkeit dieser Mittel ist also nicht ausreichend gesichert.
Die Risiken lassen sich demgegenüber sehr wohl beschreiben. Sie zeigen sich vornehmlich bei einer Einnahme über längere Zeit und beruhen auf der östrogenartigen Wirkung der Isoflavone. Man geht davon aus, dass es vor allem für Frauen nach den Wechseljahren wahrscheinlicher wird, an Brustkrebs zu erkranken, wenn sie diese Produkte einnehmen. Frauen, die bereits Brustkrebs haben und zur Behandlung Tamoxifen einnehmen, beeinträchtigen womöglich dessen tumorhemmende Wirkung, wenn sie zugleich isoflavonhaltige Produkte einnehmen.
Isoflavone können möglicherweise auch eine Kropfbildung der Schilddrüse befördern. Außerdem reagieren Frauen mit einer Birkenpollenallergie wahrscheinlich auch auf Sojaprodukte allergisch.
Diese Bedenken haben verschiedene Länder veranlasst, für die Einnahme von Isoflavonen einen Grenzwert festzulegen. Dieser ist allerdings nicht einheitlich. Während die Einnahmemenge in Japan, wo man viel Sojaprodukte verzehrt, auf 30 Milligramm pro Tag begrenzt ist, setzt man sie in Italien auf 80 Milligramm fest, in der Schweiz auf 50 Milligramm.
Aufgrund des negativen Nutzen-Schaden-Verhältnisses rät das deutsche Bundesamt für Risikobewertung von der Einnahme isoflavonhaltiger Produkte ab. Das gilt insbesondere für Frauen mit einer Krebserkrankung, die durch Östrogen befördert wird, sowie für diejenigen, die ein erhöhtes Risiko für diese Erkrankung haben, und für Frauen, deren Brustkrebs mit Tamoxifen behandelt wird.

Pflanzliches Mittel

Rhapontikrhabarber
Phyto-Strol, Phyto-Strol Loges

Pulverisierte Rhabarberwurzel (Rheum rhaponticum) wird schon seit Jahrhunderten als Abführmittel angewendet. Erst in jüngerer Zeit zeigte sich, dass ein Trockenextrakt aus Rhabarberwurzel die gleichen Hormonwirkungen hat wie synthetische Östrogene. Diese erklären sich durch den erheblichen Gehalt des Pflanzenextrakts an stilbenartigen Verbindungen. Stilbene sind chemische Substanzen mit östrogenartigen Wirkungen.

Es sind einige Studien veröffentlicht worden, die die Wirksamkeit von Rhabarberwurzelextrakt bei Wechseljahrsbeschwerden nachweisen sollen. An deren Planung, Durchführung und Auswertung haben Wissenschaftler eine Reihe von Punkten zu kritisieren. Unter anderem haben an den Studien nur relativ wenig Frauen teilgenommen. Zudem sind alle Studien von derselben Arbeitsgruppe durchgeführt worden, zu der auch ein Mitarbeiter der Herstellerfirma des Extrakts gehört. Glaubwürdige herstellerunabhängige Studien, die die Ergebnisse bestätigen, fehlen bisher. Ferner gibt es keine aussagekräftigen Untersuchungen, wie sich die Einnahme des Extrakts über mehr als drei Monate auswirkt.

Letzteres wäre vor allem deshalb wichtig, weil man mit Stilbenen vor langer Zeit schlechte Erfahrungen gemacht hat. In den 1940er- und 1950er-Jahren wurde Diethylstilbestrol, ein synthetischer Vertreter der Stilbene, unter anderem Frauen verordnet, deren Schwangerschaft durch eine Früh- oder Fehlgeburt bedroht schien. Viele Jahre später stellte sich heraus, dass die Kinder dieser Frauen ein erhöhtes Risiko für verschiedene Krebsarten und andere schwerwiegende Gesundheitsstörungen hatten. Die Substanz wird heute nicht mehr eingesetzt.

Da der östrogenartig wirkende Inhaltsstoff von Rhapontikrhabarber, das Rhaponticin, ebenfalls zu den Stilbenen gehört, werden die problematischen Wirkungen der anderen Stilbene auch für diesen Pflanzenextrakt befürchtet. Da es darüber hinaus keinen verlässlichen Nachweis für die therapeutische Wirksamkeit des Rhabarberwurzelextrakts bei Wechseljahrsbeschwerden gibt, wird das Präparat als »wenig geeignet« bewertet.

Achtung

Unter folgenden Bedingungen dürfen Sie das Mittel nicht anwenden:

- Sie haben einen Tumor, dessen Wachstum durch Hormone angeregt wird, wie zum Beispiel Brustkrebs oder Gebärmutterschleimhautkrebs.
- Sie haben vaginale Blutungen, deren Ursache nicht geklärt ist.

Unerwünschte Wirkungen

▶ Muss beobachtet werden

Es können unregelmäßige Blutungen und Brustspannen auftreten. Hatten Sie länger als ein Jahr keine Regelblutung mehr, sollten Sie jede Blutung aus der Scheide ärztlich abklären lassen. Haben Sie jedoch noch unregelmäßig auftretende Regelblutungen, aber bereits Wechseljahrsbeschwerden, können Sie zwei bis drei Tage lang warten, ob die Blutungen von selbst aufhören. Ist das nicht der Fall, sollten sie das Mittel absetzen und einen Arzt aufsuchen.

Wenn die Haut sich verstärkt rötet und juckt, reagieren Sie vermutlich allergisch auf das Mittel. Dann sollten Sie es absetzen. Sind die Hauterscheinungen (→ Seite 14) nach zwei bis drei Tagen nicht deutlich abgeklungen, sollten Sie einen Arzt aufsuchen.

Pflanzliches Mittel

Traubensilberkerze
Cefakliman mono, Cimicifuga AL, CIMICIFUGA-ratiopharm, Cimicifuga STADA, Cimisan, Femikliman uno, Jinda, Klimadynon, Remifemin, Sinei

Es gibt Hinweise, dass der Extrakt aus der Traubensilberkerze (auch Schlangenwurzel, Wanzenkraut, Cimicifuga racemosa) in die hormonelle Regulation eingreift. Wie es scheint, entfalten die Inhaltsstoffe ihre Wirkung aber nur im zentralen Nervensystem und an den Knochen. Da nach derzeitigem Wissen weder das Wachstum der Gebärmutterschleimhaut noch das von Brustkrebszellen gefördert wird, erhöht sich die Gefahr für Brust- und Gebärmutterschleimhautkrebs vermutlich nicht.

Einige Untersuchungen am Menschen legen nahe, dass Traubensilberkerzenextrakt bei Wechseljahrsbeschwerden bis zu einem gewissen Grad unterstützend wirksam sein kann. Neuere Übersichtsarbeiten, in denen Einzelstudien gemeinsam ausgewertet wurden, finden allerdings keinen ausreichenden Nachweis für die therapeutische Wirksamkeit.

Wie sich eine Langzeitanwendung von Traubensilberkerzenextrakt auswirken kann, ist nicht hinreichend untersucht. Bei einer Einnahmezeit bis zu sechs Monaten kann davon ausgegangen werden, dass die Mittel keine Probleme bereiten. Wenn sie aber mehrere Monate bis Jahre eingenommen werden sollen, bedeutet die unzureichende Studienlage ein nicht sicher kalkulierbares Risiko. Die Mittel gelten daher insgesamt als »wenig geeignet«.

Anwendung

Wenn Sie das Mittel länger als drei Monate einnehmen wollen, sollten Sie das mit einem Arzt besprechen.

Achtung

Gegenanzeigen

Sie dürfen Traubensilberkerzenextrakt nicht einnehmen, wenn Sie einen Tumor haben oder hatten, der unter dem Einfluss von Östrogen wächst. Dazu gehören manche Arten von Brustkrebs und Gebärmutterschleimhautkrebs, eventuell auch Eierstockkrebs. Der Extrakt kann die Leber schädigen. Wenn Sie bereits an einer Lebererkrankung leiden, sollten Sie die Mittel nur nach Rücksprache mit einem Arzt einnehmen und nachdem dieser Nutzen und Risiken der Anwendung besonders sorgfältig abgewogen hat.

Wechselwirkungen mit Medikamenten

Wenn Sie bereits Östrogen zur Linderung von Wechseljahrsbeschwerden anwenden, sollten Sie mit dem Arzt sprechen, bevor Sie mit der Einnahme von Traubensilberkerzenextrakt beginnen.

Unerwünschte Wirkungen

▶ **Keine Maßnahmen erforderlich**

Es können Magen-Darm-Störungen wie Magenschmerzen und Durchfall auftreten.

Durch den veränderten Hormonspiegel kann sich ein Spannungsgefühl in den Brüsten einstellen.

▶ **Muss beobachtet werden**

Wenn die Haut sich verstärkt rötet und juckt, reagieren Sie vermutlich allergisch auf das Mittel. Dann sollten Sie es absetzen. Sind die Hauterscheinungen (→ Seite 14) nach zwei bis drei Tagen nicht deutlich abgeklungen, sollten Sie einen Arzt aufsuchen.

Die Mittel können die Leber (→ Seite 15) schädigen. Treten Übelkeit, Erbrechen und/oder dunkel gefärbter Urin auf und ist der Stuhl auffällig hell, sollten Sie die Einnahme beenden und einen Arzt aufsuchen.

▶ **Sofort zum Arzt**

Die Mittel können die Leber (→ Seite 15) auch schwer schädigen. Wenn sich die Haut gelb färbt – möglicherweise begleitet von starkem Juckreiz am ganzen Körper –, sollten Sie sofort einen Arzt aufsuchen.

Pflanzenkombination

Traubensilberkerze + Johanniskraut

Remifemin plus

In dem Mittel ist ein Extrakt aus Traubensilberkerze, der allgemein bei Wechseljahrsbeschwerden wirken soll, mit Johanniskrautextrakt kombiniert. Der Zusatz von Johanniskraut soll bei depressiven Störungen helfen. Die Studien, die mit dieser festgelegten Kombination gemacht wurden, können ihre therapeutische Wirksamkeit nicht ausreichend nachweisen. Eine kontrollierte Untersuchung, die diese Kombination als sinnvoll ausweist und zeigt, dass sie besser wirkt als die Einzelbestandteile, fehlt.

Näheres zur Wirkung von Traubensilberkerze lesen Sie unter »Traubensilberkerze« (→ Seite 399).

Näheres zur Wirkung von Johanniskraut finden Sie unter »Johanniskraut« (→ Seite 469).

Anwendung

Wenn Sie das Mittel länger als drei Monate einnehmen wollen, sollten Sie das mit einem Arzt besprechen.

Achtung

Aufgrund des Anteils an Johanniskraut in dem Präparat sollten Sie sich keiner intensiven UV-Bestrahlung aussetzen – weder der des Sonnenlichts noch der eines Solariums.

Gegenanzeigen

Sie dürfen das Mittel nicht einnehmen, wenn Sie einen Tumor haben oder hatten, der unter dem Einfluss von Östrogen wächst. Dazu gehören manche Arten von Brustkrebs und Gebärmutterschleimhautkrebs, eventuell auch Eierstockkrebs.

Darüber hinaus dürfen Sie das Mittel aufgrund seines Anteils an Johanniskraut unter folgenden Bedingungen nicht anwenden:

- Sie sind besonders empfindlich gegenüber UV-Licht.
- Sie leben mit einem transplantierten Organ und müssen bestimmte Medikamente einnehmen, um eine Abstoßungsreaktion zu unterdrücken.
- Sie sind mit HIV infiziert oder haben Aids und behandeln das mit Anti-HIV-Mitteln.

- Sie leiden an einer Krebserkrankung und werden mit speziellen Krebsmedikamenten behandelt.

Traubensilberkerzenextrakt kann die Leber schädigen. Wenn Sie bereits an einer Lebererkrankung leiden, sollten Sie das Präparat nur nach Rücksprache mit einem Arzt einnehmen und nachdem dieser Nutzen und Risiken der Anwendung besonders sorgfältig abgewogen hat.

Wechselwirkungen mit Medikamenten

Wenn Sie noch andere Medikamente nehmen, ist zu beachten, dass aufgrund des Anteils an Johanniskrautextrakt in dem Präparat eine Reihe von Arzneimitteln schwächer wirkt. Dazu gehören unter anderem Theophyllin (bei Asthma), trizyklische Depressionsmittel wie Amitriptylin und Nortriptylin sowie Midazolam (bei Schlafstörungen).

Johanniskrautextrakt schwächt die Wirkung von Omeprazol aus der Gruppe der Protonenpumpenhemmer (bei Magen- und Zwölffingerdarmgeschwüren), weil dieses schneller abgebaut wird. Dann besteht die Gefahr, dass die Schleimhaut im Magen und Zwölffingerdarm nicht mehr ausreichend geschützt wird. Möglicherweise gilt diese Wechselwirkung auch für andere Protonenpumpenhemmer.

Wenn Sie bereits Östrogen zur Linderung von Wechseljahrsbeschwerden anwenden, sollten Sie mit dem Arzt sprechen, bevor Sie mit der Einnahme dieses Mittels beginnen.

▶ Unbedingt beachten

Auch die Wirksamkeit der nachfolgend aufgeführten Medikamente kann sich durch den Anteil an Johanniskrautextrakt in dem Präparat verringern. Wird diese Wechselwirkung nicht hinreichend berücksichtigt, kann das die Behandlung der zumeist schweren Erkrankungen beeinträchtigen. Andererseits kann es auch zu Problemen kommen, wenn das Mittel abgesetzt wird und die anderen Arzneimittel dann unerwartet stark wirken. Derartiges gilt vor allem für folgende Wirkstoffe:

- Digoxin (bei Herzschwäche). Näheres hierzu finden Sie unter »Mittel bei Herzschwäche: verringerte Wirkung« (→ Seite 12).
- Phenprocoumon und Warfarin (bei erhöhter Thrombosegefahr). Näheres hierzu finden Sie unter »Mittel zur Blutverdünnung: verstärkte Wirkung« (→ Seite 11).
- Imatinib und Irinotecan (spezielle Arzneimittel bei Krebserkrankungen).
- Indinavir und Nevirapin (spezielle Arzneimittel bei HIV-Infektionen und Aids). Näheres hierzu finden Sie unter »Antibiotika/Virustatika: verringerte Wirkung« (→ Seite 12).
- Ciclosporin, Sirolimus und Tacrolimus. Sie unterdrücken nach Organtransplantationen das Immunsystem. Wird diese Wirkung abgeschwächt, sind akute Abstoßungsreaktionen möglich.
- Johanniskrautextrakt kann die Konzentration eines Botenstoffs im zentralen Nervensystem erhöhen. Die gleiche Wirkung haben einige Depressionsmittel, so zum Beispiel Paroxetin, Sertralin (SSRI), Trazodon und einige ähnliche Substanzen. Wird Johanniskrautextrakt mit einem dieser Medikamente gemeinsam angewendet, kann sich ein sogenanntes Serotonin-Syndrom entwickeln. Dieses äußert sich durch Erregungszustände, Bewusstseinstrübung, Muskelzittern und -zucken sowie Blutdruckabfall.

Unerwünschte Wirkungen

▶ Keine Maßnahmen erforderlich

Es können Magen-Darm-Störungen wie Magenschmerzen und Durchfall auftreten.

Durch den veränderten Hormonspiegel kann sich ein Spannungsgefühl in den Brüsten einstellen.

▶ Muss beobachtet werden

Wenn die Haut sich verstärkt rötet und juckt, reagieren Sie vermutlich allergisch auf das Mittel. Dann sollten Sie es absetzen. Sind die Hauterscheinungen (→ Seite 14) nach zwei bis drei Tagen nicht deutlich abgeklungen, sollten Sie einen Arzt aufsuchen.

Das Mittel kann die Leber (→ Seite 15) schädigen. Treten Übelkeit, Erbrechen und/oder dunkel gefärbter Urin auf und ist der Stuhl auffällig hell, sollten Sie die Einnahme beenden und einen Arzt aufsuchen.

▶ Sofort zum Arzt

Das Mittel kann die Leber (→ Seite 15) auch schwer schädigen. Wenn sich die Haut gelb färbt – möglicherweise begleitet von starkem Juckreiz am ganzen Körper –, sollten Sie sofort einen Arzt aufsuchen.

Beschwerden in den Wechseljahren

Handelsname Darreichungsform	**Zusammensetzung pro 1 ml/1 g oder wie angegeben bzw. pro abgeteilte Einheit**	**Unverb. Preis in Euro/kleinste Packung**	**Bewertung**
Hinweise zu den Tabellenspalten → Seite 32, zur Auswahl der Arzneimittel → Seite 27, zur Grundlage der Bewertung → Seiten 27, 31			
Cefakliman mono Kapseln	**Auszug aus Traubensilberkerze-Wurzelstock** 2,675 mg	8,15/50 Stück	**Wenig geeignet**, um Wechseljahrsbeschwerden wie Hitzewallungen und Ähnliches zu behandeln. Um die therapeutische Wirksamkeit abschließend zu beurteilen, sind weitere Studien erforderlich. Es ist auch nicht ausreichend nachgewiesen, dass die Anwendung des Mittels über lange Zeit unbedenklich ist. → Seite 399
Cimicifuga AL Filmtabletten	**Auszug aus Traubensilberkerze-Wurzelstock** 6,5 mg	4,49/30 Stück	
CIMICIFUGA-ratiopharm Filmtabletten	**Auszug aus Traubensilberkerze-Wurzelstock** 7 mg	5,20/50 Stück	
Cimicifuga STADA Filmtabletten	**Auszug aus Traubensilberkerze-Wurzelstock** 6,5 mg	4,49/30 Stück	
Cimisan Filmtabletten	**Auszug aus Traubensilberkerze-Wurzelstock** 8 mg	6,75/30 Stück	
Femikliman uno Filmtabletten	**Auszug aus Traubensilberkerze-Wurzelstock** 6,5 mg	4,95/30 Stück	
Jinda Tabletten	**Auszug aus Traubensilberkerze-Wurzelstock** 4,5 mg	7,02/30 Stück	
Klimadynon	**Auszug aus Traubensilberkerze-Wurzelstock** 2,8 mg	9,70/60 Stück	
Klimadynon Uno Filmtabletten	6,5 mg	8,35/30 Stück	
Phyto-Strol	**Auszug aus Rhapontikrhabarber-wurzel** 4 mg	28,70/60 Stück	**Wenig geeignet**, um Wechseljahrsbeschwerden zu behandeln. Die therapeutische Wirksamkeit ist nicht ausreichend nachgewiesen. Es ist auch nicht ausreichend nachgewiesen, dass die Anwendung des Mittels über lange Zeit unbedenklich ist. → Seite 399
Phyto-Strol compact magensaftresistente Tabletten	4 mg	17,50/30 Stück	
Phyto-Strol Loges magensaftresistente Tabletten	**Auszug aus Rhapontikrhabarber-wurzel** 4 mg	28,70/60 Stück	
Remifemin Tabletten	**Auszug aus Traubensilberkerze-Wurzelstock** 2,5 mg	9,97/60 Stück	**Wenig geeignet**, um Wechseljahrsbeschwerden wie Hitzewallungen und Ähnliches zu behandeln. Um die therapeutische Wirksamkeit abschließend zu beurteilen, sind weitere Studien erforderlich. Es ist auch nicht ausreichend nachgewiesen, dass die Anwendung des Mittels über lange Zeit unbedenklich ist. → Seite 399
Remifemin plus Dragees	Auszüge aus **Johanniskraut** (entspricht Hypericin 0,25 mg) + **Traubensilberkerze-Wurzelstock** (entspricht Deoxyactein 1 mg)	15,90/60 Stück	**Wenig geeignet**, um Wechseljahrsbeschwerden wie Hitzewallungen und Ähnliches zu behandeln. Die therapeutische Wirksamkeit der festgelegten Kombination ist nicht ausreichend nachgewiesen. Es ist auch nicht ausreichend nachgewiesen, dass die Anwendung des Mittels über lange Zeit unbedenklich ist. → Seite 400
Sinei Kapseln	**Auszug aus Traubensilberkerze-Wurzelstock** 6,5 mg	5,45/30 Stück	**Wenig geeignet**, um Wechseljahrsbeschwerden wie Hitzewallungen und Ähnliches zu behandeln. Um die therapeutische Wirksamkeit abschließend zu beurteilen, sind weitere Studien erforderlich. Es ist auch nicht ausreichend nachgewiesen, dass die Anwendung des Mittels über lange Zeit unbedenklich ist. → Seite 399

Prostatavergrößerung

Ab etwa dem 40. Lebensjahr stellen viele Männer beim Wasserlassen Veränderungen fest, wie sie unter »Anzeichen und Beschwerden« beschrieben sind. Meist werden sie der Prostata angelastet, die sich ab diesem Alter häufig zu vergrößern beginnt. Allerdings können die Beschwerden auch unabhängig von der Größe der Prostata auftreten. Wie stark die Beschwerden empfunden werden, hängt ebenfalls nicht zwingend von der Größe des Organs ab.

Anzeichen und Beschwerden

Der Harnstrahl wird dünn und reißt immer wieder ab, oftmals tropft es nach. Da sich die Blase nicht mehr ganz entleeren lässt, entsteht schon kurze Zeit nach dem Wasserlassen erneut das Gefühl, zur Toilette gehen zu müssen. Diese häufigen Toilettengänge belasten vor allem nachts.

Ursachen

Mit zunehmendem Alter bilden sich beim Mann in der Prostata winzige knotige Gewebeveränderungen. Bei ungefähr der Hälfte der Männer bleiben sie mikroskopisch klein und unbemerkt, bei den anderen vergrößert sich die Drüse durch die Knoten erheblich. Die vergrößerte Prostata kann die Harnröhre einengen. Darüber hinaus vermehrt sich das Muskelgewebe, das zur Prostata gehört. Das verstärkt die Muskelspannung, was ebenfalls den Harnabfluss behindern kann. All das führt meist dazu, dass zusätzlich noch das Gewebe anschwillt und sich darin Flüssigkeit staut.

Zwischen dem 40. und 50. Lebensjahr vergrößert sich die Prostata relativ rasch; später verlangsamt sich diese Entwicklung. Ohne nachvollziehbaren Grund kann der Prozess jederzeit zum Stillstand kommen.

Warum und wie es zu den Gewebeveränderungen kommt, ist noch nicht klar. Sicher ist, dass die Geschlechtshormone an den altersbedingten Veränderungen der Prostata wesentlich beteiligt sind.

Auch die Einnahme von Arzneimitteln kann Symptome hervorrufen, die den Beschwerden einer vergrößerten Prostata ähneln. Hierzu zählen trizyklische Antidepressiva wie Amitriptylin (bei Depressionen), Antihistaminika wie Clemastin (bei Allergien), bestimmte krampflösende Mittel wie Butylscopolamin und Parkinsonmittel wie Biperiden.

Allgemeine Maßnahmen

Einige Medikamente können die Probleme beim Wasserlassen verstärken. Zu diesen gehören Mittel bei Depressionen und Psychosen, Pilokarpin (Augentropfen bei grünem Star) und Atropin (Augentropfen zum Weitstellen der Pupille), Ipratropium und Tiotropium (bei Asthma), Clonidin (bei hohem Blutdruck), Dimenhydrinat (bei Übelkeit und Erbrechen), Pirenzepin (bei Magen- und Zwölffingerdarmgeschwüren) und Butylscopolamin (bei krampfartigen Schmerzen). Lassen Sie Arzt oder Apotheker überprüfen, ob Sie Medikamente anwenden, die Ihre Beschwerden verstärken, und besprechen Sie gegebenenfalls mit dem Arzt eine Änderung der Behandlung.

Die Beschwerden belasten weniger, wenn Sie Ihre Lebensgewohnheiten den veränderten Bedingungen anpassen. Probieren Sie aus, ob Ihnen folgende Verhaltensweisen helfen:

- Schränken Sie den Konsum von alkohol- und koffeinhaltigen Getränken ein. Sie fördern die Urinproduktion.
- Verringern Sie die Trinkmenge, wenn abzusehen ist, dass Sie demnächst nicht ohne Weiteres eine Toilette erreichen können oder zum Beispiel nachts nicht aufstehen wollen. Zu anderen Zeiten müssen Sie allerdings genügend trinken, um körperlich und geistig gesund zu bleiben.
- Halten Sie Füße und Unterkörper warm.
- Lenken Sie Ihre Aufmerksamkeit von der Blase weg.
- Trainieren Sie die Speichermenge der Blase, indem Sie das Wasserlassen regelmäßig etwas hinauszögern.
- Lassen Sie mehrmals hintereinander Wasser. Nachdem Sie die Blase geleert haben, warten Sie noch ein wenig und versuchen es dann noch einmal. Nach zwei oder drei Anläufen ist die Blase wahrscheinlich eher leer.

Wenn Medikamente die Beschwerden nicht ausreichend lindern oder Sie sich mit ihnen nicht mehr abfinden wollen, kann operiert werden. Zu einer Operation wird auch geraten, wenn immer wieder Störungen im Bereich der Harnwege auftreten, zum Beispiel Entzündungen oder Blasensteine. Als weitere Komplikation können sich die Harnwege so verengen, dass der Harn nicht mehr ausgeschieden werden kann und sich von der Blase in die Nieren zurückstaut. Mediziner sprechen dann von einem »Harnverhalt«. Auch in dieser Situation sollte eine Operation erwogen werden.

Wann zum Arzt?

Alle Beschwerden beim Wasserlassen sollten grundsätzlich ärztlich abgeklärt werden – auch die oben beschriebenen Symptome, die auf eine vergrößerte Prostata schließen lassen. Vor jeder Art von Behandlung muss sich ein Arzt überzeugt haben, dass die Symptome auf einer vergrößerten Prostata beruhen und dass diese gutartig ist. Selbst wenn Sie eine Behandlung mit Pflanzenmitteln anstreben, sollte der Arzt dem zugestimmt haben.

Regelmäßige Arztbesuche sind auch erforderlich, um zu kontrollieren, ob die Behandlung mit Medikamenten fortgeführt werden kann oder ob nicht doch ein anderes Eingreifen überlegt werden sollte.

Behandlung mit Medikamenten

Solange die Beschwerden nicht sehr belastend sind, braucht nicht behandelt zu werden. Die meisten Männer mit vergrößerter Prostata kommen ohne Behandlung aus. Intensivieren sich die Beschwerden oder bemerkt der Arzt bei einer Untersuchung eine zunehmende Vergrößerung des Organs, können Medikamente eingesetzt werden. Die Behandlung verfolgt dann zwei Ziele: zum einen die Beschwerden zu verringern und die Prostata zu verkleinern, zum anderen die Häufigkeit von Komplikationen wie einen möglichen Harnverhalt und eine Operation zu vermeiden. Da die Größe der Prostata aber nicht zwingend die Stärke der Beschwerden bestimmt, kann es Mittel geben, die die Beschwerden bessern, die Drüsengröße jedoch nicht beeinflussen. Und auch das Umgekehrte ist möglich: Die Arzneimittel verkleinern die Prostata, die Beschwerden bleiben jedoch annähernd gleich.

Für pflanzliche Mittel mit Phytosterol (→ Seite 405) zeigen Studien, dass sie die Beschwerden lindern können. Diese Untersuchungen liefen aber nur über kurze Zeit und es ist nicht geklärt, ob die Mittel die Komplikationen verringern können, um derentwillen man die Behandlung durchführt. Daher gelten phytosterolhaltige Mittel als »mit Einschränkung geeignet«.

Für Mittel mit dem Extrakt von Sägepalmenfrüchten (→ Seite 405) liegt eine gemeinsame Auswertung aller bisherigen Studien vor. Darin kommen die Wissenschaftler zu dem Ergebnis, dass die Einnahme von Sägepalmenfruchtextrakt die Beschwerden nicht besser lindert als ein Scheinmedikament. Auch die ausgeschiedene Harnmenge nahm nicht stärker zu. Daher werden diese Mittel als »wenig geeignet« beurteilt.

Von Pflanzenmitteln mit dem Extrakt aus Brennnesselwurzel (→ nebenstehend) und solchen mit Kürbissamen (→ Seite 405) nimmt man an, dass sie den Harnfluss verbessern, weil sie Entzündungen zurückdrängen und abschwellend wirken. Da ihre Wirksamkeit aber nicht ausreichend belegt ist, gelten sie als »wenig geeignet«. Diese Aussage gilt sowohl für Tabletten zum Einnehmen als auch für Teezubereitungen.

Die Pflanzenkombination (→ Seite 406) aus Brennnesselwurzel und Sägepalmenfrucht ist ebenfalls wenig geeignet. Für keinen der beiden Pflanzenextrakte ist die therapeutische Wirksamkeit als alleiniges Mittel ausreichend nachgewiesen. Studien, die zeigen, dass die Kombination der beiden Pflanzenauszüge besser wirkt als jeder der beiden Extrakte für sich allein, fehlen ebenfalls. Dass das Kombinationsmittel in einigen Studien die Beschwerden etwas besser lindern konnte als ein Scheinmedikament, wiegt das nicht auf. Auch die Pflanzenkombinationen (→ Seite 406) aus Goldrute, Kürbisglobulin, Kürbiskernmehl und Zitterpappel sowie aus Goldrute, Rosskastanie und Sägepalmenfrucht gelten als »wenig geeignet«, da die therapeutische Wirksamkeit der Kombinationen aus drei beziehungsweise vier verschiedenen Pflanzeninhaltsstoffen nicht ausreichend nachgewiesen ist.

Näheres zu den verschreibungspflichtigen Mitteln bei Beschwerden einer vergrößerten Prostata finden Sie im HANDBUCH MEDIKAMENTE der Stiftung Warentest oder im Internet unter www.medikamente-im-test.de.

Anthroposophische, homöopathische und traditionell angewendete Mittel

Zu den meistgekauften Mitteln gehören auch *Abtei Sabal-Kürbis*, *Doppelherz aktiv Sabal-Kürbis-Kapseln*, *GRANUFINK Prosta* und *tetesept Prosta Sabal-Kürbis-Kapseln*. Sie alle enthalten Kürbissamen und Sägepalmenfruchtextrakt. Dies alles sind Präparate, die von der Arzneimittelbehörde als »traditionell angewendet« zugelassen wurden. Solche Präparate lassen sich nach den Grundsätzen dieses Buches nicht bewerten und werden deshalb nicht näher besprochen. Allgemeine Informationen zu derartigen Mitteln finden Sie unter »Traditionell angewendete Mittel« (→ Seite 20).

Pflanzliches Mittel

Brennnesselwurzel

Bazoton, Prostaforton, Prostata STADA, Prosta-Truw, Sidroga Prostata Tee, utk

Die Kapseln und Tabletten enthalten einen Extrakt aus den Wurzeln von Brennnesseln (Urtica dioica). Der Tee besteht aus getrockneter Brennnesselwurzel. Bisherige Untersuchungen an kleinen Patientengruppen weisen darauf hin, dass Brennnesselwurzelextrakt Beschwerden, die mit einer vergrößerten Prostata einhergehen, verbessern kann. Als ausreichend nachgewiesen gilt die therapeutische Wirksamkeit jedoch erst dann, wenn die Hinweise durch Studien bestätigt worden sind, an denen eine größere Zahl von Patienten über einen längeren Zeitraum teilgenommen hat. Bis diese vorliegen, wird Brennnesselwurzelextrakt als »wenig geeignet« beurteilt. Auch für die Anwendung von getrockneter Brennnesselwurzel als Tee fehlen Studien, die eine therapeutische Wirksamkeit nachweisen. Daher gilt auch die Anwendung als Tee als »wenig geeignet«.

Achtung

Wenn Sie mit dem Urin Blut ausscheiden oder kein Wasser mehr lassen können, ist ärztliches Eingreifen notwendig.

Unerwünschte Wirkungen

- **Keine Maßnahmen erforderlich**
  Sodbrennen, Übelkeit, Blähungen und Durchfall können auftreten.
- **Muss beobachtet werden**
  Wenn die Haut sich verstärkt rötet und juckt, reagieren Sie vermutlich allergisch auf das Mittel. Dann sollten Sie es absetzen. Sind die Hauterscheinungen (→ Seite 14) einige Tage später nicht deutlich abgeklungen, sollten Sie einen Arzt aufsuchen.

Pflanzliches Mittel

Kürbissamen
PROSTA FINK FORTE

Der Extrakt aus den Samen des Kürbis' (Cucurbita pepo) soll Beschwerden durch eine vergrößerte Prostata bessern. Für die Wirkung könnte eine Gruppe von Inhaltsstoffen verantwortlich sein, die entwässernd wirken und die Konzentration eines der männlichen Geschlechtshormone im Gewebe verringern. Da die Wirksamkeit von Kürbissamenextrakt jedoch nicht ausreichend nachgewiesen ist, wird das Mittel als »wenig geeignet« eingestuft.

Achtung

Wenn Sie mit dem Urin Blut ausscheiden oder kein Wasser mehr lassen können, ist ärztliches Eingreifen notwendig.

Unerwünschte Wirkungen

- **Keine Maßnahmen erforderlich**
  Es können leichte Magen-Darm-Beschwerden auftreten.
- **Muss beobachtet werden**
  Wenn die Haut sich verstärkt rötet und juckt, reagieren Sie vermutlich allergisch auf das Mittel. Dann sollten Sie es absetzen. Sind die Hauterscheinungen (→ Seite 14) einige Tage später nicht deutlich abgeklungen, sollten Sie einen Arzt aufsuchen.

Pflanzliches Mittel

Phytosterol
Azuprostat Sandoz, harzol, Sitosterin Prostata

Phytosterol, auch Beta-Sitosterin genannt, ist der Hauptbestandteil eines Gemischs verschiedener Pflanzeninhaltsstoffe. Phytosterol ist in seiner chemischen Struktur dem Cholesterin verwandt. Seine Wirkung bei der Behandlung der vergrößerten Prostata beruht darauf, dass es die Bildung von Prostaglandinen bremst – Gewebehormonen, die in der vergrößerten Prostata vermehrt gebildet werden. Auf diese Weise wird der Harnfluss verbessert, und es bleibt weniger Restharn zurück.

Für die Präparate wurde in mehreren Studien, die jedoch nur bis zu sechs Monaten liefen, gezeigt, dass sie die Beschwerden, die mit einer vergrößerten Prostata zusammenhängen, bessern können. Allerdings verkleinern die Mittel die Drüse selbst nicht und es ist auch nicht sicher, ob durch sie die Komplikationen der Erkrankung seltener auftreten. Aus diesen Gründen gelten Mittel mit Beta-Sitosterin als »mit Einschränkung geeignet«.

Achtung

Wenn Sie mit dem Urin Blut ausscheiden oder kein Wasser mehr lassen können, ist ärztliches Eingreifen notwendig.

Gegenanzeigen

Sie dürfen nicht mit Phytosterol behandelt werden, wenn Ihr Körper diesen Stoff übermäßig aufnimmt und in den Blutgefäßen ablagert (Phytosterolämie).

Unerwünschte Wirkungen

- **Keine Maßnahmen erforderlich**
  Selten können Bauchschmerzen und Übelkeit auftreten.
- **Muss beobachtet werden**
  Wenn die Haut sich verstärkt rötet und juckt, reagieren Sie vermutlich allergisch auf das Mittel. Dann sollten Sie es absetzen. Sind die Hauterscheinungen (→ Seite 14) nach zwei Tagen nicht deutlich abgeklungen, sollten Sie einen Arzt aufsuchen.

Pflanzliches Mittel

Sägepalmenfrucht
Prostagutt mono/uno, Prostess, Sabal STADA uno, SABALVIT, Serenoa-ratiopharm, Strogen, Talso

Für die Sägepalme gibt es zwei botanische Namen: Sabal serrulatum im deutschsprachigen Raum und Serenoa repens im englischsprachigen Raum. Mit dem Extrakt der Früchte werden Beschwerden beim Wasserlassen behandelt, die im Zusammenhang mit einer vergrößerten Prostata auftreten.
Experimentelle Untersuchungen geben Hinweise, wie eine solche Wirkung zustande kommen kann. Demnach hemmt Sägepalmenfruchtextrakt verschiedene Enzyme, die notwendig sind, um das männliche Sexualhormon Testosteron so zu verändern, dass es an den Zielzellen in der Prostata wirken kann. Die entstehenden Hormonverbindungen tragen zum Zellwachstum der Prostata bei.
In einer Reihe von Studien ist untersucht worden, inwieweit Sägepalmenfruchtextrakt bei Männern mit vergrößerter Prostata die Beschwerden bessern kann. Die Ergebnisse schienen zunächst auf eine positive Wirksamkeit hinzudeuten. Das änderte sich, als im Jahr 2009 eine Gruppe von Wissenschaftlern 30 Studien, an denen insgesamt mehr als 5 000 Männer teilgenommen hatten, gemeinsam auswerteten. Dabei wurde klar, dass die Einnahme von Sägepalmenfruchtextrakt nicht besser wirkt als eine Scheinbehandlung. Effekte in kleineren Studien, zum Beispiel die Verringerung der Zahl nächtlicher Toilettengänge, die zunächst Hoffnung machten, ließen sich in größeren Studien von besserer Qualität nicht bestätigen. Daher gelten die Mittel nun als »wenig geeignet«. Darüber hinaus fehlen weiterhin Langzeituntersuchungen, die klären, ob durch die Einnahme von Sägepalmenfruchtextrakt weniger Komplikationen durch die vergrößerte Prostata auftreten, wie zum Beispiel ein akuter Harnverhalt, und ob weniger Operationen aufgrund zunehmender Beschwerden durchgeführt werden müssen.

Achtung

Wenn Sie mit dem Urin Blut ausscheiden oder kein Wasser mehr lassen können, ist ärztliches Eingreifen notwendig.

Gegenanzeigen

Unter folgenden Bedingungen sollten Sie das Mittel nur nach Rücksprache mit einem Arzt einsetzen und wenn dieser Nutzen und Risiken der Anwendung besonders sorgfältig abgewogen hat:

- Sie haben eine Blutgerinnungsstörung. Die Mittel können die Blutgerinnungsfähigkeit beeinträchtigen. Dann werden länger andauernde Blutungen wahrscheinlicher.
- Sie haben erhöhten Blutdruck. Die Mittel können den Druck weiter ansteigen lassen.

Wechselwirkungen mit Medikamenten

Wenn Sie noch andere Medikamente nehmen, ist zu beachten:

- Bei gleichzeitiger Einnahme von Azetylsalizylsäure (ASS, bei Schmerzen) können sich die Magenbeschwerden verstärken, die zu den unerwünschten Wirkungen beider Medikamente gehören.
- Bei Männern, die wegen einer Funktionsschwäche der Hoden mit Testosteron behandelt werden, wirkt das Hormon möglicherweise schwächer, wenn sie Sägepalmenfruchtextrakt einnehmen.

Unerwünschte Wirkungen

▶ Keine Maßnahmen erforderlich

Es können leichte Magen-Darm-Störungen auftreten. Manche Männer berichten über Kopfschmerzen und Müdigkeit. In aller Regel vergehen diese Beschwerden binnen Kurzem von selbst.

▶ Muss beobachtet werden

Der Blutdruck kann ansteigen. Vor allem wenn Sie zu hohem Blutdruck neigen oder wenn Sie bereits wissen, dass Ihr Blutdruck erhöht ist, sollten Sie insbesondere zu Beginn der Behandlung regelmäßig den Blutdruck messen. Wenden Sie sich dann an einen Arzt, wenn der Druck über 140/90 mmHg liegt.
Wenn sich die Haut rötet und juckt und sich zusätzlich Bläschen bilden, reagieren Sie vermutlich allergisch auf Sägepalmenfruchtextrakt. Dann sollten Sie das Mittel absetzen. Wenn die Hauterscheinungen (→ Seite 14) einige Tage später nicht vergangen sind, sollten Sie einen Arzt aufsuchen.

Pflanzenkombinationen

Brennnesselwurzel + Sägepalmenfrucht
Prostagutt forte
Goldrute + Rosskastanie + Sägepalmenfrucht
Cefasabal
Goldrute + Kürbisglobulin + Kürbiskernmehl + Zitterpappel
Prostamed

In diesen Mitteln sind jeweils zwei bis vier Pflanzenextrakte kombiniert. *Prostagutt forte* enthält den Extrakt von Sägepalmenfrüchten (→ Seite 405) und den von Brennnesselwurzeln (→ Seite 404). Die therapeutische Wirksamkeit von Sägepalmenfruchtextrakt bei gutartiger Prostatavergrößerung muss nach den Erkenntnissen von 2009 als nicht ausreichend nachgewiesen angesehen werden. Auch die von Brennnesselwurzelextrakt ist nicht nachgewiesen. Es handelt sich somit um eine nicht sinnvolle Kombination von zwei Pflanzenextrakten, deren jeweilige therapeutische Wirksamkeit zweifelhaft ist. Das Kombinationsmittel ist im Vergleich zu einer Scheinbehandlung geprüft worden. Dabei gab es Hinweise auf eine positive Wirksamkeit. Ob die Kombination besser wirkt als die jeweiligen Einzelmittel, wurde jedoch nicht geprüft. Daher werden diese Produkte als »wenig geeignet« beurteilt.

Cefasabal enthält neben dem Extrakt von Sägepalmenfrüchten noch den von Goldrute (→ Seite 358) und Rosskastanie. Für keinen der drei Bestandteile ist die therapeutische Wirksamkeit bei gutartiger Prostatavergrößerung ausreichend nachgewiesen. Dies gilt auch für das Kombinationsmittel. Darum wird es ebenfalls als »wenig geeignet« beurteilt.

Bei *Prostamed* gibt es für keinen der Bestandteile eine schlüssige Erklärung, wie er bei Beschwerden einer vergrößerten Prostata wirken könnte. Weder für die Einzelbestandteile noch für die Kombination ist die Wirksamkeit ausreichend nachgewiesen. Darum wird auch dieses Mittel als »wenig geeignet« bewertet.

Achtung

Wenn Sie mit dem Urin Blut ausscheiden oder kein Wasser mehr lassen können, ist ärztliches Eingreifen notwendig.

Cefasabal Tropfen: Männer mit Alkoholproblemen dürfen die Tropfen nicht einnehmen. Auch Männer mit Lebererkrankungen oder mit Anfallleiden sollten den Alkoholgehalt berücksichtigen. Darüber hinaus kann Alkohol die Wirkung vieler Arzneimittel (z. B. Schlaf- und Beruhigungsmittel, Psychopharmaka, starke Schmerzmittel, einige Mittel bei hohem Blutdruck) verstärken.

Gegenanzeigen

Prostamed dürfen Sie nicht anwenden, wenn Sie gegenüber Azetylsalizylsäure (ASS) überempfindlich sind. Dann ist anzunehmen, dass Sie auch keine Salizylsäure vertragen. Zu den Inhaltsstoffen der Zitterpappel gehören auch Salze dieser Säure.

Unerwünschte Wirkungen

▶ **Keine Maßnahmen erforderlich**

Es können leichte Magen-Darm-Störungen auftreten.

▶ **Muss beobachtet werden**

Wenn die Haut sich verstärkt rötet und juckt, reagieren Sie vermutlich allergisch auf einen Bestandteil des Mittels. Dann sollten Sie es absetzen. Sind die Hauterscheinungen (→ Seite 14) einige Tage später nicht deutlich abgeklungen, sollten Sie einen Arzt aufsuchen.

Prostatavergrößerung

Hinweise zu den Tabellenspalten → Seite 32, zur Auswahl der Arzneimittel → Seite 27, zur Grundlage der Bewertung → Seiten 27, 31

Handelsname Darreichungsform	**Zusammensetzung pro 1 ml/1 g oder wie angegeben bzw. pro abgeteilte Einheit**	**Unverb. Preis in Euro/kleinste Packung**	**Bewertung**
Azuprostat Sandoz 65 mg Weichkapseln Kapseln	**Phytosterol** 65 mg	14,32/50 Stück	**Mit Einschränkung geeignet**, um Beschwerden bei einer gutartig vergrößerten Prostata zu verringern. Die therapeutische Wirksamkeit ist noch nicht ausreichend nachgewiesen. Ob das Mittel die Häufigkeit von Komplikationen im Krankheitsverlauf verringern kann, ist noch unklar. → Seite 405
Bazoton uno Filmtabletten	**Auszug aus Brennnesselwurzel** 459 mg	22,10/30 Stück	**Wenig geeignet**, um Beschwerden bei einer gutartig vergrößerten Prostata zu verringern. Die therapeutische Wirksamkeit ist nicht ausreichend nachgewiesen. → Seite 404
Cefasabal Tropfen Lösung	Auszüge aus **Goldrutenkraut** 15 mg + **Rosskastaniensamen** 25 mg + **Sägepalmenfrüchten** 5 mg *Enthält 20 % Alkohol*	16,40/50 ml	**Wenig geeignet**, um Beschwerden bei einer gutartig vergrößerten Prostata zu verringern. Die therapeutische Wirksamkeit der festgelegten Kombination ist nicht ausreichend nachgewiesen. → Seite 406
Cefasabal Tabletten	Auszüge aus **Goldrutenkraut** 3,75 mg + **Rosskastaniensamen** 6,25 mg + **Sägepalmenfrüchten** 1,25 mg	16,40/100 Stück	

Prostatavergrößerung Fortsetzung

Handelsname Darreichungsform	**Zusammensetzung pro 1 ml/1 g oder wie angegeben bzw. pro abgeteilte Einheit**	**Unverb. Preis in Euro/kleinste Packung**	**Bewertung**

Hinweise zu den Tabellenspalten → Seite 32, zur Auswahl der Arzneimittel → Seite 27, zur Grundlage der Bewertung → Seiten 27, 31

Handelsname Darreichungsform	Zusammensetzung	Preis	Bewertung
harzol Kapseln	**Phytosterol** 10 mg	22,99/100 Stück	**Mit Einschränkung geeignet**, um Beschwerden bei einer gutartig vergrößerten Prostata zu verringern. Die therapeutische Wirksamkeit ist noch nicht ausreichend nachgewiesen. Ob das Mittel die Häufigkeit von Komplikationen im Krankheitsverlauf verringern kann, ist noch unklar. → Seite 405
PROSTA FINK FORTE Kapseln	**Auszug aus Kürbissamen** 500 mg	22,45/40 Stück	**Wenig geeignet**, um Beschwerden bei einer gutartig vergrößerten Prostata zu verringern. Die therapeutische Wirksamkeit ist nicht ausreichend nachgewiesen. → Seite 405
Prostaforton uno Filmtabletten	**Auszug aus Brennnesselwurzel** 285 mg	25,60/60 Stück	**Wenig geeignet**, um Beschwerden bei einer gutartig vergrößerten Prostata zu verringern. Die therapeutische Wirksamkeit ist nicht ausreichend nachgewiesen. → Seite 404
Prostagutt mono	**Auszug aus Sägepalmenfrüchten** 160 mg	15,70/60 Stück	**Wenig geeignet**, um Beschwerden bei einer gutartig vergrößerten Prostata zu verringern. Die therapeutische Wirksamkeit ist gemäß neuer Studien nicht ausreichend nachgewiesen. → Seite 405
Prostagutt uno	320 mg	23,70/60 Stück	
Prostagutt forte 160/120 mg Kapseln	Auszüge aus **Brennnesselwurzel** 120 mg **+ Sägepalmenfrüchten** 160 mg	24,80/60 Stück	**Wenig geeignet**, um Beschwerden bei einer gutartig vergrößerten Prostata zu verringern. Nicht sinnvolle Kombination, weil die therapeutische Wirksamkeit der Einzelmittel zweifelhaft ist. → Seite 406
Prostagutt forte 80/60 mg Lösung	Auszüge aus **Brennnesselwurzel** 60 mg **+ Sägepalmenfrüchten** 80 mg	18,35/50 ml	
Prostamed Tabletten	**Kürbissamenmehl** 200 mg **+ Kürbisglobulin** 100 mg **+ Auszug aus Goldrutenkraut** 2,6 mg **+ Auszug aus Zitterpappelblättern** 6,3 mg	6,41/60 Stück	**Wenig geeignet**, um Beschwerden bei einer gutartig vergrößerten Prostata zu verringern. Die therapeutische Wirksamkeit der festgelegten Kombination ist nicht ausreichend nachgewiesen. → Seite 406
Prostata STADA Filmtabletten	**Auszug aus Brennnesselwurzel** 125 mg	8,72/60 Stück	**Wenig geeignet**, um Beschwerden bei einer gutartig vergrößerten Prostata zu verringern. Die therapeutische Wirksamkeit ist nicht ausreichend nachgewiesen. → Seite 404
Prosta-Truw Kapseln	**Auszug aus Brennnesselwurzel** 240 mg	16,36/50 Stück	
Prostess	**Auszug aus Sägepalmenfrüchten** 160 mg	18,46/100 Stück	**Wenig geeignet**, um Beschwerden bei einer gutartig vergrößerten Prostata zu verringern. Die therapeutische Wirksamkeit ist gemäß neuer Studien nicht ausreichend nachgewiesen. → Seite 405
Prostess uno Kapseln	320 mg	17,90/50 Stück	
Sabal STADA uno 320 mg Kapseln	**Auszug aus Sägepalmenfrüchten** 320 mg	7,69/20 Stück	
SABALVIT	**Auszug aus Sägepalmenfrüchten** 160 mg	7,96/40 Stück	
SABALVIT UNO Kapseln	320 mg	13,74/40 Stück	
Serenoa-ratiopharm 160 mg	**Auszug aus Sägepalmenfrüchten** 160 mg	11,70/60 Stück	
320 mg Kapseln	320 mg	19,30/60 Stück	
Sidroga Prostata Tee Filterbeutel	**Brennnesselwurzel** 2,068 g	4,90/20 Stück	**Wenig geeignet**, um Beschwerden bei einer gutartig vergrößerten Prostata zu verringern. Die therapeutische Wirksamkeit ist nicht ausreichend nachgewiesen. → Seite 404

Prostatavergrößerung Fortsetzung

Hinweise zu den Tabellenspalten → Seite 32, zur Auswahl der Arzneimittel → Seite 27, zur Grundlage der Bewertung → Seiten 27, 31

Handelsname Darreichungsform	**Zusammensetzung pro 1 ml/1 g oder wie angegeben bzw. pro abgeteilte Einheit**	**Unverb. Preis in Euro/kleinste Packung**	**Bewertung**
Sitosterin Prostata-Kapseln Kapseln	**Phytosterol** 10 mg	22,99/100 Stück	**Mit Einschränkung geeignet**, um Beschwerden bei einer gutartig vergrößerten Prostata zu verringern. Die therapeutische Wirksamkeit ist noch nicht ausreichend nachgewiesen. Ob das Mittel die Häufigkeit von Komplikationen im Krankheitsverlauf verringern kann, ist noch unklar. → Seite 405
Strogen uno Kapseln	**Auszug aus Sägepalmenfrüchten** 320 mg	29,92/60 Stück	**Wenig geeignet**, um Beschwerden bei einer gutartig vergrößerten Prostata zu verringern. Die therapeutische Wirksamkeit ist gemäß neuer Studien nicht ausreichend nachgewiesen. → Seite 405
Talso 160 mg	**Auszug aus Sägepalmenfrüchten** 160 mg	24,97/120 Stück	
Talso Uno N 320 mg Weichkapseln	320 mg	20,34/60 Stück	
utk uno Filmtabletten B 460 mg Tabletten	**Auszug aus Brennnesselwurzel** 460 mg	26,86/60 Stück	**Wenig geeignet**, um Beschwerden bei einer gutartig vergrößerten Prostata zu verringern. Die therapeutische Wirksamkeit ist nicht ausreichend nachgewiesen. → Seite 404

Erektionsstörungen

Sexualstörungen sind nicht das Problem eines Mannes oder einer Frau, sondern immer das des Paares. Sowohl bei ihm als auch bei ihr greifen psychisches Erleben und Empfinden und die körperlichen Auswirkungen ineinander; zusätzlich wirkt sich aus, wie beide miteinander umgehen. Ist die innere Beziehung gestört, kann das den sexuellen Austausch auf der Ebene des Wollens und/oder des Könnens negativ beeinflussen. Was dabei jedoch Ursache, was Wirkung ist, lässt sich nur selten ausmachen. Der sexuelle Austausch kann in einer Partnerschaft junger Menschen ebenso gestört sein wie in einer Partnerschaft älterer Menschen. Auch gibt es im Verlauf langdauernder Beziehungen immer wieder Phasen wechselnder sexueller Aktivität. Bei manchen Paaren nimmt das Interesse an sexueller Aktivität mit dem Alter ab. Aber auch Funktion und Erleben können sich mit dem Älterwerden verändern.

Anzeichen und Beschwerden

Trotz Erregung versteift sich der Penis nicht so oder nicht lange genug, wie es für Sex, der beide Partner befriedigt, notwendig wäre. Solche Erektionsstörungen – Mediziner sprechen von einer »erektilen Dysfunktion« (ED) – können vorübergehend sein, als geringfügige Störung auftreten, aber auch eine erhebliche Beeinträchtigung darstellen.

Ursachen

Vorübergehende Erektionsprobleme, vor allem bei jüngeren Männern, haben ihre Ursache meist in Partnerschaftskonflikten oder erheblicher Stressbelastung. Wenn das Empfinden oder die äußeren Bedingungen nicht auf einen intimen Austausch eingestellt sind, verweigert der Körper seinen Dienst. Solche seelischen Ursachen müssen in einer eingehenden fachärztlichen Untersuchung von körperlichen Ursachen abgegrenzt werden, denn dafür können spezielle Therapieverfahren infrage kommen.

Ein weiterer häufiger Grund für Erektionsstörungen bei Männern allen Alters ist der übermäßige Konsum von Alkohol.

Anhaltende Störungen sind oft organisch bedingt und liegen auf der Ebene der Nervenversorgung, der Hormonproduktion oder der Durchblutung. Mit zunehmendem Alter treten öfter Krankheiten auf, in deren Folge beziehungsweise bei deren medikamentöser Behandlung sich Sexualstörungen einstellen können. Zu ihnen gehören:

- Herz-Kreislauf-Erkrankungen wie hoher Blutdruck und Durchblutungsstörungen, zum Beispiel in den Beinen. Die Gefäße, die die Schwellkörper mit Blut versorgen beziehungsweise das frühzeitige Abfließen des Blutes verhindern, können sich verändern. Derartige Störungen werden durch regelmäßigen Nikotinkonsum verstärkt.

- Diabetes. Je länger die Krankheit besteht, desto wahrscheinlicher sind Schäden an den Nerven und/oder Blutgefäßen, die dann zu Erektionsproblemen führen können.
- Nervenkrankheiten
- Verletzungen und Operationen im kleinen Becken, zum Beispiel an der Prostata
- Störungen der Hormonproduktion
- Medikamente. Darunter sind viele Psychopharmaka, blutdrucksenkende Mittel wie beispielsweise ACE-Hemmer und Betablocker, sowie Lipidsenker, die bei erhöhten Blutfetten und Herzkrankheiten angewendet werden. Auch Finasterid gehört dazu, ein Mittel, das unter dem Namen *Proscar* zur Behandlung der vergrößerten Prostata dient und das als *Propecia* bei Haarausfall eingesetzt wird.

Allgemeine Maßnahmen

Meiden Sie Alkohol und Nikotin. Starten Sie ein Fitnessprogramm mit viel Bewegung.

Vakuumpumpen (z. B. ErecAid System, Rapport) sind effektive Erektionshilfen, die nicht in das Körperinnere eingreifen. Der Penis wird in ein Rohr eingeführt, aus dem die Luft elektrisch abgesaugt wird, sodass ein Vakuum entsteht. Dadurch strömt mehr Blut in den Penis und er richtet sich auf. Anschließend wird das Rohr abgezogen und für etwa 30 Minuten ein Ring an der Peniswurzel angebracht. Er verhindert, dass das Blut schnell wieder abfließt.

Ist eine gestörte Blutversorgung des Penis die Ursache des Problems, kann eventuell eine Operation infrage kommen.

Einige Untersuchungen legen nahe, dass Erektionsstörungen auf ein erhöhtes Risiko für schwerwiegende Herz-Kreislauf-Ereignisse hindeuten können. Daher wird Männern mit Erektionsproblemen besonders dringend empfohlen, die üblichen Vorbeugemaßnahmen gegen Herz-Kreislauf-Erkrankungen zu beherzigen. Das bedeutet, sie sollten das Rauchen aufgeben und mit gesunder Ernährung und viel körperlicher Aktivität ihre Blutfette, den Blutzucker, den Blutdruck und das Gewicht im Normalbereich halten.

Wann zum Arzt?

Ein im Umgang mit Sexualstörungen erfahrener Arzt kann in Gesprächen und durch Untersuchungen die Ursache der Störung zu ermitteln versuchen und Behandlungsmöglichkeiten vorschlagen. Dazu sollten sich beide Partner in der Praxis einfinden. Liegt die Ursache vornehmlich in einem Partnerschaftskonflikt, können geleitete Gespräche mit Mitarbeitern einer psychologischen Beratungsstelle die Partner einander wieder näherbringen.

Körperliche Ursachen lassen sich nur ärztlich beheben. Der Gang zum Arzt ist immer unerlässlich, wenn eine effektive medikamentöse Behandlung gewünscht wird. Alle Arzneimittel, die eine Erektion verlässlich fördern können, müssen ärztlich verordnet werden. Näheres hierzu lesen Sie im HANDBUCH MEDIKAMENTE der Stiftung Warentest oder im Internet unter www.medikamente-im-test.de.

Behandlung mit Medikamenten

Bis etwa zum Jahr 2005 gab es eine Reihe von Mitteln, die zu mehr sexueller Aktivität verhelfen sollten (Aphrodisiaka). Sie enthielten Pflanzenbestandteile, wie Yohimberinde und Potenzholz, und gefäßerweiternde Substanzen, von deren durchblutungsfördernder Wirkung man sich einen stimulierenden Effekt erhoffte. Die Wirksamkeit dieser Mittel war nicht ausreichend belegt; eine befriedigende Wirkung war von ihnen nicht zu erwarten. Seit mit *Viagra* das erste Mittel in den Handel kam, das bei Sexualstörungen unzweifelhaft wirksam ist, haben sich die Männer, deren gesundheitliche Situation nicht gegen eine Einnahme spricht, wohl diesem und seinen Nachfolgepräparaten zugewandt. Nahezu alle Hersteller der bisher von der Stiftung Warentest bewerteten nicht verschreibungspflichtigen Mittel gegen Sexualstörungen haben ihre Produkte aus dem Handel genommen.

Anthroposophische, homöopathische und traditionell angewendete Mittel

Als homöopathische Präparate sind *Cefagil*, *Viragil*, *Virilis Gastreu S* und *Yohimbin Vitalcomplex Hevert* im Handel. *Lebenskraft N* ist als »traditionell angewendet« zugelassen. Da sich derartige Arzneimittel nach den Grundsätzen dieses Buches nicht bewerten lassen, werden sie hier nicht näher besprochen. Allgemeine Informationen zu der ersten Gruppe von Produkten finden Sie unter »Homöopathische Arzneimittel« (→ Seite 20), zu der zweiten unter »Traditionell angewendete Mittel« (→ Seite 20).

Stoffwechsel

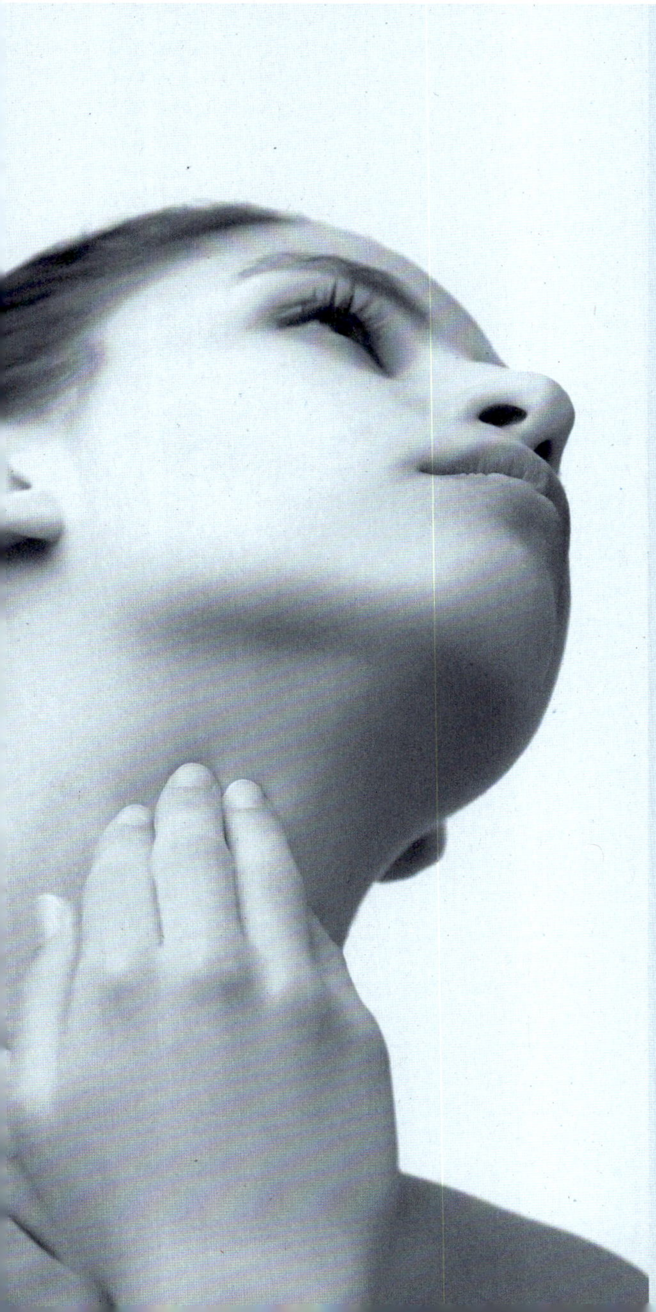

Zu den lebensnotwendigen Vorgängen im Körper gehört der Stoffwechsel. Dabei werden aufgenommene Substanzen meist über viele Zwischenstufen in andere verwandelt.
Die jeweiligen Einzelschritte im Stoffwechsel werden oft von Hormonen und Enzymen eingeleitet und in Gang gehalten. Die übergeordnete Steuerung erfolgt durch das Hormon- und Nervensystem.
Die Auswirkungen von Stoffwechselkrankheiten betreffen nur selten ein einzelnes Organ. Fast immer zeigen sie sich in mehreren Körperbereichen. Auch wenn die Schilddrüse zu wenig oder zu viel Hormone produziert, reagiert darauf der gesamte Körper.
Die häufigste Schilddrüsenerkrankung ist ein durch Jodmangel verursachter Kropf (→ Seite 412), in dessen Folge das Schilddrüsengewebe zunimmt.

Kropf

Als Kropf (Struma) wird eine mehr oder weniger deutliche Schwellung unterhalb des Kehlkopfs infolge einer vergrößerten Schilddrüse bezeichnet. 15 bis 30 von 100 Menschen in Deutschland haben eine derart vergrößerte Schilddrüse. Noch vor Jahrzehnten trat die Erkrankung im Süden Deutschlands wesentlich häufiger auf als in küstennahen Regionen, weil in Süddeutschland das Trinkwasser weniger Jod enthält als im Norden und die Menschen viel weniger Seefische aßen. Durch die Maßnahmen zur Verbesserung der Jodversorgung der Bevölkerung und durch veränderte Ernährungsgewohnheiten sind die regionalen Unterschiede in der Kropfhäufigkeit jedoch nicht mehr ganz so groß.

Anzeichen und Beschwerden

Die Betroffenen selbst merken lange Zeit nichts davon, dass sich ihr Schilddrüsengewebe vermehrt. Die meisten Schilddrüsenerkrankungen werden zufällig festgestellt, zum Beispiel wenn der Arzt bei einer Untersuchung den Hals abtastet und eine leichte Vergrößerung im Bereich der Schilddrüse bemerkt. Auch bei einer Ultraschalluntersuchung der Schilddrüse kann ein Kropf bemerkt werden.
Später kann ein von außen sichtbarer Kropf anzeigen, dass die Regulationsfunktion der Schilddrüse gestört ist. Ein ausgeprägter Kropf kann die Atmung beeinträchtigen.
Jugendliche entwickeln häufig in der Zeit der Pubertät einen Kropf. Dessen Wachstum lässt sich durch die Gabe von Jod zumeist stoppen.

Ursachen

Viele Faktoren können zu einer Schilddrüsenvergrößerung führen. Die bei Weitem häufigste Ursache ist eine unzureichende Jodversorgung. Jod ist für die Schilddrüsenhormone ein unentbehrlicher Baustein. Nimmt der Körper zu wenig Jod auf, kann die Schilddrüse nicht genügend Hormone produzieren. Darauf reagieren die Gehirndrüsen, indem sie mehr von dem Steuerungshormon TSH (Thyreoidea stimulierendes Hormon) produzieren. Dieses und Wachstumsfaktoren, die die Schilddrüse selbst bildet, regen die Schilddrüsenzellen an, sich zu vermehren. Mit diesem zusätzlichen Gewebe versucht der Körper, dem Mangel entgegenzuwirken.
Im Alter nimmt die Tendenz des Schilddrüsengewebes, sich zu vergrößern, ab.
Manchmal tritt ein Kropf auch im Zusammenhang mit einer Schilddrüsenunterfunktion oder einer -überfunktion auf.

Vorbeugung

Der Körper benötigt nur winzige Mengen Jod. Diese nimmt er mit der Nahrung auf, wenn Lebensmittel und Getränke genügend Jod enthalten. Das Gestein, durch das das Regenwasser sickert und zum Grundwasser wird, das in Deutschland als Trinkwasser dient, enthält jedoch nur wenig Jodsalze. Und die Böden, auf denen hierzulande Gemüse, Getreide und Futterpflanzen wachsen, sind jodarm. Nahrungsmittel von Tieren, die jodarmes Futter fressen, sind ebenfalls arm an Jod. Dem begegnet man inzwischen, indem zunehmend mehr mit Jod angereichertes Futter verwendet wird. Dadurch ist der Jodgehalt in Milch- und Milchprodukten sowie in Fleisch und Fleischwaren gestiegen. Dennoch erreichen nicht alle Erwachsenen mit diesen Lebensmitteln sicher die durchschnittlich empfohlene Tagesmenge an Jod von 200 Mikrogramm (µg) – das sind 0,2 Milligramm (mg) – da sie von den jodreichen Nahrungsmitteln nicht so viel essen wie es wünschenswert wäre. Besser wäre es, sie würden ihren Speiseplan umstellen und mehr Meeresfische wie Seelachs, Kabeljau und Makrele, außerdem Milch, Milchprodukte sowie jodhaltige Mineralwässer zu sich nehmen. Zum Salzen selbst zubereiteter Speisen empfiehlt sich mit Jod angereichertes Kochsalz. Jodiertes Speisesalz (Jodsalz) enthält 2 Milligramm Jod in 100 Gramm Salz. Fertigprodukte wie Brot und Backwaren, die mit Jodsalz hergestellt wurden, tragen ebenfalls zur Jodversorgung bei. Auch in Kantinen und Restaurants kann Jodsalz verwendet werden. Durch die Kombination dieser verschiedenen Elemente kann es dem Großteil der Menschen in Deutschland gelingen, annähernd die durchschnittlich empfohlene Menge Jod aufzunehmen.
Für schwangere und stillende Frauen genügt eine bewusst jodhaltige Ernährung oft nicht, um den in dieser Zeit erhöhten Jodbedarf (Schwangere 230 Mikrogramm, Stillende 260 Mikrogramm) zu decken. Daher wird Frauen empfohlen, in dieser Zeit Jodidtabletten einzunehmen. Die Dosis richtet sich nach ihren Ernährungsgewohnheiten und liegt bei täglich 100 bis 200 Mikrogramm Jodid.
Informationen zum Thema Jodallergie finden Sie unter »Allergisch gegen Jod?« (→ Seite 415).

Wann zum Arzt?

Ein Hals, der dicker geworden ist, sollte vom Arzt beurteilt werden. Untersuchungen, zum Beispiel mit Ultraschall, geben Aufschluss über die Größe der Schilddrüse und können einen Kropf bestätigen. Andere Tests überprüfen die Funktion des Organs und stellen fest, ob es genügend oder zu viel Hormone produziert.
Die Einnahme von Jodidtabletten sollte in jedem Fall mit einem Arzt abgesprochen sein. Das gilt auch für schwan-

gere und stillende Frauen sowie für Jugendliche. Es muss sichergestellt sein, dass keine Schilddrüsenüberfunktion besteht. Bei einer solchen Erkrankung, die auch unbemerkt vorliegen kann, darf keine größere Menge Jod zugeführt werden. Durch Jod kann sich die Überfunktion verschlimmern und es kann zu einer akuten lebensbedrohlichen Krise kommen. Bei der Verwendung von Jodsalz besteht diese Gefahr nicht, da dessen Jodgehalt deutlich geringer ist.
Wenn Sie Jodidtabletten einnehmen wollen, um einem Kropf vorzubeugen, müssen Sie diese selbst bezahlen. Das gilt auch, wenn der Arzt zur Einnahme geraten hat. Die gesetzlichen Krankenkassen übernehmen die Kosten für jodhaltige Mittel nur, wenn der Arzt sie verordnet, um eine Schilddrüsenerkrankung zu behandeln. Näheres hierzu finden Sie in der »Ausnahmeliste« (→ Seite 658).

Behandlung mit Medikamenten

Ein Kropf, der die Atmung behindert, muss unbedingt in seinem Wachstum gestoppt werden. Des Weiteren sollte ein Kropf bei Personen behandelt werden, die jünger sind als 45 Jahre, um Komplikationen zu vermeiden, die im Zusammenhang mit der Schilddrüsenfunktionsstörung in späteren Jahren auftreten können. Bei älteren Menschen kann es genügen, die Schilddrüse regelmäßig ärztlich kontrollieren zu lassen.
Ein Kropf, der ausschließlich auf Jodmangel beruht, wird mit der gezielten Zufuhr von Jodid (→ Seite 414) behandelt. Die Präparate sind geeignet, um Jod zuzuführen. Damit dienen sie sowohl der Vorbeugung gegen Schilddrüsenerkrankungen, die auf einem Jodmangel beruhen, als auch ihrer Behandlung. Bei jüngeren Menschen lässt sich ein Kropf durch eine Behandlung mit Jod eher zurückbilden als bei älteren. Bei diesen begrenzt Jod aber ein weiteres Kropfwachstum.
Bei der Behandlung eines Kropfes sowie anderer Schilddrüsenerkrankungen kann darüber hinaus der Einsatz von Schilddrüsenhormonen erforderlich sein. Diese sind allerdings verschreibungspflichtig. Näheres zu diesen Mitteln lesen Sie im HANDBUCH MEDIKAMENTE der Stiftung Warentest oder im Internet unter www.medikamente-im-test.de.

Jodtabletten bei einem Reaktorunfall

Nach Reaktorunfällen wie dem von Tschernobyl in der Ukraine 1986 und dem des Atomkraftwerks Fukushima in Japan im Jahr 2011 fällt in der Diskussion um Gesundheitsgefahren durch radioaktive Strahlung oft das Stichwort »Jodtabletten«. Ihre Einnahme soll mögliche Schäden begrenzen.
Bei der Havarie eines Atomkraftwerks kann radioaktive Strahlung in die Umwelt gelangen. Sie stammt aus der Vielzahl von Spaltprodukten des angereicherten Urans, das im Reaktor als Kernbrennstoff verwendet wird. Einige dieser Spaltprodukte senden jahrtausendelang radioaktive Strahlung aus. Eines der radioaktiven Elemente mit relativ kurzer Strahlungsdauer ist Jod 131. Von diesem hat sich nach etwa acht Tagen die Hälfte in ungefährliches Jod verwandelt.
Die Schilddrüse braucht kontinuierlich eine gewisse Menge Jod, um es in Hormone einzubauen. Für gewöhnlich stammt dieses Jod aus der Nahrung und dem Trinkwasser. Wenn nach einem Reaktorunfall aber radioaktives Jod in die Umwelt gelangt, wird dieses ebenso wie nichtradioaktives Jod aus der Atemluft, über Lebensmittel und Wasser in den Körper aufgenommen. Es reichert sich in der Schilddrüse an und setzt Strahlung frei. Diese schädigt die Zellen und kann zu Schilddrüsenkrebs führen.
Eine Schilddrüse, deren Speicher komplett mit Jod gefüllt ist, nimmt kein weiteres Jod mehr auf. Darauf beruht die Empfehlung, vor einer zu erwartenden hohen radioaktiven Belastung Jodtabletten einzunehmen. Die Speicher der Schilddrüse sollen mit nichtradioaktivem Jod gesättigt werden, bevor sie radioaktives Jod einlagern können. Dazu muss Jod in Form eines Salzes in sehr hoher Dosierung eingenommen werden. Als Dosierung werden angegeben:

- Für Erwachsene und Kinder über zwölf Jahre 130 Milligramm Kaliumjodid.
- Für Kinder zwischen drei und zwölf Jahren 65 Milligramm Kaliumjodid.
- Für Kinder ab dem zweiten Lebensmonat bis drei Jahre 32,5 Milligramm Kaliumjodid.
- Für Kinder im ersten Lebensmonat 16,25 Milligramm Kaliumjodid.

Diese Menge wird in der Regel nur ein einziges Mal eingenommen.
Besonders bei Menschen über 45 Jahre besteht die Gefahr einer Überfunktion der Schilddrüse, wenn sie eine größere Menge Jod aufnehmen. Bei ihnen wird das Risiko der Tabletteneinnahme höher eingeschätzt als der eventuelle Nutzen. Daher wird ihnen von der Einnahme hoch dosierter Jodtabletten abgeraten. Wer bereits eine Schilddrüsenüberfunktion hat, kann hoch

dosiertes Jod einnehmen, muss danach aber zum Arzt zur Kontrolle. Wer auf Jod überempfindlich reagiert, darf hoch dosierte Jodtabletten keinesfalls einnehmen.
In einer akuten Notsituation bekommen die Haushalte die Jodtabletten aus Vorräten, die für diesen Zweck angelegt worden sind. Wer die allgemeine Versorgung der Bevölkerung nicht abwarten will und sich stattdessen einen eigenen Notfallvorrat anlegen möchte, kann sich ein entsprechendes Präparat in der Apotheke besorgen. Die bei Jodmangel gebräuchlichen Medikamente eignen sich dafür allerdings nicht, weil sie mit 100 bis 200 Mikrogramm pro Tablette viel zu wenig Jod enthalten. Von einem Produkt mit 100 Mikrogramm Jod müssten im Ernstfall 1 300 Tabletten geschluckt werden. Für die Jodblockade der Schilddrüse bei Reaktorunfällen gibt es Präparate, die 65 Milligramm Kaliumjodid pro Tablette enthalten.
Doch egal, ob die Jodtabletten aktuell aus öffentlichen Vorräten verteilt wurden oder ob Sie sie zu Hause gelagert haben – Sie sollten sie ausschließlich dann einnehmen, wenn die Behörden dazu auffordern. Ob und wann das der Fall ist, beurteilen die zuständigen Institutionen. Die Entscheidung wird der Bevölkerung dann über Rundfunk, Fernsehen und Lautsprecherdurchsagen übermittelt. Jodtabletten können die Schilddrüse nämlich nur dann vor der Aufnahme von Jod 131 bewahren, wenn sie zum exakt richtigen Zeitpunkt eingenommen werden. Geschieht es zu früh, weist der Jodspeicher in der Schilddrüse schon wieder Lücken auf, wenn das radioaktive Jod die Menschen erreicht. Bei einer zu späten Einnahme kann die Schilddrüse schon radioaktives Jod aufgenommen haben. Ist die Aufforderung zur Tabletteneinnahme ergangen, sollten Kinder unter vier Jahren und schwangere Frauen als Erste mit Jodtabletten versorgt werden. Diese Personengruppen sind durch radioaktives Jod ganz besonders gefährdet.

Jod

Kaliumjodid
Jodetten Henning, Jodid, Jodid-ratiopharm

Das Element Jod kommt in der Natur gebunden in Form seiner Salze vor zum Beispiel als Natriumjodid und Kaliumjodid. Für die Schilddrüsenhormone braucht der Körper jedoch elementares Jod. Darum wandelt er die Jodide, die er mit der Nahrung oder aus Medikamenten aufnimmt, in elementares Jod um, das die Schilddrüse in ihre Hormone einbaut.
Jod ist geeignet, einen Jodmangel zu beheben. Steht dem Körper genügend Jod zur Verfügung, kann er die erforderliche Menge Schilddrüsenhormone bilden. Ist diese vorhanden, hören die Gehirndrüsen auf, das Schilddrüsengewebe zu vermehrtem Wachstum anzuregen. Der Kropf, der durch dieses Wachstum entstanden ist, wächst nicht mehr weiter. Insbesondere bei jüngeren Menschen kann er sich zurückbilden. Bei älteren Menschen begrenzt die Jodbehandlung dagegen meist nur das weitere Wachstum des Schilddrüsengewebes.
Wenn diese Behandlung abgeschlossen ist, können Jodidtabletten einem weiteren Jodmangel vorbeugen.

Anwendung

Um einen Kropf zu verkleinern, sind üblicherweise täglich 200 Mikrogramm Jodid, bisweilen auch 400 Mikrogramm, notwendig. Später genügen meist sechs bis zwölf Monate lang täglich 100 bis 200 Mikrogramm.
Für Menschen, die die tägliche Einnahme einer Tablette nicht gewährleisten können, gibt es Produkte, die einmal pro Woche eingenommen werden. Bei diesen enthält eine Tablette so viel Jodid, dass es für eine ganze Woche ausreicht. Diese Mittel sind vor allem für Personen mit erhöhtem Jodbedarf geeignet, zum Beispiel Jugendliche. Wenn Sie eines dieser Präparate verwenden, sollten Sie einen Merkkalender führen, um sicherzustellen, dass Sie die Einnahme nicht vergessen, aber auch nicht versehentlich mehr als eine Tablette in der Woche schlucken.

Achtung

Bei Einnahme von Jodid ist eine Radiojodbehandlung weniger effektiv.

Gegenanzeigen

Unter folgenden Bedingungen dürfen Sie kein Jodid einnehmen:

- Der Verdacht, dass ein Schilddrüsenkrebs vorliegt, ist nicht ausgeräumt.
- Es besteht eine Schilddrüsenüberfunktion.
- Sie leiden an einer speziellen Hautkrankheit (Dermatitis herpetiformis Duhring).
- Sie haben eine Unverträglichkeit gegenüber Jod.

Unter folgenden Bedingungen sollten Sie das Mittel nur nach Rücksprache mit einem Arzt einsetzen, der zudem Nutzen und Risiken der Anwendung besonders sorgfältig abgewogen hat:

- Es liegt eine akute Schilddrüsenerkrankung vor oder eine solche ist gerade abgeklungen.
- In Ihrer Schilddrüse gibt es autonome Bereiche. Das sind Zellansammlungen, deren Hormonproduktion nicht mehr der Steuerung durch die Gehirndrüsen gehorcht. Derartiges kommt besonders bei älteren Menschen häufig vor.

Wechselwirkungen mit Medikamenten

Wenn Sie noch andere Medikamente nehmen, ist zu beachten:

- Wird Lithium (bei Depressionen) zusammen mit mehr als 1 Milligramm Jodid am Tag eingenommen, erhöht sich das Risiko für einen Kropf und eine Schilddrüsenunterfunktion.
- Jodid verringert die Wirkung von Medikamenten, die eine übermäßige Produktion von Schilddrüsenhormonen bremsen sollen.
- Der Kaliumanteil, der durch Kaliumjodid in den Körper gelangt, belastet den Kaliumhaushalt. Dieser Effekt verstärkt sich, wenn Sie zusätzlich kaliumsparende Diuretika (bei hohem Blutdruck, bei Nierenfunktionsstörungen) einnehmen.
- Eine Reihe von Arzneimitteln enthält Jod. Kommt dieser Anteil zu den Jodidtabletten hinzu, kann die kritische Grenze überschritten werden, ab der unerwünschte Wirkungen zu erwarten sind. Zu diesen Arzneimitteln gehören vor allem Röntgenkontrastmittel, Povidon-Jod (→ Seite 375) und Jodtinktur (bei Hauterkrankungen, zur Desinfektion) sowie Amiodaron (bei Herzrhythmusstörungen).

Allergisch gegen Jod?

Manche Menschen meinen, sie könnten aufgrund einer Jodallergie kein jodiertes Speisesalz verwenden und keine Jodidtabletten einnehmen. Meistens ist das jedoch ein Irrtum. Allergien auf Jod, das über den Mund aufgenommen wird, sind sehr selten. Voraussetzung für eine allergische Reaktion des Immunsystems ist, dass die Moleküle der Substanz, die die Reaktion auslösen, relativ groß sind. Das ist zum Beispiel bei jodhaltigen Röntgenkontrast- und Desinfektionsmitteln wie Povidon-Jod (→ Seite 375) der Fall. Hier ist jedoch nicht das Jod für die Allergie verantwortlich, sondern das gesamte große Molekül, in dem Jod ein Bestandteil ist.

Die Jodverbindungen, die in Jodsalz und in Tabletten enthalten sind, sind hingegen so klein, dass sie keine solche Immunantwort hervorrufen können. Nur ganz selten bekommt jemand dennoch Hautausschlag, gerötete Augen, Husten, Schnupfen und Kopfschmerzen, wenn er mit Jodhaltigem in Kontakt kommt – allerdings muss das schon eine außergewöhnlich große Menge Jod sein. Diese Personen vertragen kein Jod und reagieren darauf in der beschriebenen Weise. Für sie kann bereits die Jodmenge in Depottabletten, die nur einmal in der Woche eingenommen werden müssen, eine Gefahr darstellen. Die geringe Menge Jod, die in den Präparaten zur täglichen Einnahme oder in jodiertem Speisesalz enthalten ist, stellt dagegen kein Problem dar.

Jodhaltige Verbindungen, die auf Haut und Schleimhaut aufgetragen werden, können zu Kontaktallergien führen; diese sind aber auf den Ort begrenzt, an dem das Mittel eingewirkt hat. Ungeachtet dieser Reaktionen kann eine überhöhte Zufuhr von Jod für Menschen mit Schilddrüsenerkrankungen gefährlich werden, weil es eine Überfunktion auslösen kann.

Unerwünschte Wirkungen

► Muss beobachtet werden

Wenn Sie Anzeichen bemerken, wie sie für eine Schilddrüsenunterfunktion oder -überfunktion typisch sind, sollten Sie sich an einen Arzt wenden. Symptome einer Unterfunktion sind Müdigkeit, Trägheit, depressive Stimmung, raue Haut und spröde Haare, die einer Überfunktion sind unter anderem Unruhe, schneller Herzschlag, Händezittern, Schwitzen und Gewichtsverlust.

Bei Personen, die eine Schilddrüsenentzündung haben oder hatten, besteht bei Jodzufuhr das Risiko einer Unterfunktion. Sie sollten besser Schilddrüsenhormone erhalten. Bei Menschen, die in der Schilddrüse unerkannte, selbstständig arbeitende Zellbereiche haben, die der Steuerung durch die Gehirndrüsen nicht mehr gehorchen, kann sich durch Jod eine Überfunktion entwickeln.

Fieber, Reizhusten, akneartiger Hautausschlag, Jucken und Brennen der Augen, Durchfall, Kopfschmerzen und metallischer Geschmack im Mund können Zeichen einer Unverträglichkeit von Jod sein. Von diesen Beschwerden sollten Sie einem Arzt berichten.

Jodetten Henning 1x wöchentlich 1 530 Mikrogramm Tabletten: Wenn sich die Haut rötet, juckt und sich zusätzlich Bläschen bilden, vertragen Sie das Mittel vermutlich nicht. Dann sollten Sie es absetzen und nicht weiter anwenden. Haben sich die Hauterscheinungen (→ Seite 14) einige Tage danach nicht merklich gebessert, sollten Sie einen Arzt aufsuchen.

▶ Sofort zum Arzt

Jodetten Henning 1x wöchentlich 1 530 Mikrogramm Tabletten: Wenn starker Hautausschlag, Juckreiz, Herzrasen, Atemnot, Schwäche und Schwindel auftreten, müssen Sie unverzüglich den Notarzt (Telefon 112) rufen, weil es sich um eine lebensbedrohliche Allergie (→ Seite 14) handeln kann. Allergische Reaktionen auf Jod sind allerdings sehr selten. Näheres hierzu lesen Sie unter »Allergisch gegen Jod?« (→ Seite 415).

Hinweise

Für Kinder und Jugendliche unter 18 Jahren

Säuglinge brauchen täglich etwa 50 Mikrogramm Jodid, Kinder bis neun Jahre etwa 100 Mikrogramm. Ein Jodmangelkropf wird bei Kindern bis zur Pubertät mit 100 bis 200 Mikrogramm Jodid behandelt. Diese Behandlung sollte immer in ärztlicher Hand liegen.

Für Schwangerschaft und Stillzeit

Ab der zehnten bis zwölften Woche produziert das ungeborene Kind seine Schilddrüsenhormone selbst. Dazu benötigt es ausreichend Jod. Deshalb sollten schwangere Frauen pro Tag etwa 230 Mikrogramm Jodid zu sich nehmen. Viel mehr darf es allerdings nicht sein, sonst schaltet sich die Schilddrüse des Kindes ab und es wird mit einer Schilddrüsenunterfunktion geboren. Aus diesem Grund verbietet sich während der Schwangerschaft eine Kropfbehandlung mit hoch dosiertem Jodid.

Schwangere Frauen sollten die Einnahme von Jodidtabletten in jedem Fall mit einem Arzt absprechen. Das gilt auch für stillende Frauen, die täglich etwa 260 Mikrogramm Jodid aufnehmen sollten.

Für ältere Menschen

Ältere Personen dürfen nicht mehr als 50 bis 100 Mikrogramm Jodid pro Tag einnehmen, weil sie die Hormone langsamer abbauen. Außerdem haben sie häufiger als jüngere Menschen autonome Zellbereiche in der Schilddrüse, die durch eine größere Jodidgabe aktiviert werden können.

Kropf

Handelsname Darreichungsform	**Zusammensetzung pro 1 ml/1 g oder wie angegeben bzw. pro abgeteilte Einheit**	**Unverb. Preis in Euro/kleinste Packung**	**Bewertung**
Hinweise zu den Tabellenspalten → Seite 32, zur Auswahl der Arzneimittel → Seite 27, zur Grundlage der Bewertung → Seiten 27, 31			
Jodetten 100 Henning	**Kaliumjodid** 130,8 µg (entspricht 100 µg Jod)	2,77/50 Stück	**Geeignet** zur Vorbeugung gegen Jodmangel und bei Schilddrüsenerkrankungen, um Jod zuzuführen. → Seite 414
150 Henning	196 µg (entspricht 150 µg Jod)	3,58/50 Stück	
200 Henning	261,6 µg (entspricht 200 µg Jod)	4,30/50 Stück	
Jodetten Henning 1x wöchentlich 1 530 Mikrogramm Tabletten Tabletten	2 mg (entspricht 1 530 µg Jod)	5,65/14 Stück	
Jodid 100 µg	**Kaliumjodid** 130,8 µg (entspricht 100 µg Jod)	2,50/50 Stück	
200 µg Tabletten	261,6 µg (entspricht 200 µg Jod)	3,89/50 Stück	
Jodid-ratiopharm 100 µg Tabletten	**Kaliumjodid** 131 µg (entspricht 100 µg Jod)	2,40/50 Stück	
200 µg Tabletten Tabletten	262 µg (entspricht 200 µg Jod)	3,55/50 Stück	

Herz, Kreislauf

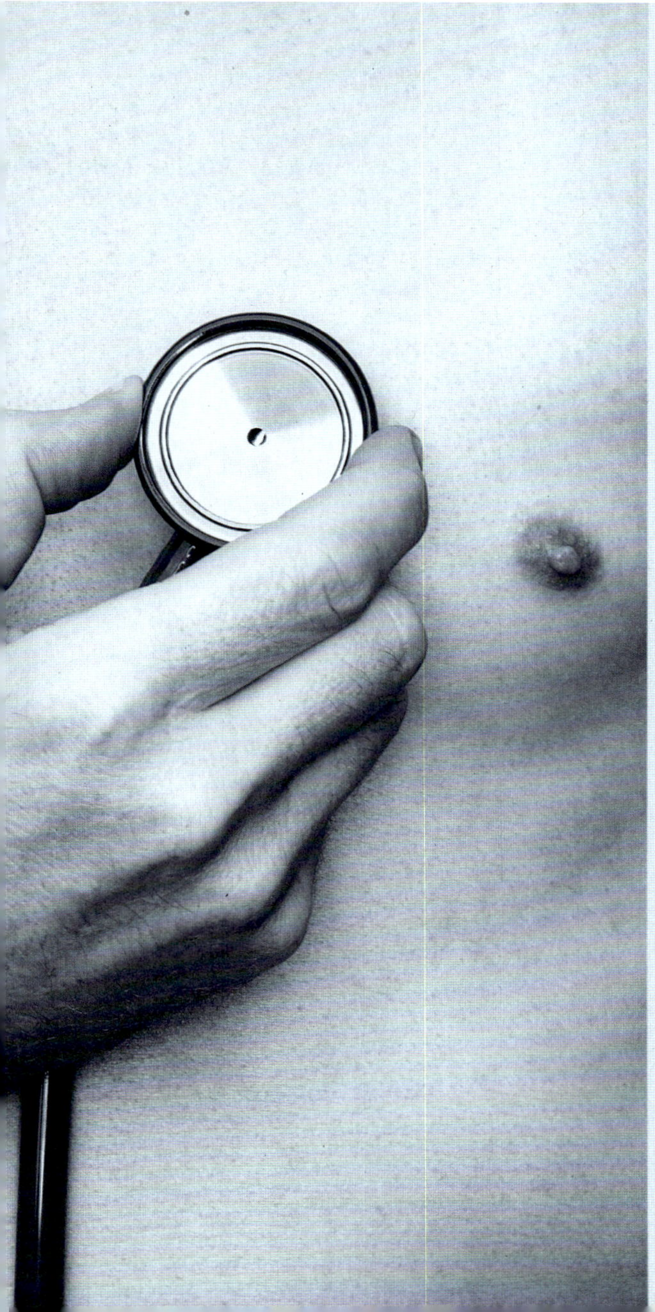

Über den Blutkreislauf finden Austausch- und Transportvorgänge im Organismus statt. Große und kleine Adern durchziehen den Körper wie ein dichtes Netz. Zentrum des Blutkreislaufs ist das Herz. Ablagerungen in den Schlagadern des Körpers, die vom Herzen weg in den Organismus führen, ziehen arterielle Durchblutungsstörungen (→ Seite 418) nach sich, die sich nicht selten in einer koronaren Herzkrankheit und Angina Pectoris äußern. Begünstigt wird eine solche »Arterienverkalkung« nicht nur durch hohen Blutdruck oder Rauchen, sondern auch durch erhöhte Blutfette (→ Seite 444).
Weit verbreitet sind auch Venenerkrankungen (→ Seite 436), die sowohl Krampfadern als auch Thrombosen umfassen sowie eine chronische Venenschwäche.
Allgemeine Herz-Kreislauf-Beschwerden (→ Seite 428) wie Schwindel, Leistungsschwäche und Atemnot können Ausdruck eines meist harmlosen niedrigen Blutdrucks, aber auch einer ernst zu nehmenden Herzschwäche sein.
Eine Blutarmut (→ Seite 450) entsteht vorwiegend infolge anderer Erkrankungen oder im Rahmen bestimmter Lebensphasen (z. B. in der Schwangerschaft).

Arterielle Durchblutungsstörungen

Arterien (Schlagadern) sind Blutgefäße, in denen das Blut vom Herzen ausgehend in den Organismus fließt. In diesen Adern können sich Ablagerungen aus Kalk, Blutzellen und Fett (Plaques) bilden, die die Arterien unelastisch machen und den Blutfluss behindern (Adernverkalkung, Arteriosklerose). Je nachdem, welche Gewebe und Organe diese Arterien versorgen, ist deren Funktion dann mehr oder weniger beeinträchtigt:

- Ablagerungen in den Herzkranzgefäßen führen dazu, dass der Herzmuskel zu wenig Sauerstoff erhält und nicht voll funktionsfähig ist (koronare Herzkrankheit). Stockt der Blutfluss vollständig in einer oder mehreren Adern, wird der dahinter liegende Bezirk des Herzmuskels nicht mehr durchblutet, und es kommt zum Infarkt.
- Engstellen in den Schlagadern im Hals behindern die Sauerstoffversorgung des Gehirns und stellen somit eine latente Gefahr für einen Schlaganfall dar.
- Sind die Blutgefäße im Gehirn durch Ablagerungen »verkalkt«, lässt das Gedächtnis nach und die Orientierungsfähigkeit ist beeinträchtigt (vaskuläre Demenz).
- Ablagerungen in den Becken- oder Beinarterien führen zu einer peripheren arteriellen Verschlusskrankheit (PAVK) und somit zu Behinderungen beim Gehen (Schaufensterkrankheit, medizinisch: Claudicatio intermittens, lateinisch für »vorübergehendes Hinken«). Zudem steigt das Risiko für eine Beinamputation. Bei etwa der Hälfte der PAVK-Patienten sind die Oberschenkelarterien verschlossen, bei einem Drittel geht die PAVK von den Beckenarterien aus, und eher selten (bei Menschen mit Diabetes allerdings häufiger) engen die Ablagerungen die Arterien an Unterschenkel, Fuß und Zehen ein.

Die Ablagerungen bilden sich bevorzugt an einer Gefäßverzweigung (Bifurkation), in der Oberschenkelarterie (Arteria femoralis) auch an der Stelle, wo das Blutgefäß oberhalb des Knies durch eine Muskellücke (Adduktorenkanal) hindurch verläuft. Jedes Anspannen der Muskeln drückt die Ader zusammen, und dieser mechanische Reiz führt häufig dazu, dass sich dort Engstellen bilden.

An den Ablagerungen können sich Blutgerinnsel (Thromben) bilden, die die Adern und somit auch den Blutfluss blockieren. Häufig kommt es vor, dass sich die Blutgerinnsel ablösen, mit dem Blut wegtreiben und nachfolgende kleinere Adern vollständig blockieren (Embolie).

Anzeichen und Beschwerden

Durchblutungsstörungen am Herzen

Wenn die Herzkranzgefäße verstopft sind, entsteht bei körperlicher Anstrengung (Laufen, Treppensteigen, Anheben von Lasten) ein beängstigendes und schmerzhaftes Engegefühl in der Brust (Angina Pectoris). Häufig kommt das Gefühl hinzu, nicht mehr richtig durchatmen zu können. In Ruhe, also im Sitzen oder Liegen, bessern sich die Beschwerden.

Durchblutungsstörungen im Gehirn

Ablagerungen in den Hals- und Kopfschlagadern können Empfindungs- und Wahrnehmungsstörungen hervorrufen, beispielsweise ein vorübergehendes Taubheits- und Schwächegefühl in einem Arm oder Bein, Schwierigkeiten beim Sprechen oder Sehen. Das sind Anzeichen dafür, dass das Gehirn nicht mehr genügend mit Sauerstoff versorgt wird. Solche nur wenige Minuten oder auch bis zu 24 Stunden anhaltenden, mit Blutmangel einhergehenden Anfälle (medizinisch als »transitorische ischämische Attacken« bezeichnet, abgekürzt TIA) sind meist Vorboten eines Schlaganfalls.

Durchblutungsstörungen im Gehirn können auch die Hirnleistungsfähigkeit beeinträchtigen. Eine solche vaskuläre Demenz entwickelt sich langsam und verstärkt sich über Jahre hinweg immer mehr. Im Allgemeinen beginnt sie mit Schwindelgefühlen. Mit der Zeit entwickeln sich Vergesslichkeit und Störungen der Gedächtnisleistung: Beispielsweise wird die Geldbörse liegen gelassen, ohne dass dazu eine Erinnerung existiert; der Schlüssel steckt noch Stunden nach dem Aufschließen im Schloss, obwohl steif und fest behauptet wird, er sei abgezogen worden. Später kommen Verwirrtheit und Orientierungslosigkeit dazu, sodass die Betroffenen nicht mehr allein gelassen werden können.

Durchblutungsstörungen in den Beinen (Periphere arterielle Verschlusskrankheit, PAVK)

Ablagerungen in den Becken- und Beinarterien verursachen im Anfangsstadium keine Beschwerden (Stadium I einer PAVK).

Erst wenn sich die Blutgefäße im Lauf der Zeit (über Jahre oder Jahrzehnte hinweg) weiter verengen und schließlich nur noch 30 bis 50 Prozent der Ader durchlässig sind, machen sie sich mit Schmerzen bemerkbar. Diese kommen und gehen, mal sind sie schlimmer, dann stagnieren sie wieder. Häufig sind auch die Füße kalt, oder die Zehen fühlen sich taub an. Die Schmerzen betreffen vorwiegend die Bereiche unterhalb der Engstellen. Sind die Beckenarterien verstopft, schmerzen also meist die Gesäßregion und/oder die Oberschenkel. Sind die Oberschenkelarterien betroffen, tun die Waden weh, ähnlich wie bei einem Muskelkater. Bei Ablagerungen in den Unterschenkelgefäßen zeigen sich die Beschwerden eher an den Füßen. Es kann aber ebenso gut sein, dass Waden- oder Fußschmerzen auf verengte Beckenarterien zurückgehen.

Die Schmerzen treten anfangs nur beim Gehen auf und verschwinden in Ruhe (Stadium II der PAVK). Mit der Zeit nehmen sie so zu, dass im fortgeschrittenen Stadium nur noch wenige Meter am Stück schmerzfrei zurückgelegt werden können. Deshalb wird die PAVK auch als »Schaufensterkrankheit« (medizinisch: Claudicatio intermittens, auf Deutsch: vorübergehendes Hinken) bezeichnet: Die Schmerzen zwingen dazu, vor jedem Schaufenster stehen zu bleiben. Nach einer Weile lassen die Beschwerden nach, und es kann wieder ein Stück weitergehen, bis wieder Schmerzen auftreten.

Wenn die Krankheit fortschreitet, verschwinden die Schmerzen auch in Ruhe nicht mehr und bleiben sogar nachts bestehen (Stadium III der PAVK). Sie lassen oft nach, wenn das Bein nach unten aus dem Bett hängt. Viele PAVK-Kranke schlafen deshalb im Sitzen, weil sie die Schmerzen im Liegen nicht ertragen.

Im letzten Krankheitsstadium ist die Durchblutung so schlecht, dass Teile des Fußes absterben (Stadium IV der PAVK), meist zuerst an den Zehen (Nekrose, Gangrän). Dann ist eine Amputation von Zehen, Fuß oder Unterschenkel oft nicht mehr zu vermeiden. Nur so lässt sich verhindern, dass sich die Gangrän ausdehnt und eine Blutvergiftung auslöst.

Ursachen

Die Ablagerungen (Plaques) in den Blutgefäßen entstehen, wenn die empfindliche Arterieninnenwand (Intima, Endothel) geschädigt wird und einreißt. Dann beginnt in der Arterienwand ein entzündlicher Prozess, die Arterienwand verdickt sich, auch Fett und kalkhaltige Verbindungen lagern sich ein, sodass sich die Blutgefäße immer weiter verengen (Arteriosklerose). Aufgrund der Mangeldurchblutung entstehen dann die typischen Beschwerden.

Eine erbliche Veranlagung, vor allem aber eine ungesunde Lebensweise können die Arterieninnenwand schädigen und somit Arteriosklerose begünstigen:

- Rauchen
- Bewegungsmangel
- hoher Blutdruck
- Diabetes
- Ein zu hoher Anteil an tierischen Fetten und gesättigten Fettsäuren (z. B. in gehärteten Fetten) in der Nahrung.
- Übergewicht.

Ein hoher Salzkonsum kann den Blutdruck erhöhen und somit das Risiko für Herzinfarkt und Schlaganfall ansteigen lassen.

Auch ein hoher Gehalt an Homozystein (eine Substanz, die bei der Verarbeitung von Eiweißstoffen im Körper gebildet wird) im Blut kann auf ein erhöhtes Risiko für Arteriosklerose oder ihre Folgeerkrankungen hinweisen. Ob dieser Stoff selbst Gefäßablagerungen verursacht, ist unklar. Ein hoher Homozysteinspiegel kann auch erblich bedingt sein.

Selten entstehen Durchblutungsstörungen aufgrund von Entzündungen oder Krämpfen (Spasmen) in den Blutgefäßen.

Vorbeugung

Sie können selbst viel dazu beitragen, dass die Adern möglichst frei von Ablagerungen bleiben:

- Geben Sie das Rauchen auf.
- Hoher Blutdruck mit Werten über 140/90 mmHg sollte konsequent behandelt werden.
- Sorgen Sie dafür, dass Sie sich täglich eine halbe Stunde bewegen: mit Spazierengehen, Gartenarbeit, Sport (geeignet sind vor allem Ausdauersportarten wie Joggen, schnelles Gehen, Schwimmen, Radfahren, Skilanglauf). Damit bauen Sie Übergewicht ab, und gleichzeitig sinkt der Blutdruck.
- Da Stress bei einer bestehenden Arteriosklerose das Risiko für Herzinfarkt und Schlaganfall steigert, sollten Sie lernen, sich ausreichend zu entspannen.
- »Gehirn-Jogging« in Form von spielerischen Konzentrationsübungen und Rätseln oder auch das Erlernen und Spielen eines Instruments können dazu beitragen, dass die Leistungsfähigkeit des Gehirns auch im hohen Alter möglichst lange erhalten bleibt.
- Essen Sie möglichst wenig cholesterinreiche Lebensmittel tierischen Ursprungs wie Butter, Sahne, fettreichen Käse, Fleisch, Wurst, Innereien, Schalentiere und Eigelb. Auch gehärtete Pflanzenfette und Fette mit vielen gesättigten Fettsäuren (Kokos- und Palmfett, Schmalz, Majonäse, Speck) lassen die Blutfettwerte ansteigen. Empfehlenswert ist stattdessen eine Kost mit viel Gemüse, Obst, Fisch, Geflügel und Vollkornprodukten (z. B. Nudeln, Brot, Reis und alle anderen Getreidesorten).
- Achten Sie auf eine salzarme Ernährung. Schon wenn Sie täglich 5 Gramm weniger Salz essen (das entspricht einem Teelöffel), sinkt der Blutdruck, und das Risiko für Herzinfarkt oder Schlaganfall verringert sich. Würzen Sie statt mit Salz besser mit frischen Kräutern und bereiten Sie Gemüse möglichst frisch zu. Konserven, Fertiggerichte und Tiefkühlkost sind häufig stark gesalzen.

Allgemeine Maßnahmen

Alles, was Durchblutungsstörungen vorbeugt, ist auch ratsam, wenn bereits Ablagerungen in den Blutgefäßen vorhanden sind. Das gilt insbesondere für das Rauchen.

Sie sollten es unbedingt aufgeben. Darüber hinaus sind folgende Maßnahmen sinnvoll:

- Im Stadium II der PAVK ist ein konsequentes Gehtraining (→ nachfolgend) unverzichtbar. Die Frage, ob es auch schon im Stadium I nützlich ist, wurde bisher in klinischen Untersuchungen noch nicht ausreichend geklärt. Regelmäßige Bewegung ist aber bei solchen Durchblutungsstörungen immer eine der wichtigsten Maßnahmen.
- Wenn Sie Diabetes haben, sollten Sie darauf achten, dass der Blutzucker möglichst gut reguliert wird.
- Der Blutdruck sollte nicht über 140/90 mmHg liegen.
- Verstopfte Arterien in Hals, Becken und Beinen können durch künstliche Adern ersetzt werden.
- Engstellen in den Arterien lassen sich mit einem Ballonkatheter mechanisch aufdehnen oder operativ entfernen. Ausgedehnte harte Ablagerungen in den Beinarterien können auch mit Minifräsen abgeraspelt werden. Anschließend kann ein Stent eingesetzt werden (Stents sind feinmaschige Gewebe zum Beispiel aus sehr feinem Drahtgeflecht, die die Blutgefäße auskleiden und somit offen halten).
- Zu hohe Homozysteinspiegel im Blut lassen sich senken, wenn Sie darauf achten, dass Ihre Nahrung viel Vitamin B_6, B_{12} und Folsäure enthält. Reich an Folsäure sind dunkelgrüne Blattgemüse (zum Beispiel Spinat, Mangold) und weiße Bohnen, viel Vitamin B steckt in Vollkornprodukten und allen Kohlsorten.
- Die zusätzliche Einnahme von Vitamintabletten ist jedoch nicht sinnvoll. Eine systematische Übersicht aller verfügbaren Daten hat ergeben, dass sich eine Arteriosklerose damit nicht verhüten lässt. Näheres hierzu lesen Sie im Kapitel »Vitamine, Mineralien und Spurenelemente« (→ Seite 648).

Das Gehtraining bei PAVK

Ein tägliches Gehtraining ist bei peripheren arteriellen Durchblutungsstörungen (PAVK) besonders wichtig. Es ist wichtiger als alle anderen Therapiemaßnahmen und durch keine Sportart zu ersetzen. Schwimmen oder Radfahren beispielsweise können die Durchblutung in den Beinen nicht wesentlich steigern, das Laufen schon, vor allem, wenn Sie täglich üben.

Das Gehtraining besteht darin, dass Sie in möglichst raschem Tempo gehen (etwa 90 bis 120 Schritte pro Minute), und zwar so lange, bis leichte bis mittelstarke Schmerzen in den Beinen auftreten. Dann bleiben Sie stehen und warten ab, bis die Schmerzen abklingen. Anschließend gehen Sie weiter, bis die Schmerzen in vergleichbarer Stärke erneut einsetzen. Das Ganze wiederholen Sie 20 bis 30 Minuten lang. Absolvieren Sie diese Übung zwei- bis dreimal täglich, sodass Sie insgesamt auf eine Trainingszeit von einer Stunde kommen.

Obwohl methodisch hochwertige Studien bislang fehlen, die den Nutzen eines Gehtrainings hieb- und stichfest belegen, steht nicht infrage, dass dieses die Gehstrecke insgesamt und – wichtiger noch – die schmerzfreie Gehstrecke verlängern kann, vor allem, wenn Sie aufgrund der Durchblutungsstörungen nur noch kurze Strecken ohne Beschwerden bewältigen und zwischendurch immer wieder stehenbleiben müssen (Claudicatio intermittens).

Der Effekt besteht darin, dass sich durch den erhöhten Sauerstoffbedarf der Muskulatur beim Gehen Umgehungsblutgefäße (Kollateralen) ausbilden, mit denen sich die Durchblutung verbessert. Um dieses Ziel zu erreichen, müssen Sie aber wirklich täglich gehen, sonst ist der Anreiz für den Körper zu schwach. Deshalb kommt es ganz besonders auf Ihre eigene Initiative an: Je konsequenter Sie üben, desto effektiver ist das Training. Am besten lernen Sie es in einer speziellen Gefäßsportgruppe, die es mittlerweile vielerorts gibt. Erkundigen Sie sich bei Ihrem Arzt danach.

Nur in manchen Fällen verhindern Begleiterkrankungen das tägliche Üben: Bei Herzschwäche kann Atemnot auftreten, bei schwerer Rheumatoider Arthritis oder Arthrose fällt das Gehen oft schwer, bei neurologischen Störungen wie multipler Sklerose oder bei Parkinsonkrankheit ist an ein Gehtraining ebenfalls nicht zu denken.

Wann zum Arzt?

Arterielle Durchblutungsstörungen aufgrund von Arteriosklerose sollten Sie grundsätzlich nicht selbst behandeln. Dies umso mehr, als sie meistens mit behandlungsbedürftigen Begleiterkrankungen wie erhöhtem Blutdruck, erhöhten Blutfetten, Diabetes oder Herzkrankheiten einhergehen. Meist sind zur Behandlung rezeptpflichtige Medikamente erforderlich. Informationen zu diesen Arzneimitteln lesen Sie im HANDBUCH MEDIKAMENTE der Stiftung Warentest oder im Internet unter www.medikamente-im-test.de.

Nach Eingriffen an den Arterien sowie nach einem Herzinfarkt oder Schlaganfall kann Azetylsalizylsäure (in einer Dosierung bis zu 300 mg pro Tablette) zulasten der gesetzlichen Krankenkassen verordnet werden. Bei Hirnleistungsstörungen im Rahmen einer Altersdemenz kann der Arzt Präparate mit einem speziellen Ginkgo-biloba-Extrakt (standardisierter Aceton-Wasser-Auszug) auf Kassenrezept verordnen. Näheres hierzu lesen Sie in der »Ausnahmeliste« (→ Seite 658).

Behandlung mit Medikamenten

Ziel aller Formen von arteriellen Durchblutungsstörungen ist es, die Blutversorgung vor Ort (also z. B. am Herzen, im Gehirn, im Becken, in den Beinen) zu verbessern und einem Herzinfarkt oder Schlaganfall vorzubeugen. Denn sehr häufig besteht bei Durchblutungsstörungen in den Beinen auch eine mangelnde Blutversorgung in den Herzkranz- und Hirngefäßen, selbst wenn diese sich noch nicht mit Beschwerden bemerkbar gemacht hat.
Bei allen arteriellen Durchblutungsstörungen ist Azetylsalizylsäure, ASS (→ nebenstehend) geeignet, um zu verhindern, dass Blutplättchen verkleben und sich Blutgerinnsel bilden. Vorhandene Ablagerungen lassen sich damit jedoch nicht beeinflussen. ASS verringert nach einem Herzinfarkt oder Schlaganfall das Risiko, dass erneut ein solches Ereignis auftritt. Darüber hinaus kann niedrig dosierte ASS bei einer bestehenden PAVK oder bei verkalkten Blutgefäßen im Gehirn auch dazu beitragen, einen Herzinfarkt beziehungsweise Schlaganfall zu verhindern.
Alle anderen für die Selbstmedikation angebotenen Medikamente zur Vorbeugung und Behandlung von Durchblutungs- oder Hirnleistungsstörungen können die Therapie mit anderen, rezeptpflichtigen Mitteln nicht ersetzen. Da für keines der rezeptfreien Mittel die therapeutische Wirksamkeit nachgewiesen ist, sollten Sie auf diese Präparate verzichten.
Das gilt bei PAVK auch für Extrakte aus Ginkgo (→ Seite 424), deren therapeutische Wirksamkeit bei dieser Krankheit nicht ausreichend nachgewiesen ist. Bei Hirnleistungsstörungen ist der Einsatz dieses Mittels aufgrund positiver Studienergebnisse aber gerechtfertigt, wenn besser geeignete, rezeptpflichtige Mittel (z. B. Donepezil) nicht angewendet werden können. Nähere Informationen zu diesen Präparaten lesen Sie im HANDBUCH MEDIKAMENTE der Stiftung Warentest oder im Internet unter www.medikamente-im-test.de.

Anthroposophische, homöopathische und traditionell angewendete Mittel

Zu den meistgekauften Mitteln gehört auch *Ginkgo biloba comp. HEVERT*. Dabei handelt es sich um ein homöopathisches Präparat, das sich nach den Grundsätzen dieses Buches nicht bewerten lässt und deshalb nicht näher besprochen wird. Allgemeine Informationen zu der genannten Therapierichtung finden Sie unter »Homöopathische Arzneimittel« (→ Seite 20).

Azetylsalizylsäure

Acesal, Aspirin protect, ASS-ratiopharm, Godamed, HerzASS-ratiopharm

Azetylsalizylsäure, abgekürzt ASS, lindert Schmerzen, behindert aber auch die Bildung der körpereigenen Substanz Thromboxan A_2. Diese ist verantwortlich für die Klebrigkeit der Blutplättchen (Thrombozyten). Ist zu viel Thromboxan A_2 vorhanden, verklumpen die Blutplättchen leicht miteinander. Diese Thrombozytenaggregation spielt bei arteriellen Durchblutungsstörungen eine wichtige Rolle. Wird weniger Thromboxan gebildet, haften die Blutplättchen schlechter aneinander und verkleben weniger mit Ablagerungen an den Wänden der Blutgefäße, und es bilden sich seltener Gerinnsel. Bereits vorhandene Ablagerungen lassen sich damit jedoch nicht beeinflussen.
ASS kann bei Personen, bei denen sich bereits ein Herzinfarkt oder ein Schlaganfall ereignet hat, einem weiteren solchen Ereignis vorbeugen. Auch lässt sich damit verhindern, dass sich mit einem Ballonkatheter aufgedehnte Blutgefäße oder die im Rahmen einer Bypassoperation angelegten Umgehungsadern erneut verschließen. Für diese Behandlungsziele ist ASS geeignet.
Ob niedrig dosierte ASS auch einen ersten Herzinfarkt oder Schlaganfall verhindern kann, ist nicht eindeutig erwiesen. Wie einige Studien nahelegen, erscheint die Einnahme vor allem für Personen mit hohem Blutdruck, PAVK oder Diabetes sinnvoll. Sie sind stärker gefährdet für Herz-Kreislauferkrankungen, das Risiko ist aber relativ gering. Dem zu erwartenden Nutzen stehen aber nicht unerhebliche Risiken, vor allem die Gefahr von inneren Blutungen, gegenüber. Das ist besonders zu bedenken, wenn keine Erkrankungen vorliegen, die mit einem höheren Risiko für Herzinfarkt und Schlaganfall einhergehen. Dann müssten über 300 Menschen über sechs Jahre lang vorsorglich ASS einnehmen, um eine einzige Person vor einem Herzinfarkt oder Schlaganfall zu bewahren. Solange die Datenlage nicht eindeutiger ist, kann die vorbeugende Einnahme von ASS deshalb nicht allgemein empfohlen werden.
Weitere Studienergebnisse deuten darauf hin, dass Männer und Frauen möglicherweise unterschiedlich auf ASS reagieren: So treten bei Frauen vor allem we-

niger Schlaganfälle auf, bei Männern verringert sich eher die Anzahl der Herzinfarkte. Bei beiden Geschlechtern gleichermaßen treten vermehrt Blutungen auf. Ob hier tatsächlich eine geschlechterspezifische Wirkung vorliegt, müssen weitere Untersuchungen erst noch bestätigen, bevor sich daraus Empfehlungen ableiten lassen.

Anwendung

Sie nehmen täglich 75 bis 300 Milligramm (normalerweise 100 Milligramm) Azetylsalizylsäure ein. Die gerinnungshemmende Wirkung tritt bereits nach 30 bis 60 Minuten ein und hält nach dem Absetzen der Mittel noch vier bis acht Tage an.

Wenn Sie die Mittel auf Dauer nehmen müssen, sollte dies immer im Rahmen einer ärztlichen Behandlung erfolgen.

Achtung

Vor einer geplanten Operation oder einem zahnärztlichen Eingriff sollten Sie ASS absetzen, besprechen Sie das vorher mit dem Arzt.

Wenn bei Ihnen ein erhöhtes Risiko für Magen- und Zwölffingerdarmgeschwüre besteht, sollten Sie ASS nur in Kombination mit einem Präparat einnehmen, das die Säureproduktion im Magen hemmt (z. B. Ranitidin) oder blockt (z. B. Omeprazol oder Pantoprazol).

Gegenanzeigen

Unter folgenden Bedingungen dürfen Sie ASS nicht anwenden:

- Sie haben ein Magen- oder Zwölffingerdarmgeschwür.
- Sie neigen aufgrund einer Veranlagung oder Krankheit zu Blutungen, oder Sie nehmen gerinnungshemmende Medikamente (bei erhöhter Thrombosegefahr) ein.
- Sie haben eine schwere Herzschwäche, die medikamentös nicht ausreichend behandelt werden kann.

Unter folgenden Bedingungen sollte der Arzt Nutzen und Risiken der Anwendung von ASS sorgfältig abwägen:

- Sie hatten in der Vergangenheit ein Magen- oder Zwölffingerdarmgeschwür.
- Die Funktion Ihrer Nieren oder Leber ist stark beeinträchtigt.
- Sie haben Bronchialasthma oder Nasenpolypen.
- Sie neigen zu Allergien.
- Der Harnsäurespiegel im Blut ist zu hoch (fragen Sie gegebenenfalls Ihren Arzt danach). ASS kann dann einen Gichtanfall auslösen.

Wechselwirkungen mit Medikamenten

Wenn Sie noch andere Medikamente nehmen, ist zu beachten:

- Wird ASS zusammen mit bestimmten Medikamenten gegen Gelenkbeschwerden (NSAR) oder Schmerzmitteln, die ASS enthalten (z. B. *Aspirin*, *ASS-ratiopharm*, *Thomapyrin* u. a.), angewendet, steigt das Risiko für Magenschäden, in deren Folge Blutungen auftreten können.
- Ibuprofen (bei Schmerzen, Arthrose) kann die blutgerinnungshemmende Wirkung von niedrig dosierter ASS beeinträchtigen und so die Schutzwirkung auf Herz und Kreislauf möglicherweise verringern. Bei gelegentlicher Einnahme ist das kein Problem. Ist bei Arthrose eine länger andauernde entzündungshemmende Behandlung erforderlich, sind Mittel mit Diclofenac vorzuziehen.
- Kortisonhaltige Mittel als Tabletten oder Spritzen/Infusionen (bei Entzündungen, Immunreaktionen) können die schädliche Wirkung von ASS auf den Magen verstärken. Dann steigt das Risiko für Blutungen.
- ASS kann die Wirkung von Methotrexat (bei Rheuma, Krebs) und Lithium (bei Depressionen) erheblich verstärken.
- ASS kann die Wirkung von Phenytoin und Valproinsäure (bei Epilepsien) verstärken. Bei Daueranwendung von ASS steigt deshalb das Risiko für unerwünschte Wirkungen der Epilepsiemittel. Eventuell muss der Arzt dann die Konzentration des Epilepsiemittels im Blut bestimmen und die Dosierung entsprechend verringern.
- Wenn Sie ASS zusammen mit Clopidogrel oder Ticlopidin (rezeptpflichtige Mittel, die ebenfalls das Blut »flüssiger« halten) einnehmen, oder wenn Ihnen Heparin gespritzt wird, verstärkt sich die Blutungsneigung noch weiter.

▶ Unbedingt beachten

Es gibt deutliche Hinweise darauf, dass ASS bei gleichzeitiger Dauereinnahme von Ibuprofen (bei Arthrose) nicht mehr vor einem Herzinfarkt oder Schlaganfall schützt. Sie sollten beide Mittel deshalb nicht gleichzeitig einnehmen. Ist bei Arthrose eine entzündungshemmende Behandlung erforderlich, sind Mittel mit Diclofenac vorzuziehen.

In Kombination mit Mitteln zur Blutverdünnung wie Phenprocoumon und Warfarin (bei erhöhter Thrombosegefahr) verstärkt ASS deren gerinnungshemmende Wirkung. Dadurch erhöht sich das Risiko für innere Blutungen. Diese Wechselwirkung ist davon abhängig, wie hoch ASS dosiert wird. Wenn Sie die genannten Wirkstoffe einnehmen, dürfen Sie ASS nicht gleichzeitig als Schmerzmittel anwenden, weil

ASS in diesen Tabletten fünf- bis zehnmal höher dosiert ist als zur Vorbeugung gegen Blutgerinnsel. Näheres hierzu unter »Mittel zur Blutverdünnung: verstärkte Wirkung« (→ Seite 11).

Wechselwirkungen mit Speisen und Getränken

Wenn Sie regelmäßig und/oder in größeren Mengen Alkohol trinken, verstärkt sich die schädliche Wirkung von ASS auf den Magen. Dann steigt das Risiko für Magen- und Zwölffingerdarmgeschwüre und -blutungen.

Unerwünschte Wirkungen

Die folgenden unerwünschten Wirkungen können auftreten, wenn Sie niedrig dosierte ASS regelmäßig und über einen längeren Zeitraum einnehmen.

▶ Keine Maßnahmen erforderlich

Die verstärkte Blutungsneigung führt dazu, dass bei Stößen und Prellungen leicht blaue Flecken entstehen.

Mehr als 1 von 100 Behandelten klagen über Magen-Darm-Beschwerden wie Bauchschmerzen, Übelkeit oder Erbrechen.

▶ Muss beobachtet werden

Halten die beschriebenen Magenbeschwerden an, sollten Sie sich an einen Arzt wenden. Es könnte sein, dass sich ein Magengeschwür gebildet hat. Schäden in der Magenschleimhaut und Magengeschwüre können auch vorkommen, ohne Schmerzen zu bereiten. Aus solchen Stellen kann es immer mal wieder bluten. Das geronnene Blut verfärbt den Stuhl auffällig dunkel. Dann sollten Sie möglichst bald einen Arzt aufsuchen.

Ein anhaltender geringfügiger Blutverlust kann auch unbemerkt bleiben, sodass sich im Lauf der Zeit eine Blutarmut ausbildet. Sie äußert sich mit Konzentrationsschwäche, Kopfschmerzen, rascher Ermüdbarkeit, eventuell auch rauer und rissiger Haut sowie brüchigen Nägeln. Bei solchen Symptomen sollten Sie ebenfalls einen Arzt aufsuchen.

Die Zeit, bis das Blut gerinnt, verlängert sich. Verletzungen bluten dann länger als sonst. Bemerken Sie kleine rote Punkte in der Haut, kann es sein, dass Blut aus sehr feinen Blutgefäßen (Kapillaren) ins Gewebe austritt. Solche Stellen sollten Sie dem Arzt zeigen.

Wenn die Haut sich verstärkt rötet und juckt, reagieren Sie vermutlich allergisch auf das Mittel. Dann sollten Sie es absetzen. Sind die Hauterscheinungen (→ Seite 14) einige Tage später nicht deutlich abgeklungen, sollten Sie einen Arzt aufsuchen.

▶ Sofort zum Arzt

Wenn plötzlich heftige Bauchschmerzen einsetzen, die bis in den Rücken ausstrahlen, oder wenn Sie gar Blut erbrechen müssen, ist davon auszugehen, dass es aus einem Magengeschwür stark blutet, möglicherweise hat es sogar schon die Magenwand durchbrochen. Dann müssen Sie sofort den Notarzt (Telefon 112) rufen. Solche schweren Nebenwirkungen können auch auftreten, wenn Sie täglich nur 100 Milligramm ASS einnehmen (z. B. um einem erneuten Herzinfarkt vorzubeugen).

Wenn Sie grippeartige Beschwerden haben, sich längere Zeit abgeschlagen und müde fühlen und Halsschmerzen und Fieber auftreten, kann es sich um eine Blutbildungsstörung (→ Seite 14) durch ASS handeln, die bedrohlich werden kann. Sie müssen dann umgehend einen Arzt aufsuchen, damit er das Blutbild kontrollieren kann. Diese Blutbildungsstörungen treten am ehesten in den ersten drei Behandlungsmonaten auf.

Wenn starker Hautausschlag, Juckreiz, Herzrasen, Atemnot, Schwäche und Schwindel auftreten, müssen Sie die Einnahme sofort stoppen und unverzüglich den Notarzt (Telefon 112) rufen, weil es sich um eine lebensbedrohliche Allergie (→ Seite 14) handeln kann.

Hinweise

Für Kinder und Jugendliche unter 18 Jahren

Kinder unter zwölf Jahren dürfen keine Mittel mit Azetylsalizylsäure bekommen. Vor allem wenn sie einen Virusinfekt wie Grippe oder Windpocken haben, besteht das seltene Risiko, dass ASS ein Reye-Syndrom auslöst, bei dem schwere Leber- und Hirnschäden möglich sind. Erstes Symptom ist lang anhaltendes Erbrechen; später ist das Kind nur noch schlecht ansprechbar und hat Zustände wie im Delirium (Bewusstseinsstörungen, keine zeitliche und räumliche Orientierung, das Sehen von Trugbildern, Schwitzen, Zittern und Unruhe). Rufen Sie bei solchen Anzeichen sofort den Arzt. Diese Nebenwirkung kann zum Tod führen.

Lediglich die Schwere bestimmter Erkrankungen (z. B. das Kawasaki-Syndrom, eine schwere entzündliche Erkrankung des Lymphsystems im frühen Kindesalter) kann es in Einzelfällen notwendig machen, Azetylsalizylsäure auch bei jüngeren Kindern anzuwenden.

Für Schwangerschaft und Stillzeit

Während der Schwangerschaft sollten Sie ASS nur einnehmen, wenn der Arzt es für erforderlich hält. Unter dieser Voraussetzung ist die Einnahme von 150 Milligramm ASS am Tag vertretbar. Da ASS aber die Wehen hemmen und dadurch die Geburt verzögern kann, sollte es nach Möglichkeit vor dem Geburtstermin abgesetzt werden.

ASS geht in die Muttermilch über, bisher sind jedoch keine Hinweise auf Schädigungen bekannt geworden, wenn die Dosierung 150 mg ASS pro Tag nicht überschreitet.

Für ältere Menschen

Bei Menschen über 60 Jahre ist das Risiko für Magen-Darm-Blutungen besonders groß. Bei jedem zweiten über 70-Jährigen wird Azetylsalizylsäure verzögert abgebaut und ausgeschieden. Für diese Personen genügt eine geringere Dosis, andernfalls ist mit vermehrten und schwereren unerwünschten Wirkungen zu rechnen. Da aber kaum jemand weiß, ob er zu diesem Personenkreis gehört, empfiehlt es sich für ältere Menschen generell, von Azetylsalizylsäure eine geringere Dosis einzunehmen (100 Milligramm oder weniger).

Pflanzliches Mittel

Ginkgo

CRATON, Gingium, Gingopret, Ginkgo Duopharm, Ginkgo Sandoz, Ginkgo STADA, GINKOBIL ratiopharm, Ginkopur, Kaveri, Rökan, Tebonin

Ginkgoextrakt wird aus den Blättern des in Asien beheimateten Ginkgo-Baumes gewonnen, die verschiedene Inhaltsstoffe enthalten (z. B. Terpene, Proanthozyanide, Heteroside, Flavone). Wie Ginkgoextrakt wirkt und welche der verschiedenen Inhaltsstoffe an der Wirkung beteiligt sind, ist unklar. Vermutet werden verschiedene Wirkmechanismen.

Ginkgoextrakt soll

- die Blutgefäße erweitern, und zwar sowohl Arterien als auch Venen und kleinste Blutgefäße (Kapillaren)
- verhindern, dass die Blutplättchen verkleben
- »freie Radikale« einfangen, die die Zellen schädigen
- bestimmte körpereigene Stoffe (Zytokine) hemmen, die die Blutplättchen aktivieren und damit die Blutgerinnung fördern; auf diese Weise sollen sich dann nicht so leicht Gerinnsel bilden
- die Bindestellen für die Nervenbotenstoffe Serotonin und Azetylcholin stimulieren, sodass die Reizleitung in den Nerven besser funktioniert
- die Fließeigenschaften des Blutes verbessern und die roten Blutkörperchen leichter verformbar machen, was den Blutfluss vor allem in den Kapillaren verbessern soll.

Ob das alles tatsächlich so geschieht, ist jedoch unklar. Auch ist fraglich, ob sich das alltägliche Leben relevant verbessert, wenn sich die schmerzfreie Gehstrecke mit Ginkgoextrakten um durchschnittlich 30 Meter verlängern lässt, wie in manchen Studien gezeigt wurde. Ein solcher Effekt ist relativ gering und lässt sich durch nichtmedikamentöse Maßnahmen, zum Beispiel durch ein regelmäßiges Gehtraining (→ Seite 420), ebenso gut erreichen, wenn nicht sogar übertreffen. Zudem können neuere Studien für Ginkgoextrakt bei »Schaufensterkrankheit« (Claudicatio intermittens) keine Verbesserung der Gesamtgehstrecke und auch nicht der schmerzfreien Gehstrecke im Vergleich zu einem Scheinmedikament (Placebo) feststellen. Die therapeutische Wirksamkeit ist damit nicht ausreichend nachgewiesen, das Mittel bei arteriellen Durchblutungsstörungen deshalb wenig geeignet.

Im Gehirn soll Ginkgo vor allem die Durchblutung und damit die Sauerstoffversorgung verbessern, was sich auf die geistige Leistungsfähigkeit positiv auswirken könnte. Das geht so auch aus einigen Studien hervor. Aber: An diesen Studien waren nur relativ wenige Probanden beteiligt, sie wurden nur kurze Zeit behandelt, und die Art der Hirnleistungsstörung wurde nicht genau definiert. Andere Studien kommen zu weniger günstigen Ergebnissen.

Eine neue Auswertung von Studiendaten zeigte für ein spezielles Ginkgo-Präparat mit einem standardisierten Wirkstoffgehalt (*Ginkgo Stada 40 mg*), dass Menschen mit leichter und mittelschwerer Demenz und zusätzlichen psychiatrischen Erkrankungen (z. B. Depression) das alltägliche Leben besser meistern können, wenn sie täglich 240 Milligramm davon einnehmen. Weitere Studien sollten diese Ergebnisse noch einmal bestätigen. Noch ist nicht ausreichend nachgewiesen, dass dieser Ginkgoextrakt auch die geistige Leistungsfähigkeit oder die Lebensqualität im Allgemeinen verbessern kann. Ob sich eine Heimeinweisung verzögern lässt, ist ebenfalls unklar, das wurde in den Studien bisher noch nicht untersucht. Auch fehlen noch Studien, aus denen hervorgeht, ob Ginkgoextrakt genauso wirksam ist wie ein verschreibungspflichtiges Medikament, das üblicherweise bei Demenz eingesetzt wird (z. B. der Wirkstoff Donepezil).

Ginkgoextrakt ist daher auch bei Hirnleistungsstörungen wenig geeignet. Sie können die Mittel aber einsetzen, wenn besser beurteilte verschreibungspflichtige Mittel (z. B. Donepezil, Galantamin, Rivastigmin) nicht angewendet werden können.

Wie bei allen pflanzlichen Mitteln gibt es auch bei Ginkgopräparaten das Problem, sie auf einen gleichbleibenden Wirkstoffgehalt zu standardisieren. Die Hersteller geben an, dass die Standardisierung des Extraktes für Terpenlaktone und Ginkgoflavonglykoside gilt.

Achtung

Da die Mittel die Blutgerinnung beeinflussen können, sollten sie bei einer planbaren Operation fünf bis acht Tage vorher abgesetzt werden.

Bei erhöhter Blutungsneigung sollten Sie Ginkgo-Präparate nur nach Rücksprache mit dem Arzt anwenden.

Kaveri Tropfen: Dieses Mittel enthält Alkohol. Personen mit Alkoholproblemen dürfen es nicht einnehmen. Auch Leberkranke und Menschen mit Anfallleiden sollten den Alkoholgehalt berücksichtigen. Darüber hinaus kann Alkohol die Wirkung vieler Arzneimittel (z. B. Schlaf- und Beruhigungsmittel, Psychopharmaka, starke Schmerzmittel, einige Mittel bei hohem Blutdruck) verstärken.

Wechselwirkungen mit Medikamenten

Ginkgoextrakt schwächt die Wirkung von Omeprazol (bei Magen- und Zwölffingerdarmgeschwüren), das die Säureabgabe im Magen blockiert. Bei gleichzeitiger Einnahme mit Ginkgo wird Omeprazol schneller abgebaut. Dann besteht die Gefahr, dass es die Schleimhaut im Magen und Zwölffingerdarm nicht mehr ausreichend schützt. Möglicherweise trifft dies auch für andere Wirkstoffe aus der Gruppe der Säureblocker zu.

▶ **Unbedingt beachten**

Ginkgoextrakt kann die Wirkung von gerinnungshemmenden Mitteln verstärken, sodass sich das Risiko für Blutungen erhöht. Zu diesen Mitteln zählen Wirkstoffe wie Azetylsalizylsäure, Clopidogrel, Heparin, Phenprocoumon, Prasugrel und Ticlopidin, die ebenfalls bei Durchblutungsstörungen eingesetzt werden. Näheres hierzu lesen Sie unter »Mittel zur Blutverdünnung: verstärkte Wirkung« (→ Seite 11).

Unerwünschte Wirkungen

▶ **Keine Maßnahmen erforderlich**

Sehr selten kommt es zu leichter Übelkeit, Kopf- oder Bauchschmerzen.

▶ **Muss beobachtet werden**

Wenn die Haut sich verstärkt rötet und juckt, reagieren Sie vermutlich allergisch auf die Mittel. Dann sollten Sie sie absetzen. Sind die Hauterscheinungen (→ Seite 14) einige Tage später nicht deutlich abgeklungen, sollten Sie einen Arzt aufsuchen.

Hinweise

Für Kinder und Jugendliche unter 18 Jahren

Mangels Erfahrung sollten Kinder unter zwölf Jahren diese Mittel nicht bekommen.

Für Schwangerschaft und Stillzeit

Über die Risiken einer Anwendung in Schwangerschaft und Stillzeit gibt es keine Erkenntnisse. Sicherheitshalber sollten Sie die Mittel daher nicht anwenden.

Arterielle Durchblutungsstörungen

Handelsname Darreichungsform	**Zusammensetzung pro 1 ml/1 g oder wie angegeben bzw. pro abgeteilte Einheit**	**Unverb. Preis in Euro/kleinste Packung**	**Bewertung**
Hinweise zu den Tabellenspalten → Seite 32, zur Auswahl der Arzneimittel → Seite 27, zur Grundlage der Bewertung → Seiten 27, 31			
Acesal 250 mg Tabletten	Azetylsalizylsäure 250 mg	2,15/20 Stück	**Geeignet** bei arteriellen Durchblutungsstörungen, um einen erneuten Herzinfarkt oder Schlaganfall zu verhindern und um nach Gefäßoperation oder Ballondilatation erneuten Gefäßverschlüssen vorzubeugen. → Seite 421
Aspirin protect 300 mg **100 mg** magensaftresistente Tabletten	Azetylsalizylsäure 300 mg 100 mg	5,85/42 Stück 5,63/42 Stück	
ASS-ratiopharm PROTECT 100 mg magensaftresistente Tabletten	Azetylsalizylsäure 100 mg	2,15/50 Stück	
ASS-ratiopharm 100 mg TAH Tabletten	100 mg	2,15/50 Stück	

Arterielle Durchblutungsstörungen Fortsetzung

Hinweise zu den Tabellenspalten → Seite 32, zur Auswahl der Arzneimittel → Seite 27, zur Grundlage der Bewertung → Seiten 27, 31

Handelsname Darreichungsform	**Zusammensetzung pro 1 ml/1 g oder wie angegeben bzw. pro abgeteilte Einheit**	**Unverb. Preis in Euro/kleinste Packung**	**Bewertung**
CRATON Filmtabletten	**Auszug aus Ginkgo-biloba-Blättern** 30 mg	10,40/40 Stück	**Wenig geeignet** bei arteriellen Durchblutungsstörungen in den Beinen, weil die therapeutische Wirksamkeit nicht ausreichend nachgewiesen ist. **Wenig geeignet** bei Hirnleistungsstörungen, weil die therapeutische Wirksamkeit nicht ausreichend nachgewiesen ist. Aufgrund weniger positiver Studienergebnisse scheint ein Behandlungsversuch gerechtfertigt, wenn besser beurteilte Mittel nicht eingesetzt werden können. → Seite 424
Gingium extra 240 mg Filmtabletten	**Auszug aus Ginkgo-biloba-Blättern** 240 mg	33,28/20 Stück	**Wenig geeignet** bei Hirnleistungsstörungen, weil die therapeutische Wirksamkeit nicht ausreichend nachgewiesen ist. Aufgrund weniger positiver Studienergebnisse scheint ein Behandlungsversuch gerechtfertigt, wenn besser beurteilte Mittel nicht eingesetzt werden können. → Seite 424
Gingium	40 mg	8,75/30 Stück	**Wenig geeignet** bei arteriellen Durchblutungsstörungen in den Beinen, weil die therapeutische Wirksamkeit nicht ausreichend nachgewiesen ist. **Wenig geeignet** bei Hirnleistungsstörungen, weil die therapeutische Wirksamkeit nicht ausreichend nachgewiesen ist. Aufgrund weniger positiver Studienergebnisse scheint ein Behandlungsversuch gerechtfertigt, wenn besser beurteilte Mittel nicht eingesetzt werden können. → Seite 424
Gingium spezial 80	80 mg	17,10/30 Stück	
Gingium intens 120 Filmtabletten	120 mg	25,45/30 Stück	
Gingium Tropfen	40 mg	25,30/100 ml	
Gingopret Filmtabletten	**Auszug aus Ginkgo-biloba-Blättern** 40 mg	9,25/30 Stück	**Wenig geeignet** bei arteriellen Durchblutungsstörungen in den Beinen, weil die therapeutische Wirksamkeit nicht ausreichend nachgewiesen ist. **Wenig geeignet** bei Hirnleistungsstörungen, weil die therapeutische Wirksamkeit nicht ausreichend nachgewiesen ist. Aufgrund weniger positiver Studienergebnisse scheint ein Behandlungsversuch gerechtfertigt, wenn besser beurteilte Mittel nicht eingesetzt werden können. → Seite 424
Gingopret Tropfen	40 mg	26,50/100 ml	
Ginkgo 405 Duopharm Dragees	**Auszug aus Ginkgo-biloba-Blättern** 32,4–39,7 mg	12,84/50 Stück	**Wenig geeignet** zur Förderung der Durchblutung, weil die therapeutische Wirksamkeit nicht ausreichend nachgewiesen ist. → Seite 424
Ginkgo Sandoz 40 mg Filmtabletten	**Auszug aus Ginkgo-biloba-Blättern** 40 mg	13,70/50 Stück	**Wenig geeignet** bei arteriellen Durchblutungsstörungen in den Beinen, weil die therapeutische Wirksamkeit nicht ausreichend nachgewiesen ist. **Wenig geeignet** bei Hirnleistungsstörungen, weil die therapeutische Wirksamkeit nicht ausreichend nachgewiesen ist. Aufgrund weniger positiver Studienergebnisse scheint ein Behandlungsversuch gerechtfertigt, wenn besser beurteilte Mittel nicht eingesetzt werden können. → Seite 424
Ginkgo Sandoz 40 mg/ml Tropfen Tropfen	40 mg	25,30/100 ml	
Ginkgo STADA Filmtabletten	**Auszug aus Ginkgo-biloba-Blättern** 40 mg	8,72/30 Stück	
Ginkgo STADA Tropfen	40 mg	25,29/100 ml	
GINKOBIL ratiopharm 40 mg	**Auszug aus Ginkgo-biloba-Blättern** 40 mg	8,75/30 Stück	
80 mg	80 mg	16,95/30 Stück	
120 mg Filmtabletten	120 mg	25,20/30 Stück	
GINKOBIL ratiopharm Tropfen 40 mg Tropfen	40 mg	25,30/100 ml	

Arterielle Durchblutungsstörungen Fortsetzung

Handelsname Darreichungsform	**Zusammensetzung pro 1 ml/1 g oder wie angegeben bzw. pro abgeteilte Einheit**	**Unverb. Preis in Euro/kleinste Packung**	**Bewertung**
Hinweise zu den Tabellenspalten → Seite 32, zur Auswahl der Arzneimittel → Seite 27, zur Grundlage der Bewertung → Seiten 27, 31			
Ginkopur Filmtabletten	**Auszug aus Ginkgo-biloba-Blättern** 40 mg	16,26/60 Stück	**Wenig geeignet** bei arteriellen Durchblutungsstörungen in den Beinen, weil die therapeutische Wirksamkeit nicht ausreichend nachgewiesen ist. **Wenig geeignet** bei Hirnleistungsstörungen, weil die therapeutische Wirksamkeit nicht ausreichend nachgewiesen ist. Aufgrund weniger positiver Studienergebnisse scheint ein Behandlungsversuch gerechtfertigt, wenn besser beurteilte Mittel nicht eingesetzt werden können. → Seite 424
Ginkopur Tropfen	40 mg	25,64/100 ml	
Godamed 50 TAH	**Azetylsalizylsäure** 50 mg	2,74/100 Stück	**Geeignet** bei arteriellen Durchblutungsstörungen, um einen erneuten Herzinfarkt oder Schlaganfall zu verhindern und um nach Gefäßoperation oder Ballondilatation erneuten Gefäßverschlüssen vorzubeugen. → Seite 421
100 TAH	100 mg	3,95/100 Stück	
300 TAH Tabletten	300 mg	5,63/100 Stück	
HerzASS-ratiopharm 50 mg Tabletten	**Azetylsalizylsäure** 50 mg	2,56/100 Stück	
100 mg Tabletten Tabletten	100 mg	2,15/50 Stück	
Kaveri 120 mg	**Auszug aus Ginkgo-biloba-Blättern** 120 mg	17,24/20 Stück	**Wenig geeignet** bei Hirnleistungsstörungen, weil die therapeutische Wirksamkeit nicht ausreichend nachgewiesen ist. Aufgrund weniger positiver Studienergebnisse scheint ein Behandlungsversuch gerechtfertigt, wenn besser beurteilte Mittel nicht eingesetzt werden können. → Seite 424
40 mg **50 mg** **80 mg** Filmtabletten	40 mg 50 mg 80 mg	29,48/120 Stück 17,33/50 Stück 57,86/120 Stück	**Wenig geeignet** bei arteriellen Durchblutungsstörungen in den Beinen, weil die therapeutische Wirksamkeit nicht ausreichend nachgewiesen ist. **Wenig geeignet** bei Hirnleistungsstörungen, weil die therapeutische Wirksamkeit nicht ausreichend nachgewiesen ist. Aufgrund weniger positiver Studienergebnisse scheint ein Behandlungsversuch gerechtfertigt, wenn besser beurteilte Mittel nicht eingesetzt werden können. → Seite 424
Kaveri 40 Tropfen	40 mg *Enthält 57 % Alkohol*	25,13/100 ml	
Rökan	**Auszug aus Ginkgo-biloba-Blättern** 40 mg	9,45/30 Stück	**Wenig geeignet** bei arteriellen Durchblutungsstörungen in den Beinen, weil die therapeutische Wirksamkeit nicht ausreichend nachgewiesen ist. **Wenig geeignet** bei Hirnleistungsstörungen, weil die therapeutische Wirksamkeit nicht ausreichend nachgewiesen ist. Aufgrund weniger positiver Studienergebnisse scheint ein Behandlungsversuch gerechtfertigt, wenn besser beurteilte Mittel nicht eingesetzt werden können. → Seite 424
Plus 80 mg	80 mg	18,45/30 Stück	
Novo 120 mg Filmtabletten	120 mg	27,45/30 Stück	**Wenig geeignet** bei Hirnleistungsstörungen, weil die therapeutische Wirksamkeit nicht ausreichend nachgewiesen ist. Aufgrund weniger positiver Studienergebnisse scheint ein Behandlungsversuch gerechtfertigt, wenn besser beurteilte Mittel nicht eingesetzt werden können. → Seite 424
Rökan Tropfen 40 mg Tropfen	40 mg	27,50/100 ml	**Wenig geeignet** bei arteriellen Durchblutungsstörungen in den Beinen, weil die therapeutische Wirksamkeit nicht ausreichend nachgewiesen ist. **Wenig geeignet** bei Hirnleistungsstörungen, weil die therapeutische Wirksamkeit nicht ausreichend nachgewiesen ist. Aufgrund weniger positiver Studienergebnisse scheint ein Behandlungsversuch gerechtfertigt, wenn besser beurteilte Mittel nicht eingesetzt werden können. → Seite 424

Arterielle Durchblutungsstörungen Fortsetzung

Handelsname Darreichungsform	**Zusammensetzung pro 1 ml/1 g oder wie angegeben bzw. pro abgeteilte Einheit**	**Unverb. Preis in Euro/kleinste Packung**	**Bewertung**
Hinweise zu den Tabellenspalten → Seite 32, zur Auswahl der Arzneimittel → Seite 27, zur Grundlage der Bewertung → Seiten 27, 31			
Tebonin intens 120 mg	**Auszug aus Ginkgo-biloba-Blättern** 120 mg	27,45/30 Stück	**Wenig geeignet** bei Hirnleistungsstörungen, weil die therapeutische Wirksamkeit nicht ausreichend nachgewiesen ist. Aufgrund weniger positiver Studienergebnisse scheint ein Behandlungsversuch gerechtfertigt, wenn besser beurteilte Mittel nicht eingesetzt werden können. → Seite 424
konzent 240 mg	240 mg	35,45/20 Stück	
forte 40 mg	40 mg	9,45/30 Stück	**Wenig geeignet** bei arteriellen Durchblutungsstörungen in den Beinen, weil die therapeutische Wirksamkeit nicht ausreichend nachgewiesen ist. **Wenig geeignet** bei Hirnleistungsstörungen, weil die therapeutische Wirksamkeit nicht ausreichend nachgewiesen ist. Aufgrund weniger positiver Studienergebnisse scheint ein Behandlungsversuch gerechtfertigt, wenn besser beurteilte Mittel nicht eingesetzt werden können. → Seite 424
spezial 80 mg Filmtabletten	80 mg	18,45/30 Stück	
Tebonin forte 40 mg Tropfen	40 mg	27,50/100 ml	

Herz- und Kreislaufbeschwerden

Unter diesem Oberbegriff werden verschiedene unspezifische Beschwerden zusammengefasst, die mit Herz und Kreislauf zu tun haben. Vielfach ist keine organische Ursache zu erkennen, die Beschwerden können jedoch auch auf schwere körperliche Erkrankungen zurückgehen.

Anzeichen und Beschwerden

Typische Herz- und Kreislaufbeschwerden sind Müdigkeit und Leistungsschwäche, Schwindelgefühle (häufig beim Aufstehen und bei körperlich anstrengenden Tätigkeiten), Herzklopfen und unregelmäßiger Puls, wobei der Herzschlag beschleunigt oder verlangsamt sein kann. Auch Atemnot kann auftreten. Es kann auch sein, dass Ihnen für Sekundenbruchteile schwarz vor den Augen wird oder sogar eine Ohnmacht auftritt. Übelkeit und Kopfschmerzen können hinzukommen.
Ein Druckgefühl in der Brust ist immer ein bedrohliches Symptom, das auf Durchblutungsstörungen in den Herzkranzgefäßen hinweist und unverzüglich ärztlich abgeklärt werden muss.

Ursachen

Herz- und Kreislaufbeschwerden beruhen häufig auf einer Herzschwäche (Herzinsuffizienz), auf zu hohem oder – seltener – auf stark erniedrigtem Blutdruck. Bei einer Herzschwäche kann das Herz das Blut nicht mit der nötigen Kraft in den Körper pumpen. Dies kann verschiedene Gründe haben:

- Der Herzmuskel erhält aufgrund von Durchblutungsstörungen in den Herzkranzgefäßen nicht genügend Sauerstoff. Weitere Informationen dazu finden Sie unter »Arterielle Durchblutungsstörungen« (→ Seite 418).
- Ein Herzinfarkt ist vorausgegangen.
- Der Blutdruck ist zu hoch.
- Die Herzklappen sind fehlgebildet oder defekt.
- Der Herzmuskel hat sich entzündet (häufig aufgrund einer Virusinfektion).
- Es liegt eine Herzmuskelschwäche ohne erkennbare Ursache vor (idiopathische Kardiomyopathie).
- Ein hoher Alkoholkonsum hat den Herzmuskel geschädigt.
- Medikamente haben den Herzmuskel geschwächt.

Dazu gehören Mittel gegen Herzrhythmusstörungen, Depressionen oder Tumorerkrankungen.
Auch wenn der Körper durch andere Krankheiten, zum Beispiel durch eine heftige Erkältung oder eine Virusgrippe mit hohem Fieber, geschwächt ist, kann sich das auf die Herzkraft und damit auf den Kreislauf auswirken.
Ein niedriger Blutdruck bei ansonsten gesunden Menschen ist meist anlagebedingt. Als niedriger Blutdruck gelten bei Männern Werte unter 110/60 mmHg, bei Frauen unter 100/60 mmHg.
Manche Menschen reagieren auf bestimmte Witterung (insbesondere Föhn, Wärme mit hoher Luftfeuchtigkeit, Tiefdruckwetterlagen) mit einer Kreislaufschwäche (Wetterfühligkeit).

Bei Kindern

Bei Kindern kann der Wachstumsschub in der Pubertät vorübergehend zu einem niedrigen Blutdruck führen.

Vorbeugung

Alle kreislaufstabilisierenden Maßnahmen tragen dazu bei, dass der Körper mit belastenden Situationen – gleich welcher Art – besser fertig wird. Solche Maßnahmen sind:

- Regelmäßiges körperliches Training in Form von Sport, Spazierengehen oder anderer Bewegung. Wichtig ist, dass Sie sich kontinuierlich, am besten täglich, bewegen.
- Heißkalte Wechselduschen (warm beginnen, kalt aufhören) und Trockenbürstenmassagen bringen den Kreislauf in Schwung, vor allem am Morgen.
- Wenn Sie sich mehrfach täglich immer wieder auf die Zehenspitzen stellen, kräftigen Sie die Unterschenkelmuskulatur und fördern damit auch den Rückfluss des Blutes zum Herzen, wodurch sich der Kreislauf stabilisiert.
- Ähnliches bewirkt ein Hochlegen der Beine.
- Trinken Sie ausreichend (etwa zwei Liter täglich), vor allem in der warmen Jahreszeit.
- Der Salzgehalt einer Fleisch- oder Gemüsebrühe lässt einen niedrigen Blutdruck ansteigen.
- Wenn Sie ein schwaches Herz haben sollten Sie dagegen auf eine salzarme Ernährung achten. Zu viel Salz erhöht den Blutdruck und belastet so das Herz.
- Wenn Sie Übergewicht abbauen, wird das Herz allein dadurch wieder leistungsfähiger.

Allgemeine Maßnahmen

Die unter »Vorbeugung« genannten Maßnahmen sind auch bei bereits bestehendem schwachem Kreislauf oder niedrigem Blutdruck sinnvoll. Wenn Sie bereits einen Herzinfarkt hatten oder eine andere Herzkrankheit, sollten Sie vorher mit einem Arzt sprechen.

Ein schwaches Herz können Sie entlasten, wenn Sie tagsüber fünf kleinere Mahlzeiten statt der üblichen drei großen einnehmen. Auch über den Tag verteilte kleine Ruhepausen verschaffen dem Herzen ein wenig Erholung.

Wenn Kreislaufbeschwerden trotz dieser Maßnahmen länger als zwei Wochen anhalten, sollten Sie einen Arzt aufsuchen. Ob Sie den Salzkonsum und die Flüssigkeitszufuhr einschränken müssen, sollten Sie mit einem Arzt besprechen. Ein hoher Salzverbrauch führt dazu, dass Sie viel trinken müssen, was das Herz unter Umständen zu sehr belastet.

Wann zum Arzt?

Wenn Sie das Gefühl haben, dass Herz oder Kreislauf nicht in Ordnung sind, sollten Sie grundsätzlich einen Arzt aufsuchen. Dies gilt vor allem, wenn die Beschwerden unter körperlicher Belastung zunehmen, wenn beim Aufstehen aus dem Liegen oder Sitzen wiederholt Ohnmachtsanfälle auftreten, oder wenn sich Schwindelanfälle häufen.

Bei Beschwerden wie Wasseransammlungen in Armen oder Beinen, Kurzatmigkeit oder Atemnot bei geringer Belastung (wenn Sie z. B. zu Fuß über die Treppe vom Erdgeschoss in den ersten Stock gehen), sollten sie ebenfalls den Arzt aufsuchen. Solche Anzeichen können auf eine Herzschwäche hindeuten, die Sie nicht selbst diagnostizieren oder behandeln können.

Schmerzen in der Herzgegend, die in den Oberkörper, in den oberen Bauchraum, in die Halsgegend, den Unterkiefer oder in die Arme ausstrahlen, müssen schnellstmöglich ärztlich abgeklärt werden. Sie können Anzeichen von Durchblutungsstörungen am Herzen sein.

Bei Kindern

Wenn bei Kindern wiederholt eine Ohnmacht auftritt, ist eine ärztliche Untersuchung notwendig.

Behandlung mit Medikamenten

Ein niedriger Blutdruck muss – selbst wenn er unter Werten von 100/60 mmHg liegt – nicht zwangsläufig medikamentös behandelt werden. Meist lässt sich der Kreislauf mit allgemeinen Maßnahmen wesentlich besser und dauerhafter stabilisieren.

Ein kreislaufanregendes Mittel (→ Seite 430) mit dem Wirkstoff Etilefrin erhöht den Blutdruck nur für kurze Zeit und ist mit Einschränkung geeignet. Es sollte nur angewendet werden, wenn allgemeine Maßnahmen nicht ausreichend wirken und der Blutdruck kurzzeitig angehoben werden soll. Für eine dauerhafte Behandlung ist dieses Mittel nicht sinnvoll.

Eine Herzschwäche kann nach den bislang vorliegenden Erkenntnissen mit frei verkäuflichen Mitteln nicht wirksam behandelt werden. Dies gilt auch für Präparate, die einen Extrakt aus Weißdorn (→ Seite 432) enthalten. So fehlen beispielsweise Studien, die nachweisen, dass sich durch die alleinige Gabe von Weißdornextrakt der Krankheitsverlauf positiv beeinflussen lässt und die Lebenserwartung erhöht. Mittel mit Weißdorn sind deshalb bei nachlassender Leistungsfähigkeit des Herzens wenig geeignet und können allenfalls zusätzlich zu verschreibungspflichtigen Mitteln eingenommen werden. Der zu erwartende therapeutische Effekt ist jedoch sehr gering und es ist fraglich, ob er die möglichen unerwünschten Wirkungen überwiegt.

Für verschreibungspflichtige Mittel dagegen (z. B. Diuretika, ACE-Hemmer) ist die therapeutische Wirksamkeit bei Herzschwäche gut belegt. Eine nachgewiesene Herzschwäche sollte deshalb immer mit rezeptpflichtigen Mitteln behandelt werden. Weitergehende Informationen hierzu lesen Sie im HANDBUCH MEDIKAMENTE der Stiftung Warentest oder im Internet unter www.medikamente-im-test.de.

Alle anderen hier besprochenen Mittel sind bei Herz- und Kreislaufbeschwerden wenig geeignet, weil ihre therapeutische Wirksamkeit nicht ausreichend nachgewiesen ist oder sie nicht sinnvoll zusammengesetzt sind. Das gilt für die Pflanzenkombination (→ Seite 433) aus Weißdorn und Kampfer ebenso wie für eine pflanzliche »Herzsalbe« (→ Seite 434).

Häufig wird bei Herzbeschwerden geraten, Magnesium-Präparate einzunehmen, oder auch Kombinationen aus Magnesium + anderen Substanzen (→ Seite 433). Ohne den Nachweis, dass tatsächlich ein Magnesiummangel vorliegt, ist dies jedoch nicht sinnvoll. Bislang ist nicht nachgewiesen, dass sich damit Herzrhythmusstörungen, einer Herzschwäche oder einem Herzinfarkt vorbeugen lässt.

Besteht allerdings bei einer bereits vorhandenen Herzerkrankung erwiesenermaßen ein Magnesiummangel, sollte dieser medikamentös ausgeglichen werden, weil sich sonst die Prognose verschlechtern kann. Beachten Sie hierzu auch die Informationen unter »Verordnungsfähige Magnesium- und Kaliumpräparate« (→ nebenstehend). Monopräparate, die nur Magnesium enthalten, sind dann den Kombinationsmitteln vorzuziehen, allerdings immer nur zusätzlich zu anderen wirksamen Medikamenten, die ärztlich verordnet werden müssen.

Anthroposophische, homöopathische und traditionell angewendete Mittel

Zu den meistgekauften Mitteln gehören auch *Cralonin*, *Diacard*, *Homviotensin* und *Strophactiv*. Dabei handelt es sich um homöopathische Präparate.

Ebenfalls zu den meistgekauften Mitteln gehören *H&S Herz-Kreislauf-Tee* mit Weißdorn und *Ilja Rogoff* mit Hopfen, japanischem Pagodenbaum, Knoblauch, Mistel und Weißdorn. Dabei handelt es sich um Präparate, die von der Arzneimittelbehörde als »traditionell angewendet« zugelassen wurden.

All diese Mittel lassen sich nach den Grundsätzen dieses Buches nicht bewerten. Sie werden deshalb nicht näher besprochen. Allgemeine Informationen zur Homöopathie finden Sie unter »Homöopathische Arzneimittel« (→ Seite 20). Was »traditionell angewendete« Präparate sind, lesen Sie unter »Traditionell angewendete Mittel« (→ Seite 20).

Verordnungsfähige Magnesium- und Kalium-Präparate

Bei einer angeborenen Krankheit, die dazu führt, dass der Organismus ständig Magnesium verliert, dürfen Magnesiumpräparate zum Einnehmen weiterhin zulasten der gesetzlichen Krankenkassen verordnet werden. Diese Krankheit ist jedoch sehr selten.

Magnesiumpräparate zum Spritzen dürfen verordnet werden, wenn ein nachgewiesener Magnesiummangel durch Magnesium-Präparate zum Einnehmen nicht ausgeglichen werden konnte oder ein erhöhtes Risiko für einen Schwangerschaftshochdruck mit Krampfbereitschaft besteht.

Kaliumsalze dürfen nur als Einzelmittel auf Kassenrezept verordnet werden, wenn nachgewiesenermaßen ein Mangel an Kalium vorliegt. Näheres hierzu lesen Sie in der »Ausnahmeliste« (→ Seite 658).

Kreislaufanregendes Mittel

Etilefrin

Effortil, Etilefrin AL, Thomasin

Etilefrin gehört zur Gruppe der Alpha-Sympathomimetika. Das sind Substanzen, die bestimmte Wirkungen des nicht dem Willen unterworfenen Nervensystems (sympathisches Nervensystem) imitieren. Das sympathische Nervensystem reguliert unter anderem auch den Blutdruck, weil die von ihm ausgesendeten Signale dazu führen, dass sich die Blutgefäße weit oder eng stellen.

Dieser Wirkstoff regt bestimmte Bindestellen (Alpha-Rezeptoren) des sympathischen Nervensystems im Blutgefäßsystem und am Herzen an. Dadurch verengen sich die Blutgefäße, die Schlagkraft des Herzens verbessert sich und der Blutdruck steigt etwas an, allerdings nur kurzzeitig. Bei anlagebedingt niedrigem Blutdruck reicht das nicht aus, um die Beschwerden dauerhaft zu beheben. Dann sind allgemeine Maßnahmen sinnvoller und effektiver, zumal sich in Studien gezeigt hat, dass Alpha-Sympathomimetika nicht zuverlässig wirken. Hinzu kommt, dass sich die Blutgefäße an die Substanz gewöhnen, sodass das Mittel nach kurzer Zeit nicht mehr ausreichend wirkt und der gewünschte Effekt ausbleibt.

Um den Blutdruck kurzzeitig anzuheben, ist Etilefrin mit Einschränkung geeignet, für eine langfristige Behandlung jedoch nur wenig geeignet.

Achtung

Thomasin Tropfen: Dieses Mittel enthält Alkohol. Personen mit Alkoholproblemen dürfen es nicht einnehmen. Auch Leberkranke und Menschen mit Anfallleiden sollten den Alkoholgehalt berücksichtigen. Darüber hinaus kann Alkohol die Wirkung vieler Arzneimittel (z. B. Schlaf- und Beruhigungsmittel, Psychopharmaka, starke Schmerzmittel, einige Mittel bei hohem Blutdruck) verstärken.

Effortil Tropfen, *Etilefrin AL Tropfen*: Diese Mittel enthalten als Konservierungsmittel Parabene. Wenn Sie auf Parastoffe (→ Seite 551) allergisch reagieren, dürfen Sie sie nicht anwenden.

Gegenanzeigen

Unter folgenden Bedingungen dürfen Sie die Mittel nicht einnehmen:

- Ihre Herzklappen sind verengt, oder der Herzmuskel ist anderweitig geschädigt, sodass das Herz keine volle Leistung erbringen kann (obstruktive hypertrophe Kardiomyopathie).
- Sie haben Durchblutungsstörungen in den Herzkranzgefäßen (koronare Herzkrankheit), oder andere Arterien sind bereits durch Ablagerungen verengt.
- Sie haben Herzrhythmusstörungen. Diese können sich verschlimmern, wenn Sie kreislaufanregende Mittel einnehmen.
- Sie haben eine Herzschwäche mit Wassereinlagerung in den Beinen.
- Sie haben eine vergrößerte Prostata und Probleme beim Wasserlassen. Die Mittel können diese Beschwerden verstärken.
- Sie haben einen erhöhten Augeninnendruck (Engwinkelglaukom). Wenn Sie dann ein kreislaufanregendes Mittel einnehmen, kann der Druck im Inneren des Auges in die Höhe schießen und einen akuten Glaukomanfall auslösen (Anzeichen sind z. B. starke Schmerzen im Auge, Sehstörungen). Wird dieser nicht umgehend behandelt, können Sie erblinden.

Unter folgenden Bedingungen sollten Sie kreislaufanregende Mittel nur nach Rücksprache mit einem Arzt einnehmen:

- Sie haben Diabetes.
- Sie haben eine Schilddrüsenerkrankung.
- Ihre Nieren arbeiten nur eingeschränkt und es besteht infolgedessen eine Störung im Mineralstoffhaushalt (Elektrolytstörung).
- Sie haben eine Herzschwäche und müssen Arzneimittel anwenden, die auch den Blutdruck senken (z. B. Betablocker).

Wechselwirkungen mit Medikamenten

Wenn Sie noch andere Medikamente anwenden, ist zu beachten:

- Wenn Sie die Mittel gemeinsam mit Schilddrüsenhormonen (bei Schilddrüsenerkrankungen), Antihistaminika (bei Allergien) oder Mitteln gegen Depressionen anwenden, kann der Blutdruck zu stark ansteigen.
- In Kombination mit Atropin und ähnlich wirkenden krampflösenden Mitteln (Spasmolytika, als Tabletten z. B. bei Blasenbeschwerden, als Tropfen bei Augenuntersuchungen) kann es sein, dass der Herzschlag zu schnell wird.
- Sie sollten die Mittel nicht gleichzeitig mit Präparaten anwenden, die Substanzen mit ähnlicher Wirkung enthalten. Dazu gehören vor allem Grippe- und Erkältungsmittel sowie schleimhautabschwellende Nasentropfen (bei Schnupfen).

► Unbedingt beachten

In Kombination mit Digitalis-Wirkstoffen (bei Herzschwäche) können Herzrhythmusstörungen auftreten. Näheres hierzu lesen Sie unter »Mittel bei Herzschwäche: verstärkte Wirkung« (→ Seite 12).

Unerwünschte Wirkungen

Wie häufig unerwünschte Wirkungen auftreten und wie ausgeprägt sie sind, hängt davon ab, in welcher Dosierung Sie das Mittel einnehmen und wie empfindlich Ihr Körper darauf reagiert.

► Keine Maßnahmen erforderlich

Es können Herzklopfen, Schwitzen, Unruhe, Schlaflosigkeit, Erregungszustände und Muskelzittern auftreten. Wenn Sie wegen dieser Beschwerden nicht schlafen können, sollten Sie die letzte Tagesration am frühen Nachmittag und nicht erst abends einnehmen.

Auch Magen-Darm-Beschwerden und Schwindelgefühl können auftreten.

► Muss beobachtet werden

Wenn Herzrasen mit einem Ruhepuls von über 100 Schlägen pro Minute auftritt, sollten Sie einen Arzt aufsuchen.

► Sofort zum Arzt

Wenn Schmerzen hinter dem Brustbein auftreten und von Angstgefühlen, Unruhe, Atemnot, Blässe und Schweißausbruch begleitet sind, sollten Sie möglichst umgehend einen Arzt aufsuchen, insbesondere, wenn diese Symptome erstmalig auftreten. Herzrhythmusstörungen bleiben oft unbemerkt und können oft nur vom Arzt im EKG festgestellt werden.

Wenn Herzrhythmusstörungen (→ Seite 15) wie Herzstolpern (Extrasystolen) auftreten oder der Herzschlag unregelmäßig wird, sollten Sie sich innerhalb von 24 Stunden an einen Arzt wenden, bei bereits bestehenden Herzkrankheiten sogar umgehend. Die Rhythmusstörungen können auch Schwindel, Ohnmacht und Krampfanfälle zur Folge haben. Dann müssen Sie sich sofort ärztlich behandeln lassen.

Hinweise

Für Kinder und Jugendliche unter 18 Jahren

Niedriger Blutdruck bei Kindern ist kein Grund für eine medikamentöse Behandlung.

Thomasin Tropfen: Dieses Mittel enthält Alkohol. Kinder sollten keine Mittel mit Alkohol erhalten. Alkoholfreie Präparate sind vorzuziehen.

Für Schwangerschaft und Stillzeit

In der Stillzeit sollten Sie die Mittel nicht einnehmen. Während der Schwangerschaft sollten Sie diese Mittel nicht ohne Rücksprache mit einem Arzt anwenden. Wenn in dieser Zeit ein niedriger Blutdruck überhaupt medikamentös behandelt werden soll, kann dies nach sorgfältiger Abwägung von Nutzen und Risiken ab dem vierten Schwangerschaftsmonat geschehen.

Bedenken Sie, dass *Thomasin Tropfen* Alkohol enthalten. Alkoholfreie Präparate sind vorzuziehen.

Für ältere Menschen

Bevor Sie diese Mittel anwenden, sollte ein Arzt untersuchen, ob der niedrige Blutdruck tatsächlich behandlungsbedürftige Ursachen hat.

Pflanzliches Mittel

Weißdorn

Crataegutt, Faros, H&S Weißdornblätter, Ky-Cor, Orthangin, Sidroga Weißdorn Herz- und Kreislauftee, WEISSDORNBLÄTTER MIT BLÜTEN Bombastus (Tee)

Extrakte aus Weißdorn (Crataegus) enthalten bestimmte Pflanzenfarbstoffe (Flavonoide), die – ähnlich wie Extrakte aus dem Fingerhut (Digitalis) – die Kalziumkonzentration in den Zellen erhöhen. Dadurch sollen sich die Herzkraft verstärken und die Durchblutung der Herzkranzgefäße verbessern.

Im Jahr 2008 wurde eine große Studie veröffentlicht, in der untersucht wurde, ob ein bestimmter Weißdornextrakt in hoher Dosierung (zweimal 450 mg täglich) das Risiko für plötzlichen Herztod oder Herzinfarkt bei Patienten mit leichter bis mittelschwerer Herzschwäche reduzieren kann, wenn er zusätzlich zu den Standard-Medikamenten gegeben wird, die nach den derzeitigen Leitlinien bei Herzschwäche eingesetzt werden sollen. Die Studie ergab, dass die zusätzliche Einnahme von Weißdornextrakt die Gesamtrate von plötzlichem Herztod, Herzinfarkten und Krankenhauseinweisungen nicht senken kann.

Im Vergleich mit einem Scheinmedikament (Placebo) vermag Weißdorn die typischen Herzschwäche-Beschwerden wie Atemnot und Müdigkeit zwar positiv zu beeinflussen und die Leistungsfähigkeit des Herzens etwas zu verbessern. Ob dies aber auch deutlich spürbar ist, bleibt unsicher.

In einer weiteren Untersuchung konnte Weißdornextrakt als zusätzlich zur Standardtherapie eingenommenes Medikament nicht dazu beitragen, die Leistungsfähigkeit beim Gehen zu erhöhen. Der Effekt ist jedenfalls wesentlich geringer als bei verschreibungspflichtigen Mitteln (z. B. Diuretika und ACE-Hemmer).

Zudem fehlen Studien, die nachweisen, dass sich durch die alleinige Gabe von Weißdornextrakt der Krankheitsverlauf positiv beeinflussen lässt oder dass sich damit die Lebenserwartung erhöht. Für die verschreibungspflichtigen Standardtherapeutika liegen solche Studien vor, sie sind bei einer Herzschwäche auf jeden Fall sinnvoll.

Weißdornextrakt ist deshalb bei nachlassender Herzleistung wenig geeignet. Er kann allenfalls in Absprache mit dem Arzt unterstützend, zusätzlich zu den rezeptpflichtigen Mitteln, eingesetzt werden.

Die therapeutische Wirksamkeit von Weißdorntee ist ebenfalls nicht ausreichend nachgewiesen, auch dieser ist wenig geeignet.

Unerwünschte Wirkungen

► Muss beobachtet werden

Selten treten Magen-Darm-Beschwerden, Schwächegefühl oder Schwindel, Kopfschmerzen und Migräne auf. Setzen Sie das Mittel dann ab und besprechen Sie das weitere Vorgehen mit Ihrem Arzt.

Wenn die Haut sich verstärkt rötet und juckt, reagieren Sie vermutlich allergisch auf das Mittel. Dann sollten Sie es absetzen. Sind die Hauterscheinungen (→ Seite 14) einige Tage später nicht deutlich abgeklungen, sollten Sie einen Arzt aufsuchen.

► Sofort zum Arzt

In Einzelfällen sind schwere allergische Reaktionen (→ Seite 14) wie Schwellungen der Haut und Schleimhäute im Gesicht (Augenlider, Lippen, Kinn, Wangen, Zunge) oder an den Genitalien (Quincke-Ödem, Angioödem) oder auch das »Syndrom der verbrannten Haut« (Stevens-Johnson-Syndrom) beschrieben worden.

Hinweise

Für Kinder und Jugendliche unter 18 Jahren

Kinder unter zwölf Jahren sollten keine Weißdorn-Extrakte einnehmen.

Für Schwangerschaft und Stillzeit

Über die Risiken einer Anwendung in Schwangerschaft und Stillzeit gibt es keine Erkenntnisse. Sicherheitshalber sollten Sie die Mittel daher nicht anwenden.

Kombination: Magnesium + andere Substanzen

Magnesium + Vitamin E + Weißdorn
Protecor Herz-Schutz-Kapseln

Magnesium ist wichtig für die Funktion zahlreicher Enzyme sowie für die Steuerung von Stoffwechselvorgängen in Muskel- und Nervenzellen, auch am Herzen, was sich therapeutisch nutzen lässt. So wird zum Beispiel eine bestimmte Art von Herzrhythmusstörungen (Torsade de pointes) mit in die Vene infundiertem Magnesium in hoher Dosierung behandelt. Ein Magnesiummangel führt außerdem zu verstärkten Muskelkrämpfen, auch in den Blutgefäßen. Solche Spasmen können den Blutdruck erhöhen und Herzrhythmusstörungen auslösen. Ein Magnesiummangel tritt jedoch – außer bei einer speziellen angeborenen Magnesiummangelerkrankung – selten auf, da die normale Nahrung in aller Regel genügend Magnesium enthält.

Die Einnahme von Magnesium ohne nachgewiesenen Mangel ist zur Vorbeugung oder Behandlung von Herzbeschwerden nicht sinnvoll. Die wenigen vorhandenen Studien zeigen weder für die Therapie eines Herzinfarkts noch einer Herzschwäche positive Ergebnisse. Nach einem Herzinfarkt stieg in einer Untersuchung an über 450 Patienten unter der einjährigen Dauergabe von Magnesium-Tabletten sogar das Risiko für Herzbeschwerden an. Deshalb muss eher davon abgeraten werden, diese Mittel nach einem Herzinfarkt einzunehmen. Nur bei einem nachgewiesenen Mangel an Magnesium ist es sinnvoll, diesen medikamentös auszugleichen, am besten mit Präparaten, die Magnesium allein in ausreichend hoher Dosierung enthalten.

Extrakte aus Weißdorn enthalten bestimmte Pflanzenstoffe (Flavonoide), die – ähnlich wie Extrakte aus dem Fingerhut (Digitalis) – die Kalziumkonzentration in den Zellen erhöhen, wodurch sich die Herzkraft und die Durchblutung der Herzkranzgefäße verbessern sollen. Dass dies gelingt und Folgeerkrankungen einer Herzschwäche vermieden werden, ist für Weißdorn jedoch nicht ausreichend nachgewiesen.

Vitamin E gilt als »Radikalfänger«, das heißt, es soll aggressive Sauerstoffteilchen (»freie Radikale«) abfangen, die die Zellwand schädigen, auch die der Herzkranzgefäße. Bisher konnte diese Schutzwirkung in großen klinischen Studien aber nicht bestätigt werden – im Gegenteil, neuere Studien weisen darauf hin, dass Vitamin E in hoher Dosierung sogar schaden kann.

Für *Protecor* liegen keine Studien vor, die die Sinnhaftigkeit und therapeutische Wirksamkeit der Kombination dieser drei Wirkstoffe ausreichend nachweisen würden. Gemessen am Tagesbedarf für Vitamin E liegen die bei normaler Dosierung aufgenommenen Mengen eher zu hoch, bei Magnesium dagegen zu niedrig. Die offiziell empfohlene Dosierung für Weißdornextrakt wird ebenfalls nicht erreicht. Das Mittel ist deshalb zur Behandlung von Herz- und Kreislaufbeschwerden wenig geeignet.

Achtung

Wechselwirkungen mit Medikamenten

Wenn Sie magnesiumhaltige Arzneimittel gleichzeitig mit bestimmten Antibiotika (Tetrazykline, bei Infektionen) oder Eisenpräparaten einnehmen, behindern sich die Medikamente wechselseitig in der Aufnahme der Wirkstoffe.

Pflanzenkombination (innerlich)

Weißdorn + Kampfer
Korodin

Anders als bei den üblichen Weißdornpräparaten enthält *Korodin* einen Extrakt aus den Früchten von Weißdorn, der die Herzkraft verstärken und die Durchblutung der Herzkranzgefäße verbessern soll. Welche Wirkungen innerlich anzuwendender Kampfer auf Herzkraft, Herzschlag und/oder -rhythmus hat und worin der Wirkmechanismus besteht, ist bislang nicht ausreichend untersucht.

Im Vergleich zu einem Scheinmedikament (Placebo) ergab die Einnahme von *Korodin* einen geringfügigen Vorteil bei nicht organisch bedingten Herzbeschwerden. Diese Studie war allerdings methodisch unzureichend und reicht als Nachweis der therapeutischen Wirksamkeit bei Herzschwäche nicht aus. *Korodin* ist deshalb bei Herz-Kreislaufbeschwerden wenig geeignet.

Anwendung

Da Kampfer nicht wasserlöslich ist, sollten Sie das Mittel nicht mit einem Getränk, sondern besser auf einem Stück Würfelzucker einnehmen. Falls Sie Diabetes haben, können Sie die Tropfen auf ein Stück Brot träufeln und dieses langsam zerkauen.

Achtung

Das Mittel enthält Alkohol. Personen mit Alkoholproblemen dürfen es nicht einnehmen. Auch Leberkranke und Menschen mit Anfallleiden sollten den Alkoholgehalt berücksichtigen. Darüber hinaus kann Alkohol die Wirkung vieler Arzneimittel (z. B. Schlaf- und Beruhigungsmittel, Psychopharmaka, starke Schmerzmittel, einige Mittel bei hohem Blutdruck) verstärken.
Achten Sie außerdem strikt darauf, dass kampferhaltige Mittel für Kinderhände unerreichbar aufbewahrt werden. Kampfer kann bei Kindern schwere Vergiftungserscheinungen hervorrufen, wenn sie das Mittel versehentlich in großen Mengen schlucken. Anzeichen dafür sind Übelkeit, Erbrechen, Verwirrtheit, Krampfanfälle. Dann ist ärztliche Hilfe erforderlich.

Hinweise

Für Kinder und Jugendliche unter 18 Jahren

Bedenken Sie, dass das Mittel Alkohol enthält. Mittel ohne Alkohol sind vorzuziehen.

Für Schwangerschaft und Stillzeit

Über die Risiken einer Anwendung in Schwangerschaft und Stillzeit gibt es keine Erkenntnisse. Bedenken Sie auch, dass dieses Mittel Alkohol enthält. Mittel ohne Alkohol sind vorzuziehen. Da *Korodin* ohnehin als »wenig geeignet« gilt, sollten Sie darauf verzichten.

Pflanzenkombination »Herzsalbe«

Fichtennadelöl + Kampfer + Menthol + Rosmarin
Cor-Vel Truw

Die in dieser Salbe enthaltenen ätherischen Öle sollen bei nervösen Herzbeschwerden ausgleichend und beruhigend wirken. Klinische Studien dazu liegen jedoch nicht vor. Da die therapeutische Wirksamkeit nicht ausreichend nachgewiesen ist, ist die Salbe wenig geeignet.

Anwendung

Nach dem Einreiben sollten Sie sich sorgfältig die Hände waschen, um die Wirkstoffe nicht versehentlich an Nase oder Augen zu bringen, da die in der Salbe enthaltenen ätherischen Öle die Schleimhäute stark reizen können. Auch auf offene Wunden dürfen Sie die Salbe nicht auftragen.
Halten die Herzbeschwerden länger als ein bis zwei Tage an, sollten Sie unbedingt einen Arzt aufsuchen, um keine möglicherweise lebensrettenden Maßnahmen zu versäumen.

Achtung

Gegenanzeigen

Unter folgenden Bedingungen dürfen Sie die Salbe nicht anwenden:
- Sie haben Asthma oder Keuchhusten.
- Die Haut auf der Brust ist verletzt oder verbrannt.
- Sie vertragen keine ätherischen Öle.

Unerwünschte Wirkungen

▶ **Keine Maßnahmen erforderlich**

Die Haut kann sich röten und jucken. Die ätherischen Öle können beim Einatmen Hustenreiz auslösen, weil sie die Schleimhäute reizen.

▶ **Muss beobachtet werden**

Wenn die Haut sich verstärkt rötet und juckt, reagieren Sie vermutlich allergisch auf das Mittel. Dann sollten Sie es absetzen. Sind die Hauterscheinungen (→ Seite 14) einige Tage später nicht deutlich abgeklungen, sollten Sie einen Arzt aufsuchen.
Wenn Sie chronisches Asthma haben, kann es sein, dass sich die Atemwege häufiger verkrampfen. Auch dann sollten Sie einen Arzt aufsuchen.

Hinweise

Für Kinder und Jugendliche unter 18 Jahren

Säuglinge und Kleinkinder unter zwei Jahren dürfen Sie nicht mit der Salbe behandeln. Mangels Erfahrungen sollten Sie die Salbe aber auch bei älteren Kindern nicht anwenden.

Für Schwangerschaft und Stillzeit

Mangels Erfahrungen sollten Sie die Salbe nicht anwenden.

Herz- und Kreislaufbeschwerden

Handelsname Darreichungsform	**Zusammensetzung pro 1 ml/1 g oder wie angegeben bzw. pro abgeteilte Einheit**	**Unverb. Preis in Euro/kleinste Packung**	**Bewertung**
Hinweise zu den Tabellenspalten → Seite 32, zur Auswahl der Arzneimittel → Seite 27, zur Grundlage der Bewertung → Seiten 27, 31			
Cor-Vel Truw Salbe	**Fichtennadelöl** 29 mg + **Kampfer** 38 mg + **Menthol** 17 mg + **Rosmarinöl** 60 mg	9,45/25 g	**Wenig geeignet** bei Herzbeschwerden, weil die therapeutische Wirksamkeit nicht ausreichend nachgewiesen ist. → Seite 434
Crataegutt 80 mg	**Auszug aus Weißdornblättern mit Blüten** 80 mg	15,40/50 Stück	**Wenig geeignet** bei eingeschränkter Herzleistung, weil die therapeutische Wirksamkeit im Gegensatz zu den rezeptpflichtigen Standardtherapeutika (z. B. ACE-Hemmer und Diuretika) deutlich geringer und insgesamt nicht ausreichend nachgewiesen ist. → Seite 432
Crataegutt novo 450	450 mg	18,45/50 Stück	
Crataegutt 600 mg Filmtabletten	600 mg	15,70/30 Stück	
Crataegutt Tropfen Tropfen	94 mg	14,30/50 ml	
Effortil Tropfen Lösung	**Etilefrin-hydrochlorid** 7,5 mg (Konservierungsmittel: Parabene)	6,65/15 ml	**Mit Einschränkung geeignet** bei Kreislaufbeschwerden durch niedrigen Blutdruck. Nur zur kurzzeitigen Anwendung, wenn nichtmedikamentöse Maßnahmen nicht ausreichend wirken. **Wenig geeignet** zur dauerhaften Behandlung von niedrigem Blutdruck, weil die therapeutische Wirksamkeit hierfür nicht ausreichend nachgewiesen ist. → Seite 430
Effortil Tabletten	5 mg	10,65/50 Stück	
Etilefrin AL Tropfen Lösung	**Etilefrin-hydrochlorid** 7,5 mg (Konservierungsmittel: Parabene)	3,70/15 ml	
Etilefrin AL 5 Tabletten	5 mg	1,29/20 Stück	
Faros 300 mg	**Auszug aus Weißdornblättern mit Blüten** 300 mg	14,45/50 Stück	**Wenig geeignet** bei eingeschränkter Herzleistung, weil die therapeutische Wirksamkeit im Gegensatz zu den rezeptpflichtigen Standardtherapeutika (z. B. ACE-Hemmer und Diuretika) deutlich geringer und insgesamt nicht ausreichend nachgewiesen ist. → Seite 432
600 mg überzogene Tabletten	600 mg	21,05/50 Stück	
H&S Weißdornblätter Filterbeutel	**Weißdornblätter mit Blüten** 1,6 g	2,70/20 Stück	**Wenig geeignet** bei nachlassender Leistungsfähigkeit des Herzens, weil die therapeutische Wirksamkeit nicht ausreichend nachgewiesen ist. → Seite 432
Korodin Herz-Kreislauf-Tropfen Tropfen	**Auszug aus Weißdornfrüchten** 973 mg + **Kampfer** 25 mg *Enthält 60 % Alkohol*	5,05/10 ml	**Wenig geeignet** bei Herz- und Kreislaufbeschwerden, weil die therapeutische Wirksamkeit nicht ausreichend nachgewiesen ist. → Seite 433
Ky-Cor f überzogene Tabletten	**Auszug aus Weißdornblättern mit Blüten** 200 mg	19,48/100 Stück	**Wenig geeignet** bei eingeschränkter Herzleistung, weil die therapeutische Wirksamkeit im Gegensatz zu den rezeptpflichtigen Standardtherapeutika (z. B. ACE-Hemmer und Diuretika) deutlich geringer und insgesamt nicht ausreichend nachgewiesen ist. → Seite 432
Orthangin novo Filmtabletten	**Auszug aus Weißdornblättern mit Blüten** 145 mg	12,95/50 Stück	
Protecor Herz-Schutz-Kapseln Weichkapseln	**Magnesium** 24 mg + **Vitamin E** 44,1 mg + **Auszug aus Weißdornbeeren, -blättern und -blüten** 40 mg	12,60/50 Stück	**Wenig geeignet** bei Herz- und Kreislaufbeschwerden. Nicht sinnvolle Kombination, da ein Nutzen von Magnesium und Vitamin E bei der Behandlung von Herz- und Kreislaufbeschwerden nicht klar erkennbar ist. Die therapeutische Wirksamkeit von Weißdornextrakt ist im Gegensatz zu den Standardtherapeutika (z. B. ACE-Hemmer und Diuretika) nicht ausreichend nachgewiesen. → Seite 433

Herz- und Kreislaufbeschwerden Fortsetzung

Handelsname Darreichungsform	**Zusammensetzung pro 1 ml/1 g oder wie angegeben bzw. pro abgeteilte Einheit**	**Unverb. Preis in Euro/kleinste Packung**	**Bewertung**
Hinweise zu den Tabellenspalten → Seite 32, zur Auswahl der Arzneimittel → Seite 27, zur Grundlage der Bewertung → Seiten 27, 31			
Sidroga Weißdorn Herz- und Kreislauftee Filterbeutel	**Weißdornblätter mit Blüten** 1,5 g	3,40/20 Stück	**Wenig geeignet** bei nachlassender Leistungsfähigkeit des Herzens, weil die therapeutische Wirksamkeit nicht ausreichend nachgewiesen ist. → Seite 432
Thomasin Tabletten	**Etilefrin-hydrochlorid** 10 mg	13,58/50 Stück	**Mit Einschränkung geeignet** bei Kreislaufbeschwerden durch niedrigen Blutdruck. Nur zur kurzzeitigen Anwendung, wenn nichtmedikamentöse Maßnahmen nicht ausreichend wirken. **Wenig geeignet** zur dauerhaften Behandlung von niedrigem Blutdruck, weil die therapeutische Wirksamkeit hierfür nicht ausreichend nachgewiesen ist. → Seite 430
Thomasin 25 mg Tabletten Tabletten	25 mg	5,97/20 Stück	
Thomasin-Tropfen Tropfen	15 mg *Enthält 30 % Alkohol*	9,21/20 ml	
WEIßDORNBLÄTTER MIT BLÜTEN Bombastus Filterbeutel	**Weißdornblätter mit Blüten** 1,5 g	2,55/20 Stück	**Wenig geeignet** bei nachlassender Leistungsfähigkeit des Herzens, weil die therapeutische Wirksamkeit nicht ausreichend nachgewiesen ist. → Seite 432

Venenerkrankungen

Als Venen werden diejenigen Blutgefäße bezeichnet, in denen das Blut zum Herzen hin fließt. Die oberflächlichen Venen verlaufen dicht unter der Hautoberfläche und sammeln das aus den feinen Blutgefäßen (Kapillaren) kommende Blut. Über Verbindungsvenen (Perforansvenen) sind die oberflächlichen mit den tiefliegenden Venen verbunden.

Ein Klappenmechanismus innerhalb der Venen verhindert, dass das Blut nach unten in die Beine zurückfließt. So kann es nur in eine Richtung strömen – zum Herzen hin. Wenn sich die Venen zu sehr weiten, schließen die Venenklappen nicht mehr richtig. Dann staut sich das Blut in den Venen, die sich dann noch mehr dehnen müssen.

Häufig erweitern sich die kleinen, unmittelbar unter der Haut verlaufenden Venen (Besenreiser). Sie scheinen dann stern-, strahlen- oder fächerförmig blaurot durch die Haut hindurch. Erschlaffen größere oberflächliche Venen, treten sie als geschlängelte Krampfadern (Varizen) hervor (primäre Varikose).

Unter dem Oberbegriff »Venenerkrankungen« sind sowohl die tiefe Venenthrombose (Phlebothrombose) zu verstehen als auch akute Entzündungen der oberflächlichen Venen (Thrombophlebitis), Krampfadern und die chronische venöse Insuffizienz (CVI).

Eine Venenthrombose bedeutet, dass eine Vene durch ein Blutgerinnsel (Thrombus) teilweise oder ganz verschlossen wird. Am häufigsten sind die Becken- und Beinvenen betroffen, insbesondere die tiefen Venen in Ober- und Unterschenkel. Löst sich das Gerinnsel von der Wand, wird es mit dem Blut in die große Hohlvene und in die rechte Herzkammer geschwemmt. Von dort gelangt es mit dem Blut in die Lunge und bleibt dort in einem Blutgefäß hängen. Eine solche Lungenembolie (→ Seite 437) kann tödlich enden.

Auch bei einer akuten Entzündung der oberflächlichen Venen besteht die Gefahr, dass sich an der entzündeten Venenwand ein Blutgerinnsel (Thrombus) ablagert und sich in die tiefen Venen hinein ausbreitet, sodass sich dort eine Thrombose ausbildet.

Infolge einer Venenthrombose oder ausgeprägter Krampfadern entstehen mit der Zeit chronische Durchblutungsstörungen in den Venen. Dadurch bilden sich Hautveränderungen aus, die in drei Stadien eingeteilt werden:

- Stadium I: Nur die kleinen Venen unterhalb des Knöchels sind erweitert und bilden ein kranzartiges, bläuliches Geflecht.

- Stadium II: Die Haut verfärbt sich, bildet weißliche oder bräunliche Flecken oder wird stellenweise lederartig hart.
- Stadium III: Die Haut ist dünn wie Pergament und platzt bei geringen Stößen und Verletzungen auf. Die Wunden heilen nur schwer oder gar nicht zu und entstehen leicht wieder neu (»offenes Bein«, Ulcus cruris).

Eine Venenthrombose und eine ausgeprägte chronische venöse Insuffizienz müssen immer ärztlich und mit verschreibungspflichtigen Mitteln behandelt werden. Näheres dazu erfahren Sie im HANDBUCH MEDIKAMENTE der Stiftung Warentest oder im Internet unter www.medikamente-im-test.de.

Anzeichen und Beschwerden

Wenn die Venen ihrer Funktion nicht mehr gerecht werden können, macht sich das vor allem durch geschwollene Beine bemerkbar. Gleichzeitig fühlen sich die Beine müde und schwer an. Vor allem abends sind die Fußknöchel dicker als sonst. In den Beinen können ziehende oder stechende Schmerzen auftreten. Auch nächtliche Wadenkrämpfe kommen vor.

Hält der Blutstau in den Beinvenen an, kann Flüssigkeit aus dem Gewebe nicht mehr in ausreichender Menge abtransportiert werden, weil der Sog fehlt, der normalerweise dafür sorgt, dass das Wasser aus dem Gewebe in die Blutgefäße übertritt. Diese Wasseransammlungen im Gewebe (Ödeme) führen dazu, dass das Bein anschwillt, anfangs vor allem am Knöchel und Fuß (Schuhe, die morgens gut passen, sind abends zu eng), später auch am Unterschenkel.

Eine Venenthrombose kann sich völlig ohne Beschwerden ereignen, meist zeigen sich aber Schwellungen und Schmerzen in der Wade, verbunden mit einem unangenehmen Schweregefühl und diffusen Schmerzen im ganzen Bein oder entlang den Venen. Häufig wird der Fußknöchel rechts und links der Achillessehne dick. Je nach Ausdehnung der Thrombose schwillt der Unterschenkel oder das ganze Bein an. Die Haut am Unterschenkel verfärbt sich bläulich. Zudem besteht die Gefahr einer Lungenembolie (→nachfolgend). Wenn solche Beschwerden auftreten, müssen Sie sofort einen Arzt aufsuchen.

Lungenembolie – oft verkannt, aber lebensgefährlich

Anfänglich ist das Gerinnsel bei einer Venenthrombose nur sehr locker mit der Venenwand verbunden. Es kann leicht geschehen, dass sich der ganze Thrombus oder ein Teil davon ablöst und mit dem Blutstrom wegschwimmt. Aus den Beinen gelangt der Blutpfropf in die große Hohlvene im Bauch, von dort in die rechte Herzkammer und danach über die Lungenschlagader in die Lunge, wo er in einer der kleineren oder auch größeren Adern stecken bleibt und diese verstopft (Lungenembolie). Blockiert eine Embolie eines der wichtigen großen Blutgefäße, kann dies sofort tödlich sein. Verstopft sie eine kleine Ader, macht sie sich gar nicht oder mit folgenden Beschwerden bemerkbar:

- plötzlich auftretender Schmerz in der Brust
- Husten, der sich zwar immer wieder bessert, aber dann erneut auftritt
- plötzliche Atemnot
- Kreislaufschwäche
- Herzrasen
- Angstgefühl.

Wann immer Sie solche Beschwerden spüren, sollten Sie sich sofort durch einen Notarzt (Telefon 112) behandeln lassen. Eine Lungenembolie entsteht am häufigsten aus Thrombosen in den Becken- und Oberschenkelvenen.

Ursachen

Schwache Venen sind überwiegend erblich bedingt. Bestimmte Faktoren können sie jedoch begünstigen:

- Bewegungsmangel
- Übergewicht
- Schwangerschaft und Geburt
- fortgeschrittenes Alter
- langes Stehen.

Eine Venenthrombose entsteht durch Blutgerinnsel, die sich an schadhaften Stellen der Blutgefäßinnenwand bilden, besonders häufig an einer Venenklappe, weil dort das Blut verwirbelt wird. Dort sammeln sich oft Blutplättchen und verkleben leicht miteinander. Mit der Zeit bilden sie ein größeres Klümpchen, das anfangs locker, später fester mit der Venenwand verbunden ist. Solche Blutgerinnsel entstehen häufig nach Operationen, Verletzungen, in Schwangerschaft und Wochenbett, bei einem Herzinfarkt, anhaltender Bettlägerigkeit oder bei Einnahme der Pille sowie bei einer Hormontherapie in den Wechseljahren. Auch ein angeborener Mangel an gerinnungshemmenden Stoffen, bösartige Tumore und Übergewicht begünstigen die Bildung eines Thrombus.

Eine Thrombose kann dazu führen, dass die Klappen in den tiefen Venen nicht mehr richtig schließen. Dann steigt der Druck innerhalb der Venen, und das Blut sucht sich andere Wege, um zum Herzen zurück zu gelangen, vorzugsweise die neben den tiefen Venen verlaufenden Venen sowie die oberflächlich gelegenen. Diese sind aber nicht darauf ausgelegt, so große Mengen Blut zu transportieren und weiten sich immer mehr. Infolgedessen schließen auch dort die Venenklappen nicht mehr richtig, und es entstehen Krampfadern (sekundäre Varikose). Langfristig führt das zu einer anhaltenden Mangeldurchblutung und massiven Umbauprozessen im Gewebe, in deren Folge sich häufig ein Geschwür am Unterschenkel bildet (»offenes Bein«, Ulcus cruris).

Bei Kindern

Wenn schon bei Kindern und Jugendlichen Venenerkrankungen vorkommen, beruhen diese meist auf angeborenen Fehlbildungen der Blutgefäße oder der Venenklappen.

Vorbeugung

Sie können selbst viel tun, damit sich das Blut nicht in den Beinen staut:

- Jede Form von Bewegung fördert über die Muskelpumpe den Rückfluss des Blutes in den Beinvenen. Besonders empfehlenswert sind Gymnastik, Laufen, Wandern, Nordic Walking und Radfahren.
- Tragen Sie vorzugsweise Schuhe mit flachen Absätzen.
- Wenn Sie viel stehen oder sitzen müssen, sollten Sie tagsüber Stützstrümpfe tragen und abends die Füße hochlegen, um den Abfluss des Blutes aus den Beinen zu fördern. Am günstigsten ist es, wenn Sie sich dabei auf den Boden legen und die Beine senkrecht nach oben an eine Wand lehnen. Es genügt nicht, die Beine nur auf einem Hocker oder Stuhl in Kniehöhe zu legen.
- Geben Sie das Rauchen auf, denn es schädigt die Innenwand der Blutgefäße und erhöht dadurch das Risiko, dass sich in den Venen Blutgerinnsel bilden (Thrombose), vor allem bei schwachen Venen.
- Wenn Sie übergewichtig sind, sollten Sie versuchen abzunehmen.
- Meiden Sie übermäßige Wärme in Form von lang andauernden heißen Bädern, Sauna, Sonne. Dabei stellen sich die Venen weit, um die Hitze aus dem Körper abzuleiten. Lässt es sich nicht vermeiden, die Beine der Wärme auszusetzen, sollten Sie möglichst häufig einen kalten Beinguss machen, um die Venen wieder zu verengen.
- Bei Langstreckenflügen sollten Sie viel trinken (keinen Alkohol!) und möglichst oft auf dem Gang auf und ab laufen oder stündlich am Platz mit den Füßen wippen (20-mal hintereinander von der Spitze auf die Fersen und umgekehrt). Dabei wird die Wadenmuskulatur bewegt, was auch den Rückfluss des Blutes in den Venen fördert. Bei Flügen mit einer Dauer von mehr als vier Stunden können auch Kompressionsstrümpfe die Venenfunktion verbessern. Vor allem wenn Sie rauchen, älter als 65 Jahre, übergewichtig oder schwanger sind, besteht ein höheres Risiko, dass Sie aufgrund des langen Stillsitzens eine Thrombose erleiden. Das gilt auch, wenn Sie erst kürzlich operiert wurden, wenn Sie Krebs oder eine chronische Herzkrankheit haben.

Allgemeine Maßnahmen

Alle unter »Vorbeugung« genannten Maßnahmen werden auch empfohlen, wenn bereits eine Venenschwäche besteht oder Krampfadern vorhanden sind.

Haben Sie ausgeprägte Krampfadern oder schwellen nach längerem Stehen Unterschenkel und Fußknöchel an, sollten Sie medizinische Kompressionsstrümpfe tragen (nicht zu verwechseln mit den in Kaufhäusern erhältlichen Stützstrümpfen). Sie üben von außen Druck auf die Venen aus und pressen diese zusammen, sodass die Venenklappen wieder besser schließen und das Blut besser abfließen kann.

Nach einer Venenthrombose sind oft Kompressionsverbände notwendig, um die Schwellung zu verringern. Anschließend müssen – meist über Jahre hinweg – medizinische Kompressionsstrümpfe getragen werden, um eine chronische venöse Insuffizienz zu verhindern.

Wann zum Arzt?

Haben Sie ausgeprägte Krampfadern oder jeden Abend geschwollene Knöchel, sollten Sie einen Arzt aufsuchen, um zu besprechen, ob die Beinschwellungen Folge einer Venenerkrankung sind. Auch ist zu klären, wie sich die Venenfunktion verbessern lässt oder ob operative Maßnahmen angezeigt sind, mit denen die Krampfadern entfernt werden können.

Schwillt das Bein außergewöhnlich stark an und schmerzt es zusätzlich, müssen Sie unverzüglich einen Arzt aufsuchen. Solche Beschwerden können Anzeichen für eine Venenentzündung oder Thrombose sein, die durch schwache Venen begünstigt werden kann.

Auch wenn die Durchblutung in den Beinen so stark gestört ist, dass die Beine ständig geschwollen sind, sollten Sie einen Arzt aufsuchen. Dann besteht die Gefahr, dass die kleinen Adern (Kapillaren) im Gewebe dauerhaft erweitert bleiben und durch abgelagerte Eiweißstoffe verstopft werden. Die Folge ist, dass das Gewebe nicht mehr ausreichend mit Sauerstoff versorgt und ebenso wenig von Schadstoffen und Flüssigkeit befreit wird. Häufig entstehen dann offene Stellen am Bein, meist am Knöchel. Hat sich ein solches Geschwür gebildet, muss es unbedingt ärztlich behandelt werden.

Behandlung mit Medikamenten

Bei schwachen Venen oder nur gering ausgebildeten Krampfadern genügen im Allgemeinen die vorbeugenden und allgemeinen Maßnahmen, um eine ausreichende Venenfunktion zu gewährleisten. Freiverkäufliche

Mittel können hierzu unterstützend eingesetzt werden. Bei Venenthrombosen ist eine medikamentöse Behandlung mit verschreibungspflichtigen Arzneimitteln erforderlich. Was Sie über diese Mittel wissen müssen, lesen Sie im HANDBUCH MEDIKAMENTE der Stiftung Warentest oder im Internet unter www.medikamente-im-test.de.

Unter den pflanzlichen Venenmitteln zum Einnehmen (→ Seite 440) sind Präparate mit Extrakten aus Rosskastanie bei schwachen Venen mit Einschränkung geeignet. Die therapeutische Wirksamkeit sollte in weiteren Studien noch besser nachgewiesen werden. Die Mittel können allenfalls im Frühstadium einer Venenerkrankung oder zusätzlich zu anderen Verfahren (z. B. einer Kompressionsbehandlung) sinnvoll sein.

Bei allen anderen Mitteln zum Einnehmen ist die therapeutische Wirksamkeit nicht ausreichend nachgewiesen, sie sind deshalb wenig geeignet. Das gilt sowohl für pflanzliche Venenmittel zum Einnehmen mit Extrakten aus Weinblättern oder Mäusedorn als auch für Rutoside (→ nebenstehend).

Bei den äußerlich anzuwendenden Venenmitteln (→ Seite 440) mit Heparin oder Mucopolysaccharidpolysulfat gelangen die Wirkstoffe kaum in ausreichender Menge durch die Haut in den Blutkreislauf. Bessern sich die Beschwerden mit diesen Mitteln dennoch, beruht dies in erster Linie auf dem Massageeffekt, der beim Einreiben zwangsläufig erfolgt, oder auf der kühlenden Wirkung der Gele. Dies lässt sich ebenso gut mit wirkstofffreien Mitteln erreichen, zum Beispiel mit im Kühlschrank gelagerten Körperölen oder Feuchtigkeitslotionen (vorzugsweise ohne Duft- und Konservierungsmittel).

Auf Venensalben, -cremes und -gele zu verzichten ist umso ratsamer, als die Wirkstoffe und Konservierungsmittel der meisten Präparate die Haut reizen und allergische Reaktionen hervorrufen können. Dies gilt insbesondere für Zubereitungen mit Arnikaextrakt. Gerade solche Hautreizungen sind bei Venenerkrankungen und Krampfadern möglichst zu vermeiden, da die Haut oft dünner als gewöhnlich und schlechter durchblutet ist. Ekzeme treten dann schneller auf, heilen schlecht und führen leicht zu chronischen Geschwüren. Venencremes, -salben oder -gele sollten also genau bei den Anwendungsgebieten nicht eingesetzt werden, für deren Vorbeugung und Behandlung sie im Grunde konzipiert wurden oder empfohlen werden: bei Venenentzündungen, chronischer Venenschwäche oder nach einer Thrombose.

Anthroposophische, homöopathische und traditionell angewendete Mittel

Zu den meistgekauften Mitteln gehören auch *Aescusan Filmtabletten* mit Rosskastanie, *Antistax Crème* mit Extrakten aus Weinblättern, *Fagorutin Buchweizen-Tee* aus Buchweizenkraut, *Troxerutin-ratiopharm* mit Troxerutin, *Venelbin ruscus* mit Mäusedorn- und *Venostasin Creme* mit Rosskastaniensamenextrakt. Dabei handelt es sich um Präparate, die von der Arzneimittelbehörde als »traditionell angewendet« zugelassen wurden.

All diese Mittel lassen sich nach den Grundsätzen dieses Buches nicht bewerten. Sie werden deshalb nicht näher besprochen. Was »traditionell angewendete« Präparate sind, lesen Sie unter »Traditionell angewendete Mittel« (→ Seite 20).

Rutoside (innerlich)

Hydroxyethylrutoside
 Venoruton
Troxerutin
 Veno SL

Rutoside sind synthetische Pflanzenfarbstoffe, die die Blutgefäße von innen »abdichten« sollen. Auf diese Weise soll weniger Flüssigkeit ins Gewebe übertreten und die Ödembildung verhindert werden. Für diesen Wirkmechanismus gibt es bisher nur Annahmen, die therapeutische Wirksamkeit ist nicht ausreichend nachgewiesen. Die Mittel sind deshalb wenig geeignet.

Achtung

Venoruton Lösung: Dieses Mittel enthält Alkohol. Personen mit Alkoholproblemen dürfen das Mittel nicht einnehmen. Auch Leberkranke und Menschen mit Anfallleiden sollten den Alkoholgehalt berücksichtigen. Darüber hinaus kann Alkohol die Wirkung vieler Arzneimittel (z. B. Schlaf- und Beruhigungsmittel, Psychopharmaka, starke Schmerzmittel, einige Mittel bei hohem Blutdruck) verstärken.

Unerwünschte Wirkungen

▶ **Keine Maßnahmen erforderlich**

Magen-Darm-Störungen wie Durchfall oder auch Verstopfung können auftreten, außerdem Gesichtsröte (Flush) und Kopfschmerzen.

▶ **Muss beobachtet werden**

Wenn die Haut sich verstärkt rötet und juckt, reagieren Sie vermutlich allergisch auf die Mittel. Dann sollten Sie sie absetzen. Sind die Hauterscheinungen (→ Seite 14) einige Tage später nicht deutlich abgeklungen, sollten Sie einen Arzt aufsuchen.

Hinweise

Für Schwangerschaft und Stillzeit

Über die Risiken einer Anwendung in Schwangerschaft und Stillzeit gibt es keine Erkenntnisse. Da die Mittel ohnehin als »wenig geeignet« erachtet werden, sollten Sie darauf verzichten.

Venoruton Lösung: Bedenken Sie, dass dieses Mittel zudem noch Alkohol enthält. Mittel ohne Alkohol sind vorzuziehen.

Venenmittel (äußerlich)

Chondroitinpolysulfat
Hirudoid, Sanaven Creme

Heparin
Exhirud Heparin Gel/Salbe, Hepa-Gel/-Salbe, Heparin-CT, Heparin Heumann, Heparin-ratiopharm, Hepathromb, Hepathrombin, Thrombareduct Sandoz, Thrombocutan, Thrombophob, Venalitan, Venoruton, Emulgel, Vetren

Heparin blockiert zwei wichtige Eiweißstoffe, die dafür verantwortlich sind, dass Blutbestandteile miteinander verkleben. Auf diese Weise hemmt es die Blutgerinnung und verhindert, dass sich Gerinnsel bilden. Diese Wirkung tritt jedoch nur ein, wenn das Heparin in ausreichender Menge in den Blutkreislauf gelangt. Bei äußerlich anzuwendenden Mitteln ist dies aber nur bedingt der Fall. Die therapeutische Wirksamkeit der Cremes, Gele und Salben zur unterstützenden Behandlung von Venenerkrankungen ist nicht ausreichend nachgewiesen, sie sind deshalb wenig geeignet.

Chondroitinpolysulfat (auch: Mucopolysaccharid-polysulfat, Mucopolysaccharid-polyschwefelsäureester) ähnelt in seinem Aufbau dem Heparin, wird aber noch schlechter durch die Haut aufgenommen und hat auf die Blutgerinnung und auf Venenerkrankungen keinen Einfluss. Auch für diesen Wirkstoff ist die therapeutische Wirksamkeit nicht ausreichend nachgewiesen, er ist ebenfalls wenig geeignet.

Anwendung

Auf nässende oder offene Wunden (z. B. ein Unterschenkelgeschwür) sowie auf durch Ekzem oder Sonnenbrand entzündete Haut dürfen Sie die Mittel nicht auftragen.

Achtung

Wenn Sie medizinische Kompressionsstrümpfe tragen, dürfen Sie diese erst ein bis zwei Stunden nach der Anwendung der Mittel wieder anziehen. Salbe, Creme und Gel beeinträchtigen die Elastizität des Strumpfgewebes, sodass die Strümpfe rasch verschleißen. Da Sie die Strümpfe abends sowieso ablegen, ist es ratsam, die Beine erst dann einzucremen.

Einige Präparate enthalten als Konservierungsmittel Parabene (siehe Tabelle). Wenn Sie auf Parastoffe (→ Seite 551) allergisch reagieren, dürfen Sie diese Mittel nicht anwenden.

Unerwünschte Wirkungen

▶ **Muss beobachtet werden**

Wenn die Haut sich rötet und juckt, reagieren Sie vermutlich allergisch auf die Mittel. Dann sollten Sie sie absetzen. Sind die Hauterscheinungen (→ Seite 14) einige Tage später nicht deutlich abgeklungen, sollten Sie einen Arzt aufsuchen.

Pflanzliche Venenmittel (innerlich)

Rosskastanie
Aescorin, Aescusan, Noricaven, Venen-Tabletten STADA, VENENTABS retard-ratiopharm, venobiomo, Venoplant, Venostasin

Weinblätter
Antistax Venenkapseln/-tabletten/-tropfen

Extrakte aus Rosskastanien oder Weinblättern sollen entzündungshemmend wirken und die Blutgefäße von innen »abdichten«, sodass sich im Gewebe weniger Flüssigkeit ansammelt.

In den bisher vorliegenden Studien mit Rosskastaniensamenextrakt wurde untersucht, ob der Wirkstoff verhindert, dass die Beine anschwellen. Die Studien belegen jedoch nur eine geringfügige Abnahme des Beinvolumens um 20 bis 80 Milliliter. Solche Schwankungen im Beinvolumen treten aber auch normalerweise im Laufe eines Tages auf, und es ist unklar, ob sich dieser Effekt auf den Krankheitsverlauf auswirkt. Ein Vergleich mit einer Kompressionstherapie durch Strümpfe oder Verbände ergab, dass die Tabletten ähnlich wirksam waren wie die Kompressionstherapie. Allerdings ist unklar, ob dieser Effekt auch bei einer langfristigen Behandlung anhält und das Fortschreiten der Erkrankung verhindert. Die therapeutische Wirksamkeit ist demnach noch nicht ausreichend nachgewiesen. Die Mittel sind mit Einschränkung geeignet und sollten allenfalls unterstützend eingesetzt werden, zusätzlich zu einer Kompressionsbehandlung. Vor allem bei bereits deutlich ausgeprägter Venenschwäche können sie eine Kompressionsbehandlung mit Strümpfen oder Verbänden nicht ersetzen.

Deutlich weniger Untersuchungen liegen zu Extrakten aus Weinblättern vor, die Wasseransammlungen im Gewebe ausschwemmen sollen. Wie sich das auf den Krankheitsverlauf auswirkt, lässt sich nicht einschätzen. Studien, die die Wirkung der Extrakte mit einer Kompressionstherapie mit Strümpfen oder Verbänden vergleichen, fehlen ganz. Auch eine Studie zu Weinblätterextrakt aus dem Jahr 2002 kann wegen methodischer Mängel nicht als Nachweis für die therapeutische Wirksamkeit herangezogen werden, da ein Vergleich zur Standardtherapie fehlt. Die Mittel sind deshalb bei Venenerkrankungen wenig geeignet.

Unerwünschte Wirkungen

▶ Keine Maßnahmen erforderlich

Rosskastanie: In seltenen Fällen können Magenbeschwerden und Übelkeit auftreten.

Venostasin retard: Sehr selten können Kopfschmerzen entstehen.

▶ Muss beobachtet werden

Rosskastanie: Wenn die Haut sich rötet und juckt, reagieren Sie vermutlich allergisch auf das Mittel. Dann sollten Sie es absetzen. Sind die Hauterscheinungen (→ Seite 14) einige Tage später nicht deutlich abgeklungen, sollten Sie einen Arzt aufsuchen.

Hinweise

Für Schwangerschaft und Stillzeit

Über die Risiken einer Anwendung in Schwangerschaft und Stillzeit gibt es keine Erkenntnisse. Sicherheitshalber sollten Sie die Mittel daher nicht anwenden.

Venenerkrankungen

Handelsname Darreichungsform	**Zusammensetzung pro 1 ml/1 g oder wie angegeben bzw. pro abgeteilte Einheit**	**Unverb. Preis in Euro/kleinste Packung**	**Bewertung**
Hinweise zu den Tabellenspalten → Seite 32, zur Auswahl der Arzneimittel → Seite 27, zur Grundlage der Bewertung → Seiten 27, 31			
Aescorin forte Kapseln	**Auszug aus Rosskastaniensamen** 146,5–202,4 mg	44,20/100 Stück	**Mit Einschränkung geeignet** bei Venenerkrankungen. Die therapeutische Wirksamkeit sollte noch besser belegt werden. → Seite 440
Aescusan retard 50 Retardtabletten	**Auszug aus Rosskastaniensamen** 263,2 mg	9,70/20 Stück	
Antistax Venenkapseln Kapseln	**Auszug aus Weinblättern** 180 mg	20,91/50 Stück	**Wenig geeignet** bei Venenerkrankungen, weil die therapeutische Wirksamkeit nicht ausreichend nachgewiesen ist. → Seite 440
Antistax extra Venentabletten Tabletten	360 mg	17,90/30 Stück	
Exhirud Heparin Gel 60 000 I.E. Gel	**Heparin-Natrium** 600 I.E.	6,97/40 g	**Wenig geeignet** zur unterstützenden Behandlung von Venenerkrankungen, weil die therapeutische Wirksamkeit nicht ausreichend nachgewiesen ist. → Seite 440
Exhirud Heparin Salbe 60 000 I.E. Salbe	600 I.E.	6,97/40 g	
Hepa-Gel 60.000 I.E. Lichtenstein Gel	**Heparin-Natrium** 600 I.E.	11,96/100 g	
Hepa-Salbe 60.000 I.E. Lichtenstein Salbe	600 I.E. (Konservierungsmittel: Parabene)	11,96/100 g	

Venenerkrankungen Fortsetzung

Handelsname Darreichungsform	Zusammensetzung pro 1 ml/1 g oder wie angegeben bzw. pro abgeteilte Einheit	Unverb. Preis in Euro/kleinste Packung	Bewertung
Hinweise zu den Tabellenspalten → Seite 32, zur Auswahl der Arzneimittel → Seite 27, zur Grundlage der Bewertung → Seiten 27, 31			
Heparin-CT 180.000 Gel Gel	**Heparin-Natrium** 1 800 I.E.	19,99/100 g	**Wenig geeignet** zur unterstützenden Behandlung von Venenerkrankungen, weil die therapeutische Wirksamkeit nicht ausreichend nachgewiesen ist. → Seite 440
Heparin-CT 60.000 Salbe Salbe	600 I.E.	9,89/100 g	
Heparin 60 000 I.E. Heumann Creme Creme	**Heparin-Natrium** 600 I.E.	7,85/40 g	
Heparin-ratiopharm 180 000 Gel	**Heparin-Natrium** 1 800 I.E.	21,90/100 g	
Heparin-ratiopharm Sport-Gel Gel	600 I.E.	7,65/50 g	
Heparin-ratiopharm 60 000 Salbe Salbe	600 I.E.	10,98/100 g	
Hepathromb 60 000 Creme	**Heparin-Natrium** 600 I.E. (Konservierungsmittel: Parabene)	6,41/50 g	
Hepathrombin-Gel 60 000 Gel	**Heparin-Natrium** 600 I.E.	13,14/100 g	
Hepathrombin-Salbe 60 000 Salbe	600 I.E.	13,14/100 g	
Hirudoid forte Creme 445 mg / 100 g Creme	**Chondroitin-polysulfat** 4,45 mg	15,49/100 g	**Wenig geeignet** bei Venenerkrankungen, weil die therapeutische Wirksamkeit nicht ausreichend nachgewiesen ist. → Seite 440
Hirudoid Gel 300 mg / 100 g	3 mg	13,49/100 g	
Hirudoid forte Gel 445 mg / 100 g Gel	4,45 mg	15,49/100 g	
Hirudoid Salbe 300 mg / 100 g Salbe	3 mg (Konservierungsmittel: Parabene)	13,49/100 g	
Noricaven retard Tabletten	**Auszug aus Rosskastaniensamen** 263,2 mg	10,75/20 Stück	**Mit Einschränkung geeignet** bei Venenerkrankungen. Die therapeutische Wirksamkeit sollte noch besser belegt werden. → Seite 440
Sanaven 0,3 % Creme Creme	**Chondroitin-polysulfat** 3 mg (Konservierungsmittel: Parabene)	9,90/100 g	**Wenig geeignet** bei Venenerkrankungen, weil die therapeutische Wirksamkeit nicht ausreichend nachgewiesen ist. → Seite 440
Thrombareduct Sandoz 60 000 I.E./ 100 g Gel	**Heparin-Natrium** 600 I.E.	3,99/10 g	**Wenig geeignet** zur unterstützenden Behandlung von Venenerkrankungen, weil die therapeutische Wirksamkeit nicht ausreichend nachgewiesen ist. → Seite 440
100 000 I.E./ 100 g Gel	1 000 I.E.	14,78/100 g	
180 000 I.E./ 100 g Gel Gel	1 800 I.E.	12,97/40 g	
Thrombareduct Sandoz 60 000 I.E./ 100 g Salbe	600 I.E.	6,50/40 g	
100 000 I.E./ 100 g Salbe	1 000 I.E.	14,78/100 g	
180 000 I.E./ 100 g Salbe Salbe	1 800 I.E.	12,97/40 g	

Venenerkrankungen Fortsetzung

Handelsname Darreichungsform	**Zusammensetzung pro 1 ml/1 g oder wie angegeben bzw. pro abgeteilte Einheit**	**Unverb. Preis in Euro/kleinste Packung**	**Bewertung**
Hinweise zu den Tabellenspalten → Seite 32, zur Auswahl der Arzneimittel → Seite 27, zur Grundlage der Bewertung → Seiten 27, 31			
Thrombocutan Ultra Gel 60.000 Gel	**Heparin-Natrium** 600 I.E.	10,98/100 g	**Wenig geeignet** zur unterstützenden Behandlung von Venenerkrankungen, weil die therapeutische Wirksamkeit nicht ausreichend nachgewiesen ist. → Seite 440
Thrombocutan Ultra Salbe 60.000 Salbe	600 I.E.	10,98/100 g	
Thrombophob 60.000 Creme Creme	**Heparin-Natrium** 600 I.E.	8,97/100 g	
Thrombophob 60.000 Gel Gel	600 I.E.	8,97/100 g	
Venalitan 150 000 N Salbe Salbe	**Heparin-Natrium** 1 500 I.E.	13,95/100 g	
Venen-Tabletten STADA retard Retardtabletten	**Auszug aus Rosskastaniensamen** 263,2 mg	8,15/20 Stück	**Mit Einschränkung geeignet** bei Venenerkrankungen. Die therapeutische Wirksamkeit sollte noch besser belegt werden. → Seite 440
VENENTABS retard-ratiopharm Retardtabletten	**Auszug aus Rosskastaniensamen** 263,2 mg	8,20/20 Stück	
veno-biomo retard 50 mg Retardtabletten	**Auszug aus Rosskastaniensamen** 263,2 mg	17,90/50 Stück	
Venoplant retard S Retardtabletten	**Auszug aus Rosskastaniensamen** 263,2 mg	12,95/20 Stück	
Venoruton Intens Filmtabletten	**o-(Beta) Hydroxyethyl-rutoside** 500 mg	11,97/20 Stück	**Wenig geeignet** bei Venenerkrankungen, weil die therapeutische Wirksamkeit nicht ausreichend nachgewiesen ist. → Seite 439
Venoruton 300 Kapseln	300 mg	18,00/50 Stück	
Venoruton Lösung	100 mg *Enthält 30,9 % Alkohol*	21,75/100 ml	
Venoruton Emulgel Gel	**Heparin-Natrium** 600 I.E.	8,22/100 g	**Wenig geeignet** zur unterstützenden Behandlung von Venenerkrankungen, weil die therapeutische Wirksamkeit nicht ausreichend nachgewiesen ist. → Seite 440
Veno SL 300 Kapseln	**Troxerutin** 300 mg	13,88/50 Stück	**Wenig geeignet** zur unterstützenden Behandlung bei Flüssigkeitsansammlungen im Gewebe (Ödemen), weil die therapeutische Wirksamkeit nicht ausreichend nachgewiesen ist. → Seite 439
Venostasin retard Retardkapseln	**Auszug aus Rosskastaniensamen** 240–290 mg	13,90/20 Stück	**Mit Einschränkung geeignet** bei Venenerkrankungen. Die therapeutische Wirksamkeit sollte noch besser belegt werden. → Seite 440
Vetren Gel 60 000 I.E.	**Heparin-Natrium** 600 I.E.	12,66/100 g	**Wenig geeignet** zur unterstützenden Behandlung von Venenerkrankungen, weil die therapeutische Wirksamkeit nicht ausreichend nachgewiesen ist. → Seite 440
Vetren forte Gel 150.000 I.E. Gel	1 500 I.E.	19,99/75 g	
Vetren Salbe 60.000 I.E. Salbe	600 I.E.	12,66/100 g	

Erhöhte Blutfette

Es gibt zwei Arten von Blutfetten (Lipide): Cholesterin und Triglyzeride (Neutralfette). Triglyzeride sind energiereiche Verbindungen und dienen dem Organismus als Energiespeicher, in Form einer Fettschicht unter der Haut als Polster für innere Organe sowie zur Wärmeisolierung.

Cholesterin wird in der Leber benötigt, um Gallensäuren herzustellen, die Nebennieren bauen daraus das Hormon Kortisol auf. Die normalen Körperzellen benötigen Cholesterin für den Aufbau der Zellwand, und die Geschlechtsorgane verwenden es zur Produktion der weiblichen und männlichen Hormone.

Da Cholesterin nicht wasserlöslich ist, wird es mit wasserlöslichen Eiweißkörpern (Proteine) umhüllt. Solche Fett-Eiweiß-Verbindungen werden als Lipoproteine bezeichnet. Diese lassen sich physikalisch nach ihrer Dichte unterscheiden. Die wichtigsten Untergruppen des Cholesterins sind das HDL (high density lipoprotein) und das LDL (low density lipoprotein). Bei Blutuntersuchungen werden das Gesamtcholesterin sowie diese beiden Untergruppen und der daraus errechenbare Quotient (LDL geteilt durch HDL) wie auch der Quotient aus Gesamtcholesterin und HDL bestimmt. Die für Männer und Frauen gleichermaßen gültigen Richtwerte sind unter »Cholesterin-Richtwerte für Männer und Frauen« (→ Seite 445) zusammengestellt.

Wenn das Blut zu viel Cholesterin enthält, lagert sich dieses verstärkt in feine Risse in der Arterieninnenwand ein. Auch ein Übermaß an Triglyzeriden begünstigt Ablagerungen in den Arterien und leistet somit einer Arteriosklerose (Adernverkalkung) Vorschub. Diese bildet sich vor allem in den dünnen Herzkranzarterien aus, aber ebenso in der großen Körperschlagader (Aorta) oder in den Arterien der Beine. Näheres hierzu lesen Sie unter »Arterielle Durchblutungsstörungen« (→ Seite 418).

Ob die Blutfette ansteigen, hängt auch davon ab, wie gut der Organismus die mit der Nahrung aufgenommenen Fette verwertet. Manche Menschen können sehr fettreich essen und haben dennoch normale Cholesterinwerte. Auch ist es offenbar weniger entscheidend, wie viel Fett über die Nahrung aufgenommen wird, als vielmehr, um welches Fett es sich handelt und wie hoch der Anteil an gesättigten Fettsäuren ist. Davon und von den erblichen Anlagen hängt es ab, ob der Körper selbst viel Cholesterin herstellt und deshalb eine Neigung zu erhöhten Blutfetten und infolgedessen auch zu Arteriosklerose besteht.

Ob ein bestimmter Cholesterinspiegel das Risiko für Arteriosklerose und Herz-Kreislauf-Erkrankungen erhöht, ist abhängig von Alter, Geschlecht und Blutdruck sowie davon, ob Sie Diabetes haben und/oder rauchen. Bei gleichen Ausgangsbedingungen haben Frauen bis zum 65. Lebensjahr im Vergleich zu Männern ein insgesamt viermal niedrigeres Risiko für Herz-Kreislauf-Erkrankungen, vorausgesetzt, es besteht kein Diabetes. Wenn Sie Ihr persönliches Risiko für Herz-Kreislauf-Erkrankungen unter Berücksichtigung dieser Faktoren ermitteln wollen, können Sie dies im Internet unter www.chd-taskforce.de tun. Sie müssen dazu Ihren Blutdruck und Ihre Blutfettwerte (Cholesterin und Triglyzeride) kennen.

Anzeichen und Beschwerden

Erhöhte Blutfette verursachen keine Beschwerden, sondern werden nur erkannt, wenn der Arzt die Blutwerte kontrolliert. Dies kann bei Personen über 35 Jahre alle zwei Jahre im Rahmen des von den gesetzlichen Krankenkassen empfohlenen Gesundheits-Checks erfolgen.

Ursachen

Die Blutfette erhöhen sich durch Lebensmittel, die reich an gesättigten Fettsäuren sind. Dazu gehören Fette tierischen Ursprungs mit viel Cholesterin, wie zum Beispiel Sahne, Butter, Butterschmalz, Gänseschmalz, aber auch pflanzliche Fette wie Erdnussöl, Kokosfett, Palmöl oder Margarine mit einem hohen Anteil an gehärteten Fetten. In welchem Ausmaß die Blutfette ansteigen, hängt aber auch davon ab, ob das Lebensmittel noch andere, gesunde Fette enthält. So sind zum Beispiel Lachs und Makrele zwar fett- und cholesterinreiche Fischsorten, sie weisen aber zusätzlich die gesunden Fischöle (Omega-3-Fettsäuren) auf, die sich günstig auf die Blutfette (vor allem auf Triglyzeride) auswirken.

Erhöhte Triglyzeride beruhen neben einer genetischen Veranlagung auf einem erhöhten Alkoholkonsum oder darauf, dass die Mahlzeiten zu viele Kohlenhydrate enthalten beziehungsweise zu kalorienreich sind. Liegt zusätzlich ein Diabetes mit schlecht kontrollierten Blutzuckerwerten vor, können die Triglyzeride ebenfalls ansteigen. Außerdem erhöhen Übergewicht, eine Behandlung mit Glukokortikoiden (bei Entzündungen, Immunreaktionen) sowie wasserausschwemmende Medikamente (Diuretika, bei hohem Blutdruck) diese Blutfette.

Bei erblichen Fettstoffwechselstörungen (z. B. familiäre Hypercholesterinämie) weist die Zelloberfläche zu wenige oder keine funktionsfähigen Bindestellen für LDL auf. Die Zellen können demzufolge kein LDL aufnehmen, und die Leber kann sie nicht abbauen. Auf diese Weise reichert sich LDL ständig weiter im Blut an.

Cholesterin-Richtwerte für Männer und Frauen

Folgende Werte gelten unter Berücksichtigung verschiedener Risikofaktoren als Richtwerte für Cholesterin:

Für Personen, bei denen keine weiteren Risikofaktoren für Arteriosklerose bestehen (Nichtraucher, normaler Blutdruck, kein Diabetes):
Gesamtcholesterin: unter 250 Milligramm/dl beziehungsweise 6,5 mmol/l
LDL: unter 160 Milligramm/dl beziehungsweise 4,0 mmol/l
HDL: über 40 Milligramm/dl beziehungsweise 1,0 mmol/l
Quotient LDL/HDL: unter 4. Diesen Quotienten bestimmen Sie, indem Sie den Wert für LDL durch den Wert von HDL teilen.

Für Personen, die Risikofaktoren für Arteriosklerose haben (Raucher, hoher Blutdruck):
Gesamtcholesterin: unter 200 Milligramm/dl beziehungsweise 5,0 mmol/l
LDL: unter 130 Milligramm/dl beziehungsweise 3,5 mmol/l
HDL: über 40 Milligramm/dl beziehungsweise 1,0 mmol/l
Quotient LDL/HDL: unter 3

Für Personen mit Arteriosklerose, Diabetes oder nach überstandenem Herzinfarkt:
Gesamtcholesterin: unter 180 Milligramm/dl beziehungsweise 4,5 mmol/l
LDL: unter 100 Milligramm/dl beziehungsweise 2,5 mmol/l
HDL: über 40 Milligramm/dl beziehungsweise 1,0 mmol/l
Quotient LDL/HDL: unter 2

Vorbeugung

Erhöhten Blutfetten können Sie vorbeugen, indem Sie in Ihrer Ernährung auf tierische Nahrungsmittel weitgehend verzichten. Das heißt, Sie essen möglichst wenig Butter, Sahne, fettreichen Käse, Fleisch, Wurst, Innereien, Schalentiere und Eier (Eigelb). Auch auf gehärtete Pflanzenfette und Fette mit vielen gesättigten Fettsäuren (Kokos- und Palmfett, Schmalz, Majonäse, Speck) sollten Sie verzichten, weil sie ebenfalls die Blutfette ansteigen lassen.

Günstig ist dagegen eine »Mittelmeerkost« mit einem hohen Anteil an Gemüse und frischem Obst, Getreideprodukten (Nudeln), Meeresfischen und Olivenöl. So hat sich beispielsweise gezeigt, dass Menschen, die mindestens zweimal in der Woche eine Mahlzeit mit fettreichem Seefisch essen – zum Beispiel Japaner, Inuit, Niederländer – seltener an Herz-Kreislauf-Erkrankungen leiden. Und das, obwohl sie durchaus fettreich essen. Allerdings nehmen sie besonders gesunde Fette zu sich: vorwiegend Fischöl aus fetten Fischarten wie Makrele, Lachs, Sardelle, Hering, Forelle, Thunfisch. Die darin enthaltenen Omega-3-Fettsäuren wirken sich günstig auf die Blutfette aus und können sowohl das schädliche Cholesterin als auch die Triglyzeride senken, was möglicherweise sogar vor Herzinfarkt und Schlaganfall schützt. Cholesterinsenkend wirken auch Sojaprodukte und Haferkleie (sechs Gramm pro Tag, das sind etwa ein bis zwei Esslöffel).
Walnüsse sind reich an mehrfach ungesättigten Fettsäuren und können die Blutfette positiv beeinflussen. Beachten Sie jedoch, dass Sie nicht zuviel davon essen – schon 100 Gramm Walnüsse entsprechen einem Viertel des täglichen Kalorienbedarfs.
Wenn Sie sich viel bewegen, werden auch die Blutfette günstig beeinflusst. Am geeignetsten sind Ausdauersportarten wie Joggen und schnelles Gehen (Nordic Walking), Wandern, Schwimmen, Radfahren und Skilanglauf.

Allgemeine Maßnahmen

Alle unter »Vorbeugung« beschriebenen Maßnahmen sind auch sinnvoll, um bereits erhöhte Blutfette zu senken.
Wenn die Triglyzeride erhöht sind, sollten Sie täglich mindestens zwei bis vier Gramm Omega-3-Fettsäuren aufnehmen. Bei bestehender koronarer Herzkrankheit ohne erhöhte Triglyzeridwerte genügt ein Gramm täglich, wofür bereits zwei wöchentliche Fischmahlzeiten mit den oben aufgeführten Fischarten genügen – ob gekocht, geräuchert, gebeizt oder roh (z. B. als Sushi). Allerdings sollten insbesondere Schwangere, Stillende und Kinder berücksichtigen, dass viele Fische heute mit Schwermetallen belastet sind.
Bei erhöhten Triglyzeriden sollten Sie neben Fleisch, Milchprodukten und Fetten mit einem hohen Anteil an gesättigten Fettsäuren auch Alkohol meiden. Fünf kleine statt drei große Mahlzeiten täglich können dazu beitragen, dass der Körper Triglyzeride besser verwerten kann.
Wenn Sie Übergewicht haben, sollten Sie dieses möglichst abbauen. Ob die überflüssigen Pfunde ein Risiko für Herz-Kreislauf-Erkrankungen darstellen, lässt sich am besten mit dem Taillenumfang abschätzen. Dafür messen Sie mit einem Maßband den Umfang der Taille

zwischen dem unteren Rippenbogen und der Oberkante des Beckens. Bei Frauen sollte der Wert nicht über 87 Zentimeter, bei Männern nicht über 101 Zentimeter liegen. Hintergrund für diese Empfehlung ist die Erkenntnis, dass nicht nur das Gewicht allein, sondern auch die Verteilung des Fettes auf bestimmte Körperzonen das Risiko für Herz-Kreislauf-Erkrankungen beeinflusst. Denn die Fettreserven am Bauch werden anders freigesetzt und verstoffwechselt als die Depots an Gesäß und Oberschenkeln. Dickbäuchige Menschen (»Apfel-Typ«) sind für Herz-Kreislauf-Erkrankungen stärker gefährdet als Menschen mit runden Hüften (»Birnen-Typ«). Ein hoher Taillen-Hüft-Quotient bedeutet auch ein erhöhtes Risiko für Typ-2-Diabetes.

Wann zum Arzt?

Da Sie erhöhte Blutfette nicht selbst erkennen können, müssen Sie die Werte vom Arzt bestimmen lassen. Auch Apotheken bieten diesen Service an. Wichtig ist, dass nicht nur das Gesamtcholesterin, sondern auch die Werte für HDL und LDL sowie die Triglyzeride gemessen werden. Zwölf Stunden vor der Blutentnahme sollten Sie nichts essen, sonst sind die Messwerte nicht aussagekräftig.
Wenn erhöhte Blutfette festgestellt werden, sollten Sie mit Ihrem Arzt besprechen, welche Maßnahmen sinnvoll sind.

Behandlung mit Medikamenten

Erhöhte Blutfette müssen nicht zwangsläufig medikamentös gesenkt werden. Ob dies erforderlich ist, richtet sich danach, ob bei Ihnen das Risiko für Herz-Kreislauf-Erkrankungen erhöht ist. Das können Sie selbst erkennen, wenn Sie im Internet unter www.chd-taskforce.de den Test dafür machen. Sind die Blutfette erhöht und haben Sie bisher noch keinen Herzinfarkt oder Schlaganfall erlitten, reichen die unter »Vorbeugung« und »Allgemeine Maßnahmen« genannten Hiweise meist aus, um wieder auf normale Werte zu kommen.
Sind zusätzliche Risikofaktoren für Herz-Kreislauf-Erkrankungen vorhanden (z. B. Diabetes, hoher Blutdruck), sollten rezeptpflichtige Medikamente aus der Gruppe der CSE-Hemmer (bei erhöhtem Cholesterin) oder Fibrate (Wirkstoff: Gemfibrozil, bei erhöhten Triglyzeriden) eingesetzt werden, um die Folgeerkrankungen der erhöhten Blutfette zu vermeiden (z. B. einen Herzinfarkt) oder ein erhöhtes Sterblichkeitsrisiko zu verringern. Die Einnahme ist dann sinnvoll, wenn das jährliche Risiko für das Auftreten eines Herzinfarkts oder Schlaganfalls mindestens zwei Prozent beträgt (oder 20 Prozent innerhalb der nächsten zehn Jahre). Was Sie über die Behandlung mit diesen rezeptpflichtigen Mitteln wissen sollten, lesen Sie im HANDBUCH MEDIKAMENTE der Stiftung Warentest oder im Internet unter www.medikamente-im-test.de.
Präparate mit Fischöl (→ nachfolgend) enthalten Omega-3-Fettsäuren. Sie sollen das Risiko verringern, an Herz-Kreislauf-Erkrankungen zu sterben, ähnlich wie dies geschieht, wenn man zweimal wöchentlich fettreiche Meeresfische isst, siehe Abschnitt »Vorbeugung« (→ Seite 445). Bislang ist dies aber nur für ein einziges hoch dosiertes, noch dazu verschreibungspflichtiges Präparat mit zirka 1 Gramm Omega-3-Fettsäuren pro Tag gezeigt worden. Die bisher vorliegenden Studienergebnisse belegen noch nicht ausreichend, dass dies mit einer regelmäßigen Einnahme der frei verkäuflichen Fischöl-Kapseln ebenfalls erreicht werden kann. Sie sind deshalb mit Einschränkung geeignet, wenn die allgemeinen Maßnahmen nicht ausreichend wirken. Zudem zeigen neuere Studienergebnisse, dass geringere Mengen an Omega-3-Fettsäuren offensichtlich keinen vorbeugenden Effekt auf Herz-Kreislauf-Erkrankungen haben, wenn sie zusätzlich zu den rezeptpflichtigen Fettsenkern verwendet werden.
Phospholipide (→ Seite 448) aus Sojabohnen sind zur Behandlung oder unterstützenden Therapie erhöhter Blutfette wenig geeignet, weil die therapeutische Wirksamkeit nicht ausreichend nachgewiesen ist.
Ein Polymer aus Schalentierpanzer (→ Seite 448) ist wenig geeignet, um erhöhte Blutfette zu senken, weil die therapeutische Wirksamkeit nicht ausreichend nachgewiesen ist.

Fischöl

Öl vom Hochseefisch
Ameu, Eicosan, Eicosapen

Diese Kapseln enthalten Fischöl aus Hochseefischen, das reich an mehrfach ungesättigten Omega-3-Fettsäuren ist (z. B. Eicosapentaensäure und Docosahexaensäure). Diese Fettsäuren sollen das Risiko für plötzlichen Herztod verringern, die Triglyzeride im Blut senken, das Wachstum von Ablagerungen in den Blutgefäßen (atherosklerotische Plaques) bremsen, den Blutdruck senken, das Zusammenklumpen von Blutplättchen hemmen und somit die Gefahr für Blutgerinnsel verringern.
Dazu liegen verschiedene Studien vor, aus denen hervorgeht, dass Fischöl die Triglyzeridwerte im Blut absenken kann. Ob sich durch die niedrigeren Triglyzeridwerte weniger Plaques bildet, ist jedoch noch nicht nachgewiesen. Auch ist unklar, ob die regelmäßige

Einnahme von Fischöl die Sterblichkeit an Herz-Kreislauf-Erkrankungen senken kann. Diesbezüglich kommt bisher nur eine einzige Studie mit einem hoch dosierten, aber verordnungspflichtigen Fischölpräparat zu einem positiven Ergebnis.
Fischölkapseln sind deshalb zur Senkung erhöhter Triglyzeride mit Einschränkung geeignet, wenn eine angemessene Ernährung und gegebenenfalls Gewichtsabnahme nicht ausreichen. Hierfür sollten zunächst besser bewertete, verschreibungspflichtige Mittel (Gemfibrozil bei erhöhten Triglyzeriden, Statine bei erhöhtem Cholesterin) eingesetzt werden.
Verschiedentlich wird angegeben, dass Fischöl auch Herzrhythmusstörungen positiv beeinflussen könne. Dafür gibt es jedoch keine ausreichenden Belege. Im Gegenteil: Unter bestimmten Umständen kann Fischöl Herzrhythmusstörungen möglicherweise sogar fördern (siehe unter »Achtung«).

Anwendung

Sie nehmen die Kapseln ein- bis zweimal täglich ein. Die Hersteller beziffern die maximale Einnahmemenge von Fischöl auf zehn Gramm, weil sonst die Gefahr für innere Blutungen steigt. Das ist vor allem zu berücksichtigen, wenn die Fischöl-Kapseln zusätzlich zu Fischmahlzeiten eingenommen werden. Manche Menschen müssen aber auch bei niedrigerer Dosierung möglicherweise mit unerwünschten Wirkungen rechnen (siehe unter »Achtung«).
Wenn Sie Fischöl langfristig einnehmen, sollte ein Arzt regelmäßig die Blutwerte überwachen.

Achtung

Da Fischöl die Blutgerinnung hemmen kann, sollten Sie die Mittel einige Tage vor einem operativen Eingriff absetzen.
Wenn Sie eine Leberkrankheit haben, sollte ein Arzt zwei Wochen nach Beginn der Einnahme von Fischöl und dann noch einmal drei Monate später die Leberwerte prüfen. Anschließend muss der Arzt entscheiden, ob weitere Untersuchungen nötig sind.
Wenn Ihnen zur Vermeidung von Kammerflimmern (extrem schneller Herzschlag) ein Defibrillator implantiert wurde (Gerät, das den normalen Herzrhythmus wiederherstellen soll), oder wenn immer wieder Herzrhythmusstörungen auftreten, sollten Sie Fischöl nur nach Rücksprache mit einem Arzt einnehmen.
Es gibt Hinweise darauf, dass Fischöl schon in einer Dosierung von 1,8 Gramm täglich das Risiko für Herzrhythmusstörungen erhöhen kann.

Gegenanzeigen

Unter folgenden Bedingungen dürfen Sie kein Fischöl einnehmen:

- Sie haben eine akute oder subakute Bauchspeicheldrüsenentzündung.
- Sie haben eine Leberzirrhose.
- Die Gallenblase ist entzündet oder erweitert.
- Die Fettverdauung im Dünndarm ist gestört.
- Die Blutgerinnung ist beeinträchtigt.

Wechselwirkungen mit Medikamenten

▶ Unbedingt beachten

Fischöl kann die Blutgerinnung verlangsamen und die Wirkung gerinnungshemmender Medikamente (z. B. *Marcumar*, bei Vorhofflimmern oder erhöhter Thrombosegefahr) sowie der Wirkstoffe Azetylsalizylsäure und Clopidogrel (beide bei koronarer Herzkrankheit oder Schlaganfall) verstärken. Wenn Sie diese Mittel einnehmen müssen, sollten Sie selbst oder ein Arzt die Werte für die Blutgerinnung häufiger überprüfen und gegebenenfalls die Dosierung der Medikamente verändern. Näheres hierzu finden Sie unter »Mittel zur Blutverdünnung: verstärkte Wirkung« (→ Seite 11).

Unerwünschte Wirkungen

▶ Keine Maßnahmen erforderlich

Wenn Sie das Mittel in höherer Dosierung anwenden, kann gelegentlich Brechreiz auftreten. Wenn Sie nach Einnahme des Mittels aufstoßen müssen, kann es sein, dass Sie den Geschmack des Fischöls wahrnehmen, oder selbst nach Fisch riechen.

▶ Muss beobachtet werden

Wenn die Haut sich rötet und juckt und sich zusätzlich Bläschen bilden, reagieren Sie vermutlich allergisch auf das Mittel. Dann sollten Sie es absetzen. Sind die Hauterscheinungen (→ Seite 14) einige Tage später nicht deutlich abgeklungen, sollten Sie einen Arzt aufsuchen.
Wenn Sie auf die Einnahme von Azetylsalizylsäure (bei Schmerzen) mit asthmatischen Beschwerden reagieren, kann es sein, dass Fischölkapseln die Lungenfunktion ebenfalls verschlechtern.

▶ Sofort zum Arzt

Fischöl kann – vor allem in hoher Dosierung – die Blutgerinnung hemmen. Wenn Sie sich verletzen, können die Wunden länger bluten. Dann erhöht sich auch die Gefahr für innere Blutungen. Wenn Sie schon bei kleinen Stößen große blaue Flecken bekommen, sollten Sie diese sofort einem Arzt zeigen und die Gerinnungsfähigkeit des Blutes prüfen lassen.

Hinweise

Für Kinder und Jugendliche unter 18 Jahren

Aufgrund mangelnder Erfahrungen sollten Kinder kein Fischöl bekommen.

Für Schwangerschaft und Stillzeit

Es ist denkbar, dass Fischöl bei regelmäßiger Einnahme am Ende der Schwangerschaft die Wehentätigkeit verringert. Im letzten Schwangerschaftsdrittel sollten Sie deshalb kein Fischöl zu sich nehmen. Ohnehin wird empfohlen, die Mittel aufgrund fehlender Erfahrungen nur dann anzuwenden, wenn ein Arzt dies für nötig erachtet.

Phospholipide aus Sojabohnen

Lipidavit SL, Lipopharm, Lipostabil

Phospholipide sind phosphathaltige Fette, die in Sojabohnen vorkommen und deren Hauptbestandteil Lezithin ist. Phospholipide sind vor allem am Aufbau der Zellmembran beteiligt, sollen aber auch die Blutfette senken, vor allem das Cholesterin. Der Wirkmechanismus ist noch nicht geklärt. Es wird vermutet, dass die Phospholipide dazu führen, dass der »gute« Anteil des Cholesterins, das HDL, vermehrt Fett-Teilchen aus dem Blut aufnehmen und abtransportieren kann. Auch können Phospholipide möglicherweise dafür sorgen, dass weniger Cholesterin aus dem Magen-Darm-Trakt aufgenommen wird.
Es liegen einige Studien vor, in denen gezeigt werden konnte, dass Phospholipide das »schlechte« Cholesterin (LDL) verringern können. Allerdings sind die Ergebnisse widersprüchlich. Nicht untersucht ist, ob die Mittel dazu beitragen können, Herzinfarkt oder Schlaganfall zu verhindern. Da lediglich leicht erhöhte Blutfette gesenkt werden sollen, was sich ebenso gut mit gezielter Ernährung (»Mittelmeerkost«) und Bewegung erreichen lässt, besteht für den Einsatz von Phospholipiden keine Veranlassung. Das Mittel ist deshalb wenig geeignet.

Anwendung

Sie dürfen die Weichkapseln nicht im Liegen einnehmen, weil sie dann in der Speiseröhre hängenbleiben können. Wenn Sie einen empfindlichen Magen haben, sollten Sie die Kapseln zum Essen einnehmen.

Achtung

Gegenanzeigen

Wenn Sie auf Soja allergisch reagieren, dürfen Sie die Mittel nicht einnehmen.

Wechselwirkungen mit Medikamenten

Wenn Sie gerinnungshemmende Medikamente einnehmen (z. B. *Marcumar*, bei erhöhter Thrombosegefahr), sollten Sie dem behandelnden Arzt mitteilen, dass Sie Phospholipide anwenden wollen. Möglicherweise muss dann die Dosis des gerinnungshemmenden Mittels angepasst werden.

Unerwünschte Wirkungen

▶ **Keine Maßnahmen erforderlich**

Bei 1 von 1 000 Behandelten kommt es zu Magen-Darm-Beschwerden mit Durchfall.

▶ **Muss beobachtet werden**

Phospholipide können die Gerinnungsfähigkeit des Blutes beeinflussen. Wenn punktförmige Blutungen in der Haut (Petechien) oder bei Frauen Zwischenblutungen auftreten, sollten Sie die Mittel nicht weiter einnehmen und einen Arzt aufsuchen.
Wenn die Haut sich verstärkt rötet und juckt, reagieren Sie vermutlich allergisch auf die Mittel. Dann sollten Sie sie absetzen. Sind die Hauterscheinungen (→ Seite 14) einige Tage später nicht deutlich abgeklungen, sollten Sie einen Arzt aufsuchen.

Hinweise

Für Kinder und Jugendliche unter 18 Jahren

Kinder unter zwölf Jahren sollten die Mittel mangels Erfahrungen nicht bekommen.

Für Schwangerschaft und Stillzeit

Mangels Erfahrungen sollten Sie die Mittel in Schwangerschaft und Stillzeit nicht anwenden.

Polymer aus Schalentierpanzer

Chitosan
formoline

Dieses Präparat enthält den aus dem Panzer von Schalentieren gewonnenen Faserstoff Polyglucosamin (sogenanntes L 112). Er soll im Verdauungstrakt das Fett aus der Nahrung binden, um auf diese Weise die Fettaufnahme im Darm zu verringern. Gleichzeitig quillt L 112 im Magen auf und wirkt dadurch leicht sättigend. Der Faserstoff selbst ist unverdaulich und wird mit dem Stuhl wieder ausgeschieden. In den bisher vorliegenden Studien ließ sich allerdings nicht nachweisen, dass Polyglucosamin nennenswerte Mengen Fett binden kann. Bei Männern dauert es beispielsweise sieben Monate, bis sie durch die tägliche Einnahme von *formoline L 112* ein Pfund

Körperfett verlieren. Bei Frauen steigert das Mittel die Fettausscheidung gar nicht.
Zudem fehlen Studien, die untersuchen, ob die geringfügige Senkung der Blutfette durch den Faserstoff tatsächlich relevante Auswirkungen hat – etwa einen Herzinfarkt oder Schlaganfall vermeiden oder die Überlebenschancen erhöhen kann. Das Mittel ist deshalb zur Senkung erhöhter Blutfette wenig geeignet. Andere sinnvolle Maßnahmen, zum Beispiel der Einsatz wirksamer Medikamente (Gemfibrozil bei erhöhten Triglyzeriden, Statine bei erhöhtem Cholesterin), sollten keinesfalls versäumt werden.

Anwendung

Um einer Verstopfung vorzubeugen, sollten Sie viel trinken.

Achtung

Sicherheitshalber sollten zwischen der Einnahme dieses Mittels und anderen Medikamenten vier Stunden Abstand liegen. Vor allem fettlösliche Arzneistoffe, zu denen beispielsweise die Pille zur Empfängnisverhütung oder Hormonpräparate gegen Wechseljahrsbeschwerden sowie die Vitamine A, D, E und K zählen, werden sonst nicht verlässlich aufgenommen. Die Pille ist dann kein sicheres Verhütungsmittel mehr.

Gegenanzeigen

Wenn Sie auf Schalentiere (z. B. Muscheln) allergisch reagieren, dürfen Sie das Mittel nicht anwenden.
Unter folgenden Bedingungen sollten Sie das Mittel nur nach Rücksprache mit einem Arzt einsetzen, wenn dieser Nutzen und Risiken der Anwendung sorgfältig abgewogen hat:

- Sie haben gerade eine Darmoperation hinter sich.
- Sie haben ernsthafte Verdauungsbeschwerden, beispielsweise eine chronische Verstopfung.
- Sie haben eine Stoffwechselstörung (z. B. Diabetes).
- Sie müssen längerfristig Medikamente einnehmen.

Wechselwirkungen mit Medikamenten

Es kann sein, dass *formoline L 112* die Aufnahme anderer Medikamente in den Körper behindert. Ob Sie es dennoch verwenden können, sollten Sie mit einem Arzt besprechen.

Unerwünschte Wirkungen

▶ Keine Maßnahmen erforderlich

In Einzelfällen kann es sein, dass mit dem Stuhl vermehrt Fett ausgeschieden wird. Der Stuhl ist dann lehmartig, hell und glänzend.

▶ Muss beobachtet werden

Wenn eine Verstopfung auftritt, haben Sie das Mittel vermutlich zu hoch dosiert. Verringern Sie dann die Dosis oder setzen Sie das Mittel ab.
Wenn die Haut sich verstärkt rötet und juckt, reagieren Sie vermutlich allergisch auf das Mittel. Dann sollten Sie es absetzen. Sind die Hauterscheinungen (→ Seite 14) einige Tage später nicht deutlich abgeklungen, sollten Sie einen Arzt aufsuchen.

Hinweise

Für Schwangerschaft und Stillzeit

Da das Mittel fettlösliche Vitamine bindet, die in Schwangerschaft und Stillzeit besonders wichtig sind, sollten Sie das Mittel in dieser Zeit nicht einnehmen.

Erhöhte Blutfette

Handelsname Darreichungsform	**Zusammensetzung pro 1 ml/1 g oder wie angegeben bzw. pro abgeteilte Einheit**	**Unverb. Preis in Euro/kleinste Packung**	**Bewertung**
Ameu 500 mg Kapseln	**Öl vom Hochseefisch** 500 mg (Icosapent 70 mg + Doconexent 50 mg)	12,65/60 Stück	**Mit Einschränkung geeignet** zur Senkung erhöhter Triglyzeride, wenn Ernährungsumstellung und Gewichtsabnahme nicht ausreichend wirksam und besser bewertete verschreibungspflichtige Mittel nicht anwendbar sind. Es ist noch nicht ausreichend nachgewiesen, dass das Mittel das Risiko für Herz-Kreislauf-Erkrankungen senken kann. Unklar ist auch, ob das Mittel zusätzlich zu verschreibungspflichtigen Fettsenkern noch einen Effekt entfalten kann. → Seite 446
Eicosan 500 Omega-3-Konzentrat	**Öl vom Hochseefisch** 500 mg (Icosapent 70 mg + Doconexent 50 mg)	10,98/60 Stück	
750 Omega-3-Konzentrat Kapseln	750 mg (Icosapent 105 mg + Doconexent 75 mg)	15,90/60 Stück	

Hinweise zu den Tabellenspalten → Seite 32, zur Auswahl der Arzneimittel → Seite 27, zur Grundlage der Bewertung → Seiten 27, 31

Erhöhte Blutfette Fortsetzung

Handelsname Darreichungsform	**Zusammensetzung pro 1 ml/1 g oder wie angegeben bzw. pro abgeteilte Einheit**	**Unverb. Preis in Euro/kleinste Packung**	**Bewertung**
Hinweise zu den Tabellenspalten → Seite 32, zur Auswahl der Arzneimittel → Seite 27, zur Grundlage der Bewertung → Seiten 27, 31			
Eicosapen Kapseln	**Öl vom Hochseefisch** 750 mg (Icosapent 105 mg + Doconexent 75 mg)	16,40/50 Stück	**Mit Einschränkung geeignet** zur Senkung erhöhter Triglyzeride, wenn Ernährungsumstellung und Gewichtsabnahme nicht ausreichend wirksam und besser bewertete verschreibungspflichtige Mittel nicht anwendbar sind. Es ist noch nicht ausreichend nachgewiesen, dass das Mittel das Risiko für Herz-Kreislauf-Erkrankungen senken kann. Unklar ist auch, ob das Mittel zusätzlich zu verschreibungspflichtigen Fettsenkern noch einen Effekt entfalten kann. → Seite 446
formoline L 112 Tabletten	**Chitosan Spezifikation L 112** keine Mengenangabe	31,00/48 Stück	**Wenig geeignet** zur Senkung erhöhter Blutfette, weil die therapeutische Wirksamkeit nicht ausreichend nachgewiesen ist. Medizinprodukt. → Seite 448
Lipidavit SL forte Weichkapseln	**Phospholipide aus Sojabohnen** 350 mg	12,85/20 Stück	**Wenig geeignet** bei erhöhten Blutfetten als Unterstützung allgemeiner Maßnahmen (Ernährung, Bewegung, Gewichtsabnahme). Die therapeutische Wirksamkeit ist nicht ausreichend nachgewiesen. → Seite 448
Lipopharm Pflanzlicher Cholesterinsenker Weichkapseln	**Phospholipide aus Sojabohnen** 300 mg	23,01/50 Stück	
Lipostabil 300 mg Kapseln	**Phospholipide aus Sojabohnen** 300 mg	32,50/50 Stück	

Blutarmut

Blutarmut (Anämie) bedeutet, dass der Körper zu wenig rote Blutkörperchen (Erythrozyten) hat und es ihm an rotem Blutfarbstoff (Hämoglobin) mangelt. Hämoglobin ist ein eisenhaltiger Eiweißstoff, der den Blutkörperchen ihre rote Farbe gibt und für den Sauerstofftransport zuständig ist. Hämoglobin bindet den in der Lunge eingeatmeten Sauerstoff, der über die Blutbahn zu den Organen transportiert und dort an das Gewebe abgegeben wird. Enthält das Blut zu wenig Hämoglobin, verschlechtert sich die Sauerstoffversorgung des Körpers.

Ob ein Eisenmangel und in dessen Folge auch ein Mangel an roten Blutkörperchen besteht, lässt sich anhand einer Blutuntersuchung feststellen, bei der die Serum-Ferritin-Konzentration gemessen wird. Ferritin gilt als Speichereisen, auf das der Körper bei hohem Eisenbedarf zurückgreift. Werte von 20 bis 250 Mikrogramm pro Liter liegen im Normbereich. Werte unter 12 Mikrogramm pro Liter sind ein klarer Hinweis auf einen Eisenmangel.

Entzündliche Prozesse können die Werte der Serum-Ferritin-Konzentration verfälschen. Daher bestimmt der Arzt außer dem Ferritin auch noch die Serum-Eisenkonzentration, das Transporteiweiß für Eisen (Transferrin), sowie die Sättigung des Transferrins mit Eisen.

Wenn im Magen zu wenig von einem speziellen Transportstoff (Intrinsic Factor) produziert wird, kommt es zu einem Mangel an Vitamin B_{12}, oft begleitet von einem Mangel an Folsäure. Beides fördert eine bestimmte Form der Blutarmut, die perniziöse Anämie. Folsäure ist auch am Aufbau der Erbsubstanz menschlicher Zellen beteiligt. Wenn der Körper zu wenig Folsäure zur Verfügung hat, kann die Blutbildung im Knochenmark gestört sein, vor allem auch in der Schwangerschaft. Dies kann bei der Schwangeren zu Blutarmut und beim Ungeborenen zu Fehlbildungen führen.

Auch ein Mangel an Vitamin B_{12} oder Folsäure kann durch eine Blutuntersuchung festgestellt werden.

Anzeichen und Beschwerden

Wie stark die Beschwerden sind, hängt davon ab, wie schnell sich das Blutbild verschlechtert. Verringert sich die Zahl der roten Blutkörperchen langsam über Monate hinweg, spüren Sie lange Zeit erst einmal gar nichts. Später fühlen Sie sich oft nur müde und schwach oder bekommen leicht Atemnot, wenn Sie sich anstrengen. Die Nägel werden rissig und brüchig oder die Zunge brennt. Bei Magen- und Darmblutungen färbt sich der Stuhl auffällig schwarz.

Ursachen

Jede Art von Blutverlust kann zu einer Blutarmut und damit zu Eisenmangel führen.
Auch fleischlose Ernährung kann einen Eisenmangel nach sich ziehen.
Bei Frauen beruht ein Eisenmangel häufig auf starken und lang anhaltenden Regelblutungen. Eine Anämie entwickelt sich zwar dann nur langsam, wird aber leicht chronisch.
In der Schwangerschaft brauchen Frauen generell mehr Eisen, sodass in dieser Zeit häufiger eine Blutarmut auftreten kann.
Kinder und Jugendliche in Wachstumsphasen haben ebenfalls einen erhöhten Eisenbedarf.
Kleinkinder mit sehr häufig wiederkehrenden Infekten (mehr als acht bis zehn pro Jahr) können eine durch Eisenmangel bedingte Blutarmut entwickeln, da Eisen während einer entzündlichen Erkrankung in Entzündungszellen aufgenommen wird.
Unfallverletzungen, Magen-, Darm-, Nieren- oder Blasenblutungen verursachen einen raschen und hohen Blutverlust.
Bei chronischen Nierenleiden nimmt der Hämoglobingehalt ab, weil die Niere kein Erythropoietin mehr bildet. Dieses Hormon regt die Produktion der roten Blutkörperchen an. Auch bei schwerem Rheuma bildet das Knochenmark weniger rote Blutkörperchen. Bei anderen chronischen Krankheiten (z. B. Krebs, Entzündungen) stellt der Körper das über die Nahrung aufgenommene Eisen in zu geringen Mengen für die Blutbildung zur Verfügung. Darmentzündungen (z. B. Morbus Crohn) können gerade jene Abschnitte betreffen, über die Eisen aufgenommen wird. Auch dadurch kann ein Eisenmangel entstehen.
Ferner können Medikamente und Schwermetalle wie Blei (z. B. aus alten Wasserleitungen) die Blutbildung beeinträchtigen oder sogar rote Blutkörperchen zerstören und somit eine Blutarmut hervorrufen.
Eine perniziöse Anämie entsteht durch einen Mangel an Intrinsic Factor. Dieser Eiweißstoff ermöglicht die Aufnahme von Vitamin B_{12} aus dem Darm. Ist zu wenig Intrinsic Factor vorhanden, kommt es zu einem Mangel an diesem Vitamin.
Außerdem gefährden eine rein pflanzliche (vegane) Kost, eine gestörte Bildung der Verdauungssäfte im Magen, die teilweise Entfernung von Magen oder Dünndarm bei schweren Erkrankungen sowie bei einer Besiedelung des Darmes mit einem Fischbandwurm die Vitamin-B_{12}-Versorgung.
Bei schwerer Alkoholabhängigkeit, wenn Sie nahezu vollständig auf frisches Obst und Gemüse verzichten, wenn der Darm entzündet ist oder auf das Getreideklebereiweiß Gluten allergisch reagiert (Zöliakie, Sprue), kann ein Mangel an Folsäure entstehen.
Wie bei Vitamin B_{12} kann auch die Aufnahme von Folsäure aus der Nahrung schon im Magen gestört sein.
Bestimmte Arzneimittel wie zum Beispiel Methotrexat (bei Rheumatoider Arthritis, Krebs, Schuppenflechte), Cotrimoxazol (bei Harnweginfektionen) oder Valproinsäure, Phenytoin, Phenobarbital (alle bei Epilepsien) können einen Folsäuremangel hervorrufen.
In Schwangerschaft und Stillzeit steigt der tägliche Bedarf an Folsäure.

Vorbeugung

Einer Blutarmut können Sie vorbeugen, indem Sie sich mit ausgewogener Mischkost gesund ernähren. Wenn Sie Diät halten, sich strikt vegetarisch ernähren oder Veganer sind, müssen Sie darauf achten, dass Sie trotzdem genügend Eisen und Vitamin B aufnehmen, gegebenenfalls über Vitamin- bzw. Mineralstoffprodukte.

Wann zum Arzt?

Wenn Sie sich abgespannt und müde fühlen, Ihre Gesichtsfarbe blass und fahl ist und Ihnen häufiger schwindlig ist, kann eine Blutarmut vorliegen. Dann sollten Sie beim Arzt das Blut untersuchen lassen.
Besteht eine Blutarmut nachgewiesenermaßen aufgrund eines Eisenmangels, können Eisen-II-Verbindungen auch weiterhin zulasten der gesetzlichen Krankenkassen verordnet werden.
Folsäure als Monopräparat darf ebenfalls weiterhin verordnet werden, wenn die Tabletten oder Kapseln mindestens fünf Milligramm Folsäure enthalten und ein schwerwiegender Folsäuremangel vorliegt, der allein durch die Ernährung nicht ausgeglichen werden kann. Außerdem ist Folsäure verordnungsfähig, wenn Medikamente wie Methotrexat (bei rheumatoider Arthritis oder Krebs) eingenommen werden müssen und ein Mangel an Folsäure verhindert werden soll. Näheres hierzu finden Sie in der »Ausnahmeliste« (→ Seite 658).

Behandlung mit Medikamenten

Bevor Sie Medikamente gegen Blutarmut einnehmen, sollte ein Arzt die Ursache der Blutarmut erkannt haben. Eisen zuzuführen ist nur sinnvoll, wenn es auch tatsächlich fehlt. Das gilt auch während der Schwangerschaft. Bisher konnte nachgewiesen werden, dass eisenhaltige

Mittel die Hämoglobinwerte bei Schwangeren verbessern können und sich damit eine Blutarmut bei der Geburt verhindern lässt. Nicht nachgewiesen ist aber, dass Schwangerschafts- oder Geburtskomplikationen dann auch seltener auftreten oder das Kind besser gedeiht.
Eisen kann chemisch in zwei Formen vorliegen, als zwei- oder als dreiwertiges Eisen. Die Tabletten enthalten zweiwertiges Eisen.
Ein unkomplizierter Eisenmangel lässt sich durch Eisen zum Einnehmen (→ nachfolgend) innerhalb von zwei Monaten beheben. Zweiwertiges Eisen zum Einnehmen ist dafür geeignet. Dreiwertiges Eisen zum Einnehmen dagegen ist nur mit Einschränkung geeignet, weil Eisen-III-Salze schlechter in den Körper aufgenommen werden. Ob dies bei Eisen-III-Komplexen in Form von Saft anders ist, ist noch nicht ausreichend belegt.
Die Kombination Eisen + Folsäure (→ Seite 454) ist geeignet, wenn nachgewiesenermaßen gleichzeitig ein Eisen- und Folsäuremangel besteht, was sehr selten vorkommt, oder wenn der Körper beides in größerer Menge als sonst benötigt (z. B. in der Schwangerschaft).
Vitamin B_{12} (→ Seite 454) zum Einnehmen ist zur Behandlung einer durch Mangel an Vitamin B_{12} bedingten Blutarmut nur geeignet, wenn die Aufnahme des Vitamins in Magen und Darm nicht gestört ist, zum Beispiel bei einer Mangelernährung. Liegt eine Resorptionsstörung wie beispielsweise eine perniziöse Anämie vor, muss der Arzt das Vitamin spritzen. Dafür sind die Injektionslösungen geeignet.
Um einen Folsäuremangel im Zusammenhang mit einer Blutarmut zu beheben oder den erhöhten Bedarf an Folsäure während der Schwangerschaft zu decken, sind Präparate mit Folsäure (→ Seite 453) geeignet.

Eisen zum Einnehmen

Dreisafer, Eisentabletten-ratiopharm, Eryfer, ferro sanol, Ferrum-Hausmann, Ferrum Verla, Hämatopan, Haemoprotect, Lösferron, Plastufer, Tardyferon, Vitaferro

Eisen liegt in diesen Präparaten als Eisen-II-Glyzinsulfat, Eisen-II-Sulfat oder Eisen-II-Glukonat vor. Alle drei Varianten wirken gleich und sind als zweiwertige Eisenpräparate zur Behandlung eines Eisenmangels geeignet.
Ferrum-Hausmann: Dieses Mittel enthält dreiwertiges Eisen in der chemischen Form eines Komplexes. Es ist trotz einiger klinischer Studien nicht ausreichend nachgewiesen, dass der Eisen-III-Polymaltose-Komplex in vergleichbarer Weise in den Körper aufgenommen wird wie die zweiwertigen Eisensalze in den Tabletten. Daher ist das Mittel mit Einschränkung geeignet.

Anwendung

Zur Behandlung einer Eisenmangelanämie werden 100 bis 200 Milligramm Eisen pro Tag empfohlen. Wenn Sie größere Mengen schlucken, füllen sich die Eisenspeicher nicht rascher auf, aber das Risiko für unerwünschte Wirkungen ist höher. Der Körper kann Eisen-II-Salze am besten verwerten, wenn Sie sie eine Stunde vor den Mahlzeiten mit einem Glas Wasser einnehmen. Wenn Sie Magen-Darm-Beschwerden bekommen, schlucken Sie die Tabletten besser zum Essen oder danach. Eisen-III-Polymaltose-Komplex soll dagegen zur besseren Aufnahme mit den Mahlzeiten eingenommen werden. Der Hämoglobinspiegel kann täglich maximal um 0,1 Gramm pro Deziliter Blutserum steigen. Innerhalb von fünf bis sieben Tagen macht sich das im Blutbild bemerkbar, dann bessern sich auch die Beschwerden.
Wenn sich die Blutwerte wieder normalisiert haben, sollten Sie die Eisentabletten noch zwei bis vier Monate lang weiter einnehmen, um die Speicher wieder aufzufüllen.
Erschrecken Sie nicht, wenn der Stuhl schwarz aussieht – das liegt am Eisen und ist unbedenklich, wenn die Stuhlfarbe vor der Eiseneinnahme normal war.

Achtung

Achten Sie strikt darauf, die Tabletten für Kinderhände unerreichbar aufzubewahren. Bei Kindern unter zwei Jahren können bereits ein bis zwei Gramm Eisen, also etwa 10 bis 20 Tabletten, auf einmal geschluckt, tödlich sein.
Ferrum-Hausmann Lösung/Sirup: Diese Mittel enthalten als Konservierungsmittel Parabene. Wenn Sie auf Parastoffe (→ Seite 551) allergisch reagieren, dürfen Sie sie nicht anwenden.

Gegenanzeigen

Wenn Sie Eisen nicht richtig verwerten können oder in erhöhtem Maße Eisen aus dem Darm aufnehmen (Eisenspeicherkrankheit, Hämochromatose – das überschüssige Eisen lagert sich dann in Geweben und Organen ab und wird nicht ausgeschieden), dürfen Sie keine Eisenpräparate einnehmen.
Wenn Sie eine Magenschleimhautentzündung, Magen- oder Zwölffingerdarmgeschwüre oder eine entzündliche Darmerkrankung (Morbus Crohn, Colitis ulcerosa) haben, sollten Sie vor der Anwendung von Eisenpräparaten Rücksprache mit einem Arzt halten.

Wechselwirkungen mit Medikamenten

Säurebindende Mittel (Antazida, bei Sodbrennen) und Colestyramin (bei zu hohen Blutfetten) verringern die Aufnahme des Eisens im Darm. Sie sollten die Mittel deshalb im Abstand von etwa zwei Stunden einnehmen.

Wechselwirkungen mit Speisen und Getränken

Eisenhaltige Mittel sollten Sie vorzugsweise mit Fruchtsäften einnehmen, weil Fruchtsäuren die Aufnahme von Eisen begünstigen. Alternativ können Sie die Mittel auch mit Wasser schlucken. Andere Getränke, vor allem schwarzer Tee, Kaffee und Milch, behindern die Aufnahme des Eisens und sind deshalb für die Einnahme ungeeignet.

Unerwünschte Wirkungen

▶ Keine Maßnahmen erforderlich

Magen-Darm-Beschwerden wie Bauchschmerzen, Übelkeit. Wenn die Beschwerden anhalten, obwohl Sie die Tabletten nicht auf nüchternen Magen, sondern zum Essen einnehmen, sollten Sie mit dem Arzt besprechen, ob Sie die Dosis verringern können.

▶ Muss beobachtet werden

Wenn eine anhaltende Verstopfung auftritt, sollten Sie mit dem Arzt darüber sprechen, wie Sie dieser entgegenwirken können (z. B. durch ballaststoffreiche Kost, Bewegung) oder ob Abführmittel erforderlich sind.

Bei Verwendung der Brausetabletten können sich die Zähne verfärben. Das können Sie vermeiden, wenn Sie einen Trinkhalm benutzen oder die Zähne intensiv putzen.

Wenn die Haut sich rötet und juckt und sich ein Hautausschlag mit Bläschen bildet, reagieren Sie vermutlich allergisch auf die Mittel. Dann sollten Sie sie absetzen. Sind die Hauterscheinungen (→ Seite 14) einige Tage später nicht deutlich abgeklungen, sollten Sie einen Arzt aufsuchen.

▶ Sofort zum Arzt

Nehmen Juckreiz und Hautausschlag zu und treten zusätzlich Herzrasen, Atemnot, Schwäche und Schwindel auf, müssen Sie unverzüglich den Notarzt (Telefon 112) rufen, weil es sich um eine lebensbedrohliche Allergie (→ Seite 14) handeln kann.

Hinweise

Für Kinder und Jugendliche unter 18 Jahren

Bei Kindern werden Eisenpräparate in Abhängigkeit vom Körpergewicht und Alter dosiert. In der Regel beträgt die Tagesdosis vier Milligramm pro Kilogramm Körpergewicht und wird auf zwei bis drei Einzeldosen verteilt.

Für Schwangerschaft und Stillzeit

Schwangere sollten Eisenpräparate nur anwenden, wenn der Ferritinwert unter 30 Mikrogramm pro Liter liegt . Fragen Sie Ihren Arzt nach den entsprechenden Werten. Dann genügt es, wenn Sie 60 bis 120 Milligramm Eisen pro Tag einnehmen.

Folsäure

Folsan

Folsäure gehört zu den B-Vitaminen und wird für die Zellteilung, den Eiweiß- und Nervenstoffwechsel benötigt. Eine Blutarmut kann durch einen Folsäuremangel mit bedingt sein und deshalb auch mit Folsäuretabletten behandelt werden.

In Schwangerschaft und Stillzeit sowie in Wachstumsphasen braucht der Körper mehr Folsäure als sonst, was über Folsäure-Tabletten ausgeglichen werden kann (zwischen 0,4 und 1 Milligramm täglich).

Die zusätzliche Gabe von Folsäure in den ersten drei Monaten der Schwangerschaft kann einem Neuralrohrdefekt beim Ungeborenen vorbeugen. Solche Defekte sind ein »offener Rücken« (Spina bifida) sowie eine Lippen-Kiefer-Gaumen-Spalte. Da sich das Neuralrohr schon in den ersten zwölf Wochen der Schwangerschaft ausbildet, sollten Frauen – sofern dies planbar ist – schon vier Wochen vor der Schwangerschaft (oder auch länger) mit der Einnahme von Folsäure beginnen.

Anwendung

Normalerweise genügen 0,1 bis 0,2 Milligramm Folsäure, um den täglichen Bedarf zu decken. Aber auch bei höherer Dosierung (die meisten Tabletten enthalten 0,4 Milligramm Folsäure) sind keine unerwünschten Wirkungen zu erwarten.

Manche Präparate sind noch höher dosiert, weil sie auch für Frauen vor und in der Schwangerschaft geeignet sein sollen. Sie sollten das Mittel möglichst schon vor der Zeugung des Kindes einnehmen sowie in den ersten drei Monaten der Schwangerschaft, weil sich Neuralrohrdefekte sehr früh in der Embryonalentwicklung ausbilden.

Frauen, die bereits ein Kind mit Lippen-Kiefer-Gaumen-Spalte oder offenem Rücken geboren haben oder in deren Familie solche Fehlbildungen vorkommen, wird empfohlen, täglich 5 Milligramm Folsäure einzunehmen, um Fehlbildungen vorzubeugen. Für alle anderen Frauen genügt eine tägliche Dosis von 0,4 Milligramm Folsäure.

Achtung
Bevor Sie Folsäure in hoher Dosierung (über ein Milligramm täglich) einnehmen, muss ausgeschlossen sein, dass ein Mangel an Vitamin B_{12} besteht, weil Folsäure einen solchen Mangel überdecken kann.

Wechselwirkungen mit Medikamenten
Wenn Sie Phenytoin (bei Epilepsien) einnehmen, kann sich nach mehrjähriger Einnahme ein Folsäuremangel entwickeln. Wird dann Folsäure in höheren Dosen zugeführt, kann es aufgrund einer verminderten Wirkung von Phenytoin vermehrt zu Krampfanfällen kommen

Wenn Sie spezielle Medikamente einnehmen, die als Gegenspieler zu Folsäure fungieren, wie beispielsweise Methotrexat (bei rheumatoider Arthritis, Krebs), Cotrimoxazol oder Trimethoprim (bei Harnweginfekten), kann nicht ausgeschlossen werden, dass sich die Mittel gegenseitig in ihrer Wirkung hemmen.

Unerwünschte Wirkungen
► **Keine Maßnahmen erforderlich**

Nur bei sehr hoher Dosierung (über 15 Milligramm pro Tag) können Schlafstörungen, Erregung oder Depressionen sowie Magen-Darm-Beschwerden auftreten.

Vitamin B_{12}

B_{12}-Steigerwald, Vitamin B_{12}-JENAPHARM, Vitamin B_{12} Lichtenstein, Vitamin B_{12}-ratiopharm

Der chemische Ausdruck für Vitamin B_{12} lautet Cyanocobalamin. Die blutbildenden Zellen im Knochenmark brauchen dieses Vitamin, um Blutkörperchen herzustellen. Mit der üblichen Mischkost, die auch Fleisch beinhaltet, erhält der Körper etwa die zehnfache Menge an Vitamin B_{12}, die er benötigt (der Tagesbedarf liegt bei 2 bis 5 Mikrogramm). Da Vitamin B_{12} jedoch in Pflanzen nicht vorkommt, kann bei Vegetariern und Veganern, die auch auf Eier und Milchprodukte verzichten, ein Mangel entstehen. Er lässt sich durch Hefe oder Hefeextrakt sowie milchsauer vergorene Lebensmittel (Sauerkraut) ausgleichen. Auch Tabletten mit Vitamin B_{12} sind dafür geeignet.

Bei perniziöser Anämie sind Tabletten mit Vitamin B_{12} wirkungslos, weil die Wirkstoffe im Darm nicht aufgenommen werden können, da der Transportstoff Intrinsic Factor nicht vorhanden ist. Das Vitamin muss dann lebenslang vom Arzt gespritzt werden. Für diesen Zweck sind Injektionslösungen mit Vitamin B_{12} geeignet.

Anwendung
Bei perniziöser Anämie muss Vitamin B_{12} zur Behandlung und auch später zur Prophylaxe regelmäßig gespritzt werden. Ist der Mangel an Vitamin B_{12} sehr ausgeprägt, sollte der Arzt über fünf Tage täglich 1 000 Mikrogramm Vitamin B_{12} in die Muskulatur spritzen. Bei perniziöser Anämie genügt anschließend meist eine Injektion von 500 Mikrogramm zunächst wöchentlich, dann alle sechs Monate.

Beruht der Vitamin-B_{12}-Mangel dagegen auf einer Mangelernährung, genügen 10 Mikrogramm täglich als Tabletten, wenn die Aufnahme nicht durch eine Magen- oder Darmstörung beeinträchtigt ist. Schon nach zwei bis fünf Tagen bessert sich die Blutarmut.

Unerwünschte Wirkungen
Unerwünschte Wirkungen wie Akne oder allergische Reaktionen sind nur in Einzelfällen zu erwarten.

Kombination

Eisen + Folsäure

Ferro-Folsan, ferro sanol gyn, Folicombin, Hämatopan F, Plastulen, TARDYFERON-Fol

Wenn es an Eisen und Folsäure gleichzeitig mangelt, ist es sinnvoll, beide Stoffe zusammen zu ersetzen. Die hier besprochenen Mittel sind dafür geeignet. Sie enthalten je 20 bis 100 Milligramm Eisen und 0,20 bis 1 Milligramm Folsäure. International werden zur Deckung des Eisen- oder Folsäurebedarfs in der Schwangerschaft für Eisen Tagesmengen von 60 bis 120 Milligramm empfohlen, für Folsäure 0,4 bis 1 Milligramm. Größere Mengen an Eisen sind schlechter verträglich.

Wenn das Mittel in der Frühschwangerschaft eingenommen werden soll, um einem Neuralrohrdefekt beim Ungeborenen vorzubeugen, sollten Sie darauf achten, dass Sie täglich mindestens 0,4 Milligramm Folsäure einnehmen.

Anwendung
Für den täglichen Bedarf reichen eine, höchstens zwei Kapseln, Dragees oder Tabletten. Bei größeren Mengen bekommen Sie leicht Magenschmerzen. Alle weiteren Angaben unter »Eisen zum Einnehmen« (→ Seite 452) und unter »Folsäure« (→ Seite 453).

Blutarmut

Handelsname Darreichungsform	**Zusammensetzung pro 1 ml/1 g oder wie angegeben bzw. pro abgeteilte Einheit**	**Unverb. Preis in Euro/kleinste Packung**	**Bewertung**
B_{12}-Steigerwald Injektionsampullen	**Cyanocobalamin** 1 000 µg pro 2 ml	5,40/5 Stück	**Geeignet** zur Behandlung einer perniziösen Anämie. → Seite 454
Dreisafer Filmtabletten	**Eisen(II)-sulfat** (entspricht 100 mg Eisen)	6,25/20 Stück	**Geeignet** bei Blutarmut mit Eisenmangel. → Seite 452
Eisentabletten-ratiopharm N 50 mg Filmtabletten	**Eisen(II)-sulfat** (entspricht 50 mg Eisen)	2,99/20 Stück	
Eisentabletten-ratiopharm 100 mg Filmtabletten	(entspricht 100 mg Eisen)	5,90/20 Stück	
Eryfer 100 Kapseln	**Eisen(II)-sulfat** (entspricht Eisen 100 mg)	6,69/20 Stück	
Ferro-Folsan Dragees	**Eisen(II)-sulfat** (entspricht 31 mg Eisen) + **Folsäure** 0,85 mg	3,08/20 Stück	**Geeignet** bei Blutarmut mit gleichzeitig bestehendem Eisen- und Folsäuremangel sowie zur Deckung des Eisen- und Folsäurebedarfs vor und während einer Schwangerschaft. → Seite 454
ferro sanol 40 mg Dragées überzogene Tabletten	**Eisen(II)-glyzinsulfat-Komplex** (entspricht 40 mg Eisen)	3,61/20 Stück	**Geeignet** bei Blutarmut mit Eisenmangel. → Seite 452
ferro sanol duodenal Kapseln	(entspricht 100 mg Eisen)	6,56/20 Stück	
ferro sanol Tropfen Tropfen	(entspricht 30 mg Eisen)	4,24/30 ml	
ferro sanol gyn Kapseln	**Eisen(II)-glyzinsulfat-Komplex** (entspricht 80 mg Eisen) + **Folsäure** 1 mg	5,97/20 Stück	**Geeignet** bei Blutarmut mit gleichzeitig bestehendem Eisen- und Folsäuremangel sowie zur Deckung des Eisen- und Folsäurebedarfs vor und während einer Schwangerschaft. → Seite 454
Ferrum-Hausmann Sirup Sirup	**Eisen(III)-hydroxid-Polymaltose-Komplex** (entspricht 50 mg Eisen) (Konservierungsmittel: Parabene)	15,74/200 ml	**Mit Einschränkung geeignet** bei Blutarmut mit Eisenmangel, weil der Körper dreiwertiges Eisen schlechter aufnehmen kann als zweiwertiges. → Seite 452
Ferrum-Hausmann Lösung Tropfen	(entspricht 50 mg Eisen) (Konservierungsmittel: Parabene)	10,85/30 ml	
Ferrum Verla 80,5 mg Brausetabletten	**Eisen(II)-glukonat** (entspricht 80,5 mg Eisen)	5,85/20 Stück	**Geeignet** bei Blutarmut mit Eisenmangel. → Seite 452
Folicombin überzogene Tabletten	**Ammoniumeisen(II)-sulfat** (entspricht 40 mg Eisen) + **Folsäure** 0,5 mg	14,43/100 Stück	**Geeignet** bei Blutarmut mit gleichzeitig bestehendem Eisen- und Folsäuremangel sowie zur Deckung des Eisen- und Folsäurebedarfs vor und während einer Schwangerschaft. → Seite 454
Folsan 0,4 mg **5 mg** Tabletten	**Folsäure** 0,4 mg 5 mg	5,34/20 Stück 4,13/20 Stück	**Geeignet** bei Folsäuremangel und zur Deckung des Folsäurebedarfs vor und während der Schwangerschaft. → Seite 453
Hämatopan 50	**Eisen(II)-sulfat** (entspricht 50 mg Eisen)	4,24/20 Stück	**Geeignet** bei Blutarmut mit Eisenmangel. → Seite 452
100	(entspricht 100 mg Eisen)	6,69/20 Stück	
Hämatopan F überzogene Tabletten	**Eisen(II)-sulfat** (entspricht 22 mg Eisen) + **Folsäure** 0,2 mg	5,36/50 Stück	**Geeignet** bei Blutarmut mit gleichzeitig bestehendem Eisen- und Folsäuremangel sowie zur Deckung des Eisen- und Folsäurebedarfs vor und während einer Schwangerschaft. → Seite 454
Haemoprotect 50	**Eisen(II)-sulfat** (entspricht 50 mg Eisen)	2,56/20 Stück	**Geeignet** bei Blutarmut mit Eisenmangel. → Seite 452
100 Weichkapseln	(entspricht 100 mg Eisen)	5,53/20 Stück	

Hinweise zu den Tabellenspalten → Seite 32, zur Auswahl der Arzneimittel → Seite 27, zur Grundlage der Bewertung → Seiten 27, 31

Blutarmut Fortsetzung

Handelsname Darreichungsform	Zusammensetzung pro 1 ml/1 g oder wie angegeben bzw. pro abgeteilte Einheit	Unverb. Preis in Euro/kleinste Packung	Bewertung
Hinweise zu den Tabellenspalten → Seite 32, zur Auswahl der Arzneimittel → Seite 27, zur Grundlage der Bewertung → Seiten 27, 31			
Lösferron Brausetabletten	**Eisen(II)-glukonat** (entspricht 80,5 mg Eisen)	5,78/20 Stück	**Geeignet** bei Blutarmut mit Eisenmangel. → Seite 452
Plastufer mite 50 mg	**Eisen(II)-sulfat** (entspricht 50 mg Eisen)	4,17/20 Stück	
100 mg Weichkapseln	**Eisen(II)-sulfat** (entspricht 100 mg Eisen)	14,48/50 Stück	
Plastulen Duo Weichkapseln	**Eisen(II)-sulfat** (entspricht 102 mg Eisen) + **Folsäure** 0,5 mg	6,65/20 Stück	**Geeignet** bei Blutarmut mit gleichzeitig bestehendem Eisen- und Folsäuremangel sowie zur Deckung des Eisen- und Folsäurebedarfs vor und während einer Schwangerschaft. → Seite 454
Tardyferon Retardtabletten	**Eisen(II)-sulfat** (entspricht 80 mg Eisen)	5,66/20 Stück	**Geeignet** bei Blutarmut mit Eisenmangel. → Seite 452
TARDYFERON-Fol Dragees	**Eisen(II)-sulfat** (entspricht 80 mg Eisen) + **Folsäure** 0,35 mg	13,32/50 Stück	**Geeignet** bei Blutarmut mit gleichzeitig bestehendem Eisen- und Folsäuremangel sowie zur Deckung des Eisen- und Folsäurebedarfs vor und während einer Schwangerschaft. → Seite 454
Vitaferro Brause Brausetabletten	**Eisen(II)-glukonat** (entspricht 80,5 mg Eisen)	5,71/20 Stück	**Geeignet** bei Blutarmut mit Eisenmangel. → Seite 452
Vitamin B_{12} 1 000 µg inject JENAPHARM Ampullen	**Cyanocobalamin** 1 000 µg	4,61/5 Stück	**Geeignet** zur Behandlung einer perniziösen Anämie. → Seite 454
Vitamin B_{12} Lichtenstein Ampullen	**Cyanocobalamin** 1 000 µg	5,11/5 x 1 ml	
Vitamin B_{12}-ratiopharm N Ampullen	**Cyanocobalamin** 100 µg	2,18/5 x 1 ml	**Geeignet** zur Behandlung einer perniziösen Anämie. → Seite 454
Vitamin B_{12}-ratiopharm 10 µg Tabletten Filmtabletten	10 µg	10,75/100 Stück	**Geeignet** zur Behandlung einer durch Vitamin-B_{12}-Mangel bedingten Anämie, die nicht auf einer Resorptionsstörung im Darm beruht (z. B. bei Vegetariern und Veganern). → Seite 454

Nervensystem

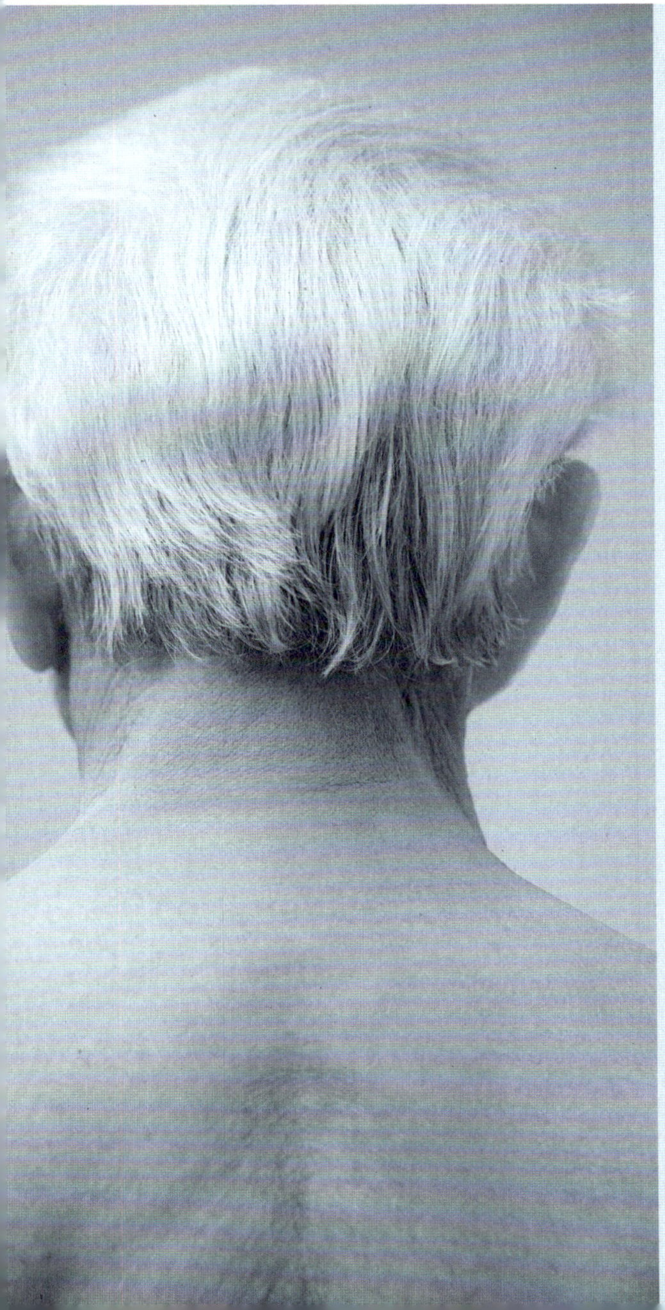

Das Nervensystem steuert Körperfunktionen wie Atmung, Kreislauf und Bewegung. Es ist auch der Ort, an dem sich psychische Erkrankungen abspielen. Nervosität und Unruhe (→ Seite 458) lassen sich meist ohne ärztliches Zutun mit Entspannungsmethoden oder pflanzlichen Mitteln beheben. Schlafstörungen (→ Seite 459), die den Alltag vorübergehend beeinträchtigen, lassen sich mit allgemeinen Maßnahmen auffangen. Eine medikamentöse Behandlung muss zeitlich begrenzt bleiben, damit keine Abhängigkeit entsteht. Depressive Phasen (→ Seite 462), in denen Erleben und Verhalten gestört sind, gehen oft nach einiger Zeit vorüber. Vielen Betroffenen hilft eine psychotherapeutische Unterstützung; die meisten benötigen aber zumindest eine Zeit lang auch Medikamente. Migräne (→ Seite 478) verursacht in Attacken auftretende Kopfschmerzen, die von Übelkeit und anderen Symptomen begleitet sein können. Sie wird mit Schmerzmitteln und speziellen Migränemitteln behandelt. Unter Neuropathien (→ Seite 494) leiden vor allem Menschen, die seit vielen Jahren Diabetes haben, und solche, die viel Alkohol trinken.

Nervosität und Unruhe

Körper, Geist und Seele müssen ständig auf Anforderungen reagieren. Diese fortwährende Anpassungsleistung ist Stress, den zu bewältigen der Körper gut eingerichtet ist. Was aber für den Einzelnen als belastender Stress wirkt, ist von Mensch zu Mensch verschieden. Während der eine darunter leidet, dass Beruf, Familie und Freizeit ihm viel abverlangen, quält sich ein anderer damit, dass seine Bereitschaft, etwas zu leisten, sich einzubringen und sich für andere einzusetzen, nicht genügend abgefordert wird. Viele Menschen leiden auch unter einer hohen Lärmbelastung, deren Folgen sich vielleicht erst nach Jahren zeigen.
Wenn Körper, Geist und Seele dauerhaft überfordert sind, sich belastenden Zuständen anzupassen, entwickeln sich Warnsymptome. Sehr sensible Menschen spüren diese schon früh; sie registrieren Unbehagen, Missbefinden und Anspannung. Andere werden erst durch stärkere Reize darauf aufmerksam, dass sich ihr Gleichgewicht verschoben hat. Doch selbst als unangenehm empfundene Störungen des Befindens laufen ohne nachweisbare körperliche Veränderungen ab.

Anzeichen und Beschwerden

Die Betroffenen empfinden innere Unruhe, fühlen sich gehetzt und gereizt und reagieren bereits aus nichtigem Anlass sehr heftig. Sie fühlen sich ausgelaugt und abgespannt, niedergeschlagen und traurig.
Die Nervosität kann lange anhalten. Zugleich können die Hände zittern und die Augen zucken, das Herz kann unangenehm klopfen.
Bei Tag lässt die Konzentrationsfähigkeit zu wünschen übrig. Zur Nacht fällt das Einschlafen schwer.
Die Betroffenen zweifeln an ihrem Wert und ihrer Bedeutung. Immer wieder sind Gedanken und Überlegungen von unbestimmten Ängsten durchzogen.
Bei Kindern
Sie können schlecht gestimmt und fortwährend unruhig aktiv sein, seltener auch teilnahmslos. Häufig schlafen sie unruhig und schrecken aus Träumen auf.

Ursachen

Körper, Geist und Seele sind an die Grenze dessen gestoßen, was sie bewältigen können. Die Symptome sind Warnsignale, die auf die Überforderung und den fehlenden Ausgleich hinweisen.

Vorbeugung

Zu einem gesunden Leben gehört der stetige Wechsel von Anspannung und Entspannung, von Aktivität und Innehalten, Stärke und Schwäche. Wer diesem natürlichen Bedürfnis nachgibt, beugt Nervosität, Unruhe und anderen Befindlichkeitsstörungen vor.
Um sich wirklich entspannen zu können, ist ein ruhiges, vom Lärm und der Betriebsamkeit des Alltags abgeschirmtes Umfeld notwendig.

Allgemeine Maßnahmen

Alles, was entspannt, wirkt Unruhe und Nervosität entgegen: ein Spaziergang, Sport, ein Bad, Sauna, Massage, ruhige Umgebung, beruhigende Musik.

Wann zum Arzt?

Wenn die allgemeinen Symptome anhalten oder spezielle Beschwerden hinzukommen, wie zum Beispiel Kopf- oder Rückenschmerzen, Magenprobleme, Verdauungsstörungen, sollte im Gespräch mit einem Arzt oder Psychotherapeuten geklärt werden, was gegen die Überlastung getan werden kann.
Bei Kindern
Hält das oben beschriebene Verhalten längere Zeit an, sollte ärztlich abgeklärt werden, was hinter den Beschwerden steckt. Das Kind kann eventuell unter einem »Aufmerksamkeitsdefizit-Hyperaktivitäts-Syndrom« (ADHS) leiden, was anders behandelt werden muss als eine allgemeine Unruhe oder Nervosität. Näheres zu diesem Krankheitsbild lesen Sie im HANDBUCH MEDIKAMENTE der Stiftung Warentest oder im Internet unter www.medikamente-im-test.de.

Behandlung mit Medikamenten

Nervosität und Unruhe lassen sich mit Beruhigungsmitteln dämpfen. Viele der dafür infrage kommenden Mittel dienen gleichermaßen als Beruhigungs- und Schlafmittel – je nachdem, wie stark sie wirken und wie hoch sie dosiert werden.
Baldrian (→ Seite 468) ist ein mildes Beruhigungsmittel, das in höherer Dosierung als Schlafmittel eingesetzt wird. Er gilt als »mit Einschränkung geeignet«, weil seine therapeutische Wirksamkeit noch nicht ausreichend nachgewiesen ist. Dennoch ist Baldrian von allen Beruhigungsmitteln, die ohne ärztlichen Rat angewendet werden können, noch am ehesten zu empfehlen.
Industriell hergestellter Extrakt aus Johanniskraut (→ Seite 469) kann in entsprechend hoher Dosierung bei depressiven Störungen (→ Seite 462) eingesetzt werden. Für diese Fertigprodukte ist die therapeutische Wirksamkeit bei dieser Anwendung hinreichend belegt. Das ist anders, wenn mit dem Extrakt von Johanniskraut Nervosität und Unruhe behandelt werden sollen. Für diese Anwendung ist die therapeutische Wirksamkeit in klinischen Studien nicht belegt. Das Gleiche gilt für Tee, der aus Johanniskraut aufgegossen wird. Die beruhigende

Wirkung von Baldrian ist deutlich besser belegt. Teezubereitungen aus Johanniskraut und Mittel mit Johanniskrautextrakt zum Einnehmen gelten daher bei Nervosität und Unruhe als »wenig geeignet«.
Melisse (→ Seite 471) ist als Beruhigungsmittel wenig geeignet; ihre therapeutische Wirksamkeit ist nicht ausreichend belegt.
Kombinationen aus Baldrian und anderen Pflanzen (→ Seite 472) sind nur eingeschränkt oder wenig geeignet, um Nervosität und Unruhe zu dämpfen, da die jeweiligen Kombinationspartner die beruhigende Wirkung von Baldrian nicht nennenswert verstärken, manche nicht einmal ergänzen. Produkte, die nur Baldrian enthalten, sind vorzuziehen. Teemischungen mit mehr als drei Bestandteilen sind sogar »wenig geeignet«. In ihnen sind die einzelnen Mischungspartner zu gering dosiert, um eine nennenswerte Wirkung hervorzurufen.
Wenig geeignet ist auch der Tee aus einer Kombination von drei Pflanzenbestandteilen (→ Seite 473). Bei ihm ist weder die therapeutische Wirksamkeit des Inhaltsstoffs Melissenblätter noch die der Mischung ausreichend nachgewiesen.

Bei Kindern

Bäder können bei unruhigen Kindern gegenteilig wirken: Sie aktivieren zusätzlich.

Anthroposophische, homöopathische und traditionell angewendete Mittel

Zu den meistgekauften Mitteln gehören auch *Neurexan* Tabletten und Tropfen und *Zincum Hevert N* Tropfen. Dabei handelt es sich um homöopathische Präparate, die sich nach den Grundsätzen dieses Buches nicht bewerten lassen und deshalb nicht näher besprochen werden. Darüber hinaus gehören auch folgende Produkte zu den meistgekauften Mitteln: *Abtei Baldrian Perlen* mit Baldrian, *Abtei Johanniskraut Rotöl Kapseln* mit Johanniskraut und Sojalezithin, *Baldrian-Dispert* mit Baldrian, *KNEIPP Johanniskraut Dragees* mit Johanniskraut und *tetesept Johanniskraut Kapseln* mit Johanniskraut. Bei diesen handelt es sich um Präparate, die von der Arzneimittelbehörde als »traditionell angewendet« zur Besserung des Befindens bei nervöser oder nervlicher Belastung zugelassen wurden. Solche Präparate lassen sich nach den Grundsätzen dieses Buches nicht bewerten und werden deshalb nicht näher besprochen. Allgemeine Informationen zu derartigen Mitteln finden Sie unter »Homöopathische Arzneimittel« (→ Seite 20) und »Traditionell angewendete Mittel« (→ Seite 20).

Neue Medikamente

Seit einiger Zeit wird unter dem Namen *Lasea* ein Produkt angeboten, das in Kapseln abgefülltes ätherisches Lavendelöl enthält. In der traditionellen Medizin ist Lavendel als beruhigendes Mittel bekannt. Daher wird Lavendelöl gerne genommen, um besser schlafen zu können. *Lasea* ist aber zur Behandlung von Schlafstörungen nicht zugelassen, sondern um Unruhezustände bei ängstlicher Verstimmung zu dämpfen. In der Studie, in der die Behandlung mit Lavendelöl mit einer Scheinbehandlung verglichen wurde, war das Lavendelöl wirksamer als die Scheinbehandlung. Allerdings ist strittig, inwieweit die Teilnehmer dieser Studie überhaupt behandlungsbedürftige Beschwerden hatten. In anderen Studien wurde die Wirksamkeit von Lavendelölkapseln bei generalisierten Angststörungen, die üblicherweise als behandlungsbedürftig angesehen werden, mit der eines gebräuchlichen Medikaments verglichen. Diese Studien haben jedoch methodische Schwächen und sind daher nicht aussagekräftig. Die Anwender von Lavendelöl berichten vor allem über unangenehmes Aufstoßen und Übelkeit als unerwünschte Wirkung.
Angstzustände sollte in jedem Fall ein Arzt oder Psychologe beurteilen, bevor eine Selbstbehandlung eingeleitet wird.

Schlafstörungen

Jeder Mensch muss schlafen, um sich psychisch und körperlich zu erholen. Wie viel Schlaf ein Mensch braucht, ist individuell sehr verschieden. Vier bis fünf Stunden sollten es bei Erwachsenen mindestens sein, aber auch acht oder neun Stunden täglich sind nicht ungewöhnlich. Für alle Menschen gilt, dass das Schlafbedürfnis in der Kindheit groß ist und im Alter allmählich abnimmt. Schlaf besteht aus verschiedenen Abschnitten, die etwa 90 Minuten dauern und sich wiederholen. Nach dem Übergang vom Wachen zum Schlafen ist der Schlaf noch leicht. Dann folgen Tiefschlafphasen, in denen die eigentliche Erholung stattfindet. Zwischen zwei Tiefschlafphasen gibt es jeweils eine Traumschlafphase und danach häufig eine kurze Wachphase. Dann beginnt der nächste Schlafzyklus.

Bei Kindern

Säuglinge schlafen etwa 14 Stunden am Tag, Kleinkinder zwischen 11 und 13 Stunden, Schulkinder 9 bis 10 Stunden. Bei manchen können es durchaus ein bis zwei Stunden mehr oder weniger sein. Wenn sich das Schlafverhalten plötzlich ändert, kann das auf den Beginn einer Erkrankung hinweisen.

Anzeichen und Beschwerden

Viele Menschen meinen, sie hätten Schlafstörungen, weil sie unrealistische Erwartungen an ihren Schlaf stellen. Dass man einmal länger braucht um einzuschlafen, ist ebenso normal, wie es die Wachzeiten sind, die sich

zwischen den Schlafphasen einstellen können. Bei der Berechnung der Schlafzeit berücksichtigen viele weder den Mittagsschlaf noch das Einnicken vor dem Fernsehgerät.
In der Medizin ist man dazu übergegangen, statt von einer Schlafstörung von »nicht erholsamem Schlaf« zu sprechen, denn wie lange und wie gut jemand schläft, ist nicht so bedeutsam wie das Empfinden des Betroffenen, ob er in der Lage ist, seine sozialen und beruflichen Anforderungen hinreichend zu erfüllen. Müdigkeit tagsüber, häufiger Sekundenschlaf, Erschöpfung, Unruhe, Reizbarkeit und Angst können die Folge von nicht erholsamem Schlaf sein.

Ursachen

Schlaf ist ein sensibler Zustand und recht störanfällig. Viele Faktoren können zu Schlafstörungen führen:

- Überlastung und Stress, Sorgen, Ärger und Anspannung rauben den Schlaf. Auch zu wenig körperliche Aktivität im Tagesverlauf kann Schlafstörungen nach sich ziehen.
- Äußere Bedingungen können das Einschlafen beeinträchtigen, beispielsweise Lärm, helles Licht, ein unbequemes Bett, unpassende Zudecken.
- Eine üppige Mahlzeit während der letzten vier Stunden vor dem Zubettgehen belastet den Körper mit Verdauungsarbeit und führt zu einem unruhigen Schlaf.
- Das Koffein aus Kaffee, Tee und Cola-Getränken kann so munter machen, dass es das Einschlafen verhindert.
- Ein alkoholhaltiger Schlaftrunk fördert zwar das Einschlafen, unterbricht den Schlaf aber, wenn die Alkoholwirkung nachlässt. Darüber hinaus verliert sich die schlafanstoßende Wirkung von Alkohol mit der Zeit.
- Der biologische Tag-Nacht-Rhythmus fordert sein Recht. Wer dagegen anlebt, zum Beispiel durch wechselnde Arbeitszeiten oder das Überfliegen von Zeitzonen, muss mit Schlafstörungen rechnen.
- Eine Reihe von Menschen wird durch Beschwerden und Krankheiten am erholsamen Schlafen gehindert; dazu gehören Schmerzen, Fieber, Erkältungen und Asthma mit nächtlichem Husten, Übergewicht, Schilddrüsenerkrankungen, Diabetes, Ohrgeräusche, Juckreiz, das Krankheitsbild der unruhigen Beine, saures Aufstoßen, Herzkrankheit und Blasenerkrankungen. Menschen mit einer depressiven Störung wachen typischerweise sehr früh morgens gegen vier, fünf Uhr auf.
- Eine während des Schlafes gestörte Atmung (Schlafapnoe-Syndrom) kann die Erholung ganz erheblich beeinträchtigen. Bei stark schnarchenden Menschen, die meist auch übergewichtig sind, treten relativ oft kurzzeitige Atemstillstände auf.
- Schlafstörungen gehören zu den üblichen Entzugserscheinungen nach dem Absetzen von Beruhigungs- und Schlafmitteln, Alkohol, Zigaretten und Drogen.
- Viele Medikamente weisen Schlafstörungen als unerwünschte Wirkung auf, so zum Beispiel Mittel bei Depressionen, blutdrucksenkende Mittel, einige Mittel bei Parkinsonkrankheit, bei Asthma und zur Entwässerung.

Bei Kindern
Plötzlich auftretenden Schlafstörungen liegen meist akute Krankheiten zugrunde wie Infektionen, Mittelohrentzündung, Wundsein im Windelbereich.
Besonders bei Säuglingen kann eine zu weiche Unterlage zur Unruhe beim Schlafen beitragen. Sensible Kinder wachen dann leichter auf.

Allgemeine Maßnahmen

- Schalten Sie Lärmquellen aus. Ist der neben Ihnen liegende Partner der Störenfried, sichern womöglich nur getrennte Schlafzimmer die Nachtruhe.
- Sorgen Sie dafür, dass Sie das Zimmer abdunkeln können.
- Schaffen Sie sich ein bequemes Bett mit wohligen Zudecken an.
- Essen Sie so, dass zwischen der letzten größeren Mahlzeit und dem Zubettgehen einige Stunden liegen.
- Wenn Ihre Nachtruhe dadurch gestört wird, dass Sie zur Toilette müssen, sollten Sie Ihre abendliche Flüssigkeitszufuhr beschränken und abends kein Medikament zur Entwässerung einnehmen.
- Trinken Sie abends weder etwas Koffeinhaltiges noch Alkohol.
- Körperliche Aktivität im Tagesverlauf oder ein Abendspaziergang verbessert die Schlafbereitschaft.
- Nutzen Sie alles, was Sie entspannt: eine Kopfmassage, ein lauwarmes Bad, ein Fußbad mit von lauwarm nach heiß ansteigender Temperatur.
- Gehen Sie immer zur gleichen Zeit schlafen, stehen Sie morgens immer zur gleichen Zeit auf – auch am Wochenende.
- Wenn Sie nachts aufwachen und länger als 20 Minuten wachliegen, sollten Sie aufstehen und sich beschäftigen. Gehen Sie erst wieder ins Bett, wenn Sie Müdigkeit spüren.
- Verbannen Sie die Uhr aus Ihrem Blickfeld.
- Führen Sie ein Schlaftagebuch, in das Sie eintragen, wann Sie ins Bett gegangen und wann Sie aufgestanden sind, was Sie tagsüber getan, welche Medikamente Sie eingenommen und womit Sie sich vor dem Zubettgehen beschäftigt haben. Die Auswertung dieser Aufzeichnungen kann Hinweise geben, welche Tagesereignisse sich negativ auf Ihren Schlaf auswirken.

- Vielen Menschen kann ein kompetent geleitetes »Schlaftraining« helfen, die Schlafqualität zu verbessern. Dabei lernen sie zu verstehen, warum ihr Schlaf beeinträchtigt ist, sie erfahren, wie sie ihre Schlafsituation verbessern und durch welches Verhalten sie zu einer besseren Nachtruhe beitragen können.

Bei Kindern

- Das Kind sollte vor dem Zubettgehen zur Ruhe kommen können. Das bedeutet, dass es nach dem Abendessen nicht mehr tobt, telefoniert, fernsieht, oder sich am Computer oder an der Spielkonsole betätigt. Außerdem kann Lärm den Schlaf des Kindes stören.
- Kleinen Kindern hilft es, wenn das Zubettgehen immer nach dem gleichen Schema und mit Elementen abläuft, die das Kind beruhigen und ihm Sicherheit und Vertrauen vermitteln. Sie können dem Kind zum Beispiel etwas erzählen, eine Geschichte vorlesen, mit ihm ein Gebet sprechen.
- Vertraute Gegenstände wie Schmusedecke oder -tier, ein spezielles Kissen oder Spielzeug überbrücken das Gefühl des Kindes, von den Eltern getrennt zu sein.
- Bei kleinen Kindern können Daumen oder Schnuller als Einschlafhilfe dienen. Eine Nuckelflasche sollten Sie dem Kind dagegen nicht mit ins Bett geben, damit die Zähne nicht durch Karies gefährdet werden.

Bei folgenden Bedingungen empfiehlt sich eine spezielle Schlafberatung für Kinder:

- Das Kind signalisiert längere Zeit, dass es sich morgens noch müde fühlt.
- Einem Schulkind fällt es schwer, im Unterricht wach zu bleiben.
- Es schläft bei Fahrten in Bus, Bahn oder Auto, die weniger als eine halbe Stunde dauern, ein.
- Das Kind schnarcht während des Schlafens oft und laut.

Wann zum Arzt?

Mit allgemeinen Maßnahmen und eventuell der Unterstützung durch ein selbstgekauftes Schlafmittel kann man versuchen, eine kurze Phase schlechten Schlafes zu überstehen. Hält die Störung jedoch länger als zwei bis vier Wochen an, ist ärztliche Beratung angebracht. Ärztliche Hilfe ist auch angebracht bei erheblichem Übergewicht, wenn die Schlafstörung auf eine Erkrankung oder auf die Wirkung von Arzneimitteln zurückgeführt werden kann oder wenn es sich um eine Entzugserscheinung handelt. Schwangere Frauen sollten bei Schlafstörungen ebenfalls ärztliche Hilfe suchen.

Behandlung mit Medikamenten

Bei Schlafstörungen, die wenige Nächte lang andauern, zum Beispiel auf Reisen, und die den Tag danach ernsthaft beeinträchtigen, werden Schlafmittel mit Doxylamin (→ Seite 466) oder Diphenhydramin (→ Seite 464) als »geeignet« beurteilt. Beide Wirkstoffe werden schon seit langer Zeit eingesetzt, ihre schlafanstoßende Wirkung ist gut bekannt. Allerdings dürfen diese Schlafmittel höchstens einige Tage lang eingenommen werden, weil sich der Körper an die Substanzen gewöhnt. Danach wirken sie nicht mehr ausreichend, oder es müsste eine so hohe Dosis eingenommen werden, dass vermehrt unerwünschte Wirkungen zu befürchten sind.

Wer sich darauf einstellen kann, dass sich die Schlafqualität erst nach einer Weile verbessert, kann ein Mittel mit Baldrian (→ Seite 468) wählen. Allerdings muss der Pflanzenextrakt hoch genug dosiert sein. Die schlaffördernde Wirkung setzt nach zwei bis vier Wochen ein. Das Pflanzenmittel über diesen Zeitraum hinaus einzunehmen ist zwar unschädlich, dennoch sollte eine Dauerbehandlung nur auf ärztlichen Rat erfolgen. Mittel mit Baldrianextrakt werden bei Schlafstörungen als »mit Einschränkung geeignet« beurteilt, da mit den bisher vorliegenden Untersuchungen noch keine abschließende Empfehlung möglich ist.

Johanniskraut-Tee (→ Seite 469) ist wenig geeignet, um eine Behandlung von Schlafstörungen zu unterstützen, denn seine therapeutische Wirksamkeit ist dafür nicht ausreichend nachgewiesen. Auch mit niedrig dosiertem Johanniskrautextrakt, der als Dragees oder Tabletten im Handel ist, lassen sich Schlafstörungen nicht beheben. Handelt es sich um Schlafstörungen im Zusammenhang mit depressiven Verstimmungen, muss die Behandlung der psychischen Störung im Vordergrund stehen. Diese gehört jedoch in die Hand eines Arztes oder Psychologen.

Mischungen aus Baldrian und anderen Pflanzen (→ Seite 472) eignen sich bei Schlafstörungen nur eingeschränkt oder wenig, da die jeweiligen Kombinationspartner die beruhigende Wirkung von Baldrian nicht nennenswert verstärken, manche nicht einmal ergänzen. Produkte, die nur Baldrian enthalten – und zwar ausreichend hoch dosiert – sind vorzuziehen. Die Teemischung, die außer Baldrian noch drei weitere Bestandteile enthält, ist »wenig geeignet«. In ihr sind die einzelnen Mischungspartner zu gering dosiert, um eine nennenswerte Wirkung hervorzurufen.

Wenig geeignet bei Schlafstörungen ist auch der Tee aus einer Kombination von drei Pflanzenbestandteilen (→ Seite 473), der kein Baldrian enthält. Bei ihm ist weder die therapeutische Wirksamkeit des Inhaltsstoffs Melissenblätter noch die der gesamten Mischung ausreichend nachgewiesen.

Depressive Störung

Depressionen sind psychische Erkrankungen, bei denen Erleben und Verhalten gestört sind.
Lange Zeit wurden Depressionen nach ihren vermeintlichen Ursachen unterteilt. Die heutige Einteilung orientiert sich am Schweregrad der Depression – sie kann leicht, mittelschwer, schwer oder sehr schwer ausgeprägt sein – und daran, ob sie dazu neigt, wiederholt aufzutreten. Hinzu kommen chronische Depressionen, die über Jahre bestehen können. Bei der Zuordnung wird darüber hinaus die Art der Symptome berücksichtigt. So unterscheidet man zwischen »agitiert-ängstlich-depressiven« und »gehemmt-depressiven« Erscheinungsformen. Eine »wahnhafte Depression« geht mit irrationalen, unkorrigierbaren Überzeugungen einher, beispielsweise der, verarmt, schuldig oder unheilbar krank zu sein.
Vorübergehende, episodenartig auftretende depressive Stimmungen und Verstimmungszustände, die sich als Reaktion auf unbefriedigende, traurige oder sinnentleerte Lebensumstände einstellen können, werden zu den leichten Depressionen gezählt.

Anzeichen und Beschwerden

Menschen mit Depressionen interessieren sich für nichts mehr, können sich nicht mehr motivieren. Sie sind bedrückt, schwermütig, können sich kaum oder gar nicht mehr freuen. Sie kapseln sich ab, quälen sich mit Selbstzweifeln und Selbstanklagen. Bewegungstempo und Denkgeschwindigkeit lassen nach. Oft essen die Betroffenen so wenig, dass sie erheblich an Gewicht verlieren. Der Schlaf ist fast immer schwer gestört. Meist wachen die Kranken sehr früh morgens auf oder ihr Schlaf ist zerhackt.
Obwohl das äußere Erscheinungsbild depressiv Kranker von Passivität bestimmt scheint, sind manche von ihnen innerlich sehr erregt, reizbar oder voller Wut. Sehr häufig haben sie das Gefühl, als Mensch nichts wert zu sein, und wünschen sich, alles hinter sich zu lassen. Solche Gedanken können sich bis zur Selbsttötungsabsicht steigern, die manchmal auch umgesetzt wird.
Bei vielen Menschen mit Depressionen schwankt das Befinden im Tagesverlauf deutlich, wobei die Stimmung morgens üblicherweise ihren Tiefpunkt hat. Darüber hinaus bestehen manchmal jahreszeitliche Schwankungen; die saisonal abhängige Depression (SAD) tritt im Winter auf.

Ursachen

Bei vielen Depressionen ist die Ursache nur teilweise bekannt. Manche Konstellationen begünstigen die Erkrankung. Diese stammen überwiegend aus vier Bereichen:

- Körperlich: Viele hirnorganische Krankheiten können Depressionen verursachen. Andererseits begleiten Depressionen häufig körperliche oder andere seelische Erkrankungen, zum Beispiel Demenzerkrankungen, multiple Sklerose sowie Schizophrenien und andere Psychosen. Depressionen können auch unerwünschte Wirkungen von Medikamenten sein, beispielsweise von Kortison (bei Entzündungen, Immunkrankheiten) und Neuroleptika (bei Schizophrenien und anderen Psychosen).
- Seelisch: Menschen, die zu Depressionen neigen, glauben, perfekt sein zu müssen, und sind unablässig bestrebt, ihren Wert durch Leistung zu beweisen – Verhaltensweisen, mit denen das Gefühl des eigenen Ungenügens ausgeglichen werden soll.
- Sozial: Der Verlust nahestehender Personen, berufliche Misserfolge, finanzielle Not und Vereinsamung verschärfen die Situation.
- Traumatisch: Nach einem schwerwiegenden, bedrohlichen, vielleicht sogar lebensbedrohlichen Ereignis wie einem schweren Unfall, Kriegs- und Gewalterfahrungen kann das Gefühl der Ohnmacht und Verzweiflung in eine Depression münden.

Man nimmt an, dass sich als Folge solcher Störungen oder Erfahrungen die Konzentration einiger Botenstoffe im Gehirn verändert und dieses die biochemischen Ausprägungen der psychischen Störung sind.

Allgemeine Maßnahmen

Bei jeder Art von melancholischer oder depressiver Stimmung tun einfühlsame Gespräche mit Nahestehenden und Vertrauten gut. Wenn diese dem Bedrückten das Gefühl vermitteln können, ihn zu verstehen und ihn durch seine Düsternis zu begleiten, kann ihm das helfen, die Auslöser zu erkennen, zu bewältigen und zu positiven Empfindungen zurückzufinden.
Psychotherapien, wie die kognitive Verhaltenstherapie und die psychodynamische und interpersonale Psychotherapie, sind bei Depressionen akzeptierte Behandlungsformen. Bei leichten und mittelschweren Erkrankungen sind sie eine Alternative zur Behandlung mit Medikamenten. Werden beide Behandlungsarten kombiniert, unterstützen sie sich gegenseitig in ihrer Wirksamkeit. Eine sehr sorgfältig durchgeführte Studie konnte zeigen, dass mäßige bis schwere depressive Episoden mit einer kognitiven Therapie ebenso erfolgreich behandelt werden können wie mit einer kontinuierlichen medikamentösen Therapie. Die Psychotherapie besserte die akute Episode in gleichem Maß wie die medikamentöse

Behandlung. Nach zwei Jahren waren allerdings entschieden mehr Personen, die eine kognitive Therapie erhalten hatten, rückfallfrei gegenüber denen, die nur mit Medikamenten behandelt wurden.

Schlafentzug (Wachtherapie)

Schlafentzug bedeutet, entweder die ganze Nacht über wach zu bleiben oder nach drei Stunden Schlaf geweckt und dann wach gehalten zu werden. Diese Maßnahme bessert bei manchen Menschen die Depression deutlich. Allerdings hält der Effekt nur zwei bis drei Tage an. Ein Schlafentzug wird höchstens zweimal pro Woche durchgeführt.

Lichttherapie

Eine Lichttherapie kann nur Depressionen beeinflussen, die in den lichtarmen Wintermonaten auftreten oder sich verschlimmern. Spricht der Behandelte darauf an, lässt die Depression innerhalb einer Woche nach. Dann sollte die Behandlung durchgängig während der ganzen lichtarmen Zeit fortgesetzt werden.

Zwei Arten von Lichttherapie müssen unterschieden werden: die Bestrahlung mit Sonnenlicht und die Anwendung von einzelnen Strahlungsanteilen des Sonnenlichts. Die Lichttherapie zur Behandlung von depressiven Störungen arbeitet mit Weißlicht. Bei einer solchen Lichttherapie sitzt man morgens zwischen sechs und acht Uhr ein bis zwei Stunden lang vor einer Lampe, die mit mindestens 2 500 Lux strahlt. Bei einer Lampe mit höherer Lichtintensität verkürzt sich die Behandlungszeit. Im Handel sind spezielle Lampen für diesen Zweck erhältlich; die Lichtintensität gewöhnlicher Leuchten oder Lampen reicht für eine antidepressive Wirkung nicht. Scheint die Sonne jedoch vom wolkenlosen Himmel, genügt ihr Licht auch im Winter, wenn man sich dem entsprechend lange aussetzt.

Elektrokrampftherapie

Als Maßnahme der letzten Wahl bei schwersten Depressionen, die auf keine andere Therapie ansprechen, kann die Elektrokrampftherapie (EKT) durchgeführt werden. Dabei wird beim narkotisierten Patienten mit einem Gerät gezielt ein Krampfanfall hervorgerufen. Die Behandlung ist nicht schmerzhaft, ihre unerwünschten Wirkungen sind gering. Da in Deutschland sowohl Ärzte als auch Betroffene einer solchen Behandlung eher ablehnend gegenüberstehen und sie zudem einen erheblichen Aufwand erfordert, bleibt sie ganz verzweifelten Fällen vorbehalten. Für diese Menschen gilt sie allerdings als sehr wirksame Behandlungsmethode.

Wann zum Arzt?

Depressiv gefärbte Stimmungen, die nicht binnen Kurzem von selbst vergehen, sollten unbedingt ärztlich beurteilt werden. Nur in einem von Psychotherapeuten oder Arzt geleiteten Gespräch ist es möglich, die zugrunde liegenden Bedingungen zu erkennen und in den Lebenszusammenhang einzuordnen. Das wiederum ist unbedingt notwendig, um depressive Stimmungen von einer tiefer gehenden depressiven Störung abzugrenzen. Letztere wird nicht allein durch Gespräche mit Nahestehenden oder durch Ruhe vergehen, und eine psychotherapeutische Bearbeitung braucht Zeit, bis sich ihre positiven Wirkungen zeigen. Außerdem können sich Depressionen unversehens wandeln. Was als leichte Störung begann, kann sich innerhalb von Tagen zu einer schweren Erkrankung steigern, die dann unbedingt ärztlich oder psychologisch behandelt werden muss.

Oft ist es hilfreich, ein antidepressiv wirkendes Medikament so lange einzunehmen, bis der Erfolg anderer Maßnahmen spürbar wird. Ein solches Medikament muss aber ein Arzt verordnen. Nähere Informationen zu diesen Medikamenten finden Sie im HANDBUCH MEDIKAMENTE der Stiftung Warentest oder im Internet unter www.medikamente-im-test.de.

Menschen, die von einer unerträglich scheinenden Belastung niedergedrückt werden, erleichtern sich ihre Situation häufig, indem sie zu leicht verfügbaren Hilfsmitteln greifen: Sie rauchen viel und/oder trinken reichlich Alkohol und nehmen möglicherweise zu viel und zu lange Schlaf- und/oder Schmerzmittel ein. Diese »Selbsthilfemaßnahmen« können die Gesundheit jedoch erheblich schädigen. Wer zu solchen untauglichen »Bewältigungsstrategien« neigt, sollte sich lieber an einen Arzt wenden und mit ihm eine Therapie vereinbaren, die ihm hilft, die schwere Zeit zu überbrücken.

Behandlung mit Medikamenten

Ziel einer Depressionsbehandlung ist es, im akuten Zustand Angst, das Gefühl des eigenen Unwerts, Unruhe und Schlafstörungen zu lindern. Darüber hinaus sollen Selbstbeschädigung und Selbsttötung verhindert werden. Im weiteren Verlauf der Behandlung sollen Stimmung und Antrieb verbessert werden. Hat sich der Betroffene stabilisiert, soll die Therapie einem Rückfall entgegenwirken und damit verhindern, dass die Krankheit chronisch wird. Diese Behandlungsziele lassen sich mit rezeptfreien Produkten allenfalls bei leichten, vorübergehenden Depressionen erreichen.

Leichte Depressionen vergehen häufig nach einiger Zeit von selbst. Es kann Gründe geben, sie mit Medikamenten zu behandeln, doch unbedingt erforderlich ist das nicht. Wie die Auswertung vieler Studien gezeigt hat, liegt bei leichten depressiven Störungen der Effekt einer Behandlung mit Antidepressiva und der einer Scheinbehandlung nah beieinander. Allerdings sollte sich der Betroffene ärztlich oder psychologisch begleiten lassen.

Die Behandlung von mittelschweren Depressionen kann sich nach der persönlichen Neigung richten. Wer einer Arzneimitteltherapie ablehnend gegenübersteht, versäumt nichts, wenn er sich für eine psychotherapeutische Behandlung entscheidet. Am effektivsten ist es, Psychotherapie und medikamentöse Therapie gemeinsam einzusetzen.

Mittel gegen Depressionen können die Symptome der Erkrankung bessern, im günstigsten Fall sogar vollständig unterdrücken. Sie beeinflussen den bei Depressionen veränderten Gehirnstoffwechsel und seine Botenstoffe. Allerdings wirken sie in den ersten Tagen der Behandlung anders als bei Anwendung über lange Zeit. Zu Beginn greifen sie im Gehirn in die Transportsysteme der Botenstoffe ein und sorgen dafür, dass mehr von ihnen verfügbar ist. In dieser Zeit lassen vor allem Unruhe und Angst nach und der Schlaf verläuft wieder ungestört. Nach Tagen oder ein bis höchstens drei Wochen verändern sich jedoch die Empfindlichkeiten der Rezeptoren an der Nervenzelle und damit die Mechanismen, mit denen Signale von einer Nervenzelle zur anderen übertragen werden. Dann setzt der antidepressive Effekt ein.

Der Arzt kann eine vorübergehende depressive Störung zunächst mit dem Extrakt aus Johanniskraut (→ Seite 469) behandeln. Dieser wird unter der Voraussetzung als »geeignet« bewertet, dass er ausreichend hoch dosiert ist. Zu welchen stärker wirkenden Antidepressiva der Arzt wechseln kann, wenn die Behandlung mit Johanniskrautextrakt nicht ausreicht, lesen Sie im HANDBUCH MEDIKAMENTE der Stiftung Warentest oder im Internet unter www.medikamente-im-test.de.

Bei einer depressiven Stimmung, die klar als Reaktion auf äußere Ereignisse zu erkennen ist, kann es für begrenzte Zeit hilfreich sein, mit einem Schlafmittel die Nachtruhe sicherzustellen. Welches rezeptfreie Arzneimittel sich dafür eignet, lesen Sie unter »Schlafstörungen« (→ Seite 459). Diese medikamentöse Stütze sollten Sie aber nur einige Tage bis höchstens zwei Wochen lang in Anspruch nehmen.

Diphenhydramin

Betadorm-D, Halbmond-Tabletten, Vivinox Sleep

Diphenhydramin ist ein Antihistaminikum (→ Seite 261). Solche Mittel werden üblicherweise bei Allergien eingesetzt; auch bei Übelkeit und Erbrechen kommt Diphenhydramin zum Einsatz. Dass der Wirkstoff darüber hinaus sehr müde macht, begründet seinen Einsatz als Schlafmittel.

Problematisch ist an Diphenhydramin, dass bereits nach einer Anwendungszeit von nur wenigen Tagen Gewöhnung eintreten kann. Dann wirkt die übliche Dosis des Mittels nicht mehr ausreichend und müsste gesteigert werden. Dann wären aber vermehrt unerwünschte Wirkungen zu befürchten. Eine Abhängigkeit, bei der man aufgrund der psychischen Effekte nicht mehr von dem Mittel lassen kann, kann zwar vorkommen, ist bei Diphenhydramin aber – anders als bei anderen Schlaf- und Beruhigungsmitteln, die in der Regel rezeptpfllichtig sind – sehr selten. Dennoch sollte Diphenhydramin nicht länger als höchstens zwei Wochen lang eingenommen werden.

Unter der Voraussetzung, dass die Einnahmezeit auf wenige Tage begrenzt wird, gilt Diphenhydramin bei Schlafstörungen als »geeignet«.

Anwendung

Von Diphenhydramin nehmen Sie in der Regel 50 Milligramm etwa eine halbe Stunde vor dem Schlafengehen ein. Sollten Sie trotzdem nachts aufwachen, dürfen Sie keine weitere Tablette einnehmen, denn nach der Einnahme von Diphenhydramin sollten Sie mindestens sieben bis acht Stunden schlafen. Andernfalls müssen Sie damit rechnen, dass das Schlafmittel am nächsten Tag noch nachwirkt.

Wenn Sie nach einer Einnahmezeit von etwa zwei Wochen Diphenhydramin absetzen, sollten Sie die Dosis schrittweise verringern. In dieser Zeit müssen Sie darauf gefasst sein, dass Sie deutlich schlechter schlafen als vorher und dass sich tagsüber Unruhe und Angstzustände einstellen können.

Achtung

Vor einem Allergietest sollten Sie drei Tage lang kein Diphenhydramin eingenommen haben. Es kann das Ergebnis verfälschen.

Gegenanzeigen

Unter folgenden Bedingungen dürfen Sie Diphenhydramin nicht anwenden:

- Sie haben einen grünen Star (Engwinkelglaukom).
- Sie leiden an Epilepsie.
- Sie können Ihre Blase nicht mehr vollständig entleeren. Das ist besonders häufig der Fall bei Männern, deren Prostata vergrößert ist.
- Sie haben einen Tumor an den Nebennieren (Phäochromozytom).
- Sie haben Herzrhythmusstörungen oder eine koronare Herzkrankheit.
- Ihr Blut enthält zu wenig Kalium oder Magnesium.
- Sie nehmen gleichzeitig MAO-Hemmer wie Tranylcypromin (bei Depressionen) ein.

- Sie werden gleichzeitig mit Medikamenten behandelt, die den Herzrhythmus beeinflussen können.

Unter folgenden Bedingungen sollten Sie Diphenhydramin nur nach Rücksprache mit einem Arzt einsetzen und dieser sollte Nutzen und Risiken der Anwendung besonders sorgfältig abwägen:

- Ihre Leber arbeitet nur eingeschränkt.
- Sie haben Asthma bronchiale oder eine chronische Lungenerkrankung.
- Sie haben eine Refluxerkrankung. Dabei fließt immer wieder Nahrungsbrei aus dem Magen in die Speiseröhre zurück und reizt deren Schleimhaut stark.
- In Ihrem Magen-Darm-Bereich gibt es Verengungen.

Wechselwirkungen mit Medikamenten

Wenn Sie noch andere Medikamente anwenden, ist zu beachten:

- Einige unerwünschte Wirkungen von Diphenhydramin – zum Beispiel trockener Mund, Schwierigkeiten, die Blase zu entleeren, Herzenge (Angina Pectoris), Darmlähmung – verstärken sich, wenn Sie gleichzeitig Medikamente einnehmen, die ebenfalls diese unerwünschten Wirkungen auslösen. Zu diesen zählen Biperiden (bei Parkinsonkrankheit), trizyklische Antidepressiva (bei Depressionen) und Antihistaminika (bei Allergien).
- Medikamente, die auf das zentrale Nervensystem wirken, verstärken die dämpfende Wirkung von Diphenhydramin. Zu diesen Mitteln gehören zum Beispiel Schlafmittel, starke Schmerzmittel und Mittel bei Epilepsien, Angststörungen, Depressionen, Schizophrenien und anderen Psychosen.

▶ Unbedingt beachten

Diphenhydramin soll nicht gleichzeitig mit Medikamenten angewendet werden, die sich auf den Herzrhythmus auswirken können. Hierzu gehören zum Beispiel Flecainid und Amiodaron (bei Herzrhythmusstörungen), Moxifloxazin (bei bakteriellen Infektionen), Terfenadin (bei Allergien), Pimozid (bei Schizophrenien und anderen Psychosen) und bestimmte Diuretika wie Furosemid und Chlortalidon (bei hohem Blutdruck). Bei einer solchen Kombination können unter Umständen lebensgefährliche Herzrhythmusstörungen auftreten. Näheres hierzu siehe »Mittel bei Herzrhythmusstörungen: verstärkte Wirkung« (→ Seite 11).

Diphenhydramin dürfen Sie nicht zusammen mit MAO-Hemmern anwenden (z. B. Tranylcypromin bei Depressionen). Bei dieser Kombination kann es zu dem potenziell lebensbedrohlichen Serotonin-Syndrom kommen mit Erregungszuständen, Bewusstseinstrübungen, Muskelzittern und -zucken sowie starkem Blutdruckabfall.

Wechselwirkungen mit Speisen und Getränken

Diphenhydramin dürfen Sie nicht zusammen mit alkoholhaltigen Getränken einnehmen, weil diese einige unerwünschte Wirkungen von Diphenhydramin wie Schwindel, Müdigkeit und verringerte Reaktionsfähigkeit erheblich und in unvorhersehbarer Weise verstärken können.

Unerwünschte Wirkungen

Diphenhydramin kann, insbesondere bei Daueranwendung, die geistige Leistungsfähigkeit beeinträchtigen. Wenn Sie langsamer reagieren als früher und Ihre Aufmerksamkeit sowie Ihr Gedächtnis nachlassen, sollten Sie mit dem Arzt sprechen. Wenn Sie das Mittel absetzen, verschwinden diese Störungen wieder.

Es dauert ungefähr acht Stunden, bis die Hälfte des Wirkstoffs ausgeschieden ist. Wenn Sie kürzere Zeit schlafen, kann es sein, dass Sie aufgrund der noch in den nächsten Tag hineinreichenden Restwirkung schläfrig und benommen sind und Konzentrationsstörungen auftreten.

Diphenhydramin kann die Haut empfindlicher gegenüber Sonnenlicht machen. Während der Einnahme sollten Sie sich keiner intensiven Sonnenbestrahlung aussetzen und kein Solarium besuchen.

▶ Keine Maßnahmen erforderlich

Der Mund kann sich trocken anfühlen. Es kann Verstopfung eintreten.

▶ Muss beobachtet werden

Es können Sehstörungen auftreten, in deren Folge Sie verschwommen sehen, Gegenstände nicht mehr fixieren können oder Doppelbilder auftreten. Dann sollten Sie einen Arzt informieren und das Mittel absetzen.

Etwa 1 von 100 Behandelten empfindet Schwindel (→ Seite 14). Er bekommt das Gefühl, dass sich alles um ihn herum dreht, der Boden schwankt und kippt. Wenn sich diese Beschwerden nicht innerhalb von 24 Stunden legen, sie sich sogar verstärken oder wiederholen, sollten Sie einen Arzt informieren.

Vor allem Männer mit vergrößerter Prostata können Schwierigkeiten beim Wasserlassen bekommen, die Blase lässt sich nicht vollständig leeren. Empfinden Sie diese Beschwerden als störend, sollten Sie das weitere Vorgehen mit einem Arzt besprechen.

Wenn Sie sich längere Zeit müde und schlapp fühlen und häufig Infektionen oder Fieber haben, sollte der Arzt Ihr Blut untersuchen. Es kann eine Blutbildungsstörung (→ Seite 14) vorliegen.

▶ **Sofort zum Arzt**

Vor allem bei Männern mit vergrößerter Prostata kann der Harndrang schmerzhaft werden, sie können aber kein Wasser lassen. Dann muss unverzüglich ein Arzt aufgesucht werden.

Gelegentlich kann sich der Augeninnendruck so erhöhen, dass es zu einem Glaukomanfall kommt. Symptome dafür sind gerötete, schmerzende Augen, geweitete Pupillen, die sich bei Lichteinfall nicht mehr verengen sowie sich hart anfühlende Augäpfel. Dann müssen Sie unverzüglich einen Augenarzt oder die nächste Notfallambulanz aufsuchen. Wird ein solcher akuter Glaukomanfall nicht sofort behandelt, können Sie erblinden.

Bei Erregung, Unruhe, Verwirrtheit sowie bei Stimmungsveränderungen (Euphorie und Depression), Bewegungsstörungen und Krampfanfällen sollten Sie sich umgehend in ärztliche Behandlung begeben. Vor allem bei Kleinkindern und insbesondere bei Überdosierung kann es zu solchen Erregungszuständen kommen.

Hinweise

Für Kinder und Jugendliche unter 18 Jahren

Kinder unter zwölf Jahren sollten Diphenhydramin nicht als Schlafmittel einnehmen. Ältere Jugendliche sollten Schlafmittel nur nach Rücksprache mit einem Arzt erhalten.

Für Schwangerschaft und Stillzeit

In den ersten sechs Schwangerschaftsmonaten ist eine Einnahme von Diphenhydramin akzeptabel. Im letzten Schwangerschaftsdrittel dürfen Sie Diphenhydramin nicht anwenden, weil es vorzeitige Wehen auslösen kann.

Wenn Sie stillen, können Sie Diphenhydramin von Zeit zu Zeit anwenden. Eine längere Einnahme kann sich störend auf die Körperfunktionen des Säuglings auswirken, weil der Wirkstoff in die Muttermilch übertritt.

Für ältere Menschen

Bei älteren Menschen führt Diphenhydramin besonders häufig zu unerwünschten Wirkungen. Sie sollten dieses Schlafmittel daher möglichst nicht anwenden. Nimmt ein älterer Mensch dennoch Diphenhydramin ein, muss die Substanz geringer dosiert werden als bei jüngeren Personen. Bei vielen älteren Menschen ist die Funktionsfähigkeit von Leber und Nieren, die das Medikament verarbeiten und ausscheiden müssen, eingeschränkt. Schon bei normaler Dosierung können sich dann sowohl die Schlafmittelwirkung als auch die unerwünschten Wirkungen verstärken. Wenn die Betroffenen dadurch müde in den nächsten Tag gehen, langsamer begreifen und handeln, in ihrer Muskelkraft geschwächt und schwindlig sind, sind sie stärker unfallgefährdet als jüngere. Die Folgen eines Sturzes können bei älteren Menschen schwerwiegend sein.

Bei älteren Menschen mit eingeschränkter Gehirnleistung kann sich dieses Problem durch die Einnahme von Diphenhydramin verschlimmern. Außerdem können sie eher bewusstlos werden.

Beim Tragen von Kontaktlinsen

Diphenhydramin kann dazu beitragen, dass weniger Tränenflüssigkeit produziert wird. Dann werden Kontaktlinsen nicht mehr so gut vertragen.

Zur Verkehrstüchtigkeit

Diphenhydramin macht müde und schränkt die geistige Leistungsfähigkeit sowie die Reaktionsfähigkeit ein. Nach der Einnahme sollten Sie deshalb 8 bis 24 Stunden lang kein Fahrzeug lenken, keine Maschinen bedienen und keine Arbeiten ohne festen Halt verrichten.

Doxylamin

Gittalun, Hoggar Night, Schlafsterne

Doxylamin ist ein Antihistaminikum (→ Seite 564) und gehört zu den Wirkstoffen, die bei Allergien innerlich eingesetzt werden. Die bei der Allergiebehandlung weniger erwünschte Wirkung von Doxylamin, sehr müde zu machen, wird bei Schlafstörungen als erwünschte Wirkung genutzt: Hier dient es als Schlafmittel.

Die schlaffördernde Wirkung von Doxylamin ist gut bekannt. Problematisch ist an dem Wirkstoff, dass er die Schlafstruktur verändert und bereits nach einer Anwendungszeit von nur wenigen Tagen eine Gewöhnung eintreten kann. Dann wirkt die übliche Dosis der Mittel nicht mehr ausreichend und müsste gesteigert werden. Dann wären aber vermehrt unerwünschte Wirkungen zu befürchten. Eine Abhängigkeit, bei der man aufgrund der psychischen Effekte nicht mehr von dem Mittel lassen kann, kann zwar vorkommen, ist bei Doxylamin aber – anders als bei anderen Schlaf- und Beruhigungsmitteln, die in der Regel rezeptpfllichtig sind – sehr selten. Dennoch sollte Doxylamin keinesfalls länger als höchstens zwei Wochen lang angewendet werden.

Unter der Voraussetzung, dass die Einnahmezeit auf wenige Tage begrenzt wird, gilt Doxylamin bei Schlafstörungen als »geeignet«.

Anwendung

Von Doxylamin nehmen Sie in der Stunde vor dem Schlafengehen 25 bis 50 Milligramm ein. Sollten Sie trotzdem nachts aufwachen, dürfen Sie keine weitere Tablette einnehmen, denn nach der Einnahme von Doxylamin sollten Sie mindestens sieben bis acht Stunden schlafen. Andernfalls müssen Sie damit rechnen, dass das Schlafmittel am nächsten Tag noch nachwirkt.

Wenn Sie Doxylamin nach einer Einnahmezeit von etwa zwei Wochen absetzen, sollten Sie die Dosis schrittweise verringern. In dieser Zeit müssen Sie darauf gefasst sein, dass Sie deutlich schlechter schlafen als vorher und dass sich tagsüber Unruhe und Angstzustände einstellen können.

Achtung

Vor einem Allergietest sollten Sie drei Tage lang kein Doxylamin eingenommen haben. Es kann das Ergebnis verfälschen.

Gegenanzeigen

Unter folgenden Bedingungen dürfen Sie Doxylamin nicht anwenden:

- Sie können Ihre Blase nicht mehr vollständig entleeren. Das ist besonders häufig der Fall bei Männern, deren Prostata vergrößert ist.
- Sie haben einen grünen Star (Engwinkelglaukom).
- Sie haben einen Tumor an den Nebennieren (Phäochromozytom).
- Sie leiden an Epilepsie.
- Sie nehmen gleichzeitig MAO-Hemmer wie Tranylcypromin (bei Depressionen) ein.

Unter folgenden Bedingungen sollten Sie die Mittel nur nach Rücksprache mit einem Arzt einsetzen und dieser sollte Nutzen und Risiken der Anwendung besonders sorgfältig abwägen:

- Sie haben eine Herzerkrankung oder Ihr Blutdruck ist erhöht.
- Ihre Leber arbeitet nur eingeschränkt.
- Sie haben Asthma bronchiale oder eine chronische Lungenerkrankung.
- Sie haben eine Refluxerkrankung. Dabei fließt immer wieder Nahrungsbrei aus dem Magen in die Speiseröhre zurück und reizt deren Schleimhaut stark.
- In Ihrem Magen-Darm-Bereich gibt es Verengungen.

Wechselwirkungen mit Medikamenten

Wenn Sie noch andere Medikamente nehmen, ist zu beachten:

- Einige unerwünschte Wirkungen von Doxylamin – zum Beispiel trockener Mund, Schwierigkeiten, die Blase zu entleeren, Herzenge (Angina Pectoris), Darmlähmung – verstärken sich, wenn Sie gleichzeitig Medikamente einnehmen, die ebenfalls diese unerwünschten Wirkungen auslösen. Zu diesen zählen Biperiden (bei Parkinsonkrankheit), trizyklische Antidepressiva (bei Depressionen) und Antihistaminika (bei Allergien).
- Medikamente, die auf das zentrale Nervensystem wirken, verstärken die dämpfende Wirkung von Doxylamin. Zu diesen Mitteln gehören zum Beispiel Schlafmittel, starke Schmerzmittel, Mittel bei Epilepsien, Angststörungen, Depressionen, Schizophrenien und anderen Psychosen.

▶ Unbedingt beachten

Doxylamin dürfen Sie nicht zusammen mit MAO-Hemmern anwenden (z. B. Tranylcypromin bei Depressionen). Bei dieser Kombination kann es zu dem potenziell lebensbedrohlichen Serotonin-Syndrom kommen mit Erregungszuständen, Bewusstseinstrübungen, Muskelzittern und -zucken sowie starkem Blutdruckabfall.

Wechselwirkungen mit Speisen und Getränken

Doxylamin dürfen Sie nicht zusammen mit alkoholhaltigen Getränken einnehmen, weil diese einige unerwünschte Wirkungen der Substanz wie Schwindel, Müdigkeit und verringerte Reaktionsfähigkeit erheblich und in unvorhersehbarer Weise verstärken können.

Unerwünschte Wirkungen

Doxylamin kann, insbesondere bei Daueranwendung, die geistige Leistungsfähigkeit beeinträchtigen. Wenn Sie langsamer reagieren als früher und Ihre Aufmerksamkeit sowie Ihr Gedächtnis nachlassen, sollten Sie mit dem Arzt sprechen. Wenn Sie das Mittel absetzen, verschwinden diese Störungen wieder.

Es dauert ungefähr acht Stunden, bis die Hälfte des Wirkstoffs ausgeschieden ist. Wenn Sie kürzere Zeit schlafen, kann es sein, dass die noch in den nächsten Tag hineinreichende Restwirkung Sie schläfrig und benommen macht und Konzentrationsstörungen auftreten.

Doxylamin kann die Haut empfindlicher gegenüber Sonnenlicht machen. Während der Einnahme sollten Sie sich keiner intensiven Sonnenbestrahlung aussetzen und kein Solarium besuchen.

▶ Keine Maßnahmen erforderlich

Der Mund kann sich trocken anfühlen. Es kann Verstopfung eintreten.

▶ Muss beobachtet werden

Es können Sehstörungen auftreten, in deren Folge Sie verschwommen sehen, Gegenstände nicht mehr fixieren können oder Doppelbilder auftreten. Dann sollten Sie einen Arzt informieren und das Mittel absetzen.

Etwa 1 von 100 Behandelten empfindet Schwindel (→ Seite 14). Er bekommt das Gefühl, dass sich alles um ihn herum dreht, der Boden schwankt und kippt. Wenn sich diese Beschwerden nicht innerhalb von 24 Stunden legen, sie sich sogar verstärken oder wiederholen, sollten Sie einen Arzt informieren.

Vor allem Männer mit vergrößerter Prostata können Schwierigkeiten beim Wasserlassen bekommen. Die Blase lässt sich dann nicht vollständig leeren. Empfinden Sie diese Beschwerden als störend, sollten Sie das weitere Vorgehen mit einem Arzt besprechen.

Wenn Sie sich längere Zeit müde und schlapp fühlen und häufig Infektionen oder Fieber haben, sollte der Arzt Ihr Blut untersuchen. Es kann eine Blutbildungsstörung (→ Seite 14) vorliegen.

▶ Sofort zum Arzt

Vor allem bei Männern mit vergrößerter Prostata kann der Harndrang schmerzhaft werden, sie können aber kein Wasser lassen. Dann muss unverzüglich ein Arzt aufgesucht werden.

Gelegentlich kann sich der Augeninnendruck so erhöhen, dass es zu einem Glaukomanfall kommt. Symptome dafür sind gerötete, schmerzende Augen, geweitete Pupillen, die sich bei Lichteinfall nicht mehr verengen sowie sich hart anfühlende Augäpfel. Dann müssen Sie unverzüglich einen Augenarzt oder die nächste Notfallambulanz aufsuchen. Wird ein solcher akuter Glaukomanfall nicht sofort behandelt, können Sie erblinden.

Bei Erregung, Unruhe, Verwirrtheit sowie bei Stimmungsveränderungen (Euphorie und Depression), Bewegungsstörungen und Krampfanfällen sollten Sie sich umgehend in ärztliche Behandlung begeben. Vor allem bei Kleinkindern und insbesondere bei Überdosierung kann es zu solchen Erregungszuständen kommen.

Hinweise

Für Kinder und Jugendliche unter 18 Jahren

Kinder unter zwölf Jahren sollten Doxylamin nicht als Schlafmittel einnehmen. Ältere Jugendliche sollten Schlafmittel nur nach Rücksprache mit einem Arzt erhalten.

Für Schwangerschaft und Stillzeit

Nach den bisherigen Erfahrungen mit der Anwendung von Doxylamin in der Schwangerschaft kann der Wirkstoff für kurze Zeit eingenommen werden. Auch während der Stillzeit ist die gelegentliche Einnahme von Doxylamin unbedenklich. Nehmen Sie es jedoch längere Zeit ein, kann es sein, dass das Kind schläfrig oder unruhig wird.

Für ältere Menschen

Bei älteren Menschen führt Doxylamin besonders häufig zu unerwünschten Wirkungen. Sie sollten dieses Schlafmittel daher möglichst nicht anwenden. Nimmt ein älterer Mensch dennoch Doxylamin ein, muss die Substanz geringer dosiert werden als bei jüngeren Personen. Bei vielen älteren Menschen ist die Funktionsfähigkeit von Leber und Nieren, die das Medikament verarbeiten und ausscheiden müssen, eingeschränkt. Schon bei normaler Dosierung können sich dann sowohl die Schlafmittelwirkung als auch die unerwünschten Wirkungen verstärken. Wenn die Betroffenen dadurch müde in den nächsten Tag gehen, langsamer begreifen und handeln, schwindlig und in ihrer Muskelkraft geschwächt sind, sind sie stärker unfallgefährdet als jüngere. Die Folgen eines Sturzes können bei älteren Menschen schwerwiegend sein.

Bei älteren Menschen mit eingeschränkter Gehirnleistung kann sich dieses Problem durch die Einnahme von Doxylamin verschlimmern. Außerdem können sie eher bewusstlos werden.

Beim Tragen von Kontaktlinsen

Doxylamin kann dazu beitragen, dass weniger Tränenflüssigkeit produziert wird. Dann werden Kontaktlinsen nicht mehr so gut vertragen.

Zur Verkehrstüchtigkeit

Doxylamin macht müde und schränkt die geistige Leistungsfähigkeit sowie die Reaktionsfähigkeit ein. Nach der Einnahme sollten Sie deshalb 8 bis 24 Stunden lang kein Fahrzeug lenken, keine Maschinen bedienen und keine Arbeiten ohne festen Halt verrichten.

Pflanzliches Mittel

Baldrian

Abtei Baldrian Forte Beruhigungsdragees, Abtei Nachtruhe Einschlaftropfen, Baldrian-Tinktur Hetterich, Baldriparan Stark für die Nacht, Euvegal Balance, Ivel mono, KLOSTERFRAU Nervenruh Baldrian, Kneipp Baldrian, Sedonium, Thüringer Baldriantinktur

Baldrian (Valeriana officinalis) ist ein pflanzliches Hausmittel, das als wässriger (Tee) oder alkoholischer Auszug (Tinktur, Tropfen) eingenommen werden kann. Der überwiegende Teil der hier besprochenen Fertigprodukte enthält einen industriell hergestellten Auszug (Trockenextrakt) aus Baldrianwurzel.
Viele Inhaltsstoffe des Baldrians sind identifiziert worden. Welche jedoch zur schlafanstoßenden Wirkung beitragen, ist bisher nicht geklärt.
Die schlaffördernde Wirkung von Baldrianpräparaten wird in einigen Untersuchungen als schwach bis kaum nachweisbar eingestuft. Andere Untersuchungen zeigten hingegen durchaus eine Wirkung. Allerdings setzt diese erst nach einer Einnahmezeit von zwei bis vier Wochen ein.
Da sich die therapeutische Wirksamkeit von Baldrianextrakt noch nicht abschließend beurteilen lässt, werden die Produkte als »mit Einschränkung geeignet« bewertet.

Anwendung

Als Beruhigungsmittel können Sie Baldrian tagsüber einnehmen. Halten Sie sich dann an den unteren Grenzbereich der Dosierung, der für das Produkt angegeben ist.
Um Baldrian als Schlafhilfe anzuwenden, nehmen Sie etwa eine halbe Stunde vor dem Schlafengehen je nach Produkt die Anzahl Tabletten oder Dragees ein, die der Menge von etwa 600 Milligramm Trockenextrakt oder 2 bis 3 Gramm getrockneter Baldrianwurzel entsprechen.
Baldrian kann über längere Zeit angewendet werden.

Achtung

Einige Präparate enthalten Alkohol (siehe Tabelle). Personen mit Alkoholproblemen dürfen die Tropfen nicht einnehmen. Auch Leberkranke und Menschen mit Anfallleiden sollten den Alkoholgehalt berücksichtigen. Darüber hinaus kann Alkohol die Wirkung vieler Arzneimittel (z. B. Schlaf- und Beruhigungsmittel, Psychopharmaka, starke Schmerzmittel, einige Mittel bei hohem Blutdruck) verstärken.

Hinweise

Für Kinder und Jugendliche unter 18 Jahren

Kinder unter drei Jahren sollen Zubereitungen mit Baldrian gar nicht bekommen. Kinder zwischen drei und zwölf Jahren sollten die Mittel nur nach Rücksprache mit einem Arzt einnehmen.
Bedenken Sie, dass einige Mittel Alkohol enthalten. Mittel ohne Alkohol sind vorzuziehen.

Abtei Baldrian Forte Beruhigungsdragees, Baldriparan Stark für die Nacht, Euvegal Balance, Kneipp Baldrian, Thüringer Baldriantinktur: Diese Mittel dürfen von Kindern bis zwölf Jahre nicht eingenommen werden.
Ivel, Sedonium: Diese Mittel sollen von Kindern unter sechs Jahren nicht eingenommen werden.

Für Schwangerschaft und Stillzeit

Systematische Untersuchungen zu den Auswirkungen einer Einnahme von Baldrianextrakt während der Schwangerschaft und Stillzeit fehlen. Da die bisherigen Erfahrungen aber keinen Hinweis auf Risiken ergeben haben, ist eine Anwendung bei Bedarf vertretbar.
Bedenken Sie dabei jedoch, dass einige Mittel Alkohol enthalten. Mittel ohne Alkohol sind vorzuziehen.

Pflanzliches Mittel

Johanniskraut

Esbericum, Felis, Helarium, H&S Johanniskraut, Hyperforat, Hypericum STADA, Jarsin, Johanniskraut AL, JOHANNISKRAUT Bombastus, JOHANNISKRAUT-ratiopharm, Kira, Laif, Neuroplant, Neurovegetalin, Psychotonin, Remotiv N, Sidroga Johanniskraut, Spilan, Texx

Tee aus getrocknetem Johanniskraut (Hypericum perforatum) wurde früher getrunken, um allgemein ausgleichend zu wirken. In den 1990er-Jahren hat die Kommission des ehemaligen Bundesgesundheitsamts, die das Erkenntnismaterial über Pflanzen ausgewertet hat, zugestimmt, dass Johanniskraut zur Behandlung von nervöser Unruhe und Schlafstörungen unterstützend eingesetzt werden kann.
Später wurden Extrakte industriell hergestellt, die mit der Indikation »psychovegetative Störungen (nervöse Beschwerden ohne organische Ursache), depressive Verstimmungszustände, Angst und/oder Unruhe« in den Handel kamen. Bei einigen Johanniskrautprodukten sind diese Anwendungsgebiete noch immer aufgeführt.
Bis heute ist nicht sicher geklärt, auf welchen Inhaltsstoffen die Wirkung von Johanniskraut beruht. Es spricht einiges dafür, dass es sich unter anderem um Hyperforin handeln kann. Die isolierte Substanz Hyperforin hindert ebenso wie Johanniskrautextrakt als Ganzes verschiedene Botenstoffe daran, in die Verbindungsstellen der Nervenzellen aufgenommen zu werden. Ein Mangel dieser Botenstoffe an jenen Stellen wird mit den Symptomen einer Depression in Zusammenhang gebracht. Auch die Wirkung der che-

mischen Antidepressiva setzt dort an. Allerdings zeigen auch hyperforinfreie Johanniskrautextrakte antidepressive Wirkungen. Es dürften also noch weitere Verbindungen an der Wirkung von Johanniskrautextrakt beteiligt sein.

Aus diesem Grund sollten Präparate gewählt werden, die angeben, wie viel Gesamtextrakt mit einer Tablette eingenommen wird. Doch selbst dann ist die Dosierung noch unsicher, da die Wirkstoffkonzentration bei Zubereitungen aus Pflanzen vom Herstellungsverfahren abhängt.

Studien, in denen die Teilnehmer im Tagesverlauf etwa 900 Milligramm eines speziellen Johanniskrautextrakts (*Jarsin 300*) einnahmen, haben gezeigt, dass diese Zubereitung bei depressiven Störungen eines bestimmten Schweregrads ähnlich effektiv wirkt wie ein chemisches Antidepressivum. Auch Untersuchungen mit anderen Johanniskrautprodukten legen nahe, dass die therapeutische Wirksamkeit dieser Mittel bei einer vorübergehenden depressiven Störung der chemischer Antidepressiva vergleichbar ist.

Zur Behandlung von Depressionen im Allgemeinen wird Johanniskraut als »mit Einschränkung geeignet« bewertet, weil noch nicht klar ist, welchen Stellenwert dieses Pflanzenmittel bei einer Langzeittherapie einnimmt, die in der Regel notwendig ist. Darüber hinaus müssen seine Vor- und Nachteile im Vergleich mit anderen Antidepressiva gesehen werden. Da die vorliegenden Studien eine antidepressive Wirkung von Johanniskrautextrakt aber zumindest wahrscheinlich machen, wird sein Einsatz bei leichten depressiven Verstimmungszuständen beziehungsweise bei vorübergehender depressiver Störung als »geeignet« beurteilt.

Anwendung

Um die Behandlung von Nervosität und Unruhe mit einem Tee zu unterstützen, werden im Tagesverlauf etwa 2 bis 4 Gramm Johanniskraut für erforderlich gehalten.

Um mit dem Extrakt von Johanniskraut einer depressiven Störung zu begegnen, sollten täglich etwa 900 Milligramm eingenommen werden – verteilt auf zwei Portionen immer zur selben Tageszeit. Nur bei einer sehr leichten Verstimmung oder um die mit einer höheren Dosierung erreichte Verbesserung zu erhalten, kann eine Dosierung von 300 bis 600 Milligramm Extrakt genügen.

Ob Johanniskrautextrakt die depressive Störung bessert, lässt sich frühestens nach zwei Wochen beurteilen. Ist das Befinden nach vier bis sechs Wochen noch unverändert oder hat es sich gar verschlechtert, ist eine andere Behandlung zu erwägen.

Achtung

Solange Sie Johanniskraut einnehmen, sollten Sie sich keiner intensiven UV-Bestrahlung aussetzen – weder der des natürlichen Lichts noch der eines Solariums.

Gegenanzeigen

Unter folgenden Bedingungen dürfen Sie Johanniskraut nicht anwenden:

- Sie leiden an einer schweren depressiven Störung.
- Sie nehmen Antidepressiva ein. Johanniskrautextrakt kann die Wirksamkeit einiger dieser Medikamente abschwächen, bei anderen verstärken.
- Sie sind besonders empfindlich gegenüber UV-Licht.
- Sie leben mit einem transplantierten Organ und müssen bestimmte Medikamente einnehmen, um eine Abstoßungsreaktion zu unterdrücken.
- Sie sind mit HIV infiziert oder haben Aids und behandeln das mit Anti-HIV-Mitteln.
- Sie leiden an einer Krebserkrankung und werden mit speziellen Krebsmedikamenten behandelt.

Wechselwirkungen mit Medikamenten

Wenn Sie noch andere Medikamente nehmen, ist zu beachten, dass eine Reihe von Arzneimitteln durch Johanniskrautextrakt schwächer wirkt. Dazu gehören unter anderem Theophyllin (bei Asthma), trizyklische Depressionsmittel wie Amitriptylin und Nortriptylin und Midazolam (bei Schlafstörungen).

Johanniskrautextrakt schwächt die Wirkung von Omeprazol aus der Gruppe der Protonenpumpenhemmer (bei Magen- und Zwölffingerdarmgeschwüren), weil dieses schneller abgebaut wird. Dann besteht die Gefahr, dass die Schleimhaut im Magen und Zwölffingerdarm nicht mehr ausreichend geschützt wird. Möglicherweise trifft dies auch für die anderen Protonenpumpenhemmer zu.

▶ Unbedingt beachten

Auch die Wirksamkeit der nachfolgend aufgeführten Medikamente kann sich durch Johanniskrautextrakt verringern. Wird diese Wechselwirkung nicht hinreichend berücksichtigt, kann das die Behandlung der zumeist schweren Erkrankungen beeinträchtigen. Andererseits kann es auch zu Problemen kommen, wenn das Johanniskraut abgesetzt wird und die Mittel dann unerwartet stark wirken. Derartiges gilt vor allem für folgende Wirkstoffe:

- Digoxin (bei Herzschwäche). Näheres hierzu finden Sie unter »Mittel bei Herzschwäche: verringerte Wirkung« (→ Seite 12).

- Phenprocoumon und Warfarin (bei erhöhter Thrombosegefahr). Näheres hierzu finden Sie unter »Mittel zur Blutverdünnung: verstärkte Wirkung« (→ Seite 11).
- Imatinib und Irinotecan (spezielle Arzneimittel bei Krebserkrankungen).
- Indinavir und Nevirapin (spezielle Arzneimittel bei HIV-Infektionen und Aids). Näheres hierzu finden Sie unter »Virustatika: verringerte Wirkung« (→ Seite 12).
- Ciclosporin, Sirolimus und Tacrolimus. Sie unterdrücken nach Organtransplantationen das Immunsystem. Wird diese Wirkung abgeschwächt, sind akute Abstoßungsreaktionen möglich.
- Johanniskrautextrakt kann die Konzentration eines Botenstoffs im zentralen Nervensystem erhöhen. Die gleiche Wirkung haben einige andere Depressionsmittel, so zum Beispiel Paroxetin, Sertralin (SSRI), Trazodon und einige ähnliche Substanzen. Wird Johanniskrautextrakt mit einem dieser Medikamente gemeinsam angewendet, kann sich ein Serotonin-Syndrom entwickeln. Dieses äußert sich durch Erregungszustände, Bewusstseinstrübung, Muskelzittern und -zucken sowie Blutdruckabfall.

Unerwünschte Wirkungen

▶ Keine Maßnahmen erforderlich

Etwa 2 von 100 Anwendern bekommen Kopfschmerzen, weniger als 1 von 100 bemerkt Appetitlosigkeit, Übelkeit, Bauchschmerzen, Durchfall, Müdigkeit und Unruhe.

▶ Muss beobachtet werden

Es kann ein Hautausschlag (→ Seite 14) auftreten (bei weniger als 1 von 100 Anwendern), den der Arzt begutachten sollte.

Es können Menstruationsstörungen, wie zum Beispiel Zwischenblutungen, auftreten. Das betrifft weniger als 1 von 1 000 Frauen.

Hinweise

Für Kinder und Jugendliche unter 18 Jahren

Über die Anwendung von Johanniskrautextrakt bei Kindern unter zwölf Jahren gibt es keine ausreichenden Erkenntnisse. Sie sollten damit nicht behandelt werden.

Zur Empfängnisverhütung

Durch die Einnahme von Johanniskrautextrakt kann sich die Wirkung der Hormone in der Pille vermindern. Dann kann eine Empfängnis nicht mehr sicher verhütet werden und es ist eine ungewollte Schwangerschaft möglich. Wenn Sie auf eine sichere Verhütung Wert legen, sollten Sie bei der Einnahme eines Johanniskrautextraktpräparats Barrieremethoden wie Kondom oder Diaphragma einsetzen.

Für Schwangerschaft und Stillzeit

Die Daten über die Anwendung von Johanniskrautextrakt in Schwangerschaft und Stillzeit sind noch unzureichend. Dennoch erscheint sein Einsatz zumindest ab dem vierten Schwangerschaftsmonat akzeptabel.

Für ältere Menschen

Aufgrund seiner guten Verträglichkeit kann sich Johanniskrautextrakt für ältere Menschen besonders eignen, vorausgesetzt, sie werden nicht mit Medikamenten behandelt, bei denen die genannten Wechselwirkungen zu befürchten sind.

Pflanzliches Mittel

Melisse

Bad Heilbrunner Melissen-Tee, H&S Melissenblätter, Sidroga Melissenblätter

Melisse wird volksmedizinisch als Beruhigungsmittel gebraucht. Dabei wird aus den getrockneten Blättern der Zitronenmelisse (Melissa officinalis) ein Tee aufgebrüht.

Melisse enthält ein ätherisches Öl aus verschiedenen Bestandteilen. Welche Bestandteile der Melisse beruhigend oder schlaffördernd wirken könnten, ist nicht bekannt. Da auch die therapeutische Wirksamkeit von Melisse nicht ausreichend nachgewiesen ist, werden Präparate mit Melissenblättern als »wenig geeignet« beurteilt.

Anwendung

Für eine Tasse Tee werden 2 bis 3 Gramm getrocknete Melissenblätter mit heißem Wasser überbrüht. Nach zehn Minuten wird die Flüssigkeit abgegossen. Pro Tag können zwei bis drei Tassen Tee getrunken werden, als Einschlafhilfe auch vor dem Zubettgehen.

Die Filterbeutel enthalten 1,5 beziehungsweise 1,6 Gramm Melissenblätter. Wenn Sie pro Tasse einen Beutel verwenden, wird die empfohlene Dosierung nicht erreicht.

Hinweise

Für Kinder und Jugendliche unter 18 Jahren

Melisse kann in jedem Lebensalter angewendet werden. Allerdings ist ihre therapeutische Wirksamkeit auch bei Kindern nicht gesichert.

Pflanzenkombinationen: Baldrian + andere Pflanzen

Baldrian + Hopfen
Abtei Nachtruhe Einschlafkapseln, Baldrian-Dispert Nacht, Luvased, Nervenruh Nacht, SOLAGUTTAE Baldrian-Hopfen, Vivinox Night, Zirkulin
Baldrian + Johanniskraut
Hyperesa, Sedariston Konzentrat
Baldrian + Melisse
Euvegal, Sedariston Tropfen für die Nacht
Baldrian + Hopfen + Passionsblume
Kytta-Sedativum, Moradorm-S
Baldrian + Hopfen + Melisse
Baldriparan zur Beruhigung, H&S Schlaf-und Nerventee, Sedacur forte Beruhigungsdragees
Baldrian + Johanniskraut + Passionsblume
NEURAPAS balance
Baldrian + Melisse + Johanniskraut
Sedariston Tropfen plus
Baldrian + Melisse + Passionsblume
Bad Heilbrunner Schlaf- und NervenTee, Vivinox Day

Diese Produkte enthalten Baldrianextrakt als beruhigendes oder schlafförderndes Mittel, kombiniert mit dem Extrakt verschiedener Pflanzenmittel. Bei den Tees sind nicht die Extrakte, sondern die getrockneten und geschnittenen Pflanzenteile miteinander vermengt. Die Angaben zu den einzelnen Pflanzen finden Sie unter Baldrian (→ Seite 468), Johanniskraut (→ Seite 469), Melisse (→ Seite 471).
Hopfen wird volksmedizinisch bei Unruhe, Angst und Schlafstörungen gebraucht. Dabei wird aus den getrockneten Hopfenzapfen – das sind die weiblichen Blütenstände des Hopfens (Humulus lupulus) – ein Tee aufgebrüht. Manchmal wird mit den Hopfenblüten auch das Kopfkissen für die Nacht gefüllt.
Frisch gepflückter Hopfen enthält ein ätherisches Öl, Bitterstoffe, Gerbstoffe und eine chemische Substanz, die beruhigend wirkt. Diese Bestandteile zersetzen sich jedoch rasch, wenn der Hopfen getrocknet wird. Auch wenn aus Hopfen ein Extrakt bereitet und dann zu festen Arzneiformen verarbeitet wird, verlieren sich diese Inhaltsstoffe.
Passionsblume, dem getrockneten Produkt aus Passiflora incarnata, wird eine Anwendung bei nervösen Unruhezuständen zuerkannt.
Die Bewertung der Kombinationsmittel aus Baldrian und Hopfen oder aus Baldrian, Hopfen und Passionsblume lautet »mit Einschränkung geeignet« und orientiert sich an der für Baldrian. Es gibt keine Untersuchungen, die zeigen, dass es vorteilhaft ist, Baldrian mit einer anderen Pflanze zusammen anzuwenden. Ein reines Baldrianprodukt in ausreichend hoher Dosierung ist in jedem Fall vorzuziehen. Diese Aussage gilt auch für die nachfolgend genannten Mischungen, wenn sie Unruhe dämpfen und den Schlaf fördern sollen.
Mittel, in denen Baldrian mit Melisse kombiniert ist, werden als »wenig geeignet« eingestuft, da die therapeutische Wirksamkeit von Melisse als Schlaf- und Beruhigungsmittel nicht ausreichend nachgewiesen ist.
Die Kombination aus Baldrian und Johanniskraut gilt bei Nervosität, Unruhe und Schlafstörungen als »wenig geeignet«, denn sie wird nicht als sinnvoll angesehen. Dies gilt auch, wenn das Mittel zusätzlich noch Melisse enthält.
Eine Mischung aus Baldrian, Johanniskraut und Passionsblume soll bei leichten, vorübergehenden depressiven Verstimmungszuständen eingesetzt werden. Hierfür ist sie wenig geeignet, denn die Kombination ist nicht sinnvoll. Bei einer solchen Störung sind Mittel, die nur Johanniskraut enthalten – und zwar in ausreichender Dosierung – vorzuziehen.
Die Kombination gilt bei Nervosität und Unruhe als »wenig geeignet«, da sie nicht als sinnvoll angesehen wird. Ein Produkt, das nur Baldrian in ausreichend hoher Dosierung enthält, ist vorzuziehen.
In den Teemischungen sind die beruhigenden und schlaffördernden Bestandteile sehr gering bemessen oder sogar unterdosiert. Besonders die Filterbeutel fassen nicht die für eine sinnvolle Behandlung notwendige Menge an Pflanzenmaterial. Solche Mischungen werden als »wenig geeignet« beurteilt.

Achtung

Vivinox Night: Dieses Präparat enthält Parabene. Diese Konservierungsmittel können Allergien auslösen. Wenn Sie auf Parastoffe (→ Seite 551) allergisch reagieren, dürfen Sie dieses Mittel nicht anwenden.
Einige Präparate enthalten Alkohol (siehe Tabelle). Personen mit Alkoholproblemen dürfen die Mittel nicht einnehmen. Auch Leberkranke und Menschen mit Anfallleiden sollten den Alkoholgehalt berücksichtigen. Darüber hinaus kann Alkohol die Wirkung vieler Arzneimittel (z. B. Schlaf- und Beruhigungsmittel, Psychopharmaka, starke Schmerzmittel, einige Mittel bei hohem Blutdruck) verstärken.
Hyperesa, NEURAPAS balance, Sedariston: Diese Produkte enthalten Johanniskraut. Daher sollten Sie sich kei-

ner intensiven UV-Bestrahlung aussetzen – weder der des natürlichen Lichts noch der eines Solariums.

Gegenanzeigen

Hyperesa, NEURAPAS balance, Sedariston: Unter welchen Bedingungen Sie diese Produkte nicht einnehmen dürfen, lesen Sie unter »Johanniskraut« (→ Seite 470).

Wechselwirkungen mit Medikamenten

Hyperesa, NEURAPAS balance, Sedariston: Welche Wechselwirkungen bei diesen Präparaten aufgrund ihres Anteils an Johanniskraut zu beachten sind, lesen Sie unter »Johanniskraut« (→ Seite 470).

Unerwünschte Wirkungen

Hyperesa, NEURAPAS balance, Sedariston: Welche unerwünschten Wirkungen bei diesen Präparaten aufgrund ihres Anteils an Johanniskraut möglich sind, lesen Sie unter »Johanniskraut« (→ Seite 471).

Hinweise

Für Kinder und Jugendliche unter 18 Jahren

Über die Anwendung bei Kindern gibt es keine gesicherten Erkenntnisse. Sicherheitshalber sollten Sie ihnen die Mittel nicht geben.

Bedenken Sie auch, dass einige Mittel Alkohol enthalten. Mittel ohne Alkohol sind vorzuziehen.

Zur Empfängnisverhütung

Durch die Einnahme von Johanniskrautextrakt kann sich die Wirkung der Hormone in der Pille vermindern, es ist eine ungewollte Schwangerschaft möglich. Wenn Sie auf eine sichere Verhütung Wert legen, sollten Sie bei der Einnahme eines Johanniskrautextraktpräparats Barrieremethoden wie Kondom oder Diaphragma einsetzen.

Für Schwangerschaft und Stillzeit

Über die Risiken einer Anwendung in Schwangerschaft und Stillzeit gibt es keine Erkenntnisse. Sicherheitshalber sollten Sie die Mittel nicht anwenden. Bedenken Sie auch, dass einige Mittel Alkohol enthalten.

Pflanzenkombination: Tee

Hopfenzapfen + Lavendelblüten + Melissenblätter
Bad Heilbrunner Anti-Stress Tee

Diese Teemischung besteht aus Hopfenzapfen, Lavendelblüten und Melissenblättern. Alle drei Bestandteile werden in der traditionellen Medizin als Beruhigungsmittel verwendet. Auch Versuche mit Tieren weisen auf diese Wirkung hin. Klinische Studien an Menschen, wie sie zum Nachweis der Wirksamkeit erforderlich sind, liegen jedoch für keinen der drei Pflanzenbestandteile vor. Auch die Teemischung ist nicht auf diese Weise geprüft. Es gibt zwar Untersuchungen zur Wirkung von Lavendel auf das psychische Befinden, doch diese verwenden das isolierte ätherische Öl aus Lavendel. In einem heißen Aufguss wie bei der Teezubereitung löst sich dieser Inhaltsstoff aber nicht in nennenswerter Menge. Das Gleiche gilt für das ätherische Öl in frischen Hopfenzapfen. Aufgrund der nicht ausreichend nachgewiesenen Wirksamkeit der Einzelbestandteile und der Teemischung als Ganzes wird dieses Produkt bei Nervosität, Unruhe und Schlafstörungen als »wenig geeignet« bewertet.

Wer bei den genannten Beschwerden Pflanzenmittel einer Behandlung mit synthetischen Medikamenten vorzieht, kann zu Baldrian (→ Seite 468) greifen, der dann aber hoch genug dosiert werden muss.

Anwendung

Pro Tag können bis zu drei Tassen Tee getrunken werden, als Einschlafhilfe auch vor dem Zubettgehen.

Hinweise

Für Kinder und Jugendliche unter 18 Jahren

Kinder unter zwölf Jahren sollten diesen Tee nicht trinken. Allerdings ist seine therapeutische Wirksamkeit auch bei älteren Kindern nicht gesichert.

Für Schwangerschaft und Stillzeit

Mit diesem Tee liegen in Schwangerschaft und Stillzeit keine ausreichenden Erfahrungen vor. Wenn Sie den Tee dennoch trinken wollen, sollten Sie sich vorher ärztlich beraten lassen.

Nervosität und Unruhe, Schlafstörungen, depressive Störung

Handelsname Darreichungsform	**Zusammensetzung pro 1 ml/1 g oder wie angegeben bzw. pro abgeteilte Einheit**	**Unverb. Preis in Euro/kleinste Packung**	**Bewertung**
Hinweise zu den Tabellenspalten → Seite 32, zur Auswahl der Arzneimittel → Seite 27, zur Grundlage der Bewertung → Seiten 27, 31			
Abtei Baldrian Forte Beruhigungsdragees Dragees	**Auszug aus Baldrianwurzel** 450 mg	5,79/30 Stück	**Mit Einschränkung geeignet** bei Nervosität, Unruhe und Schlafstörungen. Die bislang vorliegenden Studien reichen noch nicht aus, um die therapeutische Wirksamkeit abschließend nachzuweisen. → Seite 468
Abtei Nachtruhe Einschlaftropfen Lösung	1 g *Enthält 66 % Alkohol*	3,29/50 ml	**Mit Einschränkung geeignet** bei Nervosität, Unruhe und Schlafstörungen. Die bislang vorliegenden Studien reichen noch nicht aus, um die therapeutische Wirksamkeit abschließend nachzuweisen. Nichtflüssige Mittel und solche ohne Alkohol sind vorzuziehen. → Seite 468
Abtei Nachtruhe Einschlafkapseln Kapseln	Auszüge aus **Baldrianwurzel** 200 mg **+ Hopfenzapfen** 35 mg	5,29/40 Stück	**Mit Einschränkung geeignet** bei Schlafstörungen. Mittel, die nur Baldrian – ausreichend hoch dosiert – enthalten, sind vorzuziehen. → Seite 472
Bad Heilbrunner Melissen-Tee Tee	**Melissenblätter** 1,6 g	ca. 2,21/8 Stück	**Wenig geeignet** bei Nervosität und Unruhe. Die therapeutische Wirksamkeit ist nicht ausreichend nachgewiesen. Als pflanzliches Beruhigungsmittel ist Baldrian vorzuziehen. → Seite 471
Bad Heilbrunner Anti-Stress Tee	**Hopfenzapfen** 437,5 mg **+ Lavendelblüten** 437,5 mg **+ Melissenblätter** 525 mg pro 1,75 g	ca. 2,21/8 Stück	**Wenig geeignet** bei Nervosität, Unruhe und Schlafstörungen. Die therapeutische Wirksamkeit von Melisse ist nicht ausreichend nachgewiesen. Mittel, die nur Baldrian – ausreichend hoch dosiert – enthalten, sind vorzuziehen. → Seite 473
Bad Heilbrunner Schlaf- und NervenTee N Filterbeutel	**Baldrianwurzel** 525 mg **+ Melissenblätter** 394 mg **+ Passionsblumenkraut** 480 mg pro 1,75 g	ca. 2,21/8 Stück	**Wenig geeignet** bei Nervosität, Unruhe und Schlafstörungen. Die therapeutische Wirksamkeit von Melisse ist nicht ausreichend nachgewiesen. Mittel, die nur Baldrian – ausreichend hoch dosiert – enthalten, sind vorzuziehen. → Seite 472
Baldrian-Dispert Nacht zum Einschlafen Filmtabletten	Auszüge aus **Baldrianwurzel** 200 mg **+ Hopfenzapfen** 68 mg	8,41/25 Stück	**Mit Einschränkung geeignet** bei Schlafstörungen. Mittel, die nur Baldrian – ausreichend hoch dosiert – enthalten, sind vorzuziehen. → Seite 472
Baldrian Tinktur Hetterich Lösung	**Auszug aus Baldrianwurzel** 1 g *Enthält 66 % Alkohol*	3,58/50 ml	**Mit Einschränkung geeignet** bei Nervosität, Unruhe und Schlafstörungen. Die bislang vorliegenden Studien reichen noch nicht aus, um die therapeutische Wirksamkeit abschließend nachzuweisen. Nichtflüssige Mittel und solche ohne Alkohol sind vorzuziehen. → Seite 468
Baldriparan Stark für die Nacht Dragees	**Auszug aus Baldrianwurzel** 441,35 mg	ca. 11,12/30 Stück	**Mit Einschränkung geeignet** bei Schlafstörungen. Die bislang vorliegenden Studien reichen noch nicht aus, um die therapeutische Wirksamkeit abschließend nachzuweisen. → Seite 468
Baldriparan zur Beruhigung überzogene Tabletten	Auszüge aus **Baldrianwurzel** 95 mg **+ Hopfenzapfen** 15 mg **+ Melissenblättern** 85 mg	ca. 8,82/40 Stück	**Wenig geeignet** bei Nervosität, Unruhe und Schlafstörungen. Die therapeutische Wirksamkeit von Melisse ist nicht ausreichend nachgewiesen. Mittel, die nur Baldrian – ausreichend hoch dosiert – enthalten, sind vorzuziehen. → Seite 472
Betadorm-D Tabletten	**Diphenhydramin-hydrochlorid** 50 mg	5,40/10 Stück	**Geeignet** bei Schlafstörungen. Nur zur kurzzeitigen Anwendung. → Seite 464
Esbericum 250 mg Filmtabletten	**Auszug aus Johanniskraut** 250 mg	19,99/60 Stück	**Geeignet** bei leichten, vorübergehenden depressiven Störungen, wenn eine Behandlung mit Arzneimitteln gewünscht wird. → Seite 469
Euvegal Balance 500 Filmtabletten	**Auszug aus Baldrianwurzel** 500 mg	12,95/40 Stück	**Mit Einschränkung geeignet** bei Nervosität, Unruhe und Schlafstörungen. Die bislang vorliegenden Studien reichen noch nicht aus, um die therapeutische Wirksamkeit abschließend nachzuweisen. → Seite 468

Nervosität und Unruhe, Schlafstörungen, depressive Störung Fortsetzung

Handelsname Darreichungsform	**Zusammensetzung pro 1 ml/1 g oder wie angegeben bzw. pro abgeteilte Einheit**	**Unverb. Preis in Euro/kleinste Packung**	**Bewertung**
Hinweise zu den Tabellenspalten → Seite 32, zur Auswahl der Arzneimittel → Seite 27, zur Grundlage der Bewertung → Seiten 27, 31			
Euvegal 320/160 mg Filmtabletten	Auszüge aus **Baldrianwurzel** 320 mg + **Melissenblätter** 160 mg	17,10/25 Stück	**Wenig geeignet** bei Nervosität, Unruhe und Schlafstörungen. Die therapeutische Wirksamkeit von Melisse ist nicht ausreichend nachgewiesen. Mittel, die nur Baldrian – ausreichend hoch dosiert – enthalten, sind vorzuziehen. → Seite 472
Euvegal Entspannungs- und Einschlaftropfen Lösung	Auszüge aus **Baldrianwurzel** 47,2 mg + **Melissenblätter** 35,4 mg *Enthält 56 % Alkohol*	13,95/50 ml	
Felis 650 Filmtabletten	**Auszug aus Johanniskraut** 650 mg	16,15/30 Stück	**Geeignet** bei leichten, vorübergehenden depressiven Störungen, wenn eine Behandlung mit Arzneimitteln gewünscht wird. → Seite 469
Felis 425 Kapseln	425 mg	8,35/30 Stück	
Gittalun Trinktabletten Brausetabletten	**Doxylaminsuccinat** 25 mg	7,15/10 Stück	**Geeignet** bei Schlafstörungen. Nur zur kurzzeitigen Anwendung. → Seite 466
Halbmond-Tabletten Tabletten	**Diphenhydramin-hydrochlorid** 50 mg	4,41/10 Stück	**Geeignet** bei Schlafstörungen. Nur zur kurzzeitigen Anwendung. → Seite 464
Helarium 425 mg überzogene Tabletten	**Auszug aus Johanniskraut** 425 mg	10,45/30 Stück	**Geeignet** bei leichten, vorübergehenden depressiven Störungen, wenn eine Behandlung mit Arzneimitteln gewünscht wird. → Seite 469
Hoggar Night Tabletten	**Doxylaminsuccinat** 25 mg	4,70/10 Stück	**Geeignet** bei Schlafstörungen. Nur zur kurzzeitigen Anwendung. → Seite 466
H&S Johanniskraut	**Johanniskraut** 2 g	2,70/20 Stück	**Wenig geeignet** zur Unterstützung der Behandlung von Nervosität, Unruhe und Schlafstörungen. Die therapeutische Wirksamkeit ist nicht ausreichend nachgewiesen. Als pflanzliches Beruhigungsmittel ist Baldrian vorzuziehen. → Seite 469
H&S Melissenblätter	**Melissenblätter** 1,5 g	2,70/20 Stück	**Wenig geeignet** bei Nervosität und Unruhe. Die therapeutische Wirksamkeit ist nicht ausreichend nachgewiesen. Als pflanzliches Beruhigungsmittel ist Baldrian vorzuziehen. → Seite 471
H&S Schlaf-und Nerventee Filterbeutel	**Baldrianwurzel** 600 mg + **Hopfenzapfen** 400 mg + **Melissenblätter** 600 mg pro 2 g	3,55/20 Stück	**Wenig geeignet** bei Nervosität, Unruhe und Schlafstörungen. Die therapeutische Wirksamkeit von Melisse ist nicht ausreichend nachgewiesen. Mittel, die nur Baldrian – ausreichend hoch dosiert – enthalten, sind vorzuziehen. → Seite 472
Hyperesa Kapseln	Auszüge aus **Baldrianwurzel** 170 mg + **Johanniskraut** 106,9 mg	11,51/30 Stück	**Wenig geeignet** bei Nervosität, Unruhe und Schlafstörungen. Nicht sinnvolle Kombination. → Seite 472
Hyperforat 250 mg Filmtabletten	**Auszug aus Johanniskraut** 250 mg	6,41/30 Stück	**Geeignet** bei leichten, vorübergehenden depressiven Störungen, wenn eine Behandlung mit Arzneimitteln gewünscht wird. → Seite 469
Hypericum STADA 425 Kapseln	**Auszug aus Johanniskraut** 425 mg	7,18/30 Stück	
Ivel mono Tabletten	**Auszug aus Baldrianwurzel** 300 mg	7,74/25 Stück	**Mit Einschränkung geeignet** bei Nervosität, Unruhe und Schlafstörungen. Die bislang vorliegenden Studien reichen noch nicht aus, um die therapeutische Wirksamkeit abschließend nachzuweisen. → Seite 468
Jarsin 750 mg Filmtabletten	**Auszug aus Johanniskraut** 750 mg	19,80/30 Stück	**Geeignet** bei leichten, vorübergehenden depressiven Störungen, wenn eine Behandlung mit Arzneimitteln gewünscht wird. → Seite 469
Jarsin 300 **450** überzogene Tabletten	300 mg 450 mg	17,70/60 Stück 10,20/25 Stück	

Nervosität und Unruhe, Schlafstörungen, depressive Störung Fortsetzung

Hinweise zu den Tabellenspalten → Seite 32, zur Auswahl der Arzneimittel → Seite 27, zur Grundlage der Bewertung → Seiten 27, 31

Handelsname Darreichungsform	**Zusammensetzung pro 1 ml/1 g oder wie angegeben bzw. pro abgeteilte Einheit**	**Unverb. Preis in Euro/kleinste Packung**	**Bewertung**
Johanniskraut AL Kapseln	**Auszug aus Johanniskraut** 425 mg	7,18/30 Stück	**Geeignet** bei leichten, vorübergehenden depressiven Störungen, wenn eine Behandlung mit Arzneimitteln gewünscht wird. → Seite 469
JOHANNISKRAUT Bombastus Tee	**Johanniskraut** 1 g	3,20/125 g	**Wenig geeignet** zur Unterstützung der Behandlung von Nervosität, Unruhe und Schlafstörungen. Die therapeutische Wirksamkeit ist nicht ausreichend nachgewiesen. Als pflanzliches Beruhigungsmittel ist Baldrian vorzuziehen. → Seite 469
JOHANNISKRAUT-ratiopharm 425 Kapseln	**Auszug aus Johanniskraut** 425 mg	8,00/30 Stück	**Geeignet** bei leichten, vorübergehenden depressiven Störungen, wenn eine Behandlung mit Arzneimitteln gewünscht wird. → Seite 469
Kira 300 überzogene Tabletten	**Auszug aus Johanniskraut** 300 mg	9,70/30 Stück	
KLOSTERFRAU Nervenruh Baldrian Forte 600 überzogene Tabletten	**Auszug aus Baldrianwurzel** 600 mg	ca. 2,00/7 Stück	**Mit Einschränkung geeignet** bei Nervosität, Unruhe und Schlafstörungen. Die bislang vorliegenden Studien reichen noch nicht aus, um die therapeutische Wirksamkeit abschließend nachzuweisen. → Seite 468
Kneipp Baldrian Extrakt	**Auszug aus Baldrianwurzel** 322 mg	6,95/40 Stück	
Kneipp Baldrian 500 Filmtabletten	**Baldrianwurzel** 500 mg	5,45/90 Stück	
Kytta-Sedativum Dragees Dragees	Auszüge aus **Baldrianwurzel** 150 mg **+ Hopfenzapfen** 30 mg **+ Passionsblumenkraut** 80 mg	9,45/40 Stück	**Mit Einschränkung geeignet** bei Nervosität, Unruhe und Schlafstörungen. Mittel, die nur Baldrian – ausreichend hoch dosiert – enthalten, sind vorzuziehen. → Seite 472
Laif 900 BALANCE Filmtabletten	**Auszug aus Johanniskraut** 900 mg	14,45/20 Stück	**Geeignet** bei leichten, vorübergehenden depressiven Störungen, wenn eine Behandlung mit Arzneimitteln gewünscht wird. → Seite 469
Laif 600 Tabletten	612 mg	13,30/20 Stück	**Wenig geeignet** bei Nervosität und Unruhe. Die therapeutische Wirksamkeit ist nicht ausreichend nachgewiesen. Als pflanzliches Beruhigungsmittel ist Baldrian vorzuziehen. **Geeignet** bei leichten, vorübergehenden depressiven Verstimmungszuständen, wenn eine Behandlung mit Arzneimitteln gewünscht wird. → Seite 469
Luvased Nacht zum Einschlafen überzogene Tabletten	Auszüge aus **Baldrianwurzel** 160 mg **+ Hopfenzapfen** 40 mg	7,50/40 Stück	**Mit Einschränkung geeignet** bei Nervosität, Unruhe und Schlafstörungen. Mittel, die nur Baldrian – ausreichend hoch dosiert – enthalten, sind vorzuziehen. → Seite 472
Moradorm-S Filmtabletten	Auszüge aus **Baldrianwurzel** 240 mg **+ Hopfenzapfen** 80 mg **+ Passionsblumenkraut** 98 mg	5,90/20 Stück	**Mit Einschränkung geeignet** bei Unruhe. Mittel, die nur Baldrian – ausreichend hoch dosiert – enthalten, sind vorzuziehen. → Seite 472
Nervenruh Nacht Einschlafdragees Dragees	Auszüge aus **Baldrianwurzel** 250 mg **+ Hopfenzapfen** 65 mg	ca. 5,40/40 Stück	**Mit Einschränkung geeignet** bei Schlafstörungen. Mittel, die nur Baldrian – ausreichend hoch dosiert – enthalten, sind vorzuziehen. → Seite 472
NEURAPAS balance Filmtabletten	Auszüge aus **Baldrianwurzel** 28 mg **+ Johanniskraut** 60 mg **+ Passionsblumenkraut** 32 mg	7,54/20 Stück	**Wenig geeignet** bei Nervosität und Unruhe. Die therapeutische Wirksamkeit des Mittels ist nicht ausreichend nachgewiesen. Nicht sinnvolle Kombination. Mittel, die nur Baldrian – ausreichend hoch dosiert – enthalten, sind vorzuziehen. **Wenig geeignet** bei leichten, vorübergehenden depressiven Verstimmungszuständen. Nicht sinnvolle Kombination. Mittel, die nur Johanniskraut – ausreichend hoch dosiert – enthalten, sind vorzuziehen. → Seite 472

Nervosität und Unruhe, Schlafstörungen, depressive Störung Fortsetzung

Handelsname Darreichungsform	**Zusammensetzung pro 1 ml/1 g oder wie angegeben bzw. pro abgeteilte Einheit**	**Unverb. Preis in Euro/kleinste Packung**	**Bewertung**
Neuroplant aktiv	**Auszug aus Johanniskraut** 600 mg	12,55/20 Stück	**Geeignet** bei leichten, vorübergehenden depressiven Störungen, wenn eine Behandlung mit Arzneimitteln gewünscht wird. → Seite 469
Neuroplant 300 mg Novo Filmtabletten	300 mg	22,50/60 Stück	
Neurovegetalin 425 mg Kapseln	**Auszug aus Johanniskraut** 425 mg	8,20/30 Stück	
Psychotonin Kapseln	**Auszug aus Johanniskraut** 306 mg	28,45/60 Stück	
Remotiv N Filmtabletten	**Auszug aus Johanniskraut** 250 mg	10,98/30 Stück	
Schlafsterne Tabletten	**Doxylaminsuccinat** 30 mg	3,20/10 Stück	**Geeignet** bei Schlafstörungen. Nur zur kurzzeitigen Anwendung. → Seite 466
Sedacur forte Beruhigungsdragees Dragees	Auszüge aus **Baldrianwurzel** 75 mg + **Hopfenzapfen** 23 mg + **Melissenblättern** 45 mg	11,97/60 Stück	**Wenig geeignet** bei Nervosität, Unruhe und Schlafstörungen. Die therapeutische Wirksamkeit von Melisse ist nicht ausreichend nachgewiesen. Mittel, die nur Baldrian – ausreichend hoch dosiert – enthalten, sind vorzuziehen. → Seite 472
Sedariston Konzentrat Kapseln	Auszüge aus **Baldrianwurzel** 50 mg + **Johanniskraut** 100 mg	8,95/30 Stück	**Wenig geeignet** bei Nervosität, Unruhe, Schlafstörungen und zur unterstützenden Behandlung von leichten, vorübergehenden depressiven Verstimmungszuständen. Nicht sinnvolle Kombination. → Seite 472
Sedariston Tropfen für die Nacht	Auszüge aus **Baldrian** 0,5 ml + **Melissenblättern** 0,5 ml *Enthält 65 % Alkohol*	12,65/50 ml	**Wenig geeignet** bei Nervosität, Unruhe und Schlafstörungen. Die therapeutische Wirksamkeit von Melisse ist nicht ausreichend nachgewiesen. Mittel, die nur Baldrian – ausreichend hoch dosiert – enthalten, sind vorzuziehen. → Seite 472
Sedariston Tropfen plus Lösung	Auszüge aus **Baldrianwurzel** 0,2 ml + **Melissenblättern** 0,2 ml + **Johanniskraut** 0,2 ml *Enthält 53 % Alkohol*	7,00/20 ml	**Wenig geeignet** bei Nervosität, Unruhe und Schlafstörungen. Nicht sinnvolle Kombination. Die therapeutische Wirksamkeit von Melisse und Johanniskraut ist bei diesen Beschwerden nicht ausreichend nachgewiesen. → Seite 472
Sedonium 300 mg Dragees	**Auszug aus Baldrianwurzel** 300 mg	15,10/50 Stück	**Mit Einschränkung geeignet** bei Nervosität, Unruhe und Schlafstörungen. Die bislang vorliegenden Studien reichen noch nicht aus, um die therapeutische Wirksamkeit abschließend nachzuweisen. → Seite 468
Sidroga Johanniskraut	**Johanniskraut** 1,75 g	3,40/20 Stück	**Wenig geeignet** zur Unterstützung der Behandlung von Nervosität, Unruhe und Schlafstörungen. Die therapeutische Wirksamkeit ist nicht ausreichend nachgewiesen. Als pflanzliches Beruhigungsmittel ist Baldrian vorzuziehen. → Seite 469
Sidroga Melissenblätter Filterbeutel	**Melissenblätter** 1,5 g	3,40/20 Stück	**Wenig geeignet** bei Nervosität und Unruhe. Die therapeutische Wirksamkeit ist nicht ausreichend nachgewiesen. Als pflanzliches Beruhigungsmittel ist Baldrian vorzuziehen. → Seite 471
SOLAGUTTAE Baldrian-Hopfen Dragees	Auszüge aus **Baldrianwurzel** 80 mg + **Hopfenzapfen** 40 mg	ca. 4,64/60 Stück	**Mit Einschränkung geeignet** bei Nervosität, Unruhe und Schlafstörungen. Mittel, die nur Baldrian – ausreichend hoch dosiert – enthalten, sind vorzuziehen. → Seite 472
Spilan Kapseln 425 mg Kapseln	**Auszug aus Johanniskraut** 425 mg	10,42/30 Stück	**Geeignet** bei leichten, vorübergehenden depressiven Störungen, wenn eine Behandlung mit Arzneimitteln gewünscht wird. → Seite 469
Texx 300 Filmtabletten	**Auszug aus Johanniskraut** 300 mg	7,96/30 Stück	

Hinweise zu den Tabellenspalten → Seite 32, zur Auswahl der Arzneimittel → Seite 27, zur Grundlage der Bewertung → Seiten 27, 31

Nervosität und Unruhe, Schlafstörungen, depressive Störung Fortsetzung

Handelsname Darreichungsform	**Zusammensetzung pro 1 ml/1 g oder wie angegeben bzw. pro abgeteilte Einheit**	**Unverb. Preis in Euro/kleinste Packung**	**Bewertung**
Hinweise zu den Tabellenspalten → Seite 32, zur Auswahl der Arzneimittel → Seite 27, zur Grundlage der Bewertung → Seiten 27, 31			
Thüringer Baldriantinktur Tinktur	**Auszug aus Baldrianwurzel** 1 g *Enthält 66 % Alkohol*	ca. 2,48/50 ml	**Mit Einschränkung geeignet** bei Nervosität, Unruhe und Schlafstörungen. Die bislang vorliegenden Studien reichen noch nicht aus, um die therapeutische Wirksamkeit abschließend nachzuweisen. Nichtflüssige Mittel und solche ohne Alkohol sind vorzuziehen. → Seite 468
Vivinox Sleep Schlaftabletten stark Tabletten	**Diphenhydramin-hydrochlorid** 50 mg	7,15/20 Stück	**Geeignet** bei Schlafstörungen. Nur zur kurzzeitigen Anwendung. → Seite 464
Vivinox Sleep Schlafdragees	25 mg	7,00/20 Stück	
Vivinox Day Beruhigungsdragees Baldrian + Melisse + Passionsblume	Auszüge aus **Baldrianwurzel** 125 mg + **Melissenblätter** 112,5 mg + **Passionsblumenkraut** 80 mg	8,15/40 Stück	**Wenig geeignet** bei Nervosität, Unruhe und Schlafstörungen. Die therapeutische Wirksamkeit von Melisse ist nicht ausreichend nachgewiesen. Mittel, die nur Baldrian – ausreichend hoch dosiert – enthalten, sind vorzuziehen. → Seite 472
Vivinox Night Einschlafdragees überzogene Tabletten	Auszüge aus **Baldrianwurzel** 187,5 mg + **Hopfenzapfen** 45 mg (Konservierungsmittel: Parabene)	11,45/40 Stück	**Mit Einschränkung geeignet** bei Nervosität, Unruhe und Schlafstörungen. Mittel, die nur Baldrian – ausreichend hoch dosiert – enthalten, sind vorzuziehen. → Seite 472
Zirkulin Einschlaf-Dragees Baldrian u. Hopfen überzogene Tabletten	Auszüge aus **Baldrianwurzel** 160 mg + **Hopfenzapfen** 40 mg	3,99/40 Stück	**Mit Einschränkung geeignet** bei Nervosität, Unruhe und Schlafstörungen. Mittel, die nur Baldrian – ausreichend hoch dosiert – enthalten, sind vorzuziehen. → Seite 472

Migräne

Die internationale Kopfschmerzgesellschaft hat 251 verschiedene Typen von Kopfschmerzen klassifiziert (www.ihs-classification.org) – das zeigt, wie unterschiedlich diese Beschwerden sein können. Nach ihren Ursachen werden Kopfschmerzen in zwei große Gruppen unterteilt. Die eine Gruppe umfasst Kopfschmerzen als eigenständige Krankheiten. Zu den primären Kopfschmerzerkrankungen gehört unter anderem die Migräne. Zu der anderen Gruppe gehören Kopfschmerzen, die zum Beispiel durch hohen Blutdruck oder Schmerzmittel ausgelöst sind.

Bei Kindern

Wie häufig Migräne bei Kindern vorkommt, ist nicht genau bekannt. Nach der Definition, wie sie unter »Anzeichen und Beschwerden« (→ nebenstehend) aufgeführt ist, sollen es zwischen 4 und 11 von 100 Kindern unter 11 Jahren sein. Dabei sind Mädchen und Jungen gleich häufig betroffen. Etwa die Hälfte dieser Kinder gehört auch im Erwachsenenalter zu den Migränebetroffenen.

Anzeichen und Beschwerden

Eine Migräne besteht, wenn anfallweise auftretende Kopfschmerzen zwischen 4 und 72 Stunden andauern und mindestens zwei der folgenden Merkmale aufweisen und wenn mindestens fünf derartige Attacken aufgetreten sind:

- Sie betreffen nur eine Seite des Kopfes.
- Sie fühlen sich klopfend oder pulsierend an.
- Sie sind mäßig bis stark und steigern sich.
- Sie verstärken sich bei körperlicher Aktivität.

Zusätzlich muss eines der folgenden Symptome hinzukommen:

- Übelkeit oder Erbrechen
- Lichtempfindlichkeit
- Geräuschempfindlichkeit.

Den eigentlichen Schmerzen geht bei etwa 10 von 100 Betroffenen eine sogenannte Aura voraus: Viele sehen zunächst flimmernde, sternförmige Figuren, später einen schwarzen Fleck. Weiterhin können während dieser Phase Schwindel und Sprachstörungen sowie Missempfindungen, Lähmungen und auch Bewusstlosigkeit auftreten.

Migräneanfälle treten meist ein- bis sechsmal pro Monat auf.
Bei den verschiedenen Kopfschmerzarten müssen Migräne und Spannungskopfschmerzen besonders sorgfältig unterschieden werden. Das ist unter anderem deshalb wichtig, weil die Wirkstoffe Almotritan und Naratriptan nur bei Migräne wirken, nicht bei Spannungskopfschmerzen. Beide Wirkstoffe sind ohne Rezept erhältlich und sollen schon bei den ersten Anzeichen eines Migräneanfalls eingenommen werden. Spannungskopfschmerzen betreffen gewöhnlich beide Kopfhälften, und der Schmerz fühlt sich dumpf und drückend an, nicht pulsierend. In der Regel verschlimmern sich Spannungskopfschmerzen auch nicht bei körperlicher Aktivität. Spannungskopfschmerzen können täglich auftreten oder von Zeit zu Zeit. Junge Erwachsene sind besonders häufig betroffen.

Bei Kindern

Bei Kindern können Kribbeln in Armen und Beinen, Sprachstörungen und halbseitige Lähmungen, die zunächst nicht von Kopfschmerzen begleitet sind, als Vorläuferformen der Migräne auftreten. Auch Herzrasen, Hautrötungen, Harndrang und Bauchschmerzen kommen vor.
Kinder klagen während eines Migräneanfalls oft über Bauchschmerzen. Solche Beschwerden im Magen-Darm-Trakt überlagern bei ihnen meist andere Symptome der Migräne.
Viele Kinder schlafen im Verlauf einer Migräneattacke ein und wachen weitgehend beschwerdefrei wieder auf.

Ursachen

Die Bereitschaft, eine Migräne zu entwickeln, hängt von verschiedenen Faktoren ab. Menschen, die dafür anfällig sind, können plötzliche Veränderungen und Unregelmäßigkeiten in der Lebensführung nicht wie andere abfangen. Sie können zum Beispiel schon überfordert sein, wenn sie einmal später als gewohnt ins Bett gehen und dann länger schlafen. Der typische Migräneanfall am Wochenende beruht auf der Entspannung, die gegenüber dem Stress der Woche eine nicht zu bewältigende Veränderung darstellt. Frauen kann der schwankende Hormonspiegel im Zyklusgeschehen belasten. Auch bei der Verwendung hormoneller Verhütungsmittel kann es Hormonschwankungen geben, in deren Folge ein Migräneanfall auftritt. Nach den Wechseljahren werden solche Anfälle üblicherweise seltener und schwächer.
Weitere Reize, die einen Migräneanfall auslösen können, sind zum Beispiel Hunger und das Ausbleiben der gewohnten Menge Koffein. Daneben werden als Auslöser auch Nahrungsmittel diskutiert wie Alkohol, besonders Rotwein, Käsesorten wie Camembert, und Schokolade. Ihre Bedeutung ist aber wissenschaftlich nicht belegt. Bei Kindern können insbesondere die Reizüberflutung durch langes Fernsehen und Computerspielen sowie Bewegungsmangel einen Migräneanfall auslösen.
Während des Migräneanfalls ist der Energieumsatz im Gehirn erhöht. So erklären sich die veränderten Sinneseindrücke und Empfindungen. An den Arterien der Hirnhäute werden übermäßig viel Entzündungsstoffe freigesetzt. Am Ende dieses Prozesses ist um die Blutgefäße im Gehirn eine Entzündung entstanden, die den typischen Kopfschmerz bedingt.

Allgemeine Maßnahmen

Beim akuten Migräneanfall tut es gut, im abgedunkelten Raum zu liegen. Auch kalte Kompressen lindern den Druck im Kopf.
Regelmäßige Entspannungsübungen wie progressive Muskelentspannung nach Jacobson, autogenes Training oder ein gezieltes Bewegungstraining tragen dazu bei, Stress im Alltag abzubauen, sodass Migräneanfälle seltener auftreten. Auch psychotherapeutische Maßnahmen haben sich bewährt. Geeignet sind vor allem Verhaltenstherapien wie Selbstsicherheits- oder Stressimmunisierungstraining.
Vor einiger Zeit wurde hier in Deutschland in zwei großen, gut aufgebauten Studien die Wirksamkeit einer Akupunkturbehandlung bei Migräne überprüft. Dabei zeigte sich, dass regelgerecht durchgeführte Akupunktur und Scheinakupunktur die Häufigkeit von Migräneattacken in gleichem Maß verringern. Scheinakupunktur bedeutete, dass andere Punkte gestochen wurden als die, welche die traditionelle chinesische Medizin für Migräne vorsieht, dass weniger tief eingestochen wurde und dass die Nadeln nicht stimuliert wurden.
Alle Migränebetroffenen sollten unbedingt ein Schmerztagebuch oder einen Migränekalender führen. Nur so lassen sich Art, Dauer und Auslöser der Anfälle ermitteln. Der Arzt kann anhand der Aufzeichnungen feststellen, welche Medikamente eingenommen wurden und wie viel davon.

Wann zum Arzt?

Wer aufgrund der Beschwerden annimmt, dass er zum ersten Mal einen Migräneanfall erlebt, sollte vom Arzt beurteilen lassen, ob die Vermutung richtig ist oder nicht. Besonders wichtig ist das bei Menschen über 50 Jahre und wenn sich migräneartige Kopfschmerzen erstmals einstellen.
Manche Menschen kommen bei einem leichten Migräneanfall ohne Übelkeit und Erbrechen mit einem Schmerzmittel aus, das ohne ärztliche Verordnung in der Apotheke erhältlich ist. Andere behandeln die Migräne,

mit deren Symptomen sie im Laufe der Zeit vertraut sind, mit einem Triptan, das sie ebenfalls rezeptfrei erhalten. Wer jedoch an mehr als zehn Tagen im Monat Schmerzmittel einnimmt, sollte sich unbedingt an einen Arzt wenden. Dann besteht nämlich die Gefahr, dass die Kopfschmerzen zum Dauerzustand werden. Denjenigen, die öfter als dreimal im Monat gegen Migräne vorgehen müssen, wird zu einer vorbeugenden Behandlung geraten. Dazu dienen in aller Regel Medikamente, die jedoch verschreibungspflichtig sind. Sie müssen mehrere Monate lang regelmäßig eingenommen werden. Zudem werden Kopfschmerzen vermieden, die als Reaktion auf die häufige Einnahme von Schmerzmitteln entstehen können. Näheres über Medikamente zur Migränevorbeugung lesen Sie im HANDBUCH MEDIKAMENTE der Stiftung Warentest oder unter www.medikamente-im-test.de

Es gibt noch eine Reihe weiterer Bedingungen, bei denen die Selbstbehandlung von Migräne aufgegeben und ein Arzt zurate gezogen werden sollte. Wenn die Attacken zunehmen, länger anhalten oder die Symptome zwischen den Anfällen nicht mehr vollständig vergehen, muss über eine andere Behandlung entschieden werden. Bemerken Sie während der Kopfschmerzattacke auf einer Körperseite Bewegungsstörungen, sehen Sie Doppelbilder, haben Sie Hörstörungen, ist Ihr Bewusstsein gestört oder tritt plötzlich Hautausschlag auf, kann es sich um einen akuten Schlaganfall handeln. Er ist die Folge einer Gefäßerkrankung im Gehirn. Sie tritt bei Menschen mit Migräne möglicherweise öfter auf als bei anderen.

Bei Kindern

Kopfschmerzen gehören bei Kindern zu den häufigsten Störungen. Bei Kindern unter fünf Jahren sollten sie immer zum Anlass genommen werden, sie ärztlich abklären zu lassen, um ernste Ursachen auszuschließen. Beschreiben die Kinder migräneartige Kopfschmerzen, muss dies ebenfalls von einem Arzt abgeklärt werden. Seh-, Sprech- oder Bewegungsstörungen sowie unstillbares Erbrechen oder Wesensveränderungen des Kindes sollten Sie zum Arzt führen.

Behandlung mit Medikamenten

Bei der Therapie wird unterschieden, ob ein akuter Anfall gestoppt oder weiteren Migräneanfällen vorgebeugt werden soll.

Die Behandlung richtet sich danach, ob ein Anfall leicht oder schwer ist. Die Einstufung nimmt der Migränebetroffene entsprechend seiner Erfahrung selbst vor.

Bei einer leichten Migräneattacke ohne Übelkeit kann es genügen, ein Schmerzmittel einzunehmen. Geeignet sind für diesen Zweck Azetylsalizylsäure (→ Seite 481) und Ibuprofen (→ Seite 483). Bei leichten Migräneattacken und bei Kindern kann auch Parazetamol (→ Seite 596) eingesetzt werden. Hat der Arzt ein Mittel gegen Übelkeit verordnet, weil auch diese bekämpft werden muss, wird dieses Mittel 15 bis 30 Minuten vor dem Schmerzmittel eingenommen. Der schmerzlindernde Effekt dieser Mittel hält vier bis sechs Stunden an.

Am schnellsten wirken Schmerzmittel in flüssiger Form, zum Beispiel aufgelöst aus Brausetabletten. Nach 30 bis 45 Minuten sollten die Schmerzen deutlich gelindert oder vergangen sein. Kehren die Kopfschmerzen wieder, nachdem sie sich gebessert hatten, kann die Schmerzmittelgabe wiederholt werden. Die Dosis über die jeweils angegebene Menge hinaus zu steigern, ist wenig sinnvoll. Die Mittel wirken dadurch weder besser noch länger.

Erweist sich eine solche Behandlung von Migräneanfällen wiederholt als unzureichend, können Almotriptan und Naratriptan aus der Reihe der Triptane (→ Seite 487) eingesetzt werden. Diese speziellen Migränemedikamente werden bei einem mittelschweren bis schweren Migräneanfall als »geeignet« bewertet, wenn die Behandlung mit Schmerzmitteln nicht ausreicht.

Die therapeutische Wirksamkeit von Phenazon (→ Seite 486) bei Migräne ist nur durch eine einzige Studie belegt. Um das Risiko einschätzen zu können, das sich mit dieser Substanz möglicherweise verbindet, gibt es keine hinreichenden Unterlagen. Die Substanz wird als »mit Einschränkung geeignet« bewertet, zumal es geeignete, besser zu beurteilende Schmerzmittel gibt.

Die Kombination aus zwei Schmerzmitteln und Koffein (→ Seite 490) hat keinen größeren Nutzen als Mittel mit nur einem Schmerzwirkstoff. Die Kombinationspartner verbessern die Wirksamkeit nicht nennenswert, können aber das Risiko für unerwünschte Wirkungen steigern. Die Kombination mit Koffein kann zudem den Missbrauch fördern. Diese Kombination wird daher als »wenig geeignet« bei Migräne beurteilt.

Anthroposophische, homöopathische und traditionell angewendete Mittel

Zu den meistgekauften Mitteln gehören auch *ANTIMIGREN* und *Kephalodoron*. Bei *Kephalodoron* handelt es sich um ein Präparat der anthroposophischen Therapierichtung, bei *ANTIMIGREN* um ein homöopathisches Präparat.

Diese Mittel lassen sich nach den Grundsätzen dieses Buches nicht bewerten. Sie werden deshalb nicht näher besprochen. Allgemeine Informationen zu den genannten Therapierichtungen Anthroposophie und Homöopathie finden Sie unter »Anthroposophische Arzneimittel« (→ Seite 21) und »Homöopathische Arzneimittel« (→ Seite 20).

Azetylsalizylsäure

ASPIRIN MIGRÄNE

Azetylsalizylsäure (ASS) wirkt schmerzdämpfend, fiebersenkend und in höherer Dosierung entzündungshemmend. Zur Anwendung beim Migräneanfall wird sie als »geeignet« eingestuft.

ASS hemmt die Synthese von Prostaglandinen, einer Gruppe hormonähnlicher Substanzen, die in vielen Organen vorkommen. Gemeinsam mit anderen Stoffen unterhalten Prostaglandine jene Prozesse, die eine Entzündung ausmachen. Außerdem sensibilisieren einige Prostaglandine die Nervenendigungen für die Wirkung von schmerzübertragenden Substanzen. Im Magen-Darm-Trakt schützen Prostaglandine die Schleimhaut. Durch die ASS-Wirkung verringert sich dieser Schutzeffekt. So erklären sich die häufigen und bei einigen Personen gravierenden unerwünschten Wirkungen von ASS auf Magen und Darm.

Anwendung

Erwachsene brauchen 500 bis 1 000 Milligramm Azetylsalizylsäure, um Schmerzen ausreichend zu dämpfen. Eine zweite Dosis sollte frühestens nach vier bis sechs Stunden eingenommen werden.

Bei diesem Präparat handelt es sich um Brausetabletten, die aufgelöst eingenommen werden. Damit ist sichergestellt, dass die für die Einnahme von ASS erforderliche Menge Wasser getrunken wird.

Mit 3 Gramm ASS ist die Tageshöchstdosis erreicht. Die möglicherweise tödliche Einzeldosis liegt bei 8 bis 10 Gramm ASS. Die ersten Anzeichen einer Vergiftung sind meist Schwindel und Ohrensausen.

Achtung

Während der letzten drei Tage vor einer Zahnbehandlung oder einer geplanten Operation sollten Sie kein ASS einnehmen. Schon eine einzige ASS-Tablette kann die Zeit, bis das Blut gerinnt, erheblich verlängern.

Wird Azetylsalizylsäure – insbesondere in Kombination mit Koffein – öfter als zehn Tage im Monat eingenommen, können Dauerkopfschmerzen entstehen. Auch das Risiko für Schäden an den Nieren steigt.

Gegenanzeigen

Unter folgenden Bedingungen dürfen Sie Azetylsalizylsäure nicht anwenden:

- Sie haben oder hatten ein Magen- oder Zwölffingerdarmgeschwür.
- Nach der Anwendung von Salizylaten oder NSAR haben Sie bereits einmal einen Asthmaanfall erlitten, allergische Hautreaktionen oder einen allergischen Schnupfen gehabt. Dann sind nach der Anwendung von ASS die gleichen Reaktionen zu befürchten.
- Sie neigen aufgrund einer Veranlagung oder Krankheit zu Blutungen oder Sie nehmen gerinnungshemmende Medikamente (bei erhöhter Thrombosegefahr) ein.
- Sie leiden an einer nicht ausreichend behandelten schweren Herzschwäche.
- Sie nehmen Methotrexat (bei entzündlichem Rheuma, Krebserkrankungen) in einer Dosierung von mehr als 15 Milligramm pro Woche ein.

Unter folgenden Bedingungen sollten Sie das Mittel nur nach Rücksprache mit einem Arzt einsetzen, der zudem Nutzen und Risiken der Anwendung sorgfältig abgewogen hat:

- Sie haben einen Nierenschaden.
- Die Funktion Ihrer Leber ist gestört.
- Sie haben Asthma oder Nasenpolypen oder neigen zu Allergien.

Wechselwirkungen mit Medikamenten

Wenn Sie noch andere Medikamente nehmen, ist zu beachten:

- Wird ASS zusammen mit nichtsteroidalen Antirheumatika (bei Schmerzen, Fieber, Gelenkerkrankungen) angewendet, steigt das Risiko für Schäden am Magen.
- Kortisonhaltige Mittel können bei innerlicher Anwendung die schädliche Wirkung von ASS auf den Magen verstärken. Dadurch steigt das Risiko für Blutungen.
- Durch ASS können Methotrexat (bei entzündlichem Rheuma, Krebserkrankungen) und Lithium (bei manisch-depressiver Erkrankung) erheblich stärker wirken.
- ASS kann die Wirkung von Phenytoin und Valproinsäure (bei Epilepsien) verstärken. Nehmen Sie ASS nur ab und zu ein, ist das Problem gering. Dauert die Behandlung länger als ein paar Wochen, steigt das Risiko für unerwünschte Wirkungen der Epilepsiemittel. Eventuell muss der Arzt dann die Konzentration des Epilepsiemittels im Blut bestimmen und die Dosierung entsprechend verringern.
- ASS kann die Wirkung von blutdrucksenkenden Mitteln vermindern.
- Durch selektive Serotoninwiederaufnahmehemmer (SSRI, bei Depressionen) können sich die unerwünschten Wirkungen von ASS auf den Magen und die Blutgerinnung verstärken. Bei einem erhöhten

Risiko für Magenblutungen sollten Sie diese Kombination vermeiden.

▶ **Unbedingt beachten**

ASS verstärkt die Wirkung der gerinnungshemmenden Mittel Phenprocoumon und Warfarin, die bei erhöhter Thrombosegefahr als Tabletten eingenommen werden. Diese Wechselwirkung hängt von der ASS-Dosierung ab. Bei der ASS-Menge, die für eine Schmerzbehandlung notwendig ist, ist sie besonders ausgeprägt. Wenn Sie die genannten Wirkstoffe einnehmen, dürfen Sie ASS nicht gleichzeitig als Schmerzmittel anwenden. Näheres hierzu finden Sie unter »Mittel zur Blutverdünnung: verstärkte Wirkung« (→ Seite 11).

ASS kann in einer Dosierung von mehr als 1 Gramm pro Tag die Wirkung von Sulfonylharnstoff-Tabletten (bei Typ-2-Diabetes) verstärken. Dann werden Unterzuckerungen wahrscheinlicher. Näheres hierzu finden Sie unter »Mittel zur Blutzuckersenkung: verstärkte Wirkung« (→ Seite 11).

Wechselwirkungen mit Speisen und Getränken

Größere Mengen oder regelmäßiger Konsum von Alkohol können die unerwünschten Wirkungen von Azetylsalizylsäure auf den Magen verstärken. Dann steigt das Risiko für Magen- und Zwölffingerdarmgeschwüre und -blutungen.

Unerwünschte Wirkungen

▶ **Keine Maßnahmen erforderlich**

Bei mehr als 10 von 100 Behandelten treten Magenschmerzen, Aufstoßen, Übelkeit und Durchfall auf. Wenn Sie das Schmerzmittel absetzen, legen sich diese Beschwerden wieder.

▶ **Muss beobachtet werden**

Halten die beschriebenen Magenbeschwerden an, sollten Sie sich an einen Arzt wenden. Es kann sein, dass sich ein Magengeschwür gebildet hat. Schäden in der Magenschleimhaut und Magengeschwüre können auch vorkommen, ohne Schmerzen zu bereiten. Aus solchen Stellen kann es immer mal wieder bluten. Das geronnene Blut färbt den Stuhl auffällig dunkel. Dann sollten Sie möglichst bald einen Arzt aufsuchen.

Ein anhaltender geringfügiger Blutverlust kann auch unbemerkt bleiben. Dann kann sich im Laufe der Zeit eine Blutarmut ausbilden. Sie äußert sich durch Konzentrationsschwäche, Kopfschmerzen, rasche Ermüdbarkeit, eventuell raue und rissige Haut sowie brüchige Nägel. Bei solchen Symptomen sollten Sie ebenfalls einen Arzt aufsuchen.

Durch ASS verlängert sich die Zeit, bis das Blut gerinnt. Dann blutet es zum Beispiel nach einem Schnitt in den Finger länger als sonst. Bemerken Sie kleine rote Punkte in der Haut, kann es sich um Einblutungen handeln, die der Arzt beurteilen sollte.

Wenn die Haut sich verstärkt rötet und juckt, reagieren Sie vermutlich allergisch auf das Mittel. Dann sollten Sie es absetzen. Sind die Hauterscheinungen (→ Seite 14) einige Tage später nicht deutlich abgeklungen, sollten Sie einen Arzt aufsuchen.

▶ **Sofort zum Arzt**

Wenn starker Hautausschlag, Juckreiz, Herzrasen, Atemnot, Schwäche und Schwindel auftreten, müssen Sie die Einnahme sofort stoppen und unverzüglich den Notarzt (Telefon 112) rufen, weil es sich um eine lebensbedrohliche Allergie (→ Seite 14) handeln kann. Eine solche Überempfindlichkeit tritt bei Menschen häufiger auf, die unter Nasenpolypen, Nesselsucht oder Asthma leiden, und die auf Alkohol, Farbstoffe oder Lebensmittelzusätze allergisch reagieren. Sie sollten vorsichtshalber ein anderes Schmerzmittel, zum Beispiel Parazetamol, wählen.

Wenn plötzlich heftige Bauchschmerzen einsetzen, die bis in den Rücken ausstrahlen, oder wenn Sie sogar Blut erbrechen, ist davon auszugehen, dass es aus einem Magengeschwür stark blutet. Möglicherweise hat es auch die Magenwand durchbrochen. Dann müssen Sie sofort den Notarzt (Telefon 112) rufen. Derartig schwere Nebenwirkungen können selbst dann auftreten, wenn Sie täglich nur 100 Milligramm ASS einnehmen.

Wenn Sie grippeartige Beschwerden haben, sich längere Zeit abgeschlagen und müde fühlen und Halsschmerzen und Fieber auftreten, kann es sich um eine Blutbildungsstörung (→ Seite 14) handeln, die bedrohlich werden kann. Sie müssen dann umgehend den Arzt aufsuchen, damit er ein Blutbild machen kann.

Hörstörungen, Ohrgeräusche, Schwindel und Zustände wie im Delirium (Bewusstseinsstörungen, keine zeitliche und räumliche Orientierung, das Sehen von Trugbildern, Schwitzen, Zittern und Unruhe) lassen vermuten, dass ASS zu hoch dosiert wurde. In diesem Fall sollten Sie sich sofort an einen Arzt wenden.

Anhaltende Nierenschmerzen, eine plötzlich verringerte Urinmenge oder Blut im Urin sollten Sie sofort zum Arzt führen. Es besteht der Verdacht, dass die regelmäßige Einnahme von ASS eine Schmerzmittel-Niere ausgelöst hat, die zum Nierenversagen (→ Seite 15) führen kann. Ab welcher Menge ASS einen solchen Nierenschaden auslöst, ist noch nicht sicher; er wird aber wahrscheinlich, wenn die Nierendurchblutung verringert ist. Das ist vor allem dann der Fall, wenn ASS mit anderen Schmerzmitteln kombiniert eingenommen wird.

Hinweise

Für Kinder und Jugendliche unter 18 Jahren

Kinder unter zwölf Jahren sollten bei Migränekopfschmerzen keine Azetylsalizylsäure bekommen. Vor allem wenn sie gleichzeitig einen Virusinfekt wie Grippe oder Windpocken haben, besteht das seltene Risiko, dass ASS ein Reye-Syndrom auslöst, bei dem schwere Leber- und Hirnschäden möglich sind. Erstes Symptom ist langanhaltendes Erbrechen. Später ist das Kind nur noch schlecht ansprechbar und hat Zustände wie im Delirium (Bewusstseinsstörungen, keine zeitliche und räumliche Orientierung, das Sehen von Trugbildern, Schwitzen, Zittern und Unruhe). Rufen Sie bei solchen Anzeichen sofort einen Arzt. Diese Nebenwirkung kann zum Tod führen.

Für Schwangerschaft und Stillzeit

Jede Art von Migränemedikament sollte während der Schwangerschaft nur eingenommen werden, wenn es unvermeidlich ist. Zur Akutbehandlung werden derzeit Ibuprofen und Parazetamol empfohlen, da mit diesen Mitteln die meisten Erfahrungen vorliegen. Ibuprofen darf allerdings nur in den ersten sechs Schwangerschaftsmonaten angewendet werden. Bei Parazetamol (→ Seite 596) ist die aktuelle Diskussion zu beachten.
Bei beiden Substanzen müssen die Grenzen der Dosierung strikt eingehalten werden und sie dürfen nur wenige Tage lang eingenommen werden.
ASS gehört nicht zu den bevorzugten Schmerzmitteln und Sie sollten es möglichst nicht einnehmen. Dennoch brauchen Sie sich keine Sorgen zu machen, wenn Sie in den ersten beiden Schwangerschaftsdritteln einmal zu ASS gegriffen haben. Haben Sie hingegen während des letzten Schwangerschaftsdrittels regelmäßig ASS in der Dosierung eingenommen, wie sie bei Schmerzen üblich ist, sollte beim Kind die Verbindung zwischen Haupt- und Lungenschlagader mittels Ultraschall kontrolliert werden.
Auch während der Stillzeit werden Ibuprofen und Parazetamol bevorzugt empfohlen. Aber auch die gelegentliche Einnahme von ASS in einer Menge bis zu 1500 Milligramm am Tag wird als noch vertretbar angesehen.

Für ältere Menschen

Bei Menschen über 60 Jahre ist das Risiko für Magen-Darm-Blutungen besonders groß. Bei jedem zweiten über 70-Jährigen wird Azetylsalizylsäure verzögert abgebaut und ausgeschieden. Für diese Personen genügt eine geringere Dosis; andernfalls müssen sie mit vermehrten und schwereren unerwünschten Wirkungen rechnen. Da aber kaum jemand weiß, ob er zu diesem Personenkreis gehört, empfiehlt es sich für ältere Menschen, von Azetylsalizylsäure generell eine geringere Dosis einzunehmen oder ein magenverträglicheres Schmerzmittel zu wählen.

Ibuprofen

Aktren spezial, Dolormin Migräne, EUDORLIN Migräne, IBU-ratiopharm, Migränin Ibuprofen, Spalt MIGRÄNE

Ibuprofen gehört zu den nichtsteroidalen Antirheumatika (NSAR). Vertreter dieser Gruppe wirken entzündungshemmend und schmerzstillend. Mit der Bezeichnung »nichtsteroidal« grenzt man diese Arzneimittel aufgrund ihrer chemischen Struktur von den ebenfalls entzündungshemmenden Kortisonen ab, die in ihrem Molekül – anders als die NSAR – einen Steroid-Ring haben.
NSAR lindern Schmerzen und dämmen Entzündungen ein, weil sie die Synthese von Prostaglandinen hemmen. Prostaglandine gehören zu einer Gruppe hormonähnlicher Substanzen, die in vielen Organen vorkommen. Gemeinsam mit anderen Stoffen unterhalten sie jene Prozesse, die eine Entzündung ausmachen. Außerdem machen einige Prostaglandine die Nervenendigungen empfindlicher für die Wirkung von schmerzübertragenden Substanzen.
Im Magen-Darm-Trakt schützen Prostaglandine die Schleimhaut. Durch die Wirkung von Ibuprofen verringert sich dieser Schutzeffekt. Wie sehr, hängt unter anderem von der Dosierung des Medikaments und seiner Wirkdauer ab sowie davon, wie lange es eingenommen wird.
Ibuprofen wird als »geeignet« bewertet, um Migränekopfschmerzen zu behandeln. Damit sind alle Präparate mit Ibuprofen geeignet, mit denen man die unter »Anwendung« angegebene Menge Wirkstoff einnehmen kann, nicht nur die, die das Wort »Migräne« im Namen tragen.

Anwendung

Sobald ein Migräneanfall naht, sollen die Tabletten zusammen mit einem großen Glas Wasser eingenommen werden.
Die übliche Einzeldosis bei Erwachsenen und Kindern über 13 Jahre sind 400 Milligramm. Bis zur Tageshöchstdosis von 1 200 Milligramm Ibuprofen kann

die Anwendung alle vier bis sechs Stunden wiederholt werden.

Ohne ärztlichen Rat sollten Sie Ibuprofen nicht öfter als zehnmal im Monat anwenden.

Achtung

Gegenanzeigen

Unter folgenden Bedingungen dürfen Sie Ibuprofen nicht anwenden:

- Sie haben oder hatten nach der Einnahme von NSAR schon einmal ein aktives Magen-Darm-Geschwür oder Blutungen im Magen-Darm-Trakt.
- Nach der Anwendung von Azetylsalizylsäure (bei Schmerzen, rheumatischen Erkrankungen) oder Mitteln mit vergleichbarer Wirkung haben Sie einmal einen Asthmaanfall erlitten, allergische Hautreaktionen oder einen allergischen Schnupfen gehabt. Dann sind nach der Anwendung von Ibuprofen die gleichen Reaktionen zu befürchten.
- Ihre Blutbildung ist gestört oder Sie haben ungeklärte Blutungen.

Unter folgenden Bedingungen sollten Sie die Mittel nur nach Rücksprache mit einem Arzt einsetzen, wenn dieser Nutzen und Risiken der Anwendung sorgfältig abgewogen hat. Wenn Sie die Mittel dann über längere Zeit einnehmen sollen, sollte der Wirkstoff niedrig dosiert und Ihr Gesundheitszustand häufig kontrolliert werden:

- Ihr Risiko für ein Magen-Darm-Geschwür ist erhöht, zum Beispiel weil Sie schon einmal – unabhängig von der Einnahme von NSAR – eine solche Erkrankung hatten oder Sie älter als etwa 60 Jahre sind.
- Sie hatten schon einmal eine entzündliche Darmerkrankung (Colitis ulcerosa, Morbus Crohn).
- Sie haben eine Lebererkrankung oder die Funktion Ihrer Nieren ist eingeschränkt.
- Ihr Blutdruck ist erhöht.
- Ihr Herz arbeitet unzureichend (Herzschwäche) oder Sie haben Flüssigkeitsansammlungen im Gewebe. Da sich durch die regelmäßige Einnahme von Ibuprofen die Nierenfunktion verschlechtern kann und dann mehr Flüssigkeit im Körper zurückbleibt, können sich die genannten Störungen verschlimmern.
- Sie haben gerade eine größere Operation hinter sich gebracht.
- Sie haben eine Autoimmunkrankheit, die das Bindegewebe betrifft, wie zum Beispiel Lupus erythematodes.
- Ibuprofen sollten Sie nicht zusammen mit anderen NSAR, mit COX-2-Hemmern oder mehr als 500 Milligramm Azetylsalizylsäure am Tag (alle bei Schmerzen, Fieber, Gelenkbeschwerden) einnehmen. Bei der Kombination aus Ibuprofen und Azetylsalizylsäure genügt bereits eine Dosierung von mehr als 100 Milligramm ASS am Tag, um das Risiko für Magen-Darm-Geschwüre und in der Folge das für Blutungen ansteigen zu lassen. Derartige Kombinationen können sogar unbeabsichtigt zustande kommen, weil einige dieser Wirkstoffe auch in Kombinationsmitteln gegen Grippe oder in Lutschtabletten bei Halsschmerzen enthalten sein können.

Wechselwirkungen mit Medikamenten

Wenn Sie noch andere Medikamente nehmen, ist zu beachten:

- Ibuprofen schwächt die Wirkung aller blutdrucksenkenden Arzneimittel (Betablocker, ACE-Hemmer, Diuretika, Sartane). Deshalb muss bei gleichzeitiger Verordnung die Dosierung der Blutdruckmittel überprüft und gegebenenfalls erhöht werden. Zusammen mit ACE-Hemmern, Betablockern und Sartanen steigt außerdem das Risiko, dass sich eine Nierenfunktionsstörung entwickelt.
- Die Wirkung harntreibender Mittel (Diuretika, bei hohem Blutdruck) und unter ihnen besonders die der starkwirkenden (Furosemid, Piretanid und Torasemid) wird von Ibuprofen stark vermindert. Zusammen mit kaliumsparenden Diuretika wird zusätzlich die Ausscheidung von Kalium stark gehemmt. Dadurch kann der Kaliumgehalt des Blutes viel zu hoch steigen. Das macht sich durch Müdigkeit bis zur Apathie, durch Muskelschwäche und Herzrhythmusstörungen bemerkbar. Bei der gleichzeitigen Einnahme von NSAR und Diuretika muss die Nierenfunktion häufiger kontrolliert werden.
- Bei der Kombination aus Ibuprofen und kortisonhaltigen Mitteln (bei Entzündungen, Immunreaktionen) vergrößert sich das Risiko für Magen-Darm-Geschwüre und -Blutungen erheblich.
- Die gemeinsame Anwendung mit selektiven Serotonin-Wiederaufnahmehemmern (SSRI, bei Depressionen) kann das Risiko für eine Magenblutung erhöhen.
- Wenn Sie Lithium einnehmen (bei manisch-depressiver Erkrankung) und zusätzlich Ibuprofen, kann der Lithiumblutspiegel so steigen, dass erhebliche unerwünschte Wirkungen eintreten.
- Wenn Ibuprofen gemeinsam mit Ciclosporin (bei rheumatoider Arthritis), Tacrolimus (nach Organtransplantationen) oder Methotrexat (bei rheumatoider Arthritis, Krebserkrankungen) angewendet wird, kann sich die Giftigkeit der letztgenannten Medikamente verstärken. Ist die gemeinsame Anwen-

dung unumgänglich, muss die Nierenfunktion sorgfältig beobachtet werden.

- Ibuprofen kann die blutgerinnungshemmende Wirkung von niedrigdosierter Azetylsalizylsäure beeinträchtigen und so die Schutzwirkung auf Herz und Kreislauf verringern. Wird diese Kombination längere Zeit beibehalten, sollte Ibuprofen frühestens eine halbe Stunde nach der Einnahme von Azetylsalizylsäure angewendet werden oder mindestens acht Stunden vorher. Eine andere Möglichkeit wäre, auf Diclofenac statt Ibuprofen auszuweichen.

▶ **Unbedingt beachten**

Ibuprofen kann die Wirkung von gerinnungshemmenden Mitteln wie Phenprocoumon und Warfarin sowie von Clopidogrel und Tiklopidin, die bei erhöhter Thrombosegefahr als Tabletten eingenommen werden, verstärken. Dadurch erhöht sich das Risiko für innere Blutungen. Näheres hierzu finden Sie unter »Mittel zur Blutverdünnung: verstärkte Wirkung« (→ Seite 11).

Ibuprofen kann – insbesondere zu Beginn der Behandlung – die Wirkung von Metformin, das bei Typ-2-Diabetes eingenommen wird, verstärken. Dann steigt das Risiko für die lebensbedrohliche Nebenwirkung von Metformin, eine Übersäuerung des Blutes (Laktazidose). Besonders gefährdet sind Menschen mit eingeschränkter Nierenfunktion.

Wechselwirkungen mit Speisen und Getränken

Es wird vermutet, dass eine größere Menge oder regelmäßiger Konsum von Alkohol die unerwünschten Wirkungen dieser Arzneistoffe auf den Magen verstärken kann. Dann steigt das Risiko für Magen- und Zwölffingerdarmgeschwüre und -blutungen.

Unerwünschte Wirkungen

Manche unerwünschten Wirkungen treten bei Menschen häufiger auf, die Asthma haben oder bei denen die Schleimhaut der Atemwege aufgrund einer Überempfindlichkeit leicht anschwillt. Darum sollten Menschen mit Asthma, Heuschnupfen oder Allergien die erste Dosis von Ibuprofen, wenn sie das Mittel zuvor noch nicht angewendet haben, unter ärztlicher Aufsicht einnehmen.

Bei Personen mit einer Nierenfunktionsstörung oder einer Herz-Kreislauf-Erkrankung und bei solchen, die entwässernde Mittel (Diuretika) einnehmen, ist das Risiko erhöht, dass sich vor allem in den Beinen Gewebewasser ansammelt (Ödeme).

Wenn Sie Ibuprofen längere Zeit anwenden, können Kopfschmerzen auftreten, die auf dem Medikament beruhen. Diese dürfen Sie nicht zu bekämpfen versuchen, indem Sie die Dosis des Mittels erhöhen. Vielmehr sollten Sie mit einem Arzt über eine geänderte Behandlung sprechen.

▶ **Keine Maßnahmen erforderlich**

Mehr als 10 von 100 Behandelten klagen über Magenbeschwerden mit Übelkeit und Sodbrennen und über Bauchschmerzen, Blähungen, Völlegefühl und Durchfall. Diese Beschwerden vergehen, wenn Sie das Medikament absetzen.

▶ **Muss beobachtet werden**

Bei bis zu 1 von 100 Personen treten Magengeschwüre auf, die mit oder ohne Schmerzen einhergehen können. Je nachdem, wie stark die Beschwerden sind, sollten Sie sich umgehend oder im Laufe des nächsten Tages an einen Arzt wenden.

Wenn die Mittel die Magenschleimhaut schädigen, kann es aus diesen Wunden immer mal wieder bluten. Das geronnene Blut färbt den Stuhl auffällig dunkel. Dann sollten Sie möglichst bald einen Arzt aufsuchen.

Etwa jeder Zehnte merkt von diesem anhaltenden geringfügigen Blutverlust jedoch nichts. Dann kann sich im Laufe der Zeit eine Blutarmut ausbilden. Sie äußert sich durch Konzentrationsschwäche, Kopfschmerzen, rasche Ermüdbarkeit, eventuell raue und rissige Haut sowie brüchige Nägel. Bei solchen Symptomen sollten Sie einen Arzt aufsuchen.

Etwa 1 von 10 000 Behandelten entwickelt eine Herzschwäche oder einen Nierenschaden (→ Seite 15). Ein Zeichen dafür können anschwellende Beine sein. Bei diesem Symptom sollten Sie sich an einen Arzt wenden.

Es können Ohrgeräusche und Schwindel auftreten. Wiederholen sich diese Symptome oder werden sie schlimmer, sollten Sie dies mit einem Arzt besprechen.

Ibuprofen kann die Blutbildung (→ Seite 14) beeinträchtigen. Das macht sich durch Müdigkeit und verminderte Leistungsfähigkeit bemerkbar. Sind derartige Beschwerden unerklärlich, halten sie länger als ein bis zwei Wochen an oder verschlimmern sie sich, sollten Sie einen Arzt kontaktieren.

Wenn die Haut sich verstärkt rötet und juckt, reagieren Sie vermutlich allergisch auf das Mittel. Bei 1 bis 2 von 100 Anwendern treten solche Reaktionen auf. Dann sollten Sie das Mittel absetzen. Sind die Hauterscheinungen (→ Seite 14) einige Tage später nicht deutlich abgeklungen, sollten Sie einen Arzt aufsuchen.

Die Mittel können Leberschäden (→ Seite 15) hervorrufen. Treten Übelkeit, Erbrechen und/oder dunkel gefärbter Urin auf und ist der Stuhl auffällig hell, sollten Sie einen Arzt aufsuchen.

▶ **Sofort zum Arzt**

Die Mittel können – insbesondere bei Dauertherapie – die Leber (→ Seite 15) auch schwer schädigen. Wenn sich die Haut gelb färbt – möglicherweise begleitet von starkem Juckreiz am ganzen Körper –, sollten Sie sofort einen Arzt aufsuchen.

Vereinzelt setzt Minuten bis Stunden nach der ersten Einnahme eine schwere allergische Reaktion (→ Seite 14) ein. Ihre Symptome sind starker Hautausschlag, Anschwellen der Schleimhaut des Kehlkopfs, Atemnot, Blutdruckabfall (Schwindel, Schwarzwerden vor den Augen), Herzjagen, Schock. In diesem Fall dürfen Sie das Arzneimittel keinesfalls mehr einnehmen. Vielmehr sollte sofort der Notarzt (Telefon 112) gerufen werden.

In Einzelfällen kann es aus einem Magengeschwür stark bluten, es kann sogar die Magenwand durchbrechen. Symptome dafür sind plötzlich einsetzende heftige Bauchschmerzen, die in den Rücken ausstrahlen, und eventuell das Erbrechen von Blut. Bei diesen Beschwerden müssen Sie sofort den Notarzt (Telefon 112) rufen.

Hinweise

Für Kinder und Jugendliche unter 18 Jahren

Kinder ab dem sechsten Lebensmonat können bis zu dreimal täglich 7,5 bis 10 Milligramm Ibuprofen pro Kilogramm Körpergewicht erhalten. Bei Kindern zwischen sechs und neun Jahren sollte die Einzeldosis nicht mehr als 200 Milligramm ausmachen, die Tageshöchstdosis liegt bei 600 Milligramm.

Für Schwangerschaft und Stillzeit

Jede Art von Migränemedikament sollte während der Schwangerschaft nur eingenommen werden, wenn es unvermeidlich ist. Für die Anwendung von Ibuprofen in der Schwangerschaft liegen zahlreiche Daten vor. Daraus wird die Empfehlung abgeleitet, dass Ibuprofen in den ersten sechs Schwangerschaftsmonaten für kurze Zeit angewendet werden kann.

Im letzten Schwangerschaftsdrittel dürfen Sie Ibuprofen nicht einnehmen. Durch das Mittel kann sich beim Kind die Verbindung zwischen Haupt- und Lungenschlagader vorzeitig schließen, was den Kreislauf des Kindes überlastet. Außerdem kann sich bei der Frau Wasser im Gewebe einlagern (Ödeme). Auch die Wehen können gehemmt und die Geburt dadurch verzögert werden.

In der Stillzeit können Sie Ibuprofen kurzzeitig anwenden, wenn Sie die empfohlene Dosierung nicht überschreiten.

Für ältere Menschen

Menschen im höheren Alter scheiden Ibuprofen verzögert aus. Für sie genügt eine geringere Dosis; andernfalls müssen sie mit vermehrten und schwereren unerwünschten Wirkungen rechnen. Vor allem Magenblutungen bis hin zum Magendurchbruch kommen bei ihnen häufiger vor als bei jüngeren Menschen.

Zur Verkehrstüchtigkeit

Ibuprofen beeinträchtigt die Verkehrstüchtigkeit normalerweise nicht. Wenn Sie aber schwere Kopfschmerzen bekommen, Ihnen schwindlig wird oder Sie müde werden, kann das Ihre Fähigkeit beeinträchtigen, ein Fahrzeug zu lenken, Maschinen zu bedienen und Arbeiten ohne sicheren Halt zu verrichten.

Phenazon

Migräne-Kranit, Migränin Phenazon

Seit mehr als 100 Jahren wird Phenazon als schmerzlinderndes Mittel gebraucht. Doch noch immer ist nicht ausreichend geklärt, welcher Mechanismus dem genau zugrunde liegt. Derzeit geht man davon aus, dass der Wirkstoff die Produktion von Prostaglandinen hemmt und im Gehirn schmerzstillend wirkt. Näheres hierzu finden Sie unter »Azetylsalizylsäure« (→ Seite 481).

Die schmerzlindernde Wirkung von Phenazon bei einem Migräneanfall wurde bisher nur in einer einzigen Studie belegt. Auch hinsichtlich seiner Risiken – insbesondere bei Anwendung über lange Zeit und sehr selten auftretender, aber bedrohlicher Nebenwirkungen – ist Phenazon nur schlecht untersucht. Vor allem um dieses Risiko besser einschätzen zu können, sind weitere Forschungsarbeiten erforderlich. Da es eine Vielzahl anderer Migräne-Wirkstoffe gibt, deren Eigenschaften gut dokumentiert sind, gelten Präparate mit Phenazon als »mit Einschränkung geeignet«.

Anwendung

Die Mittel gibt es als Zäpfchen und Tabletten. Die Zäpfchen sollen möglichst nach dem Stuhlgang in den Enddarm eingeführt werden. Damit das leichter gelingt, können sie in der Hand etwas erwärmt werden.

Etwa eine halbe Stunde nach der Anwendung von Phenazon sollten die Schmerzen deutlich nachlassen. Bei eingeschränkter Leberfunktion sollte Phenazon so gering wie möglich dosiert werden.

Achtung

Wird Phenazon öfter als zehn Tage im Monat eingenommen, können Dauerkopfschmerzen entstehen. Auch das Risiko für Schäden an den Nieren steigt.

Gegenanzeigen

Phenazon dürfen Sie nicht anwenden, wenn bei Ihnen die Bildung des roten Blutfarbstoffs schwerwiegend gestört ist (akut intermittierende Porphyrie).

Unter folgenden Bedingungen sollten Sie Phenazon nur nach Rücksprache mit einem Arzt einsetzen, wenn dieser Nutzen und Risiken der Anwendung sorgfältig abgewogen hat:

- Sie haben Nesselsucht, Asthma oder eine chronische Atemwegsinfektion oder Sie haben auf die Anwendung anderer Schmerz- oder Rheumamittel schon einmal überempfindlich reagiert. Dann besteht bei Anwendung von Phenazon ein erhöhtes Risiko für einen allergischen Schock mit Kreislaufversagen.
- Sie leiden an einer Blutbildungsstörung.

Wechselwirkungen mit Medikamenten

Wenn Sie Betablocker oder Kalziumantagonisten einnehmen (bei hohem Blutdruck, Herzkrankheiten), kann Phenazon langsamer ausgeschieden werden. Dann kann es länger wirken und die Gefahr von unerwünschten Wirkungen steigt.

Das Gleiche gilt, wenn Sie die Pille zur Empfängnisverhütung einnehmen.

Phenazon kann den Abbau von gerinnungshemmenden Mitteln wie Phenprocoumon und Warfarin, die bei erhöhter Thrombosegefahr als Tabletten eingenommen werden, beschleunigen. Wenn Sie Phenazon zusammen mit diesen Mitteln einnehmen, kann die Blutgerinnung weniger stark gehemmt sein als es notwendig ist. Dann kann das Herzinfarkt- und Schlaganfallrisiko, das durch diese Mittel gesenkt werden soll, wieder erhöht sein.

Unerwünschte Wirkungen

▶ **Muss beobachtet werden**

Wenn die Haut sich verstärkt rötet und juckt, reagieren Sie vermutlich allergisch auf das Mittel. Dann sollten Sie es absetzen. Sind die Hauterscheinungen (→ Seite 14) einige Tage später nicht deutlich abgeklungen, sollten Sie einen Arzt aufsuchen.

▶ **Sofort zum Arzt**

Wenn starker Hautausschlag, Juckreiz, Herzrasen, Atemnot, Schwäche und Schwindel auftreten, müssen Sie die Anwendung sofort stoppen und unverzüglich den Notarzt (Telefon 112) rufen. Es kann sich um eine lebensbedrohliche Allergie (→ Seite 14) handeln. Eine solche Überempfindlichkeit ist häufiger, wenn Sie unter Nesselsucht, chronischen Atemweginfektionen oder Asthma leiden.

Nierenschmerzen und eine verringerte Harnproduktion deuten auf eine Nierenschädigung (→ Seite 15) hin. Solche Symptome sollten Sie sofort zum Arzt führen.

Bei Fieber mit Halsschmerzen und Schüttelfrost sollten Sie sofort den Arzt informieren. Es können die ersten Symptome einer Blutbildungsstörung (→ Seite 14) sein. Besonders die Zahl der weißen Blutkörperchen, die bei der Infektionsabwehr eine wichtige Rolle spielen, können durch Phenazon abnehmen (Agranulozytose).

Hinweise

Für Kinder und Jugendliche unter 18 Jahren

Die Tabletten sollten bei Kindern unter zwölf Jahren, die Zäpfchen bei Kindern unter 15 Jahren nicht angewendet werden.

Für Schwangerschaft und Stillzeit

Phenazon darf während der Schwangerschaft und Stillzeit nicht angewendet werden.

Für ältere Menschen

Bei älteren Menschen kann Phenazon länger wirken als bei jüngeren. Daher sollten sie eine geringere Dosis einehmen.

Triptane

Almotriptan
Dolortriptan
Naratriptan
FORMIGRAN

Triptane gelten als Arzneimittel, die derzeit bei Migräne am besten wirksam sind. Der erste Wirkstoff dieser Gruppe war Sumatriptan. Mit ihm werden alle anderen verglichen. Sumatriptan ist verschreibungspflichtig. Die beiden Substanzen Almotriptan und Naratriptan sind jedoch ohne Rezept erhältlich.

Triptane beeinflussen das Migränegeschehen auf drei Wegen. Zum einen verengen sie die großen Blutgefäße im Gehirn. Dann hemmen sie die Freisetzung entzündungsfördernder Substanzen aus den Zellen eines Nervs, der sich durch den Kopf zieht und bei Migräne betroffen ist. Und zum Dritten blockieren sie die Übertragung der Schmerzempfindung im Gehirn.

Triptane können in jeder Phase des Migräneanfalls verwendet werden. Doch je früher sie eingesetzt werden, desto besser wirken sie. Almotriptan eignet sich besonders, wenn eine rasche Wirkung gewünscht ist, da seine schmerzstillende Wirkung etwa 30 Minuten nach der Einnahme einsetzt. Etwa zwei Stunden danach ist sie am stärksten. Almotriptan wirkt ähnlich stark wie Sumatriptan.

Naratriptan eignet sich dagegen eher für Menschen, deren Migräneattacken langsam einsetzen und lange anhalten. Bei ihm setzt die Schmerzlinderung langsamer ein als bei Almotriptan, hält dafür aber länger an. Insgesamt wirkt es wohl etwas schwächer als Sumatriptan, ist aber besser verträglich. Nach der Einnahme von Naratriptan kehren die Kopfschmerzen selten noch einmal zurück. Das kann die Gefahr verringern, durch häufigen Gebrauch einen Dauerkopfschmerz hervorzurufen.

Beide Medikamente dämpfen die bei Migräne häufig bestehende Empfindlichkeit gegenüber Licht und Lärm.

Beide Triptane werden als »geeignet« bewertet, um mittelschwere bis schwere Attacken zu behandeln, wenn Schmerzmittel nicht ausreichend wirksam sind oder nicht angewendet werden können. Zusätzliche Magen- und Schmerzmittel sind nicht notwendig, da die Mittel auch Begleitbeschwerden wie Übelkeit lindern.

Triptane wirken ausschließlich bei Migräne, nicht bei den häufiger vorkommenden Spannungskopfschmerzen. Anhand ihrer typischen Anzeichen und Beschwerden lässt sich Migräne von anderen Kopfschmerzarten aber gut abgrenzen.

Anwendung

Bei einer herannahenden Migräneattacke wenden Sie das Mittel so früh wie möglich an. Haben Sie keine Wirkung verspürt, ist es sinnlos, das Mittel bei derselben Attacke noch einmal einzusetzen. Lassen die Schmerzen jedoch nach, setzen aber nach mehreren Stunden erneut ein, hat das Arzneimittel für die Dauer des Anfalls nicht ausgereicht. Frühestens zwei Stunden nach der ersten Einnahme von Almotriptan beziehungsweise vier Stunden nach der von Naratriptan können Sie eine zweite Dosis anwenden. Innerhalb von 24 Stunden dürfen Sie nicht mehr als 25 Milligramm Almotriptan oder 5 Milligramm Naratriptan einnehmen. Das entspricht jeweils zwei Tabletten.

Weil nach zu häufiger Anwendung Dauerkopfschmerzen auftreten können, sollten Sie die Mittel höchstens an zehn Tagen pro Monat einnehmen.

Achtung

Gegenanzeigen

Unter folgenden Bedingungen dürfen Sie keine Triptane anwenden:

- Ihre Herzkranzgefäße werden nicht ausreichend mit Sauerstoff versorgt, zum Beispiel bei Angina Pectoris, Koronarspasmen, Herzinfarkt und erhöhtem Blutdruck.
- Sie leiden an Durchblutungsstörungen in den Händen (Raynaud-Krankheit) oder den Beinen (arterielle Verschlusskrankheit).
- Sie haben bereits einmal Symptome einer vorübergehenden Durchblutungsstörung der Hirngefäße (TIA) gehabt oder einen Schlaganfall erlitten.
- Sie haben eine spezielle Form von Migräne. Beispielsweise eine hemiplegische Migräne, die mit einer Aura und einer Bewegungsschwäche auf einer Körperseite einhergeht. Oder eine Basilarismigräne, bei der die Aurasymptome mit unbeholfenen und ungerichteten Bewegungen, Sprachstörungen, Ohrgeräuschen und Bewusstseinsstörungen einhergehen. Auch bei einer ophthalmoplegischen Migräne, bei der eine Augenmuskelschwäche auftritt, dürfen Triptane nicht angewendet werden.
- Almotriptan: Ihre Leberfunktion ist stark eingeschränkt.
- Naratriptan: Ihre Leber- oder Nierenfunktion ist gestört.

Die Mittel dürfen nicht zugleich mit Mutterkornalkaloid-Präparaten oder Mitteln, die sich von Mutterkornalkaloiden ableiten, angewendet werden. Mit diesen werden beispielsweise Migräne, niedriger Blutdruck und Parkinsonkrankheit behandelt.

Unter folgenden Bedingungen sollten Sie das Mittel nur nach Rücksprache mit einem Arzt einsetzen, der zudem Nutzen und Risiken der Anwendung besonders sorgfältig abgewogen hat:

- Sie weisen Risikofaktoren für Herz-Kreislauf-Erkrankungen auf. Zu diesen gehören ein nicht ausreichend behandelter Bluthochdruck, Diabetes, erhöhte Blutfettwerte, Rauchen und die Anwendung eines Nikotinpräparats, Übergewicht sowie eine familiäre Belastung für Herz-Kreislauf-Erkrankungen. Diese Vorsichtsmaßnahme gilt insbesondere für Männer über 40 Jahre und für Frauen nach den Wechseljahren.
- Sie reagieren allergisch auf Sulfonamide. Mit diesen Medikamenten werden bakterielle Infektionen, vor allem der Harnwege, behandelt.

Almotriptan: Wenn die Leber- und Nierenfunktion leicht bis mäßig stark eingeschränkt ist, muss ein Arzt Nutzen und Risiko der Einnahme besonders sorgfältig ge-

geneinander abwägen. Bei schwerer Nierenfunktionsstörung dürfen höchstens 12,5 Milligramm Almotriptan am Tag eingenommen werden. Das entspricht einer Tablette.

Wechselwirkungen mit Medikamenten

Wenn Sie noch andere Medikamente nehmen, ist zu beachten:

- Bei der gemeinsamen Anwendung von Almotriptan oder Naratriptan und Johanniskrautprodukten (bei depressiven Störungen) können Nebenwirkungen häufiger auftreten.
- Frauen, die zur Empfängnisverhütung ein hormonhaltiges Mittel verwenden, haben ein erhöhtes Schlaganfallrisiko, wenn Sie zugleich Naratriptan anwenden.

▶ Unbedingt beachten

In Kombination mit SSRI und MAO-Hemmern (beide bei Depressionen) können Triptane vereinzelt ein Serotonin-Syndrom auslösen. Dieses äußert sich durch Fieber, Desorientiertheit, Erregungszustände, steife, zuckende und verkrampfte Muskeln, kann sich bis zu Bewusstseinstrübung und Blutdruckabfall steigern und lebensbedrohlich werden. Bei entsprechenden Symptomen sollte der Arzt aufgesucht werden. Wird Naratriptan nicht mehr angewendet, bilden sich die Beschwerden innerhalb von 24 Stunden zurück.
Die Mittel dürfen nicht gemeinsam mit Produkten angewendet werden, die Mutterkornalkaloide und davon abgeleitete Substanzen enthalten. Diese werden zum Beispiel bei Migräne, niedrigem Blutdruck und Parkinsonkrankheit eingesetzt. Bei einer solchen Kombination können sich die Blutgefäße derart verengen, dass das Risiko vor allem für Schäden am Herzen ansteigt. Als Zeichen dafür können vermehrt Angina-Pectoris-Anfälle auftreten. Zwischen der Anwendung von Mutterkornalkaloiden und Almotriptan sollten mindestens sechs Stunden, zwischen Mutterkornalkaloiden und Naratriptan mindestens 24 Stunden Abstand liegen.

Unerwünschte Wirkungen

Wenn mehrere Monate lang an mehr als zehn Tagen im Monat Triptane eingenommen werden, können sie einen Dauerkopfschmerz auslösen. Häufen sich die Migräneattacken, besprechen Sie das mit einem Arzt. Ohne seine Zustimmung sollten Sie Triptane keinesfalls häufiger einnehmen. Es kann sein, dass sich eine Abhängigkeit entwickelt.

▶ Keine Maßnahmen erforderlich

In verschiedenen Körperteilen kann sich ein Wärmegefühl entwickeln, Sie können verstärkt schwitzen. Bei 1 von 1 000 Personen können sich die Gliedmaßen unangenehm und schwer anfühlen.
Der Mund kann trocken sein.

▶ Muss beobachtet werden

Bei 1 von 1 000 Behandelten steigt der Blutdruck an. Wenn Sie ohnehin hohen Blutdruck haben, sollten Sie ihn öfter messen und Veränderungen mit einem Arzt besprechen.
Bei mehr als 1 von 100 Behandelten stellen sich Übelkeit, Erbrechen und Durchfall ein.
Ebenso viel Personen sind müde und benommen, empfinden Schwindel (→ Seite 14) und klagen über ein gestörtes Empfinden in den Gliedmaßen. Dieses sollten Sie mit einem Arzt besprechen.
Auch von Hörstörungen, wie Pfeifen und schlechtem Hören, sollten Sie ihm berichten.
Bei mehr als 1 von 100 Personen treten Muskel- oder Gelenkschmerzen auf.
Bei weniger als 1 von 10 000 Behandelten färbt sich aufgrund von Durchblutungsstörungen die Haut an Beinen und Armen bläulich oder weißlich. Dann sollten Sie einen Arzt aufsuchen.
Bei 1 bis 10 von 10 000 Behandelten rötet sich die Haut und juckt. Ebenso häufig rötet sich das Gesicht und schwillt an. Dann reagieren Sie vermutlich allergisch auf den Wirkstoff. Bei solchen Hauterscheinungen (→ Seite 14) sollten Sie einen Arzt aufsuchen.

▶ Sofort zum Arzt

Wenn starker Hautausschlag, Juckreiz, Herzrasen, Atemnot, Schwäche und Schwindel auftreten, müssen Sie die Anwendung sofort beenden und unverzüglich den Notarzt (Telefon 112) rufen, weil es sich um eine lebensbedrohliche Allergie (→ Seite 14) handeln kann. Eine derartige Reaktion tritt bei 1 von 1 000 behandelten Personen auf.
Bei Herzschmerzen (Angina Pectoris), Engegefühl in der Brust, Herzrasen und Schwindel (→ Seite 14) rufen Sie am besten sofort einen Arzt. Es kann sich um einen Herzinfarkt handeln. Da Triptane die Blutgefäße verengen, sind Menschen mit koronarer Herzkrankheit besonders gefährdet.
Bei Sprachstörungen, Sehstörungen unterschiedlicher Art, Taubheit und Lähmungen sollten Sie sofort einen Arzt rufen. Es kann sich um einen Schlaganfall handeln, bei dem ein Blutgefäß im Kopf nicht mehr durchgängig ist.

Hinweise

Für Kinder und Jugendliche unter 18 Jahren

Über die Anwendung bei Kindern und Jugendlichen unter 18 Jahren gibt es keine ausreichenden Erkenntnisse. Sie sollten daher weder mit Almotriptan noch mit Naratriptan behandelt werden. Kinder über zwölf Jahre, deren Migräne so belastend ist, dass die Anwendung eines Triptans notwendig erscheint, können Sumatriptan oder Zolmitriptan in Form eines Nasensprays anwenden. Diese Mittel sind allerdings verschreibungspflichtig.

Für Schwangerschaft und Stillzeit

Ist in der Schwangerschaft eine medikamentöse Behandlung mit Triptanen unbedingt erforderlich, sollte am ehesten Sumatriptan angewendet werden. Mit ihm liegen die meisten Erfahrungen vor. Auch in der Stillzeit sollte Sumatriptan bevorzugt werden. Dieses Triptan ist allerdings verschreibungspflichtig.

Haben Sie in der Frühschwangerschaft Triptane angewendet, wird zu einer speziellen Ultraschalluntersuchung geraten, um die Organentwicklung des Kindes zu kontrollieren.

Bei einmaliger Anwendung von Almotriptan oder Naratriptan in der Stillzeit brauchen Sie das Stillen nicht zu unterbrechen.

Für ältere Menschen

Wie sich Triptane bei Menschen über 65 Jahre auswirken, ist nicht ausreichend dokumentiert. Vorsichtshalber sollten sie keine Triptane anwenden.

Zur Verkehrstüchtigkeit

Wenn Sie sich benommen, müde oder schwindlig fühlen oder schlecht sehen, sollten Sie kein Fahrzeug lenken, keine Maschinen bedienen und keine Arbeiten ohne sicheren Halt verrichten.

Kombination: Zwei Schmerzmittel + Koffein

Azetylsalizylsäure + Parazetamol + Koffein
Thomapyrin INTENSIV

Azetylsalizylsäure (→ Seite 481) und Parazetamol (→ Seite 596) wirken schmerzstillend. Beide Wirkstoffe miteinander zu kombinieren steigert die therapeutische Wirksamkeit jedoch nicht zuverlässig. Stattdessen können die unerwünschten Wirkungen beider Substanzen auftreten.

Darüber hinaus enthält dieses Präparat Koffein. Koffein wird aus dem Magen schnell ins Blut aufgenommen und gelangt ins zentrale Nervensystem. Es belebt, steigert die Aufmerksamkeit und regt die Atmung an. Kombiniert mit Schmerzwirkstoffen, soll es die schmerzstillende Wirkung verstärken. Die belebende Wirkung des Koffeins kann aber dazu verleiten, solche Mittel öfter und länger einzunehmen, als es angeraten ist. Bei Dauergebrauch lässt die erwünschte Wirkung nach, sodass die Dosis möglicherweise weiter erhöht wird. Damit steigt das Risiko für Nierenschäden. Darüber hinaus nimmt das Risiko für unerwünschte Wirkungen zu, je mehr Wirkstoffe kombiniert werden.

Solche Kombinationen werden als »wenig geeignet« bewertet, auch wenn ihre schmerzstillende Wirkung nicht infrage steht. Mittel mit einem einzelnen Schmerzwirkstoff sind vorzuziehen. Diese Aussage ändert sich auch nicht nach der kürzlich veröffentlichten, aufwendigen Studie, die die Sinnhaftigkeit der Dreierkombination bei der Behandlung akuter Schmerzen zeigen sollte. Abgesehen von methodischen Mängeln, die die Ergebnisse dieser Studie grundsätzlich infrage stellen, bleibt die Frage nach der Langzeitverträglichkeit weiterhin offen. Des Weiteren wurde nicht untersucht, warum zwei verschiedene Schmerzstoffe anstelle eines Einzelwirkstoffs verwendet werden sollen. Gegenüber Mitteln mit nur einem Schmerzwirkstoff hat die Kombination keinen größeren therapeutisch relevanten Nutzen.

Anwendung

Die Tabletten sollen im Verlauf einer Mahlzeit geschluckt und dazu mindestens ein Glas Wasser getrunken werden.

Hinweise zur Vermeidung einer Überdosierung des Inhaltsstoffs Parazetamol finden Sie unter »Parazetamol-Vergiftung« (→ Seite 596).

Achtung

Wird dieses Kombinationsmittel öfter als zehn Tage im Monat eingenommen, können Dauerkopfschmerzen entstehen. Auch das Risiko für Schäden an den Nieren steigt.

Während der letzten drei Tage vor einer Zahnbehandlung oder einer geplanten Operation sollten Sie dieses Mittel nicht einnehmen, da sich die Zeit, bis das Blut gerinnt, erheblich verlängern kann.

Gegenanzeigen

Unter folgenden Bedingungen dürfen Sie dieses Mittel nicht nehmen:

- Sie haben oder hatten ein Magen- oder Zwölffingerdarmgeschwür.
- Sie haben eine schwere Herzschwäche, die nicht ausreichend behandelt werden kann.
- Nach der Anwendung von Salizylaten oder NSAR haben Sie bereits einmal einen Asthmaanfall erlitten, allergische Hautreaktionen oder einen allergischen Schnupfen gehabt. Dann sind nach der Anwendung von ASS die gleichen Reaktionen zu befürchten.

- Sie neigen aufgrund einer Veranlagung oder Krankheit zu Blutungen oder nehmen gerinnungshemmende Mittel (bei erhöhter Thrombosegefahr) ein.
- Sie nehmen Methotrexat (bei entzündlichem Rheuma, Krebserkrankungen) in einer Dosierung von mehr als 15 Milligramm pro Woche ein.
- Aufgrund seines Anteils an Parazetamol darf das Mittel nicht eingesetzt werden, wenn die Leberfunktion erheblich eingeschränkt ist. Das kann zum Beispiel bei Alkoholmissbrauch und Leberentzündungen vorkommen. Dann kann Parazetamol stärker wirken, sodass eine sonst ungefährliche Dosis bereits zu Vergiftungserscheinungen führen kann.

Unter folgenden Bedingungen sollten Sie das Mittel nur nach Rücksprache mit einem Arzt einsetzen, der zudem Nutzen und Risiken der Anwendung besonders sorgfältig abgewogen hat:

- Sie haben einen Nierenschaden.
- Die Funktion Ihrer Leber ist gestört.
- Sie haben Asthma oder Nasenpolypen oder neigen zu Allergien.
- Sie haben eine Überfunktion der Schilddrüse.
- Sie leiden an innerer Unruhe und Schlaflosigkeit.
- Sie leiden unter Herzrhythmusstörungen, bei denen das Herz sehr schnell schlägt.

Wechselwirkungen mit Medikamenten

Wenn Sie noch andere Medikamente nehmen, ist zu beachten:

- Werden diese Produkte zusammen mit nichtsteroidalen Antirheumatika (bei Schmerzen, Fieber, Gelenkerkrankungen) angewendet, steigt das Risiko für Schäden am Magen.
- Kortisonhaltige Mittel können bei innerlicher Anwendung die schädliche Wirkung des ASS-Anteils in den Tabletten auf den Magen verstärken. Dadurch steigt das Risiko für Blutungen.
- Durch den ASS-Anteil in den Tabletten können Methotrexat (bei entzündlichem Rheuma, Krebserkrankungen) und Lithium (bei manisch-depressiver Erkrankung) erheblich stärker wirken.
- Der ASS-Anteil in den Tabletten kann die Wirkung von Phenytoin und Valproinsäure (bei Epilepsien) verstärken. Nehmen Sie das Mittel nur ab und zu ein, ist das Problem gering. Dauert die Behandlung länger als ein paar Wochen, steigt das Risiko für unerwünschte Wirkungen der Epilepsiemittel. Eventuell muss der Arzt dann die Konzentration des Epilepsiemittels im Blut bestimmen und die Dosierung entsprechend verringern.
- Durch den ASS-Anteil in den Tabletten kann sich die Wirkung von blutdrucksenkenden Mitteln vermindern.
- Durch selektive Serotoninwiederaufnahmehemmer (SSRI, bei Depressionen) können sich die unerwünschten Wirkungen von ASS auf den Magen und die Blutgerinnung verstärken. Bei einem erhöhten Risiko für Magenblutungen sollten Sie diese Kombination vermeiden.
- Folgende Medikamente können die Leber empfindlicher für die schädliche Wirkung dieses Kombinationsmittels machen: Phenobarbital, Phenytoin und Carbamazepin (bei Epilepsien), Isoniazid und Rifampizin (bei Tuberkulose).
- Wenn Sie mit der Pille verhüten, Cimetidin (bei Magen- und Zwölffingerdarmgeschwüren) oder Chinolone (bei bakteriellen Infektionen) einnehmen, kann Koffein länger wirken.
- Durch Koffein kann Theophyllin (bei Asthma) länger wirken.
- Die Wirkung von Schilddrüsenhormonen und Substanzen, die auf das Herz anregend wirken (z. B. Ephedrin in Erkältungsmitteln), wird durch Koffein verstärkt. Das Herz kann dann noch schneller schlagen.

▶ **Unbedingt beachten**

Der ASS-Anteil in den Tabletten verstärkt die Wirkung der gerinnungshemmenden Mittel Phenprocoumon und Warfarin, die bei erhöhter Thrombosegefahr als Tabletten eingenommen werden. Dadurch erhöht sich das Risiko für innere Blutungen. Diese Wechselwirkung ist von der ASS-Dosierung abhängig. Bei der ASS-Menge, die für eine Schmerzbehandlung notwendig ist, ist sie besonders ausgeprägt. Wenn Sie die genannten Wirkstoffe einnehmen, dürfen Sie daher ASS nicht gleichzeitig als Schmerzmittel anwenden. Näheres hierzu unter »Mittel zur Blutverdünnung: verstärkte Wirkung« (→ Seite 11).

Wenn der ASS-Anteil in den Tabletten insgesamt die Menge von 1 Gramm pro Tag übersteigt, kann dies die Wirkung von Sulfonylharnstoff-Tabletten (bei Typ-2-Diabetes) verstärken. Dann werden Unterzuckerungen wahrscheinlicher. Näheres hierzu unter »Mittel zur Blutzuckersenkung: verstärkte Wirkung« (→ Seite 11).

Wechselwirkungen mit Speisen und Getränken

Größere Mengen oder regelmäßiger Konsum von Alkohol können die unerwünschten Wirkungen des Mittels verstärken. Wegen des ASS-Anteils in den Tabletten steigt dann das Risiko für Magen- und Zwölffingerdarmgeschwüre und -blutungen. Für die Giftwirkung des Parazetamol-Anteils in den Tabletten wird die Leber empfindlicher.

Unerwünschte Wirkungen

▸ **Keine Maßnahmen erforderlich**

Es können Magenschmerzen, Aufstoßen, Übelkeit und Durchfall auftreten. Wenn Sie das Schmerzmittel absetzen, legen sich diese Beschwerden wieder.

Aufgrund des Parazetamol-Anteils in den Tabletten kann sich bei Fieber das Schwitzen verstärken.

Der Anteil an Koffein kann Schlaflosigkeit, Unruhe, Herzrasen und Zittern hervorrufen. Werden koffeinhaltige Präparate nach längerem Gebrauch abgesetzt, können Kopfschmerzen, Müdigkeit und Nervosität auftreten.

▸ **Muss beobachtet werden**

Halten die beschriebenen Magenbeschwerden an, sollten Sie sich an einen Arzt wenden. Es kann sein, dass sich ein Magengeschwür gebildet hat.

Schäden in der Magenschleimhaut und Magengeschwüre können auch vorkommen, ohne Schmerzen zu bereiten. Aus solchen Stellen kann es immer mal wieder bluten. Das geronnene Blut färbt den Stuhl auffällig dunkel. Dann sollten Sie möglichst bald einen Arzt aufsuchen.

Ein anhaltender geringfügiger Blutverlust kann auch unbemerkt bleiben. Dann kann sich im Laufe der Zeit eine Blutarmut ausbilden. Sie äußert sich durch Konzentrationsschwäche, Kopfschmerzen, rasche Ermüdbarkeit, eventuell raue und rissige Haut sowie brüchige Nägel. Bei solchen Symptomen sollten Sie ebenfalls einen Arzt aufsuchen.

Durch den ASS-Anteil in den Tabletten verlängert sich die Zeit, bis das Blut gerinnt. Dann blutet es zum Beispiel nach einem Schnitt in den Finger länger als sonst. Bemerken Sie kleine rote Punkte in der Haut, kann es sich um Einblutungen handeln, die der Arzt beurteilen sollte.

Wenn die Haut sich verstärkt rötet und juckt, reagieren Sie vermutlich auf einen Bestandteil des Mittels allergisch. Dann sollten Sie es absetzen. Sind die Hauterscheinungen (→ Seite 14) einige Tage später nicht deutlich abgeklungen, sollten Sie einen Arzt aufsuchen.

Aufgrund des Parazetamol-Anteils in den Tabletten kann das Mittel Leberschäden (→ Seite 15) hervorrufen. Treten Übelkeit, Erbrechen und/oder dunkel gefärbter Urin auf und ist der Stuhl auffällig hell, sollten Sie einen Arzt rufen.

▸ **Sofort zum Arzt**

Wenn starker Hautausschlag, Juckreiz, Herzrasen, Atemnot, Schwäche und Schwindel auftreten, müssen Sie die Einnahme sofort stoppen und unverzüglich den Notarzt (Telefon 112) rufen, weil es sich um eine lebensbedrohliche Allergie (→ Seite 14) handeln kann. Eine solche Überempfindlichkeit tritt bei Menschen häufiger auf, die unter Nasenpolypen, Nesselsucht oder Asthma leiden, und die auf Alkohol, Farbstoffe oder Lebensmittelzusätze allergisch reagieren.

Wenn plötzlich heftige Bauchschmerzen einsetzen, die bis in den Rücken ausstrahlen, oder wenn Sie sogar Blut erbrechen, ist davon auszugehen, dass es aus einem Magengeschwür stark blutet. Möglicherweise hat es auch die Magenwand durchbrochen. Dann müssen Sie sofort den Notarzt (Telefon 112) rufen. Derartig schwere Nebenwirkungen können selbst dann auftreten, wenn Sie täglich nur 100 Milligramm ASS einnehmen.

Wenn Sie grippeartige Beschwerden haben, sich längere Zeit abgeschlagen und müde fühlen und Halsschmerzen und Fieber auftreten, kann es sich um eine Blutbildungsstörung (→ Seite 14) handeln, die bedrohlich werden kann. Sie müssen dann umgehend den Arzt aufsuchen, damit er das Blutbild kontrollieren kann.

Hörstörungen, Ohrgeräusche, Schwindel und Zustände wie im Delirium (Bewusstseinsstörungen, keine zeitliche und räumliche Orientierung, das Sehen von Trugbildern, Schwitzen, Zittern und Unruhe) lassen vermuten, dass ASS zu hoch dosiert wurde. In diesem Fall sollten Sie sich sofort an einen Arzt wenden.

Anhaltende Nierenschmerzen, eine plötzlich verringerte Urinmenge oder Blut im Urin sollten Sie sofort zum Arzt führen. Es besteht der Verdacht, dass die regelmäßige Einnahme von Schmerzmitteln eine Schmerzmittel-Niere ausgelöst hat, die zum Nierenversagen (→ Seite 15) führen kann. Ab welcher Menge ein solcher Nierenschaden entsteht, ist noch nicht sicher. Er wird aber wahrscheinlich, wenn die Nierendurchblutung verringert ist. Das ist vor allem dann der Fall, wenn mehrere Schmerzmittel kombiniert eingenommen werden.

Das Mittel kann die Leber (→ Seite 15) auch schwer schädigen. Wenn sich die Haut gelb färbt – möglicherweise begleitet von starkem Juckreiz am ganzen Körper –, sollten Sie sofort einen Arzt aufsuchen.

Hinweise

Für Kinder und Jugendliche unter 18 Jahren

Kinder unter zwölf Jahren sollten keine Mittel mit Azetylsalizylsäure bekommen. Vor allem wenn sie einen Virusinfekt wie Grippe oder Windpocken haben, besteht das seltene Risiko, dass ASS ein Reye-Syndrom auslöst, bei dem schwere Leber- und Hirnschäden möglich sind. Erstes Symptom ist langanhaltendes Erbrechen. Später ist das Kind nur noch schlecht ansprechbar und hat Zustände wie im Delirium (Bewusstseinsstörungen, keine zeitliche und räumliche Orientierung, das Sehen von Trugbildern, Schwitzen, Zittern und Unruhe). Rufen Sie bei solchen Anzeichen sofort den Arzt. Diese Nebenwirkung kann zum Tod führen.

Für Schwangerschaft und Stillzeit

Jede Art von Migränemedikament sollte während der Schwangerschaft nur eingenommen werden, wenn es unvermeidlich ist. Zur Akutbehandlung werden derzeit Ibuprofen und Parazetamol empfohlen, da mit diesen Mitteln die meisten Erfahrungen vorliegen. Ibuprofen darf allerdings nur in den ersten sechs Schwangerschaftsmonaten angewendet werden. Bei Parazetamol (→ Seite 596) ist die aktuelle Diskussion zu beachten.

Bei beiden Substanzen müssen die Grenzen der Dosierung strikt eingehalten werden und sie dürfen nur wenige Tage lang eingenommen werden.

Kombinationsschmerzmittel sollten Sie weder in der Schwangerschaft noch in der Stillzeit einnehmen.

Für ältere Menschen

Bei Menschen über 60 Jahre ist das Risiko für Magen-Darm-Blutungen besonders groß. Bei jedem zweiten über 70-Jährigen wird Azetylsalizylsäure, die ein Bestandteil dieses Kombinationspräparats ist, verzögert abgebaut und ausgeschieden. Für diese Personen genügt eine geringere Dosis; andernfalls müssen sie mit vermehrten und schwereren unerwünschten Wirkungen rechnen. Da aber kaum jemand weiß, ob er zu diesem Personenkreis gehört, empfiehlt es sich für ältere Menschen, von diesem Mittel generell eine geringere Dosis einzunehmen oder ein magenverträglicheres Schmerzmittel zu wählen.

Migräne

Handelsname Darreichungsform	**Zusammensetzung pro 1 ml/1 g oder wie angegeben bzw. pro abgeteilte Einheit**	**Unverb. Preis in Euro/kleinste Packung**	**Bewertung**
Hinweise zu den Tabellenspalten → Seite 32, zur Auswahl der Arzneimittel → Seite 27, zur Grundlage der Bewertung → Seiten 27, 31			
Aktren spezial Weichkapseln	**Ibuprofen** 400 mg	5,97/10 Stück	**Geeignet** beim Migräneanfall. → Seite 483
ASPIRIN MIGRÄNE Brausetabletten	**Azetylsalizylsäure** 500 mg	6,63/12 Stück	**Geeignet** beim Migräneanfall. → Seite 481
Dolormin Migräne Filmtabletten	**Ibuprofen, DL-Lysinsalz** 684 mg (entspricht 400 mg Ibuprofen)	6,40/10 Stück	**Geeignet** beim Migräneanfall. → Seite 483
Dolortriptan bei Migräne Filmtabletten	**Almotriptan** 12,5 mg	9,97/2 Stück	**Geeignet** bei einem mittelschweren bis schweren Migräneanfall, wenn Schmerzmittel nicht ausreichen oder nicht angewendet werden können. → Seite 487
EUDORLIN Migräne Filmtabletten	**Ibuprofen** 400 mg	3,99/10 Stück	**Geeignet** beim Migräneanfall. → Seite 483
FORMIGRAN 2,5 mg Filmtabletten Filmtabletten	**Naratriptan** 2,5 mg	9,97/2 Stück	**Geeignet** bei einem mittelschweren bis schweren Migräneanfall, wenn Schmerzmittel nicht ausreichen oder nicht angewendet werden können. → Seite 487
IBU-ratiopharm Lysinat Schmerztabletten 500 mg Filmtabletten	**Ibuprofen, DL-Lysinsalz** 500 mg (entspricht 292,6 mg Ibuprofen)	3,80/10 Stück	**Geeignet** beim Migräneanfall. → Seite 483
Migräne-Kranit 500 mg Tabletten Tabletten	**Phenazon** 500 mg	4,97/10 Stück	**Mit Einschränkung geeignet** beim Migräneanfall. Die therapeutische Wirksamkeit von Phenazon bei Migräne wurde bisher nur in einer einzigen Studie gezeigt. Die möglichen Risiken sind im Vergleich zu geeigneten Schmerzmitteln weiterhin schlecht untersucht. Es stehen besser zu beurteilende und geeignete Schmerzmittel zur Verfügung. → Seite 486
Migräne-Kranit 500 mg Zäpfchen Zäpfchen	500 mg	10,98/10 Stück	

Migräne Fortsetzung

Handelsname Darreichungsform	**Zusammensetzung pro 1 ml/1 g oder wie angegeben bzw. pro abgeteilte Einheit**	**Unverb. Preis in Euro/kleinste Packung**	**Bewertung**
Hinweise zu den Tabellenspalten → Seite 32, zur Auswahl der Arzneimittel → Seite 27, zur Grundlage der Bewertung → Seiten 27, 31			
Migränin 400 mg Ibuprofen überzogene Tabletten	**Ibuprofen** 400 mg	4,95/12 Stück	**Geeignet** beim Migräneanfall. → Seite 483
Migränin Phenazon 500 mg Tabletten Tabletten	**Phenazon** 500 mg	7,40/20 Stück	**Mit Einschränkung geeignet** beim Migräneanfall. Die therapeutische Wirksamkeit von Phenazon bei Migräne wurde bisher nur in einer einzigen Studie gezeigt. Die möglichen Risiken sind im Vergleich zu geeigneten Schmerzmitteln weiterhin schlecht untersucht. Es stehen besser zu beurteilende und geeignete Schmerzmittel zur Verfügung. → Seite 486
Spalt MIGRÄNE Weichkapseln	**Ibuprofen** 400 mg	6,50/10 Stück	**Geeignet** beim Migräneanfall. → Seite 483
Thomapyrin INTENSIV Tabletten	**Azetylsalizylsäure** 250 mg + **Parazetamol** 250 mg + **Koffein** 50 mg	6,32/20 Stück	**Wenig geeignet** beim Migräneanfall. Nicht sinnvolle Kombination. Die Kombination aus ASS und Parazetamol bietet keinen zusätzlichen therapeutischen Vorteil, birgt aber die Gefahr zusätzlicher unerwünschter Wirkungen. Koffein kann den Missbrauch fördern. Mittel mit nur einem Wirkstoff sind vorzuziehen. → Seite 490

Neuropathien

Als Neuropathie werden Veränderungen an den Nerven bezeichnet, die unterschiedliche Ursachen haben und oft Schmerzen (Neuralgie) oder Empfindungsstörungen hervorrufen. Von Polyneuropathie spricht man, wenn mehrere Nerven betroffen sind, und zwar vor allem die Nerven beider Beine. Zu den Neuropathien gehören auch Nervenentzündungen, in der Fachsprache als Polyneuritiden bezeichnet. Sie sind durch ein entzündliches, die Nerven veränderndes Geschehen gekennzeichnet.
Bei einer Neuralgie tritt der Schmerz immer in dem Gebiet auf, das der betroffene Nerv versorgt. So ruft eine Trigeminusneuralgie, bei der üblicherweise zunächst der zweite oder dritte Ast des Trigeminusnervs von der Veränderung betroffen ist, beispielsweise Schmerzen auf nur einer Seite des Gesichts hervor.
Die Schmerzen bei Neuropathien gehen von den Nervenzellen selbst oder ihren Fortsätzen aus, die verändert, geschädigt oder abgestorben sind. Derartige nervenbedingte Schmerzen können zu komplizierten Langzeitfolgen führen: Die Nerven ändern ihre Funktion, die Reizleitung einzelner Nervenfasern verändert sich und die Schmerzen werden im Gehirn anders verarbeitet als vorher.

Anzeichen und Beschwerden

Die bei Neuropathien veränderten Nervenfunktionen äußern sich durch eine gestörte Empfindungsfähigkeit und Schmerzen. Infolge der gestörten Empfindungsfähigkeit kann es vor allem in Füßen und Händen, Beinen und Armen kribbeln. Sie können sich ungewöhnlich kalt oder warm anfühlen. Die Schmerzen erscheinen manchen Menschen brennend und anhaltend, bei anderen schießt der Schmerz blitzartig ein und vergeht bald wieder. Die Schmerzen, die von den Randbereichen des Körpers wie Händen und Füßen ausgehen, bezeichnen Mediziner als periphere neuropathische Schmerzen. Eine typische Erkrankung, die diese Art von Symptomen hervorruft, ist die diabetische Polyneuropathie, eine Spätfolge des Diabetes, bei der viele Nerven geschädigt sind. Wenn Gefühlsnerven (sensible Nerven) betroffen sind, werden trotz der Schmerzen weder Berührung noch Schmerz oder Temperaturänderungen ausreichend wahrgenommen.
Sind von der Neuropathie Nerven betroffen, die Bewegungsabläufe steuern (motorische Nerven), können Lähmungserscheinungen und Muskelschwund auftreten. Betrifft die Neuropathie Teile des Nervensystems, die nicht vom Willen gesteuert werden (autonome oder vegetative Nerven), kann die Hautdurchblutung gestört

sein, im Gewebe kann sich Flüssigkeit ansammeln (Ödeme) und es können Blasen-, Darm- und Sexualstörungen auftreten.

Ursachen

Als Ursachen für die Schädigung einzelner Nerven kommen Druckschäden oder Unfallfolgen (z. B. Zerrungen, Prellungen) infrage, die sich auf die Nervenfunktion auswirken und so eine Neuropathie auslösen können.
Zu den Ursachen von Polyneuropathien zählen Stoffwechselkrankheiten wie Diabetes und Nierenversagen, Schädigungen durch Alkohol (→ nebenstehend) und Medikamente. Beispielsweise können Nitrofurantoin (bei Harnweginfektionen), manche Antibiotika (bei bakteriellen Infektionen) sowie Mittel gegen Virusinfektionen, Mittel bei Krebs und Vitamin B_6 in hoher Dosierung Neuropathien auslösen.
Auch infolge von Infektionen kann es Neuropathien geben. Ein Beispiel sind die langanhaltenden Schmerzen nach einer Gürtelrose, die wiederum auf einer Infektion mit Herpesviren beruht. Die durch Zeckenbiss übertragenen Borrelien verursachen die Lyme-Borreliose, die in der Folge zu Nervenschäden führen kann. Zu den Immunerkrankungen wird das Guillain-Barré-Syndrom gerechnet, bei dem die Nervenschädigungen so weit fortschreiten können, dass sogar Lähmungen der Atemmuskulatur möglich sind.
Nur selten sind mangelnde Durchblutung, unzureichende Ernährung, Gifte wie Blei und Thallium oder eine Strahlenbehandlung die Ursache der Nervenstörung.

Vorbeugung

Manchen Neuropathien lässt sich vorbeugen, indem die Ursache abgestellt wird. Alkohol lässt sich meiden, problematische Medikamente können durch andere ersetzt werden. Eine diabetesbedingte Polyneuropathie wird weniger wahrscheinlich, wenn die Grundkrankheit Diabetes bestmöglich behandelt wird. Dazu gehören eine angepasste Ernährung und reichlich körperliche Aktivität und wenn das nicht genügt, eine angemessene Behandlung mit Medikamenten zum Einnehmen und/oder Insulin.

Allgemeine Maßnahmen

Bei alkoholbedingten Schäden ist Abstinenz die Grundvoraussetzung für eine Besserung. Auch bei einer Neuropathie, die sich aus anderen Gründen entwickelt hat, sollte Alkohol nur in Maßen konsumiert werden.
Das Karpaltunnelsyndrom – eine neuropathische Schmerzerkrankung der Hand – beruht auf einem eingeklemmten Nerv. Hier kann manchmal eine Operation den Nerv befreien, sodass die Schmerzen vergehen.

Nervenschäden durch Alkohol

Durch einen über längere Zeit erheblichen Alkoholkonsum kann sich ein Vitamin-B-Mangel entwickeln. Dafür gibt es verschiedene Gründe. Zum einen geht ein Alkoholmissbrauch häufig mit einer mangelhaften und ungesunden Ernährung einher, die nicht genügend Vitamine enthält. Zum anderen schädigt Alkohol die Schleimhaut des Magen-Darm-Traktes, sodass der Körper Vitamine nicht mehr vollständig aufnehmen kann. Da bei hohem Alkoholkonsum zudem eine größere Menge B-Vitamine gebraucht wird als sonst, kann sich ein Vitamin-B-Mangel entwickeln. Von den Symptomen eines Vitamin-B-Mangels sind vor allem die Nerven betroffen, die Arme und Beine versorgen. Die Mehrzahl aller Polyneuropathien beruht allerdings auf der schädigenden (toxischen) Wirkung des Alkohols selbst.

Wann zum Arzt?

Nervenbedingte Beschwerden müssen ärztlich abgeklärt werden. Erst wenn die Ursache bekannt ist, kann über eine geeignete Therapie nachgedacht werden.

Behandlung mit Medikamenten

Je nach Ursache wird bei neuropathischen Beschwerden unterschiedlich vorgegangen. Ein nachgewiesener Vitamin-B-Mangel zum Beispiel bei Alkoholmissbrauch macht Medikamente erforderlich, die den Mangel beheben.
Bei diabetischer Polyneuropathie besteht die Basisbehandlung darin, den Blutzucker möglichst im normalen Bereich zu halten. Die Schmerzen kann man versuchen, mit Metamizol oder Parazetamol zu lindern. Ist das Ergebnis jedoch nach zwei bis vier Wochen nicht zufriedenstellend, kann diese Behandlung abgebrochen werden.
Die Schmerzen nach einer Gürtelrose können sich innerhalb von Wochen bis Monaten ohne jede Therapie bessern. Zwar kann auch hier versucht werden, ob Schmerzmittel hilfreich sind, doch in aller Regel lassen sich diese wie andere nervenbedingte Schmerzen mit »gewöhnlichen« Schmerzmitteln, wie Azetylsalizylsäure, Ibuprofen, Metamizol oder Parazetamol, nicht ausreichend lindern.
Für die Behandlung von neuropathischen Schmerzen werden vielmehr Mittel erfolgreich eingesetzt, deren Hauptanwendungsgebiet andere Krankheiten sind. Sehr gut belegt ist beispielsweise die therapeutische Wirksamkeit von Amitriptylin, das sonst bei Depressionen einge-

setzt wird. Auch Carbamazepin, Gabapentin sowie Pregabalin, Mittel zur Behandlung von Epilepsien, werden bei neuropathischen Schmerzen erfolgreich eingesetzt. Mit ihnen lässt sich die Schmerzintensität im Allgemeinen um etwa ein bis zwei Drittel verringern. Gänzlich von Schmerzen befreit wird allerdings kaum jemand. Näheres zum Einsatz dieser verschreibungspflichtigen Medikamente bei Neuropathien finden Sie im HANDBUCH MEDIKAMENTE der Stiftung Warentest oder im Internet unter www.medikamente-im-test.de.

Die nachfolgend besprochenen Mittel sind nicht verschreibungspflichtig. Sie dürfen seit Anfang 2004 nicht mehr zulasten der gesetzlichen Krankenversicherungen verschrieben werden.

Alpha-Liponsäure (→ nachfolgend) wird zur Behandlung von Neuropathien als »wenig geeignet« bewertet, da die therapeutische Wirksamkeit nicht ausreichend nachgewiesen ist. Allerdings kann im Einzelfall versucht werden, ob die Substanz Beschwerden bei diabetischer Nervenschädigung bessern kann. Voraussetzung ist, dass die Beschwerden trotz optimaler Blutzuckereinstellung bestehen bleiben und auch durch die Behandlung mit Antidepressiva oder Epilepsiemitteln nicht ausreichend zu lindern sind.

Die Vitamin-B-Kombination (→ Seite 497) wird ebenfalls als »wenig geeignet« angesehen, da sie nicht sinnvoll zusammengesetzt ist. Beruht die Neuropathie auf einem nachgewiesenen Vitaminmangel, muss das fehlende Vitamin gezielt einzeln eingenommen werden. Bei Produkten, die Vitamin B_6 hoch dosiert enthalten, kommt hinzu, dass dieses Vitamin selbst Neuropathien auslösen kann, wenn es lange Zeit in hoher Dosierung eingenommen wird.

Die therapeutische Wirksamkeit der Kombination aus Cytidin und Uridin (→ Seite 498) ist nicht ausreichend nachgewiesen. Daher wird auch dieses Produkt als »wenig geeignet« beurteilt.

Alpha-Liponsäure

Alpha-Lipon STADA, biomo-lipon, espa-lipon, Liponsäure-ratiopharm, Neurium, Thioctacid, Tromlipon

Die körpereigene Substanz Alpha-Liponsäure unterstützt die Funktion von Enzymen in den Zellen. Darüber hinaus fängt sie freie Sauerstoffradikale ab. Diese sehr aggressiven Sauerstoffverbindungen entstehen bei diversen Stoffwechselprozessen. Eine schlüssige Antwort auf die Frage, welche Rolle diese Sauerstoffradikale beim Auftreten von Krankheiten spielen, gibt es noch nicht. Trotzdem wurden Medikamente auf den Markt gebracht, wie zum Beispiel solche mit Alpha-Liponsäure, die Sauerstoffradikale inaktivieren sollen. Dafür, wie diese Substanz therapeutisch wirken könnte, gibt es allenfalls Hinweise aus Tierexperimenten.

Die größte Patientengruppe mit Neuropathien stellen Typ-2-Diabetiker. Alpha-Liponsäure ist zugelassen für »Missempfindungen bei diabetischer Polyneuropathie«. Doch die Studien, die die Wirksamkeit belegen sollen, sind äußerst kritisch zu werten. Das Ergebnis einer Untersuchung, in der Menschen mit Diabetes Alpha-Liponsäure als Lösung gespritzt bekamen, wurde so interpretiert, dass die Substanz die Beschwerden bessern kann; allerdings waren die Teilnehmer dieser Studie derart schlecht eingestellt, dass die richtige Therapie in einer besseren Blutzuckereinstellung bestanden hätte. Deshalb reicht diese Studie nicht aus, um den therapeutischen Nutzen von Alpha-Liponsäure bei diabetischer Neuropathie zu belegen.

Für die Behandlung mit Alpha-Liponsäure in Tablettenform fehlt der überzeugende Nachweis, dass sie überhaupt etwas bewirkt.

Die zusammengefasste Bewertung lautet daher »wenig geeignet«. Allerdings kann bei Missempfindungen aufgrund diabetischer Neuropathie ein Behandlungsversuch unternommen werden, wenn durch eine optimale Blutzuckereinstellung sowie die Behandlung mit geeigneten Mitteln bei neuropathischen Beschwerden die Symptome nicht zufriedenstellend therapiert werden konnten.

Anwendung

Üblicherweise beginnt die Behandlung, indem zwei Wochen lang täglich 600 Milligramm des Mittels infundiert werden. Weil schnell gespritzte Alpha-Liponsäure schlecht vertragen wird, verdünnt man sie mit Kochsalzlösung und lässt diese Mischung in etwa einer halben Stunde in die Vene laufen. Anschließend soll die Behandlung mit Tabletten fortgeführt werden, die eine halbe Stunde vor dem Essen geschluckt werden sollen.

Nach der ersten Woche mit Infusionen sind die Beschwerden häufig deutlich abgeklungen. Das ist aber bei etwa der Hälfte der Personen mit einer schmerzhaften Erkrankung so, wenn sie Infusionen bekommen haben – egal, ob mit oder ohne Wirkstoff. Dieser Placeboeffekt vergeht nach ein bis zwei Wochen wieder.

Achtung

Wechselwirkungen mit Medikamenten

Wenn Sie noch andere Medikamente nehmen, ist zu beachten:

- Bei einer Krebsbehandlung mit Cisplatin dürfen Sie nicht zugleich Alpha-Liponsäure bekommen; das Krebsmittel wird sonst unwirksam.
- Eisen- oder magnesiumhaltige Mittel (Eisen bei Blutarmut, Magnesium bei Sodbrennen) dürfen Sie nicht zusammen mit Alpha-Liponsäure zum Einnehmen anwenden, weil sie das Mittel binden und unwirksam machen.

▶ **Unbedingt beachten**

Wenn Sie Ihren Diabetes mit Insulin oder Sulfonylharnstoff-Tabletten behandeln, müssen Sie die Dosierung des Diabetesmittels nach ärztlicher Anweisung verringern. Andernfalls können Unterzuckerungen auftreten. Näheres hierzu finden Sie unter »Mittel zur Blutzuckersenkung: verstärkte Wirkung« (→ Seite 11).

Wechselwirkungen mit Speisen und Getränken

Sie sollten die Medikamente mindestens eine halbe Stunde vor dem Essen einnehmen und Milch und Milchprodukte meiden. Diese enthalten Kalzium, das Alpha-Liponsäure bindet und unwirksam macht.

Unerwünschte Wirkungen

▶ **Keine Maßnahmen erforderlich**

Das Geschmacksempfinden kann sich verändern, außerdem kann es zu Magen-Darm-Beschwerden mit Übelkeit und Erbrechen sowie Bauchschmerzen kommen.

▶ **Muss beobachtet werden**

Durch das Medikament kann der Blutzuckerspiegel sinken. Vor allem Menschen mit Diabetes können dadurch in eine gefährliche Unterzuckerung geraten. Diese macht sich durch Schwindel, Kopfschmerzen, verstärktes Schwitzen und Sehstörungen bemerkbar. Sie müssen also ihren Blutzuckerspiegel häufiger kontrollieren als üblich, besonders zu Beginn der Behandlung.

▶ **Sofort zum Arzt**

Wenn starker Hautausschlag, Juckreiz, Herzrasen, Atemnot, Schwäche und Schwindel auftreten, müssen Sie die Anwendung sofort stoppen und unverzüglich den Notarzt (Telefon 112) rufen, weil es sich um eine lebensbedrohliche Allergie (→ Seite 14) handeln kann. Mit dieser unerwünschten Wirkung ist vor allem zu rechnen, wenn das Mittel gespritzt wird.

Hinweise

Für Kinder und Jugendliche unter 18 Jahren

Für die Anwendung bei Kindern liegen keine ausreichenden Erfahrungen vor, daher sollten sie mit den Mitteln nicht behandelt werden.

Für Schwangerschaft und Stillzeit

Über die Risiken einer Anwendung in der Schwangerschaft gibt es keine Erkenntnisse. Da die Mittel ohnehin als »wenig geeignet« bewertet werden, sollten Sie darauf verzichten.

Vitamin-B-Kombination

Vitamin B_1 + Vitamin B_6

milgamma, Neuro-Lichtenstein, Neuro-ratiopharm N, Neuro STADA, Neurotrat S forte

Vitamin B_1 (Aneurin oder Thiamin) sowie der Vitamin-B_1-Abkömmling Benfotiamin und Vitamin B_6 (Pyridoxin) gehören in die Gruppe der B-Vitamine. Sie unterstützen die Arbeit von Enzymen in den Körperzellen. Der Körper muss diese B-Vitamine aus der Nahrung aufnehmen, weil er sie – wie fast alle Vitamine – nicht selbst bilden kann. Mit der üblichen Ernährung wird der Körper ausreichend mit B-Vitaminen versorgt. Bei einseitiger Ernährung, Alkoholmissbrauch und bei Menschen mit Magen-Darm-Erkrankungen, durch die die Nahrungsbestandteile nur schlecht aufgenommen werden (Malabsorptionssyndrom), können jedoch Vitaminmangelkrankheiten auftreten.

Ein Mangel an Vitamin B_6 äußert sich vornehmlich durch Polyneuropathien. Ist nachgewiesen, dass die Erkrankung auf dem Mangel dieses Vitamis beruht – was sehr selten vorkommt –, muss nur dieses spezielle Vitamin zugeführt werden. Dass es wirksam ist, zeigt sich nach kurzer Zeit, indem die Symptome verschwinden. Auch bestimmte Neuropathien, die Folge einer Arzneibehandlung sind, wie etwa nach der Tuberkulosebehandlung mit Isoniazid, sprechen auf die Gabe von Vitamin B_6 an.

Meist nehmen jedoch auch jene Menschen B-Vitamine ein, deren Neuropathie andere Ursachen hat. Ungeprüft werden die positiven Effekte, die die B-Vitamine bei Mangelzuständen haben, auf die Behandlung von Neuropathien aus anderer Ursache übertragen. In diesen Fällen sind die Vitamine jedoch nutzlos.

Kombinationen aus Vitamin B_1 und B_6 werden als »wenig geeignet« bewertet, da ihre therapeutische

Wirksamkeit als Kombination bei Neuropathien nicht ausreichend nachgewiesen ist. Es kommt hinzu, dass Vitamin B_6 selbst Nervenstörungen hervorrufen kann, wenn es in hoher Dosierung und über längere Zeit angewendet wird.

Anwendung

Eine Neuropathiebehandlung mit Vitaminen wird oft mit den verschreibungspflichtigen Injektionen begonnen und mit Tabletten fortgesetzt. Die Therapie dauert üblicherweise ein Vierteljahr, wird vereinzelt aber auch länger durchgeführt.

Achtung

Wechselwirkungen mit Medikamenten

Wenn Sie Levodopa (bei Parkinsonkrankheit) einnehmen, ist zu beachten, dass es durch Vitamin B_6 schwächer wirken kann.

Unerwünschte Wirkungen

► Muss beobachtet werden

Vereinzelt können Schweißausbrüche, erhöhter Puls und Hautreaktionen (→ Seite 14) mit Juckreiz und Nesselsucht auftreten, die auf dem Gehalt an Vitamin B_1 beruhen.

Treten diese Beschwerden wiederholt auf oder sind sie sehr stark ausgeprägt, sollten Sie das Mittel absetzen und den Arzt davon informieren.

Hinweise

Für Schwangerschaft und Stillzeit

Wenden Sie die Mittel nicht ohne Rücksprache mit einem Arzt an. Während der Schwangerschaft dürfen die Mittel nur bei nachgewiesenem Vitaminmangel eingesetzt werden. In der Stillzeit können hohe Dosen Vitamin B_6 die Milchproduktion hemmen.

Kombination

Cytidin + Uridin

Keltican N Kapseln

Cytidin und Uridin sind Bausteine der Nukleinsäuren, aus denen das genetische Material im Zellkern besteht. Das Medikament basiert auf der Idee, dass sich geschädigte Nervenzellen besser regenerieren können, wenn ihnen viel Baumaterial zur Verfügung steht. Da jedoch keine klinischen Studien vorliegen, die die therapeutische Wirksamkeit ausreichend belegen, wird das Mittel als »wenig geeignet« bewertet.

Achtung

Wechselwirkungen mit Medikamenten

► Unbedingt beachten

Wenn Sie noch andere Medikamente nehmen, ist zu beachten, dass die Wirkung einiger Krebsmittel (Rubrouracil, Cytarabin) und die der HIV-Medikamente Zidovudin und Zalcitabin abgeschwächt werden kann. Näheres hierzu finden Sie unter »Antibiotika/Virustatika: verringerte Wirkung« (→ Seite 12).

Hinweise

Für Schwangerschaft und Stillzeit

Über die Risiken einer Anwendung in der Schwangerschaft gibt es keine Erkenntnisse. Da das Mittel ohnehin als »wenig geeignet« bewertet wird, sollten Sie darauf verzichten.

Neuropathien

Handelsname Darreichungsform	**Zusammensetzung pro 1 ml/1 g oder wie angegeben bzw. pro abgeteilte Einheit**	**Unverb. Preis in Euro/kleinste Packung**	**Bewertung**
Alpha-Lipon STADA 600 mg Filmtabletten Filmtabletten	**Alpha-Liponsäure** 600 mg	25,22/30 Stück	**Wenig geeignet** bei Neuropathien. Die therapeutische Wirksamkeit ist nicht ausreichend nachgewiesen. Bei Missempfindungen aufgrund diabetischer Neuropathie kann ein Behandlungsversuch unternommen werden. → Seite 496
biomo-lipon 600 mg Filmtabletten Filmtabletten	**Alpha-Liponsäure** 600 mg	25,22/30 Stück	
biomo-lipon 600 mg Infusionslösungskonzentrat Infusionslösungskonzentrat	600 mg pro 24 ml	39,39/5 x 24 ml	

Hinweise zu den Tabellenspalten → Seite 32, zur Auswahl der Arzneimittel → Seite 27, zur Grundlage der Bewertung → Seiten 27, 31

Neuropathien Fortsetzung

Handelsname Darreichungsform	**Zusammensetzung pro 1 ml/1 g oder wie angegeben bzw. pro abgeteilte Einheit**	**Unverb. Preis in Euro/kleinste Packung**	**Bewertung**
Hinweise zu den Tabellenspalten → Seite 32, zur Auswahl der Arzneimittel → Seite 27, zur Grundlage der Bewertung → Seiten 27, 31			
espa-lipon 600 mg Filmtabletten Filmtabletten	Alpha-Liponsäure 600 mg	26,05/30 Stück	**Wenig geeignet** bei Neuropathien. Die therapeutische Wirksamkeit ist nicht ausreichend nachgewiesen. Bei Missempfindungen aufgrund diabetischer Neuropathie kann ein Behandlungsversuch unternommen werden. → Seite 496
espa-lipon 600 mg Injektionslösung Injektionslösung	600 mg pro 24 ml	49,92/5 x 24 ml	
Keltican N Kapseln	Cytidin-5'-monophosphat-Dinatriumsalz 2,5 mg + Uridin 0,63 mg	15,92/20 Stück	**Wenig geeignet** bei Neuropathien. Die therapeutische Wirksamkeit ist nicht ausreichend nachgewiesen. → Seite 498
Liponsäure-ratiopharm 600 mg Filmtabletten Filmtabletten	Alpha-Liponsäure 600 mg	25,45/30 Stück	**Wenig geeignet** bei Neuropathien. Die therapeutische Wirksamkeit ist nicht ausreichend nachgewiesen. Bei Missempfindungen aufgrund diabetischer Neuropathie kann ein Behandlungsversuch unternommen werden. → Seite 496
Liponsäure-ratiopharm 300 p.i.	300 mg pro 12 ml	104,22/ 20 x 12 ml	
600 mg p.i. Infusionslösungskonzentrat	600 mg pro 24 ml	49,81/5 x 24 ml	
milgamma 100 überzogene Tabletten	Benfotiamin 100 mg + Vitamin B_6 100 mg	20,50/30 Stück	**Wenig geeignet** bei Neuropathien. Das Mittel ist nicht sinnvoll zusammengesetzt. Beruht die Neuropathie auf einem Vitaminmangel, muss das jeweilige Vitamin gezielt gegeben werden. Vitamin B_6 ist hoch dosiert und kann bei Langzeitanwendung selbst Neuropathien auslösen. → Seite 497
milgamma 300 mg Filmtabletten Filmtabletten	Benfotiamin 300 mg + Vitamin B_6 100 mg	31,45/30 Stück	
milgamma NA Weichkapseln	Benfotiamin 40 mg + Vitamin B_6 90 mg	15,40/30 Stück	
Neurium HEXAL 600 Filmtabletten	Alpha-Liponsäure 600 mg	25,44/30 Stück	**Wenig geeignet** bei Neuropathien. Die therapeutische Wirksamkeit ist nicht ausreichend nachgewiesen. Bei Missempfindungen aufgrund diabetischer Neuropathie kann ein Behandlungsversuch unternommen werden. → Seite 496
Neurium 600 injekt Infusionslösungskonzentrat	600 mg pro 24 ml	49,77/5 x 24 ml	
Neuro-Lichtenstein N Dragees	Vitamin B_1 100 mg + Vitamin B_6 100 mg	9,23/50 Stück	**Wenig geeignet** bei Neuropathien. Das Mittel ist nicht sinnvoll zusammengesetzt. Beruht die Neuropathie auf einem Vitaminmangel, muss das jeweilige Vitamin gezielt gegeben werden. Vitamin B_6 ist hoch dosiert und kann bei Langzeitanwendung selbst Neuropathien auslösen. → Seite 497
Neuro-ratiopharm N Filmtabletten Filmtabletten	Vitamin B_1 100 mg + Vitamin B_6 100 mg	9,50/50 Stück	
Neuro STADA Filmtabletten	Vitamin B_1 100 mg + Vitamin B_6 100 mg	4,41/20 Stück	
Neurotrat S forte Filmtabletten	Vitamin B_1 100 mg + Vitamin B_6 100 mg	5,28/20 Stück	
Thioctacid 600 HR Filmtabletten	Alpha-Liponsäure 600 mg	33,46/30 Stück	**Wenig geeignet** bei Neuropathien. Die therapeutische Wirksamkeit ist nicht ausreichend nachgewiesen. Bei Missempfindungen aufgrund diabetischer Neuropathie kann ein Behandlungsversuch unternommen werden. → Seite 496
Thioctacid 600 T	600 mg pro 24 ml	52,60/5 x 24 ml	
Thioctacid T direkt Injektionslösung	600 mg pro 50 ml	92,59/5 x 50 ml	
Tromlipon 300 Filmtabletten	Alpha-Liponsäure 300 mg	18,35/30 Stück	
600 Filmtabletten Filmtabletten	600 mg	33,08/30 Stück	

Bewegungssystem

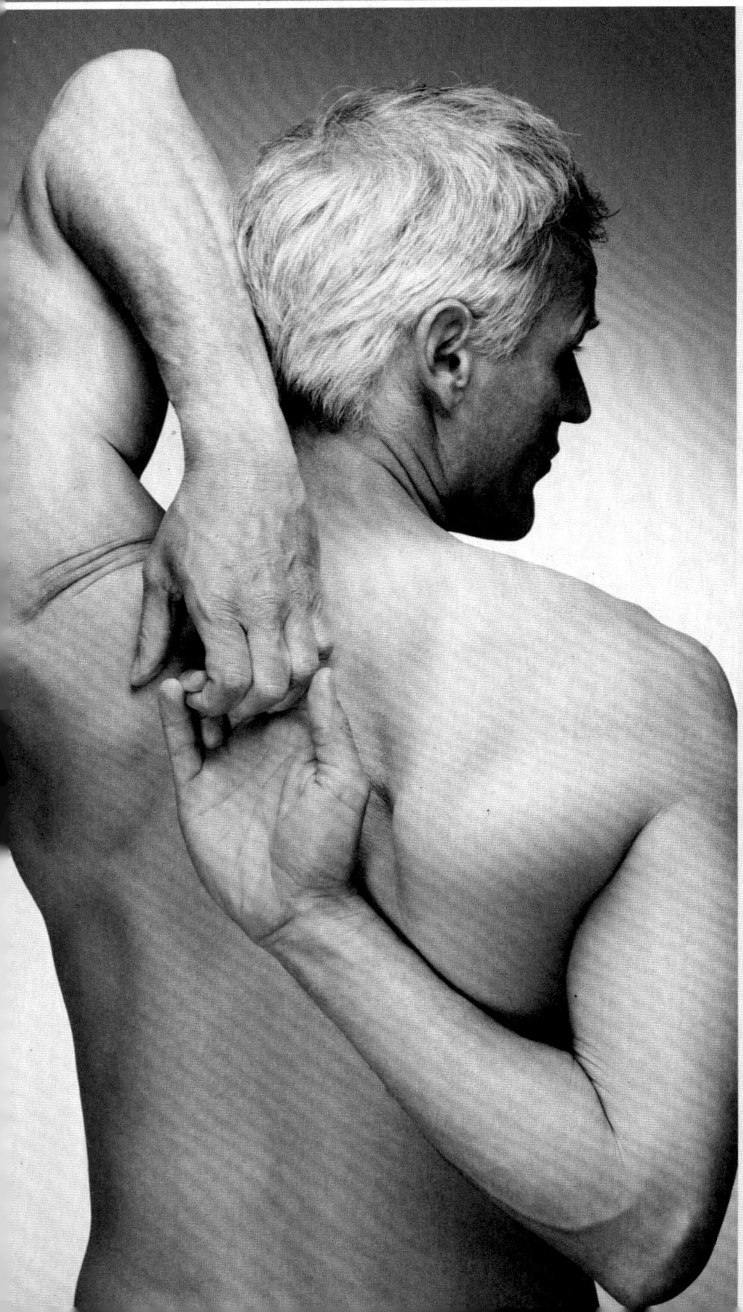

Erkrankungen von Knochen, Muskeln, Sehnen, Bändern und Gelenken schränken die Beweglichkeit ein. Prellungen, Zerrungen und Verstauchungen (→ Seite 507) sind häufig die Folge einer Verletzung bei alltäglichen Bewegungen oder sportlicher Aktivität. Oft wählt man hier eine äußerliche Behandlung. In aller Regel vergehen die Beschwerden relativ rasch.
Rheumatische Beschwerden, Kreuz- und Rückenbeschwerden und Verspannungen (→ Seite 501) quälen die Betroffenen hingegen oft anhaltend. Bei der Behandlung setzt man auf schmerzstillende und entzündungshemmende Mittel, die teilweise auch äußerlich angewendet werden.
Auf die gleiche Behandlung greift man bei Gelenkbeschwerden (→ Seite 505) zurück, die auf einer Arthrose beruhen. Sie machen vielen, vor allem älteren Menschen, das Leben schwer.
Bei Osteoporose (→ Seite 539) verlieren die Knochen ihre Festigkeit. Die medikamentöse Behandlung soll diesen Prozess aufhalten.
Bei manchen Menschen beeinträchtigen nächtliche Wadenkrämpfe (→ Seite 535) den Schlaf. In der Regel können sie durch Dehnungsübungen gelöst werden.

Rheumatische Beschwerden, Kreuz- und Rückenbeschwerden, Verspannungen

Die große Zahl der Erkrankungen des rheumatischen Formenkreises sind in der Medizin genau definiert. Sie werden vier großen Gruppen zugeordnet: entzündliche rheumatische Erkrankungen, die den gesamten Körper betreffen und sich vornehmlich, aber nicht nur in Gelenkbeschwerden äußern, degeneratives Rheuma, Weichteilrheumatismus und Gicht. An dieser Einteilung orientieren sich die Hersteller von Medikamenten bei ihren Angaben der Anwendungsgebiete jedoch nicht unbedingt. Bei vielen Mitteln, die nachfolgend besprochen sind, heißt das Anwendungsgebiet »rheumatische Beschwerden«; aber auch Bezeichnungen wie Muskelrheumatismus, Nervenschmerzen, Reizergüsse und Nackensteife treten auf. Diese Begriffe sind sehr unscharf und können von entzündlichen Gelenkerkrankungen bis hin zu Rückenschmerzen alles Mögliche umfassen. Um die Eignung der Produkte zu bewerten, ist es aber notwendig, von einer genau definierten Indikation auszugehen. Deshalb wurden die Mittel entsprechend der von den Herstellern beispielhaft angegebenen Anwendungsgebiete drei Gruppen zugeordnet und für diese bewertet. Die erste Gruppe umfasst rheumatische Beschwerden, Kreuz- und Rückenbeschwerden und Verspannungen. Die zweite sind Arthrose und Gelenkbeschwerden. Im dritten Anwendungsgebiet sind Prellungen, Zerrungen und Verstauchungen zusammengefasst. Diese wurden mit aufgenommen, weil Verletzungen an den Gliedmaßen immer die Gewebe um die Gelenke herum in Mitleidenschaft ziehen. In der Folge kann dann die Beweglichkeit oft lange Zeit beeinträchtig sein. Zur Behandlung dieser Folgen werden die gleichen Arzneimittel angewendet wie bei »rheumatischen Beschwerden«.

Rheumatische Beschwerden

Viele Menschen sprechen von »Rheuma«, wenn sie schlecht in Gang kommen, die Gelenke schmerzen und es ihnen Mühe macht, sich zu bewegen. Meist handelt es sich dabei um abnutzungsbedingte Beschwerden. Diese werden unter »Arthrose, Gelenkbeschwerden« (→ Seite 505) näher erläutert.

Kreuz- und Rückenbeschwerden, Verspannungen

Schmerzen im Bereich von Nacken, Schulter und Rücken sind weit verbreitet. Akut auftretende starke Kreuzschmerzen werden oft auch als »Hexenschuss« oder »Ischias« (Ischialgie) bezeichnet. Kreuz- und Rückenschmerzen können zwar durch die Wirbelsäule mit ihren Knochen, Gelenken, Bandscheiben und Nerven bedingt sein, doch fast immer sind daran auch die umgebenden Muskeln beteiligt.

Anzeichen und Beschwerden

Rheumatische Beschwerden

Die Symptome rheumatischer Erkrankungen sind so verschieden wie die Krankheiten selbst. Die Gelenke sind immer betroffen. Bei entzündlichem Rheuma können aber auch Nieren, Herz, Darm, Augen, Blutgefäße und Haut in Mitleidenschaft gezogen sein.
Durch Abnutzung veränderte Gelenke erscheinen zu Beginn einer Bewegung »steif«. Schmerzen werden meist erst nach längerer Belastung spürbar. Wenn Gelenke bereits ohne nennenswerte Beanspruchung wehtun, liegt eine starke Entzündung vor. Dann sind sie auch meist warm, gerötet und geschwollen.
Die speziellen Anzeichen und Beschwerden abnutzungsbedingter rheumatischer Erkrankungen finden Sie unter »Arthrose, Gelenkbeschwerden« (→ Seite 506).

Kreuz- und Rückenbeschwerden, Verspannungen

Kreuzschmerzen sind lästig und beschwerlich, letztlich aber meist ungefährlich. Die Schmerzen treten bei Bewegungen auf und verstärken sich oder lassen nach, wenn man seine Haltung verändert. Sie können in das Gesäß und in die Beine ausstrahlen.
Da die Nerven an dem Geschehen beteiligt sind, wird der Schmerz oft bei Bewegung, Lachen und Husten stärker. Zudem zieht er auf der betroffenen Körperseite durch das Bein bis in den Fuß oder die Zehen und ist dort schlimmer als die Schmerzen im Kreuz. Auch ein Taubheitsgefühl und Kribbeln können im Ausbreitungsgebiet des Schmerzes auftreten.
Anhand der Beschwerden lässt sich nicht sagen, ob die Kreuzschmerzen auf einem schwerwiegenden Geschehen beruhen. Hinweiszeichen darauf können sein, dass die Schmerzen unabhängig von Bewegung auftreten und trotz Behandlung zunehmen. Lähmungserscheinungen in den Beinen und gestörte Blasen- und Darmfunktionen sind klare Warnsignale. Bedenklich ist auch, wenn die Kreuzschmerzen bei Menschen auftreten, die jünger sind als 20 Jahre.

Ursachen

Rheumatische Beschwerden

Rheumatische Erkrankungen, die mit starken entzündlichen Prozessen einhergehen, die den gesamten Körper betreffen (rheumatoide Arthritis), gehen vom Immunsystem aus. Näheres zu dieser Autoimmunkrankheit, bei der sich die Aktivität des Abwehrsystems gegen den eigenen Körper richtet, finden Sie im HANDBUCH MEDIKAMENTE der Stiftung Warentest oder im Internet unter www.medikamente-im-test.de.

Einige Arten von Gelenkentzündungen sind die Folge einer Infektion des Körpers mit Krankheitserregern, wie zum Beispiel den von Zecken übertragenen Borrelien. Näheres zu den Ursachen abnutzungsbedingter Erkrankungen finden Sie unter »Arthrose, Gelenkbeschwerden« (→ Seite 506).

Bei Kindern

Auch Kinder können an entzündlichem Rheuma erkranken. Daher sollten Sie bei länger dauernden oder wiederholt auftretenden Gelenkschmerzen, -schwellungen oder Bewegungseinschränkungen (besonders Gangstörungen) immer einen Kinderarzt um Rat fragen. Außerdem kann im Alter zwischen vier und acht Jahren nach einem Infekt der oberen Atemwege für ein bis zwei Wochen eine Entzündung im Hüftgelenk (Coxitis fugax, Gelenkschnupfen) auftreten. Die Kinder können sich in dieser Zeit nur eingeschränkt und unter Schmerzen bewegen. Die Erkrankung heilt in der Regel folgenlos ab.

Kreuz- und Rückenbeschwerden, Verspannungen

Die Halte- und Stützarbeit der Wirbelsäule wird durch das Zusammenspiel verschiedener Strukturen gewährleistet. Funktioniert ein Teil davon nicht reibungslos, können auch andere Elemente, vor allem die Muskulatur, in Mitleidenschaft gezogen werden.

Bei etwa 85 von 100 Menschen bleiben die Ursachen von Kreuzschmerzen trotz aufwendiger diagnostischer Bemühungen ungeklärt. Mit der Zeit vergehen die Beschwerden aber meist von selbst.

Wenn sich eine Ursache ausmachen lässt, ist es bei Menschen unter 50 Jahren meist ein akuter Bandscheibenvorfall. Dabei tritt Gewebe aus dem Innern des Gallertkerns der Bandscheibe durch Risse im Knorpelring nach außen. Das verlagerte Gewebe kann einen der seitlich gelegenen Nervenwurzelkanäle oder den Rückenmarkkanal einengen. Dadurch entzünden sich die Nerven, die an dieser Stelle aus dem Wirbelkanal austreten, und verursachen Schmerzen.

Bei Menschen, die älter sind als 50 Jahre, gibt es hingegen praktisch keine Bandscheibenvorfälle mehr. In diesem Alter ist der Gallertkern der Bandscheiben meist so weit ausgetrocknet, dass er sich nicht mehr verschiebt. Bei älteren Menschen sind Rückenschmerzen vielmehr oft die Spätfolge eines früheren, vielleicht unbemerkt gebliebenen Bandscheibenschadens. Der damals in den Wirbelkanal vorgefallene Teil der Bandscheibe befindet sich immer noch dort. Erst wenn sich im Alter die Wirbelsäule aufgrund von Verschleißerscheinungen und abnehmender Knochendichte verformt, kommt es zu Irritationen der Nerven. Außerdem beeinträchtigen die veränderten Größenverhältnisse das Gefüge der Wirbelsäule. Die Rückenmuskulatur bemüht sich, das auszugleichen und die Wirbelsäule wieder zu stabilisieren. Das überlastet die Muskeln, sie verspannen sich und tun weh. Bei anhaltender oder besonders starker Muskelanspannung verringert sich zudem die Durchblutung. Durch den Sauerstoffmangel entstehen Stoffwechselprodukte, die den Schmerz verstärken können.

Fehlhaltungen, wie falsches Sitzen am Schreibtisch, ferner psychischer Druck, Stress und Angst verstärken die Nervenirritationen. Das führt zu einer verstärkten Muskelspannung. Unwillkürlich halten und bewegen sich viele Menschen dann so, dass sie die betroffenen Muskelpartien wenig belasten. Das kann aber zu weiteren Fehlhaltungen führen. In der Folge können die Schmerzsensoren in den betroffenen Muskeln, den Sehnenansätzen und dazugehörigen Gelenken empfindlicher werden. So kann sich aus erhöhter Reizbarkeit der Nerven, erhöhter Muskelspannung, schlechter Durchblutung und Schmerzen ein Kreis schließen, in dessen Folge nach mehreren Wochen oder Monaten eine chronische Schmerzkrankheit entsteht.

Bei Kindern

Rückenschmerzen bei Kindern im Alter zwischen 10 und 13 Jahren können auf der Scheuermann-Krankheit beruhen. Hierbei gibt es Veränderungen im Bereich der Wirbelkörper, deren Ursache noch nicht sicher geklärt ist. Diese Erkrankung sollte krankengymnastisch behandelt werden.

Vorbeugung

Kreuz- und Rückenbeschwerden, Verspannungen

- Trainieren Sie Ihre Muskulatur zum Beispiel mit einem qualifizierten Aufbautraining. Nicht nur die Muskulatur des Rückens, sondern vor allem die des Bauches wird bei vorwiegend sitzender Tätigkeit zu wenig gefordert. Eine kräftige Bauchmuskulatur ist wichtig für eine schmerzfreie Haltung.
- Sitzen, Heben und Tragen lassen sich rückenschonend ausführen. Was das bedeutet, wird in speziell auf den Rücken ausgerichteten Trainingseinheiten vermittelt.
- Tragen Sie – von Ausnahmen abgesehen – Schuhe mit flachem Absatz. Das Gehen auf hohen Absätzen stört die Statik der Wirbelsäule: Auf dem Vorfuß lastet zu viel Gewicht, das Hohlkreuz verstärkt sich, die Bandscheiben werden überlastet.
- Wählen Sie Sessel und Bürostühle mit Nackenstütze, damit sich der Nacken beim Anlehnen entspannen kann.
- Verwenden Sie große Sorgfalt auf die Auswahl von Bett, Matratze und Zudecken. Schließlich verbringen Sie viele Stunden im Bett, und in dieser Zeit entspannt sich die Rückenmuskulatur.
- Vermeiden Sie Unterkühlungen. Sie führen leicht zu Muskelverkrampfungen.

- Besonders Jugendliche, in deren Familie es bereits jemanden mit der Scheuermann-Krankheit gibt, sollten nicht stundenlang am Computer sitzen. Diese körperliche Belastung kann Rückenprobleme verschlimmern.

Allgemeine Maßnahmen

Kreuz- und Rückenbeschwerden, Verspannungen

Bei Rückenschmerzen sind – entgegen der immer noch viel zu oft ausgesprochenen Empfehlung, sich zu schonen oder gar ins Bett zu legen – Aktivität und Bewegung angebracht. Geeignet sind Spaziergänge, Wandern, Fahrradfahren, Rückenschwimmen in warmem Wasser und Skilanglauf.

Den meisten Schmerzgeplagten tut Wärme in Form eines Heizkissens, einer Wärmflasche oder eines Vollbads gut. Auch Saunagänge eignen sich.

Stressbewältigungstraining und progressive Muskelentspannung nach Jacobson scheinen geeignet, um die psychischen Faktoren am Schmerzgeschehen zu beeinflussen.

Die Stufenlagerung entlastet die Bandscheiben und Nervenwurzeln. Dabei liegt man so, dass Ober- und Unterschenkel eine nach oben führende »Stufe« bilden. Legen Sie sich flach auf den Boden oder eine andere Unterlage, die Unterschenkel werden auf einem Hocker oder einem Stuhl gelagert, der ungefähr so hoch ist, wie der Oberschenkel lang ist. Der untere Rücken und die Oberschenkel sollten dabei in der Leistenbeuge, die Ober- und Unterschenkel im Knie in etwa einen rechten Winkel bilden.

Wann zum Arzt?

Rheumatische Beschwerden

Für eine exakte Diagnose der vielen Formen rheumatischer Erkrankungen und ihre gezielte Behandlung sind in erster Linie Fachärzte für Orthopädie und Internisten zu konsultieren. Ärzte mit der Zusatzbezeichnung »Rheumatologie« haben eine spezielle Weiterbildung absolviert.

Rheumatische Beschwerden dürfen nur dann selbst behandelt werden, wenn anzunehmen ist, dass die Gelenkbeschwerden auf Abnutzungserscheinungen beruhen. Und auch dann nur, wenn nicht mehrfach länger als drei Tage hintereinander oder öfter als zehn Tage im Monat Schmerzmittel notwendig sind.

Gelenkbeschwerden bei Kindern müssen immer ärztlich abgeklärt werden.

Basistherapie der meisten Gelenkerkrankungen ist die gezielte tägliche Bewegung. Sie soll die Gelenke belasten, aber nicht überlasten, und so dafür sorgen, dass sie möglichst lange beweglich bleiben. Um die individuell jeweils geeigneten Elemente dieser Bewegungstherapie zu erlernen, ist eine fachliche Anleitung notwendig.

Kreuz- und Rückenbeschwerden, Verspannungen

Verspannungen, Rücken- und Kreuzschmerzen können Sie zunächst mit Selbsthilfemaßnahmen zu erleichtern versuchen. Haben sich die Beschwerden jedoch nach zwei Tagen nicht gebessert oder sind sie sogar schlimmer geworden, sollten Sie einen Arzt zurate ziehen.

Unter folgenden Bedingungen ist ein Arztbesuch unbedingt erforderlich:

- Die Schmerzen verstärken sich, wenn Sie Wärme anwenden. Dann ist von einer starken Entzündung auszugehen.
- Die Schmerzen nehmen zu, wenn Sie sitzen, sich bewegen oder vorbeugen, und sie strahlen ins Bein aus. Das kann darauf hindeuten, dass eine Nervenwurzel beteiligt ist.
- Sie haben Schmerzen im Bereich der Brustwirbelsäule.
- Teile des Rückens oder Bereiche im Bein fühlen sich taub an, kribbeln oder stechen; Sie haben Schwierigkeiten, die Blase zu entleeren. Die Kontrolle der Darmfunktion geht verloren. Dann kann ein Nerv, der vom Rückenmarkkanal ausgeht, so sehr beengt sein, dass er möglichst bald befreit werden sollte.
- Die Schmerzen treten schubweise auf; Sie fühlen sich besonders morgens sehr unbeweglich. Dann sollte der Verdacht auf eine Bechterew-Krankheit abgeklärt werden.
- Die Rückenschmerzen treten zum ersten Mal während der Schwangerschaft auf.
- Wenn ein Jugendlicher Rückenschmerzen und zusätzlich eine »schlechte Haltung« hat.

Behandlung mit Medikamenten

Rheumatische Beschwerden

Die Behandlung aller Formen von entzündlichem Rheuma und Gicht gehört in die Hand des Arztes. Was dieser tun kann, lesen Sie im HANDBUCH MEDIKAMENTE der Stiftung Warentest oder im Internet unter www.medikamente-im-test.de.

Bei leichten bis mittelschweren Schmerzen können verschiedene Wirkstoffe, die sich vor allem in ihren Nebenwirkungen unterscheiden, gleich wirksam sein. Welches Mittel tatsächlich eingesetzt wird, richtet sich nach dem jeweiligen individuellen Gesundheitszustand und den auftretenden unerwünschten Wirkungen. Beispielsweise können Menschen mit gesunder Leber Parazetamol (→ Seite 596) einnehmen.

Eine andere Möglichkeit sind Substanzen zum Einnehmen aus der Gruppe der nichtsteroidalen Antirheumatika, NSAR (→ Seite 515). Sie können allerdings die Magen- und Darmschleimhaut angreifen. Von ihnen ist Naproxen zur zeitlich begrenzten Anwendung bei arthrosebedingten Gelenkschmerzen rezeptfrei erhältlich. Au-

ßer Naproxen können bei Gelenkbeschwerden auch andere NSAR wie Diclofenac und Ibuprofen zur Schmerzlinderung eingesetzt werden. Näheres hierzu lesen Sie im Kapitel »Schmerzen« (→ Seite 583).
Zur Unterstützung der Behandlung rheumatischer Beschwerden können pflanzliche Mittel mit einem Extrakt aus Brennnessel (→ Seite 519) dienen. Solange deren therapeutische Wirksamkeit aber noch nicht ausreichend nachgewiesen ist, werden sie als »mit Einschränkung geeignet« bewertet.
Weidenrinde (→ Seite 520) ist ein pflanzliches Mittel, dessen Wirkung vermutlich auf seinem Gehalt an Salizin beruht, aus dem im Körper Salizylsäure freigesetzt wird. Diese kann leichte rheumatische Beschwerden lindern. Für eine Dauerbehandlung sind Mittel mit Weidenrinde allerdings wenig geeignet, da sie Standardmitteln, wie Diclofenac und Ibuprofen, unterlegen sind. Auch getrocknete Weidenrinde, die als Tee getrunken werden soll, gilt als »wenig geeignet«, denn es ist unsicher, ob der Wirkstoff bei dieser Art der Anwendung in ausreichender Konzentration ins Blut gelangt.
Die äußerlich anzuwendende Kombination hautreizender Mittel (→ Seite 522) mag die Durchblutung fördern und den behandelten Bereich erwärmen. Als alleinige Behandlung von abnutzungsbedingten Gelenkbeschwerden wird sie jedoch als »wenig geeignet« bewertet, zumal sich Gelenkerkrankungen mit starker Entzündung durch die Wärme verschlimmern können. Allenfalls kann man versuchen, ob dieses Mittel eine andere Behandlung unterstützt.
Einige Gele oder Salben enthalten die gleichen NSAR (→ Seite 513), die es in Tablettenform gibt, um Gelenkschmerzen und Entzündungen zu behandeln. Für die äußerliche Anwendung haben diese Mittel insbesondere bei einer Behandlung über lange Zeit ihre therapeutische Wirksamkeit nicht ausreichend nachgewiesen. In den ersten beiden Behandlungswochen wirken sie zwar besser schmerzstillend als die Behandlung mit einem Scheinmedikament, in der Dauerbehandlung sind sie aber weniger wirksam als NSAR zum Einnehmen. NSAR zum Auftragen werden daher zur alleinigen Therapie als »wenig geeignet« beurteilt. Es ist aber denkbar, dass sie eine innerliche Behandlung unterstützen können. Allerdings wird die äußerliche Anwendung von Präparaten mit Ketoprofen sogar zur unterstützenden Behandlung kritisch gesehen, da sie häufiger als die anderen NSAR unerwünschte Wirkungen an der Haut hervorrufen.
Einreibemittel mit Arnika (→ Seite 518) sind bei rheumatischen Beschwerden wenig geeignet. Sie rufen besonders häufig Allergien hervor, ohne dass diesem Risiko eine nachgewiesene therapeutische Wirksamkeit gegenübersteht.
Alle anderen hier besprochenen Rheumamittel sind Kombinationsmittel, deren Zusammensetzung nicht sinnvoll erscheint und auf die besser verzichtet werden sollte. Das gilt für die Kombination aus entzündungshemmendem Mittel und anderen Substanzen (→ Seite 524), die äußerlich angewendet werden. Auch Mittel zum Einnehmen mit der Kombination aus Enzymen und Rutosid (→ Seite 521) sind nicht sinnvoll zusammengesetzt und damit wenig geeignet. Darüber hinaus haben weder die innerlich angewendete Pflanzenkombination (→ Seite 525) noch die äußerlich angewendeten Pflanzenkombinationen (→ Seite 526) ihre therapeutische Wirksamkeit ausreichend nachgewiesen. Auch sie werden als »wenig geeignet« beurteilt.
Zusätzlich ist bei all diesen Kombinationsmitteln – auch den pflanzlichen – zu bedenken, dass das Risiko für allergische Reaktionen steigt, je mehr Wirkstoffe enthalten sind.

Kreuz- und Rückenbeschwerden, Verspannungen

Gegen die Schmerzen kann wenige Tage lang ein als »geeignet« bewertetes Schmerzmittel eingenommen werden. Welcher Wirkstoff am ehesten infrage kommt, lesen Sie im Kapitel »Schmerzen« (→ Seite 585).
Weidenrinde (→ Seite 520) ist ein pflanzliches Schmerzmittel, dessen Wirkung auf frei werdender Salizylsäure beruht. Sie kann sich eignen, um leichte Rückenschmerzen zu lindern. Für eine Dauerbehandlung sind Mittel mit Weidenrinde aber wenig geeignet, da sie Standardmitteln, wie Diclofenac und Ibuprofen, unterlegen sind.
Die weiteren hier besprochenen Rheumamittel zum Einnehmen, wie die Kombination (→ Seite 521) aus Uridin und Cytidin und die Pflanzenkombination (→ Seite 525) sind ebenfalls wenig geeignet, um Rücken- und Kreuzschmerzen zu behandeln. Es handelt sich um Kombinationen, deren Bestandteile sich nicht sinnvoll ergänzen.
Beliebt ist eine Überwärmung des schmerzenden Bereichs mit Rheumaeinreibungen. Dass sich Rückenprobleme damit allein effektiv behandeln lassen, ist nicht ausreichend belegt, doch empfinden viele Menschen die Wärme als angenehm, sodass sich hautreizende Mittel (→ Seite 511) eignen können, um die Behandlung zu unterstützen.
Ob und wie viel es nützt, auf die schmerzenden Stellen ein entzündungshemmendes Mittel aus der Gruppe der NSAR (→ Seite 513) aufzutragen, ist nicht ausreichend nachgewiesen. Diese Mittel werden daher bei Rücken- und Kreuzschmerzen als »wenig geeignet« eingestuft.
Die weiteren hier besprochenen Rheumamittel eignen sich ebenfalls wenig, um Rücken- und Kreuzschmerzen zu behandeln. Es sind Kombinationen, deren Bestandteile sich nicht sinnvoll ergänzen: Entzündungshemmendes Mittel und andere Substanzen (→ Seite 524) und die

äußerlich anzuwendenden Pflanzenkombinationen (→ Seite 526).

Anthroposophische, homöopathische und traditionell angewendete Mittel

Zu den meistgekauften Mitteln gehören auch *H&S Rheumatee*, *Araniforce Rheuma Tropfen* und *Zeel comp*. Bei dem ersten handelt es sich um ein Präparat, das von der Arzneimittelbehörde als »traditionell angewendet« zugelassen wurde. Die anderen zwei sind homöopathische Mittel. Derartige Mittel lassen sich nach den Grundsätzen dieses Buches nicht bewerten und werden deshalb nicht näher besprochen. Allgemeine Informationen zu den genannten Therapierichtungen finden Sie unter »Homöopathische Arzneimittel« (→ Seite 20) und »Traditionell angewendete Mittel« (→ Seite 20).

Arthrose, Gelenkbeschwerden

Arthrose ist eine Abnutzungserscheinung (degenerative Erkrankung), die zwar in jedem Alter auftreten kann, wenn Gelenke über lange Zeit sehr stark beansprucht worden sind, mit zunehmendem Alter aber naturgemäß häufiger ist. Eine Arthrose muss nicht notwendigerweise Beschwerden verursachen.

Bei Arthrose hat der elastische Knorpel im Gelenk an Elastizität verloren und ist nicht mehr so glatt wie früher. Das Rauerwerden hängt vor allem mit Verletzungen und übermäßigem Druck, zum Beispiel durch stundenlanges Knien, zusammen. Der Knorpel hat die Aufgabe, wie ein Stoßdämpfer Druck und Stoß abzufangen, die Knochenflächen zu schützen und bei Bewegung als reibungsfreie Gleitfläche zu dienen. Versorgt wird der Knorpel von der Gelenkflüssigkeit. Diese wird von der Gelenkinnenhaut produziert. Deren Ernährungs- und Entsorgungsfunktion lässt mit dem Alter nach. Der Knorpel verliert Wasser, er schrumpft, wird dünner, trockener und brüchiger. Durch starke Belastungen kann die Oberfläche des Knorpels winzige Einrisse bekommen und rau werden. Hält die Überlastung an, vergrößern und vertiefen sich die Risse.

Eine aktivierte Arthrose entsteht, wenn sich vom Knorpel feine Partikel abreiben, die die Gelenkinnenhaut so reizen, dass sich eine – meist gering ausgeprägte – Entzündung entwickelt. Diese schädigt den Knorpel weiter. Die Beschwerden sind denen eines entzündlichen Rheumas sehr ähnlich. Allerdings ruft eine Arthrose niemals solche Gelenkzerstörungen hervor wie entzündliches Rheuma.

Schreitet die Arthrose fort, verändern sich in der Umgebung des Gelenks alle Gewebestrukturen, die an seiner Funktion beteiligt sind. Im Endstadium der Arthrose haben die Knochen ihre schützende Knorpelkappe weitgehend verloren, da zerstörtes Knorpelgewebe nicht nachgebildet wird. Anstelle des Knorpels hat sich über die Knochen nun eine Art Narbengewebe gelegt, durch das das Gelenk wenn auch nur eingeschränkt, so doch wieder einigermaßen schmerzfrei funktionieren kann.

Eine Arthrose kann auf jeder Stufe zum Stillstand kommen. Sie muss nicht unbedingt fortschreiten.

Hyaluronsäure ins Kniegelenk

Unter dem Namen *Hyalart* ist ein Arzneimittel im Handel, das die Schmerzen arthrotisch veränderter Kniegelenke lindern und ihre Funktionsfähigkeit verbessern soll. Der Inhaltsstoff dieses Mittels ist Hyaluronsäure – ein natürlicher Baustein des Knorpels und der Gelenkflüssigkeit. Die Hyaluronsäure des Produkts wird aus Hahnenkämmen gewonnen. Die Substanz wird direkt in das Gelenk hineingespritzt. Es wird vermutet, dass Hyaluronsäure die Eigenschaften der Gelenkflüssigkeit verbessert und auf der Oberfläche des Gelenkknorpels eine Schutzschicht bildet.

Die Ergebnisse der Untersuchungen zur therapeutischen Wirksamkeit legen nahe, dass Hyaluronsäure die Schmerzen allenfalls für kurze Zeit verringern kann, und das auch nur geringfügig. Diesem eher geringen Vorteil steht eine Reihe unerwünschter Wirkungen gegenüber. So kann es beispielsweise Beschwerden an der Injektionsstelle geben. Generell besteht die Gefahr von Überempfindlichkeitsreaktionen an der Haut, die auf dem Inhaltsstoff beruhen. Darüber hinaus verbindet sich mit einer Injektion in ein Gelenk grundsätzlich ein relativ großes Risiko für Infektionen. Sie können zu einer akuten Gelenkentzündung führen und eine Pseudogicht auslösen.

Hyaluronsäure ist aufgrund fehlender Daten wenig geeignet, um Abnutzungserscheinungen am Kniegelenk dauerhaft zu behandeln.

Neben diesem Präparat sind mit dem gleichen Inhaltsstoff noch eine Reihe weiterer Produkte im Handel (u. a. *Go-on, Hya-Ject, Ostenil, Suplasyn, Synvisc*). Sie sind aber nicht als Arzneimittel zugelassen, sondern werden als Medizinprodukte (→ Seite 21) vertrieben. Nur einige von ihnen wurden hinsichtlich ihrer Wirksamkeit und Unbedenklichkeit in klinischen Studien untersucht. Sie werden für den gleichen Zweck eingesetzt wie *Hyalart*.

Anzeichen und Beschwerden

Eine Arthrose kündigt sich früh durch Beschwerden an, die zunächst flüchtig, später sehr belastend sein können und schubweise auftreten: Man kommt schlecht in Gang, weil die Gelenke nach einer längeren Ruhepause steif sind. Sie schmerzen, erscheinen kraftlos und ermüden schnell. Kälte verstärkt die Beschwerden.
Arthroseschmerzen machen sich typischerweise dann bemerkbar, wenn das Gelenk längere Zeit belastet worden ist. Das unterscheidet sie von den Schmerzen durch entzündliches Rheuma, die auch ohne Belastung auftreten. Erst in einem späteren Stadium der Arthrose schmerzen die Gelenke auch in Ruhe und dauerhaft.
Bei einer aktivierten Arthrose ist das betroffene Gelenk entzündet und schmerzt.

Ursachen

Die folgenden Bedingungen können den altersbedingten Gelenkverschleiß beschleunigen und eine Arthrose wahrscheinlicher werden lassen:

- Übergewicht. Meist sind dann die Knie (Gonarthrose) und Hüftgelenke (Coxarthrose) besonders betroffen, weil sie den größten Teil des Körpergewichts zu tragen haben.
- Fehlstellungen von Gliedmaßen oder Gelenken aufgrund von Fehlbildungen oder Verletzungen.
- Verformungen in Wirbelkörpern und Gelenken aufgrund einer geringen Knochendichte (Osteoporose).
- Übermäßige und falsche Belastungen bei beruflichen Tätigkeiten und sportlichen Aktivitäten. Beispielsweise belasten Fliesenleger besonders die Kniegelenke, Tennisspieler die Ellenbogengelenke und Golfspieler die Schultergelenke.

Darüber hinaus können Erkrankungen wie Diabetes, entzündliches Rheuma und Gicht eine Arthrose verstärken.

Vorbeugung

Bewegung verbessert die Ernährung des Gelenkknorpels. Deshalb ist jede angemessene Belastung geeignet, einer Arthrose vorzubeugen. Überlastungen sind hingegen zu meiden.
Das Normalgewicht zu halten, bedeutet auch, einer übermäßigen Belastung der Hüft- und Kniegelenke vorzubeugen.

Allgemeine Maßnahmen

- Bemühen Sie sich, Übergewicht abzubauen.
- Sorgen Sie für einen ausgewogenen Wechsel von Be- und Entlastung der Gelenke.
- Treiben Sie regelmäßig Sport, bei dem die Gelenke nicht übermäßig belastet werden, zum Beispiel Gymnastik, Wandern, Walking, Schwimmen, Radfahren. Jogging beansprucht die Gelenke hingegen sehr stark und sollte daher unterbleiben.
- Meiden Sie beim Gehen unebene Wege; sie erschüttern die Gelenke durch Stöße.
- Tragen Sie Schuhe mit weicher Sohle, am besten gel- oder luftgedämpfte Sportschuhe.
- Bleiben Sie nicht längere Zeit in Kälte und Nässe; halten Sie Ihre Gelenke gezielt warm.
- Benutzen Sie bei ernsthaften Gelenkproblemen eine Gehhilfe.

Arthrotisch veränderte Gelenke, die so stark schmerzen, dass Sie am liebsten jede Bewegung vermeiden würden, können gegen Kunstgelenke ausgetauscht werden. Mit künstlichen Hüftgelenken liegen langjährige gute Erfahrungen vor. Auch Knie- und andere Gelenke werden mit zunehmendem Erfolg ausgetauscht.

Wann zum Arzt?

Gelenkbeschwerden, die zum ersten Mal auftreten oder mit einer schmerzhaften Schwellung einhergehen, sollte zunächst ein Arzt beurteilen. Auch wenn Sie wegen Gelenkschmerzen mehrfach länger als drei Tage hintereinander oder öfter als zehn Tage im Monat Schmerzmittel einnehmen, sollten Sie das mit einem Arzt besprechen.

Behandlung mit Medikamenten

Vordringliches Ziel der Arthrosebehandlung ist es, die Gelenkfunktion und damit die Beweglichkeit zu erhalten. Am effektivsten ist dafür Bewegung. Doch die gelingt nur, wenn die Schmerzen erträglich sind. Darum steht bei den Behandlungszielen die Schmerzlinderung obenan.
Bei leichten bis mittelschweren Schmerzen können verschiedene Wirkstoffe, die sich vor allem in ihren Nebenwirkungen unterscheiden, gleich wirksam sein. Welches Mittel tatsächlich eingesetzt wird, richtet sich nach dem jeweiligen individuellen Gesundheitszustand und den auftretenden unerwünschten Wirkungen. Beispielsweise können Menschen mit gesunder Leber Parazetamol (→ Seite 596) einnehmen.
Eine andere Möglichkeit sind Substanzen zum Einnehmen aus der Gruppe der nichtsteroidalen Antirheumatika, NSAR (→ Seite 515). Sie können aber die Magen- und Darmschleimhaut angreifen. Von ihnen ist Naproxen zur zeitlich begrenzten Anwendung bei arthrosebedingten Gelenkschmerzen rezeptfrei erhältlich. Außer Naproxen können bei Gelenkbeschwerden auch andere NSAR wie beispielsweise Diclofenac und Ibuprofen zur Schmerzlinderung eingesetzt werden. Näheres hierzu lesen Sie im Kapitel »Schmerzen« (→ Seite 585).
Ein pflanzliches Mittel aus Weidenrinde (→ Seite 520), das speziell für Schmerzen im Bewegungssystem ange-

boten wird, kann eingesetzt werden, um die Schmerzen leichter degenerativer Erkrankungen zu lindern. Zur Dauerbehandlung ist es aber wenig geeignet, da es Standardmedikamenten, wie Diclofenac und Ibuprofen, unterlegen ist.
Die Behandlung nichtentzündlicher Gelenkbeschwerden kann durch die Einnahme eines Mittels mit Teufelskralle (→ Seite 519) allenfalls unterstützt werden. Wenig geeignet sind diese Mittel hingegen, wenn mit ihnen allein Schmerzen gelindert werden sollen. Für diese Anwendung ist die therapeutische Wirksamkeit von Teufelskralle nicht ausreichend nachgewiesen.
Glukosamin (→ Seite 510) ist nur zur Anwendung bei Kniegelenkarthrose gedacht. Allerdings reichen die bisher vorliegenden Untersuchungen nicht aus, um die therapeutische Wirksamkeit nachzuweisen. Präparate mit Glukosamin werden daher als »wenig geeignet« bewertet.
Kombinationsmittel, deren Bestandteile einander nicht sinnvoll ergänzen, eignen sich ebenfalls wenig, um eine Arthrose und Gelenkbeschwerden durch Verschleißerscheinungen zu behandeln. Dieses Urteil gilt für die innerlich angewendete Pflanzenkombination (→ Seite 525) und die Kombination aus Enzymen und Rutosid (→ Seite 521).
Schmerzende und in ihrer Funktionsfähigkeit eingeschränkte Gelenke äußerlich zu behandeln, ist sehr gebräuchlich. NSAR (→ Seite 513) mit den Wirkstoffen, die bei Gelenkschmerzen auch eingenommen werden, gelten als »wenig geeignet«, da nicht ausreichend nachgewiesen ist, dass sie zur alleinigen Therapie dauerhafter Gelenkbeschwerden wirksam sind. Es ist denkbar, dass sie eine innerliche Behandlung unterstützen können. Allerdings wird die Anwendung von Präparaten mit Ketoprofen sogar zur unterstützenden Behandlung kritisch gesehen, da sie häufiger als die anderen äußerlich angewendeten NSAR unerwünschte Wirkungen an der Haut hervorrufen.
Eine günstigere Einschätzung gilt für das Präparat *Voltaren Schmerzgel*. Für dieses Mittel liegen erste positive Berichte zur Anwendung bei Arthrose in den Fingergelenken vor. Es ist also gerechtfertigt, eine solche Behandlung zu versuchen.
Die Kombination hautreizender Mittel (→ Seite 522), die äußerlich angewendeten Kombinationen aus einem entzündungshemmenden Mittel und anderen Substanzen (→ Seite 524), die Kombination eines hautreizenden Mittels und pflanzlichen Mittels (→ Seite 523) und die äußerlich angewendeten Pflanzenkombinationen (→ Seite 526) werden ebenfalls als »wenig geeignet« beurteilt, weil ihre therapeutische Wirksamkeit nicht ausreichend nachgewiesen ist. Hinzu kommt, dass die meisten Kombinationen nicht sinnvoll zusammengesetzt sind.
Einige Produkte enthalten hautreizende Mittel, die nach dem Auftragen die Durchblutung im Gewebe verstärken. Das macht sich durch ein Wärmegefühl bemerkbar. Bei Arthrose und Gelenkbeschwerden mag das angenehm sein und andere Maßnahmen unterstützen. Hat eine Arthrose bereits eine starke entzündliche Reaktion im Gelenk ausgelöst – die betroffenen Gelenke sind dann warm, gerötet und geschwollen –, kann sich die Entzündung durch die gesteigerte Durchblutung verschlimmern.

Prellung, Zerrung, Verstauchung

Prellungen, Zerrungen und Verstauchungen sind typische Folgen einer Verletzung. Wenn zum Beispiel durch einen heftigen Schlag, Aufprall oder Sturz Gewebe gequetscht wird, entsteht eine Prellung (Kontusion). Eine Zerrung oder Verstauchung (Distorsion) betrifft immer ein Gelenk. Dabei wurde durch eine übermäßige Bewegung der das Gelenk umgebende Bandapparat überdehnt. Die Bänder wurden gezerrt und haben vielleicht kleine Einrisse bekommen.
Bei jeder Art von Verletzung sowie bei Operationen werden Zellen und Blutgefäße zerstört. Darauf reagiert das Körpergewebe mit einer Entzündung: Aus den Gewebezellen treten Substanzen aus, die die feinsten Blutgefäße durchlässiger machen, sodass Blutflüssigkeit (Plasma) in das Gewebe übertreten kann. Das verursacht die Schwellung. Zusätzlich verstärken diese Substanzen die Durchblutung im betroffenen Gebiet. Außerdem werden die Nerven, die Schmerzen weiterleiten, empfindlicher, weil sie vermehrt Schmerzbotenstoffe, die Prostaglandine, freisetzen. Dadurch können die Nerven nun auch bei Bewegungen, die sonst problemlos ablaufen, Schmerzen melden.
Manchmal genügen die verstärkte Durchblutung und die damit einhergehenden Vorgänge bereits, um die Entzündung abklingen zu lassen. Ist das nicht der Fall, werden Blutzellen aus den Gefäßen in das Gewebe geschleust, um die schädlichen Einflüsse zu beseitigen.

Anzeichen und Beschwerden

Die verletzte Stelle rötet sich, wird warm und schwillt an. Je nach dem Grad der Verletzung schmerzt die Stelle. Eventuell kommt es zu Funktionseinschränkungen.

Ursachen

Zu einer Zerrung oder Verstauchung kommt es leicht, zum Beispiel wenn man mit dem Fuß umknickt, sich das Kniegelenk verdreht oder auf die Hand fällt. Beim Sport passieren solche Unfälle häufig, aber auch anlagebedingt schwache oder durch häufige Verletzungen »ausgeleierte« Bänder können ein Grund für die mangelnde Stabilität eines Gelenks sein.

Bei Kindern

In der Zeit des Wachstums knicken Kinder relativ häufig um, weil ihre Knochen rasch in die Höhe geschossen sind, der Halteapparat ihres Körpers aus Sehnen und Bändern sich diesen Bedingungen aber noch nicht angepasst hat. Mädchen sind davon etwa doppelt so oft betroffen wie Jungen, weil ihre Gelenke anlagebedingt häufig überbeweglich sind.

Vorbeugung

Wer von seiner Bänderschwäche weiß, kann die Stabilität der Gelenke mit gezielten krankengymnastischen Übungen trainieren.

Frauen, die häufig umknicken, sollten auf das Tragen von Schuhen mit hohen Absätzen verzichten.

Bei sportlicher Betätigung:

- Bereiten Sie Ihr Bewegungssystem durch ein Aufwärmtraining mit Dehnübungen, das mindestens zehn Minuten dauert, langsam auf die steigende Belastung vor.
- Tragen Sie Schuhe, die für die jeweilige Sportart und Ihre individuellen Bedingungen geeignet sind. Bei einer Bänderschwäche wählen Sie am besten Schuhe, die das Fußgelenk stützen.
- Stabilisieren Sie die gefährdeten Gelenke durch eine Bandage, wenn Sie schon öfter Zerrungen oder Verstauchungen hatten.

Allgemeine Maßnahmen

Ein verstauchter Fuß sollte so gelagert werden, dass er höher liegt als das Herz.

Eine akute Verletzung muss sachgerecht versorgt werden. Ein Verband fängt Blut auf und schützt vor dem Eindringen von Keimen.

Bei frischen Verletzungen lässt sich die Entzündungsreaktion durch Kälte begrenzen. Dazu eignen sich kaltes Wasser, Eispackungen und spezielle Kältepackungen, die fertig zu kaufen sind. Lesen Sie hierzu auch »Kälte und Wärme bei Muskel- und Gelenkbeschwerden« (→ Seite 509).

Wann zum Arzt?

Eine Verletzung, die stark schmerzt und deren Schwellung bis zum nächsten Tag nicht zurückgegangen ist, obwohl direkt nach dem Unfall mehrere Stunden lang gekühlt wurde, sollte ärztlich beurteilt werden. Das Gleiche gilt, wenn ein ausgedehnter blauer Fleck zu sehen ist.

Bei einem stark geschwollenen Gelenk, das sich zudem kaum noch bewegen oder belasten lässt, besteht der Verdacht, dass ein Band gerissen oder die Gelenkkapsel verletzt ist. Dies muss ärztlich abgeklärt werden.

Ein ausgerenktes Schulter- oder Ellenbogengelenk muss von einem Arzt begutachtet werden.

Behandlung mit Medikamenten

Gegen die Schmerzen kann wenige Tage lang ein als »geeignet« bewertetes Schmerzmittel eingenommen werden. Welcher Wirkstoff am ehesten infrage kommt, lesen Sie im Kapitel »Schmerzen« (→ Seite 585).

Mit verschiedenen Arzneistoffen wird versucht, nach Verletzungen die Gewebereaktionen, vor allem die Schwellungen, zu begrenzen, doch keines dieser Mittel hat seine therapeutische Wirksamkeit bisher ausreichend nachgewiesen.

Auch die bei Schwellungen innerlich anzuwendenden Enzyme (→ Seite 509) und die Kombinationen aus Enzymen und Rutosid (→ Seite 521) gelten als »wenig geeignet«, da ihre therapeutische Wirksamkeit nicht ausreichend nachgewiesen ist.

Äußerlich aufgetragene NSAR (→ Seite 513) werden als »mit Einschränkung geeignet« bewertet. Die Mittel wirken allenfalls in der ersten Behandlungswoche besser als ein wirkstofffreies Gel. Zudem fehlen aussagekräftige Vergleichsstudien mit schmerzstillenden Mitteln zum Einnehmen.

Für den Extrakt der Wurzel von Beinwell (→ Seite 518) der schmerzlindernd, abschwellend und entzündungshemmend wirken soll, gibt es zwar eine Studie, die eine entsprechende Wirksamkeit bei Sprunggelenkverstauchungen nahelegt. Solange sie jedoch nicht durch weitere Untersuchungen und auch für Verstauchungen anderer Gelenke ausreichend bestätigt ist, werden die Präparate als »wenig geeignet« bewertet.

Mittel mit hautreizenden Wirkstoffen, die das Gelenk überwärmen, verbieten sich nach einer Verletzung, da in dieser Situation eher gekühlt werden sollte. Also sind die Kombination hautreizender Mittel (→ Seite 522) und die Kombinationen aus entzündungshemmendem Mittel und anderen Substanzen (→ Seite 524) wenig geeignet.

Auch Einreibemittel mit Heparin (→ Seite 512) eignen sich wenig zur Behandlung von Prellungen, Zerrungen und Verstauchungen, ihre therapeutische Wirksamkeit ist nicht ausreichend nachgewiesen. Das Gleiche gilt für Mittel mit Arnika (→ Seite 518) und äußerlich anzuwendende Pflanzenkombinationen (→ Seite 526). Letzteres sind Kombinationsmittel, deren Bestandteile sich nicht sinnvoll ergänzen.

Kälte und Wärme bei Muskel- und Gelenkbeschwerden

Bei Prellungen, Zerrungen und Verstauchungen ist eine Kältebehandlung angebracht. Auf jede Art von Verletzung reagiert der Körper mit einer Entzündung. Die damit einhergehenden Veränderungen lassen sich durch Kälte begrenzen. Bei Kälte verengen sich die Blutgefäße. Dann können sie nicht mehr so viel Blut an die geschädigte Stelle transportieren. Weil aus den Gefäßen nicht so viel Flüssigkeit austreten kann, schwillt das Gewebe weniger stark an. Auch für entzündete Gelenke kann eine kurzzeitige Kältebehandlung hilfreich sein. Die Kälte kann in Form von kalten Umschlägen, Eis- und Kühlkompressen auf die schmerzende Stelle gebracht werden. Um Erfrierungen der Haut zu vermeiden, sollte unter sehr kalten Kompressen ein dünnes Tuch die Haut schützen.
Schmerzhafte Verspannungen und Kreuzschmerzen lassen sich durch Wärme lindern. Zur Wärmebehandlung werden Mittel zum Auftragen und Aufkleben auf die Haut verwendet. Zudem gibt es spezielle Wärmeauflagen. Beispielsweise enthält das Produkt *Thermacare* einzeln in Beuteln verpackte Auflagen, die sich nach dem Öffnen des Beutels innerhalb von etwa 30 Minuten von selbst erwärmen. Nach einer Anwendungszeit von höchstens zwölf Stunden wird die Auflage entsorgt. Sie kann nicht erneut verwendet werden.
Bei Wärmeanwendungen besteht grundsätzlich die Gefahr von Verbrennungen. Daher sollten Sie die Wärmeträger entfernen, sobald Sie die Wärme als unangenehm empfinden oder Schmerzen auftreten. Auch sollten verschiedene Wärmetherapien nicht zugleich eingesetzt werden.
Darüber hinaus gibt es Produkte, die sich sowohl zur Wärme- als auch zur Kältetherapie eignen. ColdHot- oder HotColdPacks zum Beispiel werden entweder in heißem Wasser erwärmt oder im Tiefkühler abgekühlt und dann auf die Haut gelegt. Bei ihnen kommt die Haut weder mit Arznei- noch mit Klebstoffen in Kontakt. Außerdem sind sie wiederverwendbar.
Auch *Enelbin Paste* ist sowohl zur Kälte- als auch zur Wärmebehandlung gedacht. Das Produkt trug früher den Zusatz »N« und war als Arzneimittel im Handel. Heute handelt es sich um ein Medizinprodukt, das unter anderem Aluminiumsilikat und verschiedene ätherische Pflanzenöle enthält. Im Vergleich zum früheren Produkt fehlt bei *Enelbin Paste* jetzt der schmerzlindernde Bestandteil Salizylsäure. Die lindernde Wirkung des heutigen Produkts beruht ausschließlich auf der Wärme beziehungsweise Kälte. Zur Kältebehandlung kann die Paste direkt aus der Tube aufgetragen werden. Für eine Wärmebehandlung wird die Tube in heißem Wasser erwärmt und ihr Inhalt auf die schmerzende Stelle aufgebracht. Über die Paste kommt dann eine Mullauflage, die wiederum mit einer Mullbinde befestigt werden soll. Die Auflage darf nicht luftdicht abgedeckt werden.

Enzyme (innerlich)

Bromelain
Bromelain-POS, Phlogenzym mono, Traumanase

Als Bromelain bezeichnet man ein Gemisch aus eiweißspaltenden Enzymen, das aus Ananas gewonnen wird. Enzyme sind chemische Substanzen, die andere Verbindungen in ihre Bestandteile aufspalten.
Bei der Anwendung dieser Substanzen hat man Beobachtungen gemacht, mit denen man zu begründen versucht, warum sie bei Schwellungen nützlich sein können. So kann Bromelain die Blutplättchen in gewissem Maß daran hindern, sich zusammenzuballen. Dadurch verlängert sich die Blutungszeit. In Tierversuchen zeigte sich bei hoher Dosierung, dass sich nach der Gabe von Bromelain in entzündeten Geweben weniger Wasser ansammelt (ödemhemmende Wirkung). Ob diese Beobachtungen aber bei der Behandlung von Schwellungen therapeutisch bedeutsam sind, ist nicht ausreichend nachgewiesen.
Zudem ist offen, ob Bromelain nach der Einnahme überhaupt aus dem Magen in nennenswerter Menge ins Blut aufgenommen wird und dorthin gelangt, wo es wirken soll. Es wird nämlich so schnell wieder ausgeschieden, dass eine nachhaltige Wirkung eher unwahrscheinlich ist.
Die Mittel werden als »wenig geeignet« bewertet.

Anwendung

Ohne Rücksprache mit einem Arzt sollten Sie das Mittel nicht länger als höchstens zehn Tage einnehmen.

Achtung

Gegenanzeigen

Wenn Ihre Blutgerinnung gestört ist oder Sie gerinnungshemmende Medikamente (bei erhöhter Thrombosegefahr) einnehmen, dürfen Sie diese Mittel nicht anwenden.

Wechselwirkungen mit Medikamenten

▶ Unbedingt beachten

Bromelain kann die Wirkung der gerinnungshemmenden Mittel Phenprocoumon und Warfarin sowie von Azetylsalizylsäure (ASS), Clopidogrel, Prasugrel und Tiklopidin, die bei erhöhter Thrombosegefahr als Tabletten eingenommen werden, verstärken. Deshalb müssen Sie die Blutgerinnung häufiger als sonst selbst kontrollieren oder vom Arzt kontrollieren lassen und gegebenenfalls nach Absprache mit dem Arzt die Dosis der Gerinnungshemmer verringern. Näheres hierzu finden Sie unter »Mittel zur Blutverdünnung: verstärkte Wirkung« (→ Seite 11).

Unerwünschte Wirkungen

▶ Keine Maßnahmen erforderlich

Gelegentlich können Übelkeit, Erbrechen und Durchfall auftreten.

▶ Sofort zum Arzt

Wenn starker Hautausschlag, Juckreiz, Herzrasen, Atemnot, Schwäche und Schwindel auftreten, müssen Sie die Anwendung sofort stoppen und unverzüglich den Notarzt (Telefon 112) rufen. Es kann sich um eine lebensbedrohliche Allergie (→ Seite 14) handeln.

Hinweise

Für Kinder und Jugendliche unter 18 Jahren

Die Mittel sollen – wenn überhaupt – erst ab zwölf Jahre eingesetzt werden.

Für Schwangerschaft und Stillzeit

Zur Behandlung von Schwangeren und Stillenden fehlen ausreichende Erkenntnisse. Sicherheitshalber sollten Sie die Mittel in dieser Zeit nicht anwenden.

Glukosamin (innerlich)

dona, Doppelherz system GLUCOSAMIN, Glucosamin-ratiopharm, Mobilat Glucosamin-hydrochlorid, Voltaflex Glucosaminhydrochlorid

Glukosamin ist eine körpereigene Substanz, die im Knorpel und in der Gelenkflüssigkeit vorkommt. Man nimmt an, dass es die Bildung von Knorpelbestandteilen anregt und so einem Knorpelabbau entgegenwirken oder sogar helfen kann, verloren gegangenen Knorpel wieder aufzubauen. Ob das tatsächlich gelingt und wie, ist aber weitgehend ungeklärt. Auch wann die Substanz eingesetzt werden soll, um den gewünschten Effekt zu erzielen, lässt sich nicht abschätzen.

In den Glukosamin-Präparaten werden zwei Salze der Substanz eingesetzt: Glukosaminhemisulfat und Glukosaminhydrochlorid. Die Hersteller dieser Mittel meinen, dass sich die therapeutische Wirksamkeit der jeweiligen Verbindungen unterscheidet. In einer neuen Übersichtsarbeit aus dem Jahr 2010 sind die Effekte der verschiedenen Verbindungen bei Kniegelenkarthrose daher getrennt ausgewertet worden. Dabei zeigte sich allerdings, dass Glukosaminhydrochlorid die Beschwerden nicht erkennbar verbesserte und die Veränderungen, die Glukosaminhemisulfat bewirkt, für die Betroffenen unerheblich sind.

Da die therapeutische Wirksamkeit für alle Glukosaminverbindungen nicht ausreichend belegt ist, gelten die Präparate als »wenig geeignet«.

Anwendung

Die Tabletten werden vor oder während einer Mahlzeit unzerkaut mit einem großen Glas Wasser eingenommen. Das Pulver wird in einem großen Glas Wasser aufgelöst und zum Essen getrunken.

Mit Glukosamin lassen sich akute Schmerzen nicht behandeln. Hierfür sind Schmerzmittel erforderlich, damit das Gelenk weiterhin bewegt wird. Welche geeignet sind, lesen Sie im Kapitel »Schmerzen« (→ Seite 585).

Wenn sich die Beschwerden nach zwei bis drei Monaten Behandlung nicht gebessert haben, sollten Sie das Mittel nicht weiter anwenden.

Achtung

Gegenanzeigen

Mittel mit Glukosamin dürfen Sie nicht anwenden, wenn Sie eine Allergie auf Schalentiere wie Krabben, Langusten und Krebse haben. Bei Menschen mit Asthma können sich die Symptome verschlimmern, wenn sie glukosaminhaltige Mittel einnehmen.

Unter folgenden Bedingungen sollten Sie glukosaminhaltige Mittel nur nach Rücksprache mit einem Arzt einsetzen und dieser sollte Nutzen und Risiken der Anwendung besonders sorgfältig abwägen:

- Sie haben Diabetes. Offenbar kann Glukosamin den Blutzuckerspiegel beeinflussen. Daher sollte vor allem zu Beginn der Behandlung mit Glukosamin und an ihrem Ende der Blutzuckerspiegel häufiger kontrolliert werden.
- Sie haben eine Herz-Kreislauf-Erkrankung. Durch Glukosamin können die Fettwerte im Blut, insbesondere der Cholesterinwert, ansteigen. Um darauf aufmerksam zu werden, muss das Blut regelmäßig untersucht werden.

Wechselwirkungen mit Medikamenten

▶ Unbedingt beachten

Glukosamin verstärkt die Wirkung der gerinnungshemmenden Mittel Phenprocoumon und Warfarin, die bei erhöhter Thrombosegefahr als Tabletten eingenommen werden. Sie müssen deshalb die Blutgerinnung häufiger als sonst selbst kontrollieren oder vom Arzt kontrollieren lassen und gegebenenfalls nach Absprache mit dem Arzt die Dosis der Gerinnungshemmer verringern. Näheres hierzu finden Sie unter »Mittel zur Blutverdünnung: verstärkte Wirkung« (→ Seite 11).

Unerwünschte Wirkungen

▶ Keine Maßnahmen erforderlich

Bis zu 10 von 100 Behandelten klagen über Übelkeit, Magenschmerzen, Verstopfung und Durchfall. Es kann auch zu Erbrechen kommen. Ebenso häufig können Kopfschmerzen und Müdigkeit auftreten. Nach Absetzen des Mittels verschwinden die Symptome wieder.

▶ Muss beobachtet werden

Durch glukosaminhaltige Mittel können die Blutfettwerte und der Blutzuckerspiegel ansteigen. Bei länger dauernder Einnahme sollte der Arzt Ihre Blutfettwerte und den Blutzuckerspiegel regelmäßig kontrollieren. Mit dem Arzt sollten Sie auch klären, ob die Dosierung der Medikamente zur Behandlung der entsprechenden Erkrankungen angepasst werden muss.

Bei bis zu 10 von 1 000 Anwendern von Glukosamin kann sich das Gesicht verstärkt röten und die Haut jucken. Dann reagieren Sie vermutlich allergisch auf Glukosamin und sollten es absetzen. Sind die Hauterscheinungen (→ Seite 14) einige Tage später nicht deutlich abgeklungen, sollten Sie einen Arzt aufsuchen.

Asthma kann sich bei Einnahme von Glukosamin verschlechtern. Setzen Sie das Mittel dann ab. Bessern sich die Asthmabeschwerden danach nicht deutlich, sollten Sie einen Arzt aufsuchen.

Glukosamin kann die Leber (→ Seite 15) schädigen. Treten Übelkeit, Erbrechen und/oder dunkel gefärbter Urin auf und ist der Stuhl auffällig hell, sollten Sie einen Arzt aufsuchen.

▶ Sofort zum Arzt

Die Mittel können die Leber (→ Seite 15) auch schwer schädigen. Wenn sich die Haut gelb färbt – möglicherweise begleitet von starkem Juckreiz am ganzen Körper – sollten Sie sofort einen Arzt aufsuchen.

Wenn sich bei einer vermutlich allergischen Reaktion der Juckreiz verstärkt, sich der Hautausschlag ausbreitet und zusätzlich Herzrasen, Atemnot, Schwäche und Schwindel auftreten, müssen Sie unverzüglich einen Notarzt (Telefon 112) rufen, weil es sich um eine lebensbedrohliche Allergie (→ Seite 14) handeln kann.

Vereinzelt kann auch das Gewebe anschwellen. Geschieht dies im Gesicht an Lippen oder Zunge, drohen Atemnot und Erstickungsanfälle. Dann dürfen Sie das Mittel keinesfalls mehr einnehmen und müssen umgehend einen Notarzt rufen.

Hinweise

Für Kinder und Jugendliche unter 18 Jahren

Kinder unter 18 Jahren sollten diese Mittel nicht einnehmen.

Für Schwangerschaft und Stillzeit

Während der Schwangerschaft und Stillzeit sollten Sie diese Mittel nicht einnehmen. Für diese Zeit sind weder Unbedenklichkeit noch Wirksamkeit der Mittel belegt.

Zur Verkehrstüchtigkeit

Wenn Sie während der Behandlung Müdigkeit bemerken, sollten Sie kein Fahrzeug lenken, keine Maschinen bedienen und keine Arbeiten ohne sicheren Halt verrichten.

Hautreizende Mittel (äußerlich)

Capsaicin
Hansaplast med Lokale Schmerz-Therapie ABC Wärme-Creme

Cayennepfeffer
Hansaplast med Lokale Schmerz-Therapie ABC Wärme-Pflaster Capsicum

Nonivamid
Hansaplast med Lokale Schmerz-Therapie ABC Wärme-Pflaster Sensitive

Cayennepfeffer ist ein Extrakt aus der scharfen Paprika (spanischer Pfeffer, Peperoni, Capsici fructus acer), der in der Volksmedizin bei rheumatischen Be-

schwerden und Schmerzen eingesetzt wird. Die Wirkung beruht auf den Scharfstoffen, deren wichtigster das Capsaicin ist. Unter dem Namen Nonivamid wird ein synthetisch hergestellter Scharfstoff verarbeitet. Capsaicin und Nonivamid werden durch die Haut aufgenommen und erweitern die kleinsten Blutgefäße. Beide lindern Schmerzen, weil sie in die Produktion von Stoffen eingreifen, die am Schmerzgeschehen beteiligt sind.
Die Scharfstoffe hinterlassen auf der Haut zunächst ein Schmerz- und Wärmegefühl, anschließend folgt eine Phase der Unempfindlichkeit. Dieser Effekt kann Stunden bis Tage anhalten. Bei wiederholter Anwendung schwächt er sich ab oder unterbleibt sogar ganz. Sowohl die gesteigerte Durchblutung als auch die Schmerzlinderung können hilfreich sein, um die Behandlung von Rückenschmerzen und Verspannungen zu unterstützen. Für diese Anwendung gelten die Produkte als »geeignet«.

Anwendung

Die Pflaster werden auf die Haut direkt über der schmerzenden Region aufgeklebt, die Creme aufgetragen. Das Wärmegefühl hält etwa fünf Stunden lang an. Körperliche Anstrengung kann die Wärmewirkung der Mittel verstärken.
Von den Pflastern dürfen Sie nicht mehr als eines pro Tag anwenden. Dabei darf das *ABC Wärme-Pflaster Sensitive* höchstens acht Stunden auf der Haut bleiben, das *ABC Wärme-Pflaster Capsicum* längstens zwölf Stunden. Bevor Sie ein neues Pflaster aufkleben, sollten Sie mindestens zwölf Stunden warten. Wenden Sie die Mittel nicht länger als drei Wochen an, es besteht sonst das Risiko, dass Nerven Schaden nehmen können.
Setzen Sie keinesfalls zusätzlich zu dem Pflaster noch etwas anderes ein, was die Haut überwärmt (z. B. Rotlicht, Rheumasalbe, Bad). Das kann die Haut so sehr reizen, dass eine Wunde entsteht.
Waschen Sie sich nach der Anwendung sehr sorgfältig die Hände und bürsten Sie sich die Nägel, denn wenn Reste der Scharfstoffe in die Augen und auf Schleimhäute gelangen, kann das stark brennen.

Achtung

Einige Präparate enthalten Parabene (siehe Tabelle). Diese Konservierungsmittel können Allergien auslösen. Wenn Sie auf Parastoffe (→ Seite 551) allergisch reagieren, dürfen Sie die Mittel nicht anwenden.

Gegenanzeigen

Sie dürfen die Mittel nicht auf Schleimhäute, offene Wunden und erkrankte Haut aufbringen.

Unerwünschte Wirkungen

▶ **Keine Maßnahmen erforderlich**

Bei den meisten Menschen rötet sich infolge der verstärkten Durchblutung der behandelte Hautbereich. In den ersten Behandlungstagen ist das mit leichtem Hautbrennen verbunden. Hierbei handelt es sich um die erwünschte Reaktion auf das Arzneimittel.

▶ **Muss beobachtet werden**

Wenn sich die Haut verstärkt rötet oder juckt, reagieren Sie vermutlich allergisch auf das Mittel. Dann sollten Sie es absetzen. Sind die Hauterscheinungen (→ Seite 14) einige Tage später nicht deutlich abgeklungen, sollten Sie einen Arzt aufsuchen.

Hinweise

Für Kinder und Jugendliche unter 18 Jahren

Die Pflaster sollten nicht bei Kindern unter zwölf Jahren eingesetzt werden, die Creme nicht bei unter 18-Jährigen.

Für Schwangerschaft und Stillzeit

In Schwangerschaft und Stillzeit sollten Sie die Mittel nur nach Rücksprache mit einem Arzt anwenden. Die Creme dürfen Sie in der Stillzeit nicht im Bereich der Brust auftragen.

Heparin (äußerlich)

Exhirud Heparin Gel/Salbe, Hepa-Gel/-Salbe, Heparin AL, Heparin-CT, Heparin Heumann, Heparin-ratiopharm, Hepathromb, Hepathrombin, Thrombareduct Sandoz, Thrombocutan, Thrombophob, Venalitan, Venoruton Emulgel, Vetren

Bei Verletzungen tritt Blut ins Gewebe aus. Das verursacht Schmerzen und kann die Beweglichkeit einschränken. Um dieses Blut abzubauen, benötigt der Körper einige Zeit. Der Einsatz von Heparin soll das beschleunigen. Allerdings ist nicht bekannt, ob von äußerlich aufgetragenem Heparin eine wirksame Menge ins Gewebe gelangt.
Heparin blockiert zwei Eiweißstoffe, die dafür verantwortlich sind, dass Blutbestandteile miteinander verkleben. Auf diese Weise hemmt Heparin die Blutgerinnung und verhindert, dass sich Gerinnsel bilden. Heparin hat diese Wirkung jedoch nur, wenn es sich im Blut befindet, zum Beispiel weil es unter die Haut gespritzt wird. Nach äußerlicher Anwendung findet sich im Blut keine nennenswerte Heparinkonzentration. Daher ist auch nicht zu erwarten, dass äußerlich

angewendetes Heparin den Abbau von Blut im Gewebe beschleunigen kann.
Die therapeutische Wirksamkeit der Mittel zur Unterstützung der Behandlung von Prellungen, Zerrungen und Verstauchungen ist nicht ausreichend nachgewiesen. Die Präparate werden daher als »wenig geeignet« bewertet.

Achtung

Einige Präparate enthalten als Konservierungsmittel Parabene (siehe Tabelle). Wenn Sie auf Parastoffe (→ Seite 551) allergisch reagieren, dürfen Sie die Mittel nicht anwenden.

Gegenanzeigen

Heparinhaltige Mittel dürfen nicht auf verletzte Haut und offene Wunden (z. B. ein Unterschenkelgeschwür) aufgetragen werden.

Unerwünschte Wirkungen

► **Muss beobachtet werden**

Wenn sich die Haut verstärkt rötet oder juckt, reagieren Sie vermutlich allergisch auf das Mittel. Dann sollten Sie es absetzen. Sind die Hauterscheinungen (→ Seite 14) einige Tage später nicht deutlich abgeklungen, sollten Sie einen Arzt aufsuchen.

Hinweise

Für Kinder und Jugendliche unter 18 Jahren

Heparin-Einreibungen können bei Kindern eingesetzt werden.

Für Schwangerschaft und Stillzeit

Bisher weist nichts darauf hin, dass eine Anwendung während der Schwangerschaft mit Risiken verbunden ist.

NSAR (äußerlich)

Diclofenac
arthrex Schmerzgel, Diclabeta Schmerzgel, Diclofenac-ratiopharm Gel/ Pflaster, Voltaren

Etofenamat
Rheumon, Traumon

Felbinac
Spalt Mobil Schmerzgel

Ibuprofen
Dolgit, ibutop Creme/Gel

Indometazin
Indo Top-ratiopharm

Ketoprofen
Dolormin Schmerzgel mit Ketoprofen

Diese Wirkstoffe gehören zu den nichtsteroidalen Antirheumatika (NSAR). Einige dieser NSAR werden innerlich und äußerlich eingesetzt. Andere gibt es hingegen nur zur äußerlichen Anwendung. Näheres zur Wirkweise der innerlich eingesetzten entzündungshemmenden Mittel lesen Sie unter »Naproxen« (→ Seite 515).
Von äußerlich angewendeten NSAR durchdringt nur relativ wenig Wirkstoff die Haut und erreicht die tieferen Gewebeschichten oder das Gelenk. Wie viel es ist und wie weit der Wirkstoff nach innen vordringt, hängt unter anderem von der Beschaffenheit der Haut ab. Es ist aber davon auszugehen, dass bei äußerlicher Anwendung dieser Wirkstoffe deutlich weniger Nebenwirkungen auftreten als bei innerlicher Anwendung. Wird das Mittel nur kurze Zeit eingesetzt, bleiben Nebenwirkungen sogar ganz aus – abgesehen von eventuellen allergischen Hauterscheinungen an der Auftragestelle.
Eine Übersichtsarbeit, in der mehrere Studien zusammenfassend ausgewertet wurden, zeigte, dass die Behandlung von Gelenkschmerzen mit äußerlich angewendeten NSAR in den ersten beiden Wochen erfolgreicher war als eine Scheinbehandlung. In dieser Hinsicht sind Diclofenac und Ibuprofen am besten untersucht. Für die Langzeitbehandlung bei chronischen Erkrankungen des Bewegungssystems, wie Gelenkbeschwerden mit und ohne Entzündung, ist die therapeutische Wirksamkeit aber nicht ausreichend belegt. Dafür werden äußerlich angewendete NSAR als »wenig geeignet« beurteilt. Die Mittel können allenfalls unterstützend eingesetzt werden. Allerdings wird die Anwendung von Präparaten mit Ketoprofen sogar zur unterstützenden Behandlung kritisch gesehen. Ketoprofen ruft häufiger als die anderen äußerlich angewendeten NSAR unerwünschte Wirkungen an der Haut hervor. Da es aber nicht besser wirkt als die anderen NSAR, gibt es keinen Grund, ketoprofenhaltige Präparate zu wählen.
Die Ergebnisse einer Studie zu *Voltaren* lassen es gerechtfertigt erscheinen, diese Mittel bei einer aktivierten Arthrose der Fingergelenke versuchsweise einzusetzen. Das äußerlich aufgetragene Mittel war ebenso wirksam wie ein niedrig dosiertes geschlucktes nichtsteroidales Antirheumatikum.
Bei akuten Sportverletzungen mit Schwellungen, Prellungen, Zerrungen und Verstauchungen wirken äußerlich anzuwendende NSAR als Gel oder Spray in der ersten Woche nach der Verletzung besser als entsprechende Zubereitungen ohne Wirkstoff. Bei Pflastern ist das für bis zu 14 Tage nachgewiesen. Weil aber noch aussagekräftige Vergleichsstudien mit schmerz-

stillenden Mitteln zum Einnehmen fehlen, werden die Mittel als »mit Einschränkung geeignet« beurteilt.

Bei *Voltaren Spray* kommt hinzu, dass es bei empfindlichen Personen zu Atembeschwerden und Asthmaanfällen kommen kann, wenn sie den Sprühnebel einatmen.

Anwendung

Für Creme, Gel und Lotio wird empfohlen, sie mehrfach täglich auf die Haut über dem betroffenen Gelenk aufzutragen und leicht einzumassieren. Auch die Sprays werden mehrmals täglich angewendet und eingerieben. Von den *Voltaren Wirkstoff-Pflastern* wird bei einem verstauchten Knöchel jeden Tag eines auf die verletzte Stelle geklebt. Von *Diclofenac-ratiopharm Schmerzpflaster* soll morgens und abends jeweils eines aufgeklebt werden. Bessern sich die Beschwerden trotz lokaler Behandlung nach ein bis zwei Wochen nicht merklich, wirkt das Mittel nicht ausreichend und Sie können die Anwendung beenden.

Die Pflaster dürfen nicht zerteilt und nicht mit einem luftdicht abschließenden Verband abgedeckt werden.

Achtung

Einige Präparate enthalten Parabene (siehe Tabelle). Diese Konservierungsmittel können Allergien auslösen. Wenn Sie auf Parastoffe (→ Seite 551) allergisch reagieren, dürfen Sie die Mittel nicht anwenden.

Ketoprofen: Dieser Wirkstoff macht die Haut besonders empfindlich für UV-Licht. Schon kurze Zeit nach der Sonneneinstrahlung kann sich die Haut röten und schmerzhaft anschwellen. Schützen Sie darum die behandelten Hautstellen durch bedeckende Kleidung vor Sonnenlicht. Außerdem sollten Sie keine Sonnenbäder nehmen und nicht ins Solarium gehen. Diese Warnung gilt bis zu zwei Wochen nach dem Ende der Behandlung. Bei Hautreaktionen beenden Sie die Behandlung umgehend, gegebenenfalls suchen Sie einen Arzt auf.

Gegenanzeigen

Sie dürfen diese Mittel nicht anwenden, wenn die zu behandelnde Hautstelle offen, verletzt, entzündet oder mit einem Ausschlag überzogen ist. Auch auf Schleimhäuten dürfen die Mittel nicht eingesetzt werden.

Unter folgender Bedingung sollten Sie die Mittel nur nach Rücksprache mit einem Arzt anwenden und nachdem dieser Nutzen und Risiken besonders sorgfältig abgewogen hat: Sie haben nach der Anwendung von Azetylsalizylsäure oder einem anderen nichtsteroidalen Antirheumatikum bereits einmal einen Asthmaanfall erlitten, allergische Hautreaktionen oder einen allergischen Schnupfen gehabt. Dann sind die gleichen Reaktionen auch beim Gebrauch von äußerlich angewendeten NSAR zu befürchten.

Unerwünschte Wirkungen

Werden die Mittel großflächig aufgetragen und/oder über einen längeren Zeitraum angewendet, können die gleichen unerwünschten Wirkungen auftreten wie nach der Einnahme von Tabletten. Allerdings scheint dies selten der Fall zu sein. Angaben zu diesen Nebenwirkungen finden Sie unter »Naproxen« (→ Seite 515). Aufgrund der äußerlichen Anwendung kommt hinzu:

► Muss beobachtet werden

Wenn sich die Haut dort, wo das Mittel aufgetragen wird, verstärkt rötet und juckt, reagieren Sie vermutlich allergisch auf das Mittel. Bei solchen Hauterscheinungen (→ Seite 14) sollten Sie einen Arzt aufsuchen.

Hinweise

Für Kinder und Jugendliche unter 18 Jahren

Die Angaben für Kinder unterscheiden sich je nach Wirkstoff.

Diclofenac: Nicht bei Kindern unter zwölf Jahren anwenden, die Pflaster nicht bei Kindern unter 15 Jahren.

Etofenamat, Indometazin: Bei Kindern nicht anwenden.

Felbinac: Nicht bei Kleinkindern anwenden.

Ibuprofen: Nicht bei Kindern unter 14 Jahren anwenden.

Ketoprofen: Nicht bei Kindern unter sechs Jahren anwenden.

Für Schwangerschaft und Stillzeit

In den ersten beiden Schwangerschaftsdritteln sollen diese Mittel nur angewendet werden, wenn der Arzt es für dringend erforderlich hält, im letzten Schwangerschaftsdrittel gar nicht. Es kann sich beim Kind zum Beispiel die Verbindung zwischen Haupt- und Lungenschlagader vorzeitig schließen, was den Kreislauf des Kindes überlastet. Außerdem kann sich bei der Frau Wasser im Gewebe einlagern (Ödeme). Auch die Wehen können gehemmt und die Geburt dadurch verzögert werden.

Gegen eine kurzzeitige Anwendung auf kleiner Fläche ist in der Stillzeit nichts einzuwenden.

NSAR (innerlich)

Naproxen
Dolormin GS mit Naproxen

Naproxen gehört zu den nichtsteroidalen Antirheumatika (NSAR). Vertreter dieser Gruppe wirken entzündungshemmend und schmerzstillend. Wegen dieser Eigenschaften werden sie unter anderem in der Rheumabehandlung eingesetzt. Mit der Bezeichnung »nichtsteroidal« grenzt man diese Arzneimittel aufgrund ihrer chemischen Struktur von den ebenfalls entzündungshemmenden Kortisonen ab. NSAR haben in ihrem Molekül – anders als die Kortisone – keinen Steroid-Ring.

Wie andere NSAR lindert Naproxen Schmerzen und dämmt Entzündungen ein, weil es die Synthese von Prostaglandinen hemmt. Prostaglandine sind Gewebehormone, die an der Regulation vieler Organfunktionen beteiligt sind. Sie treiben zum Beispiel, neben anderen Stoffen, das Entzündungsgeschehen an und schützen die Schleimhaut in Magen und Darm. Naproxen gehört zu den klassischen NSAR. Diese bremsen die Produktion von Prostaglandinen in allen Körpergeweben. Damit entfällt beispielsweise ihre Schutzfunktion im Magen und Darm. Ferner steigt das Risiko, dass sich im Magen-Darm-Trakt ein Geschwür entwickelt, aus dem es bluten und das in den Bauchraum durchbrechen kann. Es gibt Hinweise darauf, dass Naproxen schlechter magenverträglich ist als andere NSAR.

Das Risiko für Schäden durch NSAR hängt zunächst einmal von der Dosierung ab. Eine hohe Dosis bedeutet eine starke Wirkung, aber auch ein hohes Risiko für Nebenwirkungen. Bei gleicher Wirkstärke wird das Nebenwirkungsrisiko dann davon bestimmt, wie schnell die Substanz aus dem Körper ausgeschieden wird. Für Magen und Darm ist es besonders schädlich, wenn der Arzneistoff lange wirkt. Denn dann wird die Produktion der schleimhautschützenden Prostaglandine nahezu dauerhaft gehemmt, die Schleimhaut kann sich nicht erholen. Die Wirkung von Naproxen hält bis zu 20 Stunden an. Damit gehört es zu den NSAR mit mittellanger Wirkdauer.

Obwohl viele Menschen mit chronischen Gelenkbeschwerden schmerzstillende und entzündungshemmende Medikamente dauerhaft benötigen, wird empfohlen, sie nur bei Bedarf und in der geringstmöglichen Dosierung anzuwenden. Neben den möglichen schädlichen Wirkungen auf Magen und Darm können NSAR bei hoher Dosierung und langer Anwendungsdauer auch das Risiko für Herz-Kreislauf-Erkrankungen erhöhen.

Um in der Selbstbehandlung arthrosebedingte Schmerzen für kurze Zeit zu lindern, wird Naproxen als »geeignet« eingestuft.

Anwendung

Von Naproxen nehmen Sie im Tagesverlauf höchstens 750 Milligramm ein. Die Menge wird auf zwei Einzeldosen aufgeteilt, die im Abstand von etwa zwölf Stunden eingenommen werden. Um den Magen zu schonen, sollten Sie die Tabletten während einer Mahlzeit einnehmen und ein großes Glas Wasser dazu trinken.

Wenn ein Arzt die Arthrose bestätigt hat und mit der Einnahme von Naproxen einverstanden ist, können Sie Naproxen sieben Tage lang einnehmen. Halten die Gelenkschmerzen jedoch an, sollte ein Arzt entscheiden, ob Sie das Mittel längere Zeit ununterbrochen einnehmen dürfen. Dann sollte er auch die Nierenfunktion regelmäßig überprüfen.

Achtung

Gegenanzeigen

Unter folgenden Bedingungen dürfen Sie Naproxen nicht anwenden:

- Sie haben oder hatten nach der Einnahme von NSAR schon einmal ein aktives Magen-Darm-Geschwür oder Blutungen im Magen-Darm-Trakt.
- Nach der Anwendung von Azetylsalizylsäure oder Mitteln mit vergleichbarer Wirkung haben Sie bereits einmal einen Asthmaanfall erlitten, allergische Hautreaktionen oder einen allergischen Schnupfen gehabt. Dann sind nach der Anwendung von Naproxen die gleichen Reaktionen zu befürchten.
- Ihre Blutbildung ist gestört oder Sie haben ungeklärte Blutungen.
- Sie haben eine schwere Herzschwäche.
- Die Funktionsfähigkeit Ihrer Nieren oder der Leber ist erheblich eingeschränkt.

Naproxen sollten Sie nicht zusammen mit einer anderen Substanz aus der Gruppe der NSAR, mit COX-2-Hemmern oder mehr als 500 Milligramm Azetylsalizylsäure am Tag (alle bei Schmerzen, Fieber, Gelenkbeschwerden) einnehmen. Bei der Kombination von Naproxen mit Azetylsalizylsäure genügt bereits eine Dosierung von mehr als 100 Milligramm ASS am Tag, um das Risiko für Magen-Darm-Geschwüre und in der Folge das für Blutungen ansteigen zu lassen. Derartige Kombinationen können sogar unbeabsichtigt zustande kommen, weil einige dieser Wirkstoffe auch in Kombinationsmitteln etwa gegen Grippe oder in

Lutschtabletten bei Halsschmerzen enthalten sein können.

Unter folgenden Bedingungen sollten Sie Naproxen nur nach Rücksprache mit einem Arzt einsetzen, wenn dieser zudem Nutzen und Risiken der Behandlung besonders sorgfältig abgewogen hat und Ihren Gesundheitszustand häufig kontrolliert:

- Ihr Risiko für ein Magen-Darm-Geschwür ist erhöht, zum Beispiel weil Sie schon einmal – unabhängig von der Einnahme eines NSAR – eine solche Erkrankung hatten oder Sie bereits älter sind.
- Sie hatten schon einmal eine entzündliche Darmerkrankung (Colitis ulcerosa, Morbus Crohn).
- Sie haben eine Lebererkrankung.
- Ihr Herz arbeitet unzureichend (Herzinsuffizienz), Sie haben Flüssigkeitsansammlungen im Gewebe (Ödeme) oder hohen Blutdruck. Da sich durch Naproxen die Nierenfunktion verschlechtern kann und dann mehr Flüssigkeit im Körper zurückbleibt, können sich die genannten Störungen verschlimmern.
- Sie haben gerade eine größere Operation hinter sich gebracht.
- Wird Naproxen hoch dosiert und lange Zeit angewendet, kann es zu Nierenschäden kommen. Besteht bereits eine Funktionseinschränkung der Nieren oder der Leber, sollten Sie die Dosis verringern.
- Sie haben eine Autoimmunkrankheit, die das Bindegewebe betrifft, wie zum Beispiel Lupus erythematodes.

Wechselwirkungen mit Medikamenten

Wenn Sie noch andere Medikamente nehmen, ist vor allem bei einer Langzeitanwendung von Naproxen zu beachten:

- Naproxen schwächt die Wirkung aller blutdrucksenkenden Arzneimittel (Betablocker, ACE-Hemmer, Diuretika). Deshalb sollte bei gleichzeitiger Anwendung die Dosierung der Blutdruckmittel überprüft und gegebenenfalls erhöht werden. Zusammen mit ACE-Hemmern steigt außerdem das Risiko, dass sich eine Nierenfunktionsstörung entwickelt.
- Die Wirkung von harntreibenden Mitteln (Diuretika, bei hohem Blutdruck) und unter ihnen besonders die der starkwirkenden (Furosemid, Piretanid und Torasemid) wird durch Naproxen deutlich vermindert. Zusammen mit kaliumsparenden Diuretika wird zusätzlich die Ausscheidung von Kalium stark gehemmt. Dadurch kann der Kaliumgehalt des Blutes viel zu hoch ansteigen. Das macht sich durch Müdigkeit bis zur Apathie, durch Muskelschwäche und Herzrhythmusstörungen bemerkbar. Bei der gleichzeitigen Einnahme von Naproxen und Diuretika muss die Nierenfunktion häufiger kontrolliert werden.
- Bei der Kombination von Naproxen und kortisonhaltigen Mitteln vergrößert sich das Risiko von Magen-Darm-Geschwüren und -Blutungen erheblich.
- Die gemeinsame Anwendung mit selektiven Serotonin-Wiederaufnahmehemmern (SSRI, bei Depressionen) kann das Risiko für eine Magenblutung erhöhen.
- Wenn Sie Lithium einnehmen (bei manisch-depressiver Erkrankung) und zusätzlich Naproxen, kann der Lithiumblutspiegel so steigen, dass erhebliche unerwünschte Wirkungen eintreten.
- Wenn Naproxen gemeinsam mit Ciclosporin (bei rheumatoider Arthritis), Tacrolimus (nach Organtransplantationen) oder Methotrexat (bei rheumatoider Arthritis, Krebserkrankungen) angewendet wird, kann sich die Giftigkeit der letztgenannten Medikamente verstärken. Ist die gemeinsame Anwendung unumgänglich, muss die Nierenfunktion sorgfältig beobachtet werden.

▶ Unbedingt beachten

Naproxen kann die Wirkung der gerinnungshemmenden Mittel Phenprocoumon und Warfarin sowie von Azetylsalizylsäure, Clopidogrel, Prasugrel und Tiklopidin, die bei erhöhter Thrombosegefahr als Tabletten eingenommen werden, verstärken. Dadurch erhöht sich das Risiko für innere Blutungen. Sie müssen deshalb die Blutgerinnung häufiger als sonst selbst überprüfen oder vom Arzt kontrollieren lassen und gegebenenfalls nach Absprache mit dem Arzt die Dosis der Gerinnungshemmer verringern. Näheres hierzu finden Sie unter »Mittel zur Blutverdünnung: verstärkte Wirkung« (→ Seite 11).

Naproxen kann – insbesondere zu Beginn der Behandlung – die Wirkung von Metformin, das bei Typ-2-Diabetes eingenommen wird, verstärken. Dann steigt das Risiko für die lebensbedrohliche Nebenwirkung von Metformin, eine Übersäuerung des Blutes (Laktazidose). Besonders gefährdet sind Menschen mit eingeschränkter Nierenfunktion.

Wechselwirkungen mit Speisen und Getränken

Es wird vermutet, dass eine größere Menge oder regelmäßiger Konsum von Alkohol die schädliche Wirkung von Naproxen auf den Magen verstärken kann. Dann steigt das Risiko für Magen- und Zwölffingerdarmgeschwüre und -blutungen.

Unerwünschte Wirkungen

Wie häufig unerwünschte Wirkungen auftreten, hängt von der angewendeten Dosis und der Dauer der Behandlung ab. Dauert die Anwendung nur we-

nige Tage, können die nachfolgenden Nebenwirkungen seltener auftreten.
Manche unerwünschten Wirkungen treten bei Menschen häufiger auf, die Asthma haben oder bei denen die Schleimhaut der Atemwege aufgrund einer Überempfindlichkeit leicht anschwillt. Darum sollten Menschen mit Asthma, Heuschnupfen oder Allergien die erste Dosis von Naproxen unter Aufsicht einnehmen.
Bei Personen mit einer Nierenfunktionsstörung oder Herz-Kreislauf-Erkrankung und bei solchen, die entwässernde Mittel (Diuretika, bei hohem Blutdruck) einnehmen, ist das Risiko erhöht, dass sich vor allem in den Beinen Gewebewasser ansammelt (Ödeme).
Wenn Sie Naproxen längere Zeit einnehmen, können Kopfschmerzen auftreten, die auf dem Medikament beruhen. Diese dürfen Sie nicht mit einem Schmerzmittel bekämpfen, das Diclofenac, Ibuprofen oder Naproxen enthält. Vielmehr sollten Sie sich an einen Arzt wenden und mit ihm die Behandlung der Gelenkprobleme besprechen.

▶ **Keine Maßnahmen erforderlich**

Mehr als 1 von 100 Anwendern klagt über Magenbeschwerden mit Übelkeit und Sodbrennen und über Durchfall, Bauchschmerzen, Blähungen und Völlegefühl. Bei 1 von 100 Behandelten kommt es zu Müdigkeit und Schwindel oder Kopfschmerzen.

▶ **Muss beobachtet werden**

Bei bis zu 1 von 100 Personen treten Magengeschwüre auf, die mit oder ohne Schmerzen einhergehen können. Je nachdem, wie stark die Beschwerden sind, sollten Sie sich umgehend oder im Laufe des nächsten Tages an einen Arzt wenden.
Wenn die Mittel die Magenschleimhaut schädigen, kann es aus diesen Wunden immer mal wieder bluten. Das geronnene Blut färbt den Stuhl auffällig dunkel. Dann sollten Sie möglichst bald einen Arzt aufsuchen.
Etwa jeder Zehnte merkt von diesem anhaltenden geringfügigen Blutverlust jedoch nichts. Dann kann sich im Laufe der Zeit eine Blutarmut ausbilden. Sie äußert sich durch Konzentrationsschwäche, Kopfschmerzen, rasche Ermüdbarkeit, eventuell raue und rissige Haut sowie brüchige Nägel. Bei solchen Symptomen sollten Sie einen Arzt aufsuchen.
Etwa 1 von 10 000 Anwendern von Naproxen entwickelt eine Herzschwäche oder einen Nierenschaden (→ Seite 15). Ein Zeichen dafür können anschwellende Beine sein. Bei diesem Symptom sollten Sie sich an einen Arzt wenden.
Es können Ohrgeräusche und Schwindel auftreten. Wiederholen sich diese Symptome oder werden sie schlimmer, sollten Sie das mit einem Arzt besprechen.
Naproxen kann die Blutbildung (→ Seite 14) beeinträchtigen. Das macht sich durch Müdigkeit und verminderte Leistungsfähigkeit bemerkbar. Sind derartige Beschwerden unerklärlich, halten sie länger als ein bis zwei Wochen an oder verschlimmern sich, sollten Sie einen Arzt kontaktieren.
Bei bis zu 1 von 100 Naproxen-Anwendern rötet sich die Haut verstärkt und juckt. Sie reagieren vermutlich allergisch auf das Mittel und sollten es absetzen. Sind die Hauterscheinungen (→ Seite 14) einige Tage später nicht deutlich abgeklungen, sollten Sie einen Arzt aufsuchen.
Naproxen kann Leberschäden (→ Seite 15) hervorrufen. Treten Übelkeit, Erbrechen und/oder dunkel gefärbter Urin auf und ist der Stuhl auffällig hell, sollten Sie einen Arzt aufsuchen.

▶ **Sofort zum Arzt**

Naproxen kann – insbesondere bei Dauertherapie – die Leber (→ Seite 15) auch schwer schädigen. Wenn sich die Haut gelb färbt – möglicherweise begleitet von starkem Juckreiz am ganzen Körper –, sollten Sie sofort einen Arzt aufsuchen.
Vereinzelt setzt Minuten bis Stunden nach dem Beginn der Behandlung eine schwere allergische Reaktion (→ Seite 14) ein. Ihre Symptome sind starker Hautausschlag, Anschwellen der Schleimhaut des Kehlkopfs, Atemnot, Blutdruckabfall (Schwindel, Schwarzwerden vor den Augen), Herzjagen, Schock. In diesem Fall dürfen Sie das Arzneimittel keinesfalls mehr einnehmen. Vielmehr sollte sofort der Notarzt (Telefon 112) gerufen werden.
In Einzelfällen kann es aus einem Magengeschwür stark bluten, es kann sogar die Magenwand durchbrechen. Symptome dafür sind plötzlich einsetzende heftige Bauchschmerzen, die in den Rücken ausstrahlen, und eventuell das Erbrechen von Blut. Bei diesen Beschwerden müssen Sie sofort den Notarzt (Telefon 112) rufen.

Hinweise

Für Kinder und Jugendliche unter 18 Jahren

Kinder unter zwölf Jahren dürfen dieses Produkt nicht erhalten, da die Naproxenmenge in einer Tablette zu hoch ist.

Für Schwangerschaft und Stillzeit

Naproxen erhöht die Blutungsneigung. Daher sollten Frauen, die in den ersten sechs Schwangerschaftsmonaten für kurze Zeit unbedingt ein entzündungshemmendes Mittel einnehmen sollen, Diclofenac

oder Ibuprofen wählen. Deren Sicherheit ist gut dokumentiert.
Im letzten Schwangerschaftsdrittel hingegen dürfen auch diese NSAR nicht mehr eingenommen werden. Durch NSAR kann sich beim Kind zum Beispiel die Verbindung zwischen Haupt- und Lungenschlagader vorzeitig schließen, was den Kreislauf des Kindes überlastet. Außerdem kann sich bei der Frau Wasser im Gewebe einlagern (Ödeme). Auch die Wehen können gehemmt und die Geburt dadurch verzögert werden.
Auch während der Stillzeit sind Diclofenac und Ibuprofen zu bevorzugen. Wenn Sie einmal Naproxen eingenommen haben, brauchen Sie zwar nicht abzustillen, doch sollten Sie mit dem Arzt über eine andere Behandlung sprechen.

Für ältere Menschen

Bei älteren Menschen ist die Nierenfunktion häufig eingeschränkt. Sie sollten daher besonders darauf achten, ohne ärztlichen Rat die Dosierung und die Anwendungsdauer nicht zu überschreiten.
Auch Magenblutungen bis hin zum Magendurchbruch kommen bei älteren Menschen nach der Einnahme von Naproxen häufiger vor als bei jüngeren Menschen.

Zur Verkehrstüchtigkeit

Naproxen beeinträchtigt die Verkehrstüchtigkeit normalerweise nicht. Wenn Sie aber schwere Kopfschmerzen bekommen, Ihnen schwindlig wird oder Sie müde werden, kann das Ihre Fähigkeit beeinträchtigen, ein Fahrzeug zu lenken, Maschinen zu bedienen und Arbeiten ohne sicheren Halt zu verrichten.

Pflanzliches Mittel (äußerlich)

Arnika
doc Salbe, Kneipp Arnika

Arnikaextrakt wird aus den getrockneten Blüten von Arnica montana gewonnen. In einigen Untersuchungen fanden sich Hinweise, dass Arnika entzündungshemmende und abschwellende Eigenschaften haben kann. Dementsprechend hat die für Pflanzen zuständige Kommission des ehemaligen Bundesgesundheitsamts akzeptiert, dass man mit Auszügen aus Arnika rheumatische Gelenkbeschwerden und die Folgen von Verletzungen behandeln kann. Allgemein akzeptierte klinische Studien belegen die therapeutische Wirksamkeit jedoch nicht ausreichend.
Darüber hinaus rufen Zubereitungen mit Arnikaextrakt häufig Allergien hervor. Die Abwägung von Nutzen und Risiken für Arnikaextrakt ist somit negativ. Daher werden Arnikazubereitungen bei den genannten Anwendungsgebieten als »wenig geeignet« bewertet.

Achtung

Gegenanzeigen

Wenn Sie auf Korbblütler wie Kamille oder Chrysanthemen allergisch reagieren, dürfen Sie Arnika nicht anwenden. Sie gehört zu derselben Pflanzengruppe und es sind die gleichen allergischen Reaktionen zu befürchten.
Sie dürfen die Mittel nicht auf geschädigte Haut auftragen.

Unerwünschte Wirkungen

▶ **Muss beobachtet werden**

Wenn sich die Haut verstärkt rötet oder juckt, reagieren Sie vermutlich allergisch auf das Mittel. Dann sollten Sie es absetzen. Sind die Hauterscheinungen (→ Seite 14) einige Tage später nicht deutlich abgeklungen, sollten Sie einen Arzt aufsuchen.

Hinweise

Für Kinder und Jugendliche unter 18 Jahren

Bei Kindern unter zwölf Jahren sollten die Mittel nicht verwendet werden.

Für Schwangerschaft und Stillzeit

Während der Schwangerschaft und Stillzeit sollten Sie die Mittel nicht verwenden.

Pflanzliches Mittel (äußerlich)

Beinwell
Kytta-Plasma f, Kytta-Salbe f, Traumaplant

Die Wurzel des Beinwells (Symphytum officinale) wird von alters her innerlich und äußerlich angewendet. Der innerliche Gebrauch wurde jedoch aufgegeben, als sich herausstellte, dass in der Pflanze enthaltene Substanzen, die Pyrrolizidinalkaloide (PA), die Leber schädigen und Krebs auslösen können. Der für den äußerlichen Gebrauch industriell hergestellte Beinwellextrakt ist inzwischen praktisch frei von derartigen Substanzen.
Beinwellwurzelextrakt soll nach Verletzungen schmerzlindernd, abschwellend und entzündungshemmend wirken. Für diesen Zweck hat die für Pflanzenmittel zuständige Kommission des ehemaligen Bundesgesundheitsamts die äußerliche Anwendung akzeptiert. Bisher liegt eine Studie zur Anwendung

von Beinwellextrakt bei Sprunggelenkverstauchungen vor, die positive Wirkungen nahelegt. Solange deren Ergebnis nicht in weiteren Studien bestätigt und die therapeutische Wirksamkeit für andere Arten von Verstauchungen nicht ausreichend nachgewiesen ist, werden die Präparate als »wenig geeignet« bewertet.

Achtung

Einige Präparate enthalten als Konservierungsmittel Parabene (siehe Tabelle). Wenn Sie auf Parastoffe (→ Seite 551) allergisch reagieren, dürfen Sie die Mittel nicht anwenden.

Gegenanzeigen

Sie dürfen die Salben nicht auf verletzte Hautstellen auftragen.

Unerwünschte Wirkungen

▶ **Muss beobachtet werden**

Es können Hautreizungen und Kontaktekzeme auftreten.

Wenn sich die Haut verstärkt rötet oder juckt, reagieren Sie vermutlich allergisch auf das Mittel. Dann sollten Sie es absetzen. Sind die Hauterscheinungen (→ Seite 14) einige Tage später nicht deutlich abgeklungen, sollten Sie einen Arzt aufsuchen.

Hinweise

Für Kinder und Jugendliche unter 18 Jahren

Kytta: Über die Anwendung bei Kindern unter zwölf Jahren gibt es keine ausreichenden Erkenntnisse. Sicherheitshalber sollten sie die Mittel nicht bekommen.

Traumaplant: Das Mittel kann bei Kindern ab vier Jahre angewendet werden.

Für Schwangerschaft und Stillzeit

Über die Anwendung in Schwangerschaft und Stillzeit gibt es keine ausreichenden Erkenntnisse. Sicherheitshalber sollten Sie die Mittel nicht anwenden.

Pflanzliches Mittel (innerlich)

Brennnessel

Hox alpha, Rheuma-Hek, Selenk

Brennnesselkraut (Urtica dioica) wird unter anderem eingesetzt, um die Behandlung rheumatischer Beschwerden zu unterstützen. Diese Indikation hat die für Pflanzenmittel zuständige Kommission des ehemaligen Bundesgesundheitsamts akzeptiert. Ob es in Brennnesselblättern Inhaltsstoffe gibt, die für eine solche Wirkung verantwortlich sein können, ist nicht ausreichend untersucht.

Da die klinischen Untersuchungen die therapeutische Wirksamkeit noch nicht ausreichend bestätigen, wird Brennnesselextrakt zur Unterstützung der Behandlung bei rheumatischen Beschwerden als »mit Einschränkung geeignet« beurteilt. Für eine alleinige Behandlung von rheumatischen Beschwerden gilt er als »wenig geeignet«.

Achtung

Wechselwirkungen mit Medikamenten

Brennnesselextrakt kann die Wirksamkeit der gerinnungshemmenden Mittel Phenprocoumon und Warfarin, die bei erhöhter Thrombosegefahr als Tabletten eingenommen werden, verringern. Sie müssen deshalb während der Einnahme und noch eine Woche danach die Blutgerinnung häufiger als sonst selbst kontrollieren oder vom Arzt kontrollieren lassen.

Unerwünschte Wirkungen

▶ **Keine Maßnahmen erforderlich**

Es können leichte Magen-Darm-Beschwerden auftreten.

▶ **Muss beobachtet werden**

Wenn sich die Haut verstärkt rötet oder juckt, reagieren Sie vermutlich allergisch auf das Mittel. Dann sollten Sie es absetzen. Sind die Hauterscheinungen (→ Seite 14) einige Tage später nicht deutlich abgeklungen, sollten Sie einen Arzt aufsuchen.

Hinweise

Für Kinder und Jugendliche unter 18 Jahren

Über die Anwendung bei Kindern unter zwölf Jahren gibt es keine ausreichenden Erkenntnisse. Sicherheitshalber sollten sie die Mittel nicht bekommen.

Für Schwangerschaft und Stillzeit

Über die Anwendung in Schwangerschaft und Stillzeit gibt es keine ausreichenden Erkenntnisse. Sicherheitshalber sollten Sie die Mittel nicht anwenden.

Pflanzliches Mittel (innerlich)

Teufelskralle

Doloteffin, Jucurba, Rheuma-Sern, Rivoltan, Sogoon, Teltonal, TEUFELSKRALLE-ratiopharm

Die Teufelskralle (Harpagophytum procumbens) ist ein Strauch Südafrikas, dessen getrocknete Wurzeln medizinisch verwendet werden. In ihnen wurden Inhaltsstoffe mit entzündungshemmender und schmerzstillender Wirkung gefunden, welche die in mehreren Studien festgestellten positiven Effekte

auf Schmerzen im Bewegungssystem plausibel machen.
Teufelskralle wird als »geeignet« angesehen, um eine Behandlung von Gelenkbeschwerden, die auf Verschleißerscheinungen beruhen, zu unterstützen. Als alleiniges Medikament genügt dieser Pflanzenextrakt allerdings nicht. Seine Wirkstärke ist deutlich geringer als die der innerlich anzuwendenden entzündungshemmenden NSAR.
Für die alleinige Anwendung werden die Mittel daher als »wenig geeignet« beurteilt.

Anwendung

Für eine spürbare Wirkung müssen die Mittel längere Zeit eingenommen werden. Eine solche Langzeitbehandlung sollte allerdings ein Arzt begleiten.

Achtung

Gegenanzeigen

Teufelskralle darf bei einem Magen- oder Zwölffingerdarmgeschwür nicht eingenommen werden. Bei Gallensteinen sollte ein Arzt die Behandlung mit Teufelskralle überwachen.

Unerwünschte Wirkungen

▶ **Keine Maßnahmen erforderlich**

Übelkeit, Erbrechen, Durchfall, Kopfschmerzen und Schwindel können selten auftreten.

▶ **Muss beobachtet werden**

Wenn sich die Haut verstärkt rötet oder juckt, reagieren Sie vermutlich allergisch auf das Mittel. Dann sollten Sie es absetzen. Sind die Hauterscheinungen (→ Seite 14) einige Tage später nicht deutlich abgeklungen, sollten Sie einen Arzt aufsuchen.

▶ **Sofort zum Arzt**

Wenn starker Hautausschlag, Juckreiz, Herzrasen, Atemnot, Schwäche und Schwindel auftreten, müssen Sie die Anwendung sofort stoppen und unverzüglich den Notarzt (Telefon 112) rufen, weil es sich um eine lebensbedrohliche Allergie (→ Seite 14) handeln kann.

Hinweise

Für Kinder und Jugendliche unter 18 Jahren

Über die Anwendung bei Kindern unter zwölf Jahren gibt es keine ausreichenden Erkenntnisse. Sicherheitshalber sollten sie die Mittel nicht bekommen.

Für Schwangerschaft und Stillzeit

Über die Anwendung in Schwangerschaft und Stillzeit gibt es keine ausreichenden Erkenntnisse. Sicherheitshalber sollten Sie die Mittel nicht anwenden.

Pflanzliches Mittel (innerlich)

Weidenrinde
Optovit actiFLEX, Sidroga Rheumatee

In der Rinde der Weide (Salix) findet sich ein Inhaltsstoff, der im Körper zu Salizylsäure umgewandelt wird. Diese senkt Fieber, lindert leichte Schmerzen und hemmt Entzündungen. In Studien war der Effekt von Weidenrindenextrakt vergleichbar mit der Wirkung einer geringen Dosis Azetylsalizylsäure (→ Seite 589). Die unerwünschten Wirkungen fielen hingegen schwächer aus.
Bei leichten Gelenkbeschwerden aufgrund einer Arthrose und bei Rückenschmerzen kann diese Behandlung genügen. Daher werden Mittel mit einem auf Salizin eingestellten Weidenrindenextrakt als »geeignet« eingestuft. Bei stärkeren und anhaltenden Beschwerden sind allerdings nichtpflanzliche Medikamente mit einem geeigneten Wirkstoff aus der Reihe der innerlich anzuwendenden NSAR wie Diclofenac und Ibuprofen vorzuziehen.
Für den Tee aus Weidenrinde fällt die Beurteilung jedoch anders aus. Da unklar ist, ob aus einer solchen Zubereitung Wirkstoffe in nennenswerter Menge ins Blut aufgenommen werden, und in den Filterbeuteln zudem nur sehr wenig Pflanzenmaterial enthalten ist, wird dieses Produkt als »wenig geeignet« bewertet.

Achtung

Gegenanzeigen

Eine Reihe von Menschen reagiert allergisch auf Salizylsäure und ihre chemischen Verwandten (Salizylate). Wenn Sie zu diesem Personenkreis gehören, müssen Sie Weidenrinde meiden.
Asthmakranke und Menschen mit krampfartig verengten Bronchien dürfen keine Mittel mit Weidenrinde anwenden.
Unter folgenden Bedingungen sollten Sie die Mittel nicht ohne ärztlichen Rat anwenden:

- Sie haben oder hatten schon einmal ein Magen-Darm-Geschwür.
- Ihre Nieren sind geschädigt, oder Sie leiden unter einer schweren Nierenfunktionsstörung.
- Sie haben eine schwere Funktionsstörung der Leber.

Wechselwirkungen mit Medikamenten

Wenn Sie noch andere Medikamente nehmen, ist zu beachten:

- Bei der gleichzeitigen Anwendung von Mitteln mit Weidenrinde und kortisonhaltigen Mitteln vergrößert sich das Risiko von Magen-Darm-Geschwüren und -Blutungen.

- Weidenrinde kann die Wirkung von harntreibenden Mitteln (Diuretika, bei hohem Blutdruck) vermindern.

Wechselwirkungen mit Speisen und Getränken

Größere Mengen Alkohol oder regelmäßiger Konsum können die unerwünschten Wirkungen der Salizylsäure in der Weidenrinde auf den Magen verstärken. Dann steigt das Risiko für Magen- und Zwölffingerdarmgeschwüre und -blutungen.

Unerwünschte Wirkungen

► **Muss beobachtet werden**

Der Anteil an Pflanzengerbstoffen und Salizylsäure in dem Extrakt kann vor allem bei empfindlichen Personen Magen-Darm-Beschwerden mit Übelkeit hervorrufen. Ist das bei Ihnen der Fall, sollten Sie die Mittel absetzen. Sind die Beschwerden einige Tage später nicht merklich abgeklungen, sollten Sie einen Arzt aufsuchen.

Wenn sich die Haut verstärkt rötet oder juckt, reagieren Sie vermutlich allergisch auf das Mittel. Dann sollten Sie es absetzen. Sind die Hauterscheinungen (→ Seite 14) einige Tage später nicht deutlich abgeklungen, sollten Sie einen Arzt aufsuchen.

Hinweise

Für Kinder und Jugendliche unter 18 Jahren

Über die Anwendung bei Kindern unter zwölf Jahren gibt es keine ausreichenden Erkenntnisse. Sicherheitshalber sollten sie die Mittel nicht bekommen.

Für Schwangerschaft und Stillzeit

Für die Einnahme von Weidenrindenextrakt während der Schwangerschaft liegen keine hinreichenden Erfahrungen vor. Daher sollten Sie sie während dieser Zeit sicherheitshalber nicht einnehmen. Im letzten Schwangerschaftsdrittel eingenommen, kann Salizylsäure die Geburt verzögern. Darüber hinaus kann sich beim Kind die Verbindung zwischen Haupt- und Lungenschlagader vorzeitig schließen, was den Kreislauf des Kindes überlastet.

Auch während der Stillzeit sollten Sie auf Weidenrindenextrakt sicherheitshalber verzichten.

Kombination (innerlich)

Cytidin + Uridin
Keltican N Kapseln

Cytidin und Uridin sind Bausteine der Nukleinsäuren, aus denen das genetische Material im Zellkern besteht. Das Medikament basiert auf der Idee, dass Rückenschmerzen häufig mit Nervenschäden einhergehen und sich Nervenzellen besser regenerieren können, wenn ihnen viel Baumaterial zur Verfügung steht. Da jedoch keine klinischen Studien vorliegen, die die therapeutische Wirksamkeit bei Rückenschmerzen und Verspannungen ausreichend belegen, wird das Mittel als »wenig geeignet« bewertet.

Achtung

Wechselwirkungen mit Medikamenten

► **Unbedingt beachten**

Wenn Sie noch andere Medikamente nehmen, ist zu beachten, dass die Wirkungen einiger Krebsmittel (Fluorouracil, Cytarabin) und die der HIV-Medikamente Zidovudin und Zalcitabin abgeschwächt werden können.

Hinweise

Für Schwangerschaft und Stillzeit

Über die Anwendung in Schwangerschaft und Stillzeit gibt es keine ausreichenden Erkenntnisse. Da das Mittel ohnehin als »wenig geeignet« bewertet wird, sollten Sie es nicht einsetzen.

Kombinationen: Enzyme + Rutosid (innerlich)

Bromelain + Papain + Rutosid
Wobenzym P
Bromelain + Trypsin + Rutosid
Phlogenzym, Wobenzym plus

Diese Mittel enthalten eine Mischung aus Enzymen und Rutosid.

Enzyme sind chemische Substanzen, die andere Verbindungen in ihre Bestandteile aufspalten. Die Enzyme der Verdauungsorgane dienen dazu, Stärke, Eiweiße und Fette aufzuspalten. Die Bauchspeicheldrüse produziert zum Beispiel Trypsin für die Eiweißverdauung.

Als Bromelain bezeichnet man ein Gemisch aus eiweißspaltenden Enzymen, das aus Ananas gewonnen wird.

Auch der Milchsaft und die unreifen Früchte des mexikanischen Melonenbaums liefern ein eiweißspaltendes Enzym, das Papain.

Rutosid, früher meist als Rutin bezeichnet, gehört zu einer weit verbreiteten Gruppe von Pflanzeninhaltsstoffen. Es soll bei Venenschwäche und Krampfadern abschwellend wirken, indem es die Blutgefäße von innen »abdichtet«. Dadurch soll weniger Flüssigkeit ins Gewebe übertreten, sodass es sich dort auch nicht ansammeln kann (Ödem).

Kombinationsmittel aus Enzymen und Rutosid sollen zur Behandlung rheumatischer Beschwerden und von Verletzungsfolgen eingesetzt werden. Studien, die die therapeutische Wirksamkeit ausreichend nachweisen, liegen jedoch nicht vor. Außerdem ist fraglich, ob die Enzyme bei innerlicher Anwendung im Magen überhaupt in nennenswerter Menge ins Blut aufgenommen werden und ob sie dann dorthin gelangen, wo sie ihre Wirkung entfalten sollen. Darüber hinaus gibt es keine Belege, dass sich die Wirkungen von Enzymen und Rutosid sinnvoll ergänzen. Aus diesen Gründen werden die aufgeführten Produkte als »wenig geeignet« bewertet.

Achtung

Gegenanzeigen

Menschen mit einer schweren Blutgerinnungsstörung (z. B. bei Bluterkrankungen, schweren Leberschädigungen) und Dialysepatienten müssen vor der Anwendung einen Arzt konsultieren. Das Gleiche gilt, wenn die Mittel vor oder nach einer Operation eingenommen werden sollen.

Wechselwirkungen mit Medikamenten

Wenn Sie noch andere Medikamente nehmen, ist zu beachten, dass Amoxizillin und Tetrazykline (bei bakteriellen Infektionen) durch diese Mittel stärker wirken können. Damit steigt das Risiko für unerwünschte Wirkungen.

▶ Unbedingt beachten

Diese Kombinationsmittel können die Wirkung der gerinnungshemmenden Mittel Phenprocoumon und Warfarin sowie von Azetylsalizylsäure (ASS), Clopidogrel, Prasugrel und Tiklopidin, die bei erhöhter Thrombosegefahr als Tabletten eingenommen werden, verstärken. Deshalb müssen Sie die Blutgerinnung häufiger als sonst selbst kontrollieren oder vom Arzt kontrollieren lassen und gegebenenfalls nach Absprache mit dem Arzt die Dosis der Gerinnungshemmer verringern. Näheres hierzu finden Sie unter »Mittel zur Blutverdünnung: verstärkte Wirkung« (→ Seite 11).

Unerwünschte Wirkungen

▶ Keine Maßnahmen erforderlich

Bei etwa 1 von 100 Anwendern können sich Beschaffenheit, Farbe und Geruch des Stuhls verändern oder Durchfälle auftreten. Auch Völlegefühl, Blähungen, Übelkeit, Erbrechen und Kopfschmerzen können auftreten.

▶ Muss beobachtet werden

Bei 1 bis 10 von 10 000 Behandelten rötet sich die Haut verstärkt oder juckt. Diese Personen reagieren vermutlich allergisch auf das Mittel. Dann sollten sie es absetzen. Sind die Hauterscheinungen (→ Seite 14) einige Tage später nicht deutlich abgeklungen, sollten Sie einen Arzt aufsuchen.

▶ Sofort zum Arzt

Wobenzym P: In Einzelfällen kann es besonders bei Allergikern zu einer schweren Allergie (→ Seite 14) bis hin zum lebensbedrohlichen anaphylaktischen Schock kommen. Symptome hierfür sind starker Hautausschlag, Anschwellen der Schleimhaut des Kehlkopfs, Atemnot und Blutdruckabfall, Herzrasen und Schock. Dann muss die Anwendung sofort abgebrochen werden und unverzüglich ein Notarzt (Telefon 112) gerufen werden.

Hinweise

Für Schwangerschaft und Stillzeit

Mit der Anwendung dieser Mittel in der Schwangerschaft liegen keine ausreichenden Erfahrungen vor. Da die Mittel ohnehin als »wenig geeignet« bewertet werden, sollten Sie sie nicht anwenden.

Kombination: Hautreizende Mittel (äußerlich)

Nicoboxil + Nonivamid
Finalgon

Nicoboxil ist von Nikotinsäure abgeleitet und wirkt wie diese. Nonivamid ist ein synthetisch hergestellter Stoff mit den Eigenschaften von Cayennepfeffer (→ Seite 511). Beide Substanzen werden durch die Haut aufgenommen, erweitern die Blutgefäße in der Haut und hinterlassen ein Wärmegefühl.

Für die Anwendung bei Verspannungen, Prellungen, Zerrungen und Verstauchungen ist die therapeutische Wirksamkeit dieser Kombination nicht ausreichend nachgewiesen. Daher wird das Produkt hierfür als »wenig geeignet« bewertet.

Ebenso wird die Anwendung bei arthrosebedingten Gelenkbeschwerden bewertet. Hierbei kann das Mittel allenfalls unterstützend eingesetzt werden. Für die alleinige Behandlung von Gelenkschmerzen ist die therapeutische Wirksamkeit über einen längeren Zeitraum nicht ausreichend nachgewiesen. Auf entzündete Gelenke soll die Creme keinesfalls aufgetragen werden. Mittel, die die Durchblutung fördern, sind hier unangebracht, weil sich die Entzündung durch die Wärmeentwicklung verstärken kann.

Anwendung

Die Wärmewirkung nach dem Auftragen der Creme hält drei bis sechs Stunden lang an. Ein warmes Bad vor dem Auftragen verlängert die Wirkung. Personen mit empfindlicher Haut sollten darauf besser verzichten, um die Haut nicht zu stark zu beanspruchen. Waschen Sie sich nach dem Auftragen sorgfältig die Hände und bürsten Sie sich die Nägel. Wenn Reste des Mittels in die Augen und auf Schleimhäute gelangen, kann das stark brennen.

Achtung

Gegenanzeigen

Sie dürfen das Mittel nicht auf Schleimhäuten, offenen Wunden und bei Hauterkrankungen wie Ekzemen oder Schuppenflechte anwenden.

Unerwünschte Wirkungen

► **Keine Maßnahmen erforderlich**

Bei den meisten Menschen rötet sich infolge der verstärkten Durchblutung der behandelte Hautbereich. In den ersten Behandlungstagen ist das mit leichtem Hautbrennen verbunden. Hierbei handelt es sich um die erwünschte Reaktion auf das Arzneimittel.

► **Muss beobachtet werden**

Wenn sich die Haut verstärkt rötet oder juckt, reagieren Sie vermutlich allergisch auf das Mittel. Dann sollten Sie es absetzen. Sind die Hauterscheinungen (→ Seite 14) einige Tage später nicht deutlich abgeklungen, sollten Sie einen Arzt aufsuchen.

► **Sofort zum Arzt**

In Einzelfällen kann es besonders bei Allergikern zu einer schweren Allergie (→ Seite 14) bis hin zum lebensbedrohlichen anaphylaktischen Schock kommen. Symptome hierfür sind starker Hautausschlag, Anschwellen der Kehlkopfschleimhaut, Atemnot und Blutdruckabfall, Herzrasen und Schock. Dann muss die Anwendung sofort abgebrochen werden und unverzüglich ein Notarzt (Telefon 112) gerufen werden.

Hinweise

Für Schwangerschaft und Stillzeit

Mit dem Gebrauch dieses Mittels während der Schwangerschaft und Stillzeit liegen keine ausreichenden Erfahrungen vor. Daher sollten Sie es nicht anwenden.

Kombination: Hautreizendes Mittel + pflanzliches Mittel

Methylnikotinat + Beinwell
Kytta-Balsam f

Dieses Rheumamittel ist eine Kombination aus der hautreizenden Substanz Methylnikotinat und Beinwellwurzelextrakt. Aus Methylnikotinat wird in der Haut Nikotinsäure freigesetzt. Sie erweitert die Gefäße, wodurch mehr Blut in den Bereich gelangt und sich die Haut rötet und erwärmt.
Nähere Informationen zu dem Pflanzenextrakt lesen Sie unter »Beinwell« (→ Seite 518).
Dieses Mittel wird als »wenig geeignet« bewertet. Die therapeutische Wirksamkeit von Beinwellwurzelextrakt bei Arthrose und Gelenkbeschwerden ist weder bei seiner Anwendung als Einzelmittel noch bei der in Kombinationen ausreichend nachgewiesen. Hinzu kommt, dass die durch Methylnikotinat hervorgerufene Wärme zwar als angenehm empfunden wird, eine Gelenkentzündung jedoch verschlimmern kann.

Anwendung

Waschen Sie sich nach dem Auftragen des Mittels sorgfältig die Hände und bürsten Sie sich die Nägel, denn wenn Reste des Mittels in die Augen und auf Schleimhäute gelangen, kann das stark brennen.

Achtung

Einreibungen mit hautreizenden Wirkstoffen sollten Sie nicht nach einer Wärmebehandlung wie einem Bad, Saunabesuch oder einer Massage anwenden, um die Haut nicht übermäßig zu reizen.
Dieses Präparat enthält als Konservierungsmittel Parabene. Wenn Sie auf Parastoffe (→ Seite 551) allergisch reagieren, dürfen Sie dieses Mittel nicht anwenden.
Das Mittel kann die Haut empfindlicher für UV-Licht machen. Während der Anwendung sollten Sie daher auf Sonnenbäder und Solariumbesuche verzichten.

Gegenanzeigen

Sie dürfen das Mittel nicht auf Schleimhäuten, offenen Wunden, bei Hauterkrankungen wie Ekzemen oder Schuppenflechte und auf strahlenbehandelter Haut anwenden.

Wechselwirkungen mit Medikamenten

Wenn Sie noch andere Hautmittel verwenden, ist zu beachten, dass der hautreizende Wirkstoff in dem Präparat die Aufnahme anderer Wirkstoffe durch die Haut fördern kann. Eine solche kombinierte Anwendung sollten Sie vermeiden.

Unerwünschte Wirkungen

▶ Muss beobachtet werden

Es können Hautreizungen und Kontaktekzeme auftreten.

Wenn sich die Haut verstärkt rötet oder juckt, reagieren Sie vermutlich allergisch auf das Mittel. Dann sollten Sie es absetzen. Sind die Hauterscheinungen (→ Seite 14) einige Tage später nicht deutlich abgeklungen, sollten Sie einen Arzt aufsuchen.

Hinweise

Für Kinder und Jugendliche unter 18 Jahren

Über die Anwendung bei Kindern unter zwölf Jahren gibt es keine ausreichenden Erkenntnisse. Sicherheitshalber sollte das Mittel bei ihnen nicht angewendet werden.

Für Schwangerschaft und Stillzeit

Über die Anwendung in Schwangerschaft und Stillzeit gibt es keine ausreichenden Erkenntnisse. Sicherheitshalber sollten Sie das Mittel nicht anwenden.

Kombinationen: Entzündungshemmendes Mittel + andere Substanzen (äußerlich)

Diethylaminsalizylat + Aescin
- Reparil-Gel N

Salizylsäure + Chondroitin-polysulfat
- Mobilat DuoAktiv

Bei diesen Mitteln handelt es sich um Kombinationen aus entzündungshemmenden und/oder hautreizenden Wirkstoffen, denen teilweise noch andere Substanzen zugesetzt sind.

Diethylaminsalizylat, Salizylsäure: Diese Substanzen wirken schmerzstillend und entzündungshemmend. Während Salizylsäure diese Wirkung direkt entfalten kann, muss Diethylaminsalizylat erst im Gewebe gespalten werden, damit Salizylsäure frei wird. Allerdings sind die beiden Wirkstoffe in den Produkten viel zu gering dosiert, als dass die entzündungshemmende Wirkung der Salizylsäure zum Tragen kommen kann.

Aescin: Dieses ist ein Substanzgemisch aus den Samen der Rosskastanie. Es soll abschwellend wirken. Auf welche Weise das geschehen kann, ist jedoch ungeklärt. Die äußerliche Anwendung führt im Körper nicht zu einer Aescinkonzentration, die eine Wirkung erwarten lässt.

Chondroitin-polysulfat (auch: Mucopolysaccharid-polyschwefelsäureester): Dieses ist eine heparinähnliche Substanz, die die Blutgerinnung hemmen soll. Bei äußerlicher Anwendung ist die therapeutische Wirksamkeit nicht ausreichend nachgewiesen.

Alle diese Kombinationsmittel werden als »wenig geeignet« bewertet. Zum einen ist die therapeutische Wirksamkeit der Bestandteile für die jeweiligen Anwendungsgebiete nicht ausreichend nachgewiesen, zum anderen ist nicht erwiesen, dass die Wirksamkeit der Kombinationen der der Einzelbestandteile überlegen ist.

Achtung

Gegenanzeigen

Sie dürfen die Mittel nicht auf Schleimhäuten, offenen Wunden, bei Hauterkrankungen wie Ekzemen oder Schuppenflechte und auf strahlenbehandelter Haut anwenden.

Mittel mit Salizylsäure: Wenn Ihre Nieren geschädigt sind, dürfen Sie die Mittel nicht großflächig anwenden. Andernfalls kann die Salizylsäure zu unerwünschten Wirkungen führen.

Wechselwirkungen mit Medikamenten

Wenn Sie noch andere Hautmittel verwenden, ist bei den Präparaten mit Salizylsäure zu beachten, dass sie die Aufnahme anderer Wirkstoffe durch die Haut fördern können. Eine solche kombinierte Anwendung sollten Sie vermeiden.

Unerwünschte Wirkungen

Wenn sich die Haut rötet, juckt und sich zusätzlich Bläschen auf der Haut bilden, reagieren Sie vermutlich allergisch auf das Mittel. Bei solchen Hauterscheinungen (→ Seite 14) sollten Sie das Mittel nicht mehr anwenden. Sind die Beschwerden einige Tage später nicht merklich abgeklungen, sollten Sie einen Arzt aufsuchen.

▶ Muss beobachtet werden

Mittel mit Salizylsäure: Salizylsäure gelangt durch die Haut ins Blut und kann die Nieren schädigen. Treten Schmerzen in der Nierengegend auf oder haben Sie häufig Probleme mit den Nieren, sollte der Arzt während der Behandlung einmal im Monat die Nierenwerte im Blut kontrollieren.

▶ Sofort zum Arzt

Mittel mit Salizylsäure: Wenn Sie die Mittel länger als vier Wochen und auf großen Flächen anwenden, ist es möglich, dass zu viel Salizylsäure in den Körper gelangt und Vergiftungserscheinungen auslösen kann (Salizylismus). Anzeichen dafür sind Übelkeit, Erbrechen, Schwindel, Ohrensausen, trockene Schleimhäute. Treten solche Beschwerden auf, müssen Sie sofort einen Arzt aufsuchen.

Hinweise

Für Kinder und Jugendliche unter 18 Jahren

Für die Anwendung bei Kindern liegen keine ausreichenden Erfahrungen vor. Aus Sicherheitsgründen sollten sie die Mittel nicht bekommen.

Für Schwangerschaft und Stillzeit

Salizylathaltige entzündungshemmende Präparate sollten während der Schwangerschaft nicht über längere Zeit und auf größeren Flächen angewendet werden. Im letzten Schwangerschaftsdrittel angewendet, kann Salizylsäure die Geburt verzögern. Darüber hinaus kann sich beim Kind die Verbindung zwischen Haupt- und Lungenschlagader vorzeitig schließen, was den Kreislauf des Kindes überlastet.

Auch während der Stillzeit sollten Sie diese Mittel sicherheitshalber nicht anwenden.

Pflanzenkombination (innerlich)

Echte Goldrute + Eschenrinde + Zitterpappel
Phytodolor

Das Kraut der echten Goldrute (Solidago virgaurea) wirkt schwach entzündungshemmend. Im Tierversuch zeigte auch eine Zubereitung aus frischer Eschenrinde (Fraxinus excelsior) diese Wirkung. Da die Zitterpappel (Populus) ebenso wie Goldrute Salizin enthält, aus dem im Körper Salizylsäure frei wird, könnte auch sie gegen Entzündungen etwas ausrichten. Allerdings fehlen entsprechende Studien, die das ausreichend belegen.

Gemäß klinischer Studien soll das Kombinationsmittel entzündlich bedingte Schmerzen und Schwellungen verringern. Dass es akute rheumatische Erkrankungen spürbar bessert, ist allerdings nicht ausreichend nachgewiesen. Ebenso wenig ist nachgewiesen, dass alle diese Bestandteile erforderlich sind, damit die Wirksamkeit, die das Mittel haben soll, zustandekommt. Daher gilt es als »wenig geeignet«.

Achtung

Personen mit Alkoholproblemen dürfen die Tropfen nicht einnehmen. Auch Leberkranke und Menschen mit Anfallleiden sollten den Alkoholgehalt berücksichtigen. Darüber hinaus kann Alkohol die Wirkung vieler Arzneimittel (z. B. Schlaf- und Beruhigungsmittel, Psychopharmaka, starke Schmerzmittel, einige Mittel bei hohem Blutdruck) verstärken.

Gegenanzeigen

Sie dürfen das Mittel nicht anwenden, wenn Sie auf Salizylsäure allergisch reagieren.

Unter folgenden Bedingungen sollten Sie wegen der salizinhaltigen Pflanzenbestandteile das Mittel nur nach Rücksprache mit einem Arzt einsetzen, wenn dieser Nutzen und Risiken der Anwendung sorgfältig abgewogen hat:

- Sie leiden an Asthma oder haben krampfartig verengte Bronchien. Dann kann Salizylsäure eine akute Atemnot auslösen.
- Sie haben oder hatten schon einmal ein Magen-Darm-Geschwür.
- Ihre Nieren sind geschädigt, oder Sie leiden unter einer schweren Nierenfunktionsstörung.

Wechselwirkungen mit Speisen und Getränken

Größere Mengen Alkohol oder regelmäßiger Konsum können die unerwünschten Wirkungen der Salizylsäure auf den Magen verstärken. Dann steigt das Risiko für Magen- und Zwölffingerdarmgeschwüre und -blutungen.

Unerwünschte Wirkungen

► **Keine Maßnahmen erforderlich**

Selten treten Magen-Darm-Beschwerden auf.

► **Muss beobachtet werden**

Wenn sich die Haut verstärkt rötet oder juckt, reagieren Sie vermutlich allergisch auf das Mittel. Dann sollten Sie es absetzen. Sind die Hauterscheinungen (→ Seite 14) einige Tage später nicht deutlich abgeklungen, sollten Sie einen Arzt aufsuchen.

Hinweise

Für Kinder und Jugendliche unter 18 Jahren

Über die Risiken einer Anwendung bei Kindern gibt es keine ausreichenden Erkenntnisse. Sicherheitshalber sollten sie das Mittel darum nicht bekommen. Bedenken Sie zudem, dass die Tropfen Alkohol enthalten. Mittel ohne Alkohol sind vorzuziehen.

Für Schwangerschaft und Stillzeit

Salizylsäurehaltige Pflanzenmittel sollten Sie während der gesamten Zeit der Schwangerschaft und in der Stillzeit sicherheitshalber nicht verwenden. Im letzten Schwangerschaftsdrittel angewendet, kann Salizylsäure die Geburt verzögern. Darüber hinaus kann sich beim Kind die Verbindung zwischen Haupt- und Lungenschlagader vorzeitig schließen, was den Kreislauf des Kindes überlastet.

Darüber hinaus sollten Sie bedenken, dass die Tropfen Alkohol enthalten. Mittel ohne Alkohol sind vorzuziehen.

Pflanzenkombinationen (äußerlich)

Menthol + Alkohol
Klosterfrau Franzbranntwein Menthol
Kajeputöl + Kampfer + Menthol + Nelkenöl + Pfefferminzöl
Tiger Balm weiß
Arnika + Lavendelöl + Muskatnussöl + Nelkenöl + Perubalsam + Thymianöl + Zimtöl + Zitronenöl
Arnika Schmerz-fluid

Die in dieser Gruppe zusammengefassten Rheumaeinreibungen enthalten verschiedene Pflanzeninhaltsstoffe, die vornehmlich die Durchblutung steigern sollen.

Arnika: Aus den Blüten der Arnika (Arnica montana) wird mit Alkohol eine Tinktur bereitet, die volksmedizinisch bei Entzündungen aller Art eingesetzt wird. Die für Pflanzen zuständige Kommission des ehemaligen Bundesgesundheitsamtes hielt die Anwendung bei rheumatischen Muskel- und Gelenkbeschwerden für plausibel. Allerdings löst Arnika häufig Allergien aus.

Kampfer: Dieser Bestandteil des ätherischen Öls des Kampferbaums wird heute weitgehend synthetisch gewonnen. Er durchdringt Haut und Schleimhaut recht gut, wirkt durchblutungssteigernd und schwach betäubend.

Menthol: Dieses ist ein Bestandteil des Pfefferminzöls. Auf die Haut aufgetragenes Pfefferminzöl oder eine Lösung von Menthol haben einen kühlenden Effekt. Das führt zu einer Schmerzlinderung, weil die Reizung jener Nervenfasern, die die Kälteempfindung aufnehmen, im Gehirn die Schmerzempfindung blockiert.

Perubalsam: Mit dieser dunklen, nach Vanille riechenden Masse schließen die Bäume von Myroxylon balsamum »Wunden« in ihrem Stamm. Perubalsam wurde früher vielfach eingesetzt, um Hautgeschwüre und Wunden besser abheilen zu lassen. Heute ist man davon jedoch weitgehend abgekommen, weil Perubalsam oft Allergien auslöst.

Die ätherischen Öle von Kajeput, Lavendel, Muskat, Nelken, Thymian, Zimt und Zitrone soll den Mischungen einen angenehmen Geruch verleihen. Teilweise sollen sie selbst etwas zur Durchblutungssteigerung und/oder Schmerzlinderung beitragen.

Diese Präparate werden als »wenig geeignet« bewertet. Zum einen ist ihre therapeutische Wirksamkeit bei den jeweiligen Anwendungsgebieten nicht ausreichend nachgewiesen, zum anderen sind es keine sinnvoll zusammengesetzten Kombinationen.

Anwendung

Waschen Sie sich nach dem Auftragen der Mittel sorgfältig die Hände und bürsten Sie sich die Nägel, denn wenn Reste der Mittel in die Augen und auf Schleimhäute gelangen, kann das stark brennen.

Achtung

Diese Mittel dürfen Sie nicht als Okklusionsverband benutzen, das heißt, die Haut darf über der Stelle, wo die Mittel aufgebracht wurden, nicht luftdicht verbunden werden.

Tiger Balm: Das Mittel enthält Kampfer. Achten Sie strikt darauf, dass es für Kinderhände unerreichbar aufbewahrt wird. Kampfer kann bei versehentlicher Einnahme in großer Menge schwere Nervenschäden bis hin zu Krampfanfällen und Koma auslösen.

Gegenanzeigen

Sie dürfen die Mittel nicht auf Schleimhäuten, offenen Wunden, bei Hauterkrankungen wie Ekzemen oder Schuppenflechte und auf strahlenbehandelter Haut anwenden.

Arnika Schmerz-fluid, Klosterfrau Franzbranntwein Menthol: Wenn Sie diese Mittel anwenden wollen, darf die Haut nicht ausgetrocknet sein.

Arnika Schmerz-fluid: Menschen, die zu Allergien neigen, sollten das Mittel nicht verwenden. Sowohl Arnika als auch Perubalsam lösen häufig Allergien aus.

Unerwünschte Wirkungen

▶ Keine Maßnahmen erforderlich

Klosterfrau Franzbranntwein Menthol: Bei längerer Anwendung kann die Haut austrocknen.

▶ Muss beobachtet werden

Arnika Schmerz-fluid, Tiger Balm: Wenn sich die Haut verstärkt rötet und juckt, reagieren Sie vermutlich auf einen der Wirkstoffe allergisch. Diese Hauterscheinungen (→ Seite 14) treten bei arnikahaltigen Produkten besonders häufig auf, wenn die Haut bereits geschädigt ist und die Mittel lange angewendet werden. Dann kann sich die Haut auch entzünden und anschwellen, und es können sich Blasen bilden. Setzen Sie die Mittel dann sofort ab. Sind die Beschwerden einige Tage später nicht merklich abgeklungen, sollten Sie einen Arzt aufsuchen.

Hinweise

Für Kinder und Jugendliche unter 18 Jahren

Diese Mittel dürfen bei Kindern unter sechs Jahren nicht angewendet werden. Bei älteren Kindern sollten sie nicht über lange Zeit und auf großen Flächen aufgetragen werden.

Rheumatische, Gelenk- und Rückenbeschwerden, Verspannungen, Prellung, Verstauchung

Handelsname Darreichungsform	**Zusammensetzung pro 1 ml/1 g oder wie angegeben bzw. pro abgeteilte Einheit**	**Unverb. Preis in Euro/kleinste Packung**	**Bewertung**
Hinweise zu den Tabellenspalten → Seite 32, zur Auswahl der Arzneimittel → Seite 27, zur Grundlage der Bewertung → Seiten 27, 31			
Arnika Schmerz-fluid Lösung	**Auszug aus Arnika** 100 mg + **Lavendelöl** 1,2 mg + **Muskatnussöl** 1,2 mg + **Nelkenöl** 1,2 mg + **Perubalsam** 4,8 mg + **Thymianöl** 1,2 mg + **Zimtöl** 1,2 mg + **Zitronenöl** 1,2 mg	8,95/100 ml	**Wenig geeignet** bei rheumatischen Beschwerden, Arthrose, Gelenkbeschwerden, Rückenschmerzen, Verspannungen. **Wenig geeignet** bei Prellungen, Zerrungen und Verstauchungen. Die therapeutische Wirksamkeit ist nicht ausreichend nachgewiesen. Arnika und Perubalsam lösen häufig Allergien aus. Nicht sinnvolle Kombination. → Seite 526
arthrex Schmerzgel Gel	**Diclofenac-Natrium** 10 mg	3,70/50 g	**Mit Einschränkung geeignet** bei Prellungen, Zerrungen und Verstauchungen. Nur für die erste Behandlungswoche ist nachgewiesen, dass das Mittel deutlich besser wirkt als ein wirkstofffreies Gel. Aussagekräftige Vergleichsstudien mit schmerzstillenden Mitteln zum Einnehmen fehlen. → Seite 513
Bromelain-POS magensaftresistente Tabletten	**Bromelain** 500 F.I.P.-Einheiten	11,94/20 Stück	**Wenig geeignet** bei Schwellungen. Die therapeutische Wirksamkeit ist nicht ausreichend nachgewiesen. → Seite 509
Diclabeta Schmerzgel Gel	**Diclofenac-Natrium** 10 mg	5,40/50 g	**Mit Einschränkung geeignet** bei Prellungen, Zerrungen und Verstauchungen. Nur für die erste Behandlungswoche ist nachgewiesen, dass das Mittel deutlich besser wirkt als ein wirkstofffreies Gel. Aussagekräftige Vergleichsstudien mit schmerzstillenden Mitteln zum Einnehmen fehlen. **Wenig geeignet** bei rheumatischen Beschwerden mit und ohne Gelenkentzündung, bei Rückenschmerzen. Die therapeutische Wirksamkeit der lokalen Anwendung bei chronischen Beschwerden ist nicht ausreichend nachgewiesen. Das Mittel kann allenfalls als unterstützende Maßnahme angewendet werden. → Seite 513
Diclofenac-ratiopharm Gel Gel	**Diclofenac-Natrium** 10 mg	3,99/50 g	**Mit Einschränkung geeignet** bei Prellungen, Zerrungen und Verstauchungen. Nur für die erste Behandlungswoche ist nachgewiesen, dass das Mittel deutlich besser wirkt als ein wirkstofffreies Gel. Aussagekräftige Vergleichsstudien mit schmerzstillenden Mitteln zum Einnehmen fehlen. → Seite 513
Diclofenac-ratiopharm Schmerzpflaster Pflaster	140 mg	12,65/5 Stück	**Mit Einschränkung geeignet** bei Prellungen, Zerrungen und Verstauchungen. Nur für die ersten 7 bis 14 Behandlungstage ist nachgewiesen, dass das Mittel besser wirkt als ein wirkstofffreies Pflaster. Aussagekräftige Vergleichsstudien mit schmerzstillenden Mitteln zum Einnehmen fehlen. → Seite 513
doc Salbe Salbe	**Auszug aus Arnikablüten** 215 mg	11,97/100 g	**Wenig geeignet** bei Prellungen, Zerrungen und Verstauchungen. Die therapeutische Wirksamkeit ist nicht ausreichend nachgewiesen. Arnika löst häufig Allergien aus. → Seite 518

Rheumatische, Gelenk- und Rückenbeschwerden, Verspannungen, Prellung, Verstauchung Fortsetzung

Handelsname Darreichungsform	**Zusammensetzung pro 1 ml/1 g oder wie angegeben bzw. pro abgeteilte Einheit**	**Unverb. Preis in Euro/kleinste Packung**	**Bewertung**
Hinweise zu den Tabellenspalten → Seite 32, zur Auswahl der Arzneimittel → Seite 27, zur Grundlage der Bewertung → Seiten 27, 31			
Dolgit Creme Creme	**Ibuprofen** 50 mg (Konservierungsmittel: Parabene)	7,49/50 g	**Mit Einschränkung geeignet** bei Prellungen, Zerrungen und Verstauchungen. Nur für die erste Behandlungswoche ist nachgewiesen, dass das Mittel deutlich besser wirkt als eine wirkstofffreie Creme. Aussagekräftige Vergleichsstudien mit schmerzstillenden Mitteln zum Einnehmen fehlen. **Wenig geeignet** bei rheumatischen Beschwerden mit und ohne Gelenkentzündung, bei Rückenschmerzen, Verspannungen. Die therapeutische Wirksamkeit der lokalen Anwendung bei chronischen Beschwerden ist nicht ausreichend nachgewiesen. Das Mittel kann allenfalls als unterstützende Maßnahme angewendet werden. → Seite 513
Dolgit Mikrogel Gel	50 mg	4,49/20 g	**Mit Einschränkung geeignet** bei Prellungen, Zerrungen und Verstauchungen. Nur für die erste Behandlungswoche ist nachgewiesen, dass das Mittel deutlich besser wirkt als ein wirkstofffreies Gel. Aussagekräftige Vergleichsstudien mit schmerzstillenden Mitteln zum Einnehmen fehlen. **Wenig geeignet** bei rheumatischen Beschwerden mit und ohne Gelenkentzündung. Die therapeutische Wirksamkeit der lokalen Anwendung bei chronischen Beschwerden ist nicht ausreichend nachgewiesen. Das Mittel kann allenfalls als unterstützende Maßnahme angewendet werden. → Seite 513
Dolormin GS mit Naproxen Tabletten	**Naproxen** 250 mg	9,97/20 Stück	**Geeignet** zur Anwendung bei arthrosebedingten Schmerzen für kurze Zeit. Arzneistoff mit mittellanger Wirkdauer. → Seite 515
Dolormin Schmerzgel mit Ketoprofen 2,5 % Gel	**Ketoprofen** 25 mg	7,15/60 g	**Wenig geeignet** bei Prellungen, Zerrungen und Verstauchungen. **Wenig geeignet** bei rheumatischen Beschwerden mit und ohne Gelenkentzündung. Das Mittel wirkt nicht besser als andere äußerlich angewendete entzündungshemmende Mittel, führt aber vermehrt zu unerwünschten Wirkungen an der Haut. → Seite 513
Doloteffin Tabletten	**Auszug aus Teufelskrallenwurzel** 400 mg	8,84/20 Stück	**Geeignet** als pflanzliches Mittel allenfalls zur Unterstützung der Behandlung von Arthrose und Gelenkbeschwerden. **Wenig geeignet** für die alleinige Behandlung bei diesen Beschwerden. Die therapeutische Wirksamkeit ist nicht ausreichend nachgewiesen. → Seite 519
dona 750 mg Filmtabletten Filmtabletten	**Glucosamin-hemisulfat** 750 mg	19,90/20 Stück	**Wenig geeignet** bei arthrosebedingten Beschwerden des Kniegelenks. Das Mittel verbessert die Beschwerden nur unwesentlich. Die therapeutische Wirksamkeit ist nicht ausreichend nachgewiesen. → Seite 510
dona 1 500 mg BEUTEL Pulverbeutel	1 500 mg	19,90/10 Stück	
dona 250 mg überzogene Tabletten	250 mg	20,99/50 Stück	
Doppelherz system GLUCOSAMIN-HYDROCHLORID 750 mg Tabletten	**Glukosamin-hydrochlorid** 750 mg	26,95/60 Stück	**Wenig geeignet** bei arthrosebedingten Beschwerden des Kniegelenks. Die therapeutische Wirksamkeit ist nicht ausreichend nachgewiesen. → Seite 510
Exhirud Heparin Gel 60 000 I.E. Gel	**Heparin-Natrium** 600 I.E.	6,97/40 g	**Wenig geeignet** zur Unterstützung der Behandlung bei Prellungen, Zerrungen und Verstauchungen. Die therapeutische Wirksamkeit ist nicht ausreichend nachgewiesen. → Seite 512
Exhirud Heparin Salbe 60 000 I.E. Salbe	600 I.E.	6,97/40 g	

Rheumatische, Gelenk- und Rückenbeschwerden, Verspannungen, Prellung, Verstauchung Fortsetzung

Handelsname Darreichungsform	**Zusammensetzung pro 1 ml/1 g oder wie angegeben bzw. pro abgeteilte Einheit**	**Unverb. Preis in Euro/kleinste Packung**	**Bewertung**
Hinweise zu den Tabellenspalten → Seite 32, zur Auswahl der Arzneimittel → Seite 27, zur Grundlage der Bewertung → Seiten 27, 31			
Finalgon Creme	**Nicoboxil** 10,8 mg **+ Nonivamid** 1,7 mg	9,45/50 g	**Wenig geeignet** bei arthrosebedingten Gelenkbeschwerden. Das Mittel kann allenfalls als unterstützende Maßnahme angewendet werden. Für die alleinige Behandlung ist eine therapeutische Wirksamkeit über längere Zeit nicht ausreichend nachgewiesen. **Wenig geeignet** bei Verspannungen, Prellungen, Zerrungen und Verstauchungen. Die therapeutische Wirksamkeit ist nicht ausreichend nachgewiesen. → Seite 522
Glucosamin-ratiopharm Pulverbeutel	**Glukosamin-hemisulfat** 1 500 mg	12,85/10 Stück	**Wenig geeignet** bei arthrosebedingten Beschwerden des Kniegelenks. Das Mittel verbessert die Beschwerden nur unwesentlich. Die therapeutische Wirksamkeit ist nicht ausreichend nachgewiesen. → Seite 510
Hansaplast med Lokale Schmerz-Therapie ABC Wärme-Creme Creme	**Capsaicin** 0,75 mg (Konservierungsmittel: Parabene)	8,76/50 g	**Geeignet** zur Unterstützung der Behandlung bei Rückenschmerzen und Verspannungen. Für die alleinige Behandlung ist eine therapeutische Wirksamkeit über längere Zeit nicht ausreichend nachgewiesen. → Seite 511
Hansaplast med Lokale Schmerz-Therapie ABC Wärme-Pflaster Sensitive	**Nonivamid** 9,85 mg (Konservierungsmittel: Parabene)	ca. 8,31/4 Stück	
Hansaplast med Lokale Schmerz-Therapie ABC Wärme-Pflaster Capsicum Pflaster	**Auszug aus Cayennepfeffer** 395,4–551,7 mg	ca. 4,36/1 Stück	**Geeignet** als pflanzliches Mittel zur Unterstützung der Behandlung bei Rückenschmerzen und Verspannungen. Für die alleinige Behandlung ist eine therapeutische Wirksamkeit über längere Zeit nicht ausreichend nachgewiesen. → Seite 511
Hepa-Gel **30.000 I.E. Lichtenstein** **60.000 I.E. Lichtenstein** Gel	**Heparin-Natrium** 300 I.E. 600 I.E.	7,84/100 g 11,96/100 g	**Wenig geeignet** zur Unterstützung der Behandlung bei Prellungen, Zerrungen und Verstauchungen. Die therapeutische Wirksamkeit ist nicht ausreichend nachgewiesen. → Seite 512
Hepa-Salbe **30.000 I.E. Lichtenstein** **60.000 I.E. Lichtenstein** Salbe	300 I.E. (Konservierungsmittel: Parabene) 600 I.E. (Konservierungsmittel: Parabene)	7,84/100 g 11,96/100 g	
Heparin AL Gel 30.000 **50.000** Gel	**Heparin-Natrium** 300 I.E. 500 I.E.	3,93/40 g 5,57/40 g	
Heparin AL Salbe 30.000 **50.000** Salbe	300 I.E. 500 I.E.	3,93/40 g 5,57/40 g	
Heparin-CT 30.000 Salbe **60.000 Salbe** Salbe	**Heparin-Natrium** 300 I.E. 600 I.E.	6,90/100 g 9,89/100 g	
Heparin **30 000 I.E. Heumann Creme** **60 000 I.E. Heumann Creme** Creme	**Heparin-Natrium** 300 I.E. 600 I.E.	5,00/40 g 7,85/40 g	
Heparin-ratiopharm Sport-Gel Gel	**Heparin-Natrium** 600 I.E.	7,65/50 g	
Heparin-ratiopharm **30 000 Salbe** **60 000 Salbe** Salbe	300 I.E. 600 I.E.	7,34/100 g 10,98/100 g	

Rheumatische, Gelenk- und Rückenbeschwerden, Verspannungen, Prellung, Verstauchung Fortsetzung

Hinweise zu den Tabellenspalten → Seite 32, zur Auswahl der Arzneimittel → Seite 27, zur Grundlage der Bewertung → Seiten 27, 31

Handelsname Darreichungsform	**Zusammensetzung pro 1 ml/1 g oder wie angegeben bzw. pro abgeteilte Einheit**	**Unverb. Preis in Euro/kleinste Packung**	**Bewertung**
Hepathromb 30 000 **60 000** Creme	**Heparin-Natrium** 300 I.E. (Konservierungsmittel: Parabene) 600 I.E. (Konservierungsmittel: Parabene)	5,75/50 g 6,41/50 g	**Wenig geeignet** zur Unterstützung der Behandlung bei Prellungen, Zerrungen und Verstauchungen. Die therapeutische Wirksamkeit ist nicht ausreichend nachgewiesen. → Seite 512
Hepathrombin-Gel 30 000 **60 000** Gel	**Heparin-Natrium** 300 I.E. 600 I.E.	8,50/100 g 13,14/100 g	
Hepathrombin-Salbe 30 000 **60 000** Salbe	300 I.E. 600 I.E.	8,50/100 g 13,14/100 g	
Hox alpha Kapseln	**Auszug aus Brennnesselblättern** 145 mg	36,89/60 Stück	**Mit Einschränkung geeignet** als pflanzliches Mittel zur Unterstützung der Behandlung bei rheumatischen Beschwerden. Die bislang vorliegenden Studien reichen noch nicht aus, um die therapeutische Wirksamkeit abschließend nachzuweisen. **Wenig geeignet** für die alleinige Behandlung dieser Beschwerden. → Seite 519
ibutop Creme	**Ibuprofen** 50 mg (Konservierungsmittel: Parabene)	7,97/50 g	**Mit Einschränkung geeignet** bei Prellungen, Zerrungen und Verstauchungen. Nur für die erste Behandlungswoche ist nachgewiesen, dass das Mittel deutlich besser wirkt als eine wirkstofffreie Creme. Aussagekräftige Vergleichsstudien mit schmerzstillenden Mitteln zum Einnehmen fehlen. **Wenig geeignet** bei rheumatischen Beschwerden mit und ohne Gelenkentzündung, bei Rückenschmerzen, Verspannungen. Die therapeutische Wirksamkeit der lokalen Anwendung bei chronischen Beschwerden ist nicht ausreichend nachgewiesen. Das Mittel kann allenfalls als unterstützende Maßnahme angewendet werden. → Seite 513
ibutop Gel	50 mg	7,97/50 g	**Mit Einschränkung geeignet** bei Prellungen, Zerrungen und Verstauchungen. Nur für die erste Behandlungswoche ist nachgewiesen, dass das Mittel deutlich besser wirkt als ein wirkstofffreies Gel. Aussagekräftige Vergleichsstudien mit schmerzstillenden Mitteln zum Einnehmen fehlen. **Wenig geeignet** bei rheumatischen Beschwerden mit und ohne Gelenkentzündung. Die therapeutische Wirksamkeit der lokalen Anwendung bei chronischen Beschwerden ist nicht ausreichend nachgewiesen. Das Mittel kann allenfalls als unterstützende Maßnahme angewendet werden. → Seite 513
Indo Top-ratiopharm Spray Lösung	**Indometazin** 8 mg	4,26/50 ml	**Mit Einschränkung geeignet** bei Prellungen, Zerrungen und Verstauchungen. Nur für die erste Behandlungswoche ist nachgewiesen, dass das Mittel deutlich besser wirkt als ein wirkstofffreies Spray. Aussagekräftige Vergleichsstudien mit schmerzstillenden Mitteln zum Einnehmen fehlen. → Seite 513
Jucurba forte 480 mg Filmtabletten **Jucurba 240 mg** Kapseln	**Auszug aus Teufelskrallenwurzel** 480 mg 240 mg	24,78/60 Stück 24,89/120 Stück	**Geeignet** als pflanzliches Mittel allenfalls zur Unterstützung der Behandlung von Arthrose und Gelenkbeschwerden. **Wenig geeignet** für die alleinige Behandlung bei diesen Beschwerden. Die therapeutische Wirksamkeit ist nicht ausreichend nachgewiesen. → Seite 519

Rheumatische, Gelenk- und Rückenbeschwerden, Verspannungen, Prellung, Verstauchung Fortsetzung

Handelsname Darreichungsform	**Zusammensetzung pro 1 ml/1 g oder wie angegeben bzw. pro abgeteilte Einheit**	**Unverb. Preis in Euro/kleinste Packung**	**Bewertung**
Hinweise zu den Tabellenspalten → Seite 32, zur Auswahl der Arzneimittel → Seite 27, zur Grundlage der Bewertung → Seiten 27, 31			
Keltican N Kapseln	**Cytidin-5'-monophosphat-Dinatriumsalz** 2,5 mg + **Uridin** 0,63 mg	15,92/20 Stück	**Wenig geeignet** zur Unterstützung der Behandlung bei Rückenschmerzen und Verspannungen. Die therapeutische Wirksamkeit ist nicht ausreichend nachgewiesen. → Seite 521
Klosterfrau Franzbranntwein Menthol Lösung	**Menthol** 9 mg + **Ethanol** 515,7 mg	ca. 5,32/130 ml	**Wenig geeignet** bei rheumatischen Beschwerden, Arthrose, Gelenkbeschwerden, Rückenschmerzen, Verspannungen. **Wenig geeignet** bei Prellungen, Zerrungen und Verstauchungen. Die therapeutische Wirksamkeit ist nicht ausreichend nachgewiesen. → Seite 526
Kneipp Arnika Kühl- und SchmerzGel Gel	**Auszug aus Arnikablüten** 250 mg	7,45/100 g	**Wenig geeignet** bei Prellungen, Zerrungen und Verstauchungen. Die therapeutische Wirksamkeit ist nicht ausreichend nachgewiesen. Arnika löst häufig Allergien aus. → Seite 518
Kneipp Arnika Salbe S Salbe	100 mg	7,45/100 g	**Wenig geeignet** bei rheumatischen Beschwerden. **Wenig geeignet** bei Prellungen, Zerrungen und Verstauchungen. Die therapeutische Wirksamkeit ist nicht ausreichend nachgewiesen. Arnika löst häufig Allergien aus. → Seite 518
Kytta-Plasma f Paste	**Auszug aus Beinwellwurzel** 300 mg (Konservierungsmittel: Parabene)	16,30/200 g	**Wenig geeignet** bei Prellungen, Zerrungen und Verstauchungen. Die therapeutische Wirksamkeit ist nicht ausreichend nachgewiesen. Lediglich für die Anwendung bei Verstauchungen des Sprunggelenks liegt eine positive Studie vor, die einen Therapieversuch rechtfertigt. → Seite 518
Kytta-Salbe f	350 mg (Konservierungsmittel: Parabene)	6,97/50 g	
Kytta-Balsam f Salbe	**Methylnikotinat** 12 mg + **Auszug aus Beinwellwurzel** 350 mg (Konservierungsmittel: Parabene)	7,97/50 g	**Wenig geeignet** bei rheumatischen Beschwerden mit und ohne Gelenkentzündungen. **Wenig geeignet** bei Prellungen, Zerrungen und Verstauchungen. Die therapeutische Wirksamkeit der festgelegten Kombination ist nicht ausreichend nachgewiesen. → Seite 523
Mobilat Glucosaminhydrochlorid 750 mg Tabletten Tabletten	**Glukosamin-hydrochlorid** 750 mg	32,45/60 Stück	**Wenig geeignet** bei arthrosebedingten Beschwerden des Kniegelenks. Die therapeutische Wirksamkeit ist nicht ausreichend nachgewiesen. → Seite 510
Mobilat DuoAktiv Schmerzsalbe Creme	**Salizylsäure** 20 mg + **Chondroitin-polysulfat** 2 mg	7,25/50 g	**Wenig geeignet** bei Prellungen, Zerrungen und Verstauchungen. Die therapeutische Wirksamkeit der festgelegten Kombination ist nicht ausreichend nachgewiesen. → Seite 524
Mobilat DuoAktiv Schmerzgel Gel	**Salizylsäure** 20 mg + **Chondroitin-polysulfat** 2 mg	7,25/50 g	
Optovit actiFLEX überzogene Tabletten	**Auszug aus Weidenrinde** 393,24 mg	10,85/20 Stück	**Geeignet** als pflanzliches Mittel bei leichter Arthrose, leichten Gelenk- und Rückenbeschwerden sowie Verspannungen. **Wenig geeignet** für eine wirksame Dauerbehandlung. → Seite 520
Phlogenzym mono magensaftresistente Tabletten	**Bromelain** 133–178 mg (entspricht 800 F.I.P.-Einheiten)	12,16/20 Stück	**Wenig geeignet** bei Schwellungen. Die therapeutische Wirksamkeit ist nicht ausreichend nachgewiesen. → Seite 509
Phlogenzym Filmtabletten	**Bromelain** 90 mg + **Trypsin** 48 mg + **Rutosid** 100 mg	37,75/100 Stück	**Wenig geeignet** bei rheumatischen Beschwerden mit und ohne Entzündungen, bei Arthrose und Gelenkbeschwerden. **Wenig geeignet** bei Prellungen, Zerrungen und Verstauchungen. Die therapeutische Wirksamkeit ist nicht ausreichend nachgewiesen. → Seite 521

Rheumatische, Gelenk- und Rückenbeschwerden, Verspannungen, Prellung, Verstauchung Fortsetzung

Handelsname Darreichungsform	**Zusammensetzung pro 1 ml/1 g oder wie angegeben bzw. pro abgeteilte Einheit**	**Unverb. Preis in Euro/kleinste Packung**	**Bewertung**

Hinweise zu den Tabellenspalten → Seite 32, zur Auswahl der Arzneimittel → Seite 27, zur Grundlage der Bewertung → Seiten 27, 31

Phytodolor Tinktur Tinktur	Auszüge aus **echtem Goldrutenkraut** 0,2 ml + **Eschenrinde** 0,2 ml + **Zitterpappelrinde und -blätter** 0,6 ml *Enthält 45,6 % Alkohol*	19,55/100 ml	**Wenig geeignet** bei rheumatischen Beschwerden mit und ohne Gelenkentzündungen, bei Rückenschmerzen und Verspannungen. Die therapeutische Wirksamkeit ist nicht ausreichend nachgewiesen. Nicht sinnvolle Kombination. → Seite 525
Reparil-Gel N Gel	**Diethylaminsalizylat** 50 mg + **Aescin** 10 mg	7,33/40 g	**Wenig geeignet** bei Rückenschmerzen, Verspannungen, Prellungen, Zerrungen und Verstauchungen. Die therapeutische Wirksamkeit ist nicht ausreichend nachgewiesen. Nicht sinnvolle Kombination. → Seite 524
Rheuma-Hek forte 600 mg Filmtabletten **Rheuma-Hek 268 mg** Kapseln	**Auszug aus Brennnesselblättern** 600 mg 268 mg	26,58/50 Stück 13,93/50 Stück	**Mit Einschränkung geeignet** als pflanzliches Mittel zur Unterstützung der Behandlung bei rheumatischen Beschwerden. Die bislang vorliegenden Studien reichen noch nicht aus, um die therapeutische Wirksamkeit abschließend nachzuweisen. **Wenig geeignet** für die alleinige Behandlung dieser Beschwerden. → Seite 519
Rheuma-Sern Kapseln	**Auszug aus Teufelskrallenwurzel** 400 mg	17,29/50 Stück	**Geeignet** als pflanzliches Mittel allenfalls zur Unterstützung der Behandlung von Arthrose und Gelenkbeschwerden. **Wenig geeignet** für die alleinige Behandlung bei diesen Beschwerden. Die therapeutische Wirksamkeit ist nicht ausreichend nachgewiesen. → Seite 519
Rheumon Creme Creme **Rheumon Lotio** Emulsion	**Etofenamat** 100 mg 100 mg	10,02/100 g 10,02/100 g	**Mit Einschränkung geeignet** bei Prellungen, Zerrungen und Verstauchungen. Nur für die erste Behandlungswoche ist nachgewiesen, dass das Mittel deutlich besser wirkt als eine wirkstofffreie Creme. Aussagekräftige Vergleichsstudien mit schmerzstillenden Mitteln zum Einnehmen fehlen. **Wenig geeignet** bei rheumatischen Beschwerden mit und ohne Gelenkentzündung, bei Rückenschmerzen, Verspannungen. Die therapeutische Wirksamkeit der lokalen Anwendung bei chronischen Beschwerden ist nicht ausreichend nachgewiesen. Das Mittel kann allenfalls als unterstützende Maßnahme angewendet werden. → Seite 513
Rivoltan Filmtabletten	**Auszug aus Teufelskrallenwurzel** 480 mg	8,48/20 Stück	**Geeignet** als pflanzliches Mittel allenfalls zur Unterstützung der Behandlung von Arthrose und Gelenkbeschwerden. **Wenig geeignet** für die alleinige Behandlung bei diesen Beschwerden. Die therapeutische Wirksamkeit ist nicht ausreichend nachgewiesen. → Seite 519
Selenk Kapseln	**Auszug aus Brennnesselblättern** 268 mg	26,58/100 Stück	**Mit Einschränkung geeignet** als pflanzliches Mittel zur Unterstützung der Behandlung bei rheumatischen Beschwerden. Die bislang vorliegenden Studien reichen noch nicht aus, um die therapeutische Wirksamkeit abschließend nachzuweisen. **Wenig geeignet** für die alleinige Behandlung dieser Beschwerden. → Seite 519
Sidroga Rheumatee Filterbeutel	**Weidenrinde** 2,55 g pro 3 g	4,15/20 Stück	**Wenig geeignet** bei rheumatischen Beschwerden. Die therapeutische Wirksamkeit ist nicht ausreichend nachgewiesen. Es ist unsicher, ob die schmerzlindernden Wirkstoffe aus dem Tee in ausreichender Menge aufgenommen werden. Bei leichten rheumatischen Beschwerden sind Mittel mit einer definierten Menge Salizin vorzuziehen. → Seite 520

Rheumatische, Gelenk- und Rückenbeschwerden, Verspannungen, Prellung, Verstauchung Fortsetzung

Handelsname Darreichungsform	**Zusammensetzung pro 1 ml/1 g oder wie angegeben bzw. pro abgeteilte Einheit**	**Unverb. Preis in Euro/kleinste Packung**	**Bewertung**
Sogoon Filmtabletten	**Auszug aus Teufelskrallenwurzel** 480 mg	7,97/20 Stück	**Geeignet** als pflanzliches Mittel allenfalls zur Unterstützung der Behandlung von Arthrose und Gelenkbeschwerden. **Wenig geeignet** für die alleinige Behandlung bei diesen Beschwerden. Die therapeutische Wirksamkeit ist nicht ausreichend nachgewiesen. → Seite 519
Spalt Mobil Schmerzgel Gel	**Felbinac** 30 mg	7,50/50 g	**Mit Einschränkung geeignet** bei Prellungen, Zerrungen und Verstauchungen. Nur für die erste Behandlungswoche ist nachgewiesen, dass das Mittel deutlich besser wirkt als ein wirkstofffreies Gel. Aussagekräftige Vergleichsstudien mit schmerzstillenden Mitteln zum Einnehmen fehlen. **Wenig geeignet** bei rheumatischen Beschwerden mit und ohne Gelenkentzündung, bei Rückenschmerzen, Verspannungen. Die therapeutische Wirksamkeit der lokalen Anwendung bei chronischen Beschwerden ist nicht ausreichend nachgewiesen. Das Mittel kann allenfalls als unterstützende Maßnahme angewendet werden. → Seite 513
Teltonal Teufelskralle 480 mg Filmtabletten	**Auszug aus Teufelskrallenwurzel** 480 mg	7,50/20 Stück	**Geeignet** als pflanzliches Mittel allenfalls zur Unterstützung der Behandlung von Arthrose und Gelenkbeschwerden. **Wenig geeignet** für die alleinige Behandlung bei diesen Beschwerden. Die therapeutische Wirksamkeit ist nicht ausreichend nachgewiesen. → Seite 519
TEUFELSKRALLE-ratiopharm Filmtabletten	**Auszug aus Teufelskrallenwurzel** 480 mg	7,65/20 Stück	
Thrombareduct Sandoz 30 000 I.E./ 100 g Gel	**Heparin-Natrium** 300 I.E.	4,97/40 g	**Wenig geeignet** zur Unterstützung der Behandlung bei Prellungen, Zerrungen und Verstauchungen. Die therapeutische Wirksamkeit ist nicht ausreichend nachgewiesen. → Seite 512
40 000 I.E./ 100 g Gel	400 I.E.	5,47/40 g	
60 000 I.E./ 100 g Gel	600 I.E.	3,99/10 g	
100 000 I.E./ 100 g Gel	1 000 I.E.	14,78/100 g	
180 000 I.E./ 100 g Gel Gel	1 800 I.E.	12,97/40 g	
Thrombareduct Sandoz 30 000 I.E./ 100 g Salbe	300 I.E.	4,97/40 g	
40 000 I.E./ 100 g Salbe	400 I.E.	5,47/40 g	
60 000 I.E./ 100 g Salbe	600 I.E.	6,50/40 g	
100 000 I.E./ 100 g Salbe	1 000 I.E.	14,78/100 g	
180 000 I.E./ 100 g Salbe Salbe	1 800 I.E.	12,97/40 g	
Thrombocutan 30.000 Gel N	**Heparin-Natrium** 300 I.E.	7,34/100 g	
Thrombocutan Ultra Gel 60.000 Gel	600 I.E.	10,98/100 g	
Thrombocutan 30.000 Salbe N	300 I.E.	7,34/100 g	
Thrombocutan Ultra Salbe 60.000 Salbe	600 I.E.	10,98/100 g	
Thrombophob 60.000 Creme Creme	**Heparin-Natrium** 600 I.E.	8,97/100 g	
Thrombophob 60.000 Gel Gel	600 I.E.	8,97/100 g	

Hinweise zu den Tabellenspalten → Seite 32, zur Auswahl der Arzneimittel → Seite 27, zur Grundlage der Bewertung → Seiten 27, 31

Rheumatische, Gelenk- und Rückenbeschwerden, Verspannungen, Prellung, Verstauchung Fortsetzung

Handelsname Darreichungsform	Zusammensetzung pro 1 ml/1 g oder wie angegeben bzw. pro abgeteilte Einheit	Unverb. Preis in Euro/kleinste Packung	Bewertung
Hinweise zu den Tabellenspalten → Seite 32, zur Auswahl der Arzneimittel → Seite 27, zur Grundlage der Bewertung → Seiten 27, 31			
Tiger Balm weiß Balsam	**Kajeputöl** 130 mg + **Kampfer** 250 mg + **Menthol** 79 mg + **Nelkenöl** 15 mg + **Pfefferminzöl** 160 mg	ca. 8,35/19,4 g	**Wenig geeignet** bei rheumatischen Beschwerden. Die gesteigerte Durchblutung kann eine Gelenkentzündung sogar verschlimmern. **Wenig geeignet** bei Arthrose und Gelenkbeschwerden, Rückenschmerzen, Verspannungen. Eine therapeutische Wirksamkeit über längere Zeit ist nicht ausreichend nachgewiesen. **Wenig geeignet** bei Prellungen, Zerrungen und Verstauchungen. Nicht sinnvolle Kombination. → Seite 526
Traumanase magensaftresistente Tabletten	**Bromelain** 13,2–17 mg (entspricht 100 F.I.P.-Einheiten)	37,75/50 Stück	**Wenig geeignet** bei Schwellungen. Die therapeutische Wirksamkeit ist nicht ausreichend nachgewiesen. → Seite 509
Traumaplant Creme	**Auszug aus Beinwellkraut** 100 mg	7,85/30 g	**Wenig geeignet** bei Prellungen, Zerrungen und Verstauchungen. Die therapeutische Wirksamkeit ist nicht ausreichend nachgewiesen. Lediglich für die Anwendung bei Verstauchungen des Sprunggelenks liegt eine positive Studie vor, die einen Therapieversuch rechtfertigt. → Seite 518
Traumon Gel 10 % Gel	**Etofenamat** 100 mg	5,88/50 g	**Mit Einschränkung geeignet** bei Prellungen, Zerrungen und Verstauchungen. Nur für die erste Behandlungswoche ist nachgewiesen, dass das Mittel deutlich besser wirkt als ein wirkstofffreies Gel. Aussagekräftige Vergleichsstudien mit schmerzstillenden Mitteln zum Einnehmen fehlen. **Wenig geeignet** bei rheumatischen Beschwerden mit und ohne Gelenkentzündung. Die therapeutische Wirksamkeit der lokalen Anwendung bei chronischen Beschwerden ist nicht ausreichend nachgewiesen. Das Mittel kann allenfalls als unterstützende Maßnahme angewendet werden. → Seite 513
Traumon Spray Lösung	100 mg	7,58/50 ml	
Venalitan 150 000 N Salbe Salbe	**Heparin-Natrium** 1 500 I.E.	13,95/100 g	**Wenig geeignet** zur Unterstützung der Behandlung bei Prellungen, Zerrungen und Verstauchungen. Die therapeutische Wirksamkeit ist nicht ausreichend nachgewiesen. → Seite 512
Venoruton Emulgel Gel	**Heparin-Natrium** 600 I.E.	8,22/100 g	
Vetren Gel 30.000 I.E. Gel	**Heparin-Natrium** 300 I.E.	8,35/100 g	
Vetren Salbe 30.000 I.E. **60.000 I.E.** Salbe	300 I.E. 600 I.E.	8,35/100 g 12,66/100 g	
Voltaflex Glucosamin-hydrochlorid 750 mg Filmtabletten	**Glukosamin-hydrochlorid** 750 mg	17,90/30 Stück	**Wenig geeignet** bei arthrosebedingten Beschwerden des Kniegelenks. Die therapeutische Wirksamkeit ist nicht ausreichend nachgewiesen. → Seite 510
Voltaren Wirkstoff-Pflaster Pflaster	**Diclofenac-Natrium** 140 mg (Konservierungsmittel: Parabene)	7,00/2 Stück	**Mit Einschränkung geeignet** bei Prellungen, Zerrungen und Verstauchungen. Nur für die ersten 7 bis 14 Behandlungstage ist nachgewiesen, dass das Mittel besser wirkt als ein wirkstofffreies Pflaster. Aussagekräftige Vergleichsstudien mit schmerzstillenden Mitteln zum Einnehmen fehlen. → Seite 513
Voltaren Spray Spray	40 mg	12,95/25 g	**Mit Einschränkung geeignet** bei Prellungen, Zerrungen und Verstauchungen. Nur für die erste Behandlungswoche ist nachgewiesen, dass das Mittel deutlich besser wirkt als ein wirkstofffreier Spray. Aussagekräftige Vergleichsstudien mit schmerzstillenden Mitteln zum Einnehmen fehlen. Bei empfindlichen Personen kann der Spray Asthmaanfälle oder Atembeschwerden auslösen. → Seite 513

Rheumatische, Gelenk- und Rückenbeschwerden, Verspannungen, Prellung, Verstauchung Fortsetzung

Handelsname Darreichungsform	**Zusammensetzung pro 1 ml/1 g oder wie angegeben bzw. pro abgeteilte Einheit**	**Unverb. Preis in Euro/kleinste Packung**	**Bewertung**
Hinweise zu den Tabellenspalten → Seite 32, zur Auswahl der Arzneimittel → Seite 27, zur Grundlage der Bewertung → Seiten 27, 31			
Voltaren Schmerzgel Gel	**Diclofenac-Diethylaminsalz** 11,6 mg	7,50/60 g	**Mit Einschränkung geeignet** bei Prellungen, Zerrungen und Verstauchungen. Nur für die erste Behandlungswoche ist nachgewiesen, dass das Mittel deutlich besser wirkt als ein wirkstofffreies Gel. Aussagekräftige Vergleichsstudien mit schmerzstillenden Mitteln zum Einnehmen fehlen. **Wenig geeignet** bei rheumatischen Beschwerden mit und ohne Gelenkentzündung, bei Rückenschmerzen. Die therapeutische Wirksamkeit der lokalen Anwendung bei chronischen Beschwerden ist nicht ausreichend nachgewiesen. Das Mittel kann allenfalls als unterstützende Maßnahme angewendet werden. Für die Anwendung bei Arthrose in den Fingergelenken liegen positive Befunde vor, die einen Therapieversuch rechtfertigen. → Seite 513
Wobenzym P	**Bromelain** 90 mg + **Papain** 60 mg + **Rutosid** 100 mg	26,50/100 Stück	**Wenig geeignet** zur unterstützenden Behandlung bei Prellungen, Zerrungen und Verstauchungen. Die therapeutische Wirksamkeit ist nicht ausreichend nachgewiesen. → Seite 521
Wobenzym plus magensaftresistente Tabletten	**Bromelain** 90 mg + **Trypsin** 48 mg + **Rutosid** 100 mg	29,75/100 Stück	**Wenig geeignet** bei Gelenkbeschwerden mit Entzündungen (aktivierte Arthrose). **Wenig geeignet** bei Prellungen, Zerrungen und Verstauchungen. Die therapeutische Wirksamkeit ist nicht ausreichend nachgewiesen. → Seite 521

Nächtliche Wadenkrämpfe

Als Krampf bezeichnet man eine sehr starke, nicht willentlich ausgelöste Kontraktion eines Muskels oder ganzer Muskelgruppen.
Viele Menschen erleben hin und wieder, dass sich Zehen oder der Unterschenkel plötzlich versteifen. Die meisten beheben einen solchen Krampf rasch selbst, indem sie instinktiv Bewegungen machen, die den Krampf auflösen. Unangenehm wird es, wenn solche Krämpfe im Wasser auftreten und die Sicherheit beim Schwimmen beeinträchtigen. Zur Belastung können Krämpfe werden, die häufiger und vor allem nachts auftreten und dann den Schlaf stören.

Anzeichen und Beschwerden

Muskeln in den Zehen oder im Unterschenkel ziehen sich plötzlich ohne erkennbaren Anlass zusammen und verhärten sich. Ein solcher Krampf kann mit erheblichen Schmerzen verbunden sein. Krämpfe halten meist nur kurz an und vergehen in der Regel nach einiger Zeit von selbst.

Ursachen

Krämpfe in den Beinen können harmlose Ursachen haben, die sich durch entsprechendes Verhalten leicht beheben lassen. Sie können allerdings auch im Rahmen einer ernsthaften Erkrankung auftreten, die gezielt behandelt werden muss. Oftmals lässt sich aber kein Grund finden, warum immer wieder Krämpfe auftreten.
Störungen im Mineralstoffhaushalt des Körpers können sich durch Krämpfe äußern. Dabei richtet sich das Augenmerk insbesondere auf den Gehalt des Blutes an Kalzium und Magnesium. Dieser kann vor allem durch starkes Schwitzen absinken, zum Beispiel bei großer Hitze und anhaltender, anstrengender körperlicher Aktivität, wie Marathonläufen oder Triathlonwettkämpfen.
Vor allem bei älteren Menschen ist das Durstempfinden oft nur noch schwach ausgeprägt. Bei ihnen kann eine

ungenügende Flüssigkeitsaufnahme der Grund für diese Störung im Mineralstoffhaushalt sein.
Bei Durchfall und Erbrechen können Mineralien ebenso verlorengehen wie bei Daueranwendung bestimmter Medikamente. Zu diesen gehören Entwässerungsmittel (Diuretika, bei hohem Blutdruck), Abführmittel, Kortison (bei Entzündungen, Immunreaktionen) und die Pille.
In der Schwangerschaft und Stillzeit besteht ein erhöhter Bedarf an Kalzium und Magnesium; eine unzureichende Versorgung kann sich dann ebenfalls in einer verstärkten Krampfneigung äußern.
Muskelkrämpfe können in der Folge von Gefäß-, Nerven- und Stoffwechselerkrankungen auftreten. Beispiele für Gefäßerkrankungen sind Krampfadern, Thrombosen der tiefen Beinvenen und die periphere arterielle Verschlusskrankheit, die häufig Raucher betrifft.
Nervenstörungen treten häufig bei Alkoholikern auf. Auch die Infektionskrankheit Lyme-Borreliose, die durch Zeckenbiss verursacht wird, bedingt Nervenstörungen, die sich durch eine erhöhte Krampfneigung äußern können.
Die Stoffwechselkrankheit Diabetes führt häufig zu Nervenschädigungen. Ein typisches Symptom sind Wadenkrämpfe.

Vorbeugung

Eine Ernährung, die den Körper mit genügend Mineralien und Flüssigkeit versorgt, hilft, Mineralstoffstörungen und in der Folge Muskelkrämpfen vorzubeugen. Besonders magnesiumreich sind Vollkornprodukte, Haferflocken und Nüsse.
Wählen Sie ein kalzium- und magnesiumreiches Mineralwasser und trinken Sie am Tag mindestens 1,5 Liter Flüssigkeit. Verzichten Sie möglichst auf Alkohol und reichlich Kaffee.
Regelmäßige Dehnübungen sollen die Wadenmuskulatur belastbarer machen. Dazu beugen Sie sich mehrmals täglich aus dem Stand nach vorne und stützen die Arme gegen eine Wand, die sich in etwa einem Meter Abstand vor Ihnen befindet. Die Fersen bleiben dabei am Boden. Wenn die Übung richtig ausgeführt wird, spüren Sie ein leichtes Ziehen in den Waden. Diese Dehnübungen sollten immer die erste Behandlungsmaßnahme bei nächtlichen Wadenkrämpfen sein.

Allgemeine Maßnahmen

Durch Dehnen der betroffenen Muskelpartien lässt sich der Krampf lösen. Bei einem Wadenkrampf umfassen Sie dazu die Zehen und ziehen sie in Richtung Schienbein. Ereignet sich der Krampf während Sie liegen, hilft es, aufzustehen, umherzugehen und fest aufzutreten.
Auch Wärme in Form einer aufgelegten Wärmflasche oder eines Vollbads und Massage können hilfreich sein.

Wann zum Arzt?

Gelegentlich auftretende Wadenkrämpfe mögen zwar unangenehm sein – eine medizinische Behandlung ist in aller Regel jedoch nicht notwendig. Treten derartige Krämpfe hingegen häufiger auf oder lassen sich die Krämpfe nicht rasch wieder lösen, sollten Sie einen Arzt aufsuchen.

Behandlung mit Medikamenten

Bestehen nächtliche Wadenkrämpfe trotz regelmäßiger Dehnübungen fort, können Sie versuchen, ob Ihnen Magnesiumpräparate helfen. Belegt ist deren Nutzen aber nur für Personen, bei denen tatsächlich ein Magnesiummangel nachgewiesen wurde.
Zur medikamentösen Behandlung von nächtlichen Wadenkrämpfen diente bisher Chinin (→ nachfolgend). Da es die Häufigkeit ihres Auftretens und ihre Intensität verringern kann, wurde es bisher für einen individuellen Therapieversuch als »geeignet« angesehen. Aufgrund neuer Erkenntnisse muss diese Bewertung jedoch auf »wenig geeignet« geändert werden. Eine aktuelle Übersichtsarbeit, in der alle Studienergebnisse zu Chinin für die Behandlung von Muskelkrämpfen zusammenfassend ausgewertet wurden, stuft seine therapeutische Wirksamkeit allenfalls als gering ein. Gleichzeitig weisen Stellungnahmen von verschiedenen Arzneimittelzulassungsbehörden auf ein erhebliches Risiko durch Nebenwirkungen bei der Einnahme von Chinin hin. Danach ist eine Selbstbehandlung von Wadenkrämpfen mit Chinin nicht mehr zu empfehlen. In Ausnahmefällen kann das Mittel allenfalls noch auf ärztlichen Rat hin eingesetzt werden.

Chinin

Limptar N

Chinin ist ein aus der Chinarinde gewonnener Stoff, mit dem auch Malaria behandelt wird. In den hier besprochenen Präparaten wird jedoch die Wirkung von Chinin auf die Muskeln genutzt. Es verringert die Erregbarkeit der Stelle, an der ein Impuls vom Nerven auf einen Muskel übertragen wird. In der Folge zieht sich der Muskel nicht mehr so stark zusammen. Zusätzlich hemmt Chinin Vorgänge in der Erholungsphase des Muskels.
In einer aktuellen Übersichtsarbeit wurden die vorliegenden Studien zu Chinin bei nächtlichen Waden-

krämpfen zusammenfassend ausgewertet. In diesen Studien wurde geprüft, ob nach der Einnahme von Chinin weniger Wadenkrämpfe auftreten und ob es deutlich weniger sind als nach der Einnahme eines Scheinmedikaments. Das Ergebnis war wenig beeindruckend: Statt vier Wadenkrämpfe pro Woche traten bei Einnahme von Chinin drei auf. Sie waren zudem etwas weniger stark. Dem stehen jedoch Berichte über schwerwiegende, unter Umständen sogar tödliche Nebenwirkungen gegenüber. So sind nach der Einnahme von Chinin Blutbildveränderungen aufgetreten, durch die die Gefahr schwerwiegender Blutungen besteht. Auch schwere allergische Reaktionen und Herzrhythmusstörungen sind aufgetreten. Einem relativ geringen Nutzen steht also ein deutlich erhöhtes Nebenwirkungsrisiko gegenüber. Zur Selbstbehandlung ist Chinin damit »wenig geeignet«. Chininhaltige Präparate können allenfalls als individueller Therapieversuch eingesetzt werden, wenn ein Arzt dazu rät und die Behandlung sorgfältig überwacht.

Anwendung

Von Chinin werden vor dem Schlafengehen 200 bis höchstens 400 Milligramm eingenommen. Bessern sich die Beschwerden, sollten Sie die Einnahme beenden. Häufig stellt sich dann heraus, dass das Medikament nicht mehr notwendig ist. Eine Chininbehandlung sollte nicht länger als zwei Monate ohne Unterbrechung fortgeführt werden.

Achtung

Gegenanzeigen

Unter folgenden Bedingungen dürfen Sie das Mittel nicht anwenden:

- Sie leiden an Myasthenia gravis, einer Autoimmunerkrankung, bei der die Nervenimpulse nicht richtig auf die Muskeln übertragen werden.
- Sie haben eine schwere Herzschwäche oder Herzrhythmusstörungen oder Ihr Blut enthält zu wenig Kalium.
- Sie nehmen Medikamente ein, die selbst den Herzrhythmus beeinflussen.
- Sie haben Hörstörungen, zum Beispiel Klingeln in den Ohren oder Tinnitus.
- Ihr Sehnerv ist geschädigt.

Wenn die Gefahr einer Elektrolytstörung besteht, sollten Sie Chinin selbst auf ärztliches Anraten nur einnehmen, nachdem der Arzt Nutzen und Risiken der Anwendung ganz besonders sorgfältig abgewogen hat. Zudem sollte das Blut auf seinen Gehalt an Mineralstoffen untersucht werden. Eine Elektrolytstörung tritt bei Durchfall- und Nierenerkrankungen und bei Menschen mit Magersucht häufig auf.

Wechselwirkungen mit Medikamenten

Wenn Sie noch andere Medikamente nehmen, ist zu beachten:

- Durch Mittel, die den Urin alkalisch reagieren lassen, wie zum Beispiel Natron kann Chinin langsamer ausgeschieden werden. Dann steigt das Risiko für unerwünschte Wirkungen.
- Antazida (bei Sodbrennen) können die Wirkung von Chinin verringern, da sie seine Aufnahme ins Blut verhindern.
- Entwässernde Mittel (Diuretika, bei hohem Blutdruck, Nierenstörungen) und der ständige Gebrauch von Abführmitteln können die Zusammensetzung des Blutes an Mineralstoffen verändern. Wird dann noch Chinin eingenommen, erhöht sich das Risiko für Herzrhythmusstörungen.

▶ Unbedingt beachten

- Digitalis (bei Herzschwäche) kann durch Chinin stärker wirken. Näheres hierzu finden Sie unter »Mittel bei Herzschwäche: verstärkte Wirkung« (→ Seite 12).
- Chinin kann die Wirkung der gerinnungshemmenden Mittel Phenprocoumon und Warfarin, die bei erhöhter Thrombosegefahr als Tabletten eingenommen werden, verstärken. Sie müssen deshalb die Blutgerinnung häufiger als sonst selbst kontrollieren oder vom Arzt kontrollieren lassen und gegebenenfalls nach Absprache mit dem Arzt die Dosis der Gerinnungshemmer verringern. Näheres hierzu finden Sie unter »Mittel zur Blutverdünnung: verstärkte Wirkung« (→ Seite 11).
- Chinin soll nicht gleichzeitig mit Medikamenten angewendet werden, die sich auf den Herzrhythmus auswirken können. Hierzu gehören zum Beispiel Flecainid, Sotalol und Amiodaron (bei Herzrhythmusstörungen), Amitriptylin und Maprotilin (bei Depressionen), Thioridazin (bei Schizophrenien und anderen Psychosen), Erythromyzin und Moxifloxazin (bei bakteriellen Infektionen), Ebastin und Terfenadin (bei Allergien) und Fluconazol und Itraconazol (innerlich bei Pilzinfektionen). Bei einer solchen Kombination können unter Umständen lebensgefährliche Herzrhythmusstörungen auftreten. Näheres hierzu siehe »Mittel bei Herzrhythmusstörungen: verstärkte Wirkung« (→ Seite 11).

Unerwünschte Wirkungen

▶ Keine Maßnahmen erforderlich

Es kann zu Magen-Darm-Störungen wie Übelkeit, Erbrechen und Durchfall kommen.

▶ **Muss beobachtet werden**

Kopfschmerzen können auftreten. Halten sie länger als zwei bis drei Tage an, sollten Sie den Arzt informieren.

Bei der Anwendung von Chinin kann sich die Haut verstärkt röten und jucken. Dann reagieren sie vermutlich allergisch auf das Mittel und sollten es absetzen. Sind die Hauterscheinungen (→ Seite 14) einige Tage später nicht deutlich abgeklungen, sollten Sie einen Arzt aufsuchen.

▶ **Sofort zum Arzt**

Tritt zusätzlich zu den oben genannten Hautreaktionen Fieber mit zum Teil erheblichen Atembeschwerden oder Atemnot auf und bemerken Sie flohstichartige Hautblutungen oder vermehrt blaue Flecken, sollten Sie das Medikament absetzen und sich umgehend mit einem Arzt in Verbindung setzen. Diese Symptome können auf eine schwere Chininallergie hinweisen.

Es kann zu Sehstörungen kommen, die sich durch Lichtempfindlichkeit, Nachtblindheit, das Sehen von Doppelbildern und durch Gesichtsfeldausfälle äußern. Hörstörungen machen sich zunächst dadurch bemerkbar, dass man hohe Töne schlechter wahrnimmt. Auch Ohrgeräusche (Tinnitus) kann es geben. Bei diesen Beschwerden sollten Sie das Medikament absetzen und sich umgehend mit einem Arzt in Verbindung setzen.

Herzklopfen, Herzstolpern und Schwindel zeigen schwerwiegende Herzrhythmusstörungen an. Setzen Sie das Medikament dann sofort ab und wenden Sie sich an einen Arzt. Dieser sollte die Herzfunktion mit einem EKG überprüfen.

Wenn Sie oder Angehörige bemerken, dass Ihre Wahrnehmung gestört ist, Sie verwirrt sind und vielleicht sogar Krampfanfälle bekommen, sollten Sie das Medikament absetzen und umgehend einen Arzt informieren.

Bei einem Kreislaufzusammenbruch muss sofort der Notarzt (Telefon 112) gerufen werden.

Hinweise

Für Schwangerschaft und Stillzeit

Chinin kann – insbesondere bei hoher Dosierung – beim sich entwickelnden Kind Augenschäden und Hörstörungen hervorrufen und bei der Mutter schwere Unterzuckerungen und frühzeitige Wehen auslösen. Das Mittel darf während der gesamten Schwangerschaft nicht zur Behandlung nächtlicher Wadenkrämpfe eingenommen werden. Das Gleiche gilt für die Stillzeit, da Chinin in die Muttermilch übergeht.

Zur Verkehrstüchtigkeit

Wenn bei der Behandlung mit Chinin Seh- und Wahrnehmungsstörungen auftreten, kann das die Reaktionsfähigkeit beeinträchtigen. Dann sollten Sie kein Fahrzeug lenken, keine Maschinen bedienen und keine Arbeiten ohne sicheren Halt verrichten.

Nächtliche Wadenkrämpfe

Handelsname Darreichungsform	**Zusammensetzung pro 1 ml/1 g oder wie angegeben bzw. pro abgeteilte Einheit**	**Unverb. Preis in Euro/kleinste Packung**	**Bewertung**
Hinweise zu den Tabellenspalten → Seite 32, zur Auswahl der Arzneimittel → Seite 27, zur Grundlage der Bewertung → Seiten 27, 31			
Limptar N Filmtabletten	**Chininsulfat** 200 mg	19,55/30 Stück	**Wenig geeignet** zur Selbstbehandlung bei nächtlichen Wadenkrämpfen. Das Mittel kann zwar Anzahl und Schwere von Wadenkrämpfen etwas verringern, birgt aber schwerwiegende Risiken. → Seite 536

Osteoporose

Osteoporose ist eine Erkrankung des Skeletts, bei der die Knochenmasse verringert ist und sich der innere Aufbau des Knochens verändert hat. Das schwammartige Innere der Knochen hat an Masse verloren; auch der kompakte Teil des Knochens hat sich ausgedünnt. Dadurch können schon bei an sich harmlosen Stürzen Knochen brechen. Rückenwirbel können zusammensinken oder einbrechen. Im höheren Lebensalter sind vor allem Oberschenkelhalsbrüche gefürchtet.

Wirbelbrüche infolge einer Osteoporose können sich unbemerkt und ohne Beschwerden ereignen, sie können aber auch die Betroffenen lange Zeit beeinträchtigen und den Verlust der Selbstständigkeit nach sich ziehen. Das gilt insbesondere, wenn es im höheren Alter zu einem Oberschenkelhalsbruch kommt. Die Verletzung und ihre Folgen können dann auch die Lebenszeit verkürzen.

Anzeichen und Beschwerden

Eine abnehmende Knochendichte macht sich nicht durch Symptome oder Beschwerden bemerkbar. Erst wenn die Knochen an Stabilität verlieren und Wirbelknochen zusammengesunken sind, fällt vielleicht auf, dass die Körpergröße des Betreffenden abgenommen hat. Beschwerden wie Kreuzschmerzen machen diese Wirbelbrüche aber nur bei 3 bis 5 von 10 Personen. Häufigere Knochenbrüche, vor allem nach an sich harmlosen Stürzen sowie eine Abnahme der Körpergröße um mehr als vier Zentimeter sollten Sie veranlassen, Ihre Gefährdung durch Osteoporose bestimmen zu lassen. Eine Untersuchung dafür ist die Knochendichtemessung (→ Seite 541).

Ursachen

Zwischen dem zweiten und dritten Lebensjahrzehnt ist die Knochenmasse am größten, die Knochen sind am stabilsten. In den folgenden zehn Jahren bleibt die Knochenmasse nahezu gleich. Damit sich die maximale Knochenmasse bilden kann, müssen bei Frauen die Eierstöcke, bei Männern die Hoden ausreichend Geschlechtshormone produzieren. Bei Frauen wie Männern müssen Kalzium, Phosphat, Eiweiß und Vitamin D in einem ausgewogenen Verhältnis zur Verfügung stehen, und die Knochen müssen optimal belastet werden.

Zwischen dem 35. und 40. Lebensjahr beginnt bei Männern wie Frauen, der altersbedingte Knochenabbau den -aufbau zu überwiegen. In der Folge nimmt die Knochendichte langsam und kontinuierlich ab. Bei Frauen kann in den ersten zehn Jahren, nachdem die Monatsblutungen aufgehört haben, der Knochendichteverlust relativ rasch vonstatten gehen. Danach ist die Verlustrate ähnlich wie die der Männer. Fehlt es dem Körper an Kalzium und Vitamin D, kann sich der beschleunigte Knochendichteverlust fortsetzen. Das ist besonders häufig bei betagten Menschen der Fall, die sich kaum noch im Freien bewegen, und bei solchen, die in Altenpflegeheimen betreut werden.

Ob eine Osteoporose entsteht, ist zunächst einmal genetisch bedingt. Möglicherweise legen Frauen durch ihre Versorgung mit Kalzium und Vitamin D während der Schwangerschaft einen Grundstein für die Knochenmasse des heranwachsenden Kindes. Eine knochengesunde Ernährung (→ Seite 540) und Bewegung tragen dann vor allem in den Jahren, in denen die Knochenmasse aufgebaut wird, viel zu einem stabilen Knochengerüst bei. Die Knochenmasse, die im Kindes- und Jugendalter aufgebaut wird, ist also der Vorrat für die Knochen im Alter. Darüber hinaus gibt es noch eine Reihe weiterer Faktoren, die eine Osteoporose befördern:

- Magersucht, Untergewicht (BMI unter 20) oder mehr als 10 Prozent Gewichtsverlust in den vergangenen Jahren
- Täglicher Konsum von mehr als 30 Gramm Alkohol
- Rauchen
- Unterfunktion der Geschlechtsdrüsen
- Bei Frauen Ausbleiben der Menstruation für länger als ein Jahr. Möglicherweise zählen dazu auch jene Frauen, deren Regelblutung in der Zeit ausblieb, in der sie ein Verhütungsmittel verwendet haben, das nur Gestagen enthält. Zu diesen Verhütungsmitteln gehören die Drei-Monats-Spritze *Depot Clinovir*, das unter die Haut eingesetzte Stäbchen *Implanon*, die Spirale *Mirena* und die Minipille.
- Bei Frauen Eintritt in die Wechseljahre vor dem 45. Lebensjahr
- Krankheiten und eventuelle Krankheitsfolgen: Unbehandelte Schilddrüsenüberfunktion, rheumatoide Arthritis, chronisch-entzündliche Darmerkrankungen wie Morbus Crohn und Colitis ulcerosa, Zöliakie, schwere chronische Nierenfunktionsstörungen, Typ-1-Diabetes, Magenentfernung, Organtransplantationen, Erkrankungen der Nebennieren und der Nebenschilddrüsen.

Eine weitere Ursache für das vermehrte Auftreten von osteoporosebedingten Knochenbrüchen kann die Anwendung bestimmter Medikamente sein. So kann die Einnahme von Glukokortikoiden (mehr als 7,5 Milligramm Prednisolon, bei Entzündungen, Immunreaktionen) für länger als ein halbes Jahr und die von Arzneimitteln bei Epilepsien die Entstehung einer Osteoporose befördern. Auch die Injektion von Heparin (bei erhöhter Thromboseneigung) über längere Zeit und eine Dauer-

behandlung mit Opioiden (bei starken Schmerzen) können diese Folge haben.
Bei Frauen nach den Wechseljahren, die Schilddrüsenhormone einnehmen, kann es ebenfalls häufiger Knochenbrüche geben.
Darüber hinaus haben Studien aufgedeckt, dass die Einnahme von Protonenpumpenhemmern (bei Sodbrennen, Speiseröhrenentzündung) über mehr als sieben Jahre als Ursache für häufigere Knochenbrüche infrage kommt. Bei Hüftbrüchen genügt bereits eine mehr als fünfjährige Einnahme dieser Mittel. Auch bei der Einnahme von Glitazonen (bei Typ-2-Diabetes) sind vermehrt Knochenbrüche zu befürchten. Deshalb wird Personen mit einem erhöhten Osteoporoserisiko geraten, Protonenpumpenhemmer nicht dauerhaft einzunehmen, und einen Diabetes mit einem anderen Medikament als einem Glitazon zu behandeln.

Knochengesunde Ernährung

Ihren Tagesbedarf von 1 000 bis 1 500 Milligramm Kalzium decken Sie z. B. mit etwa einem halben Liter Milch plus zwei Scheiben Käse (50 Gramm) plus einer Portion Grünkohl. Ein kleiner Becher Jogurt enthält etwa 180 Milligramm Kalzium, eine Portion Brokkoli etwa 250 Milligramm, 100 Gramm Hartkäse etwa 1 000 Milligramm. Außerdem können Sie Ihr Mineralwasser nach dem Kalziumgehalt aussuchen; dieser ist auf dem Etikett aufgedruckt. Wenn Sie – wie empfohlen – täglich etwa 1,5 Liter trinken, können Sie die Hälfte des täglichen Kalziumbedarfs bereits decken, wenn Sie ein Mineralwasser mit 500 Milligramm Kalzium pro Liter wählen.
Oxalate und Phosphate verringern hingegen die Aufnahme von Kalzium in den Körper. Oxalatreiche Nahrungsmittel sind Spinat, Mangold, Rote Bete und Rhabarber, phosphatreich sind Cola-Getränke, Wurstwaren und gepökeltes Fleisch. Auch bei dauerhaftem Gebrauch von Abführmitteln kann der Kalziumgehalt im Blut sinken, da dabei vermehrt Mineralstoffe ausgeschieden werden.
Wer seine durchschnittliche tägliche Kalziumzufuhr abschätzen möchte, findet auf folgender Seite im Internet einen Kalzium-Rechner: http://www.gesundheitsinformation.de/kalzium-rechner.291.420.de.html.

Vorbeugung

Die Vorbeugung von Osteoporose hat zwei Ziele: zum einen soll die Festigkeit der Knochen gestärkt werden, zum anderen sollen die Sturz- und Bruchgefahr verringert werden.
Der Knochenfestigkeit dienen ein gesunder Lebensstil mit ausgewogener, knochengesunder Ernährung, reichlich regelmäßiger körperlicher Aktivität und Betätigung im Freien. Die wichtigsten Punkte sind dabei:

- Die Aufnahme von mindestens 1 000 Milligramm Kalzium pro Tag.
- Die Haut von Gesicht und Armen sollte jeden Tag eine halbe Stunde lang dem Licht der Sonne ausgesetzt werden. Durch den UVB-Anteil im Tageslicht bildet sich in der Haut Vitamin D_3.
- Bei körperlicher Aktivität sind Laufen und Springen (z. B. auf einem Trampolin) besonders effektiv, aber auch Gehen, Radfahren, Skilanglauf, Tanzen und Gymnastik sind geeignet.

Folgende Maßnahmen können allgemein das Risiko für Knochenbrüche verringern:

- Das Rauchen aufgeben, nicht mehr als 30 Gramm Alkohol am Tag trinken (das entspricht in etwa einem Viertelliter Wein) und den Kaffeekonsum beschränken. Bei mehr als vier Tassen Kaffee am Tag werden Mineralien und unter ihnen auch Kalzium verstärkt aus dem Körper ausgeschwemmt.
- Eine knochengesunde Ernährung (→ nebenstehend).

Die Gefahr, zu stürzen und sich etwas zu brechen, sollen folgende Maßnahmen verringern:

- Entfernen Sie aus Ihrer Wohnung freiliegende Teppiche, Kabel und Gegenstände auf den Laufwegen, über die man stolpern und dann stürzen kann.
- Wer ein gutes Körpergefühl hat und das Gleichgewicht sicher halten kann, stürzt nicht so leicht. Mit einem speziell zusammengestellten Fitnesstraining lassen sich vor allem die Muskelkraft und die Koordination der Bewegungsabläufe fördern. Dieses lässt sich zum Beispiel in der Physiotherapie und beim Yoga trainieren. Wie man einen Sturz geschickt abfängt, vermitteln Physiotherapeuten und Judosportler. Auch Tai Chi hat sich als erfolgreich erwiesen.
- Medikamente, die beispielsweise bei Schlaf- und Angststörungen, Depressionen und Verspannungen eingenommen werden, begünstigen eine Sturzneigung. Besprechen Sie mit dem Arzt, ob diese Mittel weiterhin notwendig sind und ob die Dosierung vielleicht verringert werden kann.
- Sorgen Sie für eine möglichst gute Sehfähigkeit, indem Sie Ihre Brillenkorrektur regelmäßig überprüfen lassen und sich gegebenenfalls eine neue Brille zulegen. Menschen, deren getrübte Sicht auf einem grauen Star (Ka-

tarakt) beruht, können nach einer Operation, bei der die Linsen im Auge durch Kunstlinsen ersetzt werden, wieder gut sehen.

Allgemeine Maßnahmen

Die unter »Vorbeugung« genannten Maßnahmen können die Behandlung einer manifesten Osteoporose unterstützen. Dabei müssen Sie Ihre sportlichen Aktivitäten der Belastungsfähigkeit Ihrer Knochen anpassen.

Wann zum Arzt?

Anhaltende Rückenschmerzen ohne erkennbare Ursache und abnehmende Körpergröße sind ein Grund, einen Arzt aufzusuchen, um den Verdacht auf Osteoporose abklären zu lassen. Das Gleiche gilt für Knochenbrüche ohne ersichtlichen Anlass.

Nichtverschreibungspflichtige Medikamente wie die, die im Folgenden besprochen werden, dürfen vom Arzt nicht zulasten der gesetzlichen Krankenkasse verordnet werden. Unter bestimmten Voraussetzungen kann der Arzt davon abweichen. Mittel, die nur Kalziumsalze enthalten, können bei einer Behandlung mit einem Bisphosphonat zulasten der gesetzlichen Krankenkasse verordnet werden, wenn die Zufuhr von Kalzium zwingend erforderlich ist. Mittel mit Kalzium in fester oder freier Kombination mit Vitamin D dürfen dann zur Behandlung einer Osteoporose verordnet werden, wenn sich bereits Knochenbrüche ereignet haben, wenn über lange Zeit Kortison in hoher Dosierung eingenommen werden muss oder bei einer Behandlung mit einem Bisphosphonat wenn die Zufuhr von Kalzium zwingend erforderlich ist. In diesem Fall gilt als Voraussetzung, dass das Mittel mindestens 300 Milligramm Kalzium pro Tablette enthalten muss. Näheres hierzu finden Sie in der »Ausnahmeliste« (→ Seite 658).

Knochendichtemessung

Bei der Knochendichtemessung wird der Gehalt des Knochens an Mineralsalzen bestimmt. Das dazu empfohlene Standardverfahren ist die Dual-Röntgen-Absorptiometrie (DXA), mit der die Lendenwirbelsäule und der Oberschenkelhals geröntgt werden. Alle Aussagen über medikamentöse Maßnahmen bei Osteoporose setzen voraus, dass die Knochendichte mit diesem Verfahren ermittelt wurde. Die mit anderen Techniken wie einer quantitativen Computertomografie (QCT) oder Ultraschallmessung (QUS) oder an anderen Knochen gefundenen Werte weichen von denen mit DXA erzielten zum Teil erheblich ab.

Eine einzige Aufnahme erlaubt es allerdings nicht, eine Osteoporose zu diagnostizieren. Das ist erst möglich, wenn die erste Messung mit einer zweiten verglichen werden kann, die etwa ein Jahr später durchgeführt wird. Wichtig ist darüber hinaus, dass jeweils dieselben Knochen mit demselben Verfahren gemessen werden.

Die Knochendichtemessung gibt zwar Auskunft über die Festigkeit der Knochen, deren Bruch sich besonders gravierend auswirken kann. Da dieses Wissen allein jedoch nicht dazu beiträgt, osteoporosebedingte Knochenbrüche zu verringern, wird die Knochendichtemessung nicht generell allen Menschen eines bestimmten Alters empfohlen. Vielmehr wird sie Frauen ab 60 Jahre und Männern ab 70 Jahre angeraten, wenn zusätzlich einer der nachfolgend aufgeführten Faktoren vorliegt. Die Betreffenden haben aufgrund ihrer individuellen Bedingungen ein geschätztes Risiko von 20 Prozent, in den kommenden zehn Jahren einen Knochenbruch zu erleiden. Dies bedeutet, dass sich 20 von 100 Personen aus dieser Gruppe irgendwann in den folgenden zehn Jahren einen Bruch zuziehen werden:

- Sie rauchen.
- Ein Elternteil hat bereits einmal einen Oberschenkelhalsbruch erlitten.
- Bei einem an sich banalen Sturz ist bereits einmal ein Knochen von Arm oder Bein gebrochen.
- Sie stürzen häufig.
- Sie haben Untergewicht.
- Sie können sich nicht mehr selbst bewegen.

Unabhängig vom Alter sollten all diejenigen ihre Knochendichte bestimmen lassen, bei denen bereits Wirbelknochen zusammengesunken sind. Das ist anzunehmen, wenn sie in den vergangenen Jahren um mehr als 4 Zentimeter kleiner geworden sind.

Für Personen mit Krankheiten, die eine Osteoporose begünstigen, oder die dauerhaft entsprechende Medikamente einnehmen müssen, gelten andere Kriterien.

Die bei der DXA-Messung ermittelte Knochendichte wird als sogenannter T-Wert angegeben. Er beschreibt, um wie viele Einheiten die gemessene Knochendichte von der abweicht, die man für eine 30-jährige Person als Standard angenommen hat. Bei einem T-Wert zwischen 0 und –1 ist die Knochendichte normal. Bei einem T-Wert zwischen –1 und –2,5 spricht man von

einer verringerten Knochendichte (Osteopenie). Bei einem T-Wert von –2,5 und weniger liegt eine Osteoporose vor. Wenn es bereits einen oder mehrere Brüche gegeben hat, spricht man von einer manifesten Osteoporose.
Gleichaltrige Frauen und Männer haben selbst dann ein unterschiedliches Knochenbruchrisiko, wenn sie den gleichen T-Wert aufweisen: Bei Männern ist es nur halb so hoch wie bei Frauen. Im Internet finden Sie unter www.qfracture.org eine englischsprachige Seite, in der Sie sich Ihr Risiko für osteoporosebedingte Knochenbrüche und einen Oberschenkelhalsbruch berechnen lassen können.

Behandlung mit Medikamenten

Ziel der Medikamenteneinnahme bei Osteoporose ist es, Knochenbrüche zu verhindern. Hat es bereits einen Knochenbruch gegeben, ist es sehr wahrscheinlich, dass weitere folgen werden. Insbesondere den in fortgeschrittenem Alter sehr folgenreichen Brüchen des Oberschenkelhalses soll entgegengewirkt werden. Beginnt die Medikation bereits, bevor es zum ersten Bruch gekommen ist, handelt es sich um eine Osteoporosevorbeugung.

Osteoporosevorbeugung

Eine ausreichende Versorgung mit Kalzium und Vitamin D kann dafür sorgen, dass der altersbedingte Knochenabbau nicht übermäßig schnell abläuft. Vollkommen verhindern können diese Substanzen den Prozess jedoch nicht.
Wenn Knochenbrüche drohen – etwa weil das individuelle Osteoporoserisiko aufgrund einer deutlich verringerten Knochendichte und weiterer Risikofaktoren besonders hoch ist –, wird die Anwendung verschreibungspflichtiger Arzneimittel empfohlen. Welche Mittel zur Osteoporosevorbeugung eingesetzt werden können, lesen Sie im HANDBUCH MEDIKAMENTE der Stiftung Warentest oder im Internet unter www.medikamente-im-test.de.
Personen über 50 Jahre, die sich nicht ausreichend bewegen und mit ihrer Ernährung keine ausreichende Kalziumversorgung gewährleisten können, wird geraten, mit Kalziumverbindungen (→ nebenstehend) täglich bis zu 1 000 Milligramm Kalzium zuzuführen. Die Kalziummenge aus der Nahrung und die aus dem Medikament sollen zusammengerechnet aber nicht mehr als 1 500 Milligramm Kalzium am Tag ausmachen. Die Einnahme von Vitamin D_3 (→ Seite 544) ist ebenfalls sinnvoll, wenn nicht durch täglich etwa eine halbe Stunde Sonnenlicht auf Arme und Gesicht sichergestellt ist, dass der Körper selbst ausreichend Vitamin D produziert. Tatsächlich ist bei nahezu der Hälfte der Osteoporosepatienten der Vitamin-D-Gehalt im Blut so gering, dass das Risiko für Knochenbrüche erhöht ist. Um das merklich zu verbessern, sind täglich mindestens 800 internationale Einheiten (I.E.) Vitamin D erforderlich.
Zur Aufnahme von 1 200 Milligramm Kalzium und 800 I.E. Vitamin D am Tag wird Menschen über 70 Jahre geraten sowie Personen, die körperlich wenig aktiv sind. Darüber hinaus auch Personen, die in einem Heim untergebracht sind. Diese Mittel sind geeignet, um einen Mangel der jeweiligen Substanz auszugleichen.

Osteoporosebehandlung

Die Osteoporosebehandlung zielt darauf ab, die einschneidenden Folgen der Osteoporose zu verhindern. In diesem Krankheitsstadium hat es zwar schon Knochenbrüche gegeben, es sollen aber weitere Brüche, vor allem ein Oberschenkelhalsbruch, verhindert werden. Die therapeutische Wirksamkeit eines Medikaments zur Behandlung der Osteoporose gilt dann als nachgewiesen, wenn Studien gezeigt haben, dass bei seiner Einnahme insbesondere solche problematischen Brüche seltener auftreten.
Zur Behandlung einer nachgewiesenen Osteoporose gehören auch Kalziumverbindungen und Vitamin D. Obwohl sie allein die Knochendichte kaum verbessern, haben Studien gezeigt, dass sich durch die kombinierte Gabe dieser beiden Substanzen die Rate an Knochenbrüchen geringfügig verringern lässt. Medikamente mit Kalziumverbindungen (→ nachfolgend), Vitamin D_3 (→ Seite 544) sowie die Kombinationen aus Kalzium und Vitamin D_3 (→ Seite 545) sind vor allem für Menschen mit kalzium- und Vitamin-D-armer Ernährung sowie Bewegungsmangel geeignet, um dem Körper ausreichend Kalzium und Vitamin D zuzuführen und die Wirkung von Arzneimitteln, die spezifischer auf Osteoporose wirken, zu unterstützen.
Welche rezeptpflichtigen Arzneimittel zur Osteoporosebehandlung eingesetzt werden können, lesen Sie im HANDBUCH MEDIKAMENTE der Stiftung Warentest oder im Internet unter www.medikamente-im-test.de.

Kalziumverbindungen

Kalziumkarbonat
Calcium-dura, Calcium HEXAL
Kalziumkarbonat + Kalziumlaktoglukonat
Calcium-Sandoz

Die Behandlung einer Osteoporose erfordert Kalzium, um die Knochenbildung zu unterstützen. Wenn mit der Nahrung nicht genügend Kalzium aufge-

nommen wird, muss es als Medikament zugeführt werden. Die Medikamente enthalten Kalzium in Form seiner Salze: als Karbonat und Laktoglukonat. Das Laktat wird aus dem Darm gut aufgenommen, das Karbonat weniger gut. Dafür bietet Kalziumkarbonat Menschen mit Magenbeschwerden, die auf einem Überschuss an Magensäure beruhen, den Vorteil, dass es die vorhandene Säure neutralisiert.
Kalziumpräparate sind geeignet, um Kalzium zuzuführen, sodass eine Osteoporoseneigung zumindest nicht dadurch gefördert wird, dass es an diesem Mineral fehlt. Es kann aber nicht generell allen Frauen nach den Wechseljahren empfohlen werden, Kalzium einzunehmen, denn bisher ist nicht ausreichend nachgewiesen, dass sich – unabhängig von einem eventuell bestehenden Kalziummangel – damit einer Osteoporose vorbeugen lässt.
Die positive Beurteilung einer Kalziumeinnahme zur Behandlung einer Osteoporose gilt aber möglicherweise nicht für alle Betroffenen. In einer Studie ließ sich bei Kranken, die mobil waren, bevor sich der erste Bruch ereignete, und die bis dahin keine Arzneimittel mit Kalzium und Vitamin D eingenommen hatten, die Zahl der Brüche im weiteren Krankheitsverlauf nicht dadurch senken, dass sie Kalzium und Vitamin D einnahmen. Eine weitere Studie gibt zudem Hinweise darauf, dass eine Dauereinnahme von Kalzium bei gesunden älteren Frauen unerwünschte Wirkungen auf das Herz-Kreislauf-System haben kann. Die Kalziummenge aus der Nahrung und die zusätzlich mit Medikamenten eingenommene Menge sollten daher nicht mehr als 1 500 Milligramm Kalzium am Tag ausmachen.

Anwendung

Kalziumprodukte, die aufgelöst und getrunken werden, sollten Sie auf leeren Magen einnehmen. Tabletten können Sie – je nach Dosierung verteilt auf mehrere Einzelportionen – zu jeder Tageszeit schlucken.
Während der Behandlung mit einem dieser Präparate sollten Sie ohne ärztlichen Rat nichts zusätzlich zu sich nehmen, was mit Kalzium angereichert ist. Das betrifft Lebensmittel wie zum Beispiel Fruchtsäfte ebenso wie Vitaminpräparate und ähnliche Ergänzungsmittel.
Bei Menschen mit Nierenfunktionsstörung muss der Arzt bei einer Langzeitanwendung von Kalzium regelmäßig den Kalziumgehalt in Blut und Urin kontrollieren.

Achtung

Gegenanzeigen

Unter folgenden Bedingungen dürfen Sie kein Kalziumpräparat einnehmen:

- Sie haben zu viel Kalzium im Blut und/oder scheiden mit dem Urin zu viel aus. Das ist der Fall, wenn die Nebenschilddrüsen zu viel Parathormon produzieren, und bei Tumoren in den Knochen und im Knochenmark (Plasmozytom).
- Ihre Osteoporose ist entstanden, weil Sie sich kaum bewegen können.

Wenn Ihre Nierenfunktion eingeschränkt ist oder Sie Nierensteine haben, kann sich ein steigender Kalziumspiegel negativ auswirken. In diesen Situationen muss der Nutzen der Mittel gegen die möglichen Risiken besonders sorgfältig abgewogen werden.

Wechselwirkungen mit Medikamenten

Wenn Sie noch andere Medikamente nehmen, ist zu beachten:

- Entwässernde Mittel (bei hohem Blutdruck, Nierenerkrankungen) wie Hydrochlorothiazid und Chlorthalidon (nicht jedoch Furosemid und Torasemid) lassen den Kalziumspiegel des Blutes ansteigen. Der Kalziumgehalt des Blutes erhöht sich auch, wenn Sie ein kalziumhaltiges Mittel einnehmen, um Magensäure zu binden. Bei dieser Medikation brauchen Sie unter Umständen eine geringere Menge Kalzium als ohne diese Behandlung.
- Durch Kalzium werden unter anderem Eisen (bei Blutarmut) und Levothyroxin (bei Schilddrüsenerkrankungen) schlechter aus dem Darm ins Blut aufgenommen. Nach der Einnahme von Kalzium sollten Sie mindestens zwei Stunden warten, bevor Sie ein anderes Arzneimittel schlucken.
- Müssen Sie außer Kalzium noch Alendron-, Ibandron- oder Risedronsäure gegen Osteoporose einnehmen, sollten Sie Kalzium am Abend, das Bisphosphonat am Morgen schlucken. Bei Etidronsäure genügt ein Abstand von zwei Stunden bis zur Einnahme des Kalziumpräparats.

▶ Unbedingt beachten

Ein hoher Kalziumspiegel kann die Empfindlichkeit für Digoxin (bei Herzschwäche) steigern. Dann können Herzrhythmusstörungen auftreten. Eine gefährlich hohe Kalziumkonzentration im Blut ergibt sich allerdings nur, wenn Kalzium ungewöhnlich hoch dosiert oder gespritzt wird. Näheres hierzu lesen Sie unter »Mittel bei Herzschwäche: verstärkte Wirkung« (→ Seite 12).
Durch Kalzium werden Antibiotika wie Chinolone und Tetrazykline (bei bakteriellen Infektionen) schlechter aus dem Darm aufgenommen. Näheres

hierzu lesen Sie unter »Antibiotika / Virustatika: verringerte Wirkung« (→ Seite 12).

Wechselwirkungen mit Speisen und Getränken

Alkoholische Getränke und ballaststoffreiche Kost behindern die Aufnahme von Kalzium aus dem Darm.

Außerdem können Nahrungsmittel mit Oxalsäure (z. B. Spinat, Rhabarber) sowie Phytinsäure (z. B. in ungeschältem Getreide) Kalzium binden, sodass nur noch wenig davon ins Blut aufgenommen werden kann. Zwischen der Einnahme der kalziumhaltigen Tabletten und solchen Lebensmitteln sollten mindestens zwei Stunden Abstand liegen.

Unerwünschte Wirkungen

▶ **Keine Maßnahmen erforderlich**

Aus dem Kalziumkarbonat in den Präparaten entsteht Kohlendioxid, das zu Völlegefühl führen kann.

Hinweise

Für Schwangerschaft und Stillzeit

Bei Kalziummangel können Sie während Schwangerschaft und Stillzeit Kalziumverbindungen einnehmen.

Vitamin D_3

Colecalciferol

Dekristol, Vigantoletten, Vitamin D_3, Hevert

Als Vitamin D wird eine Gruppe fettlöslicher Verbindungen bezeichnet, die im Körper vergleichbar wirken. Mithilfe von Vitamin D kann das im Blut befindliche Kalzium in die Knochen eingebaut werden. Außerdem verbessert Vitamin D die Aufnahme von Kalzium aus der Nahrung.

Eine dieser Verbindungen ist Vitamin D_3 (Colecalciferol). Es entsteht aus einer vom Körper selbst gebildeten Vorstufe, die in der Haut durch UVB-Strahlung in Vitamin D_3 umgewandelt wird. Bevor Vitamin D_3 im Knochenstoffwechsel wirken kann, muss es in zwei Schritten in der Leber und in den Nieren in eine biologisch aktive Substanz überführt werden. Dieses ist immer notwendig, egal, ob das Vitamin D_3 mit der Nahrung oder aus Medikamenten aufgenommen wird.

Bei jüngeren Menschen, die sich immer wieder im Freien aufhalten, produziert der Körper üblicherweise ausreichend Vitamin D_3. Bei Menschen über 70 Jahre ist das nicht mehr gesichert. Halten sie sich dazu noch vornehmlich in geschlossenen Räumen auf, fehlt das für die körpereigene Produktion notwendige UVB-Licht. Unter diesen Bedingungen kann es sinnvoll sein, Vitamin D als Medikament zuzuführen. Für diesen Zweck werden die Mittel als »geeignet« eingestuft.

Dieses Vorgehen legen auch die Ergebnisse einer Studie nahe, in welcher Männer und Frauen über 65 Jahre fünf Jahre lang alle vier Monate 100 000 I.E. Vitamin D eingenommen hatten. Diese Behandlung senkte das Risiko für einen ersten Bruch an Hüfte, Wirbeln und Unterarm.

Um eine Osteoporosebehandlung zu unterstützen, kann die gemeinsame Anwendung mit Kalzium erforderlich sein, insbesondere dann, wenn mit der Nahrung nicht genügend von dem Mineral aufgenommen wird.

Anwendung

Je nach individueller Situation und Grund der Einnahme werden von Vitamin D_3 täglich zwischen 400 und 800 I.E. eingenommen.

Bei einer langdauernden Vitamin-D_3-Behandlung sollten alle drei bis sechs Monate Blut und Urin untersucht werden, um zu prüfen, ob die Dosierung angemessen ist. Das gilt besonders dann, wenn Sie nach langer Bettlägerigkeit wieder nach draußen gehen können oder Ihre Ernährung grundlegend umstellen. Dann kann so viel eigenes Vitamin D_3 vorhanden sein, dass sich das Medikament erübrigt.

Während der Behandlung mit einem dieser Präparate sollten Sie ohne ärztlichen Rat nichts zusätzlich zu sich nehmen, was mit Vitamin D angereichert ist. Das betrifft Lebensmittel wie zum Beispiel Fruchtsäfte ebenso wie Vitaminpräparate und ähnliche Ergänzungsmittel.

Achtung

Gegenanzeigen

Sie dürfen kein Vitamin D_3 einnehmen, wenn Ihr Blut zu viel Kalzium enthält und/oder Sie mit dem Urin zu viel Kalzium ausscheiden. Das ist dann der Fall, wenn die Nebenschilddrüsen zu viel Parathormon produzieren, und bei Tumoren in den Knochen und im Knochenmark (Plasmozytom).

Unter folgenden Bedingungen sollten Sie die Mittel nur nach Rücksprache mit einem Arzt einsetzen und dieser sollte zudem Nutzen und Risiken der Anwendung besonders sorgfältig abwägen:

- Sie haben eine Nierenfunktionsstörung, neigen zu Nierensteinen oder können sich kaum bewegen. Dann kann sich der steigende Kalziumspiegel negativ auswirken.

- Sie haben eine schwere Erkrankung des Lymphsystems (Sarkoidose), einen Mangel an Parathormon oder sind regelmäßig auf eine Dialyse angewiesen. Dann kann Vitamin D_3 übermäßig wirken.

Wechselwirkungen mit Medikamenten

Wenn Sie noch andere Medikamente nehmen, ist zu beachten:

- Entwässernde Mittel (Diuretika, bei hohem Blutdruck, Nierenerkrankungen) wie Hydrochlorothiazid oder Chlorthalidon (nicht jedoch Furosemid und Torasemid) lassen den Kalziumspiegel des Blutes ansteigen. Der Kalziumgehalt des Blutes erhöht sich auch, wenn Sie ein kalziumhaltiges Mittel einnehmen, um Magensäure zu binden. Bei dieser Medikation brauchen Sie unter Umständen eine geringere Menge Kalzium als ohne diese Behandlung.
- Orlistat (bei Übergewicht) und Colestyramin und Colestipol (bei Fettstoffwechselstörungen) können die Aufnahme von Vitamin D aus dem Darm ins Blut beeinträchtigen. Zwischen der Einnahme eines dieser Mittel und einem Vitamin-D Präparat sollten mehrere Stunden Abstand liegen.
- Phenobarbital und Phenytoin (bei Epilepsien) können die Wirksamkeit von Vitamin D_3 verringern. Insbesondere wenn Kinder, ältere Menschen und Personen mit einer Knochenerkrankung solche Medikamente dauerhaft anwenden, kann eine höhere Vitamin-D-Dosierung erforderlich werden.

Unerwünschte Wirkungen

In zu hoher Dosierung kann Vitamin D unerwünschte Wirkungen verursachen. Bei einer Menge bis zu 1 000 I.E. Vitamin D am Tag ist das aber keinesfalls zu befürchten.

► **Muss beobachtet werden**

Es können Übelkeit und Erbrechen, Durchfall oder Verstopfung, Durst und vermehrter Harndrang, Appetitlosigkeit, Gewichtsverlust, Mattigkeit, Kopf-, Muskel- und Gelenkschmerzen auftreten. Im Röntgenbild kann der Arzt Kalziumablagerungen außerhalb der Knochen sehen.

Hinweise

Für Schwangerschaft und Stillzeit

Bei der Einnahme von Vitamin D in der Schwangerschaft muss die Dosierung sehr sorgfältig beachtet werden. Ein Zuviel kann sich auf das Kind schädlich auswirken.

Es ist anzunehmen, dass Vitamin D in die Muttermilch übergeht. Wenn Sie dem Baby Vitamin-D-Tabletten geben, müssen Sie bei der Dosierung berücksichtigen, dass es möglicherweise auch Vitamin D aus Ihrer Milch erhält.

Kombination: Kalzium + Vitamin D_3

Kalziumkarbonat + Colecalciferol

Biolectra CALCIMED D_3, CalciCare-D_3, CALCIGEN D, Calcilac KT, Calcimagon-D_3, Calcium D_3-ratiopharm, Calcium D_3 STADA, Calcium-dura Vit. D_3, Calcium-Sandoz D, Calcivit D, IDEOS, Ossofortin forte, Sandocal-D

Kalzium und Vitamin D_3 sind notwendig für die Stabilität der Knochen. Näheres zu ihrer Wirkung lesen Sie unter »Kalziumverbindungen« (→ Seite 542) und »Vitamin D_3« (→ Seite 544).

Die Produkte werden bei Osteoporose als »geeignet« eingestuft, wenn mit der Ernährung keine ausreichende Versorgung mit Kalzium und Vitamin D gewährleistet ist.

Anwendung

Während der Behandlung mit einem dieser Präparate sollten Sie ohne ärztlichen Rat nichts zusätzlich zu sich nehmen, was mit Vitamin D oder Kalzium angereichert ist. Das betrifft Lebensmittel wie zum Beispiel Fruchtsäfte ebenso wie Vitaminpräparate und ähnliche Ergänzungsmittel.

Bei Menschen mit Nierenfunktionsstörung muss der Arzt bei einer Langzeitanwendung von kalziumhaltigen Mitteln regelmäßig den Kalziumgehalt in Blut und Urin kontrollieren.

Achtung

Gegenanzeigen

Unter folgenden Bedingungen dürfen Sie die Mittel nicht einnehmen:

- Sie haben zu viel Kalzium im Blut und/oder scheiden mit dem Urin zu viel aus. Das ist der Fall, wenn die Nebenschilddrüsen zu viel Parathormon produzieren, und bei Tumoren in den Knochen und im Knochenmark (Plasmozytom).
- Ihre Osteoporose ist entstanden, weil Sie sich kaum bewegen können.

Unter folgenden Bedingungen sollten Sie die Mittel nur nach Rücksprache mit einem Arzt einsetzen und dieser sollte zudem Nutzen und Risiken der Anwendung besonders sorgfältig abwägen:

- Ihre Nierenfunktion ist eingeschränkt, Sie haben Nierensteine oder können sich kaum bewegen. Dann kann sich der steigende Kalziumspiegel negativ auswirken.

- Sie haben eine schwere Erkrankung des Lymphsystems (Sarkoidose), einen Mangel an Parathormon oder sind regelmäßig auf eine Dialyse angewiesen. Dann kann Vitamin D_3 übermäßig wirken.

Wechselwirkungen mit Medikamenten

Wenn Sie noch andere Medikamente nehmen, ist zu beachten:

- Entwässernde Mittel (Diuretika, bei hohem Blutdruck, Nierenerkrankungen) wie Hydrochlorothiazid oder Chlorthalidon (nicht jedoch Furosemid und Torasemid) lassen den Kalziumspiegel des Blutes ansteigen. Der Kalziumgehalt des Blutes erhöht sich auch, wenn Sie ein kalziumhaltiges Mittel einnehmen, um Magensäure zu binden. Bei dieser Medikation brauchen Sie unter Umständen eine geringere Menge Kalzium als ohne diese Behandlung.
- Durch Kalzium werden unter anderem Eisen (bei Blutarmut) und Levothyroxin (bei Schilddrüsenerkrankungen) schlechter aus dem Darm ins Blut aufgenommen. Nach der Einnahme von Kalzium sollten Sie mindestens zwei Stunden warten, bevor Sie ein anderes Arzneimittel schlucken.
- Müssen Sie außer Kalzium noch Alendron-, Ibandron- oder Risedronsäure gegen Osteoporose einnehmen, sollten Sie Kalzium am Abend, das Bisphosphonat am Morgen schlucken. Bei Etidronsäure genügt ein Abstand von zwei Stunden bis zur Einnahme des Kalziumpräparats.
- Orlistat (bei Übergewicht), Colestyramin und Colestipol (bei Fettstoffwechselstörungen) können die Aufnahme von Vitamin D aus dem Darm ins Blut beeinträchtigen. Zwischen der Einnahme eines dieser Mittel und einem Vitamin-D-haltigen Präparat sollten mehrere Stunden Abstand liegen.
- Phenobarbital und Phenytoin (bei Epilepsien) können die Wirksamkeit von Vitamin D_3 verringern. Insbesondere wenn Kinder, ältere Menschen und Personen mit einer Knochenerkrankung diese Medikamente dauerhaft einnehmen, kann eine höhere Vitamin-D-Dosierung erforderlich werden.

▶ Unbedingt beachten

Ein hoher Kalziumspiegel kann die Empfindlichkeit für Digoxin (bei Herzschwäche) steigern. Dann können Herzrhythmusstörungen auftreten. Eine gefährlich hohe Kalziumkonzentration im Blut ergibt sich allerdings nur, wenn Kalzium ungewöhnlich hoch dosiert oder gespritzt wird. Näheres hierzu lesen Sie unter »Mittel bei Herzschwäche: verstärkte Wirkung« (→ Seite 12).

Durch Kalzium werden Antibiotika wie Chinolone und Tetrazykline (bei bakteriellen Infektionen) schlechter aus dem Darm ins Blut aufgenommen. Näheres hierzu lesen Sie unter »Antibiotika/Virustatika: verringerte Wirkung« (→ Seite 12).

Wechselwirkungen mit Speisen und Getränken

Alkoholische Getränke und ballaststoffreiche Kost behindern die Aufnahme von Kalzium aus dem Darm.

Außerdem können Nahrungsmittel mit Oxalsäure (z. B. Spinat, Rhabarber) sowie Phytinsäure (z. B. in ganzem Getreide) Kalzium binden, sodass nur noch wenig davon ins Blut aufgenommen werden kann. Zwischen der Einnahme der kalziumhaltigen Tabletten und solchen Lebensmitteln sollten mindestens zwei Stunden Abstand liegen.

Unerwünschte Wirkungen

Werden die Mittel zu hoch dosiert oder ist die Funktion der Nieren eingeschränkt, können unerwünschte Wirkungen auftreten. Deren Symptome beruhen darauf, dass das Blut zu viel Kalzium enthält.

▶ Muss beobachtet werden

Es können Übelkeit und Erbrechen, Durchfall oder Verstopfung, Durst und vermehrter Harndrang, Appetitlosigkeit, Gewichtsverlust, Mattigkeit, Kopf-, Muskel- und Gelenkschmerzen auftreten. Wenn die Symptome Sie stark beeinträchtigen, sollten Sie einen Arzt aufsuchen.

Hinweise

Für Schwangerschaft und Stillzeit

Bei der Einnahme von Vitamin D in der Schwangerschaft muss die Dosierung sehr sorgfältig beachtet werden. Ein Zuviel kann sich auf das Kind schädlich auswirken.

Es ist anzunehmen, dass Vitamin D in die Muttermilch übergeht. Wenn Sie dem Baby Vitamin-D-Tabletten geben, müssen Sie bei der Dosierung berücksichtigen, dass es möglicherweise auch Vitamin D aus Ihrer Milch erhält.

Osteoporose

Handelsname Darreichungsform	**Zusammensetzung pro 1 ml/1 g oder wie angegeben bzw. pro abgeteilte Einheit**	**Unverb. Preis in Euro/kleinste Packung**	**Bewertung**
Hinweise zu den Tabellenspalten → Seite 32, zur Auswahl der Arzneimittel → Seite 27, zur Grundlage der Bewertung → Seiten 27, 31			
Biolectra CALCIMED D_3 Brausetabletten	**Kalziumkarbonat** 1 500 mg + **Vitamin D_3** 400 I.E. (entspricht 600 mg Kalzium)	8,72/20 Stück	**Geeignet** bei Osteoporose zur Vorbeugung und Behandlung bei Personen mit kalzium- und Vitamin-D-armer Ernährung sowie Bewegungsmangel, um Kalzium und Vitamin D zuzuführen. → Seite 545
Biolectra CALCIMED D_3 Kautabletten	**Kalziumkarbonat** 1 500 mg + **Vitamin D_3** 400 I.E. (entspricht 600 mg Kalzium)	24,50/100 Stück	
CalciCare-D3 FORTE 1 000 mg/880 I.E. Brausetabletten Brausetabletten	**Kalziumkarbonat** 2 500 mg + **Vitamin D_3** 880 I.E. (entspricht 1 000 mg Kalzium)	4,97/10 Stück	
CalciCare-D3 600 mg/400 I.E. Kautabletten Kautabletten	**Kalziumkarbonat** 1 500 mg + **Vitamin D_3** 400 I.E. (entspricht 600 mg Kalzium)	4,97/20 Stück	
CALCIGEN D 600 mg/400 I.E. Brausetabletten	**Kalziumkarbonat** 1 500 mg + **Vitamin D_3** 400 I.E. (entspricht 600 mg Kalzium)	8,43/20 Stück	
forte 1 000 mg/880 I.E. Brausetabletten Brausetabletten	**Kalziumkarbonat** 2 500 mg + **Vitamin D_3** 880 I.E. (entspricht 1 000 mg Kalzium)	12,35/20 Stück	
CALCIGEN D Kautabletten	**Kalziumkarbonat** 1 500 mg + **Vitamin D_3** 400 I.E. (entspricht 600 mg Kalzium)	6,15/20 Stück	
CALCIGEN D Citro 600 mg/400 I.E. Kautabletten Kautabletten	**Kalziumkarbonat** 1 500 mg + **Vitamin D_3** 400 I.E. (entspricht 600 mg Kalzium)	6,15/20 Stück	
Calcilac KT Kautabletten	**Kalziumkarbonat** 1 250 mg + **Vitamin D_3** 400 I.E. (entspricht 500 mg Kalzium)	6,88/20 Stück	
Calcimagon-D_3	**Kalziumkarbonat** 1 250 mg + **Vitamin D_3** 400 I.E. (entspricht 500 mg Kalzium)	7,50/20 Stück	
Calcimagon-D_3 UNO Kautabletten	**Kalziumkarbonat** 2 500 mg + **Vitamin D_3** 800 I.E. (entspricht 1 000 mg Kalzium)	14,76/30 Stück	
Calcium D_3-ratiopharm Brausetabletten 600 mg/400 I. E.	**Kalziumkarbonat** 1 500 mg + **Vitamin D_3** 400 I.E. (entspricht 600 mg Kalzium)	6,50/20 Stück	
Calcium D_3-ratiopharm forte Brausetabletten	**Kalziumkarbonat** 3 000 mg + **Vitamin D_3** 800 I.E. (entspricht 1 200 mg Kalzium)	9,90/20 Stück	
Calcium-dura Filmtabletten	**Kalziumkarbonat** 1 500 mg (entspricht 600 mg Kalzium)	4,70/20 Stück	**Geeignet** bei Osteoporose zur Vorbeugung und Behandlung bei Personen mit kalziumarmer Ernährung sowie Bewegungsmangel, um Kalzium zuzuführen. Um die Behandlung zu unterstützen, kann zusätzlich Vitamin D notwendig sein. → Seite 542
Calcium-dura Vit D_3 Brause 600 mg/400 I.E.	**Kalziumkarbonat** 1 500 mg + **Vitamin D_3** 400 I.E. (entspricht 600 mg Kalzium)	6,50/20 Stück	**Geeignet** bei Osteoporose zur Vorbeugung und Behandlung bei Personen mit kalzium- und Vitamin-D-armer Ernährung sowie Bewegungsmangel, um Kalzium und Vitamin D zuzuführen. → Seite 545
1 200 mg/800 I.E. Brausetabletten	**Kalziumkarbonat** 3 000 mg + **Vitamin D_3** 800 I.E. (entspricht 1 200 mg Kalzium)	11,70/20 Stück	
Calcium-dura Vit D_3 600 mg/400 I.E. Kautabletten	**Kalziumkarbonat** 1 500 mg + **Vitamin D_3** 400 I.E. (entspricht 600 mg Kalzium)	6,25/20 Stück	

Osteoporose Fortsetzung

Handelsname Darreichungsform	**Zusammensetzung pro 1 ml/1 g oder wie angegeben bzw. pro abgeteilte Einheit**	**Unverb. Preis in Euro/kleinste Packung**	**Bewertung**

Hinweise zu den Tabellenspalten → Seite 32, zur Auswahl der Arzneimittel → Seite 27, zur Grundlage der Bewertung → Seiten 27, 31

Calcium 500 HEXAL	**Kalziumkarbonat** 1 250 mg (entspricht 500 mg Kalzium)	4,72/20 Stück	**Geeignet** bei Osteoporose zur Vorbeugung und Behandlung bei Personen mit kalziumarmer Ernährung sowie Bewegungsmangel, um Kalzium zuzuführen. Um die Behandlung zu unterstützen, kann zusätzlich Vitamin D notwendig sein. → Seite 542
1 000 HEXAL Brausetabletten	2 500 mg (entspricht 1 000 mg Kalzium)	8,97/20 Stück	
Calcium-Sandoz forte	**Kalziumkarbonat** 300 mg + **Kalziumlaktoglukonat** 2 940 mg (entspricht 500 mg Kalzium)	6,77/20 Stück	**Geeignet** bei Osteoporose zur Vorbeugung und Behandlung bei Personen mit kalziumarmer Ernährung sowie Bewegungsmangel, um Kalzium zuzuführen. Um die Behandlung zu unterstützen, kann zusätzlich Vitamin D notwendig sein. → Seite 542
fortissimum	**Kalziumkarbonat** 900 mg + **Kalziumlaktoglukonat** 4 954 mg (entspricht 1 000 mg Kalzium)	9,17/20 Stück	
Calcium-Sandoz D Osteo	**Kalziumkarbonat** 1 500 mg + **Vitamin D_3** 400 I.E. (entspricht 600 mg Kalzium)	8,72/20 Stück	**Geeignet** bei Osteoporose zur Vorbeugung und Behandlung bei Personen mit kalzium- und Vitamin-D-armer Ernährung sowie Bewegungsmangel, um Kalzium und Vitamin D zuzuführen. → Seite 545
Calcium-Sandoz D Osteo intens 1 200 mg/800 I.E. Brausetabletten	**Kalziumkarbonat** 3 000 mg + **Vitamin D_3** 800 I.E. (entspricht 1 200 mg Kalzium)	11,77/20 Stück	
Calcium-Sandoz D Osteo Kautabletten	**Kalziumkarbonat** 1 250 mg + **Vitamin D_3** 400 I.E. (entspricht 500 mg Kalzium)	6,65/20 Stück	
Calcium D_3 STADA 1 000 mg/880 I.E. Brausetabletten Brausetabletten	**Kalziumkarbonat** 2 500 mg + **Vitamin D_3** 880 I.E. (entspricht 1 000 mg Kalzium)	9,37/20 Stück	**Geeignet** bei Osteoporose zur Vorbeugung und Behandlung bei Personen mit kalzium- und Vitamin-D-armer Ernährung sowie Bewegungsmangel, um Kalzium und Vitamin D zuzuführen. → Seite 545
Calcium D_3 STADA Kautabletten	**Kalziumkarbonat** 1 500,3 mg + **Vitamin D_3** 400 I.E. (entspricht 600 mg Kalzium)	6,15/20 Stück	
Calcivit D Brausetabletten	**Kalziumkarbonat** 1 500 mg + **Vitamin D_3** 400 I.E. (entspricht 600 mg Kalzium)	6,50/20 Stück	
Calcivit D forte Brausetabletten Brausetabletten	**Kalziumkarbonat** 2 500 mg + **Vitamin D_3** 880 I.E. (entspricht 1 000 mg Kalzium)	11,70/20 Stück	
Calcivit D Kautabletten Kautabletten	**Kalziumkarbonat** 1 500 mg + **Vitamin D_3** 400 I.E. (entspricht 600 mg Kalzium)	6,15/20 Stück	
Dekristol 400 I.E. Tabletten	**Vitamin D_3** 400 I.E.	7,37/100 Stück	**Geeignet** bei Osteoporose zur Vorbeugung und Behandlung bei Personen mit Vitamin-D-armer Ernährung sowie Bewegungsmangel, um Vitamin D zuzuführen. Um die Behandlung zu unterstützen, kann zusätzlich Kalzium notwendig sein. → Seite 544
IDEOS Kautabletten	**Kalziumkarbonat** 1 250 mg + **Vitamin D_3** 400 I.E. (entspricht 500 mg Kalzium)	10,22/30 Stück	**Geeignet** bei Osteoporose zur Vorbeugung und Behandlung bei Personen mit kalzium- und Vitamin-D-armer Ernährung sowie Bewegungsmangel, um Kalzium und Vitamin D zuzuführen. → Seite 545
Ossofortin forte Brausetabletten Brausetabletten	**Kalziumkarbonat** 1 500 mg + **Vitamin D_3** 400 I.E. (entspricht 600 mg Kalzium)	16,59/40 Stück	
Ossofortin forte Kautabletten	**Kalziumkarbonat** 1 500 mg + **Vitamin D_3** 400 I.E. (entspricht 600 mg Kalzium)	23,90/60 Stück	

Osteoporose Fortsetzung

Handelsname Darreichungsform	**Zusammensetzung pro 1 ml/1 g oder wie angegeben bzw. pro abgeteilte Einheit**	**Unverb. Preis in Euro/kleinste Packung**	**Bewertung**

Hinweise zu den Tabellenspalten → Seite 32, zur Auswahl der Arzneimittel → Seite 27, zur Grundlage der Bewertung → Seiten 27, 31

Handelsname Darreichungsform	**Zusammensetzung pro 1 ml/1 g oder wie angegeben bzw. pro abgeteilte Einheit**	**Unverb. Preis in Euro/kleinste Packung**	**Bewertung**
Sandocal-D **500/440 Brausegranulat**	**Kalziumkarbonat** 1 250 mg + **Vitamin D_3** 440 I.E. (entspricht 500 mg Kalzium)	7,79/20 Stück	**Geeignet** bei Osteoporose zur Vorbeugung und Behandlung bei Personen mit kalzium- und Vitamin-D-armer Ernährung sowie Bewegungsmangel, um Kalzium und Vitamin D zuzuführen. → Seite 545
1 000/880 Brausegranulat Granulatbeutel	**Kalziumkarbonat** 2 500 mg + **Vitamin D_3** 880 I.E. (entspricht 1 000 mg Kalzium)	13,08/20 Stück	
Vigantoletten 500 **1 000** Tabletten	**Vitamin D_3** 500 I.E. 1 000 I.E.	2,77/30 Stück 2,92/30 Stück	**Geeignet** bei Osteoporose zur Vorbeugung und Behandlung bei Personen mit Vitamin-D-armer Ernährung sowie Bewegungsmangel, um Vitamin D zuzuführen. Um die Behandlung zu unterstützen, kann zusätzlich Kalzium notwendig sein. → Seite 544
Vitamin D_3 Hevert Tabletten	**Vitamin D_3** 1 000 I.E.	4,84/50 Stück	**Geeignet** bei Osteoporose zur Vorbeugung und Behandlung bei Personen mit Vitamin-D-armer Ernährung sowie Bewegungsmangel, um Vitamin D zuzuführen. Um die Behandlung zu unterstützen, kann zusätzlich Kalzium notwendig sein. → Seite 544

Allergische Erkrankungen

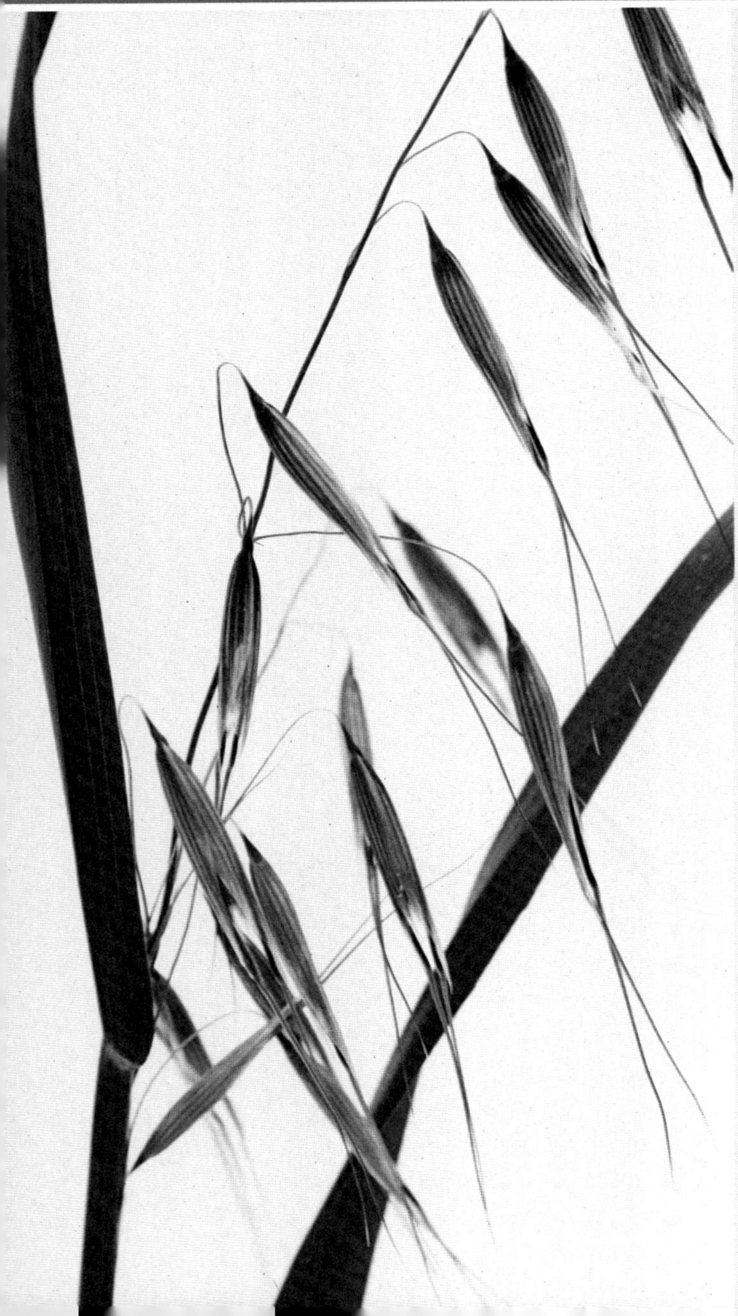

Eine Allergie bedeutet, dass der Körper auf bestimmte Stoffe aus der Umwelt (Allergene) überempfindlich reagiert, beispielsweise mit Juckreiz, tränenden Augen, Schnupfen. Viele Allergene stammen aus der Natur (z. B. Pollen, Tierhaare, Schimmelpilze). Darüber hinaus gibt es zahlreiche künstlich geschaffene (synthetische) Substanzen, die von manchen Menschen nicht gut vertragen werden.
Allergien können saisonal auftreten, wie zum Beispiel Heuschnupfen und Pollenasthma, sie können aber auch aufgrund eines Dauerreizes (z. B. Hausstaubmilben, Tierhaare) das ganze Jahr über bestehen.

Allergie allgemein

Bei einer Allergie lassen sich vor allem zwei Arten von Reaktionen unterscheiden: Spätreaktionen, die in der Regel erst 24 bis 48 Stunden nach Kontakt mit dem Allergen auftreten, und Reaktionen vom Soforttyp, die sich innerhalb von Minuten nach Kontakt mit einem Allergen entwickeln. Zu den Sofortreaktionen gehören beispielsweise die allergische Bindehautentzündung, der allergische Schnupfen (auch der Heuschnupfen) und das allergische Asthma. Zu den Spättyp-Allergien zählen das allergische Kontaktekzem sowie Allergien auf Arznei- und Konservierungsmittel. Der Körper kann gegenüber einem Allergen auch nacheinander eine Sofort- und eine Spätreaktion entwickeln.

Bei einer allergischen Reaktion kommt eine ganze Kaskade von Entzündungsreaktionen in Gang, die verschiedene Körperbereiche und Organe erfassen kann. Haut und Schleimhäute (vor allem der Nase und Augen) sind am häufigsten betroffen.

Auslöser für die Sofortreaktion ist unter anderem das Gewebehormon Histamin. Es wird von speziellen weißen Blutkörperchen, den Mastzellen, freigesetzt, wenn der Körper mit einem Allergen in Kontakt kommt. Als Folge dieser »Überdosis« an Histamin beginnen die Schleimhäute anzuschwellen, zu jucken und vermehrt Flüssigkeit oder zähen Schleim abzusondern. Auf der Haut können sich Bläschen oder Quaddeln bilden. Die Blutgefäße erweitern sich, dadurch rötet sich die Haut und/oder die Bindehaut in den Augen. Histamin bewirkt darüber hinaus, dass Flüssigkeit aus den kleinsten Blutgefäßen (Kapillaren) ins Gewebe übertritt. Darauf beruhen Schwellungen am Auge sowie in Nase und Bronchien. In den Bronchien zieht sich unter dem Einfluss von Histamin und anderen Botenstoffen (Mediatoren) die Muskulatur zusammen, was einen Asthmaanfall auslösen und Atemnot verursachen kann.

Allergie auf Parastoffe

Bei vielen Menschen produziert das Immunsystem bestimmte Eiweißstoffe (Antikörper) gegen Konservierungsmittel. Dabei handelt es sich häufig um Parastoffe, bei denen – chemisch gesehen – eine bestimmte Gruppe (die Aminogruppe in p-Aminobenzoesäure oder die Hydroxygruppe in p-Hydroxybenzoesäure) in Parastellung am Molekül angeordnet ist (abgekürzt als »p«).

Es gibt eine Vielzahl von Arzneimitteln und Konservierungsmittel, die chemisch ähnlich aufgebaut sind. Wenn Sie nun auf einen bestimmten Parastoff allergisch reagieren, vertragen Sie keine Substanz – gleich welcher Art und Herkunft –, die ebenfalls eine der genannten Gruppen in Parastellung enthält.

Diese Kreuzreaktionen zwischen parastoffhaltigen Arzneimitteln (z. B. Benzokain in Mitteln gegen Halsschmerzen oder Prokain in Stärkungsmitteln) und Konservierungsmittel (z. B. Parabene wie p-Hydroxybenzoesäure in Lebensmitteln) sind zu beachten. Viele allergische Reaktionen bei Arzneimitteln sind auf eine solche Allergie gegen Parastoffe zurückzuführen.

Anzeichen und Beschwerden

Die meisten Allergien machen sich an Haut und/oder Schleimhäuten bemerkbar und werden entsprechend ihrem Auftreten in verschiedene Krankheitsbilder unterschieden:

- Wenn sich die Haut rötet und stark juckt, handelt es sich häufig um ein allergisches Kontaktekzem. Näheres dazu lesen Sie unter »Juckreiz, Ekzem« (→ Seite 46) im Kapitel »Haut«. Werden bestimmte chemische Stoffe (z. B. Konservierungsmittel) nicht vertragen, bilden sich meist Quaddeln (Nesselsucht, Urtikaria). Hautausschläge dieser Art werden unter »Allergische Hauterkrankungen« (→ Seite 555) besprochen.
- Wenn sich die Augen röten, jucken und zu tränen beginnen, handelt es sich meist um eine allergische Bindehautentzündung (→ Seite 557).
- Schwillt die Nasenschleimhaut an und sondert sie wie bei einem Schnupfen vermehrt Flüssigkeit ab, begleitet von ständigem Niesreiz, ist es ein allergischer Schnupfen (→ Seite 558).
- Wenn die Atemwege durch Allergene belastet werden, entzündet sich die Schleimhaut. Als Reaktion darauf können sich die Bronchien krampfartig zusammenziehen. Dieses allergische Asthma (→ Seite 560) tritt anfallsweise auf, begleitet von unterschiedlich starker Atemnot.

Bei Kindern

Juckende Quaddeln am ganzen Körper, verbunden mit Juckreiz im Rachen und beeinträchtigtem Geschmacksempfinden, kommen bei Kindern doppelt so häufig vor wie bei Erwachsenen und sind meist auf Nahrungsmittel- oder Insektengiftallergien zurückzuführen. Bei Kindern unter sechs Jahren können zusätzlich Erbrechen und starke Bauchschmerzen auftreten.

Lebensbedrohlich: Der anaphylaktische Schock

Bei sehr starken allergischen Reaktionen weiten sich die Blutgefäße im gesamten Organismus. Dann strömt zu wenig Blut zum Herzen zurück, der Blutdruck sinkt drastisch ab, und der Kreislauf bricht zusammen. Gleichzeitig schwellen die Schleimhäute stark an, vor allem in den Atemwegen, begleitet von Schweißausbrüchen, Schwindel, Benommenheit und Übelkeit. Frühsymptome sind ein zunehmender Juckreiz auf der ganzen Haut, sich verstärkt bildende Quaddeln sowie Juckreiz im Rachen.
Wenn derartige Beschwerden auftreten, müssen Sie sofort den Notarzt (Telefon 112) rufen. Der Schock muss unverzüglich ärztlich behandelt werden: mit kreislaufstabilisierenden Mitteln und Kortisonspritzen sowie mit einer Infusion, um dem Körper ausreichend Flüssigkeit zuzuführen.
Im äußersten Notfall kann auch eine künstliche Beatmung erforderlich sein. Schwellen nämlich die Schleimhäute in den Atemwegen zu sehr an, droht Ersticken. Bricht der Kreislauf zusammen, pumpt das Herz zu wenig Blut in den Kreislauf. Die Organe und vor allem das Gehirn erhalten zu wenig Sauerstoff, was schon nach wenigen Minuten zu irreparablen Schäden führen kann. Solche anaphylaktische Schockreaktionen können auch schon bei Kindern vorkommen.
Wenn Sie wissen, dass Sie auf einen bestimmten Stoff hoch allergisch reagieren, zum Beispiel auf Insektengift, können Sie sich vom Arzt ein Notfallset verschreiben lassen. Es besteht aus einer Fertigspritze mit Adrenalin sowie einem schnell wirkenden Antihistaminikum zum Einnehmen (vorzugsweise als Saft) und einem kortisonhaltigen Saft. Wenn Sie von einer Biene oder Wespe gestochen wurden, können Sie mit diesen Mitteln die Zeit bis zum Eintreffen des Notarztes überbrücken und den Kreislauf vorübergehend stabilisieren.

Ursachen

Etwa 40 Prozent der Bevölkerung haben aufgrund ihrer genetischen Veranlagung eine Disposition für eine allergische Erkrankung, aber nur etwa die Hälfte entwickelt tatsächlich eine Allergie.
Leiden beide Eltern an Allergien, werden 7 von 10 Kindern ebenfalls irgendwann zu Allergikern. Haben beide Eltern keine Allergie, erkrankt lediglich 1 von 10 Kindern. Häufig entwickeln sich Allergien, wenn der Körper schon in den ersten Lebensmonaten artfremdes Eiweiß verarbeiten muss (z. B. wenn Babys nicht gestillt werden) oder das Immunsystem sich zu selten mit Krankheitserregern auseinandersetzen konnte, beispielsweise wenn Kinder im ersten Lebensjahr zu wenig im Freien spielen (und dabei auch mit Sand, Erde und Matsch in Berührung kommen), oder wenn sie zu wenig Kontakt zu anderen Kindern haben. Dann reagiert der Organismus auf Stoffe aus Natur und Umwelt oft überempfindlich.
Zu den häufigsten Auslösern einer Allergie gehören Blütenpollen, Insektengift (von Bienen, Wespen, Hornissen), Tierhaare, Federn, Ausscheidungen von Hausstaubmilben, Schimmelpilze, Kosmetika und Metalle (insbesondere Nickel), Konservierungs- und Farbstoffe sowie Zusatzstoffe in Lebensmitteln. Auch auf Nahrungsmittel wie Hühnereier, Nüsse, Fisch, Äpfel, Erdbeeren und tropische Früchte (z. B. Kiwis) kann der Organismus allergisch reagieren. Arzneimittel oder Sonnenstrahlen können ebenfalls eine Allergie hervorrufen.

Vorbeugung

Häufig wird der Grundstein für eine Allergie schon im ersten Lebensjahr gelegt. Dem können Sie selbst – zumindest teilweise – entgegenwirken:

- Während Schwangerschaft und der Stillzeit sollten Sie auf eine ausgewogene Kost achten, die den Kalorienbedarf ausreichend deckt. Es ist nicht belegt, dass das Kind später keine Allergie bekommt, wenn Sie auf allergieträchtige Lebensmittel (z. B. Nüsse, Sellerie) verzichten. Es gibt aber Hinweise darauf, dass sich das Risiko für Neurodermitis beim Kind verringern kann, wenn Sie in der Schwangerschaft viel Fisch essen. Zu bedenken ist jedoch, dass Meeresfische häufig mit Schwermetallen belastet sind.
- Neugeborene sollten möglichst mindestens vier Monate lang gestillt werden. Der Darm des Säuglings ist vor allem in den ersten Lebensmonaten noch sehr durchlässig. Werden ihm in dieser Zeit beispielsweise über Fertigmilchnahrung Eiweißstoffe zugeführt, die für den kindlichen Organismus artfremd sind, kann das oft der erste Anstoß für eine allergische Reaktion sein. Muttermilch dagegen enthält keine solchen Eiweißstoffe, sondern ist exakt auf den kindlichen Organismus abgestimmt.
- Kinder, die nicht gestillt werden können und allergiegefährdet sind (z. B. weil beide Elternteile an einer Neurodermitis leiden), sollten Sie ausschließlich mit hypoallergener Fertignahrung füttern. Diese Kunstmilch ist weitgehend frei von Fremdeiweiß, mit ihr lässt sich das Allergierisiko verringern. Soja-Kindernahrung sollten Sie

besser nicht verwenden. In den bisher vorliegenden Studien schützen Sojaprodukte nicht besser als normale Kuhmilch-Babynahrung vor Allergien, Nahrungsmittelunverträglichkeiten, Ekzemen und Asthma.

- Lassen Sie Kleinkinder ruhig auf dem Boden und in Sand und Matsch spielen. Selbst wenn sie gelegentlich etwas davon in den Mund bekommen, schadet ihnen das meist nicht. Im Kontakt mit solchen Stoffen übt das Immunsystem, Krankheitskeime abzuwehren. Dann wird es auch mit Fremdstoffen und natürlichen Reizstoffen, die von außen auf den Körper einwirken, besser fertig. Auch auf den Boden gefallene Schnuller brauchen Sie nicht zu desinfizieren, sondern nur mit Wasser abzuspülen oder abzuwischen.
- Hören Sie mit dem Rauchen bereits vor der Schwangerschaft auf und bleiben Sie auch danach abstinent. Auch alle mit im Haushalt wohnenden Personen sollten nicht rauchen, um das Kind vor dem Kontakt mit Tabakrauch zu schützen.

Wollen Sie eine Ausbildung beginnen, in der Sie mit Allergenen in Berührung kommen können (z. B. als Bäcker, im Friseurhandwerk oder in der Chemiebranche), sollten Sie sich vorher beim Hautarzt beraten lassen, wie Sie sich am besten dagegen schützen.

- Ernähren Sie sich möglichst mit naturbelassenen Lebensmitteln ohne Zusatz-, Farb- und Konservierungsmittel.
- Es gibt Hinweise, dass flüchtige organische Verbindungen wie beispielweise Formaldehyd das Risiko für allergisches Asthma erhöhen. Solche Chemikalien werden verstärkt aus neuen Pressspan-Möbeln oder bei Maler- und Renovierungsarbeiten freigesetzt. Vollholzmöbel enthalten kein Formaldehyd. Verzichten Sie bei einem neuen Anstrich auf säurehärtende Lacke (SH-Lacke) und verwenden Sie nur Wandfarben mit dem Umweltzeichen »Der blaue Engel«. Ein frisch renoviertes Zimmer sollten Sie einige Tage gut durchlüften, bevor Sie darin wieder schlafen.
- Außerdem kann sich das Risiko für allergisches Asthma erhöhen, wenn Sie an einer stark befahrenen Straße wohnen. Dort ist die Belastung durch Stickoxide und Feinstaub besonders hoch. Wenn Sie allergiegefährdet sind, sollten Sie sich deshalb möglichst eine Wohnung in ruhigeren Vierteln der Stadt suchen.

Allgemeine Maßnahmen

Wenn es Ihnen gelingt, das Allergen zu meiden, tritt die Allergie gar nicht erst auf.

Wenn Sie auf Pollen allergisch reagieren, sollten Sie sich in der Apotheke einen Pollenflugkalender besorgen. Eine aktuelle Pollenflugvorhersage der Wetterdienste ist auch in vielen Zeitungen abgedruckt oder im Internet abzurufen. Außerdem gibt es telefonische Ansagedienste. Wenn sie diese Hinweise berücksichtigen, wissen Sie etwa, wann Sie mit der Anwendung vorbeugend wirkender Medikamente beginnen sollten und wie lange diese erforderlich sind.

Versuchen Sie, Ihren Urlaub in die Pollenflugzeit zu legen und dann ans Meer oder ins Hochgebirge zu fahren. Dort ist die Luft weitgehend frei von Pollen.

Reagieren Sie auf Pollen, Hausstaubmilben, Tierhaare oder Schimmelpilze allergisch, sollten Sie Ihre häusliche Umgebung so gestalten, dass diese so wenig wie möglich von den Allergenen belastet ist:

- An »Staubfängern« wie Teppichen, Teppichböden und Gardinen haften Staub, Blütenpollen, Tierhaare und Pilzsporen besonders gut. Zugluft und Bewegung im Raum wirbeln den Staub immer wieder auf, wodurch die Allergenbelastung im Raum steigt. Sie sollten deshalb glatte Fußbodenbeläge und an den Fenstern Jalousien bevorzugen. Eine neue Studie zeigt bei Glattböden im Vergleich zu Teppichböden allerdings eine höhere Feinstaubbelastung in Innenräumen. Auswirkungen auf die Allergenbelastung wurden dabei jedoch nicht untersucht. Eine allgemeine Empfehlung für Allergiker lässt sich aus dieser Studie daher noch nicht ableiten.
- Achten Sie auf die Zusammensetzung der Farben, mit denen Sie die Wände streichen. Bei einer Hausstaubmilbenallergie sind glänzende Dispersionsfarben ratsam, bei Schimmelpilzallergie dagegen eher Kalk-, Kreide- und Leimfarben, weil sie Feuchtigkeit durchlassen und damit der Schimmelbildung entgegenwirken.
- Verzichten Sie auf Zimmerpflanzen oder ersetzen Sie sie durch Hydrokulturen. Pilze halten sich in Blumenerde besonders gut, ihre Sporen werden bei jedem Luftzug aufgewirbelt und verteilen sich in der Raumluft. Das können Sie verhindern, wenn sie die Oberfläche der Blumentöpfe mit Sand bedecken. Im Schlafzimmer sollten Sie auf Pflanzen verzichten.
- Lüften Sie die Räume so oft wie möglich.
- Ihr Staubsauger sollte mit einem Filter für Schwebstoffe (HEPA-Filter) ausgestattet sein und ein möglichst großes Staubrückhaltevermögen aufweisen.
- Milben siedeln in Matratzen und Kissen und ernähren sich von Hautschuppen, die an der Bettwäsche haften bleiben. Um ihnen den Lebensraum und Nährboden zu entziehen, können Matratzen und Kissen mit Hüllen (Encasings) aus synthetischem Spezialmaterial versehen werden, die abziehbar und waschbar sind. Allerdings ist nicht ganz klar, ob die Allergie dadurch tatsächlich nachlässt. Wenn Sie Encasings benutzen, sollten Sie diese einmal monatlich waschen. Bettwäsche wechseln Sie am besten wöchentlich und waschen sie bei mindestens 60 °C. Kuscheltiere sollten Sie alle zwei Wochen für etwa

48 Stunden in die Tiefkühltruhe legen. Bei Temperaturen unter minus 18 °C sterben Milben meist nach einigen Stunden ab. Nach zwei Tagen sind dann bestimmt keine mehr am Leben.

- Wenn Sie oder Ihr Kind bereits eine Allergie haben (z. B. auf Pollen), sollten Sie sich besser keine Haustiere anschaffen, weil ein erhöhtes Risiko besteht, dass sich dann auch zusätzlich eine Tierhaarallergie ausbildet.
- Wenn Sie Ihre Haare jeden Abend waschen (und ebenso Bürste und Kamm), sind diese zumindest in der Nacht pollenfrei.
- Beim Umgang mit Reinigungsmitteln und Chemikalien sollten Sie Gummihandschuhe tragen, damit die Haut nicht mit diesen Substanzen in Berührung kommt.
- Wenn Sie auf Nickel allergisch reagieren, ersetzen Sie nickelhaltige Knöpfe (z. B. an Jeans) durch andere (z. B. aus Horn, Kunststoff). Meiden Sie Modeschmuck aus unedlen Metallen, die häufig Nickellegierungen enthalten.
- Achten Sie bei Kosmetika auf die Liste der Inhaltsstoffe (stehen auf dem Etikett). Konservierungsmittel sowie Farb- und Duftstoffe müssen dort aufgeführt sein.

Wann zum Arzt?

Wenn eine Allergie erstmalig auftritt und Sie nicht sicher sind, worauf sie beruht, sollten Sie einen Arzt aufsuchen. Allergien sind oft schwierig zu diagnostizieren. Wenn der Hausarzt die Allergie nicht eindeutig erkennt, sollte er eine Überweisung zum Allergologen erwägen.

Treten die Beschwerden wiederholt auf und kennen Sie den Grund (z. B. bei Heuschnupfen), können Sie sie auch selbst behandeln. Bessern sich die Symptome jedoch nicht innerhalb von zwei bis drei Tagen oder – dies gilt besonders für Kinder – werden sie im Laufe des Tages immer stärker, sollte ein Arzt prüfen, ob andere Medikamente oder Therapieverfahren sinnvoller sind.

Rezeptfrei erhältliche Antihistaminika zum Einnehmen dürfen weiterhin zulasten der gesetzlichen Krankenkassen verordnet werden, wenn sie Bestandteil von Notfallsets zur Behandlung von Bienen-, Wespen- und Hornissengiftallergien sind, wenn eine schwere, stets wiederkehrende Nesselsucht (Urtikaria) besteht, oder wenn ein starker Juckreiz kontinuierlich anhält. Auch wenn ein schwerer allergischer Schnupfen besteht, der mit kortisonhaltigen Nasensprays nicht ausreichend nachlässt, kann der Arzt weiterhin ein Kassenrezept für Antihistaminika zum Einnehmen ausstellen. Näheres hierzu finden Sie in der »Ausnahmeliste« (→ Seite 658).

Berufliche Allergien sollten zulasten der gesetzlichen Unfallversicherung behandelt werden. Machen Sie Ihren Arzt darauf aufmerksam, wenn Sie einen Zusammenhang zwischen den allergischen Erscheinungen und Ihrem Beruf vermuten (z. B. Bäckerasthma, Friseurekzeme, »Maurerkrätze«).

Behandlung mit Medikamenten

Eine Allergie kann vorbeugend oder akut behandelt werden. Manche Wirkstoffe gibt es als Tropfen oder Spray für die äußerliche Anwendung und ebenso in Tablettenform zum Einnehmen. Welches Mittel in welcher Darreichungsform am besten geeignet ist, hängt davon ab, wo die Allergie auftritt (an Auge, Nase, Haut oder in den Bronchien), wie lange sie dauert und wie ausgeprägt die Beschwerden sind. Bei Kindern ist auch das Alter ausschlaggebend. Welche Wirkstoffe geeignet sind, steht im Abschnitt »Behandlung mit Medikamenten« in den einzelnen Unterkapiteln.

Antihistaminika zum Einnehmen (→ Seite 564) sind bei allen Allergieformen mit Ausnahme des allergischen Asthmas sinnvoll, wenn die Beschwerden mit lokal wirkenden Mitteln nicht ausreichend behandelt werden können. Sie wirken über den Blutkreislauf und erreichen auf diese Weise alle Körpergewebe. Allergisches Asthma muss mit stärker wirksamen Mitteln behandelt werden. Dann sind bronchienerweiternde und kortisonhaltige Mittel zum Inhalieren erforderlich, die der Arzt verschreiben muss. Ausführliche Informationen dazu lesen Sie im HANDBUCH MEDIKAMENTE der Stiftung Warentest oder im Internet unter www.medikamente-im-test.de.

Bei starkem allergischem Schnupfen oder allergischem Asthma sowie bei einer Insektengiftallergie kann eine spezifische Immuntherapie (»Hyposensibilisierung«) sinnvoll sein. Diese Medikamente dafür sind verschreibungspflichtig. Ausführliche Informationen dazu lesen Sie im HANDBUCH MEDIKAMENTE der Stiftung Warentest oder im Internet unter www.medikamente-im-test.de.

Konservierungsmittel in Augentropfen und Nasensprays oder -tropfen

Augen- und Nasentropfen sowie Nasensprays enthalten häufig Konservierungsmittel. Nicht ohne Grund, denn beim Sprühen oder Tropfen kommen Spraydüse oder Pipette leicht mit der Augen- oder Nasenschleimhaut in Kontakt. Da die Schleimhaut immer von Bakterien und Viren besiedelt ist, gelangen die Keime auch in die Flasche mit dem Medikament. Dort können sie sich stark vermehren und werden bei jedem Tropf- oder Sprühvorgang erneut und in großer Zahl auf Augen- oder Nasenschleimhaut zu-

rückübertragen – mit der Folge, dass sie dort dann Infektionen auslösen können.
Konservierte Augen- und Nasentropfen oder -sprays bleiben etwa vier Wochen lang keimfrei. Danach sollten Sie die angebrochene Packung wegwerfen, auch wenn das Mittel noch nicht ganz verbraucht ist. Damit Sie die Frist nicht überschreiten, empfiehlt es sich, das Datum der ersten Anwendung auf der Packung zu vermerken.
Den hier besprochenen Präparaten sind Benzalkoniumchlorid und Chlorhexidin zugesetzt.

Benzalkoniumchlorid
Benzalkoniumchlorid wirkt gegen viele Keime, nicht aber gegen das Bakterium Pseudomonas aeruginosa, das als Infektionsauslöser am meisten gefürchtet ist. Es gilt als »Problemkeim«, weil es sich mit den zur Verfügung stehenden Antibiotika nur schlecht bekämpfen lässt. Gegen Viren wirkt Benzalkoniumchlorid nur schwach.
Bei der Anwendung am Auge verringert Benzalkoniumchlorid die Stabilität des Tränenfilms und kann bei langdauernder Anwendung die Augen austrocknen. Es greift die Hornhaut des Auges bis in die tieferen Zellschichten hinein an. In der Folge wird die oberste Hornhautschicht an punktförmigen Stellen dünner, wodurch sich ein Hornhautgeschwür bilden kann. Wirkt Benzalkoniumchlorid dauerhaft ein, können erhebliche Hornhautschäden auftreten.
Gelegentlich verursacht Benzalkoniumchlorid Allergien. Wenn Sie eine damit konservierte Tränenersatzflüssigkeit ins Auge tropfen und einige Zeit danach Augentropfen mit einem anderen Arzneimittel, kann dieser Wirkstoff schneller und tiefer in die Hornhaut eindringen und damit stärker wirken als sonst. Auch unerwünschte Wirkungen können dann verstärkt auftreten.
Benzalkoniumchlorid in Nasensprays kann die Nasenschleimhaut schädigen, weil es die Bewegung der Flimmerhärchen behindert oder sogar vollständig lahmlegt. Dadurch verringert sich die Selbstreinigungskraft der Nase. Auch lagert es sich in weiche Kontaktlinsen ein und kann die Hornhaut schädigen. Solange Sie mit Benzalkoniumchlorid konservierte Augentropfen anwenden, sollten Sie deshalb keine solchen Linsen tragen.
Wegen dieser möglichen Schäden sollten Sie mit Benzalkoniumchlorid konservierte Augentropfen und Nasensprays nicht über längere Zeit ohne ärztliche Kontrolle anwenden. Dies gilt insbesondere für Mittel mit Cromoglizinsäure, die wochen- oder gar monatelang vorbeugend angewendet werden müssen.

Chlorhexidin
In Form von Chlorhexidindiazetat und Chlorhexidinglukonat wird Chlorhexidin in Augentropfen eingesetzt. Es wirkt gegen die meisten am Auge relevanten Bakterien, jedoch nur schwach gegen Problemkeime wie Pseudomonas aeruginosa. Es hemmt die Vermehrung von einigen Virus- und Pilzarten.
Chlorhexidin kann allergische Reaktionen auslösen. Auch lagert es sich in weiche Kontaktlinsen ein und kann die Hornhaut schädigen. Solange Sie die Augentropfen anwenden, sollten Sie deshalb keine weichen Kontaktlinsen tragen.

Allergische Hauterkrankungen

Ein Hautausschlag (Ekzem) als Ausdruck einer allergischen Reaktion kann von einem Tag zum anderen entstehen und in jedem Lebensalter auftreten. Es kann auch sein, dass zum Beispiel eine bestimmte Substanz jahrelang völlig unproblematisch ist, dann aber plötzlich nicht mehr vertragen wird und einen Hautausschlag verursacht. Wie lange es dauert, bis eine solche Sensibilisierungsphase in Gang kommt, hängt unter anderem davon ab, ob es sich bei dem auslösenden Stoff um ein schwaches oder starkes Allergen beziehungsweise einen Reizstoff (Noxe) handelt.
Mehr oder minder stark reizende Substanzen lösen ein sogenanntes toxisches Kontaktekzem aus; ist eine allergisierende Substanz die Ursache, wird der Ausschlag als allergisches Kontaktekzem bezeichnet. Beide lassen sich auch unter dem medizinischen Oberbegriff Kontaktdermatitis (Dermatitis = Hautentzündung) zusammenfassen.
Wenn verdickte, aufgequollene Hautstellen (Quaddeln) den ganzen Körper überziehen, handelt es sich um eine generalisierte Urtikaria (Nesselsucht).

Anzeichen und Beschwerden

Die Haut entzündet sich. Dieser Vorgang ist durch eine Abfolge mehrerer Reaktionen gekennzeichnet:

- Es werden viele weiße Blutkörperchen und entzündungsfördernde Stoffe (Zytokine) produziert.
- Es tritt Juckreiz auf.
- Das Gewebe lagert Wasser ein und schwillt an.
- Die kleinen Blutgefäße (Kapillaren) weiten sich. Dadurch rötet sich die Haut.
- In den oberen Hautschichten wird die Zellteilung angekurbelt, wodurch sich die oberste Hautschicht abschilfert.
- An der Hautoberfläche bilden sich kleine flüssigkeitsgefüllte Bläschen, die leicht aufplatzen und offene, nässende Stellen hinterlassen. Diese überziehen sich innerhalb weniger Tage mit einer brüchigen, dünnen Kruste.

Lässt sich der Kontakt mit dem auslösenden Stoff meiden, heilen die oberflächlichen Hautschäden innerhalb von ein bis zwei Wochen ab. Die Haut schuppt sich dabei meist etwas.
Ist der Kontakt mit dem Allergen unvermeidlich oder wird die Ursache für das Ekzem nicht gefunden, kann sich der Ausschlag verschlimmern und chronisch werden. Die Haut verdickt sich, juckt und schuppt. Auf diese Weise passt sie sich dem chronisch gewordenen Reiz an. Häufig reißt sie auch etwas ein, sodass immer wieder kleine Wunden entstehen. Über diese offenen Stellen können Bakterien eindringen und eine Infektion auslösen, sodass sich die Haut noch stärker entzündet (superinfiziertes Ekzem).

Ursachen

Auslöser für eine solche entzündliche Reaktion in den oberflächlichen Hautschichten können allergieauslösende Substanzen sein: zum Beispiel Nickel, Chemikalien, Kosmetika, chemische UV-Filter in Sonnenschutzmitteln oder auch die Sonne selbst, Wolle, Farbstoffe, Parfum, Weichmacher in Kunststoffen, Latex, Farb- und Konservierungsmittel, Lebensmittel wie Nüsse, Erdbeeren, Hühnereiweiß, Milch und vieles andere mehr.
Arzneimittel können ebenfalls eine allergische Hauterkrankung verursachen. Dazu gehören sogar Präparate, die Symptome einer allergischen Reaktion lindern sollen, zum Beispiel Cremes oder Gele mit Antihistaminika (→ Seite 49) oder örtlich betäubende Mittel wie Benzokain.

Allgemeine Maßnahmen

- Nässende Stellen können Sie mit Umschlägen mit schwarzem Tee oder Kamillentee behandeln.
- Feuchtkalte Umschläge können die gereizte Haut beruhigen.
- Trockene Haut pflegen Sie am besten mit einer Creme als Wasser-in-Öl-Zubereitung. Nähere Angaben hierzu finden Sie unter »äußerlich anzuwendende Arzneimittel« (→ Seite 34).
- Baden oder duschen Sie nur alle zwei bis drei Tage (bei schweren Ekzemen noch seltener, um die Haut nicht auszutrocknen) mit rückfettenden Badezusätzen und cremen Sie die Haut regelmäßig mit einer milden Fettcreme oder einer fetthaltigen Lotion ein.
- Um die gerötete Haut zu beruhigen und trockene, rissige Hautstellen zu pflegen, sind keine Arzneistoffe nötig. Hier genügen die in Apotheken erhältlichen wirkstofffreien Produkte (zum Beispiel Pasta zinci mollis oder Unguentum emulsificans aquosum).
- Vermeiden Sie alles, was die Haut austrocknet: ausgedehnte Sonnenbäder (im Freien oder im Solarium), Schaumbäder, Seife, Duschgel.
- Pflegen Sie die Haut besser mit seifenfreien Produkten, die weder Duftstoffe noch Konservierungsmittel enthalten. Beide können Allergien auslösen.
- Hochflorige Stoffe und Fasern (Wolle, Angora, Mohär) reizen empfindliche Haut. Ratsamer sind glatt gebügelte Baumwolle und Seide.

Wann zum Arzt?

Bevor Sie ein Ekzem medikamentös behandeln, sollten Sie wissen, worauf es zurückgeht. Haben Sie Zweifel an der Ursache oder ist das Ekzem nach zwei bis drei Tagen der Selbstbehandlung immer noch vorhanden, sollten Sie einen Arzt aufsuchen.
Unter folgenden Bedingungen sollten Sie sofort zum Arzt:

- Das Ekzem umfasst große Hautflächen.
- Es betrifft die Haut am Auge.
- Die Haut hat sich stark entzündet, es zeigen sich schmieriggelbliche Beläge.
- Sie haben den Verdacht, dass es sich um eine Neurodermitis handeln könnte.
- Das Ekzem könnte durch Ihren Beruf ausgelöst worden sein. Dann sollte der Hautarzt einen Bericht an die gesetzliche Unfallversicherung schreiben (Hautarztbericht), damit Sie Ihre Ansprüche dort geltend machen können.

Bei schwerwiegendem und anhaltendem Juckreiz sowie zur Behandlung schwerer, immer wiederkehrender Nesselsucht kann der Arzt rezeptfreie Antihistaminika zum Einnehmen auch zulasten der gesetzlichen Krankenkassen verordnen. Näheres hierzu finden Sie in der »Ausnahmeliste« (→ Seite 658).

Bei Kindern

Wenn bei einem Kind Juckreiz und/oder ein Ekzem auftreten, sollten Sie es immer einem Arzt vorstellen.

Behandlung mit Medikamenten

Für die Behandlung allergischer Hauterkrankungen und von Nesselsucht sind Antihistaminika zum Einnehmen (→ Seite 564) geeignet. Vorzuziehen sind dabei die nicht oder nur wenig müde machenden Wirkstoffe Cetirizin und Loratadin. Die Wirkstoffe Clemastin und Dimetinden sind mit Einschränkung geeignet, weil deren müde machende Wirkung tagsüber sehr stört, die Konzentrationsfähigkeit beeinträchtigt und benommen macht. Gegebenenfalls kann die schlafanstoßende Wirkung dieser Mittel jedoch auch erwünscht sein, zum Beispiel kurz vor dem Schlafengehen, bei Kindern am Abend oder bei Schichtarbeit, wenn die Nachtruhe auf den Tag verlegt werden muss.

Cremes und Gele mit Antihistaminika (→ Seite 562) sind wenig geeignet, weil sie nicht schnell und tief genug in die Haut eindringen, um eine ähnliche Wirkung wie Antihistaminika zum Einnehmen zu erzielen. Darüber hinaus können sie selbst Allergien auslösen. Wenn sich der Juckreiz eines Kontaktekzems durch Antihistaminika-Cremes oder -Gele bessert, liegt das meist weniger an den in den Mitteln enthaltenen Wirkstoffen als an dem Kühleffekt auf der Haut.

Bei schweren allergischen Hautreaktionen wie einer generalisierten Urtikaria oder bei schweren allergischen Hauterkrankungen müssen meist rezeptpflichtige kortisonhaltige Mittel gegeben werden. Sie wirken entzündungshemmend und unterdrücken das Immunsystem. Dadurch verhindern sie das Austreten von Flüssigkeit und Zellen aus Blut und Lymphbahnen ins Gewebe. Näheres zu diesen Wirkstoffen lesen Sie im HANDBUCH MEDIKAMENTE der Stiftung Warentest oder im Internet unter www.medikamente-im-test.de.

Allergische Bindehautentzündung

Allergische Reaktionen betreffen häufig die Schleimhaut der Augen. Dann entsteht eine allergische Bindehautentzündung. Meist sind dabei auch Nase und Rachen in Mitleidenschaft gezogen. Näheres hierzu lesen Sie unter »Allergischer Schnupfen« (→ Seite 558).

Anzeichen und Beschwerden

Die Augen tränen und jucken stark – bei einer Pollenallergie vor allem in den inneren Augenwinkeln –, weil der Lidschlag den Blütenstaub dorthin schwemmt. Außerdem sind die Augen gerötet, häufig sind auch die Lider geschwollen.

Bei Kindern

Kinder geben oft an, nicht richtig sehen zu können. Bei ihnen verkleben die Augen häufig.

Ursachen

Die häufigsten Auslöser einer allergischen Bindehautentzündung sind die Pollen blühender Sträucher und Bäume. Im Frühling zum Beispiel von Haselnuss, Erle und Birke, im Sommer von Gräsern, Getreide und Wegerich, im Herbst von Beifuß. Ist die Blütezeit dieser Pflanzen zu Ende, verschwinden auch die allergischen Reaktionen.

Halten die allergischen Augenbeschwerden hingegen das ganze Jahr über mehr oder minder stark an, kommen als Auslöser eher Tierhaare, Schimmelpilze und Ausscheidungen von Hausstaubmilben infrage.

Eine Pollenallergie kann auch zusätzlich zu einer ganzjährigen Allergie, die andere Auslöser hat, hinzukommen.

Bestandteile von Kosmetika oder Kontaktlinsenpflegemitteln können ebenso allergische Reaktionen hervorrufen. Besonders problematisch sind die darin enthaltenen Konservierungs- und Farbstoffe.

Auch Wirkstoffe in Augenmedikamenten können Allergien verursachen, beispielsweise Mittel zum Engstellen der Pupille, örtlich betäubende Substanzen oder am Auge anzuwendende Antibiotika.

Vorbeugung

Die im Abschnitt »Allergie allgemein« (→ Seite 552) angegebenen Maßnahmen sind auch zur Vorbeugung gegen allergische Bindehautentzündung geeignet.

Allgemeine Maßnahmen

Bei akuten Beschwerden, vor allem bei lästigem Juckreiz, können kalte Augenkompressen angenehm sein. Sinnvoll sind auch die unter »Allergie allgemein« (→ Seite 553) angegebenen Maßnahmen.

Wann zum Arzt?

Beachten Sie hierzu die Hinweise unter »Allergie allgemein« (→ Seite 554).

Behandlung mit Medikamenten

Bei einer Pollenallergie können Sie in der gefährdeten Zeit bereits vorbeugend Augentropfen mit den Mastzellstabilisatoren (→ Seite 569) Cromoglizinsäure oder Lodoxamid anwenden. Damit lassen sich allergische Reaktionen am Auge verhindern. Sie müssen die Mittel jedoch ausreichend hoch dosieren und einsetzen, bevor das Auge zu tränen beginnt oder sich rötet, weil es etwa

ein bis zwei Wochen dauert, bis die Wirkstoffe ihre volle Wirkung entfalten.
Wenn Sie diese Mittel nicht rechtzeitig anwenden konnten, können Sie die akuten Beschwerden für kurze Zeit mit Augentropfen lindern, die Antihistaminika (→ Seite 563) wie Levocabastin oder Azelastin enthalten. Dies gilt insbesondere bei einer Allergie auf Pollen, die nur kurze Zeit fliegen (Erle, Hasel). Bei Allergenen, die längere Zeit in der Luft bleiben (Birke, Gräser, Getreide) oder bei einer Tierhaarallergie reichen lokal anzuwendende Antihistaminika häufig nicht aus. Dann sind Mastzellstabilisatoren (Cromoglizinsäure, Lodoxamid) eher angebracht.
Antihistaminika zum Einnehmen (→ Seite 564) sind geeignet, wenn die Augentropfen mit Antihistaminika oder Mastzellstabilisatoren nicht ausreichend wirken, wenn zusätzlich die Nase verstopft ist, die allergischen Beschwerden über einen längeren Zeitraum bestehen oder als Überbrückungsmaßnahme, bis Mastzellstabilisatoren ihre volle Wirkung am Auge entfaltet haben. Antihistaminika zum Einnehmen beeinflussen das Allergiegeschehen über den Blutkreislauf und können so auch Augenbeschwerden bessern. Die nicht oder nur wenig müde machenden Wirkstoffe Cetirizin und Loratadin sind dabei normalerweise vorzuziehen, es sei denn, die schlafanstoßende Wirkung der Wirkstoffe Clemastin und Dimetinden ist erwünscht, zum Beispiel abends vor dem Schlafengehen.
Augentropfen mit den Alpha-Sympathomimetika (→ Seite 561) Naphazolin oder Tetryzolin sind nur mit Einschränkung geeignet. Diese Mittel sollten Sie höchstens fünf bis sieben Tage lang anwenden. Da die Beschwerden bei einer allergischen Bindehautentzündung jedoch meist länger anhalten, ist die Wahrscheinlichkeit groß, dass Sie die Mittel dann zu lange anwenden. Dabei besteht die Gefahr, dass die Schleimhaut des Auges austrocknet und die Bindehaut sich erst recht entzündet. Zudem können sich die Blutgefäße der Bindehaut bei längerem Gebrauch an die Mittel »gewöhnen« und sich stark erweitern. Dann rötet sich die Bindehaut noch stärker, was wiederum dazu verleitet, die Mittel erneut und zu lange einzusetzen.
Kombinationen aus Alpha-Sympathomimetikum + Antihistaminikum (→ Seite 571) sind wenig geeignet, weil die therapeutische Wirksamkeit dieser Wirkstoffkombination nicht nachgewiesen und die Mittel nicht sinnvoll zusammengesetzt sind.
Augentropfen werden mit und ohne Konservierungsmittel (→ Seite 554) angeboten. Da die Schleimhaut durch die Allergie ohnehin schon stark gereizt ist und alle Konservierungsmittel die Schleimhäute schädigen können, sollten Sie Präparate ohne Konservierungsmittel bevorzugen. Das gilt umso mehr, als Sie die Tropfen bei einer Allergie meist über lange Zeit anwenden müssen und die meisten Konservierungsmittel selbst allergische Reaktionen auslösen können.
Die nicht konservierten Augenmittel sind in Ein-Dosis- oder Ein-Tages-Portionen aufgeteilt. Der dafür nötige Verpackungsaufwand ist zwar aus Gründen des Umweltschutzes eher kritisch zu sehen; zudem sind diese Produkte teurer als solche, deren Inhalt für mehrere Tage reicht. Doch der gesundheitliche Vorteil, dass das Auge nicht ständig mit Konservierungsmitteln in Kontakt kommt, wiegt diesen Nachteil auf. Spätestens 24 Stunden nach dem Öffnen müssen Sie die Mittel unbedingt wegwerfen, weil sie dann bereits bakteriell durchsetzt sein können.
Bei Kindern
Bei Kindern unter sechs Jahren können Antihistaminika zum Einnehmen (→ Seite 564) eingesetzt werden, wenn sie sich ungern etwas ins Auge träufeln lassen und es schwierig ist, die Mittel korrekt zu dosieren.

Allergischer Schnupfen

Heuschnupfen tritt saisonal als allergische Reaktion auf Pollen von Blumen, Gräsern und Bäumen auf. Jeder Dritte fühlt sich dabei bei den alltäglichen Verrichtungen auf der Arbeit und zu Hause oder im sozialen Leben beeinträchtigt.
Sind andere Allergene die Ursache, bleibt der Schnupfen so lange bestehen, wie der Organismus mit dem Allergen in Kontakt ist.
Bei Kindern
Bei ihnen kann allergischer Schnupfen den Schlaf beeinträchtigen und Lern- oder Konzentrationsschwierigkeiten mitbedingen.

Anzeichen und Beschwerden

Die Nasenschleimhaut schwillt an und sondert vermehrt Flüssigkeit ab, begleitet von anhaltendem Niesreiz und Juckreiz im Rachen.
Bei starken allergischen Reaktionen kann sich die Nasenschleimhaut auch entzünden und schmerzen. Häufig tritt gleichzeitig eine allergische Bindehautentzündung (→ Seite 557) auf.
Bei Kindern
Wenn die Nasenatmung blockiert ist, atmen Kinder durch den Mund ein und aus. Im Schlaf schnarchen sie dann oft hörbar und sind nach dem Aufwachen sehr durstig. Außerdem husten sie oft.

Ursachen

Heuschnupfen wird durch die Pollen blühender Blumen, Sträucher und Bäume hervorgerufen. Im Frühling zum Beispiel von Haselnuss, Erle und Birke, im Sommer von Gräsern, Getreide und Wegerich, im Herbst eher durch Beifuß. Ist die Blütezeit der Pflanzen zu Ende, verschwinden auch die Beschwerden.

Allergischer Dauerschnupfen beruht meist auf einem Reiz durch Tierhaare, Federn, Milben oder Schimmelpilze.

Vorbeugung

Die unter »Allergie allgemein« (→ Seite 552) angegebenen Maßnahmen sind auch zur Vorbeugung gegen allergischen Schnupfen geeignet.

Allgemeine Maßnahmen

Die unter »Allergie allgemein« (→ Seite 553) angegebenen Maßnahmen sind auch bei allergischem Schnupfen sinnvoll. Bei akuten Beschwerden, vor allem bei lästigem Juckreiz, können kalte Augenkompressen angenehm sein.

Zusätzlich kann es sinnvoll sein, die Nasenschleimhaut mithilfe eines Nasenspülkännchens mit Salzlösung oder lauwarmem Leitungswasser zu spülen und zu befeuchten. Dabei können Pollen und andere Allergene für kurze Zeit aus der Nase gespült werden.

Wann zum Arzt?

Bei allergischem Dauerschnupfen sollten Sie sich unbedingt vom Arzt beraten lassen. Gegebenenfalls ist eine langfristige medikamentöse Behandlung erforderlich, die immer von einem Arzt begleitet werden sollte. Möglicherweise ist auch eine spezielle Immuntherapie (Hyposensibilisierung) angebracht. Die Mittel für diese Behandlung sind verschreibungspflichtig. Nähere Informationen dazu finden Sie im HANDBUCH MEDIKAMENTE der Stiftung Warentest oder im Internet unter www.medikamente-im-test.de.

Beachten Sie darüber hinaus die Hinweise unter »Allergie allgemein« (→ Seite 554).

Wenn ein heftiger allergischer Schnupfen weder mit örtlich anzuwendenden Antihistaminika noch mit kortisonhaltigen Nasensprays ausreichend nachlässt, kann der Arzt ein Kassenrezept für Antihistaminika ausstellen, auch wenn diese nicht verordnungspflichtig sind. Näheres hierzu finden Sie in der »Ausnahmeliste« (→ Seite 658).

Bei Kindern

Wenn die Nasenatmung länger als zwei Wochen blockiert ist, sollten Sie das Kind einem Arzt vorstellen.

Behandlung mit Medikamenten

Haben Sie in der Pollenflugzeit nur wenige Wochen lang einen Heuschnupfen und wissen Sie, welche Pflanzen ihn auslösen, können Sie anhand der Pollenflugvorhersage schon vor der Blütezeit damit beginnen, Nasentropfen oder -sprays mit Mastzellstabilisatoren (→ Seite 569) anzuwenden, damit der Heuschnupfen gar nicht erst ausbricht. Damit können Sie auch einer anderen Allergie vorbeugen, wenn Sie zum Beispiel nicht vermeiden können, mit Tieren in Kontakt zu kommen, auf deren Haare Sie allergisch reagieren. Die Wirkstoffe Cromoglizinsäure und Lodoxamid sind für diesen Zweck geeignet. Sie müssen diese Mittel jedoch ausreichend hoch dosieren und rechtzeitig vor Beginn des Pollenflugs oder dem Kontakt mit dem Allergen anwenden, weil es ein bis zwei Wochen dauert, bis sie ihre volle Wirkung entfalten.

Ist der Niesreiz bereits sehr ausgeprägt und die Nasenschleimhaut angeschwollen, kommen Nasensprays mit örtlich anzuwendenden Antihistaminika (→ Seite 563) infrage. Diese Mittel wirken sofort, und Sie können sie auch verwenden, bis die Wirkung von Cromoglizinsäure oder Lodoxamid einsetzt. Wenn diese Mittel nicht ausreichend wirken oder wenn zu erwarten ist, dass die Blühperiode lange dauert (z. B. bei einer Allergie auf Birken-, Gräser- oder Getreidepollen), sollten Sie Antihistaminika zum Einnehmen (→ Seite 564) anwenden. Sie beeinflussen das Allergiegeschehen über den Blutkreislauf und können so auch Heuschnupfen bessern. Die nicht oder nur wenig müde machenden Wirkstoffe Cetirizin und Loratadin sind dabei vorzuziehen, es sei denn, die schlafanstoßende Wirkung der müde machenden Wirkstoffe Clemastin und Dimetinden ist erwünscht, zum Beispiel abends vor dem Schlafengehen. Alle Mittel müssen Sie so lange anwenden, wie die Blütezeit der Bäume, Sträucher oder Gräser oder der Kontakt mit den allergieauslösenden Stoffen anhält.

Schleimhautabschwellende Mittel mit den Wirkstoffen Naphazolin, Oxymetazolin, Tramazolin und Xylometazolin sind bei allergischem Schnupfen mit Einschränkung geeignet, um die Nasenatmung zu verbessern. Diese Mittel dürfen Sie höchstens fünf bis sieben Tage lang anwenden. Nähere Informationen dazu finden Sie im Kapitel »Schnupfen, Nebenhöhlenentzündung« unter »Schleimhautabschwellende Mittel« (→ Seite 224). Für eine länger andauernde Behandlung, wie sie bei allergischem Schnupfen in der Regel notwendig ist, sind Mastzellstabilisatoren, Antihistaminika-Nasensprays oder Antihistaminika zum Einnehmen vorzuziehen.

Kortisonhaltige Nasensprays (→ Seite 567) sind mit Einschränkung geeignet. Sie sollten nur eingesetzt werden, wenn Nasensprays oder -tropfen mit Mastzellstabilisatoren oder Antihistaminika nicht ausreichend wirksam waren.

Eine Kombination aus Antihistaminikum + Alpha-Sympathomimetikum (→ Seite 572) zum Einnehmen ist bei allergischem Schnupfen wenig geeignet, da das Alpha-Sympathomimetikum die Blutgefäße im ganzen Körper verengt, was schwere unerwünschte Wirkungen nach sich ziehen kann.

Bei allen Nasensprays und -tropfen sollten Sie Präparate ohne Konservierungsmittel vorziehen, weil Konservierungsmittel (→ Seite 554) die Bewegung der Flimmerhärchen in der Nasenschleimhaut behindern können. Dadurch verringert sich die Selbstreinigungskraft der Nase, was bei allergischem Schnupfen nachteilig ist. Mittel, die normalerweise geeignet wären, werden aus diesem Grund als »auch geeignet« eingestuft.

Bei Kindern

Bei Kindern unter sechs Jahren mit allergischem Schnupfen können Antihistaminika zum Einnehmen (→ Seite 564) eingesetzt werden, wenn sie sich ungern etwas in die Nase sprühen lassen und es schwierig ist, die Mittel korrekt zu dosieren.

Anthroposophische, homöopathische und traditionell angewendete Mittel

Zu den meistgekauften Mitteln gehören auch die Präparate *Heuschnupfenmittel DHU* und *Klosterfrau Allergin*. Dabei handelt es sich um homöopathische Präparate, die sich nach den Grundsätzen dieses Buches nicht bewerten lassen und deshalb nicht näher besprochen werden. Allgemeine Informationen zu der genannten Therapierichtung finden Sie unter »Homöopathische Arzneimittel« (→ Seite 20).

Allergisches Asthma

Reagiert der Organismus schon jahrelang mit einem heftigen Heuschnupfen auf Blütenpollen oder lässt sich der Kontakt zu einem Allergen, das allergischen Dauerschnupfen (→ Seite 558) auslöst, nicht vermeiden oder werden die Symptome nicht ausreichend behandelt, kann es sein, dass die entzündliche Reaktion auch die Bronchien erfasst und Asthmaanfälle auslöst (Etagenwechsel).

Anzeichen und Beschwerden

Typisches Kennzeichen für allergisches Asthma ist eine anfallsweise einsetzende Atemnot. Durch den Reiz des Allergens entzündet sich die Bronchialschleimhaut und schwillt an. Die Muskulatur in den Atemwegen verkrampft sich, sodass sich die Bronchien stark verengen. Die Schleimhaut sondert vermehrt klaren, zähen Schleim ab, was das Atmen noch mehr erschwert. Die Asthmaanfälle können auch nachts oder in den frühen Morgenstunden auftreten und gehen mit einem pfeifenden Atemgeräusch einher. Insbesondere das Ausatmen ist erschwert.

Ursachen

Ob sich ein allergisches Asthma entwickelt, ist häufig durch die genetischen Anlagen bedingt. Wenn die Eltern bereits an allergischem Asthma litten, haben auch Kinder ein höheres Risiko, selbst daran zu erkranken. Dies gilt auch, wenn bereits Überempfindlichkeiten wie Neurodermitis, allergische Bindehautentzündung oder Heuschnupfen bestehen.

Auslöser für allergisches Asthma können Tierhaare sein oder Blütenpollen, Ausscheidungen von Hausstaubmilben oder Schimmelpilze, sowie Nahrungsmittel wie Hühnereier, Nüsse, Äpfel, Fisch, Kiwis und Erdbeeren. Auch Medikamente (vor allem Azetylsalizylsäure, nichtsteroidale Rheumamittel, Betablocker), Farben, Klebstoffe und Haushaltsreiniger können Asthmaanfälle verursachen.

Reizstoffe wie Auto- und Industrieabgase, Ozon und Tabakrauch können die Empfindlichkeit verstärken und somit zum Ausbruch eines allergischen Asthmas beitragen.

Allergisches Asthma ist nur eine von verschiedenen Asthmaformen. Informationen über die anderen asthmatischen Erkrankungen und deren Behandlung finden Sie im HANDBUCH MEDIKAMENTE der Stiftung Warentest oder im Internet unter www.medikamente-im-test.de.

Vorbeugung

Die unter »Allergie allgemein« (→ Seite 552) angegebenen Maßnahmen sind auch zur Vorbeugung gegen allergisches Asthma geeignet.

Allgemeine Maßnahmen

Sinnvoll sind auch die unter »Allergie allgemein« (→ Seite 553) angegebenen Maßnahmen.

Wann zum Arzt?

Allergisches Asthma müssen Sie grundsätzlich ärztlich behandeln lassen.

Behandlung mit Medikamenten

Allergisches Asthma sollte mit den gleichen Mitteln behandelt werden, die auch bei Asthma bronchiale eingesetzt werden. Alle dafür als »geeignet« erachteten Mittel sind rezeptpflichtig. Nähere Informationen darüber finden Sie im HANDBUCH MEDIKAMENTE der Stiftung Warentest oder im Internet unter www.medikamente-im-test.de. Es gibt zwar auch Medikamente, mit denen Sie allergisches Asthma selbst behandeln können. Da es sich aber um eine potenziell bedrohliche Krankheit handelt, sollten Sie das nicht versuchen.

Für Erwachsene und Kinder werden Präparate zum Inhalieren mit dem Mastzellstabilisator (→ Seite 570) Cromoglizinsäure inzwischen nicht mehr als Mittel der ersten Wahl empfohlen. Zur Behandlung eines akuten Asthmaanfalls eignet sich Cromoglizinsäure ohnehin nicht, da es zu lange dauert, bis sich die volle Wirkung entfaltet. Bei einem akuten Asthmaanfall sind verschreibungspflichtige Präparate erforderlich, die die Bronchien erweitern (z. B. aus der Gruppe der Beta-Sympathomimetika). Die langfristige Behandlung von allergischem Asthma sollte in erster Linie mit kortisonhaltigen Mitteln zum Inhalieren erfolgen. Ausführliche Informationen darüber finden Sie im HANDBUCH MEDIKAMENTE der Stiftung Warentest oder im Internet unter www.medikamente-im-test.de.

Bei Kindern

Da kortisonhaltige Mittel zum Inhalieren allergischem Asthma zuverlässig vorbeugen können, sollten sie auch bei Kindern eingesetzt werden, wenn die Beschwerden immer wieder auftreten. Wenn Kinder nicht in der Lage sind zu inhalieren oder wenn sich das Asthma in den vorangegangenen Wochen nicht akut verschlimmert hat, können Sie alternativ auch verschreibungspflichtige Tabletten mit Montelukast anwenden.

Nur wenn diese Mittel nicht infrage kommen, können Sie in Absprache mit dem Arzt versuchen, ob der Mastzellstabilisator (→ Seite 570) Cromoglizinsäure zum Inhalieren ausreicht, um die Asthmaanfälle zu verhindern. Sie müssen dann in Absprache mit dem Arzt genau beobachten, ob die Mittel tatsächlich ausreichend wirksam sind. Bessert sich das Asthma innerhalb von vier bis sechs Wochen nicht deutlich, sollten Sie doch besser die rezeptpflichtigen Mittel anwenden.

Anthroposophische, homöopathische und traditionell angewendete Mittel

Zu den meistgekauften Mitteln gehören auch *Asthmakhell N* und *Asthmavowen-N*. Dabei handelt es sich um homöopathische Präparate, die sich nach den Grundsätzen dieses Buches nicht bewerten lassen und deshalb nicht näher besprochen werden. Allgemeine Informationen hierzu finden Sie unter »Homöopathische Arzneimittel« (→ Seite 20).

Alpha-Sympathomimetika (Augentropfen)

Naphazolin
- **Proculin**

Tetryzolin
- **Berberil N, Ophtalmin-N, Visine Yxin**

Alpha-Sympathomimetika verengen die Blutgefäße der Bindehaut. Der Effekt wird schnell sichtbar: Die Augen sind nicht mehr gerötet. Das hat den Wirkstoffen den Namen »Weißmacher« eingetragen. Da aus verengten Blutgefäßen nur wenig Flüssigkeit austreten kann, sondern die Augen kaum noch Sekret ab und tränen nicht mehr. In das Allergiegeschehen selbst greifen diese Mittel nicht ein.

Solange das Medikament wirkt, ist die Bindehaut schlecht durchblutet. Lässt die Wirkung nach, reagiert sie mit verstärkter Durchblutung, und das Auge rötet sich wieder. Wenn Sie die Mittel daraufhin erneut anwenden, besteht die Gefahr, dass das Auge austrocknet und die Bindehaut sich erst recht entzündet. Dieser Teufelskreis lässt sich nur durchbrechen, indem Sie die Mittel konsequent weglassen und abwarten, bis das Auge von sich aus wieder weiß wird.

Da die Beschwerden bei einer allergischen Bindehautentzündung meist länger anhalten, ist die Gefahr groß, dass Sie die Mittel zu lange anwenden. Sie sind deshalb nur mit Einschränkung geeignet.

Einige Präparate (siehe Tabelle) enthalten Konservierungsmittel. Siehe hierzu auch »Konservierungsmittel in Augentropfen und Nasensprays oder -tropfen« (→ Seite 554). Mittel ohne Konservierungsmittel sind vorzuziehen.

Anwendung

Länger als fünf bis sieben Tage dürfen Sie diese Mittel nicht einsetzen.

Hinweise zur richtigen Anwendung von Augentropfen finden Sie unter »Augenmittel anwenden« (→ Seite 131).

Achtung

Gegenanzeigen

Wenn Ihr Augeninnendruck erhöht ist (Engwinkelglaukom) und Sie trockene Augen haben, dürfen Sie diese Augentropfen nicht anwenden.

Unter folgenden Bedingungen sollten Sie das Mittel nur nach Rücksprache mit einem Arzt einsetzen:

- Sie leiden an einer schweren Herzkrankheit.
- Ihr Blutdruck ist erhöht, oder Sie nehmen Arzneimittel, die den Blutdruck ansteigen lassen.

- Es besteht eine Überfunktion des Nebennierenmarks (Phäochromozytom) oder der Schilddrüse (Hyperthyreose).
- Sie haben Diabetes.
- Die Nasenschleimhaut ist zu trocken.

Wechselwirkungen mit Medikamenten

Wenn Sie noch andere Medikamente nehmen, ist zu beachten:

- In Kombination mit MAO-Hemmern wie Tranylcypromin und Moclobemid (bei Depressionen) kann der Blutdruck stark ansteigen. Sie sollten die Augentropfen deshalb nicht gleichzeitig mit diesen Mitteln anwenden.
- Wenn Sie Tetryzolin zusammen mit anderen Mitteln gegen Depressionen wie Amitriptylin, Clomipramin, Imipramin, Lofepramin, Nortriptylin, Opipramol und Trimipramin anwenden, kann der Blutdruck ebenfalls ansteigen.

Unerwünschte Wirkungen

Da die Wirkstoffe teilweise ins Blut und in den Körperkreislauf gelangen, können die Augentropfen die gleichen unerwünschten Wirkungen auf das Herz-Kreislauf-System haben wie Tabletten: Herzklopfen, Blutdruckanstieg, Herzrasen, Herzrhythmusstörungen. Allerdings ist dieses Risiko im Allgemeinen sehr gering.

▶ **Keine Maßnahmen erforderlich**

Die Augen können brennen. Für kurze Zeit können sich die Pupillen weiten, wodurch die Augen lichtempfindlicher werden.

Bei Daueranwendung können sich schwarze Stoffwechselprodukte (Adrenochrome) in die Bindehaut einlagern. Sie verursachen zwar keine Beschwerden, sind aber kosmetisch störend.

Hinweise

Für Kinder und Jugendliche unter 18 Jahren

Säuglinge und Kleinkinder unter zwei Jahren dürfen diese Augentropfen nicht bekommen. Der Wirkstoff wird in den Körperkreislauf aufgenommen und kann bei Kindern dieser Altersgruppe dazu führen, dass der Blutdruck gefährlich ansteigt. Außerdem können bei ihnen Benommenheit, Verwirrtheit und heftige Träume auftreten. Bei Kindern unter sechs Jahren sollten Sie daher die Mittel nicht ohne Rücksprache mit einem Arzt einsetzen. Ältere Kinder scheinen die Tropfen gut zu vertragen, wenn Sie die Anwendungsempfehlungen beachten.

Für Schwangerschaft und Stillzeit

Es ist nicht auszuschließen, dass die Wirkstoffe auch in den Körperkreislauf gelangen und unerwünschte Wirkungen hervorrufen. Sie sollten sie darum in Schwangerschaft und Stillzeit nicht anwenden.

Beim Tragen von Kontaktlinsen

Solange Ihre Augen entzündet sind, sollten Sie keine Kontaktlinsen tragen. Wenn Sie auf die Linsen dennoch nicht verzichten wollen, sollten Sie stabile Linsen herausnehmen, bevor Sie die Augentropfen einträufeln, und frühestens nach einer Viertelstunde wieder einsetzen. Weiche Kontaktlinsen sollten Sie nicht tragen. Das Medikament kann sich in den relativ großen Poren dieser Linsen einlagern und so erheblich länger am Auge bleiben. Damit steigt das Risiko für unerwünschte Wirkungen.

Zur Verkehrstüchtigkeit

Nach dem Eintropfen können Sie fünf bis zehn Minuten lang schlechter sehen. In dieser Zeit dürfen Sie keine Fahrzeuge lenken, Maschinen bedienen oder Arbeiten ohne sicheren Halt verrichten. Das gilt auch, wenn Sie durch die Augentropfen lichtempfindlicher werden.

Antihistaminika (Cremes, Gele)

Chlorphenoxamin
  Systral
Dimetinden
  Fenistil

Antihistaminika sind chemisch ähnlich aufgebaut wie das körpereigene Histamin. Histamin ist ein Gewebehormon, das aus bestimmten weißen Blutkörperchen, den Mastzellen, freigesetzt wird, wenn der Körper mit einer Substanz in Berührung kommt, die er nicht verträgt. Der Überschuss an Histamin führt dann zu Entzündung, Juckreiz und Ekzem. Antihistaminika besetzen die Bindestellen für Histamin im Gewebe und blockieren damit die Unverträglichkeitsreaktion.

Bei allergischen Hauterkrankungen gelingt das allerdings nur, wenn die Mittel als Tabletten eingenommen werden. Als Creme oder Gel dringen die Wirkstoffe nicht schnell und tief genug in die Haut ein. Wenn die Mittel dennoch Juckreiz lindern können, so beruht das eher auf dem Kühleffekt von Gel oder Creme. Da Antihistaminika zudem selbst Allergien auslösen können, sind sie wenig geeignet.

Achtung

Auf großen Hautflächen (ganzer Rücken, Arme, Beine) sowie auf entzündete, nässende und offene Hautstellen oder Blasen dürfen Sie die Mittel nicht auftragen.

Beide Mittel enthalten als Konservierungsmittel Parabene. Wenn Sie auf Parastoffe (→ Seite 551) allergisch reagieren, dürfen Sie sie nicht anwenden.

Unerwünschte Wirkungen

▶ Muss beobachtet werden

Wenn die Haut sich rötet und juckt, reagieren Sie vermutlich allergisch auf das Mittel. Dann sollten Sie es absetzen. Sind die Hauterscheinungen (→ Seite 14) einige Tage später nicht deutlich abgeklungen, sollten Sie einen Arzt aufsuchen.

Hinweise

Für Kinder und Jugendliche unter 18 Jahren

Insbesondere bei Kindern unter zwei Jahren dürfen Sie die Mittel nicht auf größeren Hautflächen anwenden, weil ihre Haut im Vergleich zu Erwachsenen durchlässiger ist, auch für Arzneistoffe. Dadurch besteht ein höheres Risiko für Allergien und unerwünschte Wirkungen im gesamten Organismus. Um welche Reaktionen es sich handelt, lesen Sie bei »Antihistaminika zum Einnehmen« (→ Seite 565) unter »Unerwünschte Wirkungen«. Da die Mittel ohnehin als »wenig geeignet« erachtet werden, sollten Sie auf ihre Anwendung verzichten.

Für Schwangerschaft und Stillzeit

Während der Schwangerschaft dürfen Sie diese Mittel nicht großflächig und während der Stillzeit nicht im Bereich der Brustwarzen auftragen.

Antihistaminika (Tropfen, Spray für Auge und Nase)

Azelastin
Allergodil, Vividrin akut
Levocabastin
Livocab

Antihistaminika besetzen die Bindestellen (Rezeptoren) für das Gewebehormon Histamin, sodass das körpereigene Histamin dort nicht mehr andocken kann. Damit verhindern sie auch die allergischen Reaktionen – allerdings oft nicht vollständig, weil diese auch noch von anderen Substanzen ausgelöst und unterhalten werden. Wie lange die Allergie unterdrückt wird, hängt auch davon ab, wie stark und wie lange das Antihistaminikum wirkt.

Augentropfen und Nasensprays wirken in erster Linie direkt auf der Bindehaut beziehungsweise in der Nasenschleimhaut, also dort, wo sich auch die allergischen Beschwerden zeigen, und nicht anderswo im Körper. In geringem Umfang gelangen die Mittel über die Nasenschleimhaut oder die Bindehaut des Auges allerdings auch in den Blutkreislauf.

Azelastin und Levocabastin gehören beide zu den nicht oder nur wenig müde machenden Antihistaminika.

Einige Präparate (siehe Tabelle) enthalten Konservierungsmittel und werden deshalb als »auch geeignet« eingestuft. Mittel ohne Konservierungsmittel sind vorzuziehen. Beachten Sie hierzu auch die Angaben unter »Konservierungsmittel in Augentropfen und Nasensprays oder -tropfen« (→ Seite 554).

Anwendung

Augentropfen: Sie tropfen ein- bis zweimal täglich einen Tropfen in den Bindehautsack des Auges, aber nicht mehr als vier Tropfen täglich.

Nasensprays: Sie sprühen zweimal täglich einen Sprühstoß in jedes Nasenloch. Schon nach wenigen Minuten, spätestens nach einer halben Stunde sollte der Niesreiz abklingen und die Nase wieder frei werden.

Azelastin: Dieses Mittel sollten Sie nicht länger als sechs Wochen ununterbrochen anwenden, weil Verträglichkeit und Wirksamkeit der Substanz bisher nur für diesen Zeitraum nachgewiesen sind.

Livocab-Augentropfen/-Nasenspray: Diese Mittel müssen Sie vor der Anwendung kräftig schütteln, damit sich der Arzneistoff in der Lösung gut verteilt, sonst ist die Wirksamkeit beeinträchtigt.

Unerwünschte Wirkungen

▶ Keine Maßnahmen erforderlich

Augentropfen: Bei bis zu 30 von 100 Behandelten können die Tropfen die Augen reizen. Sie spüren das daran, dass die Augen vorübergehend brennen und stechen. Sie können auch tränen oder sich trocken und klebrig anfühlen. Die Augenlider können anschwellen, und es kann sein, dass Sie nur noch verschwommen sehen.

Azelastin-Augentropfen verursachen bei etwa 10 von 100 Behandelten einen unangenehmen Geschmack, wenn sie über den Tränenkanal in den Nasen-Rachenraum gelangen.

Nasenspray: Die Mittel können die Nasenschleimhaut reizen (Azelastin: bei 6 bis 7 von 100 Behandelten). Das macht sich durch Brennen, Jucken und Niesreiz bemerkbar, vergeht aber wieder. Etwa 20 von 100 Behandelten empfinden den Geschmack von Azelastin als unangenehm (bitter), wenn es über die Nase in den Rachen und somit in den Mundraum gelangt.

Um das zu verhindern, sollten Sie den Kopf beim Einsprühen nicht nach hinten neigen, sondern aufrecht stehen.

▶ **Muss beobachtet werden**

Augentropfen: Wenn sich die Bindehautentzündung nach drei bis sieben Tagen nicht gebessert hat oder sogar schlimmer geworden ist, sollten Sie einen Augenarzt aufsuchen. Möglicherweise hat das Antihistaminikum dann selbst eine allergische Reaktion hervorgerufen. Die damit verbundenen Beschwerden sind die gleichen, wegen derer Sie das Mittel anwenden.

Nasenspray: 2 von 100 Behandelten fühlen sich abgeschlagen, müde, erschöpft und schwach. Wenn diese Beschwerden nach jeder Anwendung erneut auftreten, sollten Sie mit dem Arzt besprechen, ob Sie die Allergie besser mit anderen Mitteln bekämpfen sollten.

Hinweise

Für Kinder und Jugendliche unter 18 Jahren

Azelastin: Die Augentropfen können Sie bei Kindern ab vier Jahre anwenden, den Nasenspray bei Kindern ab sechs Jahre.

Levocabastin: Nasenspray und Augentropfen können Kinder ab einem Jahr bekommen.

Für Schwangerschaft und Stillzeit

Mit beiden Wirkstoffen gibt es zwar wenig Erfahrung zur Anwendung in Schwangerschaft und Stillzeit, es erscheint jedoch akzeptabel, sie einzusetzen.

Beim Tragen von Kontaktlinsen

Solange Ihre Augen entzündet sind, sollten Sie keine Kontaktlinsen tragen. Wenn Sie auf die Linsen dennoch nicht verzichten wollen, sollten Sie stabile Linsen herausnehmen, bevor Sie die Augentropfen einträufeln, und frühestens nach einer Viertelstunde wieder einsetzen. Weiche Kontaktlinsen sollten Sie nicht tragen. Das Medikament kann sich in den relativ großen Poren dieser Linsen einlagern und so erheblich länger am Auge bleiben. Damit steigt das Risiko für unerwünschte Wirkungen.

Zur Verkehrstüchtigkeit

Augentropfen: Nach dem Eintropfen können Sie fünf bis zehn Minuten lang schlechter sehen. In dieser Zeit dürfen Sie kein Fahrzeug lenken, keine Maschinen bedienen und keine Arbeiten ohne sicheren Halt verrichten. Das gilt auch, wenn Sie durch die Augentropfen lichtempfindlicher werden.

Nasenspray: Wenn Sie die Mittel entgegen den Empfehlungen häufiger als zweimal täglich und mehrere Monate lang anwenden, können sie müde machen und die Konzentrationsfähigkeit beeinträchtigen. Dann sollten Sie kein Fahrzeug lenken, keine Maschinen bedienen und keine Arbeiten ohne sicheren Halt verrichten.

Antihistaminika zum Einnehmen

Cetirizin
Cetirizin-ADGC, Cetirizin HEXAL, Cetirizin-ratiopharm, Cetirizin Sandoz, Cetirizin STADA, Reactine, Zyrtec

Clemastin
Tavegil

Dimetinden
Fenistil

Loratadin
LISINO, Lora-ADGC, Lorano akut, Loratadin-ratiopharm, Loratadin STADA

Diese Wirkstoffe entsprechen in ihrem chemischen Aufbau in etwa dem Gewebehormon Histamin. Sie besetzen die Bindestellen für Histamin, sodass das körpereigene Histamin dort nicht mehr andocken kann. Damit verhindern sie auch die allergischen Reaktionen – allerdings nicht vollständig, weil diese auch noch von anderen Botenstoffen (Mediatoren) ausgelöst und unterhalten werden. Wie lange die Allergie unterdrückt wird, hängt auch davon ab, wie stark und lange das jeweilige Antihistaminikum wirkt.

Antihistaminika sind lang erprobte und bewährte Mittel. Die älteren Substanzen Clemastin und Dimetinden gehören zu den Antihistaminika der ersten Generation, die schläfrig, unaufmerksam, träge und benommen machen und noch eine relevante atropinähnliche Restwirkung im Körper haben (Atropin ist ein Nervenbotenstoff, der zahlreiche Reaktionen an Muskeln und Blutgefäßen beeinflusst). Darauf beruhen die meisten unerwünschten Wirkungen dieser Mittel und ebenso die Gegenanzeigen. Diese Präparate sind mit Einschränkung geeignet, weil die müde machende Wirkung tagsüber sehr störend ist. Nehmen Sie die Mittel zur Nacht ein, kann die schlafanstoßende Wirkung nützlich sein.

Cetirizin und Loratadin zählen zur zweiten Generation dieser Wirkstoffgruppe. Bei ihnen ist diese Restwirkung kaum noch vorhanden, und sie machen nur wenig oder kaum müde (Loratadin noch weniger als Cetirizin). Für die Anwendung am Tag sind diese Wirkstoffe geeignet und den anderen vorzuziehen.

Anwendung

Die einzelnen Substanzen wirken unterschiedlich schnell, und ihre Wirkung hält unterschiedlich lange vor. Bei manchen Präparaten genügt eine Tablette täglich, andere müssen Sie zwei- oder dreimal täglich einnehmen. Die Dosis hängt auch davon ab, wie gut der Organismus den Wirkstoff aufnimmt und verarbeitet und wie gut Leber und Nieren arbeiten. Sie können deshalb nur selbst ausprobieren, wie viele Tabletten Sie brauchen, um die Allergiesymptome zu unterdrücken. Beachten Sie dabei jedoch unbedingt folgende Höchstmengen (pro Tag):

- Cetirizin: 2 Tabletten
- Clemastin: 6 Tabletten
- Dimetinden: 1 retardierte oder 6 nicht retardierte Tabletten
- Loratadin: 1 Tablette.

Die Anwendungsdauer richtet sich nach dem Krankheitsbild. Heuschnupfen muss in der Regel nicht länger als drei bis sechs Wochen behandelt werden. Hält der Schnupfen länger an, sollten Sie einen Arzt aufsuchen.

Achtung

Wenn Sie Antihistaminika einnehmen und einen Hauttest machen lassen wollen, mit dem der Arzt herausfinden kann, gegen welche Stoffe Sie allergisch sind, müssen Sie die Mittel 10 bis 14 Tage vorher absetzen, weil sie das Testergebnis verfälschen können.

Alle Wirkstoffe werden über die Nieren ausgeschieden. Wenn Ihre Nieren nicht einwandfrei funktionieren, sollten Sie die Dosis des Medikaments von einem Arzt festlegen lassen, da die Stoffe dann nur langsam ausgeschieden werden und eine Überdosierung droht.

Einige Präparate (siehe Tabelle) enthalten als Konservierungsmittel Parabene. Wenn Sie auf Parastoffe (→ Seite 551) allergisch reagieren, dürfen Sie diese Mittel nicht anwenden.

Fenistil Sirup: Dieses Mittel enthält Alkohol. Personen mit Alkoholproblemen dürfen dieses Mittel nicht einnehmen. Auch Leberkranke und Menschen mit Anfallleiden sollten den Alkoholgehalt berücksichtigen. Darüber hinaus kann Alkohol die Wirkung vieler Arzneimittel (z. B. Schlaf- und Beruhigungsmittel, Psychopharmaka, starke Schmerzmittel, einige Mittel bei hohem Blutdruck) verstärken.

Gegenanzeigen

Clemastin: Diesen Wirkstoff dürfen Sie nicht einnehmen, wenn die Leber- oder Nierenfunktion eingeschränkt ist. Wenn Sie wegen einer Pilzerkrankung Tabletten mit Fluconazol, Itraconazol oder Ketoconazol einnehmen oder wegen einer bakteriellen Infektion mit Antibiotika wie Erythromyzin oder Roxithromyzin behandelt werden, dürfen Sie dieses Mittel ebenfalls nicht anwenden.

Unter folgenden Bedingungen sollten Sie die Mittel nicht ohne Rücksprache mit einem Arzt einnehmen:

- Clemastin, Dimetinden: Sie haben einen erhöhten Augeninnendruck (Engwinkelglaukom) oder können Ihre Blase nicht mehr vollständig entleeren (z. B. Männer mit vergrößerter Prostata).
- Clemastin: Sie sind herzkrank oder neigen zu Herzrhythmusstörungen.
- Loratadin: Die Funktion der Leber ist stark eingeschränkt.

Wechselwirkungen mit Medikamenten

Für Cetirizin und Loratadin wurden bisher keine relevanten Wechselwirkungen festgestellt. Bei allen anderen Antihistaminika sind folgende Wechselwirkungen mit anderen Medikamenten zu beachten:

- Die Antihistaminika können die Wirkung vieler Substanzen, die auf das zentrale Nervensystem (Gehirn und Rückenmark) einwirken, verstärken. Dazu gehören unter anderem Anticholinergika (bei Parkinsonkrankheit), Barbiturate (bei Epilepsien), Schlaf- und Beruhigungsmittel aus der Gruppe der Benzodiazepine, Chloralhydrat (bei Angst- und Schlafstörungen), Clozapin (bei Schizophrenien und anderen Psychosen).
- Wenn Sie diese Substanzen in Kombination mit kortisonhaltigen Mitteln (bei Entzündungen) oder mit Mitteln aus der Gruppe der trizyklischen Antidepressiva mit Wirkstoffen wie zum Beispiel Amitriptylin, Doxepin, Imipramin (bei Depressionen) anwenden, kann sich der Augeninnendruck erhöhen, sodass ein Glaukomanfall droht. Außerdem kann es sein, dass Sie kein Wasser lassen können (Harnverhalt).
- In Kombination mit Wirkstoffen aus der Gruppe der MAO-Hemmer wie zum Beispiel Moclobemid (bei Depressionen) erhöht sich das Risiko für die unerwünschten Wirkungen der Antihistaminika.

Wechselwirkungen mit Speisen und Getränken

Wenn Sie Antihistaminika einnehmen und Alkohol trinken, werden Sie rascher und stärker müde. Dies gilt auch für Präparate, die normalerweise kaum müde machen.

Unerwünschte Wirkungen

Loratadin: Die Wirkdauer dieser Substanz kann zwischen 3 und 92 Stunden schwanken. Der Wirkstoff kann sich deshalb im Blut anreichern und unerwünschte Wirkungen auslösen, wenn Sie das Mittel wie in der

Packungsbeilage empfohlen einnehmen. Reduzieren Sie dann gegebenenfalls die Dosis.

▶ **Keine Maßnahmen erforderlich**

Es können Mundtrockenheit (bei bis zu 5 von 100 Behandelten), Kopfschmerzen (bei bis zu 12 von 100 Behandelten) und Übelkeit (bei etwa 1 von 100 Behandelten) auftreten.

▶ **Muss beobachtet werden**

Antihistaminika machen müde, besonders Clemastin und Dimetinden. Aber auch bei Loratadin und Cetirizin tritt bei mehr als 1 von 100 Behandelten Müdigkeit auf.

Wenn die Haut sich rötet und juckt, reagieren Sie vermutlich allergisch auf das Mittel. Dann sollten Sie es absetzen. Sind die Hauterscheinungen (→ Seite 14) 24 Stunden später nicht deutlich abgeklungen, sollten Sie einen Arzt aufsuchen.

Wenn Schwindel (→ Seite 14) auftritt und Sie das Gefühl haben, dass sich alles um Sie herum dreht, der Boden schwankt oder kippt, und diese Beschwerden sich nicht innerhalb von 24 Stunden wieder legen, oder wenn sie sich sogar verstärken oder wiederholen, sollten Sie ebenfalls einen Arzt aufsuchen.

Clemastin, Dimetinden: Treten Beschwerden beim Wasserlassen mit Harnverhalt auf oder setzen Sehstörungen ein (verschwommenes Sehen, »Scharfstellen« nicht möglich), sollten Sie einen Arzt aufsuchen.

Cetirizin, Loratadin: Diese Wirkstoffe können Leberschäden (→ Seite 15) auslösen. Treten Übelkeit, Erbrechen und/oder dunkel gefärbter Urin auf und ist der Stuhl auffällig hell, sollten Sie einen Arzt aufsuchen.

▶ **Sofort zum Arzt**

Verstärken sich Hautausschlag und Juckreiz und treten zusätzlich Herzrasen, Atemnot, Schwäche und Schwindel auf, müssen Sie die Anwendung sofort abbrechen und unverzüglich den Notarzt (Telefon 112) rufen, weil eine solche Allergie (→ Seite 14) rasch lebensbedrohlich werden kann.

Clemastin, Dimetinden: Gelegentlich kann sich der Augeninnendruck so erhöhen, dass es zu einem Glaukomanfall kommt. Symptome dafür sind gerötete, schmerzende Augen, geweitete Pupillen, die sich bei Lichteinfall nicht mehr verengen sowie sich hart anfühlende Augäpfel. Dann müssen Sie unverzüglich einen Augenarzt oder die nächste Notfallambulanz aufsuchen. Wird ein solcher akuter Glaukomanfall nicht sofort behandelt, können Sie erblinden.

Sehr selten können – besonders bei Kindern – paradoxe Reaktionen wie Unruhe, Erregung, Schlaflosigkeit, Angstzustände oder Zittern auftreten. Dann sollten Sie einen Arzt aufsuchen.

Cetirizin, Loratadin: Bei diesen Mitteln können sehr selten bedrohliche Herzrhythmusstörungen wie Torsade de Pointes (→ Seite 15) auftreten, die ein Herzversagen nach sich ziehen können. Diese Rhythmusstörungen können unbemerkt bleiben und sind nur durch ein EKG zu diagnostizieren, manchmal treten sie aber in Form von Herzstolpern (Extrasystolen) auf. Auch Schwindel, kurze Ohnmachten (Synkopen) oder Krampfanfälle können auf solche schweren unerwünschten Wirkungen am Herzen hindeuten. Bemerken Sie solche Symptome, sollten Sie unverzüglich einen Arzt aufsuchen.

Hinweise

Für Kinder und Jugendliche unter 18 Jahren

Mittel mit den Wirkstoffen Cetirizin und Dimetinden können Sie Kindern ab einem Jahr geben, Clemastin und Loratadin Kindern ab zwei Jahre. Sie sollten die Mittel möglichst als Saft bekommen, weil dieser sich kindgerecht dosieren lässt. Dragees oder Tabletten dürfen Kinder frühestens ab zwei Jahre einnehmen, sofern die Dosis stimmt. Folgende Dosierungen werden empfohlen:

Cetirizin: Kinder von ein bis zwölf Jahre mit einem Körpergewicht unter 30 Kilogramm erhalten 10 Tropfen oder 5 Milliliter Saft, ab zwei Jahre eine halbe Tablette (= 5 Milligramm Cetirizin). Kinder, die mehr wiegen als 30 Kilogramm, erhalten eine Tablette oder 20 Tropfen (= 10 Milligramm Cetirizin). Allerdings lassen sich nicht alle 10 Milligramm-Tabletten teilen. Achten Sie daher auf die Angaben in der Packungsbeilage.

Clemastin: Kindern von zwei bis vier Jahre geben Sie zweimal täglich 5 Milliliter Saft (= 0,25 Milligramm Clemastin). Kinder von fünf bis sechs Jahre erhalten zweimal täglich 10 Milliliter Saft, Kinder von sieben bis zwölf Jahre können zweimal täglich 10 bis 15 Milliliter Saft bekommen. Jugendliche über zwölf Jahre nehmen die Erwachsenendosis. Da das Mittel müde macht, sollten Sie es vorwiegend abends geben.

Dimetinden: Kinder von ein bis acht Jahre erhalten dreimal täglich 10 bis 15 Tropfen und ab neun Jahre dreimal täglich 20 Tropfen. Kindern ab drei Jahre können Sie auch dreimal täglich ein Dragee mit 1 Milligramm Dimetinden geben. Die Retardkapseln dürfen Sie bei Kindern nicht anwenden.

Loratadin: Wiegt das Kind mehr als 30 Kilogramm, geben Sie ihm einmal täglich eine Tablette mit 10 Milligramm Loratadin. Wiegt das Kind weniger als 30 Kilogramm, sollten Sie ein anderes Mittel wählen, dessen Dosierung an das Körpergewicht angepasst werden kann.

Fenistil Sirup: Dieses Mittel enthält Alkohol. Mittel ohne Alkohol sind vorzuziehen.

Für Schwangerschaft und Stillzeit

In den ersten drei Monaten der Schwangerschaft sollten Sie keine Antihistaminika einnehmen. Für die restliche Schwangerschaftszeit liegen keine ausreichenden Erkenntnisse über die Sicherheit der Mittel vor. Sie sollten daher sorgfältig überlegen, ob Sie die Mittel wirklich brauchen und dann vor der Einnahme Rücksprache mit dem Arzt halten.

Ist die Anwendung der Mittel erforderlich, können Cetirizin oder Loratadin eingesetzt werden. Wenn eine schlafanstoßende Wirkung erwünscht ist, sind Clemastin oder Dimetinden akzeptabel.

Für die Einnahme während der Stillzeit liegen keine ausreichenden Erfahrungen vor. Cetirizin oder Loratadin können Sie in der Stillzeit einsetzen, wenn eine Behandlung unbedingt erforderlich ist. Ist ein müde machender Effekt erwünscht, sind auch Clemastin oder Dimetinden akzeptabel. Sie sollten das gestillte Kind dann aber sorgfältig beobachten, da die müde machende Wirkung auch auf den Säugling übergehen kann.

Fenistil Sirup: Dieses Mittel enthält Alkohol. Mittel ohne Alkohol sind vorzuziehen.

Für ältere Menschen

Da bei älteren Menschen die Nierenfunktion häufig eingeschränkt ist, sollten Sie die Dosierung des Mittels mit einem Arzt oder Apotheker besprechen.

Zur Verkehrstüchtigkeit

Die nicht beziehungsweise kaum müde machenden Antihistaminika Cetirizin und Loratadin beeinträchtigen die Verkehrstüchtigkeit nicht oder nur wenig. Trotzdem sollten Sie vorsichtig sein, da auch bei diesen das Reaktionsvermögen individuell verringert sein kann.

Alle anderen Antihistaminika zum Einnehmen können mehr oder weniger müde machen. Wie stark dieser Effekt ist, hängt davon ab, wie Sie persönlich auf das Mittel reagieren. Merken Sie, dass das Mittel Sie schläfrig macht, sollten Sie kein Fahrzeug lenken, keine Maschinen bedienen und keine Arbeiten ohne sicheren Halt verrichten.

Warum machen einige Antihistaminika müde?

Eine häufige und vor allem am Tage oft unangenehme Nebenwirkung von Antihistaminika zum Einnehmen ist, dass sie müde machen. Dieser Effekt beruht darauf, dass die Wirkstoffe nicht nur die Histamin-Andockstellen in Augen- und Nasenschleimhaut, sondern auch überall sonst im Organismus besetzen – denn sie werden ja über den Darm ins Blut aufgenommen und gelangen somit in alle durchbluteten Gewebe.

Müde machen insbesondere diejenigen Antihistaminika, die in nennenswertem Umfang die Blut-Hirn-Schranke passieren. Dann wirken sie auch an den Nervenzellen im Gehirn. Für diese ist das normalerweise vom Körper in sehr geringen Mengen gebildete Histamin eine Art »Weckmittel«, das die Funktion der Nervenzellen aktiviert. Wird dies durch Antihistaminika verhindert, bleiben die Nervenzellen – und damit auch Sie – eher träge oder schläfrig.

Wie ausgeprägt der müde machende Effekt ist, hängt von der chemischen Struktur des Wirkstoffs ab. Sie bestimmt, in welchem Ausmaß der Wirkstoff ins Gehirn aufgenommen wird und dort an den Nervenzellen wirken kann.

Nicht oder nur wenig müde machende Antihistaminika gelangen nur in geringem Umfang ins Gehirn und bremsen deshalb auch die Aktivität der Nervenzellen deutlich weniger.

Kortisonhaltige Nasensprays

Beclometason

Livocab direkt mit Beclometason, Otriven Allergie Aktiv, ratioAllerg, Rhinivict nasal

Kortisonhaltige Mittel (medizinischer Fachbegriff für die Wirkstoffe: Glukokortikoide) hemmen die Entzündung in der Nasenschleimhaut oder schwächen sie ab. Dadurch schwillt die Schleimhaut ab, Sekretfluss und Niesreiz lassen nach, und die Nasenatmung verbessert sich.

Beclometason tritt nur in geringer Menge in den Blutkreislauf über. Die sonst bei Kortison gefürchteten Nebenwirkungen treten hier deshalb nur sehr selten und in abgeschwächter Form auf. Trotzdem ist unklar, ob eine langdauernde Anwendung tatsächlich unbedenklich ist.

Bei allergischem Schnupfen sind Nasensprays mit Beclometason mit Einschränkung geeignet. Sie sollten sie nur anwenden, wenn Sie genau wissen, dass es sich um eine Allergie handelt, und wenn Antihistaminika oder Cromoglizinsäure die Beschwerden nicht ausreichend lindern konnten.

Die oben genannten Präparate enthalten Konservierungsmittel (→ Seite 554), die die Nasenschleimhaut schädigen können.

Anwendung

Sie sprühen normalerweise zweimal, maximal viermal täglich einen Sprühstoß in jedes Nasenloch. Vorher sollten Sie sich die Nase putzen.

Vor der ersten Anwendung müssen Sie den Sprühknopf mehrfach betätigen, bis ein gleichmäßiger Sprühnebel austritt. Wenn Sie das Mittel über längere Zeit nicht benutzen, sollten Sie dies bei erneuter Anwendung wiederholen.

Es dauert einige Tage, bis die volle Wirkung einsetzt. Bis dahin können Sie gegebenenfalls zusätzlich Nasensprays oder -tropfen mit Antihistaminika anwenden.

Länger als vier Wochen dürfen Sie kortisonhaltige Nasensprays nicht anwenden. Lässt sich der allergieauslösende Stoff nicht vermeiden oder besteht der Heuschnupfen über mehrere Monate, sollten Sie mit einem Arzt besprechen, ob Sie das Mittel weiterhin anwenden können. Auch wenn sich die Beschwerden nicht bessern, obwohl Sie das Mittel bereits eine Woche lang angewendet haben, sollten Sie einen Arzt aufsuchen.

Achtung

Achten Sie darauf, dass das Mittel nicht ins Auge gelangt, weil es die Bindehaut reizen kann.

Beclometason kann die körpereigene Abwehr lokal in der Nase und in den umgebenden Geweben schwächen und somit gelegentlich Infektionen fördern. Wenn ein durch Viren bedingter Schnupfen, eine durch andere Ursachen bedingte Infektion der Nasenschleimhaut oder eine Herpes-Infektion an Lippen oder Augen auftritt, sollten Sie mit der Behandlung aussetzen, bis der Infekt auskuriert ist. Behandeln Sie die Allergie in dieser Zeit dann mit anderen Mitteln.

Gegenanzeigen

Unter folgenden Bedingungen dürfen Sie die Mittel nur nach Rücksprache mit einem Arzt anwenden:

- Sie haben einen Virus-Schnupfen oder eine durch Bakterien, Pilze oder Viren ausgelöste Entzündung der Nasenschleimhaut oder der Nasennebenhöhlen.
- Sie haben Nasenbluten.
- Ihre Nasenschleimhaut ist verletzt, Sie haben ein Geschwür an der Nasenschleimhaut oder Sie mussten an der Nase operiert werden. Beclometason verzögert dann das Abheilen.

Wechselwirkungen mit Medikamenten

Wenn Sie gleichzeitig kortisonhaltige Tabletten oder Mittel zum Inhalieren anwenden, können sich die erwünschten und unerwünschten Wirkungen verstärken. Halten Sie dann vor der Anwendung des Nasensprays Rücksprache mit einem Arzt.

Unerwünschte Wirkungen

Beclometason kann bei Dopingkontrollen zu einem positiven Testergebnis führen.

▶ Keine Maßnahmen erforderlich

Bei 1 von 10 Behandelten kommt es zu Missempfindungen der Nasen- und Rachenschleimhaut (z. B. Kribbeln).

Wenn der Wirkstoff über die Nase in den Rachenraum gelangt, kann er dort einen unangenehmen, metallischen Geschmack hervorrufen. Auch kann er Geschmacks- und Geruchssinn vorübergehend beeinträchtigen.

Bei 1 von 100 Behandelten kommt es zu Kopfschmerzen, Übelkeit und Schwindel.

▶ Muss beobachtet werden

Wenn Sie das Mittel länger als vier Wochen anwenden, kann es die Nasenschleimhaut schädigen. Das zeigt sich daran, dass sich die Nasenschleimhaut trocken anfühlt und juckt, dass sich wunde Stellen bilden oder häufig Nasenbluten auftritt. Setzen Sie den Nasenspray dann ab und suchen Sie einen Arzt auf.

▶ Sofort zum Arzt

Wenn Sie den Spray entgegen der Anwendungsvorschrift länger als vier Wochen und häufiger als empfohlen anwenden, können die gleichen unerwünschten Wirkungen auftreten wie bei kortisonhaltigen Tabletten. Anzeichen dafür sind Wassereinlagerungen, häufige Infektionen, schlecht heilende Wunden und erhöhter Blutzucker (erkennbar an häufigem Wasserlassen, Gewichtsabnahme). Stellen Sie derartige Symptome fest, sollten Sie unverzüglich einen Arzt aufsuchen.

In Einzelfällen kann es vorkommen, dass das Mittel die Nasenscheidewand schwer schädigt (Nasenseptum-Perforation). Wenn das Naseninnere anhaltend schmerzt, blutet und häufig verkrustet ist, oder wenn es aus der Nase eitert und beim Atmen ein pfeifendes Geräusch auftritt, sollten Sie sofort einen Arzt aufsuchen.

Ebenfalls in Einzelfällen können die Mittel den Augeninnendruck bis hin zum akuten Glaukomanfall erhöhen. Symptome dafür sind gerötete schmerzende Augen, geweitete Pupillen, die sich bei Lichteinfall nicht mehr verengen sowie sich hart anfühlende Augäpfel. Dann müssen Sie unverzüglich einen Augenarzt oder die nächste Notfallambulanz aufsuchen. Wird ein solcher akuter Glaukomanfall nicht sofort behandelt, können Sie erblinden.

Hinweise

Für Kinder und Jugendliche unter 18 Jahren

Bei langfristiger und hoch dosierter Anwendung kann Beclometason das Längenwachstum der Kinder vorübergehend beeinträchtigen. Wenn Sie die Anwendungsempfehlungen berücksichtigen, sind derartige Auswirkungen jedoch nicht zu befürchten. Kinder unter zwölf Jahren sollten Sie nicht ohne Rücksprache mit einem Arzt behandeln. Bei älteren Kindern sollten Sie darauf achten, den Spray so selten wie möglich einzusetzen, um das Risiko für unerwünschte Wirkungen niedrig zu halten.

Für Schwangerschaft und Stillzeit

Kortisonhaltige Mittel sollten in Schwangerschaft und Stillzeit nur eingesetzt werden, wenn ein Arzt das ausdrücklich befürwortet. In den ersten drei Schwangerschaftsmonaten sollten Sie das Mittel möglichst nicht einsetzen. Wenn Sie das Mittel länger anwenden als empfohlen, sind Wachstumsstörungen beim Ungeborenen nicht auszuschließen. Am Ende der Schwangerschaft besteht die Gefahr, dass die Nebennierenrinde des Ungeborenen nicht richtig ausgebildet wird.

Beclometason geht in die Muttermilch über. Wenn Sie das Mittel länger als vier Wochen und häufiger als empfohlen anwenden müssen, sollten Sie besser abstillen.

Mastzellstabilisatoren (Tropfen, Spray für Auge und Nase)

Cromoglizinsäure
Allergo-COMOD, Cromo-CT, Cromoglicin Heumann, CromoHEXAL, Crom-Ophtal, Cromo-ratiopharm, DNCG STADA, Vividrin
Lodoxamid
Alomide

Cromoglizinsäure und Lodoxamid reichern sich in den Mastzellen im Gewebe an und behindern die Freisetzung von Histamin und anderen Entzündungsstoffen (Prostaglandine, Leukotriene, Zytokine), die bei Allergien eine maßgebliche Rolle spielen. Beachten Sie hierzu auch die allgemeinen Ausführungen unter »Allergie allgemein« (→ Seite 551). Die Wirkstoffe gelangen nur relativ langsam ins Gewebe. Akute Beschwerden lassen sich deshalb damit nicht beeinflussen. Stehen die Wirkstoffe jedoch nach ein bis zwei Wochen konsequenter Anwendung in den Zellen in ausreichender Menge zur Verfügung, setzen diese kaum noch Histamin und andere Botenstoffe frei, die Entzündungen anregen. Auf diese Weise lässt sich die Entzündungsreaktion vermeiden – damit bleiben auch weitere allergische Reaktionen aus. Einen sehr starken Nies- und Juckreiz können Cromoglizinsäure und Lodocamid allerdings meist nicht vollständig unterdrücken.

Zur Vorbeugung gegen allergischen Schnupfen beziehungsweise allergische Bindehautentzündung sind diese Mittel geeignet, sofern sie keine Konservierungsmittel enthalten. Konservierte Präparate gelten als »auch geeignet«. Beachten Sie hierzu auch die Angaben unter »Konservierungsmittel in Augentropfen und Nasensprays oder -tropfen« (→ Seite 554).

Anwendung

Sie träufeln etwa ein bis zwei Wochen vor Beginn der Pollenflugsaison oder dem Kontakt mit dem allergieauslösenden Stoff, mindestens aber ein bis zwei Tage vorher, viermal täglich (morgens, mittags, abends und vor dem Schlafengehen) einen Tropfen des Mittels in den Bindehautsack des Auges oder sprühen einen Sprühstoß in jedes Nasenloch. Cromoglicinsäure müssen Sie eventuell häufiger anwenden, die Nasentropfen aber nicht öfter als sechsmal, die Augentropfen maximal achtmal täglich. Die Behandlung müssen Sie so lange fortsetzen, wie Sie dem Allergen ausgesetzt sind.

Unerwünschte Wirkungen

▶ Keine Maßnahmen erforderlich

Cromoglizinsäure Nasenspray: Es kann sein, dass Sie den Eigengeschmack des Wirkstoffs, der bei der Anwendung teilweise über die Nase in den Rachen gelangt und verschluckt wird, als unangenehm (bitter) empfinden. Unmittelbar nach der Anwendung können Reizerscheinungen in der Nase wie Brennen, Stechen, Juckreiz oder auch Kopfschmerzen auftreten.

Lodoxamid: Bei etwa jedem Zehnten sticht oder brennt das Auge nach der Anwendung der Tropfen. Bei bis zu 5 von 100 Anwendern juckt das Auge auch. Beides legt sich rasch wieder.

▶ Muss beobachtet werden

Cromoglizinsäure-Nasenspray: In Einzelfällen können Nasenbluten oder Schleimhautgeschwüre in der Nase vorkommen. Wenn das Taschentuch nach dem Naseputzen blutig ist, sollten Sie den Arzt informieren und das weitere Vorgehen mit ihm besprechen.

Lodoxamid: Bei bis zu 10 von 1 000 Behandelten treten Kopfschmerzen auf. Ebenso häufig bildet sich ein Hautausschlag. Dann sollten Sie das Mittel absetzen. Haben sich die Beschwerden einige Tage später nicht gebessert, sollten Sie einen Arzt aufsuchen.

Hinweise

Für Kinder und Jugendliche unter 18 Jahren

Lodoxamid: Dieses Mittel sollten Sie bei Kindern unter vier Jahren nicht einsetzen, weil zur Anwendung in dieser Altersgruppe noch keine ausreichenden Erfahrungen vorliegen.

Für Schwangerschaft und Stillzeit

Bisher gibt es für Cromoglizinsäure und Lodoxamid keine Anhaltspunkte für schädliche Wirkungen auf das Ungeborene. Mittel mit Cromoglizinsäure sollten Sie vorziehen, weil damit die längsten Erfahrungen vorliegen.

Da der Wirkstoff nur in äußerst geringen Mengen in die Muttermilch gelangt, besteht auch für gestillte Säuglinge wahrscheinlich kein Risiko. Mit Cromoglizinsäure liegen diesbezüglich mehr Erfahrungen vor als mit Lodoxamid.

Beim Tragen von Kontaktlinsen

Augentropfen: Solange Ihre Augen entzündet sind, sollten Sie ihnen eine zusätzliche Belastung durch das Tragen von Kontaktlinsen ersparen. Wenn Sie auf die Linsen dennoch nicht verzichten wollen, sollten Sie stabile Linsen vor der Anwendung der Augentropfen entfernen und frühestens nach einer Viertelstunde wieder einsetzen. Weiche Kontaktlinsen sollten Sie nicht tragen. Das Medikament kann sich in den relativ großen Poren dieser Linsen einlagern und so erheblich länger am Auge bleiben. Damit steigt das Risiko für unerwünschte Wirkungen.

Zur Verkehrstüchtigkeit

Augentropfen: Nach dem Eintropfen können Sie fünf bis zehn Minuten lang schlechter sehen. In dieser Zeit dürfen Sie kein Fahrzeug lenken, keine Maschinen bedienen und keine Arbeiten ohne sicheren Halt verrichten. Das gilt auch, wenn Sie durch die Augentropfen lichtempfindlicher werden.

Mastzellstabilisator (zum Inhalieren)

Cromoglizinsäure

Cromo-CT, CromoHEXAL, Cromolind, Cromo-ratiopharm, DNCG PPS, DNCG STADA, Flui-DNCG, Intal, Pädiacrom

Cromoglizinsäure verhindert, dass das entzündungsfördernde Gewebehormon Histamin aus Mastzellen freigesetzt wird. Außerdem bremst sie die überempfindliche Reaktion der Bronchien. Da der Wirkstoff nur langsam ins Gewebe gelangt, dauert es etwa zwei Wochen, bis die Wirkung spürbar ist. Mastzellstabilisatoren müssen kontinuierlich angewendet werden. Sie helfen nicht beim akuten Asthmaanfall.

Die vorbeugende Wirksamkeit von Cromoglizinsäure bei allergischem Asthma ist geringer als bei den sonst zu diesem Zweck eingesetzten rezeptpflichtigen kortisonhaltigen Mitteln zum Inhalieren. Bei allergischem Asthma sollten Inhalationslösungen oder Dosieraerosole mit Cromoglizinsäure – wenn überhaupt – nur noch zur Behandlung von Kindern eingesetzt werden, aber auch dann nur in leichten Fällen und unter ärztlicher Begleitung. Sie müssen in Absprache mit dem Arzt beobachten, ob Cromoglizinsäure ausreichend wirkt. Treten Asthmaanfälle auch noch nach vier bis sechs Wochen auf, sind kortisonhaltige Mittel zum Inhalieren als Dauermedikament vorzuziehen.

Näheres zu diesen Wirkstoffen lesen Sie im HANDBUCH MEDIKAMENTE der Stiftung Warentest oder im Internet unter www.medikamente-im-test.de.

Anwendung

Der Wirkstoff wird eingeatmet. Bei Dosieraerosolen geschieht dies viermal täglich direkt aus der Sprühdose. Inhalationslösungen und -kapseln werden ebenfalls viermal täglich aus speziellen Inhaliergeräten eingeatmet.

Bei Kindern

Kinder bekommen die Inhalationslösungen meist über einen Kompressorvernebler mit einem speziellen Mundstück für Kinder. Arzt oder Apotheker sollten Ihnen die richtige Anwendung dieses Geräts genau erklären. Wichtig ist, dass das Kind bereits behandelt wird, bevor ein Asthmaanfall aufgetreten ist, weil es einige Tage bis Wochen dauert, bis das Mittel seine volle Wirkung entfaltet hat.

Damit die Wirkung erhalten bleibt, sollte das Kind jeden Tag viermal inhalieren, bis die Pollenflugsaison vorbei ist oder der Kontakt mit dem allergieauslösenden Stoff vermieden werden kann.

Wenn die Anwendung ein- oder mehrmals täglich vergessen wird, müssen Sie damit rechnen, dass allergische Symptome auftreten. Sie sollten das Kind dann wie gewohnt das Mittel weiter inhalieren lassen.

Unerwünschte Wirkungen

▶ **Keine Maßnahmen erforderlich**

Schleimhautreizungen, Husten, Kopfschmerzen. Leichte Entzündungen im Magen-Darm-Trakt (Gastroenteritis) mit Übelkeit, Erbrechen, Appetitlosigkeit, Magenschmerzen oder Magendrücken treten etwa bei 2 von 100 Behandelten auf. In Einzelfällen können die Gelenke anschwellen und schmerzen. Die Mittel können im Mund einen schlechten oder bitteren Geschmack verursachen.

▶ **Muss beobachtet werden**

Wenn die Haut sich rötet und juckt, ist das vermutlich Zeichen einer Allergie (bei 2 von 100 Behandelten). Dann sollten Sie das Mittel absetzen. Sind die Hauterscheinungen (→ Seite 14) 24 Stunden später nicht deutlich abgeklungen, sollten Sie einen Arzt aufsuchen.

Bei 2 von 100 Behandelten entzündet sich die Muskulatur. Ein typisches Anzeichen dafür sind muskelkaterähnliche Beschwerden, die unabhängig von einer sportlichen Betätigung auftreten. Wenn sie länger als ein bis zwei Tage anhalten oder sich verstärken, sollten Sie einen Arzt aufsuchen.

In Einzelfällen können die Mittel dazu führen, dass sich die Atemwege krampfartig verengen (Bronchospasmen). Dann müssen Sie bronchienerweiternde Medikamente inhalieren (Beta-2-Sympathomimetika, rezeptpflichtig). Wenn Sie kein solches Mittel im Haus haben, müssen Sie sofort einen Arzt rufen. Reichen die bronchienerweiternden Mittel nicht aus, um die Atemnot zu lindern, müssen Sie ebenfalls einen Arzt rufen. Dann sind gegebenenfalls kortisonhaltige Tabletten notwendig.

▶ **Sofort zum Arzt**

In Einzelfällen kann der Kehlkopf anschwellen (Larynxödem), was mit Atemnot, Schwindel und Ohnmacht einhergehen kann. Dabei handelt es sich um eine allergische Reaktion auf den Wirkstoff. Unterbrechen Sie die Anwendung sofort und rufen Sie unverzüglich einen Notarzt (Telefon 112), weil eine solche Allergie (→ Seite 14) rasch lebensbedrohlich werden kann.

Hinweise

Für Kinder und Jugendliche unter 18 Jahren

Das Mittel kann Kindern über einem Jahr gegeben werden, vorzugsweise mit einem Kompressionsinhaliergerät. Allerdings setzt dies eine zweifelsfreie Diagnose durch einen Arzt voraus.

Für Schwangerschaft und Stillzeit

Bisher gibt es keine Anhaltspunkte für schädliche Wirkungen auf das Ungeborene. Da der Wirkstoff nur in äußerst geringen Mengen in die Muttermilch gelangt, besteht auch für gestillte Säuglinge wahrscheinlich kein Risiko.

Kombination: Alpha-Sympathomimetikum + Antihistaminikum (Augentropfen)

Tetryzolin + Antazolin
Allergopos N

In diesen Augentropfen sind das Alpha-Sympathomimetikum Tetryzolin und das Antihistaminikum Antazolin miteinander kombiniert.

Alpha-Sympathomimetika sind gefäßverengende Mittel, die die Symptome der Bindehautentzündung zurückdrängen sollen. Nähere Angaben hierzu finden Sie im Kapitel »Augen« unter »Alpha-Sympathomimetika« (→ Seite 561). Antihistaminika hemmen die Freisetzung von Histamin direkt auf der Bindehaut. So wirken die Substanzen vorwiegend dort, wo sich die allergischen Beschwerden bemerkbar machen und kaum an anderen Stellen im Körper. In geringem Umfang gelangen sie allerdings auch in den Blutkreislauf.

Allergopos N ist bei allergischer Bindehautentzündung wenig geeignet. Zum einen ist bisher nicht ausreichend belegt, dass es sinnvoll zusammengesetzt ist. Zum anderen sollen Alpha-Sympathomimetika wie Tetryzolin höchstens fünf bis sieben Tage lang angewendet werden. Eine allergische Bindehautentzündung wird jedoch meist wesentlich länger behandelt. Das Präparat enthält Konservierungsmittel. Beachten Sie hierzu auch die Angaben unter »Konservierungsmittel in Augentropfen und Nasensprays oder -tropfen« (→ Seite 554). Produkte ohne Konservierungsmittel sind vorzuziehen.

Anwendung

Augentropfen mit Alpha-Sympathomimetika dürfen Sie keinesfalls länger als fünf bis sieben Tage anwenden. Solange sie wirken, ist die Bindehaut schlecht durchblutet. Lässt die Wirkung nach, weiten sich die Blutgefäße wieder und das Auge kann sich erneut röten. Benutzen Sie das Mittel dann weiter, ist die Bindehaut längere Zeit schlecht durchblutet. Dann trocknet sie aus und die Entzündung hält an.

Achtung

Gegenanzeigen

Wenn Ihr Augeninnendruck erhöht ist (Engwinkelglaukom) und Sie an »trockenen Augen« leiden, dürfen Sie diese Augentropfen nicht anwenden.

Unter folgenden Bedingungen sollten Sie das Mittel nur nach Rücksprache mit einem Arzt einsetzen, wenn dieser Nutzen und Risiken der Anwendung sorgfältig abgewogen hat:

- Sie leiden an einer schweren Herzkrankheit.
- Ihr Blutdruck ist erhöht, oder Sie nehmen Arzneimittel, die den Blutdruck ansteigen lassen.
- Es besteht eine Überfunktion des Nebennierenmarks (Phäochromozytom) oder der Schilddrüse (Hyperthyreose).
- Sie haben Diabetes.

Wechselwirkungen mit Medikamenten

Wenn Sie noch andere Medikamente nehmen, ist aufgrund des Anteils an Alpha-Sympathomimetika zu beachten:

- In Kombination mit Wirkstoffen aus der Gruppe der MAO-Hemmer wie Tranylcypromin und Moclobemid (bei Depressionen) kann der Blutdruck ansteigen. Er normalisiert sich auch dann nicht wieder, wenn Sie die Augentropfen absetzen. Wenn Sie eines der genannten Arzneimittel einnehmen müssen, sollten Sie vor Anwendung dieser Augentropfen Rücksprache mit einem Arzt halten.
- Wenn Sie die Augentropfen gleichzeitig mit anderen Mitteln gegen Depressionen wie Amitriptylin, Clomipramin, Imipramin, Lofepramin, Nortriptylin, Opipramol und Trimipramin anwenden, kann der Blutdruck ebenfalls ansteigen. Das reguliert sich allerdings später wieder, wenn Sie die Augentropfen absetzen.

Unerwünschte Wirkungen

Da die Wirkstoffe teilweise ins Blut und in den Körperkreislauf gelangen, können die Augentropfen die gleichen unerwünschten Wirkungen auf das Herz-Kreislauf-System haben wie Mittel zum Einnehmen: Herzklopfen, Blutdruckanstieg, Herzrasen, Herzrhythmusstörungen. Allerdings ist dieses Risiko im Allgemeinen sehr gering.

▶ **Keine Maßnahmen erforderlich**

Die Augen können brennen. Für kurze Zeit können sich die Pupillen weiten, wodurch die Augen lichtempfindlicher werden.

▶ **Muss beobachtet werden**

Wenn sich die Bindehautentzündung drei bis sieben Tage nach der Anwendung der Augentropfen nicht gebessert hat oder sogar schlimmer geworden ist, sollten Sie einen Augenarzt aufsuchen. Möglicherweise hat das Antihistaminikum in diesem Mittel selbst eine allergische Reaktion hervorgerufen. Diese zeigt sich mit den gleichen Beschwerden wie die Bindehautentzündung, gegen die Sie das Mittel anwenden.

Hinweise

Für Kinder und Jugendliche unter 18 Jahren

Kinder unter zwei Jahren dürfen die Augentropfen nicht bekommen. Der gefäßverengende Wirkstoff wird in den Körperkreislauf aufgenommen und kann bei dieser Altersgruppe den Blutdruck gefährlich ansteigen lassen sowie Benommenheit, Verwirrtheit und heftige Träume verursachen. Kinder unter sechs Jahren sollten das Mittel nicht ohne Rücksprache mit einem Arzt erhalten. Da es ohnehin als »wenig geeignet« gilt, sollten Sie es Kindern generell nicht geben.

Für Schwangerschaft und Stillzeit

Es ist nicht auszuschließen, dass die Wirkstoffe in den Körperkreislauf gelangen und unerwünschte Wirkungen hervorrufen. Da das Mittel ohnehin als »wenig geeignet« erachtet wird, sollten Sie darauf verzichten.

Beim Tragen von Kontaktlinsen

Solange Ihre Augen entzündet sind, sollten Sie keine Kontaktlinsen tragen. Wenn Sie auf die Linsen dennoch nicht verzichten wollen, sollten Sie stabile Linsen herausnehmen, bevor Sie die Augentropfen einträufeln, und frühestens nach einer Viertelstunde wieder einsetzen. Weiche Kontaktlinsen sollten Sie nicht tragen. Die Medikamente können sich in den relativ großen Poren dieser Linsen einlagern und so erheblich länger am Auge bleiben. Damit steigt das Risiko für unerwünschte Wirkungen.

Zur Verkehrstüchtigkeit

Nach dem Eintropfen können Sie fünf bis zehn Minuten lang schlechter sehen. In dieser Zeit dürfen Sie kein Fahrzeug lenken, keine Maschinen bedienen und keine Arbeiten ohne sicheren Halt verrichten. Das gilt auch, wenn Sie durch die Augentropfen lichtempfindlicher werden.

Kombinationen: Antihistaminikum + Alpha-Sympathomimetikum (zum Einnehmen)

Cetirizin + Pseudoephedrin
Reactine duo

Triprolidin + Pseudoephedrin
Rhinopront Kombi

Diese Mittel enthalten das Antihistaminikum Cetirizin beziehungsweise Triprolidin und das Alpha-Sympathomimetikum Pseudoephedrin. Cetirizin gehört zu den wenig oder kaum müde machenden, Triprolidin zu den müde machenden Antihistaminika (→ Seite 564). Pseudoephedrin verengt die Blutgefäße und wirkt dadurch abschwellend auf geschwollene Nasenschleimhäute. Allerdings wirkt es nicht nur lokal, sondern im ganzen Körper und kann dadurch erhebliche unerwünschte Wirkungen auslösen.

Schleimhautabschwellende Wirkstoffe sind bei allergischem Schnupfen – wenn überhaupt – höchstens in Form von Nasentropfen oder -spray ratsam, und auch dann nur für höchstens fünf bis sieben Tage, um akute Beschwerden zu lindern. Bei allergischem Schnupfen reicht eine so kurze Behandlungszeit allerdings nicht aus, und es besteht die Gefahr, dass das Mittel zu lange angewendet wird. Dann kann es die Schleimhaut zu stark austrocknen und schädigen. Auf die allergischen Beschwerden haben beide Präparate ohnehin keinen Einfluss.

Aus den bisher vorliegenden Studien geht nicht sicher hervor, dass die Kombinationspräparate Allergiesymptome wie Schniefnase, Nasenjucken und Niesreiz besser bekämpfen können als ein Antihistaminikum allein. Darüber hinaus fehlen Studien, die vergleichen, ob *Reactine duo* oder *Rhinopront Kombi* genauso wirksam und verträglich sind wie eine Kombination aus einem Antihistaminikum und kurzzeitig zusätzlich angewendeten schleimhautabschwellenden Nasentropfen. Beide Mittel sind deshalb wenig geeignet. Antihistaminika zum Einnehmen mit Cetirizin oder Loratadin sind vorzuziehen.

Anwendung

Reactine duo: Länger als zwei Wochen sollten Sie dieses Mittel nicht einnehmen.

Rhinopront Kombi: Dieses Mittel sollten Sie nicht länger als zehn Tage anwenden.

Achtung

Wenn Sie einen Hauttest machen lassen wollen, mit dem der Arzt herausfinden kann, gegen welche Stoffe Sie allergisch sind, müssen Sie die Mittel 10 bis 14 Tage vorher absetzen, weil sie das Testergebnis verfälschen können.

Da die Mittel den Blutdruck erhöhen können, sollten Sie vor allem zu Beginn der Einnahme häufig den Blutdruck messen.

Reactine duo: Wenn Ihre Nierenfunktion eingeschränkt ist, sollten Sie nur eine Retardtablette täglich einnehmen.

Gegenanzeigen

Unter folgenden Bedingungen dürfen Sie die Mittel nicht einnehmen:

- Der Blutdruck ist stark erhöht.
- Sie sind herzkrank (z. B. zu schneller Herzschlag, koronare Herzkrankheit).
- Sie haben Depressionen und nehmen Medikamente aus der Gruppe der MAO-Hemmer ein, wie zum Beispiel die Wirkstoffe Moclobemid, Furazolidon oder Linezolid, oder Sie haben solche Mittel in den vorangegangenen zwei Wochen eingenommen.
- Der Augeninnendruck ist erhöht.
- Es besteht eine Überfunktion der Schilddrüse.
- Sie hatten eine Hirnblutung.
- Sie nehmen Medikamente aus der Gruppe der Dopaminagonisten ein mit Wirkstoffen wie z. B. Cabergolin, Lisurid, Pergolid (bei Parkinsonkrankheit) oder Ergotamin (bei Migräne), oder Sie wenden Wirkstoffe an, die zu den Sympathomimetika gehören (z. B. schleimhautabschwellende Mittel bei Schnupfen). Wenn Sie diese Mittel gleichzeitig einnehmen, steigt das Risiko für eine Hirnblutung.

Unter folgenden Bedingungen sollten Sie die Mittel nur nach Rücksprache mit einem Arzt einsetzen, wenn dieser Nutzen und Risiken der Anwendung sorgfältig abgewogen hat:

- Sie sind älter als 60 Jahre.
- Sie haben Diabetes.
- Es besteht eine Nieren- oder Lebererkrankung.
- Der Blutdruck ist erhöht.
- Sie hatten einen Herzinfarkt.
- Sie haben eine vergrößerte Prostata und dadurch Probleme beim Wasserlassen.

Wechselwirkungen mit Medikamenten

Wenn Sie noch andere Medikamente anwenden, ist zu beachten:

- Beide Mittel verstärken die Wirkung von Substanzen aus der Gruppe der MAO-Hemmer, wie zum Beispiel die Wirkstoffe Tranylcypromin (bei Depressionen) oder Linezolid (bei bakteriellen Infektionen). Wenn Sie diese Mittel gleichzeitig mit den Allergiemitteln einnehmen, kann der Blutdruck bedrohlich ansteigen. Da die Wirkdauer von MAO-Hemmern lange Zeit anhält, kann diese Wechselwirkung auch noch bis zwei Wochen nach Beendigung der Einnahme auftreten.
- Sie nehmen Präparate aus der Gruppe der trizyklischen Antidepressiva ein mit Wirkstoffen wie zum Beispiel Amitriptylin, Doxepin, Imipramin. Die Mittel beeinträchtigen sich gegenseitig in ihrer Wirkung.

- Beide Mittel schwächen die Wirkung von Methyldopa (bei Parkinsonkrankheit), Guanethidin und Reserpin (alle bei hohem Blutdruck).

▶ **Unbedingt beachten**

Durch den Anteil von Pseudoephedrin können beide Mittel die Wirkung von Digitalis-Wirkstoffen (Digoxin, Digitoxin, bei Herzschwäche) verstärken. Näheres siehe »Mittel bei Herzschwäche: verstärkte Wirkung« (→ Seite 12).

Bei gleichzeitiger Anwendung von Ergotamin (bei Migräne), Bromocriptin, Pergolid, Lisurid, Cabergolin (alle bei Parkinsonkrankheit) oder Wirkstoffen aus der Gruppe der Sympathomimetika (z. B. schleimhautabschwellende Wirkstoffe bei Schnupfen, Appetitzügler, Aufputschmittel) können sich die Blutgefäße verengen, sodass der Blutdruck stark ansteigt. Dadurch erhöht sich das Risiko für eine Hirnblutung.

Wechselwirkungen mit Speisen und Getränken

Wenn Sie Alkohol trinken, werden Sie rascher und stärker müde.

Unerwünschte Wirkungen

▶ **Keine Maßnahmen erforderlich**

Reactine duo: Bei 2 von 100 Behandelten treten Kopfschmerzen auf. In seltenen Fällen ruft das Mittel Übelkeit hervor.

▶ **Muss beobachtet werden**

Wenn die Haut sich rötet und juckt, reagieren Sie vermutlich allergisch auf einen der Wirkstoffe. Dann sollten Sie das Mittel absetzen. Sind die Hauterscheinungen (→ Seite 14) 24 Stunden später nicht deutlich abgeklungen, sollten Sie einen Arzt aufsuchen.

Die Schleimhäute in Mund, Nase und Rachen können austrocknen. Wenn sie unangenehm spannen, leicht bluten oder sich in der Nase vermehrt Borken bilden, sollten Sie das Mittel absetzen.

Beide Mittel können aufgrund ihrer Zusammensetzung zu Schlafstörungen und Nervosität, Unruhe und Angst führen. In hoher Dosierung können auch Halluzinationen auftreten. Dann sollten Sie einen Arzt aufsuchen.

Wenn Schwindel (→ Seite 14) auftritt und Sie das Gefühl haben, dass sich alles um Sie herum dreht, der Boden schwankt oder kippt, und diese Beschwerden sich innerhalb von 24 Stunden nicht wieder legen, wenn sie sich sogar verstärken oder wiederholen, sollten Sie einen Arzt aufsuchen. Diese Symptome können auch auf einen erhöhten Blutdruck hindeuten.

Bei Männern mit vergrößerter Prostata können Beschwerden beim Wasserlassen auftreten. Dabei bestehen trotz Harndrang Schwierigkeiten, die Blase zu entleeren. Wenn solche Beschwerden auftreten, sollten Sie das Mittel absetzen und einen Arzt aufsuchen.

Sehr selten sind Leberschäden (→ Seite 15) wie Hepatitis oder erhöhte Leberwerte beobachtet worden, die sich meistens nach Absetzen des Arzneimittels normalisieren. Setzen Übelkeit und Erbrechen ein und/oder ist der Urin auffällig dunkel, der Stuhl jedoch ungewöhnlich hell gefärbt, sollten Sie einen Arzt aufsuchen.

Reactine duo: Obwohl Cetirizin zu den wenig oder kaum müde machenden Antihistaminika zählt, kann es doch bei mehr als 1 von 100 Behandelten auch Müdigkeit auslösen.

Rhinopront Kombi: Da dieses Mittel ein müde machendes Antihistaminikum enthält, kommt es häufig vor – vor allem zu Behandlungsbeginn –, dass Sie sich schläfrig fühlen.

▶ **Sofort zum Arzt**

Der Augeninnendruck kann ansteigen. Ein solcher Glaukomanfall äußert sich mit geröteten, schmerzenden Augen, geweiteten Pupillen, die sich bei Lichteinfall nicht mehr verengen sowie sich hart anfühlende Augäpfel. Dann müssen Sie unverzüglich einen Augenarzt oder die nächste Notfallambulanz aufsuchen. Wird ein solcher akuter Glaukomanfall nicht sofort behandelt, können Sie erblinden.

Verstärken sich Hautausschlag und Juckreiz und treten zusätzlich Herzrasen, Atemnot, Schwäche und Schwindel auf, müssen Sie die Anwendung sofort abbrechen und unverzüglich den Notarzt (Telefon 112) rufen, weil eine solche Allergie (→ Seite 14) rasch lebensbedrohlich werden kann.

Die Mittel können den Herzschlag beschleunigen und bewirken, dass das Herz unregelmäßig schlägt. Setzen solche Herzrhythmusstörungen (→ Seite 15) zusammen mit Schwindel ein, sollten Sie möglichst schnell einen Arzt aufsuchen.

Treten unter der Anwendung der Mittel epileptische Krampfanfälle auf, sollten Sie sofort einen Arzt rufen.

Hinweise

Für Kinder und Jugendliche unter 18 Jahren

Mangels Erfahrungen dürfen Kinder unter zwölf Jahren beide Mittel nicht bekommen.

Für Schwangerschaft und Stillzeit

Da der gefäßverengende Wirkstoff den Blutfluss in der Gebärmutter vermindert, dürfen Sie die Mittel während der Schwangerschaft nicht einnehmen. Mangels Erfahrung sollten Sie auch in der Stillzeit darauf verzichten.

Zur Verkehrstüchtigkeit

Reactine duo: Obwohl Cetirizin die Verkehrstüchtigkeit nicht oder nur wenig beeinträchtigt, sollten Sie vorsichtig sein, da das Reaktionsvermögen dennoch reduziert sein kann.

Rhinopront Kombi: Das in diesem Mittel enthaltene müde machende Triprolidin kann die Reaktionsfähigkeit herabsetzen. Während Sie das Mittel einnehmen, sollten Sie deshalb kein Fahrzeug lenken, keine Maschinen bedienen und keine Arbeiten ohne sicheren Halt verrichten.

Allergie allgemein sowie an Haut, Augen und Atemwegen

Handelsname Darreichungsform	**Zusammensetzung pro 1 ml/1 g oder wie angegeben bzw. pro abgeteilte Einheit**	**Unverb. Preis in Euro/kleinste Packung**	**Bewertung**
Hinweise zu den Tabellenspalten → Seite 32, zur Auswahl der Arzneimittel → Seite 27, zur Grundlage der Bewertung → Seiten 27, 31			
Allergo-COMOD Augentropfen Augentropfen	**Cromoglizinsäure-Dinatriumsalz** 20 mg (ohne Konservierungsmittel)	4,95/10 ml	**Geeignet** zur Vorbeugung gegen allergische Bindehautentzündung. → Seite 569
Allergodil akut Nasenspray	**Azelastin-hydrochlorid** 1 mg (ohne Konservierungsmittel)	8,10/5 ml	**Geeignet** bei allergischem Schnupfen. → Seite 563
Allergodil akut Augentropfen	0,5 mg (Konservierungsmittel: Benzalkoniumchlorid)	11,15/6 ml	**Auch geeignet** bei allergischer Bindehautentzündung. Mittel ohne Konservierungsmittel sind vorzuziehen. → Seite 563
Allergodil Augentropfen Augentropfen	0,5 mg (Konservierungsmittel: Benzalkoniumchlorid)	11,15/6 ml	
Allergodil akut duo Augentropfen und Nasenspray	0,5 mg (Konservierungsmittel: Benzalkoniumchlorid) und 1 mg (ohne Konservierungsmittel)	16,15/ 4 ml und 10 ml	**Auch geeignet** bei allergischer Bindehautentzündung. Mittel ohne Konservierungsmittel sind vorzuziehen. **Geeignet** bei allergischem Schnupfen. → Seite 563
Allergopos N Augentropfen	**Tetryzolin-hydrochlorid** 0,5 mg + **Antazolinphosphat** 0,15 mg (Konservierungsmittel: Chlorhexidinglukonat)	5,11/10 ml	**Wenig geeignet** bei allergischer Bindehautentzündung. Die therapeutische Wirksamkeit der festen Kombination ist nicht ausreichend nachgewiesen. Die Daueranwendung von gefäßverengenden Substanzen wie Tetryzolin ist nicht sinnvoll. Das Präparat enthält Konservierungsmittel. → Seite 571
Alomide SE Einzeldosispipetten	**Lodoxamid** 1 mg pro 1 ml (ohne Konservierungsmittel)	24,50/20 x 0,4 ml	**Geeignet** zur Vorbeugung gegen allergische Bindehautentzündung. → Seite 569
Alomide Augentropfen	1 mg (Konservierungsmittel: Benzalkoniumchlorid)	14,95/5 ml	**Auch geeignet** zur Vorbeugung gegen allergische Bindehautentzündung. Mittel ohne Konservierungsmittel sind vorzuziehen. → Seite 569
Berberil N Augentropfen	**Tetryzolin-hydrochlorid** 0,5 mg (Konservierungsmittel: Benzalkoniumchlorid)	4,97/10 ml	**Mit Einschränkung geeignet** bei allergischer Bindehautentzündung. Nur zur kurzzeitigen Anwendung. Bei Anwendung über längere Zeit kann sich die Bindehaut erneut röten. Das Präparat enthält Konservierungsmittel. → Seite 561
Berberil N EDO Einzeldosispipetten	0,5 mg pro 1 ml (ohne Konservierungsmittel)	6,50/10 x 0,5 ml	**Mit Einschränkung geeignet** bei allergischer Bindehautentzündung. Nur zur kurzzeitigen Anwendung. Bei Anwendung über längere Zeit kann sich die Bindehaut erneut röten. → Seite 561
Cetirizin-ADGC Filmtabletten	**Cetirizin-dihydrochlorid** 10 mg	2,99/20 Stück	**Geeignet** bei allergischen Erkrankungen. Wenig bis nicht müde machendes Antihistaminikum. → Seite 564
Cetirizin HEXAL Filmtabletten	**Cetirizin-dihydrochlorid** 10 mg	2,99/7 Stück	
Cetirizin HEXAL Saft bei Allergien Lösung	1 mg (Konservierungsmittel: Parabene)	6,41/75 ml	

Allergie allgemein sowie an Haut, Augen und Atemwegen Fortsetzung

Handelsname Darreichungsform	**Zusammensetzung pro 1 ml/1 g oder wie angegeben bzw. pro abgeteilte Einheit**	**Unverb. Preis in Euro/kleinste Packung**	**Bewertung**

Hinweise zu den Tabellenspalten → Seite 32, zur Auswahl der Arzneimittel → Seite 27, zur Grundlage der Bewertung → Seiten 27, 31

Handelsname Darreichungsform	**Zusammensetzung**	**Preis**	**Bewertung**
Cetirizin-ratiopharm bei Allergien Filmtabletten	**Cetirizin-dihydrochlorid** 10 mg	2,99/7 Stück	**Geeignet** bei allergischen Erkrankungen. Wenig bis nicht müde machendes Antihistaminikum. → Seite 564
Cetirizin-ratiopharm Saft Lösung	1 mg (Konservierungsmittel: Parabene)	6,41/75 ml	
Cetirizin Sandoz 10 mg Filmtabletten Filmtabletten	**Cetirizin-dihydrochlorid** 10 mg	2,62/7 Stück	
Cetirizin Sandoz 10 mg/ml Tropfen Lösung	10 mg	9,32/10 ml	
Cetirizin Sandoz 1 mg/ml Sirup Sirup	1 mg (Konservierungsmittel: Parabene)	6,41/75 ml	
Cetirizin STADA 10 mg Filmtabletten Filmtabletten	**Cetirizin-dihydrochlorid** 10 mg	2,51/7 Stück	
Cetirizin STADA Saft Lösung	1 mg (Konservierungsmittel: Parabene)	6,40/75 ml	
Cromo-CT Augentropfen Einzeldosis Einzeldosispipetten	**Cromoglizinsäure-Dinatriumsalz** 20 mg pro 1 ml (ohne Konservierungsmittel)	4,49/20 x 0,5 ml	**Geeignet** zur Vorbeugung gegen allergische Bindehautentzündung. → Seite 569
Cromo-CT Inhalationslösung Inhalationslösung	20 mg	21,79/50 Stück	**Geeignet** allenfalls als Therapieversuch zur Vorbeugung gegen leichtes allergisches Asthma bei Kindern. Zur Vorbeugung gegen allergisches Asthma bei Erwachsenen nur unzureichend wirksam. Bei ihnen sind andere Mittel vorzuziehen. → Seite 570
Cromo-CT Nasenspray Nasenspray	20 mg (ohne Konservierungsmittel)	6,28/15 ml	**Geeignet** zur Vorbeugung gegen allergischen Schnupfen. → Seite 569
Cromo-CT Augentropfen Augentropfen	20 mg (Konservierungsmittel: Benzalkoniumchlorid)	4,19/10 ml	**Auch geeignet** zur Vorbeugung gegen allergische Bindehautentzündung. Mittel ohne Konservierungsmittel sind vorzuziehen. → Seite 569
Cromo-CT Heuschnupfen Set Augentropfen und Nasenspray	20 mg (Konservierungsmittel: Benzalkoniumchlorid) und 20 mg (ohne Konservierungsmittel)	9,97/ 10 ml und 15 ml	**Auch geeignet** zur Vorbeugung gegen allergische Bindehautentzündung. Mittel ohne Konservierungsmittel sind vorzuziehen. **Geeignet** zur Vorbeugung gegen allergischen Schnupfen. → Seite 569
Cromoglicin Heumann Augentropfen Augentropfen	**Cromoglizinsäure-Dinatriumsalz** 20 mg (Konservierungsmittel: Benzalkoniumchlorid)	4,39/10 ml	**Auch geeignet** zur Vorbeugung gegen allergische Bindehautentzündung. Mittel ohne Konservierungsmittel sind vorzuziehen. → Seite 569
Cromoglicin Heumann Augentropfen / Cromoglicin Heumann Nasenspray Kombipackung Augentropfen und Nasenspray	20 mg (Konservierungsmittel: Benzalkoniumchlorid) und 20 mg (Konservierungsmittel: Benzalkoniumchlorid)	10,19/ 10 ml und 15 ml	**Auch geeignet** zur Vorbeugung gegen allergische Bindehautentzündung und allergischen Schnupfen. Mittel ohne Konservierungsmittel sind vorzuziehen. → Seite 569
Cromoglicin Heumann Nasenspray Nasenspray	20 mg (Konservierungsmittel: Benzalkoniumchlorid)	6,37/15 ml	**Auch geeignet** zur Vorbeugung gegen allergischen Schnupfen. Mittel ohne Konservierungsmittel sind vorzuziehen. → Seite 569
CromoHEXAL Augentropfen UD Einzeldosispipetten	**Cromoglizinsäure-Dinatriumsalz** 20 mg pro 1 ml (ohne Konservierungsmittel)	5,90/20 x 0,5 ml	**Geeignet** zur Vorbeugung gegen allergische Bindehautentzündung. → Seite 569

Allergie allgemein sowie an Haut, Augen und Atemwegen Fortsetzung

Handelsname Darreichungsform	Zusammensetzung pro 1 ml/1 g oder wie angegeben bzw. pro abgeteilte Einheit	Unverb. Preis in Euro/kleinste Packung	Bewertung
Hinweise zu den Tabellenspalten → Seite 32, zur Auswahl der Arzneimittel → Seite 27, zur Grundlage der Bewertung → Seiten 27, 31			
CromoHEXAL Inhalationslösung	Cromoglizinsäure-Dinatriumsalz 20 mg	21,91/50 Stück	**Geeignet** allenfalls als Therapieversuch zur Vorbeugung gegen leichtes allergisches Asthma bei Kindern. Zur Vorbeugung gegen allergisches Asthma bei Erwachsenen nur unzureichend wirksam. Bei ihnen sind andere Mittel vorzuziehen. → Seite 570
CromoHEXAL sanft Nasenspray Nasenspray	20 mg (ohne Konservierungsmittel)	6,90/15 ml	**Geeignet** zur Vorbeugung gegen allergischen Schnupfen. → Seite 569
CromoHEXAL Augentropfen	20 mg (Konservierungsmittel: Benzalkoniumchlorid)	4,95/10 ml	**Auch geeignet** zur Vorbeugung gegen allergische Bindehautentzündung. Mittel ohne Konservierungsmittel sind vorzuziehen. → Seite 569
CromoHEXAL Kombi Augentropfen und Nasenspray	20 mg (Konservierungsmittel: Benzalkoniumchlorid) und 20 mg (ohne Konservierungsmittel)	10,85/ 10 ml und 15 ml	**Auch geeignet** zur Vorbeugung gegen allergische Bindehautentzündung. Mittel ohne Konservierungsmittel sind vorzuziehen. **Geeignet** zur Vorbeugung gegen allergischen Schnupfen. → Seite 569
Cromolind Inhalationslösung Inhalationslösung	Cromoglizinsäure-Dinatriumsalz 20 mg	21,79/50 Stück	**Geeignet** allenfalls als Therapieversuch zur Vorbeugung gegen leichtes allergisches Asthma bei Kindern. Zur Vorbeugung gegen allergisches Asthma bei Erwachsenen nur unzureichend wirksam. Bei ihnen sind andere Mittel vorzuziehen. → Seite 570
Crom-Ophtal sine Einzeldosispipetten	Cromoglizinsäure-Dinatriumsalz 20 mg pro 1 ml (ohne Konservierungsmittel)	5,36/20 x 0,5 ml	**Geeignet** zur Vorbeugung gegen allergische Bindehautentzündung. → Seite 569
Crom-Ophtal Augentropfen	20 mg (Konservierungsmittel: Benzalkoniumchlorid)	4,76/10 ml	**Auch geeignet** zur Vorbeugung gegen allergische Bindehautentzündung. Mittel ohne Konservierungsmittel sind vorzuziehen. → Seite 569
Cromo-ratiopharm Augentropfen Einzeldosis Einzeldosispipetten	Cromoglizinsäure-Dinatriumsalz 20 mg pro 1 ml (ohne Konservierungsmittel)	5,05/20 x 0,5 ml	**Geeignet** zur Vorbeugung gegen allergische Bindehautentzündung. → Seite 569
Cromo-ratiopharm Inhalationslösung Inhalationslösung	20 mg	21,96/50 Stück	**Geeignet** allenfalls als Therapieversuch zur Vorbeugung gegen leichtes allergisches Asthma bei Kindern. Zur Vorbeugung gegen allergisches Asthma bei Erwachsenen nur unzureichend wirksam. Bei ihnen sind andere Mittel vorzuziehen. → Seite 570
Cromo-ratiopharm Nasenspray Nasenspray	20 mg (ohne Konservierungsmittel)	6,37/15 ml	**Geeignet** zur Vorbeugung gegen allergischen Schnupfen. → Seite 569
Cromo-ratiopharm Augentropfen	20 mg (Konservierungsmittel: Benzalkoniumchlorid)	4,45/10 ml	**Auch geeignet** zur Vorbeugung gegen allergische Bindehautentzündung. Mittel ohne Konservierungsmittel sind vorzuziehen. → Seite 569
Cromo-ratiopharm Kombipackung Augentropfen und Nasenspray	20 mg (Konservierungsmittel: Benzalkoniumchlorid) und 20 mg (ohne Konservierungsmittel)	10,19/ 10 ml und 15 ml	**Auch geeignet** zur Vorbeugung gegen allergische Bindehautentzündung. Mittel ohne Konservierungsmittel sind vorzuziehen. **Geeignet** zur Vorbeugung gegen allergischen Schnupfen. → Seite 569
DNCG PPS Inhalationslösung Inhalationslösung	Cromoglizinsäure-Dinatriumsalz 20 mg	21,79/50 Stück	**Geeignet** allenfalls als Therapieversuch zur Vorbeugung gegen leichtes allergisches Asthma bei Kindern. Zur Vorbeugung gegen allergisches Asthma bei Erwachsenen nur unzureichend wirksam. Bei ihnen sind andere Mittel vorzuziehen. → Seite 570

Allergie allgemein sowie an Haut, Augen und Atemwegen Fortsetzung

Handelsname Darreichungsform	**Zusammensetzung pro 1 ml/1 g oder wie angegeben bzw. pro abgeteilte Einheit**	**Unverb. Preis in Euro/kleinste Packung**	**Bewertung**
Hinweise zu den Tabellenspalten → Seite 32, zur Auswahl der Arzneimittel → Seite 27, zur Grundlage der Bewertung → Seiten 27, 31			
DNCG STADA Inhalat Inhalationslösung	**Cromoglizinsäure-Dinatriumsalz** 20 mg	21,79/50 Stück	**Geeignet** allenfalls als Therapieversuch zur Vorbeugung gegen leichtes allergisches Asthma bei Kindern. Zur Vorbeugung gegen allergisches Asthma bei Erwachsenen nur unzureichend wirksam. Bei ihnen sind andere Mittel vorzuziehen. → Seite 570
DNCG STADA Augentropfen	20 mg (Konservierungsmittel: Benzalkoniumchlorid)	4,24/10 ml	**Auch geeignet** zur Vorbeugung gegen allergische Bindehautentzündung. Mittel ohne Konservierungsmittel sind vorzuziehen. → Seite 569
DNCG STADA Kombipackung Augentropfen und Nasenspray	20 mg (Konservierungsmittel: Benzalkoniumchlorid) und 20 mg (Konservierungsmittel: Benzalkoniumchlorid)	10,16/ 10 ml und 15 ml	**Auch geeignet** zur Vorbeugung gegen allergische Bindehautentzündung und allergischen Schnupfen. Mittel ohne Konservierungsmittel sind vorzuziehen. → Seite 569
DNCG STADA Nasenspray	20 mg (Konservierungsmittel: Benzalkoniumchlorid)	6,32/15 ml	**Auch geeignet** zur Vorbeugung gegen allergischen Schnupfen. Mittel ohne Konservierungsmittel sind vorzuziehen. → Seite 569
Fenistil Dragees Dragees	**Dimetindenmaleat** 1 mg	6,50/20 Stück	**Mit Einschränkung geeignet** bei allergischen Erkrankungen. Müde machendes Antihistaminikum. Nur sinnvoll, wenn die schlafanstoßende Wirkung erwünscht ist (z. B. am Abend). → Seite 564
Fenistil Tropfen	1 mg	6,62/20 ml	
Fenistil-Sirup Lösung	0,122 mg *Enthält 7,2 % Alkohol* (Konservierungsmittel: Parabene)	8,76/150 ml	
Fenistil-24-Stunden Retardkapseln	4 mg	14,13/20 Stück	
Fenistil Gel Gel	1 mg (Konservierungsmittel: Parabene)	5,20/20 g	**Wenig geeignet** bei allergischen Hauterkrankungen. Die therapeutische Wirksamkeit ist nicht ausreichend nachgewiesen; der Wirkstoff kann selbst Allergien auslösen. → Seite 562
Flui-DNCG Fertiginhalat Inhalationslösung	**Cromoglizinsäure-Dinatriumsalz** 20 mg	21,96/50 Stück	**Geeignet** allenfalls als Therapieversuch zur Vorbeugung gegen leichtes allergisches Asthma bei Kindern. Zur Vorbeugung gegen allergisches Asthma bei Erwachsenen nur unzureichend wirksam. Bei ihnen sind andere Mittel vorzuziehen. → Seite 570
Intal Inhalationslösung 1 % Ampullen	**Cromoglizinsäure-Dinatriumsalz** 20 mg	23,95/50 Stück	
Intal N Aerosol Dosieraerosol	1 mg pro Einzeldosis	17,10/10 ml	
LISINO Brause Brausetabletten	**Loratadin** 10 mg	9,41/10 Stück	**Geeignet** bei allergischen Erkrankungen. Wenig bis nicht müde machendes Antihistaminikum. → Seite 564
Livocab direkt Augentropfen	**Levocabastin** 0,5 mg (Konservierungsmittel: Benzalkoniumchlorid)	11,40/3 ml	**Auch geeignet** bei allergischer Bindehautentzündung. Mittel ohne Konservierungsmittel sind vorzuziehen. → Seite 563
Livocab-Augentropfen Augentropfen	0,5 mg (Konservierungsmittel: Benzalkoniumchlorid)	14,71/4 ml	
Livocab direkt Kombi	0,5 mg (Konservierungsmittel: Benzalkoniumchlorid) und 0,5 mg (Konservierungsmittel: Benzalkoniumchlorid)	16,78/ 3 ml und 5 ml	**Auch geeignet** bei allergischer Bindehautentzündung und allergischem Schnupfen. Mittel ohne Konservierungsmittel sind vorzuziehen. → Seite 563
Livocab-Kombi Augentropfen und Nasenspray	0,5 mg (Konservierungsmittel: Benzalkoniumchlorid) und 0,5 mg (Konservierungsmittel: Benzalkoniumchlorid)	27,30/ 4 ml und 10 ml	

Allergie allgemein sowie an Haut, Augen und Atemwegen Fortsetzung

Handelsname Darreichungsform	**Zusammensetzung pro 1 ml/1 g oder wie angegeben bzw. pro abgeteilte Einheit**	**Unverb. Preis in Euro/kleinste Packung**	**Bewertung**
Hinweise zu den Tabellenspalten → Seite 32, zur Auswahl der Arzneimittel → Seite 27, zur Grundlage der Bewertung → Seiten 27, 31			
Livocab direkt Nasenspray	**Levocabastin** 0,5 mg (Konservierungsmittel: Benzalkoniumchlorid)	8,35/5 ml	**Auch geeignet** bei allergischem Schnupfen. Mittel ohne Konservierungsmittel sind vorzuziehen. → Seite 563
Livocab direkt mit Beclometason 0,05 % Nasenspray	**Beclometason-dipropionat** 50 µg pro Sprühstoß (Konservierungsmittel: Benzalkoniumchlorid)	9,31/9 ml	**Mit Einschränkung geeignet** bei allergischem Schnupfen zur zeitlich begrenzten Anwendung. Nur sinnvoll, wenn Nasentropfen mit einem Antihistaminikum oder mit Cromoglizinsäure nicht ausreichend wirksam waren. Das Präparat enthält Konservierungsmittel. → Seite 567
Lora-ADGC Tabletten	**Loratadin** 10 mg	2,70/20 Stück	**Geeignet** bei allergischen Erkrankungen. Wenig bis nicht müde machendes Antihistaminikum. → Seite 564
Lorano akut Tabletten	**Loratadin** 10 mg	2,99/7 Stück	
Loratadin-ratiopharm bei Allergien Tabletten	**Loratadin** 10 mg	2,99/7 Stück	
Loratadin STADA 10 mg allerg Tabletten	**Loratadin** 10 mg	1,46/7 Stück	
Ophtalmin-N Augentropfen	**Tetryzolin-hydrochlorid** 0,5 mg (Konservierungsmittel: Benzalkoniumchlorid)	4,45/10 ml	**Mit Einschränkung geeignet** bei allergischer Bindehautentzündung. Nur zur kurzzeitigen Anwendung. Bei Anwendung über längere Zeit kann sich die Bindehaut erneut röten. Das Präparat enthält Konservierungsmittel. → Seite 561
Ophtalmin-N sine Einzeldosispipetten	0,5 mg pro 1 ml (ohne Konservierungsmittel)	7,46/20 x 0,5 ml	**Mit Einschränkung geeignet** bei allergischer Bindehautentzündung. Nur zur kurzzeitigen Anwendung. Bei Anwendung über längere Zeit kann sich die Bindehaut erneut röten. → Seite 561
Otriven Allergie Aktiv mit Beclometason Nasenspray	**Beclometason-dipropionat** 50 µg pro Sprühstoß (Konservierungsmittel: Benzalkoniumchlorid)	9,25/10 ml	**Mit Einschränkung geeignet** bei allergischem Schnupfen zur zeitlich begrenzten Anwendung. Nur sinnvoll, wenn Nasentropfen mit einem Antihistaminikum oder mit Cromoglizinsäure nicht ausreichend wirksam sind. Das Präparat enthält Konservierungsmittel. → Seite 567
Pädiacrom Inhalationslösung Inhalationslösung	**Cromoglizinsäure-Dinatriumsalz** 20 mg	20,27/50 Stück	**Geeignet** allenfalls als Therapieversuch zur Vorbeugung gegen leichtes allergisches Asthma bei Kindern. Zur Vorbeugung gegen allergisches Asthma bei Erwachsenen nur unzureichend wirksam. Bei ihnen sind andere Mittel vorzuziehen. → Seite 570
Proculin Augentropfen	**Naphazolin-hydrochlorid** 0,3 mg (Konservierungsmittel: Benzalkoniumchlorid)	4,70/10 ml	**Mit Einschränkung geeignet** bei allergischer Bindehautentzündung. Nur zur kurzzeitigen Anwendung. Bei Anwendung über längere Zeit kann sich die Bindehaut erneut röten. Das Präparat enthält Konservierungsmittel. → Seite 561
ratioAllerg Heuschnupfenspray Nasenspray	**Beclometason-dipropionat** 50 µg pro Sprühstoß (Konservierungsmittel: Benzalkoniumchlorid)	8,50/10 ml	**Mit Einschränkung geeignet** bei allergischem Schnupfen zur zeitlich begrenzten Anwendung. Nur sinnvoll, wenn Nasentropfen mit Antihistaminikum oder Cromoglizinsäure nicht ausreichend wirksam waren. Das Präparat enthält Konservierungsmittel. → Seite 567
Reactine Filmtabletten	**Cetirizin-dihydrochlorid** 10 mg	5,85/7 Stück	**Geeignet** bei allergischen Erkrankungen. Wenig bis nicht müde machendes Antihistaminikum. → Seite 564

Allergie allgemein sowie an Haut, Augen und Atemwegen Fortsetzung

Handelsname Darreichungsform	**Zusammensetzung pro 1 ml/1 g oder wie angegeben bzw. pro abgeteilte Einheit**	**Unverb. Preis in Euro/kleinste Packung**	**Bewertung**

Hinweise zu den Tabellenspalten → Seite 32, zur Auswahl der Arzneimittel → Seite 27, zur Grundlage der Bewertung → Seiten 27, 31

Reactine duo Retardtabletten	**Cetirizin-dihydrochlorid** 5 mg + **Pseudoephedrin-hydrochlorid** 120 mg	5,90/6 Stück	**Wenig geeignet** bei allergischem Schnupfen. Wenig sinnvolle Kombination aus einem wenig bis nicht müde machenden Antihistaminikum und einem gefäßverengenden Stoff, der bei Daueranwendung zu schwerwiegenden Nebenwirkungen führen kann. → Seite 572
Rhinivict nasal 0,05 mg Nasenspray	**Beclometason-dipropionat** 50 µg pro Sprühstoß (Konservierungsmittel: Benzalkoniumchlorid)	8,00/10 ml	**Mit Einschränkung geeignet** bei allergischem Schnupfen zur zeitlich begrenzten Anwendung. Nur sinnvoll, wenn Nasentropfen mit einem Antihistaminikum oder mit Cromoglizinsäure nicht ausreichend wirksam waren. Das Präparat enthält Konservierungsmittel. → Seite 567
Rhinopront Kombi Tabletten Tabletten	**Pseudoephedrin-hydrochlorid** 60 mg + **Triprolidin-hydrochlorid** 2,5 mg	4,51/12 Stück	**Wenig geeignet** bei allergischem Schnupfen. Wenig sinnvolle Kombination aus einem müde machenden Antihistaminikum und einem gefäßverengenden Stoff, der bei Daueranwendung zu schwerwiegenden Nebenwirkungen führen kann. → Seite 572
Systral Creme Creme	**Chlorphenoxamin-hydrochlorid** 15 mg (Konservierungsmittel: Parabene)	4,45/20 g	**Wenig geeignet** bei allergischen Hauterkrankungen. Die therapeutische Wirksamkeit ist nicht ausreichend nachgewiesen; der Wirkstoff kann selbst Allergien auslösen. → Seite 562
Tavegil Sirup Sirup	**Clemastin** 0,05 mg (Konservierungsmittel: Parabene)	6,12/125 ml	**Mit Einschränkung geeignet** bei allergischen Erkrankungen. Müde machendes Antihistaminikum. Nur sinnvoll, wenn die schlafanstoßende Wirkung erwünscht ist (z. B. am Abend). → Seite 564
Tavegil Tabletten	1 mg	8,16/20 Stück	
Visine Yxin Augentropfen	**Tetryzolin-hydrochlorid** 0,5 mg (Konservierungsmittel: Benzalkoniumchlorid)	4,95/10 ml	**Mit Einschränkung geeignet** bei allergischer Bindehautentzündung. Nur zur kurzzeitigen Anwendung. Bei Anwendung über längere Zeit kann sich die Bindehaut erneut röten. Das Präparat enthält Konservierungsmittel. → Seite 561
Visine Yxin ED Einzeldosispipetten	0,5 mg pro 1 ml (ohne Konservierungsmittel)	6,40/10 x 0,5 ml	**Mit Einschränkung geeignet** bei allergischer Bindehautentzündung. Nur zur kurzzeitigen Anwendung. Bei Anwendung über längere Zeit kann sich die Bindehaut erneut röten. → Seite 561
Vividrin iso EDO Einzeldosispipetten	**Cromoglizinsäure-Dinatriumsalz** 20 mg pro 1 ml (ohne Konservierungsmittel)	6,50/20 x 0,5 ml	**Geeignet** zur Vorbeugung gegen allergische Bindehautentzündung. → Seite 569
Vividrin Nasenspray gegen Heuschnupfen Nasenspray	20 mg (ohne Konservierungsmittel)	7,97/15 ml	**Geeignet** zur Vorbeugung gegen allergischen Schnupfen. → Seite 569
Vividrin antiallergische Augentropfen Augentropfen	20 mg (Konservierungsmittel: Benzalkoniumchlorid)	6,25/10 ml	**Auch geeignet** zur Vorbeugung gegen allergische Bindehautentzündung. Mittel ohne Konservierungsmittel sind vorzuziehen. → Seite 569
Vividrin Heuschnupfen-Kombi-Packung Augentropfen und Nasenspray	20 mg (Konservierungsmittel: Benzalkoniumchlorid) und 20 mg (ohne Konservierungsmittel)	12,40/ 10 ml und 15 ml	**Auch geeignet** zur Vorbeugung gegen allergische Bindehautentzündung. Mittel ohne Konservierungsmittel sind vorzuziehen. **Geeignet** zur Vorbeugung gegen allergischen Schnupfen. → Seite 569
Vividrin akut Azelastin Nasenspray gegen Heuschnupfen Nasenspray	**Azelastin-hydrochlorid** 1 mg (ohne Konservierungsmittel)	8,20/5 ml	**Geeignet** bei allergischem Schnupfen. → Seite 563
Vividrin akut Azelastin antiallergische Augentropfen Augentropfen	0,5 mg (Konservierungsmittel: Benzalkoniumchlorid)	11,23/6 ml	**Auch geeignet** bei allergischer Bindehautentzündung. Mittel ohne Konservierungsmittel sind vorzuziehen. → Seite 563

Allergie allgemein sowie an Haut, Augen und Atemwegen Fortsetzung

Handelsname Darreichungsform	**Zusammensetzung pro 1 ml/1 g oder wie angegeben bzw. pro abgeteilte Einheit**	**Unverb. Preis in Euro/kleinste Packung**	**Bewertung**
Hinweise zu den Tabellenspalten → Seite 32, zur Auswahl der Arzneimittel → Seite 27, zur Grundlage der Bewertung → Seiten 27, 31			
Vividrin akut Azelastin Kombi-Packung gegen Heuschnupfen Augentropfen und Nasenspray	**Azelastin-hydrochlorid** 0,5 mg (Konservierungsmittel: Benzalkoniumchlorid) und 1 mg (ohne Konservierungsmittel)	16,30/ 6 ml und 5 ml	**Auch geeignet** bei allergischer Bindehautentzündung. Mittel ohne Konservierungsmittel sind vorzuziehen. **Geeignet** bei allergischem Schnupfen. → Seite 563
Zyrtec Filmtabletten	**Cetirizin-dihydrochlorid** 10 mg	17,29/20 Stück	**Geeignet** bei allergischen Erkrankungen. Wenig bis nicht müde machendes Antihistaminikum. → Seite 564

Schmerzen, Fieber

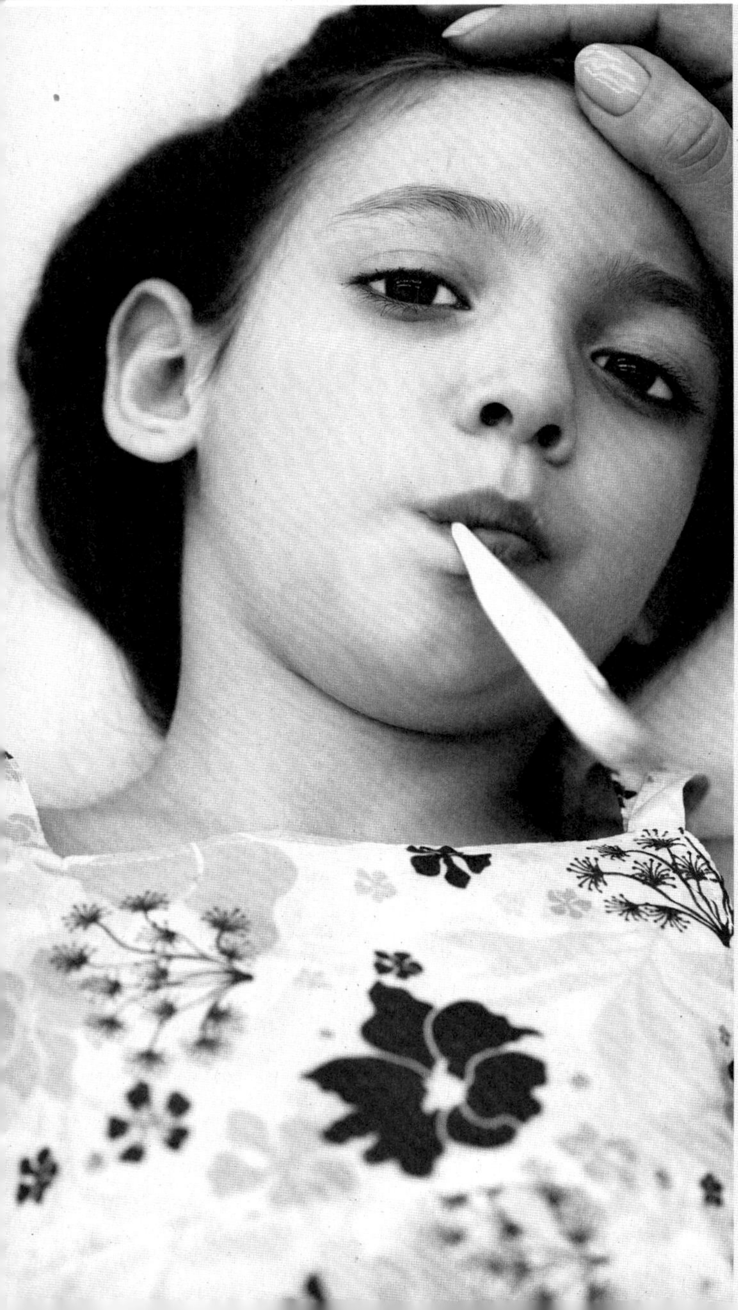

Wohl jeder Mensch ist von Zeit zu Zeit einmal von Schmerzen (→ Seite 583) geplagt. Der Kopf tut weh, der Rücken schmerzt oder es zieht in den Zähnen. Bei vielen Frauen ist die monatliche Regel mit Schmerzen verbunden. Diese akuten Schmerzen lassen sich für eine begrenzte Zeit ohne ärztliche Hilfe lindern. Anhaltende Schmerzen gehören jedoch in fachkundige Hände.
Viele Erkrankungen sind von Fieber (→ Seite 587) begleitet. Muss dieses gesenkt werden und genügen abkühlende Maßnahmen dafür nicht, kann ein Medikament hilfreich sein. Derartige Mittel sind rezeptfrei erhältlich.

Schmerzen

Akute Schmerzen haben für den Körper eine wichtige Schutzfunktion. Sie warnen zum Beispiel vor Gefahren: Bevor eine schwere Verbrennung entsteht, zieht man die Hand von der heißen Herdplatte zurück. Sie signalisieren Verletzungen und erzwingen Schonung. Schmerzen können auf ein Krankheitsgeschehen hinweisen. Beispiele dafür sind Muskelkater, wenn die Muskulatur überfordert ist, und Kopfschmerzen bei Hirnhautentzündung. Diese akuten Schmerzen vergehen in aller Regel, wenn die Auslöser beseitigt sind oder zugrunde liegende Erkrankungen erfolgreich behandelt wurden.
Das ist bei chronischen Schmerzen anders. Als »chronisch« werden Schmerzen bezeichnet, die länger als sechs Monate anhalten oder in kurzen Abständen oft wiederkehren. Sie haben ihre Warnfunktion verloren oder diese Aufgabe niemals gehabt. Der Schmerz hat sich verselbstständigt, er ist zu einer eigenständigen Krankheit geworden. Beispiele dafür sind chronische Spannungskopfschmerzen, Schmerzmittelkopfschmerzen und Migräne (→ Seite 478). Auch Schmerzen, die schwere Erkrankungen, wie zum Beispiel Krebs, begleiten, gehören dazu. Eine Schmerzkrankheit erwächst aus einem Geflecht von Bedingungen, die ineinandergreifen, sich gegenseitig unterhalten und verstärken. Bei dieser Art von Schmerzen muss unter ärztlicher Leitung eine spezielle Schmerztherapie durchgeführt werden. Dabei kommen sehr unterschiedliche Medikamente und nichtmedikamentöse Maßnahmen zum Einsatz.
Kopf-, Zahn-, Regelschmerzen und Schmerzen nach einer Verletzung, die zu einer Prellung, Zerrung oder Verstauchung (→ Seite 507) geführt hat, gehören zu den akuten Schmerzen. Sie können bei jedem Menschen auftreten, auch bei Kleinkindern und Säuglingen. Sie halten einige Stunden, höchstens ein paar Tage an, vergehen dann und kehren nicht so bald wieder. Demgegenüber neigen Gelenk-, Kreuz- und Rückenschmerzen eher dazu, anzudauern oder häufig wiederzukehren.

Anzeichen und Beschwerden

Auf welche Weise Schmerzen empfunden werden, lässt sich anderen Menschen schlecht vermitteln. Man versucht es, indem man beschreibt, wie sich der Schmerz anfühlt: pochend, klopfend, drückend, brennend, stechend, bohrend. Die Art der Schmerzqualität kann dem Fachmann bereits etwas über die Ursachen sagen.
Nach ihrer Stärke werden Schmerzen in leicht, mäßig stark, stark und sehr stark unterteilt.
Drei spezielle Formen von Kopfschmerzen müssen von gewöhnlichen Kopfschmerzen abgegrenzt werden:

- Spannungskopfschmerzen. Diese Schmerzen werden als dumpf, drückend und beengend beschrieben. Sie sind leicht bis mittelstark und erfassen den gesamten Kopf. Spannungskopfschmerzen dauern Stunden bis Tage an und treten oft mehrmals im Monat auf.
- Schmerzmittelkopfschmerzen. Diese sind das Ergebnis einer zu häufigen Einnahme von Schmerzmitteln. Als »zu häufig« gilt es, wenn an mehr als zehn Tagen im Monat Kopfschmerzmittel eingenommen werden. Der Schmerz kann alle Schattierungen zwischen leicht und sehr stark umfassen und wird als dumpf, drückend und stechend empfunden. Die Schmerzen sitzen im gesamten Kopf, beginnen meist morgens, halten lange an und treten nahezu täglich auf. Werden die Medikamente abgesetzt, verstärken sich die Kopfschmerzen.
- Migräne (→ Seite 478). Näheres zu dieser Schmerzkrankheit finden Sie im Kapitel »Nervensystem«.

Bei Zahnschmerzen zieht es in den Zähnen. Sie sind empfindlich gegenüber Kälte, Wärme, Saurem und Süßem und können schmerzhaft auf den Kaudruck reagieren. Stärkere Zahnschmerzen können bis unter die Augen und zu den Ohren hin ausstrahlen. Auch Schluckbeschwerden können auftreten. Die Wange auf der Seite des betroffenen Zahnes kann anschwellen.
Schmerzen im Zusammenhang mit der Menstruation können sich als ziehende Rücken- und Bauchschmerzen, teilweise sogar Bauchkrämpfe, bemerkbar machen (Dysmenorrhö). Bei manchen Frauen kommen Kopfschmerzen, Erbrechen und Durchfall hinzu.
Näheres zu »Anzeichen und Beschwerden« von Gelenkschmerzen lesen Sie unter »Arthrose, Gelenkbeschwerden« (→ Seite 506), zu Rückenschmerzen unter »Kreuz- und Rückenbeschwerden, Verspannungen« (→ Seite 501).

Bei Kindern

Kleine Kinder zeigen Schmerzen oft dadurch, dass sie weinen, unruhig und nicht zu beruhigen sind oder nichts mehr essen mögen. Schmerzen sind für sie schlecht zu lokalisieren, und weil für sie der Bauch im Mittelpunkt des Empfindens steht, nennen sie vieles einfach Bauchweh.

Ursachen

Praktisch alle Krankheiten, Verletzungen und Entzündungen können mit Schmerzen verbunden sein.
Die Ursachen gelegentlicher Kopfschmerzen lassen sich in der Regel leicht ausmachen: eine feuchtfröhliche Feier, fehlender Schlaf, die Begleiterscheinung einer Erkältung. Doch es gibt noch viele andere Ursachen für Kopfschmerzen. Sie reichen von einer Überanstrengung der Augen über eine chronische Nasennebenhöhlenentzündung bis hin zur Hirnhautentzündung und zu Gehirn-

tumoren. Kopfschmerzen gehören zudem zu den unerwünschten Wirkungen einiger Arzneimittel. Die verschiedenen Ursachen kann aber nur der Arzt voneinander abgrenzen.
Spannungskopfschmerzen: Bis vor einiger Zeit ging man davon aus, dass die Stirn- und Nackenmuskeln stressbedingt verspannt seien und den Kopfschmerz auslösen. Das ließ sich aber nicht bestätigen. Derzeit nimmt man an, dass die Funktion jener Gehirngebiete gestört ist, in der die Schmerzempfindung verarbeitet wird. Dadurch sinkt die Schmerzschwelle, und Schmerzen werden schneller und leichter wahrgenommen.
Schmerzmittelkopfschmerzen: Solche Schmerzen entstehen nur, wenn oft und reichlich Schmerzmittel eingenommen werden. Dabei ist es egal, ob es sich um rezeptfreie oder rezeptpflichtige Schmerzmittel mit einem Wirkstoff handelt oder um Kombinationsmittel. Als Grenze für eine Schmerzmitteleinnahme gelten höchstens zehn Tage im Monat. Gefährdet für einen Mehrgebrauch sind vor allem Menschen mit Spannungskopfschmerzen und Migräne.
Bei empfindlichen Zähnen ist der Zahnnerv irritiert, aber nicht krank oder geschädigt. Meist legt sich das binnen Kurzem von selbst wieder. Die Ursache »richtiger« Zahnschmerzen sind fast immer Karies und ihre Folgen. Auch eine Parodontitis kann an den Zähnen Schmerzen hervorrufen. Hierbei bilden sich um die Zähne herum Zahnfleischtaschen. Das Zahnfleisch und der Zahnhalteapparat sind entzündet. Zudem gehen das Zahnfleisch und der Kieferknochen zurück und die Zahnhälse liegen frei. Auch nach Zahnbehandlungen können Schmerzen noch eine Zeit lang fortbestehen.
Bei Frauen mit Regelschmerzen produziert das Gewebe der Gebärmutter reichlich Prostaglandine (Gewebehormone). Dadurch kommt es zu häufigen, starken und schmerzhaften Krämpfen der Gebärmuttermuskulatur. Wie stark diese sind und wie sehr sie die Frau beeinträchtigen, hängt jedoch von vielen Faktoren ab. Unter anderem ist es möglich, dass das seelische Befinden die Prostaglandinproduktion beeinflusst. Konflikte in der Partnerschaft, Störungen im Sexualleben, ein unerfüllter Kinderwunsch, Probleme mit dem Frausein – all das kann sich auswirken. Eine Endometriose, bei der außerhalb der Gebärmutter Gebärmutterschleimhautzellen wachsen, Zysten an den Eierstöcken und Myome in der Gebärmutter können die Blutungen zum Teil erheblich verstärken und schmerzhafter machen. Auch eine zur Empfängnisverhütung in die Gebärmutter eingelegte »Spirale« kann derartige Begleiteffekte haben.
Näheres zu den Ursachen von Gelenkschmerzen lesen Sie unter »Arthrose, Gelenkbeschwerden« (→ Seite 506), zu den Ursachen von Rückenschmerzen unter »Kreuz- und Rückenbeschwerden, Verspannungen« (→ Seite 501).

Vorbeugung

Ein Körper, der es gewohnt ist, sich immer wieder verändernden Bedingungen anzupassen, gleicht Belastungen leicht aus. Damit werden Schmerzen aufgrund von Überforderungen seltener. Als Anpassungstraining eignen sich regelmäßige körperliche Aktivität, zum Beispiel schnelles Gehen (Walking), Laufen (Jogging), Schwimmen, Fahrradfahren und Skilanglauf, aber auch morgendliche Warm-Kalt-Wechselduschen und regelmäßige Saunagänge.
Einem Schmerzmittelkopfschmerz beugt man dadurch vor, dass Schmerzmittel nicht öfter als zehn Tage im Monat eingenommen werden. Das Risiko für einen Schmerzmittelkopfschmerz verringert sich, wenn Einzelsubstanzen verwendet werden. Kombipräparate aus Schmerzwirkstoff und Koffein bergen ein erhöhtes Risiko, die Mittel häufiger und in höherer Dosierung einzunehmen als angeraten.
Karies und Parodontitis kann durch richtige und regelmäßige Zahn- und Mundhygiene vorgebeugt werden. Näheres zur Vorbeugung gegen Gelenkschmerzen lesen Sie unter »Arthrose, Gelenkbeschwerden« (→ Seite 506), zur Vorbeugung gegen Rückenschmerzen unter »Kreuz- und Rückenbeschwerden, Verspannungen« (→ Seite 502).

Allgemeine Maßnahmen

Bei Kopfschmerzen tut es gut, sich in einem abgedunkelten, von Geräuschen abgeschirmten Raum, hinzulegen. Manche Menschen fühlen Erleichterung, wenn sie sich eine Eispackung oder Kaltwasserumschläge auf die Stirn legen. Auch das Einreiben der Schläfen mit Franzbranntwein oder Pfefferminzöl kann helfen; bei manchen erübrigt sich dann sogar eine Tabletteneinnahme. Bei Zahnschmerzen muss der Zahnarzt eingreifen. Bis dahin können für kurze Zeit kalte Umschläge hilfreich sein. Regelschmerzen lassen sich mit Wärme lindern: ein warmes Bad, eine Wärmflasche, ein warmer Wickel.
Was Sie bei Gelenkschmerzen tun können, lesen Sie unter »Arthrose, Gelenkbeschwerden« (→ Seite 506), was bei Rückenschmerzen unter »Kreuz- und Rückenbeschwerden, Verspannungen« (→ Seite 503).
Bei chronischen Schmerzen ist es ratsam, ein Schmerztagebuch zu führen. Darin wird festgehalten: Wann sind Schmerzen aufgetreten? Wie lange hielten sie an? Wie schwer waren sie? Welche Medikamente wurden eingenommen? In welcher Dosierung? Wie war die Wirkung? Welche Begleitumstände werden als Schmerzauslöser vermutet? Mithilfe dieses Tagebuchs lässt sich beurtei-

len, ob die gewählte Behandlung das Schmerzgeschehen positiv beeinflussen kann.
Schwere und anhaltende Schmerzen führen oft zu Schlaflosigkeit, Angst und depressiver Stimmung und können Probleme in Familie, Partnerschaft und im Beruf nach sich ziehen. Psychologische Therapieverfahren und eine spezielle Behandlung dieser zusätzlichen Störungen können dann sehr hilfreich sein.
Als Verfahren, die sowohl die innere Spannung als auch die Muskelanspannung verringern, haben sich autogenes Training und progressive Muskelrelaxation bewährt. Mit einem Biofeedback-Training kann man lernen, der Schmerzempfindung gegenzusteuern.

Wann zum Arzt?

Nur Schmerzen, deren Ursache sich relativ sicher ausmachen lässt, können bis zu drei Tage lang selbst behandelt werden. Verstärken sie sich während dieser Zeit, dauern sie länger an oder kehren sie häufig wieder, sodass Sie öfter als zehn Tage im Monat Schmerzmittel einnehmen, oder kommen andere Beschwerden hinzu, sollte in jedem Fall ein Arzt zurate gezogen werden.
Auch die Behandlung heftiger oder anhaltender Schmerzen sollte immer mit einem Arzt besprochen werden. Starke Schmerzen, die zum ersten Mal auftreten und deren Herkunft unerklärlich ist, bedürfen unbedingt einer ärztlichen Diagnose – auch wenn es sich dabei um Kopfschmerzen handelt.
Zahnschmerzen sind immer ein Grund, sofort einen Termin beim Zahnarzt zu vereinbaren. Zahnfleischerkrankungen müssen ebenfalls zahnärztlich behandelt werden. Bei jeder Art von Zahnschmerzen ist das Einnehmen von Schmerzmitteln nur zur Überbrückung akzeptabel, bis die Ursache der Schmerzen beseitigt ist.
Sind Menstruationsschmerzen so schmerzhaft, dass sie das Alltagsleben beeinträchtigen, oder verstärken sie sich mit der Zeit, sollte der Frauenarzt aufgesucht werden.
Nichtverschreibungspflichtige Schmerzmittel wie die, die im Folgenden besprochen werden, dürfen vom Arzt zulasten der gesetzlichen Krankenkasse nicht verordnet werden – mit einer Ausnahme: Azetylsalizylsäure und Parazetamol können weiterhin verordnet werden, um in der Kombination mit Opioiden schwere und schwerste Schmerzen zu behandeln. Näheres hierzu finden Sie in der »Ausnahmeliste« (→ Seite 658).

Bei Kindern

Kinder, bei denen Schmerzen mit Fieber einhergehen, sollten umgehend einem Arzt vorgestellt werden.

Kopfschmerzen durch Schmerzmittel

Viele Erkrankungen und Störungen, die mit Schmerzen einhergehen, dauern länger an oder treten in Abständen immer wieder auf. Dann ist die Versuchung groß, Schmerzmittel über längere Zeit oder immer wieder einzunehmen. Das birgt aber das Risiko, durch diese Mittel einen Dauerkopfschmerz zu erzeugen. Möglicherweise senkt die regelmäßige Einnahme von Schmerzmitteln die Schwelle, ab der das Gehirn auf Schmerzen reagiert, und macht das Schmerzsystem so überempfindlich.
Medikamentenbedingte Dauerkopfschmerzen können bereits auftreten, wenn Schmerzmittel öfter als zehn Tage im Monat eingenommen werden. Das Risiko kann noch steigen, wenn Azetylsalizylsäure (ASS) oder Parazetamol mit Koffein kombiniert werden. Diese Kombinationsmittel werden nicht selten häufiger und in höherer Dosierung eingenommen, als es angeraten ist. Auch beim Gebrauch von nichtsteroidalen Antirheumatika (NSAR) über längere Zeit können Kopfschmerzen auftreten, die auf dem Medikament beruhen. Bei Dauergebrauch besteht darüber hinaus die Gefahr von Nierenschäden.

Behandlung mit Medikamenten

Für die gelegentliche Behandlung von leichten bis mäßig starken Schmerzen werden die nichtsteroidalen Antirheumatika, NSAR, (→ Seite 592) Diclofenac, Ibuprofen und Naproxen und die in die gleiche Gruppe gehörende Azetylsalizylsäure, ASS, (→ Seite 589) als »geeignet« beurteilt. Auch Parazetamol (→ Seite 596) gilt als »geeignet«. Alle diese Schmerzmittel können bei Kopf-, Gelenk-, Regel- und Zahnschmerzen eingesetzt werden. Bei Zahnschmerzen gilt ASS jedoch als »mit Einschränkung geeignet«, da sich durch sie Blutungen verstärken und verlängern können. Das kann bei einem eventuell notwendigen Eingriff an den Zähnen problematisch werden. Wird ASS bei Regelschmerzen eingenommen, kann sich die Blutung verlängern.
Welche schmerzstillende Substanz gewählt wird, kann sich zum einen nach Art und Ursache der Schmerzen richten. Zum anderen sollten bei der Auswahl die individuellen Bedingungen des Anwenders und das unterschiedliche Nebenwirkungsprofil der Schmerzmittel berücksichtigt werden.

Diclofenac und Ibuprofen werden bei jeder Art von Schmerzen als »geeignet« angesehen: bei Kopf-, Gelenk-, Regel- und Zahnschmerzen. Bei Gelenkbeschwerden sind diese Substanzen besonders vorteilhaft. Da sie auch entzündungshemmend wirken, helfen sie sowohl bei abnutzungsbedingt schmerzenden als auch bei entzündeten Gelenken (»aktivierte Arthrose«). Näheres zur Anwendung von Naproxen bei Arthrose und anderen Gelenkbeschwerden lesen Sie unter NSAR, innerlich, (→ Seite 515).

Naproxen in dem hier besprochenen Präparat ist ausschließlich zur Anwendung bei Regelschmerzen zugelassen. Frauen, die aus Erfahrung wissen, dass ihre Menstruation schmerzhaft verläuft, können das Medikament gleich zu Beginn der Beschwerden einnehmen. Dann prägen sich die Schmerzen nicht so stark aus.

Die Nebenwirkungen fallen besonders ins Gewicht, wenn Schmerzmittel längere Zeit eingenommen werden. Insbesondere die Belastung von Magen und Darm sowie der Einfluss auf die Blutgerinnung sind dann von Interesse. Unter den NSAR steht Ibuprofen in dieser Hinsicht günstiger da als Diclofenac und Naproxen.

Azetylsalizylsäure (ASS) kann Magen und Darm erheblich belasten. Das gilt besonders, wenn sie länger eingenommen wird. Auch ihre gerinnungshemmende Wirkung kann sich nachteilig auswirken, zum Beispiel bei einer unerwarteten Verletzung.

Parazetamol ist zum Beispiel bei Schmerzen im Zusammenhang mit einer Erkältung beliebt. Regelschmerzen lindert es weniger gut als NSAR. Einschränkungen ergeben sich unter anderem dadurch, dass es die Leber belastet. Bei einem Katerkopfschmerz ist Parazetamol daher wenig angebracht. Außerdem muss bei Parazetamol die Dosierungsgrenze unbedingt eingehalten werden, da eine Überdosierung relativ rasch lebensbedrohlich werden kann. Darüber hinaus haben neue Studien eine Diskussion über eventuelle weitere unerwünschte Wirkungen von Parazetamol, die Kinder betreffen, angestoßen.

Die Kombination aus Schmerzmittel und Vitamin C (→ Seite 607) wird als »auch geeignet« bewertet, solange damit keine Zahnschmerzen gelindert werden sollen. Der Zusatz von Vitamin C zu ASS ist allerdings unnötig, auch wenn die Hersteller eine bessere Magenverträglichkeit propagieren. Da die Mittel aber als Brausetabletten im Handel sind, ist sichergestellt, dass sie immer mit viel Wasser eingenommen werden und schnell wirken. Beide Mittel sind bei Zahnschmerzen wegen der möglichen erhöhten Blutungsgefahr mit Einschränkung geeignet.

Als »mit Einschränkung geeignet« wird auch das Präparat *Aspirin direkt* beurteilt. Es enthält zwar nur Azetylsalizylsäure, liegt aber als Kautablette vor, sodass es ohne Wasser eingenommen werden kann. Dies läuft der Forderung zuwider, Tabletten mit Azetylsalizylsäure immer mit einem großen Glas Wasser einzunehmen, weil die Flüssigkeit notwendig ist, um die Belastung für Magen, Darm und Speiseröhre möglichst gering zu halten. Wird die Tablette nicht fein genug zerkaut und nichts getrunken, können sich größere Stücke in der Speiseröhre oder im Magen und Darm festsetzen und unerwünschte Wirkungen hervorrufen.

Wer eine äußerliche Anwendung statt einer innerlichen bevorzugt, kann Pfefferminzöl (→ Seite 600) auftragen. Bei gelegentlich auftretenden Spannungskopfschmerzen scheint es hilfreich zu sein. Da aber noch nicht ausreichend nachgewiesen ist, dass das ätherische Öl den Schmerzmitteln Azetylsalizylsäure, Ibuprofen und Parazetamol gleichwertig ist, wird es als »mit Einschränkung geeignet« beurteilt.

Über die Pyrazole (→ Seite 599) Phenazon und Propyphenazon liegen zur Behandlung von Schmerzen nur unzureichende Erkenntnisse vor, obwohl sie schon jahrzehntelang in Gebrauch sind. Die Substanzen gehören zur selben Wirkstoffgruppe wie Metamizol – ein verschreibungspflichtiges, stark schmerzstillendes und fiebersenkendes Mittel. Aufgrund schwerwiegender Nebenwirkungen wurde das Einsatzgebiet von Metamizol eingeschränkt. Da vergleichbare unerwünschte Wirkungen, wie sie für Metamizol beschrieben sind, auch für Propyphenazon und Phenazon nicht ausgeschlossen werden können und es geeignete Substanzen gibt, die besser zu beurteilen sind, werden Präparate mit Phenazon oder Propyphenazon zur Behandlung von leichten und mittelschweren Schmerzen als »wenig geeignet« eingestuft.

Die Kombination verschiedener Schmerzmittel (→ Seite 601) wirkt nicht schmerzstillender als ein Einzelmittel. Die Kombinationspartner verbessern die Wirksamkeit nicht nennenswert, können das Risiko für unerwünschte Wirkungen aber steigern. Die Präparate werden daher als »wenig geeignet« beurteilt. Das gilt ebenso für die Kombinationen aus Schmerzmittel und Koffein (→ Seite 603). Diese Kombination bringt keinen nennenswerten zusätzlichen Nutzen, vielmehr kann Koffein die missbräuchliche Verwendung fördern.

Zur Anwendung bei krampfartigen Regelschmerzen ist das Kombinationsmittel (→ Seite 605) *Buscopan plus* gedacht. Es enthält Parazetamol. Dieses lindert Regelschmerzen jedoch weniger gut als Ibuprofen oder Naproxen. Der zweite Wirkstoff ist Butylscopolamin. Dessen therapeutische Wirksamkeit ist nicht ausreichend nachgewiesen. Das Präparat wird daher als »wenig geeignet« beurteilt.

Bei Kindern
Für Kinder sind Ibuprofen und Parazetamol als Schmerzmittel geeignet. Welcher Wirkstoff infrage kommt, richtet sich nach dem Alter des Kindes und seinem Gewicht. Ibuprofen kann bei Kindern ab 5 Kilogramm Gewicht angewendet werden, Parazetamol bei Kindern, die mehr als 3 Kilogramm wiegen.
Kinder unter zwölf Jahren sollten keine Mittel mit Azetylsalizylsäure bekommen, wenn sie einen Virusinfekt wie Grippe oder Windpocken haben. In diesem Fall besteht das seltene Risiko, dass ASS ein Reye-Syndrom auslöst, bei dem schwere Leber- und Hirnschäden möglich sind.
Die Schwere bestimmter Erkrankungen (z. B. das Kawasaki-Syndrom, eine schwere entzündliche Erkrankung des Lymphsystems im frühen Kindesalter) kann es aber in Einzelfällen notwendig machen, Azetylsalizylsäure auch bei jüngeren Kindern anzuwenden.

Anthroposophische, homöopathische und traditionell angewendete Mittel

Zu den meistgekauften Mitteln gehören auch *Migräne Hevert Tropfen*, *Kephalodoron* und *Rephalgin*. Bei *Kephalodoron* handelt es sich um ein Präparat der anthroposophischen Therapierichtung, bei den anderen um homöopathische Präparate.
Diese Mittel lassen sich nach den Grundsätzen dieses Buches nicht bewerten. Sie werden deshalb nicht näher besprochen. Allgemeine Informationen zu den genannten Therapierichtungen Anthroposophie und Homöopathie finden Sie unter »Anthroposophische Arzneimittel« (→ Seite 21) und »Homöopathische Arzneimittel« (→ Seite 20).

Fieber

Durch die Arbeit des Stoffwechsels und der Muskeln erzeugt der Körper ununterbrochen Wärme. Die normale Körpertemperatur beträgt etwa 37 °C, unterliegt aber tagesrhythmischen Schwankungen. Am frühen Morgen ist sie etwa 1 Grad niedriger als am späten Nachmittag.
Fieber ist eine wünschenswerte Reaktion des Körpers, die ihm hilft, mit einer Infektion fertig zu werden. Eine erhöhte Temperatur bis 38,5 °C steigert die Abwehrtätigkeit des Immunsystems und bremst die Vermehrung von Erregern. Allerdings sind dem Körper bei der Erhöhung seiner Betriebstemperatur relativ enge Grenzen gesetzt. Bei etwa 41 °C zeigen Apathie und Verwirrung, dass das Gehirn Schaden nimmt; bei 42 °C kommt es zu Bewusstlosigkeit und Krämpfen.
Das Regulationszentrum für die Körpertemperatur liegt im Gehirn. Angeregt durch fiebererzeugende Substanzen, sorgt es für einen Anstieg der Körpertemperatur. Dazu werden die Blutgefäße an der Körperoberfläche enggestellt. Das Blut konzentriert sich im Körperinnern. Damit steigt dort die Temperatur und zugleich verringert sich der Wärmeverlust an der Körperoberfläche. Der Kranke friert. Um zusätzliche Wärme zu produzieren, ziehen sich die Muskeln in der Haut rhythmisch zusammen: Der Kranke hat Schüttelfrost. Die Bemühungen des Körpers, Wärme zu erzeugen und zu speichern, dauern an, bis das Blut die vom Regulationszentrum vorgegebene Temperatur hat. Wird wieder die Normaltemperatur vorgegeben, fließt das Blut in die Haut zurück, und der Kranke schwitzt. Auf diese Weise bemüht sich der Körper, überschüssige Wärme abzugeben.

Anzeichen und Beschwerden

Von Fieber spricht man, wenn die Körpertemperatur auf mehr als 38 °C (im After gemessen) ansteigt. Viele Krankheiten verlaufen mit sehr charakteristischen Temperaturschwankungen, die dem Arzt bei der Diagnose helfen und ihm auch etwas über die Entwicklung der Krankheit sagen können.
Vor allem bei Kinderkrankheiten steigt und fällt das Fieber im Verlauf des Tages auf eine für die jeweilige Erkrankung typische Weise. Bei Malaria hingegen wechseln die Fieberschübe im Tages-, Wochen- oder Jahresrhythmus. Bei manchen anderen Störungen bleibt die Körpertemperatur über längere Zeit mäßig erhöht.
Gemessen wird Fieber mit einem Thermometer im Mund (oral), im Ohr (aurikulär), unter der Achsel (axillär) oder im After (rektal). Bei der Messung in Mund, Ohr oder After genügen zwei bis drei Minuten, unter der Achsel sollte das Thermometer mindestens fünf Minuten bleiben. Die Temperatur im Innern des Körpers lässt sich mit diesen Methoden nur näherungsweise bestimmen: Die Unter-Arm-Temperatur und die im Ohr gemessene liegen etwa 1 Grad unter der Temperatur des Blutes, die im Mund etwa 0,5 Grad darunter, die im After kommt der des Blutes am nächsten.
Messungen unter der Achsel werden nicht mehr empfohlen, da ihre Ergebnisse ungenau sind. Seit die Geräte zur Messung der Ohrtemperatur zuverlässiger geworden sind, wird diese Methode vor allem bei Kindern vermehrt eingesetzt.

Ursachen

Meistens ist eine Infektion mit Bakterien oder Viren, nur selten mit Würmern, die Ursache des Fiebers. Aber auch Entzündungen, eine Krebserkrankung und allergische Reaktionen können Fieber hervorrufen.
Bei Kindern beruhen Temperaturen zwischen 37,5 °C und 38,5 °C oft auf intensiver körperlicher Aktivität.

Bei extremer Belastung können im Körper Substanzen entstehen, die Fieber erzeugen. Solche Situationen können unter anderem sein: lange, intensive Sonnenbestrahlung, hoher Flüssigkeitsverlust, totale körperliche Erschöpfung, psychische Überforderung.
Sehr hohes Fieber kann eine seltene, aber gefährliche Nebenwirkung einiger Arzneimittel sein, wie zum Beispiel von Neuroleptika (bei Psychosen) und Antibiotika (bei bakteriellen Infektionen).

Allgemeine Maßnahmen

Alles, was kühlt und Wärme abführt, kann das Fieber senken. Sinnvoll ist das aber erst, wenn die Aufheizphase vorüber ist und der Fiebernde nicht mehr friert. Solange Hände und Füße noch nicht wieder warm sind und die Haut noch nicht glüht, würde eine Abkühlbehandlung den Körper überanstrengen: Er müsste sich bemühen, die verloren gegangene Wärme so schnell wie möglich neu zu produzieren.
Je größer die gekühlte Hautoberfläche und je kälter das Mittel ist, mit dem man kühlt, desto ausgeprägter ist die fiebersenkende Wirkung. Infrage kommen kalte Umschläge am Unterschenkel (Wadenwickel) oder ein Bad in lauwarmem Wasser. Zu Beginn sollte die Badetemperatur etwa 2 Grad unter der des Körpers liegen, dann kann die Temperatur durch zulaufendes kaltes Wasser weiter abgesenkt werden. Ein solches Abkühlungsbad sollte höchstens 20 Minuten dauern.
Bei Kindern
Vor allem Kleinkinder verlieren bei hohem Fieber oft mehr Flüssigkeit, als sie durch Trinken ersetzen können. Aus diesem Grund ist es bei ihnen wichtig, hohes Fieber zu senken. Als schonende Maßnahme sind bei ihnen zunächst Wadenwickel geeignet.

Wann zum Arzt?

Fieber unter 39 °C, das eine sicher bekannte Krankheit begleitet, braucht nicht behandelt zu werden. Hierzu gehören zum Beispiel durch Viren ausgelöste Infektionen der Atemwege (Erkältung), des Rachenraums (Angina) und von Magen und Darm. Wer sich durch die Beschwerden sehr beeinträchtigt fühlt, kann ein fiebersenkendes Mittel anwenden. Hat sich die Erkrankung aber nach drei Tagen nicht deutlich gebessert, sollte ein Arzt zurate gezogen werden.
Unter folgenden Bedingungen ist ebenfalls eine ärztliche Behandlung erforderlich:

- Die Ursache des Fiebers ist nicht sicher auszumachen.
- Das Fieber tritt gleichzeitig mit schwerwiegenden anderen Symptomen auf.
- Es steigt über 39 °C an.
- Das Fieber ist nur mäßig hoch, bleibt aber über längere Zeit bestehen, ohne dass eine Infektion oder Ähnliches vorliegt.
- Das Fieber tritt kurz nach der Einnahme eines Medikaments oder nach der Rückkehr von einer Fernreise auf.

Bei Kindern unter 6 Wochen

Kinder bis zu diesem Alter sollten, wenn ihre Körpertemperatur über 38 °C steigt, immer einem Arzt vorgestellt werden.

Bei Kindern unter 7 Jahren

Gehen Sie mit dem Kind zum Arzt, wenn die Körpertemperatur über 38 °C steigt und/oder das Kind

- sich erbricht
- kaum noch trinkt
- wässrigen Durchfall hat
- auffällig blass ist
- apathisch wirkt
- auffällig schnell atmet oder beim Atmen Geräusche entstehen
- krampfartig zuckt (Fieberkrampf).

Behandlung mit Medikamenten

Die nichtsteroidalen Antirheumatika, NSAR, (→ Seite 592) Diclofenac, Ibuprofen und Azetylsalizylsäure, ASS, (→ Seite 589) sind ebenso wie Parazetamol (→ Seite 596) nicht nur Schmerzwirkstoffe, sondern können auch Fieber senken. Hierfür werden sie als »geeignet« bewertet. Bei Parazetamol haben neue Erkenntnisse eine Diskussion über eventuelle, bisher nicht bekannte unerwünschte Wirkungen angestoßen, die allerdings nur Kinder betreffen.
Aspirin direkt sind Kautabletten, die ohne Wasser eingenommen werden können. Das läuft der Forderung zuwider, bei der Einnahme von Tabletten mit Azetylsalizylsäure immer ein großes Glas Wasser zu trinken. Da die Flüssigkeit notwendig ist, um die Belastung für Magen, Darm und Speiseröhre zu verringern, wird das Produkt als »mit Einschränkung geeignet« bewertet.
Die Kombination aus Schmerzmittel und Vitamin C (→ Seite 607), *Aspirin plus C, ASS + C-ratiopharm*, gilt als »auch geeignet«. Der Zusatz von Vitamin C zu ASS ist unnötig, auch wenn die Hersteller eine bessere Magenverträglichkeit propagieren. Da die Mittel aber als Brausetabletten im Handel sind, ist sichergestellt, dass sie immer mit viel Wasser eingenommen werden und schnell wirken.
Für alle anderen Medikamente gelten für die Anwendung bei Fieber die gleichen Bewertungen, wie sie im Abschnitt »Schmerzen« (→ Seite 585) unter »Behandlung mit Medikamenten« detailliert angegeben sind.

Bei Kindern

Für Kinder sind Ibuprofen und Parazetamol als Fiebermittel geeignet. Welcher Wirkstoff infrage kommt, richtet sich nach dem Alter des Kindes und seinem Gewicht. Ibuprofen kann bei Kindern ab 5 Kilogramm Gewicht angewendet werden, Parazetamol bei Kindern, die mehr als 3 Kilogramm wiegen.

Azetylsalizylsäure scheidet für Kinder unter zwölf Jahren in der Regel aus. Bei ihnen besteht dann, wenn sie einen Virusinfekt, wie Grippe oder Windpocken, haben, das seltene Risiko, dass ASS ein Reye-Syndrom auslöst, bei dem schwere Leber- und Hirnschäden möglich sind. Die Schwere bestimmter Erkrankungen (z. B. das Kawasaki-Syndrom, eine schwere entzündliche Erkrankung des Lymphsystems im frühen Kindesalter) kann es aber in Einzelfällen notwendig machen, Azetylsalizylsäure auch bei jüngeren Kindern anzuwenden.

Bei Kindern, die bereits einmal einen Fieberkrampf hatten, sollte Fieber über 38,5 °C konsequent gesenkt werden. Dazu eignen sich vor allem Wadenwickel und als Medikament Ibuprofen oder Parazetamol. Hat der Arzt nach dem letzten Fieberkrampf vorsorglich krampflösende Zäpfchen mit dem Wirkstoff Diazepam verordnet, sollten Sie dem Kind diese nach Anweisung des Arztes geben.

Azetylsalizylsäure

Acesal, Aspirin, ASS-1A Pharma, ASS AL, ASS-CT, ASS HEXAL, ASS-ratiopharm, ASS STADA, Delgesic, Togal ASS

Azetylsalizylsäure (ASS) wirkt schmerzdämpfend, fiebersenkend und in höherer Dosierung entzündungshemmend. Ihre Wirkung beruht darauf, dass sie die Synthese von Prostaglandine n hemmt. Prostaglandine sind eine Gruppe hormonähnlicher Substanzen, die in vielen Organen vorkommen. Gemeinsam mit anderen Stoffen unterhalten sie jene Prozesse, die eine Entzündung ausmachen. Außerdem sensibilisieren einige Prostaglandine die Nervenendigungen für die Wirkung von schmerzübertragenden Substanzen. Im Magen-Darm-Trakt schützen Prostaglandine die Schleimhaut. Durch die ASS-Wirkung verringert sich dieser Schutzeffekt. So erklären sich die häufigen und bei einigen Personen gravierenden unerwünschten Wirkungen von ASS auf Magen und Darm.

Die fiebersenkende Wirkung von ASS beruht darauf, dass es die Produktion eines bestimmten Prostaglandins in jener Region im Gehirn hemmt, in der die Körpertemperatur reguliert wird.

Azetylsalizylsäure wird als »geeignet« eingestuft, um Schmerzen zu lindern, Fieber zu senken und Entzündungen zu stoppen. Darüber hinaus hemmt ASS auch die Blutgerinnung. Sie sollte daher nicht eingenommen werden, wenn ein operativer Eingriff notwendig werden kann, wie zum Beispiel bei Zahnschmerzen. Dafür wird Azetylsalizylsäure daher als »mit Einschränkung geeignet« beurteilt.

Aspirin direkt wird bei allen Anwendungsgebieten als »mit Einschränkung geeignet« bewertet. Hierbei handelt es sich um Kautabletten, die ohne Wasser eingenommen werden können. Werden die Tabletten aber nicht sehr fein zerkaut, gelangen größere Stücke in den Magen. Wird bei der Einnahme tatsächlich nichts getrunken, können sich Tablettenteile in der Speiseröhre festsetzen und sowohl dort als auch in Magen und Darm verstärkt unerwünschte Wirkungen hervorrufen.

Anders ist die Situation bei *Aspirin EFFECT*. Dieses Mittel verhält sich wie ein Brausepulver: Es löst sich nach dem Einstreuen in den Mund sofort sprudelnd auf. Selbst wenn nichts nachgetrunken wird, gibt es keine groben Teile, die die Schleimhaut des Verdauungstrakts über Gebühr belasten können. Dennoch sollte Azetylsalizylsäure nur ausnahmsweise so eingenommen werden, wenn keine Flüssigkeit zur Verfügung steht.

Eine Besonderheit von Azetylsalizylsäure ist ihre tagelang anhaltende gerinnungshemmende Wirkung. Diese Eigenschaft nutzt man bei Erkrankungen, bei denen die Gerinnungsfähigkeit des Blutes herabgesetzt werden soll, zum Beispiel nach einem Herzinfarkt oder Schlaganfall. Bei der Schmerzbehandlung kann sie hingegen von Nachteil sein, wenn unerwartet ein operativer Eingriff erforderlich ist.

Ein Bericht aus dem Jahr 2011 lässt einen weiteren Effekt von ASS vermuten. Von krebskranken Menschen, die ASS in niedriger Dosierung eingenommen hatten, starben weniger als von denen, die dieses Medikament nicht einnahmen. Dennoch wird nun nicht allen Krebskranken die Einnahme von ASS empfohlen; dem stehen die Nebenwirkungen im Magen-Darm-Bereich und der Einfluss auf die Blutgerinnung entgegen. Die Krebskranken jedoch, die ASS ohnehin als vorbeugendes Medikament einnehmen sollen, können auf einen zusätzlichen Nutzen hoffen.

Anwendung

Erwachsene brauchen 500 bis 1 000 Milligramm Azetylsalizylsäure, um Schmerzen ausreichend zu dämpfen und Fieber zu senken. Eine zweite Dosis sollte frühestens nach vier bis sechs Stunden eingenommen werden.

Die Tabletten sollen im Verlauf einer Mahlzeit geschluckt und dazu mindestens ein Glas Wasser getrunken werden. Sie können sie auch in Wasser zerfallen lassen oder gleich Brausetabletten verwenden, die in Wasser aufgelöst werden. So ist Azetylsalizylsäure für den Magen am besten verträglich.

Aspirin direkt: Bei diesem Präparat handelt es sich um Kautabletten, die ohne Wasser eingenommen werden können. Das sollten Sie jedoch besser nicht tun – vor allem dann nicht, wenn Sie einen empfindlichen Magen haben. Wenn Sie die Tabletten nicht fein zerkauen, besteht die Gefahr, dass sich größere Tablettenteile in Speiseröhre und Magen festsetzen und der Wirkstoff dort die Schleimhäute direkt reizt.

Aspirin EFFECT: Das Granulat löst sich rasch auf, wenn es auf die Feuchtigkeit im Mund trifft. Wasser kann dennoch nachgetrunken werden, zum Beispiel wenn dem Geschmack und der starken Schaumbildung etwas entgegengesetzt werden soll.

Mit 3 Gramm ASS ist die Tageshöchstdosis erreicht. Die möglicherweise tödliche Einzeldosis liegt bei 8 bis 10 Gramm ASS. Die ersten Anzeichen einer Vergiftung sind meist Schwindel und Ohrensausen.

Achtung

Während der letzten drei Tage vor einer Zahnbehandlung oder einer geplanten Operation sollten Sie kein ASS einnehmen. Schon eine einzige Tablette kann die Zeit, bis das Blut gerinnt, erheblich verlängern.

Wird Azetylsalizylsäure – insbesondere in Kombination mit Koffein – öfter als zehn Tage im Monat eingenommen, können Dauerkopfschmerzen entstehen. Auch das Risiko für Schäden an den Nieren steigt.

Gegenanzeigen

Unter folgenden Bedingungen dürfen Sie Azetylsalizylsäure nicht anwenden:

- Sie haben oder hatten ein Magen- oder Zwölffingerdarmgeschwür.
- Nach der Anwendung von Salizylaten oder NSAR haben Sie bereits einmal einen Asthmaanfall erlitten, allergische Hautreaktionen oder einen allergischen Schnupfen gehabt. Dann sind nach der Anwendung von ASS die gleichen Reaktionen zu befürchten.
- Sie neigen aufgrund einer Veranlagung oder Krankheit zu Blutungen, oder Sie nehmen gerinnungshemmende Medikamente (bei erhöhter Thrombosegefahr) ein.
- Sie leiden an einer nicht ausreichend behandelten schweren Herzschwäche.
- Sie nehmen Methotrexat (bei entzündlichem Rheuma, Krebserkrankungen) in einer Dosierung von mehr als 15 Milligramm pro Woche ein.

Unter folgenden Bedingungen sollten Sie ASS nur nach Rücksprache mit einem Arzt einsetzen, wenn dieser Nutzen und Risiken der Anwendung sorgfältig abgewogen hat:

- Sie haben einen Nierenschaden.
- Die Funktion Ihrer Leber ist gestört.
- Sie haben Asthma oder Nasenpolypen oder neigen zu Allergien.

Wechselwirkungen mit Medikamenten

Wenn Sie noch andere Medikamente nehmen, ist zu beachten:

- Wird ASS zusammen mit nichtsteroidalen Antirheumatika, NSAR, (bei Schmerzen, Fieber, Gelenkerkrankungen) angewendet, steigt das Risiko für Schäden am Magen.
- Kortisonhaltige Mittel können bei innerlicher Anwendung die schädliche Wirkung von ASS auf den Magen verstärken. Dadurch steigt das Risiko für Blutungen.
- Durch ASS können Methotrexat (bei entzündlichem Rheuma, Krebserkrankungen) und Lithium (bei manisch-depressiven Erkrankungen) erheblich stärker wirken.
- ASS kann die Wirkung von Phenytoin und Valproinsäure (bei Epilepsien) verstärken. Nehmen Sie ASS nur ab und zu ein, ist das Problem gering; dauert die Behandlung länger als ein paar Wochen, steigt das Risiko für unerwünschte Wirkungen der Epilepsiemittel. Eventuell muss der Arzt dann die Konzentration des Epilepsiemittels im Blut bestimmen und die Dosierung entsprechend verringern.
- ASS kann die Wirkung von blutdrucksenkenden Mitteln vermindern.
- Durch selektive Serotoninwiederaufnahmehemmer (SSRI, bei Depressionen) können sich die unerwünschten Wirkungen von ASS auf den Magen und die Blutgerinnung verstärken. Bei einem erhöhten Risiko für Magenblutungen sollten Sie diese Kombination möglichst vermeiden.

▶ Unbedingt beachten

ASS verstärkt die Wirkung der gerinnungshemmenden Mittel Phenprocoumon und Warfarin sowie von Clopidogrel, Prasugrel und Ticlopidin, die bei erhöhter Thrombosegefahr als Tabletten eingenommen werden. Diese Wechselwirkung ist von der ASS-Dosierung abhängig. Bei der Menge, die für eine Schmerzbehandlung notwendig ist, ist sie besonders ausgeprägt. Wenn Sie die genannten Wirkstoffe einnehmen, dürfen Sie daher ASS nicht gleichzeitig als

Schmerzmittel anwenden. Näheres hierzu finden Sie unter »Mittel zur Blutverdünnung: verstärkte Wirkung« (→ Seite 11).

ASS kann in einer Dosierung von mehr als 1 Gramm pro Tag die Wirkung von Sulfonylharnstoff-Tabletten (bei Typ-2-Diabetes) verstärken. Dann werden Unterzuckerungen wahrscheinlicher. Näheres hierzu finden Sie unter »Mittel zur Blutzuckersenkung: verstärkte Wirkung« (→ Seite 11).

Wechselwirkungen mit Speisen und Getränken

Größere Mengen oder regelmäßiger Konsum von Alkohol können die unerwünschten Wirkungen von Azetylsalizylsäure auf den Magen verstärken. Dann steigt das Risiko für Magen- und Zwölffingerdarmgeschwüre und -blutungen.

Unerwünschte Wirkungen

► Keine Maßnahmen erforderlich

Bei mehr als 10 von 100 ASS-Anwendern treten Magenschmerzen, Aufstoßen, Übelkeit und Durchfall auf. Wenn Sie das Schmerzmittel absetzen, legen sich diese Beschwerden wieder.

► Muss beobachtet werden

Halten die beschriebenen Magenbeschwerden an, sollten Sie sich an einen Arzt wenden. Es kann sein, dass sich ein Magengeschwür gebildet hat.

Schäden in der Magenschleimhaut und Magengeschwüre können auch vorkommen, ohne Schmerzen zu bereiten. Aus solchen Stellen kann es immer mal wieder bluten. Das geronnene Blut färbt den Stuhl auffällig dunkel. Dann sollten Sie möglichst bald einen Arzt aufsuchen.

Ein anhaltender geringfügiger Blutverlust kann auch unbemerkt bleiben. Dann kann sich im Laufe der Zeit eine Blutarmut ausbilden. Sie äußert sich durch Konzentrationsschwäche, Kopfschmerzen, rasche Ermüdbarkeit, eventuell raue und rissige Haut sowie brüchige Nägel. Bei solchen Symptomen sollten Sie ebenfalls einen Arzt aufsuchen.

Durch ASS verlängert sich die Zeit, bis das Blut gerinnt. Dann blutet es zum Beispiel nach einem Schnitt in den Finger länger als sonst. Bemerken Sie kleine rote Punkte in der Haut, kann es sich um Einblutungen handeln, die der Arzt beurteilen sollte.

Wenn sich die Haut verstärkt rötet und juckt, reagieren Sie vermutlich allergisch auf das Mittel. Dann sollten Sie es absetzen. Sind die Hauterscheinungen (→ Seite 14) einige Tage später nicht deutlich abgeklungen, sollten Sie einen Arzt aufsuchen.

► Sofort zum Arzt

Wenn starker Hautausschlag, Juckreiz, Herzrasen, Atemnot, Schwäche und Schwindel auftreten, müssen Sie die Einnahme sofort stoppen und unverzüglich den Notarzt (Telefon 112) rufen, weil es sich um eine lebensbedrohliche Allergie (→ Seite 14) handeln kann. Eine solche Überempfindlichkeit tritt bei Menschen häufiger auf, die unter Nasenpolypen, Nesselsucht oder Asthma leiden und die auf Alkohol, Farbstoffe oder Lebensmittelzusätze allergisch reagieren. Sie sollten vorsichtshalber ein anderes Schmerzmittel, zum Beispiel Parazetamol, wählen.

Wenn plötzlich heftige Bauchschmerzen einsetzen, die bis in den Rücken ausstrahlen, oder wenn Sie sogar Blut erbrechen, ist davon auszugehen, dass es aus einem Magengeschwür stark blutet. Möglicherweise hat es auch die Magenwand durchbrochen. Dann müssen Sie sofort den Notarzt rufen. Derartig schwere Nebenwirkungen können selbst dann auftreten, wenn Sie täglich nur 100 Milligramm ASS einnehmen.

Wenn Sie grippeartige Beschwerden haben, sich längere Zeit abgeschlagen und müde fühlen und Halsschmerzen und Fieber auftreten, kann es sich um eine Blutbildungsstörung (→ Seite 14) handeln, die bedrohlich werden kann. Sie müssen dann umgehend einen Arzt aufsuchen, damit er das Blutbild kontrollieren kann.

Hörstörungen, Ohrgeräusche, Schwindel und Zustände wie im Delirium (Bewusstseinsstörungen, keine zeitliche und räumliche Orientierung, das Sehen von Trugbildern, Schwitzen, Zittern und Unruhe) lassen vermuten, dass ASS zu hoch dosiert wurde. In diesem Fall sollten Sie sich sofort an einen Arzt wenden.

Anhaltende Nierenschmerzen, eine plötzlich verringerte Urinmenge oder Blut im Urin sollten Sie sofort zum Arzt führen. Es besteht der Verdacht, dass die regelmäßige Einnahme von ASS eine Schmerzmittel-Niere ausgelöst hat, die zum Nierenversagen (→ Seite 15) führen kann. Ab welcher Menge ASS einen solchen Nierenschaden auslöst, ist noch nicht sicher; er wird aber wahrscheinlich, wenn die Nierendurchblutung verringert ist. Das ist vor allem dann der Fall, wenn ASS mit anderen Schmerzmitteln kombiniert eingenommen wird.

Hinweise

Für Kinder und Jugendliche unter 18 Jahren

Kinder unter zwölf Jahren sollten bei Schmerzen und Fieber keine Mittel mit Azetylsalizylsäure bekommen. Vor allem wenn sie gleichzeitig einen Virusinfekt wie Grippe oder Windpocken haben, besteht das seltene Risiko, dass ASS ein Reye-Syndrom auslöst, bei dem schwere Leber- und Hirnschäden möglich sind. Erstes Symptom ist lang anhaltendes Erbrechen; später ist das Kind nur noch schlecht ansprechbar und hat Zustände wie im Delirium (Bewusstseinsstörungen, keine zeitliche und räumliche Orientierung, das Sehen von Trugbildern, Schwitzen, Zittern und Unruhe). Rufen Sie bei solchen Anzeichen sofort einen Arzt. Diese Nebenwirkung kann zum Tod führen. Lediglich die Schwere bestimmter Erkrankungen (z. B. das Kawasaki-Syndrom, eine schwere entzündliche Erkrankung des Lymphsystems im frühen Kindesalter) kann es in Einzelfällen notwendig machen, Azetylsalizylsäure auch bei jüngeren Kindern anzuwenden.

Für Schwangerschaft und Stillzeit

Während der Schwangerschaft sollten Sie Schmerzmittel nur einnehmen, wenn es wirklich erforderlich ist. Dann werden zur Akutbehandlung in erster Linie Mittel empfohlen, die entweder nur Ibuprofen oder nur Parazetamol enthalten. Ibuprofen darf allerdings nur in den ersten sechs Schwangerschaftsmonaten angewendet werden. Bei Parazetamol (→ Seite 596) gibt es zwar keine zeitliche Begrenzung, doch läuft aktuell eine Diskussion, ob sich seine Anwendung auf das Kind auswirken kann.

ASS gehört nicht zu den bevorzugten Schmerzmitteln und Sie sollten es möglichst nicht einnehmen. Dennoch brauchen Sie sich keine Sorgen zu machen, wenn Sie in den ersten beiden Schwangerschaftsdritteln einmal zu ASS gegriffen haben. Haben Sie hingegen während des letzten Schwangerschaftsdrittels regelmäßig ASS in der Dosierung eingenommen, wie sie bei Schmerzen üblich ist, sollte beim Kind die Verbindung zwischen Haupt- und Lungenschlagader mittels Ultraschall kontrolliert werden.

Auch während der Stillzeit werden Ibuprofen und Parazetamol bevorzugt empfohlen. Aber auch die gelegentliche Einnahme von ASS in einer Menge bis 1 500 Milligramm am Tag wird als noch vertretbar angesehen.

Für ältere Menschen

Bei Menschen über 60 Jahre ist das Risiko für Magen-Darm-Blutungen besonders groß. Bei jedem zweiten über 70-Jährigen wird Azetylsalizylsäure verzögert abgebaut und ausgeschieden. Für diese Personen genügt eine geringere Dosis; andernfalls müssen sie mit vermehrten und schwereren unerwünschten Wirkungen rechnen. Da aber kaum jemand weiß, ob er zu diesem Personenkreis gehört, empfiehlt es sich für ältere Menschen, von Azetylsalizylsäure generell eine geringere Dosis einzunehmen oder ein magenverträglicheres Schmerzmittel zu wählen.

Nichtsteroidale Antirheumatika (NSAR)

Diclofenac
  Voltaren Dolo
Ibuprofen
  Aktren, Dismenol N, Dolormin, Ibu 1A Pharma, Ibubeta, ibudolor, Ibuflam Lichtenstein, IbuHEXAL, Ibu KD, Ibuprofen AbZ, Ibuprofen atid, Ibuprofen Heumann, IBU-ratiopharm, ibuTAD, MENSOTON, Neuralgin extra, Nurofen, Pfeil Zahnschmerz-Tabletten, Tispol IBU-DD, Urem
Naproxen
  Dolormin für Frauen

Diclofenac, Ibuprofen und Naproxen gehören zu den nichtsteroidalen Antirheumatika (NSAR). Vertreter dieser Gruppe wirken entzündungshemmend und schmerzstillend. Mit der Bezeichnung »nichtsteroidal« grenzt man diese Arzneimittel aufgrund ihrer chemischen Struktur von den ebenfalls entzündungshemmenden Kortisonen ab, die in ihrem Molekül – anders als die NSAR – einen Steroid-Ring haben.

NSAR lindern Schmerzen und dämmen Entzündungen ein, weil sie die Synthese von Prostaglandinen hemmen. Prostaglandine sind Gewebehormone, die an der Regulation vieler Organfunktionen beteiligt sind. Sie treiben zum Beispiel, neben anderen Stoffen, das Entzündungsgeschehen an und schützen die Schleimhaut in Magen und Darm. Die hier besprochenen Substanzen gehören zu den klassischen NSAR. Diese bremsen die Produktion von Prostaglandinen in allen Körpergeweben. Damit entfällt beispielsweise ihre Schutzfunktion im Magen und Darm. Ferner steigt das Risiko, dass sich im Magen-Darm-Trakt ein Geschwür entwickelt, aus dem es bluten und das in den Bauchraum durchbrechen kann. Das Risiko für Schäden durch NSAR hängt von der Dosierung ab, aber auch davon, wie schnell die Substanz aus dem Körper ausgeschieden wird. Für Magen und Darm ist es besonders schädlich, wenn der Arzneistoff lange wirkt. Die Wirkung von Ibuprofen und Diclofenac hält etwa vier Stunden an. Beide Wirkstoffe zählen zu den NSAR mit kurzer Wirkdauer. Die Wirkung von Naproxen hält dagegen bis zu 20 Stunden an. Damit gehört es zu den NSAR mit mittellanger Wirkdauer.

Es wird empfohlen, NSAR nur bei Bedarf und in der geringstmöglichen Dosierung anzuwenden. Neben möglichen schädlichen Wirkungen auf Magen und Darm können die Substanzen bei hoher Dosierung und langer Anwendungsdauer auch das Risiko für Herz-Kreislauf-Erkrankungen erhöhen.

Diclofenac und Ibuprofen sind geeignet, um leichte bis mäßige Schmerzen zu lindern und Fieber zu senken. Naproxen ist in dem hier besprochenen Produkt nur für die Behandlung von Schmerzen im Rahmen der Menstruation zugelassen und wird dann nur für kurze Zeit eingenommen. Dafür wird es als »geeignet« bewertet.

Anwendung

Diclofenac: Die Tabletten können Sie im Abstand von vier bis sechs Stunden einnehmen. Die Tageshöchstmenge sollte 75 Milligramm Diclofenac-Kalium (in Form dieses Salzes ist Diclofenac in den Tabletten enthalten) nicht überschreiten.

Ibuprofen: Die übliche Dosis sind 200 bis 400 Milligramm; mehr dämpft Schmerzen nicht wesentlich stärker und senkt Fieber nicht nennenswert schneller. Bis zur Tageshöchstdosis von 1 200 Milligramm Ibuprofen können Sie die Anwendung alle vier bis sechs Stunden wiederholen. In höherer Dosierung wird Ibuprofen als entzündungshemmendes Mittel bei Beschwerden wie Rheuma und entzündlichen Gelenkbeschwerden eingesetzt. Diese Mittel sind allerdings verschreibungspflichtig.

Ibuprofen gibt es auch als Granulat und Brausetabletten, die aufgelöst und getrunken werden. Für Kinder stehen Säfte und Zäpfchen zur Verfügung.

Naproxen: Bei Bedarf nehmen Sie zwei-, höchstens dreimal täglich 250 Milligramm ein.

Wenn Sie die Tabletten auf nüchternen Magen einnehmen, wirken sie etwas schneller. In jedem Fall sollten Sie ein Glas Wasser dazu trinken.

Ohne ärztlichen Rat sollten Sie keines dieser NSAR öfter als zehnmal im Monat anwenden.

Wenn die Funktionsfähigkeit Ihrer Leber oder der Nieren erheblich eingeschränkt ist, müssen NSAR geringer dosiert werden.

Achtung

Gegenanzeigen

Einige Präparate enthalten als Konservierungsmittel Parabene (siehe Tabelle). Wer auf Parastoffe (→ Seite 551) allergisch reagiert, darf diese Mittel nicht einnehmen.

Unter folgenden Bedingungen dürfen Sie keine NSAR anwenden:

- Sie haben oder hatten nach der Einnahme von NSAR schon einmal ein aktives Magen-Darm-Geschwür oder Blutungen im Magen-Darm-Trakt.
- Nach der Anwendung von Azetylsalizylsäure oder Mitteln mit vergleichbarer Wirkung haben Sie bereits einmal einen Asthmaanfall erlitten, allergische Hautreaktionen oder einen allergischen Schnupfen gehabt. Dann sind nach der Anwendung von NSAR die gleichen Reaktionen zu befürchten.
- Ihre Blutbildung ist gestört oder Sie haben ungeklärte Blutungen.

Unter folgenden Bedingungen sollten Sie das Mittel nur nach Rücksprache mit einem Arzt einsetzen, wenn dieser Nutzen und Risiken der Anwendung sorgfältig abgewogen hat. Wenn Sie das Mittel über längere Zeit einnehmen sollen, sollte der Wirkstoff niedrig dosiert und Ihr Gesundheitszustand häufig kontrolliert werden:

- Ihr Risiko für ein Magen-Darm-Geschwür ist erhöht, zum Beispiel weil Sie schon einmal – unabhängig von der Einnahme von NSAR – eine solche Erkrankung hatten oder Sie bereits älter sind.
- Sie hatten schon einmal eine entzündliche Darmerkrankung (Colitis ulcerosa, Morbus Crohn).
- Ihr Blutdruck ist erhöht.
- Ihr Herz arbeitet unzureichend (Herzschwäche) oder Sie haben Flüssigkeitsansammlungen im Gewebe. Da sich durch NSAR die Nierenfunktion verschlechtern kann und dann mehr Flüssigkeit im Körper zurückbleibt, können sich die genannten Störungen verschlimmern.
- Sie haben gerade eine größere Operation hinter sich gebracht.
- Sie haben eine Autoimmunkrankheit, die das Bindegewebe betrifft, wie zum Beispiel Lupus erythematodes.

NSAR sollten Sie nicht zusammen mit einer anderen Substanz aus dieser Gruppe, nicht mit COX-2-Hemmern oder mit mehr als 500 Milligramm Azetylsalizylsäure am Tag (alle bei Schmerzen, Fieber, Gelenkbeschwerden) einnehmen. Bei der Kombination von NSAR mit Azetylsalizylsäure genügt bereits eine Dosierung von mehr als 100 Milligramm ASS am Tag, um das Risiko für Magen-Darm-Geschwüre und in der Folge das für Blutungen ansteigen zu lassen. Derartige Kombinationen können sogar unbeabsichtigt zustande kommen, weil einige dieser Wirkstoffe auch in Kombinationsmitteln etwa gegen Grippe oder in Lutschtabletten bei Halsschmerzen enthalten sein können.

Wechselwirkungen mit Medikamenten

Wenn Sie noch andere Medikamente nehmen, ist zu beachten:

- NSAR schwächen die Wirkung aller blutdrucksenkenden Arzneimittel wie zum Beispiel Betablocker,

ACE-Hemmer und Diuretika. Deshalb sollte bei gleichzeitiger Anwendung gegebenenfalls die Dosierung der Blutdruckmittel erhöht werden. Zusammen mit ACE-Hemmern steigt außerdem das Risiko, dass sich eine Nierenfunktionsstörung entwickelt.

- Die Wirkung von harntreibenden Mitteln (Diuretika, bei hohem Blutdruck, Nierenerkrankungen) und unter ihnen besonders die der stark wirkenden wie Furosemid, Piretanid und Torasemid wird von NSAR stark vermindert. Zusammen mit kaliumsparenden Diuretika wird die Ausscheidung von Kalium stark gehemmt. Dadurch kann der Kaliumgehalt des Blutes viel zu hoch ansteigen. Das macht sich durch Müdigkeit bis zur Apathie, durch Muskelschwäche und Herzrhythmusstörungen bemerkbar. Bei der gleichzeitigen Einnahme von NSAR und Diuretika muss die Nierenfunktion häufiger kontrolliert werden.
- Bei der Kombination mit kortisonhaltigen Mitteln (bei Entzündungen, Immunreaktionen) vergrößert sich das Risiko von Magen-Darm-Geschwüren und -Blutungen erheblich.
- Die gemeinsame Anwendung mit selektiven Serotonin-Wiederaufnahmehemmern (SSRI, bei Depressionen) kann das Risiko für eine Magenblutung erhöhen.
- Wenn Sie Lithium einnehmen (bei manisch-depressiven Erkrankungen) und zusätzlich noch NSAR, kann der Lithiumblutspiegel so steigen, dass erhebliche unerwünschte Wirkungen eintreten.
- Wenn NSAR gemeinsam mit Ciclosporin (bei rheumatoider Arthritis), Tacrolimus (nach Organtransplantationen) oder Methotrexat (bei rheumatoider Arthritis, Krebserkrankungen) angewendet werden, kann sich die Giftigkeit der letztgenannten Medikamente verstärken. Ist die gemeinsame Anwendung unumgänglich, muss die Nierenfunktion sorgfältig beobachtet werden.

Ibuprofen: Dieser Wirkstoff kann die blutgerinnungshemmende Wirkung von niedrig dosierter Azetylsalizylsäure beeinträchtigen und so die Schutzwirkung auf Herz und Kreislauf verringern. Wird diese Kombination längere Zeit beibehalten, sollte Ibuprofen frühestens eine halbe Stunde nach der Einnahme von Azetylsalizylsäure angewendet werden oder mindestens acht Stunden vorher. Eine andere Möglichkeit ist, auf Diclofenac statt Ibuprofen auszuweichen.

▶ Unbedingt beachten

NSAR können die Wirkung von gerinnungshemmenden Mitteln wie Phenprocoumon und Warfarin sowie von Clopidogrel, Prasugrel und Tiklopidin, die bei erhöhter Thrombosegefahr als Tabletten eingenommen werden, verstärken. Dadurch erhöht sich das Risiko für innere Blutungen. Näheres hierzu finden Sie unter »Mittel zur Blutverdünnung: verstärkte Wirkung« (→ Seite 11).

Wechselwirkungen mit Speisen und Getränken

Es wird vermutet, dass eine größere Menge oder regelmäßiger Konsum von Alkohol die unerwünschten Wirkungen dieser Arzneistoffe auf den Magen verstärken kann. Dann steigt das Risiko für Magen- und Zwölffingerdarmgeschwüre und -blutungen.

Unerwünschte Wirkungen

Wie häufig unerwünschte Wirkungen auftreten, hängt von der Dosierung und der Anwendungsdauer des Arzneimittels ab. Werden NSAR nur gelegentlich bei Schmerzen oder Fieber eingesetzt, treten unerwünschte Wirkungen seltener auf als bei hochdosierter Einnahme über lange Zeit.

Manche unerwünschten Wirkungen treten bei Menschen häufiger auf, die Asthma haben oder bei denen die Schleimhaut der Atemwege aufgrund einer Überempfindlichkeit leicht anschwillt. Darum sollten Menschen mit Asthma, Heuschnupfen oder Allergien die erste Dosis eines NSAR, das sie noch nicht verwendet haben, unter ärztlicher Aufsicht einnehmen.

Bei Personen mit einer Nierenfunktionsstörung oder Herz-Kreislauf-Erkrankung und bei solchen, die entwässernde Mittel (Diuretika) einnehmen, ist das Risiko erhöht, dass sich vor allem in den Beinen Gewebewasser ansammelt (Ödeme).

Wenn Sie NSAR längere Zeit anwenden, können Kopfschmerzen auftreten, die auf dem Medikament beruhen. Diese dürfen Sie nicht zu bekämpfen versuchen, indem Sie die Dosis des Mittels erhöhen. Vielmehr sollten Sie mit einem Arzt über eine geänderte Behandlung sprechen.

▶ Keine Maßnahmen erforderlich

Bei mehr als 1 von 100 NSAR-Anwendern kommt es zu Magenbeschwerden mit Übelkeit und Sodbrennen, zu Bauchschmerzen, Blähungen, Völlegefühl und Durchfall. Diese Beschwerden vergehen, wenn Sie das Medikament absetzen.

▶ Muss beobachtet werden

Bei bis zu 1 von 100 Personen treten Magengeschwüre auf, die mit oder ohne Schmerzen einhergehen können. Je nachdem, wie stark die Beschwerden sind, sollten Sie sich umgehend oder im Laufe des nächsten Tages an einen Arzt wenden.

Wenn die Mittel die Magenschleimhaut schädigen, kann es aus diesen Wunden immer mal wieder bluten. Das geronnene Blut färbt den Stuhl auffällig dunkel. Dann sollten Sie möglichst bald einen Arzt aufsuchen.

Etwa jeder Zehnte merkt von diesem anhaltenden geringfügigen Blutverlust jedoch nichts. Dann kann sich im Laufe der Zeit eine Blutarmut ausbilden. Sie äußert sich durch Konzentrationsschwäche, Kopfschmerzen, rasche Ermüdbarkeit, eventuell raue und rissige Haut sowie brüchige Nägel. Bei solchen Symptomen sollten Sie einen Arzt aufsuchen.

In Einzelfällen kann sich eine Herzschwäche oder ein Nierenschaden (→ Seite 15) entwickeln. Ein Zeichen dafür können anschwellende Beine sein. Bei diesem Symptom sollten Sie sich an einen Arzt wenden.

Es können Ohrgeräusche und Schwindel auftreten. Wiederholen sich diese Symptome oder werden sie schlimmer, sollten Sie das mit einem Arzt besprechen.

NSAR können die Blutbildung (→ Seite 14) beeinträchtigen. Das macht sich durch Müdigkeit und verminderte Leistungsfähigkeit bemerkbar. Sind derartige Beschwerden unerklärlich, halten sie länger als ein bis zwei Wochen an oder verschlimmern sie sich, sollten Sie einen Arzt kontaktieren.

Wenn die Haut sich verstärkt rötet und juckt, reagieren Sie vermutlich allergisch auf das Mittel. Dann sollten Sie es absetzen. Sind die Hauterscheinungen (→ Seite 14) einige Tage später nicht deutlich abgeklungen, sollten Sie einen Arzt aufsuchen.

NSAR können Leberschäden (→ Seite 15) hervorrufen. Treten Übelkeit, Erbrechen und/oder dunkel gefärbter Urin auf und ist der Stuhl auffällig hell, sollten Sie einen Arzt aufsuchen.

▶ Sofort zum Arzt

Die Mittel können – insbesondere bei Dauertherapie – die Leber (→ Seite 15) auch schwer schädigen. Wenn sich die Haut gelb färbt – möglicherweise begleitet von starkem Juckreiz am ganzen Körper –, sollten Sie sofort einen Arzt aufsuchen.

Vereinzelt setzt Minuten bis Stunden nach dem Beginn der Behandlung eine schwere allergische Reaktion (→ Seite 14) ein. Ihre Symptome sind starker Hautausschlag, Anschwellen der Schleimhaut des Kehlkopfs, Atemnot, Blutdruckabfall (Schwindel, Schwarzwerden vor den Augen), Herzjagen, Schock. In diesem Fall dürfen Sie das Arzneimittel keinesfalls mehr einnehmen. Vielmehr sollte sofort der Notarzt (Telefon 112) gerufen werden.

Wenn plötzlich heftige Bauchschmerzen einsetzen, die bis in den Rücken ausstrahlen, oder wenn Sie sogar Blut erbrechen, ist davon auszugehen, dass es aus einem Magengeschwür stark blutet. Möglicherweise hat es auch die Magenwand durchbrochen. Auch dann müssen Sie sofort den Notarzt (Telefon 112) rufen.

Hinweise

Für Kinder und Jugendliche unter 18 Jahren

Diclofenac: Dieses Präparat ist nicht zur Anwendung bei Kindern unter 14 Jahren gedacht.

Ibuprofen: Von diesem Wirkstoff bekommen Kinder bis zu dreimal täglich 7,5 bis 10 Milligramm pro Kilogramm Körpergewicht. Die Einzeldosis sollte bei Kindern zwischen sechs und neun Jahren nicht mehr als 200 Milligramm ausmachen, die Tageshöchstdosis liegt bei 600 Milligramm.

Ibuprofen kann Kindern als Zäpfchen gegeben werden oder in Form spezieller Saftzubereitungen. Zäpfchen mit 60 Milligramm Ibuprofen sind für Kinder ab drei Monate geeignet, wenn sie mindestens 6 Kilogramm wiegen. Säfte mit 20 Milligramm Ibuprofen in 1 Milliliter (2%) können Kindern ab dem sechsten Lebensmonat gegeben werden, wenn sie mindestens 5 Kilogramm wiegen. Allerdings werden auch manche Säfte mit 40 Milligramm Ibuprofen in 1 Milliliter (4%) für Kinder ab sechs Monate als »geeignet« angesehen. Das setzt aber voraus, dass die Produkte eine spezielle Applikationsspritze haben, mit der es möglich ist, eine so geringe Menge Flüssigkeit abzumessen, wie sie für so kleine Kinder notwendig ist.

Naproxen: Zur Anwendung bei Kindern unter zwölf Jahren ist dieses Präparat nicht gedacht.

Für Schwangerschaft und Stillzeit

Während der Schwangerschaft sollten Sie Schmerzmittel nur einnehmen, wenn es wirklich erforderlich ist. Zur Anwendung von Ibuprofen in der Schwangerschaft liegen zahlreiche Daten vor. Daraus wird die Empfehlung abgeleitet, dass dieses NSAR in den ersten sechs Schwangerschaftsmonaten für kurze Zeit angewendet werden kann. Die Sicherheit der anderen NSAR ist deutlich schlechter dokumentiert.

Im letzten Schwangerschaftsdrittel darf keines dieser NSAR eingenommen werden. Durch sie kann sich beim Kind die Verbindung zwischen Haupt- und Lungenschlagader vorzeitig schließen, was den Kreislauf des Kindes überlastet. Außerdem kann sich bei der Frau Wasser im Gewebe einlagern (Ödeme). Auch die Wehen können gehemmt und die Geburt dadurch verzögert werden.

Auch während der Stillzeit ist Ibuprofen zu bevorzugen. Wenn Sie einmal ein anderes NSAR eingenommen haben, brauchen Sie zwar nicht abzustillen, doch sollten Sie mit dem Arzt über andere Behandlungsmöglichkeiten sprechen.

Für ältere Menschen

Menschen im höheren Alter scheiden NSAR verzögert aus. Für sie genügt eine geringere Dosis; andernfalls müssen sie mit vermehrten und schwereren unerwünschten Wirkungen rechnen. Vor allem Magenblutungen bis hin zum Magendurchbruch kommen bei ihnen häufiger vor als bei jüngeren Menschen.

Zur Verkehrstüchtigkeit

Wenn Sie Kopfschmerzen bekommen, Ihnen schwindlig wird oder Sie müde werden, kann das Ihre Fähigkeit beeinträchtigen, ein Fahrzeug zu lenken, Maschinen zu bedienen und Arbeiten ohne sicheren Halt zu verrichten.

Parazetamol

ben-u-ron, Captin, Paracetamol 1A Pharma, Paracetamol AL, Paracetamol BC, Paracetamol-CT, Paracetamol Heumann, Paracetamol HEXAL, ParaCetaMol Lichtenstein, Paracetamol-ratiopharm, Paracetamol STADA, vivimed N

Parazetamol wird seit Langem als »geeignet« beurteilt, um Schmerzen zu dämpfen und Fieber zu senken. Seine Wirksamkeit ist ausreichend nachgewiesen. Die Wirkung erzielt Parazetamol über verschiedene Angriffspunkte. Man geht davon aus, dass einer davon die Hemmung der Produktion von Prostaglandinen ist. Diese Gewebehormone sind unter anderem an entzündlichen Reaktionen und Schmerzen beteiligt.

In Fachkreisen wird seit 2010 diskutiert, ob Parazetamol für Kinder eventuell risikoreicher ist als bisher angenommen. Grund sind zum einen mehrere Studien, in denen man der Frage nachgegangen war, ob Kinder vermehrt Asthma bekommen, wenn ihre Mutter während der Schwangerschaft Parazetamol eingenommen hat oder das Kind selbst das Medikament im Kleinkindalter erhalten hat. Einige dieser Studien sehen einen solchen Zusammenhang, andere verneinen ihn. Für die europäische Arzneimittelbehörde belegen diese Studien den ursächlichen Zusammenhang zwischen Parazetamolanwendung und Asthma jedoch nicht. Dennoch besteht eine gewisse Unsicherheit, die durch neue Untersuchungen hoffentlich behoben werden kann.

Der zweite Diskussionspunkt dreht sich um die Frage, ob mehr Jungen mit einem Hodenhochstand geboren werden, wenn ihre Mutter in der Schwangerschaft Parazetamol eingenommen hat. Eine Studie fand einen solchen Zusammenhang, wenn die Frau das Medikament im ersten oder zweiten Schwangerschaftsdrittel länger als zwei Wochen angewendet hat. In einem anderen Teil dieser Studie wurde ein solcher Zusammenhang aber verneint. Eine weitere, wesentlich größere Studie fand eine gering erhöhte Zahl an Jungen mit Hodenhochstand, wenn die Mutter das Medikament länger als vier Wochen eingesetzt hatte. Diese Studienergebnisse werden als Signal gewertet, die Problematik im Auge zu behalten. Sie sind aber zu schwach und zu widersprüchlich, um die Einnahme von Parazetamol in der Schwangerschaft zu beschränken.

Schwangere Frauen und die Eltern von Säuglingen und Kleinkindern können aus der aktuellen Diskussion vor allem folgenden Schluss ziehen: Medikamente nur dann einnehmen, wenn es wirklich erforderlich ist, sich bei stärkeren Schmerzen und Fieber mit einem Arzt über das geeignete Medikament beraten und dieses nur wenige Tage lang anwenden.

Anwendung

Parazetamol sollte entsprechend dem Körpergewicht dosiert werden. Für Erwachsene wird die Einzeldosis mit 10–15 Milligramm Parazetamol pro Kilogramm Körpergewicht angegeben. Damit sind die Präparate, die 1 000 Milligramm Parazetamol enthalten für Menschen ab 65 Kilogramm Körpergewicht geeignet. Bei Bedarf kann die Anwendung alle vier bis sechs Stunden wiederholt werden. Mehr als 4 Gramm Parazetamol pro Tag sollte jedoch keinesfalls angewendet werden.

Trinken Sie ein Glas Wasser dazu, wenn Sie die Tabletten einnehmen, oder verwenden Sie Brausetabletten, die aufgelöst und getrunken werden.

Bei Parazetamol liegen die Menge, die zur vollen Wirkung notwendig ist, und die, ab der es giftig wirkt, sehr nahe beieinander. Hinweise zur Vermeidung einer Überdosierung finden Sie unter »Parazetamol-Vergiftung« (→ nachfolgend).

Parazetamol-Vergiftung

Richtig dosiert und nur kurze Zeit angewendet, hat Parazetamol wenig Nebenwirkungen. Sogar in der Schwangerschaft wird es seit Langem empfohlen, wenn Schmerzen oder Fieber unbedingt behandelt werden müssen. Doch die Grenze zwischen der Parazetamoldosis, die nutzt, und der, die schadet, ist sehr schmal. Aus Unwissen oder Unachtsamkeit kann es leicht zu einer Überdosierung kommen, die infolge einer Leberzerstörung tödlich enden kann. Aus diesem Grund hat der Gesetzgeber Mittel, die mehr als 10 Gramm Parazetamol zum Einnehmen in einer Packung enthalten oder die gespritzt werden müssen, der Rezeptpflicht unterstellt. Folgende Hinweise sollen helfen, Parazetamol sicher anzuwenden:

- Halten Sie unbedingt die korrekte Dosierung ein. Gesunde Erwachsene dürfen am Tag keinesfalls mehr als 4 Gramm Parazetamol anwenden. Für Menschen mit gestörter Leber- oder Nierenfunktion gilt eine geringere Menge. Bei Säuglingen, Kindern und Jugendlichen richtet sich die Dosis nach dem Körpergewicht und liegt entsprechend niedriger.
- Wählen Sie eine Anwendungsform, mit der Sie den Wirkstoff wirklich genau dosieren können. Für Kinder sind das Zäpfchen oder Saft. Tabletten enthalten für Kinder unter 33 Kilogramm in der Regel zu viel Parazetamol.
- Bis die Wirkung von Parazetamol einsetzt, dauert es gut eine Stunde. Frühestens nach vier, besser nach sechs Stunden kann eine weitere Dosis angewendet werden. Das gilt ganz besonders für Kinder. Die gesamte Tagesmenge auf einmal geschluckt, kann die Leber schädigen, die doppelte Menge kann bereits lebensgefährlich sein. Leber- und Nierenschäden drohen auch, wenn Sie eine hohe Dosierung länger beibehalten.
- Achten Sie darauf, dass Sie nicht versehentlich mehr Parazetamol anwenden als beabsichtigt. Parazetamol ist Bestandteil mancher Kombinationsmittel gegen Erkältungen. Wenn Sie beispielsweise ein solches Mittel einnehmen, um Ihre Erkältung zu bekämpfen, und gleichzeitig mit einem parazetamolhaltigen Mittel Fieber senken wollen, können Sie die maximale Einzeldosis bereits überschreiten.

Achtung

Wird Parazetamol – insbesondere in Kombination mit Koffein – öfter als zehn Tage im Monat eingenommen, können Dauerkopfschmerzen entstehen. Auch das Risiko für schwere Schäden an den Nieren steigt.

ben-u-ron Saft: Dieses Präparat enthält Parabene als Konservierungsmittel. Menschen, die auf Parastoffe (→ Seite 551) allergisch reagieren, dürfen das Mittel nicht anwenden.

Gegenanzeigen

Bei einer gestörten Leberfunktion, wie sie zum Beispiel bei Alkoholmissbrauch oder Leberentzündungen vorkommt, kann Parazetamol stärker wirken. Dann kann eine sonst ungefährliche Dosis bereits zu Vergiftungserscheinungen führen. Parazetamol darf daher nicht eingesetzt werden, wenn die Leberfunktion erheblich eingeschränkt ist.

Wechselwirkungen mit Medikamenten

Wenn Sie noch andere Medikamente nehmen, ist zu beachten:

- Phenobarbital, Phenytoin und Carbamazepin (bei Epilepsien), Isoniazid und Rifampizin (bei Tuberkulose) können die Leber für die Giftwirkung von Parazetamol empfindlicher machen.
- In Kombination mit Azetylsalizylsäure (ASS) kann sich das Risiko für Magen-Darm-Blutungen erhöhen.

Wechselwirkungen mit Speisen und Getränken

Bei Menschen, die öfter mehr als drei Gläser Alkohol am Tag trinken, kann die Leber bereits empfindlicher für die Giftwirkung von Parazetamol sein. Sie sollten dann besser ein anderes Schmerz- oder Fiebermittel wählen.

Unerwünschte Wirkungen

▶ Keine Maßnahmen erforderlich

Bei Fieber verstärkt Parazetamol das Schwitzen. Magenschmerzen, Aufstoßen, Übelkeit und Durchfall (bei mehr als 10 von 100 Anwendern) sind harmlos und vergehen, wenn das Mittel nicht mehr eingenommen wird.

▶ Muss beobachtet werden

Wenn die Haut sich verstärkt rötet und juckt, reagieren Sie vermutlich allergisch auf das Mittel. Dann sollten Sie es absetzen. Sind die Hauterscheinungen (→ Seite 14) einige Tage später nicht deutlich abgeklungen, sollten Sie einen Arzt aufsuchen.

Die Mittel können besonders bei Überdosierung und Daueranwendung Leberschäden (→ Seite 15) hervorrufen. Treten Übelkeit, Erbrechen und/oder dunkel gefärbter Urin auf und ist der Stuhl auffällig hell, sollten Sie einen Arzt rufen.

▶ Sofort zum Arzt

Die Mittel können insbesondere bei Überdosierung und Daueranwendung die Leber (→ Seite 15) auch schwer schädigen. Wenn sich die Haut gelb färbt – möglicherweise begleitet von starkem Juckreiz am ganzen Körper –, sollten Sie sofort einen Arzt aufsuchen.

Anhaltende Nierenschmerzen, eine plötzlich verringerte Urinmenge oder Blut im Urin sollten Sie sofort zum Arzt führen. Es besteht der Verdacht, dass die regelmäßige Einnahme von Parazetamol eine Schmerzmittel-Niere ausgelöst hat, die zum Nierenversagen (→ Seite 15) führen kann. Ab welcher Menge Parazetamol einen solchen Nierenschaden auslöst, ist noch nicht sicher; er wird aber wahrscheinlich, wenn die Nierendurchblutung verringert ist. Das ist vor allem dann der Fall, wenn Parazetamol mit anderen Schmerzmitteln kombiniert oder in einer Menge, die die Höchstdosis überschreitet, eingenommen wird.

Hinweise

Für Kinder und Jugendliche unter 18 Jahren

Hinweise zur sicheren Anwendung von Parazetamol finden Sie unter »Parazetamol-Vergiftung« (→ Seite 596).

Kindern lassen sich Saft, Tropfen oder Zäpfchen (Suppositorien) meist besser verabreichen als Tabletten. Allerdings kann die Wirkung von Zäpfchen unsicher sein, weil der Arzneistoff nicht komplett ins Blut übertritt und das Einführen eines Zäpfchens Stuhlgang auslösen kann.

Um von einem Saft die richtige Menge abmessen zu können, liegt der Packung ein Messlöffel bei. Diesen sollten Sie unbedingt benutzen. Die Löffel der verschiedenen Haushaltsbestecke haben ein unterschiedliches Fassungsvermögen; mit ihnen ist keine genaue Dosierung möglich.

Parazetamol darf ab der Geburt angewendet werden. Allerdings wird aktuell diskutiert, ob sich das auf das Kind negativ auswirken kann. Näheres hierzu finden Sie unter »Parazetamol« (→ Seite 596).

Die Dosierung richtet sich nach dem Gewicht des Kindes und der Art der Anwendungsform, also Zäpfchen, Saft oder Tabletten. Für Zäpfchen gelten folgende Dosierungen:

- Bei 3 bis 4 Kilogramm Körpergewicht 75 Milligramm Parazetamol als Einmaldosis, jedoch nicht mehr als 150 Milligramm am Tag.
- Zwischen 4 und 5 Kilogramm Körpergewicht 75 Milligramm Parazetamol als Einmaldosis, jedoch nicht mehr als 225 Milligramm am Tag.
- Zwischen 5 und 6 Kilogramm Körpergewicht 75 Milligramm Parazetamol als Einmaldosis, jedoch nicht mehr als 300 Milligramm am Tag.
- Bei 7 bis 8 Kilogramm Körpergewicht 125 Milligramm Parazetamol als Einmaldosis, jedoch nicht mehr als 375 Milligramm am Tag.
- Bei 9 bis 12 Kilogramm Körpergewicht 125 Milligramm Parazetamol als Einmaldosis, jedoch nicht mehr als 500 Milligramm am Tag.
- Bei 13 bis 16 Kilogramm Körpergewicht 250 Milligramm Parazetamol als Einmaldosis, jedoch nicht mehr als 750 Milligramm am Tag.
- Bei 17 bis 25 Kilogramm Körpergewicht 250 Milligramm Parazetamol als Einmaldosis, jedoch nicht mehr als 1 000 Milligramm am Tag.
- Bei 26 bis 32 Kilogramm Körpergewicht 500 Milligramm Parazetamol als Einmaldosis, jedoch nicht mehr als 1 500 Milligramm am Tag.
- Bei 33 bis 43 Kilogramm Körpergewicht 500 Milligramm Parazetamol als Einmaldosis, jedoch nicht mehr als 2 000 Milligramm am Tag.
- Ab 43 Kilogramm Körpergewicht 1 000 Milligramm Parazetamol als Einmaldosis, jedoch nicht mehr als 4 000 Milligramm am Tag.

Für Säfte, die 200 Milligramm Parazetamol in 5 Milliliter Saft enthalten, gelten folgende Dosierungen:

- Bei 7 bis 9 Kilogramm Körpergewicht 100 Milligramm Parazetamol als Einmaldosis, jedoch nicht mehr als 400 Milligramm am Tag.
- Bei 10 bis 12 Kilogramm Körpergewicht 150 Milligramm Parazetamol als Einmaldosis, jedoch nicht mehr als 600 Milligramm am Tag.
- Bei 13 bis 18 Kilogramm Körpergewicht 200 Milligramm Parazetamol als Einmaldosis, jedoch nicht mehr als 800 Milligramm am Tag.
- Bei 19 bis 25 Kilogramm Körpergewicht 300 Milligramm Parazetamol als Einmaldosis, jedoch nicht mehr als 1 200 Milligramm am Tag.
- Bei 26 bis 32 Kilogramm Körpergewicht 400 Milligramm Parazetamol als Einmaldosis, jedoch nicht mehr als 1 600 Milligramm am Tag.
- Bei 33 bis 43 Kilogramm Körpergewicht 500 Milligramm Parazetamol als Einmaldosis, jedoch nicht mehr als 2 000 Milligramm am Tag.

Für Tabletten, die 500 Milligramm Parazetamol enthalten und teilbar sind oder aufgelöst werden können, gelten folgende Dosierungen:

- Bei 17 bis 32 Kilogramm Körpergewicht 250 Milligramm Parazetamol als Einmaldosis, jedoch nicht mehr als 1 000 Milligramm am Tag. Kinder ab 26 Kilogramm können in besonderen Situationen bis zu 1 500 Milligramm Parazetamol am Tag erhalten.
- Bei 33 bis 43 Kilogramm Körpergewicht 500 Milligramm Parazetamol als Einmaldosis, jedoch nicht mehr als 2 000 Milligramm am Tag.
- Ab 43 Kilogramm Körpergewicht 1 000 Milligramm Parazetamol als Einmaldosis, jedoch nicht mehr als 4 000 Milligramm am Tag.

Säuglinge und Kleinkinder sollten vor einer Impfung nicht schon vorbeugend Parazetamol bekommen. Sonst kann es sein, dass der Impfschutz weniger ausgeprägt ist.

Bei einigen Schmerzarten wirkt Parazetamol bei Kindern nicht sonderlich gut, so zum Beispiel bei Verletzungen. Dann kann Ibuprofen die bessere Wahl sein.

Für Schwangerschaft und Stillzeit

Parazetamol können Sie in Schwangerschaft und Stillzeit für kurze Zeit anwenden, wenn eine Schmerzbehandlung notwendig ist oder Fieber dringend gesenkt werden muss. Allerdings kann es in der Schwangerschaft etwas schwächer wirken. Näheres zur aktuellen Diskussion um eventuelle Folgen der Anwendung von Parazetamol in der Schwangerschaft finden Sie unter »Parazetamol« (→ Seite 596).

Pyrazole

Phenazon
Migräne-Kranit, Migränin Phenazon
Propyphenazon
DEMEX Zahnschmerztabletten

Phenazon und Propyphenazon gehören aufgrund ihrer chemischen Struktur zur Gruppe der Pyrazole. Ein weiterer, allerdings verschreibungspflichtiger Wirkstoff aus dieser Reihe ist Metamizol. Näheres zu diesem Wirkstoff lesen Sie im HANDBUCH MEDIKAMENTE der Stiftung Warentest oder im Internet unter www.medikamente-im-test.de.

Phenazon und Propyphenazon wirken schmerzlindernd und fiebersenkend. Welcher Mechanismus ihrer Wirkung genau zugrunde liegt, ist noch nicht ausreichend geklärt. Man geht derzeit davon aus, dass die beiden Wirkstoffe die Produktion von Prostaglandinen hemmen und im Gehirn schmerzstillend und fiebersenkend wirken. Näheres hierzu finden Sie unter »Azetylsalizylsäure« (→ Seite 589).

Die therapeutische Wirksamkeit von Phenazon und Propyphenazon bei Schmerzen und Fieber ist nicht ausreichend untersucht, obwohl die Substanzen bereits seit Jahrzehnten im Handel sind. Für beide Wirkstoffe liegen keine Studien zur Schmerzlinderung oder Fiebersenkung vor, die den heutigen Anforderungen gerecht werden. Man nimmt aber an, dass ihre Wirksamkeit in etwa der der NSAR entspricht.

Zudem mangelt es an Erkenntnissen über die Risiken von Phenazon und Propyphenazon – insbesondere hinsichtlich der Anwendung über lange Zeit und sehr selten auftretender, aber bedrohlicher Nebenwirkungen. Von Metamizol, einem dritten, aber verschreibungspflichtigen Schmerzwirkstoff dieser Gruppe sind schwere Störungen der Blutbildung, schwere allergische Reaktionen und Nierenschädigungen bekannt. Dieses Risiko soll bei Phenazon und Propyphenazon zwar geringer sein, doch liegen dazu keine verlässlichen Informationen vor. Da es andere Schmerz- und Fieberwirkstoffe gibt und diese als »geeignet« bewertet werden, gelten Präparate mit Phenazon oder Propyphenazon zur Behandlung von Schmerzen und Fieber als »wenig geeignet«.

Zum Zeichen, dass die phenazonhaltigen Präparate auch für Migränekopfschmerzen gedacht sind, führen sie das Wort »Migräne« im Namen. Für diese Anwendung gelten die Mittel als »mit Einschränkung geeignet«. Näheres hierzu und zu den anderen bei Migräne eingesetzten Medikamenten finden Sie unter »Migräne« (→ Seite 480).

Anwendung

Die Mittel gibt es als Tabletten und Zäpfchen. Letztere sollen möglichst nach dem Stuhlgang in den Enddarm eingeführt werden. Damit das leichter gelingt, können sie in der Hand etwas erwärmt werden.

Nach etwa einer halben Stunde sollten die Schmerzen deutlich nachlassen.

Achtung

Wird Phenazon öfter als zehn Tage im Monat eingenommen, können Dauerkopfschmerzen entstehen. Auch das Risiko für Schäden an den Nieren steigt.

Gegenanzeigen

Phenazon und Propyphenazon dürfen Sie nicht anwenden, wenn bei Ihnen die Bildung des roten Blutfarbstoffs schwerwiegend gestört ist (akut intermittierende Porphyrie).

Unter folgenden Bedingungen sollten Sie Phenazon oder Propyphenazon nur nach Rücksprache mit einem Arzt einsetzen, der zudem Nutzen und Risiken der Anwendung besonders sorgfältig abgewogen hat:

- Sie haben Nesselsucht, Asthma oder eine chronische Atemwegsinfektion oder Sie haben auf die Anwendung anderer Schmerz- oder Rheumamittel schon einmal überempfindlich reagiert. Dann ist bei Anwendung dieser Mittel das Risiko erhöht, dass der Kreislauf versagt.
- Bei Ihnen wurde bereits einmal eine Blutbildungsstörung festgestellt.

Wechselwirkungen mit Medikamenten

Wenn Sie Betablocker oder Kalziumantagonisten einnehmen (bei hohem Blutdruck, Herzkrankheiten), kann Phenazon oder Propyphenazon langsamer ausgeschieden werden. Dann können sie länger wirken und die Gefahr von unerwünschten Wirkungen steigt.

Das Gleiche gilt, wenn Sie die Pille zur Empfängnisverhütung einnehmen.

Phenazon kann den Abbau von gerinnungshemmenden Mitteln wie Phenprocoumon und Warfarin, die bei erhöhter Thrombosegefahr als Tabletten eingenommen werden, beschleunigen. Wenn Sie den Schmerzwirkstoff zusammen mit gerinnungshemmenden Mitteln einnehmen, kann die Blutgerinnung weniger stark gehemmt sein als es notwendig ist. Dann kann das Herzinfarkt- und Schlaganfallrisiko, das durch diese Mittel gesenkt werden soll, wieder erhöht sein.

Unerwünschte Wirkungen

▶ **Muss beobachtet werden**

Wenn sich die Haut verstärkt rötet und juckt, reagieren Sie vermutlich allergisch auf das Mittel. Dann sollten Sie es absetzen. Sind die Hauterscheinungen (→ Seite 14) einige Tage später nicht deutlich abgeklungen, sollten Sie einen Arzt aufsuchen.

▶ **Sofort zum Arzt**

Wenn starker Hautausschlag, Juckreiz, Herzrasen Atemnot, Schwäche und Schwindel auftreten, müssen Sie die Anwendung sofort stoppen und unverzüglich den Notarzt (Telefon 112) rufen. Es kann sich um eine lebensbedrohliche Allergie (→ Seite 14) handeln. Eine solche Überempfindlichkeit ist häufiger, wenn Sie unter Nesselsucht, chronischen Atemwegsinfektionen oder Asthma leiden.

Nierenschmerzen und eine verringerte Harnproduktion deuten auf eine Nierenschädigung (→ Seite 15) hin. Solche Symptome sollten Sie sofort zum Arzt führen.

Bei Fieber mit Halsschmerzen und Schüttelfrost sollten Sie sofort den Arzt informieren. Es können die ersten Symptome einer Blutbildungsstörung (→ Seite 14) sein. Besonders die Zahl der weißen Blutkörperchen, die bei der Infektionsabwehr eine wichtige Rolle spielen, kann durch Phenazon oder Propyphenazon abnehmen (Agranulozytose).

Hinweise

Für Kinder und Jugendliche unter 18 Jahren

Phenazon: Die Tabletten sollten bei Kindern unter sieben Jahren, die Zäpfchen bei Kindern unter 15 Jahren nicht angewendet werden.

Propyphenazon: Dieses Mittel ist nicht für Kinder unter 7 Jahren gedacht.

Für Schwangerschaft und Stillzeit

Phenazon und Propyphenazon sollten während der Schwangerschaft und Stillzeit nicht angewendet werden.

Für ältere Menschen

Bei älteren Menschen wirken Phenazon und Propyphenazon länger als bei jüngeren. Daher sollten sie eine geringere Dosis einnehmen.

Pflanzliches Mittel

Pfefferminzöl
Euminz

Dieses Präparat enthält das ätherische Öl der Pfefferminze (Mentha piperita). Sein Hauptinhaltsstoff ist Menthol. Dieses dringt nach dem Auftragen des Öls in die Haut ein und erregt die dort befindlichen Kälterezeptoren. Dadurch entsteht ein lang anhaltendes Kältegefühl, auf dem möglicherweise die schmerzlindernden Effekte beruhen. Daneben wirkt Pfefferminzöl auf die Muskulatur entspannend und steigert die Durchblutung.

Gemäß den vorliegenden Studien kann man annehmen, dass auf Stirn und Schläfen aufgetragenes Pfefferminzöl bei Spannungskopfschmerzen hilfreich sein kann. Vorteilhaft ist, dass es keine Kopfschmerzen hervorrufen kann, die auf der häufigen Anwendung beruhen. Da aber noch nicht ausreichend belegt ist, dass das ätherische Öl einfachen Schmerzmitteln gleichwertig ist, wird das Mittel als »mit Einschränkung geeignet« bewertet. Es kann für diejenigen eine Behandlungsmöglichkeit sein, für die geeignete Schmerzmittel wie Azetylsalizylsäure, Ibuprofen und Parazetamol nicht infrage kommen oder die diesen Mitteln ablehnend gegenüberstehen.

Anwendung

Das Öl wird mithilfe des beiliegenden Applikators gleichmäßig auf Stirn und Schläfen aufgetragen. Bei Bedarf kann das im Abstand von jeweils 15 Minuten mehrmals wiederholt werden. Ist nach zwei Stunden keine Besserung spürbar, sollte die Behandlung abgebrochen werden.

Achtung

Pfefferminzöl darf nicht auf Schleimhäute oder verletzte Haut aufgetragen oder in die Augen gebracht werden.

Unerwünschte Wirkungen

▶ **Keine Maßnahmen erforderlich**

Die Haut kann leicht brennen, sich röten und jucken. Wenn Sie die Stelle dann gründlich mit Wasser reinigen, klingen die Symptome in der Regel ab.

▶ **Muss beobachtet werden**

Wenn die Haut sich rötet und juckt, reagieren Sie vermutlich allergisch auf das Mittel. Dann sollten Sie es absetzen. Sind die Hauterscheinungen (→ Seite 14) einige Tage später nicht deutlich abgeklungen, sollten Sie einen Arzt aufsuchen.

Hinweise

Für Kinder und Jugendliche unter 18 Jahren

Pfefferminzöl darf nicht bei Säuglingen und Kleinkindern unter sechs Jahren angewendet werden.

Für Schwangerschaft und Stillzeit

Pfefferminzöl kann während der Schwangerschaft und Stillzeit angewendet werden.

Kombination: Verschiedene Schmerzwirkstoffe

Azetylsalizylsäure + Parazetamol

Spalt Schmerztabletten, Thomapyrin Brausetabletten, Togal Classic Duo

Azetylsalizylsäure (ASS) und Parazetamol wirken schmerzstillend und fiebersenkend. Beide Wirkstoffe miteinander zu kombinieren, steigert die therapeutische Wirksamkeit jedoch nicht zuverlässig. Stattdessen können die unerwünschten Wirkungen beider Substanzen zugleich auftreten. Dies betrifft besonders die blutungsfördernde Wirkung von Azetylsalizylsäure und die leberschädigende Wirkung von Parazetamol. Aus diesem Grund werden Mittel mit dieser Kombination als »wenig geeignet« bewertet.

Ein zusätzliches Problem bei einer solchen Kombination ist, dass sich beim Auftreten einer unerwünschten Wirkung nicht ausmachen lässt, welcher Wirkstoff dafür verantwortlich ist. Daher scheiden bei der Suche nach einem anderen Schmerz- oder Fiebermittel dann alle Produkte aus, die entweder Azetylsalizylsäure oder Parazetamol oder beide Substanzen enthalten.

Anwendung

Die Tabletten sollen im Verlauf einer Mahlzeit geschluckt und dazu mindestens ein Glas Wasser getrunken werden. Nach einer halben Stunde sollten die Schmerzen nachgelassen haben.

Aufgraund des Parazetamol-Anteils sollten Sie die Hinweise zur Vermeidung einer Überdosierung dieses Inhaltsstoffs beachten. Näheres lesen Sie unter »Parazetamol-Vergiftung« (→ Seite 596)

Achtung

Werden diese Kombinationsmittel öfter als zehn Tage im Monat eingenommen, können Dauerkopfschmerzen entstehen. Auch das Risiko für Schäden an den Nieren steigt.

Bei einer gestörten Leberfunktion, wie sie zum Beispiel bei Alkoholmissbrauch oder Leberentzündungen vorkommt, kann der Parazetamol-Anteil der Tabletten stärker wirken. Dann kann eine sonst ungefährliche Dosis bereits zu Vergiftungserscheinungen führen.

Gegenanzeigen

Unter folgenden Bedingungen dürfen Sie diese Mittel nicht nehmen:

- Sie haben oder hatten ein Magen- oder Zwölffingerdarmgeschwür.
- Nach der Anwendung von Salizylaten oder NSAR haben Sie bereits einmal einen Asthmaanfall erlitten, allergische Hautreaktionen oder einen allergischen Schnupfen gehabt. Dann sind nach der Anwendung von ASS die gleichen Reaktionen zu befürchten.
- Sie leiden an einer nicht ausreichend behandelten schweren Herzschwäche.
- Sie neigen aufgrund einer Veranlagung oder Krankheit zu Blutungen oder nehmen gerinnungshemmende Mittel (bei erhöhter Thrombosegefahr) ein.
- Sie nehmen Methotrexat (bei entzündlichem Rheuma, Krebserkrankungen) in einer Dosierung von mehr als 15 Milligramm pro Woche ein.

Unter folgenden Bedingungen sollten Sie die Mittel nur nach Rücksprache mit einem Arzt einsetzen, wenn dieser Nutzen und Risiken der Anwendung sorgfältig abgewogen hat:

- Sie haben einen Nierenschaden.
- Die Funktion Ihrer Leber ist gestört.
- Sie haben Asthma oder Nasenpolypen oder neigen zu Allergien.

Wechselwirkungen mit Medikamenten

Wenn Sie noch andere Medikamente nehmen, ist zu beachten:

- Werden diese Produkte zusammen mit nichtsteroidalen Antirheumatika, NSAR, (bei Schmerzen, Fieber, Gelenkerkrankungen) angewendet, steigt das Risiko für Schäden am Magen.
- Kortisonhaltige Mittel können bei innerlicher Anwendung die schädliche Wirkung des ASS-Anteils in den Tabletten auf den Magen verstärken. Dadurch steigt das Risiko für Blutungen.
- Durch den ASS-Anteil in den Tabletten können Methotrexat (bei entzündlichem Rheuma, Krebserkrankungen) und Lithium (bei manisch-depressiven Erkrankungen) erheblich stärker wirken.
- Der ASS-Anteil in den Tabletten kann die Wirkung von Phenytoin und Valproinsäure (bei Epilepsien) verstärken. Nehmen Sie das Mittel nur ab und zu ein, ist das Problem gering; dauert die Behandlung länger als ein paar Wochen, steigt das Risiko für unerwünschte Wirkungen der Epilepsiemittel. Eventuell muss der Arzt dann die Konzentration des Epilepsie-

mittels im Blut bestimmen und die Dosierung entsprechend verringern.

- Durch den ASS-Anteil in den Tabletten kann sich die Wirkung von blutdrucksenkenden Mitteln vermindern.
- Durch selektive Serotoninwiederaufnahmehemmer, SSRI, (bei Depressionen) können sich die unerwünschten Wirkungen von ASS auf den Magen und die Blutgerinnung verstärken. Bei einem erhöhten Risiko für Magenblutungen sollten Sie diese Kombination möglichst vermeiden.
- Folgende Medikamente können die Leber empfindlicher für die unerwünschten Wirkungen dieses Kombinationsmittels machen: Phenobarbital, Phenytoin und Carbamazepin (bei Epilepsien), Isoniazid und Rifampizin (bei Tuberkulose).

▶ Unbedingt beachten

Der ASS-Anteil in den Tabletten verstärkt die gerinnungshemmende Wirkung von Mitteln zur Blutverdünnung wie Phenprocoumon und Warfarin sowie von Clopidogrel, Prasugrel und Tiklopidin, die bei erhöhter Thrombosegefahr eingenommen werden. Dadurch erhöht sich das Risiko für innere Blutungen. Diese Wechselwirkung ist von der ASS-Dosierung abhängig. Bei der ASS-Menge, die für eine Schmerzbehandlung notwendig ist, ist sie besonders ausgeprägt. Wenn Sie die genannten Wirkstoffe einnehmen, dürfen Sie ASS nicht gleichzeitig als Schmerzmittel anwenden. Näheres hierzu finden Sie unter »Mittel zur Blutverdünnung: verstärkte Wirkung« (→ Seite 11).

Wenn der ASS-Anteil in den Tabletten die Menge von 1 Gramm pro Tag übersteigt, kann dies die Wirkung von Sulfonylharnstoff-Tabletten (bei Typ-2-Diabetes) verstärken. Dann werden Unterzuckerungen wahrscheinlicher. Näheres hierzu unter »Mittel zur Blutzuckersenkung: verstärkte Wirkung« (→ Seite 11).

Wechselwirkungen mit Speisen und Getränken

Größere Mengen oder regelmäßiger Konsum von Alkohol können die schädliche Wirkung des Mittels verstärken. Wegen des ASS-Anteils in den Tabletten steigt dann das Risiko für Magen- und Zwölffingerdarmgeschwüre und -blutungen. Für die Giftwirkung des Parazetamol-Anteils in den Tabletten wird die Leber empfindlicher.

Unerwünschte Wirkungen

▶ Keine Maßnahmen erforderlich

Es können Magenschmerzen, Aufstoßen, Übelkeit und Durchfall auftreten. Wenn Sie das Schmerzmittel absetzen, legen sich diese Beschwerden wieder.

Aufgrund des Parazetamol-Anteils in den Tabletten kann sich bei Fieber das Schwitzen verstärken.

▶ Muss beobachtet werden

Halten die beschriebenen Magenbeschwerden an, sollten Sie sich an einen Arzt wenden. Es kann sein, dass sich ein Magengeschwür gebildet hat.

Schäden in der Magenschleimhaut und Magengeschwüre können auch vorkommen, ohne Schmerzen zu bereiten. Aus solchen Stellen kann es immer mal wieder bluten. Das geronnene Blut färbt den Stuhl auffällig dunkel. Dann sollten Sie möglichst bald einen Arzt aufsuchen.

Ein anhaltender geringfügiger Blutverlust kann auch unbemerkt bleiben. Dann kann sich im Laufe der Zeit eine Blutarmut ausbilden. Sie äußert sich durch Konzentrationsschwäche, Kopfschmerzen, rasche Ermüdbarkeit, eventuell auch raue und rissige Haut sowie brüchige Nägel. Bei solchen Symptomen sollten Sie ebenfalls einen Arzt aufsuchen.

Durch den ASS-Anteil in den Tabletten verlängert sich die Zeit, bis das Blut gerinnt. Dann blutet es zum Beispiel nach einem Schnitt in den Finger länger als sonst. Bemerken Sie kleine rote Punkte in der Haut, kann es sich um Einblutungen handeln, die der Arzt beurteilen sollte.

Wenn die Haut sich verstärkt rötet und juckt, reagieren Sie vermutlich auf einen Bestandteil des Mittels allergisch. Dann sollten Sie es absetzen. Sind die Hauterscheinungen (→ Seite 14) einige Tage später nicht deutlich abgeklungen, sollten Sie einen Arzt aufsuchen.

Aufgrund des Parazetamol-Anteils in den Tabletten kann das Mittel Leberschäden (→ Seite 15) hervorrufen. Treten Übelkeit, Erbrechen und/oder dunkel gefärbter Urin auf und ist der Stuhl auffällig hell, sollten Sie einen Arzt rufen.

▶ Sofort zum Arzt

Das Mittel kann die Leber (→ Seite 15) auch schwer schädigen. Wenn sich die Haut gelb färbt – möglicherweise begleitet von starkem Juckreiz am ganzen Körper –, sollten Sie sofort einen Arzt aufsuchen.

Wenn starker Hautausschlag, Juckreiz, Herzrasen, Atemnot, Schwäche und Schwindel auftreten, müssen Sie die Einnahme sofort stoppen und unverzüglich den Notarzt (Telefon 112) rufen, weil es sich um eine lebensbedrohliche Allergie (→ Seite 14) handeln kann. Eine solche Überempfindlichkeit tritt bei Menschen häufiger auf, die unter Nasenpolypen, Nesselsucht oder Asthma leiden, und die auf Alkohol, Farbstoffe oder Lebensmittelzusätze allergisch reagieren.

Wenn plötzlich heftige Bauchschmerzen einsetzen, die bis in den Rücken ausstrahlen, oder wenn Sie sogar Blut erbrechen, ist davon auszugehen, dass es aus einem Magengeschwür stark blutet. Möglicherweise hat es auch die Magenwand durchbrochen. Dann müssen Sie sofort den Notarzt (Telefon 112) rufen. Derartig schwere Nebenwirkungen können selbst dann auftreten, wenn Sie täglich nur 100 Milligramm ASS einnehmen.

Wenn Sie grippeartige Beschwerden haben, sich längere Zeit abgeschlagen und müde fühlen und Halsschmerzen und Fieber auftreten, kann es sich um eine Blutbildungsstörung (→ Seite 14) handeln, die bedrohlich werden kann. Sie müssen dann umgehend den Arzt aufsuchen, damit er das Blutbild kontrollieren kann.

Hörstörungen, Ohrgeräusche, Schwindel und Zustände wie im Delirium (Bewusstseinsstörungen, keine zeitliche und räumliche Orientierung, das Sehen von Trugbildern, Schwitzen, Zittern und Unruhe) lassen vermuten, dass ASS zu hoch dosiert wurde. In diesem Fall sollten Sie sich sofort an einen Arzt wenden.

Anhaltende Nierenschmerzen, eine plötzlich verringerte Urinmenge oder Blut im Urin sollten Sie sofort zum Arzt führen. Es besteht der Verdacht, dass die regelmäßige Einnahme von Schmerzmitteln eine Schmerzmittel-Niere ausgelöst hat, die zum Nierenversagen (→ Seite 15) führen kann. Ab welcher Menge ein solcher Nierenschaden entsteht, ist noch nicht sicher; er wird aber wahrscheinlich, wenn die Nierendurchblutung verringert ist. Das ist vor allem dann der Fall, wenn mehrere Schmerzmittel kombiniert eingenommen werden.

Hinweise

Für Kinder und Jugendliche unter 18 Jahren

Dieses Kombinationsschmerzmittel enthält Azetylsalizylsäure. Kinder unter zwölf Jahren sollten diesen Wirkstoff nicht bekommen. Vor allem wenn sie gleichzeitig einen Virusinfekt wie Grippe oder Windpocken haben, besteht das seltene Risiko, dass ASS ein Reye-Syndrom auslöst, bei dem schwere Leber- und Hirnschäden möglich sind. Erstes Symptom ist lang anhaltendes Erbrechen; später ist das Kind nur noch schlecht ansprechbar und hat Zustände wie im Delirium (Bewusstseinsstörungen, keine zeitliche und räumliche Orientierung, das Sehen von Trugbildern, Schwitzen, Zittern und Unruhe). Rufen Sie bei solchen Anzeichen sofort den Arzt. Diese Nebenwirkung kann zum Tod führen.

Über den zweiten Wirkstoff, Parazetamol, wird seit 2010 in Fachkreisen diskutiert, ob er für Kinder eventuell risikoreicher ist als bisher angenommen. Näheres hierzu finden Sie unter »Parazetamol« (→ Seite 596).

Für Schwangerschaft und Stillzeit

Während der Schwangerschaft sollten Sie Schmerzmittel nur dann einnehmen, wenn es wirklich erforderlich ist. Dann werden zur Akutbehandlung in erster Linie Mittel empfohlen, die entweder nur Ibuprofen oder nur Parazetamol enthalten. Ibuprofen darf allerdings nur in den ersten sechs Schwangerschaftsmonaten angewendet werden. Bei Parazetamol (→ Seite 596) gibt es zwar keine zeitliche Begrenzung, doch läuft aktuell eine Diskussion, ob sich seine Anwendung auf das Kind auswirken kann.

ASS gehört nicht zu den bevorzugten Schmerzmitteln und Sie sollten es möglichst nicht einnehmen. Dennoch brauchen Sie sich keine Sorgen zu machen, wenn Sie in den ersten beiden Schwangerschaftsdritteln einmal zu ASS gegriffen haben. Haben Sie hingegen während des letzten Schwangerschaftsdrittels regelmäßig ASS in der Dosierung eingenommen, wie sie bei Schmerzen üblich ist, sollte beim Kind die Verbindung zwischen Haupt- und Lungenschlagader mittels Ultraschall kontrolliert werden.

Auch während der Stillzeit werden Ibuprofen und Parazetamol bevorzugt empfohlen. Aber auch die gelegentliche Einnahme von ASS in einer Menge bis 1 500 Milligramm am Tag wird als noch vertretbar angesehen.

Für ältere Menschen

Bei Menschen über 60 Jahre ist das Risiko für Magen-Darm-Blutungen besonders groß. Bei jedem zweiten über 70-Jährigen wird Azetylsalizylsäure verzögert abgebaut und ausgeschieden. Für diese Personen genügt eine geringere Dosis; andernfalls müssen sie mit vermehrten und schwereren unerwünschten Wirkungen rechnen. Da aber kaum jemand weiß, ob er zu diesem Personenkreis gehört, empfiehlt es sich für ältere Menschen, von Azetylsalizylsäure generell eine geringere Dosis einzunehmen oder ein magenverträglicheres Schmerzmittel zu wählen.

Kombinationen: Schmerzwirkstoffe + Koffein

Azetylsalizylsäure + Koffein
Doppel Spalt compact, EUDORLIN Schmerztabletten

Parazetamol + Koffein
Optalidon Schmerztabletten, Thomapyrin MEDIUM, vivimed mit Coffein

Azetylsalizylsäure + Parazetamol + Koffein
Neuralgin, Neuranidal, Thomapyrin CLASSIC/INTENSIV, TITRALGAN gegen Schmerzen

Als schmerzlindernde und fiebersenkende Wirkstoffe enthalten diese Präparate Azetylsalizylsäure, ASS, (→ Seite 589) und Parazetamol (→ Seite 596). Die Erläuterungen zu den einzelnen Wirkstoffen lesen Sie in den jeweiligen Abschnitten.

Darüber hinaus enthalten alle diese Präparate Koffein. Koffein wird aus dem Magen schnell ins Blut aufgenommen und gelangt ins zentrale Nervensystem. Es belebt, steigert die Aufmerksamkeit und regt die Atmung an. Kombiniert mit Schmerzwirkstoffen, soll es die schmerzstillende Wirkung verstärken. Die belebende Wirkung des Koffeins kann aber dazu verleiten, solche Mittel öfter und länger einzunehmen, als es angeraten ist. Bei Dauergebrauch lässt die erwünschte Wirkung nach, sodass die Dosis möglicherweise weiter erhöht wird. Damit steigt das Risiko für Nierenschäden durch die Schmerzwirkstoffe an. Darüber hinaus nimmt das Risiko für unerwünschte Wirkungen mit jedem Kombinationspartner zu.

Daher werden solche Kombinationen als »wenig geeignet« bewertet, auch wenn die schmerzstillende und fiebersenkende Wirksamkeit nicht infrage steht. Mittel mit nur einem Schmerzwirkstoff sind vorzuziehen.

Diese Aussage ändert sich auch nicht nach der kürzlich veröffentlichten, aufwendigen Studie, die die Sinnhaftigkeit der Kombination von zwei Schmerzmitteln mit Koffein bei der Behandlung akuter Schmerzen zeigen sollte. Abgesehen von methodischen Mängeln, die die Ergebnisse dieser Studie grundsätzlich infrage stellen, bleibt die Frage nach der Langzeitverträglichkeit weiterhin offen. Außerdem wurde nicht untersucht, warum zwei Schmerzwirkstoffe anstelle eines Einzelwirkstoffs verwendet werden sollten. Gegenüber der Einnahme von Mitteln mit nur einem Schmerzwirkstoff hat die Kombination keinen größeren Nutzen.

Anwendung

Die Tabletten sollen im Verlauf einer Mahlzeit geschluckt und dazu mindestens ein Glas Wasser getrunken werden. Die Brausetabletten werden in einem Glas Wasser aufgelöst.

Neuralgin, Neuranidal, Optalidon Schmerztabletten, Thomapyrin, TITRALGAN, Vivimed mit Coffein: Die Mittel enthalten Parazetamol. Darum sollten Sie die Hinweise zur Vermeidung einer Überdosierung dieses Inhaltsstoffs beachten. Näheres lesen Sie unter »Parazetamol-Vergiftung« (→ Seite 596).

Achtung

Werden diese Kombinationsmittel öfter als zehn Tage im Monat eingenommen, können Dauerkopfschmerzen entstehen. Auch das Risiko für Schäden an den Nieren steigt.

Neuralgin, Neuranidal, Optalidon Schmerztabletten, Thomapyrin, TITRALGAN, Vivimed mit Coffein: Für diese Präparate gilt aufgrund ihres Anteils an Parazetamol: Bei einer gestörten Leberfunktion, wie sie zum Beispiel bei Alkoholmissbrauch oder Leberentzündungen vorkommt, kann Parazetamol stärker wirken. Dann kann eine sonst ungefährliche Dosis bereits zu Vergiftungserscheinungen führen.

Gegenanzeigen

Wegen des Anteils an Koffein gilt für alle Produkte, dass sie unter folgenden Bedingungen nicht eingenommen werden dürfen:

- Sie leiden unter Herzrhythmusstörungen, bei denen das Herz sehr schnell schlägt.
- Sie haben eine Überfunktion der Schilddrüse.
- Sie leiden unter Angsterkrankungen.

Die darüber hinausgehenden Angaben zu den einzelnen Schmerzwirkstoffen finden Sie unter den jeweiligen Substanzen: Azetylsalizylsäure (→ Seite 590) und Parazetamol (→ Seite 597).

Wechselwirkungen mit Medikamenten

Wegen des Anteils an Koffein gilt für alle Produkte:

- Wenn Sie mit der Pille verhüten, Cimetidin (bei Magen- und Zwölffingerdarmgeschwüren) oder Gyrasehemmer (bei bakteriellen Infektionen) einnehmen, kann Koffein länger wirken.
- Durch Koffein kann Theophyllin (bei Asthma) länger wirken.
- Schilddrüsenhormone und Substanzen, die anregend wirken, wie zum Beispiel Ephedrin (in Erkältungsmitteln), verstärken die Wirkung von Koffein auf das Herz. Es kann dann noch schneller schlagen.

Die darüber hinausgehenden Angaben zu den einzelnen Schmerzwirkstoffen finden Sie unter den jeweiligen Substanzen: Azetylsalizylsäure (→ Seite 590) und Parazetamol (→ Seite 597).

Unerwünschte Wirkungen

Die Angaben zu den einzelnen Schmerzwirkstoffen finden Sie unter den jeweiligen Substanzen: Azetylsalizylsäure (→ Seite 591) und Parazetamol (→ Seite 597).

▶ Keine Maßnahmen erforderlich

Wegen des Anteils an Koffein gilt für alle Präparate zusätzlich zu den unerwünschten Wirkungen, die bei den jeweiligen Schmerzwirkstoffen angegeben sind:

Schlaflosigkeit, Unruhe, Herzrasen und Zittern. Werden koffeinhaltige Präparate nach längerem Gebrauch abgesetzt, können Kopfschmerzen, Müdigkeit und Nervosität auftreten.

Hinweise

Für Kinder und Jugendliche unter 18 Jahren

Kinder sollten diese Kombinationsschmerzmittel nicht bekommen.

Kinder unter zwölf Jahren sollten bei Schmerzen und Fieber keine Mittel mit Azetylsalizylsäure bekommen. Vor allem wenn sie gleichzeitig einen Virusinfekt wie Grippe oder Windpocken haben, besteht das seltene Risiko, dass ASS ein Reye-Syndrom auslöst, bei dem schwere Leber- und Hirnschäden möglich sind. Erstes Symptom ist lang anhaltendes Erbrechen; später ist das Kind nur noch schlecht ansprechbar und hat Zustände wie im Delirium (Bewusstseinsstörungen, keine zeitliche und räumliche Orientierung, das Sehen von Trugbildern, Schwitzen, Zittern und Unruhe). Rufen Sie bei solchen Anzeichen sofort den Arzt. Diese Nebenwirkung kann zum Tod führen.

Über den zweiten Wirkstoff in diesem Schmerzmittel, Parazetamol, wird seit 2010 in Fachkreisen diskutiert, ob er für Kinder eventuell risikoreicher ist als bisher angenommen. Näheres hierzu finden Sie unter »Parazetamol« (→ Seite 596).

Für Schwangerschaft und Stillzeit

Während der Schwangerschaft sollten Sie Schmerzmittel nur einnehmen, wenn es wirklich erforderlich ist. Diese Kombinationsschmerzmittel werden dafür und in der Stillzeit jedoch nicht als »geeignet« angesehen. Vielmehr werden zur Akutbehandlung in erster Linie Mittel empfohlen, die entweder nur Ibuprofen oder nur Parazetamol enthalten. Ibuprofen darf allerdings nur in den ersten sechs Schwangerschaftsmonaten angewendet werden. Bei Parazetamol (→ Seite 596) gibt es zwar keine zeitliche Begrenzung, doch läuft aktuell eine Diskussion, ob sich seine Anwendung auf das Kind auswirken kann.

Auch während der Stillzeit werden Ibuprofen und Parazetamol bevorzugt empfohlen. Aber auch die gelegentliche Einnahme von ASS in einer Menge bis 1 500 Milligramm am Tag wird als noch vertretbar angesehen.

Für ältere Menschen

Doppel Spalt compact, Eudorlin, Neuralgin, Neuranidal, Thomapyrin, TITRALGAN: Wegen des Anteils an ASS gilt folgender Hinweis: Bei Menschen über 60 Jahre ist das Risiko für Magen-Darm-Blutungen besonders groß. Bei jedem zweiten über 70-Jährigen wird Azetylsalizylsäure verzögert abgebaut und ausgeschieden. Für diese Personen genügt eine geringere Dosis; andernfalls müssen sie mit vermehrten und schwereren unerwünschten Wirkungen rechnen. Da aber kaum jemand weiß, ob er zu diesem Personenkreis gehört, empfiehlt es sich für ältere Menschen, von Azetylsalizylsäure generell eine geringere Dosis einzunehmen oder ein magenverträglicheres Schmerzmittel zu wählen.

Kombination: Schmerzwirkstoff + krampflösendes Mittel

Parazetamol + Butylscopolaminium

Buscopan plus

Dieses Kombinationsmittel enthält die Wirkstoffe Parazetamol und Butylscopolamin. Parazetamol ist ein als »geeignet« angesehenes Schmerzmittel. Menstruationsbedingte Beschwerden lindert es jedoch weniger gut als Ibuprofen oder Naproxen. Weitere Informationen dazu finden Sie unter »Parazetamol« (→ Seite 596).

Butylscopolamin ist ein synthetisch veränderter Pflanzeninhaltsstoff. Es wirkt auf die Muskulatur innerer Organe und soll zum Beispiel bei krampfartigen Beschwerden im Verdauungstrakt helfen. Schon für diese Anwendung ist die Wirksamkeit nicht ausreichend nachgewiesen. Es findet sich aber auch keine Studie, die die krampflösende Wirkung von Butylscopolamin bei Regelschmerzen nachweist.

Das Mittel wird daher als »wenig geeignet« bewertet.

Anwendung

Bei Bedarf nehmen Sie ein bis zwei Tabletten ein. Wenn nötig, können Sie die Einnahme nach acht Stunden wiederholen. Die Tageshöchstdosis sind sechs Tabletten.

Von den Zäpfchen führen Sie eines ein und wiederholen das bei Bedarf nach frühestens sechs Stunden. Tageshöchstdosis sind vier Zäpfchen.

Länger als drei bis vier Tage sollten Sie das Mittel nicht ununterbrochen anwenden.

Aufgrund des Parazetamol-Amteils sollten Sie die Hinweise zur Vermeidung einer Überdosierung dieses Inhaltsstoffs beachten. Näheres lesen Sie unter »Parazetamol-Vergiftung« (→ Seite 596).

Achtung

Gegenanzeigen

Unter folgenden Bedingungen dürfen Sie das Mittel nicht anwenden:

- In Ihrem Magen-Darm-Trakt gibt es verengte oder sogar ganz undurchgängige Stellen.
- Infolge chronischer Verstopfung ist der Dickdarm stark erweitert (Megakolon).
- Sie können aufgrund einer Prostatavergrößerung nur eingeschränkt oder gar kein Wasser mehr lassen.
- Der Druck im Augeninnern ist erhöht (Engwinkelglaukom).
- Ihr Herz schlägt zu schnell (Tachykardie) oder es besteht eine Herzrhythmusstörung mit zu schnellem Herzschlag (Tachyarrhythmie).
- Sie haben die selten vorkommende Muskelkrankheit Myasthenia gravis.
- Ihre Leberfunktion ist stark eingeschränkt, beispielsweise durch chronischen Alkoholmissbrauch.

Sie sollten das Mittel nur nach Rücksprache mit einem Arzt und nach sorgfältiger Abwägung von Nutzen und Risiken anwenden, wenn Ihre Leber oder die Nieren geschädigt sind.

Wechselwirkungen mit Medikamenten

Das Mittel verstärkt die Wirkung und die unerwünschten Wirkungen von Amantadin (bei Parkinsonkrankheit), trizyklischen Antidepressiva (bei Depressionen) und Antihistaminika (bei Allergien).

Wenn Sie das Mittel gleichzeitig mit Beta-Sympathomimetika (bei Asthma) anwenden, kann sich der Herzschlag beschleunigen.

Bei gleichzeitiger Einnahme von Metoclopramid (bei Übelkeit, Erbrechen) verringern die Mittel gegenseitig ihre Wirkung.

Folgende Medikamente können die Leber für die Giftwirkung von Parazetamol empfindlicher machen: Phenobarbital, Phenytoin und Carbamazepin (bei Epilepsien), Isoniazid und Rifampizin (bei Tuberkulose).

▶ Unbedingt beachten

Das Mittel verstärkt die Wirkung von Chinidin und Disopyramid (bei Herzrhythmusstörungen).

Wechselwirkungen mit Speisen und Getränken

Bei Menschen, die öfter mehr als drei Gläser Alkohol am Tag trinken, kann die Leber bereits empfindlicher für die Giftwirkung von Parazetamol sein. Sie sollten ein anderes Schmerz- oder Fiebermittel wählen.

Unerwünschte Wirkungen

▶ Keine Maßnahmen erforderlich

Aufgrund des Anteils an Parazetamol kann sich bei Fieber das Schwitzen verstärken.

Magenschmerzen, Aufstoßen, Übelkeit und Durchfall (bei mehr als 10 von 100 Anwendern) sind harmlos und vergehen, wenn das Mittel nicht mehr angewendet wird.

Aufgrund des Anteils an Butylscopolamin kann sich der Mund trocken anfühlen und die Schweißproduktion nachlassen. Dabei kann sich die Haut röten und heiß werden. Es können Beschwerden beim Wasserlassen wie zum Beispiel Nachtröpfeln oder ein schwächerer Harnstrahl einsetzen. Die Augen können sich schlechter an den Wechsel zwischen Nah- und Fernsehen anpassen (Akkommodationsstörung). Alle diese Störungen sind meist gering ausgeprägt und treten nur vorübergehend auf.

▶ Muss beobachtet werden

Wenn die Haut sich verstärkt rötet und juckt, reagieren Sie vermutlich allergisch auf das Mittel. Dann sollten Sie es absetzen. Sind die Hauterscheinungen (→ Seite 14) einige Tage später nicht deutlich abgeklungen, sollten Sie einen Arzt aufsuchen. Auch Nasenbluten kann auf eine solche Überempfindlichkeitsreaktion hinweisen. Beobachten Sie, ob die Beschwerden aufhören, wenn Sie das Mittel absetzen.

Das Mittel kann besonders bei Überdosierung und Daueranwendung Leberschäden (→ Seite 15) hervorrufen. Treten Übelkeit, Erbrechen und/oder dunkel gefärbter Urin auf und ist der Stuhl auffällig hell, sollten Sie einen Arzt rufen.

Halten die Beschwerden, bei denen eigentlich keine Maßnahmen erforderlich sind, länger als fünf bis sieben Tage an, oder tritt ein Harnverhalt auf, sollten Sie einen Arzt aufsuchen.

Der Herzschlag kann sich beschleunigen. Das kann sich bis zum Herzrasen steigern. Wenden Sie sich bei solchen Herzrhythmusstörungen an den Arzt.

▶ Sofort zum Arzt

Das Mittel kann besonders bei Überdosierung und Daueranwendung die Leber (→ Seite 15) schwer schädigen. Wenn sich die Haut gelb färbt – möglicherweise begleitet von starkem Juckreiz am ganzen Körper –, sollten Sie sofort einen Arzt aufsuchen.

Anhaltende Nierenschmerzen, eine plötzlich verringerte Urinmenge oder Blut im Urin sollten Sie sofort zum Arzt führen. Es besteht der Verdacht, dass die regelmäßige Einnahme von Parazetamol eine Schmerzmittel-Niere ausgelöst hat, die zum Nierenversagen (→ Seite 15) führen kann. Ab welcher Menge Parazetamol einen solchen Nierenschaden auslöst, ist noch nicht sicher; er wird aber wahrscheinlich, wenn die Nierendurchblutung verringert ist. Das ist vor allem dann der Fall, wenn Parazetamol mit anderen Schmerzmitteln kombiniert oder in einer Menge, die die Höchstdosis überschreitet, eingenommen wird.

Wenn starker Hautausschlag, Juckreiz, Herzrasen, Atemnot, Schwäche und Schwindel auftreten, müs-

sen Sie die Anwendung sofort stoppen und unverzüglich den Notarzt (Telefon 112) rufen. Es kann sich um eine lebensbedrohliche Allergie (→ Seite 14) handeln.
Sehr selten kommt es vor, dass das Mittel einen Glaukomanfall auslöst. Symptome dafür sind gerötete, schmerzende Augen, geweitete Pupillen, die sich bei Lichteinfall nicht mehr verengen sowie sich hart anfühlende Augäpfel. Dann müssen Sie unverzüglich einen Augenarzt oder die nächste Notfallambulanz aufsuchen. Wird ein solcher Glaukomanfall nicht sofort behandelt, können Sie erblinden.

Hinweise

Für Kinder und Jugendliche unter 18 Jahren

Kinder unter zwölf Jahren sollten dieses Mittel nicht bekommen.

Für Schwangerschaft und Stillzeit

Über die Anwendung in der Schwangerschaft gibt es keine ausreichenden Erkenntnisse. Das Mittel soll daher in dieser Zeit nicht angewendet werden.
Auch während der Stillzeit sollten Sie dieses Kombinationsarzneimittel sicherheitshalber nicht einnehmen.

Kombination: Schmerzwirkstoff + Vitamin C

Azetylsalizylsäure + Vitamin C
Aspirin plus C, ASS + C-ratiopharm

Diese Präparate kombinieren Azetylsalizylsäure (ASS) mit Vitamin C (Askorbinsäure). Azetylsalizylsäure wirkt schmerzstillend und fiebersenkend.
Vitamin C hat keine derartigen Effekte und unterstützt solche auch nicht. Es könnte sein, dass es den Produkten zugesetzt ist, um ihre Verwendung bei Erkältungskrankheiten nahezulegen. Allerdings gibt es bisher keine kontrollierten klinischen Studien, die ausreichend nachweisen, dass kurzzeitig eingenommenes Vitamin C die Dauer einer Erkältung verkürzt.
Azetylsalizylsäure wirkt am schnellsten und ist für Magen, Darm und Speiseröhre am besten verträglich, wenn sie mit viel Wasser eingenommen wird.
Geeignet wären diese Mittel, wenn sie nur den Schmerzwirkstoff enthielten. Der Zusatz von Vitamin C ist überflüssig. Weil die Mittel aber die Bedingung erfüllen, dass Schmerzmittel in viel Wasser gelöst eingenommen werden sollen, werden sie als »auch geeignet« bewertet.

Anwendung

Die Brausetabletten werden in einem Glas Wasser aufgelöst und getrunken. Wie viele Tabletten am Tag höchstens eingenommen werden sollen, hängt davon ab, wie viel Azetylsalizylsäure das jeweilige Präparat pro Tablette enthält: *Aspirin plus C* enthält 400 Milligramm Azetylsalizylsäure pro Tablette (maximal 8 Tabletten pro Tag) und *ASS + C-ratiopharm* 600 Milligramm (maximal 5 Tabletten pro Tag).

Achtung

Werden diese Kombinationsmittel öfter als zehn Tage im Monat eingenommen, können Dauerkopfschmerzen entstehen. Auch das Risiko für Schäden an den Nieren steigt.

Gegenanzeigen

Unter folgenden Bedingungen dürfen Sie die Mittel nicht einnehmen:

- Sie haben Nierensteine. Diese Einschränkung beruht auf dem Anteil an Vitamin C.
- Sie haben oder hatten ein Magen- oder Zwölffingerdarmgeschwür.
- Nach der Anwendung von Salizylaten oder NSAR haben Sie bereits einmal einen Asthmaanfall erlitten, allergische Hautreaktionen oder einen allergischen Schnupfen gehabt. Dann sind nach der Anwendung von ASS die gleichen Reaktionen zu befürchten.
- Sie leiden an einer nicht ausreichend behandelten schweren Herzschwäche.
- Sie neigen aufgrund einer Veranlagung oder Krankheit zu Blutungen oder nehmen gerinnungshemmende Mittel (bei erhöhter Thrombosegefahr) ein.
- Sie nehmen Methotrexat (bei entzündlichem Rheuma, Krebserkrankungen) in einer Dosierung von mehr als 15 Milligramm pro Woche ein.

Unter folgenden Bedingungen sollten Sie die Mittel nur nach Rücksprache mit einem Arzt einsetzen, wenn dieser Nutzen und Risiken der Anwendung sorgfältig abgewogen hat:

- Sie haben einen Nierenschaden.
- Die Funktion Ihrer Leber ist gestört.
- Sie haben Asthma oder Nasenpolypen oder neigen zu Allergien.

Wechselwirkungen mit Medikamenten

Wenn Sie noch andere Medikamente nehmen, ist zu beachten:

- Werden die Mittel zusammen mit nichtsteroidalen Antirheumatika, NSAR, (bei Schmerzen, Fieber, Gelenkerkrankungen) angewendet, steigt das Risiko für Schäden am Magen.
- Kortisonhaltige Mittel können bei innerlicher Anwendung die schädliche Wirkung des ASS-Anteils in

den Tabletten auf den Magen verstärken. Dadurch steigt das Risiko für Blutungen.

- Durch den ASS-Anteil in den Tabletten können Methotrexat (bei entzündlichem Rheuma, Krebserkrankungen) und Lithium (bei manisch-depressiven Erkrankungen) erheblich stärker wirken.
- Der ASS-Anteil in den Tabletten kann die Wirkung von Phenytoin und Valproinsäure (bei Epilepsien) verstärken. Nehmen Sie das Mittel nur ab und zu ein, ist das Problem gering; dauert die Behandlung länger als ein paar Wochen, steigt das Risiko für unerwünschte Wirkungen der Epilepsiemittel. Eventuell muss der Arzt dann die Konzentration des Epilepsiemittels im Blut bestimmen und die Dosierung entsprechend verringern.
- Durch den ASS-Anteil in den Tabletten kann sich die Wirkung von blutdrucksenkenden Mitteln vermindern.
- Durch selektive Serotoninwiederaufnahmehemmer, SSRI, (bei Depressionen) können sich die unerwünschten Wirkungen von ASS auf den Magen und die Blutgerinnung verstärken. Bei einem erhöhten Risiko für Magenblutungen sollten Sie diese Kombination möglichst vermeiden.

▶ **Unbedingt beachten**

Der ASS-Anteil in den Tabletten verstärkt die gerinnungshemmende Wirkung von Mitteln zur Blutverdünnung wie Phenprocoumon und Warfarin sowie von Clopidogrel, Prasugrel und Tiklopidin, die bei erhöhter Thrombosegefahr eingenommen werden. Dadurch erhöht sich das Risiko für innere Blutungen. Diese Wechselwirkung ist von der ASS-Dosierung abhängig. Bei der ASS-Menge, die für eine Schmerzbehandlung notwendig ist, ist sie besonders ausgeprägt. Wenn Sie die genannten Wirkstoffe einnehmen, dürfen Sie daher ASS nicht gleichzeitig als Schmerzmittel anwenden. Näheres hierzu finden Sie unter »Mittel zur Blutverdünnung: verstärkte Wirkung« (→ Seite 11).

Wenn der ASS-Anteil in den Tabletten insgesamt die Menge von 1 000 Milligramm pro Tag übersteigt, kann dies die Wirkung von Sulfonylharnstoff-Tabletten (bei Typ-2-Diabetes) verstärken. Dann werden Unterzuckerungen wahrscheinlicher. Näheres hierzu finden Sie unter »Mittel zur Blutzuckersenkung: verstärkte Wirkung« (→ Seite 11).

Wechselwirkungen mit Speisen und Getränken

Größere Mengen oder regelmäßiger Konsum von Alkohol können die unerwünschten Wirkungen der Mittel verstärken. Wegen des ASS-Anteils in den Tabletten steigt das Risiko für Magen- und Zwölffingerdarmgeschwüre und -blutungen.

Unerwünschte Wirkungen

▶ **Keine Maßnahmen erforderlich**

Es können Magenschmerzen, Aufstoßen, Übelkeit und Durchfall auftreten. Wenn Sie das Schmerzmittel absetzen, legen sich diese Beschwerden wieder.

▶ **Muss beobachtet werden**

Halten die beschriebenen Magenbeschwerden an, sollten Sie sich an einen Arzt wenden. Es kann sein, dass sich ein Magengeschwür gebildet hat.

Schäden in der Magenschleimhaut und Magengeschwüre können auch vorkommen, ohne Schmerzen zu bereiten. Aus solchen Stellen kann es immer mal wieder bluten. Das geronnene Blut färbt den Stuhl auffällig dunkel. Dann sollten Sie möglichst bald einen Arzt aufsuchen.

Ein anhaltender geringfügiger Blutverlust kann auch unbemerkt bleiben. Dann kann sich im Laufe der Zeit eine Blutarmut ausbilden. Sie äußert sich durch Konzentrationsschwäche, Kopfschmerzen, rasche Ermüdbarkeit, eventuell raue und rissige Haut sowie brüchige Nägel. Bei solchen Symptomen sollten Sie ebenfalls einen Arzt aufsuchen.

Durch den ASS-Anteil in den Tabletten verlängert sich die Zeit, bis das Blut gerinnt. Dann blutet es zum Beispiel nach einem Schnitt in den Finger länger als sonst. Bemerken Sie kleine rote Punkte in der Haut, kann es sich um Einblutungen handeln, die der Arzt beurteilen sollte.

Wenn die Haut sich verstärkt rötet und juckt, reagieren Sie vermutlich auf einen Bestandteil des Mittels allergisch. Dann sollten Sie es absetzen. Sind die Hauterscheinungen (→ Seite 14) einige Tage später nicht deutlich abgeklungen, sollten Sie einen Arzt aufsuchen.

▶ **Sofort zum Arzt**

Wenn starker Hautausschlag, Juckreiz, Herzrasen, Atemnot, Schwäche und Schwindel auftreten, müssen Sie die Einnahme sofort stoppen und unverzüglich den Notarzt (Telefon 112) rufen, weil es sich um eine lebensbedrohliche Allergie (→ Seite 14) handeln kann. Eine solche Überempfindlichkeit tritt bei Menschen häufiger auf, die unter Nasenpolypen, Nesselsucht oder Asthma leiden und auf Alkohol, Farbstoffe oder Lebensmittelzusätze allergisch reagieren.

Wenn plötzlich heftige Bauchschmerzen einsetzen, die bis in den Rücken ausstrahlen, oder wenn Sie sogar Blut erbrechen, ist davon auszugehen, dass es aus einem Magengeschwür stark blutet. Möglicherweise hat es auch die Magenwand durchbrochen. Dann müssen Sie sofort den Notarzt (Telefon 112) rufen. Derartig schwere Nebenwirkungen können selbst dann auftreten, wenn Sie täglich nur 100 Milligramm ASS einnehmen

Wenn Sie grippeartige Beschwerden haben, sich längere Zeit abgeschlagen und müde fühlen und Halsschmerzen und Fieber auftreten, kann es sich um eine Blutbildungsstörung (→ Seite 14) handeln, die bedrohlich werden kann. Sie müssen dann umgehend den Arzt aufsuchen, damit er das Blutbild kontrollieren kann.

Hörstörungen, Ohrgeräusche, Schwindel und Zustände wie im Delirium (Bewusstseinsstörungen, keine zeitliche und räumliche Orientierung, das Sehen von Trugbildern, Schwitzen, Zittern und Unruhe) lassen vermuten, dass ASS zu hoch dosiert wurde. In diesem Fall sollten Sie sich sofort an einen Arzt wenden.

Anhaltende Nierenschmerzen, eine plötzlich verringerte Urinmenge oder Blut im Urin sollten Sie sofort zum Arzt führen. Es besteht der Verdacht, dass die regelmäßige Einnahme von Schmerzmitteln eine Schmerzmittel-Niere ausgelöst hat, die zum Nierenversagen (→ Seite 15) führen kann. Ab welcher Menge ein solcher Nierenschaden entsteht, ist noch nicht sicher; er wird aber wahrscheinlich, wenn die Nierendurchblutung verringert ist. Das ist vor allem dann der Fall, wenn mehrere Schmerzmittel kombiniert eingenommen werden.

Hinweise

Für Kinder und Jugendliche unter 18 Jahren

Kinder unter zwölf Jahren sollten keine Mittel mit Azetylsalizylsäure bekommen. Vor allem wenn sie gleichzeitig einen Virusinfekt wie Grippe oder Windpocken haben, besteht das seltene Risiko, dass ASS ein Reye-Syndrom auslöst, bei dem schwere Leber- und Hirnschäden möglich sind. Erstes Symptom ist lang anhaltendes Erbrechen; später ist das Kind nur noch schlecht ansprechbar und hat Zustände wie im Delirium (Bewusstseinsstörungen, keine zeitliche und räumliche Orientierung, das Sehen von Trugbildern, Schwitzen, Zittern und Unruhe). Rufen Sie bei solchen Anzeichen sofort den Arzt. Diese Nebenwirkung kann zum Tod führen.

Für Schwangerschaft und Stillzeit

Während der Schwangerschaft sollten Sie Schmerzmittel nur einnehmen, wenn es wirklich erforderlich ist. Dann werden zur Akutbehandlung in erster Linie Mittel empfohlen, die entweder nur Ibuprofen oder nur Parazetamol enthalten. Ibuprofen darf allerdings nur in den ersten sechs Schwangerschaftsmonaten angewendet werden. Bei Parazetamol (→ Seite 596) gibt es zwar keine zeitliche Begrenzung, doch läuft aktuell eine Diskussion, ob sich seine Anwendung auf das Kind negativ auswirken kann.

ASS gehört nicht zu den bevorzugten Schmerzmitteln und Sie sollten es möglichst nicht einnehmen. Dennoch brauchen Sie sich keine Sorgen zu machen, wenn Sie in den ersten beiden Schwangerschaftsdritteln einmal zu ASS gegriffen haben. Haben Sie hingegen während des letzten Schwangerschaftsdrittels regelmäßig ASS in der Dosierung eingenommen, wie sie bei Schmerzen üblich ist, sollte beim Kind die Verbindung zwischen Haupt- und Lungenschlagader mittels Ultraschall kontrolliert werden.

Auch während der Stillzeit werden Ibuprofen und Parazetamol bevorzugt empfohlen. Aber auch die gelegentliche Einnahme von ASS in einer Menge bis 1 500 Milligramm am Tag wird als noch vertretbar angesehen.

Für ältere Menschen

Bei Menschen über 60 Jahre ist das Risiko für Magen-Darm-Blutungen besonders groß. Bei jedem zweiten über 70-Jährigen wird Azetylsalizylsäure verzögert abgebaut und ausgeschieden. Für diese Personen genügt eine geringere Dosis; andernfalls müssen sie mit vermehrten und schwereren unerwünschten Wirkungen rechnen. Da aber kaum jemand weiß, ob er zu diesem Personenkreis gehört, empfiehlt es sich für ältere Menschen, von Azetylsalizylsäure generell eine geringere Dosis einzunehmen oder ein magenverträglicheres Schmerzmittel zu wählen.

Schmerzen, Fieber

Handelsname Darreichungsform	**Zusammensetzung pro 1 ml/1 g oder wie angegeben bzw. pro abgeteilte Einheit**	**Unverb. Preis in Euro/kleinste Packung**	**Bewertung**
Hinweise zu den Tabellenspalten → Seite 32, zur Auswahl der Arzneimittel → Seite 27, zur Grundlage der Bewertung → Seiten 27, 31			
Acesal 250 mg **Acesal** Tabletten	**Azetylsalizylsäure** 250 mg 500 mg	2,15/20 Stück 4,30/20 Stück	**Geeignet** bei leichten bis mäßig starken Schmerzen und Fieber. **Mit Einschränkung geeignet** bei Zahnschmerzen wegen der durch ASS verzögerten Blutgerinnung. Nicht anwenden bei Kindern unter 12 Jahren mit Virusinfektionen wie Grippe oder Windpocken. → Seite 589
Aktren überzogene Tabletten **Aktren forte** Filmtabletten **Aktren spezial** Weichkapseln	**Ibuprofen** 200 mg 400 mg 400 mg	6,40/20 Stück 7,85/20 Stück 5,97/10 Stück	**Geeignet** bei leichten bis mäßig starken Schmerzen und Fieber. → Seite 592
Aspirin Effect Granulat	**Azetylsalizylsäure** 500 mg	1,29/2 Stück	**Geeignet** bei leichten bis mäßig starken Schmerzen und Fieber. Nicht anwenden bei Kindern unter 12 Jahren mit Virusinfektionen wie Grippe oder Windpocken. → Seite 589
Aspirin Tabletten	500 mg	5,28/20 Stück	**Geeignet** bei leichten bis mäßig starken Schmerzen und Fieber. **Mit Einschränkung geeignet** bei Zahnschmerzen wegen der durch ASS verzögerten Blutgerinnung. Nicht anwenden bei Kindern unter 12 Jahren mit Virusinfektionen wie Grippe oder Windpocken. → Seite 589
Aspirin Direkt Kautabletten	500 mg	5,36/10 Stück	**Mit Einschränkung geeignet** bei leichten bis mäßig starken Schmerzen und Fieber. Das Mittel verleitet zur Einnahme ohne die notwendige Flüssigkeit. Nicht anwenden bei Kindern unter 12 Jahren mit Virusinfektionen wie Grippe oder Windpocken. → Seite 589
Aspirin plus C **Aspirin plus C Orange** Brausetabletten	**Azetylsalizylsäure** 400 mg **+ Vitamin C** 240 mg **Azetylsalizylsäure** 400 mg **+ Vitamin C** 240 mg	5,53/10 Stück 8,98/20 Stück	**Auch geeignet** bei leichten bis mäßig starken Schmerzen und Fieber. Brausetabletten wirken schnell. Da sie aufgelöst werden müssen, ist gewährleistet, dass ASS mit der geforderten Flüssigkeit eingenommen wird. Vitamin C trägt zur Schmerzlinderung nichts bei. **Mit Einschränkung geeignet** bei Zahnschmerzen wegen der durch ASS verzögerten Blutgerinnung. Nicht anwenden bei Kindern unter 12 Jahren mit Virusinfektionen wie Grippe oder Windpocken. → Seite 607
ASS 500 – 1 A Pharma Tabletten	**Azetylsalizylsäure** 500 mg	2,32/30 Stück	**Geeignet** bei leichten bis mäßig starken Schmerzen und Fieber. **Mit Einschränkung geeignet** bei Zahnschmerzen wegen der durch ASS verzögerten Blutgerinnung. Nicht anwenden bei Kindern unter 12 Jahren mit Virusinfektionen wie Grippe oder Windpocken. → Seite 589
ASS AL 500 Tabletten	**Azetylsalizylsäure** 500 mg	2,32/30 Stück	
ASS-CT 500 mg Tabletten Tabletten	**Azetylsalizylsäure** 500 mg	2,36/30 Stück	
ASS 500 HEXAL bei Fieber und Schmerzen Tabletten	**Azetylsalizylsäure** 500 mg	2,70/30 Stück	
ASS-ratiopharm 300 mg **500 mg** Tabletten	**Azetylsalizylsäure** 300 mg 500 mg	2,67/50 Stück 2,80/30 Stück	**Geeignet** bei leichten bis mäßig starken Schmerzen und Fieber. **Mit Einschränkung geeignet** bei Zahnschmerzen wegen der durch ASS verzögerten Blutgerinnung. Nicht anwenden bei Kindern unter 12 Jahren mit Virusinfektionen wie Grippe oder Windpocken. → Seite 589

Schmerzen, Fieber Fortsetzung

Handelsname Darreichungsform	**Zusammensetzung pro 1 ml/1 g oder wie angegeben bzw. pro abgeteilte Einheit**	**Unverb. Preis in Euro/kleinste Packung**	**Bewertung**
Hinweise zu den Tabellenspalten → Seite 32, zur Auswahl der Arzneimittel → Seite 27, zur Grundlage der Bewertung → Seiten 27, 31			
ASS + C-ratiopharm Brausetabletten	**Azetylsalizylsäure** 600 mg **+ Vitamin C** 200 mg	7,00/20 Stück	**Auch geeignet** bei leichten bis mäßig starken Schmerzen und Fieber. Brausetabletten wirken schnell. Da sie aufgelöst werden müssen, ist gewährleistet, dass ASS mit der geforderten Flüssigkeit eingenommen wird. Vitamin C trägt zur Schmerzlinderung nichts bei. **Mit Einschränkung geeignet** bei Zahnschmerzen wegen der durch ASS verzögerten Blutgerinnung. Nicht anwenden bei Kindern unter 12 Jahren mit Virusinfektionen wie Grippe oder Windpocken. → Seite 607
ASS STADA 500 mg Tabletten	**Azetylsalizylsäure** 500 mg	1,34/10 Stück	**Geeignet** bei leichten bis mäßig starken Schmerzen und Fieber. **Mit Einschränkung geeignet** bei Zahnschmerzen wegen der durch ASS verzögerten Blutgerinnung. Nicht anwenden bei Kindern unter 12 Jahren mit Virusinfektionen wie Grippe oder Windpocken. → Seite 589
ben-u-ron 500 mg Hartkapseln Kapseln	**Parazetamol** 500 mg	3,02/10 Stück	**Geeignet** bei leichten bis mäßig starken Schmerzen und Fieber bei Kindern und Jugendlichen mit einem Körpergewicht ab 33 Kilogramm und bei Erwachsenen. Zu Parazetamol gibt es eine aktuelle Diskussion. → Seite 596
ben-u-ron Saft Lösung	200 mg pro 5 ml (Konservierungsmittel: Parabene)	4,95/100 ml	**Geeignet** bei leichten bis mäßig starken Schmerzen und Fieber bei Kindern und Jugendlichen mit einem Körpergewicht von 7 bis 43 Kilogramm. Zu Parazetamol gibt es eine aktuelle Diskussion. → Seite 596
ben-u-ron 500 mg Tabletten	500 mg	2,92/10 Stück	**Geeignet** bei leichten bis mäßig starken Schmerzen und Fieber bei Kindern und Jugendlichen mit einem Körpergewicht ab 17 Kilogramm und bei Erwachsenen. Zu Parazetamol gibt es eine aktuelle Diskussion. → Seite 596
1 000 mg Tabletten Tabletten	1 000 mg	4,91/9 Stück	**Geeignet** bei leichten bis mäßig starken Schmerzen bei Erwachsenen mit einem Körpergewicht ab 65 Kilogramm. Zu Parazetamol gibt es eine aktuelle Diskussion. → Seite 596
ben-u-ron 75 mg	75 mg	2,06/10 Stück	**Geeignet** bei leichten bis mäßig starken Schmerzen und Fieber bei Säuglingen mit einem Körpergewicht von 3 bis 6 Kilogramm. Zu Parazetamol gibt es eine aktuelle Diskussion. → Seite 596
125 mg	125 mg	2,20/10 Stück	**Geeignet** bei leichten bis mäßig starken Schmerzen und Fieber bei Säuglingen und Kleinkindern mit einem Körpergewicht von 7 bis 12 Kilogramm. Zu Parazetamol gibt es eine aktuelle Diskussion. → Seite 596
250 mg	250 mg	2,44/10 Stück	**Geeignet** bei leichten bis mäßig starken Schmerzen und Fieber bei Kindern mit einem Körpergewicht von 13 bis 25 Kilogramm. Zu Parazetamol gibt es eine aktuelle Diskussion. → Seite 596
500 mg	500 mg	2,92/10 Stück	**Geeignet** bei leichten bis mäßig starken Schmerzen bei Kindern und Jugendlichen mit einem Körpergewicht ab 26 Kilogramm und bei Erwachsenen. Zu Parazetamol gibt es eine aktuelle Diskussion. → Seite 596
1 000 mg Zäpfchen	1 000 mg	5,40/10 Stück	**Geeignet** bei leichten bis mäßig starken Schmerzen bei Kindern und Jugendlichen mit einem Körpergewicht ab 43 Kilogramm und bei Erwachsenen. Zu Parazetamol gibt es eine aktuelle Diskussion. → Seite 596

Schmerzen, Fieber Fortsetzung

Handelsname Darreichungsform	Zusammensetzung pro 1 ml/1 g oder wie angegeben bzw. pro abgeteilte Einheit	Unverb. Preis in Euro/kleinste Packung	Bewertung
Buscopan plus Filmtabletten **Buscopan plus** Zäpfchen	**Butylscopolaminiumbromid** 10 mg + **Parazetamol** 500 mg **Butylscopolaminiumbromid** 10 mg + **Parazetamol** 800 mg	9,97/20 Stück 8,50/5 Stück	**Wenig geeignet** bei krampfartigen Regelschmerzen. Die therapeutische Wirksamkeit von Butylscopolamin ist nicht ausreichend nachgewiesen. Parazetamol wirkt bei Regelschmerzen weniger stark schmerzlindernd als Ibuprofen oder Naproxen. → Seite 605
Captin Zäpfchen 500 Zäpfchen	**Parazetamol** 500 mg	1,76/10 Stück	**Geeignet** bei leichten bis mäßig starken Schmerzen bei Kindern und Jugendlichen mit einem Körpergewicht ab 26 Kilogramm und bei Erwachsenen. Zu Parazetamol gibt es eine aktuelle Diskussion. → Seite 596
Delgesic 500 **1 000** Pulver	**Azetylsalizylsäure** 500 mg pro 1,023 g 1 000 mg pro 2,046 g	5,76/20 x 1,023 g 8,63/20 x 2,046 g	**Geeignet** bei leichten bis mäßig starken Schmerzen und Fieber. **Mit Einschränkung geeignet** bei Zahnschmerzen wegen der durch ASS verzögerten Blutgerinnung. Nicht anwenden bei Kindern unter 12 Jahren mit Virusinfektionen wie Grippe oder Windpocken. → Seite 589
DEMEX Zahnschmerztabletten Tabletten	**Propyphenazon** 500 mg	4,49/10 Stück	**Wenig geeignet** bei leichten bis mäßig starken Schmerzen und Fieber. Die therapeutische Wirksamkeit von Propyphenazon und seine möglichen Risiken sind schlecht untersucht. Besser zu beurteilende und geeignete Schmerz- und Fiebermittel sind vorzuziehen. → Seite 599
Dismenol N Filmtabletten	**Ibuprofen** 200 mg	5,09/20 Stück	**Geeignet** bei leichten bis mäßig starken Schmerzen und Fieber. → Seite 592
Dolormin instant Brausegranulatbeutel **Dolormin** **Dolormin extra** Filmtabletten	**Ibuprofen, DL-Lysinsalz** 342 mg (entspricht 200 mg Ibuprofen) 342 mg (entspricht 200 mg Ibuprofen) 684 mg (entspricht 400 mg Ibuprofen)	5,90/10 Stück 3,86/10 Stück 6,40/10 Stück	**Geeignet** bei leichten bis mäßig starken Schmerzen und Fieber. → Seite 592
Dolormin für Frauen Tabletten	**Naproxen** 250 mg	6,40/10 Stück	**Geeignet** bei Regelbeschwerden. → Seite 592
Doppel Spalt compact Tabletten	**Azetylsalizylsäure** 500 mg + **Koffein** 50 mg	7,00/20 Stück	**Wenig geeignet** bei leichten bis mäßig starken Schmerzen und Fieber. Nicht sinnvolle Kombination. Koffein kann den Missbrauch fördern. Geeignete Mittel mit nur einem Schmerzwirkstoff sind vorzuziehen. → Seite 603
EUDORLIN Schmerztabletten Tabletten	**Azetylsalizylsäure** 400 mg + **Koffein** 50 mg	4,45/20 Stück	**Wenig geeignet** bei leichten bis mäßig starken Schmerzen. Nicht sinnvolle Kombination. Koffein kann den Missbrauch fördern. Geeignete Mittel mit nur einem Schmerzwirkstoff sind vorzuziehen. → Seite 603
Euminz Lösung	**Pfefferminzöl** 81 mg	8,35/10 ml	**Mit Einschränkung geeignet** zur Behandlung von episodisch auftretenden Spannungskopfschmerzen anstelle von geeigneten Schmerzmitteln zum Einnehmen. Es ist noch nicht ausreichend nachgewiesen, dass Pfefferminzöl diesen Schmerzmitteln gleichwertig ist. → Seite 600
Ibu 400 akut – 1 A Pharma Filmtabletten	**Ibuprofen** 400 mg	2,50/10 Stück	**Geeignet** bei leichten bis mäßig starken Schmerzen und Fieber. → Seite 592
Ibubeta 200 akut **400 akut** Filmtabletten	**Ibuprofen** 200 mg 400 mg	1,98/10 Stück 2,70/10 Stück	

Hinweise zu den Tabellenspalten → Seite 32, zur Auswahl der Arzneimittel → Seite 27, zur Grundlage der Bewertung → Seiten 27, 31

Schmerzen, Fieber Fortsetzung

Handelsname Darreichungsform	**Zusammensetzung pro 1 ml/1 g oder wie angegeben bzw. pro abgeteilte Einheit**	**Unverb. Preis in Euro/kleinste Packung**	**Bewertung**
Hinweise zu den Tabellenspalten → Seite 32, zur Auswahl der Arzneimittel → Seite 27, zur Grundlage der Bewertung → Seiten 27, 31			
ibudolor 200 **400** Filmtabletten	**Ibuprofen** 200 mg 400 mg	3,80/20 Stück 2,93/10 Stück	**Geeignet** bei leichten bis mäßig starken Schmerzen und Fieber. → Seite 592
ibudolor Kindersaft Suspension	100 mg pro 5 ml (Konservierungsmittel: Parabene)	3,43/100 ml	**Geeignet** bei leichten bis mäßig starken Schmerzen und Fieber bei Säuglingen ab 6 Monate. → Seite 592
Ibuflam Kindersaft 2 % gegen Fieber und Schmerzen Saft	**Ibuprofen** 100 mg pro 5 ml (Konservierungsmittel:Parabene)	3,43/100 ml	**Geeignet** bei leichten bis mäßig starken Schmerzen und Fieber bei Säuglingen ab 6 Monate. → Seite 592
IbuHEXAL akut 200 **400** Filmtabletten	**Ibuprofen** 200 mg 400 mg	2,00/10 Stück 2,99/10 Stück	**Geeignet** bei leichten bis mäßig starken Schmerzen und Fieber. → Seite 592
Ibu KD 400 mg akut Filmtabletten	**Ibuprofen** 400 mg	4,53/20 Stück	
Ibuprofen AbZ 200 mg Filmtabletten Filmtabletten	**Ibuprofen** 200 mg	1,82/10 Stück	**Geeignet** bei leichten bis mäßig starken Schmerzen und Fieber. → Seite 592
Ibuprofen AbZ 2% Saft	100 mg pro 5 ml	3,32/100 ml	**Geeignet** bei leichten bis mäßig starken Schmerzen und Fieber bei Säuglingen ab 6 Monate. → Seite 592
4% Saft Sirup	200 mg pro 5 ml	4,57/100 ml	**Geeignet** bei leichten bis mäßig starken Schmerzen und Fieber bei Kleinkindern ab 1 Jahr. → Seite 592
Ibuprofen atid 200 mg **400 mg** Filmtabletten	**Ibuprofen** 200 mg 400 mg	1,54/10 Stück 2,62/10 Stück	**Geeignet** bei leichten bis mäßig starken Schmerzen und Fieber. → Seite 592
Ibuprofen 200 Heumann	**Ibuprofen** 200 mg	3,49/20 Stück	
400 Heumann Schmerztabletten Filmtabletten	400 mg	2,70/10 Stück	
IBU-ratiopharm 200 mg akut Schmerztabletten **400 mg akut Schmerztabletten**	**Ibuprofen** 200 mg 400 mg	2,00/10 Stück 2,99/10 Stück	**Geeignet** bei leichten bis mäßig starken Schmerzen und Fieber. → Seite 592
IBU-ratiopharm Lysinat Schmerztabletten 500 mg Filmtabletten	**Ibuprofen, DL-Lysinsalz** 500 mg (entspricht 292,6 mg Ibuprofen)	3,80/10 Stück	
IBU-ratiopharm 2% Fiebersaft für Kinder	**Ibuprofen** 100 mg pro 5 ml	3,33/100 ml	**Geeignet** bei leichten bis mäßig starken Schmerzen und Fieber bei Säuglingen ab 6 Monate. → Seite 592
4% Fiebersaft für Kinder Saft	200 mg pro 5 ml	4,59/100 ml	**Geeignet** bei leichten bis mäßig starken Schmerzen und Fieber bei Kleinkindern ab 1 Jahr. → Seite 592
ibuTAD 400 mg gegen Schmerzen und Fieber Filmtabletten	**Ibuprofen** 400 mg	2,67/10 Stück	**Geeignet** bei leichten bis mäßig starken Schmerzen und Fieber. → Seite 592
MENSOTON gegen Regelschmerzen 200 mg Filmtabletten	**Ibuprofen** 200 mg	5,45/20 Stück	

Schmerzen, Fieber Fortsetzung

Handelsname Darreichungsform	Zusammensetzung pro 1 ml/1 g oder wie angegeben bzw. pro abgeteilte Einheit	Unverb. Preis in Euro/kleinste Packung	Bewertung
Hinweise zu den Tabellenspalten → Seite 32, zur Auswahl der Arzneimittel → Seite 27, zur Grundlage der Bewertung → Seiten 27, 31			
Migräne-Kranit 500 mg Tabletten Tabletten	**Phenazon** 500 mg	4,97/10 Stück	**Wenig geeignet** bei leichten bis mäßig starken Schmerzen. Die therapeutische Wirksamkeit von Phenazon und seine möglichen Risiken sind schlecht untersucht. Besser zu beurteilende und geeignete Schmerzmittel sind vorzuziehen. → Seite 599
Migräne-Kranit 500 mg Zäpfchen Zäpfchen	500 mg	10,98/10 Stück	
Migränin Phenazon 500 mg Tabletten Tabletten	**Phenazon** 500 mg	7,40/20 Stück	**Wenig geeignet** bei leichten bis mäßig starken Schmerzen und Fieber. Die therapeutische Wirksamkeit von Phenazon und seine möglichen Risiken sind schlecht untersucht. Besser zu beurteilende und geeignete Schmerz- und Fiebermittel sind vorzuziehen. → Seite 599
Neuralgin extra Ibu-Lysinat Filmtabletten	**Ibuprofen, DL-Lysinsalz** 684 mg (entspricht 400 mg Ibuprofen)	6,90/20 Stück	**Geeignet** bei leichten bis mäßig starken Schmerzen und Fieber. → Seite 592
Neuralgin Tabletten	**Azetylsalizylsäure** 250 mg **+ Parazetamol** 200 mg **+ Koffein** 50 mg	4,30/20 Stück	**Wenig geeignet** bei leichten bis mäßig starken Schmerzen. Nicht sinnvolle Kombination. Die Kombination aus ASS und Parazetamol bietet keinen zusätzlichen therapeutischen Vorteil. Koffein kann den Missbrauch fördern. Geeignete Mittel mit nur einem Schmerzwirkstoff sind vorzuziehen. → Seite 603
Neuranidal N Schmerztabletten Tabletten	**Azetylsalizylsäure** 250 mg **+ Parazetamol** 200 mg **+ Koffein** 50 mg	2,49/10 Stück	**Wenig geeignet** bei leichten bis mäßig starken Schmerzen. Nicht sinnvolle Kombination. Die Kombination aus ASS und Parazetamol bietet keinen zusätzlichen therapeutischen Vorteil. Koffein kann den Missbrauch fördern. Geeignete Mittel mit nur einem Schmerzwirkstoff sind vorzuziehen. → Seite 603
Nurofen Lysinat 400 mg Filmtabletten Filmtabletten	**Ibuprofen, DL-Lysinsalz** 684 mg (entspricht 400 mg Ibuprofen)	5,90/12 Stück	**Geeignet** bei leichten bis mäßig starken Schmerzen und Fieber. → Seite 592
Nurofen 200 mg Schmelztabletten Lemon Schmelztabletten	**Ibuprofen** 200 mg	5,45/12 Stück	
Nurofen Junior Fiebersaft Erdbeer 2 %	100 mg pro 5 ml	3,43/100 ml	**Geeignet** bei leichten bis mäßig starken Schmerzen und Fieber bei Säuglingen ab 6 Monate. → Seite 592
Nurofen Junior Fiebersaft Orange 2 %	100 mg pro 5 ml	3,43/100 ml	
Nurofen Junior Fiebersaft Erdbeer 4 % Suspension	200 mg pro 5 ml	5,09/100 ml	**Geeignet** bei leichten bis mäßig starken Schmerzen und Fieber bei Kleinkindern ab 1 Jahr. → Seite 592
Nurofen Junior 60 mg Zäpfchen	60 mg	3,45/10 Stück	**Geeignet** bei leichten bis mäßig starken Schmerzen und Fieber bei Kindern ab 3 Monate und einem Körpergewicht von mindestens 6 Kilogramm. → Seite 592
125 mg Zäpfchen Zäpfchen	125 mg	3,95/10 Stück	**Geeignet** bei leichten bis mäßig starken Schmerzen und Fieber bei Kindern von 2 bis 6 Jahre. → Seite 592
Optalidon Schmerztabletten mit Paracetamol & Coffein Tabletten	**Parazetamol** 400 mg **+ Koffein** 50 mg	5,78/20 Stück	**Wenig geeignet** bei leichten bis mäßig starken Schmerzen. Nicht sinnvolle Kombination. Koffein kann den Missbrauch fördern. Geeignete Mittel mit nur einem Schmerzwirkstoff sind vorzuziehen. → Seite 603

Schmerzen, Fieber Fortsetzung

Handelsname Darreichungsform	**Zusammensetzung pro 1 ml/1 g oder wie angegeben bzw. pro abgeteilte Einheit**	**Unverb. Preis in Euro/kleinste Packung**	**Bewertung**
Hinweise zu den Tabellenspalten → Seite 32, zur Auswahl der Arzneimittel → Seite 27, zur Grundlage der Bewertung → Seiten 27, 31			
Paracetamol Saft – 1 A Pharma gegen Fieber und Schmerzen Lösung	**Parazetamol** 200 mg pro 5 ml	3,12/100 ml	**Geeignet** bei leichten bis mäßig starken Schmerzen und Fieber bei Kindern und Jugendlichen mit einem Körpergewicht von 7 bis 43 Kilogramm. Zu Parazetamol gibt es eine aktuelle Diskussion. → Seite 596
Paracetamol 500 – 1 A Pharma Tabletten	500 mg	0,94/10 Stück	**Geeignet** bei leichten bis mäßig starken Schmerzen und Fieber bei Kindern und Jugendlichen mit einem Körpergewicht ab 17 Kilogramm und bei Erwachsenen. Zu Parazetamol gibt es eine aktuelle Diskussion. → Seite 596
Paracetamol 125 mg Supp. –1A-Pharma	125 mg	1,15/10 Stück	**Geeignet** bei leichten bis mäßig starken Schmerzen und Fieber bei Säuglingen und Kleinkindern mit einem Körpergewicht von 7 bis 12 Kilogramm. Zu Parazetamol gibt es eine aktuelle Diskussion. → Seite 596
250 mg Supp.–1A-Pharma	250 mg	1,26/10 Stück	**Geeignet** bei leichten bis mäßig starken Schmerzen und Fieber bei Kindern mit einem Körpergewicht von 13 bis 25 Kilogramm. Zu Parazetamol gibt es eine aktuelle Diskussion. → Seite 596
500 mg Supp.–1A-Pharma	500 mg	1,64/10 Stück	**Geeignet** bei leichten bis mäßig starken Schmerzen bei Kindern und Jugendlichen mit einem Körpergewicht ab 26 Kilogramm und bei Erwachsenen. Zu Parazetamol gibt es eine aktuelle Diskussion. → Seite 596
1 000 mg Supp.–1A-Pharma Zäpfchen	1 000 mg	1,96/10 Stück	**Geeignet** bei leichten bis mäßig starken Schmerzen bei Kindern und Jugendlichen mit einem Körpergewicht ab 43 Kilogramm und bei Erwachsenen. Zu Parazetamol gibt es eine aktuelle Diskussion. → Seite 596
Paracetamol AL Saft Lösung	**Parazetamol** 200 mg pro 5 ml	3,12/100 ml	**Geeignet** bei leichten bis mäßig starken Schmerzen und Fieber bei Kindern und Jugendlichen mit einem Körpergewicht von 7 bis 43 Kilogramm. Zu Parazetamol gibt es eine aktuelle Diskussion. → Seite 596
Paracetamol AL 500 Tabletten	500 mg	1,34/20 Stück	**Geeignet** bei leichten bis mäßig starken Schmerzen und Fieber bei Kindern und Jugendlichen mit einem Körpergewicht ab 17 Kilogramm und Erwachsenen. Zu Parazetamol gibt es eine aktuelle Diskussion. → Seite 596
Paracetamol AL 125	125 mg	1,15/10 Stück	**Geeignet** bei leichten bis mäßig starken Schmerzen und Fieber bei Säuglingen und Kleinkindern mit einem Körpergewicht von 7 bis 12 Kilogramm. Zu Parazetamol gibt es eine aktuelle Diskussion. → Seite 596
250	250 mg	1,26/10 Stück	**Geeignet** bei leichten bis mäßig starken Schmerzen und Fieber bei Kindern mit einem Körpergewicht von 13 bis 25 Kilogramm. Zu Parazetamol gibt es eine aktuelle Diskussion. → Seite 596
500	500 mg	1,64/10 Stück	**Geeignet** bei leichten bis mäßig starken Schmerzen bei Kindern und Jugendlichen mit einem Körpergewicht ab 26 Kilogramm und bei Erwachsenen. Zu Parazetamol gibt es eine aktuelle Diskussion. → Seite 596
1 000 Zäpfchen	1 000 mg	1,96/10 Stück	**Geeignet** bei leichten bis mäßig starken Schmerzen bei Kindern und Jugendlichen mit einem Körpergewicht ab 43 Kilogramm und bei Erwachsenen. Zu Parazetamol gibt es eine aktuelle Diskussion. → Seite 596

Schmerzen, Fieber Fortsetzung

Handelsname Darreichungsform	**Zusammensetzung pro 1 ml/1 g oder wie angegeben bzw. pro abgeteilte Einheit**	**Unverb. Preis in Euro/kleinste Packung**	**Bewertung**
Paracetamol BC 200 mg Saft Lösung	**Parazetamol** 200 mg pro 5 ml	3,14/100 ml	**Geeignet** bei leichten bis mäßig starken Schmerzen und Fieber bei Kindern und Jugendlichen mit einem Körpergewicht von 7 bis 43 Kilogramm. Zu Parazetamol gibt es eine aktuelle Diskussion. → Seite 596
Paracetamol BC 500 mg Tabletten Tabletten	500 mg	1,06/10 Stück	**Geeignet** bei leichten bis mäßig starken Schmerzen und Fieber bei Kindern und Jugendlichen mit einem Körpergewicht ab 17 Kilogramm und bei Erwachsenen. Zu Parazetamol gibt es eine aktuelle Diskussion. → Seite 596
Paracetamol BC 125 mg Zäpfchen	125 mg	1,21/10 Stück	**Geeignet** bei leichten bis mäßig starken Schmerzen und Fieber bei Säuglingen und Kleinkindern mit einem Körpergewicht von 7 bis 12 Kilogramm. Zu Parazetamol gibt es eine aktuelle Diskussion. → Seite 596
250 mg Zäpfchen	250 mg	1,46/10 Stück	**Geeignet** bei leichten bis mäßig starken Schmerzen und Fieber bei Kindern mit einem Körpergewicht von 13 bis 25 Kilogramm. Zu Parazetamol gibt es eine aktuelle Diskussion. → Seite 596
500 mg Zäpfchen	500 mg	1,76/10 Stück	**Geeignet** bei leichten bis mäßig starken Schmerzen bei Kindern und Jugendlichen mit einem Körpergewicht ab 26 Kilogramm und bei Erwachsenen. Zu Parazetamol gibt es eine aktuelle Diskussion. → Seite 596
1 000 mg Zäpfchen Zäpfchen	1 000 mg	2,12/10 Stück	**Geeignet** bei leichten bis mäßig starken Schmerzen bei Kindern und Jugendlichen mit einem Körpergewicht ab 43 Kilogramm und bei Erwachsenen. Zu Parazetamol gibt es eine aktuelle Diskussion. → Seite 596
Paracetamol-CT Fiebersaft Saft	**Parazetamol** 200 mg pro 5 ml	3,14/100 ml	**Geeignet** bei leichten bis mäßig starken Schmerzen und Fieber bei Kindern und Jugendlichen mit einem Körpergewicht von 7 bis 43 Kilogramm. Zu Parazetamol gibt es eine aktuelle Diskussion. → Seite 596
Paracetamol-CT 500 mg Tabletten Tabletten	500 mg	1,02/10 Stück	**Geeignet** bei leichten bis mäßig starken Schmerzen und Fieber bei Kindern und Jugendlichen mit einem Körpergewicht ab 17 Kilogramm und bei Erwachsenen. Zu Parazetamol gibt es eine aktuelle Diskussion. → Seite 596
Paracetamol-CT 125 mg Zäpfchen	125 mg	1,21/10 Stück	**Geeignet** bei leichten bis mäßig starken Schmerzen und Fieber bei Säuglingen und Kleinkindern mit einem Körpergewicht von 7 bis 12 Kilogramm. Zu Parazetamol gibt es eine aktuelle Diskussion. → Seite 596
250 mg Zäpfchen	250 mg	1,46/10 Stück	**Geeignet** bei leichten bis mäßig starken Schmerzen und Fieber bei Kindern mit einem Körpergewicht von 13 bis 25 Kilogramm. Zu Parazetamol gibt es eine aktuelle Diskussion. → Seite 596
500 mg Zäpfchen	500 mg	1,76/10 Stück	**Geeignet** bei leichten bis mäßig starken Schmerzen bei Kindern und Jugendlichen mit einem Körpergewicht ab 26 Kilogramm und bei Erwachsenen. Zu Parazetamol gibt es eine aktuelle Diskussion. → Seite 596
1 000 mg Zäpfchen Zäpfchen	1 000 mg	2,12/10 Stück	**Geeignet** bei leichten bis mäßig starken Schmerzen bei Kindern und Jugendlichen mit einem Körpergewicht ab 43 Kilogramm und bei Erwachsenen. Zu Parazetamol gibt es eine aktuelle Diskussion. → Seite 596

Hinweise zu den Tabellenspalten → Seite 32, zur Auswahl der Arzneimittel → Seite 27, zur Grundlage der Bewertung → Seiten 27, 31

Schmerzen, Fieber Fortsetzung

Handelsname Darreichungsform	**Zusammensetzung pro 1 ml/1 g oder wie angegeben bzw. pro abgeteilte Einheit**	**Unverb. Preis in Euro/kleinste Packung**	**Bewertung**
Hinweise zu den Tabellenspalten → Seite 32, zur Auswahl der Arzneimittel → Seite 27, zur Grundlage der Bewertung → Seiten 27, 31			
Paracetamol 500 mg Heumann Tabletten Tabletten	**Parazetamol** 500 mg	1,02/10 Stück	**Geeignet** bei leichten bis mäßig starken Schmerzen und Fieber bei Kindern und Jugendlichen mit einem Körpergewicht ab 17 Kilogramm und bei Erwachsenen. Zu Parazetamol gibt es eine aktuelle Diskussion. → Seite 596
Paracetamol 250 mg Heumann Zäpfchen	250 mg	1,46/10 Stück	**Geeignet** bei leichten bis mäßig starken Schmerzen und Fieber bei Kindern mit einem Körpergewicht von 13 bis 25 Kilogramm. Zu Parazetamol gibt es eine aktuelle Diskussion. → Seite 596
1 000 mg Heumann Zäpfchen Zäpfchen	1 000 mg	2,12/10 Stück	**Geeignet** bei leichten bis mäßig starken Schmerzen bei Kindern und Jugendlichen mit einem Körpergewicht ab 43 Kilogramm und bei Erwachsenen. Zu Parazetamol gibt es eine aktuelle Diskussion. → Seite 596
Paracetamol Saft HEXAL bei Fieber und Schmerzen Lösung	**Parazetamol** 200 mg pro 5 ml	3,24/100 ml	**Geeignet** bei leichten bis mäßig starken Schmerzen und Fieber bei Kindern und Jugendlichen mit einem Körpergewicht von 7 bis 43 Kilogramm. Zu Parazetamol gibt es eine aktuelle Diskussion. → Seite 596
Paracetamol 500 mg HEXAL bei Fieber und Schmerzen Tabletten	500 mg	1,70/20 Stück	**Geeignet** bei leichten bis mäßig starken Schmerzen und Fieber bei Kindern und Jugendlichen mit einem Körpergewicht ab 17 Kilogramm und bei Erwachsenen. Zu Parazetamol gibt es eine aktuelle Diskussion. → Seite 596
Paracetamol 125 HEXAL Zäpfchen	125 mg	2,00/10 Stück	**Geeignet** bei leichten bis mäßig starken Schmerzen und Fieber bei Säuglingen und Kleinkindern mit einem Körpergewicht von 7 bis 12 Kilogramm. Zu Parazetamol gibt es eine aktuelle Diskussion. → Seite 596
250 HEXAL Zäpfchen	250 mg	2,15/10 Stück	**Geeignet** bei leichten bis mäßig starken Schmerzen und Fieber bei Kindern mit einem Körpergewicht von 13 bis 25 Kilogramm. Zu Parazetamol gibt es eine aktuelle Diskussion. → Seite 596
500 HEXAL Zäpfchen	500 mg	2,53/10 Stück	**Geeignet** bei leichten bis mäßig starken Schmerzen bei Kindern und Jugendlichen mit einem Körpergewicht ab 26 Kilogramm und bei Erwachsenen. Zu Parazetamol gibt es eine aktuelle Diskussion. → Seite 596
1 000 HEXAL Zäpfchen bei Fieber und Schmerzen Zäpfchen	1 000 mg	2,99/10 Stück	**Geeignet** bei leichten bis mäßig starken Schmerzen bei Kindern und Jugendlichen mit einem Körpergewicht ab 43 Kilogramm und bei Erwachsenen. Zu Parazetamol gibt es eine aktuelle Diskussion. → Seite 596
ParaCetaMol Tabletten Lichtenstein Tabletten	**Parazetamol** 500 mg	1,48/20 Stück	**Geeignet** bei leichten bis mäßig starken Schmerzen und Fieber bei Kindern und Jugendlichen mit einem Körpergewicht ab 17 Kilogramm und bei Erwachsenen. Zu Parazetamol gibt es eine aktuelle Diskussion. → Seite 596
ParaCetaMol 125 Suppos Lichtenstein	125 mg	1,21/10 Stück	**Geeignet** bei leichten bis mäßig starken Schmerzen und Fieber bei Säuglingen und Kleinkindern mit einem Körpergewicht von 7 bis 12 Kilogramm. Zu Parazetamol gibt es eine aktuelle Diskussion. → Seite 596
250 Suppos Lichtenstein Zäpfchen	250 mg	1,46/10 Stück	**Geeignet** bei leichten bis mäßig starken Schmerzen und Fieber bei Kindern mit einem Körpergewicht von 13 bis 25 Kilogramm. Zu Parazetamol gibt es eine aktuelle Diskussion. → Seite 596

Schmerzen, Fieber Fortsetzung

Handelsname Darreichungsform	Zusammensetzung pro 1 ml/1 g oder wie angegeben bzw. pro abgeteilte Einheit	Unverb. Preis in Euro/kleinste Packung	Bewertung

Hinweise zu den Tabellenspalten → Seite 32, zur Auswahl der Arzneimittel → Seite 27, zur Grundlage der Bewertung → Seiten 27, 31

ParaCetaMol 500 Suppos Lichtenstein	**Parazetamol** 500 mg	1,76/10 Stück	**Geeignet** bei leichten bis mäßig starken Schmerzen bei Kindern und Jugendlichen mit einem Körpergewicht ab 26 Kilogramm und bei Erwachsenen. Zu Parazetamol gibt es eine aktuelle Diskussion. → Seite 596
1 000 Suppos Lichtenstein Zäpfchen	1 000 mg	2,12/10 Stück	**Geeignet** bei leichten bis mäßig starken Schmerzen bei Kindern und Jugendlichen mit einem Körpergewicht ab 43 Kilogramm und bei Erwachsenen. Zu Parazetamol gibt es eine aktuelle Diskussion. → Seite 596
Paracetamol-ratiopharm 500 mg Brausetabletten	**Parazetamol** 500 mg	3,49/10 Stück	**Geeignet** bei leichten bis mäßig starken Schmerzen und Fieber bei Kindern und Jugendlichen mit einem Körpergewicht ab 33 Kilogramm und bei Erwachsenen. Zu Parazetamol gibt es eine aktuelle Diskussion. → Seite 596
Paracetamol-ratiopharm Lösung 40 mg/ml Lösung	200 mg pro 5 ml	3,14/100 ml	**Geeignet** bei leichten bis mäßig starken Schmerzen und Fieber bei Kindern und Jugendlichen mit einem Körpergewicht von 7 bis 43 Kilogramm. Zu Parazetamol gibt es eine aktuelle Diskussion. → Seite 596
Paracetamol-ratiopharm 500 mg Tabletten	500 mg	1,70/20 Stück	**Geeignet** bei leichten bis mäßig starken Schmerzen und Fieber bei Kindern und Jugendlichen mit einem Körpergewicht ab 17 Kilogramm und bei Erwachsenen. Zu Parazetamol gibt es eine aktuelle Diskussion. → Seite 596
Paracetamol-ratiopharm 125 mg	125 mg	1,21/10 Stück	**Geeignet** bei leichten bis mäßig starken Schmerzen und Fieber bei Säuglingen und Kleinkindern mit einem Körpergewicht von 7 bis 12 Kilogramm. Zu Parazetamol gibt es eine aktuelle Diskussion. → Seite 596
250 mg	250 mg	1,46/10 Stück	**Geeignet** bei leichten bis mäßig starken Schmerzen und Fieber bei Kindern mit einem Körpergewicht von 13 bis 25 Kilogramm. Zu Parazetamol gibt es eine aktuelle Diskussion. → Seite 596
500 mg	500 mg	1,76/10 Stück	**Geeignet** bei leichten bis mäßig starken Schmerzen bei Kindern und Jugendlichen mit einem Körpergewicht ab 26 Kilogramm und bei Erwachsenen. Zu Parazetamol gibt es eine aktuelle Diskussion. → Seite 596
1 000 mg Zäpfchen	1 000 mg	2,51/10 Stück	**Geeignet** bei leichten bis mäßig starken Schmerzen bei Kindern und Jugendlichen mit einem Körpergewicht ab 43 Kilogramm und bei Erwachsenen. Zu Parazetamol gibt es eine aktuelle Diskussion. → Seite 596
Paracetamol STADA Lösung	**Parazetamol** 200 mg pro 5 ml	3,12/100 ml	**Geeignet** bei leichten bis mäßig starken Schmerzen und Fieber bei Kindern und Jugendlichen mit einem Körpergewicht von 7 bis 43 Kilogramm. Zu Parazetamol gibt es eine aktuelle Diskussion. → Seite 596
Paracetamol STADA 500 mg Tabletten	500 mg	1,00/10 Stück	**Geeignet** bei leichten bis mäßig starken Schmerzen und Fieber bei Kindern und Jugendlichen mit einem Körpergewicht ab 17 Kilogramm und bei Erwachsenen. Zu Parazetamol gibt es eine aktuelle Diskussion. → Seite 596
Paracetamol STADA 125 mg Zäpfchen	125 mg	1,15/10 Stück	**Geeignet** bei leichten bis mäßig starken Schmerzen und Fieber bei Säuglingen und Kleinkindern mit einem Körpergewicht von 7 bis 12 Kilogramm. Zu Parazetamol gibt es eine aktuelle Diskussion. → Seite 596

Schmerzen, Fieber Fortsetzung

Handelsname Darreichungsform	**Zusammensetzung pro 1 ml/1 g oder wie angegeben bzw. pro abgeteilte Einheit**	**Unverb. Preis in Euro/kleinste Packung**	**Bewertung**
Paracetamol STADA 250 mg	**Parazetamol** 250 mg	1,26/10 Stück	**Geeignet** bei leichten bis mäßig starken Schmerzen und Fieber bei Kindern mit einem Körpergewicht von 13 bis 25 Kilogramm. Zu Parazetamol gibt es eine aktuelle Diskussion. → Seite 596
500 mg	500 mg	1,64/10 Stück	**Geeignet** bei leichten bis mäßig starken Schmerzen bei Kindern und Jugendlichen mit einem Körpergewicht ab 26 Kilogramm und bei Erwachsenen. Zu Parazetamol gibt es eine aktuelle Diskussion. → Seite 596
1 000 mg Zäpfchen	1 000 mg	1,96/10 Stück	**Geeignet** bei leichten bis mäßig starken Schmerzen bei Kindern und Jugendlichen mit einem Körpergewicht ab 43 Kilogramm und bei Erwachsenen. Zu Parazetamol gibt es eine aktuelle Diskussion. → Seite 596
Pfeil Zahnschmerz-Tabletten forte 400 mg Filmtabletten	**Ibuprofen** 400 mg	4,49/10 Stück	**Geeignet** bei leichten bis mäßig starken Schmerzen und Fieber. → Seite 592
Spalt Schmerztabletten Tabletten	**Azetylsalizylsäure** 300 mg + **Parazetamol** 300 mg	3,58/10 Stück	**Wenig geeignet** bei leichten bis mäßig starken Schmerzen. Die Kombination aus ASS und Parazetamol bietet keinen zusätzlichen therapeutischen Vorteil. Geeignete Mittel mit nur einem Wirkstoff sind vorzuziehen. → Seite 601
Thomapyrin Brausetabletten Brausetabletten	**Azetylsalizylsäure** 300 mg + **Parazetamol** 200 mg	5,28/10 Stück	**Wenig geeignet** bei leichten bis mäßig starken Schmerzen. Die Kombination aus ASS und Parazetamol bietet keinen zusätzlichen therapeutischen Vorteil. Geeignete Mittel mit nur einem Wirkstoff sind vorzuziehen. → Seite 601
Thomapyrin INTENSIV	**Azetylsalizylsäure** 250 mg + **Parazetamol** 250 mg + **Koffein** 50 mg	6,32/20 Stück	**Wenig geeignet** bei leichten bis mäßig starken Schmerzen. Nicht sinnvolle Kombination. Die Kombination aus ASS und Parazetamol bietet keinen zusätzlichen therapeutischen Vorteil. Koffein kann den Missbrauch fördern. Geeignete Mittel mit nur einem Schmerzwirkstoff sind vorzuziehen. → Seite 603
Thomapyrin CLASSIC Schmerztabletten	**Azetylsalizylsäure** 250 mg + **Parazetamol** 200 mg + **Koffein** 50 mg	3,45/10 Stück	
Thomapyrin MEDIUM 400 mg/50 mg Tabletten	**Parazetamol** 400 mg + **Koffein** 50 mg	5,75/21 Stück	**Wenig geeignet** bei leichten bis mäßig starken Schmerzen. Nicht sinnvolle Kombination. Koffein kann den Missbrauch fördern. Geeignete Mittel mit nur einem Schmerzwirkstoff sind vorzuziehen. → Seite 603
Tispol IBU-DD 400 Filmtabletten	**Ibuprofen, DL-Lysinsalz** 684 mg (entspricht 400 mg Ibuprofen)	6,40/10 Stück	**Geeignet** bei leichten bis mäßig starken Schmerzen und Fieber. → Seite 592
TITRALGAN gegen Schmerzen Tabletten	**Azetylsalizylsäure** 250 mg + **Parazetamol** 200 mg + **Koffein** 50 mg	2,40/10 Stück	**Wenig geeignet** bei leichten bis mäßig starken Schmerzen. Nicht sinnvolle Kombination. Die Kombination aus ASS und Parazetamol bietet keinen zusätzlichen therapeutischen Vorteil. Koffein kann den Missbrauch fördern. Geeignete Mittel mit nur einem Schmerzwirkstoff sind vorzuziehen. → Seite 603
Togal ASS 400 mg	**Azetylsalizylsäure** 400 mg	1,34/10 Stück	**Geeignet** bei leichten bis mäßig starken Schmerzen und Fieber. **Mit Einschränkung geeignet** bei Zahnschmerzen wegen der durch ASS verzögerten Blutgerinnung. Nicht anwenden bei Kindern unter 12 Jahren mit Virusinfektionen wie Grippe oder Windpocken. → Seite 589
Togal Classic Duo Tabletten	**Azetylsalizylsäure** 250 mg + **Parazetamol** 200 mg	3,74/14 Stück	**Wenig geeignet** bei leichten bis mäßig starken Schmerzen. Die Kombination aus ASS und Parazetamol bietet keinen zusätzlichen therapeutischen Vorteil. Geeignete Mittel mit nur einem Wirkstoff sind vorzuziehen. → Seite 601

Hinweise zu den Tabellenspalten → Seite 32, zur Auswahl der Arzneimittel → Seite 27, zur Grundlage der Bewertung → Seiten 27, 31

Schmerzen, Fieber Fortsetzung

Handelsname Darreichungsform	**Zusammensetzung pro 1 ml/1 g oder wie angegeben bzw. pro abgeteilte Einheit**	**Unverb. Preis in Euro/kleinste Packung**	**Bewertung**
Urem forte überzogene Tabletten	**Ibuprofen** 400 mg	4,80/20 Stück	**Geeignet** bei leichten bis mäßig starken Schmerzen und Fieber. → Seite 592
vivimed N gegen Fieber und Kopfschmerzen	**Parazetamol** 500 mg	2,80/10 Stück	**Geeignet** bei leichten bis mäßig starken Schmerzen und Fieber bei Kindern und Jugendlichen mit einem Körpergewicht ab 17 Kilogramm und bei Erwachsenen. Zu Parazetamol gibt es eine aktuelle Diskussion. → Seite 596
vivimed mit Coffein gegen Kopfschmerzen Tabletten	**Parazetamol** 333 mg **+ Koffein** 50 mg	2,80/10 Stück	**Wenig geeignet** bei leichten bis mäßig starken Schmerzen. Nicht sinnvolle Kombination. Koffein kann den Missbrauch fördern. Geeignete Mittel mit nur einem Schmerzwirkstoff sind vorzuziehen. → Seite 603
Voltaren Dolo Extra 25 mg überzogene Tabletten	**Diclofenac-Kalium** 25 mg	5,97/10 Stück	**Geeignet** bei leichten bis mäßig starken Schmerzen und Fieber. → Seite 592
Voltaren Dolo Liquid 12,5 mg Weichkapseln	12,5 mg	3,95/10 Stück	

Hinweise zu den Tabellenspalten → Seite 32, zur Auswahl der Arzneimittel → Seite 27, zur Grundlage der Bewertung → Seiten 27, 31

Sonstige Störungen

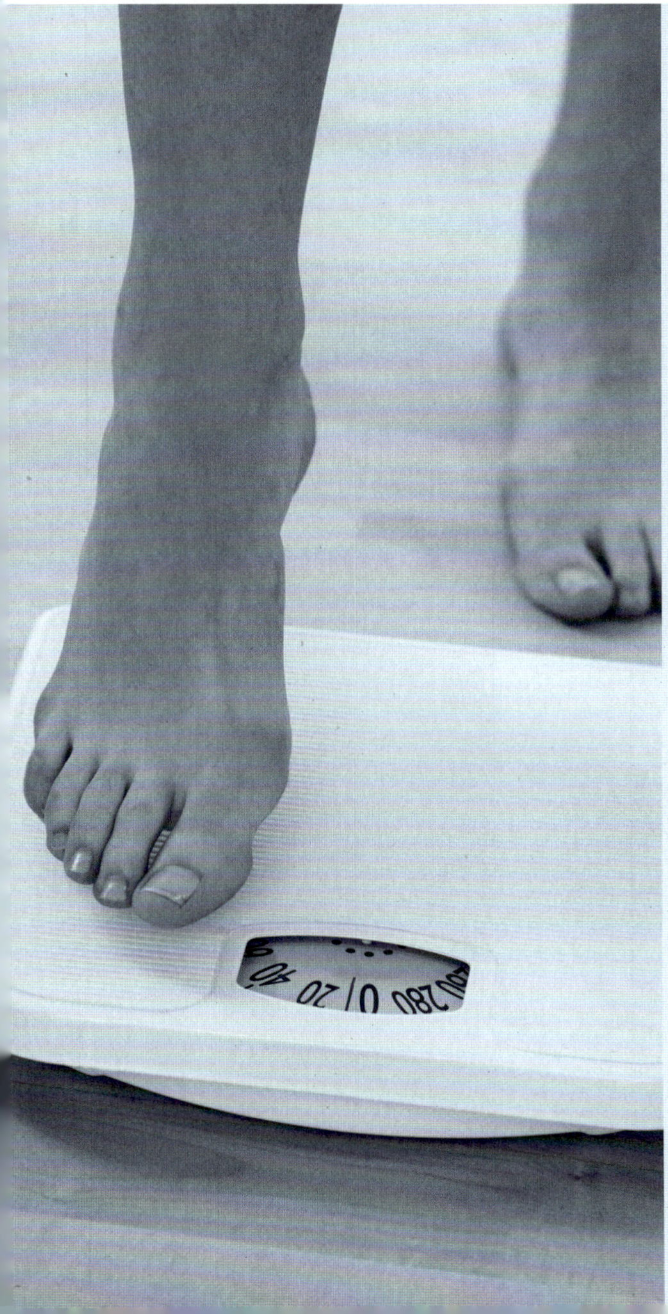

Altersbedingt verändern sich körperliche und geistige Leistungsfähigkeit. Mit Medikamenten hofft man, Altersbeschwerden (→ Seite 641) zu beeinflussen. Rauchen und Übergewicht sind Risikofaktoren für schwere Erkrankungen, die auf lange Sicht gesehen tödliche Folgen haben können.

Rauchen ist der größte Risikofaktor für Herz-Kreislauf-Erkrankungen wie koronare Herzkrankheit, arterielle Verschlusskrankheit und Schlaganfall sowie für chronisch-obstruktive Lungenkrankheit und Lungenkrebs. Eine Raucherentwöhnung (→ Seite 633) gelingt am ehesten mit einem kombinierten Programm aus Beratung (Gruppentherapie) und medikamentöser Unterstützung.

Übergewicht (→ Seite 622) abzubauen ist zwar nicht leicht, hat aber bedeutende gesundheitliche Effekte. Rezeptfreie Medikamente können das notwendige Programm zur Änderung des Lebensstils nur bedingt unterstützen.

Wer sich ausgewogen ernährt, ist mit Vitaminen, Mineralstoffen und Spurenelementen (→ Seite 648) ausreichend versorgt. Präparate sind nur bei nachgewiesenem Mangel eines Stoffes sinnvoll.

Übergewicht

Übergewicht aufgrund eines hohen Anteils an Körperfett ist ein Gesundheitsrisiko. Mit steigendem Gewicht treten hoher Blutdruck, Typ-2-Diabetes, Fettstoffwechselstörungen und Gelenkbeschwerden zunehmend häufiger auf und in der Folge dann auch Herzerkrankungen, Herzinfarkt, Schlaganfall und bestimmte Krebserkrankungen. Bereits im Kindesalter (→ nebenstehend) ist Übergewicht ein Problem und erhöht auf lange Sicht das Risiko für Folgeerkrankungen.

Anzeichen und Beschwerden

Um das Körpergewicht aus medizinischer Sicht zu beurteilen, bedient man sich üblicherweise des Body-Mass-Index (BMI). Er errechnet sich nach folgender Formel: Körpergewicht in Kilogramm geteilt durch das Quadrat der Körpergröße in Metern ($BMI = kg/m^2$).
Ein Beispiel: Eine Person wiegt 68 Kilogramm und ist 168 Zentimeter = 1,68 Meter groß.
BMI = 68 (kg Gewicht): 1,68 (m Körpergröße)^2 = 24,11
Ein BMI zwischen 18,5 und 24,9 gilt als Normalgewicht. Werte von 25 bis 29,9 sieht man als Übergewicht an. Ab einem BMI von 30 spricht man von Fettleibigkeit (Adipositas); sie gilt als behandlungsbedürftig.
Der Zusammenhang zwischen Körpergewicht und dem Risiko für Stoffwechsel- und Herz-Kreislauf-Erkrankungen lässt sich noch besser erfassen, wenn zusätzlich zum BMI der Taillenumfang in Zentimetern berücksichtigt wird. Je größer der Taillenumfang, desto höher ist das Risiko für Stoffwechselerkrankungen und chronische Erkrankungen der Gefäße und des Herzens.
Dieser Aussage liegt die Beobachtung zugrunde, dass die Fettverteilung bei Menschen zwei grundsätzlichen Formen folgt, die die Figur bestimmen. Beim »Apfel-Typ« sammeln sich die Fettdepots besonders am Bauch, beim »Birnen-Typ« mehr an der Hüfte. Menschen mit einer eher apfelförmigen Figur haben ein größeres Risiko für Stoffwechsel- und Herz-Kreislauf-Erkrankungen als Menschen mit birnenförmiger Figur. Die Grenzwerte, ab denen man von einem erhöhten Risiko für Stoffwechsel- und Herz-Kreislauf-Erkrankungen ausgeht, werden für Männer und Frauen unterschiedlich angesetzt. Bei Männern gehört ein Taillenumfang von mehr als 102 Zentimetern zu den eindeutigen Risikofaktoren für Herz-Kreislauf-Erkrankungen und Diabetes. Bei Frauen sind es mehr als 88 Zentimeter. Sowohl Frauen als auch Männer, deren BMI über 25 liegt, sollten zusätzlich ihren Taillenumfang messen, um ihr Erkrankungsrisiko besser eingrenzen zu können.

Übergewichtige Kinder

Von 100 Schulkindern und Jugendlichen in Deutschland sind 10 bis 20 übergewichtig, und zwar aus den gleichen Gründen wie Erwachsene: übermäßige Zufuhr von kalorien- und fettreicher Nahrung und Mangel an Bewegung. Bei diesen übergewichtigen Kindern werden nicht selten Gesundheitsstörungen diagnostiziert, die sonst vorwiegend bei Erwachsenen vorkommen: Typ-2-Diabetes, hoher Blutdruck, Fettstoffwechselstörungen, Gelenkprobleme. Außerdem leiden die Kinder unter ihrem Aussehen, ihrer eingeschränkten Beweglichkeit und darunter, dass sie gehänselt und von den anderen ausgeschlossen werden. Diese Kränkungen können ihre psychosoziale Entwicklung beeinträchtigen.
Oft beginnt das Gewichtsproblem bereits im Säuglings- und Kleinkindalter. Säuglinge werden häufig überfüttert, beispielsweise weil sie jedes Mal, wenn sie schreien, eine Flasche mit hochwertiger Säuglingsfertignahrung gereicht bekommen. Die Annahme, dass das Kind Hunger hat, wenn es schreit, ist bei Weitem nicht immer richtig. Bei Kleinkindern übersehen die Eltern beim Füttern oft die Hinweise, mit denen das Kind signalisiert, dass es satt ist. Mit der Begründung »Mein Kind mag nichts anderes« geben viele Eltern ihren Kindern Lebensmittel mit geringem Nähr- und Sättigungswert, aber hohem Kaloriengehalt wie Süßigkeiten, Kuchen, zuckerhaltige Getränke und Pommes frites.
Sehr oft spiegelt das Kind aber nur die Essgewohnheiten der gesamten Familie wider: Kompakte, kalorienreiche Nahrung, so weich, dass sie kaum gekaut werden muss, wird während anderer Tätigkeiten hastig hinuntergeschlungen. Ein Anfang zur Verbesserung kann in gemeinsamen Mahlzeiten in ruhiger Atmosphäre bestehen, die unter Mithilfe der Kinder selbst zubereitet werden.
Dass ein Kind Gewichtsprobleme hat, kann bereits bei den regelmäßigen Vorsorgeuntersuchungen auffallen, die für Kinder vorgesehen sind. Hierbei muss der Arzt auch Größe und Gewicht beurteilen, sodass er frühzeitig auf Übergewicht aufmerksam werden kann. In jedem Fall sollten Eltern, denen auffällt, dass ihr Kind »zu dick« ist, ärztlichen Rat suchen. Ohne fachkundige Hilfe können sie nicht beurteilen, ob das Kind wirklich übergewichtig ist.

Zwar wird auch bei Kindern der BMI berechnet, doch ab wann ein Kind als übergewichtig gilt, richtet sich nach seinem Alter, seiner Körpergröße und dem Geschlecht. Die Tabellen, in denen diese Zusammenhänge dargestellt sind (Somatogramme), kann der Arzt in der Literatur nachschlagen. Sie selbst können im Internet unter www.a-g-a.de die entsprechenden Informationen einsehen.
Eltern meinen oft, der Babyspeck ihres Kindes »verwächst« sich noch. In der Tat kann es bei Kindern manchmal ausreichen, eine weitere Gewichtszunahme zu verhindern, weil sie den Überschuss »aufbrauchen«, während sie an Länge zulegen. Ob das tatsächlich zutrifft, muss der Arzt anhand des Gesundheitszustands und des Alters des Kindes beurteilen.
Die Behandlung von übergewichtigen Kindern besteht darin, Ernährungs- und Bewegungsgewohnheiten zu verändern. Arzneimittel werden nicht eingesetzt. Stattdessen sind ausführliche Beratungen und Anleitungen notwendig, die die gesamte Familie einbeziehen. Wenn Eltern und Geschwister gemeinsam mit dem übergewichtigen Kind zu einem neuen Lebensstil finden, wird ein dauerhafter Erfolg wahrscheinlicher.

Ursachen

Jeder Mensch hat eine Art »innere Waage«, die das Gewicht um einen individuellen Normalwert hält. Eine begrenzte Zeit reichlicher Kalorienzufuhr verändert die Körperformen also nicht dauerhaft. Wer allerdings lange Zeit über seinen Sättigungspunkt hinaus mehr isst, als er verbraucht, verstellt seinen Normalwert und nimmt an Gewicht zu.
Das Gewicht steigt immer dann an, wenn mit der Ernährung mehr Energie zugeführt wird, als der Körper verbraucht. Meist macht das Fett den Hauptanteil dieser Energie aus, denn in der durchschnittlichen Kost der Bundesbürger stellt der Fettanteil fast 40 Prozent der Gesamtkalorien. Bei Männern kommen noch einmal fast 5 und bei Frauen gut 3 Prozent Kalorien aus dem Konsum von Alkohol hinzu.
Mit zunehmendem Alter verändert sich die Figur, weil der Fettanteil des Körpers zu- und der der Muskelmasse abnimmt. Dieser altersabhängige Vorgang lässt sich durch Gewichtsabnahme nicht beeinflussen, wohl aber durch regelmäßige Bewegung. Da der Energiebedarf mit dem Alter langsam zurückgeht, steigt das Gewicht an, wenn nicht gleichzeitig weniger oder kalorienärmer gegessen wird.
Wassereinlagerungen im Gewebe und Hormonstörungen, z. B. bei Schilddrüsenerkrankungen, sind nur selten die Ursache für zunehmenden Körperumfang. Dann ist eine Gewichtszunahme das Symptom ernsthafter Krankheiten. Diese rufen jedoch Beschwerden hervor und würden so auf sich aufmerksam machen und die Betroffenen zum Arzt führen.
Bei einer Reihe von Medikamenten kann die Einnahme über längere Zeit mit einer Gewichtszunahme einhergehen. Zu ihnen gehören unter anderem die Pille zur Empfängnisverhütung, Gestagene (bei Zyklusstörungen, Endometriose), kortisonhaltige Mittel bei Entzündungen, bestimmte Neuroleptika zur Behandlung von Schizophrenien und anderen Psychosen, einige Mittel bei Depressionen, bestimmte Medikamente zur Behandlung von Epilepsien und einige blutdruck- und blutzuckersenkende Mittel, inklusive Insulin.

Vorbeugung

Bei einem ausgewogenen Verhältnis von Kalorienzufuhr und -verbrauch lagert der Körper kein überschüssiges Fett ein. Eine fettarme, ausgewogene Ernährung und regelmäßige körperliche Bewegung beugen Übergewicht wirksam vor.

Der Jo-Jo-Effekt

Für nicht wenige Menschen gehören Diäten und Schlankheitskuren zum Lebensrhythmus wie die Jahreszeiten. Und fast ausnahmslos stellen sie nach längerer Zeit fest: Die Waage zeigt von Jahr zu Jahr mehr an. Sie scheitern am sogenannten Jo-Jo-Effekt.
Dass Nahrungsmittel jederzeit und in unbegrenzter Menge zur Verfügung stehen, ist entwicklungsgeschichtlich recht neu. Zum biologischen Überlebensprogramm des Menschen gehört vielmehr, sich auf Hungersnöte einzustellen. Immer wenn der Körper deutlich weniger Kalorien zugeführt bekommt als gewohnt, interpretiert er das als Hungersnot. Er schaltet den Stoffwechsel auf ein Sparprogramm um und drosselt den Energieverbrauch. Ist die Zeit der schmalen Kost vorbei, versucht er die verlorenen Pfunde wieder zurückzugewinnen, bis er wieder zum Ausgangsgewicht oder sogar darüber hinaus gelangt ist.
Dieses Auf und Ab lässt sich nur durchbrechen, wenn die Gewichtsabnahme mit einer grundsätzlichen Änderung der Lebensgewohnheiten

verbunden wird. Der schlank gewordene Mensch muss sich dauerhaft mit weniger Kalorien zufriedengeben, denn ein Körper mit weniger Masse benötigt weniger Kalorien, um zu funktionieren. Zum Beispiel kommt jemand, der 10 Kilogramm abgenommen hat, mit etwa 300 bis 500 Kalorien pro Tag weniger aus. Wer meint, nach der Diät wieder so leben zu können wie vorher – aber mit einer besseren Figur –, wird bald enttäuscht.

Allgemeine Maßnahmen

Um abzunehmen, muss der Körper mehr Kalorien verbrauchen, als er zugeführt bekommt. Also müssen entweder weniger Kalorien aufgenommen oder durch Aktivität mehr verbraucht werden. Am erfolgversprechendsten ist es, beide Maßnahmen zu kombinieren. Mit der richtigen Lebensmittelauswahl lässt sich die Kalorienaufnahme verringern, ohne hungern zu müssen oder einen Nährstoffmangel zu riskieren. Eine ballaststoffreiche Ernährung mit Vollkornprodukten, Gemüse und Obst sättigt gut und lange.

Immer wieder werden bestimmte Diäten als besonders erfolgreich dargestellt. Bei manchen werden bestimmte Nahrungsmittel ausgeschlossen, bei anderen bevorzugt. Bei wieder anderen Ernährungsformen werden Lebensmittel gezielt kombiniert oder bewusst getrennt. Doch es gibt keine spezielle Diät, die gegenüber einer anderen besondere Vorteile hätte. Ausschlaggebend für den Erfolg beim Abnehmen sind – neben der Verringerung der Kalorienzufuhr und der Steigerung der körperlichen Aktivität – Motivation und Beharrlichkeit. Übergewicht abzubauen bedeutet in aller Regel, liebgewordene Gewohnheiten nachhaltig zu verändern. Solche Veränderungen lassen sich besonders gut in Gruppen einüben, die von einer Fachkraft geleitet werden.

Einige Grundregeln können beim Abnehmen helfen. Hilfreich ist es, den Verzehr von Fett deutlich, den von Kohlenhydraten mäßig zu verringern und die Essensportionen kleiner zu halten. Bei den Getränken lassen sich viele Kalorien einsparen, wenn zum Beispiel zuckerhaltige Limonaden, Cola-Getränke und ähnliche Softdrinks, die vor allem bei Kindern und Jugendlichen sehr beliebt sind, durch Wasser oder Getränke ersetzt werden, die mit Süßstoff gesüßt sind. Alkohol, der fast so viel Kalorien hat wie Fett, kann ersatzlos gestrichen werden. Zumindest sollte sein Konsum deutlich eingeschränkt werden. Ein Ernährungstagebuch, in dem festgehalten wird, wann, was und wie viel gegessen wurde, hilft, die Kontrolle über die Ernährung zu behalten.

Als gute Hilfe, um sein Gewicht zu reduzieren, haben sich Formulaprodukte erwiesen. Es gibt sie als Getränk oder Riegel, die man anstelle einer Hauptmahlzeit zu sich nimmt. Grundstoff dieser Ersatzmahlzeiten ist Eiweiß. Diese wie jede andere Maßnahme zur Gewichtsreduktion sollte von körperlicher Aktivität begleitet sein. Werden bei verringerter Kalorienzufuhr gleichzeitig mehr Kalorien durch Bewegung verbrannt, baut der Körper vor allem Fett ab. Der Eiweißanteil, zum Beispiel in den Muskeln, wird weniger angegriffen. Dadurch verlangsamt sich der Stoffwechsel kaum, die Leistungsfähigkeit hingegen steigt.

Wer langsam an Gewicht verliert, hat größere Chancen, die neue Form zu erhalten. Letztlich sollte die veränderte Lebensweise, die notwendig ist, um sich dauerhaft von mehreren Kilogramm zu befreien, zu einem neuen Lebensstil führen, in dem eine ausgewogene, fettarme Ernährung und regelmäßige Bewegung ihren festen Platz haben.

Einer Reihe von Menschen gelingt es trotz intensiver Bemühungen – gegebenenfalls sogar mithilfe von Medikamenten – nicht, ihr Übergewicht nennenswert zu verringern. Liegt der BMI nach einem halben bis ganzen Jahr noch immer über 40 oder über 35, wenn Krankheiten vorliegen, die vom Gewicht negativ beeinflusst werden (z. B. Typ-2-Diabetes), kann eine Magenverkleinerung erwogen werden.

Bei diesem Eingriff wird der vordere Teil des Magens mit einem Band so vom Rest des Magens abgetrennt, dass es nur noch eine enge Verbindung gibt. Dadurch gelangt die Nahrung nur langsam in den Hauptteil des Magens. Der Betreffende kann nur noch relativ wenig zu sich nehmen und verspürt weniger Hunger. Der Eingriff wird im Rahmen einer Bauchspiegelung unter Vollnarkose gemacht. Bei Problemen kann das Magenband wieder entfernt werden.

Eine andere, in letzter Zeit häufiger eingesetzte Methode ist der Schlauchmagen, bei dem ein Großteil des Magens entfernt wird. Noch stärker kann die Gewichtsabnahme ausfallen, wenn zusätzlich auch noch der Dünndarm verkürzt wird (Magen-Bypass).

Untersuchungen haben gezeigt, dass erheblich übergewichtige Menschen durch diese chirurgischen Verfahren 20 bis 40 Kilogramm abnehmen können. Dadurch sinken hohe Blutzuckerwerte, erhöhte Blutdruckwerte oder erhöhte Blutfette; möglicherweise verringert sich auch die Gefahr, vorzeitig zu sterben. Vor allem Menschen mit Diabetes scheinen von diesen Maßnahmen einen Nutzen zu haben.

Entschlackung, Entwässerung

Viele Menschen meinen, dass sich im Körper »Schlacken« ansammeln – Endprodukte des Stoffwechsels, die sich angeblich in Organen und Geweben ablagern. Es wird angenommen, dass der Organismus regelmäßig von diesen Ablagerungen befreit werden muss und der Mensch krank wird, wenn dieser Reinigungsprozess gestört ist. Mittel, die die Ausscheidungsfunktionen des Körpers verstärken, sollen sich für diesen Prozess einsetzen lassen. Abführend wirkende und/oder wasserausschwemmende Mittel werden dann mit dem Zusatz zur »Blutreinigung«, zur »Entwässerung« oder zur »Entschlackung« versehen.
Derartige »Schlacken« existieren jedoch nur in der Theorie. Sie haben sich weder im Mikroskop noch bei Laboruntersuchungen oder sonstwie auffinden lassen. Auch der Gedanke, das Innere des Körpers von Zeit zu Zeit »reinigen« zu müssen, entbehrt jeder wissenschaftlichen Grundlage. Die Endprodukte des Stoffwechsels, die der Körper nicht mehr verwertet, scheidet er aus, ohne dass es der Hilfe von außen bedarf. Mit diesen Mitteln wird darüber hinaus die Vorstellung geweckt, sie würden schlank machen. Und in der Tat kann sich das Gewicht verringern, wenn eine größere Menge Urin ausgeschieden wird. Das ist jedoch ein vorübergehender Effekt. Körperfett wird bei einer gesteigerten Urinproduktion nicht abgebaut.

Wann zum Arzt?

Menschen mit deutlichem Übergewicht sollten mit dem Arzt beratschlagen, welche Strategie sich für sie am besten eignet, um Gewicht zu verlieren. Meist ist eine Kombination aus Ernährungsberatung, Bewegungstraining und psychologischer Unterstützung notwendig.

Behandlung mit Medikamenten

Üblicherweise besteht ein Programm, mit dem übergewichtige Menschen an Gewicht verlieren sollen, aus einer Ernährungsberatung, Bewegungsangeboten und verhaltenstherapeutischen Elementen. Erst wenn mit diesen Maßnahmen keine ausreichende Gewichtsabnahme zu erzielen ist, der BMI bei 27 oder darüber liegt und zusätzliche Erkrankungen wie Diabetes und Bluthochdruck, für die Übergewicht ein Risikofaktor ist, vorliegen, kann die Anwendung von Medikamenten für eine begrenzte Zeit erwogen werden. Bei Personen mit einem BMI von über 30 gilt das bereits dann, wenn keine weiteren Erkrankungen vorliegen.
Verschiedene Wege werden beschritten, um mit Arzneimitteln zur Gewichtsreduktion beizutragen. Appetitzügler dämpfen im Gehirn das Hungergefühl. Diesem Prinzip ist aber nur ein begrenzter Erfolg beschieden. Davon abgesehen birgt die Einnahme von Appetitzüglern gesundheitliche Risiken. Daher sind diese Mittel verschreibungspflichtig. Näheres zu diesen Mitteln lesen Sie im HANDBUCH MEDIKAMENTE der Stiftung Warentest oder im Internet unter www.medikamente-im-test.de.
Einem anderen Prinzip folgen die Kombinationen Alginsäure und Carmellose (→ Seite 631), Aluminiumchlorid, Kalziumchlorid und Natriumalginat (→ Seite 630) sowie pflanzliche Mittel (→ Seite 629) aus Konjakwurzel und ihren Inhaltsstoffen. Sie verstärken das Sättigungsgefühl, weil ihre Inhaltsstoffe im Magen quellen und ihn füllen. Da sie unverdaulich sind, belasten sie die Kalorienbilanz nicht. Es ist vorstellbar, dass solche Mittel das Bemühen, an Gewicht zu verlieren, erleichtern. Belege aus klinischen Studien, die zeigen, dass man mit diesen Mitteln eine anhaltende Gewichtsabnahme erzielen kann, fehlen. Daher werden sie als »wenig geeignet« angesehen. Sie können allenfalls unterstützend eingesetzt werden.
Orlistat (→ Seite 626) verringert die Aufnahme von Fett in den Körper. Das Mittel ist nur für deutlich Übergewichtige gedacht, die sich zudem fettarm ernähren, nicht für Menschen, deren BMI unter 28 liegt. In Kombination mit Ernährungsumstellung und Bewegungstraining können deutlich Übergewichtige in einem halben Jahr durchschnittlich 2 bis 2,5 Kilogramm abnehmen. Dieser Gewichtsverlust bleibt aber nur dann erhalten, wenn die Lebensgewohnheiten dauerhaft geändert werden. Ob eine Selbstbehandlung mithilfe von Orlistat Folgeerkrankungen von Übergewicht, wie Diabetes, Herzinfarkt und Schlaganfall, verhindern kann, ist nicht untersucht. Orlistat gilt bei deutlich Übergewichtigen zur dauerhaften Gewichtsabnahme als »wenig geeignet«. Es kann allenfalls unterstützend eingesetzt werden.
Ein Polymer aus Schalentierpanzer (→ Seite 628) soll die Fettaufnahme in den Körper verringern. Dass dieses zu einer bedeutsamen und anhaltenden Gewichtsabnahme führt, konnte in klinischen Studien jedoch nicht gezeigt werden. Zur Behandlung von Übergewicht ist dieses Mittel daher »wenig geeignet«; allenfalls kann es unterstützend wirken.

Anthroposophische, homöopathische und traditionell angewendete Mittel

Zu den meistgekauften Mitteln gehören auch *Cefamadar* und *Redu Max*. Dabei handelt es sich um homöopathische Präparate.

Diese Mittel lassen sich nach den Grundsätzen dieses Buches nicht bewerten. Sie werden deshalb nicht näher besprochen. Allgemeine Informationen zur Homöopathie finden Sie unter »Homöopathische Arzneimittel« (→ Seite 20).

Orlistat

alli

Orlistat ist ein Lipasehemmer. Das bedeutet, dass es fettspaltende Enzyme, die Lipasen, an ihrer Tätigkeit hindert. Dadurch können die Fette, die mit der Nahrung in Magen und Dünndarm gelangt sind, nicht in ihre Bestandteile aufgespalten werden. Auf diese Weise verhindert Orlistat, dass die Nahrungsfette ins Blut aufgenommen werden. Üblicherweise verlässt nur ein geringer Teil Fett unverdaut den Körper, nach der Einnahme von Orlistat ist es etwa ein Viertel. Dieser Anteil nicht genutzter Kalorien soll bei der Gewichtsabnahme helfen.

In einer Übersichtsarbeit wurden mehrere Studien zur Gewichtsabnahme mithilfe von Medikamenten gemeinsam ausgewertet. Die Teilnehmenden hielten eine kalorien- und fettreduzierte Kost ein. Diejenigen, die zusätzlich Orlistat einnahmen, verloren tatsächlich mehr Gewicht als diejenigen, die es nicht einnahmen, und zwar im Laufe eines Jahres durchschnittlich knapp 3 Kilogramm. Im Zusammenhang mit der Gewichtsabnahme verbesserten sich die Werte der Blutfette, des Blutdrucks und des Blutzuckers. In der Folge wurden weniger Diabeteserkrankungen festgestellt. Ob sich jedoch auch die Zahl der Herz-Kreislauf-Erkrankungen verringert, ist nicht untersucht. Die Studienergebnisse sind allerdings wenig aussagekräftig, da etwa ein Drittel der Leute die Studienteilnahme vorzeitig abgebrochen hat. Sie litten vor allem an Bauchschmerzen infolge von Blähungen und an Durchfällen, die so heftig sein konnten, dass sie nicht zu kontrollieren waren.

Nach dem Ende der Orlistat-Einnahme stieg das Gewicht tendenziell wieder an.

Zur dauerhaften Gewichtsabnahme wird Orlistat als »wenig geeignet« bewertet. Es kann allenfalls unterstützend eingesetzt werden. Doch auch das nur von einem begrenzten Personenkreis, denn *alli* ist nur für Menschen zugelassen, deren BMI über 28 liegt. Für diejenigen, die nicht so viel wiegen oder normalgewichtig sind, ist es nicht gedacht. Mit dem Präparat lassen sich weder Ernährungssünden abfangen, noch Fettpolster auflösen. Außerdem wird vorausgesetzt, dass sich die Verwender kalorien- und fettarm ernähren.

Gemäß der Empfehlung der Deutschen Adipositas Gesellschaft sollte Orlistat nur eingenommen werden, wenn es innerhalb von drei bis sechs Monaten nicht gelungen ist, durch eine veränderte Ernährung und Bewegung mindestens 5 Prozent des Ausgangsgewichts abzunehmen.

Anwendung

Zu jeder fetthaltigen Mahlzeit nehmen Sie eine Kapsel mit Orlistat ein. Mehr als drei Kapseln pro Tag sollten es keinesfalls sein. Essen Sie nichts oder nichts Fetthaltiges, lassen Sie das Mittel weg.

Wenn Sie nach drei Monaten noch nicht an Gewicht verloren haben, sollten Sie mit dem Arzt oder dem Apotheker über das weitere Vorgehen beraten. Länger als ein halbes Jahr sollte die Behandlung ohne ärztliche Kontrolle nicht dauern.

Achtung

Gegenanzeigen

Unter folgenden Bedingungen dürfen Sie kein Orlistat einnehmen:

- Sie sind allgemein in schlechtem Zustand und können Nahrung nur schlecht verwerten.
- Der Abfluss Ihrer Galle ist gestört.
- Sie nehmen Ciclosporin ein (nach Transplantationen).
- Sie nehmen gerinnungshemmende Mittel ein (bei erhöhter Thrombosegefahr).

Wenn Sie eine chronische Nierenfunktionsstörung haben, sollten Sie die Einnahme von Orlistat unbedingt mit einem Arzt besprechen. Das Mittel kann das Risiko für Nierensteine erhöhen.

Durch einen Gewichtsverlust bei Einnahme von Orlistat können der Blutdruck, der Blutzuckerwert und die Menge an Fettstoffen im Blut sinken. Um das festzustellen, sollten die Werte häufiger als sonst kontrolliert werden. Wenn Sie Medikamente zur Regulierung dieser Werte einnehmen, muss der Arzt möglicherweise deren Dosierung an die veränderten Bedingungen anpassen.

Wechselwirkungen mit Medikamenten

Wenn Sie noch andere Medikamente nehmen, ist zu beachten, dass Orlistat die Wirksamkeit von Levothyroxin (bei Schilddrüsenerkrankungen) verringern kann. Sie sollten die beiden Medikamente also nicht zur gleichen Zeit einnehmen, sondern zeitversetzt. Bevor Sie jedoch zusätzlich zu einer Levothyroxin-Behandlung Orlistat einnehmen, sollten Sie mit einem Arzt sprechen.

▶ **Unbedingt beachten**

Durch Orlistat kann Ciclosporin (nach Transplantationen) schwächer wirken. Unter Umständen wird dann die Abstoßungsreaktion gegen das Transplantat nicht mehr ausreichend unterdrückt.

Durch Orlistat können Lamotrigin und Valproinsäure (bei Epilepsien) schlechter wirken. Dann können Krampfanfälle auftreten. Bei einer solchen Epilepsiebehandlung sollten Sie Orlistat keinesfalls ohne ärztlichen Rat anwenden. Näheres hierzu finden Sie unter »Mittel bei Epilepsien: verringerte Wirkung« (→ Seite 12).

Orlistat verstärkt die Wirkung der gerinnungshemmenden Mittel Phenprocoumon und Warfarin, die bei erhöhter Thrombosegefahr als Tabletten eingenommen werden. Sie müssen deshalb die Blutgerinnung häufiger als sonst selbst kontrollieren oder vom Arzt kontrollieren lassen und gegebenenfalls nach Absprache mit dem Arzt die Dosis der Gerinnungshemmer verringern. Näheres hierzu finden Sie unter »Mittel zur Blutverdünnung: verstärkte Wirkung« (→ Seite 11).

Orlistat verringert möglicherweise die Wirksamkeit von Amiodaron (bei Herzrhythmusstörungen). Nehmen Sie dieses Medikament ein, sollten Sie Orlistat nicht ohne ärztlichen Rat anwenden. Näheres hierzu finden Sie unter »Mittel gegen Herzrhythmusstörungen, verringerte Wirkung« (→ Seite 12).

Wechselwirkungen mit Speisen und Getränken

Bei Einnahme von Orlistat sind fetthaltige Lebensmittel und eine allgemein fettreiche Ernährung zu meiden. Richten Sie sich nicht danach, können die unerwünschten Wirkungen, vor allem Blähungen und Durchfall, verstärkt auftreten.

Unerwünschte Wirkungen

▶ **Keine Maßnahmen erforderlich**

Bis zu 19 von 100 Anwendern werden von Blähungen gequält, bei denen auch Stuhl abgehen kann. Mit der gleichen Häufigkeit wird über ölige Flecken am After berichtet. 10 von 100 klagen über Durchfall mit fettigem, öligem Stuhl, doppelt so viele über vermehrten Stuhldrang. Bei 6 von 100 geht das so weit, dass sie den Stuhlabgang manchmal nicht mehr kontrollieren können.

▶ **Muss beobachtet werden**

Wenn sich die Haut verstärkt rötet und juckt, reagieren Sie vermutlich allergisch auf das Mittel. Bei solchen Hauterscheinungen (→ Seite 14) sollten Sie einen Arzt aufsuchen.

Durch die verringerte Fettaufnahme kann es zu einem Mangel der fettlöslichen Vitamine A, D, E und K kommen. Den Vitamin-K-Verlust müssen Menschen besonders beachten, die aufgrund einer erhöhten Thrombosegefahr Mittel einnehmen, die die Blutgerinnung herabsetzen. Bei ihnen kann sich die Blutungsneigung noch zusätzlich verstärken.

Ein sich eventuell ergebender Vitamin-D-Mangel kann die Versorgung der Knochen mit Kalzium beeinträchtigen. Das ist für Menschen bedeutsam, die ein erhöhtes Risiko für Osteoporose haben. Das betrifft besonders Frauen nach den Wechseljahren. Sie sollten die Einnahme von Orlistat daher mit einem Arzt besprechen. Gegebenenfalls wird dieser zur zusätzlichen Einnahme von Kalzium und Vitamin D raten.

Wenn Sie sich müde und träge fühlen und trotz verminderten Appetits an Gewicht zulegen, kann das auf eine Schilddrüsenunterfunktion hindeuten. Sie kann darauf beruhen, dass bei Einnahme von Orlistat möglicherweise nicht mehr genügend Jod aufgenommen wird. Dieses ist für die Funktion der Schilddrüse unentbehrlich.

Vereinzelt kann es durch die Einnahme von Orlistat zu Nierenschäden durch Oxalatablagerungen kommen. Der Nahrungsbestandteil Oxalat gelangt bei einer Behandlung mit Orlistat in größerer Menge als sonst ins Blut und kann sich in den Nieren ablagern. Das kann zu Nierensteinen, -entzündungen und Nierenversagen führen. Wenn Sie Schmerzen in der Nierengegend oder beim Wasserlassen bemerken, sollten Sie einen Arzt aufsuchen.

Das Mittel kann die Leber (→ Seite 15) schädigen. Treten Übelkeit, Erbrechen und/oder dunkel gefärbter Urin auf und ist der Stuhl auffällig hell, sollten Sie einen Arzt aufsuchen.

▶ **Sofort zum Arzt**

In Einzelfällen kann Orlistat die Leber (→ Seite 15) auch schwer schädigen. Wenn sich die Haut gelb färbt – möglicherweise begleitet von starkem Juckreiz am ganzen Körper –, sollten Sie das Medikament nicht mehr einnehmen und sofort einen Arzt aufsuchen.

Wenn starker Hautausschlag, Juckreiz, Herzrasen, Atemnot, Schwäche und Schwindel auftreten, müssen Sie die Einnahme sofort beenden und unverzüglich den Notarzt (Telefon 112) rufen, weil es sich um eine lebensbedrohliche Allergie (→ Seite 14) handeln kann.

Hinweise

Für Kinder und Jugendliche unter 18 Jahren

Über die Anwendung bei Kindern und Jugendlichen bis zu 18 Jahren gibt es keine ausreichenden Erkenntnisse. Sicherheitshalber sollten sie nicht mit Orlistat behandelt werden. Eine medikamentöse Hilfe beim Abnehmen ist bei ihnen ohnehin nicht angebracht.

Zur Empfängnisverhütung

Die Sicherheit der Pille kann beeinträchtigt werden, wenn durch die Einnahme von Orlistat schwere Durchfälle auftreten. Um eine Schwangerschaft sicher zu vermeiden, sollten Sie bei der Einnahme von Orlistat zusätzlich Kondome oder ein Diaphragma benutzen.

Für Schwangerschaft und Stillzeit

Über die Risiken einer Anwendung in der Schwangerschaft gibt es keine ausreichenden Erkenntnisse. Sicherheitshalber sollten Sie das Mittel daher nicht anwenden. Abgesehen davon ist die Gewichtszunahme während der Schwangerschaft ein natürlicher Vorgang. Selbst wenn es mehr sein sollte, als der Arzt für vertretbar hält, sind Medikamente nicht der richtige Weg, um eine weitere Zunahme zu begrenzen.
Ob Orlistat in die Muttermilch übergeht, ist nicht bekannt. Daher darf es während der Stillzeit nicht angewendet werden.

Polymer aus Schalentierpanzer

Chitosan
Akiba CALORI REDUCER, formoline

Bei diesen Mitteln handelt es sich um Medizinprodukte (→ Seite 21). Sie enthalten unverdauliche Faserstoffe, die aus den Schalen von Krustentieren wie Muscheln und Schnecken gewonnen werden. Die Faserstoffe nehmen auf ihrem Weg durch den Verdauungstrakt Wasser auf. Das lässt sie aufquellen und so leicht sättigend wirken. Zusätzlich binden sie Fett, das gemeinsam mit ihnen mit dem Stuhl ausgeschieden wird.
Die Produkte zur Gewichtsabnahme einzusetzen, beruht vor allem auf dem Gedanken, dass es sich positiv auswirken müsste, wenn nicht das ganze Fett, das mit der Nahrung in den Körper gelangt, ins Blut übertritt. Dann kann es auch nicht in Depots abgelagert werden.
Die Studien, in denen dieser Effekt untersucht wurde, bestätigten die Annahme jedoch nicht. Bei Männern wurde nur so wenig Fett ungenutzt ausgeschieden, dass sie sieben Monate brauchen würden, um ein Pfund Körperfett zu verlieren. Bei Frauen steigerten die Mittel die Fettausscheidung mit dem Stuhl überhaupt nicht. Dementsprechend fielen auch die Untersuchungen aus, in denen die Teilnehmer auf einen Gewichtsverlust hin kontrolliert wurden: Dieser war allenfalls gering. Es ließ sich also nicht nachweisen, dass mit den Mitteln eine bedeutsame und dauerhafte Gewichtsabnahme zu erreichen ist. Eine Übersichtsarbeit bestätigte 2010 noch einmal, dass sich die Wirksamkeit anhand der vorliegenden Studien nicht beurteilen lässt. Daher werden die Präparate als »wenig geeignet« beurteilt.

Anwendung

Die Tabletten sollen zweimal am Tag zu einer Mahlzeit eingenommen und dazu mindestens 300 Milliliter Wasser getrunken werden.

Achtung

Bei der Einnahme dieser Mittel ist es wichtig, auf eine ausreichende Flüssigkeitszufuhr zu achten. Sie sollten täglich mindestens zwei Liter kalorienfreie oder -arme Flüssigkeit trinken. Für Menschen mit einer Herzschwäche und solche mit deutlich eingeschränkter Nierenfunktion kann eine solche Trinkmenge allerdings gefährlich werden.
Sicherheitshalber sollten zwischen der Einnahme dieses Mittels und anderen Medikamenten vier Stunden Abstand liegen. Vor allem fettlösliche Arzneistoffe, zu denen beispielsweise die Pille zur Empfängnisverhütung und die Vitamine A, D, E und K zählen, werden sonst nicht verlässlich aufgenommen.

Gegenanzeigen

Sie dürfen diese Mittel nicht einnehmen, wenn Sie eine Allergie gegen Schalentiere haben.
Unter folgenden Bedingungen sollten Sie das Mittel nicht oder nur nach Rücksprache mit einem Arzt einsetzen, wenn dieser zudem Nutzen und Risiken der Anwendung besonders sorgfältig abgewogen hat:

- Sie haben entzündliche Erkrankungen im Magen-Darm-Trakt, ernsthafte Verdauungsstörungen oder Sie mussten sich bereits einer Darmoperation unterziehen.
- Sie haben eine Stoffwechselerkrankung, beispielsweise Diabetes oder eine Erkrankung der Schilddrüse.
- Sie müssen täglich Medikamente einnehmen, um eine Krankheit oder Störung dauerhaft zu behandeln.

Wechselwirkungen mit Medikamenten

Es kann sein, dass die Mittel zum Abnehmen die Aufnahme anderer Medikamente in den Körper behindern. Ob Sie die Fasermittel dennoch verwenden können, sollten Sie mit einem Arzt besprechen.

Unerwünschte Wirkungen

▶ Keine Maßnahmen erforderlich

Wenn durch das Mittel mehr Fett ausgeschieden wird, kann sich die Konsistenz des Stuhls verändern.

▶ **Muss beobachtet werden**
Wird von dem Mittel mehr eingenommen, als in der Gebrauchsanweisung angegeben ist, kann das eine Verstopfung begünstigen.
Wenn die Haut sich verstärkt rötet und juckt, reagieren Sie vermutlich allergisch auf das Mittel. Dann sollten Sie es absetzen. Sind die Hauterscheinungen (→ Seite 14) einige Tage später nicht deutlich abgeklungen, sollten Sie einen Arzt aufsuchen.

Hinweise

Für Schwangerschaft und Stillzeit
Sie sollten dieses Mittel nicht einnehmen. Eine Gewichtszunahme während der Schwangerschaft ist ein natürlicher Vorgang. Selbst wenn es mehr sein sollte, als der Arzt für vertretbar hält, sind Medikamente nicht der richtige Weg, um eine weitere Zunahme zu begrenzen. Auch während der Stillzeit sind Maßnahmen zur Gewichtsabnahme abzulehnen.

Pflanzliche Mittel: Konjakwurzel und ihre Inhaltsstoffe

Glukomannan
- Nagal

Konjak-Extrakt
- bioNorm Sättigungskapseln

Diese Pflanzenmittel sind als Medizinprodukte (→ Seite 21) im Handel, nicht als zugelassene Arzneimittel. *bioNorm* enthält einen Extrakt aus den Wurzelknollen der Konjakpflanze (Amorphophallus konjac). Der Hauptbestandteil von Konjakwurzelextrakt ist Glukomannan, der Inhaltsstoff von *Nagal*. Es handelt sich um ein komplexes Kohlenhydrat, das chemisch eine entfernte Ähnlichkeit mit Stärke hat. Im Magen quillt Glukomannan um mindestens das Hundertfache auf. Das soll ein Sättigungsgefühl hervorrufen.
Es ist vorstellbar, dass solche Quellmittel aufgrund des Sättigungsgefühls dazu führen, dass weniger gegessen wird. Das bedeutet aber nicht, dass sich dadurch bereits das Ernährungsverhalten ändert. Wer weiterhin überwiegend fettreiche Lebensmittel zu sich nimmt, wird kaum an Gewicht verlieren. Quellmittel können eine Veränderung der Ernährung also allenfalls unterstützen. Vernünftiger wäre es jedoch, seine Ernährung so umzustellen, dass viel Gemüse, Getreide und Obst gegessen wird. Damit bekommt der Körper zusätzlich die Vitamine, Mineralstoffe, sekundären Pflanzenstoffe und Ballaststoffe, die er benötigt.
Eine Übersichtsarbeit zeigte, dass sich bei Einnahme von gereinigten Kohlenhydraten aus der Konjakwurzel (Konjakglukomannane) die Blutfettwerte geringfügig verbesserten und das Gewicht ein wenig sank. Ob das aber auf dem Produkt beruhte oder vielmehr der begleitenden Diät zu verdanken war, ließ sich nicht ausmachen. Die Studien, in denen das Produkt ohne gleichzeitige Ernährungsumstellung getestet wurde, verzeichneten sogar einen geringfügigen Anstieg des Gewichts. Ob infolge der geringfügigen Gewichtsabnahme weniger Menschen an Herz-Kreislauf-Erkrankungen sterben, ist nicht untersucht. Damit ist die therapeutische Wirksamkeit von Konjakwurzelextrakt und seinem Inhaltsstoff Glukomannan nicht ausreichend nachgewiesen. Die Produkte werden als »wenig geeignet« bewertet.

Anwendung
Etwa eine halbe bis ganze Stunde vor jeder Mahlzeit sollen zwei bis drei Kapseln unzerkaut geschluckt werden. Pro Tag sollten Sie nicht mehr als neun Kapseln einnehmen.
Damit ausreichend Flüssigkeit zum Quellen zur Verfügung steht, sollten Sie bei jeder Einnahme mindestens 300 Milliliter Wasser trinken.

Achtung
Bei der Einnahme dieser Mittel ist es wichtig, auf eine ausreichende Flüssigkeitszufuhr zu achten. Sie sollten daher täglich 2 bis 3 Liter kalorienfreie oder -arme Flüssigkeit trinken. Für Menschen mit einer Herzschwäche und solche mit deutlich eingeschränkter Nierenfunktion kann eine solche Trinkmenge allerdings gefährlich werden.

Gegenanzeigen
Unter folgenden Bedingungen sollten Sie die Mittel nur nach Rücksprache mit einem Arzt einsetzen, der zudem Nutzen und Risiken der Anwendung besonders sorgfältig abgewogen hat.
- Sie haben eine Erkrankung des Magen-Darm-Trakts, wie zum Beispiel chronisch-entzündliche Darmerkrankungen, Darmverschluss oder eine krankhafte Verengung des Magenausgangs.
- Ihr Magen ist operativ verkleinert worden.
- Sie haben sich bereits einmal einer Operation im Verdauungstrakt unterzogen.

Wechselwirkungen mit Medikamenten
Es ist nicht auszuschließen, dass Arzneimittel bei gleichzeitiger Anwendung dieser Mittel nur unzureichend in den Organismus aufgenommen werden.

Wenn Sie Arzneimittel einnehmen, die sehr genau dosiert werden müssen, beispielsweise das Herzmittel Digitalis oder Mittel, die die Blutgerinnung hemmen, sollten Sie einen Arzt zurate ziehen.

Unerwünschte Wirkungen

▶ **Keine Maßnahmen erforderlich**

Es können Magen-Darm-Beschwerden wie Magenschmerzen, unregelmäßiger Stuhlgang und Blähungen auftreten. Sind die Beschwerden nach einigen Tagen nicht merklich abgeklungen, sollten Sie einen Arzt aufsuchen.

Hinweise

Für Kinder und Jugendliche unter 18 Jahren

Eine medikamentöse Hilfe beim Abnehmen ist bei Kindern und Jugendlichen nicht angebracht.

Für Schwangerschaft und Stillzeit

Während der Schwangerschaft ist die Gewichtszunahme ein natürlicher Vorgang. Selbst wenn es mehr sein sollte, als der Arzt für vertretbar hält, sind Medikamente nicht der richtige Weg, um eine weitere Zunahme zu begrenzen. Auch während der Stillzeit sind Maßnahmen zur Gewichtsabnahme abzulehnen.

Kombination

Aluminiumchlorid + Kalziumchlorid + Natriumalginat

CM_3 ALGINAT

Dieses Mittel ist als Medizinprodukt (→ Seite 21) im Handel, nicht als zugelassenes Arzneimittel. Einer seiner Inhaltsstoffe ist Natriumalginat, das Salz der Alginsäure. Dieses ist ein komplexes Kohlenhydrat, das chemisch eine entfernte Ähnlichkeit mit Stärke aufweist. Alginsäure wird aus Braunalgen gewonnen. Im Kontakt mit Wasser quillt sie auf und vervielfacht ihr Volumen. In Gegenwart von Kalzium- und Aluminiumsalzen, zwei weiteren Inhaltsstoffen, entsteht eine gelartige Masse. Im Magen führen diese Prozesse dazu, dass sich der flüssige Mageninhalt verfestigt. Das dehnt den Magen und soll dadurch, dass der Nahrungsbrei den Magen nur langsam verlassen kann, ein verstärktes Sättigungsgefühl hervorrufen. Angeblich bleibt das Alginatgel sechs bis acht Stunden lang im Magen und löst sich auf, wenn es in den oberen Dünndarm gelangt ist.

Aussagekräftige Studien, in denen die hier besprochene Kombination von Inhaltsstoffen oder Alginsäure allein eingesetzt wurde, liegen nicht vor. Studien, in denen die Wirkung einer Kombination verschiedener Quellmittel untersucht wurde, kommen zu unterschiedlichen Ergebnissen. Doch auch sie haben nur eine geringe Aussagekraft, weil an ihnen nur relativ wenig Personen teilgenommen haben. Die therapeutische Wirksamkeit des Produkts ist daher nicht ausreichend nachgewiesen.

Zusätzlich steht der Aluminiumgehalt des Produkts in der Kritik. Bei langdauernder Einnahme kann dieses Metall schwerwiegende unerwünschte Wirkungen nach sich ziehen.

Das Produkt wird als »wenig geeignet« bewertet.

Anwendung

Dreimal täglich sollen etwa eine halbe Stunde vor jeder Mahlzeit drei Kapseln unzerkaut eingenommen werden. Damit der Alginsäure ausreichend Flüssigkeit zum Quellen zur Verfügung steht, sollten Sie bei jeder Einnahme mindestens 300 Milliliter Wasser trinken.

Achtung

Bei der Einnahme dieses Mittels ist es wichtig, auf eine ausreichende Flüssigkeitszufuhr zu achten. Sie sollten täglich mindestens 2 Liter kalorienfreie oder -arme Flüssigkeit trinken. Für Menschen mit einer Herzschwäche und solche mit deutlich eingeschränkter Nierenfunktion kann eine solche Trinkmenge allerdings gefährlich werden.

Das Mittel enthält Aluminium. Wie viel ist allerdings nicht angegeben. Aluminium kann – wenn es lange und in hoher Dosierung zugeführt wird – sich in den Knochen und im Nervengewebe anreichern. Das beeinträchtigt die Festigkeit der Knochen und die Funktion der Nerven. Diese Gefahr steigt bei eingeschränkter Nierenfunktion. Aus diesem Grund sollten Sie das Mittel nicht dauerhaft anwenden.

Gegenanzeigen

Unter folgenden Bedingungen sollten Sie das Mittel nur nach Rücksprache mit einem Arzt einsetzen, wenn dieser Nutzen und Risiken der Anwendung sorgfältig abgewogen hat.

- Sie haben eine Erkrankung des Magen-Darm-Trakts, wie zum Beispiel chronisch-entzündliche Darmerkrankungen, Darmverschluss oder eine krankhafte Verengung des Magenausgangs.
- Ihr Magen ist operativ verkleinert worden.
- Sie haben sich bereits einmal einer Operation im Verdauungstrakt unterzogen.

Wechselwirkungen mit Medikamenten

Wenn Sie noch andere Medikamente einnehmen, sollten Sie zwischen diesen und dem Quellmittel mindestens eine Stunde verstreichen lassen. Es kann sonst sein, dass die Quellmittel die Aufnahme der Arzneistoffe in den Körper behindern.

Unerwünschte Wirkungen

▶ Muss beobachtet werden

Es können Magen-Darm-Beschwerden auftreten, also Aufstoßen, Sodbrennen, Magenschmerzen, Übelkeit, Völlegefühl, Verstopfung, Durchfall, Blähungen und Krämpfe. Dann sollten Sie das Mittel nicht mehr einnehmen. Sind die Beschwerden einige Tage danach nicht merklich abgeklungen, sollten Sie einen Arzt aufsuchen.

Hinweise

Für Kinder und Jugendliche unter 18 Jahren

Eine medikamentöse Hilfe beim Abnehmen ist bei Kindern und Jugendlichen nicht angebracht.

Für Schwangerschaft und Stillzeit

Während der Schwangerschaft ist die Gewichtszunahme ein natürlicher Vorgang. Selbst wenn es mehr sein sollte, als der Arzt für vertretbar hält, sind Medikamente nicht der richtige Weg, um eine weitere Zunahme zu begrenzen. Auch während der Stillzeit sind Maßnahmen zur Gewichtsabnahme abzulehnen.

Kombination

Alginsäure + Carmellose + Maisstärke + Mannitol
Recatol Algin

Dieses Mittel ist als Medizinprodukt (→ Seite 21) im Handel, nicht als zugelassenes Arzneimittel. Zwei seiner Inhaltsstoffe, Alginsäure und Carmellose, sind komplexe Kohlenhydrate, die chemisch eine entfernte Ähnlichkeit mit Stärke haben. Alginsäure wird aus Braunalgen gewonnen, Carmellose aus Zellulose. Weitere Inhaltsstoffe sind Maisstärke und Mannitol, ein süß schmeckender Zuckeralkohol, der ebenfalls in Braunalgen reichlich vorkommt.
Alginsäure und Carmellose quellen im Kontakt mit Wasser auf und vervielfachen ihr Volumen. Auf dieser Eigenschaft beruht der Einsatz der beiden Substanzen. Man nutzt sie als Ballaststoffe, um Verstopfung zu behandeln und zur Unterstützung, um Übergewicht abzubauen. Ballaststoffe, die im Magen quellen und ihn füllen, sollen das Gefühl verstärken, satt zu sein. Das mag manchen Menschen helfen, bei einer Mahlzeit weniger zu essen. Dass dieses zu einer dauerhaften Gewichtsabnahme beiträgt, ist jedoch durch klinische Studien nicht belegt. Daher wird das Mittel als »wenig geeignet« beurteilt.
Unter dem Namen *Recatol* war bis vor einiger Zeit ein Appetitzügler mit einem chemischen Wirkstoff im Handel, der auf das Gehirn wirkt. Diese Substanz ist inzwischen wie alle anderen aus dieser Gruppe aufgrund ihrer gravierenden unerwünschten Wirkungen verschreibungspflichtig. Das hier besprochene Produkt nutzt zwar noch den Bekanntheitsgrad des früheren Namens, ist jedoch anders zusammengesetzt.

Anwendung

Eine halbe Stunde vor jeder Mahlzeit sollen zwei Tabletten gründlich zerkaut und mit 150 bis 200 Milliliter Wasser hinuntergespült werden. Zwischen den Tabletteneinnahmen und dementsprechend auch zwischen den jeweiligen Mahlzeiten sollten mindestens sechs Stunden vergehen. Die angegebene Flüssigkeit ist notwendig, damit die Substanzen ausreichend aufquellen können. Achten Sie darauf, dass die Tabletten vollständig zerkaut sind, damit keine Tablettenreste in der Speiseröhre hängen bleiben. Andernfalls können sie dort quellen und werden nur schlecht weiter transportiert.
Drei bis vier Wochen lang soll auf diese Weise das Hungergefühl vor dem Essen besänftigt werden.

Achtung

Bei der Einnahme dieses Mittels ist es wichtig, auf eine ausreichende Flüssigkeitszufuhr zu achten. Sie sollten täglich mindestens 2 Liter kalorienfreie oder -arme Flüssigkeit trinken. Für Menschen mit einer Herzschwäche und solche mit deutlich eingeschränkter Nierenfunktion kann eine solche Trinkmenge allerdings gefährlich werden.

Gegenanzeigen

Das Mittel darf nicht angewendet werden, wenn der Magenausgang krankhaft verengt ist.

Wechselwirkungen mit Medikamenten

Wenn Sie noch andere Medikamente einnehmen, kann es sein, dass die Quellmittel die Aufnahme der Arzneistoffe in den Körper behindern. Deshalb sollten Sie zwischen diesen und dem Quellmittel mindestens eine halbe bis eine Stunde verstreichen lassen.

Unerwünschte Wirkungen

▶ Keine Maßnahmen erforderlich

Das Mittel kann gelegentlich Völlegefühl, Brechreiz, Verstopfung und Durchfall verursachen. Dann sollten Sie es nicht mehr einnehmen. Sind die Beschwerden einige Tage danach nicht merklich abgeklungen, sollten Sie einen Arzt aufsuchen.

Hinweise

Für Kinder und Jugendliche unter 18 Jahren

Für Kinder und Jugendliche ist das Mittel nicht geeignet. Eine medikamentöse Hilfe beim Abnehmen ist bei ihnen ohnehin nicht angebracht.

Zur Empfängnisverhütung

Bei gleichzeitiger Einnahme der Pille zur Empfängnisverhütung und *Recatol Algin* können die empfängnisverhütenden Hormone an die Quellstoffe gebunden werden. Dann werden diese nicht in den Körper aufgenommen, sondern mit den Quellstoffen ausgeschieden. Die Pille ist dann möglicherweise kein sicheres Verhütungsmittel mehr. *Recatol Algin* sollte daher frühestens zwei Stunden nach der Pille eingenommen werden.

Für Schwangerschaft und Stillzeit

Während der Schwangerschaft ist die Gewichtszunahme ein natürlicher Vorgang. Selbst wenn es mehr sein sollte, als der Arzt für vertretbar hält, sind Medikamente nicht der richtige Weg, um eine weitere Zunahme zu begrenzen. Auch während der Stillzeit sind Maßnahmen zur Gewichtsabnahme abzulehnen.

Übergewicht

Handelsname Darreichungsform	**Zusammensetzung pro 1 ml/1 g oder wie angegeben bzw. pro abgeteilte Einheit**	**Unverb. Preis in Euro/kleinste Packung**	**Bewertung**
Akiba CALORI REDUCER Tabletten	**Chitosan** 750 mg	29,95/30 Stück	**Wenig geeignet**, um dauerhaft Gewicht zu verlieren. Die therapeutische Wirksamkeit ist nicht ausreichend nachgewiesen. Allenfalls anwendbar, um eine fettreduzierte Ernährung zu unterstützen. Die Gewichtsabnahme, die über die einer fettreduzierten Ernährung hinausgeht, ist allerdings minimal. Medizinprodukt. → Seite 628
alli 60 mg Hartkapseln Hartkapseln	**Orlistat** 60 mg	43,90/42 Stück	**Wenig geeignet**, um Übergewicht dauerhaft zu verringern, wenn nicht zugleich die Ernährung umgestellt wird. Allenfalls zur Unterstützung von deutlich Übergewichtigen, die sich fettarm ernähren. Aber auch dann ist der zusätzliche Gewichtsverlust gering. Nicht für Menschen mit einem BMI unter 28. Die Verträglichkeit über lange Zeit ist noch nicht abschließend zu beurteilen. → Seite 626
bioNorm Sättigungskapseln Kapseln	**Auszug aus Konjak-Wurzel** 400 mg	24,94/30 Stück	**Wenig geeignet**, um Übergewicht dauerhaft zu verringern. Die therapeutische Wirksamkeit ist nicht ausreichend nachgewiesen. Allenfalls zur Unterstützung der Behandlung. Aber auch hierfür reichen die Belege noch nicht aus. Medizinprodukt. → Seite 629
CM_3 ALGINAT Kapseln	**Aluminiumchlorid + Kalziumchlorid + Natriumalginat** keine Mengenangabe	34,50/50 Stück	**Wenig geeignet**, um Übergewicht dauerhaft zu verringern. Die therapeutische Wirksamkeit ist nicht ausreichend nachgewiesen. Allenfalls zur Unterstützung der Behandlung. Aber auch hierfür reichen die Belege noch nicht aus. Medizinprodukt. → Seite 630

Hinweise zu den Tabellenspalten → Seite 32, zur Auswahl der Arzneimittel → Seite 27, zur Grundlage der Bewertung → Seiten 27, 31

Übergewicht Fortsetzung

Handelsname Darreichungsform	**Zusammensetzung pro 1 ml/1 g oder wie angegeben bzw. pro abgeteilte Einheit**	**Unverb. Preis in Euro/kleinste Packung**	**Bewertung**
Hinweise zu den Tabellenspalten → Seite 32, zur Auswahl der Arzneimittel → Seite 27, zur Grundlage der Bewertung → Seiten 27, 31			
formoline L 112 Tabletten	**Chitosan Spezifikation L 112** keine Mengenangabe	31,00/48 Stück	**Wenig geeignet**, um dauerhaft Gewicht zu verlieren. Die therapeutische Wirksamkeit ist nicht ausreichend nachgewiesen. Allenfalls anwendbar, um eine fettreduzierte Ernährung zu unterstützen. Die Gewichtsabnahme, die über die einer fettreduzierten Ernährung hinausgeht, ist allerdings minimal. Medizinprodukt. → Seite 628
Nagal Kapseln	**Glucomannan** 500 mg	19,95/30 Stück	**Wenig geeignet**, um Übergewicht dauerhaft zu verringern. Die therapeutische Wirksamkeit ist nicht ausreichend nachgewiesen. Allenfalls zur Unterstützung der Behandlung. Aber auch hierfür reichen die Belege noch nicht aus. Medizinprodukt. → Seite 629
Recatol Algin M lemon Kautabletten	**Alginsäure + Carmellose-Natrium + Maisstärke + Mannitol** keine Mengenangabe	23,59/120 Stück	**Wenig geeignet**, um Übergewicht dauerhaft zu verringern. Die therapeutische Wirksamkeit ist nicht ausreichend nachgewiesen. Allenfalls zur Unterstützung der Behandlung. Aber auch hierfür reichen die Belege noch nicht aus. Medizinprodukt. → Seite 631

Raucherentwöhnung

28 von 100 Menschen in Deutschland sind Raucher. Die Mehrzahl von ihnen ist abhängig. Von diesen Rauchern greifen 97 Prozent zu Zigaretten; Zigarren- und Pfeifenraucher sind die Ausnahme. Gesundheitsgefährdend sind aber alle Arten von Tabakkonsum. Auch das Rauchen von Wasserpfeifen (Shisha, Hubble-Bubble) und das Schnupfen und Lutschen von Tabak sind davon nicht ausgenommen. Detaillierte Untersuchungen zu allen Aspekten liegen zwar noch nicht vor, doch muss man davon ausgehen, dass alle Anwendungsarten von Tabak ähnliche Gesundheits- und Suchtgefahren bergen wie das Zigarettenrauchen.

Eine Zeit lang wurden die Gefahren des Rauchens vornehmlich dem Hauptinhaltsstoff des Tabaks, dem Nikotin, angelastet. Dieses belastet jedoch nur das Herz-Kreislauf-System unmittelbar. Die anderen schädlichen Auswirkungen kommen durch jene etwa 4 000 Substanzen zustande, die beim Verbrennen einer Zigarette entstehen. Für eine Reihe dieser Chemikalien im Tabakrauch ist eine krebserregende Wirkung nachgewiesen. Diese Substanzen sind sowohl in dem Rauch enthalten, der inhaliert wird, als auch in jenem, der in die Luft entweicht und auch von anderen eingeatmet wird (Passivrauchen). Rauchen gilt als wichtigste Einzelursache für unterschiedliche Krankheiten.

Rauchen während der Schwangerschaft beeinträchtigt die körperliche Entwicklung und die Gesundheit des Kindes.

Wer in Gegenwart anderer Menschen raucht, gefährdet mit dem Rauch nicht nur seine, sondern auch die Gesundheit der anderen. Passivrauchen ist ein Risikofaktor für viele Krankheiten. Ganz besonders die Gesundheit von Kindern leidet, wenn sie anhaltend Zigarettenrauch ausgesetzt sind.

Mit dem Rauchen aufzuhören, ist in jeder Phase des Lebens sinnvoll. Je früher es geschieht, desto geringer fällt die lebensverkürzende Wirkung des Rauchens ins Gewicht.

Anzeichen und Beschwerden

Je nachdem, in welchen Situationen und aufgrund welcher Motive geraucht wird und wie viele Zigaretten es täglich sind, unterscheidet man bestimmte Rauchertypen. Als »starke« Raucher gelten solche, die mehr als 30 Zigaretten pro Tag rauchen.

Wie stark Sie abhängig sind, können Sie anhand eines Fragenkatalogs ermitteln:

- Wie schnell nach dem Aufwachen rauchen Sie Ihre erste Zigarette? Innerhalb von 5 Minuten: 3 Punkte. Innerhalb von 6 bis 30 Minuten: 2 Punkte. Innerhalb von 31 bis 60 Minuten: 1 Punkt. Nach 60 Minuten: 0 Punkte.
- Fällt es Ihnen schwer, dort auf das Rauchen zu verzichten, wo es verboten ist (z. B. im Kino)? Ja: 1 Punkt. Nein: 0 Punkte.
- Auf welche Zigarette zu verzichten fällt Ihnen besonders schwer? Die erste Zigarette morgens: 1 Punkt. Jede andere: 0 Punkte.
- Wie viele Zigaretten rauchen Sie am Tag? 0–10: 0 Punkte. 11–20: 1 Punkt. 21–30: 2 Punkte. Mehr als 31: 3 Punkte.
- Rauchen Sie in den ersten Stunden nach dem Aufstehen mehr als während des übrigen Tages? Ja: 1 Punkt. Nein: 0 Punkte.
- Rauchen Sie auch, wenn Sie so krank sind, dass Sie im Bett liegen müssen? Ja: 1 Punkt. Nein: 0 Punkte.

Wenn Ihre Punktzahl höher ist als sieben, müssen Sie von einer sehr starken Abhängigkeit ausgehen.

Ursachen

Die Abhängigkeit vom Rauchen lässt sich unter zwei voneinander getrennten Aspekten definieren: der Gewohnheit, in bestimmten Situationen zur Zigarette zu greifen, und dem Verlangen nach den psychischen Wirkungen des Nikotins.
Wer mit dem Rauchen beginnt, schätzt zunächst vor allem die Entlastung, die es bietet. Das Ritual des Anzündens der Zigarette und des Rauchens hilft zum Beispiel, einen Moment der Unsicherheit zu überbrücken, in Zeiten starker Belastung mildert es den psychischen Stress. Diese Motive lassen sich auch bei Rauchern finden, die nicht nikotinabhängig sind.
Die Abhängigkeit von Tabakprodukten beruht auf der Wirkung des Nikotins. Schon wenige Sekunden nach dem Inhalieren des Rauches erreicht der Suchtstoff das Gehirn. Dort setzt er Botenstoffe frei, die ein angenehmes Gefühl erzeugen. Auch jener Teil des Nervensystems, den man als »Belohnungssystem« bezeichnet, wird angeregt. Dieses Wohlgefühl möchte sich ein Teil der Raucher ab und an verschaffen und greift zur Zigarette; etwa 70 bis 80 Prozent sind jedoch derart abhängig, dass sie in regelmäßigen Abständen rauchen müssen, um kontinuierlich einen gewissen Nikotinspiegel zu halten und in den Genuss der psychischen Wirkungen des Nikotins zu kommen.
Anders als andere Suchtstoffe verändert Nikotin jedoch nicht die Persönlichkeit des Süchtigen und mindert seine geistige Leistungsfähigkeit selbst dann nicht, wenn er stark abhängig ist. Darum bleibt diese Sucht unauffällig, solange der Tabaknachschub gewährleistet ist.
Bei der Raucherentwöhnung müssen die beiden Aspekte des Tabakkonsums getrennt voneinander behandelt werden. Alle Raucher müssen lernen, herausfordernde oder belastende Situationen anders zu bewältigen als mit dem Griff zur Zigarette.
Denjenigen, die von Nikotin abhängig sind, muss es darüber hinaus gelingen, auf die psychischen Wirkungen des Suchtstoffs zu verzichten.

Vorbeugung

Mit vielschichtigen Strategien bemüht man sich, möglichst viele Menschen vom Rauchen abzuhalten oder sie dazu zu bewegen, das Rauchen aufzugeben. Staatliche Kampagnen sollen darauf hinwirken, das Rauchen weniger attraktiv erscheinen zu lassen. Aufklärende und verhaltenstherapeutische Programme in Schulen sollen die Schüler für die Problematik des Rauchens sensibilisieren, damit sie nicht ohne nachzudenken von der ersten Zigarette in die Gewohnheit und dann in die Abhängigkeit hinübergleiten. Da viele Kinder schon mit zehn bis zwölf Jahren zu rauchen beginnen, sollten diese Maßnahmen früh ansetzen. Spürbar hohe Preise für Zigaretten erhöhen zudem die Schwelle, mit dem Rauchen zu beginnen.
In der Familie ist es wichtig, das Selbstvertrauen von Kindern und Jugendlichen zu stärken. Kinder mit einem stabilen Selbstwertgefühl, die gelernt haben, sich mit anderen über ihre Gedanken, Gefühle und Probleme auszutauschen, sind gerüstet, um Schwierigkeiten und Konflikte anders zu bewältigen, als auf Suchtmittel auszuweichen.
Auch das Vorbild der Erwachsenen beeinflusst die Frage, ob Kinder zu Rauchern heranwachsen oder nicht. Kinder, die von rauchenden Menschen umgeben sind, haben es deutlich schwerer als andere, sich gegen das Rauchen zu entscheiden.

Allgemeine Maßnahmen

Vielen Menschen gelingt es allein durch ihren festen Willen, mit dem Rauchen aufzuhören. Andere versuchen es mehrmals und werden rückfällig. Um diese Personen bei der Erfüllung ihres Wunsches nach einem rauchfreien Leben dauerhaft zu stärken, sind verschiedene Programme entwickelt worden. Den größten Erfolg verspricht ein kombiniertes Programm aus Nikotinpflastern, einer professionellen Beratung und einem umfassenden Training, in welchem ein verändertes Verhalten – vor allem in für Raucher typischen Situationen – eingeübt wird. Solche Raucherentwöhnungsprogramme finden unter der Anleitung von geschulten Kursleitern in Kleingruppen statt. Sie werden zum Beispiel in Volkshochschulen und Gesundheitseinrichtungen angeboten. Ein wichtiger

Programmpunkt ist dabei, dass die Teilnehmenden erkennen, dass sie das Rauchen auch dann aufgeben können, wenn sie schon mehrere gescheiterte Abstinenzversuche hinter sich haben.
Auf der Internetseite www.rauchfrei-info.de bietet die Bundeszentrale für gesundheitliche Aufklärung (BZgA) Informationen zum Thema Rauchen und Nichtrauchen und Hilfen zum Ausstieg an.
Manche Menschen scheuen sich, mit dem Rauchen aufzuhören, weil sie fürchten zuzunehmen. Tatsächlich muss man im ersten rauchfreien Jahr mit einer durchschnittlichen Gewichtszunahme von etwa 5 Kilogramm rechnen. Bei denjenigen, die beim Ausstieg Nikotinprodukte einsetzen, ist es möglicherweise etwas weniger. Programme zur Gewichtskontrolle, eine bewusste Ernährung und gesteigerte körperliche Aktivität können dem gegensteuern. Da mit der Entwöhnung meistens auch die Leistungsfähigkeit ansteigt, fallen körperliche Aktivitäten leichter. Das kann helfen, die Gewichtszunahme zu begrenzen und im Laufe der Zeit sogar wieder rückgängig zu machen. Selbst wenn das nicht ganz gelingt – mit dem Rauchen aufzuhören bringt in jedem Fall erheblichen gesundheitlichen Nutzen.

Wann zum Arzt?

Sich mehrfach vorzunehmen, mit dem Rauchen aufzuhören, und dann immer wieder rückfällig zu werden, ist frustrierend. Wer mehrere solcher vergeblichen Versuche hinter sich hat, resigniert möglicherweise und kommt zu der Überzeugung, er sei nicht fähig, rauchfrei zu leben. Um diese Negativeinschätzung von sich selbst, die alle weiteren Abstinenzbemühungen erheblich erschwert, gar nicht erst aufkommen zu lassen, empfiehlt es sich, möglichst schon nach dem ersten Misserfolg professionelle Hilfe durch einen Arzt, Psychologen, Psychotherapeuten oder eine Raucherentwöhnungsgruppe in Anspruch zu nehmen.
Bei starken Rauchern ist die Chance, ohne Hilfe Dritter aufzuhören, gering. Sie tun gut daran, sich schon beim ersten Mal einem Raucherentwöhnungsprogramm zu unterziehen. Ist es auch danach nicht möglich, den Zigaretten ganz zu entsagen, ist es dennoch als Erfolg zu werten, wenn der tägliche Konsum unter zehn Stück sinkt. Meist gelingt nach einiger Zeit des geringeren Konsums der totale Ausstieg dann doch.
Bei der ärztlichen Untersuchung wird auch abgeklärt, ob es gesundheitliche Risiken gibt, aufgrund derer keine Nikotinprodukte angewendet werden dürfen.

Behandlung mit Medikamenten

Das Ziel von Raucherentwöhnungsprogrammen ist, dass die Teilnehmenden fortan rauch- und nikotinfrei leben. Das bedeutet für sie in jedem Fall eine Verhaltensänderung. Die Betroffenen müssen lernen, Situationen, in denen sie bisher geraucht haben, anders zu bewältigen. Außerdem müssen sie ohne die Wirkung des Nikotins auskommen. Bis sich diese Veränderungen stabilisiert haben, kann es einige Zeit dauern. Währenddessen hilft ein Nikotinpräparat, die körperlichen Entzugserscheinungen abzumildern, sodass nicht alle Belastungen zugleich durchgestanden werden müssen. Arzneimittel, die Nikotin (→ nachfolgend) freisetzen, sind geeignet, um die Raucherentwöhnung im Rahmen eines solchen Programms zu unterstützen. Sie erhöhen die Wahrscheinlichkeit, danach ohne Zigaretten auszukommen und abstinent zu bleiben.
Die meisten Nikotinpflaster bleiben 24 Stunden auf der Haut. Sie werden als »geeignet« bewertet. *nicorette TX* wird jedoch schon nach 16 Stunden entfernt. Dieses Pflaster gilt als »auch geeignet«, weil es Hinweise gibt, dass es im Vergleich zu den 24-Stunden-Pflastern Nachteile haben kann.

Nikotin

nicorette, Nicotinell, nikofrenon, NiQuitin

Nikotin regt das zentrale Nervensystem an. In einer Konzentration, wie sie nach dem Inhalieren von Tabakrauch erzielt wird, lässt es das Herz schneller schlagen, den Blutdruck ansteigen, es verengt die Blutgefäße der Haut und regt den Magen-Darm-Trakt zu stärkerer Tätigkeit an.
Zur Unterstützung der Raucherentwöhnung im Rahmen eines langfristigen Programms werden die meisten nikotinhaltigen Produkte als »geeignet« bewertet. Ausgenommen davon sind nikotinhaltige Pflaster, die nach 16 Stunden entfernt werden, und nicht wie die Übrigen 24 Stunden auf der Haut bleiben. Die 16-Stunden-Pflaster (*nicorette TX*) gelten als »auch geeignet«, weil es Hinweise gibt, dass sie das Verlangen der Raucher nach Zigaretten – insbesondere nach der ersten am Morgen – weniger dämpfen als die 24-Stunden-Pflaster. Möglicherweise verbessert sich bei den 16-Stunden-Pflastern auch das Schlafmuster weniger deutlich.
Der Einsatz von Nikotinpräparaten macht es wahrscheinlicher, tatsächlich vom Rauchen loszukommen. In den klinischen Untersuchungen, die dazu durchgeführt wurden, schafften es ohne Nikotin-

produkte etwa 10 von 100 Rauchern, nach einem halben Jahr ohne Zigaretten auszukommen. Von denjenigen, die Nikotinpräparate verwendet hatten, waren es etwa 17 von 100.
Ein solches Entwöhnungsprogramm mit Nikotinpräparaten und psychotherapeutischer Beratung kann insbesondere Menschen zugute kommen, die seit Jahren rauchen und in der Folge eine chronisch-obstruktive Lungenkrankheit (COPD, »Raucherlunge«) entwickelt haben. Die gemeinsame Auswertung mehrerer Studien hat gezeigt, dass 22 von 100 Teilnehmern eines solchen Programms nach fünf Jahren immer noch Nichtraucher sind. Von denjenigen, die ohne Behandlung geblieben waren oder eine psychotherapeutische Beratung, aber keine Nikotinpräparate erhalten hatten, waren es nur 6 von 100.
Damit bei einer Raucherentwöhnung mithilfe von Nikotinpräparaten die Nikotinkonzentration im Blut nicht zu sehr ansteigt, wird empfohlen, das Rauchen ganz einzustellen. Da das erfahrungsgemäß manchen Rauchern schwerfällt, wird auch ein abgestuftes Vorgehen angeboten. Wer das Zigarettenrauchen nicht sofort einstellen kann, reduziert die Menge der täglich gerauchten Zigaretten und ersetzt die fehlende Nikotindosis durch Nikotinkaugummis oder Inhaler. Nach einigen Wochen sollen die Zigaretten dann aber ganz wegfallen. Dieses Vorgehen war selbst bei den Teilnehmern erfolgreich, denen es schon genügt hätte, am Ende der Behandlung weniger zu rauchen als bisher, die also nicht unbedingt Nichtraucher werden wollten. Sogar von diesen gaben einige das Zigarettenrauchen komplett auf. Bei diesem Verfahren ist aber zu bedenken, dass unkontrolliertes Rauchen während der Behandlung zu einer Nikotinüberdosierung führen kann. Diese kann sich in Form von Herz-Kreislauf-Problemen bemerkbar machen.
Das Bedürfnis von Rauchern, immer wieder zur Zigarette zu greifen, beruht darauf, dass der Nikotinspiegel im Blut steigt und fällt. Dieses schnelle Ansteigen und Abfallen ruft lustvolle Empfindungen hervor. Auf diesem »Kick« beruht ein wesentlicher Teil der Nikotinabhängigkeit. Nicht mehr zu rauchen bedeutet also, sich von dieser Wirkung des Rauchens zu entwöhnen. Bei diesem Bemühen können die verschiedenen Zubereitungsarten von Nikotin unterschiedlich hilfreich sein.
Nikotin gibt es als Pflaster, Kaugummi, Lutsch- und Sublingualtabletten sowie zum Inhalieren. Welche Zubereitungsart gewählt wird und in welcher Dosierung, richtet sich nach den bisherigen Rauchgewohnheiten. Mit Kaugummis, Lutsch-, Sublingualtabletten und Inhaler lässt sich der rasche Anstieg von Nikotin im Blut in etwa nachahmen.
Pflaster geben Nikotin dagegen langsam und in gleichbleibender Menge ab. Damit entfällt das schnelle, lustbetonte Ansteigen und Abfallen seiner Wirkung. Außerdem wird die Gewohnheit, zur Zigarette zu greifen, von der Wirkung des Nikotins entkoppelt. Das wirkt dem Suchtverhalten entgegen. Insbesondere starke Raucher sollten also Pflaster bevorzugen, um das wiederkehrende Verlangen nach Nikotin zu stoppen.
Bei akutem Drang nach einer Zigarette können sie zusätzlich zum Pflaster Nikotin-Kaugummis, Lutsch-, Sublingualtabletten oder Inhaler einsetzen. Aus ihnen gelangt das Nikotin innerhalb von 20 bis 30 Minuten ins Gehirn. Auf diese Weise können sie ein langfristig angelegtes Raucherentwöhnungsprogramm unterstützen.
Kaugummis, Lutsch- und Sublingualtabletten mit 4 Milligramm Nikotin eignen sich auch für Menschen, die nur gelegentlich oder nicht allzu stark rauchen. Ein gleichmäßiger Wirkstoffspiegel ist mit diesen Produkten nicht zu erzielen.

Anwendung

Pflaster

Die Wahl der Pflasterdosierung richtet sich nach den bisherigen Rauchgewohnheiten. Haben Sie weniger als 20 Zigaretten täglich geraucht, genügt das Pflaster mit der geringsten Nikotinmenge. Waren es zwischen 20 und 30 Zigaretten pro Tag, wählen Sie das Pflaster mit der mittleren Dosierung. Haben Sie mehr als 30 Zigaretten täglich geraucht, beginnen Sie mit dem Pflaster, das die größte Nikotinmenge freisetzt. Sollten Sie bei der gewählten Dosierung deutliche Entzugserscheinungen spüren, können Sie zu dem nächsthöher dosierten Produkt greifen.

nicorette TX: Wenn Sie täglich mehr als 20 Zigaretten rauchen, beginnen Sie nach den Herstellerempfehlungen mit dem am höchsten dosierten Pflaster und reduzieren im Anschluss schrittweise. Werden täglich weniger als 20 Zigaretten konsumiert, beginnen Sie mit der mittleren Pflasterstärke und schleichen mit dem Pflaster, das die geringste Nikotindosis freisetzt, aus.

Im Allgemeinen wird die zuerst gewählte Pflasterstärke sechs bis acht Wochen beibehalten. Dann wird zu der nächstniedrigeren Stärke gewechselt und diese für zwei bis vier Wochen angewendet. Das Produkt mit der jeweils geringsten Nikotindosierung dient dazu, sich langsam aus der Behandlung auszuschleichen. Nach längstens drei Monaten sollten Sie die Behandlung beenden.

Die Pflaster sollen regelmäßig jeden Tag angewendet werden. Wie lange sie im Tagesverlauf auf der Haut bleiben, unterscheidet sich nach Art des Produkts. Die meisten Produkte sind zur 24-Stunden-Anwendung gedacht. Jeden Morgen kleben Sie ein Nikotinpflaster auf und lassen es dort den ganzen Tag und die Nacht. Am nächsten Morgen wird dieses Pflaster dann gegen ein Neues getauscht. Das *nicorette TX*-Pflaster wird hingegen nach 16 Stunden entfernt. Das nächste *nicorette-TX*-Pflaster wird erst am darauf folgenden Morgen aufgeklebt, sodass der Körper über Nacht ohne Nikotin bleibt.

Kleben Sie das Pflaster auf eine unbehaarte und nicht eingefettete, saubere und trockene Hautstelle ohne Verletzungen. Am besten geeignet sind Rumpf, Oberarm und obere Hüfte. Nehmen Sie das Pflaster aus seiner Kunststoffhülle und drücken Sie es dann 10 bis 20 Sekunden lang mit der Handfläche auf die Haut. Waschen Sie sich nach dem Aufkleben gründlich die Hände!

Die Haut unter dem Pflaster wird strapaziert. Kleben Sie es darum jeden Tag auf eine andere Stelle Ihres Körpers, sonst gelangt womöglich zu viel Wirkstoff durch die angegriffene Haut ins Blut.

Kaugummi, Lutschtabletten, Sublingualtabletten

Bei diesen Zubereitungen wird das Nikotin über die Mundschleimhaut in den Körper aufgenommen. Damit es möglichst vollständig in den Körper gelangt, sollten Sie die Mittel etwa eine halbe Stunde lang sehr langsam kauen, im Mund zergehen lassen oder das Nikotinprodukt unter die Zunge legen.

Denjenigen, die bisher weniger als 20 Zigaretten täglich geraucht haben, wird geraten, es zunächst mit den 2-Milligramm-Produkten zu versuchen. Die Erfahrung zeigt allerdings, dass diese geringe Dosierung kaum mehr bewirkt als ein Scheinmittel.

Wer bisher mehr als 20 Zigaretten täglich geraucht hat oder mit den 2-Milligramm-Produkten nicht aufhören kann, sollte die Produkte verwenden, die 4-Milligramm Nikotin enthalten, oder sich ein angemessen dosiertes Nikotinpflaster aufkleben.

Um im Blut einen gewissen Nikotinpegel aufrechtzuerhalten, müssen Sie jede Stunde ein Kaugummi mit 4 Milligramm Nikotin kauen oder eine entsprechend dosierte Sublingualtablette unter der Zunge zergehen lassen. So gleichmäßig wie bei der Pflasteranwendung lässt sich der Nikotinspiegel damit jedoch nicht einstellen.

Nach etwa vier bis sechs Wochen können Sie die Dosierung verringern, was bedeutet, dass Sie die Produkte nicht mehr jede Stunde, sondern in größeren Abständen anwenden. Nach drei Monaten sollten Sie die Anwendung beenden.

Sie können bei einer Behandlung mit Nikotinpflastern noch zusätzlich zu Kaugummi, Lutsch- oder Sublingualtablette greifen, wenn Sie das Verlangen nach einer Zigarette überkommt.

Für Prothesenträger sind Lutsch- und Sublingualtabletten oder Inhaler besser geeignet als Kaugummis.

Inhaler

Der Inhaler besteht aus einem Mundstück, in das eine Patrone mit Nikotin eingesetzt wird. Um an das Nikotin zu kommen, saugen Sie an dem Mundstück. Dabei verdampft eine bestimmte Menge Nikotin aus der Patrone und gelangt über die Mundschleimhaut in den Körper. Erfahrungsgemäß wird beim Zug am Inhaler weniger Nikotin aufgenommen als durch den Zug an einer Zigarette. Daher sollten Sie doppelt so oft und mit längeren Zügen inhalieren als beim Rauchen einer Zigarette. Auf diese Weise dauert eine Inhaleranwendung etwa 20 Minuten. Wenn Sie sich nach dieser Anweisung richten, reicht eine Nikotinpatrone für ungefähr vier Anwendungen.

Haben Sie bisher pro Tag bis zu 20 Zigaretten geraucht, sind sechs bis acht Nikotinpatronen für Sie als Tagesmenge angemessen. Wer bis zu 30 Zigaretten täglich geraucht hat, braucht acht bis zehn Patronen pro Tag. Bei bis zu 40 Zigaretten am Tag sind es zehn bis 12 Nikotinpatronen. Nach etwa drei Monaten sollten Sie die tägliche Menge Patronen nach und nach verringern. Sind Sie bei ein bis zwei Patronen am Tag angekommen, können Sie die Anwendung beenden. Länger als sechs Monate sollte eine solche Entzugsbehandlung nicht dauern.

Achtung

In vielen Beipackzetteln von Nikotinprodukten ist als Vorsichtsmaßnahme angegeben, dass das Rauchen vollkommen eingestellt werden soll, wenn man Nikotinprodukte anwendet. Es wird befürchtet, dass sich das Nikotin aus den Medikamenten und dem Tabakrauch in ihrer Wirkung gefährlich steigern und es dadurch zu Herz-Kreislauf-Problemen kommen kann. Bei der Anwendung von Nikotinpflastern ist diese Warnung berechtigt. Für die anderen Produkte muss diese Einschränkung weniger streng beachtet werden, wenn währenddessen deutlich weniger Zigaretten geraucht werden als zuvor.

Sie dürfen die Nikotinprodukte nicht anwenden, wenn Sie schon eine Zeit lang nikotinfrei gelebt haben. Denn dann liegen keine Entzugserscheinungen vor, für die der Körper Nikotin »verbrauchen« würde.

Sie könnten eine Nikotinvergiftung erleiden und auch rückfällig werden.

Für kleine Kinder kann Nikotin tödlich sein – egal, ob sie versehentlich eine Zigarette essen, sie rauchen oder ein nikotinhaltiges Arzneimittel in die Hände bekommen. Bewahren Sie nikotinhaltige Mittel daher ebenso sorgfältig auf wie andere Arzneimittel, sodass sie nicht in die Hände von kleinen Kindern gelangen können. Vernichten Sie die Pflaster und Inhaler nach dem Gebrauch, weil sie noch Nikotin enthalten.

Gegenanzeigen

Unter folgenden Bedingungen dürfen Sie keine Nikotinprodukte anwenden:

- Sie haben eine instabile oder sich verschlechternde Angina Pectoris.
- Sie haben erhebliche Herzrhythmusstörungen.
- Sie haben gerade einen Herzinfarkt oder einen Schlaganfall überstanden.

Pflaster dürfen Sie darüber hinaus nicht anwenden, wenn Sie eine Hauterkrankung haben.

Unter folgenden Bedingungen sollten Sie das Mittel nur nach Rücksprache mit einem Arzt einsetzen, wenn dieser Nutzen und Risiken der Anwendung sorgfältig abgewogen hat:

- Sie haben eine stabile Angina Pectoris, leiden an Herzmuskelschwäche, hatten schon einmal einen Herzinfarkt oder haben zu hohen Blutdruck.
- Bei Ihnen wurden eine periphere arterielle Verschlusskrankheit (»Raucherbein«) oder Durchblutungsstörungen im Gehirn festgestellt.
- Ihre Leber oder die Nieren arbeiten unzureichend.
- Sie haben eine Überfunktion der Schilddrüse.
- Sie haben einen Tumor der Nebennieren (Phäochromozytom).
- Sie haben Diabetes, der mit Insulin behandelt werden muss.
- Bei Ihnen sind eine Magenschleimhautentzündung oder akute Geschwüre im Magen oder Zwölffingerdarm aufgetreten.

Lutsch- und Sublingualtabletten dürfen Sie darüber hinaus nicht anwenden, wenn Sie eine chronische Rachen- oder Halserkrankung haben.

Die Anwendung des Inhalers ist bei Asthma zu überdenken.

Obwohl Menschen mit Herzerkrankungen eigentlich keine Nikotinpräparate anwenden sollen, weist die Arzneimittelkommission der deutschen Ärzteschaft darauf hin, dass für Raucher mit einer stabilen Angina Pectoris eine Nikotinbehandlung sehr wohl nützlich ist. Personen mit Angina Pectoris und solchen mit Herzrhythmusstörungen wird nahegelegt, sich lieber mithilfe von Nikotinpräparaten das Rauchen abzugewöhnen als weiterzurauchen. Die medikamentös unterstützte Entwöhnung sollte in diesen Fällen vom Arzt begleitet werden.

Wechselwirkungen mit Medikamenten

Von Nikotin selbst sind keine Wechselwirkungen mit anderen Medikamenten bekannt, vom Zigarettenrauchen aber sehr wohl. Deshalb müssen Sie, wenn Sie das Rauchen einstellen, damit rechnen, dass einige Medikamente stärker wirken. Zu diesen gehören zum Beispiel Koffein (in Schmerzmitteln), Theophyllin (bei Asthma), Phenylbutazon (bei Rheuma), Clomipramin, Fluvoxamin und Imipramin (bei Depressionen), Clozapin, Haloperidol und Olanzapin (bei Psychosen), Insulin (bei Diabetes), Östrogen (in Empfängnisverhütungsmitteln, bei Wechseljahrsbeschwerden), Flecainid (bei Herzrhythmusstörungen), Prazosin, Propranolol (beide bei hohem Blutdruck). Wenn Sie eines dieser Medikamente einnehmen und das Rauchen einstellen, sollten Sie mit dem Arzt besprechen, ob Sie die Dosierung dieser Arzneimittel verringern müssen. Umgekehrt sollten Sie klären, ob Sie die Dosis von Isoprenalin und Salbutamol (bei Asthma) erhöhen müssen.

Wechselwirkungen mit Speisen und Getränken

Zwischen dem Trinken von etwas Säurehaltigem, wie zum Beispiel Orangensaft, Cola-Getränken oder Kaffee, und dem Gebrauch von Nikotin-Kaugummis, Lutsch- oder Sublingualtabletten sollte etwa eine Viertelstunde vergehen. Durch die Säurewirkung wird das Nikotin aus den Produkten schlechter von der Mundschleimhaut aufgenommen.

Unerwünschte Wirkungen

Die unerwünschten Wirkungen von Nikotin ähneln denen, die das Rauchen hervorruft. Sie hängen von der Nikotindosis ab und davon, wie sehr Sie an Nikotin gewöhnt sind. Außerdem können je nachdem, wie das Nikotin angewendet wird, spezifische Nebenwirkungen am Anwendungsort auftreten.

▶ Keine Maßnahmen erforderlich

Kopfschmerzen, Schwindel (→ Seite 14), Magen-Darm-Beschwerden, Übelkeit und Erbrechen treten bei 1 bis 10 von 100 Anwendern auf.

Kaugummi: Bei bis zu 10 von 100 Anwendern können Reizungen in Mund und Hals sowie Schmerzen in den Kaumuskeln auftreten.

Inhaler, Lutschtabletten, Sublingualtabletten: Bei etwa 10 von 100 Anwendern brennt oder schmerzt es im Mund und Halsbereich.

Inhaler: 40 von 100 Anwendern haben in den ersten Behandlungswochen vermehrt Hustenanfälle. Sie treten seltener auf, wenn der Nikotindampf nicht tief inhaliert wird, sondern flach. Raucher nennen das paffen.

Bis zu 10 von 100 Anwendern klagen über eine verstopfte Nase.

▶ **Muss beobachtet werden**

Über Herzklopfen berichten 1 bis 10 von 1 000 Personen.

Pflaster: Bei bis zu 10 von 100 Personen rötet sich die Haut an der Klebestelle, juckt und brennt. Ist die Hautreaktion sehr heftig, kann statt der Pflaster eine andere Anwendungsart für Nikotin eingesetzt werden.

▶ **Sofort zum Arzt**

Etwa 1 bis 10 von 10 000 Menschen bemerken einen unregelmäßigen und unangenehmen Herzschlag. Dieser beruht auf einer Herzrhythmusstörung (→ Seite 15) und vergeht, wenn das Mittel nicht mehr angewendet wird. Bei solchen Herzreaktionen sollten Sie umgehend einen Arzt rufen.

Hinweise

Für Kinder und Jugendliche unter 18 Jahren

Für Kinder und Jugendliche ist die Anwendung von Nikotinprodukten nicht ausreichend untersucht. Sie sollten darum keinesfalls ohne Rücksprache mit einem Arzt damit behandelt werden.

Für Schwangerschaft und Stillzeit

Sowohl das mit Tabakrauch aufgenommene Nikotin als auch das aus Medikamenten erreicht das ungeborene Kind und tritt auch in die Muttermilch über. Schwangeren Frauen wird dringend empfohlen, das Rauchen aufzugeben, dabei aber auf Nikotinprodukte als Hilfsmittel zu verzichten. Allerdings weisen die Empfehlungen zur Therapie von Tabakabhängigkeit, welche die Arzneimittelkommission der deutschen Ärzteschaft herausgegeben hat, darauf hin, dass man in den USA anders verfährt.

Dort rät man Frauen, denen es ohne Hilfsmittel nicht gelingt, von den Zigaretten wegzukommen, zu Nikotinprodukten. Die US-Amerikaner vertreten die Meinung, dass es besser sei, mithilfe des Arzneimittels das Rauchen aufzugeben, als weiter zu rauchen.

Eine vor kurzem veröffentliche Studie bestätigt das. Während Rauchen in der Schwangerschaft das Risiko erhöht, dass das Kind tot zur Welt kommt, gilt das für eine Nikotinbehandlung nicht.

Während der Stillzeit sollten Sie besser nicht rauchen. Gelingt Ihnen das nicht, kann der Gebrauch eines Nikotinpräparats eine Alternative sein. Zwischen der Anwendung von Lutschtabletten oder Kaugummis und dem Stillen sollten allerdings mindestens zwei Stunden Abstand liegen. Andernfalls bekommt das Kind zu viel vom Nikotin ab.

Für ältere Menschen

Über den Gebrauch von Nikotinprodukten bei Menschen über 65 Jahre liegen kaum Erkenntnisse vor. Aber auch hier gilt – ähnlich wie bei Menschen mit einer stabilen Angina Pectoris –, dass das Weiterrauchen gefährlicher ist als eine mit Nikotinpräparaten unterstützte Entwöhnung. Am besten lassen sich ältere Menschen bei einem Nikotinentzug ärztlich begleiten.

Raucherentwöhnung

Handelsname Darreichungsform	**Zusammensetzung pro 1 ml/1 g oder wie angegeben bzw. pro abgeteilte Einheit**	**Unverb. Preis in Euro/kleinste Packung**	**Bewertung**
Hinweise zu den Tabellenspalten → Seite 32, zur Auswahl der Arzneimittel → Seite 27, zur Grundlage der Bewertung → Seiten 27, 31			
nicorette Inhaler 10 mg Patronen zur Inhalation	Nikotin 4 mg pro Einzeldosis	14,95/18 Stück	**Geeignet** zur Unterstützung eines langfristigen Raucherentwöhnungsprogramms, um die Zeichen des Nikotinentzuges zu dämpfen. Ein gleichmäßiger Nikotinspiegel im Blut ist damit nicht zu erzielen. → Seite 635
nicorette Nicotin-Kaugummi 2 mg freshfruit	2 mg	10,37/30 Stück	
2 mg freshmint	2 mg	10,37/30 Stück	
2 mg whitemint	2 mg	10,37/30 Stück	
4 mg freshfruit Kaugummi	4 mg	11,66/30 Stück	

Raucherentwöhnung Fortsetzung

Hinweise zu den Tabellenspalten → Seite 32, zur Auswahl der Arzneimittel → Seite 27, zur Grundlage der Bewertung → Seiten 27, 31

Handelsname Darreichungsform	Zusammensetzung pro 1 ml/1 g oder wie angegeben bzw. pro abgeteilte Einheit	Unverb. Preis in Euro/kleinste Packung	Bewertung
nicorette Nicotin-Kaugummi 4 mg freshmint	**Nikotin** 4 mg	11,66/30 Stück	**Geeignet** zur Unterstützung eines langfristigen Raucherentwöhnungsprogramms, um die Zeichen des Nikotinentzuges zu dämpfen. Ein gleichmäßiger Nikotinspiegel im Blut ist damit nicht zu erzielen. → Seite 635
4 mg whitemint Kaugummi	4 mg	11,66/30 Stück	
nicorette Microtab 2 mg Sublingualtabletten	2 mg	11,94/30 Stück	
nicorette TX Pflaster 10 mg	15,8 mg (Freigabe: 10 mg pro 16 Std.)	24,11/7 Stück	**Auch geeignet** zur Unterstützung eines langfristigen Raucherentwöhnungsprogramms, um eine Behandlung mit höher dosierten Pflastern langsam zu beenden. Möglicherweise gibt es Nachteile im Vergleich zu Pflastern, die 24 Stunden auf der Haut bleiben. → Seite 635
15 mg	23,6 mg (Freigabe: 15 mg pro 16 Std.)	24,11/7 Stück	**Auch geeignet** zur Unterstützung eines langfristigen Raucherentwöhnungsprogramms, wenn weniger als 20 Zigaretten täglich geraucht wurden. Möglicherweise gibt es Nachteile im Vergleich zu Pflastern, die 24 Stunden auf der Haut bleiben. → Seite 635
25 mg transdermales Pflaster	39,4 mg (Freigabe: 25 mg pro 16 Std.)	24,11/7 Stück	**Auch geeignet** zur Unterstützung eines langfristigen Raucherentwöhnungsprogramms, wenn mehr als 20 Zigaretten täglich geraucht wurden. Möglicherweise gibt es Nachteile im Vergleich zu Pflastern, die 24 Stunden auf der Haut bleiben. → Seite 635
Nicotinell Kaugummi 2 mg fruit	**Nikotin** 2 mg	8,30/24 Stück	**Geeignet** zur Unterstützung eines langfristigen Raucherentwöhnungsprogramms, um die Zeichen des Nikotinentzugs zu dämpfen. Ein gleichmäßiger Nikotinspiegel im Blut ist damit nicht zu erzielen. → Seite 635
2 mg Cool Mint	2 mg	8,30/24 Stück	
4 mg Cool Mint Kaugummi	4 mg	9,35/24 Stück	
Nicotinell Lutschtabletten 1 mg Mint	1 mg	12,99/36 Stück	
2 mg Mint Lutschtabletten	2 mg	13,98/12 Stück	
Nicotinell TTS 17,5 mg/24-Stunden-Pflaster	17,5 mg (Freigabe: 7 mg pro 24 Std.)	24,11/7 Stück	**Geeignet** zur Unterstützung eines langfristigen Raucherentwöhnungsprogramms, um eine Behandlung mit höher dosierten Pflastern langsam zu beenden. → Seite 635
35 mg/24-Stunden-Pflaster	35 mg (Freigabe: 14 mg pro 24 Std.)	24,11/7 Stück	**Geeignet** zur Unterstützung eines langfristigen Raucherentwöhnungsprogramms, wenn mehr als 20 Zigaretten täglich geraucht wurden. → Seite 635
52,5 mg/24-Stunden-Pflaster transdermales Pflaster	52,5 mg (Freigabe: 21 mg pro 24 Std.)	24,11/7 Stück	**Geeignet** zur Unterstützung eines langfristigen Raucherentwöhnungsprogramms, wenn mehr als 30 Zigaretten täglich geraucht wurden. → Seite 635
nikofrenon 10	**Nikotin** 17,5 mg (Freigabe: 7 mg pro 24 Std.)	17,65/7 Stück	**Geeignet** zur Unterstützung eines langfristigen Raucherentwöhnungsprogramms, um eine Behandlung mit höher dosierten Pflastern langsam zu beenden. → Seite 635
20	35 mg (Freigabe: 14 mg pro 24 Std.)	19,69/7 Stück	**Geeignet** zur Unterstützung eines langfristigen Raucherentwöhnungsprogramms, wenn mehr als 20 Zigaretten täglich geraucht wurden. → Seite 635
30 transdermales Pflaster	52,5 mg (Freigabe: 21 mg pro 24 Std.)	21,44/7 Stück	**Geeignet** zur Unterstützung eines langfristigen Raucherentwöhnungsprogramms, wenn mehr als 30 Zigaretten täglich geraucht wurden. → Seite 635

Raucherentwöhnung Fortsetzung

Handelsname Darreichungsform	**Zusammensetzung pro 1 ml/1 g oder wie angegeben bzw. pro abgeteilte Einheit**	**Unverb. Preis in Euro/kleinste Packung**	**Bewertung**
Hinweise zu den Tabellenspalten → Seite 32, zur Auswahl der Arzneimittel → Seite 27, zur Grundlage der Bewertung → Seiten 27, 31			
NiQuitin Mini 1,5 mg	**Nikotin** 1,5 mg	9,37/20 Stück	**Geeignet** zur Unterstützung eines langfristigen Raucherentwöhnungsprogramms, um die Zeichen des Nikotinentzugs zu dämpfen. Ein gleichmäßiger Nikotinspiegel im Blut ist damit nicht zu erzielen. → Seite 635
4 mg Lutschtabletten	4 mg	9,37/20 Stück	
NiQuitin Clear 7 mg	36 mg (Freigabe: 7 mg pro 24 Std.)	24,97/7 Stück	**Geeignet** zur Unterstützung eines langfristigen Raucherentwöhnungsprogramms, um eine Behandlung mit höher dosierten Pflastern langsam zu beenden. → Seite 635
14 mg	78 mg (Freigabe: 14 mg pro 24 Std.)	24,97/7 Stück	**Geeignet** zur Unterstützung eines langfristigen Raucherentwöhnungsprogramms, wenn mehr als 20 Zigaretten täglich geraucht wurden. → Seite 635
21 mg transdermales Pflaster	114 mg (Freigabe: 21 mg pro 24 Std.)	24,97/7 Stück	**Geeignet** zur Unterstützung eines langfristigen Raucherentwöhnungsprogramms, wenn mehr als 30 Zigaretten täglich geraucht wurden. → Seite 635

Altersbeschwerden

Mädchen, die 2008 in Deutschland geboren wurden, haben eine Lebenserwartung von 82,4 Jahren, bei Jungen liegt sie bei 77,2 Jahren. Zwar wird viel getan, um die Lebenszeit zu verlängern – doch spätestens nach etwa 120 Jahren sieht das genetische Programm des Menschen das Ende vor. Der Alterungsprozess beginnt allerdings schon Jahrzehnte vorher. Wann genau und wie ist bei jedem Organ anders und von Mensch zu Mensch verschieden.

Vom ersten Lebenstag an sterben Zellen ab und neue werden gebildet. Doch was in der Jugend rasch und reibungslos geschieht, verläuft mit zunehmendem Alter langsamer und wird fehleranfälliger. Die Fähigkeiten des Organismus, sich zu regenerieren und Veränderungen aufzufangen und auszugleichen, lassen nach, bis sie ganz erlöschen. Dieser Vorgang wirkt sich nicht nur auf der körperlichen Ebene aus. Eine nachlassende Anpassungsfähigkeit zeigt sich auch darin, dass berufliche und räumliche Neuorientierungen schwerer fallen, Freundschaften nicht mehr so schnell geschlossen werden und sich neue Lebensgewohnheiten im Alltagsablauf nicht mehr so selbstverständlich verankern lassen.

Menschen, die sich bewusst auf den Alterungsprozess einstellen, nehmen die Veränderungen zur Kenntnis, sehen darin aber keinen Grund zur Klage. Wer hingegen fortwährend den Vergleich zu früher pflegt oder sich an 30- bis 40-Jährigen misst, tut sich mit Belastungen und Einschränkungen schwerer.

Anzeichen und Beschwerden

Folgende allgemeine Beschwerden werden mit dem Altern in Verbindung gebracht:

- ein Gefühl von Erschöpfung, Müdigkeit, Mattigkeit und nachlassende Leistungsfähigkeit
- Konzentrations- und Gedächtnisstörungen, Orientierungsschwäche, rascher Stimmungswechsel
- Übelkeit, Völlegefühl, Durchfall, Verstopfung, diffuse Bauchschmerzen
- Herzschmerzen, -klopfen, -rasen, -stolpern
- steife und schmerzende Gelenke. Näheres hierzu lesen Sie unter »Arthrose, Gelenkbeschwerden« (→ Seite 506) und unter »Schmerzen« (→ Seite 583)
- nachlassendes Interesse an Sex und nachlassende Fähigkeit, sich sexuell zu betätigen. Näheres hierzu lesen Sie unter »Erektionsstörungen« (→ Seite 409).

Zusätzlich können Beschwerden und Symptome spezieller Krankheiten, wie sie sich im Alter häufig einstellen, hinzukommen.

Ursachen

Das Altern bringt unter anderem folgende körperliche Veränderungen mit sich, die ihrerseits Beschwerden nach sich ziehen können:

- Der Wassergehalt des Gewebes verringert sich um etwa 15 Prozent. Dadurch verkleinern sich die Organe und verlieren an Leistungskraft.
- Ein Teil der Muskelmasse wird durch Fettgewebe ersetzt. Dadurch verändert sich die Figur sichtbar und die Körperkraft lässt nach.
- Es wird mehr Knochengewebe ab- als aufgebaut. Knorpelgewebe verliert an Elastizität, wird spröde und brüchig. Diese Verschleißerscheinungen zeigen sich im gesamten Bewegungssystem, an Knochen, Gelenken und Bandscheiben.
- Die Haut wird schlechter durchblutet und kann nicht mehr so viel Wasser binden. Dadurch wird sie trockener und faltig.
- Die Kraft des Herzens, das Blut durch den Kreislauf zu pumpen, lässt nach. Dadurch vermindert sich die allgemeine körperliche Leistungsfähigkeit.
- Durch Kalk- und Fettablagerungen an den Innenwänden verlieren die Gefäße an Elastizität (Arteriosklerose). Infolge dieser Verengung können sie nicht mehr so effektiv Blut transportieren. Unter der schlechteren Versorgung mit Sauerstoff leiden alle Gewebe, besonders aber das Gehirn.
- Die Fähigkeit der Lungenbläschen, Kohlendioxid abzugeben und Sauerstoff aufzunehmen, lässt nach. Wenn der Brustkorb an Elastizität verliert, kann das die Atmung erschweren.
- Die Veränderungen von Schleimhaut und Muskulatur betreffen auch den Magen-Darm-Trakt. Die Nahrung wird langsamer verdaut und es erreichen nicht mehr alle Nährstoffe den Blutkreislauf. Dieses wirkt sich auch darauf aus, wie viel von eingenommenen Medikamenten im Körper wirken kann.
- In der Leber werden Bereiche, die bisher der Stoffwechseltätigkeit dienten, von Fettgewebe verdrängt. Dadurch verlangsamt sich die Entgiftungsarbeit des Organs; Alkohol und Arzneimittel werden langsamer abgebaut.
- Die Nieren werden schlechter durchblutet und verkleinern sich. Abbauprodukte des Stoffwechsels – auch solche von Arzneistoffen – werden langsamer ausgeschieden.
- Die Wahrnehmungen von Augen und Ohren lassen nach, ebenso der Geschmackssinn.

Da der Körper nicht mehr alle Vitamine optimal aufnehmen kann, kann die Versorgung mit einigen Vitaminen trotz ausgewogener Ernährung nicht ausreichen. Viele über 65-Jährige sind besonders mit Vitamin D und Folsäure schlecht versorgt. Eine unzureichende Vitaminversorgung macht sich vornehmlich durch Müdigkeit, Stimmungsschwankungen, Antriebsschwäche und Gedächtnisstörungen bemerkbar. Solche unspezifischen Symptome weisen aber nicht sicher auf einen Vitaminmangel hin, sondern können auch viele andere Ursachen haben.

Vorbeugung

Wenn das, was unter »Allgemeine Maßnahmen« aufgeführt ist, bereits viele Jahre lang praktiziert wurde, sind die Voraussetzungen gut, um beschwerdearm zu altern. Je früher solche Verhaltensweisen zur Gewohnheit werden, desto besser lassen sie sich beibehalten, wenn sie notwendig sind, um Problemen gegenzusteuern.

Allgemeine Maßnahmen

- Regelmäßige, der Belastbarkeit angepasste körperliche Bewegung. Als Ausdauertraining eignen sich schnelles Gehen (Walking), Wandern, Radfahren, Schwimmen. Ein Krafttraining, das Muskelmasse aufbaut, kommt älteren Menschen besonders zugute.
- Der Kalorienbedarf sinkt mit dem Alter. Dennoch sollte in erster Linie nicht weniger, sondern vor allem anders gegessen werden. Was auf den Tisch kommt, sollte viel Vitamine, Mineralstoffe und Spurenelemente enthalten. Das trifft für Gemüse, Obst und Vollkornprodukte zu. Nüsse und Mandeln können hinzukommen. Außerdem sollte reichlich fetter Seefisch auf dem Speiseplan stehen und in der Küche Pflanzenöle statt tierischer Fette verwendet werden. Die Menge an Fleisch, Wurst, Fett und Zucker sowie Alkohol sollte dagegen begrenzt sein. Eine solche Ernährung ist bei vielen Krankheiten, die gerade im Alter relevant werden, die Basis der Therapie, etwa bei Typ-2-Diabetes, erhöhten Blutfettwerten, hohem Blutdruck und Gicht.
- Trinken Sie ausreichend, zum Beispiel Leitungswasser, Mineralwasser, stilles Wasser, Saftschorle, Gemüsesaft. Da der Durst im Alter nachlässt, sollten Sie sich Ihre Flüssigkeitsmenge als Tagesration von eineinhalb bis zwei Litern sichtbar aufstellen und sich so ans Trinken erinnern.
- Das Rauchen aufzugeben kommt der Gesundheit auch in fortgeschrittenem Alter zugute.
- Anregungen und Herausforderungen halten den Geist wach. Dazu gehören möglichst vielseitige Interessen und Engagements.

Wann zum Arzt?

Beschwerden, die Sie beunruhigen und ernsthaft beeinträchtigen, sollten Sie ärztlich abklären lassen. Nur der Arzt kann – gegebenenfalls mit einer Blutuntersuchung und anderen diagnostischen Methoden – erkennen, ob sich hinter den »Altersbeschwerden« eine Krankheit verbirgt, die spezifisch behandelt werden sollte.

Bei diesem Arztbesuch sollten Sie auch alle Medikamente, die Sie einnehmen, einschließlich derer, die Sie ohne

Rezept kaufen, mit dem Mediziner durchgehen. Viele Arzneimittel können als unerwünschte Wirkungen die gleichen Beschwerden hervorrufen, wie die, über die ältere Menschen klagen.

Behandlung mit Medikamenten

Mit einer Vielzahl von Produkten nährt die pharmazeutische Industrie die Hoffnung, das Altern hinauszögern zu können (Geriatrika). Den Nachweis, dass das tatsächlich gelingt, sind diese Mittel jedoch bisher schuldig geblieben.

Die im Folgenden besprochenen Produkte erheben den Anspruch, einige unspezifische Altersbeschwerden bekämpfen zu können.

Die Wurzel des Ginseng (→ Seite 644) wird in der Volksmedizin Chinas und Ostasiens eingesetzt, um den Organismus zu kräftigen und zu stärken. Einige Studien legen nahe, dass Ginseng die Leistungs- und Konzentrationsfähigkeit tatsächlich verbessern kann. Allerdings reichen die vorliegenden Untersuchungsergebnisse nicht aus, um die therapeutische Wirksamkeit von Ginseng für die angegebenen Anwendungsbereiche ausreichend nachzuweisen. Ginseng wird als »wenig geeignet« bewertet.

Präparate mit Knoblauch (→ Seite 645) sollen vor allem altersbedingter Gefäßverkalkung (Arteriosklerose) und ihren Folgen vorbeugen. Auch neuere Studien belegen nicht ausreichend, dass Knoblauch den Alterungsprozess beeinflusst oder die Erkrankungsrate verringert. Knoblauch wird als »wenig geeignet« angesehen.

Lebertran (→ nebenstehend) enthält Fettsäuren und Vitamine, die der Organismus braucht. Es liegen jedoch keine klinischen Studien vor, die die therapeutische Wirksamkeit von Lebertran bei Altersbeschwerden zur allgemeinen Stärkung und Kräftigung belegen. Daher wird das Mittel als »wenig geeignet« bewertet.

Die Kombination (→ Seite 646) mit dem Namen *K.H.3* enthält Hämatoporphyrin, Magnesium und Prokain. Für keinen dieser drei Inhaltsstoffe ist ausreichend nachgewiesen, dass er Alterserscheinungen beeinflussen kann. Das Mittel ist nicht sinnvoll zusammengesetzt und wird als »wenig geeignet« bewertet.

Anthroposophische, homöopathische und traditionell angewendete Mittel

Zu den meistgekauften Mitteln gehören auch *Aagard Propolis-Kapseln* mit Propolis, *Doppelherz aktiv Knoblauch mit Mistel + Weißdorn* mit Auszügen aus Knoblauch, Mistel und Weißdorn, *Lebenskraft N* mit Potenzholz und anderen Bestandteilen, *Pharmaton Vital Kapseln N* mit Ginsengwurzelextrakt und anderen Bestandteilen, *Sanhelios 333 Knoblauch-Kapseln + Mistel + Weißdorn* mit Knoblauch, Mistel und Weißdorn, *Solaguttae Knoblauch Kapseln mit Weißdorn + Mistel*, *TAI Ginseng* mit Ginsengwurzelextrakt und anderen Bestandteilen und *Vita-Gerin*, eine Mischung aus Vitaminen und Mineralien. Dabei handelt es sich um Präparate, die von der Arzneimittelbehörde als »traditionell angewendet« zugelassen wurden. Solche Mittel lassen sich nach den Grundsätzen dieses Buches nicht bewerten. Sie werden deshalb nicht näher besprochen. Allgemeine Informationen zu derartigen Präparaten finden Sie unter »Traditionell angewendete Mittel« (→ Seite 20).

Lebertran

GeloVital

Lebertran wird aus Dorschleber gewonnen. Er ist reich an ungesättigten Fettsäuren, auch Omega-3-Fettsäuren, sowie Vitamin A und D. Diese Wirkstoffe sollen im alternden Organismus zur allgemeinen Stärkung und Kräftigung beitragen. Dass das gelingt, ist in klinischen Studien jedoch nicht ausreichend nachgewiesen. Das Mittel wird als »wenig geeignet« beurteilt.

Der Tagesbedarf an Vitamin A liegt bei 0,8 bis 1 Milligramm (= 2 650 bis 3 350 I.E.). Für Vitamin D nennt die Deutsche Gesellschaft für Ernährung für Menschen über 65 Jahre einen Tagesbedarf von 10 Mikrogramm (= 400 I.E.). Eine Kapsel *GeloVital 0,5* deckt in etwa ein Viertel bis ein Siebtel des Tagesbedarfs an diesen Vitaminen.

Achtung

Wenn Sie Lebertran über lange Zeit und hoch dosiert einnehmen, sollte ein Arzt den Kalziumspiegel im Blut kontrollieren.

Gegenanzeigen

Unter folgenden Bedingungen dürfen Sie keinen Lebertran einnehmen:

- Der Kalziumspiegel im Blut ist zu hoch.
- Die Nieren scheiden vermehrt Kalzium aus.
- Sie nehmen gleichzeitig Vitamin-D-haltige Arzneimittel ein (z. B. bei Osteoporose).
- Sie wenden gleichzeitig Mittel mit Retinsäure oder deren Abkömmlingen an (bei Akne).

Wenn Sie Nierensteine oder Sarkoidose haben, sollten Sie das Mittel nur nach Rücksprache mit einem Arzt einsetzen, der zudem Nutzen und Risiken der Anwendung besonders sorgfältig abgewogen hat.

Wechselwirkungen mit Medikamenten

Wenn Sie noch andere Medikamente anwenden, ist zu beachten:

- Bei der gleichzeitigen Anwendung von Thiazid-Diuretika (bei hohem Blutdruck, Nierenerkrankungen) muss ein Arzt den Kalziumspiegel im Blut regelmäßig kontrollieren, weil Thiazid-Diuretika die Kalziumausscheidung über die Nieren beeinträchtigen.
- Bei der gleichzeitigen Einnahme von Arzneimitteln, die Vitamin-D-Abkömmlinge enthalten, zum Beispiel die Wirkstoffe Alfacalcidol (bei Osteoporose) oder Calcitriol (bei Psoriasis), besteht die Gefahr einer Überdosierung von Vitamin D. Dann kann der Kalziumspiegel im Blut zu stark ansteigen. Wenn Sie diese Mittel einnehmen müssen, sollte der Arzt den Kalziumgehalt im Blut regelmäßig kontrollieren.
- Eine Überdosis Vitamin A droht, wenn Sie Lebertrankapseln gleichzeitig mit Vitamin A (in Multivitamin-Präparaten) oder Präparaten mit Vitamin-A-Säure oder deren Abkömmlingen (bei Akne) einnehmen.

Unerwünschte Wirkungen

► Muss beobachtet werden

Bei einer Dosierung von mehr als 10 000 I.E. Vitamin D täglich können Erbrechen und Übelkeit, Durchfall oder Verstopfung, Durst und vermehrter Harndrang, Appetitlosigkeit, Gewichtsabnahme, Mattigkeit, Kopfschmerzen, Muskel- und Knochenschmerzen auftreten. Bei solchen Beschwerden sollten Sie das Mittel nicht weiter anwenden.

Die Symptome einer Überdosierung von Vitamin A sind Müdigkeit, Appetitlosigkeit, Gewichtsverlust, Magen-Darm-Beschwerden, Haarausfall, trockenes Haar, trockene und gelblich verfärbte Haut, Schmerzen in Gelenken und Knochen sowie Sehstörungen durch Wasseransammlung (Ödem) im Bereich des Sehnervs. Bei solchen Beschwerden sollten Sie die Lebertrankapseln nicht weiter einnehmen.

Pflanzliches Mittel

Ginseng

Doppelherz aktiv Ginseng, IL HWA Ginseng, KOREA GINSENG, KUMSAN GINSENG Tonikum, Roter Ginseng von Gintec

Diese Mittel enthalten die gepulverte Wurzel von Ginseng (Panax ginseng) oder einen Extrakt aus der Wurzel. Panax ginseng ist eine Staude, die früher in Korea und China wild wuchs und jetzt vor allem in verschiedenen Regionen Asiens, aber auch in Nordamerika angebaut wird. Ginseng gehört zu den traditionellen Heilmitteln Ostasiens.

Tierexperimentelle Untersuchungen ergaben, dass Ginseng vor den schädlichen Auswirkungen körperlicher und psychischer Überlastungen schützen kann. Auch den Nährstoffwechsel und das Immunsystem soll er anregen können. Zusammengefasst wurde die Wirkung von Ginseng so beschrieben, dass er dem Menschen hilft, sich veränderten Bedingungen besser anzupassen.

Klinische Studien gaben zwar Hinweise auf positive Effekte, doch für einen Wirksamkeitsnachweis, wie er heute von Arzneimitteln gefordert wird, reichen sie nicht aus. Neuere Studien, die sich mit der Wirksamkeit von Ginseng auf das Altern allgemein befassen, liegen nicht vor. Übersichtsarbeiten, die die Wirksamkeit von Ginseng auf die geistigen Fähigkeiten überprüften, konnten keinen Effekt durch Ginseng feststellen. Produkte mit Ginseng werden als »wenig geeignet« bewertet.

Achtung

Einige Präparate enthalten Alkohol (siehe Tabelle). Personen mit Alkoholproblemen dürfen sie nicht einnehmen. Auch Leberkranke und Menschen mit Anfallleiden sollten den Alkoholgehalt berücksichtigen. Darüber hinaus kann Alkohol die Wirkung vieler Arzneimittel (z. B. Schlaf- und Beruhigungsmittel, Psychopharmaka, starke Schmerzmittel, einige Mittel bei hohem Blutdruck) verstärken.

Menschen mit Herzbeschwerden oder hohem Blutdruck sollten Ginseng nur nach Rücksprache mit einem Arzt einnehmen.

Durch Ginseng kann der Blutzuckerwert sinken. Diabetiker sollten daher zu Beginn der Ginsengeinnahme die Werte häufiger als sonst kontrollieren. Möglicherweise muss die Dosierung der blutzuckersenkenden Medikamente angepasst werden.

Wechselwirkungen mit Medikamenten

Wenn Sie ginsenghaltige Mittel zusammen mit den gerinnungshemmenden Mitteln Phenprocoumon und Warfarin, die bei erhöhter Thrombosegefahr als Tabletten eingenommen werden, anwenden, kann deren Wirkung abgeschwächt werden.

Unerwünschte Wirkungen

Es sind Hautveränderungen, Scheidenblutungen, Brustspannen, ansteigender Blutdruck, Unruhe und Schlaflosigkeit beschrieben.

► Keine Maßnahmen erforderlich

In seltenen Fällen und bei empfindlichen Personen können Übelkeit, Magenbeschwerden und leichter Durchfall auftreten.

▶ **Muss beobachtet werden**

Wenn die Haut sich verstärkt rötet und juckt, reagieren Sie vermutlich allergisch auf das Mittel. Dann sollten Sie es absetzen. Sind die Hauterscheinungen (→ Seite 14) einige Tage später nicht deutlich abgeklungen, sollten Sie einen Arzt aufsuchen.

Pflanzliches Mittel

Knoblauch
beni-cur, Kwai

Die Zwiebelpflanze Knoblauch (Allium sativum) wird sowohl in der Küche als Gewürz als auch medizinisch als Heilmittel eingesetzt.
Bei Knoblauch sind Geruch und Wirkung unmittelbar miteinander verknüpft. Einer seiner Hauptwirkstoffe ist Alliin. Aus ihm wird nach einer Reihe von chemischen Reaktionen die Substanz mit dem typischen Knoblauchgeruch. Um hinsichtlich der Wirksamkeit vergleichbare Produkte zu erhalten, sollte medizinisch verwendetes Knoblauchpulver auf den Inhaltsstoff Alliin normiert sein.
Mit Altersbeschwerden, gegen die Knoblauchpräparate angeboten werden, sind vor allem Veränderungen in den Blutgefäßen durch Arteriosklerose gemeint. Knoblauch soll diesen Vorgang bremsen, weil man annimmt, dass er den Cholesterinspiegel senkt, die Klebrigkeit der Blutplättchen verringert, die für die Blutgerinnung wichtig sind, und stattdessen die Auflösung von Blutgerinnseln fördert. Insgesamt soll das Blut durch Knoblauch »dünnflüssiger« werden. Außerdem soll Knoblauch den Blutdruck senken. Selbst wenn diese Einzelwirkungen zutreffen, ist damit noch nicht gesagt, dass Knoblauch tatsächlich den gesamten Vorgang des Fortschreitens einer Arteriosklerose bremsen kann. Studien, die das belegen sollten, erbrachten uneinheitliche Ergebnisse und haben keine ausreichende Aussagekraft. Neuere Übersichtsarbeiten zeigen nicht, dass sich aufgrund der genannten Wirkungen von Knoblauch der Alterungsprozess verzögert oder im Alter weniger Erkrankungen auftreten . Solange die therapeutische Wirksamkeit von Knoblauch nicht ausreichend nachgewiesen ist, wird er für die genannten Indikationen als »wenig geeignet« eingestuft.
Darüber hinaus ist noch nicht klar, ob die erhofften Wirkungen eher mit Präparaten aus getrocknetem Knoblauchpulver oder mit einem öligen Auszug zu erzielen sind. Die weit überwiegende Zahl der klinischen Studien wurde mit Präparaten durchgeführt, die getrocknetes, auf Alliin normiertes Knoblauchpulver enthalten. Sicher ist hingegen, dass geruchsfreie Produkte medizinisch nicht nennenswert wirken, da sich bei ihrer Herstellung alle reaktionsfähigen Inhaltsstoffe in unwirksame Abbauprodukte verwandeln.

Anwendung

In den Studien zur Wirksamkeit von Knoblauch wurden durchschnittlich 600 bis 900 Milligramm Knoblauchpulver eingesetzt. Das entspricht etwa 2,4 bis 3,7 Gramm frischem Knoblauch pro Tag. An dieser Menge orientieren sich die Dosierungsempfehlungen.

Achtung

Knoblauch kann die Gerinnungsfähigkeit des Blutes herabsetzen. Vor Operationen sollten Sie knoblauchhaltige Mittel absetzen, da sonst die Blutungsneigung verstärkt sein kann.

Wechselwirkungen mit Medikamenten

Wenn Sie noch andere Medikamente nehmen, ist zu beachten, dass blutdrucksenkende Arzneimittel durch Knoblauch stärker wirken können.

▶ **Unbedingt beachten**

Knoblauch kann die Wirkung der gerinnungshemmenden Mittel Phenprocoumon und Warfarin, die bei erhöhter Thrombosegefahr als Tabletten eingenommen werden, verstärken. Sie müssen deshalb die Blutgerinnung häufiger als sonst selbst kontrollieren oder vom Arzt kontrollieren lassen und gegebenenfalls nach Absprache mit dem Arzt die Dosis der Gerinnungshemmer verringern. Näheres hierzu finden Sie unter »Mittel zur Blutverdünnung: verstärkte Wirkung« (→ Seite 11).
Möglicherweise kann sich durch Knoblauch, vor allem wenn er hoch dosiert wird, die Wirksamkeit von Saquinavir (bei HIV-Infektionen und Aids) verringern. Wird diese Wechselwirkung nicht hinreichend berücksichtigt, könnte das die Behandlung dieser Erkrankung beeinträchtigen. Andererseits könnte es auch zu Problemen kommen, wenn das Knoblauchpräparat abgesetzt wird und Saquinavir dann unerwartet stark wirkt.

Unerwünschte Wirkungen

▶ **Keine Maßnahmen erforderlich**

Wenn Sie knoblauchhaltige Mittel einnehmen, kann die Atemluft nach Knoblauch riechen. Auch die Haut kann nach einiger Zeit einen typischen Geruch annehmen.

Selten treten Magen-Darm-Beschwerden, insbesondere Aufstoßen und Übelkeit, auf.

▶ **Muss beobachtet werden**

Wenn sich die Haut verstärkt rötet und juckt und sich zusätzlich Bläschen bilden, reagieren Sie vermutlich allergisch auf Knoblauch. Dann sollten Sie das Mittel absetzen. Sind die Hauterscheinungen (→ Seite 14) einige Tage später nicht deutlich abgeklungen, sollten Sie einen Arzt aufsuchen.

Treten Atembeschwerden auf, weil die Atemwege verengt sind, sollten Sie einen Arzt aufsuchen.

Kombination

Hämatoporphyrin + Magnesium + Prokain
K.H.3

Prokain, ein Mittel zur örtlichen Betäubung (Lokalanästhetikum), soll angeblich in die Zellen eindringen und den Stoffwechsel anregen. Dadurch soll die Leistungsfähigkeit des Körpers verbessert werden. Allerdings wird geschlucktes Prokain, noch bevor es aus dem Darm aufgenommen werden kann, in verschiedene Substanzen gespalten. Wenn eine Wirkung besteht, beruht sie vermutlich auf diesen Abbauprodukten.

Bisher konnte aber keine der vorliegenden Studien ausreichend nachweisen, dass mit Prokain Veränderungen, wie sie mit dem Altern einhergehen, zu beeinflussen sind. Eine Übersichtsarbeit, in der alle Studien zusammengefasst wurden, die die Wirksamkeit von Prokain auf die geistige Leistungsfähigkeit älterer Menschen untersuchten, kam zu dem Ergebnis, dass keine positiven Effekte wohl aber unerwünschte Wirkungen durch die Behandlung zu erwarten sind .

Hämatoporphyrin ist ein künstliches Abbauprodukt des roten Blutfarbstoffs Hämoglobin. Von Hämatoporphyrin wird eine therapeutische Wirksamkeit bei depressiver Verstimmung angenommen. Ausreichend nachgewiesen ist das jedoch nicht. In diesem Produkt soll Hämatoporphyrin verhindern, dass der Wirkstoff Prokain im Darm gespalten wird. Ob das gelingt, ist fraglich. Damit ist der Zusatz von Hämatoporphyrin wenig sinnvoll.

Magnesium, der dritte Bestandteil dieser Kombination, ist ein Mineralstoff, der im Energiestoffwechsel, beim Zell- und Knochenaufbau, bei der Reizübertragung und Muskeltätigkeit eine Rolle spielt. Von Magnesium wird angenommen, dass es die Körperfunktionen aktivieren kann. Es soll dem Schutz des Herzens dienen und bei psychischem Missbefinden, Gefäßverkalkung und hohem Blutdruck eingenommen werden. Die vorliegenden Studien belegen eine solche therapeutische Wirksamkeit jedoch nicht ausreichend.

Insgesamt stellt dieses Produkt eine nicht sinnvolle Kombination von drei Bestandteilen dar, deren therapeutische Wirksamkeit bei Altersbeschwerden nicht ausreichend nachgewiesen ist. Es wird daher als »wenig geeignet« bewertet.

Achtung

Gegenanzeigen

Sie dürfen das Mittel nicht anwenden, wenn Sie auf Mittel zur örtlichen Betäubung, die der Substanz Prokain chemisch ähnlich sind, oder auf Sulfonamide (z. B. bei bakteriellen Harnweginfektionen) allergisch reagieren. Diese Allergien kommen relativ häufig vor.

Wechselwirkungen mit Medikamenten

Wenn Prokain und Sulfonamide gleichzeitig eingenommen werden, kann die Wirkung der Sulfonamide auf Bakterien beeinträchtigt sein.

Der Abbau von Prokain wird gehemmt, wenn das Mittel zusammen mit Azetylcholinesterasehemmern (bei Alzheimer-Demenz) eingenommen wird. Dies kann vermehrt zu unerwünschten Wirkungen führen.

Unerwünschte Wirkungen

▶ **Keine Maßnahmen erforderlich**

Selten treten Magen-Darm-Störungen wie Übelkeit, Magenschmerzen, Erbrechen und Durchfall auf.

▶ **Muss beobachtet werden**

Selten kann es zu Schwindel (→ Seite 14) und Unruhezuständen kommen.

Bei Schmerzen in einer Kopfhälfte, verbunden mit Übelkeit, Erbrechen und Lichtempfindlichkeit kann es sich um Migräne handeln. Wiederholen sich die Kopfschmerzanfälle, sollten Sie das Mittel absetzen und einen Arzt aufsuchen.

Wenn sich die Haut rötet und juckt und sich zusätzlich Bläschen bilden, reagieren Sie vermutlich allergisch auf einen der Inhaltsstoffe. Dann sollten Sie das Mittel absetzen. Sind die Hauterscheinungen (→ Seite 14) einige Tage später nicht deutlich abgeklungen, sollten Sie einen Arzt aufsuchen.

Treten Atembeschwerden auf, weil die Atemwege verengt sind, sollten Sie einen Arzt aufsuchen.

Bei Frauen in den Wechseljahren kann das Mittel dazu führen, dass erneut Vaginalblutungen auftreten.

▶ Sofort zum Arzt

In Einzelfällen kann es zu einer schweren allergischen Reaktion kommen, die mit deutlichen Hautveränderungen und -rötungen, Fieber, Abgeschlagenheit und Gelenkschmerzen einhergeht. Diese zeigt sich an der Haut, betrifft aber den gesamten Körper. Sie kann lebensbedrohlich werden. Suchen sie daher sofort einen Arzt auf.

Altersbeschwerden

Handelsname Darreichungsform	**Zusammensetzung pro 1 ml/1 g oder wie angegeben bzw. pro abgeteilte Einheit**	**Unverb. Preis in Euro/kleinste Packung**	**Bewertung**
Hinweise zu den Tabellenspalten → Seite 32, zur Auswahl der Arzneimittel → Seite 27, zur Grundlage der Bewertung → Seiten 27, 31			
beni-cur N Filmtabletten	**Knoblauchzwiebelpulver** 200 mg	13,30/100 Stück	**Wenig geeignet** zur Vorbeugung gegen altersbedingte Gefäßveränderungen und allgemeine Arterienverkalkung. Die therapeutische Wirksamkeit ist nicht ausreichend nachgewiesen. → Seite 645
Doppelherz aktiv Ginseng Stärkungskapseln Kapseln	**Ginsengwurzelpulver** 180 mg	6,95/60 Stück	**Wenig geeignet** zur Stärkung und Kräftigung des Körpers bei altersbedingt nachlassender Leistungs- und Konzentrationsfähigkeit. Die therapeutische Wirksamkeit ist nicht ausreichend nachgewiesen. → Seite 644
GeloVital Lebertrankapseln 0,5 g **1,0 g** Weichkapseln	**Lebertran** 0,5 g 1 g	8,93/50 Stück 12,10/50 Stück	**Wenig geeignet** bei Altersbeschwerden zur allgemeinen Stärkung und Kräftigung. Die therapeutische Wirksamkeit ist nicht ausreichend nachgewiesen. → Seite 643
IL HWA Ginseng Extrakt Dickextrakt **IL HWA Ginseng Kapseln** Kapseln **IL HWA Ginseng Pulver** Pulver	**Auszug aus Ginsengwurzel** 1 g **Ginsengwurzelpulver** 500 mg 1 g	40,90/30 g 18,35/50 Stück 12,20/25 g	**Wenig geeignet** zur Stärkung und Kräftigung des Körpers bei altersbedingt nachlassender Leistungs- und Konzentrationsfähigkeit. Die therapeutische Wirksamkeit ist nicht ausreichend nachgewiesen. → Seite 644
K.H.3 Schwarzhaupt Kapseln	**Haematoporphyrin** 0,2 mg + **Magnesiumkarbonat** 30 mg + **Prokain-hydrochlorid** 50 mg	14,08/30 Stück	**Wenig geeignet** zur besseren Durchblutung, Stärkung und Kräftigung des Körpers bei altersbedingt nachlassender Leistungs- und Konzentrationsfähigkeit. Die therapeutische Wirksamkeit der einzelnen Bestandteile ist nicht ausreichend nachgewiesen. Nicht sinnvolle Kombination. → Seite 646
KOREA GINSENG extra stark Kapseln **KOREA GINSENG Tonikum extra stark** Lösung	**Ginsengwurzelpulver** 350 mg **Auszug aus Ginsengwurzel** 15 mg *Enthält 18,5 % Alkohol*	ca. 11,68/40 Stück ca. 21,97/500 ml	**Wenig geeignet** zur Stärkung und Kräftigung des Körpers bei altersbedingt nachlassender Leistungs- und Konzentrationsfähigkeit. Die therapeutische Wirksamkeit ist nicht ausreichend nachgewiesen. → Seite 644
KUMSAN GINSENG Tonikum Lösung	**Auszug aus Ginsengwurzel** 14,7 mg *Enthält 18 % Alkohol*	18,95/250 ml	
Kwai N **Kwai forte 300 mg** Dragees	**Knoblauchzwiebelpulver** 100 mg 300 mg	7,28/100 Stück 10,36/60 Stück	**Wenig geeignet** zur Vorbeugung gegen altersbedingte Gefäßveränderungen und allgemeine Arterienverkalkung. Die therapeutische Wirksamkeit ist nicht ausreichend nachgewiesen. → Seite 645
Roter Ginseng von Gintec Kapseln	**Rotes Ginsengwurzelpulver** 300 mg	21,00/30 Stück	**Wenig geeignet** zur Stärkung und Kräftigung des Körpers bei altersbedingt nachlassender Leistungs- und Konzentrationsfähigkeit. Die therapeutische Wirksamkeit ist nicht ausreichend nachgewiesen. → Seite 644

Vitamine, Mineralstoffe, Spurenelemente

Ein Teil der Bevölkerung meint offenbar, der Bedarf an lebenswichtigen Nahrungsbestandteilen ließe sich mit der alltäglichen Ernährung nicht decken. Knapp 28 von 100 Personen nehmen Nahrungsergänzungsmittel mit Vitaminen, und/oder Mineralstoffen und Spurenelementen ein. Etwa zwei Drittel von ihnen sind Frauen, ein Drittel Männer. Die meisten Menschen brauchen solche Präparate jedoch nicht, weil eine ausgewogene alltägliche Ernährung sie mit allem Notwendigen ausreichend versorgt.

Das Bundesforschungsinstitut für Ernährung und Lebensmittel hat mit einer detaillierten Befragung einer großen Zahl von Menschen in Deutschland ermittelt, was sie im Laufe eines Monats durchschnittlich essen und trinken und in welchem Verhältnis das zur empfohlenen Nährstoffaufnahme steht. Dieser Untersuchung zufolge ist die Versorgung mit Eiweiß meistens ausreichend, der Anteil an Kohlenhydraten könnte angehoben werden, der Fettanteil in der Nahrung ist zu hoch. Vor allem Männer nehmen mit den Fetten auch zu viel Cholesterin auf. Männer wie Frauen sollten die Zufuhr an Ballaststoffen erhöhen und vor allem Männer ihren Konsum von Alkohol deutlich senken. Die Versorgung mit Kalzium ist dagegen ungenügend, und zwar ganz besonders bei Kindern und Jugendlichen unter 18 Jahren und bei Senioren. Auch die Eisenaufnahme liegt unter der empfohlenen Menge. Das gilt ganz besonders für Frauen unter 50 Jahren, betrifft aber auch ältere Frauen und nimmt auch Männer nicht aus. Die Jodversorgung hat sich durch die Verwendung von jodiertem Salz im Haushalt und bei der Herstellung von Fertiglebensmitteln erheblich verbessert, ist aber noch nicht bei allen Menschen zufriedenstellend. Mit den meisten Vitaminen sind die Menschen hierzulande ausreichend bis überreichlich versorgt – ausgenommen Vitamin D und Folsäure. Das Vitamin-D-Defizit ist bei Kindern, Jugendlichen und Menschen über 65 Jahre sehr groß. Von Folsäure nehmen alle Altersgruppen viel zu wenig auf und die Versorgungslücke wird größer, je älter die Menschen sind.

Beim Einkauf der alltäglichen Lebensmittel greifen viele Menschen zu Produkten, die gezielt mit Vitaminen, Mineralstoffen und Spurenelementen angereichert wurden. Zusätzlich nehmen sie diese Nahrungsbestandteile noch in Form von Tabletten, Kapseln, Dragees oder Saft ein. Mit dieser Ergänzung der Nahrung verknüpfen sich Erwartungen, die über die reine Ernährung hinausgehen. Vitamine, Mineralstoffe und Spurenelemente, die gezielt zugeführt werden, sollen die Folgen von Stress ausgleichen, Kinder zu besserem Lernen befähigen, chronischen Erkrankungen und Krebs vorbeugen und das Altern hinauszögern.

Bevor der Allgemeinheit jedoch empfohlen werden kann, bestimmte Nährstoffe gezielt einzunehmen, muss geklärt sein, mit welchen Nahrungskomponenten welchen Störungen vorgebeugt werden kann und in welcher Dosierung sie wie lange eingenommen werden müssen, um den erwünschten Effekt zu erzielen, ohne schädliche Nebeneffekte zu provozieren. Derart verlässliche Aussagen gibt es erst in wenigen Ausnahmefällen.

Dennoch finden sich vielerorts Angaben, wie viel an Vitaminen, Mineralstoffen und Spurenelementen täglich »nötig« sei. Diese Zahlen unterscheiden sich oft sehr, je nachdem, wer sie veröffentlicht hat. Das stiftet Verwirrung. Wissenschaftlich abgesicherte Angaben stellt die Deutsche Gesellschaft für Ernährung bereit (www.dge.de). Grundlage der in der nachfolgenden Tabelle unter »Tagesbedarf« aufgeführten Mengenangaben sind die »Referenzwerte für die Nährstoffzufuhr«, die die Ernährungsgesellschaften Deutschlands, Österreichs und der Schweiz gemeinsam verabschiedet haben. Wenn ein gesunder Mensch die darin aufgeführten Nahrungsbestandteile mit der üblichen Kost regelmäßig in etwa in der angegebenen Menge aufnimmt, ist sichergestellt, dass alle körperlichen, seelischen und stoffwechselbedingten Funktionen seines Körpers so ablaufen können wie vorgesehen. Es werden keine Symptome einer Unterversorgung und keine Mangelkrankheiten auftreten. Er kann also darauf vertrauen, vor ernährungsbedingten Gesundheitsschäden geschützt und voll leistungsfähig zu sein. Voraussetzung dafür, dass diese Mengenangaben wirklich zutreffen, ist, dass der Betreffende gesund ist. Die als Tagesbedarf angegebene Menge muss dabei nicht an jedem einzelnen Tag exakt aufgenommen werden. Die Mengenangaben sind so bemessen, dass der Körper eine gewisse Reserve aufbauen kann, sodass Schwankungen aufgefangen und ein kurzzeitig erhöhter Bedarf gedeckt werden können. Dennoch sollte über längere Zeit gesehen pro Woche in etwa die siebenfache Tagesmenge erreicht werden.

Andere Vorgaben gelten, wenn Krankheiten bewältigt werden müssen oder die Fähigkeit, Nährstoffe zu verdauen, erheblich gestört ist. Auch eine Reihe von Medikamenten kann den Bedarf an Vitaminen beeinflussen. Kinder haben je nach Alter einen anderen täglichen Nährstoffbedarf als Erwachsene. Schwangere und stillende Frauen brauchen von manchem deutlich mehr als andere Frauen. Darum sind für die drei letztgenannten Personengruppen die empfohlenen Zufuhrmengen gesondert angegeben.

Im Prinzip lässt sich der Bedarf an Nährstoffen mit den Lebensmitteln, die hierzulande zu kaufen sind, decken. Sollte das jedoch bei einer Substanz nicht möglich sein – zum Beispiel weil es keine Lebensmittel gibt, die die infrage kommende Substanz in ausreichender Menge bereitstellen –, reagieren darauf in aller Regel der Gesetzgeber und/oder die Medizin. Ein Beispiel dafür ist die Versorgung mit Jod und Fluor. Beide Elemente sind in der Kost, die in Deutschland üblicherweise auf den Tisch kommt, nur unzureichend enthalten. Die Versorgung mit Jod ließe sich zwar verbessern, indem mehr Seefisch verzehrt würde, jedoch gehört in Deutschland – anders als zum Beispiel in Japan – der Verzehr von Fisch nicht zum festen Bestandteil der allgemeinen Ernährung. Dass sich das in absehbarer Zeit ändern wird, ist nicht abzusehen. Da eine bessere Versorgung der Bevölkerung mit Jod aber aus medizinischen Gründen dringend erforderlich ist, hat der Gesetzgeber erlaubt, Kochsalz mit Jod anzureichern. Nun stehen im Salzregal der Lebensmittelmärkte vornehmlich Pakete mit jodiertem Salz. Da seit einigen Jahren auch alle Fertiglebensmittel einschließlich Brot und Backwaren mit jodiertem Speisesalz hergestellt werden dürfen, hat sich die Jodversorgung der Deutschen verbessert.

Bei der Versorgung mit Fluor setzt man hingegen auf die Aktivität der Mediziner und Eltern, die die Kinder anhalten, sich zur Kariesvorbeugung zweimal täglich mit fluoridhaltiger Zahnpasta die Zähne zu putzen. Bei Jugendlichen und Erwachsenen kann der Zahnarzt die Zähne mit fluorhaltigem Lack versiegeln. Andere Staaten wählen übergreifende Maßnahmen, indem sie zum Beispiel das Trinkwasser fluoridieren. Besonders in den Vereinigten Staaten ist die Praxis, Lebensmittel des allgemeinen Konsums mit Nährstoffen anzureichern, weit verbreitet. Dort ist es beispielsweise üblich, Mehl, Milch und Frühstücksflocken mit Folsäure und anderen Vitaminen zu versetzen.

Vorbeugung

In den vergangenen Jahren gab es eine Reihe von Hinweisen, einige Nährstoffe könnten dazu beitragen, Krankheiten vorzubeugen. Allerdings bewegt sich bei der Annahme, mit bestimmten Nährstoffen gezielt Krankheiten abwenden zu können oder den Alternsprozess hinauszuzögern, noch vieles im Bereich der Spekulation. Häufig ist nicht geklärt, ob die positiven Effekte auf dem Nahrungsmittel als Ganzem beruhen oder ob sie auch von den isolierten Nährstoffen erzielt werden können. Unklar ist zudem, welche Langzeitfolgen die Einnahme einer größeren Dosis isolierter Nährstoffe haben kann. Darüber hinaus hat sich gezeigt, dass bestimmte Mineralstoffe und Vitamine, die bisher als unschädlich angesehen wurden, durchaus unerwünschte Wirkungen entfalten können. Das gilt besonders, wenn sie in hoher Dosierung und über lange Zeit eingenommen werden. Solange es für all dieses keine verlässlichen Aussagen gibt, kann nicht generell empfohlen werden, diese Nährstoffe in höherer Dosierung einzunehmen, um Krankheiten vorzubeugen.

Anders ist das bei definierten Personengruppen, für die nachgewiesen ist, dass sie ihren Bedarf an bestimmten Substanzen nicht ausreichend decken. Beispielsweise weiß man, dass es vielen schwangeren Frauen an Folsäure fehlt und dass Frauen nach den Wechseljahren oft zu wenig Kalzium aufnehmen. Ihnen wird dann empfohlen, ihre Ernährung so auszurichten, dass sie dem erhöhten Bedarf gerecht werden. Ist das nicht möglich, können sie die genannten Bestandteile mit einem Medikament gezielt einnehmen.

Beta-Karotin

Beta-Karotin ist eine wichtige Vorstufe von Vitamin A. Darüber hinaus hat es eine eigenständige Wirkung. Es baut aggressive Sauerstoffverbindungen rasch ab und schützt dadurch die Zellen vor den Folgen von oxidativem Stress (→ Seite 648). Eine Zeit lang meinte man, mit Beta-Karotin ließe sich das Risiko für Krebs- und Herz-Kreislauf-Erkrankungen verringern. Große Studien, mit denen diese Annahme überprüft wurde, führten jedoch zur Ernüchterung. Raucher, die zwei Jahre lang täglich mehr als 20 Milligramm Beta-Karotin zusätzlich zu ihrer normalen Ernährung aufnahmen, hatten ein erhöhtes Risiko für Lungenkrebserkrankungen. Seither dürfen starke Raucher nicht mehr als 20 Milligramm Beta-Karotin am Tag aus Vitaminpräparaten einnehmen. Produkte, die mehr Beta-Karotin enthalten, sind mit einem entsprechenden Warnhinweis versehen.

2008 sind in einer Übersichtsarbeit viele Studien gemeinsam ausgewertet worden. In diesen war man der Frage nachgegangen, wie es sich auf die Sterblichkeitsrate auswirkt, wenn die Teilnehmenden zusätzlich zu ihrer üblichen Ernährung Beta-Karotin einnehmen. Das Ergebnis legt nahe, dass die Einnahme von Beta-Karotin den Menschen eher schadet als nützt.

Auch die Annahme, dass sich Anfälle von Angina Pectoris oder sogar Herzinfarkte durch die Einnahme von Beta-Karotin verhindern lassen, konnten die bisherigen Studien nicht bestätigen. Diese Aussage gilt sowohl für Menschen, deren Herz und Kreislauf gesund sind, als auch für solche, die bereits an einer Herz-Kreislauf-Erkrankung leiden.

Folsäure

Folsäure gehört in die Gruppe der B-Vitamine. Für Frauen, die schwanger werden wollen und die es sind, ist Folsäure ein nachgewiesenermaßen nützliches Medikament. Ist eine Frau vor der Schwangerschaft und in den ersten Monaten dieser Zeit unzureichend mit Folsäure versorgt, erhöht sich das Risiko für Neuralrohrdefekte beim Kind. Dabei schließt sich der knöcherne Ring um das Rückenmark nicht richtig, sodass das Baby mit einem »offenen Rücken« (Spina bifida) geboren wird. Das Risiko für diese Fehlbildung lässt sich verringern, wenn Frauen, die schwanger werden wollen oder könnten, täglich 400 Mikrogramm Folsäure einnehmen. Frauen, die bereits ein Kind mit einem Neuralrohrdefekt haben und erneut schwanger werden wollen, rät man sogar zu 4–5 Milligramm Folsäure am Tag .

Darüber hinaus wird diskutiert, ob Folsäure vor Herz-Kreislauf-Erkrankungen schützen kann, ob sie einem altersbedingten Nachlassen der geistigen Leistungsfähigkeit vorbeugen und ob sie etwas zur Krebsvorbeugung beitragen kann.

Die Möglichkeit zur Vorbeugung gegen Herz-Kreislauf-Erkrankungen wurde aus dem Zusammenhang von Folsäure und dem Eiweißbaustein Homozystein abgeleitet. Bei Erkrankungen wie beispielsweise Arteriosklerose ist der Gehalt an Homozystein im Blut erhöht. Je weniger Folsäure im Blut ist, desto höher ist der Anteil an Homozystein. Wird nun Folsäure zugeführt, sinkt tatsächlich der Homozysteinspiegel im Blut. Ob das auch bedeutet, dass weniger Herzinfarkte und Schlaganfälle auftreten als bei Menschen, die keine Folsäure einnehmen, ist in mehreren klinischen Studien untersucht worden. Deren Ergebnis war negativ. Die Rate an Herzinfarkten und Schlaganfällen ließ sich durch die gezielte Einnahme von Folsäure nicht senken.

Zum Einfluss von Folsäure auf das altersbedingte Nachlassen der geistigen Leistungsfähigkeit liegen nur wenig Studien vor. Möglicherweise dürfen aber bestimmte Personengruppen von einer Folsäureeinnahme einen Nutzen erwarten, z. B. Alzheimer Patienten, die mit Azetylcholinesterasehemmstoffen wie z. B. Donepezil behandelt werden, oder Patienten mit eingeschränkter Denkleistung und erhöhten Homozysteinspiegeln. Bevor daraus aber eine abgesicherte Empfehlung werden kann, sind weitere klinische Studien notwendig.

Andere Beobachtungen legten nahe, dass eine gute Versorgung mit Folsäure dazu beitragen kann, dass Dickdarmkrebs und eventuell auch andere Krebsarten seltener auftreten. Aber auch das konnte nach neueren Auswertungen der Studien nicht mit Sicherheit bestätigt werden.

Sichere Nachweise über eine vorbeugende Wirksamkeit von Folsäure gibt es derzeit also nicht. Außerdem ist nicht geklärt, ob die Einnahme aus Präparaten auf Dauer risikolos ist. Doch die Mehrzahl der Menschen in Deutschland nimmt weniger Folsäure auf, als empfohlen wird. Sie sollten sich gezielt um eine folsäurereiche Ernährung bemühen. Beispiele für folsäurereiche Lebensmittel sind Leber, grünes Gemüse und Sojasprossen. Um die Versorgung mit diesem Vitamin zu verbessern, wird außerdem mit Folsäure angereichertes Kochsalz im Handel angeboten.

Vitamin C

Die empfohlene Tagesmenge Vitamin C (Askorbinsäure) liegt bei 100 Milligramm. Für Raucher ist sie bei 150 Milligramm angesetzt. Ein Vielfaches dieser Menge soll Erkältungen vorbeugen können. Wissenschaftlich ausreichend nachgewiesen ist das jedoch nicht. Bei regelmäßiger Einnahme von etwa 1 Gramm Vitamin C verkürzt sich die durchschnittliche jährliche Erkältungszeit bei Erwachsenen lediglich um einen Tag: von 12 Tagen auf 11 Tage. Kinder sind statt 28 Tage 24 Tage erkältet. Dass Vitamin C bei bereits bestehender Erkältung hilft, ist nicht nachgewiesen.

Eine gemeinsame Auswertung der bisher veröffentlichten Studien zeigt zudem, dass die tägliche Einnahme von durchschnittlich 500 Milligramm Vitamin C das Risiko für Herz Kreislauf- und Krebs-Erkrankungen nicht senkt. Auch die Lebenszeit lässt sich damit nicht verlängern. Vielmehr gibt folgende Beobachtung Anlass zur Sorge: In einer Untersuchung an nahezu 2 000 älteren Diabetikerinnen erhöhte die tägliche Einnahme von mehr als 300 Milligramm Vitamin C das Risiko, an Herz-Kreislauf-Erkrankungen zu sterben. Die Ursachen dieser Ergebnisse sind noch unklar. Möglicherweise wirkt eine größere Menge Vitamin C auf Herz und Kreislauf genau entgegengesetzt als erwartet – ein Effekt, der nur durch isoliert aufgenommene Askorbinsäure eintritt. Bei Obst und Gemüse ist das nicht der Fall.

Vitamin D

Vitamin D wird vom Körper selbst aus Vitaminvorstufen in der Haut produziert. Dazu ist es notwendig, dass UVB-Strahlung aus dem Licht der Sonne die Haut erreicht. Normalerweise genügt dafür ein täglicher halbstündiger Aufenthalt im Freien, bei dem Gesicht und Hände dem Licht ausgesetzt sind.

Bei Säuglingen und Kleinkindern ist diese Fähigkeit des Körpers noch nicht vollständig ausgebildet. Außerdem liegen wohl nur wenige unbekleidet im Freien. Ein Vitamin-D-Mangel kann bei ihnen zu der Vitamin-D-Mangelkrankheit Rachitis führen. Dabei verbiegen sich die Knochen, weil sie nicht genügend stabilisierende Kalziumsalze einlagern können. Für den Kalziumeinbau in die Knochen ist Vitamin D notwendig. Um einer Rachitis vorzubeugen, sollen Säuglinge im ersten Lebensjahr jeden Tag eine Tablette mit 500 I.E. (= 12,5 Mikrogramm) Vitamin D erhalten. Das gilt sowohl für gestillte Babys

als auch für die, die mit Säuglingsfertignahrung gefüttert werden.
Bei älteren und sozial benachteiligten Menschen kann die Vitamin-D-Versorgung vor allem in den sonnenarmen Monaten zwischen Oktober und März kritisch werden. Diese Personen halten sich oft nicht lange genug im Freien auf, sodass der Körper nicht genügend Vitamin D bilden kann. Außerdem nimmt die Fähigkeit, Vitamin D zu bilden, mit steigendem Alter ab. Menschen über 65 Jahre können nicht mehr sicher sein, dass ihr Körper genügend eigenes Vitamin D bildet. Für sie und Personen, die sich aus anderen Gründen nicht ausreichend lange im Freien aufhalten, empfiehlt die Deutsche Gesellschaft für Ernährung, jeden Tag eine Tablette mit 400 I.E. (= 10 Mikrogramm) Vitamin D einzunehmen.
Um Stürzen und Knochenbrüchen vorzubeugen, sind bei Menschen mit einem erhöhten Risiko für derartige Ereignisse Tagesmengen von mindestens 800 I.E. (20 Mikrogramm) Vitamin D notwendig. Näheres hierzu lesen Sie unter »Osteoporose« (→ Seite 539).

Vitamin E

Vor vielen Jahren weckten experimentelle Untersuchungen an Tieren die Hoffnung, dass die Einnahme von Vitamin E Gefäßveränderungen durch Arteriosklerose verlangsamt. Spätere Beobachtungen an Menschen legten die Vermutung nahe, eine solche Behandlung könne Herz-Kreislauf-Erkrankungen und ihre tödlichen Folgen, wie zum Beispiel einen Herzinfarkt, verringern. Breit angelegte klinische Studien haben das untersucht, konnten die Hoffnung aber nicht bestätigen. Stattdessen wurden Risiken offenkundig. Beispielsweise erhöht eine länger als sieben Jahre dauernde Einnahme von mehr als 400 I.E. Vitamin E pro Tag das Risiko, eine Herzschwäche zu erleiden oder aufgrund einer Herz-Kreislauf-Erkrankung ins Krankenhaus eingewiesen zu werden. Eine zusammenfassende Auswertung verschiedener Studien ergab, dass insbesondere bei älteren Patienten mit chronischen Erkrankungen das Risiko zu sterben größer ist, wenn sie mehr als 400 I.E. Vitamin E einnehmen, als bei den Studienteilnehmern, die ein Scheinmedikament bekamen. Neuere Übersichtsarbeiten zum vorbeugenden Einsatz von Vitamin E bestätigen diese Aussage. Möglicherweise ist der Schaden sogar größer als der Nutzen.
Auch als Vorbeugemittel vor Krebserkrankungen scheint sich Vitamin E nicht zu eignen. Diverse Untersuchungen bestätigen, dass die zusätzliche Einnahme von Vitamin E die Häufigkeit verschiedener Krebserkrankungen nicht beeinflusst. Zur Zeit gibt es daher keinen Grund, mehr als die von der Deutschen Gesellschaft für Ernährung angegebene Menge Vitamin E aufzunehmen.

Vitamin K

Fast alle Neugeborenen kommen mit einem Vitamin-K-Mangel zur Welt, da über die Plazenta nur wenig Vitamin K aus dem Blut der Mutter in das des ungeborenen Kindes übertreten kann. Hat die Frau dann erst einige Tage nach der Geburt genügend Milch und enthält diese zudem noch wenig Vitamin K, besteht für das Baby das Risiko, dass sich Blutungen einstellen. Gefürchtet sind vor allem Gehirnblutungen. Um das zu vermeiden, wird in Deutschland derzeit empfohlen, allen Neugeborenen unmittelbar nach der Geburt (U1) und zu den Vorsorgeuntersuchungen U2 (3.–10. Lebenstag) sowie U3 (4.–6. Lebenswoche) Tropfen einzugeben, die 2 Milligramm Vitamin K enthalten.

Kalzium

Die Kalziumversorgung in Kindheit und Jugend bestimmt, mit welchem Vorrat die Knochen in die Zeit gehen, in der mehr Knochensubstanz ab- als aufgebaut wird. Daher ist die in der Tabelle angegebene Zufuhrempfehlung für Kinder annähernd so hoch wie die für Erwachsene. Die Untersuchung des Bundesforschungsinstituts für Ernährung und Lebensmittel hat jedoch aufgedeckt, dass fast drei Viertel der Mädchen zwischen 14 und 18 Jahren die erforderliche Kalziummenge nicht aufnehmen. Außerdem unterschreiten mehr als 60 von 100 Männern und Frauen zwischen 65 und 80 Jahren die empfohlene Menge.
Bei Frauen nach den Wechseljahren und bei Männern ab etwa 60 Jahre kann der altersbedingte Verlust an Knochenmasse zu Osteoporose (→ Seite 539) führen. Bei dieser Krankheit treten vermehrt Knochenbrüche auf. Man hat nun untersucht, ob sich dem vorbeugen lässt, indem Jugendliche mit einer an sich ausreichenden Kalziumversorgung zusätzlich ein Kalziumpräparat einnehmen. Das hatte jedoch allenfalls einen geringfügigen Effekt. Zudem erstreckte er sich nicht auf jene Knochen, die im Alter besonders bruchgefährdet sind: Oberschenkelhals und Lendenwirbel. Daher sollte das Augenmerk eher auf die ausreichende Zufuhr von Kalzium mit der alltäglichen Nahrung gerichtet werden, statt auf die Wirkung von eingenommenen Präparaten zu hoffen.
Die in den Empfehlungen angegebenen 1 000 Milligramm Kalzium pro Tag genügen auch für Frauen nach den Wechseljahren, um ihr Osteoporoserisiko nicht zu vergrößern. Bei bettlägerigen Frauen über 65 Jahre sollten es dagegen 1 200 Milligramm sein. Dass eine größere Menge Kalzium Knochenbrüchen im Alter vorbeugt, ist nicht belegt. Im Gegenteil: Es gibt Hinweise, dass Personen mit eingeschränkter Nierenfunktion – und das ist im Alter häufig der Fall – ihr Risiko für Herz-Kreislauf-Erkrankungen möglicherweise erhöhen, wenn sie pro Tag mehr als 1 500 Milligramm Kalzium einnehmen.

Eine gezielte Einnahme von Kalziumpräparaten – eventuell in Kombination mit Vitamin D – ist zur Osteoporosevorbeugung nicht generell notwendig. Sie ist nur dann angebracht, wenn die tägliche Nahrung die erforderliche Menge an Kalzium und gegebenenfalls Vitamin D nicht sicherstellt oder wenn körperliche Bewegung und der Aufenthalt im Freien nur eingeschränkt möglich sind.
Nach Auswertung der derzeitigen Studien senkt die regelmäßige Einnahme von Kalzium mit oder ohne Vitamin D die Knochenbruchrate erst bei Menschen, die älter sind als 70 Jahre. Noch deutlicher wird der Schutzeffekt bei Menschen über 80 Jahre. Voraussetzung ist, dass die Mittel jeden Tag angewendet werden.
Wer seine durchschnittliche tägliche Kalziumzufuhr abschätzen möchte, findet auf folgender Seite im Internet einen Kalzium-Rechner: http://www.gesundheitsinformation.de/rechner-kalzium.420.de.html
Darüber hinaus kann eine ausreichende Versorgung mit Kalzium möglicherweise auch etwas zur Krebsvorbeugung beitragen. In zwei Studien wurde untersucht, ob sich durch die Einnahme von Kalziumtabletten Dickdarmpolypen vorbeugen lässt. Diese gelten als Vorstufe eines möglichen Darmkrebses. Eine zusammenfassende Auswertung der Studienergebnisse bestätigte die Hoffnung: Die tägliche Aufnahme von 1 200 Milligramm Kalzium verringerte die Anzahl neu gebildeter Dickdarmpolypen. Dass sich mit Kalzium Darmkrebs vorbeugen lässt, ist damit aber noch nicht bewiesen.

Fluorid

Fluoride schützen vor Karies, da sie sich in die Zahnstruktur einlagern und den Zahn »härten«, das heißt, er wird widerstandsfähig gegen die vor allem aus Zucker freigesetzten Säuren. Die meisten Lebensmittel enthalten nur wenig Fluorid. In Gegenden mit besonders fluoridhaltigem Trinkwasser und in Haushalten, in denen gezielt fluoridhaltiges Wasser getrunken oder mit Fluorid angereichertes Kochsalz verwendet wird, trägt dieses erheblich zur Fluorversorgung bei.
Die allgemeine Empfehlung für Schulkinder und Erwachsene lautet, sich zweimal täglich die Zähne mit einer fluoridhaltigen Zahnpasta (1 000 bis 1 500 Milligramm Fluorid pro Kilogramm) zu putzen. Sie ist ebenso wirksam wie fluoridhaltige Mundspülungen und Zahngele. Bei Schulkindern kann der Zahnarzt zusätzlich zweimal im Jahr die Zähne mit einem Fluorlack versiegeln. Ob das aber besser wirkt als Zahnpasta, Mundspülungen und Gele ist bisher nicht belegt.
Fluoridtabletten einzunehmen wird für kleine Kinder heute nicht mehr generell empfohlen. Im ersten Lebensjahr sollen die Kinder vielmehr ihre Zähne einmal am Tag mit Zahnpasta geputzt bekommen, die pro Kilogramm 500 Milligramm Fluorid enthält. Ab zwei Jahre soll die Zahnpasta dann zweimal täglich zum Einsatz kommen.
Vor allem bei Kleinkindern kann ein Zuviel an Fluorid das Wachstum der bleibenden Zähne beeinträchtigen. Sichtbar wird das an weißen, gelblichen oder braunen Flecken auf den Zähnen. Die Menge kann beispielsweise dann zu groß werden, wenn Fluoridtabletten angewendet und zusätzlich mit Fluor angereichertes Kochsalz oder fluoridierte Zahnpasta gebraucht werden. Daher sollte die Fluoridprophylaxe mit einem Zahnarzt abgesprochen werden.

Selen

Es gab Hinweise, dass Selen ein Schutzfaktor gegenüber Herzinfarkt, einigen Krebserkrankungen und Störungen im Immunsystem sein könnte. Andererseits finden sich aber auch Hinweise, dass eine regelmäßige Einnahme von Selen das Risiko für die Entstehung eines Diabetes mellitus erhöht. Sichere Aussagen zu diesen Zusammenhängen lassen sich bisher nicht machen. Darum wird auch nicht empfohlen, Selen anders als mit der Nahrung aufzunehmen. Ob Selen bei Krebserkrankungen darüber hinaus in Form von Tabletten zugeführt werden soll, sollten Sie daher auch nicht ohne Rücksprache mit Ihrem Arzt entscheiden.

Allgemeine Maßnahmen

Sie sollten sich bemühen, mit Ihrer täglichen Kost die in der Tabelle »Versorgung mit Vitaminen, Mineralstoffen, Spurenelementen« unter »Tagesbedarf« genannte Menge an Vitaminen, Mineralstoffen und Spurenelementen aufzunehmen. Das bedeutet aber nicht, dass Sie sich jeden Tag genau an diese Mikro- oder Milligrammmengen halten müssen. Der Nährstoffbedarf ist von Tag zu Tag verschieden und Ihr Körper kann Schwankungen durchaus ausgleichen, wenn über lange Zeit gesehen eine ausreichende Zufuhr gewährleistet ist.

Wann zum Arzt?

Bevor Sie sich mit einem bestimmten Nährstoff oder einer Substanzkombination gezielt versorgen, sollten Sie ärztlichen Rat einholen. Meistens kann eine Untersuchung klären, ob überhaupt ein Mangel vorliegt; später sollten Kontrollen zeigen, wann Sie die Behandlung beenden können.
Hat der Arzt einen Mangel eindeutig festgestellt, kann er Kaliumpräparate zulasten der gesetzlichen Krankenkassen verordnen. Präparate, die nur Zinksalze enthalten, werden erstattet, wenn ein eindeutiger Zinkmangel aufgrund einer Hämodialysebehandlung besteht, wenn eine Erkrankung vorliegt, bei der zu viel Kupfer im Körper zurückgehalten wird (Morbus Wilson) sowie bei enteropathischer Akrodermatitis, einer Erkrankung, bei der

nicht genug Zink aus der Nahrung in den Körper aufgenommen wird.
Mittel, die nur Vitamin K, wasserlösliche Vitamine oder Folsäure enthalten, werden von der gesetzlichen Krankenkasse bezahlt, wenn ein schwerwiegender Mangel nachgewiesen ist und dieser durch eine entsprechende Ernährung nicht behoben werden kann. Außerdem werden wasserlösliche Vitamine auch in Kombination bei dialysepflichtigen Patienten erstattet.

Behandlung mit Medikamenten

In bestimmten Lebenssituationen ist es nicht mehr möglich, den täglichen Nährstoffbedarf mit einer abwechslungsreichen vollwertigen Ernährung zu decken. Beispiele dafür sind die Versorgung mit Folsäure vor und in den ersten Monaten der Schwangerschaft und die Zufuhr von Vitamin D bei älteren Menschen, die wenig mobil sind. Auch ein nachgewiesener Mangel an einem bestimmten Nährstoff, wie zum Beispiel Eisen, ist nur zu beheben, wenn die Substanz gezielt in höherer Dosierung zugeführt wird.
Präparate einzunehmen bedeutet immer, das Gleichgewicht der Nährstoffe im Körper zugunsten des einen oder einiger weniger zu verschieben. Das wirkt sich nicht immer positiv aus. So kann zum Beispiel eine sehr hohe Zufuhr von Molybdän dazu führen, dass von dem Element Kupfer erheblich mehr ausgeschieden wird; wenn der Körper viel Kalzium bekommt, kann er Zink schlechter verwerten.
Wenn Sie es dennoch für notwendig halten, Nährstoffe mit einem Präparat zuzuführen, sollten Sie ein Multivitamin-Präparat wählen, das alle Vitamine, Mineralstoffe und Spurenelemente in angemessener Dosierung miteinander kombiniert. Besonderes Augenmerk sollten Sie dabei auf Folsäure als Inhaltsstoff richten, denn mit diesem Vitamin sind sehr viele Menschen nicht ausreichend versorgt. Ein Präparat, das dieses Vitamin nicht mitliefert, ist demnach nicht zu empfehlen.
Darüber hinaus ist die Art des Produkts nicht unwichtig. Ein Nahrungsergänzungsmittel, wie Sie es in Drogerien und im Lebensmittelhandel kaufen können, darf von Vitaminen nicht mehr als das Dreifache der von der Deutschen Gesellschaft für Ernährung empfohlenen Tagesdosis enthalten, bei Vitamin A und E nur die einfache Menge. Höhere Dosierungen dürfen nur als Arzneimittel in den Handel kommen. Dass sie als solche zugelassen sind, erkennen Sie an der »Zul.-Nr.« auf der Packung.

A, C, E, Selen – Krankheitsschutz aus der Packung?

Die Vitamine A, C und E, zuweilen noch kombiniert mit Selen und/oder Beta-Karotin, gelten als Schutzsubstanzen, unter anderem vor Krebs. Dass ein derartiger Schutz für möglich gehalten wird, beruht auf folgendem Zusammenhang:
Neben dem normalen Sauerstoff (chem.: Oxygenium), den die Zellen lebensnotwendig brauchen, gibt es im Organismus immer auch aggressive Formen von Sauerstoff, die Sauerstoffradikale. Sie entstehen als Reaktion des Körpers auf Belastungen aus der Umwelt, werden aber auch im Rahmen normaler Stoffwechselprozesse gebildet. Sauerstoffradikale sind an der Entstehung einer Reihe von chronischen Krankheiten, wie sie im Alter gehäuft auftreten, mitbeteiligt und auch daran, dass sich Zellen bösartig verändern. Der Gefahr, die von diesem aggressiven Sauerstoff ausgeht, begegnet der Körper mit eigenen Schutzsystemen.
Nun gibt es Hinweise darauf, dass der moderne Lebensstil häufig einen oxidativen Stress durch Sauerstoffradikale erzeugt, der die Schutzsysteme des Körpers überfordert. Da liegt der Gedanke nahe, jene Faktoren, die in diesen Systemen eine Rolle spielen, verstärkt zuzuführen, um den Eigenschutz des Körpers zu stärken. Zu diesen Faktoren gehören unter anderem die Vitamine C und E, die Karotinoide und die Elemente Selen und Zink.
In vielen Studien ist untersucht worden, ob einzelne dieser Nahrungskomponenten oder Kombinationen von ihnen bei Personen, die sich eigentlich angemessen ernähren, bestimmten Krankheiten vorbeugen können. Das hat sich nicht beweisen lassen. Aus den verschiedenen Untersuchungen wurde der Schluss gezogen, dass die Schutzfunktion dieser Substanzen nur dann zum Tragen kommt, wenn sie in Form eines gewachsenen Nahrungsmittels aufgenommen werden.
Ein weiteres Problem zeigt sich bei der Krebsvorbeugung. Hier besteht die Hoffnung, dass die reichliche Zufuhr bestimmter Nährstoffe vor Krebs schützen könnte. Derartiges würde aber nur bei den allerfrühesten Vorstadien eines Krebses der Fall sein, also dann, wenn sich die Zellen gerade erst zu verändern beginnen. Später ist die Zufuhr dieser Schutzstoffe bestenfalls wenig hilfreich, vielleicht sogar schädlich, weil sie das Tumorwachstum beschleunigen könnten. Da aber niemand weiß, ob sich in seinem Körper nicht bereits einige Zellen in Tumorzellen verwandelt haben, ist die Zufuhr solcher hoch dosierten Nährstoffe nicht ohne Risiko.
Die Auswertung aller entsprechenden Studien erlaubt zurzeit nur einen Schluss: Ein bereits in der Jugend einsetzender regelmäßiger, reichlicher Verzehr von Obst, Gemüse und anderen pflanzlichen Lebensmitteln verringert das Risiko, dass sich degenerative chronische Erkrankungen, insbesondere Herz-Kreislauf- und Krebs-Leiden, einstellen. Der Nutzen der Einnahme von Präparaten ist hingegen nicht erwiesen.

Versorgung mit Vitaminen, Mineralstoffen, Spurenelementen

Wirkstoff	Bedarfsdeckung bei allgemein üblicher gemischter Kost[1]	Tagesbedarf Erwachsene[2]	Tagesbedarf Kinder, 7 Jahre[3]	Tagesbedarf Schwangerschaft/Stillzeit	Erhöhter Bedarf
Vitamin A (Retinol)	Im Allgemeinen deutlich mehr als die empfohlene Menge.	0,8–1 mg (= 2 650–3 350 I.E.)	0,8 mg	1,1 mg / 1,5 mg	
Vitamin B_1 (Thiamin)	Im Allgemeinen deutlich mehr als die empfohlene Menge.	1–1,3 mg	1,0 mg	1,2 mg / 1,4 mg	Einnahme von Krebsmedikamenten, hoher Alkoholkonsum
Vitamin B_2 (Riboflavin)	Im Allgemeinen deutlich mehr als die empfohlene Menge.	1,2–1,5 mg	1,1 mg	1,5 / 1,6 mg	Anstrengende körperliche Arbeit, schwere Krankheiten, Verletzungen, Operationen. Einnahme von Antidepressiva, hoher Alkoholkonsum
Vitamin B_6 (Pyridoxin)	Im Allgemeinen deutlich mehr als die empfohlene Menge.	1,2–1,5 mg	0,7 mg	1,9 mg	Sehr eiweißreiche Ernährung, Einnahme von Medikamenten bei Epilepsien und Tuberkulose
Biotin	Ausreichend	30–60 Mikrogramm (geschätzt)	15–20 Mikrogramm (geschätzt)	30–60 Mikrogramm (geschätzt)	
Niacin	Weit mehr als die empfohlene Menge.	13–17 mg	12 mg	15 mg / 17 mg	
Pantothensäure	Um 80 Prozent	6 mg (geschätzt)	5 mg (geschätzt)	6 mg (geschätzt)	
Folsäure	Erheblich unter der empfohlenen Menge.	400 Mikrogramm	300 Mikrogramm	600 Mikrogramm	Einnahme von Medikamenten bei Epilepsien, Krebs, zur Malariavorbeugung, hoher Alkoholkonsum
Vitamin B_{12} (Cyanocobalamin)	Mehr als die empfohlene Menge.	3 Mikrogramm	1,8 Mikrogramm	3,5 Mikrogramm / 4 Mikrogramm	
Vitamin C (Askorbinsäure)	Im Allgemeinen deutlich mehr als die empfohlene Menge.	100 mg, Raucher 150 mg	80 mg	110 mg / 150 mg	Schwerstarbeiter, Hochleistungssportler, extrem Stressbelastete, bei eingeschränkter Nierenfunktion, Einnahme von Tetrazyklin und Medikamenten bei Epilepsien und Diabetes, hoher Alkoholkonsum
Vitamin D (Calciferol)	Erheblich unter der empfohlenen Menge.	5 Mikrogramm (= 200 I.E.) ab 65 Jahre: 10 Mikrogramm (= 400 I.E.)	Im 1. Lebensjahr: 10 Mikrogramm, danach 5 Mikrogramm	5 Mikrogramm	Einnahme von Medikamenten bei Epilepsien
Vitamin E (Tocopherol)	Etwa die Hälfte der Erwachsenen erreicht die empfohlene Menge nicht.	12–15 mg	10 mg	13 mg/17 mg	
Vitamin K	Ausreichend	70–80 Mikrogramm	30 Mikrogramm	60 Mikrogramm	

Unbedenkliche Dosis oder Höchstdosis	Hauptlieferanten	Wichtigste Aufgaben	Mangel (Symptome)[4]	Überdosierung (Symptome)
Unbedenklich bis 3 mg pro Tag	Alle grünen Gemüse u. a. Spinat, Grünkohl, Brokkoli	Wachstum von Haut und Schleimhaut, Sehvorgang	Nachtblindheit, Veränderungen an Binde- und Hornhaut	Kopfschmerzen, Hautveränderungen, Gelbsucht
Unbedenklich bis 200 mg pro Tag	Schweinefleisch, Leber, Scholle, Thunfisch, Vollkorngetreide, Hülsenfrüchte, Kartoffeln	Energiegewinnung	Störungen im Nervensystem, Muskelschwund (Beri-Beri)	
Unbedenklich bis 400 mg pro Tag für höchstens drei Monate	Milch(produkte), Fleisch, Fisch, Eier, Vollkornprodukte	Energiestoffwechsel	Wachstumsstörungen, Entzündungen von Haut, Mundschleimhaut, Zunge. Blutarmut	
Höchstens 25 mg pro Tag	Hühner-, Schweinefleisch, Fisch, Kohl, grüne Bohnen, Feldsalat, Kartoffeln, Bananen, Vollkornprodukte	Eiweißstoffwechsel, Funktionen im Nerven- und Immunsystem, Bildung roter Blutkörperchen	Hautentzündung, Nervenstörungen, Blutarmut	Nervenstörungen in Beinen und Armen
	Leber, Sojabohnen, Eigelb, Nüsse, Haferflocken, Spinat, Champignons, Linsen	Stoffwechsel von Zucker, Aminosäuren, Fettsäuren	Biotinmangel gibt es üblicherweise nicht	
Höchstens 35 mg pro Tag	Fleisch, Innereien, Fisch, Milch, Eier, Brot, Backwaren, Kartoffeln	Energiestoffwechsel	Niacinmangel gibt es üblicherweise nicht	Hitzegefühl, erweiterte Blutgefäße
	Leber, Fleisch, Fisch, Milch, Vollkornprodukte, Hülsenfrüchte	Stoffwechsel von Zucker, Aminosäuren, Fetten	Pantothensäuremangel ist nicht bekannt	Selbst bei großen Mengen keine Schäden beobachtet
Höchstens 1 mg pro Tag (Ausnahme: Gezielte Einnahme in der Schwangerschaft)	Tomaten, Kohl, Gurken, Spinat, Orangen, Trauben, Vollkornprodukte, Kartoffeln, Fleisch, Leber, Milch(produkte), Eier, Weizenkeime, Sojabohnen	Zellaufbau, Bildung roter Blutkörperchen	Schäden an der Schleimhaut in Magen, Darm, Harnwegen, Genitalbereich, Blutarmut (megaloblastische Anämie)	
Höchstens 5 mg pro Tag	Leber, Fleisch, Fisch, Eier, Milch, Käse, Sauerkraut	Bildung roter Blutkörperchen	Blutarmut (perniziöse Anämie), Schäden im Nervensystem	Selbst bei großen Mengen keine Schäden beobachtet
Keine Angaben	Gemüsepaprika, Brokkoli, schwarze Johannisbeeren, Stachelbeeren, Fenchel, Zitrusfrüchte, Kartoffeln, Kohl, Spinat, Tomaten	Stoffwechsel, Schutz vor aggressiven Sauerstoffmolekülen	Müdigkeit, Leistungsschwäche, Infektionsanfälligkeit, schlechte Wundheilung. Skorbut	Nierensteine
Höchstens 50 Mikrogramm pro Tag	Fetter Fisch, Leber, Eigelb	Stoffwechsel von Kalzium und Phosphat (Knochenaufbau)	Instabile Knochen (bei Kindern: Rachitis, bei Erwachsenen: Osteomalazie), im Alter Osteoporose	Erbrechen, Schwindel, Muskelschwäche. Innere Organe verkalken
Höchstens 300 mg pro Tag	Pflanzenöle (Weizenkeim, Sonnenblumen, Maiskeim, Raps), Haselnüsse	Schutz vor aggressiven Sauerstoffmolekülen	Störungen in den Zellen, im Stoffwechsel der Nerven und Muskeln	Verlängerung der Blutgerinnungszeit
	Grüne Gemüse, Milch(produkte), Fleisch, Eier, Getreide	Blutgerinnung	Blutungen	Selbst bei großen Mengen keine Schäden beobachtet

Versorgung mit Vitaminen, Mineralstoffen, Spurenelementen

Wirkstoff	Bedarfsdeckung bei allgemein üblicher gemischter Kost[1]	Tagesbedarf Erwachsene[2]	Tagesbedarf Kinder, 7 Jahre[3]	Tagesbedarf Schwangerschaft/Stillzeit	Erhöhter Bedarf
Kalium	Im Allgemeinen deutlich mehr als die empfohlene Menge.	2 g	1,6 g	2 g	Durchfall, anhaltendes Erbrechen, Langzeiteinnahme von Abführmitteln
Kalzium	Etwa die Hälfte der Erwachsenen erreicht die empfohlene Menge nicht.	1 g	900 mg	1 g	
Phosphor	Zu reichlich	700 mg	800 mg	800 mg / 900 mg	
Magnesium	Etwa ein Drittel der Erwachsenen erreicht die empfohlene Menge nicht.	300 – 400 mg	170 mg	310 mg / 390 mg	Arbeit in großer Hitze, intensiver Leistungssport, Einnahme von Medikamenten zur Entwässerung, Herzglykoside, Kortison, die Pille, Protonenpumpenhemmer (bei Einnahme von mehr als 3 Monaten), hoher Alkoholkonsum
Eisen	Für Männer ausreichend. Für Frauen bis 50 Jahre deutlich weniger als die empfohlene Menge; ab 50 Jahre ausreichend.	10 – 15 mg	10 mg	30 mg / 20 mg	Häufige und lange Menstruationsblutungen, Langzeiteinnahme von Azetylsalizylsäure, anhaltende Entzündungen, Krebserkrankungen
Fluor	Keine Angaben	3,1 – 3,8 mg	1,1 mg	3,1 mg	
Jod	Bei etwa zwei Dritteln der Männer ausreichend. Bei etwa der Hälfte der Frauen ausreichend.	180 – 200 Mikrogramm	140 Mikrogramm	230 Mikrogramm/ 260 Mikrogramm	
Selen	Keine Angaben	30 – 70 Mikrogramm (geschätzt)	20 – 50 Mikrogramm (geschätzt)	30–70 Mikrogramm (geschätzt)	Schwerste Verletzungen, Verbrennungen, Operationen, Blutverluste, Strahlentherapie, Langzeit-Dialyse
Zink	In etwa ausreichend	7–10 mg	7 mg	10 mg/11 mg	Schwere Krankheiten

Anmerkungen

1 Bedarfsdeckung bei allgemein üblicher gemischter Kost: Die Angabe bezieht sich auf einen durchschnittlichen, gesunden Erwachsenen, der sich mit gemischter Kost ernährt, so wie es in Deutschland derzeit allgemein üblich ist. Quelle: Max-Rubner-Institut: Nationale Verzehrsstudie

2 Tagesbedarf (Erwachsene): Die Von-bis-Angabe umschließt die Mengenangaben, die für Frauen und Männer und die verschiedenen Altersstufen oft unterschiedlich sind. Deutsche Gesellschaft für Ernährung: Referenzwerte für die Nährstoffzufuhr, 1. Auflage, 3. korrigierter Nachdruck, 2008

Unbedenkliche Dosis oder Höchstdosis	Hauptlieferanten	Wichtigste Aufgaben	Mangel (Symptome)[4]	Überdosierung (Symptome)
	Bananen, Kartoffeln, Trockenobst, Spinat, Champignons	Salz-Wasser-Haushalt, Zellvermehrung	Verringerte Leistung, gestörte Funktion von Nerven, Muskeln, Herz, Verdauung	Störungen der Herzfunktion
Höchstens 1,5 g pro Tag	Milch(produkte), Brokkoli, Grünkohl, Fenchel, Lauch	Reizübermittlung der Zellen, Zahn- und Knochenaufbau	Instabile Knochen, im Alter Osteoporose	Nierensteine
	Alle Lebensmittel	Energiestoffwechsel, Säure-Basen-Gleichgewicht im Blut, Knochenaufbau		Kalkablagerungen in den Nieren
Höchstens 350 mg pro Tag zusätzlich aus Präparaten	Vollkorngetreide, Milch(produkte), Leber, Geflügel, Fisch, Kartoffeln, Gemüse, Beerenobst, Orangen, Bananen	Energiestoffwechsel, Zellaufbau, Knochenaufbau, Reizübertragung, Muskeltätigkeit	Störung der Muskeltätigkeit, auch des Herzens	Nierenfunktionsstörungen, Durchfall
Nicht mehr als die angegebene Zufuhrmenge (Ausnahme: Zeitlich begrenzte Behandlung von Blutarmut)	Brot, Fleisch, Wurst, Gemüse	Funktion der roten Blutkörperchen	Müdigkeit, Leistungsschwäche, Frieren, Blutarmut (Anämie)	
Unbedenklich bis zum Doppelten der angegebenen Zufuhrmenge	Trinkwasser, fluoridiertes Salz, Zahnpflegemittel	Festigkeit von Knochen und Zähnen	Erhöhte Kariesneigung	Zahnverfärbungen, Knochenveränderungen
Höchstens 500 Mikrogramm pro Tag	Seefische, Milch(produkte), jodiertes Salz	Schilddrüsenhormone	Kropf	Kropf, Jod-Akne, Schilddrüsenüberfunktion
Höchstens 300 Mikrogramm pro Tag	Fleisch, Fisch, Eier, Linsen, Spargel	Zellwachstum, Funktion der Schilddrüsenhormone, des Immunsystems	Symptome eines Selenmangels sind in der westlichen Welt nicht bekannt	Haarausfall, Herzmuskelschwäche, Leberzirrhose
Höchstens 25 mg pro Tag	Rind-, Schweinefleisch, Geflügel, Eier, Milch, Käse, Weizenvollkorn	Stoffwechsel von Zucker, Eiweiß, Fett, Funktion des Immunsystems, Hormonwirkung	Nachlassendes Geschmacksempfinden, Appetitverlust, Haarausfall, Hautentzündungen, Durchfall, Nervenstörungen, schlechte Wundheilung	Blutbildveränderung, Magen-Darm-Störungen, Fieber

3 Tagesbedarf (Kinder, 7 Jahre): Für jüngere und ältere Kinder können die Angaben abweichen. Deutsche Gesellschaft für Ernährung: Referenzwerte für die Nährstoffzufuhr, 1. Auflage, 3. korrigierter Nachdruck, 2008

4 Mangel (Symptome): Die aufgeführten Symptome treten meist erst bei einem deutlichen Mangel auf. In der Zeit vorher gibt es möglicherweise bereits Beschwerden, die aber sehr unspezifisch sind und sich kaum diesem speziellen Nährstoff zuordnen lassen. Bei vielen Substanzen lässt sich eine unzureichende Versorgung mit Laboruntersuchungen feststellen.

Anhang

Ausnahmeliste

Jahrelang wurden auch viele Arzneimittel, die nicht verschreibungspflichtig sind, von Ärzten verordnet und von den gesetzlichen Krankenkassen bezahlt. Pflanzliche Mittel zur Behandlung einer gutartigen Prostatavergrößerung gehörten ebenso dazu wie Tabletten, die Arthrosebeschwerden lindern sollen. Das hat sich Anfang 2004 geändert.

Seither dürfen Ärzte für Erwachsene und Jugendliche ab dem 12. Lebensjahr keine verschreibungsfreien Arzneimittel mehr zulasten der gesetzlichen Krankenkassen verordnen. Diese Mittel müssen die Versicherten nun aus eigener Tasche bezahlen.

Ausgenommen von dieser Regelung sind 44 in einer Ausnahmeliste* aufgeführte Wirkstoffe bzw. Wirkstoffgruppen. Sie dürfen in bestimmten Anwendungsbereichen weiterhin verordnet werden, wenn die Mittel als Therapiestandard zur Behandlung schwerwiegender Erkrankungen gelten.

Beispiele dafür sind Azetylsalizylsäure zur Anwendung nach einem Herzinfarkt oder Schlaganfall, um ein neues Ereignis dieser Art zu vermeiden, Präparate mit einem bestimmten Ginkgo-Extrakt zur Behandlung von Demenz sowie Enzyme (Pankreatin) bei Mukoviszidose und bei Personen ohne Bauchspeicheldrüse. Eine weitere Ausnahme stellen Kinder bis zum 12. Lebensjahr und Jugendliche mit Entwicklungsstörungen bis zum 18. Lebensjahr dar. Für sie dürfen nichtrezeptpflichtige Mittel weiter verordnet werden.

Grundsätzlich von der Verordnungsfähigkeit ausgeschlossen bleiben dagegen sogenannte Lifestyle-Arzneien. Hierunter fallen Potenz-, Abmagerungs- und Haarwuchsmittel sowie Mittel zur Raucherentwöhnung.

Diese Bestimmungen gelten auch für rezeptfreie Medizinprodukte in arzneimitteltypischer Darreichungsform (→ Seite 21). Sie dürfen nur in Ausnahmefällen zulasten der gesetzlichen Kassen verordnet werden, wenn ihr Einsatz als medizinisch notwendig angesehen wird. Welche Mittel dazu zählen, ist in der „Übersicht der verordnungsfähigen Medizinprodukte“ (Anlage zur „Arzneimittel-Richtlinie“) unter www.g-ba.de veröffentlicht.

Im Zuge dieser Regelung entstand ein neues Formular: das grüne Rezept. Auf dieses können die Ärzte ihren Patienten nun den Namen rezeptfreier Medikamente aufschreiben, zu deren Anwendung sie raten. In der Apotheke signalisiert das grüne Rezept: Dieses Mittel wird unter ärztlicher Kontrolle eingenommen, aber vom Versicherten selbst bezahlt.

* Quelle: www.g-ba.de. Bei Fragen zu einzelnen Indikationsstellungen sollten die Ärztin oder der Arzt, die Apothekerin oder der Apotheker beziehungsweise die zuständige Krankenkasse angesprochen werden.

Ausnahmeliste

Arzneimittel aus dem Selbstmedikationsbereich	Indikationen (z. T. komprimiert)
Abführmittel	Tumorleiden Verschiedene Darmerkrankungen (Megakolon, Divertikulose, Divertikulitis, neurogene Darmlähmung) Mukoviszidose Vor diagnostischen Eingriffen, bei phosphatbindender Medikation bei chronischer Funktionsschwäche der Nieren (Niereninsuffizienz) und Opiat- sowie Opioidtherapie
Antidote	Zur sofortigen Anwendung bei akuten Vergiftungen
Antihistaminika	In Notfallsets zur Behandlung von Bienen-, Wespen- und Hornissengift-Allergien Schwere, wiederkehrende Nesselausschläge (Urtikarien) Schwerwiegender, anhaltender Juckreiz (Pruritus) Schwerwiegender allergischer Schnupfen (Rhinitis), bei dem eine lokale Behandlung mit Glukokortikoid-Nasenspray nicht ausreichend ist
Antipilzmittel (Antimykotika)	Pilzinfektionen im Mund- und Rachenraum
Antiseptika, Gleitmittel	Für Patienten mit Katheterisierung
Arzneistofffreie Injektions-/Infusions-, Träger- und Elektrolytlösungen sowie parenterale Osmodiuretika (Mannitol, Sorbitol)	Hirnödem
Azetylsalizylsäure (bis 300 mg/Dosiseinheit)	In der Nachsorge von Herzinfarkt und Schlaganfall sowie nach arteriellen Eingriffen
Azetylsalizylsäure, Parazetamol	Schwere und schwerste Schmerzen in Komedikation mit Opioiden
Azidosetherapeutika	Bei dialysepflichtigen Nierenkranken und chronischer Funktionsschwäche der Nieren (Niereninsuffizienz) und bei Neoblase
Antiseptika und/oder Lokalanästhetika zum Auftragen	Selbstbehandlung schwerwiegender generalisierter blasenbildender Hauterkrankungen (z. B. Epidermolysis bullosa, Epidermolysis hereditaria, Pemphigus)
Dinatriumcromoglycat-(DNCG)-haltige Arzneimittel zum Einnehmen	Behandlung der Beschwerden einer systemischen Mastozytose
E. coli Stamm Nissle 1917	Bei chronisch entzündlicher Erkrankung des Dickdarms (Colitis ulcerosa) nur in der Remissionsphase bei Mesalazin-Unverträglichkeit
Eisen-(II)-Verbindungen	Behandlung einer nachgewiesenen Blutarmut infolge erblich bedingter oder erworbener Eisenstoffwechselstörung (Eisenmangelanämie)
Flohsamen und **Flohsamenschalen**	Unterstützende Quellmittel-Behandlung bei Morbus Crohn, Kurzdarmsyndrom und Durchfall in Zusammenhang mit HIV
Folsäure und Folinate	Bei Therapie mit Folsäureantagonisten Zur Behandlung von Darmkrebs
Gingko-biloba-Blätter-Extrakt (Aceton-Wasser-Auszug, standardisiert)	Behandlung einer Demenz
Harnstoffhaltige Dermatika (mindestens 5% Harnstoff)	Bei gesicherter Diagnose der sogenannten Fischschuppenkrankheit (Ichthyose), wenn keine therapeutischen Alternativen beim Patienten angewendet werden können
Jodid	Behandlung von Schilddrüsenerkrankungen
Jod-Verbindungen	Behandlung von Geschwüren (Ulcera) und Druckgeschwüren (Dekubitalgeschwüre)

Ausnahmeliste

Arzneimittel aus dem Selbstmedikationsbereich	Indikationen (z. T. komprimiert)
Kaliumverbindungen als Monopräparate	Kaliummangel im Blut (Hypokaliämie)
Kalziumverbindungen (mindestens 300 mg Kalzium-Ion pro Dosiseinheit) und **Vitamin D** einzeln oder miteinander kombiniert	Behandlung der nachgewiesenen Osteoporose Zeitgleich zu einer Steroidtherapie (mit wenigstens 7,5 mg Prednisolonäquivalent), die voraussichtlich sechs Monate dauert Bei Bisphosphonat-Behandlung, bei zwingender Notwendigkeit
Kalziumverbindungen als Monopräparate	Unterfunktion der Nebenschilddrüsen (Hypoparathyreoidismus) und mangelnde Verwertung des Parathormons (Pseudohypoparathyreoidismus) Bei Bisphosphonat-Behandlung, bei zwingender Notwendigkeit
Laktulose und **Laktitol**	Senkung der Ammoniakaufnahme bei Leberversagen in Zusammenhang mit hirnorganischen Schädigungen
Levocarnitin	Endogener Carnitinmangel
L-Methionin	Zur Vermeidung der Neubildung von Phosphatsteinen bei nervenbedingter Blasenlähmung, wenn Ernährungsempfehlungen und Blasenentleerungstraining erfolglos geblieben sind
Lösungen und Emulsionen zur parenteralen Ernährung einschließlich der notwendigen Vitamine und Spurenelemente	Ernährung unter Umgehung des Magen-Darm-Trakts
Lokalanästhetika zur Injektion und apothekenpflichtige, nichtverschreibungspflichtige Arzneimittel, soweit Vereinbarungen mit den Krankenkassen bestehen	Zur sofortigen Anwendung in der Arztpraxis
Magnesiumverbindungen zum Einnehmen	Angeborene Magnesiumverlusterkrankung
Magnesiumverbindungen als Injektion/Infusion	Nachgewiesener Magnesiummangel Bei erhöhtem Risiko von Krampfanfällen in der Schwangerschaft (Eklampsie)
Metixenhydrochlorid	Behandlung des Parkinson-Syndroms
Mistel-Präparate als Injektion, auf Mistellektin normiert	In der schmerzlindernden Therapie bösartiger Tumore zur Verbesserung der Lebensqualität
Niclosamid	Bandwurmbefall
Nystatin	Pilzinfektionen (Mykosen) bei abwehrgeschwächten Patienten
Ornithinaspartat	Zusammenbruch der Entgiftung durch die Leber (hepatisches [Prä-]Koma) und bei hirnorganischer Schädigung aufgrund einer schweren Funktionsstörung der Leber (episodische, hepatische Enzephalopathie)
Pankreasenzyme	Chronische Unterfunktion der Bauchspeicheldrüse (chronisch exokrine Pankreasinsuffizienz) Mukoviszidose
Phosphatbinder	Zur Behandlung einer Phosphatanreicherung im Blut (Hyperphosphatämie) bei chronischer Funktionsschwäche der Nieren (Niereninsuffizienz) und Dialyse
Phosphatverbindungen	Phosphatmangel (Hypophosphatämie), der durch eine entsprechende Ernährung nicht behoben werden kann
Salizylsäurehaltige Zubereitungen (mindestens 2% Salizylsäure) zur lokalen Behandlung der Haut	Als Behandlungsbestandteil bei Schuppenflechte (Psoriasis) Als Behandlungsbestandteil bei schuppenartig verhornten Ekzemen (hyperkeratotische Ekzeme)

Ausnahmeliste

Arzneimittel aus dem Selbstmedikationsbereich	Indikationen (z. T. komprimiert)
Synthetischer Speichel	Krankheitsbedingte Mundtrockenheit bei onkologischen oder rheumatischen Erkrankungen
Synthetische Tränenflüssigkeit	Autoimmunerkrankungen (Sjögren-Syndrom mit trockenem Auge Grad 2, Epidermolysis bullosa, okuläres Pemphigoid) Fehlen oder Schädigung der Tränendrüse Gesichtslähmung (Fazialisparese) Unvollständiger Lidschluss (Lagophthalmus)
Vitamin K (als Monopräparate)	Nachgewiesener, schwerwiegender Vitaminmangel, der durch eine entsprechende Ernährung nicht behoben werden kann
Wasserlösliche Vitamine (auch in Kombinationen)	Dialyse
Wasserlösliche Vitamine, Benfotiamin und **Folsäure** (5 mg/Dosiseinheit) als Monopräparate	Nachgewiesener, schwerwiegender Vitaminmangel, der durch eine entsprechende Ernährung nicht behoben werden kann
Zinkverbindungen als Monopräparate	Nachgewiesener Zinkmangel aufgrund einer enteropathischen Akrodermatitis Durch Blutwäsche bedingter, nachgewiesener Zinkmangel Hemmung der Kupferaufnahme bei Morbus Wilson
Zitrate	Blasen- oder Nierensteine (Harnkonkremente)

Register

Der *Kursivdruck* weist darauf hin, dass es sich um den Namen eines Arzneimittels handelt (homöopathische, anthroposophische und »traditionell angewendete« Mittel sind im Register nicht aufgeführt, da diese im Text zwar genannt, aber nicht näher besprochen und bewertet werden, → Seite 20f.).
Der Zusatz »in Kombination« bei einigen Stichworten weist darauf hin, dass der jeweilige Wirkstoff hier Bestandteil einer Kombination ist. Auf den genannten Seiten wird die Substanz dann nur in Bezug auf ihre Funktion als Kombinationspartner beschrieben.
Die **fettgedruckten** Seitenzahlen verweisen auf die Bewertungstabelle für das jeweilige Medikament.

E

F

L

Stiftung Warentest

Impressum

4. Auflage

Stiftung Warentest
Lützowplatz 11–13
10785 Berlin
Telefon 0 30/26 31–0
Fax 0 30/26 31–25 25
www.test.de

Vorstand:
Dr. jur. Werner Brinkmann

Weiteres Mitglied der Geschäftsleitung
Hubertus Primus (Publikationen)

Programmleitung
Niclas Dewitz

Autorinnen
Annette Bopp, Diplom-Biologin, Hamburg (www.annettebopp.de)
Vera Herbst, Apothekerin, Braunschweig

Lektorat
Bettina Weniger
Petra Gottschalk
Johanna Lederer

Mitarbeit Lektorat
Veronika Schuster

Fachliche Unterstützung Arzneimitteltabellen
Bettina Weniger, Apothekerin, Berlin
Annette Schreiter, Apothekerin, Berlin
Kathy Weber-Wischke, Apothekerin, Berlin

Wissenschaftliche Gutachterinnen und Gutachter
Prof. Dr. med. Manfred Anlauf,
Internistische Praxis, Cuxhaven
Prof. Dr. med. Albert J. Augustin,
Augenklinik und Poliklinik Städtisches Klinikum Karlsruhe
Dr. med. Maria J. Beckermann,
Frauenärztin, Köln
Prof. Dr. med. Peter Berlit,
Klinik für Neurologie mit Klinischer Neurophysiologie,
Alfried Krupp Krankenhaus, Essen
Prof. Dr. med. Dr. h. c. Kay Brune,
Institut für Experimentelle und Klinische Pharmakologie und Toxikologie, Erlangen
Prof. Dr. med. Andreas Creutzig,
Internist, Angiologie, Phlebologie, Hannover
Prof. Dr. med. Joachim Freihorst
Klinik für Kinder- und Jugendmedizin Ostalbklinikum, Aalen
Prof. Dr. med. Dipl. Psych. Hartmut Göbel,
Schmerzklinik Kiel
Prof. Dr. med. Ulrich Hartenauer,
Evangelisches Krankenhaus Johannesstift, Münster

Prof. Dr. med. Hans Hauner,
Else Kröner-Fresenius-Zentrum für Ernährungsmedizin der TU München, München/Freising-Weihenstephan
Prof. Dr. med. Swen Malte John,
Abt. Dermatologie, Umweltmedizin, Gesundheitstheorie, Universität Osnabrück
Prof. Dr. med. Winfried V. Kern,
Klinik für Infektiologie, Universitätsklinikum Freiburg
Prof. Dr. med. Michael M. Kochen, MPH, FRCGP,
Facharzt für Innere Medizin und Allgemeinmedizin, Freiburg
Dr. med. Klaus Menges
Bundesinstitut für Arzneimittel und Medizinprodukte (BfArM), Bonn
Prof. Dr. med. Wolfgang Poser,
Universitätsmedizin Göttingen, Georg-August-Universität
Prof. Dr. med. Wolfgang Rösch,
Internist, Gastroenterologie, Frankfurt/Main
Prof. Dr. med. Petra A. Thürmann,
HELIOS Klinikum Wuppertal, Universität Witten/Herdecke
Thomas Wagner,
Zahnarzt, Berlin
Prof. Dr. med. Heinrich Worth,
Medizinische Klinik I, Klinikum Fürth

Darüber hinaus für die 1.– 3. Auflage:
(In ihrer Funktion während der Mitarbeit)

Dr. rer. nat. Bettina Bräutigam,
Apothekerin, Warstein
Prof. Dr. med. Franz Daschner,
Institut für Umweltmedizin und Krankenhaushygiene, Universitätsklinikum Freiburg
Dr. Mathias Flume,
Apotheker, Münster
Prof. Dr. med. Heinz Heidrich, †,
Internist, Angiologie, Berlin
Prof. Dr. med. Dietrich Hofmann,
Zentrum für Kinderheilkunde, Frankfurt am Main
Dr. rer. pol. Katrin Janhsen,
Apothekerin, Bremer Institut für Präventionsforschung und Sozialmedizin (BIPS), Bremen
Dr. med. Jutta Krappweis,
Bundesinstitut für Arzneimittel und Medizinprodukte (BfArM), Bonn
Dr. med. Andreas von Maxen,
Institut für Klinische Pharmakologie, Bremen
Dr. rer. pol. Dörte Meyer,
AOK, Bremen
Prof. Dr. med. Roland Niedner,
Klinik für Dermatologie und Allergologie, Klinikum Ernst von Bergmann gGmbH, Potsdam
Prof. Dr. med. Sigrid Poser †,
Neurologin, Göttingen
Frauke Repschläger,
Apothekerin, Bonn
Dr. rer. soc. Ingrid Schubert,
Forschungsgruppe Primärmedizinische Versorgung (PMV) der Universität Köln
Winfried Tritz,
Augenarzt, Köln
Dr. Stefan Zimmer, Privat-Dozent,
Zentrum für Zahnmedizin, Zahnerhaltung und Präventivzahnmedizin, Universitätsklinikum Charité, Berlin

Fachliche Unterstützung Arzneimittelbewertungen

Prof. Dr. rer. nat. Gerd Glaeske,
Universität Bremen/pharmafacts, Freiburg
Dr. rer. nat. Judith Günther,
pharmafacts, Freiburg
Ursula Dietrich,
pharmafacts, Freiburg

Schlussgutachter Arzneimittelbewertungen
Prof. Dr. rer. nat. Gerd Glaeske,
Universität Bremen/pharmafacts, Freiburg
Dr. rer. nat. Judith Günther,
pharmafacts, Freiburg

Titelentwurf
Susann Unger, Berlin
Sylvia Heisler

Layout
Sylvia Heisler (auf Basis des Grundentwurfs von Johannes Steil, Hamburg)

XML_Konzept und Umsetzung, Satz:
pagina GmbH, Tübingen

Piktogramme
Bernhard Schwartze, Berlin

Fotos
gettyimages/Davies und Starr (Titel); avenueimages: B. Boissonnet (S. 258), Jacques Alexandre (S. 352), Emilio Ereza (S. 550), Ale Ventura (S. 583); colourbox (S. 130); Corbis: Robert Llewellyn (S. 171), Mario Castello (S. 501); gettyimages (S. 344, 373, 458); getty/jupiterimages (S. 33, 158, 622); masterfile/ David Muir (S. 418); plainpicture (S. 411).

Produktion:
Sylvia Heisler
Vera Göring

Verlagsherstellung:
Rita Brosius (Ltg.), Susanne Beeh

Litho
tiff.any GmbH, Berlin

Druck
Firmengruppe APPL, aprinta druck, Wemding

Einzelbestellung:
Stiftung Warentest
Telefon: 0 180 5/00 24 67
Fax: 0 180 5/00 24 68
(je 14 Cent pro Minute aus dem Festnetz, maximal 42 Cent pro Minute aus dem Mobilfunknetz)
www.test.de/shop

Redaktionsschluss:
Text und Bewertungen: April 2011
Arzneimittel: 1. Juni 2011

ISBN: 978-3-86851-123-9